Neurologische Intensivmedizin

Springer-Verlag Berlin Heidelberg GmbH

S. Schwab D. Krieger W. Müllges
G. Hamann W. Hacke (Hrsg.)

Neurologische Intensivmedizin

Mit 176 teilweise farbigen Abbildungen
in 272 Einzeldarstellungen
und 105 Tabellen

Springer

Herausgeber

Priv.-Doz. Dr. med.
STEFAN SCHWAB
Universitätsklinikum
Neurologische Klinik
Im Neuenheimer Feld 400
69120 Heidelberg

Priv.-Doz. Dr. med.
DERK KRIEGER
Cleveland Clinic Foundation
Department of Neurology
9500 Euclid/Ave
Cleveland, OH 44195-5061

Dr. med.
WOLFGANG MÜLLGES
Universität Würzburg
Neurologische Klinik
Josef-Schneider-Straße 11
97080 Würzburg

Priv.-Doz. Dr. med.
GERHARD HAMANN
Universität München
Neurologische Klinik
Marchioninistraße 15
81377 München

Professor Dr. med.
WERNER HACKE
Universitätsklinikum
Neurologische Klinik
Im Neuenheimer Feld 400
69120 Heidelberg

Die Deutsche Bibliothek – CIP-Einheitsaufnahme
Neurologische Intensivmedizin / Hrsg.: Stefan Schwab... – Berlin; Heidelberg; New York; Barcelona; Hongkong; London; Mailand; Paris; Singapur; Tokio: Springer, 1999

ISBN 978-3-642-63583-0 ISBN 978-3-642-58415-2 (eBook)
DOI 10.1007/978-3-642-58415-2

Ursprünglich erschienin bei Springer-Verlag Heidelberg New York 1999
Softcover reprint of the hardcover 1st edition 1999

Umschlaggestaltung: de'blik, Berlin
Zeichnungen: P. Lübke, Wachenheim
Satz: K+V Fotosatz GmbH, Beerfelden

SPIN 10665022 22/3133 – 5 4 3 2 1 0 – Gedruckt auf säurefreiem Papier

Vorwort

Es gibt bereits einige Bücher über die spezielle neurologische Intensivmedizin. Warum nun dieses weitere Buch? Es erscheint gerechtfertigt, ein umfassendes deutsches „Neurointensivbuch" zu verfassen, um den großen Wissenszuwachs auf diesem Gebiet zusammenzufassen und dieses Wissen in praktische Handlungsrichtlinien umzusetzen – zumal die unter neurologischer Leitung stehenden Intensivstationen v. a. im deutschen Sprachraum sehr verbreitet sind und Deutschland hier eine Vorreiterrolle besitzt.

Nach dem großen Erfolg des englischsprachigen Buchs „NeuroCritical Care", ebenfalls im Springer-Verlag herausgegeben, entschieden wir uns, das grundlegende Konzept mit verschiedenen Autoren für die Kapitel beizubehalten. Der Vorteil spezieller Erfahrung und Sachkunde überwiegt dabei den Nachteil stilistischer Inhomogenitäten.

Ein wesentliches Ziel war es, dieses Buch an der klinischen Praxis zu orientieren, d. h. möglichst konkrete Richtlinien für bestimmte klinische Situationen vorzuschlagen. Dies soll v. a. jüngeren Kollegen in schwierigen klinischen Situationen helfen. Dabei soll das Buch aber nicht als reine Sammlung von Handlungsanweisungen mißverstanden werden. Es enthält in kurzem Abriß auch den gesamten technischen, nosologischen und pathophysiologischen Hintergrund, dessen Verständnis für die individuell zu treffenden Entscheidungen erforderlich ist.

In den Literaturverzeichnissen zu den einzelnen Kapiteln wird v. a. auf wesentliche und Übersichtsarbeiten hingewiesen. Umstrittene Standpunkte werden in den jeweiligen Kapiteln kritisch diskutiert, und die Leser sind aufgefordert, sich eine eigene Meinung aus dem Buchinhalt und weiteren Informationsquellen (z. B. über On-line-Informationssysteme) zu bilden.

Der Aufbau des Buches besteht in einer Dreiteilung. Es beginnt mit der Stationsorganisation, der funktionellen Neuroanatomie, übergeordneten speziellen pathophysiologischen Aspekten und Untersuchungsmethoden. Den neurologischen Assistenten sollen die besonderen intensivmedizinisch relevanten Facetten unseres Fachs nahegebracht werden. Aber auch allen Intensivmedizinern aus der inneren Medizin und der Anästhesie, die neurologisch kranke Patienten betreuen, soll der Zugang zu neurologischen Problemen, zu Denkansätzen und zum Handwerkszeug erleichtert werden. Der Mittelteil des Buches enthält die spezielle neurologische Krankheitslehre, soweit sie intensivmedizinisch relevant ist. Der dritte Teil befaßt sich mit allgemeinen intensivmedizinischen Behandlungskonzepten und wird abgeschlossen mit Kapiteln über Rehabilitationsmedizin, Hirntod und Behandlungsbegrenzung - Themen, die uns besonders in der neurologischen Intensivmedizin wichtig erscheinen.

So ist ein relativ umfangreiches Buch entstanden. Um für weitere Auflagen Fehler und strittige Punkte zu verbessern, wünschen wir uns das Feedback der Leser. Hierfür bitten wir Sie, von der Möglichkeit des hinteren Einlegeblattes Gebrauch zu machen. Alle Ihre Kommentare und Anregungen werden zur weiteren Verbesserung folgender Auflagen genutzt.

Die Herausgeber haben durch ständiges Lesen, Überarbeiten und Diskutieren sehr oft eine Bereicherung ihres eigenen Wissens erfahren. Am meisten litten sicher unsere Familien an der mit diesem Buchprojekt verbundenen Mehrarbeit. Ihnen sei herzlich für Geduld, Beistand und auch Hilfe gedankt.

Dem Springer-Verlag, insbesondere Herrn L. Picht, Frau L. Weber, Herrn J. Sydor und Herrn V.P. Oehm, danken wir für die ausgezeichnete Kooperation und ihre erfolgreichen Bemühungen um eine zügige Drucklegung.

Heidelberg, Cleveland, Die Herausgeber
Würzburg, München im September 1999

Inhaltsverzeichnis

A. Allgemeiner Teil

B. Untersuchungsmethoden

C. Spezielle Erkrankungen

D. Übergreifende Konzepte

Autorenverzeichnis

Angstwurm, H., Professor Dr.
Arzt für Neurologie, Ziemsenstr. 1, 80336 München

Aschoff, A., Priv.-Doz. Dr.
Universität Heidelberg, Neurochirurgische Klinik,
Im Neuenheimer Feld 400, 69120 Heidelberg

Bayas, A.,
Universität Würzburg, Neurologische Klinik,
Josef-Schneider-Str. 11, 97080 Würzburg

Becker, G., Priv.-Doz. Dr.
Universität Würzburg, Neurologische Klinik,
Josef-Schneider-Str. 11, 97080 Würzburg

Berrouschot, J., Priv.-Doz. Dr.
Universität Leipzig, Neurologische Klinik,
Liebigstr. 22 a, 04103 Leipzig

Bertram, M., Dr.
Universität Heidelberg, Neurologische Klinik,
Im Neuenheimer Feld 400, 69120 Heidelberg

Biniek, R., Professor Dr.
Rheinische Landesklinik, Neurologische Klinik,
Kaiser-Karl-Ring 20, 53111 Bonn

Blobner, M., Dr.
Universität München, Institut für Anästhesiologie,
Ismaninger Str. 22, 81675 München

Bogdahn, U., Professor Dr.
Universität Regensburg, Neurologische Klinik,
Universitätsstr. 84, 93053 Regensburg

Böhrer, H., Priv.-Doz. Dr.
Universität Heidelberg, Anästhesiologische Klinik,
Im Neuenheimer Feld 110, 69120 Heidelberg

Böker, D.-K., Professor Dr.
Universität Gießen, Neurochirurgische Klinik,
Am Steg 14, 35385 Gießen

Brawanski, A., Professor Dr.
Universität Regensburg, Neurochirurgische Klinik,
Franz-Josef-Strauß-Allee 11, 93053 Regensburg

Breitbart, A., Dr.
Universität Heidelberg, Medizinische Poliklinik,
Hospitalstr., 69115 Heidelberg

Brückmann, H., Professor Dr.
Universität München, Neuroradiologische Klinik,
Marchioninistr. 15, 81377 München

Busse, O., Professor Dr.
Klinikum Minden, Neurologische Klinik,
Friedrichstr. 17, 32427 Minden

Damian, M., Priv.-Doz. Dr.
Universität Dresden, Neurologische Klinik,
Fetscherstr. 74, 01307 Dresden

Deinsberger, W., Dr.
Neurochirurgische Klinik der Justus-Liebig-Universität,
Klinikstr. 29, 35385 Gießen

Dieterich, M., Frau Professor Dr.
Neurologische Klinik, Klinikum Großhadern,
Ludwig-Maximilians Universität,
Marchioninistr. 15, 81377 München

Einhäupl, K.M., Professor Dr.
Universität Berlin, Neurologische Klinik,
Schumannstr. 20, 10117 Berlin

Engelhard, K., Frau Dr.
Universität München, Anästhesiologische Klinik,
Ismaninger Str. 22, 81675 München

Enzensberger, W., Professor Dr.
Universität Frankfurt, Neurologische Klinik,
Schleusenweg 2–16, 60528 Frankfurt am Main

Erbguth, F., Priv.-Doz. Dr.
Universität Erlangen, Neurologische Klinik,
Schwabachanlage 6, 91054 Erlangen

Ferbert, A, Professor Dr.
Städtische Kliniken Kassel, Neurologische Klinik,
Mönchebergstr. 41–43, 34125 Kassel

Fogel, W., Dr.
Universität Heidelberg, Neurologische Klinik,
Im Neuenheimer Feld 400, 69120 Heidelberg

Geiss, H.K., Professor Dr.
Universität Heidelberg, Hygiene-Institut,
Im Neuenheimer Feld 324, 69120 Heidelberg

Gold, R., Priv.-Doz. Dr.
Universität Würzburg, Neurologische Klinik,
Josef-Schneider-Str. 11, 97080 Würzburg

Grond, M., Priv.-Doz. Dr.
Universität Köln, Neurologische Klinik,
Josef-Stelzmann-Str. 9, 50924 Köln

Haass, M., Priv.-Doz. Dr.
Universität Heidelberg, Medizinische Klinik,
Bergheimer Str. 58, 69115 Heidelberg

Hacke, W., Professor Dr.
Universität Heidelberg, Neurologische Klinik,
Im Neuenheimer Feld 400, 69120 Heidelberg

Hamann, G.F., Priv.-Doz. Dr.
Universität München, Neurologische Klinik,
Marchioninistr. 15, 81377 München

Hansen, H.-C., Professor Dr.
Universität Hamburg, Universitätskrankenhaus Eppendorf,
Neurologische Klinik, Martinistr. 52, 20246 Hamburg

Hemlein, J.
Universität Heidelberg, Neurologische Klinik,
Im Neuenheimer Feld 400, 69120 Heidelberg

Hickey, J., Frau
University of Texas Health Science Center, Neurological Critical Care, 6431 Fannin Street, MSB Suite 7044, Houston/TX 77030, USA

Hohlfeld, R., Professor Dr.
Universität München, Neurologische Klinik, Marchioninistr. 15, 81377 München

Holler, E., Professor Dr.
Universität Regensburg, Klinikum, Abteilung Hämatologie/ Internistische Onkologie, Franz-Josef-Strauß-Allee 11, 93042 Regensburg

Hopp, P., Dr.
Universität Erlangen, Neurologische Klinik Schwabachanlage 6, 91054 Erlangen

Hund, E., Priv.-Doz. Dr.
Universität Heidelberg, Neurologische Klinik, Im Neuenheimer Feld 400, 69120 Heidelberg

Jansen, O., Priv.-Doz. Dr.
Universität Heidelberg, Neuroradiologische Abteilung, Im Neuenheimer Feld 400, 69120 Heidelberg

Janzen, R.W.C., Professor Dr.
KH Nordwest, Neurologische Klinik, Steinbacher Hohl 2–26, 60488 Frankfurt am Main

Jauss, M., Dr.
Universität Gießen, Neurologische Klinik, Am Steg 14, 35385 Gießen

Keller, E., Frau Dr.
Universität Zürich, Neurochirurgische Klinik, Rämistraße 100, CH-8091 Zürich

Krauseneck, P., Professor Dr.
Klinikum Bamberg, Neurologische Klinik, St.-Getreu-Str. 14–18, 96049 Bamberg

Krieger, D., Priv.-Doz. Dr.
Cleveland Clinic Foundation, Deptartment of Neurology, 9500 Euclid/Ave, Cleveland, OH 44195-5061

KRIEGER, S., Frau Dr.
Cleveland Clinic Foundation, Deptartment of Neurology,
9500 Euclid/Ave, Cleveland, OH 44195-5061

KRONE, A., Priv.-Doz. Dr.
Universität Würzburg, Neurochirurgische Klinik,
Josef-Schneider-Str. 11, 97080 Würzburg

LEONHARDT, G., Dr.
Universität Essen, Neurologische Klinik,
Hufelandstr. 55, 45122 Essen

LIEBETRAU, M., Dr.
Universität München, Neurologische Klinik,
Marchioninistr. 15, 81377 München

MARTIN, E., Professor Dr.
Universität Heidelberg, Klinik für Anästhesiologie,
Im Neuenheimer Feld 110, 69120 Heidelberg

MEIER, U., Dr.
Arzt für Neurologie, Röntgenstr. 15,
41515 Grevenbroich

MEIXENSBERGER, J., Professor Dr.
Universität Würzburg, Neurochirurgische Klinik,
Josef-Schneider-Str. 11, 97080 Würzburg

MEYDING-LAMADÉ, U., Frau Dr.
Universität Heidelberg, Neurologische Klinik,
Im Neuenheimer Feld 400, 69120 Heidelberg

MOHR, A., Dr.
Universität Heidelberg, Neuroradiologische Abteilung,
Im Neuenheimer Feld 400, 69120 Heidelberg

MÜLLER FELBER, W., Priv.-Doz. Dr.
Friedrich-Baur-Institut, Universität München,
Ziemssenstr. 1 a, 80336 München

MÜLLGES, W., Dr.
Universität Würzburg, Neurologische Klinik,
Josef-Schneider-Str. 11, 97080 Würzburg

NISSEN, U., Dr.
Universität Erlangen, Neurochirurgische Klinik,
Schwabachanlage 6, 91054 Erlangen

NOACHTAR, S., Dr.
Universität München, Neurologische Klinik,
Marchioninistr. 15, 81377 München

OERTEL, W., Professor Dr.
Universität Marburg, Neurologische Klinik,
Rudolf-Bultmann-Str. 8, 35039 Marburg

PADOVAN, C. S., Dr.
Universität München, Neurologische Klinik,
Marchioninistr. 15, 81377 München

PETROS, S., Dr.
Universität Leipzig, Medizinische Klinik und Poliklinik I,
Philipp-Rosental-Str. 27 a, 04103 Leipzig

PFAUSLER, B., Frau Dr.
Universität Innsbruck, Neurologische Klinik,
Anichstr. 35, A-6020 Innsbruck

PFISTER, H.-W., Professor Dr.
Universität München, Neurologische Klinik,
Marchioninistr. 15, 81377 München

PIEPGRAS, A., Priv.-Doz. Dr.
Universität Heidelberg-Mannheim, Neurochirurgische
Klinik, Theodor-Kutzer-Ufer, 68135 Mannheim

POHLMANN-EDEN, B., Professor Dr.
Universität Heidelberg-Mannheim, Neurologische Klinik,
Theodor-Kutzer-Ufer, 68135 Mannheim

PRANGE, H. W., Professor Dr.
Universität Gießen, Neurologische Klinik,
Robert-Koch-Str. 40, 37075 Gießen

REEKER, W., Dr.
Universität München, Anästhesiologische Klinik,
Ismaninger Str. 22, 81675 München

RIECKMANN, P., Priv.-Doz. Dr.
Universität Würzburg, Neurologische Klinik,
Josef-Schneider-Str. 11, 97080 Würzburg

RINGELSTEIN, E.B., Professor Dr.
Universität Münster, Neurologische Klinik,
Albert-Schweitzer-Str. 33, 48129 Münster

RINGLEB, P. A., Dr.
Universität Heidelberg, Neurologische Klinik,
Im Neuenheimer Feld 400, 69120 Heidelberg

ROSEN, F. VON, Dr.
Neurologische Klinik, Kolbermoorer Str. 72,
83043 Bad Aibling

SARRAFZADEH, A., Frau Dr.
Universität Berlin, Neurochirurgische Klinik,
Augustenburger Platz 1, 13353 Berlin

SCHABET, M., Priv.-Doz. Dr.
Klinikum Ludwigsburg, Neurologische Klinik,
Posilipostr. 4, 71640 Ludwigsburg

SCHELLINGER, P. D., Dr.
Universität Heidelberg, Neurologische Klinik,
Im Neuenheimer Feld 400, 69120 Heidelberg

SCHIELKE, E., Frau Dr.
Universität Berlin, Neurologische Klinik,
Schumannstr. 20, 10117 Berlin

SCHMUTZHARD, E., Professor Dr.
Universität Innsbruck, Neurologische Klinik,
Anichstr. 35, A-6020 Innsbruck

SCHNEIDER, D., Professor Dr.
Universität Leipzig, Neurologische Klinik,
Liebigstr. 22, 04103 Leipzig

SCHUCHARDT, V., Professor Dr.
Klinikum Lahr, Neurologische Klinik,
Klostenstr. 19, 77933 Lahr

SCHWAB, S., Priv.-Doz. Dr.
Universität Heidelberg, Neurologische Klinik,
Im Neuenheimer Feld 400, 69120 Heidelberg

SCHWARZ, S., Dr.
Universität Heidelberg, Neurologische Klinik,
Im Neuenheimer Feld 400, 69120 Heidelberg

STEFAN, H., Professor Dr.
Universität Erlangen, Neurologische Klinik,
Schwabachanlage 6, 91054 Erlangen

Steiner, H. H., Dr.
Universität Heidelberg, Neurochirurgische Klinik,
Im Neuenheimer Feld 400, 69120 Heidelberg

Steiner, T., Dr.
Universität Heidelberg, Neurologische Klinik,
Im Neuenheimer Feld 400, 69120 Heidelberg

Stingele, R., Dr.
Universität Heidelberg, Neurologische Klinik,
Im Neuenheimer Feld 400, 69120 Heidelberg

Stoll, M., Dr.
Neurologische Klinik, Kolbermoorerstr. 72,
83043 Bad Aiblingen

Storch-Hagenlocher, B., Frau Dr.
Universität Heidelberg, Neurologische Klinik,
Im Neuenheimer Feld 400, 69120 Heidelberg

Straube, A., Professor Dr.
Universität München, Neurologische Klinik,
Marchioninistr. 15, 81377 München

Szabo, K., Frau Dr.
Universität Heidelberg-Mannheim, Neurologische Klinik,
Theodor-Kutzer-Ufer, 68135 Mannheim

Tiecks, F.P., Dr.
Neurologische Klinik, Kolbermoorer Str. 72,
83043 Bad Aibling

Tonn, J.-C., Professor Dr.
Universität Würzburg, Neurochirurgische Klinik,
Josef-Schneider-Str. 11, 97080 Würzburg

Toyka, K.V., Professor Dr.
Universität Würzburg, Neurologische Klinik,
Josef-Schneider-Str. 11, 97080 Würzburg

Unterberg, A., Professor Dr.
Universität Berlin, Neurochirurgische Klinik,
Augustenburger Platz 1, 13353 Berlin

Villringer, A., Professor Dr.
Universität Berlin, Neurologische Klinik,
Schumannstr. 20, 10117 Berlin

WENDTLAND, B., Dr.
Arzt für Neurologie, Montanusstr. 54, 41515 Grevenbroich

WERNER, C., Professor Dr.
Universität München, Anästhesiologische Klinik,
Ismaninger Str. 22, 81675 München

WILDEMANN, B., Frau Priv.-Doz. Dr.
Universität Heidelberg, Neurologische Klinik,
Im Neuenheimer Feld 400, 69120 Heidelberg

WOERTGEN, C., Dr.
Universität Regensburg, Neurochirurgische Klinik,
Franz-Josef-Strauß-Allee 11, 93053 Regensburg

WÖBKER, G., Frau Dr.
Universität Düsseldorf, Neurochirurgische Klinik,
Moorenstr. 5, 40225 Düsseldorf

YOUSRY, T., Priv.-Doz. Dr.
Universität München, Neurologische Klinik,
Marchioninistr. 15, 81377 München

A. Allgemeiner Teil

Kapitel 1
Neurologische Intensivmedizin: Aufgaben, Organisation, Basisversorgung

G. F. Hamann, W. Müllges

INHALT

1 Historisches

Die neurologische Intensivmedizin ist eine noch relativ junge Richtung innerhalb der Neurologie. Besonders in Deutschland wurde die Entwicklung in diesem Bereich im Vergleich mit anderen europäischen Ländern und auch Nordamerika zielstrebig und weltweit führend vorangetrieben. Die derzeit beste Versorgung mit neurologischen Intensivstationen findet sich neben Deutschland in den USA, Kanada und Österreich.

Die ersten deutschen neurologischen Intensivstationen wurden in den 50er Jahren in Folge der Polioepidemien in den Universitätskliniken Gießen, Hamburg/Eppendorf und Würzburg in Betrieb genommen. Erst in den 70er Jahren wurde die Intensivmedizin in der Neurologie weiter verbreitet (Aachen, Dortmund, Erlangen, Gießen, Göttingen, Hamburg, Köln), und seit den 80er Jahren nimmt die Anzahl stetig zu. Die stürmische Entwicklung kann auch an den Kongressen der Arbeitsgemeinschaft Neurologische Intensivmedizin (ANIM) abgelesen werden. Noch 1987 in Würzburg wurden etwa 300 Teilnehmer registriert, 1998 in Hamburg bereits ca. 1500. 1997 fanden sich 30 neurologische Intensivstationen in Deutschland mit Beatmungsmöglichkeit, je 16 weitere waren als Überwachungsstation oder interdisziplinäre Intensivstation ausgelegt. Die mittlere Bettenzahl lag zwischen 4 und 8 pro Intensiveinheit.

Die Entwicklung in den USA war zeitlich verzögert. Dort wurde meist eine neurologisch-neurochirurgische Intensivstation (Neuro-Intensive Care Unit, NICU) etabliert.

Die Besonderheit der neurologischen Intensivmedizin wird durch eine Verknüpfung von neurologischen Methoden und Denkweisen mit denen aus anästhesiologischer, neurochirurgischer und internistischer Sicht bedingt. Ein Aspekt der Attraktivität der neurologischen Intensivmedizin für Ärzte in der Ausbildung mag mit in der Möglichkeit besonders aggressiven und oft auch effizienten Handelns liegen.

Im folgenden einleitenden Kapitel sollen die Rahmenbedingungen der neurologischen Intensivmedizin und spezifische Bedingungen und Problemstellungen einer neurologischen Intensivstation übersichtsmäßig dargelegt werden.

2 Aufgaben der neurologischen Intensivmedizin

2.1 Allgemeines

Grundsätzlich obliegt einer neurologischen Intensivstation (NICU) die umfassende Versorgung von schwerstbetroffenen Patienten mit Krankheiten, die primär dem neurologischen Fachgebiet zuzuordnen sind, oder aber Patienten, die zentral- oder peripher-nervöse schwere Komplikationen systemischer Erkrankungen erlitten haben. Dies erreicht sie in Abgrenzung zu anderen Stationen und Fachrichtungen durch 3 Leistungscharakteristika:

1. ***Sicherung von Vitalfunktionen,***
2. ***Gewährleistung raschester Diagnostik und Therapieeinleitung,***

3. ***Verhütung krankheitstypischer Verschlechterungen und Komplikationen durch intensive Überwachung und Monitoring.***

2.2 Aufnahmeindikationen

Die Indikation zur Aufnahme auf die NICU ergibt sich weniger aus der Diagnose als v.a. aus dem Zustand des Patienten (s. Übersicht 1-1). Zum Beispiel kann eine Meningoenzephalitis so leicht verlaufen, daß die Intensivbehandlung für den Patienten eine unnötige psychische Belastung darstellen würde. Treten aber zunehmende Bewußtseinstrübung, Krampfanfälle, ein Hydrocephalus aresorptivus oder eine Sepsis mit Verbrauchskoagulopathie als typische Komplikationen hinzu, so ist die Intensivbehandlung indiziert.

Die unspezifischen Syndrome Koma, Sopor, respiratorische Insuffizienz oder auch eine Schluckstörung mit dauernder Aspirationsgefahr stellen einzeln oder in Kombination ungeachtet ihrer Ursache eine vitale Gefährdung des Patienten dar, die nur durch direkte intensivmedizinische Maßnahmen überwacht und behandelt werden kann.

Auch ein Kreislaufschock, gleich welcher Ursache, oder lebensbedrohliche Herzrhythmusstörungen müssen auf einer NICU zumindestens primär versorgt werden können. Das Spektrum zu veranlassender Maßnahmen umfaßt also das **A** (*A*temwege freimachen), **B** (*B*eatmen) und **C** (*K*reislauf stützen) der Notfall- und Intensivmedizin. Die Vermittlung dieser Fertigkeiten ist wesentlicher Bestandteil einer intensivmedizinischen Ausbildung, die über das neurologische Fachgebiet hinausgeht und eine eigenständige Qualifikation beinhaltet, welche auch im Konsiliardienst nicht erworben werden kann.

2.3 Ursachenklärung

Die Differentialdiagnose der Krankheiten, die eine Sicherung dieser Vitalfunktionen erforderlich machen können, ist breit (siehe z.B. Kap. 2). Sie umfaßt sowohl Erkrankungen, die primär dem neurologischen Fachgebiet zuzuordnen und als solche meist bereits bei Aufnahme an neurologischen Herdsymptomen erkennbar sind, als auch Krankheiten, bei denen z.B. Bewußtseinstrübung oder Status epilepticus eine unspezifische Reaktionsform des zentralen Nervensystems darstellen, wie es z.B. bei Intoxikationen oder metabolisch-endokrinen Notfällen vorkommt. Letztere Erkrankungen werden v.a. bei unzureichend bekannter Anamnese Patienten auf eine neurologische und nicht auf die internistische Intensivstation führen. Wie groß der Anteil von Patienten mit zentralnervösen Komplikationen primär internistischer oder sonstigen Fachgebieten zuzuordnenden Erkrankungen ist, richtet sich dabei nach der lokalen Zuweisungspraxis und dem Vorhandensein einer gemeinschaftlich betriebenen zentralen Notaufnahme des Krankenhauses, in der

Übersicht 1-1. Indikationen zur Aufnahme auf einer neurologischen Intensivstation

- **Sicherung von Vitalfunktionen**
  - Koma, Sopor
  - respiratorische Insuffizienz
  - Schluckstörung mit Aspiration
  - Status epilepticus/Anfallsserie
  - Schock
  - schwere Herzrhythmusstörungen
  - andere lebensbedrohliche Krankheiten wie Herzinfarkt, Lungenembolie, Aortenruptur, Intoxikationen, schwere Vaskulitiden, systemische Entzündungsreaktion
- **Unverzügliche Diagnostik und Therapieeinleitung, Verhütung von Komplikationen**
  - schwerer akuter Kopfschmerz
  - Status epilepticus/Anfallsserie
  - akuter oder progredienter Hirndruck
  - progredienter Insult
  - akute oder progrediente Querschnittsyndrome
  - aufsteigende Lähmungen
  - progressive Muskelschwäche
  - Schock, schwere Herzrhythmusstörungen
  - Sepsis
  - akutes Leber- oder Nierenversagen
  - Rhabdomyolyse
  - Intoxikationen
  - schwere Vaskulitiden
- **Überwachung**
  - systemische Fibrinolyse
  - postoperativ nach neurochirurgischer Operation
  - nach neuroradiologischer Intervention
  - externe Liquordrainage
  - Psychosen z. B. bei komplizierter Alkoholkrankheit, Drogenabusus
  - Titrieren intrathekalen Baclofens
  - Arrhythmien, z. B. unter Phenytoinaufsättigung
  - Plasmapherese (kompliziert)

eine primäre „Screeningdiagnostik" durchgeführt und die Weiterleitung der Patienten veranlaßt wird.

Nach der vorrangigen Sicherung von Vitalfunktionen steht die Ursachenklärung solcher lebensbedrohlichen Zustände an. Meist kann die Zuordnung der Erkrankung zur entsprechenden Fachdisziplin relativ schnell durch Anamnese, laborchemische Basisuntersuchung und ggf. auch bildgebende Verfahren geschehen. Findet sich eine ursächliche internistische Erkrankung, so entscheiden lokale Gegebenheiten über eine Weiterverlegung.

Die rasche Ursachenklärung potentiell lebensbedrohlicher unspezifischer Syndrome und spezifisch neurologischer Erkrankungen ist die zweite Hauptaufgabe der Intensivmedizin. Dies betrifft zum einen Krankheiten, bei denen wesentliche therapeutische Entscheidungen von der Diagnosestellung abhängen (z.B. angiographischer Aneurysmanachweis bei Subarachnoidalblutung) oder bei denen progrediente Funktionsstörungen auftreten. Progrediente Störungen betreffen zum einen das Organversagen, das je nach Genese therapeutisch und prognostisch unterschiedliche Konsequenzen haben kann, als auch neurologische Syndrome wie z.B. ein progredientes Querschnittsyndrom, das mit der denkbaren Differentialdiagnose Spinalis-anterior-Syndrom oder (para)infektiöse Querschnittsmyelitis unterschiedlicher Behandlung bedarf. Damit diese Diagnostik rasch erfolgen kann, sollte Zusatzuntersuchungen, die von einer Intensivstation gewünscht werden, höchste Priorität eingeräumt werden. Das erleichtert die logistische Alltagsarbeit deutlich. Dieses Vorrecht darf nicht durch unnötige Maßnahmen oder Scheindringlichkeiten mißbraucht werden.

Voraussetzung dafür ist, daß zum einen aus sicherer Kenntnis der (auch fachübergreifenden) Nosologie eine solide Arbeitshypothese gemeinsam mit einem effizienten differentialdiagnostischen Vorgehensplan aufgestellt wird, zum anderen die diagnostische Wertigkeit (Sensitivität und Spezifität) von Zusatzuntersuchungen bekannt ist.

2.4 Überwachung

Erst die Möglichkeit rascher therapeutischer Intervention mittels besonderer personeller und apparativer Ausstattung sowie die unmittelbare Zusammenarbeit mit anderen Fachdisziplinen macht eine engmaschige Überwachung (Monitoring) von Patienten sinnvoll. Dies ist ein weiteres Qualitätsmerkmal der Intensivmedizin. Die Indikation zur intensivmedizinischen Überwachung ergibt sich sowohl bei allen bedrohlichen Zuständen unklarer Genese, bei denen man sich durch Beobachtung des Verlaufs eine Ursachenklärung erwartet, als auch bei bereits gesicherten Diagnosen, denen mit mehr oder weniger großer Wahrscheinlichkeit bedrohliche Komplikationen folgen. Beispiele dafür sind ein ausgedehnter Territorialinfarkt im Versorgungsgebiet der A. cerebri media, bei dem mit Entwicklung von erhöhtem intrakraniellem Druck zu rechnen ist und der optimale Moment zur osteoklastischen Trepanation festgestellt werden soll, oder eine aufsteigende Lähmung durch ein Guillain-Barré-Syndrom, wo die Einschränkung der Vitalkapazität und die Foudroyanz der Verschlechterung die Indikation zur künstlichen Beatmung geben.

Als dritte Hauptaufgabe einer Intensivstation sehen wir eine notwendige Überwachung von Patienten, bei denen Komplikationen denkbar, aber nur mit geringerer Wahrscheinlichkeit zu erwarten sind. Hier sollen engmaschige klinische oder technische Untersuchungen den erwarteten Krankheitsverlauf kontrollieren. Darunter fällt z. B. die Überwachung nach neurochirurgischen und -radiologischen Interventionen oder einer Plasmapherese. Ebenso können medikamentöse Behandlungen, wie eine rasche Aufsättigung mit Phenytoin, Dosisoptimierung intrathekal verabreichten Baclofens, Volumenbelastung mit Immunglobulinen bei hydropischer Herzinsuffizienz, aber auch die Behandlung einer hyperosmolaren diabetischen Entgleisung (auch ohne Koma) erfahrungsgemäß rasch und sicher auf der NICU durchgeführt werden.

Durch „Stroke Units" und sog. „Halbintensivstationen" („Intermediate-Care") können Intensivstationen von diesen Aufgaben erheblich entlastet werden.

2.5 Patientenkollektiv

Das Patientenkollektiv einer neurologischen Intensivstation kann sich je nach örtlichen Gegebenheiten unterschiedlich zusammensetzen: schwere Hirninfarkte mit Bewußtseinsstörung, Hirnstamminfarkte mit Progredienz, intrazerebrale Blutungen, Meningitis, Enzephalitis, Krampfanfälle/Status epilepticus, Subarachnoidalblutung, myasthene Krisen, Polyneuropathien mit Ateminsuffizienz oder rascher Progredienz bilden die häufigsten Diagnosen, aber natürlich kann das gesamte Spektrum der in diesem Buch beschriebenen Krankheiten beobachtet werden. Ob traumatische Hirnschädigungen oder Tumoren mit Hirndrucksymptomen, Subarachnoidal- und zerebrale Massenblutungen stark vertreten sind, hängt von der Arbeitsteilung mit einer ggf. vorhandenen neurochirurgischen Intensivstation ab. Häufiger bestimmt die Notwendigkeit einer Operation darüber, ob die Intensivbehandlung in der Neurochirurgie stattfindet. Andererseits kann sich das Patientenkollektiv und das Diagnosespektrum auch erweitern, wenn z. B. bei nichtbesetzten Planstellen durch schwache ärztliche und pflegerische Leistungskapazität Normalstationen der Mithilfe der Intensivstation bedürfen. Fachlich sollte eine NICU immer die Inhalte dieses Buchs abdecken können.

2.6 Patienten im Finalstadium

Eine besonders schwierige Aufnahmeindikation auf Intensivstation ergibt sich bei Patienten mit Erkrankungen des zentralen oder peripheren Nervensystems im Finalstadium. Typisches Beispiel wäre die Zuweisung eines ateminsuffizienten Patienten mit Motoneuronerkrankung, von dem man weder Vorgeschichte, Lebenseinstellung noch sozialen Hintergrund kennt. Zweifelsohne kann ein solcher Patient mit einer interkurrenten Aspirationspneumonie von einer Intensivtherapie profitieren. Das kann aber zugleich den Beginn einer vom Patienten nicht gewünschten Dauerbeatmung erzwingen. Ähnlich schwierig kann es werden, wenn ein bereits umfassend pflegeabhängiger Patient mit z. B. ausgeprägter marantischer Demenz, die in keiner Weise Aussicht auf Besserungsfähigkeit hat, wegen einer akuten behandelbaren Erkrankung aufgenommen werden muß. Soll dieser bei z. B. Kammerflimmern reanimiert werden?

Die Entscheidung zur Unterlassung einer Maßnahme kann sehr viel schwieriger sein als ihre Durchführung. Eine ethisch verantwortungsvolle Intensivmedizin muß über die Erhaltung von Vitalfunktionen hinaus die Folgen ihres Handelns abschätzen und beurteilen können.

Hierbei ist der Rat erfahrenerer Neurologen und Intensivmediziner besonders gefragt und ein abteilungsinterner Konsens sehr hilfreich. Auf diese Fragen wird detailliert in den Kapiteln über Prognose und Therapieminimierung eingegangen.

3 Ausstattung und Stationsführung

3.1 Allgemeines

Die zugewiesenen Patienten sollen möglichst umfassend versorgt werden. Dies setzt eine apparative und personelle Mindestausstattung voraus und beinhaltet ärztlicherseits alle in Übersicht 1-2 angesprochenen Verrichtungen. Hinzu kommt eine gute Zusammenarbeit mit dem Pflegepersonal und die Überwachung von Kotherapeuten, eine enge Betreuung der Patientenangehörigen sowie die Schaffung übergeordneter stationsinterner Organisationsstrukturen als Garant reibungsloser Abläufe (Qualitätsmanagement). Die so formulierten Aufgaben treffen selbstverständlich auf jede ärztliche Tätigkeit zu. Der Unterschied liegt letztlich in der erforderlichen Geschwindigkeit und der stets sofort notwendigen Vollständigkeit der Maßnahmen, weswegen die reibungslose interne Organisation besondere Wichtigkeit erhält.

Übersicht 1-2. Ärztliche Aufgaben auf der Intensivstation

- Sicherung der Vitalfunktionen
- rasche Diagnostik
- Einleitung einer spezifischen Therapie
- Gewährleistung einer allgemeinmedizinischen und supportiven Behandlung
- Verhüten oder zumindestens frühzeitiges Erkennen von Komplikationen
- Stellen einer Prognose
- Planung und Organisation weiterführender Behandlung
- Überwachung und Miteinbeziehen von Pflegepersonal, Krankengymnasten, Logopäden, Ergotherapeuten
- Wahrung rechtlicher Belange eines Patienten
- Aufklärung und ggf. psychologische Betreuung von Patientenangehörigen
- Entwicklung und Kontrolle von Geräte- und medizinischen Standards
- Kontrolle von Prozeß- und Ergebnisqualität

3.2 Apparative Ausstattung

Die apparative Ausstattung einer Intensivstation hängt wesentlich davon ab, welches Patientenkollektiv (Quantität und Qualität) zu versorgen ist (vgl. Übersicht 1-3). Richtlinien dazu werden zur Zeit von der Deutschen Gesellschaft für Neurologie/Arbeitsgemeinschaft Neurologische Intensivmedizin in Zusammenarbeit mit anderen Intensivmedizingesellschaften erarbeitet. Vorhanden sein müssen auf jeden Fall Plätze mit kontrollierter Beatmung und ein zentral zusammengeschaltetes Monitorsystem, das über die Basisüberwachung mit EKG, RR, S_aO_2 hinaus erweiterungsfähig sein sollte. Hinzu kommen

Übersicht 1-3. Basisgroßgeräteausstattung einer neurologischen Intensivstation

- **Jedes Bett**
  - vernetzter Monitor mit EKG-, RR-, S_aO_2-Modul und freien Steckplätzen für andere Parameter
  - O_2-Insufflator (Druckminderer) mit Befeuchtung, Absaugung
  - mindestens 3 Infusionsgeräte und 3 Spritzenpumpen
- **Für einige Betten**
  - CMV-Respiratoren, ggf. ergänzt durch BIPAP-Geräte
  - Arrhythmiedetektion
  - Monitormodule für $etCO_2$, Druckmessung (arteriell, ventrikulär, intrazerebral etc.), EEG
  - Ernährungspumpe
- **Station**
  - Monitorzentrale mit Speichereinheit
  - PC – Dokumentations-(und Kommunikations-)Einheit
  - Transportmonitoreinheit
  - Transportbeatmungsgerät
  - Labor mit Blutgasanalysator, Na-/K-Messung, Blutzucker
  - Liquormikroskopie, Gram-Färbeplatz
  - mobiles Handbeatmungsgerät, z. B. Sulla
  - Defibrillator/Kardioverter
  - externer Herzschrittmacher
  - EEG
  - Doppler (ECD plus TCD)
  - SEP/NLG/AEP/VEP/EMG*
  - Emboliedetektion*
  - Duplex*
  - mit Abdomen-/Herz-Ultraschallgerät*
  - Bronchoskop*
  - Plasmapherese*
  - Dialyse*

Erläuterung: * wünschenswert, abhängig von Abteilungs- und Krankenhausstruktur

mobile Geräte, die je nach Bedarf wechselnd bei einzelnen Patienten (z. B. intrakranielle O_2-Sättigung) eingesetzt werden. Zuletzt sind Geräte zu nennen, die man nur einmal für eine Station benötigt, z. B. für die Blutgasanalyse.

Bei der Wahl der Ausstattung spielt der Wunsch nach dem (vermeintlich) Optimalen eine verstehbare Rolle, was oft nicht nur aus Kostengründen kritisierbar ist.

Es darf nicht vergessen werden, daß bei allen technischen Möglichkeiten der beste Monitor ein sensibler und kompetenter Arzt am Krankenbett ist.

Die Ausstattung mit Monitoringoptionen kann häufig beschränkt werden, ohne daß deren Sinn und Nutzen im Einzelfall bestritten wird. Aber ein Modul für beispielsweise etCO_2 muß nicht in jedem Monitor fest installiert sein, weil a) nicht alle Patienten beatmet werden und b) bei den meisten neurologischen Patienten klinische Überwachung und konventionelle Blutgasanalysen zur Beatmungsführung ausreichen. Einzelne propagierte moderne Monitoringmethoden sind zweifelsohne interessant, in ihrer „efficiacy" aber noch nicht hinreichend als notwendiger oder vielleicht sogar nur sinnvoller Standard untersucht. Man erinnere sich an Aufstieg und Niedergang des Pulmonaliskatheters: nachdem er jahrelang bei jeder hämodynamischen oder pulmonalen Instabilität großzügigst appliziert wurde, ist inzwischen klar, daß er zahlreiche Komplikationen verursacht, aber nur geringfügig zu therapeutischen Entscheidungen beiträgt und so gut wie gar nicht zur Verbesserung der Prognose. Neue Methoden bedürfen einer sorgfältigen wissenschaftlichen und klinischen Evaluation. Man sollte sich ebenso überlegen, ob das Patientenkollektiv die Einführung einer etablierten und im Einzelfall sinnvollen Methode wie z. B. Jugularisoxymetrie rechtfertigt. Führt man sie nur zweimal im Jahr durch, so wird man kaum halbwegs reliable Ergebnisse haben. Ebenso muß z. B. überlegt werden, ob sich ein stationsinternes bronchoskopisches Absaugen lohnt (Ausbildung, Qualitätskontrolle, Geräte und deren Wartung).

3.3 Personelle Ausstattung

Aus medizinischen, forensischen und logistischen Gründen besteht heute kein Zweifel mehr daran, daß eine Intensivstation personell ausgestattet sein sollte mit:

- *einem eigenständigen, ärztlichen Schichtdienst (nach derzeitiger Tarif- und Arbeitszeitregelung 5,6 Ärzte),*
- *einem erfahrenen Oberarzt,*
- *ca. 2,7 Pflegekräften/Bett (je nach Patientengut und -schwere sind unterschiedliche Berechnungsmöglichkeiten denkbar),*
- *einer krankengymnastischen Betreuung (möglichst 2mal täglich).*

Der Stellenschlüssel weiterer medizinischer Hilfsberufe (wie Logopäden, Ergotherapeuten, Sozialarbeiter, MTA) ergibt sich aus dem zu behandelnden Patientenkollektiv und den lokalen Gegebenheiten der jeweiligen Klinik.

3.4 Ausbildungsstand der Ärzte

Welchen Ausbildungsstand die einzelnen Ärzte des Teams haben, ergibt sich meist aus der Altersstruktur der einzelnen Abteilung. Einerseits ist solide allgemeinneurologische Vorbildung wichtig, andererseits können junge „Ärzte im Praktikum" wertvolles, weil aktuelleres internistisches Fachwissen haben. Ein Internist oder Anästhesist, der eine zusätzliche neurologische Facharztausbildung anstrebt, ist meist eine wertvolle Bereicherung für die Station.

Ärztlicher Kern des Teams sollte auf jeden Fall ein langfristig zuständiger intensivmedizinisch interessierter Oberarzt und ein erfahrener Stationsarzt sein.

3.5 Medizinische Anforderungen an das Personal

Als Anforderungen an die Intensivärzte lassen sich einerseits solche formulieren, die jeder einzelne Arzt erfüllen muß, der (mit einem Hintergrunddienst) alleine im Schichtdienst ist, als auch solche, die von der Gesamtheit des Teams zu erfüllen sind (Übersicht 1-4). Die für jeden der Ärzte formulierten Ausbildungsinhalte lassen erkennen, wie weit die Fachkunde „Spezielle neurologische Intensivmedizin" über das hinausgeht, was von einem Facharzt für Neurologie oder einem neurologischen Konsiliarius auf von anderen Fachdisziplinen geführten Intensivstationen erwartet werden kann. Diese Anforderungen gehen z.T. sehr ins Detail. Nicht nur für junge, sondern auch für ältere Mitarbeiter ist daher eine stets griffbereite Handbibliothek unverzichtbar. Einen denkbaren Vorschlag (mit ganz subjektiver Spezifizierung) enthält Übersicht 1-5. Wünschenswert ist zusätzlich ein Internetzugang vom Stationszimmer aus für Recherchen in den gängigen medizinischen Datenbanken.

Ein „Anfänger", gleich welchen Facharztausbildungsstands, begegnet auf einer Intensivstation zunächst 4 größeren für ihn neuen Komplexen:

- ***dem sicheren Umgang mit den stationseigenen Gerätschaften,***
- ***der sicheren Technik zur Katheterapplikation und Intubation,***
- ***der speziellen Nosologie bei vitaler Bedrohung,***
- ***dem anderen Spektrum zu verabreichender Medikamente.***

Hinzu kommt die Forderung möglichst zügigen Handelns. Das Absolvieren von Dingen, die einem Erfahreneren routiniert von der Hand gehen, kann einen Anfänger von anderen Entscheidungen ablenken. Zur Einarbeitung vor Eintritt in den alleine zu leistenden Schichtdienst sollte mindestens 1 Monat der Mitarbeit veranschlagt werden. Vorher sollten die in Übersicht 1-5 angegebenen Übersichtslehrbücher bekannt und durchgearbeitet sein.

Übersicht 1-4. Anforderungen an die Ärzte der Intensivstation

- **Jeder**
  - allgemeine neurologische Nosologie, funktionelle Neuroanatomie, Therapie mit Schwergewicht auf den intensivrelevanten Erkrankungen
  - spezielle Nosologie des Komas
  - allgemeine (internistische) Nosologie, insbesondere Krankheiten des Herz-Kreislauf-Systems, der Infektionen, Kollagenosen, Nieren- und Leberversagen
  - Pathophysiologie und Behandlung von Schock, Sepsis, Lungenmechanik und Gasaustausch
  - differenzierte Antiarrhythmikatherapie
  - differenzierte Antibiotikatherapie
  - spezielle Pharmakologie von Hypnotika, Sedativa, Analgetika
  - Transfusionskunde inkl. Faktoren- und Blutbestandteilersatz
  - zentrale Venenkatheter
  - Intubation (ggf. mit Anästhesie)
  - Gerätekunde
  - Interpretation von Hirndruckkurven
  - Liquordiagnostik
  - Befunden von Thoraxröntgen und EKG
  - EEG (Ableitung und Interpretation)
  - konventioneller ECD/TCD (Gefäßverschluß, Spasmen)
- **Im Team**
  - allgemeinmedizinische Nosologie und Therapie häufiger Komplikationen intensivmedizinischer Patienten, z.B. Exantheme, intertriginöse Mykosen, Psychosen, Ulkuskrankheit, Ileus, Wundinfektionen
  - meldepflichtige Krankheiten, Isolations- und Desinfektionsrichtlinien
  - differenzierte Ernährungstherapie
  - Hirntoddiagnostik
  - Prognostik
  - SEP, NLG, EMG, Doppler
  - Prinzipien der Physiotherapie
  - Pflegestandards
  - Einholung richterlicher Einwilligung in Eingriffe und Fixierung
  - suprapubische Katheter
  - ggf. spezielle Therapieverfahren wie Plasmapherese, Bronchoskopie, perkutane Tracheostomie
  - Überwachung von Prozeß- und Ergebnisqualität
  - Einberufung interner Ethikkommission
  - Betreuung von Angehörigen, Eingliederung von Pfarrer, Psychotherapeut etc. in das Stationsteam
  - Schaffung von Teamgeist auf der Station, interne Balint-Gruppen

Übersicht 1-5. Vorschlag einer Handbibliothek auf der Intensivstation

- *Lehrbuch der Neurologie* (z. B. Poeck/Hacke, Neurologie, Springer)
- *Lehrbuch der Inneren Medizin* (z. B. Harrison's Principles of internal medicine, McGraw-Hill)
- *Lehrbuch der Intensivmedizin* (z. B. Shoemaker et al., Textbook of critical care, WB Saunders; Larsen, Anästhesie, Urban und Schwarzenberg; Lawin, Praxis der Intensivbehandlung, Thieme; Benzer et al., Intensivmedizin, Springer)
- *Koma* (Plum/Posner, Stupor and coma, FA Davis; Young et al., Coma, McGraw-Hill)
- *Neurologische Intensivmedizin* (z. B. dieses Buch; Hacke et al., Neurocritical care, Springer; Wijdicks, The clinical practice of critical care neurology)
- *Beatmung* (z. B. Larsen/Ziegenfuß, Beatmung, Springer; Kilian et al., Grundzüge der Beatmung, Springer)
- *Rote Liste*
- *Pharmakologie* (z. B. Henschler/Rummel, Pharmakologie und Toxikologie, BI)
- *Mikrobiologie* (z. B. Simon/Stille, Antibiotikatherapie, Schattauer)
- *Infektiologie* (z. B. Henkes/Kölmel, Entzündliche Krankheiten des Nervensystems, Ecomed)

3.6 Standards

Als Hilfestellung gerade für neu einzuarbeitende Mitarbeiter haben sich stationseigene Standards bewährt. Flußdiagramme zur Diagnostik und Therapie bei bestimmten Syndromen (z. B. bei Status epilepticus), Routinepläne für Laborbestimmungen (z. B. montags und donnerstags Kreatininclearence, dienstags und freitags CRP etc.), primäre Antibiotikabehandlung (z. B. bei Fieber unklarer Genese, bei eitriger Meningitis etc.) und „Standardperfusoren" können unter medizinischen und ökonomischen Gesichtspunkten sehr sinnvoll sein. Zur Entwicklung von Flußdiagrammen soll dieses Buch beitragen. Der Sinn von Standardperfusoren ist, durch definierte Konzentrationen das Pflegepersonal von Arbeit und Nachfragen zu entlasten, die Kommunikation zu erleichtern, die Applikations- und Dokumentationssicherheit zu erhöhen und zuletzt auch dem pharmakotherapeutisch etwas Unsicheren durch eine möglichst uniforme Anfangsinfusionsgeschwindigkeit von z. B. 2 ml/h eine meist wirksame, aber zugleich auch in der Regel bei richtiger Indikation „ungefährliche" Startdosis vorzuschlagen.

Die für das Team formulierten (und erweiterbaren) Anforderungen sollen illustrieren, daß man eine diagnostische und therapeutische Autarkie der Intensivstation anstreben sollte. Das soll aber keineswegs Isolation in der Abteilung oder zu anderen Intensivstationen bedeuten. Regelmäßige Visiten mit Krankengymnasten, Hygienikern, Neurochirurgen, Internisten und Anästhesisten sind ein sinnvolles und ausgesprochen fruchtbares Diskussionsforum, bei dem alle voneinander lernen können. Eine weitere wesentliche Aufgabe ist es, eine möglichst offene, störungsfreie und partnerschaftliche Kommunikation mit dem Pflegepersonal zu kultivieren. Die Leistungsfähigkeit einer Intensivstation hängt maßgeblich von dem Zusammenspiel von Ärzten und Pflegepersonal ab. Um dies zu erreichen, sollten bei Visiten die Pflegekräfte eingebunden werden, um wertvolle Beobachtungen bezüglich Patientenreaktion und -befinden in die klinische Beurteilung einfließen zu lassen, die Gedanken zu weiterer Therapieplanung und Prognose mitzuteilen und gegebenenfalls auch zu diskutieren. Bei zumindest einer der täglichen Schwesternübergaben sollte der Stationsarzt anwesend sein. Therapielimitierungen sollten stets im allgemeinen Konsens auch mit den Pflegekräften und Angehörigen stattfinden. Naturgemäß können sowohl unter Ärzten als auch gegenüber und unter dem Pflegepersonal heftige Debatten über Sinnvolles oder nicht mehr Vertretbares entstehen. Diese sollten in einer Stationsrunde diskutiert und geklärt werden. Wohlgesonnenes kritisches Streiten schafft Vertrauen und wird sich positiv in Prozeß- und Ergebnisqualität niederschlagen.

4 Akutversorgung des neurologischen Intensivpatienten

4.1 Erster Eindruck

Ein erster Eindruck sollte klären, ob vordringlich Vitalfunktionen gesichert werden müssen, oder ob Zeit bleibt, weitere klinische und apparative Diagnostik durchzuführen. Generell sollte versucht werden, nur das Minimum an – den Notfallpatienten bisweilen beunruhigenden – spannungsreichen Aktivitäten zu entfalten. Dem Erfahrenen gelingt es mit einem Blick und zwei Handgriffen, das Wesentliche rasch zu erfassen: Zeichen der Ateminsuffizienz, psychomotorische Unruhe, eine Hemiplegie oder abnorme Pupillen, zusätzlich Nackensteife, Pulsrhythmus und -füllung als auch Temperatur. Gleichzeitig kann man die erste Anamnese vom Zuweisenden, Notarzt oder Angehörigen erheben.

4.2 Sicherung der Vitalfunktionen, Beatmungsindikationen

Die Sicherung der Vitalfunktionen folgt den ABC-Regeln:

- ***A für Atemwege freimachen***
  - z. B. Absaugen, Güdel-Tubus, Intubation
- ***B für Beatmen***
  - z. B. Maskenbeatmung, Respiratortherapie
- ***C für Kreislauf***
  - z. B. Volumengabe, Adrenalin
- ***D für Drogen***
  - z. B. Bikarbonatgabe, Antiarrhythmika

Für die speziellen Fragen zur Technik der Reanimation sei auf anästhesiologische Standardwerke verwiesen (Übersicht 1-5).

Symptome von Ateminsuffizienz sind
- Orthopnoe, Dyspnoe,
- Zyanose,
- Schaukelatmung, Einsatz der Atemhilfsmuskulatur,
- Unruhe,
- (Blutgasanalyse).

Jeder Arzt auf der NICU muß nach seiner Einarbeitungszeit in der Lage sein, im Notfall einen Patienten ausreichend zu Oxygenieren. Häufigste Ursachen und Indikationen zeigt Übersicht 1-6. Dazu sind sichere Handhabung von Güdel-/Wendl-Tubus, Absaugsystemen und Ambu-Beutel erforderlich. Auf diese Weise kann langfristig suffizient beatmet werden, bis Hilfe kommt. Die Fähigkeit zu intubieren ist zumindest wünschenswert und wird zwingend, falls Anästhesisten nicht regelhaft notfallmäßig verfügbar sind.

Es gibt selten Ursachen, die Intubationen auch einem Erfahrenen so erschweren, daß eine Notfall- (evtl. Punktions)tracheotomie das schonendere Verfahren ist.

Übersicht 1-6. Ursachen und Indikationen zur Beatmung

- pO_2 <60, pCO_2 >50 mmHg, Vitalkapazität <15 ml/kg
- Koma jeder Ursache mit Verlust des Pharynxtonus
- Reanimation
- erhöhter intrakranieller Druck, dessen Behandlung Analgosedierung und optimale Oxygenierung erfordert
- Störungen des Atemmusters mit Hypoxämie, zentrale Apnoen (z. B. Schnappatmung bei Bulbärhirnsyndrom)
- respiratorische Globalinsuffizienz bei Pneumonien, Aspiration, Lungenödem, Asthma
- bulbäre Lähmungen (Aspirationsschutz), meist bei neuromuskulären Erkrankungen
- Lähmungen der Atemmuskulatur bei neuromuskulären Krankheiten und hohem Querschnittsyndrom

4.3 Vermeidung von Komplikationen

Besondere Beachtung muß von neurologischer Seite für die Vermeidung von Komplikationen in der Frühphase der Auseinandersetzung mit dem Patienten gefordert werden. So sollte z. B. beachtet werden:

- Immobilisation und Schutz der HWS (v. a. nach Traumen mit Kopf- und Halsbeteiligung) zur Vermeidung sekundärer Wurzel- oder Rückenmarksschädigungen;
- richtige Lagerung der Extremitäten (v. a. bei Paresen) zur Vermeidung sekundärer Nervenschädigungen durch Druckläsionen (besonders gefährdet sind der N. radialis am Oberam und der N. peroneus am Unterschenkel);
- Vermeidung von sekundären Verletzungen im epileptischen Anfall z. B. durch Anschlagen in der klonischen Phase (v. a. Kopfverletzungen);
- Vermeidung einer Korneaulzeration bei Fazialislähmung (z. B. bei Polyradikulitis, Hirnstamminfarkten oder peripherer Läsion).

4.4 Anamnese

Bei Notfallaufnahmen gibt es oft nur eine bruchstückhafte und auf den Aufnahmeanlaß fokussierte Anamnese. Diese muß stets so bald wie möglich nach den Regeln der Kunst ergänzt werden. Bei Intensivpatienten muß die Anamnese meist durch Angaben der Angehörigen und des Hausarztes erhoben werden. Selbst eine ohne Anamnese und mit einfachen Mitteln z. B. dia-

Übersicht 1-7. Checkliste für die Notfall-Fremdanamnese

• Beginn der Erkrankung	abrupt, langsam, progredient
• Vorerkrankungen	Trauma, Diabetes, Hypertonie, Herzinfarkt, Schlaganfall, Tumor, neuromuskulär, endokrin
• Lähmungen	progredient, schrittweise, rekurrent
• Fieber	Höhe, Dauer; Infektionen in Umgebung
• Kopfschmerzen	Art, Dauer, Häufigkeit
• Epilepsie	Semiologie, Frequenz, Auslöser, stattgehabte Behandlungen, Compliance
• Psychiatrische Erkrankungen	Suizidversuche, Depressionen
• Genußmittel und Drogen	Alkohol, Nikotin, Medikamente
• Hausarztadresse, Vorbehandler	
• Patiententestament	Einstellung zu vitaler Bedrohung, Intensivmedizin etc.
• Prämorbider Zustand	Demenz, Selbstversorger, Behinderung, soziale Bindungen

gnostizierte „typische" hypertensive Putamenblutung erfährt neue Aspekte, wenn der Patient ein unbehandeltes Hypernephrom hat.

Übersicht 1-7 gibt eine Zusammenfassung von wichtigen Notfallfragen für die Fremdanamnese.

4.5 Untersuchung des Patienten

Naturgemäß sollte die erste Untersuchung des wachen Patienten auf der NICU kurz sein und orientierend auch mögliche Gefährdungen erfassen. So bald wie möglich ist eine vollständige allgemeinärztliche körperliche wie neurologische Untersuchung anzuschließen.

Die Untersuchung eines Komatösen umfaßt alle funktionellen Systeme ebenso wie beim Wachen. Sie unterscheiden sich nur insofern, als alle Untersuchungstechniken, die Kooperation erfordern, entfallen. Eine Fazialisparese z.B. kann auch im tiefen Koma noch diagnostiziert werden, solange eine mimische Schmerzreaktion noch erhältlich ist. Im Koma erhält die Prüfung von Reflexen, insbesondere Hirnstammverschaltungen, größeres Gewicht als beim Wachen. Sensibilitätsstörungen können nur noch durch Schmerzreaktion und technisch erfaßt werden, z.B. ein sensibles Querschnittniveau durch evozierte Potentiale. Isolierte Kleinhirnläsionen entziehen sich weitgehend der klinischen Untersuchung im Koma, da es auch keine pathognomonischen okulomotorischen Befunde gibt.

Der speziellen Untersuchung im Koma und der Differentialdiagnose des Komas ist ein eigenes Kapitel dieses Buchs gewidmet. In der Aufnahmesituation ist es ganz entscheidend, ob es sich um ein Koma mit Herdsymptomen/Nackensteife handelt, was für eine meist primäre Erkrankung des ZNS spricht, oder ob sich solche Zeichen nicht nachweisen lassen, womit das Koma meist (nicht immer) auf systemische oder metabolisch-endokrine Ursachen zurückführbar wird. Einen Sonderfall stellt das psychogene Koma dar, bei dem sich ein Syndrom aus schlaffer Tetraplegie mit normalem Reflexstatus, Anästhesie, normaler Atmung, supprimiertem okulozephalem Reflex findet. Eine solche vorläufige Differenzierung der Komaursachen entscheidet über die Prioritätshierarchie weiterer Untersuchungen.

4.5.1 Inspektion

4.5.1.1 Atemstörungen

Vor allem bei bewußtseinsgestörten Patienten bedarf die Atemfunktion besonderen Augenmerks. Atemmuster und Atemmechanik finden, verglichen mit der Blutgasanalyse, oft erstaunlich geringe Beachtung.

Koma bedeutet nicht unbedingt Beatmungspflichtigkeit (z.B. postiktal!).

Im Verlaufe einer transtentoriellen Herniation können als typische Atemmuster Maschinenatmung, Cheyne-Stoke-Atmung oder periodische Hypoventilation, dann Schnappatmung und zuletzt zentrale Apnoe beobachtet werden. Bei neuromuskulären oder hochspinalen Erkrankungen fallen dagegen Einsatz der Atemhilfsmuskulatur ohne verlängertes Exspirium oder eine Schaukelatmung auf. Eine beidseitige Rekurrensparese führt zur Atemwegsobstruktion mit Stridor und kann wie z.B. ein Glottisödem imponieren. Kaudale Hirnnervenläsionen können nicht nur über Aspiration durch Verlust von Husten- und Würgreflex zu sekundären Atemstörungen (z.B. durch Pneumonie) führen, sondern auch zur Pharynxverlegung durch die zurückfallende Zunge.

4.5.1.2 Vegetative Entgleisungen

Durch direkte Schädigung der zentralen sympathischen und parasympathischen Schaltstellen (Inselkortex, Hypothalamus, medulläre Zentren) z.B. durch Entzündungen als auch bei einer Erhöhung des intrakraniellen Drucks können gravierende vegetative Dysregulationen auftreten. Diese können sich einfach progredient entwickeln (z.B. Hypothermie, Bradykardie). EKG-Veränderungen (long-QT-intervall, cerebral T-wave), Temperaturentgleisungen und metabolische Veränderungen mit Grundumsatzerhöhungen können auftreten. Besonders charakteristisch und schwierig zu behandeln sind Kreislaufinstabilität mit raschem Wechsel von Hyper- zu Hypotonie, Tachykardie zu Bradykardie. Muß bei solchen Symptomen reanimiert werden, so wird dies oft erfolglos bleiben. Weitere autonome Störungen finden sich in Kap. 7.

4.5.1.3 Wegweisende Hautveränderungen

Hautzeichen können bei Differentialdiagnosen sehr hilfreich sein. Einige Beispiele sind in Übersicht 1-8 zusammengefaßt.

Übersicht 1-8. Differentialdiagnostisch wichtige Hautveränderungen

• Osler-Spots (oft unter den Nägeln)	Endokarditis, systemisch streuende Infektion (z.B. Bronchiektase) etc.
• Zoster, Herpes labialis	Abwehrschwäche, begleitend bei schweren Infekten (z.B. bakterielle Meningitis)
• Petechien, Sugillationen	Thrombozytopenie/-pathie, Sepsis, Verbrauchskoagulopathie
• Livedo racemosa	Sneddon-Syndrom
• Schmetterlingserythem	Lupus erythematodes
• Hautabschürfungen, Prellmarken	Trauma
• Zyanose	Ateminsuffizienz
• Himbeerzunge	Vitamin-B_{12}-Mangel, Alkoholismus

4.5.1.4 Lage des Patienten

Durch die Körperhaltung können wesentliche Beeinträchtigungen schon inspektorisch erfaßt werden, so z. B.:

- Der Patient mit einer Hemiparese hat häufig ein außenrotiertes, der Unterlage angeformt liegendes Bein mit gleichseitig adduziert gebeugtem Arm, die betroffene Seite wird sichtlich minderbewegt.
- Der neuromuskulär Kranke mit respiratorischer Insuffizienz sitzt aufrecht im Bett, ist unruhig und ängstlich, atmet angestrengt unter Einsatz der Atemhilfsmuskulatur und ist zyanotisch.
- Der Patient mit Basilaristhrombose, schweren Hirnstammstörungen oder ansteigendem intrakraniellem Druck wälzt sich oft stöhnend umher, bevor eine Verschlimmerung der Bewußtseinslage eintritt.
- Der an Meningitis Erkrankte liegt oft zusammengekauert mit angezogenen Knien und mit möglichst wenig Lagewechsel unter der über die Augen gezogenen Bettdecke.

4.5.1.5 Unwillkürliche Bewegungen

Diese sind für Nichtneurologen häufig schwer einzuordnen. Bisweilen werden sie sogar als psychogen verkannt. Wichtige Phänomene sind in Übersicht 1-9 zusammengefaßt.

4.5.2 Neurologischer Befund

4.5.2.1 Kopf und Hals

Wesentlich ist die Prüfung auf Nackensteife (Meningismus), welche charakteristisch für Meningitis und Subarachnoidalblutung ist.

Steifer Nacken und Nackensteife sind verschiedene Befunde.

Bei Meningismus sind andere Dehnungszeichen, wie z. B. das nach Lasègue, im Regelfall auch positiv. Bei einem steifen Nacken (z. B. Parkinson-Syndrom) fehlt bei passiver Kopfbeugung das Charakteristikum der reflektorischen Schmerzhemmung, die meist ziemlich exakt an einem bestimmten wiederholbaren Beugungsgrad und ziemlich ruckartig auftritt. Bei fixiertem Nacken („brettharte Nackensteife") entfällt dieses Kriterium. Eine schmerzhafte Blockierung von Nackenbewegungen gibt es auch bei Läsionen der Halswirbelsäule (zurückhaltende Prüfung bei möglichem instabilem HWS-Trauma!). Schmerzen bei spondylogen steifem Nacken sind charakteristischerweise stärker ausgeprägt bei Reklination als bei Kopfbeugung. Gar nicht selten findet man bei oberflächlich Komatösen oder nur protrahiert aus Narkose erwachenden intubierten Patienten mit diffuser Enzephalopathie einen steifen Nacken, verbunden mit negati-

Übersicht 1-9. Wichtige unwillkürliche Bewegungsstörungen

- *Myoklonien (unwillkürliche Muskelzuckungen):* Sie können lokalisiert bei einer fokalen Epilepsie oder generalisiert bei Grand mal und hypoxisch-ischämischer Hirnschädigung nach Reanimationsischämie beobachtet werden. Bei epileptischen Reaktionen treten die Myoklonien meist clusterartig auf. Lediglich die Epilepsia partialis continua führt zu stunden- bis tagelangen rhythmischen Zuckungen sehr kleiner Muskelgruppen. Die generalisierten Myoklonien bei globalen Ischämien oder Intoxikationen sind meist unregelmäßig zeitlich verteilt, meist symmetrisch, z. T. durch sensible und sensorische Reize provozierbar. Myoklonien können frühes Symptom einer Prionenerkrankung sein.
- *Tremor (unwillkürliches Zittern):* Feinschlägiger Fingertremor tritt auf bei Intoxikationen, Hyperthyreose, ist Nebenwirkung zahlreicher Medikamente. Ein Antagonistenruhetremor weist auf ein Parkinson-Syndrom hin, ein „flapping tremor" (grobe Ausschläge proximaler Muskelgruppen) findet sich bei metabolischen Störungen (Leber- oder Nierenausfall). Lange vorbekannter Halte- und Aktionstremor ist meist ein harmloser essentieller Tremor.
- *Choreatische oder athetotische Bewegungen (wurmartige oder verdrehte Bewegungen):* werden bei Patienten mit einer Chorea Huntington (die gelegentlich wegen Aspirationspneumonien intensivpflichtig werden), entzündlichen, vaskulären, toxischen Stammganglienläsionen gesehen. Die wesentliche Medikamentengruppe mit dieser Nebenwirkung sind Neuroleptika (Metoclopramid, Antivertigenosa!).
- *Dystonien, Tics, Ballismus:* spielen in der Intensivmedizin selten eine Rolle und sind, wenn sie akut auftreten, meist medikamententoxisch oder durch schwere metabolische Entgleisungen bedingt.
- *Akinetisch-rigoröse Zustände:* weisen auf ein Parkinson-Syndrom hin, entweder im Rahmen einer Parkinson-Krise oder medikamententoxisch.
- *Myorhythmien:* sind als rhythmische Zuckungen einzelner Muskelgruppen häufig bei degenerativen und extrapyramidalen Erkrankungen. Singultus kann eine Zwerchfellmyorhythmie sein.
- *Myokymien:* Muskelwogen ohne Bewegungseffekt kann bei myotonen Syndromen auftreten und ist daher auf Intensivstationen seltenst zu beobachten.
- *Faszikulationen:* als ohne Bewegungseffekt auftretende, kurze Muskelzuckungen können Ausdruck einer Motoneuronerkrankung sein, treten aber auch physiologisch auf v. a. bei Stimulanzien (Koffein, Theophyllin, Katecholamine).
- *Spasmen:* Längere Kontraktionen einzelner Muskeln oder Muskelgruppen, z. T. schmerzhaft. Häufig bei Elektrolytentgleisungen.
- *Krampi:* Dauerkontraktionen mit fixierter Gelenkstellung, oft schmerzhaft, wichtig bei Elektrolytstörungen (z. B. Hypokalzämie) oder extrapyramidalen Erkrankungen.

vem Lasègue-Zeichen und keinem oder kaum peripherem Rigor. Drehbewegungen des Kopfs sind dann fast stets genauso gehemmt wie die Beugung, was bei Meningismus im Regelfall weniger prominent ist. Hat man für einen steifen Nacken keine probate Erklärung, wird man durch technische Untersuchungen aber stets SAB und Meningitis ausschließen.

Tastbefunde der A. temporalis superficialis (druckdolent, verdickt) mit oder ohne gleichzeitige Masseteratrophie lassen an eine Arteriitis temporalis denken. Die Auskultation der Orbita und der Kalotte sollte bei einem hochfrequenten Strömungsgeräusch an eine Karotis-Sinus-cavernosus-Fistel, ein Angiom oder eine intrakranielle Gefäßstenose denken lassen.

4.5.2.2 Hirnnerven

Anosmie oder Parosmien spielen intensivmedizinisch nur eine kleine Rolle als Hinweis auf eine frontobasale Hirnläsion oder Temporallappenveränderungen.

Grundsätzlich sollte versucht werden, durch Funduskopie ohne Pupillendilatation einen Eindruck von der Papille des N. opticus und vom Augenhintergrund zu erlangen.

Eine Stauungspapille weist auf einen chronisch erhöhten intrakraniellen Druck hin.

Eine Glaskörper- oder peripapilläre Blutung (Terson-Syndrom) kann auf eine Subarachnoidalblutung hinweisen.

Sehschärfe und Gesichtsfeld können bei Bewußtseinsgetrübten oft nur eindrucksmäßig durch Blinken mit der Untersuchungslampe oder durch Auslösung des Lidreflexes mit augennahem Fingerschnellen zum Auge hin orientierend geprüft werden. Es läßt sich hiermit meist nur eine Amaurose, eine Hemianopsie oder eine kortikale Blindheit (Streifentrommel!) differenzieren. Kleinere Gesichtsfeldausfälle sind mit diesen Methoden kaum feststellbar.

Die Prüfung von Pupillo- und Okulomotorik stellen für den NICU-Mediziner einen der wichtigsten Untersuchungsteile dar, weil sie über Hirndruck und Hirnstammfunktionen Auskunft geben. Die entsprechenden Syndrome werden daher eingehend in einem eigenen Kapitel dieses Buchs abgehandelt. Bei NICU-Patienten häufige und blickdiagnostisch verwertbare Pupillenstörungen sind:

- ***einseitige Mydriasis*** Läsion des N. oculomotorius durch ipsilateral erhöhten Hirndruck;
- ***mittelweite, schwach reagierende Pupillen*** mesenzephale Läsion bei z. B. Einklemmung;
- ***Pinpoint-Pupillen*** pontomedulläre Läsion.

Traumatische Augenläsionen (Kolobom!) und pharmakogene Pupillenstörungen müssen abgegrenzt werden, z. B. Stecknadelpupillen bei Heroinintoxikation oder Mydriasis bei Kontakt mit Trompetenblumen.

Gerade Intensivpatienten bieten ein sehr breites und z.T. rasch wechselndes, in seinen Kombinationen facettenreiches Spektrum okulomotorischer Störungen. Aufmerksamkeitsgestörte Patienten lassen sich mit Lichtreizen leichter untersuchen als mit Fingerfolgebewegungen. Neben einfachen Hirnnervenparesen und den nicht einzelnen okulomotorischen Nerven zuzuordnenden Augenmuskellähmungen bei neuromuskulären Krankheiten bieten die Störungen gute topodiagnostische Hinweise (s. Kap. 3).

Ein Patient mit Hemiparese hat eine Déviation conjugée zur Lähmungsseite bei Hirnstammläsion und schaut die gesunde Seite an bei supratentorieller Läsion. Diese einfache Regel gilt, solange es sich um ein Ausfallssymptom handelt; als Reizsymptom kehrt sie sich um.

Die Funktionen des N. trigeminus sind zuverlässig in üblicher Weise prüfbar. Über zwiebelschalenförmige periorale Sensibilitätsstörungen mit oder ohne ähnlichen an den Händen wird (anamnestisch) häufiger bei vertebrobasilären Durchblutungsstörungen geklagt. Trismus ist ein seltenes, aber beeindruckendes Symptom, das das erste Symptom einer Tetanusinfektion sein kann. Eine alternative Diagnose können neuroleptikainduzierte Dyskinesien sein.

Supranukleäre Gesichtslähmungen und N.-facialis-Paresen sind häufig. Bei leichteren Funktionsstörungen bei einem Komatösen ist ein abgeschwächter Kornealreflex mindestens so häufig darauf wie auf eine Trigeminusläsion zurückführbar. Komplikationsträchtig ist ein Lagophthalmus durch die fast zwangsläufige Kornealulzeration; Salbenprophylaxe ist zwingend.

Läsionen des VIII. Hirnerven führen entweder zur Hörminderung, die gelegentlich als Frühzeichen bei einer otogenen Meningitis auf den Ausgangspunkt der Infektion hinweist, oder zu Schwindel und Nystagmus. In der Regel sind die entsprechenden okulomotorischen Befunde zur Einordnung des Läsionortes und der Ursache richtungsweisend.

Ein Lageschwindel ist nicht grundsätzlich ein peripherer Schwindel.

Auf weitere Zeichen einer Okulomotorikstörung, wie z.B. sakkadierte Blickfolge, Sakkadendysmetrie oder gestörte Fixationssuppression des vestibulookulären Reflexes hin, ist in solchen Fällen gezielt zu untersuchen.

Auch isolierte Störungen der Vagus- und Glossopharyngeusfunktion können intensivmedizinische Bedeutung durch eine Aspirationspneumonie bei abgeschwächtem oder erloschenem Würgreflex erlangen. Beidseitige Läsionen des N. recurrens (direkt oder bei Vagusläsionen beidseits) sind akut eine Indikation zur Intubation oder Tracheotomie.

Dysfunktionen des N. accessorius und hypoglossus sind, isoliert betrachtet, intensivmedizinisch nichtrelevant, können bei aufsteigenden Lähmungen (z.B. Guillain-Barré-Syndrom) aber den letzten Moment noch rechtzeitiger Intubation markieren. Supranukleäre Läsionen dieser Nerven gehören zum Syndrom eines A.-cerebri-media-Territorialinfarkts und sollten nicht zu Spekulationen über eine zusätzliche Hirnstammläsion führen.

4.5.2.3 Motorik

Erfaßt werden neben den oben beschriebenen unwillkürlichen Muskelbewegungen: Atrophien/Umfangsdifferenzen, Tonus, Paresen, Muskeleigen- und -fremdreflexe sowie pathologische Reflexe. Der funktionellen Neuroanatomie ist ein eigenes Kapitel dieses Buchs gewidmet. Vier häufige Syndrome lassen sich rasch erfassen:

- ***zentrale Hemiparese***, schlaff, selten primär spastisch, mit seitendifferenten Muskeleigenreflexen, ipsilateralen Pyramidenbahnzeichen, evtl. Hemihypästhesie, Hemianopsie, Aphasie;
- ***gekreuztes Hirnstammsyndrom*** mit ipsilateralem Hirnnervenausfall und kontralateraler Extremitätenlähmung;
- ***spinales Querschnittsyndrom*** mit meist initial schlaffer, später meist spastischer Para- oder Tetraparese, Reflexsprung, beidseitigen Pyramidenbahnzeichen, sensiblem Niveau, evtl. autonomen Störungen;
- ***periphere Lähmungen*** mit generalisierter, distal oder seltener proximal betonter Schwäche, Atrophien, Reflexabschwächung oder -verlust, mit oder ohne Sensibilitätsstörungen.

4.5.2.4 Sensibilität

Sensibilitätsstörungen geben die (unterste anzunehmende) Läsionshöhe bei Querschnittsyndromen an und können bei zentralen Hemiparesen Schlüsselbefund zur Festlegung des Läsionsniveaus sein, supratentoriell oder kaudal davon. Ihr Vorhandensein schließt ein myasthenes Syndrom, eine Motoneuronerkrankung oder Myopathie aus, solange man von einer einzigen Diagnose ausgeht.

4.5.2.5 Koordination

Eine Koordinationsprüfung ist bei Bewußtseinsgestörten oft nicht möglich. Wichtig kann eine (progrediente) Ataxie für die Diagnose einer Kleinhirnläsion sein, z.B. für die frühzeitige Feststellung eines oft klinisch gar nicht einfach zu diagnostizierenden Kleinhirninfarkts.

4.5.2.6 Stand und Gang

Solche Untersuchungen sind bei bettlägerigen Intensivpatienten im Regelfall naturgemäß nicht möglich. Die Gehstrecke kann aber z.B. bei beginnendem Guillain-Barré-Syndrom über den Zeitpunkt der Einleitung spezifischer Therapie mitentscheiden.

4.5.2.7 Primitivreflexe

Zu dieser Gruppe von Fremdreflexen gehören Reaktionen, die beim Erwachsenen, im Gegensatz zum Säugling und Kleinkind, nicht mehr auslösbar sind. Die phylogenetisch alten Muster können bei Ausfall unterdrückender neuerer Hirnstrukturen wieder freigesetzt werden. Typische Beispiele sind Ansperren, Saugreflex, palmomentaler Reflex (Bestreichen des Daumenballens oder der Handinnenseite führt zu Mundwinkelbewegung), Bulldog-Reflex (Zubeißen und nicht mehr loslassen z. B. des Mundspatels), taktiles Greifen (bei Handhakeln wird nicht mehr losgelassen), Nachgreifen (bei visueller Demonstration eines Objektes) und pathologisches Lachen oder Weinen. Diese Primitivschablonen zeigen stets eine schwere, oft globale Enzephalopathie an (z. B. apallisches Syndrom).

4.6 Psychogene Symptombildungen

Funktionelle Lähmungen, Sensibilitäts- oder Koordinationsstörungen sowie die noch häufigeren Gangstörungen sind intensivmedizinisch im Regelfall nichtrelevant. Problematisch können Hysteroepilepsie und psychogenes Koma (s. oben) sein. Auch minder dramatische psychogene Bewußtseinsstörungen wie Pseudosopor sollten rechtzeitig als solche erkannt werden, um unnötige und mit möglichen Komplikationen verknüpfte Untersuchungen zu unterlassen. Häufige Zeichen psychogener Störungen zeigt Übersicht 1-10.

Außerdem kann auch ein Patient mit einer solchen, positiv diagnostizierbaren Störung zusätzlich organisch erkranken und intensivpflichtig werden. Bei einem Patienten beispielsweise mit psychogener schlaffer Beinparese und Globussyndrom sollte die Exazerbation von Luftnot auch an eine Lungenembolie denken lassen.

Übersicht 1-10. Häufig zu beobachtende Zeichen funktioneller Störungen

- Pseudokoma: schlaffe Tetraplegie mit normalem Reflexstatus, Anästhesie, normaler Atmung, supprimiertem oculocephalem Reflex, normalen Hirnnervenfunktionen;
- aktiver Lidschluß beim Versuch, die Augen passiv zu öffnen;
- aktiver Mundschluß beim Öffnungsversuch;
- wechselnder Muskeltonus ohne pathologische Reflexe;
- Arc de cercle (mit bogenartiger dorsaler Überstreckung);
- Wegdrehen vom Untersucher;
- gezieltes Wegschauen;
- totale Analgesie;
- orientierendes Blinzeln, wenn die Umgebung nichts unternimmt.

4.7 Allgemeine medizinische Untersuchung

Auch die spezielle neurologische Intensivmedizin behandelt den ganzen Menschen und nicht nur das Nervensystem. Daher sind vollständige Anamnese und körperliche Untersuchung selbstverständlich und unabdingbare Voraussetzung für den Behandlungserfolg.

Dies dient nicht nur der ätiologischen oder pathogenetischen Diagnoseklärung, sondern auch der Einschätzung, „wieviel" der nie harmlosen intensivmedizinischen Maßnahmen einem individuellen Organismus ohne unzulässige Risikoerhöhung zuzumuten ist.

Besonders wichtig sind an Organbefunden der kardiale, pulmonale und gastro-intestinale Zustand. Mit der wiederholten umfassenden Untersuchung lassen sich Komplikationen auch viel früher und besser erkennen.

4.8 Technische Untersuchungen

4.8.1 Blut und Liquor

Intensivmedizin ist ohne Laboruntersuchungen nicht möglich. Sie dienen nicht nur der Diagnostik, sondern auch der Therapieführung. Das gesamte Spektrum aller denkbaren Untersuchungen sollte möglichst rasch und möglichst im eigenen Haus durchgeführt werden können. Übersicht 1-11 ver-

Übersicht 1-11. Laboruntersuchungen

- **Sofort als Minimalprogramm verfügbar**
  - Blutbild
  - Blutzucker
  - Elektrolyte (Natrium, Kalium, Kalzium, Chlorid)
  - Kreatinin, Harnstoff
  - CK
  - SGPT, SGOT und γ-GT
  - Blutgasanalyse
  - Quick, PTT
- **Potentiell sehr rasch verfügbare Untersuchungen**
  - CK-MB, Troponin
  - Laktat
  - Ammoniak
  - Cholinesterase, alkalische Phosphatase
  - toxikologisches Screening
  - Schwangerschaftstest
  - Digitalisspiegel
  - Myoglobin im Urin, Porphobilinogen

sucht, die wichtigsten und unmittelbar dringlichen Laboruntersuchungen, die auch außerhalb der Routinearbeitszeiten raschest erledigt werden müssen, zusammenzufassen. Wünschenswert sind viele weitere Dinge, z. B. Antiepileptikaspiegel auch am Wochenende.

Rund um die Uhr muß für eine neurologische Intensivstation eine Basisuntersuchung des Liquors möglich sein: Xanthochromie, Zellzahl, Pandy, Zucker, Zelldifferenzierung. Das muß jeder Neurologe auch selber können. Darüber hinaus sollte ein Intensivarzt in der Lage sein, ein Gram-Präparat aus dem Liquor anzufertigen, dessen Ergebnis frühere gezieltere Antibiotikatherapie oft erlaubt. Können die Chemikalien und Gerätschaften nicht vorgehalten werden, dann kann auf vorgefärbte Objektträger zurückgegriffen werden.

4.8.2 Thoraxröntgen und EKG

Beide Untersuchungen müssen jederzeit prompt auf der Station durchführbar sein. Ein Intensivmediziner sollte sich nie von einer, meist gewährleisteten kompetenten, radiologischen oder internistischen Befundung abhängig machen, sondern muß in der Lage sein, Mediastinum und Herzsilhouette, Pneumonie und Stauung, Atelektase und Pneumothorax, Katheter- und Tubuslage selbständig zu beurteilen. Analoges gilt für das EKG.

4.8.3 Neurologische Hilfsmethoden

Wer eine Anamnese sorgfältig erhoben und den Patienten gründlich untersucht hat, wird durch Zusatzuntersuchungen seltenst eine Überraschung erfahren, sondern in der Verdachtsdiagnose bestätigt, oder eine Differentialdiagnose wird abgeklärt.

Alle Methoden können auch als Verlaufsuntersuchungen, entweder seriell oder kontinuierlich, eingesetzt werden. Für intensivmedizinische Belange genügen von den klassischen neurologischen Zusatzuntersuchungen fast stets Standardmessungen. Nur in seltenen Fällen oder bei speziellem Interesse wird man größeren Aufwand treiben (z. B. Einzelfaser-EMG, Sphenoidalelektroden-EEG). Alle Hilfsmethoden werden in eigenen Kapiteln dieses Buchs abgehandelt.

4.8.3.1 Neuroradiologie

Sieht man von den Erkrankungen des peripheren Nervensystems ab, ist Neurologie ohne Neuroradiologie heute kaum mehr denkbar. Basisuntersuchung bleibt das kranielle Computertomogramm. Es ist flächendeckend verfügbar, rasch und ohne großen Aufwand durchführbar und wegen der kurzen Untersuchungsdauer für Intensivpatienten gut geeignet. Ergänzt wird es zunehmend durch CT-Angiographien oder CT-Perfusionsmessungen, welche Aussagen über die aktuelle neuroangiologische Situation erlauben.

Besser auflösend und bezüglich parenchymatöser Veränderungen spezifischer ist die Kernspintomographie (MRI). Ergänzt um die diffusionsgewichteten Perfusions- und MR-Angioverfahren können neuere Geräte in ca. 15 min ein T1-, T2-, diffussions- und perfusionsgewichtetes Bild und eine intrakranielle MRA erstellen. Die intensivmedizinischen Probleme, wie Beatmung im Tomographen oder Patientenüberwachung, sind durch nichtmagnetisierbare Gerätschaften inzwischen gelöst.

Die invasive Arteriographie hat ihre diagnostische Domäne im Nachweis von Aneurysmen, Sinusthrombosen und Vaskulitiden. Als Goldstandard gilt sie bei allen Gefäßveränderungen, bei denen Ultraschall- und Kernspinverfahren eine diagnostische Restungewißheit zurücklassen. Interventionell werden Aneurysmen und Angiome behandelt und Gefäßverschlüsse lokal lysiert.

Bei akuten Rückenmarkläsionen ist MRI heute zwar das Diagnostikum erster Wahl, sollte sich dies aus logistischen Gründen aber hinauszögern, so muß unverzüglich auf die auch ansonsten wertvolle Myelographie ausgewichen werden.

4.8.3.2 Neurophysiologie

Eine EEG-Ableitung im 10–20-System sollte stets auf Intensivstation verfügbar sein. Meist reichen eine uni- und bipolare Längs- und eine Querreihenableitung aus. Bei der Ableitung können Patienten- wie Elektroartefakte empfindlich stören.

Die häufigsten EEG-Indikationen sind:
- Enzephalitiden,
- Bewußtseinsstörungen und Enzephalopathien,
- Krampfanfälle und Status epilepticus (Monitoring),
- Hirntoddiagnostik.

Die Messung der Nervenleitfähigkeit dient der Quantifizierung und der Differentialdiagnose von (Poly-)Neuropathien. Bei Verdacht auf Guillain-Barré-Syndrom oder multiple Leitungsblöcke müssen die proximalen Leitgeschwindigkeiten (F-Wellen) stets mitgemessen werden.

Häufigste Nadel-EMG-Indikation bei neurologischen Intensivpatienten ist die Differenzierung zwischen neurogenen und myogenen Schädigungsmustern bei neuromuskulären Erkrankungen, im Krankheitsverlauf auch die „Critical-illness-Neuropathie". Akute neurogene Läsionen sind dem EMG nicht zugänglich, da Denervierungspotentiale erst nach 2 Wochen entstehen.

Blink- und Masseterreflex dienen zur topographischen Eingrenzung von Hirnstammläsionen. Ihr Ausfall wird bei Schwerstkranken mit einer schlechten Prognose in Zusammenhang gebracht.

Die visuell evozierten Potentiale (VEP) spielen für intensivmedizinische Fragen keine wesentliche Rolle. Im Einzelfall kann ein Blitz-VEP die Vermutung einer ausgedehntesten Großhirnläsion stützen.

Wichtiger sind die frühen akustisch evozierten Potentiale (AEP), die eine Zuordnung zu bestimmten Läsionshöhen der vestibulär zum Hirnstamm verlaufenden Hörbahn erlauben. Der bilaterale Ausfall der Wellen III–V ist ein Zusatzkriterium bei der Hirntoddiagnostik.

Von den somatosensorisch evozierten Potentialen hat sich v.a. die mit geringem Aufwand praktikable Durchführung des Medianus-SSEP in der Intensivmedizin bewährt. Je nach Fragestellung können zusätzlich zu den kortikalen auch zervikale Potentiale abgeleitet werden. Die so ermittelbare zentrale Überleitungszeit kann einen Rückschluß auf die Tiefe einer Sedierung geben. Wie AEP eignen sich die SSEP zur intraindividuellen Verlaufsuntersuchung und Prognoseabschätzung.

4.8.3.3 Neurosonologie

Die Doppler- und Duplexsonographie sind unverzichtbare nichtinvasive Nachweismethoden pathologischer Gefäß- und Perfusionsverhältnisse. Auch bei geringer Erfahrung des Untersuchers können hiermit meist höhergradige extra- und intrakranielle Stenosen oder Verschlüsse zumindest verdachtsweise erkannt werden. Neben der Diagnostik von Gefäßstenosen kann die Duplexsonographie auch mit z.T. hoher Treffsicherheit eine Aussage über die Art der Läsion machen, z.B. bei Dissektionen. Transkranielles Dopplermonitoring ist unverzichtbar für die Quantifizierung von Vasospasmen bei Subarachnoidalblutung. Es kann aufgrund von Flußprofilveränderungen auch zur Hirndruckdiagnostik beitragen.

Die Emboliedetektion hat neue diagnostische Möglichkeiten eröffnet. Mittels der neu eingeführten TCCS lassen sich im B-Bild Mittellinienverlagerungen gut darstellen, außerdem können am Krankenbett lokale Befunde wie Hämatomgröße oder Ventrikelaufstau kontrolliert werden.

4.8.3.4 Weitere Methoden

In den letzten Jahren konnten eine ganze Reihe neuer Techniken zur Messung und zum Monitoring von Hirndruck und zerebralem Metabolismus Einzug auf der neurologischen Intensivstation halten. Einige Verfahren, wie z.B. Ventrikeldruckmessung mittels externer Drainage oder extradurale Drucksonden, sind bereits alltäglicher Standard. Andere Verfahren sind etabliert, ihre breite und sichere Anwendbarkeit aber nicht überall garantiert. Dazu zählt z.B. die Bulbusoxymetrie. Der Stellenwert der Nah-Infrarot-Spektroskopie (NIRS) muß noch bestimmt werden. Große Hoffnung wird auf die Kontrolle metabolischer Parameter im Hirnparenchym durch die sog. Mikrodialyse gesetzt. Alle diese Methoden haben gemeinsam, daß sie sorgfältig indiziert werden müssen und die Interpretation der Ergebnisse besonderer kritischer Expertise (und auch einer besonderen pflegerischen Zuwendung) bedürfen.

5 Behandlungsphase

5.1 Allgemeines

Da in den folgenden einzelnen Kapiteln spezielle nosologische, diagnostische und therapeutische Fragen bearbeitet werden, soll hier nur ein Überblick über allgemeine Behandlungsgrundsätze gegeben werden.

Alles im Absatz „Aufnahme eines Patienten" Gesagte gilt unverändert für die gesamte Zeit, die ein Patient auf Station verbringt. Jeder Arzt im Schichtdienst, jeder Hintergrunddiensthabende sollte Anamnese und die aktuellen neurologischen und allgemeinmedizinischen Befunde ebenso wie Komplikationen und Gefährdungen eines Patienten kennen, um jederzeit adäquat reagieren zu können. Jeder sollte sich anläßlich der Übergabevisiten fragen, ob eine Diagnose wirklich als gesichert gelten kann oder eventuell aus dem Verlauf doch andere differentialdiagnostische Ideen verfolgt werden sollten.

5.2 Beatmung

Eine wesentliche Aufgabe der Intensivmedizin ist die Erhaltung einer suffizienten Oxygenierung des Patienten durch Respiratortherapie. Der Anteil von beatmungspflichtigen Patienten schwankt stark von NICU zu NICU je nach lokalen Gegebenheiten, wie dem Vorhandensein anderer ICU, Intermediate-Care-Stationen oder Stroke-Units. Der Umgang mit respiratorischen Notfällen und Beatmungsindikationen wurden unter 4.2 abgehandelt. Die differenzierte Beatmungstechnik, Indikationen zur Tracheotomie und zum Beginn einer Entwöhnung vom Beatmungsgerät werden ausführlich im Beatmungskapitel dieses Buchs besprochen.

5.3 Ernährung

Eine möglichst natürliche Kost, d.h. enterale Ernährung, sollte wann immer möglich angestrebt werden. Kurzfristig ist es durchaus denkbar, Patienten in gutem Ernährungszustand für wenige (maximal 4) Tage hypokalorisch oder gar nur mit Flüssigkeitsersatz zu ernähren, solange nicht ein ansteigender Blutstickstoff Katabolie anzeigt.

5.3.1 Energiebedarf

Meist werden enterale wie parenterale Ernährung mittels Fertig- oder Systemernährungen in gleicher Dosis für alle Patienten verabreicht. Man sollte allerdings versuchen, jeden Patienten auf seinen individuellen Kalorienbedarf und seine Ernährungssituation hin bestmöglich einzuschätzen und weder Über- noch Unterernährung über einen längeren Zeitverlauf in Kauf zu nehmen. Die Berechnung des Kalorienbedarfes im Grundumsatz kann von Tabellen und Nomogrammen abgelesen werden. Alternativ kann man den Kalorienbedarf auch nach z. B. der Harris-Benedict-Gleichung berechnen:

$$\text{Grundumsatz Mann} = 665 + 13{,}8 \times \text{Gewicht [kg]} + 5 \times \text{Größe [cm]} - 6{,}8 \times \text{Alter [Jahre]}$$

$$\text{Grundumsatz Frau} = 655 + 9{,}6 \times \text{Gewicht [kg]} + 1{,}8 \times \text{Größe [cm]} - 4{,}7 \times \text{Alter [Jahre]}$$

Dies ergäbe z. B. für einen 38jährigen 170 cm großen 70-Kilo-Mann einen Grundumsatz von 2222 Kcal/Tag, für eine gleichalte 160 cm große 50-Kilo-Frau einen Grundumsatz von 1245 Kcal/Tag. Dies ist aber nur der Grundumsatz. Bei allen Erkrankungen mit erhöhtem sympathischen Stimulationsniveau und autonomen Entgleisungen, wie es auf Intensivstationen fast der Regelfall ist, kann der Kalorienbedarf z. T. auf das Doppelte steigen.

Hyperkalorische Ernährung ist auch nicht gesund und kann aufgrund der induzierten Hyperkapnie bei Respiratorentwöhnung zum Problem werden.

5.3.2 Nahrungszusammensetzung

Der errechnete Energiebedarf sollte sich verteilen auf 1,5 g Eiweiß/kgKG/Tag, die dann noch zu deckenden Kalorien sollten hälftig als Kohlenhydrate und Fette verabreicht werden. Gängige enterale Formelkost hat ca. 1 kcal/ml, so daß meist zwischen 1.500 und 2.500 ml zur normokalorischen Ernährung verabreicht werden müssen. Dies korrespondiert gut mit dem bewährten 3-l-Infusionsregimeprinzip. Auf zusätzliche ausreichende Zufuhr von Vitaminen (B-Gruppe und C) und Mineralstoffen ist zu achten.

5.3.3 Nahrungsapplikation

Je natürlicher die Ernährung, desto besser. Parenterale Zufuhr ist bei Patienten im Multiorganversagen, gastrointestinalen Erkrankungen (Peritonitis, Ileus etc.) oder perioperativ notwendig. Die meisten Apotheken bieten aus Preisgründen standardisierte Mischkonfektionen von Standardlösungen an. Je nach individuellem Bedarf ist für Intensivpatienten allerdings eine eigene modifizierte Zusammenstellung oft sinnvoller. Zahlreiche Kombinationen sind denkbar. So bald wie möglich sollten Intensivpatienten enteral ernährt werden. Da pürierte oder Normalkost im Frühstadium einer intensivpflichtigen Krankheit meist nicht in Frage kommen, ist Formelernährung über eine nasogastrale oder -duodenale Sonde üblich. Bei anzunehmender längerfristig notwendiger Sondenernährung bietet sich eine PEG (perkutane Enterogastrotomie) an. Der Zeitpunkt für diesen kleinen, aber invasiven Eingriff kann aufgrund der verbesserten Materialverträglichkeit nasaler Sonden heute relativ lange herausgezögert werden, auf jeden Fall, bis der Patient sehr gut stabilisiert ist. Er bleibt immer individuell festzulegen; pflegerische und ergotherapeutische Gesichtspunkte bei Schluckstörungen sollten in die Indikationsstellung miteinbezogen werden.

5.4 Hygiene und Antibiotika

5.4.1 Allgemeines

Intensivpatienten sind allein aufgrund ihres Allgemeinzustands als auch durch medizinische Maßnahmen wie Beatmung und invasive Dauerkatheter in besonderem Maße einer Infektionsgefährdung ausgesetzt. Infektionen können ein an sich gutes Behandlungsergebnis der Primärkrankheit zunichte machen. Nosokomiale Infektionen sind auf Intensivstationen zu einem erheblichen Anteil für verlängerten Aufenthalt und Tod verantwortlich. Daher muß den allgemeinen hygienischen Bedingungen und der Antibiotikatherapie besonders großer Wert beigemessen werden.

Die bauliche Situation und die personellen Resourcen sollten eine Isolierung von infektiösen Patienten und solchen mit multiresistenten Keimen zulassen.

Da Bronchopneumonien und Katheterinfektionen bei NICU-Patienten den größten Anteil nosokomialer Infektionen ausmachen, sind die vom Pflegepersonal durchgeführte Bronchialtoilette und Katheterpflege maßgeblich bei der Infektionsprophylaxe. Es gibt dazu z.T. recht unterschiedliche Richtlinien und Auffassungen, die oft weniger systematisch validiert sind, als vielmehr individuelle – als Wahrheit propagierte – Überzeugungen. Entscheidend ist in unseren Augen der Erfolg. Diesen kann man letztlich aber nur durch Vergleich nosokomialer Infektionen auf ähnlich strukturierten Stationen mit unterschiedlichen Behandlungsregimen belegen. Das ist schwierig.

Ein weiteres Problem ist der Erregertransfer von Bett zu Bett. Dieser entsteht weniger durch die räumlich enge Unterbringung der Patienten als durch bisweilen rasch notwendige wechselnde Zuwendung von einem zum anderen Patienten.

Ausreichende Händedesinfektion von Bett zu Bett muß zu einem Reflex werden.

Bisweilen helfen Abklatschkulturen der Hände und Fingerzwischenräume weiter, um der lästigen Händedesinfektion wieder Auftrieb zu verleihen.

Regelmäßige Kontakte mit dem Krankenhaushygieniker sind hilfreich und wichtig, um Probleme wie z.B. eine besondere Resistenzentwicklung auf einer bestimmten Station oder Kontaminationen des Belüftungssystems zu erkennen. Nur so können rechtzeitig effektive Gegenmaßnahmen ergriffen werden. Es bietet sich an, daß der Intensivoberarzt auch Klinikvertreter in der Hygienekommission ist.

5.4.2 Antibiotika

Spezielle Antibiotika(-kombinationen) sollten stations- und evtl. auch klinikintern als primäre Standards zum Einsatz kommen, z.B. bei Bronchopneumonie, Harnwegsinfekt und Fieber unklarer Genese. Zum einen erleichtert dies die Bevorratung und Applikationsmodalitäten, zum anderen können die Erfahrungen von erwarteter Wirkung und Nebenwirkungen besser überschaut werden. Es gibt eine ganze Reihe (überwiegend deckungsgleicher) Vorschläge verschiedener Fachgesellschaften. Wie man diese im einzelnen umsetzt, hängt auch ab von der lokalen Erregerhäufigkeit und Resistenzlage, so daß ein primäres Behandlungsregime mit Hilfe des zuständigen Hygienikers und der Hygienekommission eine sinnvolle Auswahl darstellt, die u.U. von einer nationalen Empfehlung abweicht. Dabei spielt auch die lokale Antibiotikapreisgestaltung eine Rolle.

Stets sollte so rasch wie möglich die Art der Infektion festgestellt und ein Antibiogramm angestrebt werden. Dann kann sofort umgesetzt werden, wenn sich die Primärtherapie als unwirksam erweist, oder eine Antibiotikakombination kann auf eine Monotherapie begrenzt werden.

Je akut-bedrohlicher eine Infektion bei unzureichender Primärtherapie ist (z.B. Meningitis), desto eher wird man einer deeskalierenden Antibiotikatherapie zustimmen (Beginn mit maximaler Breite und Wirkung, dann Begrenzung/Umsetzen auf weniger Potentes, aber Ausreichendes). Gegen eine solche Deeskalation sprechen ansonsten fast alle mikrobiologischen und ökonomischen Gesichtspunkte.

5.4.3 Meldepflicht

Besonders wichtig für die neurologische Intensivmedizin ist die ***uneingeschränkte Meldepflicht für alle Meningitiden und Enzephalitiden.***

Die Meldung erfolgt an das regional zuständige Gesundheitsamt. Telefonische Vorabalarmierung empfiehlt sich bei Erkrankungen mit potentiell endemischer Häufung oder bei notwendiger Isolation, Chemoprophylaxe und Impfung von Kontaktpersonen wie bei Meningokokkenmeningitis eines Schülers.

5.5 Pflege

Im multiprofessionellen Team einer NICU nimmt das Pflegepersonal eine gewichtige Rolle ein, die das Behandlungsergebnis einer Intensivstation maßgeblich mitbestimmt. Die Zeit, die unmittelbar am Patienten verbracht wird, ist die längste Kontaktzeit des Patienten mit medizinischem Personal überhaupt. Aspekte der pflegerischen Arbeit beziehen sich auf:

- ***Grundpflege,*** z.B. Waschen, Betten, Nahrungszufuhr;
- ***Komplikationsprophylaxe,*** z.B. Dekubitus, Pneumonie, Kontraktur;
- ***Erkennen von Komplikationen,*** z.B. Pupillenerweiterung, Ateminsuffizienz;
- ***Mithilfe bei ärztlichen Verrichtungen;***
- ***psychische Betreuung des Patienten und Angehöriger;***
- ***Geräteführung.***

Das rechtzeitige Erkennen relevanter Veränderungen führt erst im ständigen Kontakt mit dem ärztlichen Personal zur Möglichkeit prompter Behandlung. Prognoseentscheidungen sollten im weitgehenden Einvernehmen zwischen Ärzten, Pflegepersonal, weiteren Therapeuten und Angehörigen getroffen werden.

5.6 Physiotherapie

Ähnlich wie beim Pflegepersonal kommt den physiotherapeutischen Mitarbeitern (Krankengymnasten, Ergotherapeuten und Logopäden) eine wichtige Rolle zu. Neben Kontraktur-, Thrombose-, Dekubitus- und Pneumonieprophylaxe sind die spezifischen Behandlungen der unmittelbaren Krankheitsfolgen (wie Lähmungen, Neglect etc.) für die funktionelle Prognose des Patienten mitentscheidend.

Es sollte stets zu denken geben, wenn Patienten nach längerem NICU-Aufenthalt sich nur noch an bestimmte Pflegepersonen oder Krankengymnasten erinnern, nicht aber an die betreuenden Ärzte.

5.7 Transporte

Ist der Zustand eines Intensivpatienten ausreichend stabilisiert, die akute Lebensgefahr abgewendet, dann muß die Ursache der Akuterkrankung und evtl. Begleiterkrankungen diagnostiziert werden. Soweit wie möglich wird man den Patienten dazu auf der Station belassen. Vor allem Doppler, Duplex, Echokardiographie, EEG, EMG, ENG und evozierte Potentiale können problemlos auf der Station durchgeführt werden. Für CCT, NMR, Angiographie etc. sollte der Patient von einem Arzt und mindestens einer Pflegekraft, Transportmonitor und mobilem Beatmungsgerät begleitet werden. Aufzugsschlüsselbenutzung mit Vorzugsfahrt sollten möglich sein.

Verlegungen in andere Kliniken sollten nur in Arztbegleitung erfolgen, es sei denn, daß der Patient normalstationsfähig ist.

5.8 Umgang mit Sterbenden

Gerade in Anbetracht der scheinbar fast unbegrenzten Behandlungsmöglichkeiten auf einer NICU kann es für Pflegepersonal und Ärzte sehr schwer werden, das Sterben eines Patienten hinzunehmen. Die Feststellung einer unabwendbar zum Tode führende Krankheit wird bisweilen als Ausdruck der eigenen Unfähigkeit gedeutet. Eine Vielzahl individueller Reaktionen auf solche bewußten oder unbewußten Schuldgefühle können beobachtet werden. Einzeln und manchmal auch im Team sollte eine Möglichkeit zur Verbalisierung von Gefühlen gegeben werden. Die Akzeptanz der Beschränktheit medizinischen Handelns hilft.

Ein Sterbender sollte ohne Schmerzen und Leiden seinen Weg gehen können. Stärkste Analgetika sind erlaubt, selbst wenn sie z. B. durch Atemdepression zu einer verkürzten Restlebensspanne führen.

Angehörigen sollte auch auf einer Intensivstation Sterbebegleitung ermöglicht werden. Zum Beispiel können ihnen Besuchszeiten erweitert werden. Angebotene Unterstützung durch Theologen oder Psychologen wird meist gerne angenommen.

Wie bei Erkennen einer infausten Prognose, so ist auch bei Therapieminimierung Offenheit im Team und mit den Angehörigen dringend angezeigt. Auf die besondere Problematik bei Hirntodfeststellung und Organspende wird in einem eigenen Kapitel eingegangen.

5.9 Umgang mit Angehörigen

Krankheitsbedingte Bedrohung der Gesundheit, existentielle Bedrohung, Verlust der wirtschaftlichen und sozialen Sicherheit, Verlust der familiären Integrität, Schuldgefühle, aufbrechende Partnerschaftskonflikte und vieles andere belasten auch Angehörige, die ohnehin ihre individuelle negative oder positive Einstellung gegenüber Medizin (und Intensivmedizin im besonderen) einbringen. Ihnen kann und sollte man stets mit Verständnis und Offenheit entgegengehen.

Der Sozialdienst der Klinik kann bei direkten oder indirekten sozialen Folgen überbrücken helfen (z. B. Haushaltshilfe, Versicherungen).

Angehörigengesprächen sollte ein fester, täglicher Termin eingeräumt werden. Diagnose, offene Fragen, prognostische Einschätzung und drohende Risiken sollten offen angesprochen werden. Informierte Angehörige haben mehr Verständnis für ausbleibenden Behandlungserfolg oder interkurrente Komplikationen.

Bei längerer Behandlungsdauer können Angehörigengruppen oder Gespräche mit Angehörigen, die ähnliches durchlitten haben, hilfreich sein.

Stets schwierig ist der Umgang mit Angehörigen, die untereinander uneins oder gar zerstritten sind. Das Stationsteam sollte peinlichst vermeiden, sich von der einen oder anderen Interessengruppe instrumentalisieren zu lassen. Bisweilen empfiehlt sich in solchen Fällen die frühzeitige Einrichtung einer Betreuung im juristischen Sinne, um nur einen verantwortlichen Ansprechpartner zu haben.

5.10 Umgang mit Personal

Die Versorgung Schwerstkranker ist eine meist befriedigende Tätigkeit. Andererseits kann die arbeitstechnische Belastung und auch die menschlich enge Bindung an ein Patientenkollektiv mit hoher Letalität für den einzelnen eine schwer erträgliche frustrierende Entwicklung bewirken. Äußere Bedingungen, wie rasch wechselnder Schichtdienst oder unterbesetzter Personalschlüssel, können die Unzufriedenheit verstärken. Wichtig erscheinen uns auch noch weitere psychologische Aspekte: Teammitglieder fühlen sich entweder überfordert oder alleingelassen oder nicht ausreichend in ihrer Leistung gewürdigt. Eine solche Stimmung neigt zu kollektiver Ausbreitung. Entweder gelingt es, in einer solchen Phase einen Motivationsschub auszulösen, oder eine Personalabwanderung ist zu befürchten.

Vorbeugend wirken regelmäßige Teambesprechungen, Fortbildungsangebote, Qualifizierungsmöglichkeiten (Intensivpflegerausbildung) und evtl. auch Balint-Gruppen. Gemeinschaftsgefühl kann einem sog. „burn-out" vorbeugen.

5.11 Wirtschaftlichkeit

Auch die Intensivmedizin gerät in den letzten Jahren zunehmend unter wirtschaftliche Zwänge. Therapielimitierungen dürfen nie solchen Überlegungen entspringen, sondern sollten sowohl humanitären und sittlichen Grundsätzen als auch gesicherten prognostischen Einschätzungen folgen.

In Zeiten knapper werdender Resourcen sollte jede NICU die Möglichkeit haben, das eigene Verbrauchs- und Einnahmenbudget zu übersehen und zu beeinflussen. Hierzu gehören neben den Belegungsziffern v.a. das Arzneimittel- und Verbrauchsgüterbudget. Der teuerste Posten, das Personal, kann kaum beeinflußt werden. Die Auswahl z.B. der Antibiotika schlägt sich dagegen erheblich nieder. Auf das Jahr bezogen gibt es oft verblüffende Einsparmöglichkeiten, wenn manche „Gewohnheiten" auf ihren belegten Nutzeffekt überprüft werden. Zum Beispiel ist ein Nutzen des meist routinemäßig applizierten Acetylcysteins aus wissenschaftlicher Sicht eine Phantasie. Es macht im Gesamtbudget zwar nur wenig aus, aber Einsparungen bei solchen Kleinbeträgen addieren sich zu erklecklichen Beträgen.

6 Dokumentation und Scores

Die Dokumentation dient primär einer optimierten Patientenversorgung und jederzeit möglichem Wiederaufrollen der Krankengeschichte bei differentialdiagnostischen Überlegungen, weiterhin bestmöglicher Überwachung und Vermeidung unnötiger Mehrfachuntersuchungen. Daß damit gleichzeitig forensische Forderungen erfüllt werden, ist ein wünschenswerter Nebeneffekt. Die Organisation der Krankengeschichten und Kurvenblätter wird unterschiedlich gehandhabt.

6.1 Kurvenblätter

Vielerorts durchgesetzt hat sich ein für 24 h gedachtes und tageweise aufeinanderzuheftendes DIN-A3-Kurvenformular, dessen Vorderseite als größten Anteil eine Medikationspalte über die Zeit enthält und noch Raum läßt für die Rubriken Vitalparameter, Ein- und Ausfuhr, Pupillenfunktionen, pflegerische Maßnahmen (wie Betten, Absaugen, Mundpflege) sowie durchgeführte und durchzuführende Untersuchungen, Blutentnahmen etc. Zur besseren Übersicht hat sich eine farbige Markierung bzw. Schrift von Perfusoren, Infusionen einerseits, Antibiotika andererseits, bewährt. Auf der Rückseite können die Pflegedokumentation und ärztlicherseits klinische Untersuchungsbefunde sowie die Ergebnisse von Zusatzuntersuchungen niedergelegt werden, auch Notizen über Gespräche mit Angehörigen, Therapieplanungen und prognostische Einschätzungen. Der klinische Befund sollte von jedem Schichtdiensthabenden zumindestens einmal aufgezeichnet werden. Der Pflegebericht sollte ebenfalls pro Schicht aufgenommen und ärztlicherseits gelesen und abgezeichnet werden. Die Ausführlichkeit der Dokumentation des neurologisch-internistischen Befunds hängt von der Dynamik der Veränderungen und der jeweiligen Krankheitsphase ab. Während z. B. bei rasch fluktuierender Myasthenie die häufige Dokumentation von Kraftscores auch einzelner Muskelgruppen (ggf. mit eingestempeltem Schema) nötig sein kann, ist bei einem Patienten, der sich seit 2 Wochen unverändert im Stadium des apallischen Syndroms befindet, durchaus einmal ein kurzer Befundbericht (wie „status idem") ausreichend.

Ein zweites Blatt kann auf der Vorderseite Laborwerte, auf der Rückseite Rubriken für ein Beatmungsprotokoll enthalten. Zusätzlich sollte eine Krankengeschichte an die Kurve geheftet sein. Sehr bewährt hat sich, Anamnese und Aufnahmebefund über stationseigenen PC mittels Schablone (ca. 1 DIN-A4-Seite) abzuspeichern, und dieses Blatt alle paar Tage synoptisch mit Ergebnissen der Zusatzuntersuchungen und klinischer Entwicklung zu aktualisieren. Vorteil dieses Verfahrens ist, daß sich Hintergrunddiensthabende oder Konsiliarärzte auf einen Blick über die gesamte Erkrankung des Patienten informieren können. Außerdem kann aus diesem Formular problemlos und rasch der vorläufige Arztbericht bei Verlegungen erstellt werden.

Das bedeutet, daß an einem einzelnen Patientenbett 2 zusammengeheftete große Papierbögen liegen. Moderne Alternative ist eine sog. papierlose Dokumentation direkt am Patientenmonitor, der mit einer Zentrale vernetzt ist. Dieses Konzept kann durch Alarmfunktionen, z. B. ob Perfusoren in der richtigen Zeit laufen, die Patientensicherheit erhöhen. Als weiterer Vorteil wird die digitale Datenspeicherung im Verlauf genannt. Allerdings konnte noch nicht gezeigt werden, daß dadurch die Qualität der Patientenversorgung oder gar die Prognose von Patienten verbessert werden konnte. Die Gefahr ist ein sog. Datenfriedhof mit dem ungezielten Anhäufen von nur noch potentiell auswertbaren Datenmassen. Ein einfacher und kostengünstiger Trendbericht einzelner, gezielt ausgewählter relevanter (Vital-)Parameter kann die bessere Alternative sein. Auch konnten wir noch nicht davon überzeugt werden, daß der Inhalt der papierlosen Bericht- und Befunddokumentation gegenüber konventioneller handschriftlicher Eintragung verbessert würde. Gerade die ärztlichen Beurteilungen sind durch notwendige „Menüwechsel" nicht einfacher erreichbar oder überschaubarer als in papiergebundener Form, was die Dokumentationsfreudigkeit und das Nachlesen der Befunde erschwert.

6.2 Übergabevisiten

Spiegel der Befunddokumentation sind die Übergabevisiten zwischen den Schichten. Mit wenigen Sätzen Anamnese, relevante Befunde, Diagnose, differentialdiagnostische Überlegungen, Probleme, Therapie und weitere Planung präzise darzustellen, ist eine Kunst und bedarf steter Übung.

Von der Qualität dieser Übergaben hängt die Qualität der Patientenbetreuung bei rasch wechselndem Personal im Schichtdienst ab.

Für den Ausbildenden auf der NICU können die Übergaben der Assistenten und auch dokumentierte Untersuchungsbefunde rasch aufdecken, was unzureichend verstanden oder falsch bewertet wurde.

6.3 Stationsdatenbanken

Sehr sinnvoll ist die Einrichtung einer stationsinternen Hygiene- und Resistenzdatenbank. Welches Erregerspektrum hat die Station bei bestimmten Erkrankungen, und auf welche Antibiotika sind diese „Hauskeime" sensibel? Verändert sich die Resistenzlage? Findet zwischen den Patienten ein Erregertransfer statt? Durch Beantwortung solcher Fragen lassen sich Antibiotikaregime und Hygienestandards optimieren.

6.4 Spezielle Scores

Die Anwendung von Scores ist auch im klinischen Alltag grundsätzlich sinnvoll. Sie vereinheitlichen den Sprachgebrauch, standardisieren Leistungen, quantifizieren Defizite. Besonders nützlich sind sie zur Prognosestellung (z.B. Hunt- u. Hess-Skala bei Subarachnoidalblutung) und zur Sicherung der Ergebnisqualität (z.B. Kombination von Glasgow-Coma-Skala bei Aufnahme mit Glasgow-Outcome-Skala und Rankin-Skala bei Verlegung/Entlassung).

Die Unzulänglichkeiten und Unsicherheiten bei einer individuellen Prognosestellung anhand eines niemals alle intensivmedizinischen und allgemeinmedizinischen oder gar sozialen Parameter erfassenden Scores liegen auf der Hand. Bei Entscheidungen zur Therapieeinschränkung darf ein ungünstiger Punktwert in einer Skala immer nur ein Faktor im Gesamtkontext sein.

Die Auswahl einer für eine bestimmte Fragestellung guten (d.h. validen, reliablen, spezifischen und sensitiven) Skala ist eine Wissenschaft für sich. Die Existenz einer fast unübersehbaren Zahl von „Scores" zeigt bereits, wie kritisch das Thema ist. Im Einzelfall sollte unbedingt die Originalpublikation der verwendeten Skala studiert werden, um sich über Testdurchführung, Bewertungskriterien und Statistik zu informieren. In Arztbriefen muß man z.B. häufig als deskriptive Beschreibung zentraler Paresen MRC-Kraftgrade lesen. Man weiß dann zwar so ungefähr, was der Autor meint, aber die MRC-Skala ist nur für periphere Paresen gedacht und validiert worden, ihre Verwendung bei zentralen Paresen ist demnach fragwürdig.

Übersicht 1-12 gibt eine exemplarische Übersicht über einfache im Alltag anzuwendende und häufig benutzte Skalen. Für internistisch-anästhesiologisch orientierte Skalen wie z.B. den Apache II/III oder SAPS wird auf die allgemein-intensivmedizinischen Lehrbücher und die Originalliteratur verwiesen, für die neurologischen Skalen auf das Übersichtwerk von Masur (Skalen und Scores in der Neurologie, Thieme Verlag, 1995). Die retrospektive Erhebung von Scores kann ein Instrument sein, die Qualität der Befunddokumentation zu überprüfen. Kann ein beliebiger Score nicht ohne phantasievolle Interpretation aus den niedergelegten Daten erstellt werden, war die Dokumentation unzulänglich.

Übersicht 1-12. Exemplarische Liste häufig applizierter und auf der Intensivstation einfach anzuwendender Skalen

- Koma: Glasgow-Coma-Skala (GCS)
- Vital bedrohliche Multiorganerkrankungen: Apache II/III, SAPS
- Outcome: Glasgow-Outcome-Skala (GOS), (modifizierte) Rankin-Skala, Barthel-Index
- Insult: NIH-Stroke-Skala (NIHSS), Scandinavian-Stroke-Skala (SSS), Orgogozo-Skala
- Subarachnoidalblutung: Hunt- u. Hess-Graduierung
- Enzephalopathie/Demenz: Mini-mental-state-Test
- hepatische Enzephalopathie: Score nach Kaiser
- zerebrales Trauma: Todorow-Klassifikation
- spinales Trauma: „Spinal cord motor index" nach Lucas und Ducker
- periphere Paresen: „Medical research council grades" (MRC)
- Myasthenie: Score nach Besinger und Toyka
- Guillain-Barré-Syndrom: Score nach Richard und Hughes

7 Rechtliche Aspekte

7.1 Grundlagen

Ärztliches Handeln rechtfertigt sich aus juristischer Sicht und nicht aus dem Bestreben, eine Heilung zu erzielen. Es findet eine grundsätzliche Grenze an Artikel 1 und 2 des Grundgesetzes, die das Recht auf freie Entfaltung der Persönlichkeit und auf körperliche Unversehrtheit des Patienten garantieren.

Jeder Mensch kann sich frei für oder gegen einen Heileingriff entscheiden. Diese Selbstbestimmung betrifft jeden ärztlichen und pflegerischen, medikamentösen, invasiven oder nichtinvasiven, diagnostischen oder therapeutischen Eingriff in die Körperintegrität. Liegt eine Einwilligung (7.2) nicht vor, dann erfüllt ein medizinischer Eingriff zunächst den objektiven Tatbestand einer Körperverletzung. Als besonderer Rechtfertigungsgrund genügen eine medizinische Indikation oder sach- und fachgerechte Behandlung nicht.

7.2 Einwilligung und Aufklärung

Eine Einwilligung zu einem Heileingriff kann ausdrücklich oder stillschweigend erklärt werden durch Unterschrift (nur notwendig zu Beweiszwecken), durch mündliche Zustimmung (vorzugsweise mit Zeugen im Krankenblatt dokumentiert) oder durch „schlüssiges Verhalten". Die Einwilligung muß für jede einzelne Maßnahme gegeben werden und kann jederzeit widerrufen werden.

Eine wirksame Einwilligung setzt ein Entscheidungswissen durch Aufklärung und Einwilligungsfähigkeit (7.3) voraus.

Wenn ein Patient nicht gezielt um Aufklärung bittet, ist diese dennoch sach- und wahrheitsgemäß selbstverständliche ärztliche Rechtspflicht.

Als Maßstab ist hierbei das hypothetische Aufklärungsbedürfnis eines „verständigen Menschen in der Situation des Patienten" anzulegen (BGH). Andererseits kann ein Patient aktiv insgesamt oder auf bestimmte Teile der Aufklärung verzichten. Die Anforderungen an den Aufklärungsumfang nehmen mit zunehmendem (insbesondere eingriffsspezifischen) Risiken und abnehmendem medizinischen Nutzen zu. Sie nehmen ab bei Gefahr im Verzuge („lebensrettender Soforteingriff").

Basierend auf diesen allgemeinen Richtlinien muß ***für jede die körperliche Integrität beeinträchtigende Maßnahme auf einer Intensivstation eine Einzelfallentscheidung bezüglich Aufklärung und Einwilligung*** gefunden werden. Die Sicherung von Vitalfunktionen wird im Regelfall ein nicht aufklärungs-/einwilligungspflichtiger Soforteingriff sein. Auf der anderen Seite stehen Maßnahmen, deren nur unzureichend gesicherter medizinischer Nutzen von einem hohen Risiko begleitet wird. In solchen Fällen sind strengste Maßstäbe anzulegen. Eine Grauzone besteht eher bei Routineeingriffen, wie dem Legen eines zentralen Venenkatheters, die mit niedrigem Risiko verbunden sind. Das Ausmaß der Aufklärung wird sich dann an der mehr oder weniger zwingenden medizinischen Notwendigkeit (z. B. Katecholamine im Schock vs. häufigere Blutentnahmen bei einem nicht bedrohlich Erkrankten) und an der Art denkbarer Alternativen orientieren.

7.3 Einwilligungsfähigkeit

Einwilligungsfähig ist ein Patient, der Inhalt und Tragweite der Aufklärungsinhalte geistig erfassen kann und dieses Wissen mit freiem Willen in eine Entscheidung umsetzen kann. Ein wacher, nicht geistig behinderter, nichtpsychotischer Erwachsener erfüllt diese Kriterien, ein Kind unter 14 Jahren nicht. Zwischen dem 14. und 18. Lebensjahr müssen Einsichts- und Abwägungsfähgkeit der Minderjährigen individuell eingeschätzt werden.

Bei fehlender Einwilligungsfähigkeit wird ein Patient durch einen vom Vormundschaftsgericht bestellten Betreuer vertreten bzw. durch das Gericht selber.

Vorausgesetzt, die zur Debatte stehende Maßnahme birgt das Risiko zu sterben oder schwerer Gesundheitsschädigung (§ 1904 BGB). Bei Minderjährigen und Kindern kann ein Elternteil oder der Vormund die Entscheidung übernehmen (§ 1773 BGB).

Nur bei Gefahr im Verzuge, wenn ein Einverständnis zu einem Eingriff nicht einzuholen ist, wird der mutmaßliche Patientenwille maßgeblich. Falls überhaupt keine Informationen über den Patienten vorliegen, gilt „in dubio pro vita“.

Ansonsten muß der behandelnde Arzt (genauso wie das Vormundschaftsgericht) versuchen, diesen maßgeblichen Willen zu ermitteln. Dazu kann man heranziehen: Auskünfte von Angehörigen, frühere mündliche und schriftliche Äußerungen des Patienten, seine religiöse Überzeugung, seine anderen persönlichen Wertvorstellungen, seine altersbedingte Lebenserwartung und die Erwartung von Schmerzen (BGH-Leitsätze 1994). Ein „Patiententestament“ ist also nach derzeitigem Rechtsverständnis ein wichtiges Indiz, das aber, wie jede Willenserklärung, noch einer Auslegung bedarf. Erst nachdem alle Versuche einer Annäherung an den mutmaßlichen Patientenwillen fehlgeschlagen sind, darf auf allgemeine Wertvorstellungen zurückgegriffen werden. Hierbei ist größte Zurückhaltung angebracht. Persönliche Überlegungen sind dem Schutz des menschlichen Lebens absolut nachgeordnet (BGH-Leitlinien 1994).

7.4 Ausblick

Die zitierten juristischen Aspekte lassen sich auf einen einfachen Nenner bringen: sie fordern den Respekt vor den Menschenrechten ein und verhüten, daß an ihrer freien Willensentscheidung gehinderte Patienten zu willfährigen Objekten der Medizin oder eines (auch im aufrechtesten Sinne handelnden) Arztes werden. Dies ist letztlich eine medizinethische Dimension, die insbesondere Intensivmediziner, aber auch andere Ärzte, die Patienten an der Grenze von Leben und Sterben behandeln schon immer beschäftigt hat. Aus verschiedenen gesellschaftlichen Gründen ist die Diskussion darüber zur Zeit in Bewegung geraten, thematisch konzentriert zunächst auf Hirntodkonzept/ Organspende und nun auf Behandlungseinschränkung bei Schwerstkranken/ Sterbenden (OLG Frankfurt, 7/98). In den entsprechenden Kapiteln dieses Buchs wird darauf eingegangen. Der Interessierte kann sich über den Stand der Diskussion z. B. über die Webseiten der Ärztekammern und medizinischen Fachgesellschaften oder auch von Laienzeitschriften (z. B. www.zeit.de/ links) informieren.

Kapitel 2
Differentialdiagnose von Koma und Bewußtseinsstörungen

R. Biniek, S. Schwarz, G. F. Hamann

INHALT

1 Einleitung

Die Aufnahme eines bewußtlosen Patienten erfordert immer höchste Aufmerksamkeit und umsichtiges Handeln von allen Beteiligten. Es muß parallel die Grundversorgung des Patienten gesichert werden, und es sollten effizient zeitsparend die erforderlichen diagnostischen Schritte unternommen werden. Dabei sollte es durch eine klinische Untersuchung in der Aufnahmesituation möglich sein, die Form des Komas festzustellen und die möglichen Differentialdiagnosen rasch einzuengen.

Qualitative Bewußtseinsstörungen betreffen mehr das psychiatrische Fachgebiet und beinhalten psychotische Geschehnisse, Tagträumereien (Pareidolien) und halluzinatorische Episoden. Neurologisch wichtiger sind quantitative Bewußtseinsveränderungen. Hierunter wird eine pathologische Minderung der Bewußtseinshelligkeit und der Wachheit verstanden. Dabei ist die Stärke des benötigten Außenreizes, um eine Zuwendung des Patienten zu erlangen, ein generelles Maß für den Grad der Bewußtseinsstörung. Es können 3 Grade der Bewußtseinsstörung unterschieden werden:

- *Somnolenz:* abnorme Schlafneigung; der Patient kann durch Anklopfen und Anrufen jederzeit geweckt und zu einfachen Reaktionen veranlaßt werden.
- *Sopor:* Der Patient befindet sich in einem schlafähnlichen Zustand, aus dem er nur mit starken Reizen, z. B. Schmerzstimulation, erweckbar ist.
- *Koma:* unerweckbare Bewußtlosigkeit.

Ziel der Erstuntersuchung eines bewußtseinsgetrübten oder bewußtlosen Patienten soll es sein, die erhobenen Befunde zumindest einer von 5 Kategorien zuzuordnen, so daß Arbeitshypothesen gebildet werden können (Stöhr 1990):

- Einfaches Koma (metabolische Ursachen: Intoxikation, Hypoxie),
- Koma mit das Gesicht einschließender Hemiparese (ischämischer Insult, intrakranielle Blutung, SAB, Schädel-Hirn-Trauma, Enzephalitis),
- Koma mit Hirnstammbeteiligung (Basilaristhrombose, Schädel-Hirn-Trauma, Blutung),
- Koma mit multiplen fokalen Zeichen (multiple Insulte, Endokarditis),
- Koma mit meningealen Reizsyndromen (Meningitis, SAB).

Neben dem Koma treten auch noch andere klinische Bilder auf, die von einem Koma differenziert werden müssen. Die Unterscheidung ist meist über die Anamnese möglich, zur Übersicht sei hier auf Tabelle 2-1 verwiesen.

1.1 Status vegetativus

Der Status vegetativus ist ein Zustand, in dem der Patient wach, aber sich selbst und seiner Umwelt nicht bewußt ist, in dem er also nicht in der Lage ist, seine Umwelt zu erleben oder auf Umwelteinflüsse zu reagieren. Der Begriff Status vegetativus betont die Diskrepanz zwischen der weitgehenden Integrität der

Tabelle 2-1. Charakteristika des persistierenden vegetativen Status und verwandter Syndrome. (Mod. nach Multisociety Task Force on PVS 1994)

Zustand	*Schlaf-wach-Rhythmus*	*Motorische Funktion*	*Atmung*	*EEG*	*Evozierte Potentiale*	*Gehirn-metabolismus*
Status vegetativus	Intakt	Keine zielgerichteten Bewegungen	Normal	Meist stark allgemeinverändert, manchmal langsamer α-Rhythmus	SEP meist ausgefallen, AEP variabel	Reduziert über 50%
Koma	Fehlt	Keine zielgerichteten Bewegungen	Variabel, meist beeinträchtigt	Stark allgemeinverändert	Variabel, kann normal sein	Reduziert über 50%
Hirntod	Fehlt	Keine oder spinale Automatismen	Apnoe	Nullinie	Ausfall aller zentralen Potentiale	Nicht vorhanden
Locked-in-Syndrom	Intakt	Nur Augenbewegungen möglich	Variabel, meist beeinträchtigt	Meist normal	SEP meist ausgefallen, AEP variabel	Normal oder geringfügig reduziert

vegetativen Funktionen und dem Verlust der mentalen Fähigkeiten. Die historische Bezeichung „apallisches Syndrom“ sollte wegen seiner unscharfen Definition und seines wertenden Charakters nicht mehr verwendet werden.

Der Status vegetativus entwickelt sich meist aus einem Koma. Das Vorhandensein von Schlaf-Wach-Zyklen ist das wesentliche Unterscheidungsmerkmal vom Koma. Im Wachzustand finden sich keine Zeichen von Aufmerksamkeit, Zuwendung, Sprachverständnis oder einer gezielten Reaktion auf externe Reize. Patienten im Status vegetativus bewegen sich häufig ungezielt, was leicht als gezielte Reaktion fehlgedeutet werden kann. Kau- und Schluckbewegungen werden gelegentlich ungezielt durchgeführt, eine Ernährung ist aber nur über eine Sonde möglich. Urin- und Stuhlinkontinenz sind zwangsläufig vorhanden.

Patienten im Status vegetativus fixieren zwar nicht, führen jedoch häufig einfache reflektorische Orientierungsbewegungen durch, indem sie kurzfristig Kopf oder Augen in die Richtung eines Stimulus wenden. Unartikulierte Vokalisationen oder Massenbewegungen auf schmerzhafte Stimuli kommen ebenfalls vor. Die Atmung ist in der Regel unbeeinträchtigt. Das EEG kann normal sein, ist jedoch meistens verlangsamt. Im Einzelfall wurden sogar Nullinien-EEGs beschrieben. Der Status vegetativus wird als „persistierend“ bezeichnet, wenn der Patient sich länger als 6 Monate in diesem Zustand befindet. Wichtig ist, daß der Status vegetativus keine endgültige Diagnose ist. Eine Erholung aus einem Status vegetativus kommt jedoch nach 3 Monaten Dauer sehr selten vor und führt in den meisten Fällen nicht zu einem guten klinischen Zustand. Patienten im Status vegetativus können bei guter Pflege viele Jahre überleben. Meist ist die Lebenserwartung allerdings durch die Erkrankung, die zum Status vegetativus geführt hat, oder durch eine Beeinträchtigung vegetativer Funktionen deutlich reduziert.

1.2 Locked-in-Syndrom

Im Gegensatz zu Koma oder Status vegetativus sind Patienten mit einem Locked-in-Syndrom wach und bei vollem Bewußtsein. Die Patienten sind jedoch nur sehr eingeschränkt in der Lage, auf ihre Umwelt zu reagieren, da die kortikospinalen und kortikobulbären Bahnen auf dem Niveau der Pons bzw. des oberen Anteils der Medulla oblongata zerstört sind. Die anatomische Grundlage des „klassischen" Locked-in-Syndroms sind bilaterale pontine Infarkte, meist in der Folge einer Basilaristhrombose. Patienten mit dem typischen Bild können nur noch über vertikale Blickbewegungen oder Oberlidbewegungen kommunizieren, da diese Bewegungen im Mittelhirn generiert werden und bei pontinen Läsionen intakt bleiben. Mit Hilfe dieser Bewegungen kann ein Code zur Verständigung vereinbart werden. Das EEG ist normal. SEP-Untersuchungen ergeben meistens einen Ausfall der kortikalen Komponenten, bei ventralen Läsionen können aber auch kortikale Potentiale abgeleitet werden. Die meisten Patienten benötigen ein Tracheostoma zum Schutz der Atemwege oder zur Beatmung, obwohl bei einigen Patienten eine suffiziente Spontanatmung möglich ist. Im Vergleich mit dem Status vegetativus ist die Prognose deutlich schlechter, da in der Regel eine Störung vegetativer Zentren vorliegt.

1.3 Erkrankungen, die Koma imitieren können

Psychiatrische Erkrankungen, wie „psychogenes Koma" oder Katatonie, sind oft nicht einfach von einem Koma zu unterscheiden. Ein aktives Zukneifen der Augenlider kommt bei einem Koma organischer Ursache nicht vor. Das Fehlen von Abwehrbewegungen kann bei psychiatrischen Erkrankungen oft täuschend echt imitiert werden. Ein einfacher Test ist die Untersuchung von Augenfolgebewegungen bei Bewegung eines Spiegels vor dem Gesicht des Patienten. Wache Patienten können in der Regel diesen Reflex nicht unterdrücken.

Patienten mit schwer ausgeprägten neuromuskulären Erkrankungen, wie Guillain-Barré-Syndrom, Botulismus, schwerer Hypokaliämie oder Myasthenie, können gelegentlich ein klinisches Bild wie beim Koma bieten. In der Regel gelingt die Differenzierung von Koma bei diesen Patienten bereits durch die Anamnese (Tabelle 2-1).

2 Erstmaßnahmen bei der Aufnahme

Vordringliche Aufgabe bei der Aufnahme eines bewußtseinsgestörten Patienten ist es, eine ausreichende Atmung und stabile Kreislaufverhältnisse sicherzustellen. Auch bei erhaltener Spontanatmung und vorhandenem Hustenreflex muß mit plötzlichem Erbrechen und rascher weiterer Bewußtseinsverschlechterung gerechnet werden. Hier ist zu entscheiden, ob eine unmittelbare Intubation zur Sicherung der Atemwege mit angemessener Ventilation und Oxygenisierung notwendig ist. Der nächste Schritt sollte darin bestehen, einer möglichen Hypoglykämie mit Glukosegaben entgegenzuwirken und bei prädisponiert erscheinendem Patienten mit Thiamingaben einer Wernicke-Enzephalopathie vorzubeugen. Daher müssen nach Sicherung der Vitalfunktionen bei jedem bewußtlosen Patienten ein venöser Zugang gelegt, Blut entnommen und dann Glukose und Vitamin B_1 gegeben werden.

Erst nach Prüfung der Vitalparameter können die Anamnese und der eigentliche neurologische Befund erhoben werden. Für die Anamnese wichtig sind die akuten Umstände, die unmittelbar der Bewußtseinsstörung vorausgegangen sind, und die direkt dabei beobachteten Ereignisse, wie z. B. Anfall oder unmittelbares Verhalten nach einem Anfall. Weiter ist es wichtig, die Entwicklung der klinischen Symptome (schlagartiger Beginn, allmählicher Beginn, Fluktuation, Kopfschmerzen, Fieber) zu erfahren. Ebenso sind kürzlich zurückliegende Erkrankungen wie Operationen, Infektionen, Drogen- oder Medikamentenabusus, Diabetes, Hypertonie und psychische Vorerkrankungen, zu beachten.

2.1 Inspektion

Nach Sicherung der Vitalfunktionen ist es ratsam, sich Zeit für eine Inspektion des Patienten zu nehmen und insbesondere Ruhe in der Aufnahmesituation herzustellen. Nur eine ruhige und geordnete Atmosphäre, gerade in einer Akutsituation, kann professionelles Handeln ermöglichen.

2.1.1 Allgemeinzustand

Hautabschürfungen, Hämatome oder frische Blutungen können Zeichen eines vorausgegangenen Traumas sein, ein kachektischer Patient deutet auf eine konsumierende Allgemeinerkrankung, wie Tumor, Aids, Tuberkulose hin, ein verwahrloster Zustand kann auf eine Alkoholerkrankung oder eine chronische Psychose hinweisen.

Die Haut gibt in der Regel wichtige Hinweise auf zugrundeliegende Allgemeinerkrankungen. So fällt beim zyanotischen Patienten die bläulich-livide Verfärbung auf, bei Lebererkrankungen findet man den Sklerenikterus, und der Schock-Patient fällt durch sein blaß-fahles Kolorit auf. Ein auffallend rosiger Patient kann trotzdem eine schwere Hypoxie bei Kohlenmonoxidintoxikation erleiden. Hautblasen sind ein Indiz für eine (Barbiturat)intoxikation, und septische Hautembolien können Zeichen einer Sepsis, z. B. bei Endocarditis lenta oder Pneumokokkenmeningitis sein.

2.1.2 Körperhaltung

Ein Patient, der sich in eine „gemütliche" Lage auf der Untersuchungsliege gebracht hat, kann nicht tief komatös sein. Ähnliches gilt auch für spontanes Gähnen oder Schluckbewegungen.

2.2 Neurologische Untersuchung des Bewußtlosen

2.2.1 Allgemeiner Untersuchungsgang

Die neurologische Untersuchung in der Aufnahme eines bewußtseinsgetrübten Patienten stellt eine verkürzte und komprimierte Form der neurologischen Untersuchung dar, die rasch die folgenden Punkte umfassen sollte:

- Grad der Bewußtseinstrübung,
- motorische Phänomene,
- Augenstellung, -beweglichkeit,
- Pupillengröße und -reaktion,
- Meningismus,
- Atemmuster.

2.2.2 Grad der Bewußtseinstrübung

Die bei Klinikern übliche Glasgow-Coma-Skala (GCS), die ursprünglich für die Beschreibung von Schädel-Hirn-Trauma-Patienten entwickelt wurde, bewertet 3 verschiedene Aspekte des Verhaltens eines Patienten: den Stimulus, der notwendig ist, um zu einer Augenöffnung zu führen; die beste motorische Antwort darauf und die beste verbale Fähigkeit. Die GCS besticht durch ihre klaren Anweisungen und die Reproduzierbarkeit. Sie ist mittlerweile im Rettungsdienst unverzichtbar und dient als globaler Parameter der Schwere der Bewußtseinstrübung. Die GCS ist aber bei sedierten und bei aphasischen Patienten problematisch. Im klinischen Aufnahmebereich sollte jedoch eine umfassendere Beschreibung des Patienten erfolgen.

Bei der klinischen Untersuchung der Bewußtseinstrübung wird versucht, den Patienten mit zunehmenden stärkeren Stimuli „zu wecken". Dabei wird der Patient mit zunehmender Lautstärke angesprochen und aufgefordert, Namen und Beschwerden zu nennen. Zugleich wird registriert, ob der Patient die Augen öffnet und spricht. Falls die Augen geöffnet werden, sollte nach horizontalen und vertikalen Blickwendungen geprüft werden, um ein Locked-in-Syndrom nicht zu übersehen.

Den initialen verbalen Aufforderungen kann durch Berühren z. B. der Hände oder der Wangen Nachdruck verliehen werden. Erfolgt darauf keine Reaktion, kann durch Armdrücken oder geführte Armbewegungen versucht werden, den Patienten zu einer Reaktion zu bewegen, bevor im nächsten Schritt Schmerzreize gesetzt werden. Als Schmerzreize kommen grundsätzlich Reiben auf dem Sternum in der Mittellinie, Druck auf Trigeminusaustrittspunkte, Druck auf die Fingernägel oder Kneifen der medialen proximalen Extremitätenseiten in Frage. Dabei wird registriert, ob der Patient nun die Augen öffnet, anfängt zu sprechen und sich bewegt. Beim Sprechen wird dabei auf Dysarthrie oder Aphasie geachtet, eine mögliche Anarthrie kann durch die sonst erkennbare Kommunikationsbereitschaft erkannt werden.

2.2.3 Augenstellung, -beweglichkeit

Die Stellung der Augen und die normale Augenbeweglichkeit hängen von einer komplexen Verschaltung verschiedenster Strukturen des Groß- und Kleinhirns sowie des Hirnstamms ab. Bei einer intakten Augenbeweglichkeit kann auf den Erhalt großer Teile des Hirnstamms geschlossen werden.

Im leichten Schlaf oder bei leichten Bewußtseinsstörungen werden dyskonjugierte Augenstellungen beobachtet, so daß der Patient immer maximal geweckt werden sollte, um sicher auf pathologische Veränderungen schließen zu können. Fällt es bei einem Patienten mit geschlossenen Augen schwer, die Lider passiv zu heben und sind die Bulbi dabei nach oben und leicht nach außen verdreht (Bell-Phänomen) besteht der Verdacht auf ein psychogenes Koma. Scheinen bei einem sonst motorisch nicht reagierenden Patient zielgerichtete Augenbewegungen vorzuliegen, so wäre auch wiederum an ein Pseudokoma, ein Locked-in-Syndrom oder auch an Katatonie zu denken.

2.2.3.1 Abnorme Ruhestellung der Augen

Wie beim wachen Patienten erkennt man die Okulomotoriusparese an einer einseitigen Abweichung nach außen unten, evtl. in Kombination mit einer erweiterten und schlecht reagiblen Pupille. Ein adduziertes Auge zeigt meistens die Läsion des N. abducens an. Störungen des N. trochlearis sind bei komatösen Patienten schwierig nachzuweisen.

Deutliche dyskonjugierte laterale Augenfehlstellungen können auch bei metabolischen Störungen auftreten, wenn ein latentes Schielen durch die Bewußtseinsstörung wieder manifest wird. Eine konjugierte Fehlstellung beider Augen zu einer Seite („déviation conjugée") entsteht bei Ausfällen des frontalen Blickzentrums oder dessen Verbindung zum parapontinen Blickzentrum. Sie kommt meistens durch eine dem Blick zugewandten Hemisphärenläsion, seltener durch eine kontralaterale Hirnstammläsion zustande. Gelegentlich ist eine passagere laterale Blickwendung Ausdruck eines epileptogenen Fokus. Nach unten gerichtete Augen werden bei Hirnstammläsionen in den meisten Fällen durch Druck auf das Tektum beobachtet sowie bei metabolischen Störungen.

2.2.3.2 Spontane Augenbewegungen

Werden langsam konjugierte Horizontalbewegungen bei evtl. leicht dyskonjugierten Augenbewegungen beobachtet („eye-rowing"), so spricht dies für eine intakte Verbindung zwischen den Augenmuskelkernen. Dieses „eye-rowing" deutet auf ein metabolisch-toxisches Koma oder bilaterale Großhirnläsionen hin. Seltener entsteht bei gleicher Schädigung das rhythmische, schnelle Hin- und Herbewegen der Augen („ping-pong gaze").

Bei einem Bewußtlosen kann ein Nystagmus durch einen supratentoriellen epileptogenen Fokus verursacht werden, hier sind dann meistens weitere klonische motorische Entäußerungen im Gesicht zu beobachten. Auch bei Ponsläsionen kann ein Nystagmus nachgewiesen werden.

Vom Nystagmus sind andere spontane konjugierte Augenbewegungen abgrenzbar. Lokalisatorisch verwertbar ist dabei eine rasche beidseitige Augenbewegung nach unten, gefolgt von einem langsamen Rückdrift in die Mittelstellung („ocular bobbing"). Dies spricht für eine akute pontine Läsion (Rosenberg 1986), kann aber auch bei schweren generalisierten Enzephalopathien vorkommen.

2.2.3.3 Okulozephaler Reflex

Beim okulozephalen Reflex (OCR) wird durch rasches Drehen des Kopfes, wobei Afferenzen aus dem Nacken eine Rolle spielen, bei nicht wachen Patienten und intaktem System eine gegenläufige Augenbewegung ausgelöst. Als positiv wird der OCR gewertet, wenn es bei der Rotation des Kopfes zu einer Bewegung der Bulbi in die Gegenrichtung kommt (die Bulbi also im Raum „stehen bleiben") und dann sekundär wieder die alte Stellung eingenommen wird. Bei wachen Patienten ist der OCR negativ, bei stärkerer Bewußtseinstrübung, meistens bei mesenzephalen Störungen, wird er positiv und bei Bewußtlosigkeit (z.B. Bulbärhirnsyndrom) wird er wieder negativ. Bei positivem OCR können auch Aussagen über einzelne Augenmuskelnerven gemacht werden, so ist es z.B. möglich, eine Parese des N. abducens bei einem bewußtseinsgetrübten Patienten mit Hilfe des OCR zu diagnostizieren. Tabelle 2-2 zeigt Beispiele für die Interpretation des OCR.

2.2.4 Pupillengröße und -reaktion

Eine einseitig erweiterte oder auf Licht schlecht oder nicht reagierende Pupille läßt auf eine Okulomotoriusparese schließen, wie sie beispielsweise bei temporaler Einklemmung auftritt. Druck auf den Nerv kann auch durch ein Aneurysma der A. communicans posterior entstehen, wesentlich seltener ist eine Läsion im Kerngebiet des Nervs für eine Parese verantwortlich. Die einseitig verengte Pupille als Teil eines Horner-Syndroms ist Zeichen eines efferenten Sympathikusdefektes, der lokalisatorisch vieldeutig ist. Zu beachten ist hier die Kombination eines ipsilateralen Horner-Syndroms mit einer kontralateralen Hemiparese bei einer Dissektion der A. carotis interna.

Affektionen im dorsalen Tektum unterbrechen den Lichtreflex und führen so zu mittelgroßen, nicht auf Licht reagierenden Pupillen. Dabei können spontane Schwankungen der Pupillengröße auftreten und der ziliospinale Reflex erhalten sein. Störungen im Kerngebiet der sympathischen und parasympathischen Efferenzen führen zu irregulären positionierten fixierten und immer ungleichen Pupillen. Weiterhin kann eine beidseitige Unterbrechung der Okulomotoriusfasern zu nichtreagiblen und großen Pupillen führen.

Pontine Läsionen erzeugen bei Unterbrechung der Sympathikusfasern stecknadelkopfgroße Pupillen, die aber bei genauer Prüfung noch auf Licht

Tabelle 2-2. Beispiele für OCR-Reaktionen bei bewußtseinsgetrübten Patienten (*Pfeile* kennzeichnen Rückdrift der Bulbi)

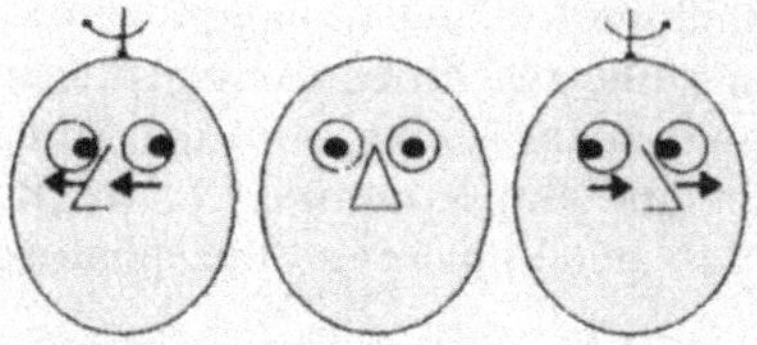	Rückdrift in Mittelstellung nach Latenz: Hirnstamm prinzipiell intakt, aber von supratentoriellen Informationen abgekoppelt
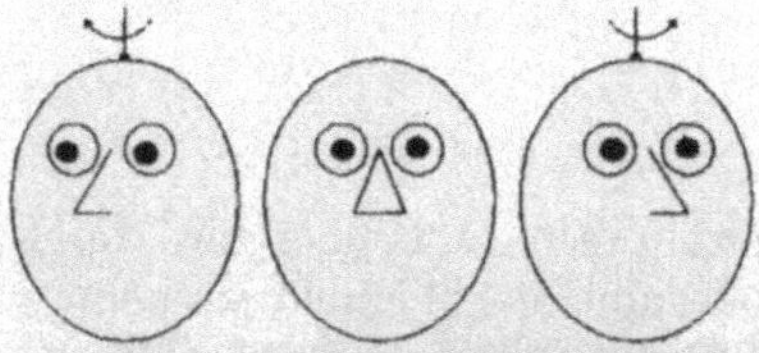	Sehr tiefes Koma, Hirntod?
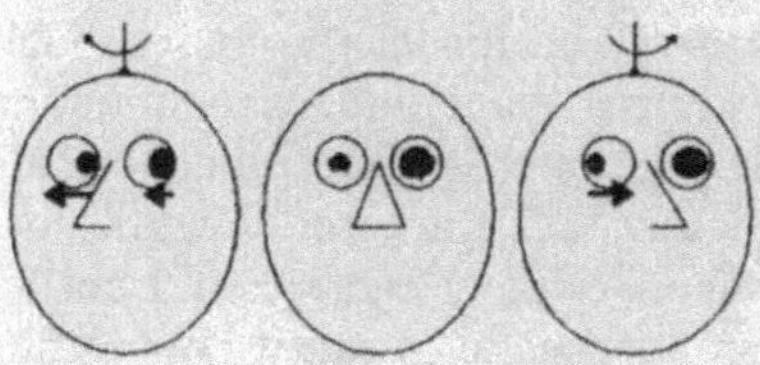	Okulomotoriusparese links
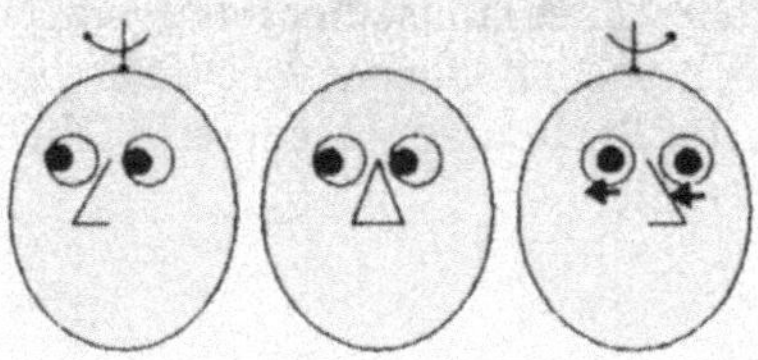	Blickwendung nach rechts, durch OCR kurz überwindbar, suprapontine Störung
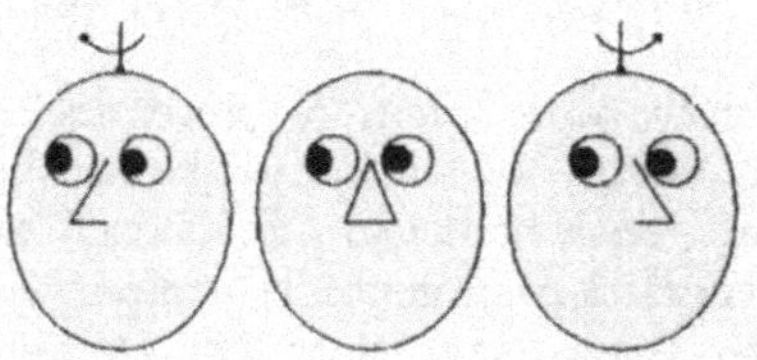	Blickwendung nach rechts, durch OCR nicht überwindbar, in der Regel Hirnstammläsion

reagieren. Recht enge Pupillen bei erhaltener Lichtreaktion entstehen auch bei thalamischen Störungen, wesentlich häufiger liegt dem aber auch eine Intoxikation zugrunde. Durch metabolische Erkrankungen sind die Pupillen meist nur wenig beeinträchtigt. Wichtige Ausnahmen sind hier die stecknadelkopfgroßen, aber noch lichtreagiblen Pupillen bei der Opiatintoxikation, die erweiterten und lichtfixierten Pupillen beim anticholinergen Syndrom.

Die Prüfung des Meningismus ist bei Verdacht auf HWS-Instabilität auf jeden Fall zu unterlassen. Ebenso kann es schwierig sein, bei älteren Patienten die degenerativen Bewegungseinschränkungen abzugrenzen. Hier ist noch einmal auf den Verlust des Meningismus bei tiefem Koma hinzuweisen.

2.2.5 Atmung

Nur gelegentlich lassen Störungen des Atemmusters Rückschlüsse auf die neurologische Grunderkrankung zu. Von den möglichen Atmungsmustern werden jedoch 3 mit einer gewissen Häufigkeit beobachtet.

Die Cheyne-Stokes-Atmung reflektiert die Schwankung des CO_2-Partialdrucks im Blut und wird sowohl bei internistischen Erkrankungen (Herzinsuffizienz, Urämie) als auch bei zentralnervösen Erkrankungen (bilateraler Hirninfarkt, hypertensive Enzephalopathie) gefunden. Es handelt sich dabei um eine periodisch allmähliche Vertiefung und Verflachung der Atemzüge, gefolgt von einer Pause. Differentialdiagnostisch muß hier auch an das obstruktive Schlafapnoesyndrom gedacht werden, das sich bei bewußtseinsgetrübten Patienten drastisch verstärken kann. Entscheidend ist die genaue Beobachtung des Patienten mit den immer noch vorhandenen und z.T. verstärkten Thoraxexkursionen bei fehlendem oralen oder nasalen Luftfluß.

Die zentralneurogene Hyperventilation (Maschinenatmung) ist selten, es handelt sich um eine rasche und recht reguläre vertiefte Atmung, die einer Dysfunktion des rostralen Hirnstammtegmentums entspricht. Nimmt die Regelmäßigkeit noch zu, kann auf eine Vertiefung des Komas geschlossen werden. Diese Maschinenatmung ist sowohl von der Kußmaul-Atmung bei metabolischer Azidose als auch von der vertieften Atmung bei Hypoxie zu unterscheiden.

Die ataktische (Biot-)Atmung, mit der völligen Irregularität an Frequenz und Atemtiefe, verlangt die sofortige Intubation und Beatmung, da sie jederzeit in einen Atemstillstand übergehen kann. Sie beruht auf Läsionen in der retikulären Formation der dorsomedialen Medulla, in der die Atemzyklen reguliert werden.

2.2.6 Motorik

Die Prüfung der motorischen Reaktionen eines Patienten dient zum einen der Bestimmung des Grades der Bewußtseinsstörung (hier wird die beste motorische Reaktion gewertet), zum anderen gibt sie lokalisatorische Hinweise, wobei hier die schlechteren Reaktionen Beachtung finden. Bei der Inspektion kann auf eine spontane Minderbewegung einer Seite geachtet werden, damit können bereits Hinweise auf eine Hemiparese gewonnen werden. Irreguläres myoklonisches Zucken einzelner oder mehrerer Muskeln weist auf hypoxische oder metabolische Enzephalopathien hin. Sind diese im engen zeitlichen Zusammenhang nach einer Hypoxie aufgetreten und mit einem Burst-suppression-Muster im EEG gepaart, weist dies auf eine schwere hypoxische kortikale Schädigung und somit auf eine schlechtere Prognose hin (Wijdicks et al. 1994).

Falls der Patient keine oder ungenügende Bewegungen auf Aufforderung zeigt, werden Schmerzreize gesetzt und dabei beobachtet, in welcher Weise die Reaktion erfolgt:

- zielgerichteter Versuch, dem Schmerzreiz zu entgehen,
- ungezielte Abwehr,
- abnorme Flexion,
- abnorme Extension,
- Fehlen jeglicher motorischer Reaktion.

Nur bei ungestörter Motorik wird zumeist die stimulierte Extremität weggezogen und mit dem kontralateralen Arm mittellinienübergreifend versucht abzuwehren. Patienten mit einer Hemiparese reagieren auf der betroffenen Seite schwächer, Patienten mit einer Hemihypästhesie reagieren nur oder deutlicher bei Stimulation der ungestörten Seite. Zum Teil ist es schwierig zu entscheiden, ob eine bewußt gezielte Abwehrreaktion oder eine reflektorische Antwort vorliegt. An den Armen gilt einer Schulterabduktion nicht als reflektorisch, an den Beinen wird normalerweise rasch und kurz das Hüft- und Kniegelenk gebeugt. Ein „triple flexion response" als pathologisches Bewegungsmuster in den Beinen erfolgt langsamer, mehr tonisch und stereotyp und besteht zusätzlich zur Beugung von Hüfte und Knie in einer Dorsalflexion des Fußes mit positivem Babinski-Zeichen.

Eine abnorme Flexion an den Armen erfolgt stereotyp und besteht in der Beugung im Ellenbogen- und Handgelenk sowie einer Schulteradduktion. Erfolgt diese Bewegung zusammen mit einem Strecken eines oder beider Beine wird häufig von einer Dekortikationshaltung gesprochen. Hier erscheint es aber günstiger, die Reaktion zu beschreiben, anstatt solche prognostisch wertenden Begriffe und Befunde zu verwenden. Eine abnorme Extension (Strekken) läßt auf eine schwere Schädigung schließen, die rasch zum Tode führen kann. Diese ist gekennzeichnet durch eine Streckung der Beine und Arme mit Adduktion und Innenrotation der Schultern.

Klinisch bedeutsam sind auch erhaltene mimische Reaktionen bei Fehlen jedweder motorischer Reaktion der Extremitäten. Dieses Phänomen deutet auf erhaltene Sensibilität bei hochgradigen Paresen, z.B. bei einer ausgeprägten Polyneuropathie hin.

3 Komaformen

3.1 Einfaches Koma

Unter einfachem Koma wird hier ein Koma verstanden, das keine fokalen Zeichen wie Hemiparese und auch keinerlei Störungen der Hirnstammfunktion aufweist. Im tieferen metabolischen Koma können jedoch Hirnstammdysfunktionszeichen, die üblicherweise aber bilateral sind, hinzukommen.

Insbesondere respiratorische Veränderungen können hier richtungsweisend sein. So wird die Hyperventilation bei Patienten mit Diabetes mellitus, Urämie, Laktatazidose oder Salizylatintoxikation gesehen. Die Hypoventilation kann wiederum Ausdruck eines Kompensationsversuchs einer metabolischen Alkalose sein.

Tabelle 2-3. Metabolische Komaformen

Ätiologie	*Neurologische Zeichen*	*Diagnostische Schritte*
Hypoxie	Herabgesetzter Muskeltonus, Myoklonien	Anamnese: Reanimation, Polytrauma, Suizidversuch
Hyperosmolares Coma	Krampfanfälle, fokale Zeichen	Hohe Serumosmolarität
Coma diabeticum	Bewußtseinstrübungen, selten tiefes Koma	Ketonurie, Blutzucker über 400 mg%
Hypoglykämie	Krampfanfälle, fokale Zeichen	Blutzucker unter 30 mg%
Hepatische Enzephalopathie	Tremor, Asterixis	Serumammoniak erhöht
Urämie	Delirium, Krampfanfälle, Myoklonien, Asterixis	Serum, Kreatinin, Harnstoff
Dysäquilibriumsyndrom	Muskelkrämpfe, Krampfanfälle	Harnstoff, Natrium, Serum, Osmolarität (nach Dialyse)
Hyponatriämie	Krampfanfälle, Koma nur bei rascher Natriumänderung	Serumnatrium unter 126 mmol/l, anamnestisch rasche Na^+-Änderung
Hypernatriämie	Delirium, Muskelschwäche, Koma nur bei rascher Hypernatriämie	Serumnatrium über 156 mmol/l
Hyperkalzämie	Delirium, Kopfschmerzen, Muskelschwäche	Kalzium und Phosphat im Serum und Urin, Parathormon
Hypokalzämie	Delirium, Tetanie, „psychotisches" Verhalten, Krampfanfälle	Kalzium und Phosphat im Serum und Urin, Parathormon
Thiaminmangel	Doppelbilder, Ataxie, amnestische Störungen	Vitamin-B_1-Spiegel, probatorische i.v.-B_1-Gabe

In Tabelle 2-3 sind mögliche Ursachen eines metabolischen Komas, die spezifischen neurologischen Zeichen und die notwendigen diagnostischen Schritte aufgeführt (nach Schmutzhardt et al. 1994).

3.1.1 Intoxikationen

Je nach örtlicher Versorgungsstruktur stellen Intoxikationen einen hohen Prozentsatz auf neurologischen Intensivstationen dar. Hier sei im wesentlichen auf die entsprechenden toxikologischen Lehrbücher verwiesen. Empfehlenswert sind zur Diagnose die mittlerweile erhältlichen Schnelltests, die durch eine Urinuntersuchung auch ohne großes Präsenzlabor innerhalb von 5 min die Diagnose von Intoxikationen bei einer Reihe von Substanzgruppen ermöglichen (z.B. Triagesuchtest). Zahlenmäßig stehen die Heroinintoxikation und die Medikamentenintoxikation an 1. bzw. 2. Stelle, während die früher so gefürchteten Alkylphosphatintoxikationen in der letzten Zeit nicht mehr so häufig zu finden sind.

Bei der weiten Verbreitung von Amphetaminen, Kokain und neueren Designerdrogen treten vielfach akut psychotische Bilder auf, ebenso können Krampfanfälle, ein Status epilepticus und zerebrovaskuläre Komplikationen beobachtet werden.

Eine weitere Differentialdiagnose zum „einfachen Koma" kann bei Patienten greifen, die einen Krampfanfall erlitten haben, der jedoch nicht beobachtet wurde und die dann ins Krankenhaus überwiesen wurden.

3.2 Koma mit Hemiparese einschließlich Gesicht

Die wesentlichen Differentialdiagnosen sind hier:

- ischämischer Insult,
- intrazerebrale Blutung,
- traumatische Blutungen
  (epi- bzw. subdurales Hämatom, Kontusionsblutung),
- Enzephalitis,
- Hirnvenensinusthrombose.

Der erste diagnostische Schritt ist hier sicherlich immer noch die sofort durchzuführende kraniale Computertomographie, die evtl. noch durch eine CT-Angiographie ergänzt werden kann. Bei unauffälligen CT-Befunden sollte dann die Lumbalpunktion durchgeführt werden. Da sich eine Hirnvenensinusthrombose selten mit dem CT alleine diagnostizieren läßt, würde sich bei klinischen Verdachtsmomenten (Entbindung, zunehmende Kopfschmerzen in der Vorgeschichte u. a.) eine Kernspintomographie oder eine Angiographie anschließen.

3.3 Koma mit Hirnstammbeteiligung

Hier sind die wesentlichen Erkrankungen die Basilaristhrombose, das Schädel-Hirn-Trauma und die Enzephalitis. Wieder stellt das CT, evtl. erweitert durch die CT-Angiographie, die diagnostische Methode der ersten Wahl dar. Bei Verdacht auf eine Basilaristhrombose und vom Zeitfenster (maximal 8–12 h) her noch möglichen Lysetherapie sollte so rasch wie möglich eine Angiographie angestrebt werden. Interessante Aspekte ergeben sich hier aus der Arbeit von Grond (1998), der über überraschend positive Resultate nach der systemischen Gabe von r-TPA innerhalb von 3 h nach einem Hirnstamminsult berichtet. Hier war lediglich das CT als Diagnostikum durchgeführt worden. Bei Zweifeln an der vaskulären oder traumatischen Genese der Hirnstammläsion und bei allen Hinweisen auf eine entzündliche Erkrankung (Fieber, Leukozytose, BSG- bzw. CRP-Erhöhung) sollte sich die Lumbalpunktion anschließen.

3.4 Koma mit multiplen fokalen Zeichen

Bei Patienten, deren klinische Symptomatik sich nicht durch einen Läsionsort erklären läßt, liegt immer der Verdacht auf eine multifokale Erkrankung wie multiple ischämische Insulte oder die Endocarditis lenta vor. Hier sollte diagnostisch wieder in erster Linie das CT und bei Hinweisen auf eine entzündliche Genese auch die Lumbalpunktion durchgeführt werden. Die Differentialdiagnose ist hier sehr breit zu sehen und umfaßt solche Erkrankungen wie kardiale Embolien, multiple Abszesse, Vaskulitis bei Meningitis, Vaskulitis bei Allgemeinerkrankungen wie dem Lupus erythematodes, multiple zerebrale Metastasen, multizentrische Gliomatose, intrazerebrale Lymphome, die Hurst-Enzephalitis, die Durafistel und die Hirnvenensinusthrombose.

3.5 Koma mit meningealem Reizsyndrom

Bei komatösen Patienten mit dem klinischen Zeichen des Meningismus liegt in der Regel entweder eine Meningitis oder eine Subarachnoidalblutung vor. Das klinische Zeichen des Meningismus kann auch falsch-negativ sein. Der Meningismus als Ausdruck einer Gegenwehr des Kranken gegen die schmerzhafte Dehnung der Meningen fehlt häufig bei komatösen, bei hochbetagten oder neugeborenen Patienten. Selbst bei einer massiven Subarachnoidalblutung können mehrere Stunden vergehen, bevor sich eine entsprechende Reizreaktion ausbildet. Da die Prognose der eitrigen Meningitis in hohem Maße von der raschen adäquaten Antibiotikatherapie abhängt, muß bei jedem Patienten mit dem klinischen Verdacht auf eine Meningitis nach Ausschluß eines erhöhten Hirndruckes eine Lumbalpunktion durchgeführt werden. Ebenso müssen immer auch Blutkulturen abgenommen werden, da bei dem meist septischen Krankheitsbild häufig selbst bei sterilen Liquorkulturen über die Blutkulturen noch der Keimnachweis gelingt.

Leider geschieht es immer wieder, daß von kleineren Häusern zwar die Verdachtsdiagnose der eitrigen Meningitis gestellt wird, eine Liquorentnahme jedoch nicht gelingt und der Patient dann zur Verlegung angemeldet wird. Da hier immer mit Verzögerungen zu rechnen ist, empfehlen wir in dieser Situation nach Abnahme von Blutkulturen doch die sofortige Antibiotikagabe **vor** der Verlegung.

Literatur

Biniek R, Schindler E (1996) Untersuchung des bewußtlosen Patienten. Nervenarzt 67:975–982

Grond M (1998) Early intravenous thrombolysis with recombinant tissue-type plasminogen activator in vertebrobasilar ischemic stroke. Arch Neurol 55:466–469

Multisociety Task Force on PVS (1994) Medical aspects of the persistent vegetative state. N Engl J Med 330:1499

Plum F, Posner JB (1982, ²1985) The diagnosis of stupor and coma. Davis, Philadelphia

Rosenberg ML (1986) Spontaneous vertical eye movements in coma. Ann Neurol 20:635–637

Schmutzhardt E et al. (1994) The comatose patient. In: Hacke W (ed) Neurocritical care. Springer, Berlin Heidelberg New York Tokio, pp 243–254

Stöhr M (1990) Bewußtseinsstörungen. In: Stöhr M, Brandt T, Einhäupl KM (Hrsg) Neurologische Syndrome in der Intensivmedizin. Kohlhammer, Stuttgart, S 3–11

Wijdicks EFM, Parisi JE, Sharbrough FW (1994) Prognostic value of myoclonus status in comatose survivors of cardiac arrest. Ann Neurol 35:239–243

Young GB, Ropper AH, Bolton CF (1998) Coma and impaired consciousness. McGraw-Hill, New York

Kapitel 3
Hirnstammsyndrome und Okulomotorikstörungen

M. Dieterich, A. Ferbert

INHALT

1 Hirnstammsyndrome

A. Ferbert

1.1 Vorbemerkungen zur funktionellen Anatomie

Mehrere anatomische Besonderheiten erklären die Verschiedenartigkeit der Hirnstammsyndrome:

1) Auf sehr engem Raum sind eine große Zahl von durchlaufenden Bahnen und lokalen Schaltzentren zusammengedrängt. Relativ kleine Läsionen können komplexe neurologische Ausfälle bedingen.
2) Die von beiden Hemisphären kommenden langen Bahnen konvergieren zur Mittellinie, so daß Tetrasyndrome häufiger sind.
3) Strukturen der Formatio reticularis finden sich zwar auf unterschiedlichen Höhen des Hirnstamms in der Haubenregion. Es sind aber v.a. die Haubenregionen der oberen Brücke und des unteren Mittelhirns, die bei einer bilateralen Läsion gleich welcher Ätiologie zum Koma des Patienten führen.
4) Die Trennung in das dorsal gelegene Tegmentum und die ventral gelegene Basis (Pedunculus, Basis pontis, Pyramide) wird vom Mittelhirn bis zur Medulla oblongata eingehalten. Durch das Tegmentum ziehen lange afferente Bahnen; es befinden sich hier aber auch lokale Schaltzentren für Hirnstammreflexe und Okulomotorik. Diese anatomische Eigenheit erlaubt dem Neurologen eine sehr genaue topische Diagnostik auch ohne die Hilfe der Schnittbildverfahren. Im Gegensatz dazu sind die ventral gelegenen langen motorischen Bahnen kaum mit lokalen Schaltzentren durchmischt. Dies führt dazu, daß weniger charakteristische Syndrome entstehen, die ohne MRT keine genaue Lokalisation zulassen.

Die Geschichte der Neurologie spiegelt diese Situation wider: Der dorsal gelegene Oblongatainfarkt wurde schon vor über 100 Jahren von Wallenberg allein durch die neurologische Untersuchung lokalisiert. Demgegenüber wurde das häufige Syndrom des paramedianen Ponsinfarktes, welches im MRT so charakteristisch ist, aber klinisch nicht von einer Kapsellakune differenziert werden kann, bei den klassischen Hirnstammsyndromen gar nicht erwähnt und wurde erst in der MRT-Ära als häufiges Syndrom erkannt. Da wie gesagt bestimmte Syndrome nicht selten praktisch pathognomonisch für bestimmte Krankheiten sind, werden im folgenden die Syndrome der Hirnstammläsionen nicht ganz streng getrennt von nosologischen Überlegungen dargestellt.

1.2 Ätiologie

Zahlenmäßig dominieren bei den Hirnstammsyndromen bei weitem die vaskulären Erkrankungen. Bestimmte Syndrome wurden quasi synonym nicht nur für eine bestimmte Symptomenkonstellation, sondern auch für eine vaskuläre Ätiologie, wie z.B. das Wallenberg-Syndrom. Mit Ausnahme der Basi-

Übersicht 3-1. Häufige Ursachen von Hirnstammsyndromen

- Vaskulär
- Einklemmung (kraniokaudal oder von dorsal bei Kleinhirnprozessen)
- Multiple Sklerose (MS)
- Hirnstammenzephalitis außer MS (z. B. Bickerstaff-Enzephalitis, Listerienmeningoenzephalitis, Miller-Fisher-Syndrom)
- Basilarismigräne
- Hirnstammgliom
- Zentrale pontine Myelinolyse (s. Abb. 3-1)
- Wernicke-Enzephalopathie

laristhrombose handelt es sich dabei um umschriebene, relativ stabile Syndrome.

Weiterhin häufig sind die kompressionsbedingten Hirnstammsyndrome bei raumfordernden Großhirnprozessen, die aber im Gegensatz zu den erstgenannten vaskulären Syndromen durch eine starke Dynamik gekennzeichnet sind. Es kommt dabei zu einer kraniokaudalen Desintegration der Hirnstammfunktion. Weitere häufigere Ursachen s. Übersicht 3-1 (s. auch Abb. 3-1).

1.3 Syndrome in Medulla oblongata, Pons und Mittelhirn

1.3.1 Medulla-oblongata-Syndrome

Das häufigste Syndrom in der Medulla oblongata ist das Wallenberg-Syndrom. Dorsolateral ist die Läsion in der Medulla lokalisiert. Klinisch dominieren bei diesem Syndrom vestibuläre Symptome, Ataxie, Schluckstörung und dissoziierte Sensibilitätsstörungen. Eine Bewußtseinsstörung gehört nicht zum Wallenberg-Syndrom. Ist sie vorhanden, so ist es zu einer zusätzlichen Druchblutungsstörung gekommen, z. B. durch Embolie in die Basilarisspitze aus einer distalen Vertebralisstenose. Die ganze Symptomenkonstellation ist in Übersicht 3-2 aufgeführt (zu den okulomotorischen Symptomen s. Unterkap. 2).

In den ersten Tagen und Wochen sind die Patienten meist entweder durch eine schwere Schluckstörung oder eine schwere Standataxie und Abasie beeinträchtigt. Erstere macht oft eine Ernährung mit der Magensonde erforderlich, letztere hindert die Patienten oft in den ersten Tagen daran, das Bett zu verlassen.

Gelegentlich gibt es bei diesem Syndrom plötzliche Todesfälle, möglicherweise durch Affektion des Atemzentrums mit Atemstillstand oder auch durch Aspiration. Eine intensive Überwachung ist daher in den ersten Tagen dringend erforderlich. Selten kommt es zu einer länger anhaltenden Hypoventilation oder gar Apnoe („Undines Fluch“ genannt). Auf längere Sicht bilden

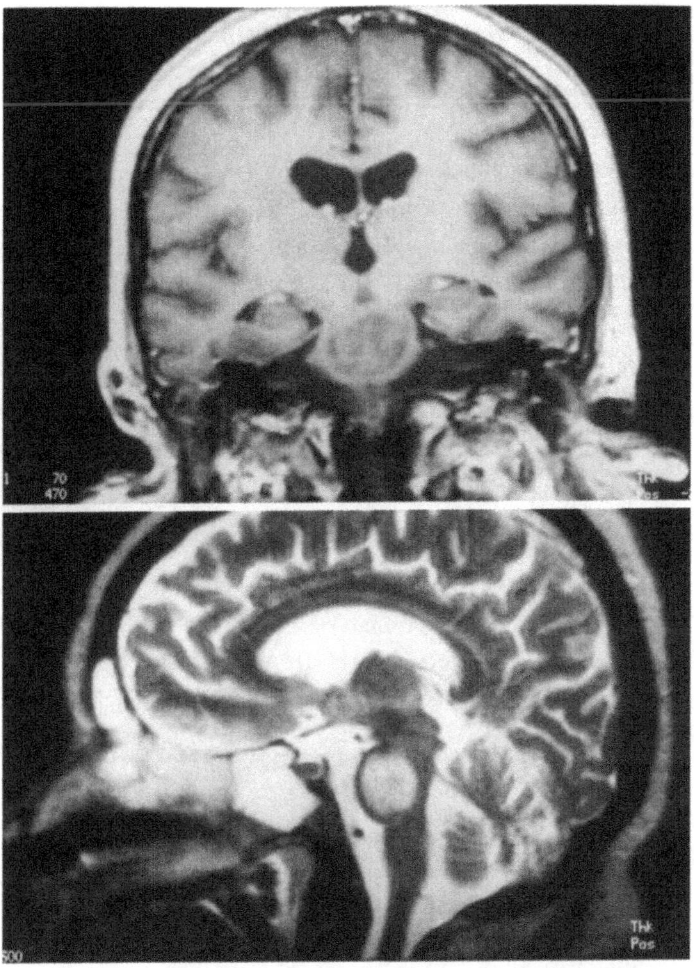

Abb. 3-1. MR einer 32jährigen Patientin mit einer zentralen pontinen Myelinolyse. Klinisch: hochgradige Tetraparese, beidseits horizontale Blickparese

sich die anfangs sehr behindernden Symptome Ataxie und Dysphagie meist gut zurück, so daß keine oder nur eine geringe Behinderung zurück bleibt.

Da das Wallenberg-Syndrom bereits meist zu einer schweren Ataxie führt, entgeht der klinischen Untersuchung ein zusätzlicher Kleinhirninfarkt im Versorgungsgebiet der PICA. Die Diagnose des zusätzlichen Kleinhirninfarkts ist die Domäne der MRT (s. Abb. 3-2).

Wesentlich seltener als die dorsolateralen Oblongatasyndrome sind die ventromedialen Syndrome mit Hemiparese und ipsilateraler Hypoglossuslähmung.

Übersicht 3-2. Symptome des Wallenberg-Syndroms (*il* ipsilateral, *kl* kontralateral)

- Hemiataxie *il*
- Horner-Zeichen *il*
- Gaumensegelparese *il*
- Vagusparese mit Stimmbandlähmung *il*
- Sensibilitätsstörung *il* im Gesicht
- Sensibilitätsstörung *kl* im Körper, oft dissoziiert
- Schwindel
- Übelkeit
- Erbrechen
- Nystagmus
- „skew deviation"
- Dysphagie
- Schluckauf
- Kornealreflex abgeschwächt *il*
- Sakkadenhypometrie nach *kl*
- Sakkadenhypermetrie nach *il*

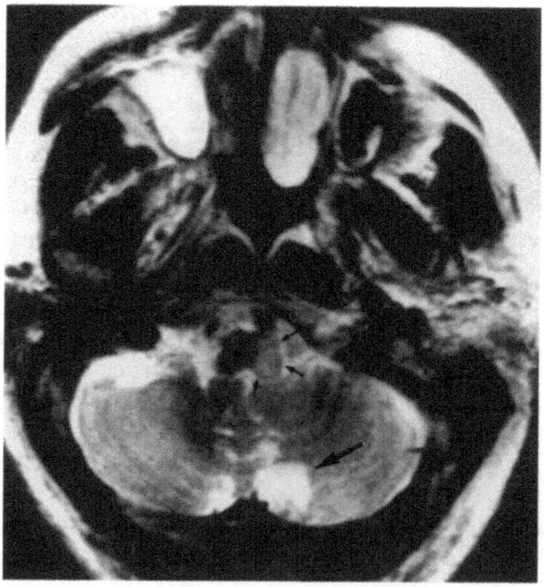

Abb. 3-2. 62jähriger Patient mit einem Wallenberg-Syndrom. Zusätzlich zu dem Medulla-oblongata-Infarkt (*kleine Pfeile*) erkennt man noch einen kleineren Kleinhirninfarkt (*großer Pfeil*)

1.3.2 Ponssyndrome

Im Gegensatz zur Medulla oblongata sind bei den Insulten die Basis-pontis-Syndrome häufiger als die tegmentalen Ischämien. Sie werden nur wegen der geringen klinischen Charakteristika oft nicht diagnostiziert. Beim paramedianen Ponsinfarkt, dem häufigsten Syndrom, kommt es zur Hemiparese ohne oder mit sensiblen Ausfällen und mit meist ausgeprägter Dysarthrie. Die Dysarthrie kann so schwer sein, daß das Sprechen nur noch in Fetzen gelingt. Dies führt nicht selten zu der Fehldiagnose einer Aphasie. Die Parese zeigt im Verteilungstyp keinerlei Besonderheiten gegenüber einer Kapsellakune: sie ist meist distal betont und armbetont.

Während die Ausdehnung des Infarktes in die Brückenhaube oft ausreicht, um eine Sensibilitätsstörung zu erzeugen, reicht der Infarkt nur gelegentlich zu den blickrelevanten Strukturen wie PPRF oder MLF mit den entsprechenden Ausfällen internukleäre Ophthalmoplegie, Blickparese und Ein-einhalb-Syndrom (s. Unterkap. 2). Sind aber die langen Zirkumferenzarterien betroffen, so kann es zu einem reinen Brückenhaubensyndrom kommen – ohne Parese. Noch häufiger sind solche Brückenhaubensyndrome bei multipler Sklerose zu beobachten (s. Abb. 3-3).

Einige Brückensyndrome wurden in älteren Neurologiebüchern ausführlich abgehandelt, sind praktisch aber selten, z.B. das Millard-Gubler-Syn-

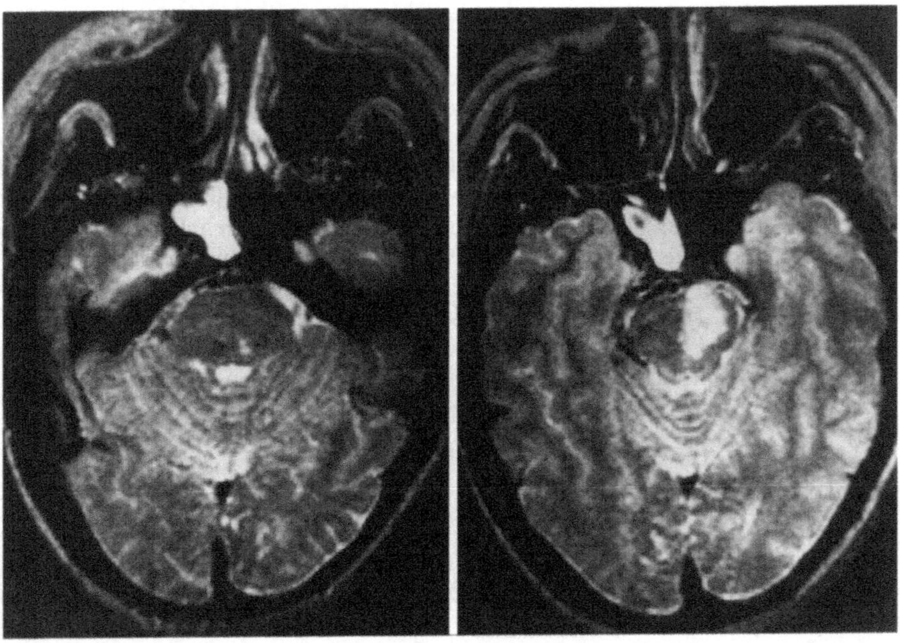

Abb. 3-3. 48jähriger Mann mit einer schweren rein motorischen Hemiparese. Das MRT zeigt einen paramedianen Ponsinfarkt, dessen Ausdehnung v.a. in der axialen Ebene liegt. Seine Konfiguration ist scheibenförmig, daher ist auf der nächst höheren Schicht (*links*) der Infarkt nicht mehr zu sehen

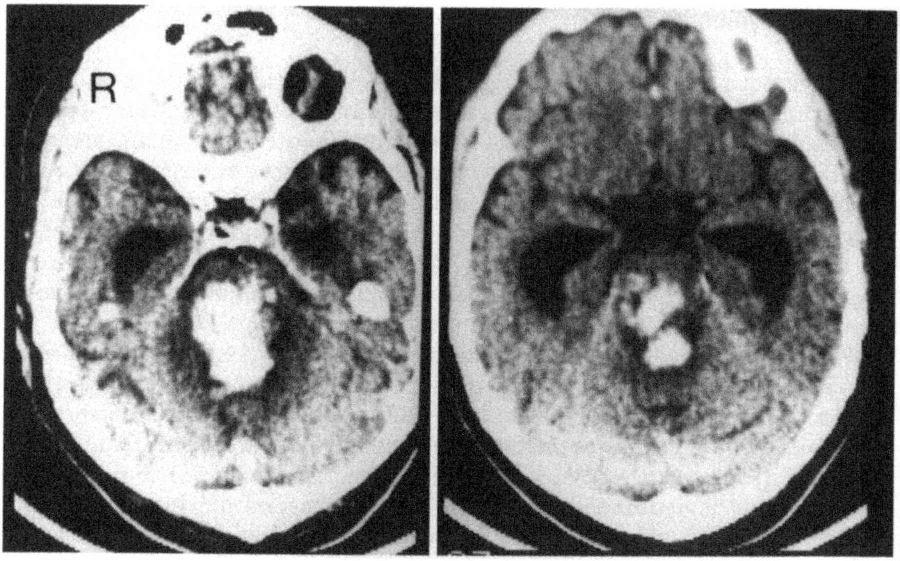

Abb. 3-4. Ponsblutung bei langjährigem Hypertonus. Klinisch: Koma, hochgradige Tetraparese, Spontanatmung erhalten

drom (ipsilaterale Fazialisparese und kontralaterale Hemiparese) und das Foville-Syndrom (ipsilaterale Fazialisparese mit konjugierter Blickparese zur betroffenen Seite sowie kontralaterale Hemiplegie).

Hypertoniebedingte Blutungen in die Brücke erfolgen meist zentral an der Übergangsstelle von Haube zu Brückenfuß (s. Abb. 3-4). Sie führen zunächst zum sich rasch entwickelnden Koma. In den folgenden Tagen kann das Bewußtsein partiell zurückkehren, die Patienten können dann tetraplegisch im Locked-in-Syndrom sein mit schweren horizontalen Okulomotorikstörungen. Trotz der Nähe zum Atemzentrum bleibt die Atmung erhalten. Obwohl die Patienten schwerste neurologische Ausfälle haben und meist versterben, erreichen sie fast nie das Stadium des dissoziierten Hirntods. Kleinere Ponsblutungen können sehr gut überlebt werden. Sie liegen häufig lateralisiert in der Brückenhaube. Ein recht guter Parameter für die Prognose sind die somatosensiblen Potentiale: Sind die kortikalen Potentiale beidseits ausgefallen, dann ist mit einer ungünstigen Prognose zu rechnen.

1.3.3 Mittelhirnsyndrome

Bei den umschriebenen Mittelhirnsyndromen treffen oft supranukleäre Störungen der Okulomotorik und faszikuläre Okulomotoriusparesen zusammen (s. Unterkap. 2). Reicht die Läsion in den Pedunculus, so kommt es auch zur kontralateralen Hemiparese (Weber-Syndrom). Ist die Hemiparese von einem Tremor überlagert, so sprechen wir von einem Benedict-Syndrom. Aus gefäßanatomischen Gründen kommt es oft zu beidseitigen Durchblutungsstörungen des Mittelhirns, nämlich bei Basilarisspitzenembolie (s. Basilaristhrombose).

1.4 Syndrome bei Basilaristhrombose

Die klinische Symptomatik der Basilaristhrombose ist stark abhängig von der Lokalisation des Gefäßverschlusses. Bevor jedoch auf diese verschiedenen klinischen Typen eingegangen wird, sei auf den besonderen Zeitverlauf bei dieser Erkrankung hingewiesen: Während TIA und akuter Beginn mit initial maximaler Ausprägung der Symptomatik wie auch im vorderen Hirnkreislauf vorkommen, sind schubförmig progrediente Verläufe viel häufiger als im vorderen Hirnkreislauf. Insbesonderen bei bilateralen vertebrobasilären Verschlüssen kann über einen harmlos scheinenden Beginn mit Lähmung kaudaler Hirnnerven und leichter Tetraparese über Tage eine Progredienz bis zum Tode oder zu schwersten neurologischen Ausfällen erfolgen. Das wichtigste Kriterium, einen solchen progredienten Verlauf vorauszusehen, ist das Vorliegen von bilateralen Ausfällen, wobei aber auch eine reine Hemiparese einem solchen Verlauf vorausgehen kann.

Bei bilateralen Vertebralisverschlüssen und Verschlüssen der kaudalen A. basilaris dominieren Schwindel, Nystagmus, Lähmung kaudaler Hirnnerven und initial oft leichte Tetraparesen. Das Wachbewußtsein ist oft erhalten. Kopfschmerzen sind viel häufiger als im vorderen Hirnkreislauf und sind auf die meningeale Minderdurchblutung in der hinteren Schädelgrube zurückzuführen. Wie erwähnt sind stotternde Verläufe besonders häufig.

Bei Verschlüssen der mittleren A. basilaris stehen Hemi- und Tetraparesen in Verbindung mit Blickparesen oder internukleären Paresen im Vordergrund.

Im ausgeprägten Fall kommt es zum Locked-in-Syndrom: Durch die Unterbrechnung aller efferenten Bahnen im Brückenfuß ist das Gehirn quasi deefferentiert. Nur noch die vertikale Blickmotorik, die über das Mittelhirn vermittelt wird, ist erhalten und erlaubt eine Kommunikation mit dem Untersucher über einen speziellen Code. Die in der Brücke vermittelte horizontale Blickmotorik ist ebenfalls ausgefallen. Erhalten sind jedoch viele afferente Funktionen wie Hören und Sensibilität.

Die Funktionstüchtigkeit dieses Systems kann oft klinisch nicht ausreichend erfaßt werden, da der Rapport des Patienten trotz der Möglichkeit der Kommunikation über einen „Morse-Code“ stark eingeschränkt ist. Dagegen sind diese Funktionen mit der Ableitung evozierter Potentiale gut zu erfassen. Wichtig ist, bei jeder Bewußtlosigkeit nichttraumatischer Genese an die Möglichkeit des Locked-in-Syndroms zu denken. Patienten im Locked-in-Syndrom bekommen häufig alles mit, was um sie herum geschieht, und hören alle Bemerkungen, die am Krankenbett gesprochen werden. Es ist für das behandelnde Team von besonderer Bedeutung, sich dessen bewußt zu werden.

Verschlüsse der oberen A. basilaris sind ätiologisch meist Basilarisspitzenembolien (s. Abb. 3-5). Sie gehen meist mit akutem Koma einher, gelegent-

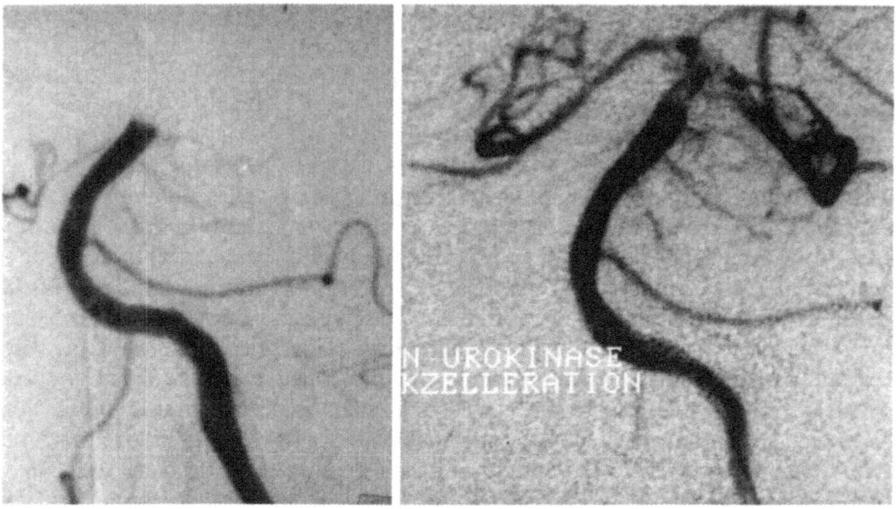

Abb. 3-5. 59jährige Patientin mit Vorhofflimmem, bei der es nach Schwindel und Doppelbildern rasch zum Koma gekommen war. Die Vertebralisangiographie (*links*) zeigt den oberen Basilarisverschluß. Nach Fibrinolyse Rekanalisation mit thrombotischem Restmaterial (*rechts*). 2 Wochen später hatte die Patientin eine Hemianopsie sowie eine vertikale Sakkadenstörung, und sie war noch etwas verlangsamt

lich vorausgegangen von Schwindel, Übelkeit und weiteren Zeichen der unteren A. basilaris. Dies zeigt dann an, daß ein Embolus vom proximalen Basilarisstromgebiet bis zur Spitze hin gewandert ist. Das Koma kann bis zum Tod bestehen bleiben. Häufiger kommt es zu einer klinischen Besserung über die Rekanalisierung des embolischen Verschlusses. Nicht selten findet der Neurologe bei der Erstuntersuchung des jetzt wachen Patienten nur noch eine Blickparese nach oben und unten. Insbesondere die Untersuchung der vertikalen Sakkaden ist dann wichtig, um nicht retrospektiv die Fehldiagnose einer „vasovagalen Synkope" zu stellen.

Eine klinische Sonderform der Basilarisspitzenembolie stellt das *Top-of-the-basilar-Syndrom* dar: Durch Verlegung des Abgangs der A. cerebri posterior beidseits kommt es zur kortikalen Blindheit, die oft vom Patienten nicht wahrgenommen wird (isoliert als Anton-Syndrom bezeichnet). Die Minderperfusion des Temporallappens beidseits ist für die zusätzliche Psychose mit emotionalen Auffälligkeiten verantwortlich. Das Syndrom wird gelegentlich als hysterische Reaktion verkannt und der Fehler erst bei retrograder Thrombosierung der A. basilaris korrigiert. Das Wachbewußtsein ist beim Top-of-the-basilar-Syndrom erhalten, was wahrscheinlich auf die beidseits normale Durchblutung der A. cerebelli superior zurückgeführt werden kann. Der Grad der Bewußtseinsstörung ist aber nicht immer genau mit dem Gefäßbefund zu korrelieren. Offensichtlich reichen geringe Änderungen in der Durchblutung aus, um die Funktion der tegmentalen Formatio reticularis entscheidend zu beeinflussen.

Gelegentlich geht das Koma bei Basilarisspitzenembolie in einen Zustand tiefer Abulie über. Die Patienten können mit offenen Augen liegen, ohne zu reagieren. Diesem Zustand kann ein *beidseitiger Thalamusinfarkt* zugrunde liegen. Während initial dieser Zustand an Schwere dem Locked-in-Syndrom durchaus vergleichbar ist, ist die Prognose doch ganz unterschiedlich: Patienten mit beidseitigem Thalamusinfarkt können sich trotz initial schwerster Antriebsstörung wieder relativ gut erholen.

1.5 Einklemmungssyndrome des Hirnstamms

Bisher wurde über umschriebene Hirnstammsyndrome gesprochen, die durch einen lokalen Krankheitsprozeß zustande kommen. Auf einem Querschnittsniveau des Hirnstamms kommen hierbei schwere Funktionsausfälle neben intakter Funktion vor. Im Gegensatz hierzu sind die durch Einklemmung bedingten Syndrome weniger fokal. Meist ist das Gehirngewebe im ganzen Querschnitt des entsprechenden Hirnstammabschnitts funktionsgestört. Das erste Zeichen der kraniokaudalen Herniation ist neben einer (nicht immer anzutreffenden) Nackensteifigkeit die Bewußtseinsstörung mit Bulbuspendelbewegungen (s. Unterkap. 2), dem eine Okulomotoriusparese mit weiter, nicht reaktiver Pupille auf der Seite der Läsion folgt. Mehrfach wurden auch Okulomotoriuslähmungen auf der „falschen" Seite beschrieben; dies wurde mit Druck des N. oculomotorius an den gegenüberliegenden Tentoriumrand erklärt.

Eine Stauungspapille fehlt in den Fällen mit akuter Einklemmung meist. Einige Autoren haben die zentrale Einklemmung mit führender Bewußtseinsstörung abgetrennt von der lateralen Einklemmung mit im Verlauf früherer Okulomotoriuslähmung noch vor Eintritt des Komas. Zunächst kommt es bei diesem Mittelhirnsyndrom auf Schmerzreize hin zu gezielten Abwehrbewegungen von Armen und Beinen, dann zu Beugesynergismen. „Roving eye movements" findet man beim unteren Mittelhirnsyndrom nicht mehr.

Schreitet die Einklemmung bis auf Ponsniveau fort, so findet man Strecksynergismen auf Schmerzreize hin. Die Atmung wird sehr regelmäßig und tief. Der okulozephale Reflex ist ausgefallen. Bei weiterem Fortschreiten auf das Medulla-oblongata-Niveau erfolgen auf Schmerzreize keine Reaktionen mehr, und die Atmung wird unregelmäßig, ataktisch.

Schließlich sprechen wir vom Ausfall aller Hirnstammfunktionen, wenn auch die Spontanatmung und alle weiteren Hirnstammreflexe sistieren. Die Formulierung „Ausfall aller Hirnstammfunktionen" ist nicht gleich zu setzen mit dem Begriff des Hirntodes. Für letzteren bedarf es besonderer Voraussetzungen, von denen der Ausfall der Hirnstammfunktionen nur eine ist.

2 Okulomotorikstörungen

M. Dieterich

In diesem Unterkapitel werden die Charakteristika von spontanen und reflektorischen Augenbewegungen bei schwer kranken stuporösen oder komatösen Patienten beschrieben. Die Art der Augenbewegungsstörung gibt uns wichtige Informationen über den Ort der Läsion, über die Komatiefe und Prognose. Während willkürliche Augenbewegungen wie Sakkaden, Folgebewegungen, Vergenzen oder optokinetischer Nystagmus beim wachen, kooperativen Patienten untersucht und beurteilt werden können, sind wir bei Patienten mit Stupor oder Koma auf die Beurteilung der spontanen Augenposition, der spontanen Augenbewegungen und des vestibulookulären Reflexes (VOR) angewiesen.

2.1 Pathophysiologie der okulomotorischen Subsysteme

Die Augen werden von 3 Muskelpaaren in 3 Ebenen konjugiert bewegt, horizontal, vertikal und rotierend oder torsionell. Dies entspricht den Ebenen der 3 Bogengänge des Vestibularapparates, der auch Kopf- und Augenbewegungen reguliert. In bezug auf den Kopf sind Bewegungen der Augen in horizontaler, vertikaler sowie diagonaler Richtung möglich, außerdem torsionelle Bewegungen im Sinne einer Raddrehung um die Sehlinie als Achse.

Die Koordination beider Augen kann während einer Bewegung konjugiert (Versionen) oder diskonjugiert (Vergenzen) sein. Bei den Versionsbewegungen unterscheidet man rasche Blickzielbewegungen (Sakkaden) und langsame Folgebewegungen („smooth pursuit"), während die Vergenzbewegungen nur langsam ablaufen. Willkürliche Sakkaden, Folgebewegungen, Vergenzen und vestibuläre Reflexbewegungen (vestibulookulärer Reflex, VOR), zu denen auch die Torsionen (Augengegenrollung bei Kopfneigung) gehören, repräsentieren verschiedene okulomotorische Subsysteme mit eigener Funktion und Charakteristik und z. T. hierarchischer Ordnung.

2.1.1 Sakkaden und rasche Nystagmusphasen

Sakkaden sind rasche, in Richtung, Amplitude und Geschwindigkeitsverlauf vorprogrammierte, konjugierte Augenbewegungen, die z. B. zum Erfassen neuer Sehobjekte (Blickzielbewegungen, Lesen) dienen. Die maximalen Geschwindigkeiten der Sakkaden liegen beim Menschen zwischen 500 und 700/s, die der raschen Nystagmusphasen bei bis zu 500/s; sie stellen die Augen während des vestibulären oder optokinetischen Nystagmus in ihre Ausgangsposition zurück. Die horizontalen Sakkaden und raschen Nystagmusphasen werden durch sog. „Burstneurone" in der PPRF, die zum Abduzenskern projizieren, generiert.

Vertikale Sakkaden und rasche Nystagmusphasen werden durch „Burstneurone" des rostralen Interstitialkerns des MLF (riMLF) im Mittelhirn generiert. Diese Neurone projizieren zum Okulomotorius- und Trochleariskern. PPRF und riMLF erhalten Informationen von Neuronen des Colliculus superior, so daß sie motorische Fehlersignale in Zeitsignale transformieren, die von den Burstneuronen genutzt werden können. Der Trigger für die raschen Nystagmusphasen beim VOR und optokinetischen Nystagmus kommt möglicherweise von sekundären Neuronen im Vestibulariskern.

Störungen von Sakkaden und raschen Nystagmusphasen beinhalten Beeinträchtigungen der Initiierung, Sakkadenmetrik (Genauigkeit) und Geschwindigkeit. Die raschen Nystagmusphasen können noch initiiert werden nach Entfernung einer ganzen Hemisphäre oder der Basalganglien einer Hemisphäre (Hemisphärektomie), wohingegen nach einer Hemisphärenläsion keine willkürlichen Sakkaden mehr zur kontralateralen Seite für einige Wochen ausgeführt werden können.

Bei akuten Hemisphärenläsionen können weiterhin passagere Blickparesen auftreten, die nur die Sakkaden betreffen und den VOR (prüfbar durch rasche Kopfdrehungen) intakt lassen. Sakkadendysmetrien (Hypermetrie und Hypometrie) entstehen hauptsächlich nach Läsionen des zerebellären Vermis, Nucleus fastigii oder der zerebellären Pedunkel. Eine Verlangsamung von Sakkaden und raschen Nystagmusphasen beruht auf einer reduzierten Anzahl funktionierender Burstneurone in der PPRF oder riMLF.

- Bei *Großhirnläsionen* kommt es zu einer Blickdeviation zur Herdseite, einer transienten Blicklähmung und zur Minderung des optokinetischen Nystagmus (z.T. nur für Sakkaden) zur Gegenseite.
- Bei einer *pontinen Hirnstammläsion* kommt es zu einer Blickdeviation zur Gegenseite und einer Blicklähmung sowie zur Minderung des optokinetischen Nystagmus zur Herdseite.

2.1.2 Folgebewegungen

Folgebewegungen („smooth pursuit") sind willkürliche, konjugierte, langsame Augenbewegungen, die im Gegensatz zu den Sakkaden lediglich Winkelgeschwindigkeiten von 30–50°/s, maximal 100°/s erreichen. Sie dienen dem Verfolgen und der Stabilisation des Sehzieles auf der Retina beim Betrachten bewegter Objekte oder der retinalen Stabilisation der gesehenen Umwelt während Kopf- oder Eigenbewegungen. Bei normalen Folgebewegungen ist das Verhältnis von Augengeschwindigkeit und Sehzielgeschwindigkeit, der sog. Verstärkungsfaktor („gain"), 0,8–1,0, d.h. die Augen folgen dem Sehziel exakt. Im Gegensatz zu den vorprogrammierten Sakkaden können die Folgebewegungen in ihrer Richtung und Geschwindigkeit durch Registrierung der retinalen Bildwanderung des Fixationszieles kontinuierlich über den archizerebellären Flocculus nachgeregelt werden. Die Bahnverbindung umfaßt das dorsolaterale Corpus geniculatum, den striären Kortex und den okzipitotemporalen Kortex. Über zwei efferente kortikale Projektionsbahnen wird die Information zu den okulomotorischen Kernen im Hirnstamm weitergegeben, das parietale Augenfeld einerseits und das frontale Augenfeld andererseits mit Projektionen zunächst zur Brücke, die wiederum zum zerebellären Flocculus und Vermis projiziert, dann zum medialen Vestibulariskern und schließlich zu den Abduzens-, Okulomotorius- und Trochleariskernen. In flachen Schlafstadien und Übergängen zum Koma können mangels eines ausreichenden Fixationsimpulses auch bei offenen Augen irreguläre, vorwiegend horizontale, pendelförmige Augenbewegungen (Deviationen) auftreten, was für die Abgrenzung organischer gegenüber psychogen-funktionellen Bewußtseinsstörungen bedeutsam ist: Diese langsamen gleitenden Deviationen können nicht willkürlich produziert werden.

Störungen der langsamen Folgebewegungen zeigen sich klinisch als ***Sakkadierung*** der Blickfolge aufgrund eines geminderten Verstärkungsfaktors, so daß ersatzweise kleine Sakkaden ausgeführt werden, um dem Sehziel folgen zu können. Einseitige Läsionen einer Großhirnhemisphäre, des pontinen Hirnstamms oder Zerebellums verursachen einen verminderten Verstärkungsfaktor in ipsilateraler Richtung, bilaterale Läsionen in horizontale und vertikale Richtungen.

2.1.3 Vergenzen

Vergenzen sind glatte und langsame Augenbewegungen, bei denen sich beide Augen in entgegengesetzter Richtung bewegen, z. B. als Konvergenzbewegung bei der Akkomodation (Nahfokussierung) oder als Fusionsbewegung bei binokulärer Disparität. Asymmetrische Vergenzen sind notwendig für binokuläre Folgebewegungen im Nahbereich. Klinische Störungen der Vergenzen finden sich v. a. bei Mittelhirnläsionen. Eine ***Konvergenzlähmung*** spricht für eine rostrale Mittelhirnschädigung im Bereich des unpaaren Perlia-Kerns und muß klinisch von einseitigen oder beidseitigen Lähmungen des M. rectus medialis unterschieden werden. Während eine komplette Konvergenzlähmung sehr selten ist, ist eine Konvergenzschwäche v. a. im fortgeschrittenen Alter häufig, ohne daß ihr eine pathologische Bedeutung zukommt. Bei bilateralen dorsalen Mittelhirnläsionen kommen ***Konvergenz- und Retraktionsnystagmus*** vor.

2.1.4 Nystagmus und optokinetischer Nystagmus

Unter Nystagmus wird die regelmäßige Sequenz einer raschen sakkadischen Bewegung in eine Richtung und einer langsamen, gleitenden Rückführung des Auges in die entgegengesetzte Richtung verstanden, wodurch bei der Registrierung ein typisches sägezahnartiges Kurvenbild entsteht. Von diesem „Rucknystagmus" werden andere ***Oszillationen***, z. B. der für die multiple Sklerose typische erworbene Fixationspendelnystagmus oder Nystagmen mit pathologischer „Schlagform", wie der kongenitale Nystagmus und der Blindennystagmus, abgegrenzt. Die Benennung des Nystagmus (rechts/links; oben/unten) erfolgt im deutschen Sprachraum nach der Schlagrichtung der raschen Phase.

Das Betrachten eines bewegten Reizmusters (Objekt- oder Eigenbewegung) löst einen ***optokinetischen Nystagmus*** (OKN) aus. Während der langsamen Phase versucht das Auge, das bewegte Blickziel durch Winkeldrehung der Sehachse zu stabilisieren, was adäquat bis zu einer Winkelgeschwindigkeit von maximal 50–70°/s gelingt. Der optokinetische Nystagmus besteht aus einer konjugierten langsamen Nystagmusphase während der Folgebewegung des bewegten Blickziels und einer raschen Nystagmusphase zum Rückstellen der Augen. Die langsame Nystagmusphase wird durch 2 Systeme vermittelt, ein intermediäres „Trackingsystem", das mit dem Blickfolgesystem überlappen kann, sowie ein sog. Geschwindigkeitsspeichersystem („velocity storage"), ein langsames System zur Integration visueller Information in das vestibuläre System.

Eine Seitendifferenz der Geschwindigkeit des OKN über 20% ist pathologisch und wird OKN-Minderung genannt. Ausprägung und Regelmäßigkeit sind stark von der Aufmerksamkeit abhängig. Der OKN wird unregelmäßig oder zerfällt bei mangelhafter Aufmerksamkeit oder zu hoher Reizmustergeschwindigkeit, was für die klinische Testung und quantitative Beurteilung v.a. von Seitendifferenzen bei Patienten bedeutsam ist. Einseitige Läsionen der Großhirnhemisphären, des pontinen Hirnstamms und Kleinhirns führen zu einer Minderung des OKN in einer Richtung, was klinisch als Minderung der Nystagmusfrequenz imponiert.

- Großhirnläsion = kontraversive OKN-Minderung.
- Hirnstammläsion = ipsiversive OKN-Minderung.

2.1.5 Vestibulo-okulärer Reflex (VOR)

Der vestibuläre Nystagmus ist Ausdruck des VOR, eines angeborenen, kompensatorischen Augenbewegungsmusters infolge einer Reizung der Bogengänge der Labyrinths durch Kopfdrehbeschleunigungen. Die Augen bewegen sich in Gegenrichtung der Kopfbewegung. So stabilisiert der VOR den Blick im Raum bei passiven und aktiven Kopfbewegungen, unterstützt die optokinetische Fixation. Es handelt sich um einen 3-Neuronen-Reflexbogen von den Labyrinthrezeptoren über die pontomedullären Vestibulariskerne zu den Motoneuronen der Augenmuskelkerne. Die Verschaltung der horizontalen und vertikalen Bogengänge erfolgt ebenenspezifisch zu den Augenmuskeln, deren Hauptzugrichtungen (horizontale und schräge Augenmuskeln) in etwa den Raumebenen der Bogengänge entsprechen. Die 3 Arbeitsebenen des VOR sind *1)* für den horizontalen VOR um die Kopflängsachse = „yaw", *2)* für den vertikalen VOR um die Kopfquerachse = „pitch", *3)* für den torsionellen VOR um die Sehlinie als Achse = „roll". Bei Kopfbeschleunigungen findet auch immer eine somatosensorische zervikale Reizung statt, der ***zervikookuläre (okulozephale) Reflex,*** dessen Verstärkungsfaktor geringer ist als der des VOR ($\leq 0{,}1$). Statische Kopfneigungen um die Sehlinie als Achse (Rollebene) lösen eine Augengegenrollung, d.h. eine torsionelle oder raddrehende Augenbewegung, aus sowie eine geringe Hypertrophie (Elevation) des Auges auf der Seite, auf die der Kopf geneigt wird. Dieser Reflex wird hauptsächlich von den Otolithen gesteuert und kompensiert nur z.T. (bis zu 7°) die Kopfneigung. Bei einseitigen Schäden entlang dieser Bahn von den Otolithen und vertikalen Bogengängen zu den Augenmuskelkernen im Mittelhirn kommt es zu typischen Läsionszeichen in der Rollebene (Abb. 3-6).

Einseitige akute Labyrinth- oder Vestibularisnervläsionen (z.B. Neuritis vestibularis) führen wegen des Tonusungleichgewichtes im horizontalen VOR zu einem kontraversiv schlagenden, vestibulären Spontannystagmus mit ein-

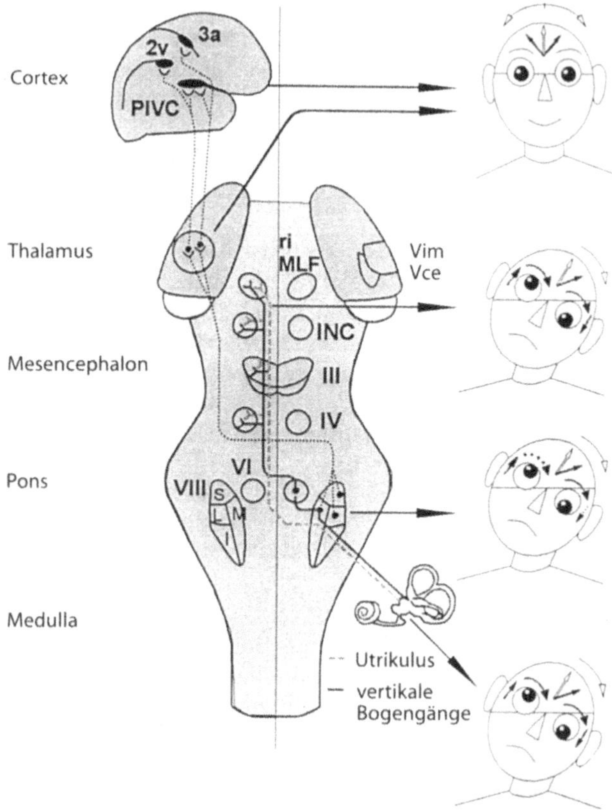

Abb. 3-6. Bahnverbindungen des vestibulo-okulären Reflexes (VOR), hier schematisch für die Rollebene. Es sind die Projektionen von den Otolithen und vertikalen Bogengängen zu den okulomotorischen Kernen (Trochleariskern IV, Okulomotoriuskern III, Abduzenskern VI) und den supranukleären Zentren im Mittelhirn, dem interstitiellen Nucleus Cajal (*INC*) und dem rostralen Interstitialkern des Faszikulus longitudinalis medialis (*riMLF*) dargestellt, deren Schädigung zu vestibulären Zeichen in der Rollebene führt. Der VOR ist Teil einer komplexen vestibulären Reaktion, die auch vestibulospinale Projektionen über den medialen und lateralen vestibulospinalen Trakt zur Kontrolle der Kopf- und Körperposition sowie thalamokortikale Projektionen über den posterolateralen Thalamus (*Vim, Vce*) zu vestibulären Kortexarealen (*2v, 3a, PIVC*) für die Perzeption enthält. Die Projektion für den VOR in der Rollebene kreuzt im pontinen Hirnstamm. Vestibuläre Zeichen in der Rollebene (Ocular-tilt-Reaktion, OTR) sind *rechts* für verschiedene Läsionsorte abgebildet; periphere und pontomedulläre Läsionen verursachen eine ipsiversive OTR, pontomesenzephale Läsionen eine kontraversive. Bei Läsionen oberhalb des INC kommt es nicht mehr zur OTR, sondern nur noch zu Perzeptionsstörungen mit pathologischer Auslenkung der Vertikalenwahrnehmung. Läsionen vestibulärer Thalamuskerne können ipsi- oder kontraversive Auslenkungen der visuellen Vertikalen induzieren, vestibuläre Kortexläsionen (PIVC) vorwiegend kontraversive

seitiger Un-/Untererregbarkeit des horizontalen Bogenganges bei thermischer Spülung. Müdigkeit, Antivertiginosa und zentral sedierende Pharmaka vermindern die vestibuläre Erregbarkeit, während eine Übererregbarkeit des VOR durch eine archizerebelläre Läsion mit Beeinträchtigung hemmender Einflüsse (Disinhibition) auf die Vestibulariskerne entstehen kann.

Der horizontale VOR kann entweder durch eine rasche Kopfdrehung in eine horizontale Richtung untersucht werden (was eine kontralateral gerichtete langsame Nystagmusphase, d.h. Deviation, auslöst) oder aber durch die kalorische Prüfung mit 44 °C warmem oder 30 °C kaltem Wasser. Warmes Wasser induziert einen kalorischen Nystagmus mit der raschen Phase zum ipsilateralen Ohr, kaltes Wasser (oder Eiswasser) mit der raschen Phase zum kontralateralen Ohr.

Der vertikale VOR kann durch rasche vertikale Kopfbewegungen oder gelegentlich durch die simultane kalorische Prüfung beider Ohren untersucht werden, wobei eine bilaterale Eiswasserstimulation einen konjugierten Nystagmus nach oben und eine bilaterale Warmwasserstimulation einen konjugierten Nystagmus nach unten induzieren. Dazu werden beim komatösen Patienten 100–200 ml Eiswasser langsam in den äußeren Gehörgang gespült. Während der kalorischen Prüfung sollte der Kopf des auf dem Rücken liegenden Patienten um 30° gegenüber der Horizontalen nach vorn geneigt sein, um die horizontalen Bogengänge aufzurichten. Beim wachen Patienten erfolgt die Stimulation erst dann mit einer kleinen Menge Eiswasser, wenn die 44 °C-Warm- oder 30 °C-Kaltspülung zu keinem Reizerfolg führte. Der kalorische Nystagmus wird klinisch unter der Frenzel-Brille – zur Unterdrückung der Fixation – beurteilt. Die kalorische Prüfung mit Wasser sollte nicht bei Patienten mit Trommelfellschäden oder Mittelohrfrakturen, die raschen Kopfdrehungen zur Prüfung des VOR nicht bei Patienten mit möglichen Schäden an der Halswirbelsäule durchgeführt werden.

Bei wachen Patienten und Patienten mit psychogenen Bewußtseinsstörungen wird durch die kalorische Spülung ein kalorischer Nystagmus mit rascher und langsamer Nystagmusphase und durch rasche Kopfdrehungen eine rasche konjugierte kompensatorische Deviation beider Augen zur Gegenseite ausgelöst. Wenn sowohl die Warmwasser- als auch die Kaltwasserreizung auf demselben Ohr eine Minderung des kalorischen Nystagmus im Vergleich zur Gegenseite auslösen, spricht dies für eine peripher-vestibuläre Schädigung.

2.1.6 Zervikookulärer Reflex

Rotationen des Kopfes über dem fixierten Rumpf oder aber des Rumpfes unter dem fixierten Kopf stimulieren neben dem VOR die propriozeptiven Afferenzen der Halswirbelsäule über den sog. zervikookulären Reflex (früher: okulozephaler Reflex). Bei Gesunden ist dieser Reflex unbedeutend, der Verstärkungsfaktor mit <0,1 sehr niedrig. Bei Patienten mit chronischen peripher-vestibulären Funktionsstörungen, z.B. einem ototoxischen Schaden, ist die Antwort deutlich größer und der Reflex von klinischer Relevanz. Mit raschen Kopfdrehungen wird bei komatösen Patienten in erster Linie der VOR und nur zu einem geringen Teil der zervikookuläre Reflex geprüft.

2.1.7 Neuronaler Integrator im Hirnstamm

Bei exzentrischen Blickpositionen läßt das Weichteilgewebe in der Orbita die Augen normalerweise innerhalb von 1 s in ihre Primärposition zurückgleiten. Um diese rücktreibende Kraft auszugleichen, benutzen alle okulomotorischen Subsysteme einen gemeinsamen ***neuronalen Positionsintegrator***, der einen entsprechenden Betrag zur neuronalen Aktivität in den okulomotorischen Kernen während der exzentrischen Blickpositionen addiert. Auf diese Weise wird ein Geschwindigkeitssignal in ein Positionssignal umgeformt („velocity-to-position integrator"), was das Auge am Ende der Bewegung in der gewünschten Position hält. Der neuronale Integrator für horizontale Augenbewegungen wird durch Neurone in der dorsalen Medulla oblongata an der Verbindungsstelle der medialen Vestibulariskerne und des Nucleus praepositus hypoglossi (MVN/NPH) repräsentiert, der neuronale Integrator für vertikale und torsionelle Augenbewegungen durch den interstitiellen Nucleus Cajal (INC) im dorsalen rostralen Mittelhirn. Die Funktion beider Integratoren wird durch den Flocculus des Kleinhirns verbessert.

Eine Störung des neuronalen Integrators („leaky neural integrator") führt zu einer Rückdrift der Augen in die Primärposition während exzentrischer Blickpositionen, was wegen des dann entstehenden Blickrichtungsnystagmus die exzentrische Fixation beeinträchtigt. Wegen dieser exzentrischen Blickhalteschwäche müssen Korrektursakkaden zur Fixation des exzentrischen Sehziels eingesetzt werden (= Blickrichtungsnystagmus). Die Funktion des neuronalen Integrators ist während des Schlafes beeinträchtigt, ebenso durch eine Vielzahl von Medikamenten, die meist das GABAerge System beeinflussen.

2.2 Augenbewegungsstörungen im Koma

Bewußtseinsstörungen und Koma sind durch eine Reihe typischer Augenbewegungsstörungen charakterisiert. Als erstes kommt es bei Bewußtseinstrübung zu einer Minderung der Sakkadengeschwindigkeit und -anzahl, einer Verlangsamung der langsamen Folgebewegungen und der langsamen Nystagmusphase des OKN und VOR sowie zu einer Beeinträchtigung des neuronalen Integrators mit Blickhaltedefekt. Während des leichten Schlafes oder im Stupor fehlen – auch bei offenen Augen – alle willkürlichen und spontanen Augenbewegungen. Es können dann irreguläre, vorwiegend horizontale, periodische Deviationen wegen des ungenügenden Fixationsimpulses auftreten. Solche horizontalen Pendeldeviationen („roving eye movements") können nicht willkürlich ausgeführt werden, weshalb sie sich zur Abgrenzung gegenüber psychogenen Bewußtseinsstörungen eignen. Im Koma kommt es dann zu einem Ausfall aller Sakkaden und raschen Nystagmusphasen aufgrund der Funktionsstörung der Formatio reticularis (PPRF und riMLF). Der VOR zeigt sich dann nicht mehr als vestibulärer Nystagmus, sondern als konjugierte Bulbusdeviation beider Augen. Zusätzlich werden vermehrt spontane Augendeviationen (konjugiert und diskonjugiert) und spontane Augenbewegungen beobachtet.

In Abhängigkeit von der Komatiefe (bei rostrokaudaler Verlagerung) zeigen sich folgende Befunde:

- In leichten (dienzephalen) Komastadien führt die Beeinträchtigung der Blickstabilisation zu großamplitudigen ***horizontalen Pendeldeviationen.***

- In tieferen (pontomesenzephalen) Komastadien geht die natürliche Konjugation beider Bulbi für spontane und reinduzierte Augenbewegungen verloren; es können ***Divergenzstellung und diskonjugierte Bewegungen*** auftreten.

Beim Übergang mesenzephaler zu pontomedullären Komastadien kommt es zum ***Sistieren*** aller spontanen und Reflexaugenbewegungen, ein prognostisch höchst ungünstiges Zeichen, wenn es nicht durch Pharmaka oder durch ein Trauma bedingt ist.

2.2.1 Spontane Augendeviationen

2.2.1.1 Konjugierte Augendeviationen

Horizontal: Ipsilaterale Deviationen beider Augen können bei epileptischen Anfällen in den kortikalen Arealen für Augenfolgebewegungen auftreten, meistens jedoch durch eine Läsion kortikaler Strukturen, die an der visuellen Raumorientierung beteiligt sind (posteriorer parietaler Kortex, Pulvinar, Colliculus superior und ihre Verbindungen). Diese Augendeviationen können normalerweise durch rasche passive Kopfdrehungen bei Prüfung des VOR überwunden werden, so daß die Augen dabei die Mittellinie überqueren. Gelegentlich ist dazu jedoch eine stärkere Aktivierung des VOR in Form der Kombination aus kalorischer Reizung und Kopfdrehung notwendig.

Kontralaterale Deviationen der Augen können durch epileptische Anfälle in den kortikalen Arealen der Sakkadensteuerung bzw. durch eine Hirnstammläsion der PPRF oder eine einseitige Läsion des Abduzenskernes verursacht sein. Bei einer Abduzenskernläsion ist die Blickdeviation verbunden mit einer Unfähigkeit, ipsilaterale Sakkaden und rasche Nystagmusphasen zu generieren; die Blickdeviation kann dann nicht durch den VOR überwunden werden.

Vertikal: Eine Deviation beider Bulbi nach unten wird durch eine dorsale Mittelhirnschädigung ausgelöst, die die hintere Kommissur, riMLF und INC (z. B. Thalamusblutung, Hydrozephalus) umfaßt, oder aber durch verschiedene Medikamente. Eine konjugierte Blickdeviation nach oben ist im Koma selten, findet sich bei hypoxischem Hirnschaden nach Herzversagen und zeigt eine schlechte Prognose an. Periodische tonische Aufwärtsbewegungen beider Augen in Kombination mit Lidhebung und Hyperextension des Nackens bezeichnet man als okulogyre Krise, eine extrapyramidale Störung infolge dystoner Nebenwirkungen verschiedener Pharmaka (z. B. Phenothiazine).

2.2.1.2 Diskonjugierte Augenfehlstellungen

- *Diskonjugierte Augenfehlstellungen* sind wegen des Verlustes der willkürlichen Blickkontrolle und Fixation Zeichen einer Bewußtseinsstörung. Bei ausgeprägten Fehlstellungen sollten differentialdiagnostisch sowohl infranukleäre (z. B. Okulomotorius-, Trochlearis-, Abduzensparese) als auch supranukleäre Okulomotorikstörungen berücksichtigt werden (z. B. internukleäre Ophthalmoplegie, INO; vertikale Bulbusdivergenz, „skew deviation"; Ein-einhalb-Syndrom). Okulomotorikstörungen können beim komatösen Patienten schwer zu diagnostizieren sein, weil man allein auf die Beobachtung der abnormen spontanen Bulbuspositionen, spontaner Augenbewegungen und des VOR angewiesen ist.

- Die *Okulomotoriusparese* ist die häufigste diskonjugierte Augenfehlstellung im Koma, meist verbunden mit einer einseitigen Mydriasis (als erstes Zeichen einer Hirnstammherniation) und Ptosis. Der verwundbarste Abschnitt des Nervs liegt in seinem peripheren Verlauf von der Schädelbasis an der seitlichen Wand des Sinus cavernosus bis zur Orbita, wo er lateral über das Lig. petroclinoidale zur hinteren Clivuskante zieht. Andere Ursachen einer Okulomotoriusparese als die einer Hirnstammeinklemmung bei erhöhtem Hirndruck sind Mittelhirnläsionen (Blutung oder Infarkt) oder Trauma des Nervs. Ein- oder beidseitige Abduzensparesen - mit einer Fehlstellung der Bulbi in Adduktion - sind bei Patienten mit Hirndruck aufgrund einer direkten Nervenschädigung häufig, weil der Nerv während der Herniation am Clivus überdehnt wird. Der Trochlearisnerv ist wenig empfindlich gegenüber einer Hirnstammeinklemmung, da er durch das Tentorium geschützt wird, jedoch um so mehr gegenüber einer Verletzung bei Schädeltrauma. Die Trochlearisparese muß von einer internukleären Ophthalmoplegie (INO) abgegrenzt werden.
- Die „skew deviation" ist eine vertikale Augendivergenzstellung, die auf eine Otolithenfunktionsstörung hindeutet, entweder peripher-labyrinthär oder entlang einer Bahnverbindung im Hirnstamm, die Otolithenafferenzen zum Kortex leitet (und zwar über ipsilaterales Vestibulariskerngebiet - kontralaterales MLF - kontralaterale okulomotorische Integratorzentren im rostralen Mittelhirn, INC und riMLF). Bei peripher-labyrinthären und pontomedullären Läsionen ist das ipsilaterale Auge tieferstehend, bei pontomesenzephalen Läsionen das kontralaterale Auge (Abb. 3-6).

2.2.2 Spontane Augenbewegungen

2.2.2.1 Horizontal

- Ein *Spontannystagmus* ist für das Koma untypisch, da die raschen Nystagmusphasen wegen der Aktivitätsminderung der „Burstneurone" in PPRF und riMLF nicht mehr generiert werden. Peripher-vestibuläre Schädigungen induzieren daher beim komatösen Patienten keinen Nystagmus, sondern tonisch konjugierte ipsiversive Deviationen. Ein monokulärer oder diskonjugierter Pendelnystagmus (oder nystagmusartige Schläge eines einzelnen Auges) wird bei pontinen Hirnstammläsionen mit Schädigung des Tractus tegmentalis centralis beobachtet.
- *„Roving eye movements"*: Ähnlich der langsamen pendelnden Augenbewegungen im leichten Schlaf Gesunder zeigen die Augen im leichten (dienzephalen) Koma, konjugierte oder diskonjugierte, unregelmäßige, meist horizontale, langsame Pendeldeviationen. Sie kennzeichnen eine günstige

Prognose, da sie eine intakte Funktion der okulomotorischen Zentren im Hirnstamm voraussetzen. Diese Augenbewegungen sind langsamer als die raschen konjugierten Augenbewegungen („rapid eye movements", REM) im Schlaf.

- *„Ping-pong-Blick":* Periodisch seitenwechselnde konjugierte horizontale langsame Deviation der Augen im Stupor und Koma werden als „periodisch-alternierende Augenbewegungen" oder „Ping-pong-Blick" bezeichnet. Diese episodischen rhythmischen Deviationen mit kurzer Pause von 2–3 s in der lateralen Bulbusposition wiederholen sich jeweils nach einigen Sekunden über viele Stunden. Sie werden bei Blutungen in der hinteren Schädelgrube, Schädigung der Hirnschenkel und (z.T. passager nach schneller Kopfdrehung) bei bilateralen Hemisphäreninfarkten beobachtet.

2.2.2.2 Vertikal

- *Periodische Aufwärts-/Abwärtsdeviationen („ocular bobbing" und „ocular dipping"):* Hierbei handelt es sich um paroxysmale, meist konjugierte vertikale Augenbewegungen, bei denen rasche und langsame Phasen unregelmäßig kombiniert sind. Die Augen bewegen sich exzentrisch, um dann zurückzugleiten. Häufig entsteht eine Pause von bis zu 10 s nach jeder Rückstellbewegungen zur Ausgangsposition. Die unterschiedlichen Phänomene spiegeln eine Instabilität der vertikalen Blickstabilisation wider. Die einzelnen vertikalen Augenbewegungsmuster sind nach der Geschwindigkeit der Aufwärts- oder Abwärtsbewegungen benannt. Das häufiger vorkommende *„ocular bobbing"* besteht aus einer intermittierenden raschen Abwärtsbewegung beider Augen, gefolgt von einer langsameren Rückstellbewegung nach oben. Typischerweise fehlen spontane Augenbewegungen, und der VOR ist nicht auslösbar, was für eine schlechte Prognose spricht.
- *Reverses „ocular bobbing"* ist eine rasche Aufwärtsdeviation der Augen mit einem langsameren Abwärtsdrift zurück zur Mittelposition; es kann sich aus dem ocular bobbing entwickeln.

„Ocular dipping" (auch inverses „ocular bobbing" genannt) ist charakterisiert durch die seltene Kombination einer langsamen Abwärtsdeviation mit einer raschen Rückstellbewegung nach oben, wohingegen *reverses „dipping"* (auch konverses „bobbing") einen langsamen Aufwärtsdrift mit rascher Rückkehr zur Ausgangsposition meint. „Ocular bobbing" und seine seltenen Varianten – auch das „ocular dipping" – sind meist durch einen umschriebenen Schaden inmitten der Pons verursacht (z.B. Infarkt, Blutung, Tumor). In Einzelfällen wurden sie auch bei toxischen, hypoxischen und metabolischen Störungen beschrieben. Die Kombination von Varianten des „ocular bobbing" mit einer Bulbusdivergenz oder -konvergenz ist kennzeichnend für eine Dysfunktion im dorsalen Mittelhirn.

- *Akuter okulärer Myoklonus:* Großamplitudige rasche vertikale Augenbewegungen im Sinne von Myoklonien sind bei akuten Hirnstamminfarkten beschrieben worden.

- *Locked-in-Syndrom:* Auch wenn das Locked-in-Syndrom nicht primär ein okulomotorisches Zeichen darstellt, soll es aus differentialdiagnostischen Gründen hier erwähnt werden. Das Syndrom beinhaltet einen kompletten supranukleären Ausfall aller motorischer Efferenzen (die Deefferenzierung) mit Tetraplegie und Aphonie, der durch eine pontomesenzephale Schädigung - meist eine bilaterale ventrale Ponsläsion - entsteht. Die Patienten sind wach, können meist hören und kommunizieren über willkürliche Lid- und vertikale Augenbewegungen.

Da die klinischen Symptome eine große Variabilität zeigen und das Locked-in-Syndrom in seiner akuten Phase häufig als Koma oder vegetativer Status fehlgedeutet wird, ist die frühzeitige Untersuchung der spontanen und Reflexaugenbewegungen besonders wichtig. Die Langzeitprognose ist insgesamt schlecht, wobei nur eine geringe Besserung zu erwarten ist.

2.2.3 Reflexaugenbewegungen

Im Koma ist die willkürliche Kontrolle der Augenbewegungen erloschen, es können nur noch Reflexaugenbewegungen im Rahmen des VOR ausgelöst werden. Der VOR bei Kalorik und der VOR bei Kopfdrehung (früher ungenau okulozephaler Reflex genannt) sind klinisch bedeutsam, da sie die Funktionsfähigkeit mesenzephaler und pontomedullärer Hirnstammstrukturen prüfen (Abb. 3-7).

Der VOR kann intakt sein mit ausgiebigen kompensatorischen Augendeviationen, aber der „Integrator" (Blickhaltemechanismus) kann gestört sein, so daß die Augen in ihre Primärposition zurückdriften. Mit Hilfe des VOR lassen sich Aussagen zur Prognose machen: Ein Fehlen der VOR-Antworten bei Kopfdrehung und kalorischer Reizung spricht bei hypoxischem Hirnschaden (nicht bei Intoxikation) nach einem Tag in 92% der Fälle für eine infauste Prognose; bei Kombination mit erloschenen Pupillenreflexen in 100%.

2.2.3.1 VOR bei Kalorik

Die Kaltspülung der äußeren Gehörgänge (30 °C oder Eiswasser) erfolgt mit 30° gegenüber der Horizontalen angehobenem Kopf, um den horizontalen Bogengang vertikal einzustellen. Beim Gesunden führt die einseitige Kaltspülung zu einem kontraversiv schlagenden Nystagmus von 2–3 min Dauer. Beim Bewußtlosen mit intaktem Hirnstamm besteht die Antwort in einer toxischen Deviation zum gespülten Ohr, da nur die tonische Nystagmusphase ausgelöst wird (Abb. 3-7).

- Das Ausbleiben dieser Reaktion auf einen maximalen Reiz durch Eiswasserspülung spricht - falls nicht eine zusätzliche periphere Labyrinthläsion vorliegt - für eine ausgedehnte ipsilaterale pontine Läsion.
- Mit Hilfe des thermisch ausgelösten VOR können auch eine internukleäre Ophthalmoplegie (INO) oder periphere Augenmuskelparesen beim be-

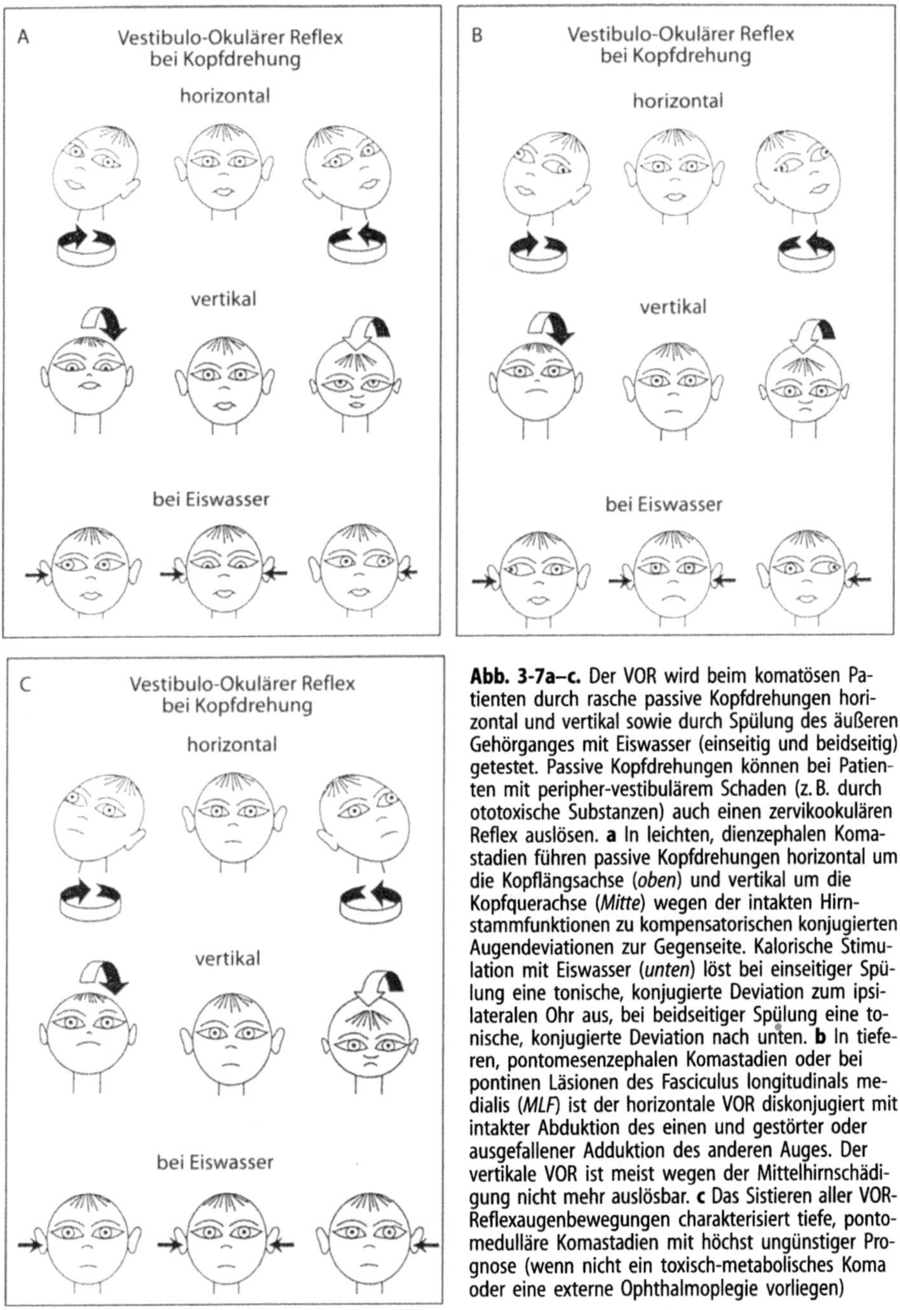

Abb. 3-7a–c. Der VOR wird beim komatösen Patienten durch rasche passive Kopfdrehungen horizontal und vertikal sowie durch Spülung des äußeren Gehörganges mit Eiswasser (einseitig und beidseitig) getestet. Passive Kopfdrehungen können bei Patienten mit peripher-vestibulärem Schaden (z. B. durch ototoxische Substanzen) auch einen zervikookulären Reflex auslösen. **a** In leichten, dienzephalen Komastadien führen passive Kopfdrehungen horizontal um die Kopflängsachse (*oben*) und vertikal um die Kopfquerachse (*Mitte*) wegen der intakten Hirnstammfunktionen zu kompensatorischen konjugierten Augendeviationen zur Gegenseite. Kalorische Stimulation mit Eiswasser (*unten*) löst bei einseitiger Spülung eine tonische, konjugierte Deviation zum ipsilateralen Ohr aus, bei beidseitiger Spülung eine tonische, konjugierte Deviation nach unten. **b** In tieferen, pontomesenzephalen Komastadien oder bei pontinen Läsionen des Fasciculus longitudinals medialis (*MLF*) ist der horizontale VOR diskonjugiert mit intakter Abduktion des einen und gestörter oder ausgefallener Adduktion des anderen Auges. Der vertikale VOR ist meist wegen der Mittelhirnschädigung nicht mehr auslösbar. **c** Das Sistieren aller VOR-Reflexaugenbewegungen charakterisiert tiefe, pontomedulläre Komastadien mit höchst ungünstiger Prognose (wenn nicht ein toxisch-metabolisches Koma oder eine externe Ophthalmoplegie vorliegen)

wußtlosen Patienten aufgedeckt werden: So bleibt bei einer INO/MLF-Läsion die nasal gerichtete Deviation aus (und das Auge bleibt in Mittelposition stehen), während das andere Auge eine korrekte ipsilaterale Deviation nach temporal erkennen läßt.

- Ist das Mittelhirn intakt, so kann bei erloschenen horizontalen Reflexen durch simultane bilaterale Kaltspülung eine Bulbusdeviation nach unten, durch eine bilaterale Warmspülung eine solche nach oben erzeugt werden. Der Ausfall der vertikalen Reaktion spricht für eine Mittelhirnschädigung unter bilateraler Beteiligung der Okulomotoriuskerne oder -nerven.

2.2.3.2 VOR bei Kopfdrehung (zervikookulärer Reflex)

Auch wenn der VOR auf thermische Spülung ausbleibt, können kompensatorische Augenbewegungen bei Kopfdrehungen, die z.T. durch Labyrinth- und Nackenafferenzen zustande kommen, noch auslösbar sein. Bei intakter Brükkenhaube führt eine rasche, passive Kopfdrehung zur Seite zu einer kompensatorischen Augenbewegung zur Gegenseite (Abb. 3-7). Diese okulozephalen Versionen, die heute besser VOR *bei Kopfdrehung* genannt werden, können unausgiebig, von kurzer Dauer und erst nach mehrfachen, relativ heftigen Manövern auslösbar sein. Der VOR in vertikaler Richtung nach unten kann auch von einer reflektorischen Lidhebung begleitet sein (Puppenkopfphänomen). Wahrscheinlich leistet der zervikookuläre Reflex bei Patienten mit intaktem Labyrinth nur einen geringen Beitrag zu den kompensatorischen Augenbewegungen, der größer wird bei Defiziten der peripher vestibulären Funktion. Besondere Vorsicht ist bei Patienten mit Schädel-Hirn-Trauma geboten, da die Möglichkeit von Halswirbelsäulenfrakturen oder -luxationen besteht. Die Prüfung der reflektorischen Augenbewegungen dient nicht nur dem Nachweis umschriebener Hirnstammläsionen, sondern erbringt auch lokalisationsunabhängige Hinweise auf die Tiefe einer Bewußtseinsstörung. Im Rahmen einer Barbituratintoxikation können sie zwischenzeitlich ganz erloschen sein.

Diskonjugierte VOR-Antworten können bei verschiedenen Läsionen auftreten: Eine intakte Abduktion eines Auges und reduzierte oder fehlende Adduktion des anderen Auges spricht für eine MLF-Läsion im pontinen Hirnstamm (INO) oder eine Schädigung des M.-rectus-medialis-Subnukleus im Okulomotoriuskerngebiet des Mittelhirns. Das Auge mit der eingeschränkten Adduktion gibt die Seite der Läsion an. Diskonjugierte VOR-Antworten entstehen außerdem bei infranukleären Nervenläsionen im peripheren oder faszikulären Anteil. So beeinträchtigt eine Okulomotoriusnerv- oder -kernschädigung alle Bewegungen des ipsilateralen Auges mit Ausnahme der Abduktion durch den M. rectus lateralis. Eine Schädigung des Abduzensnervs oder -faszikels führt zu einer ipsilateralen Beeinträchtigung der Abduktion bei freier Bewegungsmöglichkeit des anderen Auges.

2.3 Typische Augenbewegungsmuster mit topographisch diagnostischer Bedeutung

Der diagnostische Wert einzelner Okulomotorikstörungen ist unterschiedlich, da es solche mit hoher topographischer Spezifität gibt (z. B. Konvergenz-/Retraktionsnystagmus; Down-beat-/Up-beat-Nystagmus) und andere, die durch Läsion entlang des gesamten Hirnstamms ausgelöst werden (z. B. „skew deviation"). Ist die vertikale Divergenz jedoch Teil einer komplexen Okulomotorikstörung (z. B. See-saw-Nystagmus; Ocular-tilt-Reaktion) oder alterniert die vertikale Divergenzstellung bei Rechts-/Linksblick (alternierende „skew deviation"), so erlaubt dies wieder eine präzisere Hirnstammlokalisation.

In Tabelle 3-1 werden für einzelne Hirnstrukturen diagnostisch relevante Okulomotorikstörungen aufgeführt.

Tabelle 3-1. Okulomotorikstörungen mit topographischer Bedeutung

Syndrom	*Definition*	*Läsionsort*	*Ätiologie*
Hemisphäre			
Horizontale Deviationen	Ipsilaterale konjugierte Deviation	Parietallappen, selten Frontallappen	Trauma, Blutung, Infarkt, Tumor, Enzephalitis, selten fokaler epileptischer Anfall
	Kontralaterale Deviation	Parietallappen oder Frontallappen	Epileptische Anfälle
Okulomotorische Apraxie	Störung der willkürlichen Augenbewegungen und des Folgesystems, Konvergenzschwäche, VOR-Antworten normal	Akute bilaterale frontale oder frontoparietale Läsionen	Infarkte, multiple Sklerose, Blutungen
Dienzephalon			
See-saw-Nystagmus	Synchrone, alternierende Elevation und Einwärtsdrehung des einen Auges bei gleichzeitiger Senkung und Auswärtsdrehung des anderen Auges	Nucleus interstitialis Cajal (INC), Zona incerta	Infarkt, Blutung, Hydrozephalus, Trauma, parasellärer Tumor (z. B. Hypophysenadenom)
Skew deviation	Supranukleäre vertikale Divergenzstellung beider Augen in Primärposition und bei verschiedenen Blickpositionen zur kontralateralen Seite (kontralaterales Auge tieferstehend) oder alternierend	Kontralateraler Nucleus interstitialis Cajal (INC), oft mitbetroffen bei paramedianen Thalamusläsionen	Infarkt, Blutung, parasellärer Tumor, Hydrozephalus, Trauma
Ocular-tilt-Reaktion	Kontraversive tonische oder paroxysmale Trias aus Kopfneigung, „skew deviation" und Augenverrollung in Richtung des tieferstehenden Auges	Kontralateraler INC, oft mitbetroffen bei paramedianen Thalamusläsionen	Infarkt, Blutung, parasellärer Tumor, Trauma, Entzündung
Mittelhirn			
Vertikale Blickparese	Vertikale Störung für alle Typen von Augenbewegungen, wobei der VOR oft verschont bleibt (Parinaud-Syndrom)	Blickparese nach oben bei Läsion der hinteren Kommissur, Blickparese nach unten bei bilateraler Läsion von Anteilen des riMLF	Tumor, Infarkt, Hydrozephalus, degenerative oder metabolische Erkrankung, Enzephalitis, Trauma

Tabelle 3-1 (Fortsetzung)

Syndrom	*Definition*	*Läsionsort*	*Ätiologie*
Konvergenz-Retraktions-Nystagmus	Konvergenter Rucknystagmus mit Retraktionsbewegung in die Orbita hinein, spontan oder ausgelöst durch Sakkaden bzw. rasche Nystagmusphasen nach oben (OKN nach unten); oft assoziiert mit einer vertikalen Blickparese, einer Lidretraktion und Pupillenstörungen (z. B. dorsales Mittelhirn- oder Aquäduktsyndrom, Koerber-Salus-Elschnig-Syndrom)	Bilaterale paramediane dorsale Mittelhirnläsion (hintere Kommissur, riMLF)	Tumoren der Pinealis (14%) und des 3. Ventrikels, Hydrozephalus mit Druck auf die hintere Kommissur, Infarkte, Enzephalitis, Trauma
Erworbener Fixationspendelnystagmus	Kleinamplitudiger, hochfrequenter (2–7 Hz), oft dissoziierter oder monokulärer Nystagmus in horizontaler, vertikaler oder torsioneller Richtung; oft assoziiert mit einem Gaumensegelmyoklonus	Mehrere Hirnstamm- und Kleinhirnläsionen, u. a. im zentralen Trakt und in Vestibulariskernnähe	Multiple Sklerose (70%), multiple Infarkte, selten beim Kearns-Sayre-Syndrom, nach ein- oder beidseitigem Visusverlust, toxisch
Up-beat-Nystagmus	Vertikalnystagmus nach oben in Primärposition (durch Fixation nicht unterdrückt), evtl. moduliert in verschiedenen Kopfpositionen; gelegentlich in Kombination mit einer INO	Pontomesenzephal (Brachium conjunctivum) und dorsale Medulla oblongata (ventraler tegmentaler Trakt)	Infarkte, Blutungen, multiple Sklerose, Tumor, Enzephalitis, degenerativ, toxisch-metabolisch
Ocular-tilt-Reaktion	Siehe oben; kontraversiv	Kontralateraler NC und MLF	Einseitige Infarkte, Blutungen, multiple Sklerose, Tumoren
Pons			
Internukleäre Ophthalmoplegie (INO)	Störung des konjugierten Seitwärtsblickes mit Adduktionshemmung des nach nasal bewegten Auges und dissoziiertem Nystagmus mit größerer Amplitude des abduzierten Auges; Konvergenz meist intakt; assoziiert mit einem Blickrichtungsnystagmus bei Aufblick, vertikaler Blickfolgesakkadierung und gelegentlich skew deviation (ipsilaterales Auge höherstehend)	Ipsilaterales MLF	Multiple Sklerose (ca. 80%), Infarkt, Blutung, Tumor, Enzephalitis, toxisch-metabolisch, kraniozervikale Übergangsanomalie, Syringomyelie, Bestrahlung
Ein-einhalb-Syndrom	Kombination aus ipsiversiver horizontaler Blickparese und ipsiversiver Adduktionshemmung (INO), so daß horizontal nur eine Abduktion des kontralateralen Auges möglich ist; Exotrophie; im Koma assoziiert mit „ocular bobbing"	Ipsilaterale paramediane retikuläre Formation (PPRF) und ipsilaterales MLF	Meist Hirnstamminfarkte, multiple Sklerose, Blutung, Tumoren, nicht toxisch
Down-beat-Nystagmus	Vertikalnystagmus nach unten in Primärposition (durch Fixation nicht gehemmt), aktiviert durch Seitwärtsblick (dann oft diagonal) oder Kopfreklination; assoziiert mit einer Blickfolgesakkadierung nach unten, OKN-Minderung nach oben	Kraniozervikaler Übergang (Flocculus beidseits); paramedianer medullärer Hirnstamm zwischen den Vestibulariskernen oder im Bereich des Nucleus präpositus hypoglossi	Kraniozervikale Übergangsanomalien (ca. 25%), zerebelläre Degenerationen (ca. 20%), multiple Sklerose, Tumor, Infarkt, toxisch (Hydantoin, Barbiturat, Lithium), metabolisch (Magnesium-, Vitamin-B_1-, Vitamin-B_{12}-Mangel)

Tabelle 3-1 (Fortsetzung)

Syndrom	*Definition*	*Läsionsort*	*Ätiologie*
Ocular bobbing	Paroxysmale, rasche konjugierte Abwärtsdeviation mit langsamer Rückdrift z.T. nach Latenz; Varianten sind reverses „bobbing", „ocular dipping", reverses „dipping"; oft assoziiert mit einer Parese des horizontalen VOR; intakte Pupillenreaktion auf Licht	Akute bilaterale Ponsläsion direkt oder durch Kompression des pontomedullären Hirnstamms	Infarkte, Blutung, Tumoren, Kontusion, Enzephalitis, Hypoxie, pontine Myelinolyse, Enzephalopathie, toxisch-metabolisch
Okular-tilt-Reaktion	(Siehe oben); ipsi- oder kontraversiv	Ipsilaterale Läsion im Vestibulariskerngebiet, kontralaterale Läsion in der oberen Pons (MLF)	Einseitige Infarkte, Blutung, multiple Sklerose, Tumor, Hirnstammenzephalitis
Periodisch alternierender Nystagmus (PAN)	Regelmäßig richtungwechselnder, horizontaler Spontan- und Fixationsnystagmus bei Geradeausblick mit Oszillopsien (mittlere Periodendauer 100–200 s), häufig asymmetrische Zyklen, abhängig von Wachheit, Fixation, Blickrichtung, Labyrinthreizung; sistiert im Schlaf	Pontomedullärer Hirnstamm, Vestibulozerebellum	Infratentorielle Tumoren, kraniozervikale Übergangsanomalien, multiple Sklerose, Degeneration, vaskulär, toxisch, selten kongenital
Medulla oblongata			
Down-beat-Nystagmus	Siehe oben		
Up-beat-Nystagmus	Siehe oben		
Ocular-tilt-Reaktion	Siehe oben; ipsiversiv, häufig mit diskonjugierter oder monokulärer Torsion der Augen, betont für das ipsilaterale Auge	Ipsilaterales Vestibulariskerngebiet (medial und superior)	Meist einseitiger Infarkt oder multiple Sklerose
Zerebellum			
Opsoklonus	Rasche, konjugierte, salvenartige, vorwiegend horizontale Sakkaden unterschiedlicher Amplituden (2–15°) ohne Fixationsintervall (6–12 Hz), spontan- oder augenbewegungsinduziert; aktiviert durch Lidschluß, häufig im Anschluß an vertikale Willkürsakkaden; persistiert im Schlaf; assoziiert mit Ataxie, Dysarthrie und Extremitätenmyoklonien	Kleinhirnrinde (Purkinje-Zellen), selten Pons, Mittelhirn, Thalamus	*Kinder:* Benigne Enzephalitis, paraneoplastisches Syndrom bei Neuroblastom; *Erwachsene:* Enzephalitis, paraneoplastische Enzephalopathie (Mamma, Bronchial-, Uterus-, Epidermoidkarzinom), Blutungen, Infarkte, Hydrozephalus, multiple Sklerose, toxisch (Amitriptylin, Haloperidol, Lithium, Thallium, DDT, Chlordecone), Trauma
Ocular flatter	Wie Opsoklonus, aber hier regelmäßiger und nur horizontal		
Periodisch alternierender Nystagmus (PAN)	Siehe oben	Beidseitige Flocculusläsion	

Literatur

Brandt T, Dieterich M (1995) Central vestibular syndromes in roll, pitch, and yaw planes: topographic diagnosis of brainstem disorders. J Neuroophthalmol 15:291–303
Burde RM, Savino PJ, Trobe JD (1989) Neuroophthalmologie. Symptome -Diagnose - Therapie. Kohlhammer, Stuttgart
Buettner UW, Zee DS (1989) Vestibular testing in comatose patients. Arch Neurol 46:561–563
Caplan LR (1980) „Top of the basilar" syndrome: selected clinical aspects. Neurology 30:72–78
Caplan LR (1991) Migraine and vertebrobasilar ischemia. Neurology 41:55–61
Dieterich M, Tusa RJ (1994) Ocular motor disturbances. In: Hacke W (ed) Neurocritical care. Springer, Berlin Heidelberg New York Tokio, pp 329–341
Ferbert A, Brückmann H, Drummen R (1990) Clinical features of proven basilar artery occlusion. Stroke 21:1135–1142
Glaser JS (1978) Neuro-Ophthalmolgy. Harper & Row, Hargerston/NY
Kubic CS, Adams RD (1946) Occlusion of the basilar artery. A clinical and pathological study. Brain 69:73–121
Leigh RJ, Zee DS (1990) Neurology of eye-movements. Davis, Philadelphia
Plum F, Posner JB (1980) The diagnosis of stupor and coma. Davis, Philadelphia
Ropper AH, Wijdicks EFM, Truax BT (1991) Guillain-Barré syndrome. Davis, Philadelphia
Straube A, Dieterich M (1998) Augenbewegungsstörungen. In: Brandt T, Dichgans J, Diener HC (Hrsg) Therapie und Verlauf neurologischer Erkrankungen, 3. Aufl. Kohlhammer, Stuttgart, S 110–121

Kapitel 4

Paresenmuster – Syndrome, funktionelle Neuroanatomie, Ursachen

W. Müllges, P. D. Schellinger, S. Schwab

INHALT

1 Einführung

Paresen sind häufige Symptome intensivmedizinisch relevanter neurologischer Krankheiten und klinisch meist auch dann noch feststellbar, wenn die Kooperationsfähigkeit bei Schwerstkranken gestört bis aufgehoben ist. Sie können durch Läsionen im gesamten Verlauf des motorischen Systems vom Motorkortex bis zum Muskel entstehen, so daß eine topisch richtige Zuordnung eines Paresemusters das weitere diagnostische und differentialdiagnostische Prozedere bestimmen können.

Bei Akutkrankheiten sind zur Unterscheidung von peripherer und zentraler Parese die Kriterien Muskeltonus und Muskelatrophien oft wenig hilfreich, sieht man von Patienten mit chronischen, akut dekompensierenden Erkrankungen wie z. B. Hirntumor (Spastik) oder degenerative Neuromyopathie (Atrophie) ab. Einige akute Erkrankungen des peripheren Nervensystems gehen mit erhöhtem Muskeltonus einher, bei den meisten zentralen Läsionen sind Paresen initial schlaff, auch wenn sie später typischerweise spastisch werden. Pyramidenbahnzeichen dagegen sind beweisend für eine zentrale Läsion und entscheiden bei Komatösen auch darüber, ob seitendifferente Eigenreflexe auf der einen Seite als gesteigert oder auf der anderen Seite als abgeschwächt zu bezeichnen sind.

Für die weitere topologische Zuordnung ist eine begleitende Untersuchung von kortikalen Funktionen, Okulomotorik, Hirnnervenfunktionen und Sensibilität unentbehrlich. Die zeitliche Entwicklung und das Vorhandensein von Schmerzen oder nicht geben weitere wertvolle Hinweise zur Klärung der Differentialdiagnose.

Periphere Paresen sollten quantitativ mit der MRC-Skala erfaßt und dokumentiert werden (Übersicht 4-1). Zentrale Paresen werden funktionell beschrieben, was zwar der MRC-Skala ähnelt, aber Massenbewegungen, Synergismen und Muskeltonus mit einbezieht.

Dieses Kapitel soll eine Übersicht geben, wie man die verschiedenen Paresemuster (Tetraparese, Paraparese, Hemiparese, Monoparese) verschiedenen Läsionsorten zuordnen kann, und gibt zugleich eine Übersicht über dann häufige Ursachen. Die spezielle Krankheitslehre findet sich in den nosologischen Kapiteln dieses Buchs.

Übersicht 4-1. MRC-Kraftgraduierung für periphere Paresen

0	fehlende Muskelkontraktion, Plegie
1	sichtbare Muskelkontraktion ohne Bewegungseffekt
2	Bewegung der Extremität unter Ausschaltung der Schwerkraft
3	aktive Bewegung gegen die Schwerkraft
4–	aktive Spannung gegen leichten Widerstand
4	aktive Spannung gegen mäßigen Widerstand
4+	aktive Spannung gegen stärkeren Widerstand
5	keine Parese

2 Akute Tetraparese

Tetraparesen können durch Läsionen des Gehirns, des Hirnstamms, des zervikalen Rückenmarks, der peripheren Nerven versursacht werden und Ausdruck von neuromuskulären oder von Muskelkrankheiten sein. Eine rasche Differenzierung, welches Topos betroffen ist, stellt die Weichen für die weitere Diagnostik.

2.1 Tetraparese mit Koma

Kernsymptom eines Komas ist neben der Bewußtseinsstörung eine Tetraparese. Muskeltonus, Pyramidenbahnzeichen, spontane Haltungen sowie auslösbare oder spontane Streck- und Beugesynergismen und die Untersuchung der Hirnstammreflexe geben einen Hinweis auf die Komatiefe. Lassen sich bei der Untersuchung

- *Seitendifferenzen* der Parese, seitendifferente Hirnstammreflexe oder Pupillen nachweisen, spricht dies für eine der vielfältigen primär intrazerebralen Ursachen.
- Lassen sich dagegen *keine Seitendifferenz oder Nackensteife* nachweisen, so spricht das für eine Miterkrankung des Gehirns, z.B. bei metabolischen Störungen.

Allerdings können Mittellinien- (oder ihnen nahe) Prozesse, wie z.B. eine ventrikeltamponierende Blutung (Abb. 4-1) symmetrische Funktionsstörungen bedingen, und bei einem tiefen Bulbärhirnsyndrom im Laufe einer transtentoriellen Einklemmung verschwinden anfängliche Seitendifferenzen wieder. Solchen Befunden widmet sich das Komakapitel dieses Buchs.

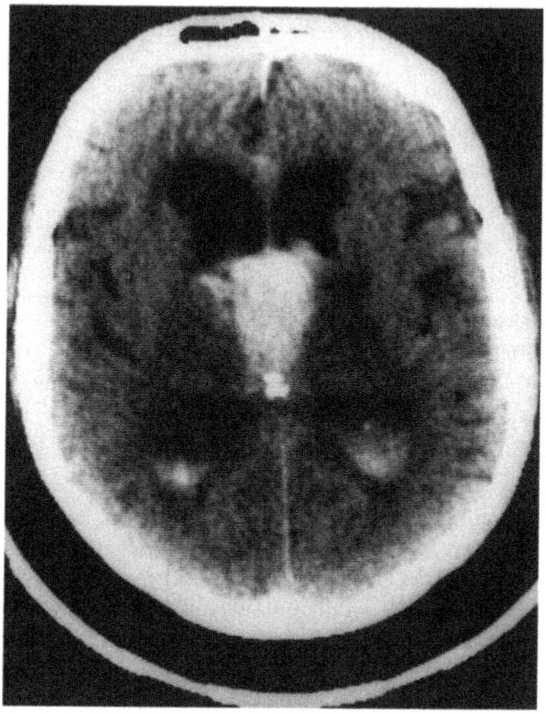

Abb. 4-1. Koma ohne Herdbefund: primär zerebrale Ursache (Ventrikelblutung im CCT)

2.2 Tetraparese eines Wachen

Wesentlich ergiebiger ist die klinische Differentialdiagnose einer Tetraparese bei einem wachen Patienten.

2.2.1 Sensomotorische Tetraparese

2.2.1.1 Akute sensomotorische Tetraparese mit Pyramidenbahnzeichen

Schmerzlos

Finden sich zusätzlich Hirnnervenausfälle, handelt es sich um ein perakutes schmerzloses Ereignis, dann kommen v. a. vaskuläre Hirnstammläsionen in Frage (s. Übersicht 4-2). Häufiger sind die in Abschn. 4.1 ausgeführten gekreuzten Hirnstammsyndrome. Wichtigste und stets umgehend zu klärende Differentialdiagnose ist eine vertebrobasiläre Verschlußkrankheit, bei der sich oft noch rezidivierende Vorbotensymptome eruieren lassen.

Das sog. Locked-in-Syndrom tritt meistens nach einem vorausgehenden vaskulär bedingten Koma (Basilaristhrombose) auf und stellt das apikalste Querschnittsyndrom dar.

Übersicht 4-2. Differentialdiagnose per- bis subakuter schmerzloser Tetraparesen

- *Perakut (Entwicklung innerhalb von Minuten bis Stunden)*
  - mit Hirnnervenbeteiligung: ischämisch (bilaterale Infarkte der medullären Pyramiden durch Verschluß der Vertebralarterien oder ihrer Äste, Basilaristhrombose, Pseudobulbärparalyse bei Multiinfarktsyndrom)
  - ohne Hirnnervenbeteiligung: ischämisch (Spinalis-anterior-Syndrom), hämorrhagisch (Antikoagulanzien, epidurales, subdurales oder intramedulläres Hämatom), entzündlich (nekrotisierende Myelopathie; selten)
- *Subakut (Entwicklung innerhalb von Stunden bis Tagen)*
  - entzündlich (Poliomyelitis, FSME, granulomatöse oder virale Myelitis, postvakzinale Myelitis: Pocken, Tollwut, Devic-Syndrom)
  - neoplastisch [Gliom, Ependymom (intramedullär), Meningeom (extramedullär intradural), Metastasen (extradural)]
  - degenerativ (Syringomyelie, zervikale Myelopathie)
  - metabolisch [funikuläre Myelose (Vitamin-B_{12}-Mangel)]

Locked-in-Syndrom: alle efferenten und afferenten Bahnen sind bei den supratentoriell unbeeinträchtigten voll bewußten Patienten zerstört, nur expressiv-motorisch sind vertikale Augenbewegungen erhalten.

Die durch zahlreiche mikroangiopathische Infarkte sich verschlechternde Pseudobulbärparalyse ist durch eine progredient stotternde Entwicklung gekennzeichnet im Gegensatz zur Bulbärparalyse als Verlaufsvariante der amyotrophischen Lateralsklerose, die sich einfach progredient verschlechtert, aber z. B. durch eine Aspirationspneumonie auch als akut erscheinende Krankheit intensivmedizinisch relevant werden kann.

Fehlt bei einer ähnlich akuten schmerzlosen Erkrankung eine Hirnnervenbeteiligung, so liegt die Läsion zervikomedullär. Typische akute Ursachen sind dann entweder Blutungen oder eine (seltene) nekrotisierende Myelitis.

Charakteristika von Myelopathien sind
1. intakte kortikale und Hirnstammfunktionen,
2. spinaler Schock; nukleäre schlaffe Paresen mit kaudaler Spastik und Reflexsprung; Tetraplegie oder -spastik mit normalem Masseterreflex,
3. Lhermitte-Zeichen; unangenehme Parästhesien; sensibles Niveau; Verlust von Lagesinn und Pallanästhesie bei erhaltenen ASR; bilateral symmetrische Hypästhesie; Hypalgesie der Beine und des Stamms mit perianaler Aussparung oder mit normaler Pallästhesie von Händen und Füßen; Reithosenhypästhesie,
4. diffus oder segmental ausstrahlende Schmerzen,
5. Blasen-Mastdarm-Störung

Wenn sich eine sensomotorische Tetraparese mit Pyramidenbahnzeichen dagegen subakut über Stunden bis Tage entwickelt, dann spricht dies meistens für eine entzündliche oder neoplastische Genese. Die Rückschlüsse, die verschiedene Schädigungsmuster des Rückenmarks erlauben, werden bei Paraparesen und Querschnittsyndromen abgehandelt (s. Abschn. 3).

Schmerzhaft (s. Übersicht 4-3)

Ohne rasche Intervention ist die Prognose schmerzhafter akuter bis subakuter sensomotorischen Tetraparesen mit Pyramidenbahnzeichen stets ungünstig.

Allerdings können bei perakuten Spinalerkrankungen Pyramidenbahnzeichen auch fehlen, z.B. beim „spinalen Schock" (3.1.1). Klinisch wegweisend für die Feststellung eines spinalen Schocks ist, daß gleichzeitig (im Gegensatz zu hochakuten Motoneuropathien) alle Eigenreflexe erloschen und Blasen-Mastdarm-Störungen (initial schlaffe Sphinkter) regelmäßig vorhanden sind. Apikale wirbelsäulendestruierende entzündliche und degenerative Prozesse oder ein Trauma sind häufigste Ursache. Wenn zusätzlich Hirnnerven beteiligt sind, dann ist eines der Schädelbasissyndrome um das Foramen magnum herum anzunehmen. Letzteres ist meistens bedingt durch Tumoren oder durch Entzündungen wie z.B. Aktinomykose.

2.2.1.2 Akute sensomotorische schlaffe Tetraparese mit abgeschwächten Reflexen

Zu dieser Gruppe von Krankheiten (s. Übersicht 4-4) zählt nicht der spinale Schock, bei dem die Eigenreflexe ausgefallen und nicht nur abgeschwächt sind. Akute toxische, seltener metabolische Neuropathien stehen ursächlich weit im Vordergrund. Übersicht 4-5 gibt zusätzliche diagnostische Schlüsselbefunde und anamnestische Hinweise. Falls gleichzeitig eine exogene Psychose besteht, dann meistens in einer Ausformung als Verwirrtheit, nur in seltenen Fällen als Bewußtseinstrübung.

Übersicht 4-3. Differentialdiagnose akuter sensomotorischer Tetraparesen mit Schmerz

- *Akut (Entwicklung innerhalb von Minuten bis Stunden)*
  - traumatisch (spinale Kontusion, Wirbelkörperfraktur mit Dislokation, Listhesis oder Kompression)
  - mechanisch (Bandscheibenvorfall, Densfraktur mit Kompression der C1- und C2-Segmente)
- *Subakut (Entwicklung innerhalb von Stunden bis Tagen)*
  - entzündlich: Meningomyelitis, Abszeß

Übersicht 4-4. Differentialdiagnose schwerer akuter schlaffer Tetraparesen mit abgeschwächten Reflexen

- *Akut*
  - Diphtherie: selten; bulbäre Störung mit Akkomodationsstörungen, gefolgt von aufsteigenden (GBS-ähnlichen) Lähmungen nach 5–8 Wochen, hohes Liquoreiweiß, Kardiomyopathie
  - Porphyrie: Koliken, Verwirrung, Tachykardie, Dysästhesien am Rumpf
  - TOCP: endemisch, cholinerge Phase nach 1–4 Tagen von der Tetraparese gefolgt, Verwirrtheit
  - GBS (s. Übersicht 4-6)
- *Subakut mit Verwirrtheit*
  - TOCP
  - Schwermetalle: Blei, Quecksilber, Thallium, Arsen, Lithium, Gold
  - Arbeitsstoffe: Methyl-n-buthyl-keton, n-Hexan, Methylbromid, Ethylenoxid, Acrylamid, Ethylenglykol
- *Subakut ohne Verwirrtheit*
  - drogeninduziert: Amphetamine, Chloramphenicol, Clioquinol, Dapson, Disulfiram, Ethionamid, Hydralazin, Isoniazid, Nitrofurantoin, Phenytoin, Vincristin u. a.
  - metabolisch: Beriberi (Thiaminmangel), Pellagra (Niacinmangel), Perniziosa (Cobalaminmangel)
  - urämisch

Übersicht 4-5. Differentialdiagnose akuter rein motorischer Tetraparesen mit erhöhtem Muskeltonus

- Tetanie (keine generalisierten Spasmen)
- hypoparathyreote Krise (generalisierte Spasmen)
- Tetanus (Spasmen werden getriggert durch unspezifische, externe Reize)
- hypothyreote Krise (Verzögerte Muskeleigenreflexe, Myxödem)
- Addison-Krise
- Spinnenbiß (Schwarze Witwe) in der Frühphase

2.2.2 Akute rein motorische Tetraparese

2.2.2.1 Tetraparese mit erhöhtem Muskeltonus

Das Leitsymptom einer akuten rein motorischen Tetraparese mit erhöhtem Muskeltonus ist eine Rarität. Häufigste Ursache ist eine hypoparathyreote Krise nach Strumaresektion, die durch eine Infektion exazerbiert. Das Serumkalzium kann normal sein. Bei uns sind Tetanusinfektionen wegen der verbreiteten Impfprophylaxe selten geworden. Trismus ist zwar häufiges, aber nicht immer erstes Symptom. Die Verdachtsdiagnose wird elektrophysiologisch gestützt (verkürzte Silent period bei Reflexprüfung; H-Reflex) und mittels Tierversuch bewiesen. Charakteristisch für einen Biß der Schwarzen Witwe ist, daß nach einer von Muskelkrämpfen und -spasmen gekennzeichneten Exzitationsphase eine schlaffe generalisierte Muskellähmung für etwa die Dauer von 2 Tagen eintritt, die durch Beatmung überbrückt werden muß.

2.2.2.2 Schlaff

Bei schlaffen Tetraparesen ohne begleitende Hypästhesie sind Neuropathien, Myopathien oder Störungen der neuromuskulären Übertragung wahrscheinlich. In der Regel liegen bei Neuropathien bein- und distal betonte Tetraparesen vor, während bei Myopathien die Paresen proximal betont sind. Die Eigenreflexe sind meistens erhalten, aber parallel zum Schweregrad der Lähmung abgeschwächt.

Mit Areflexie

Sind solche Lähmungen (s. Übersicht 4-6) perakut aufgetreten, so ist bis zum Beweis des Gegenteils von einem spinalen Schock auszugehen (s. Abschn. 3.1.1). Differentialdiagnostisch kommen nur dyskaliämische Lähmungen in Frage (Übersicht 4-7). Im Gegensatz zur hypokaliämischen (periodischen) Parese führt die hyperkaliämische selten zu Beatmungspflichtigkeit. Ein normales Serumkalium bei Aufnahme schließt eine hyperkaliämische Lähmung

Übersicht 4-6. Differentialdiagnose akuter schlaffer Tetraplegie mit Areflexie

- *Perakut*
  - spinalen Schock ausschließen (s. Übersichten 4-2 und 4-3)
  - familiäre hypokaliämische periodische Lähmung (nach ausgedehnten Mahlzeiten oder schwerer körperlicher Arbeit)
  - schwere Hypokaliämie (Hyperinsulinismus, Hyperaldosteronismus, Hyperthyreoidismus, Addison-Krise, Nierenversagen, chronische Dialysetherapie, Laxanzien- und Diuretikaabusus, Barium)
  - hyperkaliämische episodische Lähmung (selten)
- *Subakut*
  - generalisiert: schwere Elektrolytstörungen (Natrium, Kalium, Kalzium, Magnesium)
  - aufsteigend: Guillain-Barré-Strohl-Syndrom (hohes Liquoreiweiß, verlängerte F-Wellen, Leitungsblöcke)
  - paraneoplastische Polyneuropathie
  - Polyneuritis bei Erkrankungen des rheumatologischen Fachbereiches (Lupus erythematodes, Panarteriitis nodosa etc.)
  - Poliomyelitis (Prodromalsymptome, Liquorpleozytose)

Übersicht 4-7. Differentialdiagnose akuter schlaffer Tetraparesen mit erhaltenen Reflexen und Muskelschmerz oder Myoglobinurie

- *Drogeninduziert/toxisch:*
  - Alkohol, Amphotericin B, Barbiturate, Chloroquin, Clofibrat, ε-Aminocapronsäure, Fenfluramin, Lovastatin, Heroin, Phenzyklidin, Kokain, Amphetamine, Lakritz, Tetanustoxin, Schlangengifte
- *Infektiös:*
  - Influenza, Legionellen, Pneumokokkenpneumonie, Sepsis
- *Traumatisch:*
  - ausgedehnte Operationen, Elektrotrauma, Polytrauma
- *Ischämisch:*
  - proximale Arterienverschlüsse
- *Dauerbelastung:*
  - Status epilepticus, Marathonmarsch, katatoner Stupor, maligne Hyperthermie, malignes neuroleptisches Syndrom, fulminante Dermatomyositis/Polymyositis

nicht aus, noch weniger eine hypokaliämische, da die Erholung der Paresen die Elektrolytstörung überdauert.

Dagegen ist die Entwicklung einer Tetraparese bei anderen schweren Elektrolytstörungen subakut. Sind die Paresen über Stunden bis Tage aufgestiegen (Landry-Paralyse), dann handelt es sich ursächlich meist um akute schwere Polyneuropathien, von denen das Guillain-Barré-Syndrom am häufigsten ist. Meistens lassen sich dann gleichzeitig distale sensible Reizsymptome (Parästhesien) oder minimale Hypästhesien nachweisen.

Mit erhaltenen Reflexen

Schwere akute bis subakute schlaffe Tetraparesen mit zur Parese paralleler Reflexabschwächung können mit oder ohne Muskelschmerz auftreten (Übersicht 4-7).

Schmerzen sprechen für Rhabdomyolyse.

Diese hat als eigene drohende Komplikationen Nierenversagen und Arrhythmien durch Hyperkaliämie und Hyperphosphatämie. Die typische Urinverfärbung (Abb. 4-2) tritt erst in schweren Fällen auf. Alle Krankheiten, die mit ausgedehnter Rhabdomyolyse einhergehen, können zu einer Enzephalopathie bis zum Koma führen. Die häufigste Ursache solch schwerer Befunde ist eine Alkoholintoxikation.

Fehlt Muskelschmerz (s. Übersicht 4-8), dann sind Myopathien oder neuromuskuläre Übertragungsstörungen wahrscheinlich.

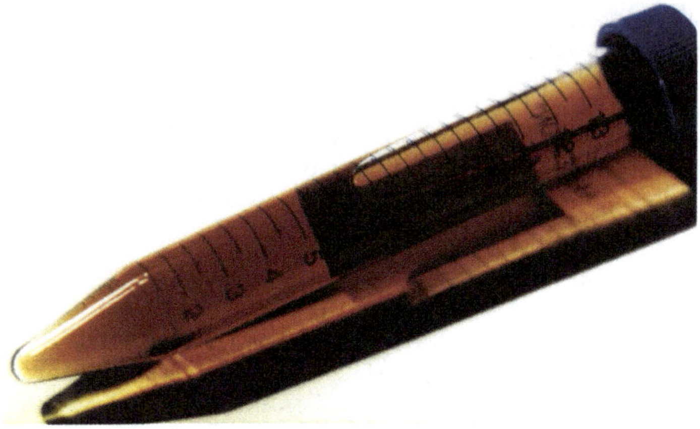

Abb. 4-2. Typische Verfärbung des Urins bei Myoglobinurie

Übersicht 4-8. Differentialdiagnose akuter schlaffer Tetraparesen mit erhaltenen Eigenreflexen ohne Schmerz

- *Muskulär:*
  - Poly-/Dermatomyositis: idiopathisch, assoziiert mit Kollagenosen, paraneoplastisch, medikamenteninduziert (Penicillamin)
  - infektiöse Myositis: Trichinose (besonders faziale, bulbäre, diaphragmale und kardiale Muskulatur betroffen), Coxsackie B (Arthralgien)
  - alkoholische Myopathie
  - endokrine Myopathie: thyreogen, Hyperinsulinismus, Hyperaldosteronismus, Hyperparathyreoidismus
- *Neuromuskuläre Übertragungsstörungen*
  - Myasthenia gravis (erworben autoimmun, selten kongenital)
  - myasthene Syndrome: Lambert-Eaton Syndrom (paraneoplastisch); medikamenteninduziert: a) toxische Dosen oder zugrundeliegende Übertragungsstörung (Aminoglykoside, Tetrazykline, Neomycin, Kanamycin, Colistin, Polymyxin, Sulfonamide, Phenytoin, Carbamazepin, Trimethadion, Chinin, Chinidin, alle Lokalanästhetika und Muskelrelaxanzien, Propanolol, Verapamil); b) therapeutische Dosen (D-Penicillamin); c) können einen Subtyp von autoimmuner Myasthenie verursachen: Chloroquin, Resochin, Barbiturate, Lithium, Chlorpromazin, Diazepam, Opioide, Kortison, Schilddrüsenhormone, Magnesiumsalze
  - Botulismus (trockener Mund, Akkomodationsstörung)
  - iatrogene Überdosierung von Botulinumtoxin bei der Behandlung von Bewegungsstörungen
  - Organophosphatintoxikation (Bewußtseinsstörung von Verwirrung bis Koma, Mydriasis, Gesichtsrötung, Durchfall und profuses Schwitzen)

Übersicht 4-9. Ursachen eines akuten kompletten Querschnittsyndroms

- *Perakut:*
  - Trauma (Anamnese, Mechanismus, umschriebener Klopfschmerz, entzündliche oder tumoröse Wirbelkörperkompressionsfraktur)
  - spinale Subarachnoidalblutung [traumatisch, Gerinnungsstörung, spontan durch extradurale Fistel (>40. Lebensjahr) oder intradurales a.-v.-Angiom (<30. Lebensjahr); Akutschmerz und meningeale Dehnungszeichen]
- *Akut:*
  - nekrotisierende Myelitis (s. Übersicht 4-11)
  - Hämatomyelie (a.-v.-Angiom, Gerinnungsstörung)
- *Subakut:*
  - extramedulläre Tumor- oder Wirbelkörperkompression (s. Übersicht 4-12)
  - Foix-Alajouanine-Myelopathie (über Wochen langsame Entwicklung bis zu plötzlicher Dekompensation; relativ geringe Sensibilitätsstörung; mittelalte Männer)

Charakteristisch für schwere akute Myopathien ist eine Muskelenzymerhöhung in der Reihenfolge CK – Aldolase – LDH – GOT – GPT.

Solche Enzymerhöhungen finden sich bei myasthenischen Syndromen nur in sehr chronischen schweren oder in toxischen Fällen. Die Differentialdiagnose ist auf elektrophysiologische Bestätigung angewiesen. Eine Myasthenia gravis dekompensiert im Regelfall auch nicht so rasch, es sei denn durch perioperativen Streß oder eine begleitende Infektion. Letzteres gilt auch für endokrine chronische Myopathien. Spontanaktivität im EMG spricht für Myositis, ein Dekrement bei repetitiver Nervenstimulation für eine neuromuskuläre Transmissionsstörung.

3 Akute Paraparese

Ein großer Teil der Paraparesen entwickelt sich chronisch, wie z.B. bei myatrophischer Lateralsklerose (solche Differentialdiagnosen bleiben hier unbeachtet) oder geht nicht mit einer Störung von Vitalparametern einher. Die Aufnahmeindikation ergibt sich daher meistens aus der intensivmedizinischen Möglichkeit raschester Diagnostik und Intervention. Paraparesen resultieren aus einer bilateralen Schädigung des motorischen Systems vom Motorkortex bis zum peripheren Nerven und Muskel. Bei akuter Erkrankung sind sie stets schlaff. Daher ist die Suche nach Pyramidenbahnzeichen und sensiblen Ausfällen essentiell für eine topologische Zuordnung. Die Symptomentwicklung gibt weitere Hinweise auf die ursächliche Erkrankung.

Bis zum Beweis des Gegenteils muß eine akute Paraparese auf eine spinale Läsion zurückgeführt werden, und „über der Diagnostik darf die Sonne nicht untergehen".

3.1 Sensomotorisch

3.1.1 Komplettes Querschnittsyndrom

Schlaffe Paraplegie, Areflexie, Anästhesie unterhalb eines „sensiblen Niveaus" indizieren eine akute komplette Querschnittläsion des Rückenmarks im Stadium des spinalen Schocks.

Dieser kann auch bei sofortiger adäquater Therapie bis zu etwa 8 Wochen anhalten. Pyramidenbahnzeichen fehlen, die Blasen-Mastdarm-Funktionen sind alle schlaff gelähmt. Es gibt nur wenige Ursachen (Übersicht 4-9), die sich anamnestisch und anhand weniger Begleitsymptome meistens bereits klinisch eingrenzen lassen.

Für das weitere diagnostische und evtl. auch operative Vorgehen ist die Höhenbestimmung der Läsion entscheidend. Bei kompletten Querschnittsyndromen ist das sensible Niveau wegweisend, berücksichtigt man, daß oft oberhalb der Hypästhesie noch ein ein (seltener zwei) Segmente breiter dysästhetischer Streifen liegt. Anhaltspunkte für die Höhendiagnostik spinaler Läsionen gibt Übersicht 4-10. Läsionen auf zervikalem Niveau führen zu Tetraparesen (s. Abschn. 2.2).

Die spinale Höhendiagnostik bezieht sich auf Segmenthöhen, die durch Wurzeln bestimmt werden. Da die zugehörigen Vorder-/Hinterhörner des Rückenmarks, das bereits etwa bei BWK 11 endet, höher liegen, gilt:

Bei Feststellung eines Ausfallmusters in einem Segment müssen immer Wirbelsäule und Rückenmark oberhalb des Segments diagnostisch dargestellt werden.

Im chronischen Stadium dagegen findet man auf Segmenthöhe der Läsion eine Atrophie der Kennmuskeln (Vorderhornläsion) mit erloschenen Muskeleigenreflexen, kaudal davon eine Paraspastik mit positiven Pyramidenbahnzeichen und gesteigerten Reflexen. Dabei handelt es sich meist um eine Flexorenspastik, eine ausgeprägte Extensorenspastik findet man im Folgestadium fast nur nach inkompletten spinalen Pyramidenbahnläsionen. Mit der Zeit wird eine initial atone Blase meist zu einer Reflexblase.

3.1.2 Inkomplette Querschnittsyndrome

Bei inkompletten Querschnittsyndromen ist nur ein Teil des Rückenmarkquerschnitts betroffen (Abb. 4-3). Die Hinterstrangbahnen (F. cuneatus et

Übersicht 4-10. Spinale Höhendiagnostik

- *Reflexausfall:*
  - M.-deltoideus-Reflex: C5
  - Bizepssehnenreflex: C6
  - Radiusperiostreflex: C6
  - Trizepssehnenreflex: C7
  - Pronatorreflex: C7
  - oberer Bauchhautreflex: Th8–Th9
  - mittlerer Bauchhautreflex: Th10
  - unterer Bauchhautreflex: Th11–Th12
  - Patellarsehnenreflex: L3–L4
  - Adduktorenreflex: L2–L4
  - Tibialis-posterior-Reflex: L5
  - Peronaeusreflex: L5–S1
  - Achillessehnenreflex: S1
  - Kremasterreflex: L1–L2
  - Analreflex: S2–S4
- *Kennmuskeln:*
  - Diaphragma → N. phrenicus (C4)
  - Mm. teres minor, deltoideus → N. axillaris (C5–C6)
  - Mm. coracobrachialis, brachialis, biceps brachii → N. musculocutaneus (C5–C6)
  - Mm. triceps brachii, brachioradialis, Unterarmstrecker → N. radialis (C6–C8)
  - radiale Unterarmbeuger und intrinsische Handmuskeln, M. pronator teres → N. medianus (C6–C7)
  - ulnare Unterarmbeuger und intrinsische Handmuskeln → N. ulnaris (C7–Th1)
  - Mm. iliopsoas, sartorius, quadriceps femoris → N. femoralis (L2–L4)
  - Mm. obturatorius externus, adductor magnus, longus, brevis, pectineus, gracilis → N. obturatorius (L2–L4)
  - Mm. glutaeus medius, minimus, tensor fasciae latae, piriformis, glutaeus maximus, gemelli, quadratus femoris, obturatorius internus → N. glutaeus superior (L4–S1) und glutaeus inferior (L4–S2)
  - Mm. semitendinosus, semimembranosus, biceps femoris → N. ischiadicus (L4–S2)
  - M. tibialis anterior, Unterschenkel-/Fußstrecker → N. peronaeus profundus (L4–S1)
  - Mm. peronaei → N. peronaeus superficialis (L5–S1)
  - Unterschenkel-/Fußbeuger, M. triceps surae (Mm. gastrocnemii, M. soleus) → N. tibialis (L5–S3)
- *Sensibles Niveau am Rumpf:*
  - Schulter → C4
  - Brustwarze → Th4
  - Bauchnabel → Th10
  - Leiste → L1/L2

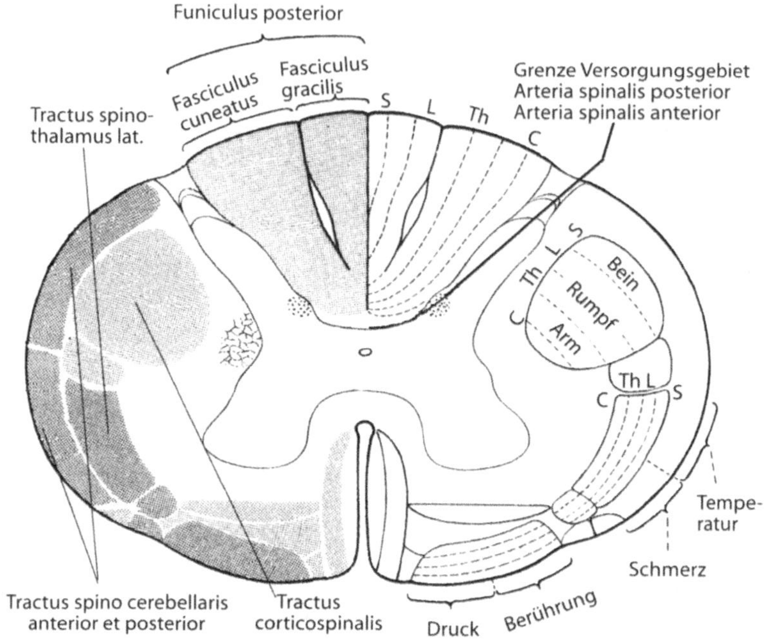

Abb. 4-3. Querschnitt des Zervikalmarks. *Links* sind die wichtigsten auf- und absteigenden Bahnen gekennzeichnet, *rechts* zusätzlich die somatotope Gliederung der Bahnen und die vaskulären Territorien angegeben

gracilis) leiten Bewegungs-, und Lagesinn, Tastsinn und Berührungsempfinden und kreuzen auf Hirnstammniveau. Der Vorderseitenstrang (Truncus spinothalamicus lateralis) leitet Schmerz- und Temperatur und kreuzt bereits segmental. Die Pyramidenbahn (Truncus corticospinalis) leitet die efferenten motorischen Fasern (1. Motoneuron), die unterhalb der Brücke kreuzen und im Vorderhorn auf das 2. (periphere) Motoneuron verschaltet werden.

Entweder durch den aktuellen Befund bei Aufnahme oder durch die anamnestische Entwicklung der Symptome lassen sich charakteristische Syndrome klinisch diagnostizieren, wobei es jeweils auf die Betonung bestimmter betroffener Bahnsysteme ankommt. Da die Pyramidenbahn anterior verläuft, werden diese Krankheiten unter den motorischen Paraparesen (s. Abschn. 3.2) abgehandelt, auch wenn sich häufig andere Symptome hinzugesellen. Alle Krankheiten, die zu kompletten Querschnittsyndromen führen (s. Abschn. 3.1.1), können auch inkomplette verursachen.

3.1.2.1 Zentromedulläres Syndrom

Bei Läsionen, die sich von zentromedullär ausbreiten, resultiert eine zunächst nur segmentale dissoziierte Sensibilitätsstörung, dann eine Blasen-Mastdarm-Störung, eine aufsteigende Hypästhesie, eine zunächst segmentale, dann absteigende schlaffe Parese, je nach Dauer der Entwicklung mit distaler Spastik.

Übersicht 4-11. Differentialdiagnose des zentromedullären Syndroms

- *(Per)akut:*
  - Hämatomyelie (Trauma, Gerinnungsstörung, Durafistel/a.-v.-Angiom)
- *Akut:*
  - A.-spinalis-anterior-Syndrom/Claudicatio intermittens spinalis [stotternd; Aortensklerose mit Blutdruckabfall; Aortendissektion; (meningitische) Vaskulitis, Thrombophilie, Tauchunfall; medianer Bandscheibenvorfall]
- *Akut bis subakut:*
  - multiple Sklerose
  - akute nekrotisierende Myelitis (über Stunden bis höchstens Tage, meist sensible Störung vor Paresen)
- *Subchronisch mit akuter Dekompensation:*
  - intramedullärer Tumor, Foix-Alajouanine-Syndrom, Syringomyelie)

Lähmungen sind kranialwärts immer ausgeprägter als distal. Absteigen der Lähmung und Aufsteigen der Sensibilitätsstörung resultieren aus der Anordnung der Fasern innerhalb der Bahnen. Selten, aber charakteristisch, ist bei Rückenmarkläsion der Segmente L4-S2, die sich auf Wirbelkörperhöhe BWK 10–12 projizieren, das sog. Epikonussyndrom.

Epikonussyndrom: aufsteigende Hypästhesie/-algesie, schlaffe Paraparese mit Areflexie der Beine, Blasen-Mastdarm-Störung.

Relativ wenige Ursachen kommen für ein zentromedulläres Syndrom in Frage (Übersicht 4-11)

3.1.2.2 Hinterstrangsyndrom

Durch Läsion der Hinterstränge erlöschen Lagesinn, Vibrationsempfinden und taktile Diskrimation kaudal der Läsion. Es finden sich eine *sensible Ataxie* und bei fokaler Läsion ein *sensibles Niveau.*

Als Ursache einer Akuterkrankung ist eine dorsale Rückenmarkkompression [extramedullärer Tumor, (epi)duraler Abszeß/Hämatom] fast sicher. Ein arteriosklerotisches Spinalis-posterior-Syndrom ist sehr selten.

3.1.3 Kaudasyndrom

Akute, d. h. über Stunden rasch progrediente sensomotorische schlaffe Paraparesen sind seltener nicht durch eine spinale Läsion, sondern durch eine Schädigung des peripheren Nervensystems oder durch Muskelschädigung begründet. Zwar können Neuropathien und Myopathien (s. Abschn. 2.2.10.2 f.) ausgesprochen beinbetont sein, aber in den hier relevanten schweren Fällen wird man stets zumindestens Reflexabschwächungen, meist mit leichten Paresen und Hypästhesien oder Kribbelparästhesien an den Armen finden. Das gleiche gilt für Polyradikulopathien, sieht man von der Sonderform des Elsberg-Syndroms ab, das einer Kaudaradikuloneuritis entspricht.

Kaudasyndrom: distal betonte sensomotorische schlaffe Paraparese mit Reflexabschwächung und Blasenstörung.

Stets muß differentialdiagnostisch auch an eine akute beidseitige Plexus-lumbalis-Läsion im Retroperitonealraum (s. Abschn. 5.3) gedacht werden. Die klinische Differenzierung von Kaudasyndrom und Plexopathie ist meistens kaum möglich. Eine monotope Läsion ist wahrscheinlicher als eine beidseitige Plexopathie, weswegen man zunächst spinal weiteruntersuchen wird. Langsamere Progredienz, Blasenstörung und Liquorveränderungen legen eine Kaudaläsion näher. Abgegrenzt werden müssen auch Pseudoparesen durch arterielle Verschlußkrankheit (Lériche-Syndrom).

3.2 Rein motorische Paraparesen

Akute schlaffe, rein motorische Paraparesen mit Reflexabschwächung bis -ausfall gehen fast stets ohne positive Pyramidenbahnzeichen, aber mit Blasen-Mastdarm-Störung einher. Als Läsionsort kommen Muskel und periphere Nerven (dann fast stets mehr oder weniger ausgeprägte Mitbeteiligung der Arme), eine anteriore Läsion des Rückenmarks (am häufigsten) und, sehr selten, eine bihemisphärische kortikale Monoparese in Frage. Bei spinalen Läsionen sind je nach Schädigungshöhe die Bauchhautreflexe ausgefallen (Dermatom 8, 10 und 12). Bei nicht-perakuten Läsionen sind die Pyramidenbahnzeichen positiv, was bei rein kortikalen Paresen nicht vorkommt.

3.2.1 Anteriores spinales Syndrom

Eine segmental zuzuordnende, rein motorische Parese entsteht durch Läsion der Vorderwurzel oder des Vorderhorns selbst.

Die Höhenlokalisation erfolgt auch bei bewußtseinsgestörten und nicht kooperativen Patienten sicher anhand der Kennreflexe (s. Übersicht 4-10). Hochakut verlaufende Vorderhornkrankheiten mit entsprechender (poly) segmentaler Verteilung sind Poliomyelitis (auch Coxsackie- oder ECHO-Viren), Angiome, Elektrotrauma.

Im Gegensatz zur monosegmentalen Parese bei einem der häufigen dorsolateralen Bandscheibenvorfälle (im Regelfall ist auch die Hinterwurzel betroffen, d.h. Hypästhesie im entsprechenden Dermatom) kann eine extramedul-

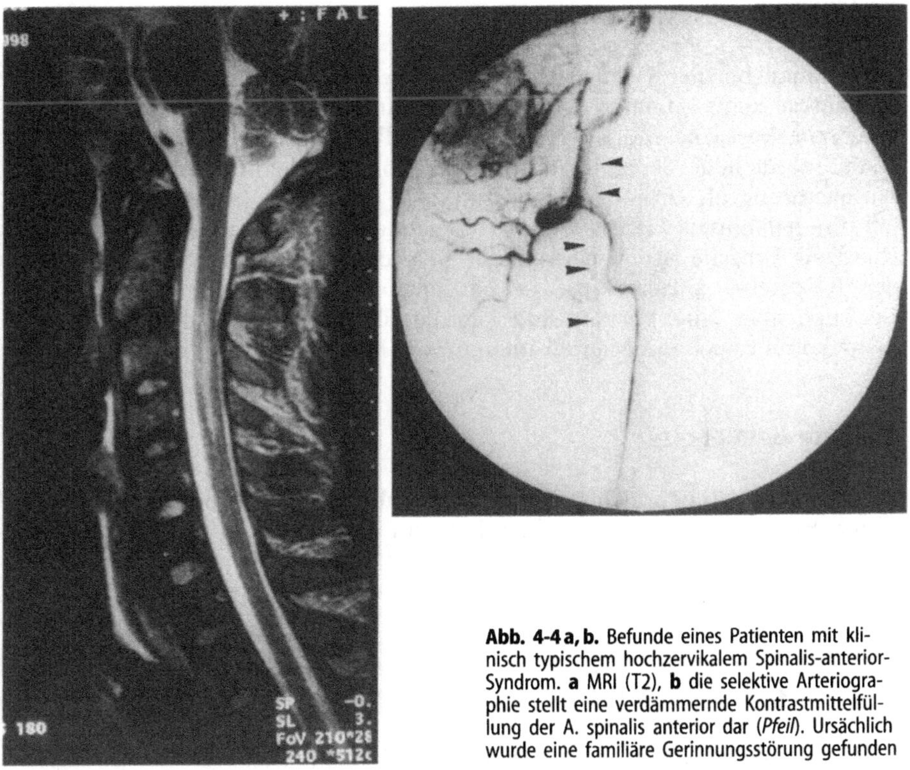

a b

Abb. 4-4 a, b. Befunde eines Patienten mit klinisch typischem hochzervikalem Spinalis-anterior-Syndrom. **a** MRI (T2), **b** die selektive Arteriographie stellt eine verdämmernde Kontrastmittelfüllung der A. spinalis anterior dar (*Pfeil*). Ursächlich wurde eine familiäre Gerinnungsstörung gefunden

Übersicht 4-12. Häufigste Ursachen einer extramedullären, meist anterioren RM-Läsion

- Medialer Bandscheibenmassenvorfall
- Wirbelkörperfrakturen (traumatisch, spontan, pathologisch)
- Hämatome (traumatisch, Gerinnungsstörung, Durafistel)
- Abszesse (spondylogen, diskogen, meningitisch, Durchwanderung von retroperitoneal)
- vaskulitische Mitreaktionen bei umgebenden Entzündungen

läre Rückenmarkläsion (Übersicht 4-12) eine kaudale Paraparese verursachen. Diese ist im Regelfall begleitet von einer Blasen-Mastdarm-Störung. Durch Kompression der A. spinalis anterior können sich initial rein motorische Ausfälle rasch zu einem zentromedullären Syndrom weiterentwickeln.

Selten ist eine Paraparese der Arme ohne oder mit nur geringer kaudaler Paraspastik (Pyramidenbahnzeichen), „diplégie brachiale". Diese entsteht durch vaskuläre Läsionen, insbesondere bei Vertebralarterienverschlüssen.

3.2.2 Mantelkantensyndrom

Findet man bei der Ursachensuche einer rein motorischen akuten schlaffen Paraparese keine spinale Läsion, dann kommt noch eine (seltene!) bihemisphärische kortikale Monoparese im Mantelkantengebiet in Frage. Allenfalls distale zusätzliche Sensibilitätsstörungen können hinzutreten, während eine Blasenstörung oft vorhanden ist, zumindest initial. Ein (seltener) fokaler Anfall im gelähmten Gebiet, Abulie, Gegenhalten sind klinisch wegweisend. Häufigste Ursache ist ein beidseitiger Territorialinfarkt im Versorgungsgebiet der A. cerebri anterior, wie er bei unpaarigem Gefäßabgang vorkommt. Denkbar, aber eine Rarität, sind kausale Blutungen. Bei subakuter Progredienz kommt auch ein Mantelkantentumor (Meningeom) in Frage.

4 Akute Hemiparese

Hemiparesen können sich perakut, akut, subakut und chronisch entwickeln. Akute Hemiparesen gehen nicht selten mit einer Störung von Vitalparametern einher und bedürfen rascher Diagnostik und möglichst Intervention.

Akuität und Progredienz einer Hemiparese erlauben Rückschlüsse auf die Ätiologie: perakut = vaskulär, akut-chronisch = entzündlich, subakut-chronisch = neoplastisch, subchronisch = degenerativ.

Eine Hemiparese ist fast immer eine zentrale Lähmung. Seltene Ausnahmen, wie bei Poliomyelitis, sind in Abschn. 2 und 3 abgehandelt. Hemiparesen resultieren aus einer unilateralen Läsion der motorischen Bahnen vom Kortex bis zum hohen zervikalen Myelon. Supratentorielle Läsionen von Kortex, subkortikalem Marklager, Basalganglien und innerer Kapsel sind häufiger als Hirnstammläsionen. Die Entwicklung der Symptome sowie die Kombination mit zusätzlichen Defiziten erlauben topologische Zuordnung: Bewußtseinsstörung, Hirnnervenausfälle, Gesichtsfeldausfälle, Okulomotorik- und neuropsychologische Störungen sind rasch erfaßbare Indizien. Eine zentrale Lähmung ist charakterisiert durch:

- Verlust der Feinmotorik,
- Auftreten von Massenbewegungen (Kardinalsymptom der kortikospinalen Lähmung),
- Minderung der groben Kraft; später spastische Tonuserhöhung,
- fehlende Muskelatrophie,
- Steigerung der Muskeleigenreflexe,
- Abschwächung der Fremdreflexe,
- evtl. Auftreten von Primitivreflexen.

4.1 (Senso)motorische Hemiparese mit Hirnnervenausfällen

Die Pyramidenbahn kreuzt unterhalb der Hirnnervenkerne auf die Gegenseite. Sie ist streng somatotop gegliedert (Fasern zum Bein lateral; Abb. 4-3).

Eine (senso)motorische Hemiparese ohne Gesichtsbeteiligung und Hirnnervenausfälle spricht für eine Läsion zwischen kaudalen Hirnnerven und C5.

Die Hemiparese ist dann häufig proximal betont, eine Feinmotorikstörung steht nicht im Vordergrund.

Apikalere Hirnstammläsionen dagegen führen zu einer kontralateralen zentralen Hemiparese. Diese ist wegen der engen Nachbarschaft meist mit Hirnnervenausfällen (gekreuztes Hirnsstammsyndrom) und je nach Ausdehnung der Läsion auch mit sensiblen Ausfällen verknüpft.

Abbildung 4-5 verdeutlicht die Topographie der Hirnnervenkerne. Die Hirnstammtopodiagnostik bei Okulomotorikstörungen wie INO wird in einem eigenen Kapitel ausgeführt. In Übersicht 4-13 sind die gekreuzten Hirnstammsyndrome aufgeführt. Diese sind zwar klassisch, aber selten in reiner Form nachweisbar.

Übersicht 4-13. Häufigere gekreuzte Hirnstammsyndrome

- *Weber-Syndrom*: ipsilaterale Okulomotoriusparese, kontralaterale Hemiparese: Mittelhirnbasis
- *Nothnagel-Syndrom*: ipsilaterale Okulomotoriusparese, kontralaterale Hemiataxie, *keine* Hemiparese: Vierhügelregion
- *Millard-Gubler-Syndrom:* ipsilaterale nukleäre Fazialisparese, kontralaterale Hemiparese: kaudale Pons
- *Foville-Syndrom:* ipsilaterale Hemiataxie, Horner-Syndrom, kontralaterale Hemiparese und Hypästhesie: mediale inferiore Pons
- *Babinski-Nageotte-Syndrom:* ipsilaterale Hemiataxie, zentrales Horner-Syndrom, kontralaterale Hemiparese: dorsolateraler pontomedullärer Übergang
- *Wallenberg-Syndrom:* ipsilaterales Horner-Syndrom, Hemiataxie, Nystagmus, ipsilaterale faziale Hypästhesie (N. V) und Dysphagie/Dysarthrie (N. IX, N. X), kontralaterale Störung des Schmerz- und Temperaturempfindens (dissoziierte Sensibilitätsstörung), bei größeren Läsionen *ipsilaterale* Hemiparese: dorsolaterale Medulla oblongata

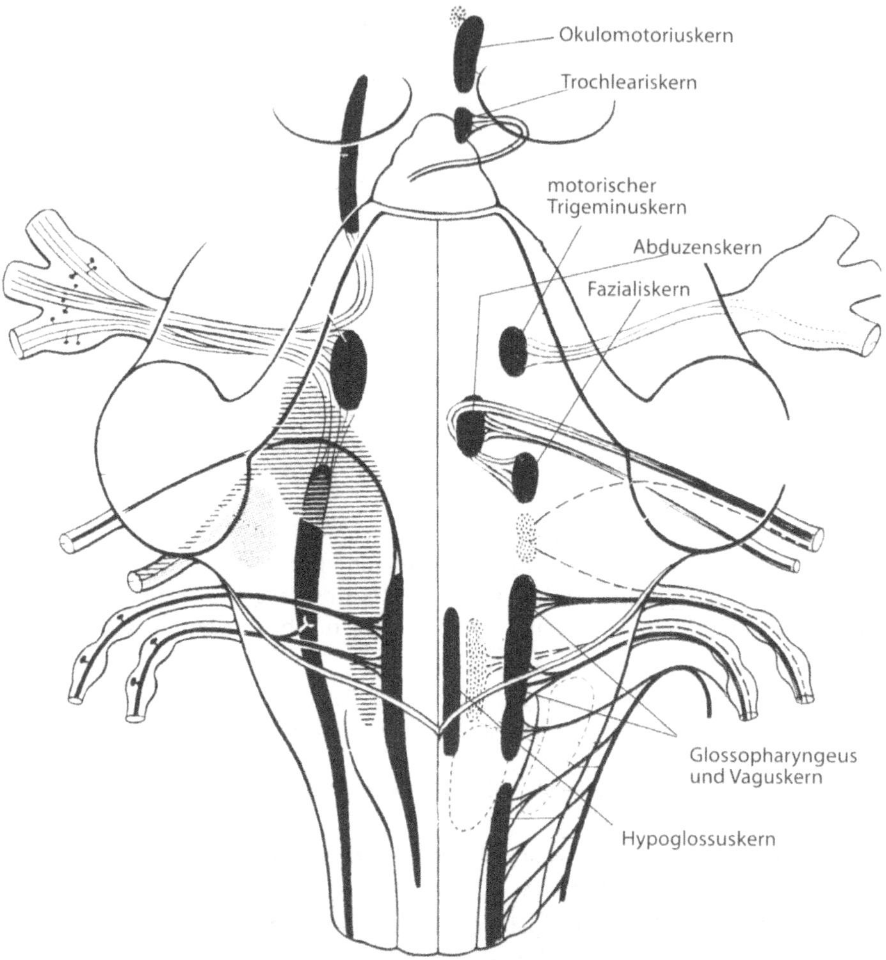

Abb. 4-5. Topographie der Hirnnervenkerne, *rechts* motorisch, *links* sensibel

4.2 Sensomotorische, brachiofazial betonte Hemiparese

Die meisten Hemiparesen sind sensomotorisch und brachiofazial betont. Die Paresen sind distal betont, initial schlaff, später häufig spastisch, die Feinmotorik ist beeinträchtigt. Sie entstehen, wenn die entsprechenden kortikalen Bezirke oder deren efferente Bahnen betroffen sind. Daß eine Gesichtslähmung auf eine supranukleäre Läsion zurückzuführen ist, erkennt man an weitestgehender Aussparung des Stirnastes des N. facialis (nie Lagophthalmus), der bilateral repräsentiert ist.

Die brachiofazial und distal betonte (senso)motorische Hemiparese ist die typische Manifestation einer zentralen Parese, die auf Läsionen kranial des Hirnstammes zurückzuführen ist.

4.2.1 Ohne kortikale Symptome

Hat ein Patient eine isolierte sensomotorische Hemiparese, so ist eine topische Zuordnung nicht immer eindeutig möglich. Eine hohe zervikale Läsion kann durch fehlende segmentale/radikuläre Ausfälle, intakte Zwerchfellfunktion (N. phrenicus → C4) und intakte Mimik abgegrenzt werden (s. Abschn. 4.1). Bei Hirnstammläsionen sind die Paresen meist proximal betont mit relativ geringerer Beeinträchtigung der Feinmotorik bei stärkerer Störung der Haltefunktionen. Außerdem ergeben sich charakteristische Hirnnervenausfallsmuster (s. Abschn. 4.1). Bei der seltenen isolierten kortikalen Läsion der Area 4 nach Brodman ist die Hemiparese schlaff, Pyramidenbahnzeichen fehlen, sensible Ausfälle fehlen meist (s. auch Abschn. 5.1). Bei subkortikalen Läsionen dagegen kommt es meist sehr rasch zu einer spastischen Tonuserhöhung. Häufig sind postzentrale sensible Fasern mitbeteiligt. Rückschlüsse auf die Lokalisation sind anhand des kortikalen „Homunculus" möglich, dessen Somatotopik sich efferent wie afferent in das Marklager, die innere Kapsel usw. fortsetzt.

Das charakteristische Wernicke-Mann-Muster der später spastischen, meist sensomotorischen Hemiparese ist gekennzeichnet durch einen adduzierten Arm, Beugung im Ellenbogengelenk, Pronation von Unterarm und Hand sowie Fingerbeugespastik, während im Bein eine Streckspastik mit Spitzfußstellung entsteht. Dieses Muster ist typisch für kapsuläre Läsionen.

Liegt die Läsion in der Gegend der dorsalen Kapsel, sind zusätzlich ipsilaterale homonyme Gesichtsfeldausfälle möglich, wenn die vom Corpus geniculatum laterale kommende Sehstrahlung mitbetroffen ist („carrefour sensitif"). Eine Beteiligung der Hörbahn (Corpus geniculatum mediale) kommt oft hinzu, ist klinisch in der Regel jedoch nicht sehr auffällig.

4.2.2 Mit kortikalen Symptomen

Sog. kortikale Symptome erleichtern die Lokalisation der zugrundeliegenden Läsion. Wegweisend sind neuropsychologische Störungen und Gesichtsfeldausfälle sowie supranukleäre Okulomotorikstörungen. Eine die Hemiparese begleitende Bewußtseinsstörung dagegen ist topodiagnostisch nicht verwertbar, aber deren zeitliche Entwicklung ursächlich: Bei ausgedehnten hemisphärischen oder bei vaskulären Hirnstammläsionen ist die Bewußtseinstrübung meist progredient, bei kleinen und meist hämorrhagischen Läsionen (ICB, SAB) kann sie remittierend oder gar nur synkopalen Charakters sein.

Eine Hemiparese mit Aphasie ist in mehr als 95% der Fälle auf linkshemisphärische Läsionen zurückzuführen (Ausnahme: Ambidexter). Zwar sind i. allg. Aphasien vom Broca-Typ (motorische/nichtflüssige Aphasien) prärolandisch, solche vom Wernicke Typ (sensorische/flüssige Aphasien) postrolandisch lokalisiert; eine ausgeprägte Störung der Sprachrepetition (Leitungsaphasie) ist typisch für Läsionen des unteren vorderen Parietallappens (Gyrus supramarginalis) oder im Inselbereich, aber in der Akutphase sind Aphasien generell nicht weiter klassifizierbar denn als flüssig oder nichtflüssig, auch wenn einzelne linguistische Kernphänomene erkennbar sind, z. B. : Broca-Typ (Sprachanstrengung, phonematische Paraphasien, gutes Sprachverständnis), Wernicke-Typ (guter Sprachfluß/-melodie, stark gestörtes Sprachverständnis, semantische Paraphasien, Neologismen). Alektische und agraphische Symptome entsprechen einer begleitenden Aphasie.

Dagegen treten isolierte Agraphie und Alexie bei Läsionen im unteren hinteren Parietallappen der dominanten Hemisphäre auf. Je weiter der Apraxiebegriff gefaßt wird, desto schwieriger ist die topodiagnostische Verwertbarkeit. Eine Ankleideapraxie z. B., bedeutet nicht nur Unfähigkeit, sich anzukleiden, sondern muß wie jede Apraxie durch Parapraxie und Perseverationen etc. gekennzeichnet sein. Im Einzelfall muß relativ aufwendig untersucht werden, ob es sich um z. B. eine selektive Wahrnehmungs- oder Aufmerksamkeitsstörung, eine räumliche Orientierungsstörung oder eine Störung des konzeptuellen Entwurfs handelt. Alles ist unterschiedlichen Hirnregionen zuzuordnen. Bei akut- und intensivpflichtigen Kranken werden diese aufregenden Aspekte i. allg. vernachlässigt, und effizient durchgeführt wird meist nur die Prüfung auf eine ideomotorische Apraxie, die häufig bei Läsionen der Wernicke-Region und des dominanten motorischen Assoziationskortex vorkommt. Eine ideomotorische Apraxie ist die gestörte Ausführung (Parapraxie und Interaktionen) einfacher Bewegungsfolgen auf Aufforderung, z. B. Winken, Salutieren, Naserümpfen. Besonders häufig sind bukkofaziale Apraxien.

Supramodale Störungen wie Neglect (visuell, motorisch, sensibel) und Anosognosie sprechen für eine kortikale Läsion v. a. des nichtdominanten Parietallappens, werden seltener aber auch bei subkortikalen (v. a. bihemisphärischen) und auch kortikalen Läsionen der dominanten Hemisphäre beobachtet.

Eine homonyme Hemianopsie spricht für eine (kortikale) Okzipitallappenschädigung. Eine kortikale Blindheit (ungestörte Pupillenfunktion, beidseitige Läsion der Sehrinde) tritt z. B. auf bei Basilarisspitzenembolie. Eine (meistens überwindbare) konjugierte Blickwendung von der Seite der Hemiparese weg spricht für eine Schädigung des frontalen Augenfeldes. Bei Hirnstammläsionen dagegen blickt der Patient zur paretischen Seite. Diese Regeln können durchbrochen werden, wenn ein dauerhafter Blick zur Seite nicht das Resultat einer Blickparese als Ausfallsymptom ist, sondern einer Blickwendung als Reizsymptom.

4.3 Beinbetonte Hemiparese

Beinbetonte Hemiparesen sind typisch (aber nicht pathognomonisch) für Läsionen im Hirnstamm oder kortikal parietal. Bei Hirnstammläsionen sind Pyramidenbahnzeichen auslösbar, bei rein kortikalen nicht.

4.4 Syndrome vaskulärer Territorien

Zum Abschluß sollen aufgrund der Häufigkeit zerebrovaskulärer Erkrankungen noch einige typische Syndrome verschiedener Gefäßterritorien erwähnt werden. Syndrome der A. cerebri media sind durch die anatomische Verteilung ihrer Äste gekennzeichnet und meistens embolisch, in der vorderen Hälfte häufiger arterioarteriell, in der hinteren Hälfte häufiger kardial embolisch bedingt (s. Übersicht 4-14).

5 Akute Monoparese

5.1 Kortikale Monoparese

Kortikale Monoparesen sind selten und entstehen durch fokale Läsionen der Zentralregion jeglicher Ätiologie. Sie sind und bleiben schlaff mit abgeschwächten Reflexen ohne Pyramidenbahnzeichen, sind meist proximal betont und bis auf seltene Ausnahmen rein motorisch.

5.2 Spinale Monoparese

Rein motorische Monoparesen durch spinale Läsionen gibt es vorwiegend als nukleäre Spinalatrophien (Vorderhornkrankheiten). Diese chronischen Krankheiten spielen in der Intensivmedizin keine Rolle. Sensomotorische Monoparesen eines Beins sind bei allen spinalen Krankheiten denkbar, die unter 3.1.2 beschrieben wurden, wenn die Läsion thorakal lokalisiert ist.

Eine Rarität ensteht durch eine, im Regelfall direkt oder indirekt traumatische, halbseitige Rückenmarkläsion von lateral: das

Brown-Sequard-Syndrom: schlaffe, dann spastische Monoparese, aufgehobener Lagesinn bei erhaltener Berührungsempfindung (anfangs meist hyperästhetisch), kontralaterale dissoziierte Empfindungsstörung, auf Läsionshöhe meist radikuläre Reizsymptome.

Übersicht 4-14. Typische zerebrovaskuläre Syndrome. (Besonderheiten seitengetrennt aufgeführt: *LH* linke Hemisphäre, wenn dominant, *RH* rechte Hemisphäre, *BH* bihemisphärisch)

- *A. cerebri media und ihre Äste:*
  - A. präfrontalis (frontobasalis lateralis und triangularis); LH: transkortikale Aphasie, RH: motorischer Hemineglect
  - A. sulci präcentralis (prärolandica); LH: proximal betonte Hemiparese, Broca-Aphasie, Agraphie (Luria-Prämotorsyndrom)
  - A. sulci centralis (rolandica); brachiofaziale und distal betonte Hemiparese, distale Monoparese, Sensibilitätsverlust oropharyngeal; LH: kortikale Dysarthrophonie, BH: faziolinguopharyngeale und mastikatorische Diplegie (Foix-Chavany-Marie Syndrom)
  - A. parietalis anterior; pseudothalamische Hemihypästhesie; LH: Leitungsaphasie, ideomotorische Apraxie, Agraphie, Alexie, RH: postrolandischer motorischer Hemineglect
  - A. parietalis posterior (oberer Anteil) und A. gyri angularis; homonyme Hemianopsie oder untere Quadrantenanopsie, kortikale Gefühlsstörung, LH: Wernicke Aphasie, Alexie, Agraphie, Apraxie, RH: Hemineglect und andere visuospatiale Störungen, optische Ataxie, räumlich-konstruktive Apraxie
  - A. parietalis posterior (unterer Anteil) und Aa. temporales mediae et anteriores; homonyme Hemianopsie oder obere Quadrantenanopsie; LH: Wernicke-Aphasie, RH: akute Verwirrtheit, räumlicher Hemineglect, organische Psychose, BH: kortikale Taubheit
- *A.-cerebri-anterior-Syndrom:*
  - beinbetonte (senso)motorische Hemiparese, Dysphonie, Apathie, Abulie, Mutismus, Greifreflexe
  - A. recurrens longa (Heubner): brachiofazial betonte Hemiparese, LH: transkortikale Aphasie, RH: Hemineglect, BH: Euphorie, Disinhibition, akinetischer Mutismus
- *A.-cerebri-posterior-Syndrom*
  - pialer (oberflächlicher/calcarinärer Infarkt): senso(motorische) Hemiparese, Gesichtsfeldausfälle, Amnesie, Delirium, visuelle Wahrnehmungsstörungen; LH: Alexie, Wernicke Aphasie, BH: kortikale Blindheit
  - kompletter Infarkt (thalamische Äste mitbetroffen): ataktische oder sensomotorische Hemiparese, Abulie, Apathie, verbale und visuelle Gedächtnisstörungen, Verwirrtheit, Hemineglect, sekundäres zentrales Schmerzsyndrom

Übersicht 4-14 (Fortsetzung)

- *Lakunäre Infarktsyndrome:*
  - „pure motor stroke": oft beinbetont unter Aussparung des Gesichtes, stets mit positiven Pyramidenbahnzeichen
  - „pure sensory stroke": oft mit unangenehmen Dysästhesien
  - ataktische Hemiparese: beinbetont, rein motorisch, Ataxie > Parese
  - „Dysarthria-clumsy-hand"-Syndrom: Armparese, durchgehende Reflexsteigerung und positive Pyramidenbahnzeichen
  - Hemiballismus/Hemichorea

5.3 Periphere Monoparese

Mehr oder weniger vollständige akute Plexusläsionen sind intensivmedizinisch nur insofern relevant, als sie Folge ärztlichen Handelns oder Indikator einer Komplikation sind (Übersicht 4-15), daher von jedem Intensivmediziner erkannt werden müssen. Es sind stets schlaffe sensomotorische Paresen mit Reflexabschwächung, die eine Kombination der sensiblen und motorischen Ausfälle der einzelnen peripheren Nerven darstellen. Die Festlegung,

Übersicht 4-15. Häufige Ursachen akuter Plexusläsionen

- *Plexus brachialis*
  - traumatisch (penetrierende Verletzung, Zerrung, Quetschung, Schultergürtelfrakturen, Hämatome)
  - Subclavia- und Jugularispunktion, Stellatumblockade, Plexusanästhesie
  - radikale Mastektomie, axilläre Lymphknotenentfernung, mediane Sternotomie, Skalenotomie, Neck dissection, Karotis-TEA (partiell)
  - Reposition einer Schulterluxation
  - Lagerungsschäden, insbesondere Trendelenburg-Lage, ausgelagerter Arm
  - „halo-pelvic traction", Rucksackverband, Thoraxgips
  - Tumorinfiltration (Mammakarzinom, Pancoast-Tumor)
- *Beinplexus*
  - Frakturen (Becken, LWK-Querfortsatz, Hüftgelenk), Hüftgelenk- und proximale Femurluxationen und -operationen (N. ischiadicus)
  - Retroperitonealhämatom, Psoashämatom (Leistenschmerz!), Schwerpunkt N. femoralis (Gerinnungsstörung, Flankentrauma)
  - Psoasabszeß (Schonhaltung mit Außenrotation und Flexion, Skoliose)
  - infrarenales Aortenaneurysma, Schwangerschaft, Karzinome im kleinen Becken
  - intraarterielle Injektion in Glutäal-/Beckenkammarterie
  - Paravertebral-, Spinal- und Periduralanästhesie

welche Faszikel des jeweiligen Plexus betroffen sind, erfordert die akribische Untersuchung eines kooperativen Patienten und bedarf bei Bewußtseinsgestörten elektrophysiologischer Bestätigung, die auch zur prognostischen Einschätzung herangezogen werden kann.

5.3.1 Plexus-brachialis-Läsion

Bei der oberen Armplexusparese Duchenne-Erb (Faszikel aus den Wurzeln C5–6/7) kommt es zur Parese von Schulteradduktion und -außenrotation, Unterarmbeugung, Supination, evtl. Unterarmstreckung; Hypästhesie vom M. deltoideus streifenförmig zum radialen Unterarm.

Bei der unteren Armplexusparese Dejérine-Klumpke (C8–D1) findet man Krallenstellung der Finger, ulnarseitige Hypästhesie.

Ausgesprochene Schmerzhaftigkeit bei der Untersuchung spricht stets für eine traumatische Ursache. Bei ausgeprägter Schmerzhemmung sprechen normale Reflexe und eine pseudoradikuläre, atypische Verteilung der Hypästhesie dafür, daß eine Plexusläsion weniger wahrscheinlich ist. Auf Zeichen einer Arm- oder Achselvenenthrombose ist zu achten.

5.3.2 Plexus-lumbosacralis-Läsion

Während die beiden Haupttypen der Armplexusläsionen gerade bei traumatischer Schädigung immer wieder in ziemlich „reiner“ Form gefunden werden können, trifft dies für den viergeteilten Beinplexus nicht zu (Plexus lumbalis L1–4, ischiadicus/sacralis L4–S3, pudendus S2–4, coccygeus S3–5).

Bei einer *Plexus-lumbalis-Läsion* findet man eine Lähmung von Hüftbeugern, Kniestreckern, Außenrotatoren und Adduktoren des Oberschenkels sowie kleine hypästhetische Areale am Oberschenkel und Becken. Ein warmer, anhidrotischer Fuß ist dabei häufig durch begleitende Schädigung des Grenzstrangs.

Dagegen finden sich bei Schädigung des *Plexus sacralis* Paresen der Hüftstrecker, Kniebeuger und des gesamten Unterschenkels und Fußes mit Hypästhesie von Fuß, Unterschenkel und Oberschenkelrückseite.

6 Psychogene Lähmungen

Im Gegensatz zu vielen anderen psychogenen Störungen können Lähmungen oft mit sehr hoher (nicht absoluter!) Wahrscheinlichkeit als (bewußtseinsnah oder -fern) funktionell eingestuft werden. Grundlage ist ein positiv objektivierter Befund eines Paresemusters, das nicht mit der oben ausgeführten funktionellen Neuroanatomie vereinbar ist. Weitere Indikatoren sind zusätzliche typische psychogene Symptombildungen, dann die Patientenaufnahmemodalitäten und zuletzt eine auffällige medizinische Vorgeschichte (Übersicht 4-16).

Übersicht 4-16. Anhaltspunkte für psychogene Lähmungen

1. *Paresemuster*
   - akute schwere Parese ohne sonstige Krankheitszeichen (Schmerz, Malaise, kardiopulmonal)
   - durchgehende totale Hemiplegie eines Wachen mit unauffälligem Untersuchungsbefund des Kopfs
   - scharfe Begrenzung der Extremitätenlähmung am Gelenk, Hypästhesie in Mittellinie, Achsel- und Leistenfalte
   - schlaffe Plegie mit lebhaften Eigenreflexen
   - schwere schlaffe Tetraparese ohne Atem- und/oder Schluckstörung
   - sehr rasche Fluktuationen, insbesondere wenn abhängig von Zuwendung
   - Demonstration gewaltiger Anstrengung bei Aufforderung zu Bewegung
   - rasche Bewegungen, auch wenn nur von geringem Bewegungsumfang
   - normales Reboundphänomen trotz Parese
   - aktiver Widerstand (Gegeninnervation) bei Kraftprüfung
   - Hoover-Zeichen: simultane oder intermittierende Aktivierung von Agonisten mit Antagonisten
   - Babinski-Zeichen („trunk-tigh test"): Anspannen der Hüftbeuger beim Aufrichten trotz in Rückenlage demonstrierter Hüftbeugerplegie
   - normaler optokinetischer Reflex bei Blickparese
2. *Zusätzliche typische psychogene Symptome*
   - Anosmie, Blindheit, Taubheit, v. a. wenn kombiniert
   - völlige Analgesie/Anästhesie in paretischer Gliedmaße
3. *Vorgeschichte*
   - Zuweisung nach vielfältigen, oft konfusen Telefonaten über mehrere Ärzte
   - zahlreiche Operationen oder stationäre Behandlungen ohne gesicherte Diagnosen
   - Medical hopping
   - Mißbrauch psychotroper Substanzen

Weiterführende Literatur

Bogousslavsky J, Caplan L (1995) Stroke syndromes. Cambridge Univ Press, Cambridge/USA
Brazis PW, Masdeu JC, Biller J (1996) Localization in clinical neurology. Little, Brown, Boston
Duus P (1995) Neurologisch-topische Diagnostik, 6. Aufl. Thieme, Stuttgart
Evans RW (1996) Neurology and trauma. Saunders, Philadelphia
Fisher CM (1982) Lacunar strokes and infarcts: a review. Neurology 32:597–600
Haerer AF (1992) DeJong's The neurologic examination, 5th edn. Lippincott, Philadelphia
Mummenthaler M, Schliack H (1987) Läsionen peripherer Nerven. Thieme, Stuttgart
Poeck K, Hartje W (1997) Klinische Neuropsychologie, 3. Aufl. Thieme, Stuttgart
Stöhr M (1980) Iatrogene Nervenläsionen. Thieme, Stuttgart

Kapitel 5
Anfälle und Myoklonien

P. Hopp, S. Noachtar, H. Stefan

INHALT

1 Epileptische Anfälle

Die Häufigkeit von epileptischen Anfällen liegt bei etwa 15% aller intensivbehandlungsbedürftigen neurologischen und internistischen Erkrankungen [11]. Aber auch synkopalen, psychogenen und tetanischen Anfällen kann eine wichtige Rolle zukommen.

1.1 Ätiologie und Pathogenese

Epileptischen Anfällen liegt eine paroxysmale, exzessive synchrone Entladung von Neuronenverbänden zugrunde, wobei die klinische Symptomatik vom Ort des Anfallsursprungs und der Entladungsausbreitung abhängt. Epileptische Anfallsaktivität ist eine grundsätzlich jedem Gehirn mögliche Reaktionsform in einem weiten pathogenetischen Spektrum zwischen genetischer Disposition und erworbenen auslösenden Mechanismen. Als ursächliche Faktoren kommen zahlreiche zerebrale und extrazerebrale Erkrankungen in Betracht.

1.2 Klinik und Differentialdiagnose

Im Hinblick auf adäquate diagnostische und therapeutische Maßnahmen muß zunächst eine Klassifizierung der bei einem Patienten auftretenden Anfälle erfolgen, die sich bei epileptischen Anfällen an dem von der Internationalen Liga gegen Epilepsie (ILAE) vorgeschlagenen System [4] orientiert (s. Übersicht 5-1). Grundsätzlich werden fokale von generalisierten Anfällen unterschieden. Fokale Anfälle sind dadurch gekennzeichnet, daß die Initialsym-

Übersicht 5-1. Klassifikation epileptischer Anfälle (Kurzfassung nach [4])

- *Fokale Anfälle*
  - einfach-fokale Anfälle (mit motorischen Symptomen, mit sensiblen oder sensorischen Symptomen, mit vegetativen Symptomen, mit psychischen Symptomen)
  - komplex-fokale Anfälle (mit einfach-fokalem Beginn, mit Bewußtseinsstörung ab Beginn)
  - fokale Anfälle mit sekundärer Generalisierung
- *Generalisierte Anfälle*
  - Absencen
  - myoklonische Anfälle
  - klonische Anfälle
  - tonische Anfälle
  - tonisch-klonische Anfälle
  - atonische Anfälle
- *Unklassifizierte Anfälle*

Übersicht 5-2. Wichtige anamnestische Angaben bei epileptischen Anfällen

- *Fremdanamnestische Angaben*:
  - Initialsymptome, z. B. Initialschrei, Kopf- oder Blickversion
  - motorische Phänomene: Beginn fokal, uni- oder bilateral
  - Gesichtsfarbe, z. B. Zyanose; Hypersalivation
  - Zungenbiß
  - Enuresis
  - postiktuale Aphasie, Todd-Parese
- *Anamnestische Angaben des Patienten, falls wach und bewußtseinsklar*:
  - ähnliche Anfälle in der Vorgeschichte
  - auslösende Faktoren (s. unter Gelegenheitsanfälle)
  - bei bislang unbekannter Epilepsie: positive Familienanamnese, Perinatalschaden, (Meningo)enzephalitis, Schädel-Hirn-Trauma, Hirnoperation, vorausgegangene neurologische oder psychische Störungen als Hinweis auf fokale Hirnläsion

ptome auf die Aktivierung eines umschriebenen Areals einer Hirnhemisphäre hinweist, wogegen bei generalisierten Anfällen beide Hemisphären in die Anfallsgeneration einbezogen sind.

Die meisten generalisierten Anfälle gehen mit einer Bewußtseinsstörung einher, die motorischen Phänomene (tonisch, klonisch, tonisch-klonisch, myoklonisch, atonisch) sind stets bilateral, wobei eine leichte Asymmetrie auftreten kann. Wichtige Hinweise auf die Anfallsart können eigen- oder fremdanamnestische Angaben geben (s. Übersicht 5-2). Unter intensivmedizinischen Gesichtspunkten sind generalisierte tonisch-klonische Anfälle die weitaus häufigste Anfallsart, seltener dagegen tonische Anfälle, Absencen oder myoklonische Anfälle. Bei den fokalen Anfällen werden einfach-fokale (synonym: einfach-partielle) Anfälle ohne Bewußtseinsstörung von komplex-fokalen (synonym: komplex-partiellen) Anfällen mit beeinträchtigtem Bewußtsein unterschieden. Ein einfach-fokaler Anfall kann isoliert auftreten oder bei Anfallspropagation in einen komplex-fokalen oder generalisierten tonisch-klonischen Anfall übergehen.

1.2.1 Epileptische Gelegenheitsanfälle

Gelegenheitsanfälle sind Anfälle mit zumeist generalisierter tonisch-klonischer Symptomatik auf dem Boden einer dispositionell erniedrigten Krampfschwelle, die nur durch Provokation, z. B. durch Schlafentzug oder Fieber oder im Rahmen (sub)akuter Hirn- oder Allgemeinerkrankungen auftreten. Die Ursachen sind in Übersicht 5-3 aufgeführt.

Übersicht 5-3. Ursachen epileptischer Gelegenheitsanfälle

- ***Entzündliche und allergische Erkrankungen***
  - Meningitis, Enzephalitis, Hirnabszeß
  - Fieber durch extrazerebrale Infektionen, aber auch nichtinfektiöser Genese
  - systemische oder isoliert zentralnervöse Kollagenosen, Vaskulitiden, rheumatische und granulomatöse Erkrankungen
  - anaphylaktische Reaktionen
- ***Metabolische und hormonelle Störungen***
  - Hypoglykämie
  - nichtketotische Hyperglykämie. **Cave:** fokale Anfälle möglich!
  - Urämie
  - Leberversagen, Hyperbilirubinämie
  - akute Pankreatitis
  - Hyperthyreose
  - Porphyrie
  - Eklampsie
  - Störungen im Vitaminhaushalt, z. B. Vitamin-B_6-Mangel/-Abhängigkeit, Vitamin-D-Mangel
  - Störungen im Aminosäurestoffwechsel, z. B. Phenylketonurie, Tyrosinose
- ***Störungen des Wasser- und Elektrolythaushaltes***
  - Hyper-/Hypoosmolarität
  - Hyper-/Hyponatriämie
  - Hypokalzämie
  - Hypomagnesiämie
  - Hypophosphatämie
- ***Zerebrale Durchblutungsstörungen***
  - lokale oder globale zerebrale Hypoxie, z. B. Thrombembolien, zerebrale Hypoxämien verschiedenster Ursache
  - Sinus- oder Hirnvenenthrombose
- ***Onkologische Erkrankungen***
  - Hirntumoren, Metastasen
  - Leukosen

Übersicht 5-3 (Fortsetzung)

- ***Anfallsfördernde Medikamente und Drogen***
  - Analeptika, z. B. Amphetaminderivate, Cardiazol
  - Analgetika und Antipyretika, z. B. Indometazin, Metamizol, Propyphenazon, Fentanyl
  - Antibiotika, insbesondere Penizilline, Cephalosporine, Metronidazol, Isoniazid
  - Anthelmintika, insbesondere Piperazinderivate
  - zentral wirksame Anticholinergika
  - Antidepressiva, insbesondere Trizyklika, Maprotilin, Mianserin
  - Antihistaminika
  - Baclofen
  - Ciclosporin-A
  - Disulfiram
  - Heroin, Kokain
  - Kontrastmittel, insbesondere bei intrathekaler Applikation
  - Kortikosteroide
  - Lokalanästhetika
  - Methylxanthine
  - Neuroleptika, insbesondere Clozapin
  - Zytostatika, z. B. Asparaginase, Chlorambucil, Cytarabin, Methotrexat, Vincristin
- ***Medikamenten- und Drogenentzug***
  - Alkohol
  - Antiepileptika, insbesondere Barbiturate, Benzodiazepine, Carbamazepin, Phenytoin, Vigabatrin
  - sonstige Drogen
- ***Vergiftungen***
  - Benzol, Benzin
  - Organophosphate, Physostigmin
  - Schwermetalle, z. B. Blei, Arsen, Thallium
  - Strychnin
- ***Physikalische Einwirkungen***
  - Schädel-Hirn-Traumata
  - Stromverletzungen
  - Hitzestau, Sonnenexposition
- ***Überbeanspruchung***
  - Schlafentzug
  - extreme körperliche oder psychische Belastung

1.2.2 Generalisierte tonisch-klonische Anfälle

Der typische generalisierte tonisch-klonische Anfall (synonym: Grand mal) beginnt abrupt mit einer tonischen, bis ca. 30 s anhaltenden Verkrampfung des gesamten Körpers, gefolgt von rhythmischen bilateralen klonischen Zuckungen. Die übliche Dauer der klonischen Phase beträgt 1/2–1 min, selten bis zu 5 min. Obligat sind Bewußtlosigkeit und Atemstillstand mit Zyanose zu beobachten, fakultativ können Speichelfluß, Zungenbiß (stets lateral!), Enuresis und Enkopresis auftreten. Im Anfall sind die Pupillen weit und lichtstarr. Im postiktualen, bis zu 2 min anhaltenden Koma kommt es zum Wiedereinsetzen der durch die Tiefe der Atemzüge und Zurückfließen von Speichel typischen stertorösen Atmung. Es schließt sich die postiktuale Phase an, in der ein Dämmerzustand mit Verwirrtheit, motorischer Unruhe und Automatismen auftreten kann, häufig setzt ein Nachschlaf bis zu mehreren Stunden ein.

1.2.3 Fokale Anfälle

Grundsätzlich sollte bezüglich der Anfallsklassifikation nach der ILAE (s. Übersicht 5-1) vorgegangen werden, wobei in der intensivmedizinischen Praxis dem Unterscheidungskriterium „Bewußtseinstrübung" zwischen einfach- und komplex-fokalen Anfällen eine geringere Rolle zukommt. Allerdings sollte bei anders nicht erklärbarer Bewußtseinstrübung, insbesondere bei fluktuierender Symptomatik, an einen nicht-konvulsiven Status komplex-fokaler oder generalisierter Anfälle als mögliche Ursache gedacht werden. Die Symptomatik einfach-fokaler Anfälle wird bestimmt vom Ort bzw. der Propagation der Anfallsaktivität entsprechend der kortikalen Repräsentation motorischer, sensorischer, autonomer und neuropsychologischer Funktionen.

Komplex-fokale Anfälle haben bei sehr heterogener Symptomatik die gemeinsamen Charakteristika im Beginn in einer Hemisphäre und einer Bewußtseinsveränderung. Neben psychischen und autonomen Phänomenen sind häufig motorische (z. B. tonische, klonische) Symptome und Automatismen aus der Oralsphäre, Mimik, Gestik oder der verbalen bzw. Fortbewegungsmotorik zu beobachten. Der fokale Beginn sekundär generalisierter tonisch-klonischer Anfälle kann auch beim komatösen Patienten anhand lateralisierender Symptome, wie initiale Blick- oder Kopfversion oder eine Seitenbetonung der motorischen Entäußerungen, erkannt werden. Nicht selten wird der fokale Anfallsursprung aber nur anhand fokaler epilepsietypischer EEG-Veränderungen nachzuweisen sein.

1.2.4 Differentialdiagnose epileptischer Anfälle

Der Differentialdiagnose epileptischer Anfälle kommt insbesondere in der Intensivmedizin eine entscheidende Rolle zu. Einerseits gilt es, ein epileptisches Anfallsgeschehen rasch zu erkennen, um dem möglichen Übergang in einen Status epilepticus vorzubeugen. Andererseits müssen nichtindizierte Maßnah-

Übersicht 5-4. Differentialdiagnose epileptischer Anfälle

- ***Generalisierter tonisch-klonischer Anfall***
  - konvulsive Synkope
  - psychogener Anfall
  - tetanischer Anfall
  - Beuge-/Strecksynergismen
- ***Einfach-fokaler Anfall***
  - transitorische ischämische Attacke
  - Migraine (accompagnée)
  - extrapyramidale Dyskinesien
  - tonischer Hirnstammanfall (multiple Sklerose)
- ***Komplex-fokaler Anfall***
  - psychogener Anfall
  - transitorische globale Amnesie
  - internistisches Koma, Bewußtseinstrübung bei Herzinfarkt
  - (psychiatrisch relevante) Verwirrtheitszustände, Delir

men, wie z. B. Intubation oder Einleitung einer antikonvulsiven Pharmakotherapie, bei nichtepileptischen Anfällen vermieden werden. Wesentliche Differentialdiagnosen sind in Übersicht 5-4 aufgeführt.

1.3 Diagnostik

Auf die Bedeutung anamnestischer Angaben wurde bereits unter klassifikatorischen Gesichtspunkten hingewiesen (s. Übersicht 5-2).

1.3.1 Intensivmedizinische Basisdiagnostik

Da epileptische Anfälle häufig nur Symptomcharakter haben, sollte zunächst die Diagnose einer möglichen Grunderkrankung im Vordergrund stehen (Übersicht 5-5). Wesentlich ist das schnelle Erkennen von metabolischen bzw. Störungen des Wasser- und Elektrolythaushaltes, Vergiftungen, entzündlichen oder anderen akuten zerebralen Prozessen.

1.3.2 Lokalisationsdiagnostik

Neben den bildgebenden Verfahren kommt dem EEG eine entscheidende Rolle zu. Neben seiner differentialdiagnostischen Bedeutung in der Erkennung epileptischer Aktivität ist die Möglichkeit hervorzuheben, akute, in der Bildgebung nicht sichtbare zerebrale Prozesse anhand regionaler Hirnfunktionsstörungen im Sinne eines Verlangsamungsfokus oder einer Allgemeinveränderung aufzudecken.

Übersicht 5-5. Diagnostik bei epileptischen Anfällen

- ***Intensivmedizinische Basisdiagnostik***
  - Vitalparameter
  - neurologische Untersuchung, insbesondere Nackensteife, Pupillen (Lichtreaktion im Anfall!), fokal-neurologische Symptomatik
  - Labor: Blutzucker, Elektrolyte, CK, Retentionswerte (Hepatopathie, Urämie), ggf. toxikologische Untersuchungen
  - CT: Dichteveränderungen (z.B. Blutung, Infarkt, Sinus-/Venenthrombose, Tumor/Metastasen, Kontusion, Abszeß, Ödem)
- ***Weiterführende Untersuchungen***
  - MRT: Signalveränderungen (z.B. fokale Läsionen, entzündliche Prozesse, Frühzeichen bei Herpesenzephalitis)
  - LP: entzündlicher Prozeß
  - Angiographie: Vaskulitis, Sinus-/Venenthrombose
  - EEG: epilepsietypische Veränderungen
  - ggf. funktionell bildgebende Verfahren (SPECT)

1.4 Therapie

1.4.1 Allgemeine Prinzipien

Ein einzelner epileptischer Anfall stellt keine Behandlungsindikation dar, sofern eine behandelbare auslösende Ursache identifiziert werden kann. Erst die Überschreitung der für einen komplex-fokalen oder generalisierten tonisch-klonischen Anfall typischen Dauer von 1–5 min mit der Gefahr des Übergangs in einen Status epilepticus, eine Anfallsserie oder auch Komplikationen wie Aspiration oder Verletzungen bei heftigen motorischen Entäußerungen stellen Indikationen für eine antikonvulsive Therapie dar. Immer sollten aber einfach durchzuführende Maßnahmen erfolgen, z.B. eine stabile Seitenlagerung, Entfernung des Patienten aus verletzungsträchtiger Umgebung oder die Lockerung atmungsbehindernder Kleidung. Als kontraindiziert sind Bißkeile anzusehen, da sie die in der frühen tonischen Phase des tonisch-klonischen Anfalls auftretenden Zungenbisse zumeist nicht verhindern können, außerdem zu Atemwegsverlegung und Zahnverletzungen führen können.

1.4.2 Akutbehandlung epileptischer Anfälle

Bezüglich der pharmakologischen Therapie von prolongierten Anfällen, Anfallsserien und Status epileptici sei auf Kap. 30, „Status epilepticus“, verwiesen.

2 Myoklonien

2.1 Definition

Als Myoklonien werden unwillkürliche, plötzliche und schnelle, singuläre oder repetitive Zuckungen bezeichnet, verursacht durch muskuläre Kontraktion (positive M.) oder Inhibition (negative M.).

Entstehungsort ist das motorische zentrale Nervensystem, wobei die mögliche Schädigungsebene vom sensomotorischen Kortex bis zum Rückenmark reicht.

Nach der topographischen Verteilung lassen sich fokale bzw. parzelläre von segmentalen und generalisierten und unilaterale von bilateralen Myoklonien differenzieren. Sie können intermittierend oder kontinuierlich, rhythmisch oder arrhythmisch, synchron oder asynchron, spontan, bei Bewegung oder reflektorisch auf Reize auftreten.

2.2 Ätiologische Einteilung

Da die lokalisatorische Differenzierung von kortikalen, retikulären, zerebellären oder spinalen bzw. pyramidalen oder extrapyramidalen Myoklonien klinisch oft nicht eindeutig durchzuführen ist, sollte sich die Einteilung bei intensivmedizinischen Patienten wegen ihrer therapeutischen und prognostischen Implikation nach ätiologischen Kriterien richten. In Anlehnung an Fahn [5] ergibt sich eine Einteilung in verschiedene ätiologische Gruppen, die in Übersicht 5-6 aufgeführt sind.

2.3 Differentialdiagnose der Myoklonien

2.3.1 Posthypoxische Myoklonien

Posthypoxische Myoklonien werden bei komatösen oder postkomatösen Patienten nach Reanimation oder primärem bzw. sekundärem respiratorischen Arrest beobachtet. Autopsierte Fälle weisen keine einheitlichen pathologischen Veränderungen auf, zugrunde liegend wird aber eine Schädigung retikulärer, thalamischer und kortikaler Strukturen mit dem Verlust inhibitorischer Funktionen angenommen. In Anlehnung an Jumao-as u. Brenner [8] und Werhahn et al. [22] werden zwei bezüglich ihrer Prognose unterschiedliche Formen unterschieden:

1. Akuter posthypoxischer Myoklonus: Unmittelbar nach Hypoxie (nach Stunden bis etwa 5 Tagen) beim komatösen Patienten auftretend, transient, Prognose offen. Bei Übergang in Status myoclonicus schlechte Prognose (Letalität >80%).
2. Chronischer posthypoxischer Myoklonus (Lance-Adams-Syndrom): Nach wenigen Tagen bis Wochen (1–120 Tage) beim postkomatösen Patienten zu

Übersicht 5-6. Ätiologische Einteilung der Myoklonien

- ***Physiologische Myoklonien***
  - (Ein)schlafmyoklonien, durch Angst, Schreck oder Anstrengung induzierte Myoklonien
  - Singultus (nichtsymptomatische Form)
  - synkopale Myoklonien
- ***Hereditäre und sporadische Myokloniesyndrome***
  - hereditäre und sporadische Hyperekplexie (Startle-Erkrankung)
  - myoklonische Dystonie
- ***Epileptische Myoklonien***
  - im Rahmen epileptischer Syndrome [fokale Epilepsien, generalisierte Epilepsien (z.B. juvenile myoklonische Epilepsie, Lennox-Gastaut-Syndrom), progressive Myoklonusepilepsien]
- ***Symptomatische Myoklonien***
  - Myoklonien bei Speicherkrankheiten
  - systemdegenerativ bedingte Myoklonien
  - Myoklonien bei Demenzen (z.B. M. Alzheimer)
  - Myoklonien bei infektiösen Enzephalopathien
  - endogen-metabolisch bedingte Myoklonien
  - exogen-toxisch bedingte Myoklonien
  - Myoklonien bei Enzephalopathien durch physikalische Noxen (posthypoxisch, Schädel-Hirn-Trauma, Stromunfall, Dekompressionsunfall)
  - Myoklonien bei fokalen ZNS-Läsionen (z.B. zerebrovaskulärer Insult, Tumor, Thalamotomie, Läsionen im Olivo-dentatum-System (Gaumensegelmyoklonus)

beobachten. Wesentliches Merkmal ist bei günstiger Überlebensprognose und häufig problematischer Therapie ein vorwiegend bei Willkürinnervation auftretender, multifokaler, positiver und/oder negativer kortikaler Aktionsmyoklonus. Fakultativ können zusätzlich ein kortikaler oder retikulärer Reflexmyoklonus sowie eine übersteigerte Schreckreaktion auftreten.

2.3.2 Myoklonien im Rahmen epileptischer Syndrome, degenerativer Erkrankungen und Speicherkrankheiten

Bei den Myoklonien im Rahmen epileptischer Syndrome ist bereits die Anamnese wegweisend. Myoklonien können als Bestandteil der verschiedensten Epilepsien auftreten, ein zentrales Symptom stellen sie bei den progressiven Myoklonusepilepsien und Speicherkrankheiten dar (s. Übersicht 5-7). In der Intensivneurologie stehen gegenüber den Myoklonien bei kindlichen und juvenilen Epilepsiesyndromen (z.B. West-Syndrom, Lennox-Gastaut-Syndrom, juvenile myoklonische Epilepsie, myoklonische Absencen) solche bei fokalen Epilepsien im Vordergrund, da diesen in der Regel fokalen Myoklo-

Übersicht 5-7. Progressive Myoklonusepilepsien und Speicherkrankheiten

- Progressive Myoklonusepilepsien (baltische, mediterrane Form des Unverricht-Lundborg-Syndroms, Lafora-Einschlußkörperkrankheit)
- Ceroidlipofuszinose (Jansky-Bielschofski, Lake-Cavanagh, Spielmeyer-Vogt-Sjögren, Batten, Kufs)
- Gaucher-Krankheit Typ III
- GM_2-Gangliosidose
- Sialidose
- mitochondriale Enzephalomyopathien (MERRF, MELAS)

Übersicht 5-8. Myoklonien bei systemdegenerativen Erkrankungen und Demenzen

- Cerebellodentatorubrale Atrophie
- Dentatorubropallidoluysische Atrophie (DRPLA)
- hepatolentikuläre Degeneration (Wilson)
- Chorea major (Huntington)
- kortikobasale Degeneration
- progressive supranukleäre Parese (Steele-Richardson-Olszewski)
- Torsionsdystonie
- M. Hallervorden-Spatz
- M. Alzheimer

nien umschriebene Läsionen des ZNS zugrunde liegen. Dabei treten sie neben anderen Anfallstypen (einfach- oder komplex-fokal, tonisch-klonisch) auf. Lokalisation und Ätiologie der zugrundeliegenden Schädigung, z.B. durch Raumforderungen, lokale entzündliche, vaskuläre oder traumatische Prozesse, müssen durch die neurologische Untersuchung und bildgebende Verfahren (CT, MRT, SPECT) abgeklärt werden.

Epilepsietypische Veränderungen im EEG sprechen für eine epileptische Genese, wobei der zeitliche Zusammenhang bei beobachtbaren Myoklonien im Standard-EEG nicht immer nachweisbar ist. Zu den gemeinsamen Kernsymptomen der seltenen erblichen Myoklonusepilepsien und Speicherkrankheiten, einer progressiven Epilepsie mit Myoklonien und anderen Anfällen sowie einer Demenz, treten für die einzelnen Entitäten charakteristische zerebelläre, extrapyramidale, visuelle oder okulomotorische Störungen. Neben der im EEG typischerweise zu findenden Allgemeinveränderung, epilepsietypischen Aktivität und Photosensibilität führen spezielle Untersuchungen (Urin, Haut-, Hirn-, Leber-, Knochenmarkbiopsie) zur Syndromdiagnose.

Myoklonien können auch als Symptom der in Übersicht 5-8 aufgeführten systemdegenerativen Erkrankungen beobachtet werden.

2.3.3 Myoklonien bei infektiösen und exogen- oder endogen-toxischen Enzephalopathien

Als Begleitsymptom werden Myoklonien bei viralen Enzephalitiden, insbesondere durch Arbo- und Herpes-, aber auch Coxsackie- und HI-Viren beobachtet. Bei mehr als der Hälfte der Patienten mit Creutzfeldt-Jakob-Krankheit treten im Verlauf spontan z. T. periodische und durch akustische oder sensible Stimuli provozierbare Myoklonien auf, die im EEG mit triphasischen Sharp-wave-Komplexen einer Repetitionsrate von 0,5–2 Hz korrelieren können. Die subakute sklerosierende Panenzephalitis (SSPE) ist typischerweise mit rhythmischen bilateralen Myoklonien assoziiert, zu Beginn kann gelegentlich aber auch ein Aktionsmyoklonus zu beobachten sein. Im EEG finden sich nahezu pathognomonisch generalisierte bi- bis polyphasische Komplexe (Rademecker-Komplexe) in einer Frequenz von 6–12 Hz.

Weiterhin sind Aktions- und/oder Reflexmyoklonus bei Enzephalopathien endogen-metabolischer und exogen-toxischer Genese beschrieben (s. Übersicht 5-9).

2.4 Therapie

In der intensivneurologischen Praxis wird bereits vor oder gleichzeitig mit der ätiologisch orientierten Therapie der Grunderkrankung eine symptomatische Behandlung der Myoklonien erforderlich sein. Tierexperimentell und in klinischen Studien sind unterschiedlichste Substanzen untersucht worden, wobei sich je nach Ätiologie der Myoklonien verschiedene Therapiestrategien etabliert haben.

2.4.1 Therapie epileptischer Myoklonien

Zur Akutbehandlung werden Benzodiazepine oder Phenobarbital i.v. eingesetzt. Phenytoin ist bei den progressiven Myoklonusepilepsien wegen der Gefahr der Anfallsprovokation und Kleinhirnschädigung kontraindiziert. Seit kurzem steht Valproinsäure als Infusionslösung zur Verfügung. Bei guter Wirksamkeit müssen bei diesem Präparat bei Intensivpatienten mögliche lebertoxische Effekte engmaschig überwacht werden. In der Auswahl der Substanz sollte immer eine gleichzeitige Wirkung auf die zusätzlich auftretenden Anfallsformen angestrebt werden. Bei Therapieresistenz oder semiologischem Wandel der Myoklonien sollte an die Möglichkeit der Provokation nichtepileptischer Myoklonien gedacht werden, die v. a. bei Überdosierung mit Phenytoin, Carbamazepin, Vigabatrin und Gabapentin beschrieben ist (Applikationsformen und Dosierungsempfehlungen s. Tabellen 5-1 und 5-2, Therapieschema: Tabelle 5-3).

Übersicht 5-9. Myoklonien bei endogen-metabolischen und exogen-toxischen Enzephalopathien

- ***Metabolische Störungen***
  - Urämie
  - Leberversagen
  - Hyponatriämie
  - Hypoglykämie
  - nichtketotische Hyperglykämie
  - Biotinmangel
- ***Intoxikationen***
  - Wismut
  - Bleitetraethyl
  - Methylbromid
  - Dichlordiphenyltrichlorethan (DDT)
  - Kokain, Cannabinoide, Lysergsäurediethylamid (LSD)
- ***Medikamente***
  - L-Dopa
  - trizyklische Antidepressiva, MAO-Hemmer
  - Clozapin
  - Lithium
  - Antiepileptika: Phenytoin, Carbamazepin, Vigabatrin, Gabapentin
  - Etomidate
  - Enfluran
  - Propofol
  - Opiate
  - Penizilline, Cephalosporine
  - Piperazin
  - Chlorambucil
  - Diclofenac
  - Antihistaminika

2.4.2 Therapie nichtepileptischer Myoklonien

Zur Behandlung nichtepileptischer Myoklonien existieren nur sehr wenige kontrollierte Studien. Die besten Therapieerfolge lassen sich bei kortikalen Myoklonien erzielen. Empfohlen werden in erster Linie die Antiepileptika Valproinsäure und Clonazepam. Die Wirksamkeit von Piracetam konnte in einer placebokontrollierten Doppelblindstudie mit Cross-over-Design belegt werden (Brown et al. [2]). Häufig sind Kombinationen der genannten Substanzen erforderlich.

Myoklonien subkortikalen oder spinalen Ursprungs sind oft weniger effektiv zu kontrollieren. Lediglich beim chronischen posthypoxischen Myoklonus existieren kausal orientierte Therapiekonzepte, wobei eine augmentierende

Tabelle 5-1. Therapieschema bei epileptischen Myoklonien

1. Wahl	*2. Wahl*	*3. Wahl*
Valproinsäure	Phenobarbital	Andere Antiepileptika
Clonazepam	Primidon	
(auch in Kombination)		(**Cave!** Mögliche Provokation von Myoklonien bei Überdosierung mit Carbamazepin, Phenytoin, Vigabatrin)

Tabelle 5-2. Therapieschema bei nichtepileptischen Myoklonien

1. Wahl	*2. Wahl*	*3. Wahl*
Valproinsäure	Valproinsäure+Clonazepam	L-5-Hydroxytryptophan (Lisurid, Baclofen, Trihexphenidyl, Paroxetin, Fluoxetin)
Clonazepam	Piracetam	

Tabelle 5-3. Dosierungsempfehlungen und Applikationsformen antimyoklonischer Medikamente

Substanz	*Handelsname (z.T. in Auswahl)*	*Applikation*	*Übliche Tagesdosis*	*Dosisverteilung, Aufdosierung*
Valproinsäure	z.B. Orfiril-Injektionslösung, Convulex, Ergenyl, Leptilan	i.v./oral	900–3000 mg (–5000 mg)	i.v.: evtl. Bolus von 900 mg, dann kontinuierlich über 24 h oral: initial 300 mg, Aufdosierung um 300 mg/Tag; 2–4 Einzeldosen
Clonazepam	Rivotril, Antelepsin	i.v./oral	2–12 mg	i.v.: initial 1–2 mg, dann kontinuierlich über 24 h oral: 2–3 Einzeldosen
Phenobarbital	Luminal, Phenaemal	i.v./i.m./oral	200–400 mg	i.v.: initial 100 mg, dann 2 Einzeldosen i.m./oral: 2 Einzeldosen
Primidon	z.B. Liskantin, Mylepsinum	oral	500–1000 mg	2 Einzeldosen
Piracetam	z.B. Nootrop, Normabrain	i.v./oral	2–24 g	2–3 Einzeldosen
L-5-Hydroxytryptophan	Levothym	oral	400–2000 mg	initial 100 mg in 4 Einzeldosen, Aufdosierung um 100 mg alle 2–3 Tage; 3–6 Einzeldosen
+Carbidopa	(als Monosubstanz nicht im Handel)		100–300 mg	bereits ab Vortag vor Gabe von 5-HTP zur Vermeidung peripherer Nebenwirkungen
Lisurid	Dopergin	oral/ i.v. (nicht im Handel)	1–5 mg 0,1–0,15 mg	3–6 Einzeldosen
Baclofen	Lioresal	oral	15–90 mg	3–4 Einzeldosen
Trihexphenidyl	Artane, Parkopan	oral	2–35 mg	3–4 Einzeldosen

Wirkung auf die inhibitorischen Effekte der dorsalen Raphekerne mittels serotoninerger oder GABA-erger Medikamente postuliert wird. Etabliert sind insbesondere der Serotoninpräkursor L-5-Hydroxytryptophan (in Kombination mit dem Decarboxylasehemmer Carbidopa zur Vermeidung von Nebenwirkungen) und Clonazepam, das eine bessere Wirkung als andere Benzodiazepine zeigt. Ebenfalls als effektiv haben sich Valproat und Piracetam erwiesen.

Wegen häufiger und schwerer gastrointestinaler und psychischer Nebenwirkungen von L-5-Hydroxytryptophan sind bei der Therapiewahl an erster Stelle Valproat und Clonazepam, an zweiter Stelle ihre Kombination oder Piracetam zu nennen. Weitere antimyoklonische Medikamente sind Lisurid, die selektiven Serotonin-Reuptakehemmer Paroxetin und Fluoxetin, Trihexphenidyl und Baclofen, alle mit weniger gut belegter Effektivität (Applikationsformen und Dosierungsempfehlungen: s. Tabelle 5-1 und 5-2, Therapieschema: s. Tabelle 5-3).

Literatur

1. Aicardi J (1992) Epilepsy and inborn errors of metabolism. In: Roger J, Dravet C, Dreifuss FE et al. (Hrsg) Epileptic syndromes in infancy, childhood and adolescence. Libbey, London, pp 97–102
2. Brown P, Steiger MJ, Thompson PD et al. (1993) Effectiveness of Piracetam in cortical myoclonus. Mov Disord 8:63–68
3. Chapman AG (1986) Valproate and myoclonus. In: Fahn S, Marsden CD, Van Woert M (Hrsg) Adv Neurol 43. Raven, New York, pp 661–674
4. Commission on Classification and Terminology of the International League against Epilepsy (1981) Proposal for revised clinical and electroencephalographic classification of epileptic seizures. Epilepsia 22:489–501
5. Fahn S, Marsden CD, Van Woert M (1986) Definition and Classification of Myoclonus. In: Fahn S, Marsden CD, Van Woert M (Hrsg) Adv Neurol 43. Raven, New York, pp 1–5
6. Fahn S (1986) Posthypoxic action myoclonus: literature review update. In: Fahn S, Marsden CD, Van Woert M (Hrsg) Adv Neurol 43. Raven, New York, pp 157–169
7. Ikeda A, Shibasaki H, Tashiro K et al. (1996) Clinical trial of Piracetam in patients with myoclonus: nationwide multiinstitution study in Japan. Mov Disord 11:691–700
8. Jumao-as A, Brenner RP (1990) Myoclonic status epilepticus: A clinical and electroencephalographic study. Neurology 40:1199–1202
9. Lance JW (1986) Action myoclonus, Ramsay Hunt syndrome, and other cerebellar myoclonic syndromes. In: Fahn S, Marsden CD, Van Woert M (Hrsg) Adv Neurol 43. Raven, New York, pp 33–55
10. Lance JW, Adams RD (1963) The syndrome of intention or action myoclonus as a sequel of hypoxic encephalopathy. Brain 86:111–136
11. Meyding-Lamadé U, Hacke W (1995) Der epileptische Einzelanfall – Diagnostik und Therapie in der Notfallsituation. Intens Notfallmed 32:229–235
12. Obeso JA (1997) Classification, clinical features, and treatment of myoclonus. In: Watts RL, Koller WC (Hrsg) Movement disorders: neurological principles and practice. McGraw-Hill, New York, pp 541–550
13. Obeso JA, Artieda J, Rothwell JC, Day B, Thompson P, Marsden CD (1989) The treatment of severe action myoclonus. Brain 112:765–777
14. Pappert EJ, Goetz CG (1995) Treatment of myoclonus. In: Kurlan R (ed) Treatment of movement disorders. Lippincott, Philadelphia, pp 247–336
15. Pohlmann-Eden B et al. (1998) Parenterale Valproattherapie des posthypoxischen Myoklonus. Abstractband, 15. Jahrestagung der Arbeitsgemeinschaft für Neurologische Intensivmedizin in der Deutschen Gesellschaft für Neurologie
16. Pranzatelli MR (1994) Serotonin and human myoclonus. Rationale for the use of serotonin receptor agonists and antagonists. Arch Neurol 51:605–617

17. Pranzatelli MR, Nadi NS (1995) Mechanism of action of antiepileptic and antimyoclonic drugs. In: Fahn S, Hallett M, Lüders HO, Marsden CD (eds) Adv Neurol 67. Raven, New York, pp 329–360
18. Roger J et al. (1992) Progressive myoclonic epilepsies in childhood and adolescence. In: Roger J, Dravet C, Dreifuss FE et al. (eds) Epileptic syndromes in infancy, childhood and adolescence. Libbey, London, pp 363–379
19. Schmidt D (1997) Epilepsie. Diagnostik und Therapie für Klinik und Praxis. Schattauer, Stuttgart
20. Stefan H (1995) Epilepsien: Diagnose und Behandlung. Chapman & Hall, Weinheim
21. Stefan H, Lesser RB (1994) Seizures. In: Hacke W et al. (eds) Neurocritical care. Springer, Berlin Heidelberg New York Tokyo, pp 277–284
22. Toro C, Hallett M (1995) Pathophysiology of myoclonic disorders. In: Watts RL, Koller WC (eds) Movement disorders: neurological principles and practice. McGraw-Hill, New York, pp 541–550
23. Werhahn KJ, Brown P, Thompson PD, Marsden CD (1997) The clinical features and prognosis of posthypoxic myoclonus. Mov Disord 12:216–220

Kapitel 6
Meningismus

B. WILDEMANN

INHALT

Nackensteife (Meningismus) zeigt eine Irritation der weichen Hirnhäute an und gehört in Verbindung mit Kopfschmerzen zu den kardinalen Symptomen zahlreicher lebensbedrohlicher neurologischer und neurochirurgischer Erkrankungen. Nackensteife wird durch eine reflektorische Innervation der Halsmuskulatur hervorgerufen, um einer schmerzhaften Dehnung von Meningen und Spinalnerven entgegenzuwirken. Bei der klinischen Untersuchung imponiert Nackensteife als deutlich fühlbarer muskulärer Widerstand, der bei passiver Beugung des Nackens, aber nicht bei seitlichen Drehbewegungen des Kopfes auftritt. Zusätzliche meningeale Symptome sind die Zeichen nach Brudzinski und Kernig sowie in schweren Fällen ein Opisthotonus.

Das Zeichen nach Brudzinski ist gekennzeichnet durch eine reflektorische Flexion der Beine bei passiver Nackenbeugung, das Zeichen nach Kernig durch eine reflektorische Hemmung der passiven Extension des Knies bei im Hüft- und im Kniegelenk gebeugten Bein. Beim Opisthotonus liegt eine extreme Überstreckung der Nacken- und Rückenmuskulatur vor. Die Nackensteife läßt bei zunehmender Vigilanzminderung nach und kann im tiefen Koma sowie auch bei alten Menschen oder Kleinkindern fehlen. Die mit einer Nackensteife einhergehenden Kopfschmerzen werden durch eine Stimulation sensorischer meningealer Nervenfasern hervorgerufen oder entstehen infolge von Dehnung oder Kompression der sensorisch innervierten basalen und duralen Arterien und venösen Blutleiter bzw. der afferenten Fasern der Hirnnerven V, VII, IX und X sowie der oberen Zervikalnerven.

1 Differentialdiagnose

Nackensteife und Kopfschmerzen sind kardinale Symptome von Subarachnoidalblutungen sowie von Meningitiden und Meningoenzephalitiden. Andere Ursachen sind intrakranielle Druckerhöhung durch Liquorzirkulationsstörungen oder infratentorielle Raumforderungen, eine Infiltration der Meningen mit malignen Zellen sowie seltener eine Mitbeteiligung meningealer Gefäße bei Arteriitiden (Übersicht 6-1).

Zahlreiche Erkrankungen können unabhängig von einer meningealen Irritation mit einer Nackensteife einhergehen. Als wichtigstes klinisches Unterscheidungsmerkmal ist bei einer nichtmeningealen Nackensteife die Kopfbeweglichkeit in allen Richtungen eingeschränkt. Die Differentialdiagnose ist umfangreich und umfaßt Erkrankungen der zervikalen Wirbelsäule sowie Tumoren und Mißbildungssyndrome der hinteren Schädelgrube. Andere Ursachen sind extrapyramidale und muskuläre Syndrome, die mit einer generalisierten Erhöhung des Muskeltonus einhergehen sowie die Paratonie oder „Dagegenhalten“. Typisch für die Paratonie ist das Nachlassen des erhöhten Muskeltonus bei wiederholten passiven Bewegungen (Übersicht 6-1).

2 Klinische Symptomatik

Entscheidende anamnestische und klinische Kriterien für die diagnostische Zuordnung der Leitsymptome Nackensteife und Kopfschmerzen sind die zeitliche Evolution der Symptome, der Charakter und Schweregrad der neurologischen Defizite sowie die Art der Begleitsymptome.

2.1 Akute Subarachnoidalblutung

Bei der akuten Subarachnoidalblutung (SAB) setzen heftigste Kopfschmerzen und Nackensteife aus voller Gesundheit plötzlich ein. Begleiterscheinungen sind Erbrechen und andere vegetative Symptome. Innerhalb kurzer Zeit kann sich eine Bewußtseinseintrübung entwickeln. Fokale neurologische Defizite weisen auf eine komplizierende intrazerebrale Blutung hin. Ursächlich liegt einer akuten SAB am häufigsten die Ruptur eines Aneurysmas der basalen Hirnarterien oder eine arteriovenöse Malformation zugrunde. Seltenere Ursachen sind Durafisteln und spinale arteriovenöse Malformationen, eine Dis-

Übersicht 6-1. Differentialdiagnose meningealer und nichtmeningealer Nackensteife

Meningeale Ursachen

- Meningitis/Meningoenzephalitis
- intrakranielle Druckerhöhung
- Liquorzirkulationsstörung
- infratentorielle Raumforderung
- Meningeosis carcinomatosa/blastomatosa
- Arteriitis

Nichtmeningeale Ursachen

- *Erkrankungen der Halswirbelsäule/hinteren Schädelgrube:*
  - Spondylarthrose
  - Bandscheibenvorfall
  - Traumata/Frakturen
  - Metastasen
  - rheumatoide Arthritis
  - basiläre Impression
  - Klippel-Feil-Syndrom
  - Arnold-Chiari-Syndrom
  - Dandy-Walker-Syndrom
- *Muskuläre Erkrankungen:*
  - Myositis
  - Tetanus
  - Schleudertrauma der Halswirbelsäule
- *Extrapyramidale Erkrankungen:*
  - M. Parkinson
  - subakute arteriosklerotische Enzephalopathie
  - malignes Neuroleptikasyndrom
  - maligne Hyperthermie
  - Katatonie
- *Paratonie:*
  - metabolische Enzephalopathie
  - Hirnatrophie
  - subakute arteriosklerotische Enzephalopathie
  - transtentorielle Einklemmung

sektion im intrakraniellen Abschnitt der A. carotis interna, mykotische Aneurysmen bei infektiöser Endokarditis sowie das Vorliegen einer Thrombozytopenie oder einer Koagulopathie. Eine identische klinische Symptomatik kann bei intrazerebralen Blutungen infolge einer sekundären Einblutung in den Subarachnoidalraum oder infolge einer Einblutung in einen malignen hirneigenen Tumor oder in eine zerebrale Metastase verursacht werden.

2.2 Intrakranielle Infektionen

Die zeitliche Evolution und die Intensität von Kopfschmerzen und Nackensteife bei Infektionen der Meningen ist abhängig vom Erregertyp. Eine bakterielle Meningitis kann bei fulminantem Verlauf innerhalb von wenigen Stunden zu schwersten Kopfschmerzen, Nackensteife und Bewußtseinseintrübung bis hin zum Koma führen. Typische Begleitsymptome sind Fieber, Schüttelfrost, Licht- und Geräuschempfindlichkeit sowie Erbrechen und Reizbarkeit. Bei viralen Meningitiden entwickeln sich Kopfschmerzen, Nackensteife und Fieber subakut über mehrere Tage. Die Koinzidenz von Vigilanzstörungen, fokalen Defiziten und epileptischen Anfällen weist auf eine Begleitenzephalitis hin. Fulminante Krankheitsverläufe kommen auch bei Viruserkrankungen vor und sind besonders häufig bei der Herpes-simplex-Virusenzephalitis. Bei chronischen Meningitiden und Meningoenzephalitiden entwickeln sich meningeale Reizerscheinungen über Wochen und Monate. Das Erregerspektrum umfaßt Mykobakterien, Spirochäten und bei Patienten mit einem manifesten Immundefekt auch Pilze und Parasiten. Meningoenzephalitische Symptome kommen außerdem infolge von septischen Embolien bei bakterieller Endokarditis vor.

2.3 Intrakranielle Druckerhöhung

Nackensteife und Kopfschmerzen entstehen akut oder subakut infolge von infratentoriellen, seltener auch supratentoriellen Raumforderungen. Die häufigsten Ursachen sind ausgedehnte zerebelläre oder pontine ischämische Hirninfarkte und Hämatome sowie rasch expandierende Tumoren der hinteren Schädelgrube, die eine Störung der Liquorzirkulation erzeugen und die Gefahr einer tonsillären Herniation mit sich bringen. Bei einer plötzlichen Verlegung der Liquorabflußwege, die beispielsweise durch Kolloidzysten oder andere bewegliche Tumoren der Hirnventrikel hervorgerufen werden kann, treten Kopfschmerzen und Nackensteife perakut auf. Zusätzliche Symptome sind Erbrechen und eine rasche Bewußtseinseintrübung.

2.4 Meningeosis neoplastica

Nackensteife und Kopfschmerzen sind kardinale Symptome einer Meningeosis carcinomatosa oder blastomatosa. Andere typische klinische Zeichen sind Hirnnervenausfälle und radikuläre Symptome. Intensivmedizinische Maßnahmen sind nur in Ausnahmefällen indiziert, können aber bei rascher Bewußtseinseintrübung, unbekanntem Primärtumor und in Abhängigkeit von der Gesamtprognose des Tumorleidens erforderlich werden.

2.5 Arteriitis

Nackensteife und Kopfschmerzen können seltener auch infolge einer Vaskulitis der meningealen und zerebralen Gefäße erzeugt werden. Typische Begleitsymptome sind bei diffuser Mitbeteiligung zerebraler Gefäße Enzephalopathien und epileptische Anfälle bzw. bei segmentalem Befall fokale oder multifokale neurologische Defizite. Vaskulitisch induzierte Symptome entstehen in der Mehrzahl durch eine ischämische Gewebeschädigung, seltener infolge von Hämorrhagien. Arteriitiden der meningealen und zerebralen Gefäße kommen als Komplikation von nahezu allen erregerbedingten Meningitiden und Meningoenzephalitiden sowie bei systemischen Vaskulitiden und Kollagenosen vor. Diagnostisch hilfreich sind bei diesen sekundären Formen extrazerebrale Organmanifestationen sowie eine laborchemisch faßbare Entzündungskonstellation, die auf den systemischen Charakter der Grunderkrankung hinweisen. Extrem selten tritt eine Angiitis zerebraler Gefäße isoliert als eigenständiges Krankheitsbild auf.

3 Diagnostisches Vorgehen

Die klinischen Leitsymptome Nackensteife und Kopfschmerzen zeigen in vielen Fällen eine potentiell lebensbedrohliche Erkrankung an. Sie erfordern ein rasches diagnostisches Vorgehen und die schnelle Einleitung einer spezifischen Therapie. Von herausragender diagnostischer Bedeutung sind bildgebende Verfahren, insbesondere kraniale Computertomographie (CT) und Magnetresonanztomographie (MRT) sowie die Liquoranalyse.

Wichtige Zusatzinformationen liefern Elektroenzephalographie, die sonographische Untersuchung der hirnversorgenden Arterien und bei Infektionen laborchemische Parameter. Einen Überblick über das diagnostische Vorgehen bei den wichtigsten Krankheitsbildern, die mit Nackensteife und Kopfschmerzen einhergehen, gibt Tabelle 6-1.

3.1 Bildgebende Verfahren

In der Notfallsituation ist diagnostische Methode der Wahl die kraniale Computertomographie. Die kraniale CT ermöglicht die rasche Diagnose einer akuten Subarachnoidalblutung, sofern das Blutungsereignis nicht länger als 4–5 Tage zurückliegt. Ischämische Infarkte, Hämatome und Tumoren sowie das Vorliegen eines Hirnödems und eines Hydrozephalus infolge einer Liquorabflußstörung werden zuverlässig erfaßt. Wird eine ZNS-Infektion vermutet, sollte zum Ausschluß einer höhergradigen Hirnschwellung eine kraniale CT-Untersuchung einer diagnostischen Lumbalpunktion unbedingt vorausgehen.

Die kraniale CT gibt wichtige Hinweise auf potentielle Komplikationen intrakranieller Infektionen wie Liquorzirkulationsstörung, subdurales Empyem, Ventrikulitis und Hirnabszeß. Die gezielte Darstellung der knöchernen Schädelbasis kann mögliche Ausgangherde bakterieller fortgeleiteter Infektionen

Tabelle 6-1. Typische Befunde bei wichtigen Ursachen von Nackensteife

Grund-erkrankung	*Neuroradiologische Befunde*	*Liquordiagnostik*	*Zusatzuntersuchungen*
Subarachnoidal-blutung	Kraniale CT: subarachnoidales Blut bei >85% der Fälle, fakultativ intrazerebrales Hämatom	Blutig oder xanthochrom, zytologisch phagozytäre Reaktion (5–10 Tage nach Ereignis)	Angiographie zum Nachweis von Aneurysmen oder arteriovenösen Malformationen
Infratentorielle Raumforderung	Raumfordernde Läsion mit oder ohne Hydrozephalus	In der Regel nicht erforderlich	Kraniale MRT diagnostisch aussagekräftiger als kraniale CT
Spinale arteriovenöse Malformation	Kraniale CT meistens unauffällig	Blutig oder xanthochrom, zytologisch phagozytäre Reaktion	Spinale MRT und/oder Myelographie/Angiographie zum Nachweis der Malformation
HWS-Trauma/ Fraktur	Kraniale CT unauffällig sofern kein zusätzliches Schädel-Hirn-Trauma	In der Regel nicht erforderlich	Konventionelles Röntgen zum Nachweis von Frakturen, spinale MRT zum Nachweis spinaler Läsionen
Meningitis/ Meningoenze-phalitis	Je nach Ätiologie unauffällig oder Nachweis von Hirnödem, Hydrozephalus, Hirnabszess, temporalen Läsionen (HSVE)	Je nach Ätiologie variable granulozytäre, mononukleäre oder gemischtzellige Pleozytose, erhöhtes Gesamteiweiß, variable Glukose- und Laktatwerte, im Grampräparat häufig Erregernachweis	Kraniale MRT zum Nachweis einer meningealen KM-Anreicherung. Kulturelle Erregeranzucht aus Liquor oder Polymerasekettenreaktion zum Erregernachweis
Meningeosis carcinomatosa/ blastomatosa	Kraniale CT normal oder Nachweis eines Hydrozephalus infolge Liquorzirkulationsstörung	Pleozytose, zytologisch Nachweis maligner Zellen, erhöhtes Gesamteiweiß	Kraniale MRT zum Nachweis einer meningealen KM-Anreicherung, Tumorsuche bei unbekanntem Primärtumor

CT Computertomographie; *MRT* Magnetresonanztomographie; *HSVE* Herpes-simplex-Virusenzephalitis

(Sinusitis, Mastoiditis) aufzeigen. Der Nachweis multifokaler ischämischer Läsionen ist in Verbindung mit einer Liquorpleozytose und erhöhten Entzündungsparametern verdächtig auf septische Embolien infolge einer infektiösen Endokarditis. In Verbindung mit einer CT-Angiographie können in vielen Fällen Aneurysmen dargestellt bzw. eine Sinusvenenthrombose erkannt werden. In der Mehrzahl sind jedoch eine MRT und/oder Angiographie für die definitive Diagnose von Aneurysmen oder Hirnvenenthrombosen erforderlich.

Eine notfallmäßige kraniale MRT kann bei unauffälligen oder unklaren CCT-Befunden erforderlich werden. Eine MR-tomographisch darstellbare leptomeningeale Kontrastanreicherung untermauert die Diagnose einer Meningitis oder Meningeosis und gibt bei bevorzugt basaler Lokalistation in Verbindung mit dem Liquorbefund wichtige Hinweise auf das Vorliegen granulomatöser Entzündungen. Die kraniale MRT ist sensitiver als die kraniale CT bei der Identifikation temporaler Läsionen bei vermuteter Herpes-simplex-Virusenzephalitis und bei der Differenzierung von vaskulitischen ischämischen oder hämorrhagischen Läsionen. Die MRT ist die diagnostische Methode der Wahl, wenn als Ursache für eine Nackensteife eine zervikale Läsion vermutet wird.

3.2 Liquoranalyse

Die Untersuchung des Liquors muß bei Verdacht auf eine Meningitis oder Meningoenzephalitis umgehend und möglichst vor Einleitung einer antibiotischen Therapie erfolgen. Von herausragender Bedeutung für die rasche Zuordnung des Infektionstyps sind in der Notfallsituation in erster Linie die Ermittlung der Zellzahl, der zytologische Befund und die Gramfärbung eines Zytoausstrichs. Entscheidende Parameter für die Differenzierung von bakteriellen und nichtbakteriellen Entzündungen sind das Ausmaß der Liquorpleozytose, deren zelluläre Zusammensetzung (granulozytär, mononukleär, gemischtzellig) sowie der Nachweis von intra- oder extrazellulären Bakterien im Grampräparat. Die Bestimmung des Gesamteiweißes sowie der Glukose- und Laktatkonzentrationen in Liquor und Serum geben wichtige Zusatzinformationen. Die für die einzelnen Infektionstypen charakteristischen Liquorbefunde sind in Kap. 10 (Liquordiagnostik) detailliert aufgeführt. Bei bakteriellen Meningitiden und infektiöser Endokarditis ist der Nachweis einer Entzündungskonstellation durch laborchemische Routineuntersuchungen von zusätzlicher diagnostischer Aussagekraft.

Eine hohe Wertigkeit hat die Liquordiagnostik, wenn eine akute Subarachnoidalblutung vorliegt, das Kopfschmerzereignis aber bereits einige Tage zurückliegt. In diesem Fall kann durch bereits erfolgte Resorption des subarachnoidalen Blutes das kraniale CT unauffällig sein. Pathognomonisch für eine zurückliegende Blutung in den Subarachnoidalraum sind eine Xanthochromie des Liquors und der zytologische Nachweis von Erythrophagen und/oder Siderophagen.

3.3 Angiographie

Die zerebrale Angiographie ist nach Subarachnoidalblutungen erforderlich für die definitve Diagnose von Aneurysmen und arteriovenösen Malformationen und muß als Notfallmaßnahme durchgeführt werden, wenn eine frühe neurochirurgische Intervention oder ein interventionell neuroradiologisches Vorgehen beabsichtigt ist. Die Indikation für eine frühe Angiographie ist außerdem gegeben vor der neurochirurgischen Entlastung großer intrazerebraler Hämatome, deren Lokalisation für eine hypertone Ätiologie atypisch ist. Auch bei Verdacht auf eine Sinusvenenthrombose oder Dissektion der hirnversorgenden Gefäße ist die Angiographie die diagnostische Methode der Wahl, sofern ein MR-Tomograph nicht zur Verfügung steht.

3.4 Dopplersonographie

Die transkranielle Sonographie der intrakraniellen Gefäße ist von hoher diagnostischer Aussagekraft für die Diagnose und Verlaufsbeurteilung von Vasospasmen nach Subarachnoidalblutungen oder infolge von Vaskulitiden der proximalen Gefäßabschnitte bei intrakraniellen Infektionen.

3.5 Elektroenzephalographie

Die Elektroenzephalographie ist als Notfalluntersuchung bei vigilanzgeminderten Patienten erforderlich, bei denen eine fokale oder generalisierte Anfallsaktivität vermutet wird. Temporale Herdbefunde oder paroxysmale Entladungen können erste Hinweise auf das Vorliegen einer Herpes-simplex-Virusenzephalitis geben.

Literatur

Blau JN (1986) Headache: history, examination, differential diagnosis and special investigations. In: Vinken PJ, Bruyn GW, Klawans HL (eds) Handbook of clinical neurology, vol 48. Elsevier, New York, pp 43–58

Campbell JK, Caselli RJ (1991) Headache and other craniofacial pain. In: Bradley WG, Daroff RB, Fenichel GM, Marsden CD (eds) Neurology in clinical practice. The neurological disorders, vol 2. Butterworth-Heinemann, Boston, pp 1507–1548

Headache Classification Committee of the International Headache Society (1988) Classification and diagnostic criteria for headache disorders, cranial neuralgias and facial pain. Cephalalgia 8 [Suppl 7]:1–96

Moore PM, Cupps TR (1983) Neurological complications of vasculitits. Ann Neurol 14:155–167

Ray BS, Wolff HG (1940) Experimental studies on headache: pain sensitive structures of the head and their significance in headache. Arch Surg 41:813–856

Simpson JF (1969) Meningeal signs and symptoms. In: Vinken PJ, Bruyn GW (eds) Handbook of clinical neurology, vol 1. Wiley Interscience Division, New York, pp 536–549

Swanson JW (1991) Cranial and facial pain. In: Bradley WG, Daroff RB, Fenichel GM, Marsden CD (eds) Neurology in clinical practice. The neurological disorders, vol 1. Butterworth-Heinemann, Boston, pp 231–237

Kapitel 7
Vegetative Krisen

G. F. Hamann, M. Stoll

INHALT

1 Einführung, Anatomie und physiologische Grundlagen

Das sog. autonome oder vegetative Nervensystem spielt bei Intensivpatienten allgemein und bei neurologischen Patienten im besonderen eine wesentliche Rolle, da es an der Aufrechterhaltung der körpereigenen Homöostase entscheidend mitwirkt. Wesentliche Körperbereiche mit vegetativer Steuerung sind Herzfunktion (Frequenz, Kontraktilität und Auswurfleistung), Blutdruck, Blutverteilung, Gefäßtonus, Atmung (Frequenz, Tiefe und Rhythmik), Magen-Darm-Trakt (Peristaltik, Entleerungsreflexe und Sekretion), Blasen- und Sexualfunktion.

Aus historischen und didaktischen Gründen hat sich die Dichotomie des vegetativen Systemes in

- Sympathikus (Grenzstrang, sympathische Ganglien und Plexi um Arterien) und
- Parasympathikus (Hirnnerven III, VII, IX und X und sakrale Wurzeln, Ganglien und Plexi)

bewährt. In den Einzelfunktionen ist es z.T. sehr willkürlich, diese scharfe Trennlinie weiterzuführen.

Wichtig ist ein Verständnis der zentralen Schaltstellen des vegetativen Nervensystemes, um krankheitsspezifische Einflüsse besser zu verstehen.

Die zentralen Schaltstellen sind zwar hierarchisch geordnet [23], aber es bestehen zusätzliche Verbindungen zu den nicht unmittelbar hierarchisch vor- oder nachgeordneten Zentren. Wenn man von einem autonomen Kortex sprechen kann, ist damit die Inselrinde und in geringerem Umfang der präfrontale Kortex zu bezeichnen. Diese beeinflussen ebenso wie Erregungen aus dem limbischen System (v.a. von der Amygdala aus) das zentrale Homöostaseorgan Hypothalamus [9]. Hier ist u.a. die präoptische Region wichtig. Von dort erfolgt die Steuerung der vegetativen Hirnstammzentren in Mesencephalon (periaquäduktales Grau), Pons (Nucleus parabrachialis) und Medulla oblongata (Nucleus tractus solitarius, Nucleus intermedius reticularis [31]).

Die Hirnstammzentren der Medulla können allerdings auch ohne übergeordnete Einflüsse eine Eigenaktivität entwickeln. Die Dissoziation der Hirnstammzentren findet sich z.B. bei kompletten transtentoriellen Einklemmungen mit bulbärem Syndrom. Vor allem medulläre Zentren sind an der Aufrechterhaltung eines basalen Tonus auf Rückenmark (ventrolaterale und -mediale Region) und Vagus verantwortlich [8]. Abbildung 7-1 faßt die wesentlichen Organisationselemente des zentralen vegetativen Systems zusammen.

Mediatoren der sympathischen Entgleisung sind neben der direkten Erhöhung der sympathischen peripheren Erregungsfreisetzung (durch Noradrenalin vermittelt), die verschiedenen humoral wirkenden Katecholamine des Nebennierenmarkes.

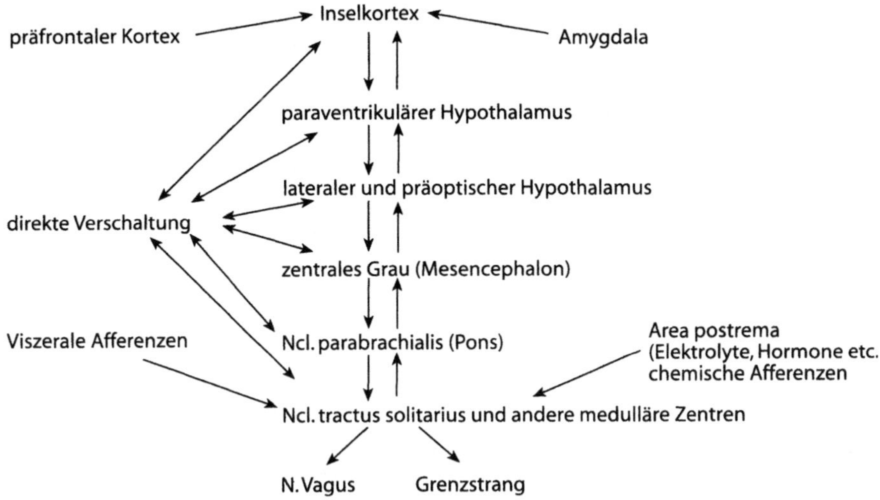

Abb. 7-1. Hierachische Ordnung des zentralen autonomen Netzwerkes. Wichtig ist, daß alle verschiedenen Ebenen nicht nur mit der darunter- oder darüberliegenden Ebene, sondern mit allen anderen Ebenen direkt verbunden sind

2 Diagnostische Tests

Gängige Tests zur Prüfung vegetativer Funktionen, wie z. B. Atem-, Valsalva-, Orthostase- und Handgrifftest, sind bei Intensivpatienten in der Regel nicht einsetzbar, da sie die aktive Mitarbeit der Patienten erfordern. Eine Dominanz sympathischer Funktionen ist häufig durch Tachykardie und hypertone Blutdruckentgleisungen offensichtlich. Zum Testen der Sympathikusfunktion kann der „Cold-pressure-Test" verwendet werden. Eine vagale Übererregbarkeit ist zunächst weniger auffällig, kann aber durch plötzlich auftretende Bradykardien und Asystolien sehr bedrohlich werden. Zum Erkennen eignet sich der Karotissinustest und der „Eyeball-pressure-Test". Mit der Analyse der Herzfrequenzvariabilität kann sowohl die Sympathikus-, wie die Parasympathikusfunktion getestet werden.

2.1 Karotissinustest (Karotisdruckversuch)

Im Karotissinus (Bifurkation der A. carotis) liegen Barorezeptoren, die an der physiologischen Blutdruckregulation beteiligt sind und deren Erregung, physiologischerweise durch intraarterielle Blutdrucksteigerungen, zu einer Abnahme der Herzfrequenz und des Blutdrucks führt [24]. Derselbe Effekt kann durch Druck auf den Karotissinus von außen erreicht werden. Bei Patienten mit hypersensitivem Karotissinus [35] können hierdurch Synkopen verursacht werden. Nach Lown führt der Karotisdruck zu einer Abnahme der Herzfrequenz bei 75%, zu a.v.-Überleitungsstörungen bei 10%, zu einem passageren Vorhofstillstand bei 4% und zu einer kompletten, passageren Asystolie bei 3% der gesunden Probanden [24]. Nach Berk et al. [5] führt rechtsseitige Karotissinusmassage zu einer Abnahme der Herzfrequenz um 4,3–10,3 Schläge, linksseitig um 2,3–8,4 Schläge/min.

Pathologisch ist a) eine Asystolie von mehr als 3 s ([7, 35]; Überwiegen der vagalen Innervation), b) ein Ausbleiben einer Reaktion auf den Karotisdruck. Dies tritt häufig zusammen mit einer Herzfrequenzstarre auf. Hier muß eine Abnahme aller vegetativen Einflüsse auf die Herztätigkeit angenommen werden. Bei beiden Reaktionsweisen sind die Patienten durch plötzliche bradykarde Herzrhythmusstörung bedroht. Der Test ist bisher allerdings nur bei der Abklärung von Synkopen systematisch untersucht worden [7].

Durchführung. Auf den Karotissinus, zwischen Kieferwinkel und hinterem Ende des Kehlkopfringknorpels gelegen, wird manuell ein mäßiger Druck ausgeübt, wobei die A. carotis an den dahinterliegenden Querfortsatz des HWK 3 oder 4 gedrückt wird. Wegen der Gefahr mechanisch bedingter Zirkulationsstörungen sollte der Versuch immer nur einseitig und nie länger als 30 s durchgeführt werden. Die Herzaktion wird während des Versuchs mittels eines laufenden EKG-Gerätes oder über Monitor dokumentiert. Der Untersucher sollte beim Auftreten einer Asystolie von länger als 3 s den Versuch sofort abbrechen. Zur Behandlung von Bradykardien muß ein venöser Zugang vorhanden sein, Atropin injektionsfertig bereit liegen und alle Möglichkeiten zur kardiopulmonalen Reanimation vorhanden sein.

2.2 Eyeball-pressure-Test (Bulbusdruckversuch)

Durch Druck auf den Bulbus oculi oder auch durch Dehnung von äußeren Augenmuskeln wird der oculokardiale Reflex ausgelöst [29], der durch eine Parasympathikusaktivierung zu Bradykardie, evtl. auch zur Asystolie und zu Blutdruckabfall führt. Wie der Karotissinustest wurde der Bulbusdruckversuch zunächst im Rahmen der Synkopenabklärung untersucht [7]. Es liegen aber auch Daten für die Bedeutung des Testes für die Erkennung autonomer Störungen beim GBS vor [13]. Bei gesunden Probanden führt beidseitiger Druck auf den Bulbus oculi zu einer Abnahme der Herzfrequenz um 3,1–9,2 Schläge/min [5, 25].

Englert et al. [12] sehen bei GBS-Patienten die Indikation für einen Schrittmacher gegeben, wenn durch den Bulbusdruck eine Asystolie von länger als 3 s ausgelöst werden kann, die durch Atropin nicht zu verhindern ist. Flachenecker et al. [13] sehen die Reaktion auf den Augenbulbusdruck als pathologisch an, wenn dadurch eine Bradykardie von unter 40 Schlägen/min ausgelöst werden kann. In diesem Fall muß von einer Gefährdung des Patienten durch bradykarde Rhythmusstörungen ausgegangen werden, so daß eine Schrittmacherindikation besteht. Lokale Schädigungen der Augen durch den Test wurden nicht beobachtet. Bei einer Myopie von mehr als 5 dpt und bei bekannter Netzhautablösung [12] sollte der Test dennoch nicht angewandt werden.

Durchführung. Bei geschlossenen Augen wird vom Untersucher mit den ersten beiden Fingern moderater Druck auf beide Augen ausgeübt. Der Druck wird so lange gesteigert, bis der Patient ihn als gerade noch erträglich empfindet und dann für 25 s oder bis zum Auftreten einer Bradykardie <40 Schlägen/min aufrecht erhalten. Die Herzaktion wird dokumentiert. Die auf Intensivstationen stets gegebenen Sicherheitsmaßnahmen sollten dieselben sein wie beim Karotisdruckversuch.

2.3 Cold-pressure-Test (Eiswassertest)

Ein Kältereiz an einer Hand und dem Unterarm führt bei Gesunden sympathikusvermittelt zu einer Konstriktion der Hautgefäße und zu einem Blutdruckanstieg (systolisch wie diastolisch um 15–28 mmHg [16]). Bei GBS-Patienten fanden Singh et al. [33] eine abnorm geringe Blutdruckreaktion bei 26,4%, wobei diese Patienten ein schlechteres Outcome als Patienten mit normaler Blutdruckreaktion hatten.

Durchführung. Hand und Unterarm werden in 5 °C kaltes Wasser getaucht. Kontralateral wird der Blutdruck vorher und 1 min nach dem Eintauchen gemessen.

2.4 Herzfrequenzanalyse

Die Herzfrequenz wird sowohl vom sympathischen wie vom parasympathischen Nervensystem in einem Regelkreis beeinflußt, der u. a. Blutdruck, zentralvenösen Druck, intrathorakalen Druck und Hauttemperatur verarbeitet. Da die Reaktionen dieses Regelkreises wegen der langsameren Leitgeschwindigkeit autonomer Nerven mit zeitlicher Verzögerung auftreten, kommt es physikalisch gesehen zu Eigenschwingungen dieses Systems, die sich in einer spontanen Fluktuation der Herzfrequenz äußert. Zerlegt man diese Schwingung der Herzfrequenz durch Berechnung eines Powerspektrums (Fast-Fourier-Analyse), so zeigen sich bei Gesunden 3 Peaks. Ein Peak findet sich im Bereich der Atemfrequenz zwischen 0,3 und 0,6 Hz. Ein 0,04-Hz-Peak soll zyklische Fluktuationen im peripheren Vasotonus im Zusammenhang mit der Temperaturregulation repräsentieren und ein 0,12-Hz-Peak die Blutdruckregulation über Barorezeptoren [1, 14]. Sympathikusaktivität trägt überwiegend zu dem Niederfrequenzpeak bei 0,04 Hz bei, während der Parasympathikus zu allen 3 Peaks beiträgt [1]. Die Analyse der Blutdruckvariabilität kann somit etwas über die Aktivität von Sympathikus und Parasympathikus aussagen [26].

Beim GBS wird von Flachenecker [14] eine Erniedrigung des HF-Anteils und eine Erhöhung der LF/HF-Ratio, entsprechend einem Überwiegen der Aktivität des Sympathikus, angegeben. Bei Patienten mit Vagusübererregbarkeit fand sich eine Erhöhung von LF- und HF-Spektralanteil. Ob die Frequenzanalyse damit etwas über die Gefahr von Asystolien beim GBS aussagen kann, ist noch nicht endgültig belegt. Unabhängig von der Analyse des Powerspektrums der Herzfrequenz ist schon seit längerem bekannt, daß eine Abnahme der Variabilität der Herzfrequenz bei GBS-Patienten eine autonome Funktionsstörung anzeigt und bei einer Herzfrequenzstarre die Gefahr von plötzlichen Asystolien droht [27]. Die Methode eignet sich wegen der Nichtinvasivität und der nicht notwendigen Mitarbeit der Patienten sehr gut zur Durchführung bei Intensivpatienten. Leider ist die Spektralanalyse der Herzfrequenz noch wenig standardisiert. Abbildung 7-2 zeigt eine normale Herzfrequenzanalyse.

2.5 EKG-Überwachung

Auch in der neurologischen Intensivmedizin ist die kontinuierliche Überwachung der elektrischen Herztätigkeit mit einem EKG-Monitor unverzichtbar. Viele autonome Entgleisungen können wie andere medizinische Probleme damit erkannt werden.

2.6 Atropintest

Atropin führt zu kompetitiver Blockade der cholinergen, muskarinartigen Rezeptoren. Hierdurch wird die Wirkung des parasympathischen Nervensystems auf das Herz reduziert oder aufgehoben. Physiologischerweise führt die i.v.-Injektion von 0,5–1 mg Atropin (1–2 Ampullen) zu einem Anstieg der Herzfrequenz. Initial kann manchmal eine bradykarde Phase, bedingt durch eine zentrale, parasympathische Stimulation, beobachtet werden. Bei jüngeren Patienten mit einem höheren Vagotonus ist der Frequenzanstieg in der Regel ausgeprägter als bei älteren, wo er ganz fehlen kann. Als normal wird ein Anstieg um ca. 40 Schläge/min angesehen, ein Anstieg <20 Schläge/min spricht für einen niedrigen Vagotonus, ein fehlender Anstieg für eine vagale Denervierung des Herzens. Ein ungewöhnlich starker Anstieg kann bei partiell sympathischer Denervierung des Herzens (z. B. hoher Querschnitt) oder bei einer Kombination von hohem Sympathiko- und Vagotonus (z. B. beim GBS-Syndrom) beobachtet werden.

2.7 Katecholamininfusionstest

Nach einer Reduktion oder nach Ausfall des Sympathikustonus (z. B. Querschnitt, GBS) tritt innerhalb weniger Tage eine Hypersensitivität sympathischer Zielorgane auf Katecholamine auf. Dies kann diagnostisch als Hinweis auf eine Störung der Sympathikusaktivität genutzt werden. Bereits sehr niedrige Dosen von Dopamin, Dobutamin, Suprarenin oder Noradrenalin führen zu deutlicher Blutdruckerhöhung und Tachykardie.

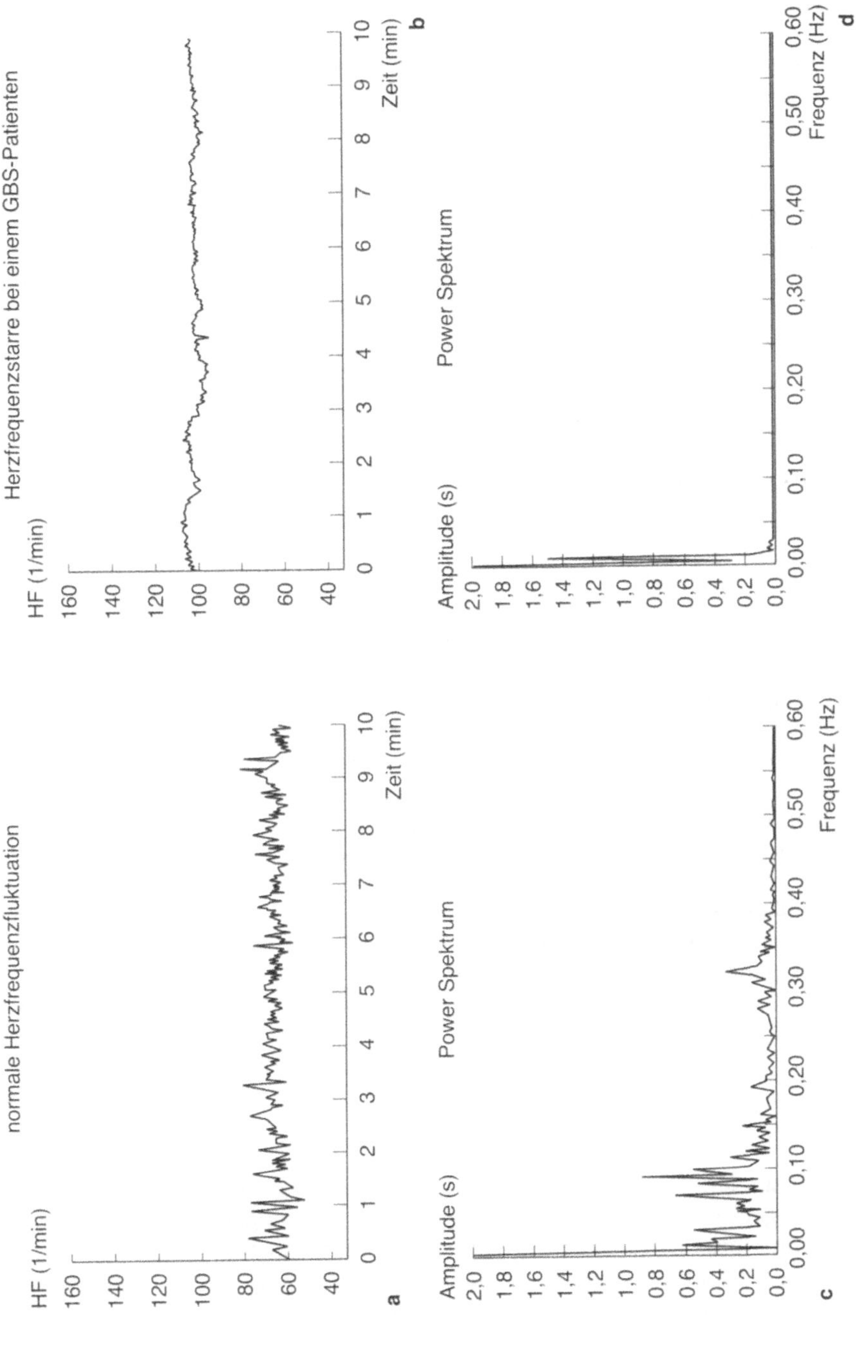

Abb. 7-2 a–d. Fast-Fourier-Frequenzanalyse: **a, c** Normalbefund, **b, d** Patient mit Frequenzstarre bei GBS

2.8 Katecholaminbestimmung

Die laborchemische Bestimmung von Hormonen, die an den vegetativen Veränderungen beteiligt sind, wie Noradrenalin, Adrenalin oder Komponenten des Renin-Angiotensin-Aldosteron-Systems (RAAS), ist eine unabhängig vom klinischen Zustand des Patienten durchführbare Methode der Erfassung der vegetativen Entgleisung. Leider ist die jeweilige Labormethode (HPLC bei den Katecholaminen oder RIA beim RAAS) sehr aufwendig und in der Regel nicht sofort möglich. Hamann [18] berichtet über eine sehr gute Korrelation zwischen Katecholaminen, hier insbesondere Noradrenalin, und Plasmareninwerten mit den klinischen Komplikationen und der Prognose nach SAB, ICB und Hirninfarkten.

3 Syndromatologie vegetativer Krisen

3.1 Kardiale Symptome

Überwiegend durch einen erhöhten Sympathikotonus bei gegenregulatorisch gesteigertem Parasympathikotonus kommt es zu kardialen Symptomen [34]. Die Spitze der kardialen Veränderungen stellen sympathikoton bedingte Herzinfarkte dar, wie sie v.a. nach schweren Schädel-Hirn-Traumata oder Subarachnoidalblutungen gesehen werden [34]. Typische EKG-Veränderungen und CK-MB-Anstiege werden dabei beobachtet. Auch wenn klinisch kein Verdacht auf einen Herzinfarkt bestand, wird autoptisch bei bis zu 80% der Patienten nach SAB eine subendotheliale Myokardnekrose mit umgebender sog. myofibrillärer Degeneration (durch Hyperkontraktion) beobachtet [11]. Unterhalb dieser strukturellen Schädigungen spielen neben EKG-Veränderungen v.a. Herzrhythmusstörungen eine wichtige Rolle.

EKG-Veränderungen. Verlängerte QT-Intervalle, hohe T-Wellen („cerebral T-wave"), ST-Senkungen, U-Wellen, erhöhte P-Wellen etc. [34]. Im Einzelfall kann bei gleichzeitig bestehender koronarer Herzerkrankung eine Differenzierung in direkt kardial oder neurogen kardial bedingt schwierig sein. Bei massiv gesteigertem Sympathikotonus mit Tachykardie wird durch den gegenläufig erhöhten Parasympathikotonus mit relativ für die Frequenz verlängertem QT-Intervall die Gefahr von lebensbedrohlichen Herzrhythmusstörungen („torsade de pointes") gesteigert.

Herzrhythmusstörungen. Grundsätzlich sind alle Formen von Rhythmusstörungen bei vegetativen Entgleisungen nach akuten neurologischen Erkrankungen beobachtet worden. Besonders wichtig sind: supraventrikuläre Bradykardien, Blockbilder, Kammertachykardien und das lebensbedrohliche Kammerflimmern. Die oben erwähnte Variante des Kammerflatterns, die „torsade de pointes" oder auch Haarnadelkurven-EKG genannt, ist besonders gefährlich für die Entstehung von plötzlichen Todesfällen und wird meist durch sog. R-auf-T-Phänomene eingeleitet.

Therapie. Um der Gefahr von Rhythmusstörungen vorzubeugen, sollte der Kaliumspiegel normal hoch gehalten werden. Mit KCl-Infusionen und kaliumsparenden Diuretika sollte es gelingen, den Serumkaliumwert auf 4,0–5,0 mmol/l anzuheben. Um den erhöhten Sympathikotonus frühzeitig zu dämpfen, wird eine β-Blocker-Therapie in niedriger Dosierung empfohlen. Metoprolol i.v. appliziert bietet sich hier an [19]. Magnesium und andere Antiarrhythmika können je nach EKG und klinischem Bild benutzt werden.

3.2 Kreislaufsymptome

Sowohl hypertone als auch hypotone Entgleisungen werden beobachtet. Ist die Hypertonie als Reizsymptom ein Ausdruck einer „Streßreaktion", so stellt die Hypotonie die „Kapitulation" des vegetativen Systemes gegenüber der Schädigung dar (z. B. Hypotonie bei fortschreitender Einklemmung und Entwicklung eines Bulbärhirnsyndromes).

Hypertone Reaktionen bei raumfordernden intrakraniellen Prozessen (z. B. ICB) können sekundär zu einem Circulus vitiosus mit Verstärkung des erhöhten ICP bei exzessiver Blutdrucksteigerung führen. Die eigentlich im Ansatz gegenregulatorisch sinnvolle Cushing-Antwort wird so zum deletären Schädigungsmoment [18].

Therapie. Insbesondere β-Blocker (Metoprolol, z. B. Beloc i.v.), Urapidil (Ebrantil) oder Clonidin (Catapresan) sind geeignet, um den Blutdruck zu senken und den Sympathikotonus zu dämpfen. Eine isolierte Blutdrucksenkung sollte immer den Einfluß auf den zerebralen Perfusionsdruck beachten.

3.3 Neurogenes Lungenödem

Durch akute sympathikotone Entgleisung steigt der pulmonalvenöse Druck durch Vasokonstriktion dramatisch. Sekundär kommt es zu einem „capillary leakage" mit eiweißreichem Lungenödem. Zusätzlich entsteht durch die kardiale Belastung eine Verschiebung von Blut aus dem systemischen in den Lungenkreislauf, wodurch das Ödem weiter verstärkt wird.

Therapie. Beatmung mit leicht erhöhtem PEEP (**cave** ICP-Anstieg!) zur Verminderung des transkapillären Druckgradienten und damit besseren Oxygenierung. Medikamentös sind partielle α-Blocker wie Labetolol, Phentolamin oder Urapidil wirksam. Auch Kalziumantagonisten reduzieren den pulmonalvenösen Druck. Ähnlich wie beim Höhenödem können Dexamethason oder Azetazolamid versucht werden [6]. Einzelberichte über gute Erfolge von Dobutamin liegen ebenfalls vor [6].

3.4 Metabolische Symptome

Durch den meist vorherrschenden erhöhten Sympathikotonus kann sich der Grundumsatz erhöhen. Es kann nötig sein, die Kalorienzufuhr enorm zu erhöhen, um bei langfristiger Erkrankung einer „Intensivkachexie“ vorzubeugen. Bei den meisten neurologischen Erkrankungen sind die Phasen mit exzessiver Entgleisung allerdings in der Regel zu kurz, um solche Probleme zu erzeugen. Exzessive zentrale Hyperthermien sind insbesonders nach Hypothalamusprozessen zu beobachten (sog. zentrales Fieber [31]).

4 Typische Erkrankungen

4.1 Zentrale Erkrankungen

4.1.1 Subarachnoidale Blutung (SAB)

Die meisten EKG-Veränderungen (s. oben) wurden hier erstmals beschrieben [34], und auch die hormonellen Störungen wurden bei SAB eingehend untersucht [18]. Bis zu 10% der SAB-Patienten versterben an den Folgen einer autonomen Entgleisung (meist durch Herzstillstand nach Kammertachykardie oder durch das neurogene Lungenödem). Häufigste Symptome sind Blutdruckschwankungen, EKG-Veränderungen und Arrhythmien. In Zeitabständen von einigen Jahren wird immer wieder über Verwechslungen mit akuten Myokardinfarkten berichtet. Eine Therapie sollte immer im Gesamtkontext der Erkrankung gesehen werden.

4.1.2 Intrakranielle Blutung (ICB)

Neben dem erhöhten intrakraniellen Druck sind vegetative Entgleisungen die wichtigsten Komplikationen. Die Senkung des Blutdrucks sollte am erhöhten ICP orientiert werden. Sinnvolle Therapien schließen bei schweren ICB immer die intrakranielle Druckmessung mit ein. Urapidil und β-Blocker sind Mittel der ersten Wahl zur Blutdrucksenkung und sympathischen Dämpfung. Der Zielblutdruck muß von den individuellen Gegebenheiten des jeweiligen Patienten abhängig gemacht werden.

4.1.3 Hirninfarkt

Ähnlich wie bei der SAB werden EKG-Veränderungen, Arrhythmien [34], Blutdruckveränderungen [22] und hormonelle Störungen mit Katecholaminerhöhungen beschrieben [18]. Klingelhöfer u. Sander konnten v.a. Veränderungen des Nachtblutdruckverhaltens beobachten. Insbesondere rechtseitige Inselkortexmalazien führen zu Arrhythmien und Blutdruckveränderungen.

4.1.4 Schädel-Hirn-Trauma (SHT)

Insbesondere bei der Entwicklung einer schweren ICP-Steigerung kommt es zu einer erheblichen Sympathikusaktivierung mit den klassischen Folgen von EKG-Veränderungen, Hypertonie, Myokardischämie und den weiteren oben beschriebenen Symptomen. Ebenso scheinen Stadien mit diffusen axonalen Schäden und kortikaler Enthemmung des Hypothalamus zur vegetativen Entgleisung zu führen [4]. Auch hier konnte durch β-Blocker-Gaben eine Verbesserung der vegetativen Innervationslage erreicht werden [19]. Weiterhin wurden Opiate und Bromocriptin erfolgreich zur Dämpfung eingesetzt [4].

4.1.5 Epileptischer Anfall

Epileptische Anfälle sind häufig von vegetativen Symptomen begleitet. Oft werden starke Fluktuationen in Herzfrequenz, Blutdruck und Arrhythmien beobachtet. Die Pupillen sind während des Anfalls eher weit und reagieren kaum mehr auf Licht. Weitere Symptome können sein Blässe, gerötete Haut, Gänsehaut und Schwitzen. Diese Symptome können nicht nur während Grand-mal-Anfällen, sondern auch bei fokalen Anfällen auftreten, können hierbei sogar einziges Symptom sein.

Ernstere Komplikationen können ein neurogenes Lungenödem und bedrohliche Herzrhythmusstörungen sein. Möglicherweise sind einige Fälle des sog. „sudden death“ auf epileptische Anfallsereignisse zurückzuführen [32].

4.2 Spinale Erkrankungen

4.2.1 Querschnittssyndrom

4.2.1.1 Spinaler Schock

Dieser Begriff beschreibt den Ausfall spinaler Aktivität unterhalb einer akuten Querschnittsläsion mit einer Dauer von Tagen bis Wochen. Motorische Symptome werden in Kap. 40 (Spinale Erkrankungen) abgehandelt. Sympathische und im Sakralmark lokalisierte parasympathische autonome Funktionen sind stark reduziert, was zu Blasen- und Darmatonie führt. Der akute Wegfall des Sympathikotonus kann bei etwa 20–30% der Patienten [3] zu Hypotonie und Bradykardie führen, die naturgemäß gut auf Katecholamine ansprechen.

4.2.1.2 Akute autonome Hyperreflexie

Diese von Guttmann 1947 [17] beschriebene akut bedrohliche Erkrankung kommt bei Patienten mit einem Querschnittssyndrom oberhalb von Th5 nach Beendigung der Phase des spinalen Schocks vor. Bei Schmerz- oder auch anderen intensiven Reizen unterhalb der Läsion kommt es zum krisenhaften Blutdruckanstieg, oft begleitet von einer Bradykardie. Oberhalb der Querschnittsläsion kommt es zu vermehrter Schweißsekretion, Hautrötung und Gänsehaut, darunter zu blasser, trockener Haut. Weitere Begleitsymptome können Kopfschmerzen, Atemnot, Erregungszustände und sogar epileptische Anfälle sein.

Erklärt werden kann diese Erkrankung dadurch, daß die zum Rückenmark unterhalb der Querschnittsläsion geleiteten Sinnesreize durch spinale Reflexbögen mit einer Erhöhung des Sympathikotonus beantwortet werden. Die hierdurch verursachte Vasokonstriktion in dem unteren Körperabschnitt führt zur Blutdruckerhöhung. Als Gegenregulation kommt es zentral zur Erhöhung des Vagotonus und Verminderung des zentralen Sympathikotonus. Hieraus resultiert Bradykardie und Vasodilatation oberhalb der Läsion. Die spinale Sympathikusaktivität unterhalb der Querschnittsläsion kann jedoch nicht von zentral gehemmt werden [10]. Wichtigste therapeutische Maßnahme ist die Beendigung des auslösenden Reizes, wie Irritationen des Urogenitalsystems (z. B. Blasenüberdehnung, Infekte, Choliken, Epididymitis, sexuelle Aktivität) oder des Darmes (z. B. Ileus, Gallenkoliken), Verletzungen etc. oder durch diagnostische oder therapeutische Maßnahmen (z. B. Kathetrisierung, Zystoskopie, Rekto- und Koloskopie, chirurgische Eingriffe).

4.2.2 Tetanus

Das von den Clostridien gebildete Tetanustoxin erreicht das ZNS über retrograden Transport in den Axonen der Motoneurone. Im ZNS, v. a. spinal, aber auch im Hirnstamm, hemmt es überwiegend inhibitorisch wirkende Neurone mit den Transmittern Glycin und GABA. Hierdurch kommt es im motorischen System zu einer massiven Tonuserhöhung und Spasmen der Muskulatur. Gefährlich ist die Instabilität im autonomen Nervensystem, die im wesentlichen zur Letalität von ca. 15% bei Behandlung unter intensivmedizinischen Bedingungen führt [37]. Die Enthemmung spinaler sympathischer Reflexe [21] mit Tachykardie, Hypertonie, Fieber, starkem Schwitzen sowie erhöhten Katecholaminserumspiegeln steht im Vordergrund.

Sekundär können kardiale Komplikationen auftreten. Sehr gefährlich erscheinen plötzliche Phasen mit Bradykardie oder Asystolie und Blutdruckabfall. Zusammen mit der ebenfalls häufig zu beobachtenden Hypersalivation und gesteigerten Bronchialsekretion deutet dies auf eine gleichzeitig bestehenden hohen Vagotonus hin. Bradykarde Krisen werden sowohl durch plötzliches Sistieren der sympathischen Aktivität [21] als auch durch einen abrupten Anstieg des Vagotonus verursacht [20]. Eine kontinuierliche Herz-Kreislauf-Überwachung ist unverzichtbar. Bislang hat sich noch keine Substanz als unumstritten wirksam in der Behandlung der autonomen Funktionsstörungen gezeigt. Die Folgen des hohen Sympathikotonus lassen sich durch den Einsatz von α- und β-Blockern begrenzen. Insbesondere bei der Gabe von β-Blockern wurde jedoch über Fälle mit plötzlichem, letalem Herzstillstand berichtet. Von Clonidin, als zentralem Sympatholytikum, sind solche Nebenwirkungen weniger zu erwarten, jedoch gibt es über den erfolgreichen Einsatz nur Einzelfallberichte.

Durch bis zur Narkose reichende Sedierung kann der Sympathikotonus ebenfalls gesenkt werden. Eingesetzt werden z.B. Barbiturate, Narkosegase, Chlorpromazin, Benzodiazepine und Morphin, wobei letzteres von einigen Autoren besonders empfohlen wird. Weitere Berichte liegen über den erfolgreichen Einsatz von hochdosiertem Atropin, Magnesium und einer epiduralen Blockade mit Lokalanästhetika vor. Bei Neigung zur Bradykardie erscheint ein temporärer Herzschrittmacher als sinnvoll.

4.3 Periphere Erkrankungen

4.3.1 Guillain-Barré-Syndrom (GBS)

Bei GBS-Patienten sind autonome Störungen eine Quelle gefährlicher Komplikationen. Ursächlich wird eine Beteiligung vegetativer Fasern an dem neuritisch-demyelinisierenden Prozeß angenommen [41]. Entsprechend der unterschiedlichen Ausprägung und Beteiligung sympathischer und parasympathischer Fasern mit sowohl Funktionsverlusten als auch Übererregbarkeit, kann es zu verschiedenen klinischen Manifestationen kommen. Am gefährlichsten ist eine vagale Übererregbarkeit, die, bei evtl. zusätzlich eingeschränkter Möglichkeit zu sympathisch vermittelter Gegensteuerung, zu plötzlichen Bradykardien, AV-Überleitungsstörungen und bei bis zu 7% der GBS-Patienten [40] zu unbehandelt tödlich verlaufenden Asystolien führen kann. Tetraparetische, beatmete Patienten sind besonders gefährdet. Sehr häufig (68%; [14]) ist eine Sinustachykardie zu beobachten, oft auch hypertensive Phasen (27%), z.T. im Wechsel mit hypotonen Blutdruckwerten (57%; [36]). Andere Störungen autonomer Funktionen, wie verminderte oder vermehrte Schweißsekretion, Blasenstörungen, Obstipation oder Diarrhö, werden ebenfalls beobachtet.

Therapeutisch ist es am wichtigsten, durch Asystolie gefährdete Patienten rechtzeitig durch einen Herzschrittmacher zu schützen. Zunächst erscheinen temporäre Herzschrittmacher als sinnvoll, wobei alternativ zu internen Elektroden mit den dadurch gegebenen Komplikationsmöglichkeiten auch Geräte mit externen Hautelektroden [42] eingesetzt werden können. Tachykardie und Hypertonus sollten nur sehr vorsichtig behandelt werden, da die in Frage kommenden Pharmaka, insbesondere β-Blocker, zu gefährlichen Überreaktionen führen können. Eventuell ist eine, oft auch wegen Schmerzen und Angstzuständen indizierte, Analgosedierung günstiger.

4.3.2 Cholinerge Krisen

Störungen des autonomen Nervensystems gehören daher nicht zum Krankheitsbild der Myasthenie, allerdings bestehen die Hauptnebenwirkungen der symptomatischen Therapie mit Cholinesteraseinhibitoren, die die Wirkung von Acetylcholin an allen cholinergen Synapsen verstärken, in vegetativen Erscheinungen, bedingt durch die Erregung muskarinerger Rezeptoren. Diese sind v.a. Bradykardie, Hypotonie, Schwitzen, Hypersalivation, verstärkte Bronchialsekretion, Miosis sowie Tränenfluß.

Als kompetitiver Hemmer muskarinerger Rezeptoren ist Atropin als spezifisches Antidot gut wirksam. Nebenwirkungen, bedingt durch nikotinerge Rezeptoren, sind Muskelfaszikulationen bzw. Myoklonien, bei hohen Acetylcholinkonzentrationen, die zu einer Dauerdepolarisation an der postsynaptischen Membran führen, dann auch Muskelschwäche.

4.3.3 Botulismus

Das Botulismustoxin hemmt die Freisetzung von Acetylcholin an motorischen und autonomen Nervenendigungen. Die klinischen Symptome bestehen in einer generalisierten Muskelschwäche, oft an den Hirnnerven mit Bulbusmotilitätsstörungen und Schluckstörungen beginnend, die sich absteigend auf den ganzen Körper ausbreitet. Die Symptomatik ähnelt zunächst einem Miller-Fisher-Syndrom oder einem GBS. Als vegetative Syndrome treten hauptsächlich anticholinerge Symptome, wie weite, reaktionslose Pupillen, Akkomodationsstörungen, Mundtrockenheit, Blasenatonie, Darmmotilitätsstörungen, Tachykardie und Hypertonus auf. Wegen der Beteiligung präganglionärer Fasern sind aber auch Störungen des Sympathikus möglich. Da eine vagale Übererregbarkeit eher unwahrscheinlich ist, sind plötzliche Todesfälle durch Asystolie oder Bradykardie, anders als beim GBS oder Tetanus, bislang nicht beschrieben. Gefährlich könnten sekundäre kardiale Schäden durch den ungebremsten Sympathikotonus sein. Therapeutisch sollten zunächst mögliche Toxinreste durch Magenspülung und abführende Medikamente entfernt werden [38].

Literatur

1. Akselrod S, Gordon D, Ubel FA, Shannon DC, Barger AC, Cohen RJ (1981) Power spectrum analysis of heart rate fluctuation: A quantitative probe of beat-to-beat cardiovascular control. Science 213:220–222
2. Akselrod S, Gordon D, Madwed, JB, Snidman NC, Shannon DC, Cohen RJ (1985) Hemodynamic regulation: Investigation by spectral analysis. Am J Physiol 249: H867–875
3. Atkinson PPA, Atkinson JLD (1996) Spinal shock. Mayo Clin Proc 71:384–389
4. Benarroch EE (1996) Central nervous system disorders. In: Robertson D, Low PA, Polinsky RJ (eds) Primer on the autonomic nervous system. Academic Press, San Diego New York Boston London Sydney Tokyo Toronto, pp 226–229
5. Berk WA, Shea MJ, Crevey BJ (1991) Bradycardic responses to vagally mediated bedside maneuvers in healthy volunteers. Am J Med 90:725–729
6. Borel C, Hamann G (1998) Autonomic changes in acute cerebrovascular disorder. In: Steiner T, Hacke W, Hanley D (eds) Stroke, emergency management and critical care. Springer, Berlin Heidelberg New York Tokyo, pp 24–32
7. Brignole M, Menozzi C (1997) Methods other than tilt testing for diagnosing neurocardiogenic (neurally mediated) syncope. Pace 20:795–800
8. Calaresu FR (1988) Medullary basal sympathetic tone. Ann Rev Physiol 50:511–524
9. Cechetto DF, Chen SJ (1992) Hypothalamic and cortical sympathetic responses relay in the medulla of the rat. Am J Physiol 263:R544–552

10. Colachis SC (1992) Autonomic hyperreflexia with spinal cord injury. J Am Parapl Soc 15:171–186
11. Doshi R, Neil-Dwyer G (1980) A clinicopathological study of patients following a subarachnoid hemorrhage. J Neurosurg 52:295–301
12. Englert D, Baumgarten FJ von, Gunreben G, Reitschneider G, Hassel W, Przuntek H (1985) Zur Herzschrittmacherindikation bei Polyradikulitis: Ein standardisiertes Verfahren für den Bulbusdruckversuch. In: Gänshirt H, Berlit P, Haack G, (eds) Verhandlungen der deutschen Gesellschaft für Neurologie. Springer, Berlin Heidelberg New York Tokyo, S 280–282
13. Flachenecker P, Müllges W, Wermuth P, Hartung HP, Reiners K (1996) Eyeball pressure testing in the evaluation of serious bradyarrhythmias in Guillain-Barré syndrome. Neurology 47:102–108
14. Flachenecker P, Hartung HP, Reiners K (1997) Power spectrum analysis of heart rate variability in Guillain-Barré syndrome. A longitudinal study. Brain 120:1885–1894
15. Fleischer M, Jungmann H (1965) Untersuchungen über den Wert des cold pressure test. Med-Klin 60:2089–2093
16. Girad A, Weise F, Laude D, Elghozi JL (1993) Pressure variability in the cold pressure test. Arch Mal Coeur Vaiss 86:1159–1162
17. Guttmann L, Whitteridge D (1947) Effect of bladder distension on autonomic mechanisms after spinal cord injury. Brain 70:361–404
18. Hamann GF (1993) Hormonelle autonome Veränderungen bei lebensbedrohlichen intrakraniellen Erkrankungen – Klinische und biochemische Ergebnisse zur „Zerebralen Stressreaktion". Habilitationsschrift, Homburg/Saar
19. Hamann G, Haass A, Schimirgk K (1993) Betablockade in acute aneurysmal subarachnoid haemorrhage. Acta Neurochir 121:119–122
20. Hollow VM, Clarke GM (1975) Autonomic manifestations of tetanus. Anaesth Intens Care 3:142
21. Kerr JH (1979) Current topics in tetanus. Intens Care Med 5:105
22. Klingelhöfer J, Sander D (1997) Cardiovascular consequences of clinical stroke. Balliere's Clinical Neurology 6:309–336
23. Loewy AD, Spyer KM (1990) Central regulation of autonomic functions. Oxford University Press, New York Oxford
24. Lown B, Levine SA (1961) The carotid sinus. Clinical value of its stimulation. Circulation 23:766–789
25. Minahan RE, Bhardwaj A, Traill TA, Hanley DF (1996) Stimulus-evoked sinus arrest in severe Guillain-Barré syndrome. Neurology 47:1239–1242
26. Pagani M, Malfatto G, Pierini S et al. (1988) Spectral analysis of heart rate variability in the assessment of autonomic diabetic neuropathy. J Auton Nerv System 23:143–153
27. Persson A, Solders G (1983) R-R variations in Guillain Barré syndrome: A test of autonomic dysfunction. Acta Neurol Scand 67:294–300
28. Persson A, Solders G (1983) R-R variations, a test of autonomic dysfunction. Acta Neurol Scand 67:285–300
29. Pontinen P (1966) The importance of the oculocardiac reflex during ocular surgery. Acta Opthalmol 86:1–66
30. Rettig-Stürmer G, Sen S, Stober T, Thönnes W (1990) Rhythmusstörungen bei neurologischen und neurochirurgischen Erkrankungen. In: Griebenow R, Gülker H (Hrsg) Autonomes Nervensystem und Herzrhythmusstörungen. Thieme, Stuttgart New York, S 205–212
31. Robertson D, Low PA, Polinsky RJ (1996) Primer on the autonomic nervous system. Academic Press, San Diego New York Boston London Sydney Tokyo Toronto
32. Schraeder PL, Lathers CM (1989) Paroxysmal autonomic dysfunction, epileptogenetic activity and sudden death. Epilepsy Res 3:55–62
33. Singh NK, Ljaiswal AK, Misra S, Srivastava PK (1987) Assessment of autonomic dysfunction in Guillain-Barré syndrome and its prognostic implications. Acta Neurol Scand 75:101–105
34. Stober T (1990) Neurokardiologie. In: Neundörfer B, Schimrigk K, Soyka D (Hrsg) Praktische Neurologie. VCH Edition Medizin, Weinheim
35. Strasberg AS, Sagie A, Erdmann S, Kusniec J, Sclarovsky S, Agmon J (1989) Carotid sinus hypersensitivity and the carotid sick sinus syndrome. Prog Cardiovasc Dis 5:379–391
36. Truax BT (1984) Autonomic disturbances in the Guillain Barré syndrome. Sem Neurol 4:462–468

37. Truijllo MH, Castillo A, Espaa J, Manzo A, Zerpa R (1987) Impact of intensive care management on the prognosis of tetanus. Analysis of 641 cases. Chest 92:63–65
38. Vita G, Girlanda P, Puglisi RM, Marabello L, Messina C (1987) Cardiovascular reflex testing and single fiber electromyography in botulism. A longitudinal study. Arch Neurol 44:202–206
39. Wannamaker BB (1985) Autonomic nervous system and epilepsy. Epilepsia 26:31–39
40. Winer JB, Hughes RAC (1988) Identification of patients at risk of arrythmia in the Guillain-Barré syndrome. Q J Med 257: 735–739
41. Zochodone DW (1994) Autonomic involvement in Guillain-Barré syndrome: a review. Muscle & Nerve 17:1145–1155
42. Zoll PM, Zoll RH, Falk RH et al. (1985) External noninvasive temporary cardiac pacing: Clinical trials. Circulation 71:937–944

Kapitel 8
Outcome, Skalen und Dokumentation

D. Krieger, U. Meier, J. Hickey

INHALT

1 Einleitung

Die Berechtigung neurologischer Intensivmedizin für die klinische Praxis ist unumstritten, erfordert jedoch die kontinuierliche objektive Dokumentation und Interpretation bisher erzielter Behandlungsergebnisse. Die Weiterentwicklung und Verbreitung neurologisch intensivmedizinischer Konzepte ist nicht zuletzt wegen der damit verbundenen Kosten von der Bewertung meßbarer Behandlungsergebnisse abhängig. Zusätzlich gilt es, vorhandene Kapazitäten optimal zu nutzen und durch Analyse der Outcomes den zukünftigen Bedarf zu planen und vorhandene Strukturen zu verbessern.

Sozioökonomische Faktoren werden in Zukunft die Analyse von Outcomes an Bedeutung gewinnen lassen. Der Erfolg neurologisch-intensivmedizinischer Therapiekonzepte mißt sich nicht nur an der Verringerung von Mortalität, sondern ebenfalls an der resultierenden Morbidität in Form der Beeinträchtigung von Lebensqualität.

Zielsetzungen bei der Evaluierung von Behandlungsergebnissen sind die Identifikation und Verbreitung erfolgreicher Behandlungsstrategien, Festlegung von Therapiestandards, die adäquate Anpassung von Struktur und Organisation im Gesundheitswesen sowie die Bewertung des gesellschaftlichen Nutzens.

Statistischen Erhebungen von Harms et al. (1997) zufolge, gibt es gegenwärtig bei einer Bevölkerungszahl von rund 80 000 000 in Deutschland rund

2000 Akutkrankenhäuser mit insgesamt 500 000 Betten. Innerhalb dieser Einrichtungen existieren 30 neurologische Intensivstationen mit 247 Betten, 16 neurologische Intensivüberwachungsstationen mit insgesamt 100 Betten, sowie 16 interdisziplinäre Intensivstationen mit 73 Plätzen. Zusammenfassend stehen also etwa 4–5 neurologische Intensivbehandlungsplätze pro 1 000 000 Einwohner zur Verfügung.

Hinzu kommt allerdings eine ständig wachsende Zahl von (Akut-)„Stroke units", z. Z. etwa 30 mit durchschnittlich 5–6 Betten, also weitere 180 Betten oder 2,5 Betten/1 000 000 Einwohner. Die Anzahl neurochirurgischer Intensivbehandlungsplätze wird mit 6/1 000 000 Einwohner angegeben.

Die auf neurologischen Intensivstationen behandelten Patienten sind überwiegend Schlaganfallpatienten: 1996 insgesamt 7003 Patienten (43%), davon zerebrale Ischämien: 4274 Patienten (26,2%), intrazerebrale Blutungen: 1881 Patienten (11,5%), gefolgt von epileptischen Anfällen: 2426 Patienten (14,8%) und Meningitiden: 910 Patienten (5,5%). In Deutschland wird allein die Anzahl schwerer Schlaganfälle mit etwa 300–350/1 000 000 Einwohner veranschlagt, folglich werden rein rechnerisch weniger als 5% dieser Patienten auf fachspezifischen Intensivstationen behandelt.

Um den tatsächlichen Bedarf an objektiven Kriterien zu ermitteln und Therapiestandards festzulegen, sind die detaillierte Dokumentation und Bewertung von Behandlungsergebnissen erforderlich. Die Bewertung des Outcomes setzt die Erfassung von funktionellen Defiziten und körperlichen Behinderungen sowie deren Einfluß auf die individuelle Lebensführung des Patienten voraus. Die hierzu erforderlichen Meßinstrumente müssen daher nicht nur neurologische Defizite, sondern auch Lebensqualität und subjektiv empfundene Lebenszufriedenheit abbilden.

Die Bewertung von Therapiekonzepten erfolgt in 2 Schritten: durch Nachweis der Effektivität einer Behandlungsstrategie in kontrollierten Therapiestudien und durch die anschließende Überprüfung der Effizienz und Kosten-Nutzen Analyse nach Übertragung in den klinischen Alltag. Die Konzepte „explorative" Untersuchung zur wissenschaftlichen Bestätigung einer Hypothese und „pragmatische" Studie zur Überprüfung der Relevanz einer Maßnahme geben einen Ausblick auf die Zukunft therapeutischer Studien.

Die Überprüfung der Effizienz von Behandlungmethoden hat ihren Preis. Der Aufbau eines Dokumentationssystems erfordert die Entwicklung von validen und verläßlichen Meßinstrumenten, von EDV-Ausrüstung und Personal zur erforderlichen Datenverarbeitung, Datenerfassung, -verwaltung und -auswertung sowie Präsentation der Ergebnisse. In Anbetracht des fehlenden finanziellen Spielraums der Versicherungsträger und Krankenhäuser mögen auf kurze Sicht zusätzliche Ausgaben widersinnig erscheinen. Nur durch Umdenken und Zusammenarbeit der unterschiedlichen Gremien des Gesundheitssystems können jedoch langfristig effiziente und damit kostengünstige Behandlungsstrategien identifiziert werden.

In diesem Kapitel werden Methoden und Konzepte zur Analyse von Behandlungsergebnissen und deren Bedeutung für die neurologische Intensivmedizin am Beispiel der Schlaganfallbehandlung vorgestellt.

2 Konzepte und Definitionen von Behandlungserfolg

Aus gesellschaftlicher Perspektive sind Behandlungsergebnisse als Resultat medizinischer Behandlung oder Vorbeugung auf die Ausprägung oder den Verlauf individueller Krankheiten aufzufassen. Die Evaluierung von Behandlungsergebnissen erlaubt es Ärzten wie Patienten, Krankenhäusern, Versicherungsträgern und Gesundheitsplanern, rationale Entscheidungen in bezug auf Anspruch und Bereitstellung von Gesundheitsfürsorge und -vorsorge zu treffen. Die systematische Evaluierung medizinischer Behandlungsergebnisse und Beeinflussung der klinischen Praxis umfaßt die folgenden Schritte (Ellwood 1988):

- Auswahl definierter Behandlungsstrategien in Abhängigkeit von Ergebnissen explorativer Studien oder Expertenrichtlinien;
- Meßinstrumente zur Erfassung des allgemeinen und krankheitsspezifischen Gesundheitszustandes;
- Beurteilung des Behandlungsergebnisses durch longitudinale Datenerhebung des Gesundheitszustandes;
- Analyse und Bestätigung, Verfeinerung oder Verwerfung der Behandlungsstrategie.

Die Evaluierung von Behandlungsergebnissen kann durch kontinuierliche Überwachung und Festlegung von Therapiestandards die klinische Praxis beeinflussen. Die Interpretation der Resultate muß multidimensionale (klinische, physische, mentale, soziale Faktoren etc.) Eigenschaften des Patienten und multidiziplinäre (Pflegepersonal, Physiotherapeuten, medizinisches Personal etc.) Merkmale der Struktur und Organisation des Gesundheitswesens einbeziehen.

Therapiestandards beeinflussen Outcomes und werden durch strukturelle und organisatorische Vorgaben geprägt. Behandlungsergebnisse werden daher sowohl durch die Art der Behandlungsstrategie wie auch durch strukturelle und organisatorische Rahmenbedingungen beeinflußt. Tabelle 8-1 faßt

Tabelle 8-1. Definitionen der zur kontinuierlichen Outcome-Erfassung relevanten Elemente des Gesundheitssystems. (Mod. nach Donabedian 1966, 1980)

	Struktur	*Therapie*	*Outcome*
Definition	Infrastrukturelle Besonderheiten [a]	Interaktion zwischen Arzt und Patient [b]	Konsequenzen für Patienten und Gemeinschaft [b]
Komponente	***Institution*** Art des Krankenhauses Regionale Faktoren	***Institution*** Behandlungsangebote	***Ergebnisse*** Klinische Parameter Laborparameter
	Organisation Personelle Ausstattung Apparative Ausstattung	***Organisation*** Fachabteilungen	***Lebensqualität*** Gesundheitsprofil Gesundheitsbezogen
	Patient Diagnose Begleiterkrankungen Gesundheitsbewußtsein	***Patient*** Mitarbeit Vertrauen	***Zufriedenheit*** Wartezeiten, Zugängigkeit Ambulante Behandlung Stationäre Behandlung Nachbehandlung

[a] Mod. nach Donabedian 1966. [b] Mod. nach Donabedian 1980.

Tabelle 8-2. Beurteilung von Behandlungsergebnissen auf verschiedenen Ebenen des Gesundheitssystems

	Patient	*Institution*	*Versicherer*	*Gemeinschaft*
Ebene	Individuell Arzt/Patient	Krankenhaus	Gesetzliche oder Private Krankenversicherung	Bevölkerung
Krankheit	Messung des Schweregrades der Krankheitsfälle	Anzahl und Schweregrad der Behandlung	Ökonomische Aspekte	Epidemiologische Aspekte
Beispiel	Behandlungsindikation	Auslastung der Intensivstation	Finanzierung einer Therapiemaßnahme	Gesundheitsbezogene Lebensqualität

die Interaktion von Infrastruktur, Behandlungsstrategie und Behandlungsergebnis zusammen.

Die Analyse und Interpretation von Behandlungsergebnissen erfolgt auf unterschiedlichen Ebenen. Aus Sicht des Patienten und seines Arztes beeinflussen Behandlungsergebnisse das individuelle therapeutische Vorgehen (Indikationsstellung), auf institutioneller Ebene geht es v.a. um die optimale Auslastung von Behandlungsplätzen und medizinischen Geräten (Struktur und Organisation). Den Versicherungsträger oder Rententräger wiederum interessiert die ökonomische Bedeutung (Kosten-Nutzen-Analyse), während für die Bevölkerung der Einfluß auf die Lebensführung im Vordergund steht (Lebensqualität). Die 4 Ebenen der Analyse von Behandlungsergebnissen zeigt Tabelle 8-2.

Die Auswirkungen einer akuten neurologischen Erkrankung werden durch die Art der Primärschädigungen und durch die im neurologischen Befund beschriebene Funktionseinschränkung nur unzureichend definiert, da die subjektiven und objektiven Folgen im persönlichen, familiären und sozialen Bereich weit darüber hinausgehen. Um die Folgen einer Erkrankung messen zu können, bedarf es daher zunächst einer Theorie von Krankheit und deren Auswirkungen. Die WHO hat mit der ICIDH-Klassifikation ein Krankheitsfolgenmodell entwickelt und eine wissenschaftliche Grundlage für das Verständnis gestörter gesundheitlicher Integrität geschaffen.

In der ICIDH-Klassifikation werden in einem mehrdimensionalen Ansatz die Folgen gesundheitlicher Störungen beschrieben: Die Dimension des Körpers und der intrinsischen Systeme beschreibt die organbezogene Primärschädigung, wie sie der klassisch-medizinischen Befunderhebung entspricht, und wird als Schädigung, bzw. „impairment" bezeichnet. Die Dimension des Menschen als autonomes Subjekt folgt dem Aktivitätskonzept („activity"). Beeinträchtigungen auf dieser Ebene resultieren als Fähigkeitsstörungen („disabilities") und beschreiben die funktionelle Auswirkung der Primärschädigung in den Aktivitäten des alltäglichen Lebens.

Die Dimension des Menschen als Subjekt in Gesellschaft und Umwelt folgt dem Partizipationskonzept („participation"). Folgen einer Erkrankung resultieren in Beeinträchtigungen („handicaps") im psychosozialen Kontext, d.h. Auswirkungen auf den Beruf, soziale Kontakte, Freizeitaktivitäten, Produktivitätsausfall etc.

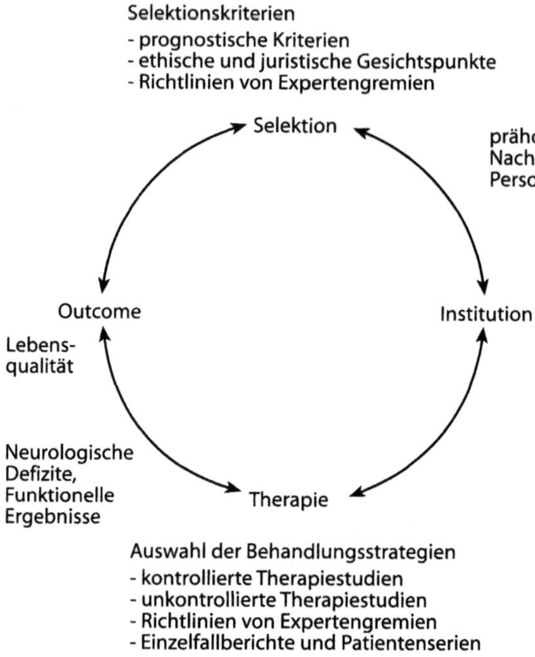

Abb. 8-1. Einfluß der kontinuierlichen Outcome-Erfassung auf die klinische Praxis

Mit dem Krankheitsfolgenmodell der WHO lassen sich Outcomekriterien mehrdimensional zuordnen und machen Behandlungsergebnisse auf diesem Hintergrund analysier- und interpretierbar (Abb. 8-1). Meßinstrumente sollten dabei nach Möglichkeit nur innerhalb einer Dimension messen (Wade 1992). Die Beziehung zwischen den Faktoren der einzelnen Dimensionen ist komplex und nichtlinear (Dilling u. Siebel 1995): Verbesserungen innerhalb einer Dimension gehen nicht automatisch mit Verbesserungen in einer anderen einher. So besteht z.B. nur eine mäßige Korrelation von initialen GCS-Werten und funktionalem Outcome auf „Disability-Ebene" (Zafonte 1996) oder zwischen FIM auf der „Disability-Ebene" und Lebenszufriedenheit auf der „Handicap-Ebene" (Granger 1993).

Die praktische Bedeutung der Interaktion von Behandlungsergebnis mit Behandlungsstrategie und struktureller Rahmenbedingung soll im folgenden am Beispiel der Therapie akuter Schlaganfälle erläutert werden.

3 Erstellung von Selektionskriterien für definierte Behandlungsstrategien

Die Selektionierung, d.h. Indikationsstellung, richtet sich nach der voraussichtlichen Mortalität und Morbidität der aktuellen Erkrankung. Die Einbeziehung des Schwere- und Risikogrades einer Erkrankung ist hierbei von besonderer Bedeutung. Empfehlenswert sind die Erstellung institutioneller Standards für Indikation und Kontraindikation von Behandlungskonzepten und die Festlegung der stufenweisen Reduktion bei Erfolglosigkeit unter Zugrundelegung von prognostischen Kriterien, Empfehlungen von Expertengremien oder der Ärztekammer und juristischen oder ethischen Gesichtspunkten. Die Validierung institutioneller Standards erlaubt die Identifikation sinnvoller Behandlungsstrategien. Die abschließende gemeinsame Bewertung durch medizinische Experten, Vertreter von Krankenhaus, Versicherung und Politik ermöglicht einen allgemein akzeptierten, rationalen Umgang mit der Anwendung definierter Behandlungskonzepte.

3.1 Bewertung von Behandlungsprotokollen an Behandlungsergebnissen: Beispiel Karotisendarterektomie

Kontrollierte Therapiestudien zur Behandlung von Patienten mit Karotisstenosen haben den Nutzen der operativen Desobliteration symptomatischer Karotisstenosen erbracht. Für asymptomatische Karotisstenosen ließ sich kein Vorteil gegenüber der konservativen Therapie mit Thrombozytenaggregationshemmern zeigen. Vor Umsetzung dieser Ergebnisse in die klinische Praxis muß die Verallgemeinerung der Ergebnisse (Berücksichtigung des institutionellen Risikos der Karotisdesobliteration, Compliance der konservativ behandelten Patienten) geprüft werden. Nach institutioneller Festlegung einer Behandlungsstrategie, z.B. Operation aller symptomatischen und konservative Behandlung aller asymptomatischen Stenosen können diese Ergebnisse langfristig verglichen, Varianzen zu anderen Institutionen erkannt und Empfehlungen für die klinische Praxis ausgesprochen werden.

3.2 Identifikation erfolgreicher Behandlungsstrategien in offenen Behandlungsstudien: Beispiel Hemikraniektomie bei malignem Mediainfarkt

Erfahrungen einzelner Zentren legen nahe, daß die Behandlung schwerer Hemisphärensyndrome mit ausgedehnter Hirnschwellung insbesondere bei jungen Menschen unter Anwendung chirurgischer Maßnahmen (Hemikraniektomie) zu günstigen Ergebnissen führt. Entgegen der traditionell als schlecht eingeschätzten Prognose, kann die überwiegende Zahl der so behandelten Patienten innerhalb einer Woche die Intensivstation verlassen, so daß mehr als 70% der Patienten überleben. Der Identifikation einer erfolgreichen Behandlungsmaßnahme in offenen, prospektiven Serien muß die Prüfung in Therapiestudien und abschließende Bewertung durch systematische Erfassung der Behandlungsergebnisse folgen.

3.3 Eliminierung erfolgloser Behandlungsstrategien: Beispiel Thrombolysetherapie

Behandlungsprotokolle werden idealerweise unter Zugrundelegung kontrollierter Therapiestudien konzipiert und anschließend anhand der Outcomes bewertet und weiterentwickelt. Aufgrund der günstigen Ergebnisse kontrollierter Therapiestudien zur intravenösen Thrombolyse mit r-tPA bei akuten ischämischen Schlaganfällen wird die Behandlung dieser Patienten nach institutionellen Protokollen durchgeführt. Im Verlauf der kontinuierlichen Erfassung der Behandlungsergebnisse zeigt sich, daß Patienten mit schweren Hemisphärensyndromen und dem Nachweis des „hyperdensen Mediazeichens" in der kranialen CT trotz intravenöser thrombolytischer Behandlung mehrheitlich schwer behindert überleben oder im Krankenhaus sterben. Die Identifikation erfolgloser Behandlungsstrategien sollte zur Verwerfung eines herkömmlichen Behandlungsprotokolls führen, um die Wirksamkeit alternativer Verfahren, z.B. der lokalen intraarteriellen Thrombolyse in Therapiestudien zu überprüfen.

3.4 Disseminierung erfolgreicher Behandlungsstrategien

Die Ergebnisse kontrollierter Therapiestudien von Patienten mit akuten zerebralen Ischämien weisen übereinstimmend günstige Ergebnisse der systemischen thrombolytischen Behandlung bei mittelschweren akuten ischämischen Schlaganfällen nach. Die günstigen Behandlungsergebnisse ließen sich anschließend im klinischen Alltag reproduzieren. Analysen der Behandlungsergebnisse auf der Ebene der Versicherungsträger zeigen einen geringfügigen Kostenzuwachs der Akutbehandlung bei deutlicher Reduktion der Folgekosten. Die abschließende Bewertung der Behandlungsergebnisse auf allen Ebenen des Gesundheitssystems resultiert in der Verbreitung der angewandten Behandlungsstrategie als Therapiestandard. Der Kostenausgleich des strukturellen und organisatorischen Mehraufwandes der Krankenhäuser und Versicherungsträger sollte z.B. durch den Sozialversicherungsträger übernommen werden.

4 Einflußnahme auf strukturelle Rahmenbedingungen

Die Einflußnahme auf strukturelle Vorgaben erfordert die konzertierte Aktion aller Ebenen des Gesundheitssystems, um die Bereitstellung von Personal und Sachmitteln im besten Interesse der Bevölkerung zu erreichen. Dies zeigt sich z.Z. in der erfolgreichen Gründung neurologischer Stroke Units.

5 Skalen

5.1 Allgemeines

Die Dokumentation der Quantität und Qualität individueller multidimensionaler und multidisziplinärer Faktoren, Bestimmung neurologischer und funktioneller Defizite sowie die Erfassung der gesundheitsbezogenen Lebensqualität erfolgt mit Hilfe skalierter Meßinstrumente. Bei multidimensionalen

Faktoren, wie dem Schweregrad einer Erkrankung, wird auf vielen medizinischen und chirurgischen Intensivstationen die APACHE-Skala (Acute Physiology and Chronic Health Evaluation) und auf neurologisch-neurochirurgischen Intensivstationen die GCS (Glasgow-Coma-Skala) verwendet. Bei relativ homogenen Patientengruppen, z.B. solchen mit Subarachnoidalblutungen, werden besonders abgestimmte Skalen, z.B. die Hunt-u.-Hess-Skala, eingesetzt. Bei multidisziplinären Faktoren, wie Pflegeintensität und Nutzung vorhandener Resourcen von Intensivpatienten, erfolgt eine standardisierte Dokumentation von therapeutischem, apparativem und personellem Aufwand durch TISS (Therapeutic Intervention Scoring System).

Die Quantifizierung neurologischer und funktioneller Defizite, Behinderung und Lebensqualität nach zerebralen Läsionen erfolgt mit skalierten Meßinstrumenten. Krankheitsspezifische Skalen (z.B. Schlaganfallskalen) können die bei bestimmten Erkrankungen auftretenden fokal-neurologischen Defizite und deren Veränderungen im Verlauf registrieren und sind daher für die Bestimmung der Effektivität einer Therapiemaßnahme geeignet. Die Bewertung der Relevanz dieser Defizite kann durch die Erfassung der Funktionseinschränkung mit allgemeinen Funktionsskalen (modifizierte Rankin-Skala, Barthel-Index) oder spezifischen Funktionsskalen (FIM, Functional Independence Scale) und kognitiven Leistungstests (MMSE, Mini Mental Status Exam) erfaßt werden.

Der Einfluß einer Therapiemaßnahme auf die Lebensqualität kann mit multidimensionalen QoL-Skalen (Quality of Life) in Form von Gesundheitsprofilen oder als gesundheitsbezogene Lebensqualität gemessen werden. In erster Linie werden bei QoL-Skalen subjektive Methoden, bei denen die Patienten direkt befragt werden, von objektiven Methoden, bei denen durch Befragung Dritter (in der Regel Angehörige, Pflegepersonal oder Ärzte) indirekt auf den Patienten zurückgeschlossen wird, unterschieden. Obwohl grundsätzlich die Verwendung von subjektiven Skalen zu bevorzugen ist, ergibt sich in vielen Fällen aufgrund neurologischer Defizite oder kognitiver Einschränkungen die Notwendigkeit zur Befragung Dritter. In zweiter Linie können Gesundheitsprofile erstellt oder gesundheitsbezogene Lebensqualität gemessen werden. Mit QoL-Gesundheitsprofilen lassen sich Auswirkungen von Krankheit und Behandlung auf die Lebensqualität individueller Patienten oder die Gesellschaft detailliert erfassen. Bei der Messung gesundheitsbezogener Lebensqualität werden unterschiedliche Ausprägungen von Gesundheit definiert und numerisch bewertet. Durch die Bewertung von Gesundheit kann gesundheitsbezogene Lebensqualität und der Nutzen einer Therapiemaßnahme bestimmt werden. Die Auswahl der QoL-Instrumente richtet sich nach der Ebene, auf der die Analyse der Lebensqualität erfolgen soll.

Das ideale Meßinstrument ist bei minimalem Zeitaufwand einfach und unmißverständlich einzusetzen. Gütekriterien jeder Meßmethode sind die Reliabilität (Streuung der Ergebnisse bei Meßwiederholung unter gleichen Bedingungen), die Objektivität (Unabhängigkeit des Ergebnisses vom Untersucher), die Validität (Richtigkeit, mit der auch tatsächlich das gemessen wird, was gemessen werden soll) und (Veränderungs)sensitivität. Reliabilität und Objektivität werden durch die Übereinstimmung von Ergebnissen verschiedener

Untersucher und Wiederholungsstabilität bestimmt. Die Validität eines Meßinstruments bezieht sich auf Inhalt, Bewertung und Auswahl der Merkmale und wird durch Plausibilität, Vergleich mit dem „golden standard" und Konvergenz- oder Divergenzvalidität bestimmt. Die Veränderungssensitivität bezieht sich auf das Auffinden von Unterschieden vor und nach der Therapie durch das Testinstrument.

Skalierte Meßinstrumente sollen darüber hinaus für Alter, Geschlecht, Bildungsstand, Sprache, Beruf oder sozialen Status normiert sein. Das skalierte Meßinstrument sollte Veränderungen ohne Verzerrung abbilden. Bei Interpretation der Meßwerte ist das Skalenniveau zu beachten. Bei den hier vorgestellten Meßinstrumenten handelt es sich ausschließlich um Ordinalskalen, d.h. es wird eine Rangfolge, nicht aber die Differenz zwischen den Merkmalausprägungen definiert.

Eine Auswahl wichtiger Skalen wird in den Anhängen A–F dieses Kapitels wiedergegeben.

5.2 Allgemeine Skalen zur Messung des Schweregrades einer Erkrankung

Bei der Auswahl der hier vorgestellten Skalen haben wir uns nach der Häufigkeit der behandelten Patientengruppen auf neurologischen Intensivstationen gerichtet. Da es sich hierbei v.a. um Patienten mit zerebrovaskulären Symptomen und um solche mit Schädel-Hirn-Verletzungen handelt, werden im folgenden die hierzu benutzten Skalen vorgestellt und wesentliche Instrumente im Anhang herausgestellt.

Viele Meßinstrumente sind zur Quantifizierung neurologischer Krankheiten, z.B. von Muskelschwäche bei Polyneuropathien, Symptomen bei multipler Sklerose, extrapyramidalen Krankheiten und metabolischen Enzephalopathien entwickelt worden. Die umfassende Darstellung dieser Instrumente ist an dieser Stelle aus Platzgründen nicht möglich. Der interessierte Leser wird an die jeweiligen Kapitel in diesem Buch und spezifische Texte in Lehrbüchern verwiesen.

5.3 APACHE (Acute Physiology and Chronic Health Evaluation)

Hierbei handelt es sich um eine prognostische Skala, bestehend aus einer Checkliste von 12 graduierten physiologischen Parametern und einer Korrektur für Alter und Vorerkrankungen. Validität und Reliabilität sind für medizinische und chirurgische Intensivpatienten gut untersucht. Für die neurologische Intensivmedizin dient APACHE nicht zur Prognosestellung, sondern wird zur Erfassung systemischer Krankheitsfaktoren bei neurologischen Intensivpatienten verwendet. Die Erhebung nimmt 2–3 min in Anspruch.

5.4 GCS (Glasgow-Coma-Skala)

Die CGS ist eine weitverbreitete Skala zur Quantifizierung von Bewußtseinsstörungen und Prognosestellung bei bewußtlosen Patienten. Es handelt sich um die Gradierung von 3 bei der klinischen Untersuchung reproduzierbaren reflektorischen Mechanismen und willkürlichen Reaktionen. Validität und Reliabilität sind v.a. für traumatische Hirnverletzungen und anoxische Enzephalopathien nach Herzstillstand untersucht. Hauptsächlicher Nachteil der GCS ist die ungenaue Differenzierung tiefer Komastadien und eingeschränkte Anwendbarkeit bei intubierten Patienten. Die GCS wird häufig mit anderen Skalen kombiniert (z.B. APACHE, WFNS). Die Untersuchung nimmt 1–2 min in Anspruch.

5.5 Hunt-u.-Hess-Skala

Diese ist die bei der Beurteilung von Patienten mit Subarachnoidalblutungen am weitesten verbreitete Skala. Bewertet werden Nackensteife, Bewußtseinsgrad und fokal-neurologische Defizite. Verschiedene Variationen der ursprünglichen Skala, u.a. auch als Kombination mit der GCS, sind im Umlauf (WFNS). Die Untersuchung nimmt 1–2 min in Anspruch.

6 Skalen zur Quantifizierung des neurologischen Defizits

Zahlreiche Schlaganfallskalen sind im Zusammenhang mit Therapiestudien entwickelt worden. Die wichtigsten Skalen sind die SSS (Scandinavian Stroke Scale), die NIHSS (National Institute of Health Stroke Scale) und die ESS (European Stroke Scale).

Die SSS (Scandinavian Stroke Scale) besteht aus einer Checkliste von 9 graduierten neurologischen Parametern und kann sowohl als prognostisches Instrument wie auch zur Verlaufsbeurteilung eingesetzt werden. Der prognostische Score beeinhaltet die Messung von Bewußtseinslage, Augenfolgebewegungen und Schwäche der oberen und unteren Extremitäten. Bei unauffälligem Befund wird ein Score von 48 Punkten erreicht. Ein Score von >40 Punkten bei akuten Schlaganfällen weist auf eine wahrscheinliche spontane Besserung hin. Daher wird ein Punktwert von 40 häufig als Einschlußkriterium für Therapiestudien verwendet. Der Langzeitscore umfaßt die Gradierung von Aphasie, Orientierung, Gesichtslähmung, Schwäche der oberen und unteren Extremitäten und das Gangbild. Im Gegensatz zur NIHSS werden die Gesichtsfelduntersuchung und Sensibilitätsdefizite nicht berücksichtigt. Der SSS eignet sich für die Erfassung von Defiziten in der vorderen Zirkulation und testet als einzige Skala das Gangbild, eine wesentliche Komponente des Outcomes nach Schlaganfall. Die Reliabilität wird mit $\kappa=0{,}68$–$0{,}912$ (Vergleich multipler Untersucher) angegeben. Die Untersuchung nimmt 5 min in Anspruch.

Die NIHSS (National Institute of Health Stroke Scale) besteht aus einer Checkliste von 11 graduierten neurologischen Parametern und wird zur Verlaufsbeurteilung eingesetzt. Die Skala beinhaltet die Messung von Bewußtseinslage, Augenfolgebewegungen, Gesichtsfeld, Gesichtslähmung, Schwäche der oberen und unteren Extremitäten, Ataxie, Aphasie, Dysarthrie und sensible/sensorische Defizite. Bei unauffälligem Befund wird ein Score von 0 Punkten erreicht, maximal sind 34 Punkte erreichbar. Ein Score von <4 Punkten bei akuten Schlaganfällen weist auf eine wahrscheinliche spontane Besserung hin. Daher wird ein Punktwert von 4 häufig als Einschlußkriterium für Therapiestudien verwendet. Die Reliabiltät wird mit $\kappa = 0{,}69$ (Vergleich multipler Untersucher) und $\kappa = 0{,}77$ (Vergleich multipler Untersuchungen) angegeben. Zur Gewährleistung einer akzeptablen Reliabilität sind in den USA Lehrmittel (Videokassetten), Prüfung und Zertifikation erhältlich. Der NIHSS eignet sich für die Erfassung von Defiziten in der vorderen Zirkulation, nachteilig ist seine starke Gewichtung auf dem Gebiet linkshemisphärischer Leistungen. Die Untersuchung nimmt 5 min in Anspruch.

Die ESS (European Stroke Scale) besteht aus einer Checkliste von 14 graduierten neurologischen Parametern und kann sowohl als prognostisches Intrument wie auch zur Verlaufsbeurteilung von Patienten mit A.-cerebri-media-Syndromen eingesetzt werden. Die Skala beinhaltet die Messung von Bewußtseinslage, Augenfolgebewegungen, Gesichtsfeld, Dysarthrie, Aphasie, Gesichtslähmung, differenzierte motorische Untersuchung der oberen und unteren Extremitäten und Gangbild. Bei unauffälligem Befund wird ein Score von 106 Punkten erreicht. Reliabiltät wird mit $\kappa = 0{,}62$–$0{,}82$ (Vergleich multipler Untersucher) und $\kappa = 0{,}65$–$1{,}00$ (Vergleich multipler Untersuchungen) angegeben. Einer der Vorteile der ESS ist wie beim NIHSS die Gewährleistung gleichbleibender Reliabilität durch Lehrmittel einschließlich Videokassetten, Prüfung und Zertifikation. Die ESS eignet sich für die Erfassung von Defiziten in der vorderen Zirkulation, nachteilig ist ihre etwas aufwendigere Gestaltung, die Untersuchung nimmt etwa 10 min in Anspruch.

7 Spezielle Skalen zur Messung von Defiziten nach Schlaganfällen

7.1 RMA (Rivermead Motor Assessment)

Der RMA ermöglicht eine sehr differenzierte Beurteilung der motorischen Fähigkeiten überwiegend im Impairment, z. T. auch im funktionellen Bereich anhand von 36 Items. Klinisch relevante qualitative Verbesserung der motorischen Funktionen werden nicht erfaßt, da der RMA bei den Items eine Alles-oder-nichts-Aussage trifft. Die Veränderungssensitivität ist entsprechend gering. Aufgrund des großen Umfanges und langer Untersuchungsdauer ist er nur bedingt für den Routineeinsatz geeignet.

7.2 Mini Mental Status Exam (MMSE)

Dieses dient zur Messung kognitiver Leistungen am Krankenbett. Erfaßt werden die zeitliche und örtliche Orientierung, Gedächtnis, Konzentrationsspanne, Sprache und gestaltende Handlungen unter visueller Kontrolle. Die maximal erreichbare Punktzahl beträgt 30. Die Reliabilität und Validität sind für die Verlaufsbeurteilung dementieller Prozesse hoch. Die Untersuchung nimmt 2–3 min in Anspruch. Der MMSE ist nur als Screeninguntersuchung für schwerstbeeinträchtigte und demente Patienten geeignet, es lassen sich keine differenzierten Aussagen über die Art der kognitiven Funktionseinschränkung machen, so daß dieser Test eine differenzierte Untersuchung nicht ersetzt.

Für eine effektive neuropsychologische Evaluation ist eine große Auswahl an Untersuchungsverfahren notwendig, die die Bereiche Kognition mit den Unterbereichen Wahrnehmung, Aufmerksamkeit, Gedächtnis, visuokonstruktive Leistungen, Sprache, komplexe kognitive Funktionen, wie zielgerichtetes Handeln, Problemlösung, Planung, Konzeptbildung und Verhaltensflexibilität erfaßt sowie die Bereiche Emotion, Selbstregulation, Krankheitsverarbeitung und Bewußtsein im Sinne von „awareness".

Der Aachener Aphasietest (AAT) ist ein linguistisch aufgebauter, psychometrisch zuverlässiger Test, dessen Ergebnisse vielerorts als Grundlage der logopädischen Therapie von Aphasien dient. Je nach sprachlichem Verhalten und den Leistungen im AAT erfolgt die Einteilung in Grundtypen: Broca-Aphasie, Wernicke-Aphasie, globale Aphasie und amnestische Aphasie.

Der Versuch, ein minimales Testensemble für die Beschreibung des kognitiven Status zu erhalten, macht das Problem neuropsychologischer Evaluation deutlich: Ohne größeren zeitlichen Aufwand und qualifizierte Mitarbeiter sind valide Daten nicht erhältlich. Für Evaluationsstudien bietet sich daher im deutschsprachigen Raum ein Meßinstrument auf Disability-Ebene an, das die Auswirkung der neuropsychologischen Einschränkungen funktionell erfaßt: die Marburger Kompentenzskala MKS (s. dort).

8 Messung funktioneller Defizite

8.1 Modifizierte Rankin-Skala

Diese ist eine Sechspunkteskala zur groben Einschätzung von Behandlungsergebnissen. Wie alle globalen Outcomeskalen ist die Differenzierbarkeit von Merkmalausprägungen gering. Die Reliabilität wird mit nur etwa $\kappa = 0{,}56$ (Vergleich multipler Untersucher) angegeben. Die Untersuchung nimmt weniger als 1 min in Anspruch.

8.2 Barthel-Index

Dieser wird zur Messung funktioneller Defizite nach Schlaganfällen und bei anderen neurologischer Erkrankungen eingesetzt. Das Meßinstrument besteht aus 10 gewichteten Merkmalen aus den Bereichen Körperpflege, Eigenständigkeit, Mobilität und Inkontinenz. Die Reliabilität wird mit $\kappa = 0{,}80$ angegeben. Der Barthel-Index ist auch zum Einsatz als Telefoninterview validiert. Nachteile des Barthel-Indexes sind die fehlende Berücksichtigung kognitiver Funktionen und ausgeprägte Decken- und Bodeneffekte sowie methodische Mängel, die sich auf das Skalenniveau beziehen. Die Untersuchung nimmt 5 min in Anspruch.

8.3 FIM (Functional Independence Measure)

Der FIM erlaubt eine Quantifizierung der Behinderung. Die 18 Merkmale des FIM erfassen die Bereiche Körperpflege, Eigenständigkeit, Mobilität und Inkontinenz des Barthel-Indexes und zusätzlich kognitive Funktionen wie Kommunikation, soziale Interaktion, Problemlösung und Gedächtnis. Die Reliabilität wird mit $\kappa = 0{,}69$ angegeben. Der FIM ist auch zum Einsatz als Telefoninterview validiert. Der FIM ist die ideale Skala zur Verlaufsbeurteilung von Rehabilitationsergebnissen und zeichnet sich durch hohe Reliabilität aus. Leider fehlt ihm aufgrund der detaillierten Merkmalerfassung die Anwenderfreundlichkeit der modifizierten Rankin-Skala oder des Barthel-Indexes, und kognitive Aspekte sind nicht ausreichend berücksichtigt. Die Untersuchung kann von erfahrenen Untersuchern in etwa 15 min durchgeführt werden.

Die Marburger Kompetenzskala (MKS) ist eine Skala zur Beschreibung von kognitiven, behavioralen und psychosozialen Fähigkeitsstörungen. Über eine Selbst- und Fremdeinschätzung werden 30 Fähigkeitsbereiche und Alltagsanforderungen erfaßt. Darüber hinaus erfolgt bei den ersten 15 Items eine Einschätzung, inwieweit vorhandene Störungen auf ein motorisches Defizit zurückgeführt werden können (Gauggel 1997).

9 Messung der Pflegeintensität

9.1 TISS (Therapeutic Intervention Scoring System)

Dies ist ein Meßinstrument zur Quantifizierung der durch den individuellen Intensivpatienten tatsächlich anfallende Arbeitsbelastung. Hierbei werden Leistungen in Therapie, Pflege, Diagnostik und Überwachung abgestuft dokumentiert. Neben der ursprünglichen, für medizinische und chirurgische Belange ausgerichteten Version des TISS, ist auch eine auf die neurologische Intensivmedizin abzielende Version des TISS erarbeitet worden.

Die tägliche Erhebung von TISS ermöglicht die objektive Dokumentation angefallener Arbeitsleistung und Nutzung von Ressourcen auf der neurologischen Intensivstation. Mit Hilfe des TISS können der Pflegeschlüssel und die apparative Ausstattung an die besonderen Erfordernisse der neurologischen Intensivpatienten angepaßt werden. Der maximale tägliche TISS-Punktwert beträgt 227, bei durchschnittlichen Werten >40 Punkte/Tag wird ein Verhältnis Pflegekraft:Patient von 1:1 empfohlen. Die Erhebung nimmt je nach Patient zwischen 5 und 10 min in Anspruch.

10 Messung der Lebensqualität

Die Messung von Lebensqualität ist für die Analyse der Behandlungsergebnisse neurologischer Intensivmedizin besonders wichtig. Eine Fülle von Meßinstrumenten sind v.a. in Nordamerika entwickelt worden. Aus der Gruppe der Gesundheitsprofile wird hier der SIP (Sickness Impact Profile), das ALQI (Aachener Lebensqualitätsinventar) und der SF 36 vorgestellt. Aus der Reihe der gesundheitsbezogenen Lebensqualitätsskalen besprechen wir den HUI (Health Utility Index). Lebensqualitätsskalen können als einzige Meßverfahren für sich in Anspruch nehmen, auf Handicap-Ebene quantifizierbare Daten zu liefern. Sie gewinnen neben manifesten Basisvariablen, wie Mortalität, Überlebenszeit etc. und Impairment-Skalen zunehmend an Bedeutung, weil sie die körperlichen und psychosozialen Folgen von Krankheit in ihrer Gesamtheit erfassen. Gesundheitsbezogene Lebensqualität bedeutet ein multidimensionales Konstrukt, das den funktionellen Status, krankheitsbezogene Symptome, psychologisches und soziales Funktionieren erfaßt (Aaronson 1988), und unterscheidet sich somit grundlegend von subjektivem Wohlbefinden und Lebenszufriedenheit, weil der Begriff konkrete, objektiv beobachtete Verhaltensweisen, wie Selbstversorgung, Arbeitsfähigkeit, Mobilität beinhaltet (Bergner 1981; Hütter u. Gilsbach 1994). In der Anwendung auf Patienten mit Hirnschädigung ergab sich die Notwendigkeit, Lebensqualitätskonzepte auf Patienten mit kognitiven Leistungseinschränkungen zu erweitern (Hütter u. Gilsbach 1995).

Der SIP wurde erstmalig 1976 publiziert und ist seither im Laufe einiger Feldversuche modifiziert worden. Er liegt in einer deutschen Übersetzung vor (Hütter 1994).

Der SIP besteht aus 136 jeweils mit ja oder nein zu beantwortenden Fragen. Krankheitsbedingte Einschränkungen oder Behinderungen werden in 12 Dimensionen des täglichen Lebens erfaßt. Neben sozialen Kontakten werden die Kommunikationfähigkeit, Anteilnahme an der Umwelt, emotionales Verhalten, Körperpflege, Mobilität, Arbeitsplatz, Eßverhalten, Schlaf, Hausarbeit und Freizeitaktivitäten untersucht. Hohe Punktwerte zeigen ein schlechtes Behandlungsergebnis an. Die Fragen sind so konzepiert, daß Ergebnisse von demographischen und kulturellen Faktoren nicht beeinflußt werden. Die Skala kann von den Probanden selbständig oder durch Untersucher angewendet werden und nimmt etwa 30 min in Anspruch. Der SIP ist über viele Jahre bei unterschiedlichen chronischen Erkrankungen erprobt worden. Validität und Reliabilität sind hoch (κ>0,60), besonders in der Hand eines erfahrenen Untersuchers. Alter und Bildungsgrad des Patienten beeinflussen die Testergebnisse nicht.

10.1 Aachener Lebensqualitätsinventar (ALQI)

Dieses Lebensqualitätsinventar wurde auf der Basis der deutschen Übersetzung des SIP weiterentwickelt, und die spezifischen kognitiven Einschränkungen von Patienten mit Hirnschädigungen wurden dabei berücksichtigt. Es gibt auch eine Parallelversion für die Einschätzung durch den Lebenspartner, da die Introspektionsfähigkeit und Störungseinsicht bei Patienten mit Hirnschädigung beeinträchtigt sein kann. Der ALQI erfaßt in 11 Subskalen mit insgesamt 117 Items die Bereiche Aktivierung, Beweglichkeit, Hausarbeit, Sozialkontakt, Familienbeziehungen, Fortbewegung, Arbeit, Freizeitaktivitäten, Autonomie, Kommunikation und kognitive Kapazität. Die Reliabilität ist durchweg gut zwischen 0,79 und 0,94.

10.2 Fragebögen

Der SF-36-Fragebogen zum Gesundheitszustand hat den Anspruch, krankheitsübergreifend gesundheitsbezogene Lebensqualität zu messen. Anhand von 36 Items werden in den Dimensionen körperliche Funktionsfähigkeit, körperliche Rollenfunktion, körperliche Schmerzen, allgemeine Gesundheitswahrnehmung, Vitalität, soziale Funktionsfähigkeit, emotionale Rollenfunk3tion und psychisches Wohlbefinden erfaßt. Die Reliabiltät ist subskalenspezifisch differenziert durchschnittlich bis gut. Gegenüber dem SIP ergibt sich ein deutlicher Vorteil in der rascheren Durchführbarkeit. Gegenüber dem ALQI besteht der Nachteil einer fehlenden Anpassung an hirngeschädigte Patienten und damit einer geringeren Sensitivität.

Der HUI ist ursprünglich 1970 publiziert und seither stetig verbessert worden. Die Dimensionen des HUI umfassen Sensorik, Mobilität und Feinmotorik, Emotionen, Intellekt, Körperpflege, Schmerz, Sehen, Hören und Sprache. Jeder Dimension wird eine Bewertung in Form der Nützlichkeit („utility") zugeordnet. Der HUI ist unabhängig von spezifischen Diagnosen allgemein verwendbar, ausgesprochen reliabel, valide und zur longitudinalen Langzeituntersuchung geeignet. Der Test nimmt nur 5–10 min in Anspruch. Aufgrund der Bewertung von Einschränkung im täglichen Leben ist der HUI zur Kosten-Nutzen-Analyse besonders geeignet. Durch die kombinierte Analyse von Kosten einer Behandlung, Überlebensrate und HUI kann die für Lebensqualität korrigierte Lebensverlängerung (gesundheitsbezogene Lebensqualität) und Kosten (und Folgekosten) einer Therapiemaßnahme angegeben werden.

11 Dokumentation

Anforderungen an die systematische Evaluierung von Behandlungsergebnissen in der medizinischen Praxis beinhalten die standardisierte homogene Datenerfassung und deren Verwaltung, die Verwendung vernetzbarer Datenbanken, Analyse und Interpretation beobachteter Abweichungen sowie die Kom-

Tabelle 8-3. Datenerfassung bei neurologischen Intensivpatienten zur Analyse von Behandlungsergebnissen

Struktur	*Therapie*	*Outcome*
Demographische Daten	Indikationsstellung	Pflegeintensität
Schweregrad der Erkrankung	Medizinische Behandlung	Krankenhausaufenthalt
Begleiterkrankungen	Operative Behandlung	Verlegung
Prognose und Selektion	Komplikationen	Kosten
Konsile	Zusatzuntersuchungen	Ergebnisse Lebensqualität Zufriedenheit

munikation von Ergebnissen und Schlußfolgerungen (Slater 1997). Auswahl und Umfang der erfaßten Daten variieren nach Fragestellung, Zielsetzung und Komplexität der untersuchten Behandlungsstrategie. In vielen Fällen werden detaillierte Vorgeschichte, Art und Schwere der akuten Erkrankung, Art, Dauer und Intensität der stationären Behandlung, Komplikationen, Art und Dauer der Nachbehandlung, Kosten und resultierender funktioneller Status bzw. Lebensqualität erfaßt. Elemente einer für die neurologischen Intensivmedizin konzipierten Datenbank werden in Tabelle 8-3 aufgeführt.

Manuelle Datenerfassung ist umständlich und fehlerhaft, da Daten mehrfach übertragen werden müssen. Das ideale Datenerfassungssystem besteht aus einem peripheren Computer mit fester Eingabemaske und eingebauter Plausibilitätskontrolle. Nach der Erfassung erfolgt die Übertragung der Daten in eine zentrale Datenbank, die auf die Bedürfnisse der jeweiligen Nutzer zugeschnitten ist. Datenbanken zur Evaluierung von Behandlungsergebnissen müssen bedienerfreundlich, für große multivariable Datenmengen angelegt sein und mit anderen Datenbanken kommunizieren können. Durch Vernetzung mit Klinikrechnern oder Verzweigung mit Datenbanken von Versicherungsträgern können regionale Kosten-Nutzen-Analysen durchgeführt werden. Der Aufbau einer überregionalen Datenerfassung durch Vernetzung aller vorhandenen Mitglieder schließlich erlaubt den Vergleich regionaler Behandlungsergebnisse, die Bestimmung regionaler Faktoren sowie deren Einfluß auf das untersuchte Behandlungsergebnis und eröffnet die Möglichkeit, Behandlungsstandards zu geben und longitudinal zu überwachen. Schließlich wäre es wünschenswert, wenn Aufnahme- und Entlassungsbefunde auch die Meßwerte einzelner Skalen umfassen würden. Dies erleichtert die Beurteilung des Krankheits- und Rehabilitationsverlaufs beträchtlich.

Literatur

Zitierte Titel

Aaronson NK (1988) Quality of life: what is it? How should it be measured? Oncology 2:69–74

Bergner M, Bobbitt RA, Carter WB, Gilson BS (1981) The sickness impact profile: development and final revision of a health status measure. Med Care 19:787–805

Dilling H, Siebel U (1995) In: Matthesius R, Jochheim KA, Barolin GS, Heinz C (eds) ICIDH – International Classification of Impairments, Disabilities and Handicaps. Ullstein Mosby, Berlin Wiesbaden

Donabedin A (1966) Evaluating the quality of medical care. Milbank Memorial Fund Qu 44:166–206

Donabedin A (1980) Explorations in quality assessment and monitoring. Vol 1: The definition of quality and approaches to its assessment. Health Administration Press, Ann Arbor/MI

Ellwood PM (1988) Outcomes management. A technology of patient experience. N Engl J Med 318:1549–1556

Gauggel S, Konrad K, Wietasch AK (1998) Neuropsychologische Rehabilitation. Psychologische Verlags Union, Weinheim

Goodglass H (1972) The assessment of aphasia and related disorders. Lea & Febiger, Philadelphia

Granger CV, Hamilton BB, Linacre JM, Heinemann AW, Wright BD (1993) Performance profiles of the functional independence measure. Am J Med Rehabil 72:84–89

Harms L, Garner C, Einhäupl KM (1997) Erhebung im Auftrag der Arbeitsgemeinschaft für neurologische Intensivmedizin (ANIM) in der Deutschen Gesellschaft für Neurologie e.V. – Fortschreibung 1996/97 – Handbuch der Arbeitsgemeinschaft für Neurologische Intensivmedizin (ANIM) e.V.

Hürny C (Hrsg) (1992) Lebensqualität in der Onkologie, Vol II. Zuckerschwerdt, München Bern Wien New York, S 14–520

Hütter BO, Gilsbach JM (1995) Lebensqualität bei Patienten mit Hirnschädigung: Entwicklung und psychomotorische Überprüfung des Aachener Lebensqualitätsinventars. In: Schwarz R, Bernhard J, Flechtner H, Küchler T, Masur H (1995) Skalen und Scores in der Neurologie. Thieme, Stuttgart New York

Marino PL (1998) Das ICU Buch (dt. Übers. Taeger K). Urban & Schwarzenberg, München, S. 760 f.

Slater CH (1997) What is „outcomes research“ and what can it tell us? Eval Health Profess 20/3: 243–264

Wade DT (1992) Measurement in neurological rehabilitation. Oxford Univ Press, Oxford

Zafonte RD, Hammond FM, Mann NR, Wood DL, Black KL, Millis SR (1996) Relationship between Glasgow Coma Scale and functional outcome. Am J Phys Med Rehabil 75:364–369

Weiterführende Literatur

Editorial (1995) Quality of life and clinical trials. Lancet 346:1–2

Gill TM, Feinstein AR (1994) A critical appraisal of the quality of „quality of life measurements“. JAMA 272:619–626

Haan J de, Horn J, Limburg M, Meulen J van der, Bossuyt P (1993) A comparison of stroke scales with measures of disability, handicap and quality of life. Stroke 24:1178–1181

Hantson L, Keyser J de (1994) Neurological scales in the assessment of cerebral infarction. Cerebrovasc Dis 4:7–14

Anhang: Ausgewählte Skalen und Fragebögen für die Beurteilung des Krankheitsverlaufs

Anhang A: APACHE-II-Score-System (nach Marino 1998)

Der APACHE-II-Score setzt sich im wesentlichen aus 3 Bestandteilen zusammen:

1. **Erfassung der akut-physiologischen Parameter (Acute Physiology Score, APS):** In diese Komponente des APACHE-II-Scores gehen 12 klinische Parameter ein, die in einem Zeitraum von 24 h nach der Aufnahme auf die Intensivstation ermittelt werden. Eingang in die Berechnung erhält jeweils der während dieses Zeitraums am weitesten von der Norm abweichende Meßwert. Nicht erfaßte Parameter gehen mit 0 Punkten in die Wertung ein.
2. **Erfassung des Alters:** Ausgehend von einer unteren Altersgrenze von 44 Jahren werden darüber hinausgehend in Klassen gestaffelt, 1 bis 6 Punkte vergeben.
3. **Erfassung chronischer Erkrankungen:** Diese Komponente des APACHE-II-Scotes berücksichtigt schwere chronische Organerkrankungen von Herz, Lunge, Niere, Leber und Immunsystem.

Akut-physiologische Parameter (Acute Physiology Parameter, APS)

Punkte	*+4*	*+3*	*+2*	*+1*	*0*	*+1*	*+2*	*+3*	*+4*
Körpertemperatur (°C)	≥41	39–40,9		38,5–38,9	36–38,4	34–35,9	32–33,9	30–31,9	≤29,9
Mittlerer arterieller Blutdruck	≥160	130–159	110–129		70–109		50–69		≤49
Herzfrequenz	≥180	140–179	110–139		70–109		55–69	40–54	≤39
Atemfrequenz	≥50	35–49		25–34	12–24	10–11	6–9		≤5
A-a-pO_2[a]	≥500	350–499	200–349		<200				
paO_2[b]					<70	61–70		55–60	<55
Arterieller pH-Wert	≥7,7	7,6–7,69		7,5–7,59	7,33–7,49		7,25–7,32	7,15–7,24	<7,15
Serumbikarbonat[c] [mval/l]	≥52	41–51,9		32–40,9	23–31,9		18–21,9	15–17,9	<15
Serumnatrium [mval/l]	≥180		160–179	155–159	150–154	130–149	120–129	111–119	≤110
Serumkalium [mval/l]	≥7	6–6,9		5,5–5,9	3,5–5,4	3–3,4	2,5–2,9		<2,5
Serumkreatinin [mg/dl]	≥3,5	2–3,4	1,5–1,9		0,6–1,4		<0,6		
Hämatokritwert	≥60		50–59,9	46–49,9	30–45,9		20–29,9		<20
Leukozyten (·1000/μl)	≥40		20–39,9	15–19,9	3–14,9		1–2,9		<1
15-GCS-Score[d]									

[a] Falls F_IO_2>50%.
[b] Falls F_IO_2<50%.
[c] Falls keine arterielle Blutgasanalyse verfügbar ist.
[d] Beschreibung der Glasgow-Coma-Skala s. unten, Anhang B.

Scoring-Methode:

1. Für jeden einzelnen Parameter Ermittlung des in einem Zeitraum von 24 Stunden nach Aufnahme auf die Intensivstation am weitesten von der Norm abweichenden Meßwertes und Bestimmung des korrespondierenden Punktewerts.
2. Wurde ein Parameter nicht ermittelt, geht dieser mit 0 Punkten in die Wertung ein.
3. Zur Berechnung des APS werden die korrespondierenden Punktewerte aller 12 Parameter addiert.

Erfassung des Patientenalters

Alter	***Punkte***
<44	0
45–54	2
55–64	3
65–74	5
>75	6

Erfassung chronischer Erkrankungen

Jeweils ein Punkt für:
- biopsiegesicherte Leberzirrhose
- Herzinsuffizienz (NYHA Klasse IV)
- ausgeprägte COPD (Hyperkapnie, obligate kontinuierliche O_2-Therapie)
- chronische Dialyse
- eingeschränkte Immunkompetenz

2 Punkte für elektiven chirurgischen oder neurochirurgischen Eingriff

5 Punkte für notfallchirurgischen Eingriff

Ergebnis APACHE-II-Score

Akut-physiologische Parameter	. . . .
Patientenalter	. . . .
chronische Organleiden	+ . . . .
APACHE-II-Gesamt-Score	. . . .

APACHE-II-Score und Mortalität*

	Krankenhausmortalität (%)	
APACHE-II-Score	*nichtoperativ*	*postoperativ*
0–4	4	1
5–9	6	3
10–14	12	6
15–19	22	11
20–24	40	29
25–29	51	37
30–34	71	71
≥35	82	87

*(Ermittelt an 5815 Intensivpatienten; Daten aus Knaus WA et al. Crit Care Med 1985; 13:818–829.)

Anhang B: Glasgow-Coma-Skala (GCS)

- *Eyes* open
  - spontaneously 4
  - to verbal command 3
  - to pain 2
  - no response 1
- ***Best Motor Response***
  - to verbal command obeys 6
  - to painful stimuli, localizes pain 5
  - flexion withdrawal 4
  - flexion abnormal 3
  - extension 2
  - none 1
- ***Best Verbal Response***
  - oriented and converses 5
  - disoriented and converses 4
  - inappropriate words 3
  - incomprehensible sounds 2
  - no response 1
- *TOTAL* *[3–15]*

Anhang C: National Institute of Health Stroke Scale (NIHSS)

1a Level of Consciousness

• alert, keenly responsive	0
• not alert, but arousible by minor stimulation	1
• not alert, requires strong or painful stimuli	2
• comatose, responds only with reflex motor or autonomic effects	3

1b Level-of-Consciousness Questions

• patient is asked name and month	
– answers both questions correctly	0
– answers one question correctly	1
– answers neither question correctly	2

1c Level-of-Consciousness Commands

• patient is asked to open and close eyes and then to grip and release the non-paretic hand	
– performs both tasks correctly	0
– performs one task correctly	1
– performs neither tasks correctly	2

2 Best Gaze

• normal	0
• partial gaze palsy	1
• forced deviation or total gaze paresis	2

3 Visual

• normal	0
• partial hemianopia	1
• complete hemianopia	2
• bilateral hemianopia (including cortical blindness)	3

4 Facial Palsy

- Normal 0
- Minor paresis 1
- Partial paresis 2
- Complete paresis 3

5 Motor

- Arm R ⎵ L ⎵
  - Normal 0
  - Minor paresis (drift) 1
  - Partial paresis (can not hold against gravity) 2
  - Complete paresis (no effort against gravity) 3
  - Complete paresis (no movement) 4

6 Leg R ⎵ L ⎵

- Normal 0
- Minor paresis (drift) 1
- Partial paresis (can not hold against gravity) 2
- Complete paresis (no effort against gravity) 3
- Complete paresis (no movement) 4

7 Limb Ataxia

- Normal 0
- Present in one limb 1
- Present in two limbs 2
- If present, is ataxia in
  - Arm R ⎵ L ⎵
  - Leg R ⎵ L ⎵

8 Sensory

- Normal 0
- Mild to moderate (subject is aware of being touched) 1
- Severe (subject unaware of being touched) 2

9 Best Language (s. Abb. 8-2)

• Normal	0
• Mild to moderate (without significant limitation)	1
• Severe (significant limitation)	2
• Mute/global aphasic	3

10 Dysarthria

• Normal	0
• Mild to moderate (without significant limitation)	1
• Severe (significant limitation)	2
• Intubated	9

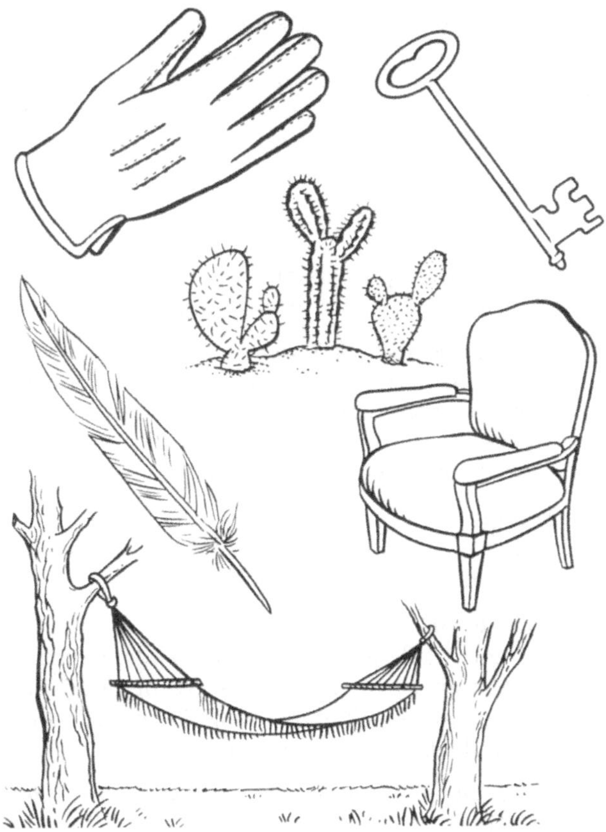

Abb. 8-2. Benennungsblatt aus NIHSS, Punkt 9. (Nach Goodglass 1972)

11 Extinction/inattention

- Normal 0
- Visual, tactile, auditory, spatial, or personal inattention to bilateral stimulation 1
- Profound hemi-inattention; does not recognize own hand, orients only to one side of space 2
- *TOTAL* *[max. 42]*

Anhang D: Barthel-Index

- *1 Feeding*
  - Independent, feeds self from tray or table, can put on assistive device if needed, accomplishes feeding in reasonable time 10
  - Assistance necessary with cutting food etc. 5
  - Dependent/does not meet criteria 0
- *2 Transfer*
  - Independent in all phases of activity 15
  - Minimal help needed or subject needs supervision, cues etc. 10
  - Subject can come to sitting position without help but needs to be lifted out of bed and assisted with transfers 5
  - Dependent/does not meet criteria 0
- *3 Personal Toilet*
  - Can wash hands, face, combs hair, cleans teeth, can shave (male)
  - apply make-up (female) 5
  - Dependent/does not meet criteria 0
- *4 Getting On And Off Toilet*
  - Able to get on and off toilet, fastens and unfastens clothes, can use toilet paper without assistance 10
  - Needs some assistance undressing or toilet paper use 5
  - Dependent/does not meet criteria 0
- *5 Bathing*
  - May use bath-tub or shower without assistance 5
  - Dependent/does not meet criteria 0
- *6 Walking On Level Surface*
  - Patient is able to walk at least 50 yds without assistance and supervision, may use devices except wheel chair unassisted 15
  - Needs assistance but can walk 50 yds with little help 10
  - Dependent/does not meet criteria 0
- *7 Propelling a Wheelchair (do not score this item if subject gets score for walking)*

– Can propel wheelchair independently	5
– Dependent/does not meet criteria	0
• ***8 Ascending and Descending Stairs***	
– Able to go up and down flight of stairs without supervision, may use devices	10
– Needs assistance but can climb stairs with little help	5
– Dependent/does not meet criteria	0
• ***9 Dressing/Undressing***	
– Able to dress and undress independently	10
– Needs assistance but can dress/undress with little help	5
– Dependent/does not meet criteria	0
• ***10 Continence Of Bowels***	
– Continent and independent	10
– Needs help with suppository/enema, occasional accidents	5
– Dependent/does not meet criteria	0
• ***11 Continence Of Bladder***	
– Continent and independent	10
– Needs help with external device, occasional accidents	5
– Dependent/does not meet criteria	0
• *TOTAL*	*[max. 100]*

Anhang E: Modifizierte Rankin-Skala

0 no symptoms at all
1 no significant disability despite symptoms, able to carry out all usual duties
2 slight disability, able to look after own affairs without assistance
3 moderate disability, able to walk unassisted
4 moderate to severe disability; unable to walk without assistance
5 severe disability; bedridden, requiring constant nursing care and attention
6 dead

Anhang F: Multiple Organ Dysfunction Score (MOD)

Der Multiple Organ Dysfunction Score wurde ausgehend von der direkten Beziehung zwischen der Anzahl der erkrankten Organsysteme und der korrespondierenden Mortalität von Intensivpatienten entwickelt.

Im Gegensatz zum APACHE-II-Score, der nur im Rahmen der stationären Aufnahme eines Intensivpatienten ermittelt werden kann, ist die Bestimmung des Multiple Organ Dysfunktion Score täglich möglich. Dies erlaubt beim einzelnen Patienten die Erkennung und Dokumentation eines wechselnden Mortalitätsrisikos im Verlauf seines Intensivaufenthalts.

Multiple Organ Dysfunction Score*

Parameter	*Punkte*				
	0	*1*	*2*	*3*	*4*
paO_2/F_IO_2	>300	226–300	151–225	76–150	≤75
Serumkreatinin (μmol/l)	≤100	101–200	201–350	351–500	≥500
Serumbilirubin (μmol/l)	≤20	21–60	61–120	121–240	>240
Pulse adjusted heartrate[a]	≤10	10,1–15	15,1–20	20,1–30	>30
Thrombozyten (1000/μl)	>120	81–120	51–80	21–50	≤20
Glascow-Coma-Skala[b]	15	13–14	10–12	7–9	≤6

[a] *Pulse adjusted heartrate* HF·(RAP/MAP); *HF* Herzfrequenz, *RAP* rechter Vorhofdruck, *MAP* mittlerer arterieller Druck.
[b] Bester Schätzwert beim nichtsedierten Patienten.
* (Aus Marshal JC et al., Multiple orgen dysfunction score: a reliable predictor of a complex clinical outcome. Crit Care Med 1995; 23:1638–1652).

Scoring-Methode:

1. Für jeden einzelnen Parameter Ermittlung des in einem Zeitraum von 24 Stunden nach Aufnahme auf die Intensivstation am weitesten von der Norm abweichenden Meßwertes und Bestimmung des korrespondierenden Punktewerts.
2. Wurde ein Parameter nicht ermittelt, geht dieser mit 0 Punkten in die Wertung ein.
3. Zur Berechnung des APS werden die korrespondierenden Punktewerte aller 6 Parameter addiert.
4. Ein neuer Score kann im 24-stündigen Intervall ermittelt werden.

Multiple Organ Dysfunction

Score	Mortalität (%)	Score	Mortalität (%)
0	0	13–16	50
1–4	1	17–20	75
5–8	3	>20	100
9–12	25		

* (Mortalität, ermittelt aus 692 Patienten einer chirurgischen Intensivstation; aus Marshal JC et al. Crit Care Med 1995; 23:1638–1652).

B. Untersuchungs-methoden

Kapitel 9
Neuroradiologie

O. Jansen, A. Mohr

INHALT

Eine suffiziente bildgebende Diagnostik und deren Interpretation wird um so wichtiger, je schlechter der Patient klinisch-neurologisch untersucht werden kann. Demzufolge besitzen die neuroradiologischen Verfahren gerade in der neurologischen Intensivmedizin einen sehr hohen Stellenwert. Dieses Kapitel kann und soll kein neuroradiologisches Kurzlehrbuch sein, sondern dem Nichtneuroradiologen helfen, die technischen Grundlagen, Möglichkeiten aber auch Limitationen der verfügbaren Methoden zu verstehen und diese optimal einzusetzen.

In diesem Kapitel soll aber auch über den gegenwärtigen Stand hinaus aufgezeigt werden, wie sich die neuroradiologischen Methoden vermutlich weiterentwickeln werden; denn es ist anzunehmen, daß auch zukünftig das Tempo, mit dem in den letzten Jahren Innovationen eingeführt wurden, anhalten wird und daß Methoden, die heute nur experimentell oder an einigen spezialisierten Zentren zur Verfügung stehen, bald allgemeinen Eingang in die klinische Routine finden werden.

1 Methoden

1.1 Computertomographie (CT)

Die CT ist seit Jahren das wichtigste und in der Regel auch erste bildgebende Diagnostikum in der neurologischen Notfall- und Intensivmedizin. Obwohl im Hinblick auf den intrakraniellen Weichteilkontrast der MRT unterlegen, hat die CT doch einige Vorteile:
- kürzere Untersuchungsdauer,
- bessere Überwachungsmöglichkeit schwerkranker Patienten,
- geringere Kosten,
- leichtere Beurteilung von Knochenstrukturen.

Um den Kontrast zwischen Geweben mit unterschiedlicher Durchblutung (Hirn/Tumor) zu steigern oder um die Intaktheit der Blut-Hirn-Schranke (BHS) zu überprüfen, wird bei etwa 40–60% aller kranialen CT-Untersuchungen ein nierengängiges *Kontrastmittel* (KM), das gebundenes Jod enhält, appliziert. Das geschieht oft erst nach dem Nativscan, um ein sog. *„enhancement"* sicher zu identifizieren. Die verwendeten KM haben gewöhnlich eine Konzentration von 300 mg J/ml, und man gibt üblicherweise KM-Mengen zwischen 1 und 2 ml/kgKG.

Die Gabe eines jodhaltigen KM kann in seltenen Fällen Nebenwirkungen verursachen:
- allergoide Reaktionen,
- Niereninsuffizienz,
- Hyperthyreose.

Das *allergoide Potential* der heute zur Verfügung stehenden und in Deutschland nahezu ausschließlich verwendeten niedrigosmolaren KM ist so weit reduziert, daß schwere Reaktionen mit Schockzuständen nahezu nicht mehr beobachtet werden. Auf eine früher übliche Nüchternheit von mindestens 4 h vor der Kontrastmittelgabe muß daher nicht mehr geachtet werden.

Bei anamnestischer KM-Unverträglichkeit oder allgemeiner Hyperreagibilität des Patienten wird versucht, das individuelle Unverträglichkeitsrisiko in 2 Kategorien einzuteilen. Patienten mit einem niedrigen Risiko werden mit Histaminblockern (i.v. H_1- und H_2-Blocker) direkt vor der KM-Gabe behandelt, Patienten mit einem hohen Risiko erhalten zusätzlich 12 und 2 h vor der KM-Gabe 10 mg Fortecortin.

Die KM werden über die Niere fast vollständig (99%) glomerulär filtriert, ohne daß eine nennenswerte tubuläre Rückresorption erfolgt. Dadurch kommt es während der Tubuluspassage zu einem 100fachen Anstieg der KM-Konzentration, die bei eingeschränkter Ausscheidungsmenge zytotoxische Konzentrationen am Tubulusapparat erreicht. An den Tubuluszellen kann es zur Vakuolenbildung kommen.

Das *nephrotoxische Potential* der modernen, niedrigosmolaren KM unterscheidet sich leider kaum von dem der älteren, hypersomolaren KM. Der genaue Wirkmechanismus der Nephrotoxizität ist nicht bekannt. Gefährdet sind Patienten mit einer Kreatininerhöhung >1,7 mg%, einem schweren Diabetes mellitus, einer Dehydratation und einer Paraproteinämie mit Proteinurie (Bence-Johns-Proteinurie). Ist eine KM-Gabe bei einer Kreatininerhöhung >3 mg% unumgänglich, muß der Patient anschließend dialysiert werden. Bei nur mäßig erhöhten Kreatininwerten kann der Nephrotoxizität mit ausreichender Hydratation und Diuretikagabe vorgebeugt werden. Die KM-induzierte Nephrotoxizität ist in der Regel nach einigen Tagen reversibel.

Mit der KM-Gabe werden dem Patienten 15–100 g Jod zugeführt, das allerdings fest an die Benzoesäure gebunden ist. Dennoch kommt es zu minimalen Jodabspaltungen aus dem Molekül, so daß im Einzelfall 1000–10.000 μg Jod frei zugeführt werden. Dadurch ist die Entwicklung eine *Hyperthyreose* bei Patienten mit Struma und autonomen Follikeln möglich. Von einzelnen Autoren werden sogar bis zu 15% der klinisch manifesten Hyperthyreosen auf eine zuvor erfolgte KM-Gabe zurückgeführt. Die Entwicklung einer thyreotoxischen Krise ist aber selten, meistens handelt es sich nur um milde Funktionsstörungen. Bei bekannter oder auch vermuteter Schilddrüsenüberfunktion muß die Jodaufnahme in die Schiddrüse medikamentös mit Thiamazol (täglich 30–40 mg) oder Irenat (täglich 2–3 mg) blockiert werden. Die Medikation beginnt direkt vor der KM-Gabe und wird bis zu 3 Wochen danach fortgeführt.

Eine korrekte Patientenlagerung ist besonders für die Interpretation kranialer Untersuchungen wichtig, da diskrete Pathologien am Hirnparenchym (z. B. Ischämiefrühzeichen) häufig erst durch den Vergleich mit der gesunden Hirnhälfte offensichtlich werden. CT-Geräte neuer Generation benötigen für die Aufnahme einer Einzelschicht ca. 2 s. Bei sehr unruhigen Patienten kann die Aquisitionszeit bei vielen Geräten weiter halbiert werden, allerdings unter Verlust der Bildqualität. Bei kraniellen Untersuchungen wird in der Regel eine Schichtdicke von 8 oder 10 mm gewählt, wobei die hintere Schädelgrube zumindestens bei der Erstuntersuchung des Patienten mit halbierter Schichdicke (z. B. 4 oder 5 mm) untersucht werden sollte. Bei speziellen Fragestellungen (z. B. Mastoiditis) wird die Schichtdicke auf 1,5 oder 2 mm reduziert. Optimaler Nachverarbeitungsalgorithmus der Rohdaten und standardisierte Dokumentationsform (sog. Fensterlage) der berechneten Bilder sind ebenfalls unerläßlich für eine suffiziente Untersuchung des Neurokraniums.

Mittlerweile verfügen die meisten CT-Geräte über die *Spiraltechnik*. Hierbei wird anders als beim Einzelschichtverfahren der Patiententisch nicht schrittweise sondern kontinuierlich vorwärtsbewegt, während sich die Röntgenröhre ebenfalls kontinuierlich um den Patienten dreht. Mit dieser Technik können die Daten eines gesamten Volumenblocks in relativ kurzer Zeit (ca. 20 s) akquiriert werden.

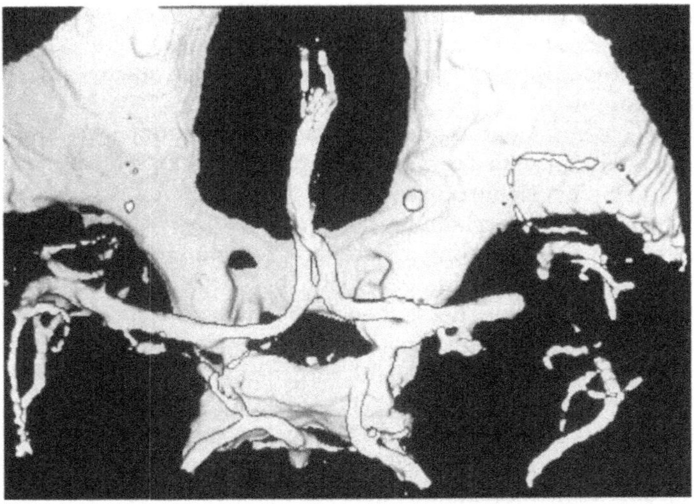

Abb. 9-1. CT-Angiographie bei einem Patienten mit Verschluß der A. cerebri media. Die Kontrastierung der Mediaäste distal des Verschusses erfolgt retrograd über gute leptomeningeale Kollateralen

Mit dem Rechner können aus diesem Volumendatensatz beliebige Rekonstruktionen berechnet werden. Wird kurz vor und während der Datenaufnahme mit der Spiraltechnik ein Kontrastmittelbolus i. v. injiziert, können aus diesen Daten CT-Angiogramme berechnet werden (Abb. 9-1). Diese nichtinvasive Gefäßdarstellung erlaubt die Beurteilung auch kleinerer Gefäße, wie z. B. der A. cerebri media, und hat sich daher bei der Notfalldiagnostik zerebrovaskulärer Erkrankungen etabliert (s. unten). Bei der Interpretation dieser Bilder ist stets zu bedenken, daß die CT-Angiographie ein morphologisches Verfahren ist und anders als die konventionelle Angiographie keine flußdynamischen Beurteilungen zuläßt.

1.2 Magnetresonanztomographie (MRT)

Die MRT ist trotz ihrer zunehmenden Verbreitung noch kein generelles Routineverfahren in der neurologischen Notfall- und Intensivmedizin. Die intensivmedizinische Überwachung oder Beatmungsmöglichkeit der Patienten im MR-Gerät ist zwar heute generell möglich, dennoch wird aufgrund des erhöhten Organisationsaufwandes, der längeren Untersuchungszeit, aber v. a. auch der begrenzten Untersuchungskapazitäten die Indikation zum MRT strenger gestellt als im Vergleich zum CT. Offene Niederfeld-MR-Tomographen haben zwar den Vorteil, daß der Zugang zum Patienten während der Untersuchung wesentlich leichter ist als bei geschlossenen Systemen. Die niedrige Feldstärke dieser Geräte bedeutet aber leider auch eine deutlich längere Untersuchungszeit.

Bei bestimmten Fragestellungen oder Erkrankungen, wie z. B. bei Verdacht auf Herpesenzephalitis, sollte die MRT aber möglichst früh, wenn nicht sogar als erstes Diagnostikum eingesetzt werden. Auch die bildgebende Diagnostik beim akuten Querschnittssyndrom sollte heute sehr früh mit der MRT erfolgen (s. unten).

Bei etwa 50–80% aller kraniellen MRT werden heute Kontrastmittel i. v. gegeben. Diese Kontrastmittel enthalten paramagnetisches Gadolinium, das an einen stabilen Chelatbildner gekoppelt ist, und sie sind in ihrer Anwendung außerordentlich sicher. Nebenwirkungen, wie sie für die Röntgenkontrastmittel beschrieben wurden, treten bei den MR-Kontrastmitteln nahezu nicht auf. Sehr selten berichten Patienten einmal über Wärme- oder Geschmackssensationen nach der KM-Gabe. Für Säuglinge sind die MR-Kontrastmittel offiziell inzwischen zugelassen. Da die Kontrastmittel die Plazenta passieren und auch mit der Muttermilch ausgeschieden werden, sollte die Indikation zur KM-Gabe bei Schwangeren und stillenden Müttern dennoch streng gestellt werden.

Der wesentliche Nachteil der MR-KM liegt in ihrem hohen Preis: Sie sind in Deutschland etwa 10mal so teuer wie die Röntgenkontrastmittel. Eine generelle KM-Gabe bei jeder MRT-Untersuchung verbietet sich daher schon aus ökonomischen Gründen. Die KM-Gabe ist nur dann indiziert, wenn speziell Fragen nach dem Vorliegen einer Blut-Hirn-Schrankenstörung, einer Mehrdurchblutung eines Gewebes oder nach Hirnmetastasen beantwortet werden sollen.

Die Einführung schneller MR-Sequenzen hat die Untersuchungszeiten in den vergangenen Jahren deutlich verkürzt. Routinemäßig werden heute sog. Fast-Spinecho-Techniken verwendet, die je nach Feldstärke des MR-Gerätes eine Untersuchung des gesamten Neurokraniums mit einer T2-gewichteten Sequenz in 1 min gestatten. Für ein umfassenderes Untersuchungsprotokoll einschließlich kontrastmittelverstärkten Aufnahmen wird heute eine Meßzeit von unter 30 min benötigt. Allerdings darf der zusätzliche Zeitbedarf für die Patientenvorbereitung und -lagerung sowie die Dokumentation nicht vergessen werden.

Mit vielen Hochfeldgeräten (1,5 Tesla) kann mittlerweile das sog. *Echo-Planar-Imaging* (EPI) durchgeführt werden. Hierbei handelt es sich um ein extrem schnelles Bildaufnahmeverfahren (Aufnahmezeit: 50 ms), das nicht zur morphologischen, sondern zur funktionellen Untersuchung des Gehirns eingesetzt wird. Zwei Meßverfahren, die *Diffusionsmessung* und die *Perfusionsmessung*, haben dabei besonders von der EPI-Technik profitiert und werden seitdem zunehmend in der akuten Ischämiediagnostik eingesetzt. Mit den diffusionsgewichteten Sequenzen können die Braun-Molekularbewegung der Protonen gemessen und zytotoxische Ödeme sehr früh erfaßt werden. Mit den perfusionsgewichteten Sequenzen kann die relative regionale Durchblutung des Gehirns gemessen werden. Die Meßzeiten für beide Verfahren betragen mit der EPI-Technik <1 min (Abb. 9-2).

Die *Magnetresonzangiographie* (MRA) erlaubt wie die CTA eine nichtinvasive Darstellung der Blutgefäße. Man nutzt dabei die magnetische Eigenschaft „fließender" Protonen aus und „unterdrückt" das Signal des stationären Gewebes. Mit speziellen Nachverarbeitungsverfahren können angiographieähnliche Bilder berechnet werden, die im Gegensatz zur CTA aber keine morphologischen, sondern ausschließlich hämodynamische Bilder sind.

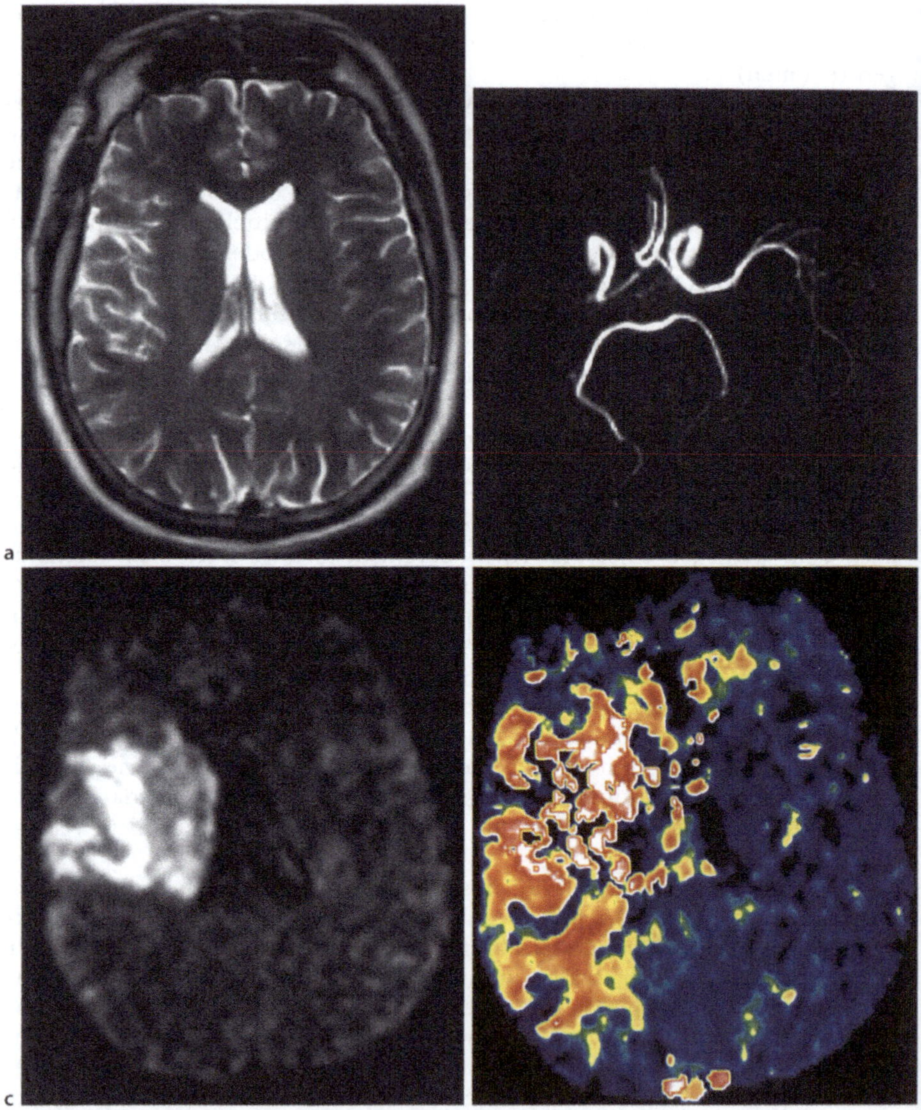

Abb. 9-2 a–d. Multimodales MRT (mMRT) eines akuten Infarktes im Versorgungsgebiet der rechten A. cerebri media. Das T2-gewichtete Spinechobild ist unauffällig (**a**). Die MR-Angiographie in der Aufsicht von kranial dokumentiert einen Verschluß der rechten A. cerebri media (**b**). Im stark diffusionsgewichteten Bild ist ein großes Areal mit gestörter Diffusion nachweisbar (**c**). Das perfusionsgewichtete Bild [farbkodiertes *Mean-transit-time* (MTT)-Bild)] zeigt ein perfusionsgestörtes Areal (**d**), das deutlich größer ist als das diffusionsgestörte Areal (**c**)

Turbulenter Blutfluß kann zur Signalauslöschung führen und Gefäßverschlüsse vortäuschen. Die diagnostische Wertigkeit dieser konventionellen MRA ist daher nicht höher oder sogar teilweise niedriger als die der Dopplersonographie, mit dem Nachteil relativ langer Untersuchungszeiten.

Eine deutliche Weiterentwicklung stellt die kontrastmittelverstärkte MRA (KM-MRA) dar, der ein ganz anderes Aufnahmeverfahren zugrunde liegt als der konventionellen MRA. Vergleichbar zur CTA wird bei der KM-MRA ein Kontrastmittelbolus gespritzt, und dieser Bolus wird bei seiner Passage durch das Gefäß aufgenommen. Die KM-MRA ist somit ebenfalls ein morphologisches Verfahren mit sehr kurzer Untersuchungszeit und sehr hoher Aussagekraft z. B. bezüglich des Stenosegrades. Diese Vorteile des Verfahrens werden aber durch den zusätzlichen Bedarf eines KM erkauft.

Bei der *Magnetresonanzspektroskopie* (MRS) erhält man Informationen über die spektrale Zusammensetzung eines MR-Signals aus einem definierten Volumen. Damit lassen sich Rückschlüsse ziehen auf die chemische Verbindung der Protonen und ihren prozentualen Anteil im untersuchten Volumen. Die MRS ist daher eine Methode, mit der Stoffwechselprozesse nichtinvasiv untersucht werden können.

1.3 Angiographie

Die Indikationen zur diagnostischen zerebralen Katheterangiographie werden durch die Weiterentwicklungen der CT, MRT und Sonographie kontinuierlich reduziert. Lediglich bei der Abklärung von Gefäßmißbildungen (Aneurysma, a.v.-Malformation, Fistel) und Erkrankungen kleiner pialer Gefäße (Vaskulitis) ist die Angiographie noch nicht ersetzbar. Angiographien zur Durchführung endovaskulärer Eingriffe nehmen dagegen zu.

Die Katheterangiographien werden ganz überwiegend über den transfemoralen Zugang und nur in Ausnahmefällen über den transbrachialen oder transaxillären Zugang durchgeführt. Die Arterie wird in der von Seldinger beschriebenen Technik punktiert. Über einen kleinen Führungsdraht wird eine arterielle Schleuse eingelegt, durch die dann der eigentliche Diagnostikkatheter vorgeschoben wird (meist 5-F-Katheter).

Da die zerebrale Angiographie ein invasives Verfahren darstellt, ist in elektiven Fällen eine Aufklärung des Patienten am Tag vor der Untersuchung notwendig. Die wesentlichen Komplikationen der Untersuchung sind thrombembolische und betragen nach Literaturangaben um 1% für passagere und 0,5% für permanente neurologische Ausfälle. Kontrastmittelreaktionen werden bei Katheterangiographien sehr selten beobachtet, sie treten insgesamt bei der arteriellen Applikation sehr viel geringer auf als bei der venösen KM-Gabe. Bei Hinweisen auf eine Kontrastmittelunverträglichkeit erfolgt die gleiche Prämedikation, wie sie schon in Abschn. 1.1 (CT) beschrieben wurde. Um Nachblutungen aus dem arteriellen Einstichkanal zu verhindern, wird nach Entfernen des Katheters ein Druckverband angelegt. Die Einstichstelle muß in den ersten 3 h nach Katheterentfernung regelmäßig kontrolliert werden. Dies gilt insbesondere bei nichtkooperativen und/oder bewußtseinsgestörten Patienten.

1.4 Myelographie

Die Indikationen zur Myelographie sind in den vergangenen Jahren deutlich zurückgegangen. Die meisten Patienten mit spinalen Erkrankungen können und sollten mit den Schnittbildverfahren CT und MRT suffizient untersucht werden. Auch bei Patienten mit akutem Querschnittssyndrom sollte frühzeitig, in der Regel sogar primär die MRT eingesetzt werden. Nur bei Kontraindikationen zur MRT oder fehlender Verfügbarkeit der Methode ist die Myelographie beim spinalen Notfall zum Ausschluß oder Nachweis einer spinalen Raumforderung durchzuführen. Die früher gültige Aussage, daß vaskuläre spinale Strukturen im Myelogramm besser darzustellen sind als in der MRT, ist spätestens seit Verfügbarkeit der KM-MRT (s. oben) nicht mehr aufrecht zu erhalten.

Vor geplanten operativen Eingriffen an den spinalen Nervenwurzeln (z.B. vor zervikaler Bandscheibenoperation oder bei lumbaler Spinalkanalstenose) liefert die Myelographie in Verbindung mit dem Post-Myelo-CT wertvolle Informationen für die Operationsplanung, so daß in diesen Fällen auch heute noch die Myelographie routinemäßig durchgeführt wird.

Die Punktion des Liquorraumes zur Einbrigung des KM erfolgt fast ausnahmslos lumbal, nur in ganz seltenen Fällen ist eine subokzipitale Punktion heute noch indiziert. Je nach Fragestellung werden KM-Mengen von 5–20 ml intrathekal eingebracht. Unter Durchleuchtungskontrolle und Umlagerung des Patienten einschließlich Kopftieflage werden Röntgenaufnahmen vom Spinalkanal angefertigt.

Komplikationen treten bei der heute üblichen Verwendung nichtionischer, wasserlöslicher KM sehr selten auf. Zu den wichtigsten Komplikationen zählen generalisierte Krampfanfälle, aszendierende Meningitiden und eine Verschlechterung der spinalen Symptomatik. Letztere kann selten durch spinale Subduralblutungen verursacht werden oder aus einer injektionsbedingten, intrathekalen Druckerhöhung resultieren. Wie nach jeder lumbalen Liquorpunktion kann ein postpunktionelles Kopfschmerzsyndrom auftreten, so daß die Patienten nach der Myelographie eine Bettruhe von mindestens 4 h einhalten sollten.

Die Myelographie ist wie die Angiographie ein invasives diagnostisches Verfahren, über das der Patient in elektiven Fällen 1 Tag vor der Untersuchung aufgeklärt werden muß.

2 Diagnostik bei Neurointensiverkrankungen

In diesem Abschnitt soll für die wichtigsten neurologischen Not- und Intensivfälle der sinnvolle Einsatz der neuroradiologischen Diagnostik dargestellt werden. Zur raschen Übersicht s. Tabelle 9-1.

Tabelle 9-1. Sinnvoller Einsatz der neuroradiologischen Diagnostik bei neurologischen Notfall- und Intensiverkrankungen (*mMRT* multimodales MRT; s. Text)

	Ischämie	*Blutung*	*SAB*	*Entzündung*	*SHT*	*Querschnitt*
CT	+++	+++	+++	+++	+++	++
CTA	++	++	++			
MRT		++	+	++	++	+++
mMRT	(+++)	(++)				
DSA	+	++	+++	+		
MYELO (Post-Myelo-CT)						+++

+++ Methode der ersten Wahl; (...) vielversprechend für die Zukunft; ++ ergänzendes Verfahren; + selten notwendig.

2.1 Ischämie

Patienten mit zerebraler Ischämie werden z. Z. primär und zur Verlaufsbeurteilung mit der Computertomographie untersucht. Infarktfrühzeichen bei größeren Territorialinfarkten können 2 h nach Infarktereignis mit einer Treffsicherheit von ca. 80% im CT nachgewiesen werden (Abb. 9-3). Deutliche Limitationen gibt es mit der Methode bei der Beurteilung des Hirnstamms. Mit der CTA können Gefäßverschlüsse der großen basalen Hirnarterien in fast 100% der Fälle erkannt werden. Der Nachweis älterer vaskulärer Veränderungen am Hirngewebe erlaubt häufig die ätiopathogenetische Zu-

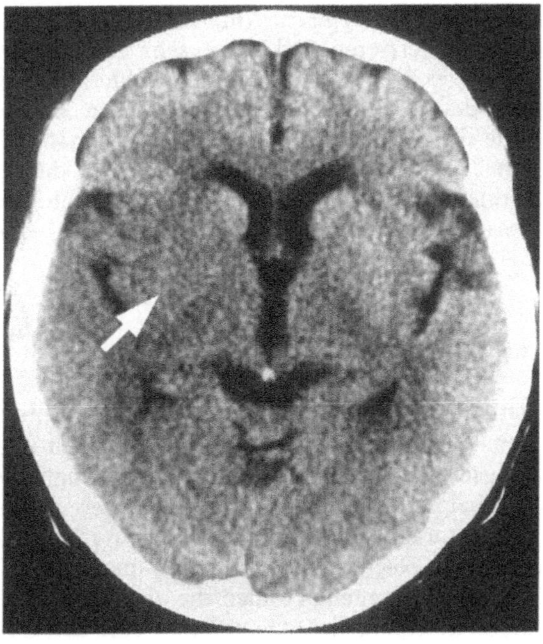

Abb. 9-3. CT-Infarktfrühzeichen: Axiales CT 3 h nach Beginn einer Rechtshirnsymptomatik. In der abgebildeten CT-Schicht ist der rechte Linsenkern im Seitenvergleich deutlich hypodens (*Pfeil*)

ordnung der Ischämie, auch wenn in der ersten Untersuchung kein frisches Infarktareal nachzuweisen ist.

Mit den neuen MR-Technologien [multimodales (m)MRT = Perfusions-MRT+Diffusions-MRT+MRA] sind auch kleinste Ischämien einschließlich der Hirnstammischämien schon wenige Minuten nach Ereignisbeginn sicher nachweisbar. Darüber hinaus werden Informationen zum aktuellen Perfusionszustand des Hirns und zur Gefäßsituation an den großen Hirngefäßen geliefert (s. auch Abb. 9-2). Ein speziell eingerichtetes *Schlaganfallsprotokoll*, das diese Techniken kombiniert, kann die gesamte MR-Untersuchungszeit auf 25 min/Patient verkürzen. Inwieweit sich insgesamt der Mehraufwand für ein solches mMRT gegenüber dem CT bei Therapieentscheidungen niederschlägt, wird z. Z. in prospektiven Studien geprüft.

Eine Katheterangiographie bei Patienten mit frischem Schlaganfall wird in der Regel nur durchgeführt, wenn eine intrarterielle Rekanalisationstherapie geplant ist oder die Gefäßverhältnisse vor einer Karotisfrühoperation angiographisch abgeklärt werden müssen (z. B. Ausschluß einer Pseudookklusion). Häufiger wird die diagnostische Katheterangiographie in der subakuten Ischämiephase eingesetzt, um die Infarktursache zu klären (Vaskulitis, fibromuskuläre Dysplasie etc.).

2.2 Blutung

Die Diagnose einer intrakraniellen Blutung wird mit der CT gestellt. Nach der Lokalisation der Blutung, der Anamnese des Patienten und evtl. zusätzlich nachweisbaren Veränderungen am Hirngewebe wird unterschieden, ob es sich um eine typische (mikroangiopathische) oder atypische Blutung handelt. Im letzteren Fall sollte sehr früh eine weitere Ursachenabklärung mit der selektiven Katheterangiographie (Nachweis einer Gefäßmalformation) und der MRT (Nachweis eines Tumors oder eines Kavernoms) erfolgen. Gerade die MRT muß innerhalb der ersten 48 h nach Blutungsereignis durchgeführt werden, um die Diagnostik nicht durch die Methämoglobinbildung im Hämatom zu boykottieren. Ergeben Angiographie und MRT keine Blutungsursache, müssen diese Untersuchungen bei einer atypischen Blutung nach 6–8 Wochen wiederholt werden.

2.3 Subarachnoidalblutung (SAB)

Patienten mit klinischem Verdacht auf eine akute SAB werden primär mit dem CT untersucht. Erst bei unauffälligem CT oder wenn das vermutete Blutungsereignis mehr als 3 Tage zurückliegt und das CT normal ist, wird eine Lumbalpunktion zum Blutungsnachweis durchgeführt. Beweist das CT bereits die Blutung, hat es sich bewährt, noch in der gleichen Untersuchung eine CTA zum Nachweis eines Aneurysmas anzuschließen. Diese CTA ersetzt zwar nur in ganz seltenen Fällen die anschließende selektive Katheterangiographie, die Darstellung des Aneurysmas mit der CTA kann aber in der Akutphase schon als Grundlage für eine Therapieentscheidung (z. B. Operation vs. endovaskuläre Therapie) dienen, so daß adäquate Organisationsschritte eingeleitet werden können.

Die Katheterangiographie wird bei der Abklärung einer SAB zumindestens als selektive Viergefäßuntersuchung (2×ACI, 2×AV) durchgeführt. Gelingt der Aneurysmanachweis nicht, muß angiographisch eine durale oder zervikale Gefäßmalformation ausgeschlossen werden. Neben dem Nachweis der Blutungsquelle dient die Angiographie zur Beurteilung von Hirndruck und Vasospasmen.

2.4 Entzündungen

Bildgebende Verfahren werden in der Akutdiagnostik von ZNS-Entzündungen hauptsächlich durchgeführt, um die Differentialdiagnose weiter einzugrenzen oder um Komplikationen auszuschließen oder nachzuweisen.

Bei Verdacht auf Meningitis kann die CT vor der notwendigen Liquorpunktion durchgeführt werden, um intrakranielle Druckzeichen auszuschließen. Dann sollte die CT-Untersuchung des Neurokraniums gleich mit einer dünnschichtigen CT der Nasennebenhöhlen kombiniert werden, um einen evtl. entzündlichen Fokus nachzuweisen.

Während größere durale oder parenchymale Entzündungsherde mit der CT gut und ausreichend nachzuweisen sind, kann im Frühstadium der Entzündung eine MRT notwendig sein. Insbesondere bei Entzündungen der schädelbasisnahen Abschnitte ist eine koronare MR-Untersuchung mit Kontrastmittel sinnvoll.

Bei Verdacht auf Herpesenzephalitis sollte primär eine MRT durchgeführt werden, da einerseits das Verteilungsmuster der Entzündung in der MRT fast pathognomonisch für diese Erkrankung ist, andererseits die Veränderungen mit der MRT mehrere Tage vor der CT nachzuweisen sind.

Bei kompliziertem Meningitisverlauf können durch die meningealen Entzündungen arterielle oder venöse Gefäßverengungen oder -verschlüsse entstehen, die zu arteriellen oder venösen Infarkten führen. Die Indikation zur Katheterangiographie sollte zumindest bei Verdacht auf arterielle Gefäßveränderungen großzügig gestellt werden, um frühzeitig eine endovaskuläre Vasospasmusbehandlung zu diskutieren.

2.5 Schädel-Hirn-Trauma (SHT)

Die Primärdiagnostik sowie die Verlaufsuntersuchungen werden bei Patienten mit akutem Schädel-Hirn-Trauma (SHT) mit der CT durchgeführt. Die knöchernen Verletzungen können mit keiner anderen Methode so gut beurteilt werden wie mit dem CT. Bei polytraumatisierten Patienten sollte die erste CT-Untersuchung das atlantookzipitale Gelenk und den kraniozervikalen Übergang mit einbeziehen, um hier lokalisierte Frakturen zu erfassen (Abb. 9-4).

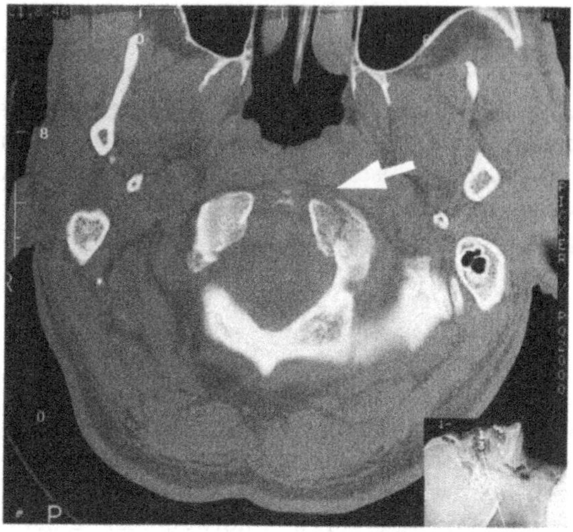

Abb. 9-4. CT bei Patienten nach SHT. Das sog. Knochenfenster dokumentiert eine Kondylenfraktur links (*Pfeil*)

Das MRT wird in der subakuten Phase eingesetzt, wenn Diskrepanzen zwischen dem neurologisch-neuropsycholgischen Zustand des Patienten und dem CT-Befund vorliegen. Gerade kleinere Scherverletzungen und Traumafolgen am Balken und am Temporallappen können mit der MRT erheblich besser als mit der CT erkannt werden.

2.6 Querschnitt

Die akute Abklärung eines traumatisch bedingten Querschnitts erfolgt mit der Röntgennativaufnahme und der CT, wobei letztere gezielt nach dem Nachweis einer knöchernen Verletzung im Röntgenbild eingesetzt wird. Um die Verletzungsfolgen am Myelon darzustellen, wird zunehmend auch die MRT in der Akutphase eingesetzt.

Der nichttraumatisierte Querschnittspatient sollte gleich mit der MRT untersucht werden, wenn dies möglich ist. Nur mit dieser Methode können auch intramedulläre Pathologien (Infarkt, Blutung, Tumor, Myelitis) dargestellt werden.

Vor der spinalen Untersuchung mit dem MRT ist aber eine präzise neurologische Untersuchung ganz besonders wichtig, um den zu vermutenden Schädigungsort möglichst eng einzugrenzen. Nur so kann vermieden werden, daß kleine Befunde der Diagnostik durch die Wahl eines zu großen Untersuchungsfeldes entgehen.

Spinale MRT-Untersuchungen dauern in der Regel länger als kraniale, so daß höhere Anforderungen an die Patientenmitarbeit gestellt werden. Bei inkooperativen Patienten und/oder klinisch nicht einzugrenzender Höhenlokalisation muß im Einzelfall wieder auf die Myelographie zurückgegriffen werden.

3 Interventionelle Therapie

Die Möglichkeit, gefäßverschließende und gefäßeröffnende Maßnahmen an den ZNS-versorgenden Gefäßen endovaskulär durchzuführen, ist eine insgesamt junge Methode, die noch immer einem starken Wandel durch neue technische Entwicklungen unterliegt. Diese neuen Entwicklungen haben in den vergangenen Jahren die therapeutischen Möglichkeiten deutlich erweitert. Die meisten der heute angewandten Verfahren sind aber bisher nirgends in einer prospektiven Therapiestudie überprüft worden; die Ergebnisse in der Literatur beruhen zumeist auf retrospektiven Auswertungen oder erweiterten Einzelfallbeschreibungen. Da es sich häufig um seltene Erkrankungen handelt, wird es auch in Zukunft schwer sein, kontrollierte Therapiestudien durchzuführen.

3.1 Aneurysma

Das Ziel jeder Aneurysmatherapie besteht in der vollständigen Auskoppelung des Aneurysmalumens aus der Gefäßzirkulation. Die endovaskulären Therapiemöglichkeiten wurden durch die Einführung der elektrolytisch ablösbaren Platinspiralen (GDC: „Guglielmi detachable coils") deutlich erweitert und stellen bei einer geeigneten Aneurysmagröße und -geometrie eine wirkliche Alternative zur operativen Versorgung mit dem Gefäßclip dar. Prinzipiell muß die Therapieentscheidung immer interdisziplinär getroffen werden. Bis heute hat sich bewährt, daß die endovaskuläre Behandlung v.a. bei Patienten mit einem Hunt-u.-Hess-Stadium III und schlechter, bei älteren Patienten und bei Aneurysmen der hinteren Zirkulation durchgeführt wird. Auch die endovaskuläre Behandlung von inzidentiellen Aneurysmen ist nach heutigem Erfahrungsstand sinnvoll (Abb. 9-5).

Die Behandlung wird in der Regel in Vollnarkose durchgeführt. Um thrombembolische Komplikationen zu vemeiden, werden die Patienten möglichst bis zu 12 h nach dem Eingriff heparinisiert. Daran schließt sich eine 6monatige Therapie mit oralen Thrombozytenaggregationshemmern an.

3.2 Angiome

Für die Behandlung von Angiomen werden z.Z. an den verschiedenen Zentren unterschiedliche Behandlungskonzepte vorgeschlagen. Auf jeden Fall sollte das jeweilige Behandlungskonzept von einem interdisziplinären Team aus Neurochirurgen, Neuroradiologen und Strahlentherapeuten festgelegt werden.

Nachfolgend wird das *Heidelberger Konzept* zur Behandlung von Angiomen vorgestellt:

Bei Patienten mit akuter intrakranieller Blutung oder medikamentös nicht beherrschbaren Anfällen besteht die Notwendigkeit, das Angiom relativ rasch aus der Blutzirkulation auszuschalten. In diesen Fällen wird das Angiom en-

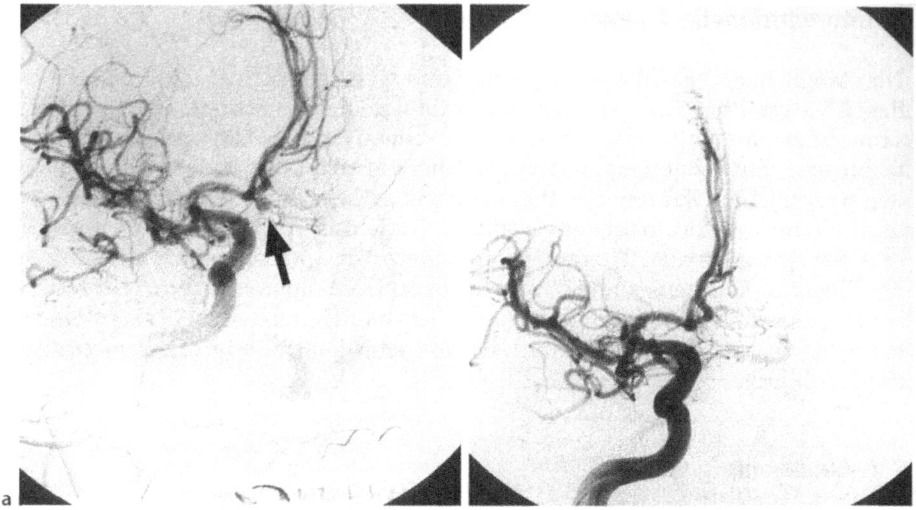

Abb. 9-5 a, b. 38jähriger Patient mit SAB (Stadium Hunt-u.-Hess III) und angiographischem Nachweis eines Aneurysmas am Übergang von der rechten A_1 zur rechten A_2 (ACI-Angiographie in 45°-Schrägprojektion; **a**). Die Kontrollangiographie (**b**) nach endovaskulärer Therapie mit GD-coils zeigt einen kompletten Verschluß des Aneurysmas

dovaskulär so weit wie möglich mit einem Gewebekleber (z. B. Ethibloc) verschlossen. Dazu können mehrere Embolisationssitzungen nötig sein. Das verbleibende Restangiom wird in engem zeitlichem Abstand zur letzten Embolisation - möglichst am nächsten Tag - operativ entfernt. Nur in 10–20% aller Angiome gelingt es, die Malformation ausschließlich durch die Embolisation zu verschließen, in diesen Fällen ist eine Operation nicht mehr nötig.

Bei Angiompatienten ohne klinische Symptome wird das Angiom stereotaktisch bestrahlt. Bei einem großen Angiomvolumen und einer Gefäßversorgung, die für eine Embolisation günstig ist, wird versucht, das Angiom vor der Bestrahlung durch eine Embolisation zu verkleinern („down-staging").

Der Okklusionserfolg der Einzeitbestrahlung stellt sich im Verlauf von 2 Jahren ein. Sind nach dieser Zeit noch Angiomreste - evtl. in Form von kleineren Fisteln - nachweisbar, ist eine abschließende Embolisation möglich.

3.3 Fisteln

Fisteln an den hirnversorgenden Gefäßen werden heute fast ausschließlich endovaskulär verschlossen. Als Embolisationsmaterial eignen sich ablösbare Ballons und Platinspiralen, die über Mikrokatheter an den Fistelpunkt herangebracht werden.

Die traumatische A.-carotis-Sinus-cavernosus-Fistel mit *High-flow*-Charakter präsentiert sich mit einer eindrucksvollen klinischen Symptomatik: pulsierender Exophthalmus, Chemosis und Augenmotilitätsstörung („red eye syndrome"). Die Notfallindikation zum sofortigen endovaskulären Verschluß

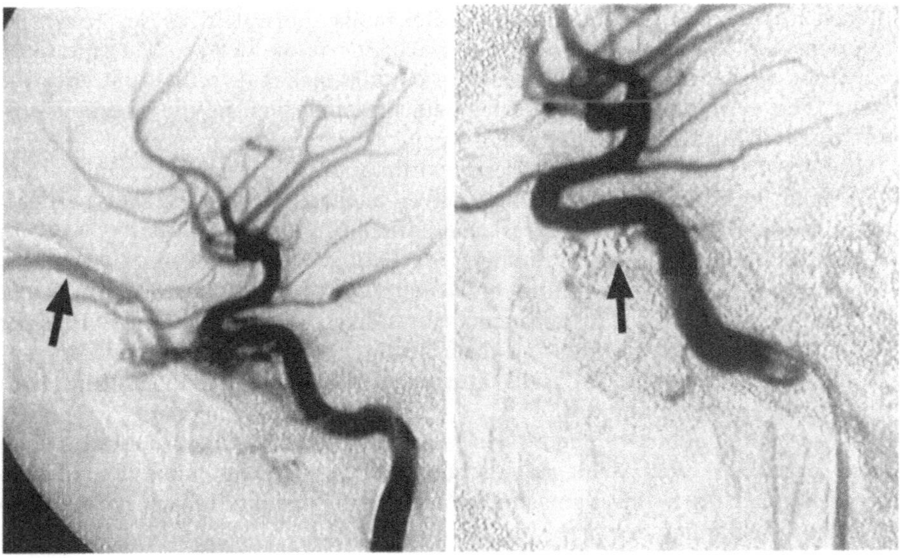

a b

Abb. 9-6 a, b. Patient mit rechtsseitiger A.-carotis-Sinus-cavernosus-Fistel und „red eye syndrome". Die ACI-Angiographie in lateraler Projektion (**a**) zeigt eine kleine Fistel mit fast ausschließlicher Drainage über die V. ophthalmica superior (*Pfeil*). Die Kontrollangiographie (**b**) nach Absetzen von 2 GD-coils (*Pfeil*) zeigt einen vollständigen Verschluß der Fistel

der Fistel wird vom Ausmaß des Visusverlustes und der Höhe des Augeninnendrucks bestimmt. Bei einer großen Perforation zwischen der A. carotis interna und dem Sinus cavernosus kann die Arterie meist nicht gerettet werden und muß für die Okklusion der Fistel geopfert werden.

Kleinere A.-carotis-Sinus-cavernosus-Fisteln können dagegen transarteriell oder transvenös mit Spiralen verschlossen werden, ohne die A. carotis interna zu gefährden (Abb. 9-6).

Durale Fisteln sind zumeist am sog. Sinusknie, also kurz vor dem Übergang des Sinus transversus in den Sinus sigmoideus lokalisiert. Bei niedrigem Shuntvolumen resultieren nur pulssynchrone Ohrgeräusche, während bei einer hochgradigen Fistel eine Überlastung des zerebralen Venensystems zu intrakraniellen Blutungen führen kann. In diesen Fällen sollten die Fisteln relativ rasch endovaskulär verschlossen werden, um eine Reblutung zu verhindern. Die Okklusion muß aber anders als bei akuten Aneurysmablutungen nicht innerhalb der nächsten Stunden nach Blutungsereignis erfolgen.

3.4 Thrombolyse

Nach wie vor ist unklar, welche Form der Applikation und Dosierung die wirkungsvollste bei der Thrombolysebehandlung ist. Während kontrollierte Studien zunehmend Hinweise für den Nutzen der i.v.-Lysetherapie im vorderen Hirnkreislauf liefern, liegen für die intraarteriellen Behandlungsverfahren noch keine kontrollierten Daten vor. Metaanalysen verschiedener Beobachtungen lassen zwar vermuten, daß die Rekanalisationsraten der selektiven intraarteriellen Thrombolyse doppelt so hoch ist wie die der i.v.-Therapie (65% vs. 32%). Andererseits scheint bei der intraarteriellen Lysetherapie aber die gefürchtete Einblutungsrate höher zu sein, in jedem Fall ist die Therapie aufwendiger als eine venöse Therapie.

Daher wird z. Z. für Verschlüsse im vorderen Hirnkreislauf die venöse Lyse bevorzugt, während beim Verschluß der A. basilaris (Letalität >80% bei fehlender Rekanalisation) die aggressivere Kathetertherapie angewendet wird. In diesen Fällen wird ein Mikrokatheter (2 F) über die A. vertebralis an den Thrombus herangeschoben und entweder t-PA (bis 100 mg/90 min) oder Urokinase (bis 1,5 MIU/90 min) lokal infundiert. Wichtig ist eine suffiziente Vollheparinisierung während und nach der Lysetherapie. Bereits im CT nachweisbare Infarzierungen im Hirnstamm stellen allgemein eine Kontraindikation zur Lysebehandlung dar.

Diese heute geübte Vorgehensweise kann sich relativ schnell ändern, wenn neue Ergebnisse von Schlaganfallstudien vorliegen oder neue Rekanalisationstechniken (z. B. mechanische Rekanalisationsverfahren, Laserrekanalisation) zur Verfügung stehen.

3.5 Dilatation

Die Dilatation intrakranieller Gefäße ist durch die Katheterweiterentwicklung in den vergangenen Jahren technisch machbar geworden. Eine Indikation für die intrakranielle Dilatation wird v. a. bei ausgedehnten Vasospasmen nach Subarachnoidalblutung gesehen. Es mehren sich aber auch die Beobachtungen von angiomorphologisch und klinisch erfolgreichen Dilatationen bei arteriosklerotischen oder entzündlichen (z. B. komplizierte Meningitis) Gefäßstenosen.

Literatur

Jansen O, Brückmann H (1994) Aktueller Stand der computertomographischen und angiographischen Diagnostik bei spontanen intracraniellen Blutungen. Internistische Praxis 34:99–115

Jansen O, Brückmann H (1995) Neuroradiologische Befunde bei arteriellen zerebralen Ischämien. Radiologe 35:779–790

Jansen O, Heiland S, Schellinger P (1998) Neuroradiologische Diagnostik beim Schlaganfall – Stellenwert neuer Verfahren. Nervenarzt 69:465–471

Kauffmann G, Rau WS, Roeren T, Sartor K (1995) Röntgenfibel. Springer, Berlin Heidelberg New York Tokyo

Knauth M, Kummer R, Jansen O, Sartor K (1997) Potentials of CT-angiography in acute occlusion of cerebral arteries. Am J Neuroradiol 18:1001–1010

Osborn AG (1994) Diagnostic Neuroradiology. Mosby, St. Louis

Sartor K (1996) Neuroradiologie. Thieme, Stuttgart

Valavanis A (1993) Interventional Neuroradiology. Springer, Berlin Heidelberg New York Tokio

Vinuela F, Halbach VV, Dion JE (1992) Interventional Neuroradiology. Raven, New York

Kapitel 10
Liquordiagnostik

BRIGITTE STORCH-HAGENLOCHER, BRIGITTE WILDEMANN

INHALT

Für den Nachweis und die Spezifizierung entzündlicher Erkrankungen des Zentralnervensystems und in der Diagnostik meningealer Beteiligung bei Malignomen sind Liquoruntersuchungen von entscheidender diagnostischer Bedeutung und unverzichtbar. Kontraindikationen für eine Lumbalpunktion sind jedoch erhöhter Hirndruck und eine pathologisch veränderte Blutgerinnung mit einer Thrombopenie $<50 \cdot 10^3/\mu l$, Quick-Werten <60% oder eine PTT-wirksame Heparinisierung. Das Basisprogramm der Liquordiagnostik sollte in jedem Fall neben der Zellzahl- und Gesamtproteinbestimmung eine Differenzierung der Proteine und Zytologie umfassen.

1 Proteine

1.1 Proteine und Schrankenfunktion

Liquor wird als Filtrat des Blutes von den Plexus chorioidei gebildet. Da der bei weitem größte Teil des Liquoreiweißes aus dem Serum stammt, kann die Analytik von Proteinen auf das Serum als Bezugsgröße nicht verzichten. Die

Tabelle 10-1. Altersabhängigkeit des Albuminquotienten

Alter	Q_{Alb}
Geburt	$25\cdot10^{-3}$
6 Monate	$5\cdot10^{-3}$
40 Jahre	$7\cdot10^{-3}$
60 Jahre	$8\cdot10^{-3}$

Blut-Liquor-Schranke gewährleistet ein dynamisches Gleichgewicht zwischen Blut- und Liquorkompartment. Die Permeabilität ist gut für fettlösliche Moleküle, gering für wasserlösliche Moleküle und nimmt mit der Molekülgröße ab. Da Albumin ausschließlich extrazerebral synthetisiert wird, ist der Quotient aus Albuminkonzentration im Liquor und Albuminkonzentration im Serum (Q_{Alb}) ein verläßlicher Parameter für die Schrankenfunktion. Der Albuminqoutient ist altersabhängig und liegt im mittleren Erwachsenenalter $\leq 7\cdot10^{-3}$ (Tabelle 10-1). Neben der Schrankenfunktion bestimmt der Flüssigkeitsturnover im punktierten Liquorraum den Albuminquotienten. Der normale Flüssigkeitsturnover beträgt ca. 14%/h. Daher kann der Albuminquotient bei einer Raumforderung im Spinalkanal, in Abhängigkeit vom Ausmaß der Passagebehinderung, ebenso wie bei durch Entzündung induziertem Schrankenzusammenbruch (z. B. eitriger Meningitis, tuberkulöser Meningitis, Guillain-Barré-Syndrom) mit $>100\cdot10^{-3}$ extrem erhöht sein.

Über 80% des normalen Liquorproteins stammen aus dem Serum. Es dominieren kleinere Moleküle wie Albumin, das mit ca. 75% den Hauptanteil des normalen Liquorproteins darstellt.

β-trace-Protein und τ-Globulin, Proteine lokalen Ursprungs, finden sich ausschließlich im Liquor und werden zur Differenzierung von Liquor und anderen Sekreten bei Liquorfisteln herangezogen. τ-Globulin und andere Proteine aus dem Hirnparenchym, wie S100 und die neuronenspezifische Enolase, die bei neuronaler und axonaler Degeneration oder Schädigung vermehrt in den Liquor freigesetzt werden, haben bislang nur eine begrenzte diagnostische Bedeutung. Erhöhte Werte finden sich als Parameter für den Neuronen- und Axonuntergang bei schweren hypoxischen Hirnschädigungen, bei neurodegenerativen Erkrankungen wie der Creutzfeldt-Jakob-Krankheit und der Alzheimer-Krankheit, aber auch bei Herpesenzephalitiden (Tabelle 10-2).

1.2 Immunglobuline

Bei zahlreichen chronisch-entzündlichen Erkrankungen des Nervensystems wandern Plasmazellklone in den Liquorraum und angrenzende Gewebe ein und sezernieren Immunglobuline in den Liquor, die neben den aus dem Serum stammenden Fraktionen nachgewiesen werden können. Dies gelingt

1. quantitativ, indem die Liquor/Serum-Quotienten der Immunglobuline in einem Diagramm nach Reiber (Abb. 10-1) gegen den Albuminquotienten

Tabelle 10-2. Charakteristische Liquorbefunde

Diagnose	*Untersuchungen*	*Befunde*
Normalbefund	Zellzahl	Bis 5/µl (50–70% Lymph-, 30–50% Monozyten)
	Gesamtprotein	<55 mg/dl
	Albuminquotient	$\leq 7\cdot 10^{-3}$ (altersabhängig)
	Immunglobulinquotient	s. Schema nach Reiber
	Glukose	>50% des Serumspiegels
	Laktat	<2,1 mmol/l
Akute virale Meningitis	Zellzahl	Bis mehrere hundert/µl (mononukleäre Zellen, stimulierte Lymphozyten, Plasmazellen)
	Albuminquotient	bis $20\cdot 10^{-3}$
	Immunglobuline	im Verlauf intrathekale IgG-Produktion
	ASI	im Verlauf positiv
	Laktat	<2,1 mmol/l
Eitrige Meningitis	Zellzahl	Mehrere tausend/µl Granulozyten (*Ausnahme: apurulente Meningitis bei Immunsupprimierten, monoblastäre Phase bei Kindern)*
	Gram-Färbung	Bakteriennachweis
	Antigenschnelltest	
	Kultur (Blut und Liquor)	
	Albuminquotient	$>20\cdot 10^{-3}$
	Glukose	<50% des Serumwertes
	Laktat	>2,1 mmol/l
Tuberkulöse Meningitis	Zellzahl	Mehrere hundert/µl, „buntes" Zellbild
	Albuminquotient	$>20\cdot 10^{-3}$
	Immunglobuline	intrathekale IgA- und IgG-Produktion
	Glukose	<50% des Serumwertes
	Laktat	>2,1 mmol/l
	Kultur	Bakteriennachweis
	TBC-PCR	TBC-DNA-Nachweis
Herpes-simplex-Enzephalitis	Zellzahl	Bis 500/µl, mononukleäre Zellen
	Albuminquotient	$>15\cdot 10^{-3}$
	Immunglobuline	intrathekale IgG-Produktion und ASI
	HSV-ASI	>1,5 ab der 2. Woche
	HSV-PCR	HSV-DNA-Nachweis
Pilzmeningitis	Zellzahl	Bis mehrere hundert/µl, mononukleäre Zellen
	Albuminquotient	$>10\cdot 10^{-3}$
	Immunglobuline	intrathekale Produktion
	Kultur/Spezialfärbungen	Pilznachweis
Akute Neuroborreliose	Zellzahl	Einige hundert/µl, mononukleäre Zellen, bis 25% stimulierte Lymphozyten
	Albuminquotient	bis $50\cdot 10^{-3}$
	Immungloguline	intrathekale IgM und IgG-Produktion
	Serologie	Borrelienantikörper
	Borrelien-ASI	>1,5
Chronische HIV-Enzephalitis	Zellzahl	Bis 35/µl, mononukleäre Zellen
	Albuminquotient	$<10\cdot 10^{-3}$
	Immunglobuline	intrathekale IgG-Produktion
	isoelektrische Fokussierung	oligoklonales IgG

Tabelle 10-2 (Fortsetzung)

Diagnose	*Untersuchungen*	*Befunde*
Opportunistische Infektionen bei HIV	Zellzahl Albuminquotient Immunglobuline	Anstieg über 30–40/µl $>10{\cdot}10^{-3}$ intrathekale IgA- und IgM-Produktion
Toxoplasmose	Toxoplasma-ASI	>1,5
Kryptokokken-meningitis	Tuschepräparat Latextest	fehlende Anfärbung der Kryptokokken Nachweis von Kryptokokkenantigen sehr variabel, granulozytäres oder mononukleäres Zellbild
Zytomegalie-enzephalitis/ -radikulitits	Zellzahl Albuminquotient PCR CMV-ASI	mononukleäres Zellbild >10, meist $>20{\cdot}10^{-3}$ Nachweis von CMV-DNA >1,5
Progressive multifokale Leukonzephalopathie	Zellzahl Albuminquotient Immunglobuline JC-Virus-PCR	normal normal normal Nachweis von JC-Virus-DNA
Guillain-Barré-Polyneuritis	Zellzahl Albuminquotient	Normal bis 15/µl bis $50{\cdot}10^{-3}$
Meningeosis carcino-matosa/blastomatosa	Zellzahl Albuminquotient	Normal bis mehrere hundert/µl Tumorzellen $>10{\cdot}10^{-3}$
Multiple Sklerose	Zellzahl Albuminquotient Immunglobuline isoelektrische Fokussierung	Bis 35/µl, mononukleäre Zellen stimulierte Lymphocyten, Plasmazellen $<10{\cdot}10^{-3}$ intrathekale IgG-Produktion oligoklonales IgG

aufgetragen werden und so der Anteil der intrathekal produzierten Immunglobuline direkt abgelesen werden kann;
2. qualitativ durch Nachweis vom Serum differenter oligoklonaler Bande im IgG-Bereich mittels isoelektrischer Fokussierung.

Proteinquotienten sind nur unter den Bedingungen eines durch exogene Faktoren nicht alterierten dynamischen Gleichgewichtes zwischen Blut und Liquor verwertbar, d.h. sie können *nicht* angewandt werden nach Plasmapherese, größeren Blutverlusten, Albumin- und i.v.-Immunglobulingaben und bei stärkerer Blutbeimengung im Liquor.

1.3 Antikörperspezifitätsindex (ASI)

Bei zahlreichen Entzündungen des Nervensystems werden intrathekal erregerspezifische Antikörper gebildet, deren Nachweis diagnostisch wegweisend ist. Absolute Konzentrationen oder einfache Titerbestimmungen sind nicht ausreichend. Mißt man volumenbezogene Titer oder Einheiten, muß man diese jeweils auf das Gesamt-Ig beziehen und aus diesen Quotienten den Liquor-Serum-Index berechnen. Bei dieser Methode der Berechnung kann

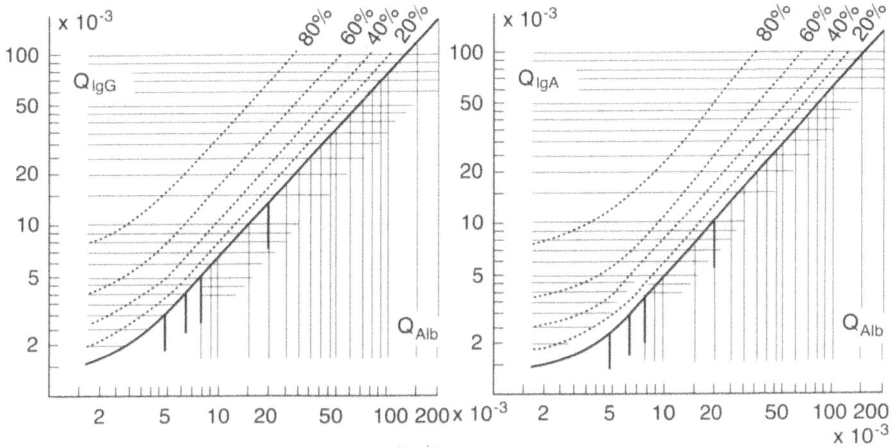

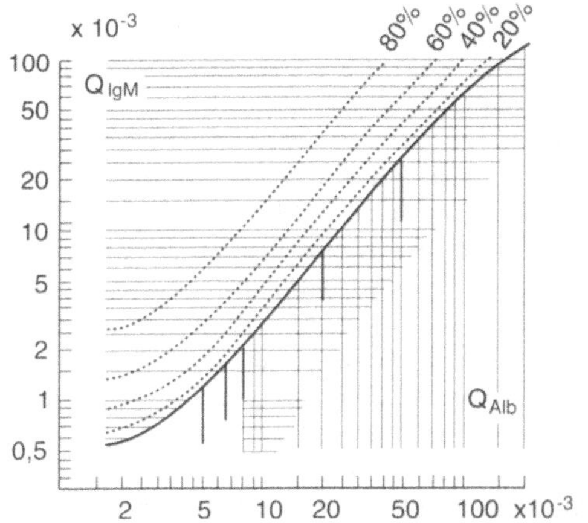

Abb. 10-1. Differenzierung der humoralen Immunantwort auf empirischer Grundlage mit Hilfe eines Diagramms nach Reiber u. Felgenhauer. Die Permeabilität der Blut-Liquor-Schranke ist gekennzeichnet durch den Albuminquotienten (*x-Achse*), die Werte der Immunglobulinquotienten *rechts* der Grenzlinie entsprechen dem passiven Transfer, die Werte *links* der Grenzlinie der prozentualen intrathekalen Synthese

man ab einem Quotienten >1,5 von einer intrathekalen Ig-Synthese ausgehen.

Beispiel:

- ***Liquor:***
  - Borrelientiter (IgG) = 2,3;
  - Gesamt-IgG = 5,8 mg/dl;
  - $IgG_{spez}/IgG_{gesamt} = 0{,}4$;
- ***Serum:***
  - Borrelientiter (IgG) = 85;
  - Gesamt-IgG = 1415 mg/dl;
  - $IgG_{spez}/IgG_{gesamt} = 0{,}06$;

Liquor/Serum-Quotient der IgG-bezogenen Antikörperaktivitäten = 6,6

Meist beginnt bei Virusinfektionen des ZNS die intrathekale Antikörperproduktion in der 2. Woche der Erkrankung und kann sich über Monate und

Jahre hinziehen. Auch bei bakteriellen Meningitiden kann es zu intrathekaler Ig-Synthese kommen, insbesondere bei protrahiertem Verlauf oder Komplikationen.

2 Zytologie

Die zytologische Beurteilung des Liquors erlaubt die Einteilung in 3 grundlegende, z. T. sich überschneidende zelluläre Reaktionen des ZNS:
- neuroimmunologische entzündliche Erkrankungen,
- unspezifische Reizprozesse,
- neoplastische Veränderungen.

2.1 Entzündungen

Die entzündlichen Reaktionen sind durch eine akute granulozytäre Phase, durch eine subakute proliferative mononukleäre Phase und eine tertiäre humorale Phase charakterisiert. Die Phasenfolge der Entzündungsreaktionen ist monomorph, der zeitliche Ablauf der einzelnen Phasen weist auf die Art des Erregers hin. Die granulozytäre Phase bei bakterieller Meningitis persistiert bis zu einer suffizienten Behandlung, so daß die Liquoruntersuchungen immer eine granulozytäre Entzündung zeigen. Bei den subakuten, nichteitrigen bakteriellen, mykotischen und parasitären Meningitiden bestehen granulozytäre und proliferative mononukleäre Phasen nebeneinander, so daß eine gemischtzellige Entzündung vorherrscht („buntes Zellbild"). Bei den meisten unkomplizierten viralen Meningitiden ist die granulozytäre Phase nach Stunden oder wenigen Tagen abgeklungen, so daß bereits die erste Liquoruntersuchung ein mononukleäres, meist überwiegend lymphozytäres Zellbild zeigt.

2.2 Unspezifische Reizprozesse

Mechanische und vaskuläre Alterationen und intrathekale Gaben von Medikamenten oder Kontrastmitteln führen zu Abräumreaktionen mit meist nur Stunden dauernder granulozytärer Phase und bis zu Monaten dauernder phagozytärer Phase (Erythrophagen, Siderophagen, Hämatoidinablagerungen, Schaumzellen oder Lipophagen). Eosinophile Granulozyten finden sich ebenfalls häufig als Reaktion auf unspezifische Alterationen bei der Fremdkörpermeningitis (z. B. bei einer Liquordrainage), treten aber auch bei Parasitosen des ZNS und auch bei nichtparasitären Entzündungen, wie der tuberkulösen Meningitis oder der Listeriose auf.

2.3 Neoplastische Veränderungen

Bei hirneigenen Tumoren kommt es relativ selten (bei 8–25% der Fälle) zu einer meningealen Aussaat von Tumorzellen. Entsprechend der Exfoliationstendenz tritt dies am häufigsten bei Medulloblastomen, Germinomen und Ependymomen, seltener bei Glioblastomen und Oligodendrogliomen auf. Häufiger gelingt der Nachweis atypischer Zellen bei einer zerebralen oder meningealen Metastasierung, bei einer fokalen meningealen Tumorzellaussaat bei 20–40% der Fälle, bei diffusen Karzinosen oder Blastomatosen bei 45–95%. Mehrfachpunktionen erhöhen die Nachweischancen. Unter den Meningealkarzinosen sind Mammakarzinome, Bronchialkarzinome und Melanome am häufigsten vertreten, eine meningeale Beteiligung bei akuten Leukämien und hochmalignen Lymphomen ist ebenfalls häufig zu erwarten und meist durch eine zellreiche unreife Blastenproliferation charakterisiert. Die differentialdiagnostische Abgrenzung von niedrig-malignen Lymphomen und reaktiv-entzündlichen lymphozytären Pleozytosen ist problematisch und gelingt oft nur durch zusätzliche Untersuchungen, die den Nachweis einer monoklonalen Zellpopulation erlauben (immunzytochemische Färbungen, FAKS, PCR).

3 Molekularbiologische Diagnostik

Zahlreiche akute, subakute und chronische Infektionen des Nervensystems können mit hoher Sensitivität und Spezifität durch selektive in-vitro-Amplifikation erregerspezifischer Nukleinsäuresequenzen im nativen oder fraktionierten Liquor nachgewiesen werden. Die Polymerasekettenreaktion (PCR) ermöglicht die Detektion erregerspezifischer DNA oder RNA bereits im Initialstadium einer Infektion und deutlich früher als serologische oder kulturelle Verfahren. Eine herausragende Bedeutung hat die PCR bei viralen Erkrankungen des Zentralnervensystems (ZNS). Diagnostisch hilfreich, aber von geringerer Sensitivität ist die PCR bei der tuberkulösen Meningitis und bei der Neuroborreliose. Voraussetzung für die Wertigkeit von PCR-Befunden ist angesichts der hohen Kontaminationsanfälligkeit der Methode eine maximale Präzison und Sorgfalt bei der Bearbeitung der Liquorproben.

3.1 Virale Infektionen

Die PCR ist die diagnostische Methode der Wahl für die frühe Diagnose der Herpes-simplex-Enzephalitis (Abb. 10-2). Der qualitative Nachweis von Herpesvirus-(HSV-)DNA gelingt mit einer Sensitivität von 90–100% und hat eine hohe diagnostische Aussagekraft, da HSV-Genome bei anderen viralen und nichtviralen Infektionen des Nervensystems im Liquor nicht vorhanden sind. Zur Beurteilung des Therapieerfolgs sind sowohl der qualitative Virusnachweis als auch die quantitative Bestimmung der Viruslast in seriellen Liquorproben geeignet. Unter Therapie mit Acyclovir werden HSV-Genome in der

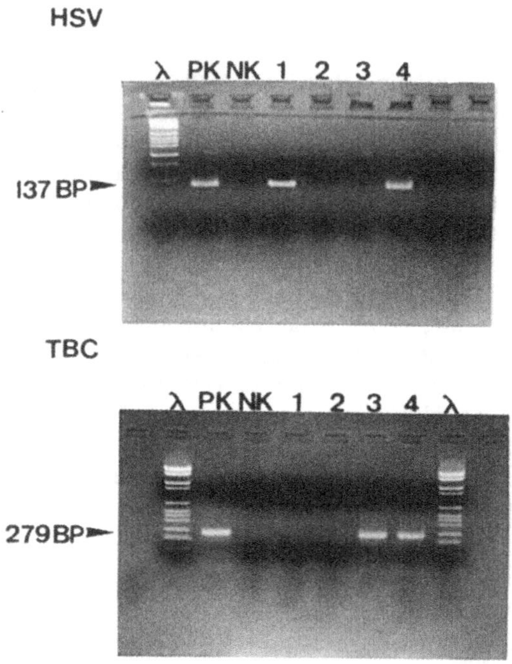

Abb. 10-2. PCR-Amplifikat von HSV-spezifischen (*links*) und Mycobacterium-tuberculosis-spezifischen DNA-Sequenzen im Liquor. *PK* Positivkontrolle, *NK* Negativkontrolle; jeweils 2 von 4 Liquorproben zeigen einen positiven HSV-Nachweis (1,4) bzw. Mycobacterium-tuberculosis-Nachweis (3,4)

Regel innerhalb von 2 bis maximal 3 Wochen aus dem Liquor eliminiert. Andere virale Infektionen des Zentralnervensystems, die mit ähnlich hoher Sensitivität durch qualitative Detektion spezifischer DNA-Sequenzen im Liquor diagnostiziert werden können, sind Varicella-zoster-Virus-(VZV-) und Epstein-Barr-Virus-(EBV-)assoziierte Meningitiden, Meningoenzephalitiden und Myelitiden. Bei aseptischen Meningitiden, die durch Enteroviren verursacht werden, gelingt der Nachweis spezifischer RNA-Sequenzen im Liquor mit deutlich höherer Sensitivität als die kulturelle Erregeranzucht.

Eine hohe diagnostische Aussagekraft hat die PCR auch bei opportunistischen Virusinfektionen, die im Zusammenhang mit erworbener Immunschwäche (Aids, Organtransplantation) auftreten. Beispiele sind Enzephalitiden und Myeloradikuloneuritiden, die durch Reaktivierung von Zytomegalievirus (CMV) verursacht werden, die progressive multifokale Leukoenzephalopathie (PML), die durch Papovaviren vom JC-Typ ausgelöst wird sowie EBV-assoziierte Non-Hodgkin-Lymphome. In der Mehrzahl korreliert der qualitative Nachweis von CMV-DNA im Liquor mit einer symptomatischen CMV-Erkrankung des Nervensystems. Allerdings besteht bei sehr sensitiven PCR-Protokollen die Gefahr falsch-positiver Befunde, da innerhalb von Liquorzellen latent vorhandene CMV-Genome erfaßt werden.

In Zweifelsfällen ermöglicht die Ermittlung der Erregermenge im Liquor mit quantitativer PCR eine zuverlässige Differenzierung zwischen latenter und asymptomatischer bzw. florider CMV-Infektion. Die Detektion von JC-Virus-DNA im Liquor unterstützt die Diagnose einer PML mit einer Sensitivität von ca. 70–90% und einer Spezifität von fast 100%. Nach derzeitigen Empfehlungen kann bei einem positiven PCR-Resultat im Liquor und Nachweis von typischen Befunden in der kranialen Computertomographie oder Magnetresonanztomographie (multifokale Entmarkungsherde ohne Kontrastmittelanreicherung) auf eine Hirnbiopsie zur Diagnosesicherung verzichtet werden. Aids-assoziierte Non-Hodgkin-Lymphome enthalten nahezu ausnahmslos EBV-Genome. Der Nachweis von EBV-DNA im Liquor hat deshalb in Verbindung mit der Zytomorphologie der Liquorzellen und den neuroradiologischen Befunden einen sehr hohen diagnostischen Stellenwert.

3.2 Bakterielle Infektionen

Die erfolgreiche Amplifikation mykobakterieller DNA-Sequenzen aus dem Liquor hat für die Diagnose der tuberkulösen Meningitis einen höheren Stellenwert als konventionelle Nachweisverfahren. Der Erregernachweis gelingt aber nicht in allen Fällen und falsch-positive Ergebnisse können die Aussagekraft einschränken. Die Sensitivität der Methode liegt bei 50–90%. Auch die Diagnose einer Neuroborreliose wird mit mäßig bis guter Sensitivität unterstützt durch Detektion humanpathogener Genotypen von Borrelia burgdorferii im Liquor. Die Empfindlichkeit der PCR wurde in zahlreichen Studien mit <50% angegeben, allerdings sind durch Optimierung der Protokolle positive Befunde in bis zu 85% der Patienten mit borrelienassoziierten Neuromanifestationen möglich. Die diagnostische Sensitivität kann durch simultane Analyse von parallelen Liquor- und Urinproben noch erhöht werden.

Literatur

Darnell RB (1993) The polymerase chain reaction: application to nervous system disease. Ann Neurol 34:513–523

Dommasch D, Mertens HG (Hrsg) (1980) Cerebrospinalflüssigkeit – CSF. Thieme, Stuttgart New York

Felgenhauer K (1995) Liquordiagnostik. In: Thomas L (Hrsg) Labor und Diagnose. Studien-Edition der 4. Aufl. Medizinische Verlagsgesellschaft, Marburg, S 1715–1740

Fishman RA (1992) Cerebrospinal fluid in diseases of the nervous system. Saunders, Philadelphia

Kölmel HW (1976) Atlas of cerebrospinal fluid cells. Springer, Berlin Heidelberg New York Tokyo

Poeck K, Hacke W (1998) Neurologie, 10. Aufl. Springer, Berlin Heidelberg New York Tokyo

Prange H (1995) Infektionskrankheiten des ZNS. Chapman & Hall, London Glasgow Weinheim

Priem S, Rittig MG, Kamradt T, Burmester GR, Krause A (1997) An optimized PCR leads to highly sensitive detection of Borrelia burgdorferii in patients with Lyme borreliosis. J Clin Microbiol 35:685–690

Tyler KL (1994) Polymerase chain reaction and the diagnosis of viral central nervous system disease. Ann Neurol 36:809–811

Weber T, Frye S, Bodemer M, Otto M, Luke W (1996) Clinical implications of nucleic acid amplification methods for the diagnosis of viral infections of the nervous system. Neurology 175–190

Wiethölter H (1995) Zytologie des Liquor cerebrospinalis. In: Pfeiffer J, Schröder JM (Hrsg) Neuropathologie: Morphologische Diagnostik der Erkrankungen des Nervensystems, der

Skelettmuskulatur und der Sinnesorgane. Springer, Berlin Heidelberg New York Tokyo, S 114–121
Wildemann B, Ehrhart K, Storch-Hagenlocher B, Meyding-Lamadé U, Steinvorth S, Hacke W, Haas J (1997) Quantitation of herpes simplex virus type 1 DNA in cells of cerebrospinal fluid of patients with herpes simplex virus encephalitis. Neurology 48:1341–1346
Wildemann B, Haas J, Lynen N, Stingele K, Storch-Hagenlocher B (1998) Diagnosis of cytomegalovirus encephalitis in patients with AIDS by quantitation of cytomegalovirus genomes in cells of cerebrospinal fluid. Neurology 50:693–697

Kapitel 11

Allgemeines Monitoring

C. WERNER

INHALT

Im Rahmen der neurologischen Intensivmedizin können eine zerebrale Ischämie oder Hypoxie als Folge systemischer arterieller Hypotension, respiratorischer Insuffizienz mit konsekutiver arterieller Hypoxämie, bei erhöhtem intrakraniellem Druck, zerebralem Vasospasmus oder Embolisationen entstehen.

Die genannten systemischen und intrakraniellen Komplikationen konnten als entscheidende Ursachen für die Entstehung sekundärer Hirnschädigungen identifiziert werden, und die Inzidenz, Ausprägung und Dauer sekundärer Insulte korreliert eng mit der neurologischen Prognose. Für zerebral gefährdete Patienten muß konsequenterweise ein Monitoring realisiert werden, welches neben der Messung spezifischer intrakranieller Variablen (intrakranieller Druck, Hirndurchblutung, zerebrale Oxygenierung) systemische Vitalparameter erfaßt, um Faktoren für das Auftreten einer zerebralen Ischämie oder Hypoxie noch vor einer klinischen Dekompensation zu erkennen. Obwohl ein Zusammenhang zwischen dem Einsatz von Monitoringverfahren und einem verbesserbaren klinischen Endergebnis („Outcome") bisher nicht belegbar war, ist auf der Basis von Plausibilität eine differenzierte Überwachung nicht nur sinnvoll, sondern notwendig. Diese Sichtweise hat zur Festlegung von Standards für das Monitoring in der Intensivmedizin geführt.

Als Standard für die Monitoringverfahren allgemeiner und spezieller Intensivstationen sind die folgenden Verfahren erarbeitet worden:

a) Oxygenierung (O_2-Versorgung und Oxygenierung des Patienten),
b) Atemwege und Ventilation (Kapnometrie, Kapnographie),

c) systemische und pulmonale Hämodynamik (Herzfrequenz, Erregungsbildung, Erregungsleitung, Druckmessungen in Teilkreislaufsystemen),
d) Temperatur,
e) neuromuskuläre Funktion.

1 Klinische Überwachung

Die klinische Überwachung der Patienten auf Intensivstationen ist trotz aller apparativer Fortschritte unerläßlich. Diese Feststellung ist um so wichtiger, als in den letzten Jahren die Faszination für moderne Monitoringsysteme eine (unbewußte) Abkehr von den traditionellen Überwachungswerten erkennen läßt. Nach wie vor ist die Aufnahme akustischer, visueller, taktiler und olfaktorischer Informationen durch den Intensivmediziner für die erfolgreiche Behandlung kritisch kranker Patienten essentiell und der Einsatz von Stethoskop, Lichtquelle und Reflexhammer hochaktuell.

Durch Inspektion der Patienten muß der Zustand der Haut, der Schleimhaut, der Akren und der Pupillen sowie die Atemmechanik regelmäßig befundet werden. Durch Palpation werden die Pulse, der Mukeltonus, die Temperatur, der Hautturgor und die Atmung abgeschätzt. Die Herzaktion, die Atmung sowie die gastrointestinale Motilität werden durch Perkussion und/ oder Auskultation dargestellt.

2 Apparative Überwachung

Die Überwachung physiologischer Variablen dient bei kritisch kranken Patienten in der Neurologie und Neurochirurgie der Anhebung des Sicherheitsniveaus und stellt die Grundlage und Voraussetzung für therapeutische Entscheidungen dar. Auch wenn bisher der Einfluß eines apparativen Monitorings auf die Morbidität und Mortalität nicht belegbar ist, kann eine verbesserte Qualität der Patientenversorgung durch ein erweitertes pathophysiologisches Verständnis auf der Basis von Monitoringdaten erwartet werden.

2.1 Pulsoxymetrie

Die Pulsoxymetrie erfaßt die systemische Oxygenierung. Durch nichtinvasive Messung der Lichtabsorptionsunterschiede zwischen Oxyhämoglobin und reduziertem (Desoxy)hämoglobin. An der Fingerbeere oder am Ohrläppchen kann die O_2-Sättigung des arteriellen Blutes errechnet und auf einem Monitor kontinuierlich dargestellt werden. Das Verfahren gilt als Standardmonitoring der Oxygenierung und sollte bei allen Intensivpatienten und unabhängig von der aktuellen Lungenfunktion und Atemmechanik zur Anwendung kommen.

Als Interventionsgrenze werden arterielle O_2-Sättigungen von <94% angesehen. So können mit dieser Technologie nicht nur Hypoxämien frühzeitig erkannt werden, sondern auch daraus resultierende hypoxisch/ischämische Zustände vitaler Organe vermieden werden.

Die Pulsoxymetrie ist kein Ersatz für intermittierende Blutgasanalysen, da die hierbei bestimmten Werte für p_aCO_2, pH, und Bikarbonat durch die Pulsoxymetrie nicht geliefert werden. Bei ungünstigen Perfusionsverhältnissen am Meßort (z. B. Zentralisation, Hypothermie), Dyshämoglobinämie, Farbinterferenzen (z. B. nach Gabe von Indocyaningrün oder Methylenblau) oder Bewegungen sind Meßfehler zu erwarten.

2.2 Kapnometrie und Kapnographie

Unter dem Begriff „Kapnometrie" versteht man die Messung von Kohlendioxid in der Exspirationsluft ($p_{et}CO_2$) während des gesamten Atemzyklus. Der Begriff „Kapnographie" beschreibt die Darstellung der kapnometrisch gemessenen CO_2-Kurve auf einem Monitor oder Papierstreifen. Die Kapnometrie kann infrarotspektrometrisch, photoakustisch oder massenspektrometrisch im Hauptstrom- oder Seitenstromprinzip durchgeführt werden und dient der Ventilationsüberwachung intubierter Patienten. Durch die Messung des $p_{et}CO_2$ kann rasch dargestellt werden, ob der Patient endotracheal intubiert ist und inwieweit er überhaupt beatmet wird. Neben einer arteriellen Blutgasanalyse kann der $p_{et}CO_2$-Wert zur Optimierung der Einstellung von Atemfrequenz und Atemzugvolumen herangezogen werden. Besonders bei Patienten mit erhöhtem intrakraniellem Druck kann die Einstellung des Respirators zu jedem Zeitpunkt auf der Basis des $p_{et}CO_2$ erfolgen, um akzidentelle Hyperventilationsphasen mit der Folge einer zerebralen Ischämie zu vermeiden.

Der $p_{et}CO_2$ ist von einer Vielzahl physiologischer Variablen beeinflußt. So werden Veränderungen der Körpertemperatur, des Herzminutenvolumens, der Perfusion und Perfusionsdrücke im großen und kleinen Kreislauf sowie Störungen der alveolären Ventilation (Hypoventilation, Obstruktion, Dekonnektion) Veränderungen des $p_{et}CO_2$ auslösen. Da viele dieser essentiellen Informationen in der Form der CO_2-Kurve enthalten sind, sollte auf die kapnographische Darstellung auf dem Monitor nicht verzichtet werden.

2.3 Elektrokardiographie (EKG)

Die kontinuierliche Ableitung des EKG gilt als Standardmonitoring und gestattet die Erfassung von Herzfrequenz sowie Erregungsbildungsstörungen und Erregungsleitungsstörungen. Die durch das EKG registrierten Herzmuskelaktionspotentiale besitzen eine relativ hohe Sensitivität für akute oder aber vorbestehende koronare oder myokardiale Herzerkrankungen. Die Zuordnung von Störungen der Erregungsbildung und -leitung zu typischen morphologischen Veränderungen ist jedoch nicht immer möglich. Das EKG kann auch keine Aussage zur Herzleistung treffen.

Üblicherweise wird das EKG auf Intensivstationen mittels Klebeelektroden als Ableitung II nach Einthoven registriert. Da diese Ableitungsform lediglich 20–30% neu auftretender Myokardischämien erfassen kann, sollte besonders bei bekannter vorbestehender koronarer Herzkrankheit oder aber bei Patienten mit aneurysmatischer oder traumatischer Subarachnoidalblutung ein Mehrkanal-EKG mit den Ableitungen II und V_5 kontinuierlich registriert und einer ST-Strecken-Analyse unterzogen werden. Hiermit ist eine Sensitivität und Spezifität in der Darstellung einer Myokardischämie von bis zu 80% zu erreichen. Treten trotz unauffälliger kontinuierlicher Ein- oder Zweikanalableitung des EKG kritische Herz-Kreislauf-Störungen auf, müssen zum Ausschluß eines Myokardinfarktes, akuter Herzklappenvitien oder einer myokardialen Dekompensation zusätzlich ein komplettes EKG mit langem Streifen, eine spezifische Enzymdiagnostik und eine transthorakale oder transösophageale Echokardiographie durchgeführt werden.

2.4 Arterieller Blutdruck, zentraler Venendruck

Der systemische arterielle Blutdruck wird in Abhängigkeit vom Zustand des Patienten bzw. der neurologischen Diagnose entweder oszillometrisch (selten) oder aber invasiv (nahezu immer) nach Anlage einer arteriellen Kanüle kontinuierlich gemessen. Diese kann entweder in die A. radialis oder aber in die A. femoralis unter sterilen Kautelen eingebracht und durch Annaht an der Haut fixiert werden. Die Kalibration des Transducers wird bei Patienten ohne gleichzeitige Hirndruckmessung auf dem Niveau des rechten Herzvorhofs erfolgen.

Bei Patienten mit intrakraniellen Raumforderungen und der Indikation zur Messung des Hirndrucks wird der Transducer auf Höhe des äußeren Gehörgangs kalibriert, da das Niveau des Foramen Monroi und nicht die Position des rechten Vorhofs für die Messung und Kalkulation des zerebralen Perfusionsdrucks relevant ist. Die arterielle Druckkurve muß immer auf einem Monitor dargestellt werden, um die vom Rechner kalkulierten Druckwerte (systolischer, mittlerer und diastolischer Blutdruck) in ihrer Qualität zu prüfen. So wird z. B. eine gedämpfte arterielle Druckkurve (arterielle Kanüle liegt der Gefäßwand an) zur Kalkulation falsch-niedriger Druckwerte führen und die Therapie ungünstig beeinflussen.

Die Anlage eines zentralen Venenkatheters in das Einstromgebiet der oberen Hohlvene ermöglicht die Messung des zentralen Venendrucks, die Analyse der venösen Blutgaswerte (wichtig: zentralvenöse O_2-Sättigung) und die Gabe von Medikamenten in ein zentrales Gefäßkompartiment. Die Sichtweise, daß ein zentraler Venenkatheter niemals in das venöse Abstromgebiet des hirnvenösen Blutes gelegt werden darf, gilt als überholt. So wird der zentrale Venenkatheter bevorzugt als Zweilumenkatheter über die V. jugularis externa plaziert. Ist dieser Zugang auf beiden Seiten nicht punktierbar oder für den Seldinger-Draht nicht passierbar (subklavikuläre Passage unmöglich) wird die V. jugularis interna punktiert. Erst wenn auch dieses Verfahren nicht gelingt, sollte die V. subclavia punktiert werden. Der Zugang über die V. cubitalis ist wegen der in Abhängigkeit von der Armposition variablen Lage der Katheterspitze wenig brauchbar. Nach Abschluß der Instrumentierung muß eine a.-p.-Röntgenaufnahme des Thorax durchgeführt werden, um die Katheterlage zu verifizieren und einen Pneumothorax auszuschließen.

2.5 Körpertemperatur

Die Temperatur des Gehirns ist ein wichtiger Faktor in der Entstehung sekundärer Hirnsubstanzdefekte, und es besteht kein Zweifel, daß eine (zerebrale) Hyperthermie zu einer Stimulation der exzitatorischen Neurotransmission und Zunahme von zerebralen Läsionen führt. In jedem Falle wird die Körpertemperatur über oropharyngeale bzw. nasopharyngeale Temperatursonden oder über einen dem Blasenkatheter angeschlossenen Thermistor gemessen. Wenn die Möglichkeit besteht, die Hirntemperatur zu messen, sollte die Sonde in einer Tiefe von 2 cm in das Hirnparenchym eingebracht werden, da ein Temperaturgradient zwischen Hirnoberfläche und subkortikalem Gewebe existiert.

Bei Messungen der Temperatur im Rektum, Ösophagus, Thympanon oder Bulbus der V. jugularis muß berücksichtigt werden, daß die Körperkerntemperatur um bis zu 2 °C niedriger als die Hirntemperatur liegen kann.

2.6 Neuromuskuläres Monitoring

Die neuromuskuläre Blockade von Intensivpatienten ist dank eines besseren Verständnisses der Pathophysiologie der Atmung, der Optimierung von Respiratoren und der Einführung differenzierter Beatmungsalgorithmen und Analgosedierungskonzepte heutzutage eine Rarität. Wird dennoch die Indikation zu einer vorübergehenden Relaxierung gestellt, sollte das Ausmaß der neuromuskulären Blockade überwacht werden.

Die Objektivierung der neuromuskulären Blockade ist wegen der Notwendigkeit einer raschen neurologischen Beurteilung essentiell, um eine Relaxanzienwirkung von einer akuten zentralnervösen Komplikation abgrenzen zu können. Das neuromuskuläre Monitoring ist bei Vorliegen einer neuromuskulären Erkrankung jedoch nicht immer einfach zu interpretieren.

Wenn eine periphere Neuropathie vorliegt, sind erhöhte und verlängerte Stromimpulse für einen supramaximalen Reiz nötig. Patienten mit vorbestehender Hemiplegie haben eine ipsilateral erhöhte Dichte an Acetylcholinrezeptoren. Wenn das neuromuskuläre Monitoring an der betroffenen Extremität erfolgt, muß daher mit einer relativen Überdosierung von Relaxanzien gerechnet werden.

Weiterführende Literatur

American Society of Anesthesiologists (1993) ASA standards, guidelines, and statements. Standards for basic anesthetic monitoring. Park Ridge/IL

Ferdinande P and the members of the Task Force of the European Society of Intensive Care Medicine (1997) Recommendations on minimal requirements for intensive care departments. Intensive Care Med 23:226

List WF, Metzler H, Pasch T (1998) Monitoring in Anästhesie und Intensivmedizin. Springer, Berlin Heidelberg New York Tokio

Kapitel 12
Elektrophysiologische Diagnostik

M. Jauss, D. Krieger

INHALT

Die klinische Beurteilung von Patienten mit Bewußtseinsstörung ist durch eingeschränkte Kooperation und durch Medikamenteneinflüsse beeinträchtigt. Elektrophysiologische Untersuchungen ergänzen daher die klinisch-neurologische Beurteilung. Während das EEG eine Bedeutung bei Anfallsdiagnostik und Differentialdiagnose der Bewußtseinsstörung hat, werden evozierte Potentiale überwiegend als Entscheidungshilfen für oder gegen invasive therapeutische Maßnahmen sowie zur Prognosebeurteilung herangezogen.

Die Ableitung von EEG und evozierten Potentialen auf Intensivstationen ist technisch schwieriger als im neurophysiologischen Labor, und Bewertung und Einbeziehung in das klinische Management unterliegen veränderten Kriterien. Prinzipiell sind alle am Skalp ableitbaren elektrischen Phänomene reversibel und daher prognostische Aussagen nur in Zusammenhang mit anderen klinischen oder apparativen Befunden zu machen.

1 EEG

1.1 Probleme der Ableitung des EEG auf der Intensivstation

Für die Positionierung der Elektroden verwendet man das 10–20-System. Eine 8- bis 12-Kanal-Ableitung ist ausreichend. Mühe sollte auf die Artefaktreduktion verwendet werden, wenn dies nicht möglich ist, muß eine exakte Dokumentation der Artefakte erfolgen.

Einige Beispiele von Graphoelementen bei EEG-Ableitungen auf Intensivstationen finden sich in Abb. 12-1.

1.2 Prüfung auf Reaktivität

Die Prüfung auf Reaktivität ist unentbehrlich während der EEG-Ableitung bei bewußtseinsgestörten Patienten. Auf der Intensivstation beschränkt man sich dabei auf Schmerzreize (Kneifen, Sternumreiz) oder akustische Reize (Klopfen oder Klatschen). Wird dabei eine Beschleunigung der EEG-Tätigkeit erreicht, so muß das pontomesenzephale Arousalsystem zumindest teilweise intakt sein. Ebenso spricht das Vorliegen einer paradoxen δ-Aktivierung, wel-

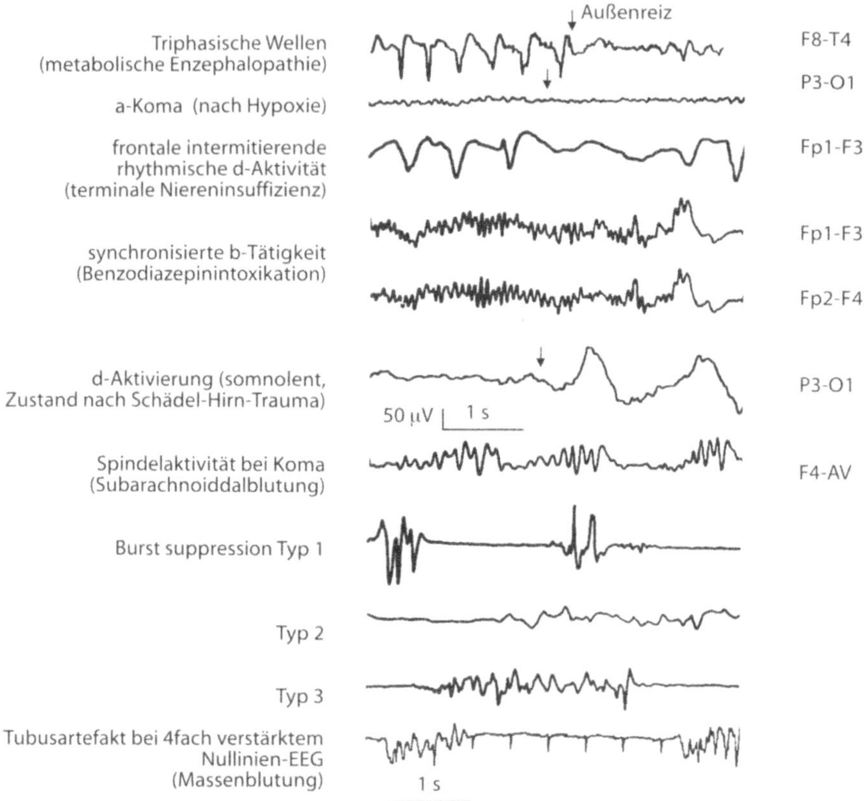

Abb. 12-1. EEG-Graphoelemente auf Intensivstation: Triphasische Wellen, α-Koma, Intermittierende rhythmische -Aktivität, synchronisierte -Tätigkeit, -Aktivierung, Spindelkoma, Burst suppression Typ 1–3, Tubusartefakt (Teile der Abbildung mit freundlicher Genehmigung aus Zschocke 1995)

che man häufig bei einem Mittelhirnsyndrom findet, für eine eher günstige Prognose.

1.3 α-Koma

Das sog. α-Koma bezeichnet einen Grundrhythmus ähnlich der normalen α-Aktivität. Es tritt nach globaler Hirnschädigung (z. B. anoxische Enzephalopathie) auf und deutet in der Regel auf eine schlechte Prognose hin. Beim α-Koma besteht, im Gegensatz zu physiologischer α-Aktivität, eine fehlende Frequenzvariabilität im 8- bis 13-Hz-Band, eine Verteilung der α-Aktivität über die okzipitalen EEG-Ableitpunkte hinaus sowie ein progressiver Abfall der Amplitude über mehrere Tage. Bei Schmerzstimulation kommt es im α-Koma kaum zu Veränderungen des EEG (Abb. 12-1).

1.4 „Periodic lateralized epileptiform discharges" (PLED)

Bei PLED handelt es sich um fokal betonte, steile und hochgespannte, rhythmisch wiederkehrende Graphoelemente von meistens bi- oder triphasischer Konfiguration um 100–300 μV. Pathogenetisch werden eine regionale Enthemmung durch Prozesse in der anliegenden weißen Substanz diskutiert. Ein bilaterales Auftreten (sog. BIPLED) gilt als pathognomonisch für Enzephalitiden, insbesondere für die Herpes-simplex-Enzephalitis.

1.5 Burst suppression

Bei einem Burst-suppression-Muster kommt es zu kurzzeitigen Phasen teilweise höhergespannter, kortikaler Aktivität im Wechsel mit nahezu totaler Unterdrückung der Hirnrindenaktivität. Anhand der EEG-Morphologie können 3 Typen unterschieden werden:

1. Kurze Gruppen steiler und polymorpher Aktivität, teilweise mit Spikes bei schwerer globaler Hirnläsion (z.B. hypoxische Enzephalopathie), klinisch häufig mit Myoklonien vergesellschaftet.
2. „Burst"-Gruppen von langsamer, niedriggespannter elektrischer Aktivität mit progredient längeren Suppressionsphasen, dabei handelt es sich meistens um ein Übergangsstadium zum isoelektrischen EEG und zum Hirntod.
3. „Burst"-Phasen mit polymorphem Gemisch aller Frequenzanteile, die Dauer der „Burst"-Phasen ist dabei länger als beim Typ 1. Diesen Typ findet man bei Intoxikation oder tiefer Sedierung (z.B. mit Barbituraten oder Propofol).

Pathogenetisch liegt dem Burst-suppression-Muster ein diffuser kortikaler Funktionsdefekt zugrunde mit metabolischer Erschöpfung während der Suppressionsphasen, nach denen es passager zu einer Erregungssteigerung durch Ausfall hemmender Neurone kommt. Typ 1 und Typ 2 weisen regelhaft auf eine schlechte Prognose hin.

1.6 Medikamenteneffekte

Nach Medikamentengabe kann es im EEG entweder zu einer diffusen und frontozentral betonten synchronisierten β-Aktivität kommen (insbesondere bei Benzodiazepinen) oder zu Verlangsamung des Grundrhythmus (z.B. durch Neuroleptika), letzteres gelegentlich mit erhöhter Synchronisation bis hin zu epilepsietypischen Graphoelementen. Die frontale β-Zunahme mit abnormer Synchronisation kann die Verdachtsdiagnose einer Medikamentenintoxikation bei komatösen Patienten erhärten. Ein sehr hoch gespanntes β-Muster über allen Ableitungen ist typisch für Barbituratwirkung. Bei Neuroleptikaintoxikationen existiert allerdings kein derart spezifischer Effekt. Man findet dabei häufig langsame Wellen und ausgeprägte Frequenzunregelmäßigkeiten und Zeichen gesteigerter zerebraler Erregbarkeit.

1.7 Erkrankungstypische EEG Veränderungen

1.7.1 Locked-in-Syndrom

Das EEG kann zu der klinisch sehr wichtigen Unterscheidung zwischen Locked-in-Syndrom, Koma und apallischem Syndrom beitragen: Beim typischen Locked-in-Syndrom durch Ischämie der Basis pontis findet sich normale α-Tätigkeit, meistens mit β-Aktivierung auf Weckreize und eine Frequenzvariation gemäß dem Schlaf-wach-Rhythmus, während das EEG-Muster im Koma und apallischen Syndrom weitgehend unbeeinflußt von externen Stimuli ist und die physiologische Dominanz der α-Tätigkeit über den okzipitalen Ableitungspunkten fehlt.

1.7.2 Zerebrale Ischämie

Bei Hirninfarkten findet man erwartungsgemäß einen langsamen Herdbefund über der Läsion, wegen der fehlenden Spezifität ist das EEG bei der Diagnostik zerebraler Ischämien indes von bildgebenden Verfahren ersetzt worden. Allerdings können EEG-Befunde zur Prognosestellung herangezogen werden. Vorherrschende ϑ-δ-Tätigkeit über dem ischämischen Areal ist prognostisch ungünstig, während bei einem Überwiegen von α-Tätigkeit ein gute Rückbildung der Ausfälle beschrieben wurde. Bei globaler hypoxisch-ischämischer Hirnschädigung (z. B. nach kardiopulmonaler Reanimation) wurde eine prognostisch ungünstige Befundkonstellation beschrieben (niederamplitudige δ-Tätigkeit <50 µV, fehlende Reagibilität auf Außenreize, Burst suppression, Amplitudenminderung <20 µV, α-ϑ-Koma, epileptiforme Entladungen).

Bei schwerer, bilateraler Schädigung des Marklagers, meist nach globaler Hypoxie oder Schädel-Hirn-Trauma, entwickelt sich das EEG meist aus einer schweren Allgemeinveränderung heraus in ein flaches, areaktives EEG mit unregelmäßiger ϑ- oder δ-Tätigkeit.

1.7.3 Metabolisches Koma

Bei metabolischen Störungen (Störung von Glukose- oder Säure-Basen-Haushalt, Leber- oder Nierenerkrankungen oder O_2-Mangel) findet sich eine Verlangsamung des Grundrhythmus. Zusätzlich treten häufig monomorphe, rhythmische Wellen in kurzen Gruppen auf, welche man als intermittierende, rhythmische δ-Aktivität (IRDA) bezeichnet. Solche Merkmale finden sich aber auch bei einer Schädigung mittelliniennaher Hirnstrukturen, z. B. bei Hirntumor oder Hydrozephalus. Auch finden sich bei metabolischem Koma höhergespannte, steilere Komponenten als Hinweis auf pathologische Erregung mit abnormer Synchronisation, was nicht zwangsläufig als epileptisch zu werten ist.

1.7.4 Nichtkonvulsiver Status

Der nichtkonvulsive Status epilepticus stellt eine wichtige Differentialdiagnose bei ungeklärten Bewußtseinsstörungen dar und kann nur mittels EEG nachgewiesen werden. Hinweisend sind dabei epilepsietypische Potentiale, z. B. temporal betonte scharfe Wellen oder polyphasische Spikes, manchmal auch nur herdförmige Verlangsamungen nach abgelaufenem Anfall. Es ist wichtig, die Dauer des nichtkonvulsiven Status zu erfassen, weil davon die Prognose abhängen kann.

1.8 Monitoring mit dem EEG

1.8.1 Anfallserkrankungen

Bei sedierten (und ggf. relaxierten) Patienten ist das EEG die einzige Möglichkeit zur Beurteilung von Anfallsbereitschaft oder ablaufenden epileptischen Anfällen. Die Therapie eines Status epilepticus muß daher mit dem EEG überwacht werden. 1- oder 2-Kanal-Monitorgeräte sind problematisch, da eine fokale Erregungssteigerung übersehen werden kann oder bei Ableitung über weit entfernte Elektroden (z. B. Fz gegen Oz) hochgespannte Potentiale falsch bewertet werden. Günstiger ist eine 8-Kanal-Ableitung, welche allerdings häufiger Elektrodenkorrekturen bedarf. Bei Reduktion der Antiepileptika ist weitere Kontrolle der EEG-Muster sinnvoll, um erneute elektrische Anfälle nicht zu übersehen.

1.8.2 Überwachung von Hirndrucktherapie

Hirndrucktherapie unter Einsatz von Barbituraten muß mit kontinuierlichem EEG überwacht werden. Ziel ist dabei die Suppression des EEG über δ-Wellen bis hin zum Burst-suppression-Muster unter Vermeidung einer Nullinie, was einem Barbituratspiegel von etwa 30–40 mg/dl entspricht. Bei der Beurteilung der elektrischen Aktivität ist zu berücksichtigen, daß ein Burst-suppression-Muster nicht nur bei therapeutischer Intervention, sondern auch als Folge der Grunderkrankung (z. B. Hypoxie, Enzephalitis, Hirndruck) auftreten kann.

2 Evozierte Potentiale

2.1 Ableitung evozierter Potentiale in der neurologischen Intensivmedizin

Haupteinsatzgebiet der evozierten Potentiale in der neurologischen Intensivmedizin ist die Erweiterung der neurologisch-topischen Untersuchung, wenn die klinische Beurteilbarkeit eingeschränkt ist. Zusätzlich werden evozierte Potentiale als Hilfsmittel zur Therapieentscheidung und zur Verlaufskontrolle eingesetzt. Die wichtigste Rolle spielen dabei frühe akustische evozierte Potentiale (FAEP) und somatosensibel evozierte Potentiale nach Stimulation des N. medianus (MedSEP), welche daher den Schwerpunkt dieses Kapitels darstellen.

Bei Ableitungen auf einer Intensivstation stellen Artefaktvermeidung und Artefaktreduktion hohe Anforderungen an den Untersucher. Nicht benötigte elektrische Geräte sollten abgeschaltet werden. Die Elektrodenimpedanzen sind niedrig und gleichmäßig zu halten. In Ausnahmen wie Notfallsituationen wird mit Nadelelektroden abgeleitet. Hierbei sind Impedanzen um 5 kΩ zu erreichen, eine weitere Impedanzreduktion erfordert qualitativ hochwertige Goldelektroden, gründliche Vorbehandlung mit Abrasionspaste und Fixation mit Klebepaste.

FAEP werden mit 2-Kanal-Ableitung zwischen FpZ–A_1 und FpZ–A_2 erfaßt, es wird alternierende Druck- und Sogstimulation verwendet, um die Potentialgipfel besser darzustellen. Die so erhaltenen Kurven werden zusammengefügt und nach Scharmittelwertbildung von 1500 Einzelsweeps ausgewertet. Die Klickstimulation erfolgt mit 85 dbHL, die bei Verdacht auf Hypakusis auf 95 dbHL gesteigert wird. Das kontralaterale Ohr wird mit Rauschen von 50–60 dbHL vertaubt.

Für die MedSEP-Darstellung wird ein Kanal mit einer Hautelektrode in der Höhe von HWK 7 oder über dem Erb-Punkt (1 cm supraklavikulär in der Jugulargrube) gegen eine frontale Referenz abgeleitet, das kortikale Potential wird kontralateral von $C_{3'}$ bzw. $C_{4'}$ gegen FpZ als Referenz abgeleitet. Die Stimulation erfolgt mit einer Reizdauer von 0,2 ms und einer Stromstärke von 2 mA oberhalb der motorischen Schwelle (Absolutwert: 4–18 mA) mit einer Reizfrequenz von 4,1 Hz über dem N. medianus.

2.2 Physiologie der evozierten Potentiale

2.2.1 FAEP

Für die Lokalisation der Generatoren einzelner Wellenpotentiale wird auf Abb. 12-2 verwiesen. Zusammenfassend sei hier gesagt, daß die Welle I dem distalen Anteil des N. cochlearis, die Welle II dem Eintritt des N. cochlearis in den Hirnstamm, die Welle III der kaudalen Pons und die Wellen IV und V dem Olivenkern und dem Lemniscus lateralis zugeordnet werden. Spätere Komponenten (Wellen VI und VII) werden vermutlich im Colliculus inferior und im Corpus geniculatum mediale generiert. Diese Potentialanteile sind allerdings nur inkonstant sowie vigilanz- und medikamentenabhängig und daher für Untersuchungen auf Intensivstationen wenig geeignet.

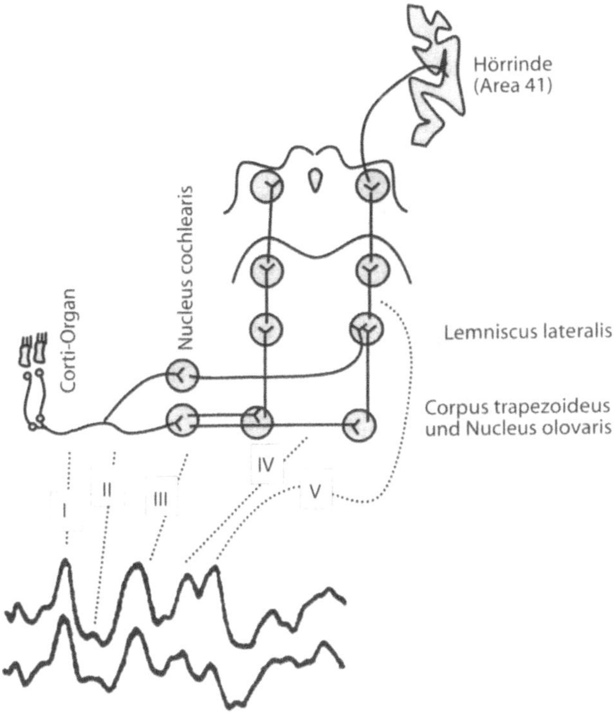

Abb. 12-2. Zuordnung der FAEP-Komponenten im Verlauf des N. cochlearis, im Hirnstamm und im Mittelhirn

2.2.2 N. medianus – SEP

Hier sei auf Abb. 12-3 verwiesen. SEP-Antworten werden in spinal und kortikal generierte Potentiale eingeteilt. Bei Stimulation des N. medianus und Ableitung über dem Dornfortsatz des 7. Halswirbelkörpers (HWK 7) gegen eine zephale Referenz (z. B. FpZ) wird nach etwa 13 ms ein negatives Potential (N13) registriert, welches dem Hinterhorn der grauen Rückenmarksubstanz zugeordnet wird. Bei kortikaler Ableitung über dem sensiblen Handfeld, kontralateral zur Stimulationsseite ($C_{3'}$ bzw. $C_{4'}$, also 2 cm occipital von C_3 bzw. C_4) gegen eine FpZ-Referenz, tritt innerhalb der ersten 18–40 ms der sog. kortikale Primärkomplex auf. Für den nach etwa 20 ms abzuleitenden negativen Anteil (N20) wird ein Ursprung im somatosensiblen Kortex postuliert. Die Interpeaklatenz N13–N20 hat sich als Kriterium zur prognostischen Einschätzung bei neurologischen Intensivpatienten bewährt. Die nachfolgenden Potentialanteile sind dagegen bezüglich Latenz und Amplitude variabel und eignen sich für Routineuntersuchungen auf der Intensivstation nur bedingt.

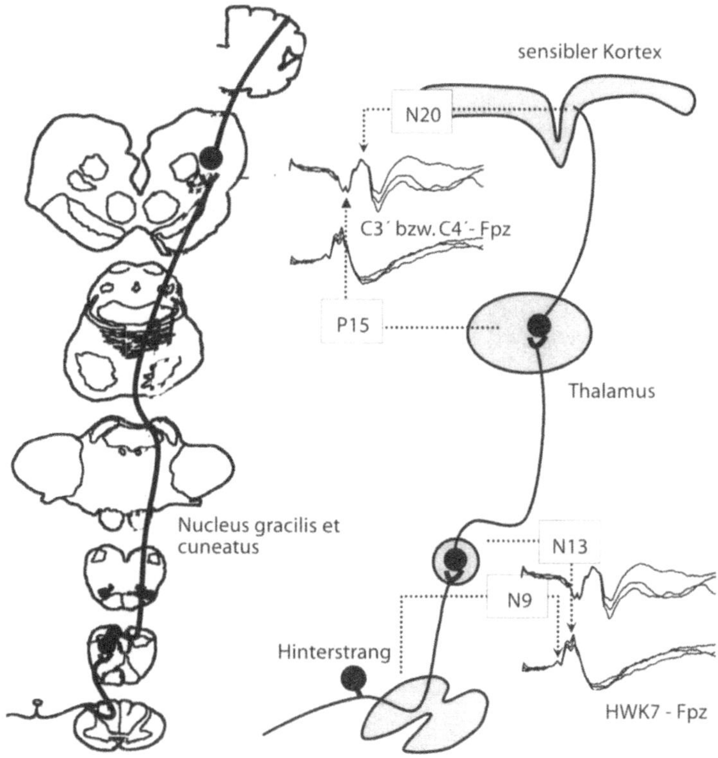

Abb. 12-3. Zuordnung der MedSEP-Komponenten im Verlauf des Plexus, Hinterstrangs, Hirnstamms, Thalamus und der Großhinrrinde

2.3 Bewertung von evozierten Potentialen

Zur Auswertung der Latenz werden stabile Potentialkomponenten identifiziert, deren Latenzzeiten ermittelt und die Interpeaklatenzen (IPL) berechnet, da diese für FAEP und MedSEP eine weit geringere Streubreite aufweisen und von krankheitsunabhängigen Faktoren weniger stark beeinflußt werden.

2.3.1 FAEP

Angaben über die Amplituden der einzelnen Potentiale und Amplitudenverhältnisse (V/I-Quotient) variieren stark, so daß die Auswertung sich sinnvollerweise auf die Interpeaklatenz I–V und III–V beschränkt (Tabelle 12-1).

Zur weiteren Beurteilung, insbesondere zum Vergleich mit anderen klinischen Parametern, ist eine vereinfachte Einteilung in Kategorien erforderlich, da eine Veränderung der FAEP nicht kontinuierlich erfolgt, sondern bei einem progredienten Krankheitsverlauf auf eine Verlängerung der IPL häufig ein Ausfall der Potentiale III–V folgt.

Tabelle 12-1. Einteilung von N.-medianus-SEP und FAEP in jeweils 3 Kategorien

MedSEP	
Normal	Interpeaklatenz (IPL) N13–N20≤6,2 ms (oder IPL N9–N20≤9,8 ms) und Amplitude N20–P25≥1,46 mV
IPL pathologisch verlängert	IPL N13–N20>6,2 ms (oder IPL N9–N20>9,8 ms) und Amplitude N20–P25<1,46 mV
Ausgefallen	–
FAEP	
Normal	IPL I–V ≤4,5 ms
IPL pathologisch verlängert	IPL I–V >4,5 ms
Ausgefallen	–

2.3.2 N. medianus – SEP

Bei Ableitung der MedSEP wird die zervikale Komponente als Welle N13 über dem 7. Halswirbelkörper (HWK 7) erfaßt, in der kortikalen Ableitung werden die Wellen N20 und P25 identifiziert. Es wird die zentrale Leitungszeit als Interpeaklatenz der Potentiale N13 und N20 berechnet.

2.4 Andere Modalitäten evozierter Potentiale

2.4.1 Motorisch evozierte Potentiale (MEP)

MEP werden durch einen elektrischen Hochspannungsimpuls (etwa 500 V) von sehr kurzer Dauer (<100 μs) der in der Lage ist, die Schädeldecke zu durchdringen, über dem motorischen Kortex appliziert. MEP nach elektrischer Stimulation zur Prognoseabschätzung bei komatösen Patienten sind den MedSEP allerdings nicht überlegen. Beidseitig fehlende MEP sind, ebenso wie beidseitig fehlende MedSEP, mit einer schlechten Prognose verbunden. Der Stellenwert dieser Untersuchung auf der Intensivstation ist wegen der technisch komplizierten Stimulation und starken Abhängigkeit von Kooperation und Medikamenten gering, eine Bedeutung besteht bei der Erfassung von peripheren Läsionen, z.B. eines proximalen Leitungsblocks.

2.4.2 Visuell evozierte Potentiale (VEP)

Die Reproduzierbarkeit und Beurteilbarkeit von VEP ist bei der fehlenden okulären Fixierung der Patienten, bei der notwendigen Verwendung einer Blitzbrille und bei Beeinträchtigung durch Medikamente nur begrenzt. In Einzelfällen kann durch VEP eine zusätzliche Information gewonnen werden, wobei verzögerte oder ausgefallene VEP (P100) nur im Zusammenhang mit anderen Modalitäten wie MedSEP oder EEG und im Verlauf bewertet werden sollten.

2.4.3 Späte Potentialantworten

Evozierte Potentiale von mittlerer Dauer (AEP: 10–100 ms, SEP: 30–150 ms) sind in Auftreten und Latenz variabel, die Auswertung beschränkt sich daher meist auf das Feststellen von Vorhandensein oder Fehlen. Eine Bedeutung liegt in der Prognosebeurteilung globaler Hirnschädigung. Das Fehlen der Negativität nach 70 ms (N70) nach repetitiver Stimulation des N. medianus soll mit ungünstigem Outcome verbunden sein. Es gibt verschiedene aufwendige Stimulationsverfahren für späte Potentialkomponenten, die keinen Eingang in die routinemäßige Anwendung auf der neurologischen Intensivstation finden konnten.

2.5 Interpretation von Befunden evozierter Potentiale in der neurologischen Intensivmedizin

Zahlreiche Studien, konnten zeigen, daß Patienten mit Ausfall von Welle III und IV bei FAEP und Welle N20 bei MedSEP eine deutlich höhere Wahrscheinlichkeit eines schlechten Outcome, und zwar unabhängig von der zugrundeliegenden Ätiologie der Hirnläsion, haben. Eine Übersicht für einzelne Krankheitsbilder zeigt Tabelle 12-2. Für Kinder und Patienten mit traumatischen Hirnverletzungen gelten besondere Regeln: Die Behandlungsergebnisse können auch nach vorübergehendem Ausfall der kortikalen Primärkomplexe der MedSEP gut sein. Auch bei therapierbaren Zuständen (z.B. Hirnstammischämie vor Thrombolyse oder Hirnstammkompression bei raumforderndem Kleinhirninfarkt vor Operation) sind pathologisch veränderte oder ausgefallene evozierte Potentiale nicht prognostisch zu verwenden, weshalb diese Erkrankungen gesondert besprochen werden.

Normale evozierte Potentiale bedeuten nicht immer ein gutes Outcome. So können FAEP ca. 2/3 der ungünstigen Verläufe voraussagen, nicht aber die günstigen Verläufe. MEP und MedSEP sind zwar sensitiv gegenüber einer Verschlechterung des klinischen Zustandes, eine Besserung des klinischen Zustandes geht jedoch nicht immer mit der Normalisierung der evozierten Potentiale einher.

Zu beachten ist, daß FAEP im klinischen Verlauf durch eine periphere Hörstörung oder MedSEP durch eine Begleitneuropathie beeinträchtigt werden können.

Zur Untersuchung des Hirnstamms bei drohender Einklemmung sind FAEP den MedSEP überlegen. Eine beginnende Hirnstammschädigung kann mit FAEP häufig frühzeitig in einem noch reversiblen Stadium erkannt werden. Eine prognostische Aussage ist daher bei potentiell reversiblen FAEP-Veränderungen im frühen Verlauf noch nicht möglich. Ein Nutzen der Einbeziehung von FAEP zusätzlich zu klinischen Befunden zur frühzeitigen Prognosefindung konnte auch für Patienten mit Subarachnoidalblutung gezeigt werden.

Tabelle 12-2. Übersicht über die prognostische Information von evozierten Potentialen bei verschiedenen neurologischen intensivmedizinischen Krankheitsbildern

Evozierte Potentiale		*Ätiologie*			
Modalität	*Befund*	*SHT*	*Globale Hypoxie*	*Vaskulär supratentoriell*	*Vaskulär infratentoriell*
FAEP	Beidseits normal	Bei schwerer supratentorieller Schädigung kann trotz erhaltener FAEP eine ungünstige Prognose bestehen		Bei massiver Raumforderung (RF) nach Hirninfarkt und Entlastungs-kraniotomie nur bedingt ungünstig	Gut
	Einseitig ausgefallen oder beidseits verzögert	Die Prognose wird von der Tendenz in Verlaufs-untersuchungen bestimmt		Bei massiver RF nach Hirninfarkt und Entlastungs-kraniotomie evtl. reversibel	Prognose variabel, MedSEP Befund berücksichtigen
	Ausgefallen	Ungünstig		Ungünstig	Pathol. FAEP bei sekundärer Hirn-stamm Kompression teilweise reversibel (z. B. nach Entla-stungsoperation).
SEP	Beidseits normal	Gut, wenn nicht limitiert durch Begleiterkrankungen		Gut, MedSEP allerdings wegen primärer Läsion meist einseitig ausgefallen	Bei Basilaris-thrombose und ausgefallenen MedSEP: Ungünstig. Bei erhaltenen FAEP: Günstig
	Einseitig ausgefallen oder beidseits verzögert	Die Prognose wird von der Tendenz in Verlaufs-untersuchungen bestimmt		MedSEP wegen primärer Läsion meist einseitig ausgefallen, Die Prognose wird von der Tendenz in Verlaufsunter-suchungen bestimmt	Prognose variabel, MedSEP Befund be-rücksichtigen
	Ausgefallen	Ungünstig, seltene Fälle der Erholung beschrieben		Ungünstig	Ungünstig
VEP		Wegen hoher intraindividueller Variabilität nur bei Verlaufsuntersuchungen sinnvoll			
MEP		Beidseits ausgefallene MEP, welche nicht durch Narkotika-einflüsse erklärt sind gehen mit einer schlechten Prognose einher. Die MEP Beurteilung sollte in Zusammenhang mit den SEP erfolgen		Keine ausreichenden Daten vorhanden	
Späte Poten-tiale		Das Fehlen der N70 (SEP) oder der „mismatch negativity" (ereigniskorrelierte Potentiale) ist prognostisch ungünstig		Keine ausreichenden Daten vorhanden	

Im folgenden werden einige Krankheitsbilder mit Möglichkeit zu therapeutischer Intervention beispielhaft besprochen und der Einfluß der Therapie auf die EP-Befunde diskutiert.

2.5.1 Evozierte Potentiale bei Basilaristhrombose

Die Bewußtseinslage bei Aufnahme stellt einen validen prognostischen Parameter dar, die Indikationsstellung zur Thrombolyse ist aber erschwert, wenn Dauer und Schwere der Bewußtseinsstörung nicht eindeutig zu ermitteln oder iatrogen mitbedingt sind (z. B. bei Sedierung). Das Ausmaß der Hirnstammschädigung kann zuverlässig mit FAEP und MedSEP erfaßt und für die Therapieentscheidung berücksichtigt werden. Die Prognose wird meist durch die jeweils stärker beeinträchtigte Modalität (MedSEP oder FAEP) bestimmt. Beispiele für Veränderungen von FAEP bei Basilaristhrombose zeigt Abb. 12-4.

2.5.2 Evozierte Potentiale bei akuten raumfordernden Kleinhirnläsionen

Bisherige Studien zeigen, daß Patienten bei raumfordernden Kleinhirninfarkten und zunehmender Bewußtseinsstörung von einer Entlastungskraniotomie der hinteren Schädelgrube profitieren. Raumfordernde Läsionen führen bereits frühzeitig zu Veränderungen der FAEP. Diese sind daher zur engmaschigen Überwachung der Beeinträchtigung von Hirnstammfunktionen und für die Indikationstellung zur Entlastungskraniotomie geeignet (Abb. 12-5).

2.5.3 FAEP und MedSEP bei akuter und raumfordernder supratentorieller Läsion

Bei akuter supratentorieller Läsion mit Gefahr der Hirndrucksteigerung nach Hirninfarkt, intrazerebraler Blutung, Subarachnoidalblutung oder traumatischer Hirnverletzung sind FAEP zur Prognosestellung nicht zu jedem Zeitpunkt klinischen Parametern überlegen. Verlaufsstudien zeigten, daß eine Korrelation zwischen Pupillenreaktion und FAEP sowie zwischen Hirndruck und FAEP erst etwa ab dem 6. Tag nach Krankheitsbeginn zu erwarten ist. Naturgemäß sind MedSEP zur Verlaufsbeurteilung nicht heranzuziehen, wenn sie bereits durch die primäre Erkrankung (z. B. Mediainfarkt) beeinträchtigt sind, so daß sekundäre Hirnstamm- oder Mittelhirnschädigungen nicht erkannt werden können.

Als Hilfe bei der Indikationsstellung für denkbare Entlastungstrepanationen sind MedSEP präoperativ ohne prognostischen Wert. Dagegen können präoperativ abgeleitete FAEP die zu erwartende Letalität sicher vorhersagen. FAEP waren dabei nur eingeschränkt zu erhebenden klinischen Untersuchungsbefunden überlegen.

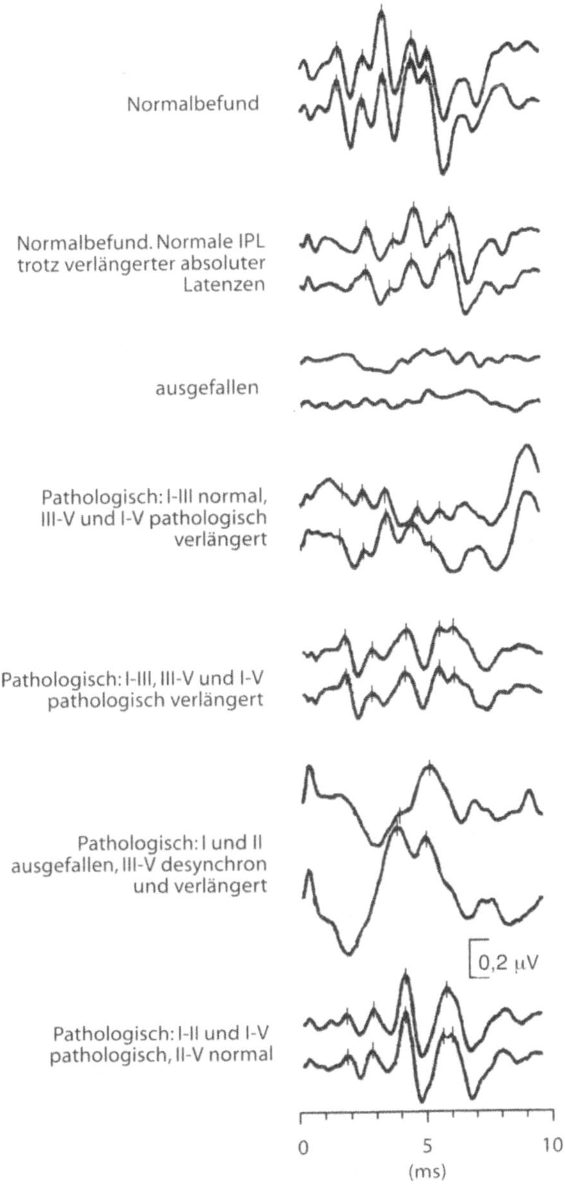

Abb. 12-4. Verschiedene Typen der FAEP-Veränderung bei Basilaristhrombose. Ableitung A_2 (Mastoid rechts) – Fpz, Stimulation links, alternierend

2.5.4 Evozierte Potentiale bei Patienten nach globaler Hypoxie

Im apallischen Syndrom finden sich vorwiegend kortikale und thalamische Schädigungen, weshalb Veränderungen der FAEP nur nach länger bestehender Hypoxie oder durch sekundäre Hirnstammschädigung infolge Herniation zu erwarten sind. Prognosestudien befassen sich daher überwiegend mit

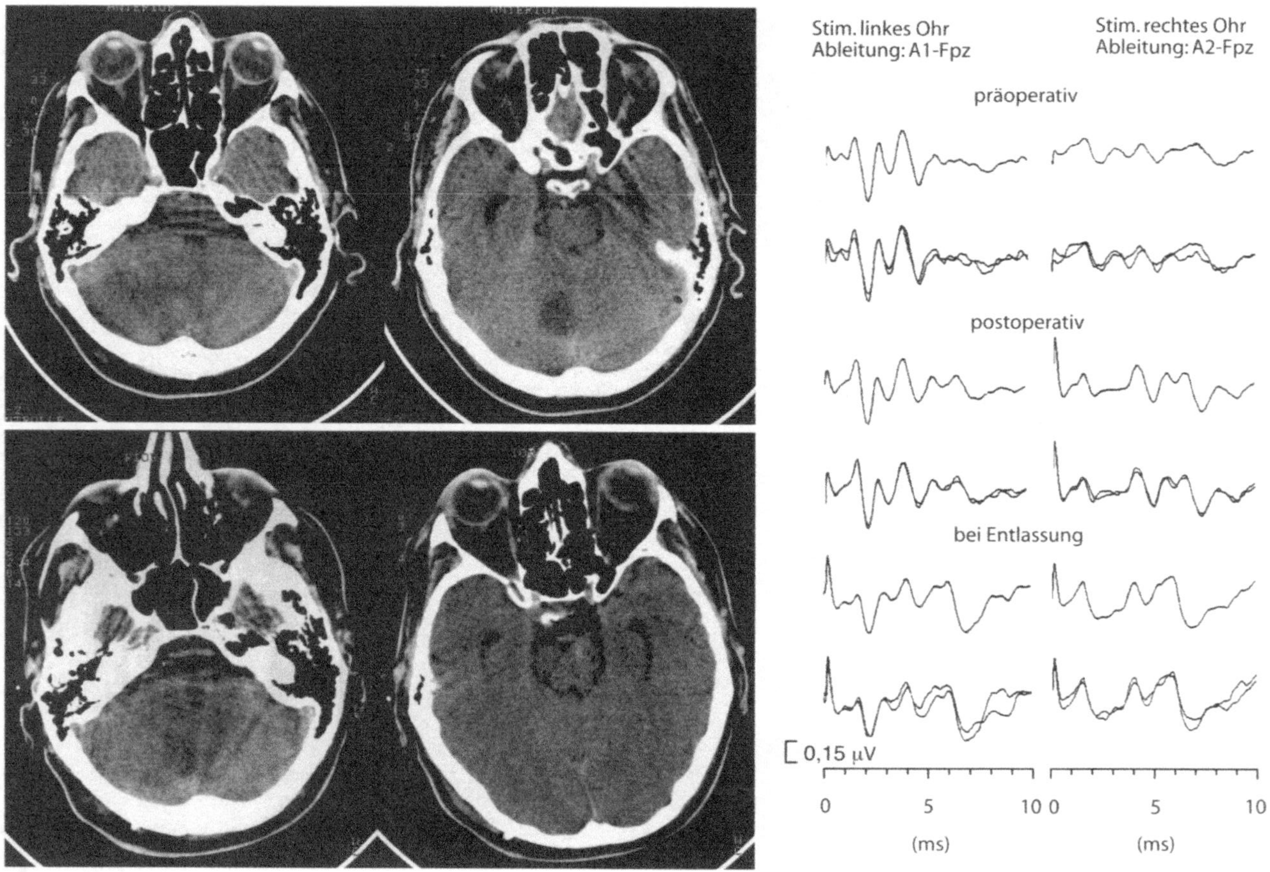

Abb. 12-5. FAEP-Ableitungen bei einem raumfordernden Kleinhirninfarkt im Verlauf: *Von oben nach unten*: Unmittelbar präoperativ, unmittelbar postoperativ, 6 Tage postoperativ, klinisch besteht zu diesem Zeitpunkt eine Hemiataxie rechts. Ableitung A_2 (Mastoid rechts) – Fpz, Stimulation links, alternierend

MedSEP. Ein beidseitig ausgefallener kortikaler Primärkomplex nach Stimulation des N. medianus gilt auch bei dieser Schädigung mit hoher Spezifität, allerdings bei geringer Sensitivität, als prognostisch ungünstiges Zeichen.

2.5.5 Evozierte Potentiale bei Patienten mit Schädel-Hirn-Verletzungen

Bei der FAEP-Ableitung von Patienten mit traumatischen Hirnverletzungen ist besondere Sorgfalt auf die Diagnostik von Außen-, Mittel-, oder Innenohrschädigung zu verwenden. Derartige Verletzungen werden häufig als Folge von Blutgerinnseln im Gehörgang oder bei Schädelbasis- oder Felsenbeinfrakturen beobachtet und verbieten diagnostische Schlußfolgerungen aus FAEP-Befunden. Patienten mit Verlust der Wellen III und V bzw. beiderseits nicht auslösbaren FAEP-Antworten haben eine schlechte Prognose. Andererseits bedeuten erhaltene FAEP nicht in jedem Fall ein prognostisch günstiges Zeichen, da trotz eines intakten Hirnstammes eine kortikale und thalamische Schädigung vorliegen kann.

Beidseitig ausgefallene MedSEP sind ein ungünstiges Zeichen. Varianten der MedSEP-Antworten, (z. B. ein Double peak der N20-Komponente) dürfen nicht als Verzögerung fehlinterpretiert werden. Man findet bei Hirnkontusion gelegentlich auch eine Regeneration der kortikalen MedSEP-Antworten, was entweder auf eine zusätzliche, reversible Hirnstammkontusion oder auf subkortikale, regenerationsfähige Mikrotraumata zurückgeführt wird. Auch medikamentöse Einflüsse oder Hypothermie können für einen reversiblen Ausfall von MedSEP verantwortlich sein (Abb. 12-6).

2.6 Therapiemonitoring

Während der intensivmedizinischen Therapie können evozierte Potentiale zusätzlich zur klinischen Untersuchung, zum Hirndruck- oder Stoffwechselmonitoring Erfolg oder Versagen therapeutischer Maßnahmen überwachen. Allerdings kann es zu einer Dissoziation von klinischem Befund, apparativen Meß-

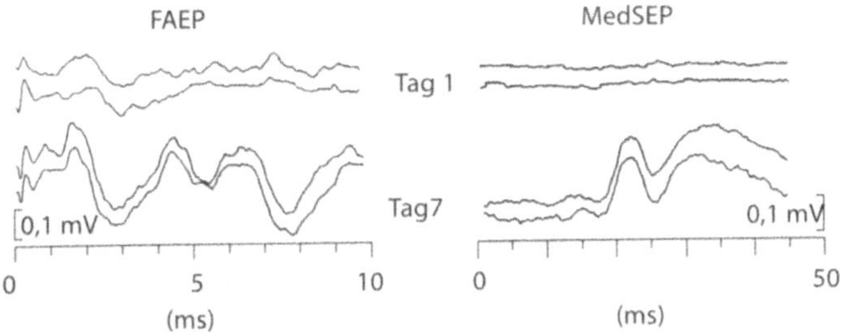

Abb. 12-6. MedSEP-Ableitungen nach Carbamazepinintoxikation im Verlauf: 33jährige Patientin mit Carbamazepinintoxikation (Spiegel = 81 μg/ml, therapeutischer Bereich: 2–8 μg/ml). FAEP, Ableitung A_2 (Mastoid rechts) – Fpz, Stimulation links, alternierend *(linke Spalte)*. Ableitung $C_{4'}$–Fpz, Stimulation des N. medianus links *(rechte Spalte)*

werten (z. B. Hirndruck) und elektrophysiologischen Untersuchungsbefunden kommen. EP-Veränderungen können den anderen Parametern vorausgehen oder gelegentlich nachhinken. In den vorliegenden Beispielen kommt es trotz klinischer Verschlechterung in Abb. 12-7 und Abb. 12-8 nicht zu einer Veränderungen der IPL; eine Änderung der Potentialkonfiguration ist in den Abbildungen jedoch offensichtlich. EP-Monitoring ist daher zweckmäßig, sollte jedoch nicht als alleiniger Überwachungsparameter angewendet werden.

2.7 Hirntoddiagnostik

FAEP werden entsprechend den Empfehlungen der Deutschen Ärztekammer als bestätigende Untersuchungsmodalität zur Hirntoddiagnostik empfohlen.

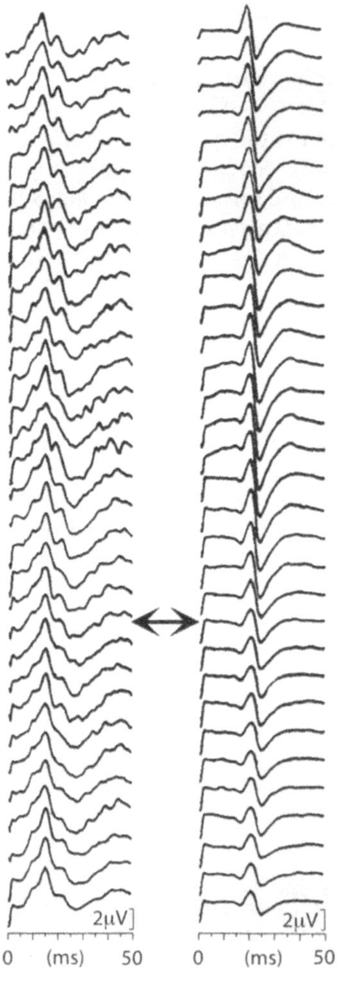

Abb. 12-7. Kontinuierliche MedSEP-Ableitung bei Hirndruckanstieg mit nachfolgender transtentorieller Herniation: Dauerableitung im Vierminutenintervall bei einem 57jährigen Patienten mit linksseitigem Masseninfarkt nach Vasospasmen bei SAB. Unter maximaler Hirndrucktherapie kam es zu einer hypertensiven Krise und bilateralen, lichtstarren und entrundeten Pupillen *(Pfeil)*. Der Patient verstarb im dissoziierten Hirntod. Ableitung HWK 7–Fpz *(linke Spalte)* und $C_{4'}$–Fpz *(rechte Spalte)*, Stimulation des N. medianus links

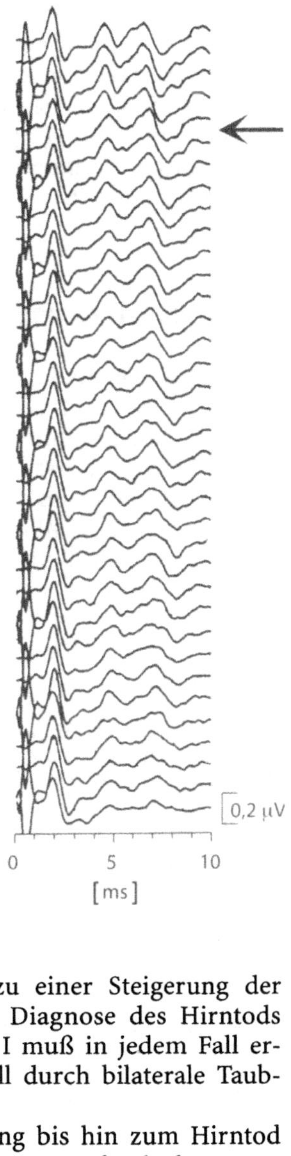

Abb. 12-8. Kontinuierliche FAEP-Ableitung während der Ruptur eines Basilarisriesenaneurysmas bei einem 22jährigen Mann: Dauerableitung über 2 h etwa im Dreiminutenintervall. Der *Pfeil* zeigt das Auftreten bilateral entrundeter, lichtstarrer Pupillen bei angiographisch und neuropathologisch nachgewiesener Ruptur. Ableitung A_2 (Mastoid rechts)–Fpz, Stimulation rechts, alternierend

Bei progredienter Hirnstammschädigung kann es zu einer Steigerung der Amplitude des Stimulusartefaktes kommen. Für die Diagnose des Hirntods sind daher nur die Wellen III–V relevant. Die Welle I muß in jedem Fall erhalten sein, um zu verhindern, daß der FAEP-Ausfall durch bilaterale Taubheit bedingt ist.

Es kann im Verlauf der klinischen Verschlechterung bis hin zum Hirntod zu einer zeitlichen Dispersion verschiedener apparativer Befunde kommen, wobei z.B. bei supratentoriellen Läsionen ein Nullinien-EEG dem Ausfall der FAEP vorausgehen kann. Eine Dissoziation mit erhaltenem EEG und VEP bei klinischem Hirntod und ausgefallenen FAEP wurde beschrieben, was am ehesten einem isolierten Hirnstammtod entspricht. Am sichersten sind Verlaufsableitungen zu interpretieren, wobei ein schrittweises Erlöschen von Hirnstammkomponenten dokumentiert werden kann, was voraussetzt, daß evozierte Potentiale bereits früh im klinischen Verlauf abgeleitet wurden. Ein primärer Ausfall der FAEP-Komponenten III–V bei erhaltener EEG-Tätigkeit deutet auf eine isolierte Hirnstammschädigung hin und kann in keinem Fall beweisend für Hirntod sein. Auch für die Bewertung der MedSEP gilt, daß nur im Verlauf von rostral nach kaudal erlöschende MedSEP-Antworten beweisend sind. Zu beachten ist, daß die im Hirnstamm generierte P14-Komponente mit der gelegentlich im Hirntod erhaltenen N13 verwechselt wird, wenn es bei Hinterstrangaktivität zu einem Abbruch am zervikomedullären Übergang kommt.

3 Zusammenfassung

Evozierte Potentiale sind wichtige Hilfsmittel bei Therapieentscheidungen und Überwachung von Patienten auf neurologischen Intensivstationen. Dabei ist eine Beschränkung auf einfache Auswerteverfahren (vorhanden/nicht vorhanden) für klinische Fragestellungen oft ausreichend. Die prognostische Wertigkeit sollte im Frühstadium nicht überschätzt werden und die Bewertung einzelner EP Ableitungen nur in Zusammenhang mit anderen klinischen und apparativen Befunden erfolgen.

Literatur

Chen R, Bolton CF, Young B (1996) Prediction of outcome in patients with anoxic coma: a clinical and electrophysiologic study. Crit Care Med 24:672–678

Garcia Larrea L, Artru F, Bertrand O, Pernier J, Mauguiere F (1992) The combined monitoring of brain stem auditory evoked potentials and intracranial pressure in coma. A study of 57 patients. J Neurol Neurosurg Psychiatry 55:792–798

Haupt WF, Hojer C, Pawlik G (1995) Prognostic value of evoked potentials and clinical grading in primary subarachnoid haemorrhage. Acta Neurochir (Wien) 137:146–150

Jauss M, Schwarz S, Steiner T, Krieger D (1997) Neuromonitoring mit evozierten Potentialen: Hilfestellung bei Diagnostik und Therapie in der neurologischen und neurochirurgischen Intensivmedizin. Intensivmed Notfallmed 34:255–265

Kane NM, Curry SH, Rowlands et al. (1996) Event-related potentials - neurophysiological tools for predicting emergence and early outcome from traumatic coma. Intensive Care Med 22:39–46

Krieger D, Adams HP, Rieke K et al. (1993) Prospective evaluation of the prognostic significance of evoked potentials in acute basilar occlusion. Crit Care Med 21:1169–1174

Krieger D, Jauss M, Schwarz S, Hacke W (1995) Serial somatosensory and brainstem auditory evoked potentials in monitoring of acute supratentorial mass lesions. Crit Care Med 23:1123–1131

Kroiss H, Stöhr M (1996) SEP in der Intensivmedizin: Prognostische Kriterien. EEG-EMG 25–29

Madl C, Grimm G, Kramer L et al. (1993) Early prediction of individual outcome after cardiopulmonary resuscitation. Lancet 341:855–858

Madl C, Kramer L, Yeganehfar W et al. (1996) Detection of nontraumatic comatose patients with no benefit of intensive care treatment by recording of sensory evoked potentials. Arch Neurol 53:512–516

Pohlmann-Eden B, Dingethal K, Bender HJ, Koelfen W (1997) How reliable is the predictive value of SEP (somatosensory evoked potentials) patterns in severe brain damage with special regard to the bilateral loss of cortical responses? Intensive Care Med 23:301–308

Riffel B (1989) Evozierte Potentiale in der Intensivmedizin. In: Stöhr M, Dichgans J, Buettner UW et al. (Hrsg) Evozierte Potentiale (SEP-VEP-AEP-EKP-MEP). Springer, Berlin Heidelberg New York Tokyo, S 465–512

Rumpl E, Prugger M, Gerstenbrand F et al. (1988) Central somatosensory conduction time and acoustic brainstem transmission time in post-traumatic coma. J Clin Neurophysiol 5:237–260

Stöhr M, Dichgans J, Buettner UW et al. (1996) Evozierte Potentiale - SEP, VEP, AEP, EKP, MEP. Springer, Berlin Heidelberg New York Tokyo

Young GB, Jordan KG, Doig GS (1996) An assessment of nonconvulsive seizures in the intensive care unit using continuous EEG monitoring: an investigation of variables associated with mortality. Neurology 47:83–89

Zentner J, Rohde V (1994) SEP and MEP in comatose patients. Neurol Res 16:89–92

Zschocke S (1995) Klinische Elektroenzephalographie. Springer, Berlin Heidelberg New York Tokyo

Kapitel 13
Extra- und transkranielle Sonographie*

G. Becker, W. Müllges, K. Engelhard, E.B. Ringelstein

INHALT

* Wir danken Herrn Prof. Dr. Werner, Technische Universität München, für die Durchsicht des Manuskripts.

1 Einführung

Die Neurosonologie ist als diagnostische und Monitoringmethode in der neurologischen Intensivmedizin unentbehrlich. Mit ihr können die hirnversorgenden und hirneigenen Arterien, zerebrale Sinus und Venen, das Hirnparenchym und das Ventrikelsystem untersucht werden. Die zur Verfügung stehenden Methoden sind in Übersicht 13-1 dargestellt.

Etablierte und kostengünstige Basisverfahren, auf die jede neurologische Intensivstation zurückgreifen sollte, sind die extra- und transkranielle Dopplersonographie zur Diagnostik verschiedener Gefäßerkrankungen. Die extra- und transkranielle Farbduplexsonographie kann diese Untersuchungsbefunde ergänzen, indem die dopplersonographische Flußinformation farbkodiert in ein zweidimensionales Schnittbild eingeblendet wird. Dies kann die Orientierung und Zuordnung von Flußsignalen zu bestimmten Gefäßregionen erleichtern und erlaubt die Ermittlung des zerebralen Blutflußvolumens (Schöning u. Scheel 1996).

Daneben ermöglichen diese Techniken auch die Darstellung der Halsweichteile, Gefäßmorphe und des Hirnparenchyms im zweidimensionalen

Übersicht 13-1. Methoden

- ***Basisuntersuchung:***
  - extrakranielle Dopplersonographie
  - transkranielle Dopplersonographie
- ***Ergänzende Untersuchungstechniken:***
  - extrakranielle Farbduplexsonographie
  - transkranielle Farbduplexsonographie
  - Emboliedetektion
  - funktionelle Dopplersonographie (z. B. Vasomotorenreserve)
  - Doppler- und Farbdopplersonographie mit Ultraschallsignalverstärker
  - intrakranielle B-Bild-Sonographie

Schwarzweißbild (B-Bild). Intravenös verabreichte Ultraschallsignalverstärker erleichtern besonders die transkranielle Doppler- und Farbduplexsonographie. Emboliedetektion und „funktionelle Sonographie", bei der Perfusionsveränderungen auf externe Stimuli dopplersonographisch untersucht werden (z. B. Vasomotorenreserve), sind andere weiterführende sonographische Techniken.

Die nichtinvasiven Ultraschalluntersuchungsverfahren dienen nicht nur der Akutdiagnostik. Neben der neurologischen klinischen Untersuchung, anderen bildgebenden Verfahren (CCT, MRT) und elektrophysiologischen Parametern (EEG, evozierte Potentiale) können sie auch zum Monitoring eingesetzt werden, insbesondere bei Erkrankungen, die direkt oder indirekt (z. B. Hirndruck) die Hirndurchblutung beeinträchtigen. Vorteil der Ultraschallverfahren ist, daß sie am Patientenbett beliebig oft durchgeführt werden können, daß auch unkooperative, unruhige Patienten meist ohne Sedierung untersucht werden können und Neurologen in der Intensivmedizin nicht unmittelbar auf Fremdhilfe angewiesen sind. Allerdings ist die Qualität der Befunde stark untersucherabhängig. Viele verschiedene Ultraschallverfahren und Applikationsformen wurden und werden beschrieben. Nur wenige Untersucher beherrschen alle. Dieses Kapitel kann nicht auf jeden Aspekt der sonographischen Diagnostik eingehen; es soll einen Überblick über die wesentlichen auf Intensivstationen einsetzbaren Ultraschallverfahren geben.

2 Sonographische Untersuchungen in der Intensivmedizin: Methoden und ihre Indikationen

2.1 Spezifische Probleme

Die vaskuläre Diagnostik mittels Ultraschallverfahren (ECD, TCD, Duplex) unter intensivmedizinischen Bedingungen unterscheidet sich von der im „Routinebetrieb" durch besonders hohe Anforderungen an den Untersucher. Verschiedene Bedingungen können Befunderhebung und -interpretation erschweren: psychomotorische Unruhe und fehlende Kooperation des Patienten, Schnarchartefakte bei Vigilanzstörung, Jugulariskatheter und -verbände, gravierende obere Einflußstauung, Zeitdruck vor Therapieeinleitung oder bei konkurrierender Diagnostik sowie hoher Umgebungsgeräuschpegel. Solche Störungen und Faktoren können dazu führen, daß die extrakraniellen Gefäße nur lückenhaft beschallt werden können. Die Interpretierbarkeit der Befunde wird dadurch zunehmend von der Erfahrung des Untersuchers abhängig und die bei verschiedenen Fragestellungen gute Aussagekraft der Methode wird bisweilen auf ein Verdachtsniveau gesenkt.

Ferner kann der Zeitdruck in Notfallsituationen dazu führen, daß die üblichen Qualitätsstandards im Hinblick auf Umfang und Genauigkeit der Untersuchung nicht eingehalten werden können. Zwar legt eine (Verdachts)diagnose häufig eine Fokussierung der Untersuchung auf bestimmte Stromgebiete nahe, doch können unvollständige Untersuchungen zu irreleitenden Befunden führen. Dies gilt insbesondere bei Patienten mit nicht sicher eruierter Symptomentwicklung oder im Koma ohne topodiagnostisch eindeutig einzuordnende Symptome. Seltene, aber typische Fehler können z. B. auftreten, wenn bei klinischem Verdacht ein akuter Verschluß der A. basilaris durch isolierte extra- und ggf. transkranielle Beschallung der vertebrobasilären Zirkulation bestätigt wird, aber ein zusätzlicher proximaler Verschluß der A. carotis communis übersehen wurde, was den Verdacht auf eine Aortenbogendissektion nahelegen und eine Lysetherapie ausschließen würde.

2.2 Methoden und Indikationen

Die häufigste Indikation für Ultraschalluntersuchungen stellt der Nachweis oder Ausschluß von stenosierenden oder okkludierenden Erkrankungen der hirnversorgenden Arterien dar.

Somit sollten als Basisuntersuchung mittels extrakranieller Dopplersonographie (ECD) im Seitenvergleich Aa. supratrochlearis, carotis communis, carotis interna und externa sowie vertebralis am Abgang und im Bereich der Atlasschleife erfaßt werden. Grundsätzlich sollte die ECD durch eine transkranielle Dopplersonographie (TCD) ergänzt werden. Mittels TCD werden die proximalen Abschnitte der Aa. cerebri media, anterior und posterior, die A. ophthalmica, die intrakraniellen Segmente der A. vertebralis und die A. basilaris dargestellt. Die Untersuchung erfolgt durch das temporale und subokzipitale Schallfenster, die Untersuchung der A. ophthalmica durch Aufsetzen der Ultraschallsonde auf das geschlossene Augenlid.

Diese Gefäßregionen können auch mittels extrakranieller und transkranieller Farbduplexsonographie (ECCS und TCCS) untersucht werden. Es gibt Fragestellungen, die nur oder leichter farbduplexsonographisch beantwortet werden können (Ultraschallmorphologie einer ACI-Stenose, Nachweis einer Vertebralisdissektion oder eines zerebralen Aneurysmas etc.). Ob der größere apparative Aufwand stets in Relation zum diagnostischen Nutzen steht, bleibt weiterhin umstritten. Bedeutsamer als die Frage, welche Methode „leistungsfähiger“ ist, ist die Erfahrung des Untersuchers mit dem jeweiligen Untersuchungssystem und die Kenntnis von Indikationen, Fehlerquellen und Grenzen des Verfahrens.

Mögliche Indikationen für die verschiedenen Untersuchungsmethoden sind in Tabelle 13-1 zusammengestellt. Neben etablierten Verfahren mit akzeptiertem diagnostischen Wert gibt es einige noch nicht etablierte Applikationen deren Bedeutung umstritten oder deren Nutzen bislang nicht ausreichend untersucht ist.

Tabelle 13-1. Zusammenstellung möglicher Indikationen und Fragestellung für sonographische Untersuchungen auf der Intensivstation (❍ erwiesener diagnostischer Wert, ■ diagnostischer Wert bislang unklar)

		Indikationen	*Methode*
Akutdiagnostik	❍	Nachweis und Lokalisation stenosierender oder okkludierender extra- und intrakranieller Gefäßläsionen	ECD, TCD, ECCS, TCCS
	❍	Diagnostik intrakranieller Kollateralisierung (Circulus Willisii) bei vorgeschalteten hämodynamisch wirksamen Gefäßläsionen	TCD, TCCS
	■	Farbduplexsonographische Messung des zerebralen Blutflußvolumens	ECCS
	❍	Nachweis eines intrakraniellen Perfusionsstillstands	TCD, TCCS
	■	Nachweis von intrakraniellen arteriovenösen Malformationen (evtl. auch größeren Aneurysmen) oder von Durafisteln	TCD; TCCS, ECD
	■	Darstellung intrakranieller Parenchymläsionen (z. B. Blutung, Tumor)	TCCS
	■	Nachweis eines Hydrozephalus	TCCS
	❍	Nachweis von kardialen und karotidogenen Embolien	TCD (Emboliedetektion)
	❍	Diagnostik eines offenen Foramen ovale	TCD (Emboliedetektion) Echokardiographie
Verlaufs-untersuchungen	❍	Rekanalisation eines Gefäßverschlusses	ECD, TCD, ECCS, TCCS
	■	Monitoring einer systemischen Lyse bei Verschluß der A. cerebri media (Rekanalisation des Verschlusses und Einblutung in das Infarktareal)	TCCS (TCD, TCCS)
	❍	Verlaufuntersuchungen bei Gefäßstenosen und Vasospasmen (unter Berücksichtigung des mittels extrakranieller Farbduplexsonographie ermittelten zerebralen Blutfußvolumens)	TCD, TCCS (ECCS)
	■	(Probe)okklusion der ACI bei intrakraniellen (ACI-)Aneurysmen oder massiven Blutungen aus dem Nasen-Rachen-Raum	TCD, TCCS
	■	Intrakranielles Monitoring bei Karotis-TEA	TCD
	❍	Vasomotorenreserve bei hämodynamisch bedingten Infarkten	TCD
	■	Verlaufsuntersuchungen der Ventrikelweite bei Liquorzirkulationsstörungen	TCCS
	■	Mittellinienverlagerung, Kompression des Ventrikelsystems	
	■	Blutungen und andere parenchymatöse Läsionen	
	■	Optimierung von Antikoagulation (künstliche Herzklappen, „left ventricular assist devices" etc.)	TCD (Emboliedetektion)
	■	Monitoring extrakorporaler Zirkulation	TCD (Emboliedetektion)
	■	Monitoring bei Karotis-TEA	TCD (Emboliedetektion)

ECD extrakranielle Dopplersonographie, *ECCS* extrakranielle Farbduplexsonograpie, *TCD* transkranielle Dopplersonographie, *TCCS* transkranielle Farbdduplexsonographie.

Eine zweite Indikation für neurosonologische Untersuchungen sind Verlaufsuntersuchungen der zerebralen Durchblutung.

Dazu wird meist die TCD verwendet. Speziell intensivmedizinisch bedeutsame Fragen sind die Änderung der zerebralen Blutflußgeschwindigkeiten bei Vasospasmen nach Subarachnoidalblutungen. Ferner wird ein kontinuierliches oder sequentielles Monitoring intrakranieller Perfusionsveränderungen mittels TCD im Rahmen eines multimodalen Hirndruckmonitorings, bei diagnostischen und therapeutischen Manipulationen an der ACI oder zur Hirntoddiagnostik eingesetzt.

Neben den intrazerebralen Arterien können mit der TCCS auch einige strukturelle Veränderungen im Gehirn, wie zerebrale Blutungen und deren Komplikationen (z.B. Liquorzirkulationsstörungen, Mittellinienverlagerung), dargestellt werden. Dies könnte zukünftig Verlaufsuntersuchungen von Patienten in der neurologischen Intensivmedizin erleichtern, da die Methode am Patientenbett eingesetzt werden kann. Die bisherigen Ergebnisse sind vielversprechend. Allerdings muß der Stellenwert der TCCS gegenüber CCT-Verlaufsuntersuchungen noch in weiterführenden Studien ermittelt werden.

Als weitere neuere Methode hat sich die transkranielle Emboliedetektion bei der Identifikation von Emboliequelle bewährt. Sie wird auch zur Überprüfung effizienter Antikoagulation als Monitoringmethode während extrakorporaler Zirkulationsverfahren oder bei Manipulationen an der A. carotis interna eingesetzt.

Es würde den Rahmen dieses Kapitels sprengen, apparative Voraussetzungen, Gerätetechnik, Untersuchungsgang, Normalbefunde und Fehlerquellen der einzelnen Methoden aufzuführen. Dazu muß auf die Speziallehrbücher verwiesen werden.

3 Extrakranielle Doppler- und Farbduplexsonographie

Intensivmedizinisch relevante Fragestellungen an die extrakranielle Gefäßdiagnostik:
- Liegt eine Gefäßstenose oder ein Verschluß vor?
- Ist diese(r) hämodynamisch wirksam?
- Wie ist der Verschluß/die Stenose kollateralisiert?
- Ergeben sich Hinweise auf die Ursache der Gefäßstenose oder des Gefäßverschlusses (Dissektion, arteriosklerotische Läsion)?

Die dopplersonographische Erkennung von Gefäßstenosen basiert auf dem Prinzip, daß bei konstanter Durchflußmenge die Einengung eines Gefäßes zu einer Erhöhung der Strömungsgeschwindigkeit im stenotischen Segment führt (inverse Beziehung zwischen Gefäßkaliber und Strömungsgeschwindigkeit). Mit zunehmender Stenosierung geht laminare in turbulente Strömung über.

Mit der extrakraniellen Dopplersonographie können Stenosen von 60% und mehr sowie Verschlüsse der hirnversorgenden Arterien sehr verläßlich identifiziert werden. Sensitivität und Spezifität liegen bei 90% bzw. >95% und erreichen somit die Werte von Vergleichsverfahren wie MR-Angiographie (Blakeley et al. 1995).

Auch die apparativ aufwendigere Farbduplexsonographie weist grundsätzlich keine höhere Sensitivität und Spezifität auf. Aufgrund der simultan dargestellten Halsweichteile erleichtert die Farbduplexsonographie aber die Orientierung und Zuordnung der Dopplersignale zu spezifischen Gefäßregionen, was bei den teilweise erschwerten Untersuchungsbedingungen auf Intensivstationen bedeutsam sein kann. Lumeneinengungen der Gefäße <50%, die keine direkten dopplersonographischen Korrelate haben, sind mittels Duplex darstellbar. Ferner kann im B-Bild die Morphologie einer Stenose oder eines Verschlusses beschrieben werden, was Rückschlüsse auf die Ursache zulassen kann (Dissektion, arteriosklerotische Läsion).

3.1 Karotisstromgebiet

3.1.1 Stenose der A. carotis interna

Die Graduierung einer extrakraniellen Gefäßstenose erfolgt in der Regel auch bei der ECCS analog der bekannten dopplersonographischen Kriterien (Tabelle 13-2; Abb. 13-1). Die Untersuchung der Blutflußrichtung in der A. supratrochlearis dient der Mitbeurteilung intrakranieller hämodynamischer Auswirkungen der Karotisläsion. Ein kontralateraler ACI-Verschluß mit kompensatorischer Perfusionssteigerung in der ipsilateralen A. carotis interna kann dazu führen, daß der Stenosegrad in der dopplersonographischen Untersuchung überschätzt wird. Mit der ECCS kann grundsätzlich im farbkodierten B-Bild die Weite des perfundierten Restlumens im Längs- und Querschnittsbild ermittelt werden. Die Berechnung des Stenosegrades wird allerdings besonders durch Kalzifikationen im Stenosebereich beeinträchtigt und ist stark von einer optimalen Geräteeinstellung abhängig, mit der auch wandnahe, langsame Strömungen erfaßt werden müssen. Die Morphologie einer

Tabelle 13-2. Kriterien zur Diagnose einer Stenose der A. carotis interna. (Nach Widder 1995)

Stenosegrad	*<60%*	*70%*	*80%*	*>90%*
A. supratrochlearis	Unauffälliges Strömungssignal		Nullfluß oder retrograde Strömung	
A. carotis communis	Unauffälliges Strömungssignal		Erhöhte Pulsatilität	
Systolische Maximalfrequenz (Maximalgeschwindigkeit)	≤4 kHz [≤120 cm/s]	7 kHz [200 cm/s]	10 kHz [300 cm/s]	≥10 kHz [≥350 cm/s]
Poststenotische Ablösungsphänomene	Keine	Gering	Ausgeprägt	Gering
Reduzierte poststenotische Flußgeschwindigkeit	Nein	Beginnend	Ja	Ja

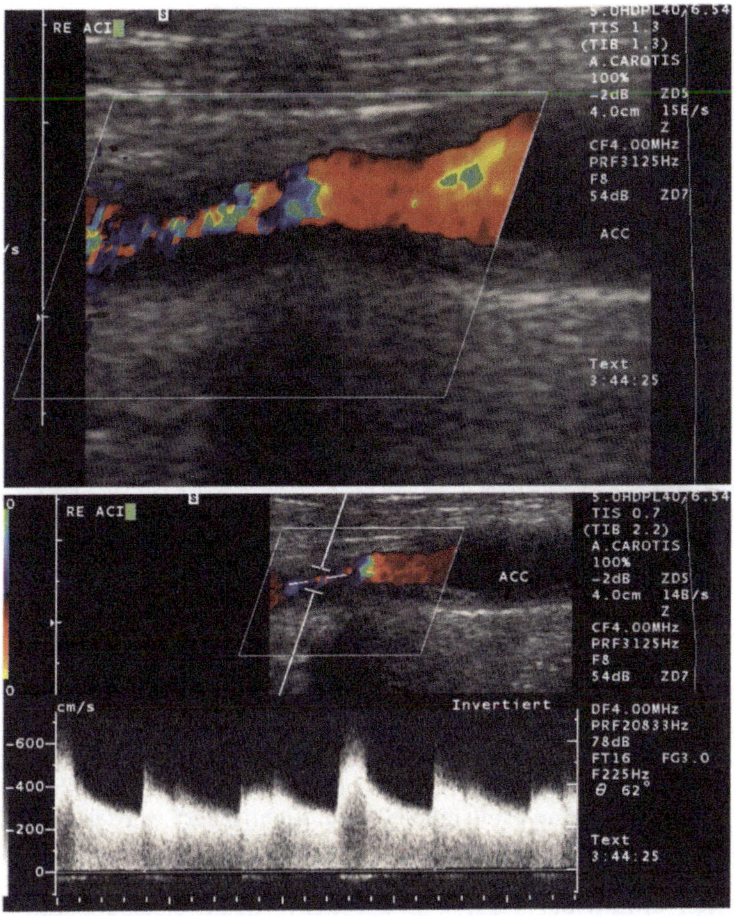

a
b

Abb. 13-1 a, b. Über 90%ige Abgangsstenose der A. carotis interna. **a** Farbdopplersonographie zeigt eine Lumeneinengung im Abgangsbereich der A. carotis interna mit Aliasing-Phänomenen und poststenotischen Turbulenzen. *ACC* A. carotis communis; **b** Dopplerfrequenzspektrum der A. carotis interna mit winkelkorrigierten systolischen Maximalgeschwindigkeiten von bis zu 600 cm/s

Stenose kann im B-Bild bezüglich Oberfläche (glatt, unregelmäßig, Nischenbildung) und Binnenechos der Plaque beschrieben werden. Solche Befunde lassen aber keine verläßlichen Rückschlüsse auf die Gefährdung des Patienten durch plaquegenerierte zerebrale Embolien zu.

3.1.2 Verschluß und subtotale Stenose der A. carotis interna

Die Differenzierung einer höchstgradigen, filiformen ACI-Stenose von einem ACI-Verschluß (Abb. 13-2) hat therapeutische Bedeutung. Dopplersonographische Befunde eines Gefäßverschlusses und einer hochgradigen Stenose können ähnlich sein: proximal der Gefäßläsion finden sich umschrieben bidi-

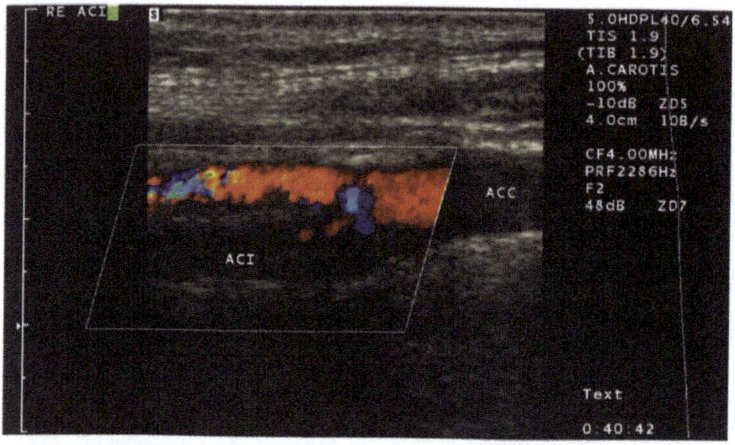

Abb. 13-2. Verschluß der A. carotis interna. Nur im proximalen Abschnitt der A. carotis interna (ACI) sind filiforme Farbdopplersignale erkennbar, die aber der A. carotis communis (ACC) und der A. carotis interna überlagert sind. Obgleich der Gefäßstamm der ACI im B-Bild gut darstellbar ist, können hier ebenso wie in der gepulsten Dopplersonographie keine Flußsignale nachgewiesen werden, was für einen Verschluß des Gefäßes spricht

rektionale kurze Widerstands- oder Verschlußsignale („Schwapp-Phänomen"). Bei einer „Pseudookklusion" lassen sich distal der Gefäßläsion noch farbdoppler- und/oder dopplersonographisch „postokklusive" Low-flow-Flußsignale nachweisen. Dabei hat sich die zusätzliche submandibuläre Beschallung des (sub)petrösen ACI-Segments mit niedrigfrequenten Schallsonden (2,0–2,5 MHz) im Seitenvergleich bewährt. Distal von Gefäßverschlüssen können dagegen keine Flußsignale mehr identifiziert werden. Bei Untersuchung mit der ECCS können in den okkludierenden Thrombus einwachsende Vasa vasorum manchmal zur Fehlbeurteilung führen. Weitere farbduplexsonographisch ermittelbare Hinweise auf einen Gefäßverschluß sind Gefäßbinnenechos und Längspulsationen des Gefäßes. Die einem ACI-Verschluß nachgeschalteten Gefäßregionen werden meist kollateralisiert über Äste der A. carotis externa (A. supratrochlearis), die kontralaterale ACI oder das Vertebralis-basilaris-Stromgebiet kollateralisiert. Die intrakranielle Kollateralisation kann mit der transkraniellen Doppler- oder Farbduplexsonographie zuverlässig erfaßt werden.

Die Sensitivität, mit der sonographisch Gefäßverschlüsse und subtotale Stenosen identifiziert werden, ist weniger vom Gerät (ECCS vs. Dopplersonographie) als vom Untersucher abhängig. Da aber mit keinem sonographischen Verfahren Verschlüsse mit letzter Sicherheit von subtotalen Stenosen unterschieden werden können, muß wegen der therapeutischen Konsequenzen eine selektive Arteriographie erwogen werden.

Im Gegensatz zu den atherosklerotischen ACI-Läsionen, die regelhaft am Abgang aus dem Karotisbulbus liegen, finden sich dissektionsbedingte Läsionen meist etwa ab 1 cm distal des Abgangs.

Bei Dissekaten, die eine hochgradige Stenose (Abb. 13-3) oder einen Verschluß hervorrufen, führt das zu charakteristischen Widerstandsprofilen, die über eine entsprechende Strecke dopplersonographisch verfolgbar sind. Ein bis in den Kieferwinkel verfolgbares Widerstandsprofil muß dagegen auch an einen intrakraniellen Karotis-(T-)Verschluß denken lassen. Die Farbduplexsonographie kann die diagnostische Sicherheit durch Darstellung eines zweiten, falschen Lumens bzw. einer flottierenden Intimalippe erhöhen.

3.2 Vertebralisstromgebiet

Aus anatomischen Gründen ist die Untersuchung der hinteren Zirkulation schwieriger. Daher sind Sensitivität und Spezifität der ECD und ECCS im Nachweis von Stenosen und Verschlüssen niedriger als im Karotisstromgebiet. Während mit der konventionellen extrakraniellen Dopplersonographie der Vertebralisabgang (V_1-Abschnitt) und die Atlasschlinge (V_3-Abschnitt) untersucht werden, wird mit der ECCS zunächst der intraforaminale Abschnitt der Vertebralarterien (V_2-Abschnitt) beschallt. Die großen Linear-array-Schallköpfe der ECCS eignen sich in der Regel nicht zur Darstellung des Vertebralarterienabgangs, der Prädilektionsstelle für stenosierende Gefäßprozesse. Dazu müssen kleinere (Sektor)schallköpfe verwendet werden.

3.2.1 Stenosen der A. vertebralis

Stenosen im Abgangsbereich der A. vertebralis können zu einer lokalen, dopplersonographisch nachweisbaren Anhebung der Blutfußgeschwindigkeit führen. Bei hämodynamisch wirksamen Stenosen sind poststenotische Flußgeschwindigkeit und Pulsatilität vermindert. Eine genaue Stenosegraduierung, wie bei den Karotiden, ist dopplersonographisch nicht möglich. Wegen oft zahlreich Kollateralen aus den aszendierenden Halsarterien können auch die typischen poststenotischen Veränderungen der Strömungssignale als indirekter Hinweis für eine hochgradige Stenose ganz fehlen. Ein solches Kollateralnetz kann nur farbduplexsonographisch identifiziert werden. Im Gegensatz zur konventionellen Dopplersonographie kann die ECCS eine Vertebralishypoplasie von einer poststenotischen Flußgeschwindigkeitsminderung durch Seitenvergleich der Gefäßkaliber im V_2-Segment differenzieren. Bei Hypoplasie ist das Verhältnis der Gefäßkaliber im Seitenvergleich >1:1,7.

Extrakranielle *Vertebralisdissektionen* lassen sich nichtinvasiv nur mittels ECDS darstellen. Langstreckige Kaliberunregelmäßigkeiten mit segmentalen Gefäßstenosen, die den intraforaminalen Abschnitt der Vertebralarterien oder die Atlasschlinge betreffen, sind sonographisch faßbare Hinweise auf eine dissezierende Wanderkrankung.

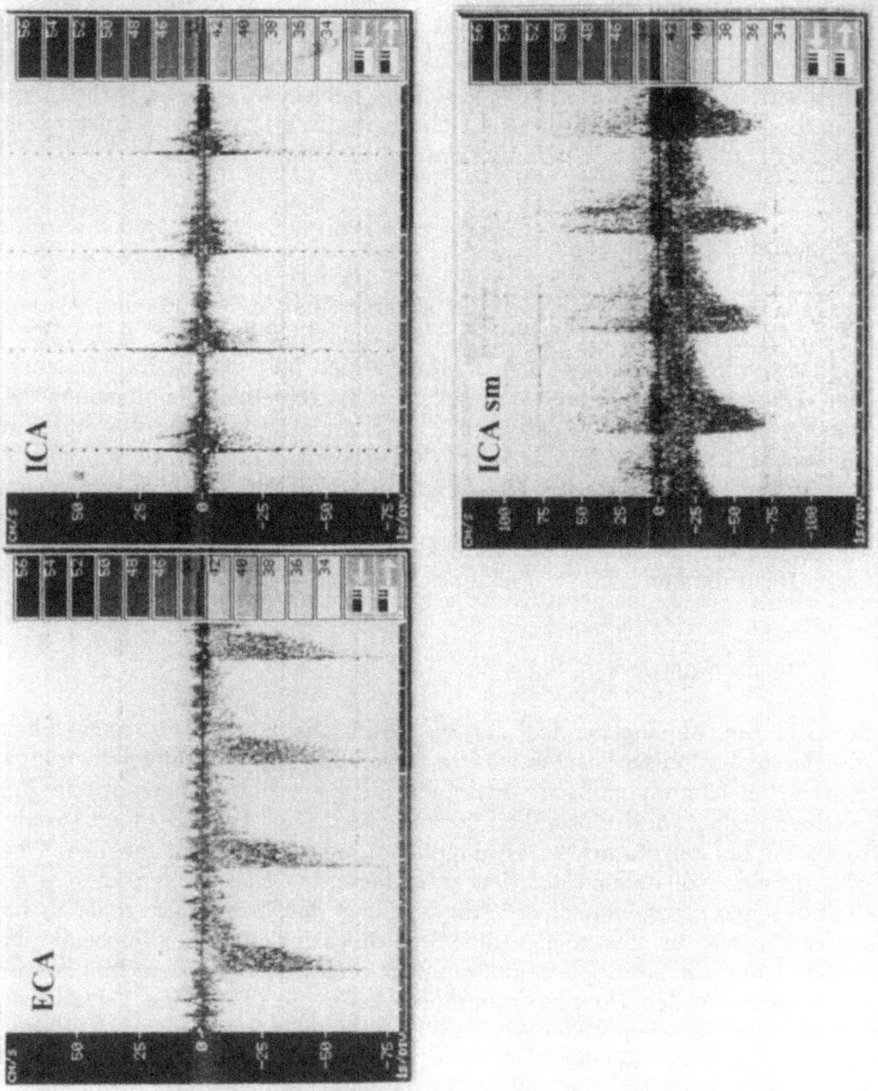

Abb. 13-3 a, b. „Pseudookklusion" der A. carotis interna. **a** Typischer Befund für eine Dissektion. Mittels extrakranieller konventioneller 4-MHz-pw-Dopplersonographie Darstellung eines „Blindstumpf-" bzw. „Widerstandsprofils" kurz nach Abgang der ICA aus dem Karotisbulbus. Die Ergänzung der Untersuchung durch submandibuläre ICA-Beschallung mit der 2-MHz-Sonde zeigt eine Restperfusion; **b** Bestätigung des Befunds durch selektive Arteriographie: langstreckige filiforme dissektionstypische Karotisstenose; die seriellen Bilder demonstrieren den extrem niedrigen Restfluß

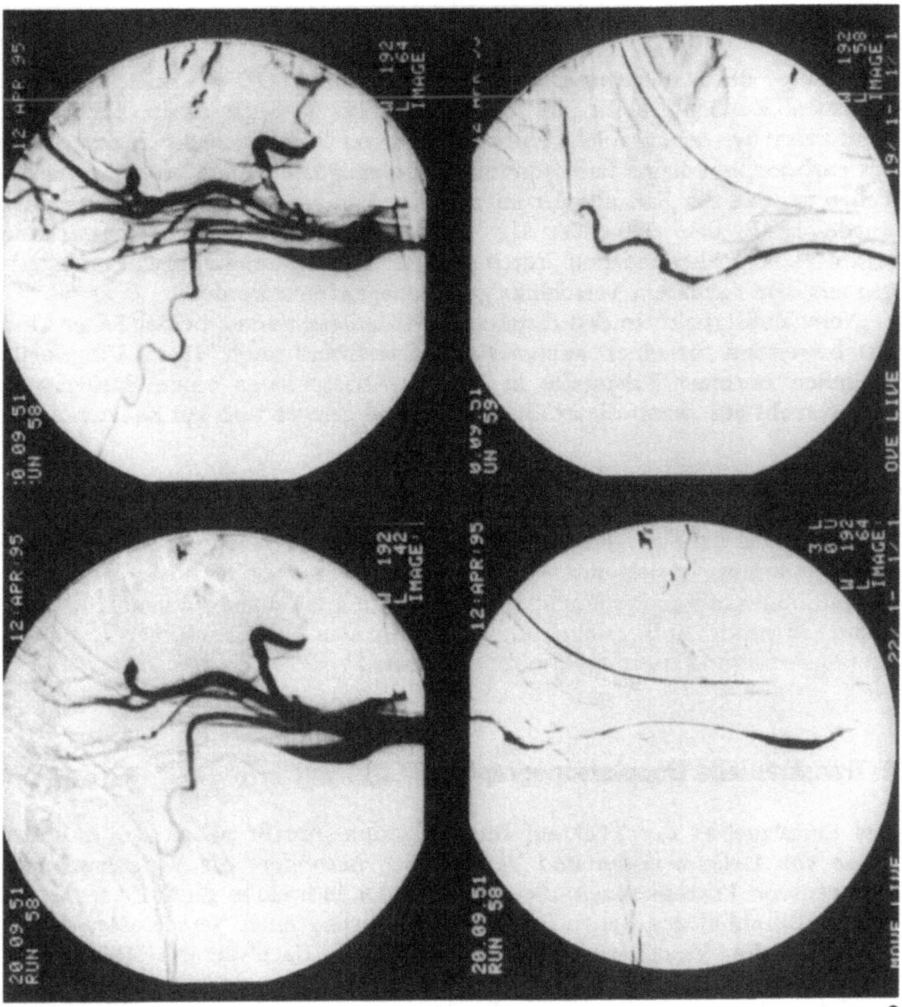

b

Abb. 13-3 b (Legende s. S. 244)

3.2.2 Verschluß der A. vertebralis

Verschlüsse der A. vertebralis sind sicherer mittels ECCS als mittels ECD zu erkennen. Zunächst sollte das Gefäßlumen im V_2-Segment im Schnittbild identifiziert werden. Im Falle eines Verschlusses lassen sich durch Zuschalten des Farbdopplers keine farbkodierten Dopplersignale zeigen, wobei sicherzustellen ist, daß der Farbdoppler auf niedrige Flußgeschwindigkeiten optimiert wurde [PRF von 550–1100 Hz und Anhebung der Globalverstärkung („gain")]. Anschließend muß durch gezielte dopplersonographische Ableitungen aus dem Gefäß ein Verschlußsignal nachgewiesen werden.

„Verschlußsignale" in den distalen Vertebralissegmenten beider Seiten sind fast beweisend für einen akuten *Basilarisverschluß* (Abb. 13-4). Umgekehrt schließen normale Pulsprofile in den VA-Atlasschleifen einen Basilarisverschluß nicht aus, wenn dieser älter oder distal gelegen und gut kollateralisiert ist.

Insgesamt bedarf die doppler- und duplexsonographische Diagnostik der hinteren Zirkulation häufiger der Ergänzung durch eine invasive selektive Arteriographie, insbesondere bei Diskrepanzen zwischen der klinischen Einordnung und dem sonographischen Befund, da letzterer oft nicht beweisend ist und häufig unter ungünstigen intensivmedizinischen Untersuchungsbedingungen erhoben werden müssen.

4 Transkranielle Dopplersonographie (TCD)

Das Einsatzgebiet der TCD auf Intensivstation umfaßt neben der Akutdiagnose von Gefäßstenosen und Verschlüssen besonders die Verlaufsuntersuchungen von Erkrankungen, die direkten oder indirekten Einfluß auf die zerebrale Durchblutung haben (z. B. Rekanalisierung eines Verschlusses der A. cerebri media, Vasospasmusmonitoring). Durch Nachweis eines Kollateralkreislaufs und Untersuchung der zerebralen Vasomotorenreserve bzw. Autoregulation kann dopplersonographisch ermittelt werden, ob Stenosen und Verschlüsse der vorgeschalteten hirnversorgenden Arterien hämodynamisch ausreichend kompensiert sind. Dopplersonographische Parameter werden ferner zur Überwachung der zerebralen Perfusion bei erhöhtem Hirndruck und als ergänzende Untersuchung bei der Hirntoddiagnostik eingesetzt. Sonographisch kann auch der Einfluß verschiedener Therapieverfahren auf die zerebrale Durchblutung ermittelt werden.

In der Hand des Geübten kann die TCD eine wertvolle Ergänzung anderer etablierter Überwachungsverfahren der zerebralen Hämodynamik und des zentralen Nervensystems darstellen.

Zur TCD werden gepulste 2-MHz-Schallsonden mit tiefenverstellbaren Meßvolumina verwendet. Die Meßsignale lassen Aussagen über die zerebrale Blutflußgeschwindigkeit sowie die Flußrichtung und Hämodynamik in einem Gebiet definierter Tiefe zu. Über transtemporale, transorbitale und transfor-

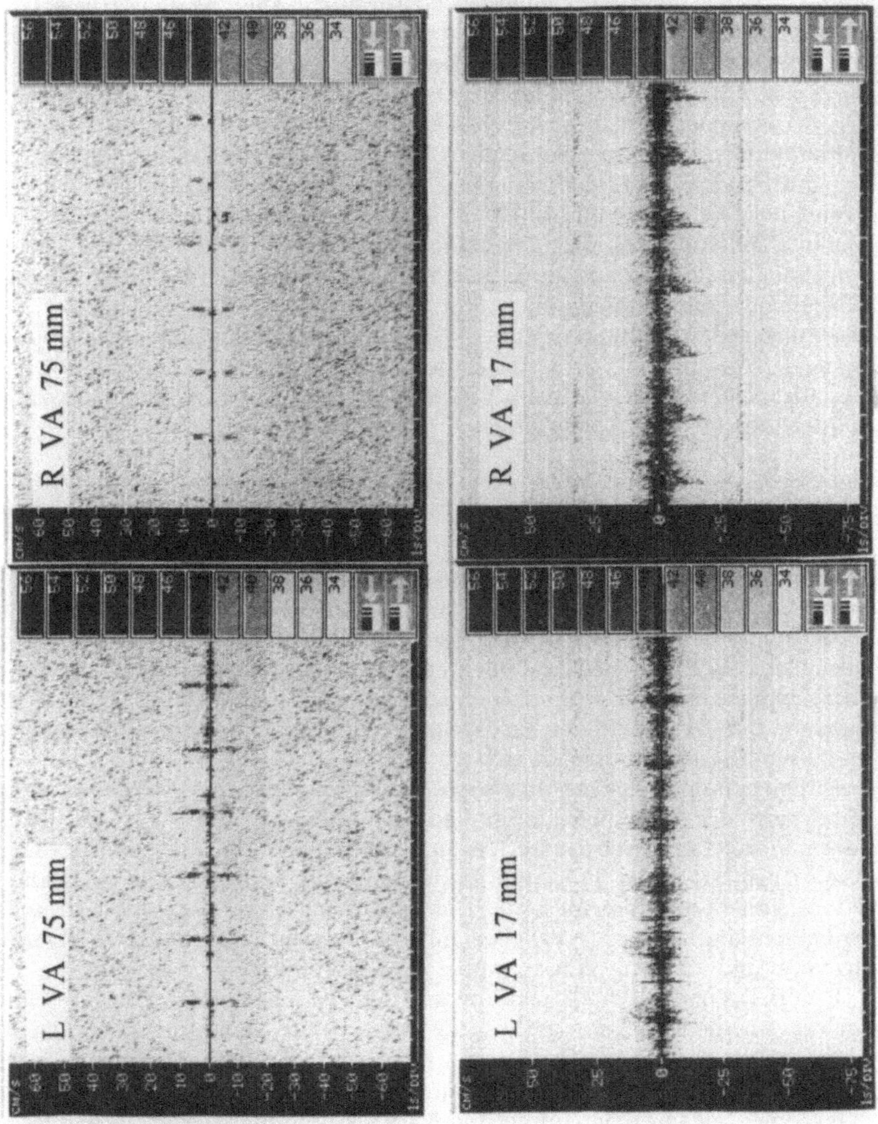

Abb. 13-4. Charakteristische Darstellung eines A.-basilaris-Verschlusses mit konventioneller Dopplersonographie. Bereits die extrakranielle Untersuchung der Vertebralis-Atlasschleifen-Segmente (*untere Reihe*) weist wegen des Verlustes der diastolischen Flußanteile auf eine distal gelegene hochgradige Strömungsbehinderung hin. Mittels transkranieller Dopplersonographie (*obere Reihe*) ließ sich bilateral in den intrakraniellen Vertebralarteriensegmenten ein „Widerstandsflußsignal" verfolgen: es muß sich also um einen A.-basilaris-Verschluß handeln

aminale Knochenfenster kann die Blutströmung aller basalen Hirnarterien bestimmt werden. Zur Beurteilung des zerebralen Blutflusses werden die maximalen systolischen und diastolischen Blutflußgeschwindigkeiten (V_{sys} bzw. V_{diast}) und das zeitliche Mittel der maximalen Blutflußgeschwindigkeiten (V_{mean}) herangezogen. Normwerte für V_{mean} der A. cerebri media sind in der Literatur mit 41–94 cm/s angegeben. Die V_{mean} anderer basaler Hirnarterien liegt im Bereich der A. cerebri anterior bei 42–58 cm/s, in der A. cerebri posterior bei 29–44 cm/s und in der A. basilaris zwischen 32 und 58 cm/s. Eine absolute Messung des zerebralen Blutflußvolumens mittels TCD ist derzeit nicht möglich, da die Bestimmung der Querschnittsfläche des beschallten Gefäßsegments routinemäßig nicht durchgeführt werden kann. Versuche, Veränderungen des Gefäßquerschnitts über die Intensitätsänderung des Dopplersignals zu bestimmen, sind vielversprechend (Poulin u. Robbins 1996), werden aber leicht durch minimale Veränderungen des Anschallwinkels oder des Sondenkontakts zum Kopf gestört.

4.1 Vasospasmen

Vasospasmen treten bei bis zu 70% der Patienten mit aneurysmatischer Subarachnoidalblutung (SAB) auf. Sie können bei bis zu 20–30% der Patienten zu einer zerebralen, fokalen oder globalen Ischämie führen. Werden Vasospasmen in der Frühphase der Erkrankung nachgewiesen, so ist das mit einer 1,5- bis 3fachen Erhöhung der Letalität in den nächsten 2 Wochen verbunden. Der Nachweis von Vasospasmen kann eine Änderung der medikamentösen Therapie nach sich ziehen.

Dopplersonographisches Kriterium eines Vasospasmus ist die durch die Minderung des Gefäßquerschnitts bedingte Anhebung des V_{mean}. Grenzwerte liegen in den Aa. cerebri anterior und media über 120–130 cm/s, in der A. cerebri posterior über 110 cm/s, in der A. basilaris über 60–95 cm/s und in der A. vertebralis über 80 cm/s. Die Sensitivität der TCD wird sehr unterschiedlich eingeschätzt (verglichen mit der Angiographie werden Werte zwischen 30 und 90% angegeben), wobei die Spezifität bei 70–100% liegt.

Die TCD eignet sich als nichtinvasive, am Patientenbett verfügbare Untersuchungsmethode neben der Diagnostik auch zur Verlaufsbeobachtung und Therapiesteuerung eines Vasospasmus. Eine pathologische Zunahme der zerebralen Blutflußgeschwindigkeit kann schon vor dem Einsetzen klinischer Symptome Zeichen einer durch den Vasospasmus induzierten Ischämie sein und ist mit deren Ausmaß korreliert. Patienten, deren Blutflußgeschwindigkeit um mehr als 50 cm/s in 24 bzw. 48 h ansteigt, haben ein hohes Risiko, eine verzögerte Ischämie zu entwickeln. Bei älteren Patienten kann auch ohne einen Anstieg der Blutflußgeschwindigkeit eine verzögerte Ischämie auftreten, so daß unauffällige TCD-Befunde zusätzlich durch klinische Untersuchungen bestätigt werden sollten. Eine Reduktion der Blutflußgeschwindigkeit im Verlauf kann nicht nur Ausdruck eines rückläufigen Vasospasmus, sondern auch Zeichen einer reduzierten Hirndurchblutung aufgrund einer intrakraniellen Hypertension sein.

Eine zerebrale Hyperämie nach SAB als Folge einer gestörten Autoregulation kann ebenfalls zu einer deutlichen Anhebung der systolischen und mittleren Blutflußgeschwindigkeit führen und damit evtl. zu einer Verwechslung mit Spasmen. Eine sichere Unterscheidung zwischen Hyperämie und Vasospasmus ist bislang sonographisch nicht möglich. Im allgemeinen ist bei Hyperämie aber auch der diastolische Flußanteil ungewöhnlich hoch. Außerdem treten Vasospasmen eher in umschriebenen Gefäßarealen oder zumindest deutlich fokal betont auf.

Mittels ECCS kann zusätzlich das Blutflußvolumen recht genau erfaßt werden, das bei der zerebralen Hyperämie steigt: Hierzu werden mittlere Flußgeschwindigkeit und Gefäßdurchmesser beider Aa. carotis internae und beider Vertebralarterien (V_2-Segment) ermittelt, um dann das zerebrale Blutflußvolumen zu errechnen (Schöning u. Scheel 1996). Ferner wird der dopplersonographische Nachweis von Vasospasmen durch verschiedene intensivmedizinische Therapien (z. B. Hyperventilation) oder durch Anstieg des intrazerebralen Drucks, einer häufigen Komplikation bei Patienten mit SAB, beeinflußt (s. unten).

4.2 Erhöhter intrakranieller Druck und zerebraler Kreislaufstillstand am Beispiel Schädel-Hirn-Trauma

Nach stumpfem Schädel-Hirn-Trauma lassen sich regelhaft folgende Veränderungen nachweisen (Martin et al. 1997): Während der ersten 24 h (Phase 1) sind die zerebralen Blutflußgeschwindigkeiten und der sog. Hemisphärenindex nach Lindegaard (Quotient der Blutflußgeschwindigkeit in der A. cerebri media und der A. carotis interna) normal, die Hirndurchblutung und der Hirnmetabolismus aber vermindert. Ursache dieser Veränderungen kann ein erhöhter peripherer Widerstand als Folge zirkulierender vasokonstriktorischer Metabolite (Katecholamine, Prostaglandine, Neuropeptide) sein.

Danach kommt es (Phase 2) zu einer Hyperämie mit erhöhter zerebraler Blutflußgeschwindigkeit und weiterhin erniedrigtem zerebralen Metabolismus. Eine Ausschüttung vasodilatierender Metabolite (Laktat, Adenosin) zu diesem Zeitpunkt könnte eine Ursache des erniedrigten peripheren Widerstands sein. Bei ca. der Hälfte aller Patienten mit einem SHT entwickelt sich dann zwischen dem 4. und dem 14. Tag (Phase 3) ein Vasospasmus der basalen Hirngefäße mit stark erhöhter Blutflußgeschwindigkeit und einem erhöhten Hemisphärenindex bei gleichzeitig erniedrigtem zerebralen Blutfluß.

Krisenhafte Zuspitzungen des intrakraniellen Drucks (ICP), z. B. nach SHT, haben häufig eine ungünstige Prognose, da es sekundär zu zerebraler Ischämie und Herniation von Hirngewebe kommen kann. Trotz einiger Versuche, über sog. Widerstandsindizes oder über eine simultane Analyse des mittleren arteriellen Drucks und der zerebralen Blutflußgeschwindigkeit den ICP abzuschätzen oder gar zu berechnen, kann die invasive ICP-Messung bisher nicht zuverlässig durch die TCD ersetzt werden.

Ein Abfall des zerebralen Perfusionsdrucks durch Erniedrigung des arteriellen Drucks oder Zunahme des ICP führt zu einer progressiven Veränderung des TCD-Blutflußsignals, die durch zunehmende Okklusion der zerebralen Arterien (erhöhter transmuraler Druck) oder durch kompressionsbedingte Abflußbehinderung über die Hirnvenen erklärt werden kann (Abb. 13-5). Bereits geringfügige Veränderungen des zerebralen Perfusionsdrucks reduzieren das diastolische Flußgeschwindigkeitsprofil. Ähnliche Flußsignale können aber auch noch durch forcierte Hyperventilation oder Suppression des zerebralen Metabolismus (z. B. durch Barbiturate) hervorgerufen werden. Sobald der ICP den diastolischen arteriellen Blutdruck übersteigt, kommt es zum vollständigen Verlust des diastolischen Flußanteils. Solche Befunde korrelieren im Tierexperiment eng mit dem Verlust der elektrischen kortikalen Aktivität (Werner et al. 1992).

Ein noch weiterer Anstieg des ICP führt zu einem intrazerebralen Kreislaufstillstand. Dopplersonographisch können dann in den proximalen Gefäßstämmen ein Pendelfluß oder systolische Spindeln als Folge der in Höhe der Schädelbasis oszillierenden Blutsäule abgeleitet werden. Da zwischen dem supratentoriellen und infratentoriellen Kompartiment Druckunterschiede existieren, müssen zur Diagnose eines intrazerebralen Kreislaufstillstands die basalen Hirnarterien beider Kompartimente untersucht werden. Die TCD kann einen zerebralen Kreislaufstillstand mit einer Spezifität von 100% und einer Sensitivität von 91% erkennen (Petty et al. 1990). In Deutschland wurde die TCD von der Bundesärztekammer als Entscheidungshilfe zur Feststellung des zerebralen Kreislaufstillstands empfohlen. Die Diagnose des Hirntods beruht aber stets primär auf dem klinischen Befund, und alle technischen Untersuchungen, wie EEG, TCD, evozierte Potentiale, SPECT, sind ergänzende Zusatzverfahren (Abb. 13-6).

4.3 Funktionelle TCD-Untersuchungen

4.3.1 Vasomotorische Reservekapazität

Mittels TCD kann die vasomotorische Reservekapazität (VMR) der Hemisphärengefäße, welche als adäquate Antwort auf einen vasodilatatorischen Reiz definiert ist, z. B. in der A. cerebri media überprüft werden. Als Stimuli dienen Hyperkapnie durch CO_2-Inhalation oder Atemanhalten („breath-holding test") oder i.v.-Gabe von Acetazolamid (Diamox). Die so induzierte Vasodilatation reduziert den Flußwiderstand im peripheren Gefäßbett und führt zu einer zerebralen Hyperämie. Bei unverändertem Blutdruck und Gefäßkaliber der großen zuführenden Arterien, ruft dies eine Zunahme der dopplersonographisch faßbaren Blutflußgeschwindigkeit in den großen zuführenden Arterien hervor. Die Veränderung des Gefäßwiderstandes der Arteriolen ist eine Grundlage der zerebrovaskulären Regulationsmechanismen, deren Intaktheit und Effizienz durch die Bestimmung der VMR abgeschätzt werden kann. Orientierend kann man einen kooperativen Patienten auffordern, zunächst die Luft möglichst lange anzuhalten und dann zu hyperventilieren. Dabei sollte sich die mittlere Strömungsgeschwindigkeit im untersuchten Gefäß um mindestens 15% ändern. Bei Einatmen eines Gasgemischs aus 5%

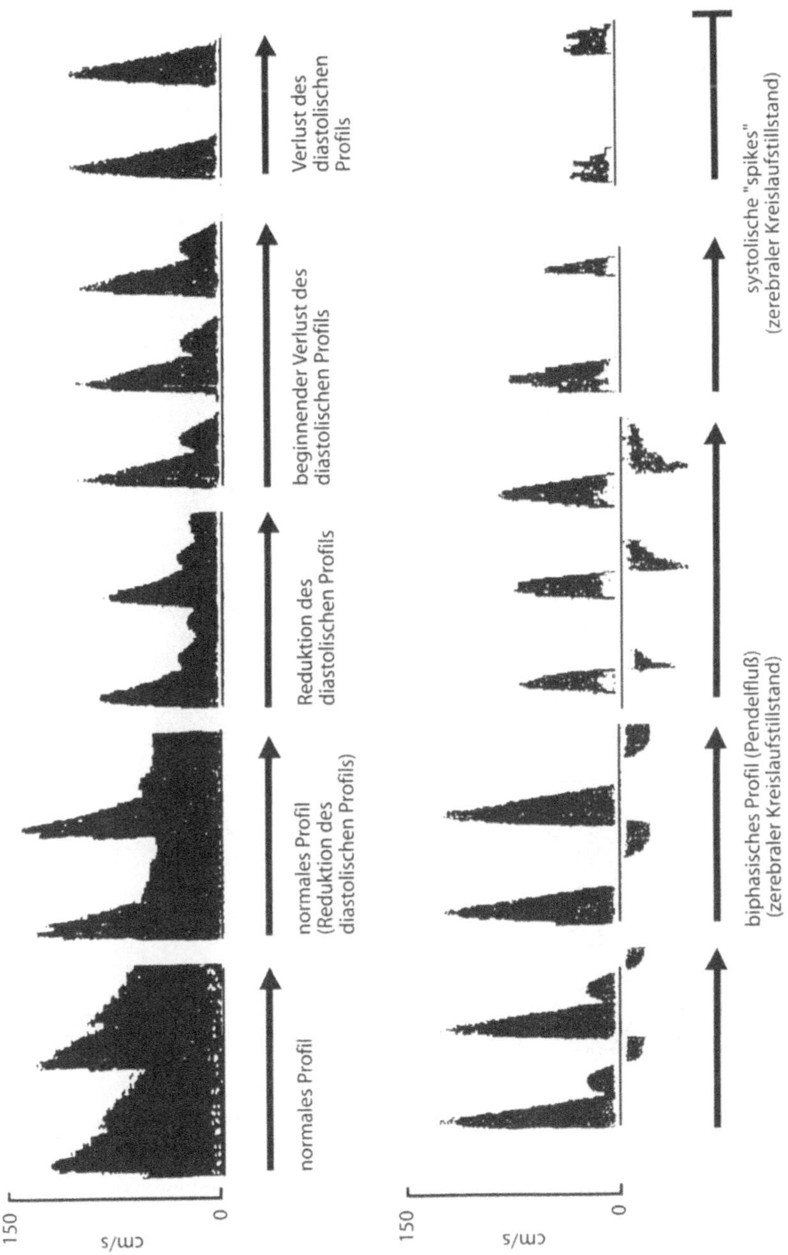

Abb. 13-5. Verhalten des Flußgeschwindigkeitsprofils in Abhängigkeit vom intrakraniellen Druck

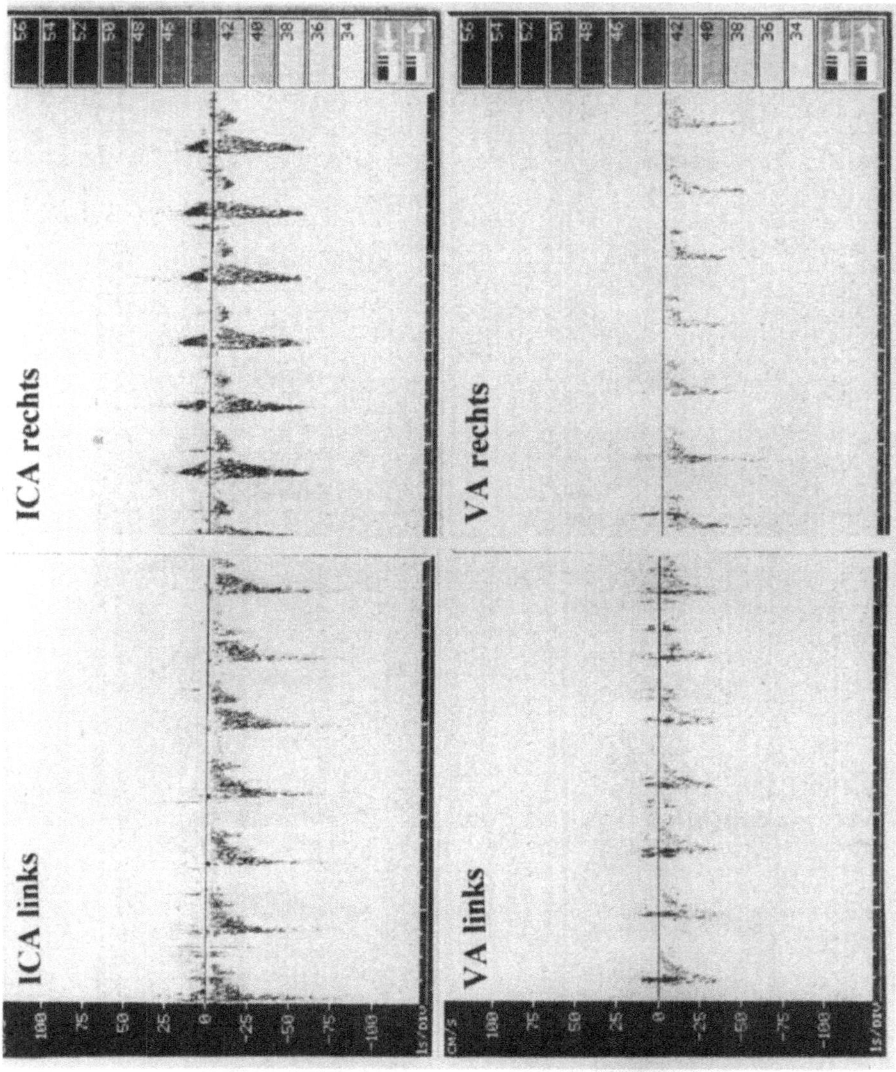

a

Abb. 13-6 a, b. Typischer dopplersonographischer Befund bei Hirntodsyndrom. **a** Bereits mittels extrakranieller Dopplersonographie lassen sich „Widerstandsprofile" in allen großen hirnversorgenden Gefäßen nachweisen. Die Bedeutung eines solchen Befunds ist insofern unsicher, als andere Gefäße noch zur intrakraniellen (Rest)perfusion beitragen können; **b** mittels anschließender TCD beim selben Patienten wurde ein Perfusionsstillstand in allen großen hirneigenen Gefäßen dokumentiert

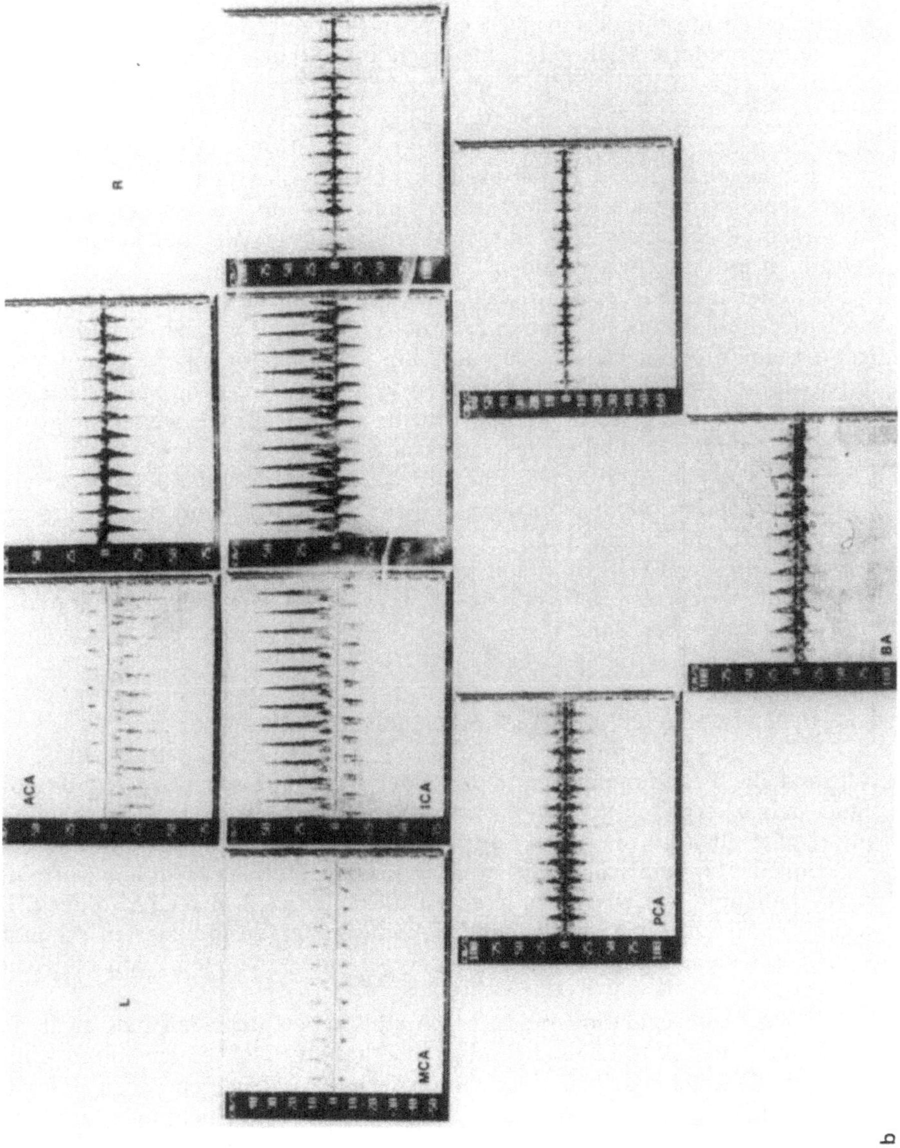

Abb. 13-6 b (Legende s. S. 252)

CO_2 und 95% O_2 oder nach Acetazolamidinjektion sollte sich die Flußgeschwindigkeit um mindestens 30% erhöhen (laboreigene Normalwerte).

Eine verminderte VMR zeigt eine erschöpfte Perfusionsreserve an, z.B. bei vorgeschalteter hämodynamisch wirksamer Stenose oder Verschluß in Verbindung mit einer unzureichenden Kollateralisierung. Dies ist ein Risikoindikator für einen hämodynamisch bedingten Endstrom- oder Grenzzoneninfarkt (Yonas et al. 1993). Andererseits kann trotz niedriger VMR eine ausgeprägte leptomeningeale Kollateralisation noch für eine ausreichende Perfusion sorgen. Problematisch ist die Bestimmung der VMR bei kardialen Arrhythmien mit stark wechselnden Pulskurven.

Die Untersuchung der CO_2-Reaktivität der Hirngefäße auf einen hypokapnischen Stimulus hat bei Patienten mit erhöhtem ICP nach Schädel-Hirn-Trauma eine prognostische Bedeutung. Ein vasodilatatorischer Stimulus (z.B. Hyperkapnie) muß bei diesen Patienten vermieden werden, weil durch Vergrößerung des intravasalen Kompartiments der Hirndruck weiter steigt und dies eine weitere Erhöhung des intrakraniellen Volumens provoziert. Klinische Untersuchungen konnten eine direkte Korrelation der CO_2-Reaktivität zerebraler Gefäße mit dem intrakraniellen Druck (ICP) und dem neurologischen Defizit von Patienten mit intrakraniellen Läsionen nachweisen. So können mit Hilfe der CO_2-Reaktivität prädiktive Aussagen über die Entwicklung bestehender zerebraler Defizite bei Ausgangs-ICP-Werten zwischen 20 und 35 mmHg getroffen werden.

4.3.2 Dynamische zerebrovaskuläre Autoregulationstests

Während die Bestimmung der hyper- oder hypokapnischen VMR eine konstante „vis a tergo“ (RR, MAP) voraussetzt, wird bei den zerebrovaskulären Autoregulationstests die intrakranielle Blutflußgeschwindigkeitsänderung als Funktion des systemischen mittleren arteriellen Blutdrucks untersucht. Dies ist für Patienten mit ausgedehnteren Hirnläsionen, z.B. nach SAB oder SHT, wegen der Gefahr eines durch Blutdruckschwankungen induzierten sekundären Hirnschadens (zerebrale Ischämie, Hyperämie, Hirnödem) von klinischer Relevanz.

Der sog. Autoregulationsindex beschreibt neben dem Ausmaß auch den Zeitverlauf einer Blutflußgeschwindigkeitserholung nach einem durch Entlastung von Oberschenkeltourniquets induzierten kurzfristigen Abfall des arteriellen Drucks (Aaslid et al. 1989). Vergleichende Untersuchungen zur statischen und dynamischen Autoregulation konnten die Aussagekraft der dynamischen Autoregulationsmessung beweisen und ergaben für diese sogar eine höhere Empfindlichkeit, verglichen mit der VMR-Messung. Auch bei Patienten mit hämodynamisch wirksamer Karotisstenose war das Ischämierisiko mittels der dynamischen Autoregulationsmessung sensitiver zu erfassen (White u. Markus 1997). Bei Patienten mit Schädel-Hirn-Trauma konnte allerdings keine Korrelation zwischen Autoregulationsindex und Schweregrad des Traumas gefunden werden, da bereits bei leichter Verletzung die dynamische Autoregulation stark beeinträchtigt ist.

Die dynamische Autoregulation kann analog auch durch eine kurzfristige einseitige Karotiskompression (über ca. 5 s) ermittelt werden. Bei intakter Autoregulation wird durch das Manöver eine Vasodilatation der zerebralen Widerstandsgefäße ausgelöst, und nach Dekompression zeigt eine transiente Hyperämie die erhaltene Regulationsfähigkeit an (Smielewski et al. 1996). Der Karotiskompressionstest scheint gut mit der funktionellen Prognose von Patienten mit Schädel-Hirn-Trauma oder nach Subarachnoidalblutung zu korrelieren. Als Komplikation dieses Verfahrens sind plaquebedingte karotidogene Embolien denkbar, und bei hypersensitivem Karotissinus können Asystolien auftreten (Atropin aufgezogen bereithalten!; s. Abb. 13-7).

5 Transkranielle Farbduplexsonographie (TCCS)

Für die TCCS eignen sich moderne Farbduplexsonographiesysteme, wie sie auch für die Farbduplexsonographie der extrakraniellen hirnversorgenden Arterien oder in der Echokardiographie verwendet werden. Sie sollten mit Phased-array-Sektorschallköpfen mit einer Sendefrequenz von 2–2,5 MHz ausgestattet sein. Die Untersuchungen werden durch die gleichen Schallfenster und präformierten Knochenöffnungen durchgeführt, wie sie für die TCD beschrieben wurden. Die Untersuchung der zerebralen Arterien erfolgt durch die temporalen und das subokzipitale Schallfenster. Das Hirnparenchym wird von temporal untersucht. Wegen der größeren Schallkopfauflagefläche kann das Schallfenster bei manchen mittels TCD noch untersuchbaren Patienten für die TCCS zu klein sein.

5.1 Untersuchungsgang

Nach Identifikation eines adäquaten Schallfensters wird die zu untersuchende Gefäßregion oder der betroffene Hirnabschnitt zunächst im B-Bild dargestellt. Daraufhin erfolgt der Wechsel in den Farbdopplermodus. Anschließend werden gezielte dopplersonographische Untersuchungen von repräsentativen Gefäßregionen mit dem integrierten pw-Doppler durchgeführt.

Im B-Bild lassen sich der mesenzephale Hirnstamm als zentrale Orientierungsstruktur, das Ventrikelsystem mit dem III. Ventrikel, den Vorderhörnern und der Cella-media-Region der Seitenventikel, Thalamus, Kleinhirnhemisphären und meist auch die Capsula interna identifizieren. Das Marklager der Großhirnhemisphären und subkortikale Kerngebiete des Striatum bilden in der Regel eine schwach echogene Fläche; einzelne Substrukturen sind in der Regel nicht abgrenzbar. Häufig nur schlecht darstellbar, für die intensivmedizinische Diagnostik aber bedeutsam, sind der IV. Ventrikel und die Temporalhörner, Pons und kaudaler Hirnstamm sowie parietopolare Strukturen des Gehirns.

Durch Hinzuschalten des Farbdopplers werden die Dopplersignale der basalen Arterien zweidimensional in das B-Bild eingeblendet. Flußsignale auf die Sonde zu werden definitionsgemäß rot kodiert, von der Sonde weg-

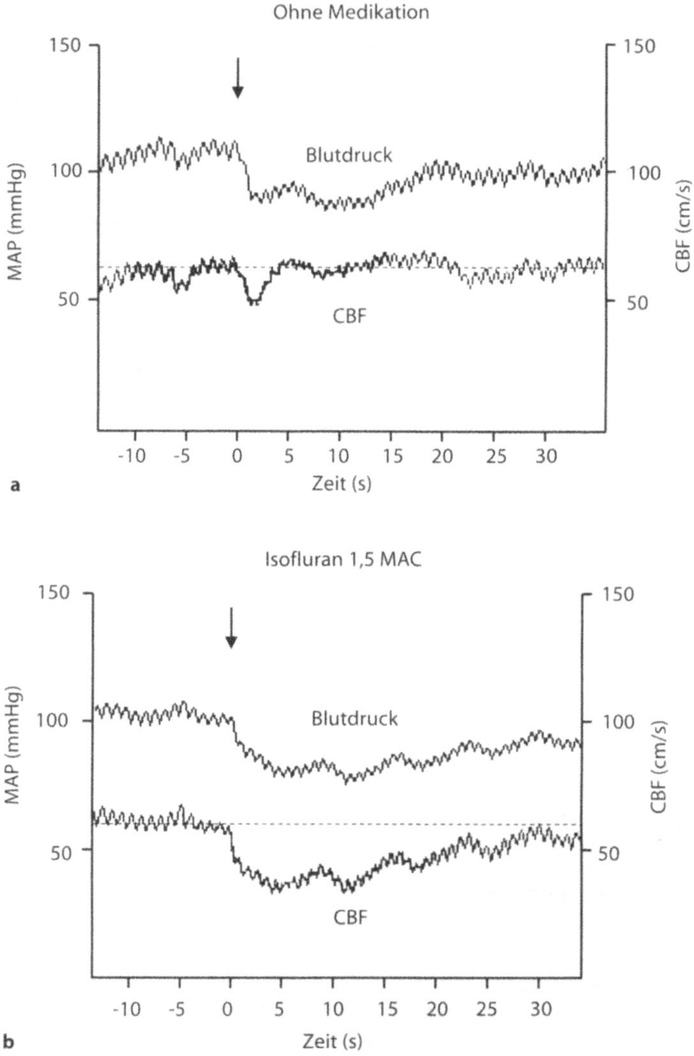

Abb. 13-7 a, b. Typische Verläufe der dynamischen Autoregulationskurven des (**a**) wachen im Vergleich zum (**b**) anästhesierten Patienten (Isofluran 1,5 MAC). Der *Pfeil* entspricht dem Zeitpunkt der Entlastung der Oberschenkeltourniquets (Stimulus). Die CBF kehrt beim wachen Patienten deutlich schneller als der Blutdruck zum Ausgangswert zurück (erhaltene Autoregulation). Unter Anästhesie mit 1,5 MAC Isofluran kommt es zu einer deutlichen Verlangsamung der CBF-Antwort (Autoregulation beeinträchtigt)

gerichtete Flußsignale blau. Während parenchymatöse Läsionen günstiger vom kontralateralen temporalen Schallfenster aus untersucht werden, erfolgt die Untersuchung der A. cerebri media, anterior und posterior von ipsilateral. Die A. vertebralis und die A. basilaris werden von subokzipital dargestellt. Nur die proximalen Segmente der A. basilaris sind farbdopplersonographisch darstellbar. Gelegentlich kann die A. cerebelli inferior posterior (aus der A. vertebralis) identifiziert werden.

Farbdopplersonographische Untersuchungen der basalen Arterien sollten immer durch gezielte Dopplersonographie repräsentativer Gefäßareale mit Darstellung des Dopplerfrequenzspektrums und Ermittlung der Flußgeschwindigkeit ergänzt werden.

Vorteil der TCCS im Vergleich zur TCD ist, daß die Kombination mit dem Grauwertbild eine sichere Zuordnung der Dopplersignale zu einem spezifischen Gefäßabschnitt gestattet und eine Winkelkorrektur erlaubt. Hierdurch werden dopplersonographische Messungen besser standardisiert und Verlaufsuntersuchungen zerebraler Blutflußgeschwindigkeiten exakter.

Mit der TCCS können auch intrazerebrale Venen und Sinus sonographisch untersucht werden. Da die mögliche Bedeutung für die Diagnose und Verlaufuntersuchung von Sinusvenenthrombosen oder anderen Erkrankungen, die das venöse System betreffen, nicht ausreichend dokumentiert ist, wird hierauf nicht weiter eingegangen.

5.2 Intrakranielle Gefäßstenosen

Atherosklerotische Stenosen intrazerebraler Gefäße sind im Vergleich zu extrakraniellen Läsionen selten. Nur ca. 4% ischämischer Insulte sollen durch solche Veränderungen verursacht werden. Andererseits stellen intrazerebrale Stenosen durch Vasospasmen eine wesentliche Komplikation von Subarachnoidalblutungen und seltener auch von basalen Meningitiden dar.

Sie können sonographisch mittels TCD und TCCS erkannt werden. In beiden Verfahren wird auf ähnliche Diagnosekriterien zurückgegriffen (s. Übersicht 13-2).

In TCD-Untersuchungen wurde (Arteriographie als „golden standard") eine hohe Sensitivität (94%) und Spezifität (96%) für den Nachweis von Stenosen mit einer Lumeneinengung von mehr als 50% nachgewiesen (Ley-Pozo u. Ringelstein 1990).

Bei geeigneter Systemeinstellung des farbkodierten B-Bildes in der TCCS (Pulsrepetitionsfrequenz zunächst 2700–3500 Hz, Nyquistgrenze 60 cm/s) werden Gefäßstenosen >60% durch sog. „Aliasingphänomene" erkannt (Farbwechsel von rot zu blau und vice versa). Sekundär kann das Dopplermeßvolumen in dieses Gefäßareal gelegt werden und winkelkorrigiert das Dopplerfrequenzspektrum abgeleitet werden.

Die Graduierung einer intrakraniellen Gefäßstenose ist dopplersonographisch nur näherungsweise möglich. Höhergradige Stenosen führen zu deutlicher Flußgeschwindigkeitserhöhung, einer Verkleinerung des sytolischen Fensters und prä- und poststenotischer Flußgeschwindigkeitsminderung, bei höchstgradiger Verengung finden sich bidirektionale Dopplersignale.

Übersicht 13-2. Kriterien für die dopplersonographische Diagnose einer hämodynamisch wirksamen (>60%) Gefäßstenose

Die angegebenen Grenzwerte der systolischen Maximalgeschwindigkeiten und Mean-Werte sind Richtgrößen, die TCD-Studienergebnisse und Normwerte der TCCS berücksichtigen. Derzeit liegen noch keine angiographiekontrollierten Studien für die TCCS vor.

- Umschriebene Erhöhung der Flußgeschwindigkeit
- Seitendifferenz der mittleren Strömungsgeschwindigkeit sollte mehr als 30 cm/s betragen
- prä- und poststenotische Reduktion der Flußgeschwindigkeit bei höhergradigen Stenosen
- Verbreiterung des Dopplerspektrums
- Verkleinerung des systolischen Fensters mit Vermehrung der niedrigfrequenten Signalkomponenten
- musikalische Begleitgeräusche

Grenzwerte der systolische Maximalgeschwindigkeiten/Meanwerte in verschieden zerebralen Arterien [cm/s]

- A. cerebri media (M_1): 120 cm/s/80 cm/s
- A. cerebri anterior (A_1): 110 cm/s/70 cm/s
- A. cerebri posterior (P_1): 90 cm/s/60 cm/s
- A. vertebralis (V_4): 80 cm/s/50 cm/s
- A. basilaris: 90 cm/s/60 cm/s

a
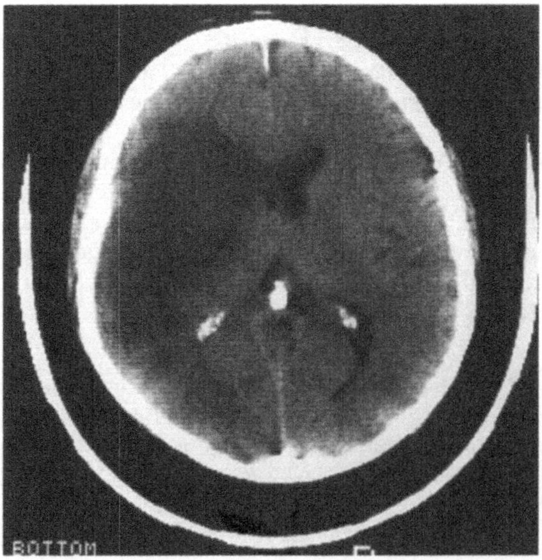

Abb. 13-8 a (Legende s. S. 259)

5.3 Intrakranieller Gefäßverschluß und zerebraler Infarkt

Bei Verdacht auf einen Gefäßverschluß sollten zunächst die basalen Zisternen im B-Bild abgebildet werden, um sicherzustellen, daß die betroffene Gefäßregion sonographisch ausreichend eingesehen werden kann. Mittels zugeschaltetem Farbdoppler erkennt man, daß dem verschlossenen Gefäßsegment keine farbkodierten Dopplersignale überlagert werden, während solche in

b

c

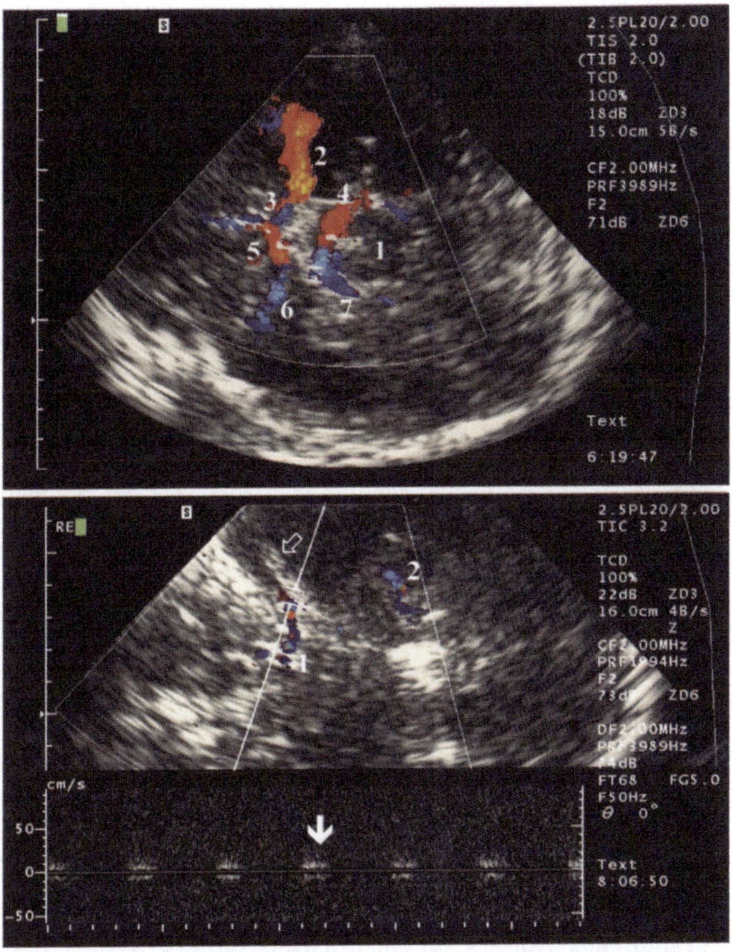

Abb. 13-8 a–c. Verschluß der A. cerebri media: **a** Der CT-Befund zeigt einen ausgedehnten rechtshemisphärischen Mediainfarkt; **b** TCCS-Normalbefund (axiale Schnittführung durch das Mesenzephalon): Farbkodiert werden die Dopplersignale der basalen Arterien in das Schnittbild des Hirnparenchyms, in dessen Zentrum der mesenzephale Hirnstamm (*1*) erkennbar ist, eingeblendet. A. cerebri media (*2*), A. cerebri anterior (*3*), A. cerebri posterior (*4*), kontralaterale A. cerebri anterior (*5*), kontralaterale A. cerebri media (*6*), kontraleretale A. cerebri posterior (*7*); **c** Im Gegensatz zu dem Normalbefund ist beim Mediaverschluß kein farbkodiertes Dopplersignal über dem im B-Bild deutlich sichtbaren Gefäßstamm der A. cerebri media ableitbar. Die gepulste Dopplersonographie aus dem proximalen Gefäßsegment weist Widerstandssignale nach. Die benachbarten Gefäße sind farbduplexsonographisch darstellbar (A. cerebri anterior (*1*), A. cerebri posterior (P_2-Segment) (*2*))

den benachtbarten Gefäßregionen oder proximal des Verschlusses abgebildet werden können (Abb. 13-8).

Im Vergleich zur TCD bietet die TCCS bei dieser Fragestellung Vorteile, da Gefäßregionen im zweidimensionalen Schnittbild leichter lokalisiert und Dopplersignale zugeordnet werden können.

Die anschließende Darstellung der Dopplerspektren ergibt typische Befunde: Proximal des Verschlusses kurze systolische bidirektionale „Widerstandsprofile", distal des Verschlusses fehlendes Dopplersignal. Die Gabe von lungengängigen Ultraschallkontrastmitteln kann die diagnostische Sicherheit erhöhen: die Amplitude von Dopplersignalen und damit die Farbkodierung im B-Bild werden in perfundierten Gefäßregionen deutlich angehoben, während in verschlossenen Gefäßen weiterhin keine Dopplersignale nachweisbar sind.

Indirekte Hinweise auf einen Gefäßverschluß ergeben sich aus dem Nachweis von Kollateralen. Ein anteriores Crossfilling wird bei TCCS-Untersuchung durch die Darstellung beider A1-Segmente der Aa. cerebri anteriores mit hoher Sensitivität und Spezifität identifiziert. Etwas schlechtere Ergebnisse wurden für posteriores Crossfilling gefunden. In den Kollateralgefäßen kann sich häufig wegen der angehobenen Flußgeschwindigkeit im farbkodierten B-Bild ein „aliasing" zeigen.

In der Akutphase eines zerebralen Infarkts ändert sich die Echogenität des betroffenen Hirngewebes nicht. Somit bleibt als wichtigstes sonographisch faßbares Zeichen eines stattgefundenen Infarktes der dopplersonographische Nachweis eines Gefäßverschlusses. Erst 2 Wochen nach einem Infakt kann es zu einer leichten inhomogenen Echogenitätszunahme im Infarktterritorium kommen.

Sensitivität und Spezifität dopplersonographischer Verfahren bei der Diagnose von Gefäßverschlüssen der großen basalen Hirngefäße sind hoch (Ley-Pozo u. Ringelstein 1990). Allerdings gelingt nur etwa bei der Hälfte der Patienten mit zerebralen Infarkten der dopplersonographische Nachweis eines Gefäßverschlusses. Ursachen hierfür sind:

a) bereits eingetretene Spontanlysierung eines embolischen Verschlusses,
b) mangelhafte Identifizierbarkeit von Ästen der großen basalen Hirngefäße und
c) lakunäre Infarkte, die durch den Verschluß kleinster Arterien hervorgerufen werden (etwa 25% aller zerebralen Ischämien).

Ein indirekter Hinweis auf einen Astverschluß der großen basalen Hirngefäße ist die Reduktion der mittleren winkelkorrigierten Flußgeschwindigkeit um >30 cm/s im Vergleich zur Gegenseite (vorausgesetzt, daß in den vorgeschalteten Gefäßregionen keine hämodynamisch wirksamen Läsionen vorliegen).

Der Nachweis eines A.-basilaris-Verschlusses ist auch mittels TCCS nicht immer positiv zu führen. Die dopplersonographischen Kriterien entsprechen grundsätzlich denen anderer Gefäßregionen (s. Übersicht 13-3). In der Regel gelingt mit der TCCS nur die Beschallung proximaler Abschnitte der A. basi-

Übersicht 13-3. TCCS-Kriterien zur Diagnose eines Gefäßverschlusses und zerebralen Infarkts

- ***Voraussetzung:*** Gefäßregion kann im B-Bild ausreichend gut eingesehen werden
- ***Sonographische Kriterien:***
  - Direkte Hinweise: Mit Farbdoppler und gepulstem Doppler können keine Dopplersignale im verschlossenen Gefäß nachgewiesen werden
  - Verschlußsignale proximal der Gefäßokklusion
  - unveränderte niedrige Echogenität des infarzierten Hirngewebes
  - indirekte Hinweise: Kollateral-Kreislauf
  - reduzierte Pulsatilität der betroffenen Arterie und des betroffenen Hirngewebes im B-Bild
- ***Subakutstadium des Infarkts:*** Echogenität des infarzierten Hirngewebes kann sich nach 2 Wochen steigern; **Cave:** Eine hämorrhagische Transformation kann zur deutlichen Anhebung der Echogenität des Infarktareals (auch in frühen Stadien) führen

laris. Dies kann durch Applikation von Ultraschallsignalverstärkern verbessert werden. Bei gutem Blutabfluß über Kleinhirnarterien können Widerstandsflußprofile proximal eines distaleren Basilarisverschlusses fehlen. Eine Untersuchung des Basilariskopfs durch das temporale Schallfenster kann im Einzelfall hilfreich sein. Selten kann eine parallel verlaufende A. cerebelli inferior anterior eine normale A.-basilaris-Perfusion vortäuschen. Grundsätzlich sollte die Untersuchung der A. basilaris immer durch die extrakranielle Dopplersonographie der Vertebralarterien ergänzt werden. Bei klinischem Verdacht auf einen Basilarisverschluß und unklarem *extra-* und *transkraniellem* Ultraschallbefund sollte immer eine Arteriographie erwogen werden.

5.4 Intrakranielle Blutungen

5.4.1 Zerebrale Massenblutung

Akute Massenblutungen stellen sich sonographisch als stark echogene Strukturen dar, die sich vom schwach echogenen Hirnparenchym deutlich erkennbar abheben (Abb. 13-9). Diese echogene Zone ist in der Regel scharf begrenzt und kann von einem dünnen echoarmen Saum umgeben sein („Halo“), der durch die Kompression des umliegenden Hirngewebes hervorgerufen wird. Die sonographisch bestimmte Lokalisation und Größe der Blutung stimmen gut mit CT-Befunden überein. Etwa ab dem 6. Tag nach der Blutung nimmt die Echogenität vom Zentrum ausgehend ab (Intermediärstadium), bis im „Kapselstadium“ ein echoarmer Hof von einem echogenen Randsaum umgeben ist. Nach etwa 4 Wochen ist eine Blutung sonographisch nicht mehr erkennbar.

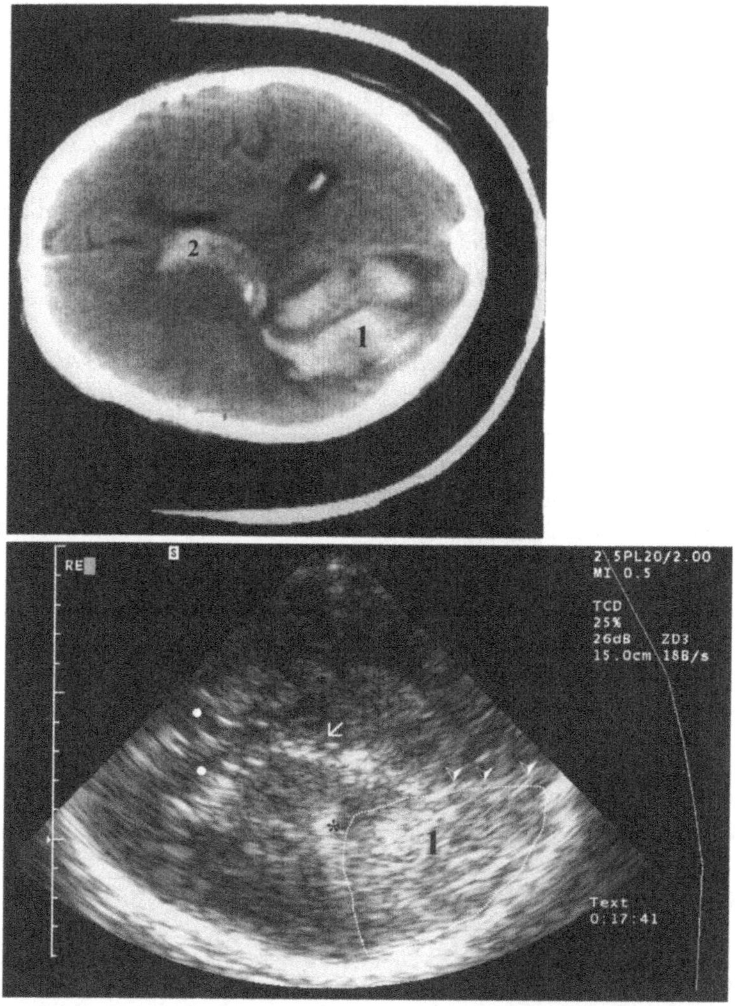

a

b

Abb. 13-9 a, b. Sonographische Darstellung einer atypischen Blutung: **a** CT-Befund einer atypischen links parietooccipitotemporalen Blutung (*1*) mit Einbruch in das Ventrikelsystem (*2*); **b** TCCS-Befund (axialer Schnitt durch das Dienzephalon): die intrazerebrale Massenblutung (*1*) stellt sich als Zone stark angehobener Echogenität dar. Blut im Bereich des III. Ventrikels (Pfeil) ist als echogenes Signal in dem sonst echoarmen Bereich erkennbar. * Plexus chorioideus des Trionums (Punkte), Vorderhörner der Seitenventrikel. Die echogenen Bereiche in dem sonst echoarmen linken Vorderhorn sind Hinweise auf eine Ventrikelblutung

Mittels TCCS können intrazerebrale Blutungen nur in 90–95% der Fälle erkannt werden. Manchmal entgehen parieto-, fronto- und okzipitopolare Blutungen der sonographischen Diagnose. Auch eine erhebliche Hirndruckerhöhung kann die Echogenität einer Blutung so stark reduzieren, daß sie nicht mehr identifizierbar ist. Eine hohe Befundspezifität der TCCS in der Diagnose von zerebralen Blutungen kann nur erreicht werden durch Einbeziehung von Krankheitsverlauf und klinischem Befund, da ähnlich echogene Läsionen auch bei anderen Krankheiten (z. B. Tumoren) gefunden werden können.

5.4.2 Ventrikelblutung

Intraventrikuläre Blutungen stellen sich als echogene Läsionen in den sonst echoarmen Seitenventrikeln dar. Auch Ventrikelblutungen unterliegen der zeitlichen Veränderung ihrer Echogenität. Nach 2–4 Wochen sind sie sonographisch nicht mehr nachweisbar. Obgleich größere Einblutungen in die Seitenventrikel und den III. Ventrikel regelhaft erkannt werden können, entgehen kleine Blutspiegel in den Hinterhörnern oder im Trigonum der Seitenventrikel der sonographischen Diagnose, da sie neben der ebenfalls echogenen Formation des Plexus choroideus nicht identifiziert werden können.

5.4.3 Sub- und Epiduralhämatome

Solche Blutungstypen stellen sich im Akutstadium als echogene Raumforderungen dar, die sich der Schädelkalotte anlagern. Erste Untersuchungen zeigen, daß etwa 90% der Sub- und Epiduralhämatome sonographisch identifizierbar sind. Kleine Subduralhämatome, die der ebenfalls echogenen Schädelkalotte flach aufliegen, oder chronische Subduralhämatome, die im Zeitverlauf deutlich an Echogenität verlieren, sind in der Regel nicht oder nur unzuverlässig nachweisbar.

5.5 Nachweis von Blutungsquellen

Intrazerebrale Aneurysmen oder arteriovenöse Malformationen sind mit der TCCS identifizierbar. Auf Aneurysmen können farbkodierte Adnexe der basalen zerebralen Arterien hindeuten. Wird aus kleineren Aneurysmen das Dopplerfrequenzspektrum abgeleitet, können bidirektionale kurze systolische Dopplerspektren dargestellt werden, die wahrscheinlich durch Wandbewegungen hervorgerufen werden. Arteriovenöse Angiome sind als schwach echogene pulsierende Läsionen erkennbar, denen ein Netz farblich unterschiedlich kodierter Dopplersignale überlagert ist. Die das Angiom versorgenden Arterien sind farbdopplersonographisch häufig identifizierbar und weisen eine erhöhte systolische und enddiastolische Blutflußgeschwindigkeit mit erniedrigtem Pulsatilitätsindex auf.

Die Sensitivität der TCCS im Nachweis von angiographisch gesicherten Angiomen liegt bei etwa 90%, für die Darstellung von Aneurysmen aber nur bei 70–80%. Bei klinischem Verdacht auf eine Gefäßmalformation ist die digitale Subtraktionsangiographie also unverzichtbar. Die TCCS wird in der Akutdiagnostik dieser Gefäßmißbildungen nur untergeordnete Bedeutung haben, könnte aber bei der Verlaufsuntersuchung nach interventionellen neuroradiologischen Eingriffen Bedeutung erlangen.

5.6 Mittellinienverlagerung und Kompression der basalen Zisternen

Normalerweise sind die basalen Zisternen als echogene Zonen, die den Hirnstamm umgeben, erkennbar. Bei transtentorieller Herniation durch eine raumfordernde Hirnläsion werden sie komprimiert und somit sonographisch zunehmend schlechter darstellbar. Dies hat zur Folge, daß der Hirnstamm von den ebenfalls echoarmen Strukturen des Temporallappens nur noch schlecht abgegrenzt werden kann.

Verlagerungen der Mittellinienstrukturen um >1 cm sind i. allg. bereits im axialen sonographischen Übersichtsbild erkennbar. Eine Mittellinienverlagerung sollte immer von beiden temporalen Schallfenstern aus untersucht und beurteilt werden. Hierbei ist zu berücksichtigen, daß durch Brechungsartefakte am Schallfenster die Randbereiche des B-Bilds leicht konkav verzeichnet werden. Die Verlagerung des III. Ventrikels kann quantifiziert werden: zunächst wird ein axiales Schnittbild vom III. Ventrikel erstellt und die Strekke zwischen lateraler Begrenzung des III. Ventrikels und der Sondenauflagefläche bestimmt. Die gleiche Messung erfolgt vom gegenüberliegenden temporalen Schallfenster. Das Ausmaß der Verlagerung entspricht dann der halben Differenz beider Meßwerte. Die Verlagerung jeder anderen Struktur in der Mittellinie kann auf dieselbe Weise berechnet werden.

5.7 Hydrozephalus und Hirndruck

Die supratentoriellen Ventrikel stellen sich bei guten Schallbedingungen als anechogene Zonen mit echogenem Randsaum dar. Im Hinblick auf Weite und Dislokation können der Aquädukt, III. Ventrikel, die Vorderhörner und Cella-media-Region der Seitenventrikel meist gut beurteilt werden (Abb. 13-

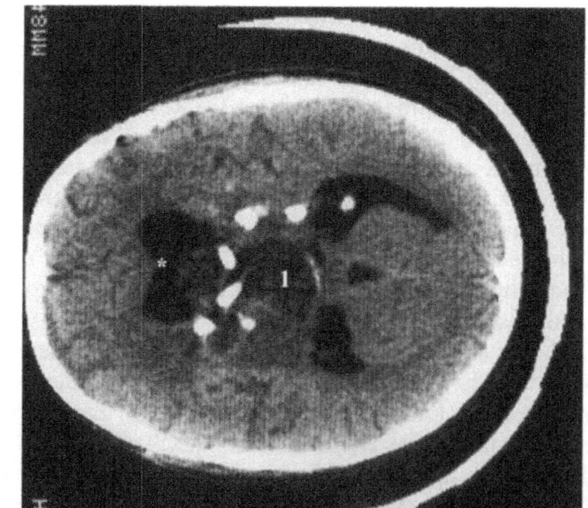

Abb. 13-10 a (Legende s. S. 265)

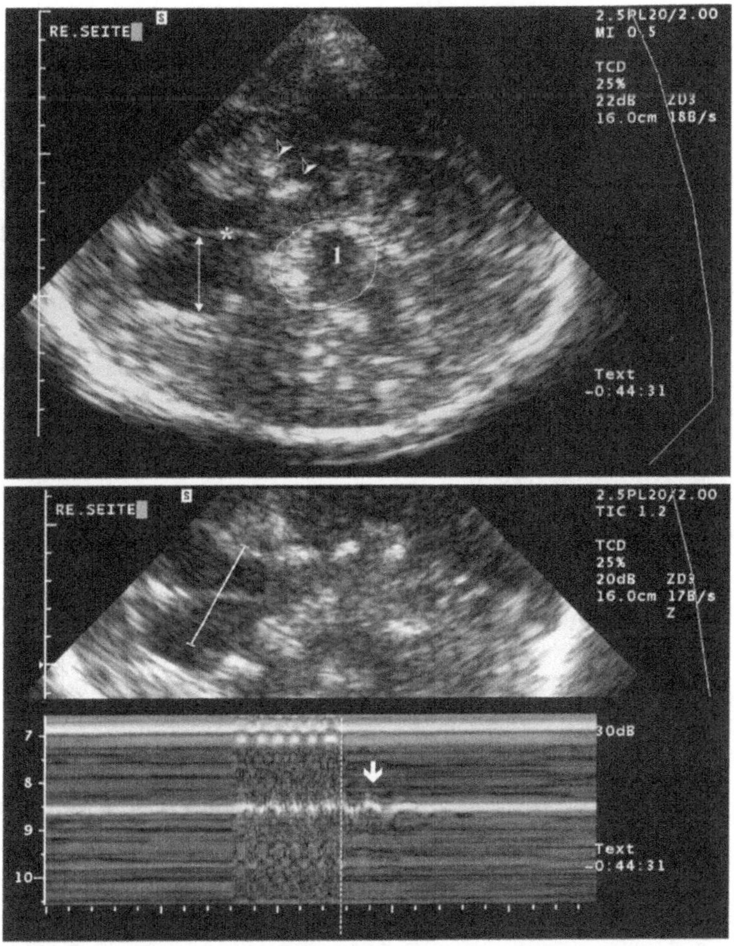

b

c

Abb. 13-10 a–c. Hydrocephalus internus – sonographische Untersuchung: **a** CT-Befund eines Patienten mit zerebraler Zystizerkose. Neben einer Thalamuszyste links, die den III. Ventrikel komprimiert, erkennt man multiple Verkalkungen und eine Erweiterung des Ventrikelsystems; **b** TCCS-Befund: sonographisch kann die Erweiterung der Vorderhörner der Seitenventrikel dargestellt werden (↔). Ferner ist die Thalamuszyste (*1*) mit den randständigen Verkalkungen, die sonographisch als breiter, frontal betonter, echogener Saum darstellbar sind, erkennbar. Der III. Ventrikel ist durch die Zyste komprimiert und nicht nachweisbar. Septum pellucidum (*), Verkalkungen (Pfeilspitze); **c** obgleich aufgrund des CT-Befundes ein druckaktiver Hydrocephalus occlusus vermutet wurde, zeigten dynamische TCCS-Untersuchungen, daß das Septum pellucidum unduliert. M-mode-Aufzeichnung: nach Beendigung des kurzen Schütteltests ist ein Nachschwingen des Septum pellucidum zu verzeichnen (Pfeil); diese Undulationsfähigkeit des Septum pellucidum spricht für intraventrikuläre Druckwerte <20 cmH_2O. Die anschließende epidurale Druckmessung bestätigte den Ultraschallbefund

Tabelle 13-3. TCCS-Kriterien zur Diagnose eines Gefäßverschlusses und zerebralen Infarkts

Voraussetzung	**Gefäßregion kann im B-Bild ausreichend gut eingesehen werden**
Sonographische Kriterien: *A. Direkte Hinweise*	**Mit Farbdoppler *und* gepulstem Doppler können keine Dopplersignale im verschlossenen Gefäß nachgewiesen werden** **Verschlußsignale proximal der Gefäßokklusion** **Unveränderte niedrige Echogenität des infarzierten Hirngewebes**
B. Indirekte Hinweise	**Kollateralkreislauf** **Reduzierte Pulsatilität der betroffenen Arterie und des betroffenen Hirngewebes im B-Bild**
Subakutstadium des Infarkts	**Echogenität des infarzierten Hirngewebes kann sich nach 2 Wochen steigern**
Cave	**Eine hämorrhagische Transformation kann zur deutlichen Anhebung der Echogenität des Infarktareale (auch in frühen Stadien) führen**

10). Schwierig beschallbar sind hingegen Temporal- und Occipitalhorn der Seitenventrikel sowie der IV. Ventrikel. Ferner kann die Weite des über den Großhirnhemisphären liegenden Subarachnoidalraums sonographisch nicht beurteilt werden, so daß eine dysproportionale Erweiterung von innerem und äußerem Liquorsystem nicht bestimmt werden kann. Die Messung der Ventrikelweite mittels TCCS stimmt mit CT-ermittelten Werten gut überein. Bei einem 60jährigen Patienten sollte die Weite des III. Ventrikels 0,8 cm nicht überschreiten, die Weite des Vorderhorns nicht über 2 cm liegen. Bei jüngeren Patienten liegen die Grenzwerte niedriger.

Mit dynamischen TCCS-Untersuchungen kann der intraventrikuläre Druck abgeschätzt werden: Der Kopf des Patienten wird bei fixiertem Schallkopf vom Untersucher rasch um je 20° hin- und herbewegt. Dabei übertragen sich die Schüttelbewegungen des Kopfes auf das Ventrikelsystem, es kommt zu Relativbewegungen und Verschiebungen der Kompartimente, die sich dem Septum pellucidum mitteilen. Ist es durch erhöhten Liquordruck und eine Ventrikelerweiterung gespannt, so fehlt die normalerweise induzierbare Undulation des Septum pellucidum. Dieser Test ist nur bei erweitertem Ventrikelsystem verwendbar. Bei Liquordruckwerten unter 15 cm H_2O unduliert das Septum pellucidum während des Tests, bei Werten über 25 cm H_2O dagegen nicht mehr. Auch die Analyse der Dopplerpulskurve ermöglicht Rückschlüsse auf den intrazerebralen Druck. Hierauf wurde bereits unter 4.2 hingewiesen

Dynamische TCCS-Untersuchungen und die dopplersonographische Ermittlung des Pulsatilitätsindexes ermöglichen eine sehr einfache und rasche Einschätzung des Liquordrucks: Der Verlust der Septum-pellucidum-Undulation tritt bei intrazerebralen Druckwerten ab 20 cm H_2O auf, und der Pulsatilitätsindex steigt, wenn der intrazerebrale Druck den diastolischen Blutdruck überschreitet. Da beide Parameter aber durch verschiedene weitere Faktoren beeinflußt werden, die besonders unter intensivmedizinischen Bedingungen relevant sind, ist eine Hirndruckdiagnostik auf diesem Wege allein unsicher und allenfalls in Kombination mit anderen Untersuchungsverfahren sinnvoll.

6 Emboliedetektion

6.1 Methode

Mittels TCD lassen sich intrakranielle Embolien als transiente Signale hoher Intensität innerhalb des Flußspektrums (sog. HITS) nachweisen. Solche Signale können auch artefaktbedingt entstehen, v.a. durch instabile Sondenpositionierung. Voraussetzung für eine Klassifikation eines HITS als Embolus sind: Dauer unter 300 ms, Amplitude >3 dB über dem Hintergrundflußsignal, unidirektional, geräteabhängig charakteristisches Geräusch (Consensus Committee 1994). Eine Abgrenzung gegenüber Artefakten gelingt noch besser, wenn bei bilateraler Beschallung der A. cerebri media gleichzeitig auftretende HITS ausgeschlossen werden oder unilateral entweder mittels zwei-kanäliger Registrierung eine Laufzeitbestimmung vorgenommen oder die sog. „Multigate-Technik" angewandt wird. Vor allem wegen der Artefaktanfälligkeit können automatisierte Detektionsverfahren z. Z. noch nicht befriedigen, die notwendige Offline-Auswertung ist zeitaufwendig. Trotz vielfältiger Ansätze gibt es noch keine in der Routine einsetzbare Möglichkeit, Volumen und Material (Debris, Plättchenaggregate, Gas, Mikrosphären) des HITS-Verursachers zu analysieren.

6.2 Anwendungen

Eine therapierelevante, gesicherte diagnostische Anwendung der Emboliedetektion besteht in der *Differenzierung karotidogener von kardialen Embolien* (Grosset et al. 1994; Markus et al. 1994). Letztere verursachen bilaterale Embolien, während karotidogene Embolien nur einseitig nachweisbar sind.

Die Spezifität der Detektion karotidogener Embolien ist hoch, die Sensitivität nimmt aber mit abnehmendem Stenosegrad ab.

Ein *offenes Foramen ovale* läßt sich sicher, rasch und für den Patienten wenig belastend diagnostizieren durch intrakranielle Emboliedetektion nach i.v.-Injektion von nichtlungengängigem Ultraschallkontrastmittel. Können Kontrastmittelbläschen dopplersonographisch in der A. cerebri media nachgewiesen werden, ist von einem offenen Foramen ovale auszugehen. Wahrscheinlich kann die Sensitivität der transösophageale Echokardiographie für diese Indikation erreicht werden, wenn man einen femoralen Zugang wählt.

Eine weitere Indikation für die Embolusdetektion als Monitoringverfahren stellt die Überprüfung der *Effektivität einer Antikoagulation* dar. Bei künstlichen Herzklappen korreliert die Anzahl von HITS mit dem Klappentyp, nicht aber mit der INR, so daß es sich hauptsächlich um klappengenerierte Gasbläschen und nicht um thrombembolisches Material handelt (Georgiadis et al. 1994). Auch durch Herz-Lungen-Maschinen oder „left ventricular assist devices" können Embolien generiert werden. Welche klinische Bedeutung

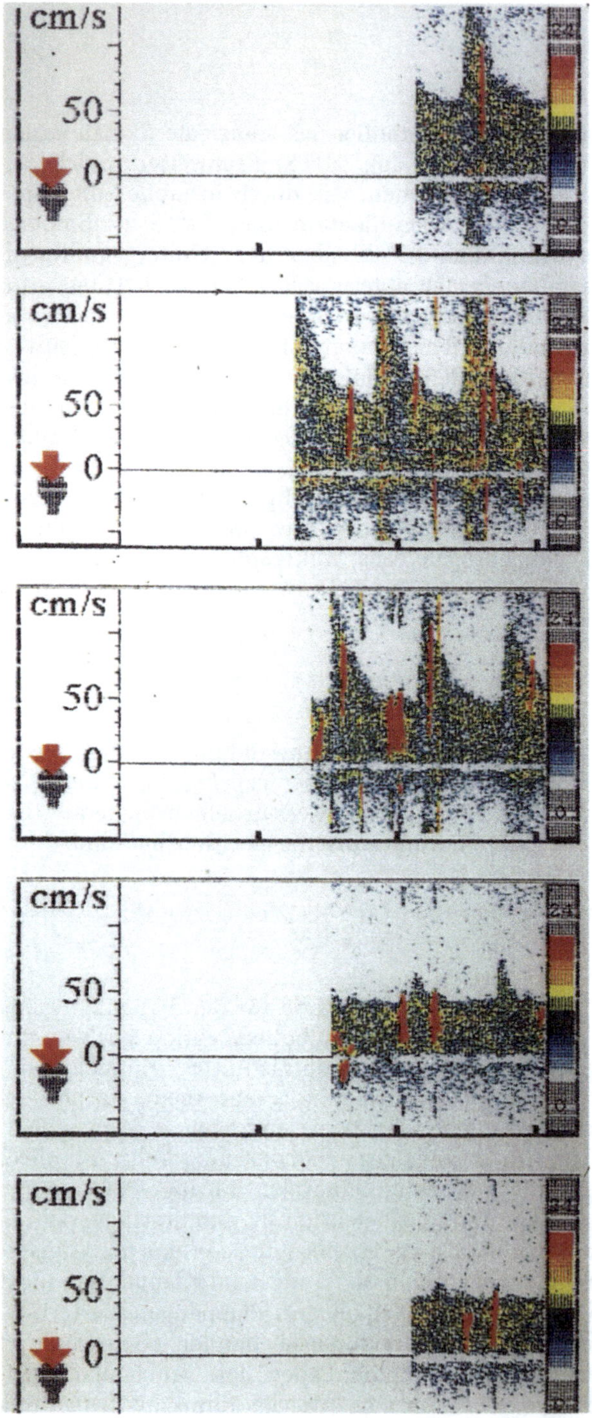

Abb. 13-11. Emboliedetektion während Anlaufens extrakorporaler Zirkulation: kontinuierliche Beschallung einer A. cerebri media in 55 mm Tiefe mit fixierter Sonde. Dargestellt sind *von oben nach unten* jeweils kurze Zeitabschnitte über die Dauer von insgesamt 90 s. Am Blutflußprofil erkennt man den Übergang der natürlichen pulsatilen Durchströmung zur laminaren Perfusion durch die Herz-Lungen-Maschine. Die in das Frequenzspektrum eingelagerten hyperintensen roten Signale entsprechen „HITS" durch transiente gasförmige und/oder thrombofibrinöse Embolien

gasförmige Embolien haben und ob durch sie eine diffuse Enzephalopathie induziert werden kann, ist noch umstritten. Ein weiteres intraoperatives Einsatzgebiet der Emboliedetektion sind Untersuchungen bei *Karotisthrombendarterektomien*: Da intraoperative Insulte weit überwiegend embolisch und nicht hämodynamisch verursacht werden (Spencer 1997), kann eine Reduktion der Embolien durch Änderung der Operationstechnik zur Verbesserung der operativen Ergebnisse beitragen (Abb. 13-11).

7 Schlußbemerkungen

Verschiedene neurosonologische Untersuchungsverfahren stehen für unterschiedliche Fragestellungen und Indikationen zur Verfügung. Auf den wenigsten Intensivstationen beherrschen die betreuenden Ärzte alle Verfahren. Die Basisuntersuchungen zum Nachweis von Stenosen und Verschlüssen der hirnversorgenden Arterien sollten allerdings auf einer neurologischen Intensivstation jederzeit möglich sein. Welche weiterführenden Techniken sinnvollerweise eingesetzt werden, ist wesentlich vom zu betreuenden Patientenkollektiv, von Therapieverfahren und der Kooperation mit anderen Fachbereichen abhängig.

Verschiedene technische Neuentwicklungen werden diese Verfahren in Zukunft ergänzen und das Einsatzgebiet der Neurosonographie erweitern. Hierzu zählen „harmonic imaging", „tissue harmonic imaging", 3D-Sonographie, die Anpassung der Ultraschallsysteme an die Besonderheiten der transkraniellen Sonographie (Schallkopftechnik) und der Einsatz von Ultraschallsignalverstärkern mit neuen Charakteristika (z.B. Gewebegängigkeit). In welchen Bereichen sie die diagnostische Aussagekraft jetziger Verfahren verbessern können und ob sie neuroradiologische Verfahren ergänzen oder gar ersetzen können, bleibt abzuwarten.

Weiterführende Literatur

Literatur zu Unterkap. 3: „Extrakranielle Doppler- und Farbduplexsonographie"

Blakeley DD, Oddone HZ, Hasselblad V et al. (1995) Noninvasive carotid artery testing. A metaanalytic review. Ann Intern Med 122:360–367
Kaps M (1994) Extra- und intrakranielle Farbduplexsonographie. Springer, Berlin Heidelberg New York Tokyo
Reutern G-M von, Büdingen HJ von (1993) Ultraschalldiagnostik der hirnversorgenden Arterien. Thieme, Stuttgart
Schöning M, Scheel P (1996) Color Duplex measurement of cerebral blood flow volume: Intra- and interobserver reproducibility and habituation to serial measurements in normal subjects. J Cereb Blood Flow Metab 16:523–531
Widder B (1995) Doppler- und Duplexsonographie der hirnversorgenden Arterien. Springer, Berlin Heidelberg New York Tokyo

Literatur zu Unterkap. 4 und 5: „Transkranielle Doppler- und Farbduplexsonographie"

Bogdahn U, Becker G, Schlachetzki F (1998) Echosignalverstärker und transkranielle Farbduplex-Sonographie. Blackwell, Oxford

Ley-Pozo J, Ringelstein EB (1990) Noninvasive detection of occlusive disease of the carotid siphon and middle cerebral artery. Ann Neurol 28:640–647

Martin NA, Patwardhan RV, Alexander MJ et al. (1997) Characterization of cerebral hemodynamic phases following severe head trauma: Hypoperfusion, hyperemia, and vasospasm. J Neurosurg 87:9–19

Newell DW, Aaslid R (1992) Transcranial Doppler. Springer, Berlin Heidelberg New York Tokyo

Petty GW, Mohr JP, Pedley TA et al. (1990) The role of transcranial Doppler in confirming brain death: Sensitivity, specificity, and suggestions for performance and interpretation. Neurology 40:300–303

Poulin MJ, Robbins PA (1996) Indexes of flow and cross-sectional area of the middle cerebral artery using ultrasound during hypoxia and hypercapnia in humans. Stroke 27:2244–2250

Tegeler CH, Babikian VL, Gomez CR (1996) Neurosonology. Mosby, St. Louis

Werner C (1992) Perfusionsüberwachung mittels der transkraniellen Doppler-Sonographie. Anästhesiol Intensivmed Notfallmed Schmerzther 27:336–345

Literatur zu Unterkap. „Funktionelle Dopplersonographie"

Aaslid R, Lindegaard KF, Sorteberg W, Nornes H (1989) Cerebral autoregulation dynamics in humans. Stroke 20:45–52

Klingelhöfer, Bartels E, Ringelstein EB (1997) New trends in cerebral hemodynamics and neurosonology. Elsevier, Amsterdam

White PR, Markus HS (1997) Impaired dynamic cerebral autoregulation in carotid artery stenosis. Stroke 28:1340–1344

Smielewski P, Czosnyka M, Kirkpatrick P et al. (1996) Assessment of cerebral autoregulation using carotid artery compression. Stroke 27:2197–2203

Yonas H, Smith HA, Durham SR et al. (1993) Increased stroke risk predicted by compromised cerebral blood flow reactivity. J Neurosurg 79:483–489

Emboliedetektion

Consensus Committee (1994) Basic identification criteria of Doppler microembolic signals. Stroke 25:1123

Georgiadis D, Mallinson A, Grosset DG, Lees KR (1994) Coagulation activity and embolic counts in patients with prosthetic cardiac valves. Stroke 25:1211–1216

Grosset DG, Georgiadis D, Abdullah I et al. (1994) Doppler embolic signals vary according to stroke subtype. Stroke 25:382–384

Markus H, Droste DW, Brown MM (1994) Detection of asymptomatic cerebral embolic signals with Doppler ultrasound. Lancet 343:1011–1012

Spencer MP (1997) Transcranial Doppler monitoring and causes of stroke from carotid endarterectomy. Stroke 28:685–691

Kapitel 14
Messung von Hirndruck und Perfusionsdruck

A. Aschoff, T. Steiner

INHALT

1 Geschichte

Die Messung des intrakraniellen Liquordrucks („intracranial pressure", ICP) mittels eines Steigrohrs wurde erstmals 1841 von Magendi in Paris bei einem subokzipital punktierten Hund vorgenommen. Die epidurale Druckmessung mittels einer Hohlschraube und wassergefülltem Steigrohr hatte Leyden 1866 in Königsberg eingeführt. Pagenstecher hatte 1871 in Heidelberg bereits ein Manometer benutzt, um den Druck epidural eingepreßten flüssigen Wachses als experimentelle Raumforderung bei Hunden zu kontrollieren. Simultane mechanische oder plethysmographische Registrierungen von Hirndruck, Puls und Atmung, also ein „multimodales Monitoring", aufgezeichnet mit kymographischen Trommelschreibern, gab es tierexperimentell schon im 19. Jahrhundert, ebenso wie direkte Beobachtungen der Hirngefäße und -durchblutung durch implantierte Glasfenster.

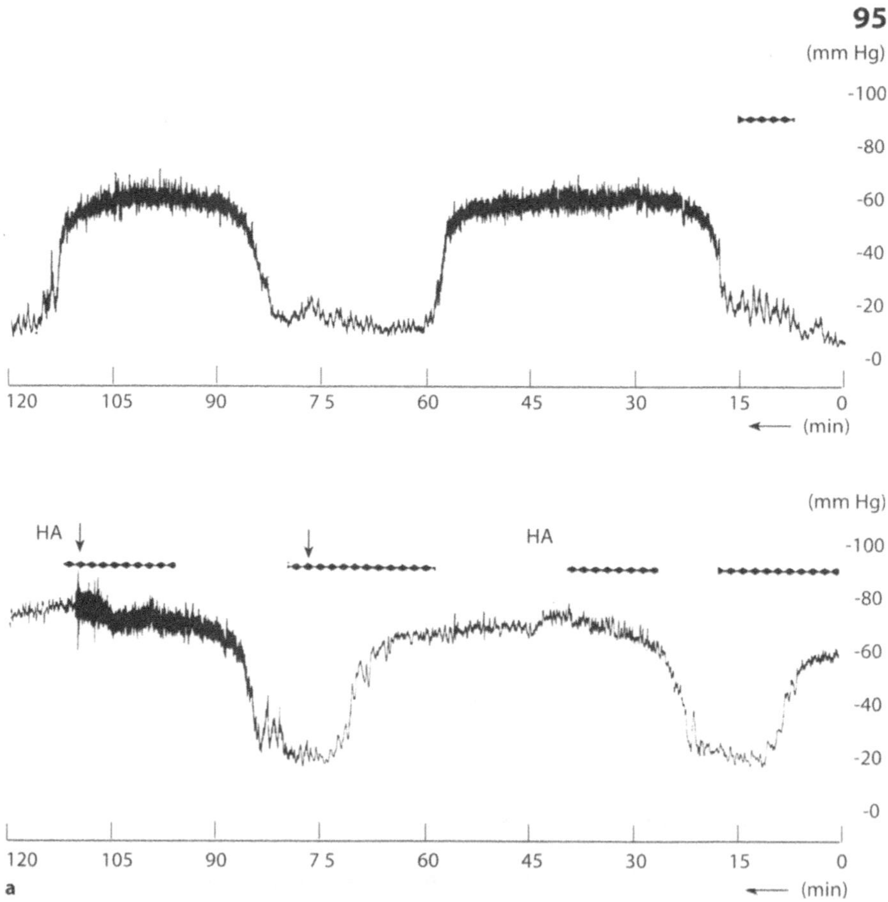

Abb. 14-1 a. A-Welle (Plateauwelle; aus Lundberg 1960; Zeitachse von rechts nach links)

Beim Menschen waren Ventrikelpunktionen ab 1744 (LeCat) praktiziert und seit der Einführung aseptischer Kautelen durch Wernicke 1871 immer häufiger vorgenommen worden, wobei der Druck beim Herausspritzen des Liquors grob geschätzt worden war. Es war das Verdienst von Quincke in Kiel, 1891 mit einem Steigrohr die *quantifizierte* Liquordruckmessung eingeführt zu haben, übrigens nicht nur bei Lumbal-, sondern auch bei Ventrikelpunktionen.

Kontinuierliche Ventrikeldruckmessungen wurden 1927 von Adson u. Lillie zuerst beschrieben und 1951 von Guillaume u. Jarry wieder aufgegriffen. Eine systematische ICP-Langzeitmessung bei Hunderten von Patienten wurde freilich erst von Lundberg etabliert, der 1960 auch die bis heute akzeptierte Klassifikation der Hirndruckwellen vorgenommen hat (A/Plateauwellen, Abb. 14-1, B/Rampenwellen).

Beim Menschen wurde die epidurale Druckmessung 1950 von Riechert eingeführt und erfolgte zunächst noch mechanisch-tonometrisch. Seit 1970 waren elektrische Druckwandler verfügbar, die wegen ihrer Bauhöhe von ca. 20 mm zunächst nur in offenen Hohlschrauben eingesetzt werden konnten (Nornes 1970; Dorsch 1972)[1]. Die Miniaturisierung auf 2–3 mm Dicke und <8 mm Durchmesser gestattete um 1980 die Anwendung von epi- oder subdural einschiebbaren Sensoren (Ladd™-, Gaeltec™-, Braun-Epidyn-Sonde

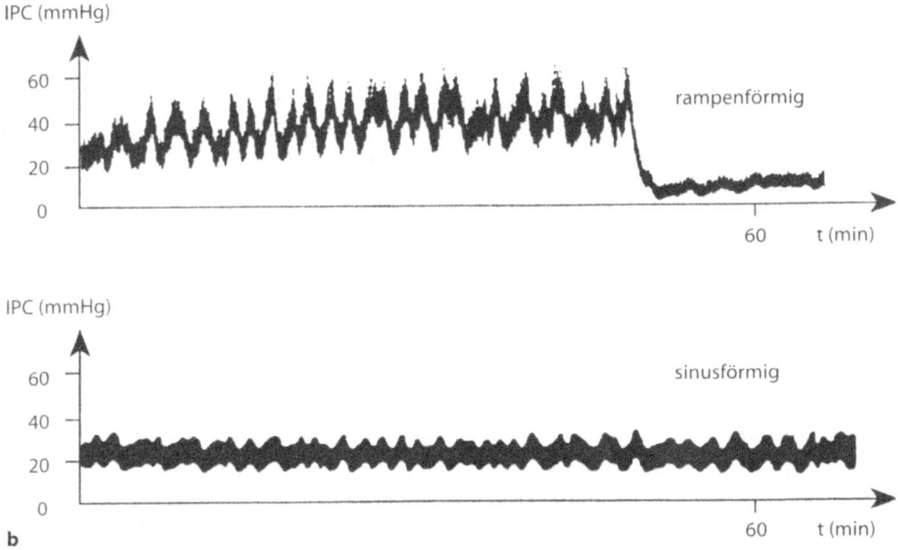

Abb. 14-1 b. B-Welle (Rampenwelle). Aus: „Der intrakranielle Druck (ICP)", Diasammlung und Begleitschrift. Aschoff A, Meixenberger J, Pick J, Unterberg A (1996). Upjohn, Heppenheim

[1] Die Titel der mit Jahreszahlen erwähnten Autoren sind in einem insgesamt >350 Titel umfassenden Literaturverzeichnis aufgeführt, das ggf. bei den Autoren angefordert oder im Internet unter www.med-uni-heidelberg.de/nch eingesehen werden kann. Das Literaturverzeichnis am Kapitelende enthält nur eine Auswahl.

u. a.). Wenig später konnten die Wandler auf ca. 1,5×3 mm verkleinert und damit auch als „Tiptransducer" im Hirnparenchym oder Lumen eines Ventrikelkatheters eingesetzt werden (Braun-Sensodyn, Camino™, Codman Microsensor™ u. a.; Piek 1987; Sundbärg 1987; Chambers 1990).

2 Anatomische und physikalische Voraussetzungen

Das ZNS ist anatomisch in 4 separaten, aber miteinander kommunizierenden Räumen untergebracht, nämlich dem spinalen Duralsack, der hinteren Schädelgrube und den beiden durch die Falx getrennten supratentoriellen Hemisphären. Nach Verknöcherung der Schädelnähte ist der intrakranielle Raum starr[2], während der spinale Liquorraum etwas dehnbar bleibt. Das intrakranielle Volumen beträgt etwa 1500–1700 ml; davon entfallen rund 85% auf Nervengewebe mit *viskoelastischen* Eigenschaften, der Rest auf die physikalisch inkompressiblen („Newtonschen") Flüssigkeiten Liquor (5–15% je nach Alter/Atrophie) und Blut (um 5%; 3% bei Gefäßkonstriktion, bis 11% bei Vasoparalyse).

Unter normalen Umständen lassen die beiden Engstellen Foramen magnum und Incisura tentorii den Liquor frei passieren und gestatten damit einen prompten Druckausgleich innerhalb des ZNS. Unter pathologischen Bedingungen (Hirnödem, Herniation) kann die Liquorpassage jederzeit behindert oder total blockiert werden, was zu supra-infratentoriellen Druckgradienten von bis zu 80 mmHg (Gaab 1987) und sogar 100 mmHg Differenz zwischen Seitenventrikel und Spinalraum führen kann (Kaufmann 1970). Die Existenz von relevanten Druckgradienten zwischen rechter und linker Hemisphäre war, soweit sie nicht hydrostatisch sind, lange bestritten worden (Yano 1987). Mittlerweile lassen biomechanische Labor-, tierexperimentelle (Brawanski 1981; Wolfla 1996, 1997, 1998) und klinische Studien (Marshall 1986; Mindermann 1992) keinen Zweifel mehr zu, daß bei einseitigen Raumforderungen Rechts-links-Differenzen von typisch 5–15, passager sogar 20–40 mmHg auftreten können (Bundgaard 1997; Gaab 1987; Weaver 1982). Kleinere Druckgradienten sind sogar innerhalb einer Hemisphäre bzw. zwischen Ventrikel und Hirngewebe möglich (Abe 1984; Hornig 1987).

Jeder Interpret von ICP-Daten muß permanent darüber reflektieren, ob die aktuellen Meßwerte auf ein frei kommunizierendes, hydraulisch *einheitliches* ZNS verallgemeinert werden dürfen oder nur *regional* gültig sind. Alle Übergänge sind möglich. **Cave:** Die Verhältnisse können sich jederzeit innerhalb von Minuten ändern!

Der Druck p ist physikalisch eine Zustandsgröße, definiert als Kraft pro Flächeneinheit (Newton/m^2). Einheit ist Pascal (Pa; 1 kPa = 7,501 mmHg = 101,9 mmH_2O). In der Medizin dominiert immer noch die historische Einheit mm Quecksilbersäule (1 mmHg = 0,133 kPa = 13,62 mmH_2O).

In ruhenden Flüssigkeiten herrscht ein allseitig ausgeübter *hydrostatischer* Druck, der von der Höhe der Flüssigkeitssäule abhängig ist. In aufrechter

[2] Ausnahmen: langsame Wachstumsvorgänge, Zustand nach Knochendeckelentfernung.

Position liegen zwischen Scheitel und sakralem Spinalraum etwa 70 cm, was einem hydrostatischen Druckgefälle von 52 mmHg entspricht. Auch im Liegen bestehen noch relevante Differenzen innerhalb des ZNS: Ein Schädel mißt a.-p. etwa 22 cm und lateral 17 cm (Männer; Frauen 21/16 cm); nach Abzug von Knochen und Galea resultieren intrakranielle a.-p.-Distanzen von etwa 18 und transversale von 14 cm (Abb. 14-2), was in Rückenlage hydrostatische a.-p.-Druckdifferenzen von 13 mmHg, in Seitenlage von 10 mmHg ausmacht. Für den ICP muß deswegen stets ein *Bezugsniveau* definiert werden. Wir referenzieren wie die meisten Autoren auf die Foramina Monroi[3].

Hydrostatische Differenzen sind auch für die Blutdruckmessung relevant, deren Referenzniveau per Konvention die Herzhöhe (Vorhofmitte) ist. Nur im flachen Liegen sind Herz und Monroi auf gleichem Niveau und die Kalkulation des CPP (MAP–ICP) korrekt (CPP = *c*erebral *p*erfusion *p*ressure, MAP = *m*ean *a*rterial *p*ressure). Bei der verbreiteten Oberkörperhochlagerung

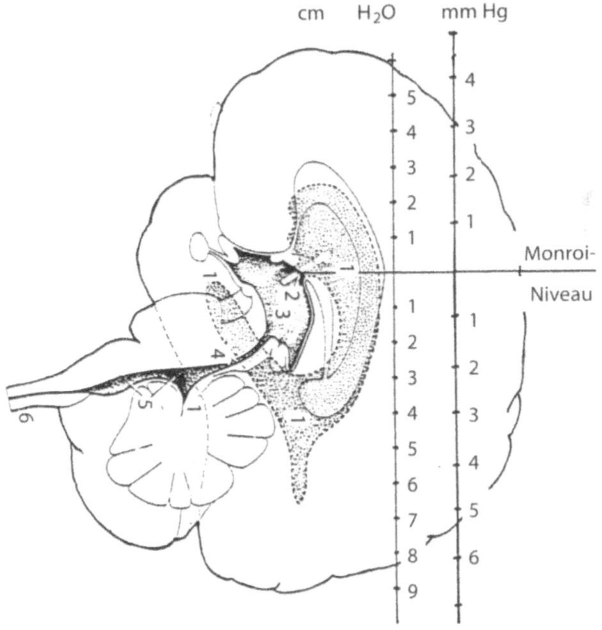

Abb. 14-2. Intrakranielle hydrostatische Gradienten in Rückenlage. Sensoren, die aus operativen Gründen über oder unter dem Monroi-Niveau plaziert sind, müssen in Monroi-Höhe auf Null kalibriert werden. Alternativ müssen die angezeigten Werte rechnerisch korrigiert werden, bei frontopolarer Position z. B. um +4 mmHg

[3] Bei Lundberg (1960), der auf die Tuberositas frontale referenziert hatte, sind die ICP-Werte um 5 mmHg niedriger als in Monroi-Höhe. Die Monroi-Referenz hat gewisse Probleme: 1. Die Foramina Monroi liegen nicht in der a.-p. Schädelmitte, sondern 15–20 mm rostral davon. Somit ändert sich bei Kopfdrehungen das Bezugsniveau, in Bauchlage um bis zu 40 mm. 2. Es gibt keine idealen äußeren Landmarken: die Gehörgänge liegen 20-25 mm dorsal und 20 mm basal von den Foramina Monroi. 3. Es gibt 2 Foramina, die 10 mm auseinanderliegen. Aus diesen Faktoren resultiert eine Unschärfe von 1–3 mmHg, die klinisch bedeutungslos ist, aber bei wissenschaftlichen Studien oder Vergleich von z. B. ventrikulären und alternativen ICP-Messungen doch empfindlich stören kann.

von 30° liegt das Hirn etwa 15 cm höher als das Herz; der zerebrale Blutdruck ist dann 11 mmHg niedriger als intrathorakal. Im Sitzen steigen die Differenzen auf 30–35 cm bzw. etwa 25 mmHg.

Sämtliche ICP- *und* Blutdruck-Messungen müssen auf das (Monroi-)Bezugsniveau bezogen werden. Dies kann wahlweise durch Justierung in Monroi-Höhe oder rechnerische Kompensation erfolgen.

Für biologische Funktionen spielen die absoluten (atmosphärischen) Drükke bis 1000 m Meereshöhe (nach Adaptation bis 2000 m) keine Rolle, weswegen ICP und Blutdruck *relativ* auf die umliegende Atmosphäre bezogen werden[4].

2.1 Normalwerte von ICP und CPP

Der normale ICP ist in erster Linie abhängig von der Körperlage (im Liegen +10±5 mmHg, aufrecht -5±5 mmHg), ferner von der Aktivität, der Schlafphase (REM, Non-REM)[5] und situativ von Husten, Erbrechen und Bauchpresse; bei Säuglingen ist er niedriger (Tabelle 14-1).

Die normale ICP-Welle ist 5gipfelig (Abb. 14-3): Die Wellen p_1 bis p_3 werden arteriell, die Wellen p_4 und p_5 venös induziert. Die ICP-Welle ist durch eine Atemkurve überlagert. Die Amplitude beträgt normal 2–4 mmHg, bei hohem ICP 10–20 mmHg.

Tabelle 14-1. Normalwerte des ICP

Bedingungen	*Neugeborene [mmHg]*	*Säuglinge [mmHg]*	*Erwachsene [mmHg]*
Im Liegen bei Ruhe	0	6±1	10±5
Non-REM-Schlaf		um 7	12±5
REM-Schlaf		19–22	15–25
Schreien		22–37	>20
Husten		20–40	30–110
Im Sitzen/Stehen bei Ruhe		-5±5	-5±5

Angaben nach Welch 1980; Anegawa 1991; Albeck 1991; Bradley 1970; Magnaes 1976a; Wilkinson 1990 und eigenen Messungen.

[4] Bei telemetrischen Sensoren, die alle den absoluten Druck messen, spielen die Luftdruckschwankungen eine große Rolle. Letztere betragen in Hamburg 76 mmHg, schwanken täglich im Schnitt um 5 mmHg; bei Wetterwechsel sind 15 mmHg in 3 h möglich. In extremen Klimata wurden 652,5 bzw. 812,9 mmHg gemessen.

[5] Auch bei Gesunden sind nächtlichen B-Wellen während maximal 20% der Meßzeit und Phasen mit markant erhöhtem ICP üblich, vorzugsweise im REM-Schlaf (Martin 1978). Vereinzelt wurden sogar klassische A-(Plateau)-wellen mit 25–50 mmHg über mehrere Minuten gemessen (Mautner 1989).

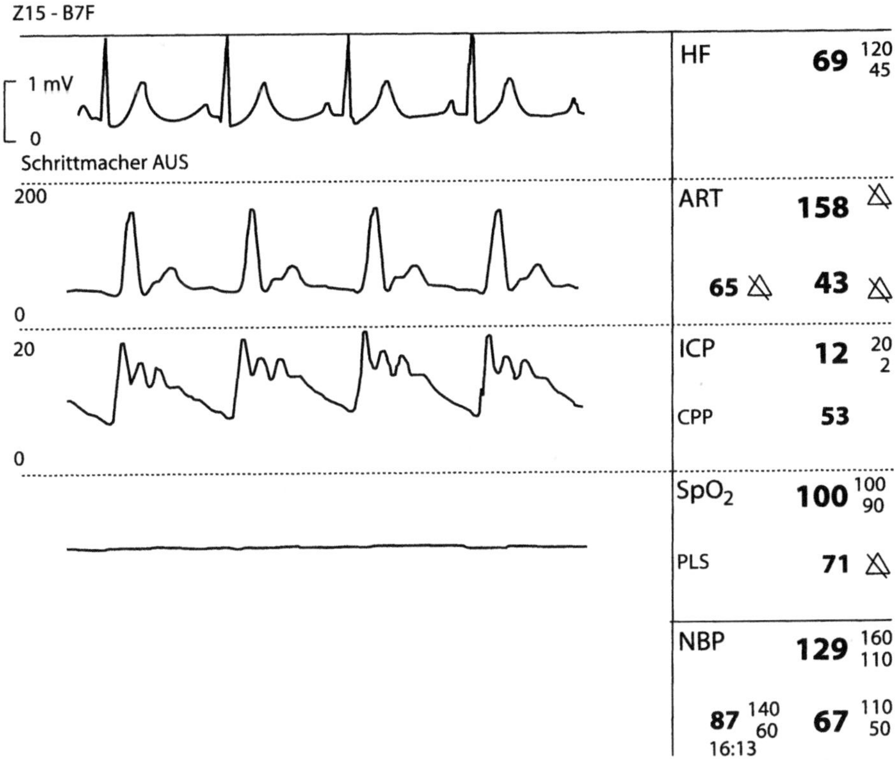

Abb. 14-3. EKG (oben), blutige Druckwelle (ART) und normale ICP-Welle mit gut erkennbarer P1–P3-Welle und flacher P4-Welle; die P5-Welle ist wie oft nicht sicher zu erkennen. Beachte die Diskrepanz zwischen dem blutig (158/43 mmHg, MAP 65 mmHg) und dem oszilloskopisch gemessenem Blutdruck (NBP; 129/67 mmHg, MAP 87 mmHg, Differenz 22 mmHg!), aus der sich im ersten Fall ein CPP von 53 mmHg wie angezeigt bzw. einer von 65 mmHg ergibt! Der Blick auf die arterielle Blutdruckkurve zeigt im Gegensatz zu einer guten Registrierung eine Erhöhung der initialen Welle („Schleuderzacke"), dann einen übermäßigen Abfall und schließlich ein auffällig niedriges Plateau. Derartige Kurven sind teils durch Resonanzen, teils durch Dämpfung im Schlauchsystem verzerrt und ergeben falsche systolische und diastolische Werte. Der blutige MAP war zusätzlich durch eine zu hohe Transducer-Plazierung (zu niedriger MAP) verfälscht. Die unblutige Druckmessung, die von den meisten Monitoren nicht aufgezeichnet wird, war dagegen korrekt (s. Abschnitt 11)

3 Pathologische Werte von ICP und CPP

Als Hypertonie wird ein systolischer (Ruhe)blutdruck über 140 und diastolischer über 95 mmHg definiert (ab 15 Jahren; 2jährige: 130/80 mmHg), als Hypotonie ein systolischer Wert unter 95 mmHg. Heute gilt nicht der isolierte ICP, sondern der zerebrale Perfusionsdruck CPP als maßgebliche Größe für die Gehirnversorgung und damit als Monitor- und Therapieparameter. Der CPP kann nach der Formel CPP = MAP–ICP kalkuliert werden. **Cave:** Bei Gefäßstenosen (A. carotis u. a.) und Gefäßspasmen nach SAB sind rein rechnerische CPP-Werte *irreführend* und die reale Hirnperfusion schlechter!

Auch muß die individuelle Adapatation bzw. Autoregulation, die normalerweise die Durchblutung im zerebralen Kapillarbett in einem weiten Bereich (MAP 50–150 mmHg) annähernd konstant hält, beachtet werden: Bei Hyper-

Tabelle 14-2. Pathologische ICP-Werte bei Erwachsenen im Liegen

Ausprägung	*[mmHg]*	*CPP*
Leicht pathologisch	15–20	
Pathologisch und therapiepflichtig	20–30	60–70
Hochgradig pathologisch	30–40	50–60
Lebensbedrohlich	40–50	40–50
Letal, wenn länger als 15–30 min	>50	<40

Cave: Diese Werte sind nur für Standardpatienten mit SHT, Subarachnoidalblutung u. ä. adäquat. *Adaptierte* Patienten, etwa mit chronischem Hydrozephalus, langsam wachsenden Tumoren etc. können mit einem ICP von 40–50 mmHg noch voll orientiert sein, und zwar bei einem rechnerischem CPP von <50 mmHg (Richard 1978)! Umgekehrt reagieren Patienten mit raumfordernden MCA-Infarkten u. a. besonders sensibel und klemmen mitunter schon bei bei einem ICP von nur 20 mmHg ein (Schwab 1996).

tonikern ist die Autoregulationskennlinie generell nach rechts zu höheren Drücken verschoben, so daß „normale" Werte zur Ischämie führen können. Die Autoregulation kann beim traumatisiertem Hirn oder durch Medikamente (Halothan, Nitropräparate) aufgehoben sein, was oft mit einem parallelen Verlust der CO_2-Reagibilität der Vasomotoren einhergeht.

Der CPP liegt normalerweise um 90 mmHg. Als Minimum wird derzeit ein CPP von mindestens 70 mmHg empfohlen.

Unter pathologischen Bedingungen führen folgende Faktoren zum ICP-Anstieg bzw. CPP-Abfall (Tabelle 14-2):

1. Im Kompartment *Hirn* Ödeme, Zysten, Blutungen oder Tumoren,
2. im Kompartment *Liquor* Blockade der inneren Abflußwege (Okklusivhydrozephalus), der Subarachnoidalräume oder Resorptionsorgane (Malresorptivhydrozephalus), selten eine Hyperliquorrhoe,
3. im Kompartment *Blut* Kongestion (Vasomotorenparalyse, Hyperkapnie, Hypertonie) oder venöse Abflußbehinderung (Thrombose der intrakraniellen Sinus oder Halsvenen, obere Einflußstauung, stenosierte Austrittsforamina (Schädelmißbildungen);
4. *„Fremdkompartimente"* sind epi- und subdurale Hämatome, Empyeme u. a.;
5. *inadäquat kleine Schädelvolumina* (Nahtsynostosen, großflächige Impressionen, bei großen Kalottendefekten auch starke Einwölbung der Lücke in aufrechter Position).

4 Ziel und Indikation der ICP-CPP-Messung

Die ICP-CPP-Messung dient der prophylaktischen Erkennung kritischer Situationen im Vorfeld, der Therapieevaluation, dem Vermeiden von kostspieligen (und riskanten!) CT-Transporten sowie der Entscheidungsfindung für Operationen (Drainage, Shunt, Hämatomentleerung, Dekompression, u. a.). Sie ist bei Traumata mit einem GCS-Wert <7–8, Subarachnoidalblutungen (Hunt-u.-Hess-Skala 3–5), Risikooperationen, raumfordernden Infarkten und

Blutungen, schweren Meningitiden, dem Reye-Syndrom und anderen ZNS-Erkrankungen immer dann indiziert, wenn der Nutzen die Risiken übersteigt.

Jede ICP-CPP-Messung ist ein Kompromiß zwischen Risiken (Infektion, Blutung), Reliabilität (Genauigkeit, Kurvenqualität), Kosten, Handhabung (Robustheit, einfache Implantation und Entfernung) und Option zur Therapie (Liquordrainage, intrathekale Antibiotikagabe).

Die blutige Druckmessung ist mit ca. 10 DM/Tag preisgünstig und komplikationsarm; die Verläßlichkeit wird routinemäßig durch eine *mehrfache Redundanz* (Oszillometrie, Riva-Rocci, notfalls Palpation) sichergestellt und folgt damit einem Grundprinzip der Sicherheitstechnik (Zweikreisbremse etc.). Im Gegensatz dazu wird der ICP üblicherweise nur mit einem *einzigen* System überwacht, bei ventrikulären Verfahren oft sogar nur intermittierend in Drainagepausen; Risiken und Kosten sind ungleich höher.

5 Kosten und Wirtschaftlichkeit

Die Preise sind Tabelle 14-3 zu entnehmen und reichen von 200 bis 1900 DM bei Einweg- und von 1200 bis 4250 DM bei resterilisierbaren[6] Sensoren. Die Preise mögen zunächst hoch erscheinen. Bei Umrechnung auf *Tageskosten* (Tabelle 14-4) zeigt sich jedoch, daß eine epidurale ICP-Messung mit ca. 50 DM nicht mehr kostet als eine Thoraxröntgenaufnahme, sogar teure Tiptransducer kosten mit ca. 110 DM weniger als Breitspektrumantibiotika und nur 40% einer Nimodipinbehandlung. 10 eingesparte Tage Intensivtherapie (à 2400 DM/Tag) decken den Jahresbedarf an ICP-Sensoren ab. Bei rationaler Betrachtung gibt es keinen wirtschaftlichen Grund zur restriktiven Anwendung des ICP-Monitorings!

6 Technik und Methoden der ICP-CPP-Messung

Das entscheidende Kriterium ist die *Genauigkeit*, worin Nullpunkt- und Linearitätsfehler, Hysterese, Drift über die gesamte Meßzeit, Temperaturgang und andere Faktoren eingehen. Die amerikanischen Trauma-Guidelines fordern beim ICP die – sehr hohe – Präzision von ±2 mmHg im Bereich bis 20 mmHg[7], darüber eine von ±10% (Bullock 1995); Qualitätsanforderungen für die Blutdruckregistrierung bzw. dem CPP fehlen.

In der klinischen Praxis werden bei der Blutdruckmessung Abweichungen von ±15% vielfach hingenommen, ±10% breit akzeptiert und ±5% als hervorragend empfunden. Bei einem MAP von 100 mmHg wären dies ±15, ±10 bzw. ±5 mmHg, die als potentielle Fehler in die *CPP-Berechnung* miteingehen. Erstens geht der MAP (typisch 70–110 mmHg) ohnehin 4- bis 5mal so stark in den CPP ein als ein ICP-Wert um 20 mmHg, erst recht seine Abwei-

---

[6] Wegen des im Hirn bestehenden Creutzfeld-Jakob-Risikos sollten resterilisierte Sonden nur epidural eingesetzt werden.

[7] Im Normalbereich unter 10 mmHg ist es u. E. klinisch irrelevant, ob ein ICP von 2 oder 9 mmHg vorliegt. Die höchste Präzision ist im Übergang zu und bei mittelgradig pathologischen Werten notwendig, also im Bereich 10–30 mmHg.

Tabelle 14-3. Preise von ICP-Transducern mit und ohne Katheter

	Sensor	Zubehör, Grundgerät
1. Sensoren für epidurale ICP-Messung		
Spiegelberg I, II	215 DM	12000 DM
Ladd/Princeton	390 DM	(1991) 6990 DM
Resterilisierbar, verwendbar für 2–20 Meßzyklen (Erfahrungswert durchschnittlich 5):		
Raumedic NeuroDur	900 DM	660 DM
Hellige EpiSensor[a]	2580 DM	4430 DM
Gaeltec ICT/b-Titan™	2940 DM	980 DM
Braun-Epidyn[a]	3500 DM	1200 DM
Mammendorfer Institut AccuratePlus	4254 DM	576 DM
2. Sensoren für intraparenchymatöse, subarachnoidale, ventrikuläre Messung ohne Katheter		
Spiegelberg IV[b]	ca. 315 DM	12000 DM
Camino (110–4B)	562 DM	19500 DM
Codman MicroSensor 82-6631	608 DM	6213 DM
Ventrix (Heyer-Schulte NeuroCare)[b]	740 DM	7890 DM
Raumedic Neurovent	900 DM	660 DM
Braun-Sensodyn[a]	1900 DM	1200 DM
Mammendorfer Institut FMRDM4F0	3250 DM	576 DM
3. Sensoren für intraparenchymatöse, subarachnoidale und intraventrikuläre ICP-Messung		
a) außen an einem Ventrikelkatheter (direkte Messung ohne Flüssigkeitskopplung)		
Spiegelberg III	320 DM	12000 DM
Spiegelberg III–XL	330 DM	12000 DM
PS-Medical (früher: Trivent Ventcontrol MTC)	Keine Angabe	
Raumedic Neurovent-P	900 DM	660 DM
Braun-Sensodyn[a]	1900 DM	1200 DM
b) im Lumen eines Ventrikelkatheters (flüssigkeitsgekoppelte Messung)		
Camino mit Katheter 110–4HMC	1290 DM	19500 DM
Codman MicroSensor mit Katheter	680 DM	6213 DM
4. Ventrikelkatheter mit externen flüssigkeitsgekoppelten Sensoren		
Etwa 20 Produkte (± Drainagesystem)	200–346 DM	Transducer 80–2000 DM
5. Telemetrische implantierbare Sensoren zur Integration in Shuntsysteme		
Telemeasurement ICP-Telesensor	Preis auf Anfrage	
Radionics Telesensor (Typ Cosman)	551 DM	11165 DM

Preise 1999 *ohne* MwSt (ohne Gewähr); die Preise der Grundgeräte in der Regel einschließlich Anschlußkabel.
[a] Nicht mehr im Handel, letzter Preis.
[b] Angekündigt.

chungen. Zweitens liegen die genannten MAP-Fehlerbreiten um 150–650% über denen, die Hirndrucksensoren zugebilligt werden (±2 mmHg). Nimmt man ein CPP-orientiertes Konzept ernst, müssen konsequent die gleichen *absoluten* Anforderungen für ICP- und MAP-Messung gelten.

Eine Genauigkeit von ≤±2 mmHg wird von den meisten Sonden, darunter auch teuren Modellen, nicht einmal in vitro erreicht. Nur wenige Nutzer kalibrieren bei Körpertemperatur, wodurch Temperaturfehler von 2–5 mmHg auftreten (s. unten); erst recht liegen die kliniküblichen hydrostatischen Justierungsfehler weitaus höher.

Für die klinische Routine ist eine ICP-Fehlerbreite von ±4 mmHg ausreichend, für ein Minimalmonitoring ±6 mmHg. Anspruchsvolle Anwendungen werden in Tabelle 14-5 spezifiziert.

Tabelle 14-4. Tageskosten der ICP-CPP-Messung im Vergleich

Anwendung/Bezug	*Einwegmaterial [DM]*	*Mehrwegzubehör (bei 1000 Betriebstagen) [DM]*	*Summe pro Tag [DM]*
Blutige Druckmessung[a]	8	2	10
Unterhalt eines Mittelklassewagens (ADAC 1997)			30
Epiduraler Mehrwegsensor (Raumedic NeuroDur); bei 5 Zyklen	30	1	31
Ventrikuläre Druckmessung mit EVD, + Mehrwegtransducer[a]	40	2	42
Epiduraler Einwegsensor (Spiegelberg-Sonde I)[a]	36	12	48
Thoraxröntgen auf Intensivstation, Sach- und Personalkosten, ca.			60
Ventrikelkatheter mit Tipsensor (Spiegelberg III, ohne EVD)[a]	53	12	65
Epidurale Mehrwegsonde (Gaeltec ICT/B Titan); bei 5 Zyklen	98	1	99
Camino-Sonde ohne Katheter (110-4HM), ohne EVD-System[a]	94	23	117
Ventrikelkatheter mit MicroSensor (Codman), ohne EDV-System[a]	114	10	124
Breitspektrumantibiotikum (Vancomycin 3mal 500 mg)			139
Nimodipin (Tagesdosis, 5 Ampullen)			295
CT bei einem beatmeten Patienten, Sach- und Personalkosten, ca.			400
Neurochirurgie Universität Heidelberg, Tagessatz 1998			1020
Chirurgische Intensivstation Universität Heidelberg, Tagessatz 1998			2393

[a] Kosten pro Tag *mit* 17% MwSt bei 1 Woche Liegedauer (ICP-Sensoren, EVDs, arterielle Kanülen) bzw. 3 Tagen (externe Komponenten von arteriellen Druckmessungen). Die Kosten der vielfach verwendbaren Grundgeräte (Interfacekabel, Nullpunktsimulatoren, spezifische Monitore o. ä.) sind kalkuliert auf 1/1000 Anwendungstage; nach eigenen Erfahrungen haben sie eine reparaturfreie Standzeit von über 5 Jahren bei 50% Dauerbetrieb und sind praktisch nur durch Stürze gefährdet. Nicht erfaßt sind die Personal- bzw. Operationskosten beim Implantieren. Während einer ohnehin stattfindenden Operation verlängert sich der Eingriff um wenige Minuten (ca. 100 DM). Eine Implantation auf Intensivstation dürfte ca. 500 DM an Personal und Material kosten, eine im Operationssaal mit beatmeten Transporten, Umlagerung, Narkose etc. ca. 1000 DM.

Tabelle 14-5. ICP-Messung: Differenzierte Anforderung an Genauigkeit und Frequenzgang

Vorgesehener Einsatz	*Abweichung/Drift*[a]		*Grenzfrequenz*
	ICP: 0–30 [mmHg]	>30 [mmHg]	[Hz]
Technische Referenz, Laborprüfung von Transducern	±0,1	±1	>50
Experimentelle Forschung, Frequenzanalyse bei Kindern	±1	±5	>40
Klinische Forschung, Frequenzanalyse bei Erwachsenen	±2	±10	>20
Klinische Routine	±4	±15	>3
Minimalmonitoring, B-Wellen-Identifikation	±6	±20	>1
US-Trauma-Guidelines 1995	±2	±10	k. A.

[a] Im klinisch entscheidenden Bereich von 10–30 mmHg. Drift über 10 Tage (=Dauer von 95% aller Messungen).

Das 2. Kriterium ist die Qualität der Kurvenwiedergabe. Sie ist unverzichtbar für die bettseitige Erkennung der allgegenwärtigen Meßartefakte (verstopfte Katheter, Luftblasen, schlechte Ankopplung), der A- und B-Wellen; außerdem ist die Amplitude ein Indikator der zerebralen Compliance (Wikinson 1978). Rechnergestützte Frequenzanalysen sind zwar nach wie vor eher ein Feld der Forschung als der Routine, enthalten aber ein beachtliches Potential an bisher ungenutzten Informationen (Czosnyka 1996). Es ist unverständlich, daß die „Guidelines" auf die Frequenzübertragung nicht eingehen.

Für die approximative Wiedergabe der ICP-Kurve reicht eine *Grenzfrequenz* von etwa 3 Hz aus, was abgesehen von Ladd/Princeton™ (0,3 Hz; Betsch 1993) von allen Sonden, auch den luftgekoppelten Spiegelberg-Typen erreicht wird (2,5–9 Hz; Betsch 1993; Czosnyka 1997; Kuklock 1997). Für Frequenzanalysen und exakte Kurven sind >20 Hz erforderlich (Piper 1990), die von Braun-Epidyn, Gaeltec™, Camino™ und Neurodur, nicht aber von Codman MicroSensor™ (6,5 Hz) und Hellige Episensor (14 Hz) erreicht werden (Betsch 1993; Kuklok 1997).

Die ICP-CPP-Messung kann nach 4 Parametern eingeteilt werden:

1. *Prinzip des Druckwandlers*: Dehnungsmeßstreifen (z.B. Gaeltec™, viele externe Sensoren für Blutdruck und ICP), piezoresistiv (Codman-MicroSensor™, Ventcontrol, Raumedic-Neurovent/Neurodur, Mammendorf Accurate Plus, Braun-Epidyn, zahlreiche Blutdruckmanometer), optoelektronisch (Camino™), optopneumatisch (Ladd™) und Hochfrequenzresonanz (Hellige Episensor, Rotterdam Teletransducer™). Bei guten Konstruktionen sind heute mit allen Prinzipien die geforderten Eigenschaften realisierbar, wobei Hochfrequenzresonatoren die geringste Drift haben.
   Eine Messung ist auch ohne Druckwandler mit Flüssigkeitssäulen möglich (Liquor, zentrale Venendruckmessung); die Anzeige ist aber träge, nicht mit Monitoren registrierbar und wegen der Kapillarkräfte keineswegs fehlerfrei: Die Elevation in einem Steigrohr aus Glas (∅ 2,5 mm) beträgt 12 mm, in Kunststoffschläuchen/säulen je nach Durchmesser und Material 1–27 mm! (**Cave:** Unkritische Verwendung als Eichkontrolle!)
2. *Ankopplung*: Man unterscheidet *direkt* messende Druckwandler, intrakraniell plaziert oder eingeschwemmt in Blutgefäße, von *externen* Wandlern, die über Flüssigkeit (Blut oder Liquor) oder Luft (Spiegelberg I–IV) mit dem Ventrikel, dem subarachnoidalen Liquor- oder dem Epiduralraum gekoppelt sind. Vorteile sind die jederzeit nachkalibrierbaren, ggf. austauschbaren, robusten und preisgünstigen Druckwandler, Nachteile sind ubiquitäre Probleme mit der Höhenjustierung und Störung der Kopplung (an der Arterienwand anliegende Kanülen, Schlitzventrikel, Luftblasen, Signaldämpfung). Zu den flüssigkeitsgekoppelten Systemen gehören übrigens auch Tiptransducer im Lumen von Ventrikelkathetern (Camino™, Codman MicroSensor™), die artefaktanfälliger sind als frei eingebrachte Sensoren gleicher Bauart (Raabe 1998).
3. *Invasivität*: Die epikutane Fontanellometrie und Blutdruckmanschetten sind nichtinvasiv, Verweilkanülen in peripheren Arterien, epidurale Sensoren und die LP minimal invasiv. Pulmonaliskatheter sowie subdurale, subarachnoidale

und spinale Kathetermessungen sind invasive Verfahren mit gewissen Risiken. Bei Sensorplazierung im Hirnparenchym steigen wohl abhängig von Sondendurchmesser und Eindringtiefe die Risiken an; ventrikuläre Zugänge vervielfachen die Komplikationen (Tabellen 14-6 u. 14-7). Punktionen von Shuntvorkammern haben zwar kein Blutungs-, sehr wohl aber ein Infektionsrisiko.

4. *Gemessenes ZNS-Kompartment*: Supratentoriell rechts/links, hintere Schädelgrube, spinal. Die spinale Messung ist in Gegenwart einer zerebralen Raumforderung wegen der Einklemmungsgefahr wahrscheinlich am riskantesten und besonders artefaktgefährdet.

7 Artefakte der ICP-CPP-Messung

7.1 Hydrostatische Meßfehler

So trivial eine Höhendifferenz von Wandler und Referenzniveau auch sein mag, hydrostatische Abweichungen verursachen die meisten Fehler bei der Messung von ICP und Blutdruck und sind am schwierigsten zu vermeiden.

Die Kopfposition von Intensivpatienten ändert sich ca. 100mal pro Tag (Höhenverstellung, Waschen, Kopfdrehung, Lagerung, Herunterrutschen, Eigenbewegung), was eine engmaschige exakte Nachjustierung illusorisch macht. Vitale Maßnahmen haben den Vorrang, weswegen die Neujustierung erst nach Intubation, Betten o. ä. erfolgen kann; die meisten ICP- und Blutdruckaufzeichnungen sind daher mit mehreren fehlerhaften (Abweichung von 20–50 cm!) Perioden von 5–30 min Dauer durchsetzt, die nachträglich schwer identifiziert und niemals mehr korrigiert werden können.

Flüssigkeitsgekoppelte Systeme haben ein unlösbares Dilemma: Kurze Schläuche (Sensor am Kopf) sind zwar theoretisch – in der Praxis durch Bewegungen verwackelt – gut für die Kurvenwiedergabe und erleichtern die optische Kontrolle der korrekten Höhe, variieren aber bei Kopfdrehung um 45° schon um 8 mmHg (Abb. 14-5), bei Seitenlagerung sogar um 11 mmHg (Abb. 14-5).

Blutdrucksensoren, montiert am Unterarm mit kurzer Linie zur A. radialis, liegen oft *unter* dem Herzen, bei Oberkörperhochlagerung 25 cm und im ungünstigsten Fall (herabhängender Arm, kinetisches Bett in Seitenlage) sogar 50 cm (37 mmHg) *unter* dem Monroi-Niveau.

Fixiert man die Sensoren am Bettpfosten o. ä., benötigt man lange Schläuche, die die Kurven verzerren. Wegen der Entfernung wird die Höhenjustierung per Sicht ungenau (Varianz typisch ±10 cm). Mit Peilantennen, kleinen Wasserwaagen, Laserpointern etc. läßt sich der Fehler auf ±5 cm reduzieren. Wirklich exakt sind jedoch nur lange (>50 cm!) Wasserwaagen (Abb. 14-6) oder – wohl am elegantesten – Schlauchwasserwaagen[8]. Die Akzeptanz derartiger Maßnahmen bleibt dennoch problematisch.

[8] Ein verschüttsicherer Schlauchring von ca. 150 cm (Infusionsverlängerung) wird zur Hälfte mit gefärbtem Wasser gefüllt. Nach Hochhängen einer Hälfte ergeben sich 2 Wasserpegel, die einen millimetergenauen Höhenvergleich von Bezugspunkt und Transducer ermöglichen. Dies funktioniert auch ohne Sichtkontakt um Ecken herum, etwa bei kinetischen Betten und Transducerplazierung an deren Kopfende.

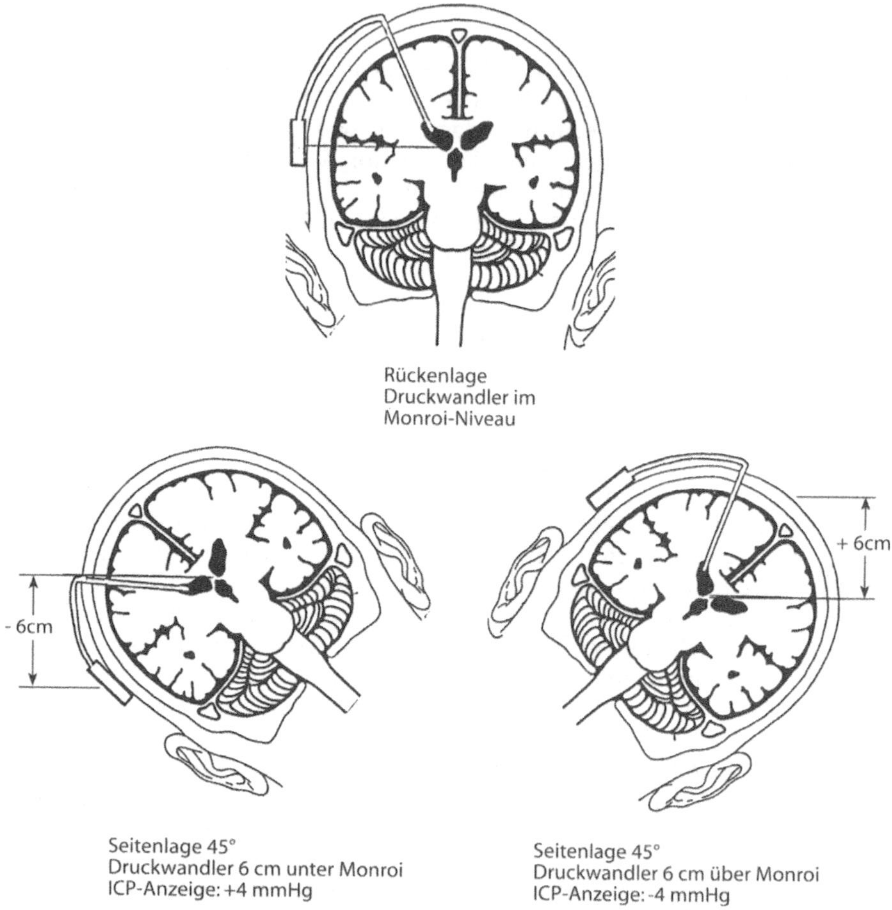

Abb. 14-4. Hydrostatische Meßfehler durch Kopfdrehung. Ist ein Sensor am Kopf befestigt, resultieren bei 45° Rotation Abweichungen von ±4 mmHg. Diese Fehlerquelle ist auch bei epiduralen Sensoren, in geringem Umfang auch bei Gewebemessung wirksam und nur bei Tipsensoren im Ventrikel vernachlässigbar

Praktikable Lösungen sind die Montage der externen Transducer an höhenverstellbaren Stativen (Abb. 14-7) oder vertikalen Extensionen (Abb. 14-8), die jeweils am beweglichen Kopfteil fixiert sind und automatisch für eine synchrone Bewegung von Transducer und Patientenkopf sorgen.

Bei kinetischen Betten müssen *alle* Transducer entweder am Kopf des Patienten oder am Kopfende des Bettes in der *Drehachse* auf Kopfniveau montiert werden.

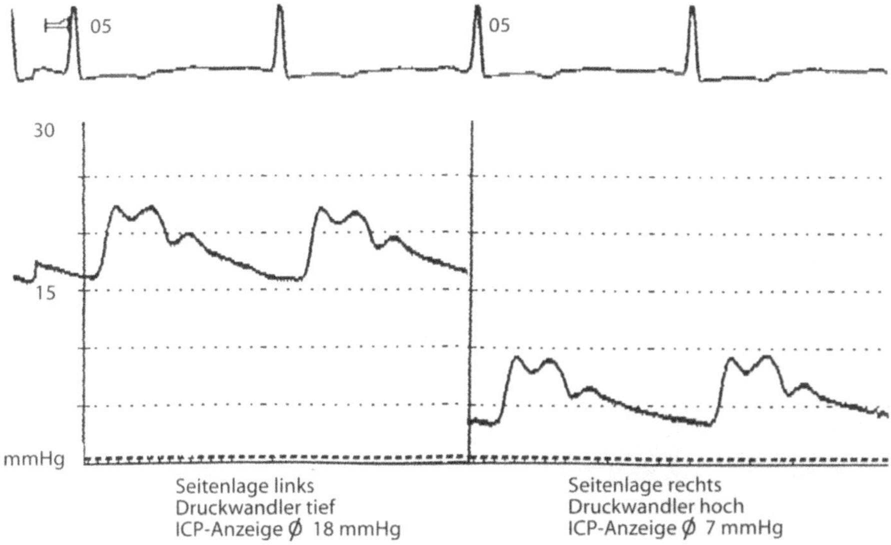

Abb. 14-5. Hydrostatische Meßfehler in Seitenlage. Originalregistrierung. Die Differenz rechts vs. links beträgt 11 mmHg. Die Kurven sind ansonsten identisch, so daß auf Aufzeichnungen der hydrostatische Fehler nicht erkennbar ist

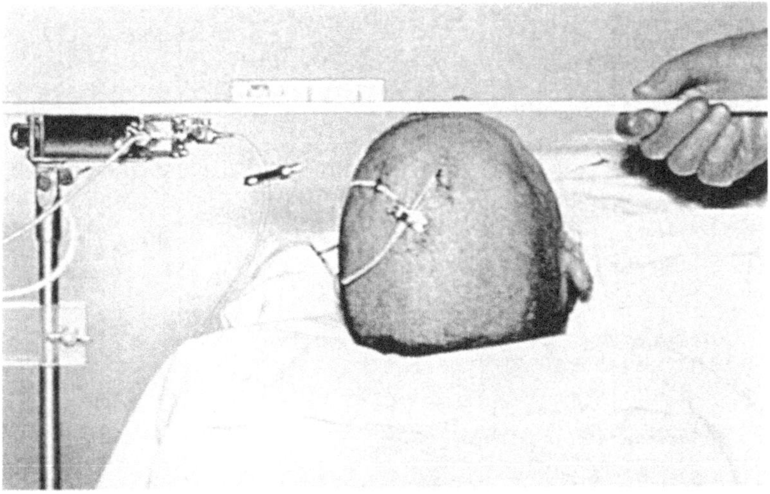

Abb. 14-6. Hier wird gezeigt, daß Lundberg mit vorbildlicher Präzision (lange Wasserwaage!) den Transducer und das Bezugsniveau (Tuberositas frontale) referenziert hatte. Die kurzen, steifen Schläuche (ca. 30 cm) minimierten Fehler durch Signalverzerrungen, ebenso wie Ventrikelkatheter aus Metall. (Aus Lundberg 1960)

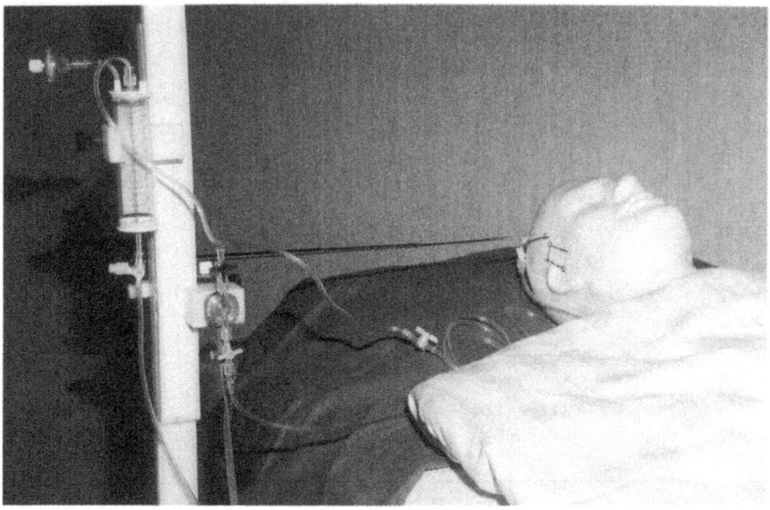

Abb. 14-7. Stativ montiert am Kopfteil des Bettes (schwenkbar im Grundgelenk) mit separat verstellbaren Fixierungen von Transducer und Drainage-Überlauf. (Hersteller: Fa. Goretec)

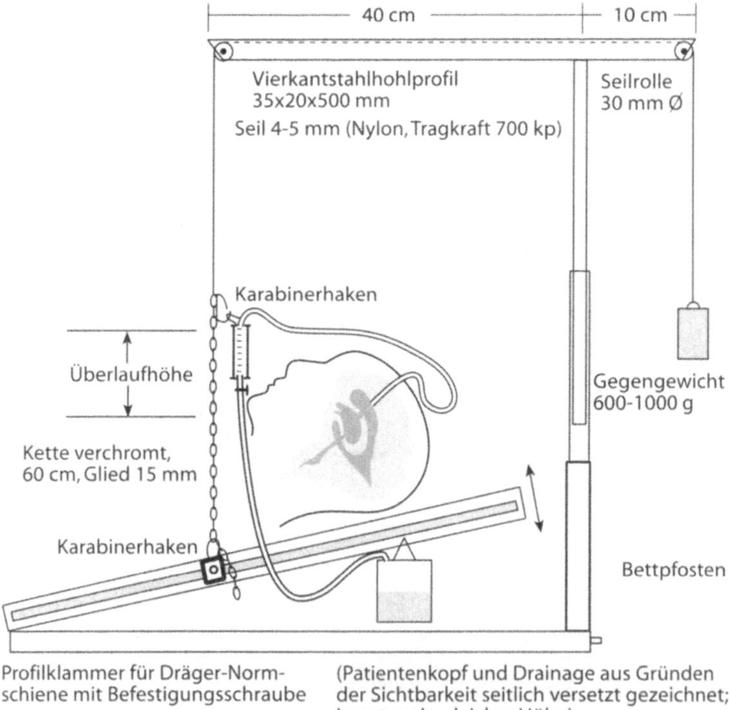

Abb. 14-8. Vertikale Extension, am Kopfteil des Bettes anschraubbar. Separat verstellbare Fixierungen von Transducer und Tropfkammer. Ein Gegengewicht von 1 kg bewirkt eine automatische Höhenverstellung. Pflegehandlungen werden weniger gestört. (Eigenentwicklung, modifiziert übernommen von der Fa. Goretec)

7.2 Meßfehler und Artefakte durch die Druckwandler

Abweichungen und Drift, bei älteren Konstruktionen noch ein gewaltiges Problem (Abb. 14-9; Aschoff 1989; Raabe 1998 b; Morgalla 1997), liegen bei rezenten Modellen heute in vitro überwiegend unter 5 mmHg, bei relativ genauen Sonden (Spiegelberg, Codman MicroSensor™, Raumedic-Neurodur, Hellige-Episensor, guten Camino™-Exemplaren und vielen Blutdrucksensoren) unter ±2 mmHg (Crutchfield 1990; Czosnyka 1996; Betsch 1993; Kuklok 1997).

Bei in vivo kalibrierbaren Sonden (manuell bei Gaeltec und AccuratePlus, automatisch bei Spiegelberg) muß die Drift über 24 h, bei nicht nacheichbaren über mindestens 10 Tage, der Dauer längerer Meßzyklen, ermittelt werden. Da instabile Sonden auch zwischenzeitlich variieren (Abb. 14-10), darf nicht nur Anfangs- und Endwert verglichen werden, sondern sind Zwischen- oder Parallelmessungen erforderlich.

7.2.1 Temperaturgang

Externe Wandler arbeiten überwiegend temperaturabhängig, was bis zu 0,65 mmHg/°C ausmachen kann (Matzek 1989). Da sie bei Raumtemperatur geeicht und betrieben werden, ist dies in praxi vernachlässigbar. Intrakorporale Sensoren werden vor der Implantation meist bei Raumtemperatur kalibriert, arbeiten in vivo aber bei 15–20 °C höheren Temperaturen (Hirn 1 °C über Kerntemperatur, bei Fieber bis 41 °C). Die in der Literatur mitgeteilten Ergebnisse differieren: Während Kuklok (1997) einem Temperaturgang von maximal 0,15 mmHg/°C und Morgalla (1999) einen von 0,2 mmHg/°C gemessen hatte, fand Czosnyka (1996) bei Camino einen von 0,27 mmHg/°C. Daraus würden Meßfehler von typisch 4,3 mmHg (22→38 °C) bzw. im ungünstigsten

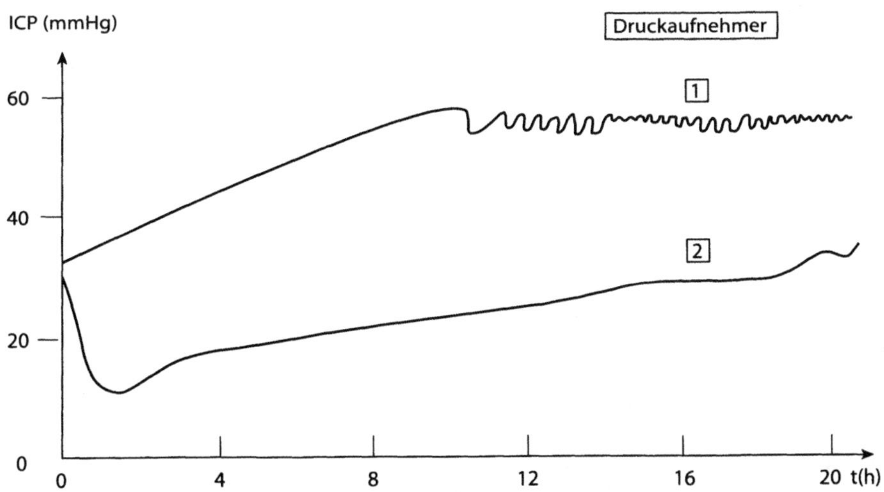

Abb. 14-9. Langzeitdrift von 2 Gaeltec-Sensoren mit positivem bzw. erst negativem, dann positivem Trend

Fall (21→41 °C) von 5,4 mmHg resultieren. Temperaturempfindliche ICP-Sonden müssen bei 38 °C kalibriert werden.

7.2.2 Materialquellung

Viele Sensoren haben eine Membran aus Silicon oder Materialien, die im Wasser quellen und ihre Eigenschaften verändern, wobei dies 2 mmHg und mehr ausmachen kann (z. B. Codman MicroSensor™, Gaeltec™ u. a.). Sie sollten vor Benutzung 10 min eingeweicht werden und knapp eingetaucht (3 mm) kalibriert werden.

7.2.3 Lichtempfindlichkeit

Piezoresistive Chipsensoren sind vielfach lichtempfindlich, was bei externen Wandlern bis zu 17 mmHg ausmachen kann (Matzek 1989). ICP-Transducer, die im Lampenlicht eines Operationssaals von 100.000 Lumen kalibriert werden und keine wirksamen Lichtfilter haben, können mit bis zu 42 mmHg beaufschlagt werden, was über den ganzen Meßzyklus erhalten bleibt (Abb. 14-11; Betsch 93).

7.2.4 Elektromagnetische Störfelder, MRT-Kompatibilität

Hochfrequente Störungen sind auf Intensivstationen ubiqitär. Nach Kuklok (1997) waren 9 von 12 ICP-Sensoren durch 900-MHz-Signale (Handy, 1 W) störbar, keiner durch 50-Hz-Brumm.

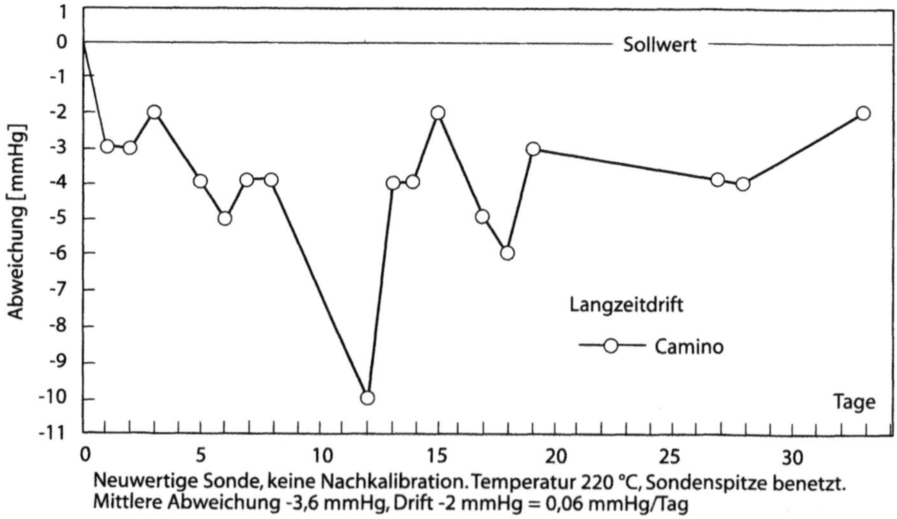

Abb. 14-10. Neuwertige Camino-Sonde, Drift über 33 Tage. Temperatur 22 °C, Sondenspitze eingetaucht. Bei einer auf Anfangs- und Endwert skotomisierten Betrachtung würde die Drift nur 2 mmHg betragen, rechnerisch exzellente 0,06 mmHg/Tag. Die mittlere Sollabweichung hatte –3,6 mmHg, die maximale –10 mmHg betragen

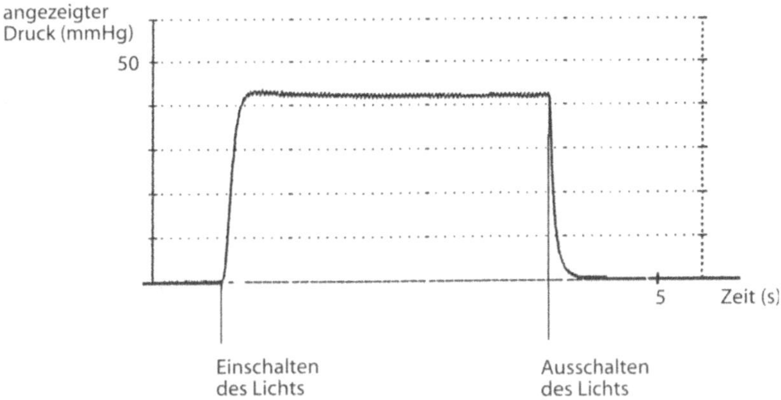

Abb. 14-11. Einfluß des Lichts (Operationslampe) auf einen Chipsensor (Braun-Epidyn): 42 mmHg Fehler!

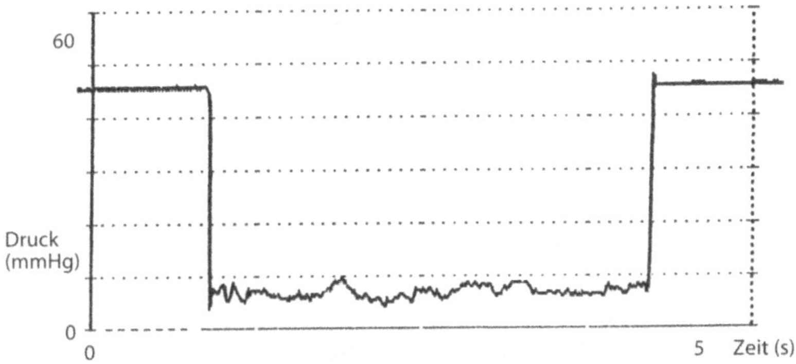

Abb. 14-12. Sogar das schwache Signal einer Piepseranlage kann auf insuffizient abgeschirmte Systeme (hier Gaeltec ICT/B) mit 3 s langen Rechteckimpulsen von bis zu 40 mmHg durchschlagen (Betsch 1992). Dies ist am Bett problemlos als Artefakt erkennbar, aber nicht mehr in Aufzeichnungen. Bei häufigen Störsignalen werden rechnergestützte Auswertungen signifikant verfälscht

Über die MRT-Kompatibilität existieren nur wenige Untersuchungen. Spiegelberg-Sonden verursachten weder Bildartefakte noch lokale Erwärmung oder Bewegungen (Betsch 1993); auch die überwiegend aus Titan gefertigten Sonden Gaeltec, Braun-Epidyn und Hellige-Episensor waren nach MRT intakt.

7.2.5 Störungen durch die schwankende Versorgungsspannung

Nach Kuklok (1997) waren nur 10 von 18 ICP-Sondentypen von der Versorgungsspannung unabhängig; 6 von 18 reagierten auf Spannungsschwankungen um ±10%.

7.3 Meßfehler durch die Ankopplung

Bei flüssigkeitsgekoppelten Systemen (Ventrikeldruckmessung, blutiger Druck) können die Kurven durch Dämpfung (Abb. 14-13 bis 14-15), Resonanz (Abb. 14-16) und Laufzeit (Abb. 14-17) in Amplitude und Form ganz erheblich verzerrt werden:

Während verzerrte Wellen die klinisch weitaus relevanteren Mitteldrücke von ICP und Blutdruck nicht verfälschen, ist wenig bekannt, daß auch bei okkludierten, ins Hirn dislozierten Ventrikelkathetern oder Schlitzventrikeln mit unterbrochener Flüssigkeitskopplung der angezeigte Mitteldruck üblicherweise nicht auf Null abfällt, was ja als Artefakt leicht erkennbar und somit harmlos wäre, sondern daß weiter eine flache Druckwelle zu sehen ist (Abb. 14-18). Die Dämpfung der Amplitude ist von der weitverbreiteten Luft- oder Schlauchdämpfung nicht zu unterscheiden und wird deswegen nicht ernst genommen, zumal sie bei Resonanz (Abb. 14-16) oder den hohen ICP-Wellen einer Plateauphase auch kompensiert werden kann und dann eine intakte Messung vortäuscht.

Der angezeigte Mitteldruck ist aber oft um 10–50 mmHg zu niedrig, was zu einer katastrophalen Unterschätzung des ICP führen kann. Dieses Phänomen tritt häufig bei ventrikulären Messungen in Schlitzventrikeln oder subduralen Messungen über Katheter und Hohlschrauben auf und ist wegen der allmählichen Entstehung (und meist spontaner Rückbildung!) nur schwer erkennbar, sofern nicht eine andere Meßlinie (im Hirn, epidural) die zunehmende Dissoziation von echtem ICP und ventrikulärer Anzeige aufzeigen kann.

Auch bei Leckagen des äußeren Systems (selten), Liquoraustritt entlang des Katheters (häufig) oder geöffnetem EVD-System (häufig) sind die Meßwerte falsch niedrig (Wilkinson 1989).

Die EVD-Systeme sind mehrheitlich *nicht* ausreichend belüftet (Tronnier 1991) und können bei bestimmten Bedingungen (durch Liquor verklebte Luftfilter, durchhängende teilgefüllte Ablaufkatheter, überfüllte Sammelbeutel etc.) sowohl negative (bis -20 mmHg; Rosner 1984) wie positive Drücke (bis zu 75 mmHg; Kaye 1982) aufbauen, die bei zeitweiliger Öffnung auf die Messung durchschlagen können.

Entgegen ihrem Ruf als „Goldstandard“ ist die Ventrikeldruckmessung nicht weniger artefaktgefährdet als die anderen Meßverfahren, insbesondere bei hohem ICP, komprimierten Ventrikeln und dementsprechend prekärer Flüssigkeitskopplung. Sofern nicht die Transducer mit kurzen (<30 cm), dicken (∅>2,5 mm) und relativ harten Kathetern angeschlossen sind, ist die Kurvenqualität allenfalls zweitklassig und für hochwertige Frequenzanalysen ungeeignet.

Für den ICP-Mitteldruck hat die ventrikuläre Messung dagegen unter folgenden Bedingungen Referenzqualität: Bei nicht zu engen Ventrikeln (>5 mm), nachgewiesener Flüssigkeitskopplung (Ablaufversuch), exakter Höhenjustierung, frisch kalibrierten Transducern, Ausschluß von Liquoraustritt, nach Entfernung von Luftblasen und bei ruhigen Patienten. All dies ist nur in Gegenwart eines erfahrenen Anwenders sichergestellt, keinesfalls bei Moni-

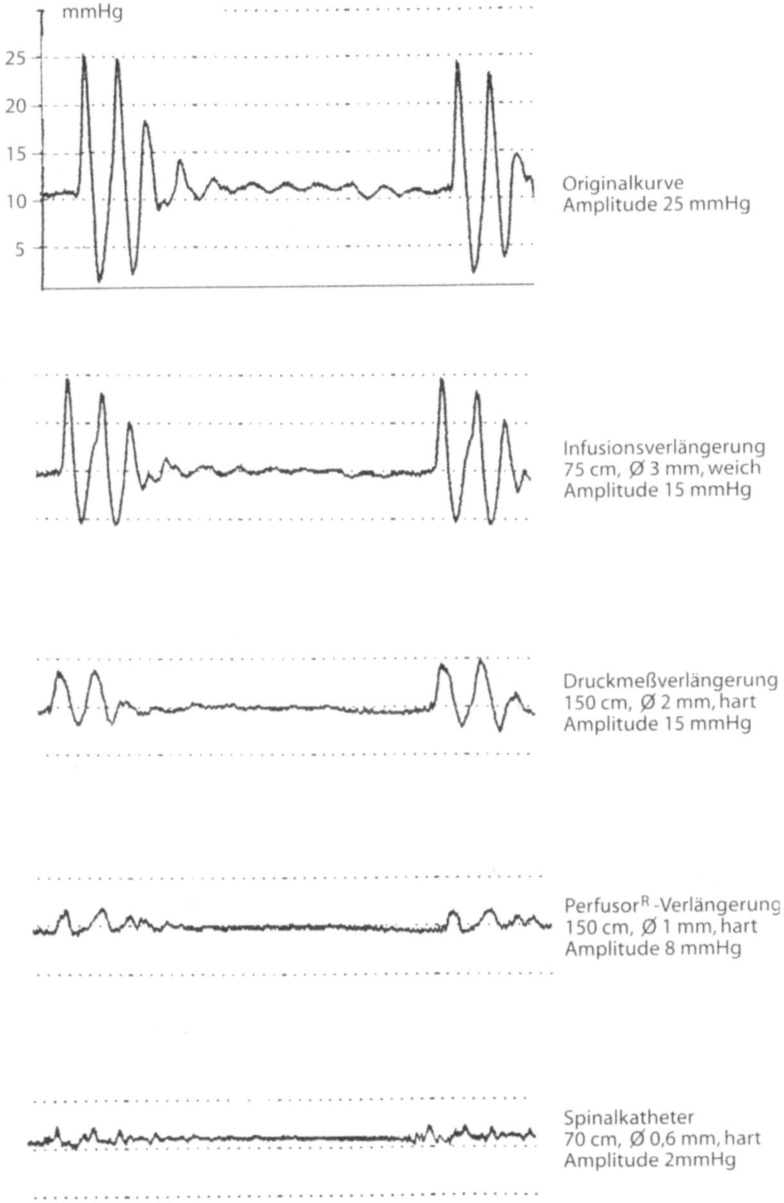

Abb. 14-13. Im Labor simulierte Sinusschwingung nach Passage verschiedener kliniküblicher Katheter. Die Welle wird auf Bruchteile der ursprünglichen Amplitude gedämpft, Kurvendetails gehen verloren

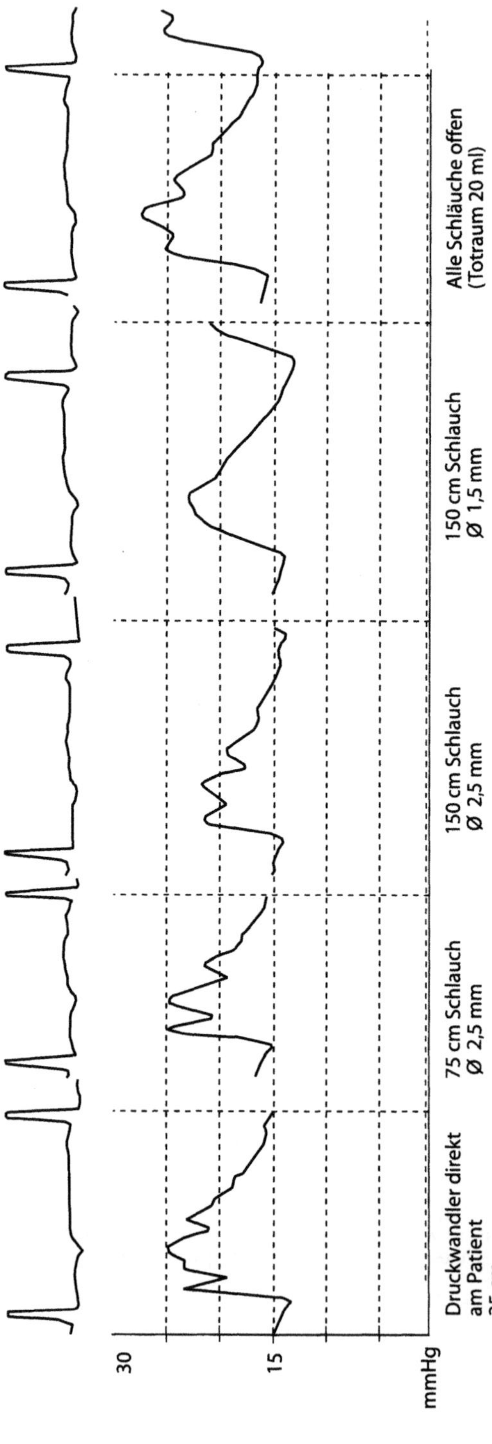

Abb. 14-14. Originalaufzeichnung der ICP-Welle eines Patienten nach Passage verschiedener Katheter. Amplitudendämpfung und zunehmende Kurvenverzerrung

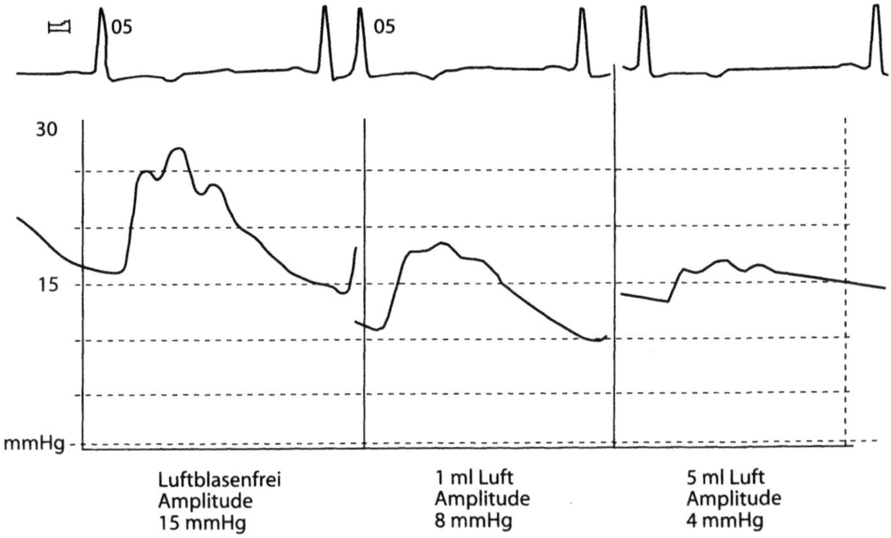

Abb. 14-15. Dämpfung durch Luftblasen. Originalaufzeichnung der ICP-Welle eines Patienten. **Cave:** Auch Luft im Ventrikel oder bifrontal nach Trepanation wirkt als „intrakranieller Windkessel" und dämpft die ICP-Amplitude

toraufzeichnungen. Marmarou, lange ein Verfechter computergestützten Monitorings, empfiehlt eine stündliche manuelle ICP-Ablesung (1991).

Die Ankopplung mit Luft bei den Spiegelberg-Sonden limitiert zwar die Frequenzübertragung, hat aber 2 große Vorteile: Die Systeme sind in vivo geschlossen, womit das Problem der Okklusion mit Blut, Detritus etc. entfällt. Wegen des geringen Gewichts von Luft sind hydrostatische Differenzen zwischen externem Transducer und Meßkapsel irrelevant (1 m $\cong$ 0,09 mmHg); wie bei Tiptransducern sind hydrostatische Fehler auf die unterschiedlichen intrakraniellen Sensorpositionen beschränkt.

8 Spezielle meßtechnische Probleme der epiduralen Druckmessung

Während Ventrikel- und Parenchymdruckmessung im Liquor bzw. einer hochviskösen Flüssigkeit (mit elastischer Komponente) arbeiten, sind epidurale Sensoren auf einer derben Membran mit kräftig profilierten Arterien im Einsatz, die vom Operateur erst abgelöst werden muß und ansonsten in der Umgebung verspannt ist. Knochenkanten in unmittelbarer Umgebung, Redondrainagen mit Unterdruck, Knochensplitter und epidurale Mikrohämatome induzieren weitere Artefaktmöglichkeiten.

Conditio sine qua non der epiduralen Messung ist eine ausreichende Ablösung der Dura vom Knochen im Radius von mindestens 15 mm um die Drucksonde. Dies erfordert obligatorisch den Einsatz von Uhrfedersonden o.ä., Schielhäkchen oder gar Pinzettenspitzen reichen nicht aus. Die insuffizi-

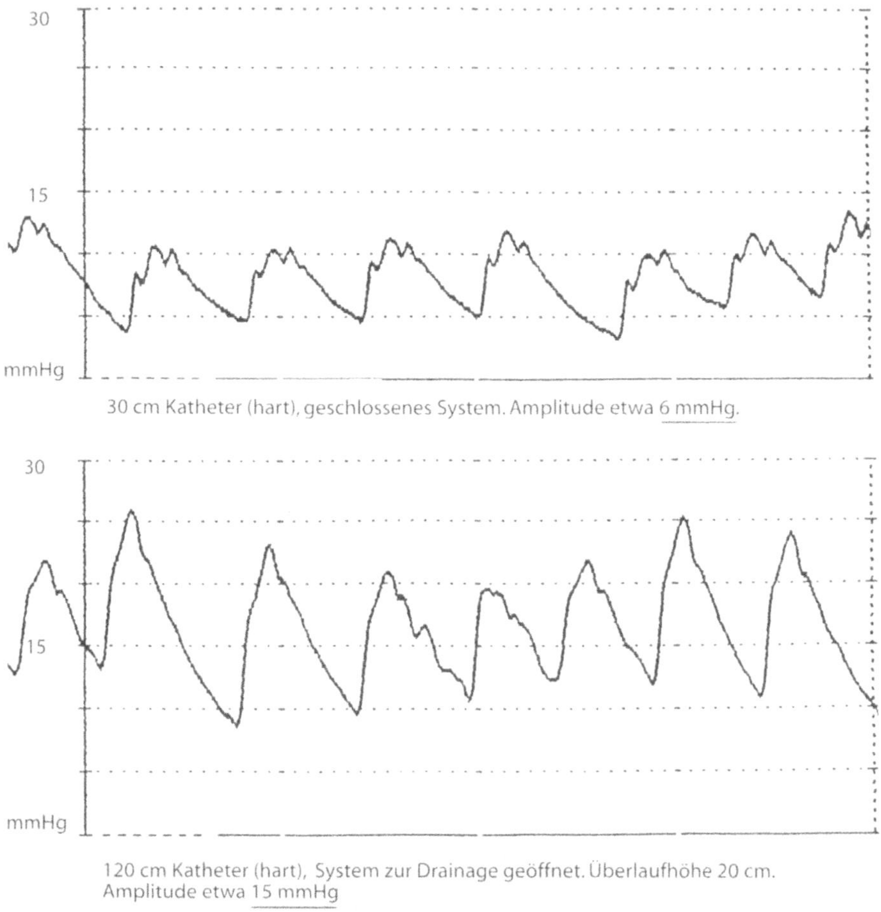

Abb. 14-16. Originalaufzeichnung der ICP-Welle eines Patienten vor und nach Passage eines Katheters mit hoher Resonanz (Codman-EVD-System I). Die Amplitude nimmt um 150% zu, aus der mehrgipfligen ICP-Welle mit relativ breitem Plateau wird eine schmale, sägezahnartige Kurve

Abb. 14-18. Ventrikelkatheter aus Silicon sind so weich, daß auch bei Totalokklusion ca. 10–20% einer Welle transmural übertragen wird. Die Abbildung zeigt *oben* die Originalwelle (Laborsimulation), *unten* die durch die geschlossene Wand eines üblichen Ventrikelkatheters übertragene Welle. (Transducer ist 130 cm vom Konnektor zum Siliconkatheter bzw. ca. 145 cm vom Ventrikel entfernt (harter Katheter, etwa 1,8 mm Innendurchmesser)

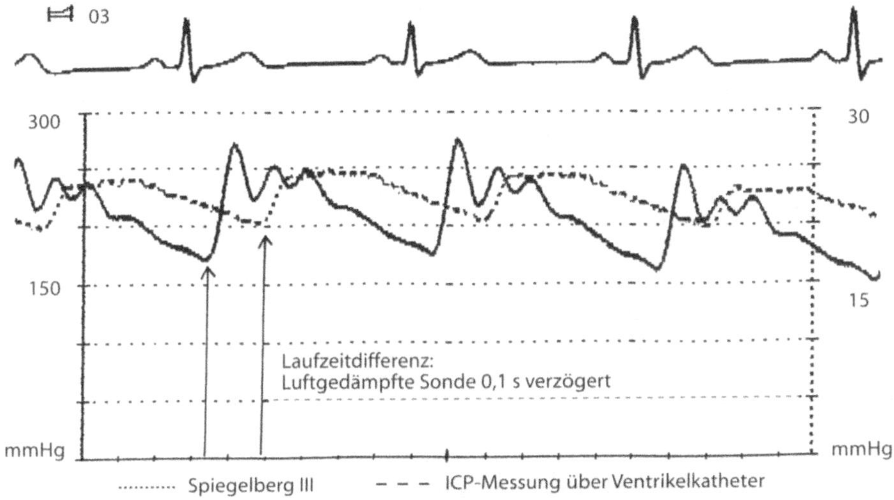

Abb. 14-17. Luftgekoppelte Systeme wie Spiegelberg-Sonden haben eine Laufzeit von ca. 0,1 s und führen zu einer Nacheilung der Druckwellen. Auch flüssigkeitsgekoppelte Systeme haben eine gewisse Verzögerung

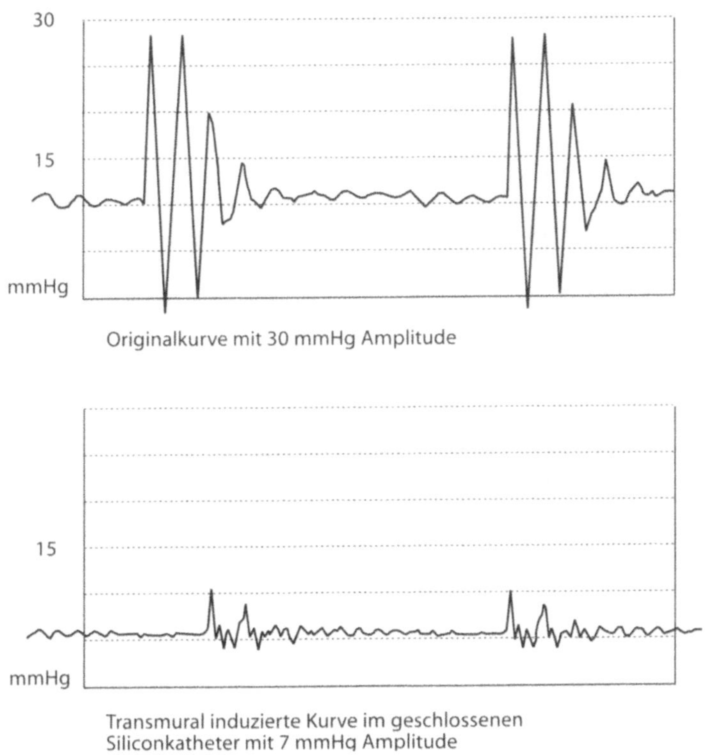

Abb. 14-18
(Legende s. S. 294)

ente Duraablösung ist für etwa 50% aller artifizell zu hohen Meßwerte ursächlich und bei korrekter Operationstechnik vermeidbar.

Zweite Bedingung ist eine sorgfältige Blutstillung[9], da Mikrohämatome an 2. Stelle der Störungsursachen stehen und auch nach Tagen noch entstehen können (sekundäre Drift). Falls unplausible ICP-Werte auftreten, sollten nach Überprüfung von Kabeln etc. großzügig Bohrloch und Sonde revidiert werden, was in wenigen Minuten im Bett geschehen kann, kein nennenswertes Infektionsrisiko beinhaltet und in 90% der Fälle die Ursache klärt und beseitigt (fast immer mangelhaft abgelöste Dura, Mikroblutung oder Dislokation).

Drittens reagieren Sensoren mit sehr kleinen (Chipsensoren) oder inhomogenen Übertragungsflächen (Gaeltec) hochempfindlich auf Duraunebenheiten und -gefäße. Abb. 14-19 zeigt Abweichungen von bis zu 20 mmHg, die bei Sensorplazierung auf die Gefäße einer Leichendura induziert werden konnten (Betsch 1993).

9 Probleme von Dislokation und Bruch

Nur wenige Hersteller haben offensichtlich die rauhen Bedingungen einer Intensivstation mit unruhigen Patienten, CT-Transporten und Umlagerungen realisiert, bei denen unvermeidlich sämtliche Linien und Kabel hohen Zug- und Bruchlasten ausgesetzt werden. Viele Sonden sind auch in den extrakorporalen Abschnitten fragil; es mangelt vielfach an tauglichen Fixiermöglichkeiten, obwohl dies meist Pfennigartikel sind (passende Clips zum Annähen). Bei 224 prospektiv protokollierten epiduralen Sonden fanden wir 28 Dislokationen in das Bohrloch oder an die Knochenkante (11%), 3 versehentliche Explantationen und 2 in situ um die Längsachse drehbare Sonden; 5 Druckaufnehmer waren beim Herausziehen zerstört worden (Schaden über 12.000 DM). Alle unter den Knochenrand einschiebbaren Sonden (Gaeltec, Neurodur etc.) benötigen deswegen eine gut geglättete Rampe entlang der Kabelausführung, damit sie beim Herausziehen nicht hängenbleiben können.

Besonders empfindlich sind die mit Schrauben fixierten Fiberglassonden, die typischerweise in 10%, z. T. in 20% (Chambers 1990) bis 25% (Schürer 1997) gebrochen oder disloziert sind.

10 Komplikationen der ICP-Messung

Es handelt sich um Infektionen, Blutungen und Schäden durch fehlplazierte Katheter und Sonden. Die Komplikationen sollten sinnvollerweise in letale, schwerwiegende (operationspflichtige Nachblutung, bleibende Defizite,

[9] Die Blutstillung erfolgt durch Zuwachsen der Diploe und großzügige Koagulation der Galea. Die Dura selbst sollte nur punktförmig (Gefäße) koaguliert werden, da sie sonst versteift. Nützlich ist H_2O_2 und langes Spülen. In den epiduralen Spalt darf kein Wachs, aber in dünnen Lagen Fibrinschaum eingebracht werden. Bei Sonden, die das Bohrloch verschließen (Spiegelberg I, Hellige Episensor), sind seitlich ausgestanzte Ablaufkanäle (2·3 mm) für epidurales Blut zweckmäßig.

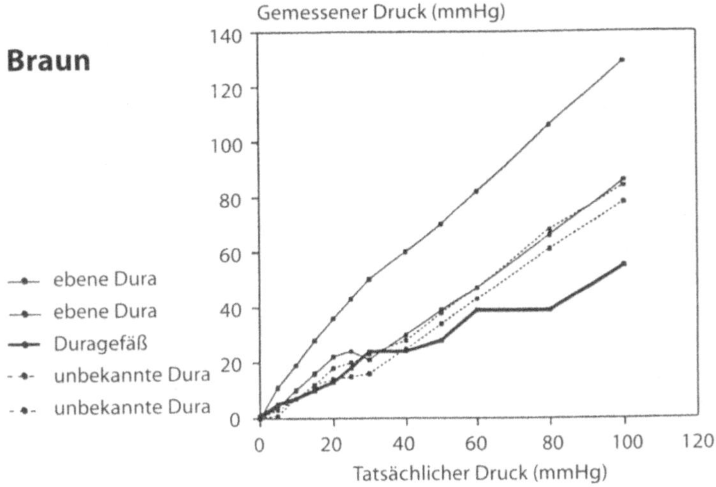

a

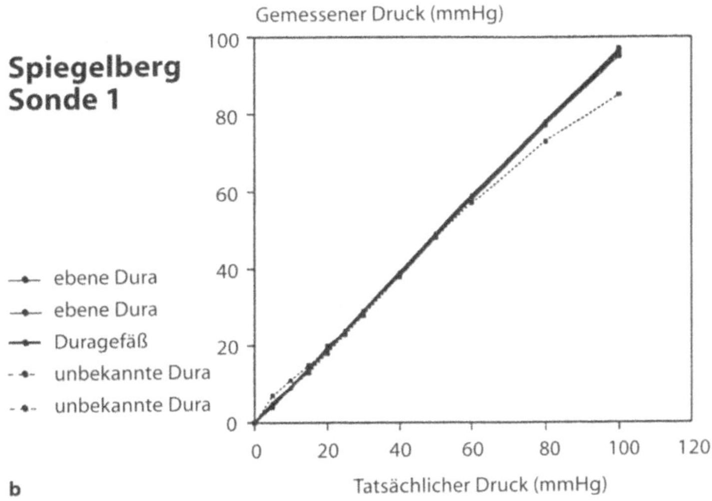

b

Abb. 14-19. a Einfluß von Duraunebenheiten (Gefäße) auf eine Drucksonde mit einer sehr kleinen Meßfläche (Durchmesser: 1 mm, Braun Epidyn). Bei Plazierung auf Gefäßen resultieren bis zu 20 mmHg Abweichung. (Nach Betsch 1993). **b** Keine Störung bei einem großflächigen (Durchmesser: 12 mm) Druckaufnehmer mit weicher Membran (Spiegelberg; nach Betsch 1993)

schwere Meningitis), leichtere mit voller Restitution und minimale (Kontamination ohne klinische Infektzeichen, lokale Hautinfektion) unterteilt werden, was sorgfältige Studien (Sundbärg 1972, 1988; Annecke 1996/99) auch leisten. Leider geben viele Autoren keine differenzierte Darstellung, so daß eine Metaanalyse problematisch ist.

Relativ gut ist die Datenlage noch bei Infektionen, die fast immer erwähnt werden, schlechter bei Blutungen, wobei deren kausale Zuordnung bei EVD-

Studien objektiv schwierig ist (vielfach Gerinnungsstörungen, spontane SAB-Nachblutungen etc.); die Angaben über fehlplazierte Katheter und Folgen sind spärlich.

Eine Auswertung von 14.509 ICP-Messungen ergab bei den ventrikulären (inklusive der fast immer mit Monitoring betriebenen EVD) eine Infektionsquote von 6,7%, bei den Gewebedruckmessungen eine von 1,7% und bei den epiduralen eine von 0%. Bei Berücksichtigung von Grenzbefunden, die von vielen nicht mitgeteilt werden, steigen die Quoten etwas an (Tabelle 14-6).

Wichtigster Faktor für die Infektionsquote ist offensichtlich die Liegedauer (Abb. 14-20), die Anwesenheit von Blut im Liquor, die Länge des subkutanen Tunnels und ein Liquoraustritt entlang des Katheters (Annecke 1996). Die Blutungsrisiken sind in Tabelle 14-7 zusammengestellt. Auch hier ist die epidurale Methode die sicherste (0,17%), die ventrikuläre die riskanteste mit >1% operationsbedürftigen Blutungen.

Die nur wenige cm frontal eingeführten Parenchymsonden erreichen in der Regel keine sensiblen Areale, im Gegensatz zu den Ventrikelkathetern,

Tabelle 14-6. Infektionsrisiko vs. Typ der ICP-Messung

Typ	*Fälle*	*Infektion relevant*		*Inkl. Kontaminationen, lokale Hautinfekte o.ä.*		*Studien*
	n	n	%	%	n	n
Ventrikulär	8546	573	6,7	708	8,3	74
Parenchym	2405	17	0,7	40	1,7	21
Epidural	3558	0	0,0	16	0,6	44

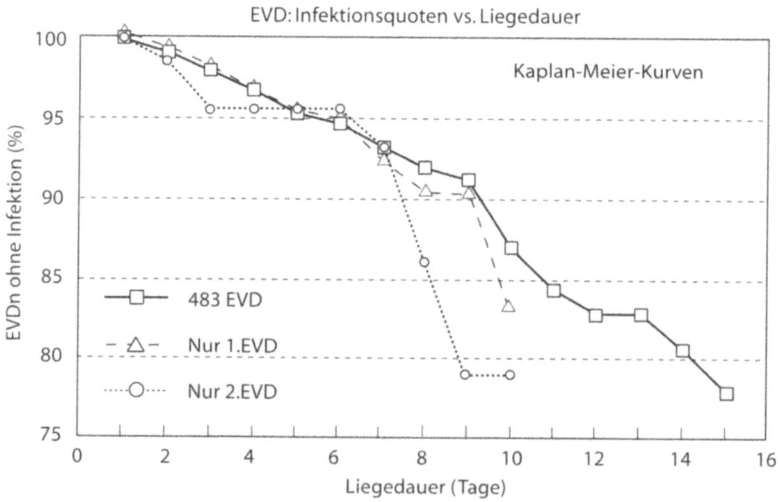

Abb. 14-20. Infektionsquote bei 483 externen Liquordrainagen mit ICP-Messung. Die Kaplan-Meier-Darstellung zeigt ab dem 3. Tag eine linear ansteigende Tendenz. Ein Wechsel nach ca. 1 Woche ermöglicht, wieder fast infektfrei anzufangen, beinhaltet aber die Risiken einer neuen Punktion

Tabelle 14-7. Blutungsrisiko vs. Typ der ICP-Messung

Typ	*Fälle* n	*Blutung relevant* n	%	*Stichkanal-hämorrhagie* %	*Studien* n
Ventrikulär[a]	8546	ca. 1–2		ca. 2–7%	74
Parenchym	2405	12[b]	0,5	?	21
Epidural	3558	6[b]	0,17	?	44

[a] Die Quoten über Blutungen bei Ventrikelkathetern schwanken extrem und sind schwer vergleichbar, da oft nur tödliche (insgesamt *mindestens* 10, d.h. 0,12%) oder operationsbedürftige Blutungen mitgeteilt werden. Typisch dürften etwa 0,2% tödliche, 1–2% operationsbedürftige und 3–7% kleinere Hämatome sein.
[b] Mindestens je eine letale Blutung.

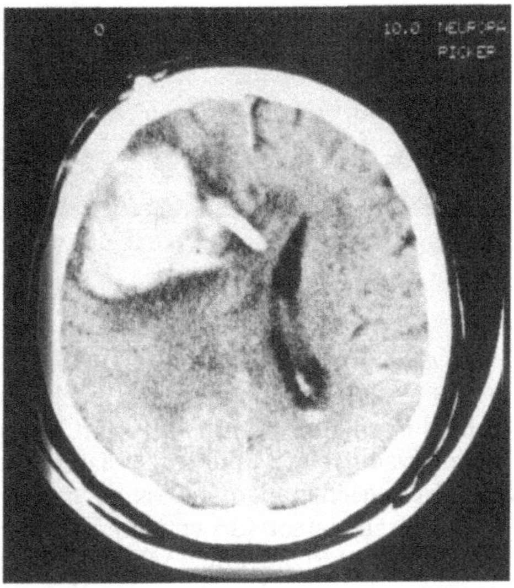

Abb. 14-21. Sekundäre Hirnblutung bei Gerinnungsstörung; initial unauffälliges CT

die oft zu weit vorgeschoben sind und in Stammganglien, den basalen Zisternen, Hypothalamus und Mesencephalon sitzen (Abb. 14-22). Realistische Studien über die Fehlplazierungen und Folgen sind rar.

11 Probleme der Blutdruckmessung

Es war bereits darauf hingewiesen worden, daß MAP-Werte (und -fehler!) etwa 5mal so stark in den CPP-Wert eingehen wie die viel niedrigeren ICP-Werte.

Die blutige Druckmessung erfolgt praktisch ausschließlich über externe Sensoren und Flüssigkeitsankopplung. Die bereits oben erwähnten hydrostatischen Fehler sind in der Praxis weit verbreitet und können im ungünstigsten Fall (Seitenlage im kinetischen Bett) Werte von 50 cm erreichen. Dämpfung und Resonanz in den Kathetern beeinflussen nicht den Mitteldruck,

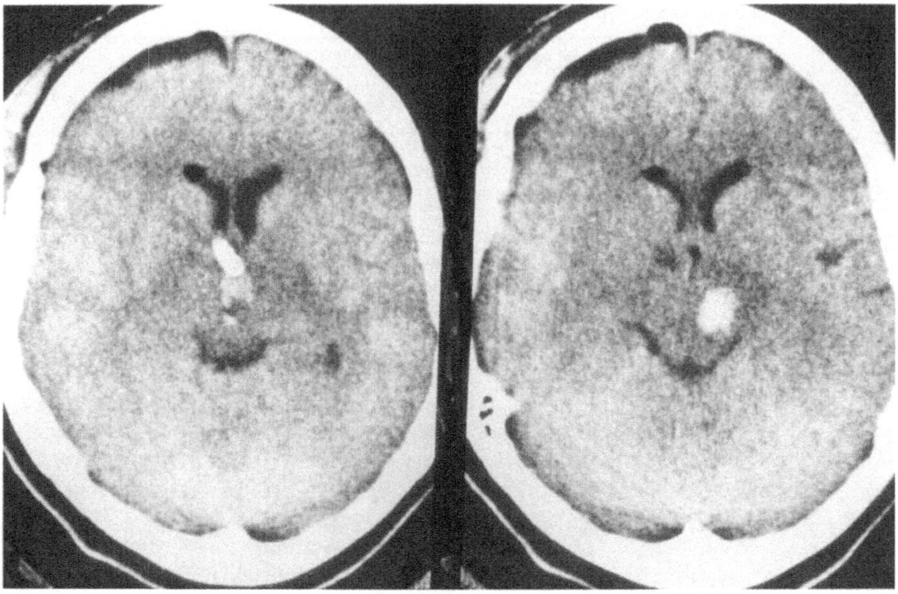

Abb. 14-22. Fehlplazierung in das Mesencephalon mit Blutung; persistierende Hemiparese

aber sehr stark die systolischen und diastolischen Werte: Bei einer simultanen Messung von blutigem Druck, oszillometrischer und Riva-Rocci-Messung an allen Extremitäten (mit entsprechenden Manschetten) fanden wir beim systolischen Blutdruck Differenzen von durchschnittlich 40 (22–63) mmHg zwischen dem höchsten und niedrigsten Meßwert, bei diastolischen Drücken ein Spektrum von durchschnittlich 27 (5–47) mmHg und beim Vergleich von blutigen und oszillometrischen MAP-Werten eine mittlere Diskrepanz von 12,2 mmHg (1–26 mmHg); s. auch Abb. 14-3.

Rechts-links-Differenzen von 5–10 mmHg sind weitverbreitet, bei 2–5% aller Normotoniker betragen die Differenzen >25 mmHg. Werden die RR-Manschetten nicht über Kompensationstabellen korrigiert, können bei schlanken Extremitäten Meßfehler von –15, bei dicken von +25 mmHg auftreten. Details der Blutdruckmessung sind in einschlägigen Büchern nachzulesen (Morr-Strathmann 1984; Matzek 1989).

Insgesamt ist auch die Blutdruckmessung weit davon entfernt, automatisch stabile und genaue Daten zu liefern, und trägt wohl mehr zu CPP-Fehleinschätzungen bei als die meisten ICP-Messungen.

12 Erfolgsraten der ICP-Messsung und praktische Empfehlungen

Die derzeit treffsicherste Methode ist die ICP-Messung über Tiptransducer oder luftgekoppelte Sonden im *Hirngewebe* selbst, die auch im Ventrikel und subdural[10] gut funktionieren. Sie sollten bei 38 °C kalibriert werden; bei der üblichen frontalen Implantation muß die Höhendifferenz zum Monroi berücksichtigt werden (ca. 2 mmHg). Nachteilig ist, daß die Drift- und Linearitätsprobleme nach wie vor nicht definitiv gelöst sind (69–97%, im Mittel ca. 90% liegen in einer Toleranz von ±5 mmHg; Bavetta 1997, Cambers 1990, van den Brink 1997) und daß Risiken und Fallkosten höher als bei epiduraler Messung liegen.

Die *ventrikuläre* Druckmessung ist eine „Schönwetterdruckmessung" mit guter Erfolgsrate und normalem ICP, sofern ein Erfahrener am Bett präsent ist und die Fehlerquellen, insbesondere die Höhenjustierung, buchstäblich im Blickfeld hat; unkontrollierte automatische Aufzeichnungen sind extrem artefaktgefährdet. Die Kurvenqualität ist nur bei kurzen Linien gut. Bei hohem ICP und engen Ventikeln wird die ventrikuläre Methode unzuverlässig.

Die Infektionsquote liegt um den Faktor 10, die Hämatomquote um den Faktor 3 über derjenigen der Gewebedruckmessung und weitaus höher als epidural. Die Ventrikeldruckmessung ist u.E. nur noch dann gerechtfertigt, wenn damit auch eine Therapie (Liquordrainage) betrieben wird, (was eine simultane Messung ausschließt!).

Unter 3558 *epiduralen* Messungen ist keine einzige ZNS-Infektion und Hirnverletzung dokumentiert; epidurale Hämatome sind extrem selten (Tabellen 14-6 und 14-7). Es ist allerdings das artefaktanfälligste Verfahren: Bei 224 eigenen Meßzyklen waren 11% (25) nicht verwertbar, 22% (49) suspekt, 20% (45) über die längste Zeit plausibel und nur 47% (105) uneingeschränkt verwertbar, wobei jeweils harte Kriterien angelegt waren (Betsch 1993). Die Erfolgsquote ist in hohem Maße erfahrungsabhängig; routinierte Nutzer können mit guten Sonden (Spiegelberg I, NeuroDur, Mammendorf) in bis zu 85% einwandfreie Messungen erreichen, Anfänger und Ungeduldige müssen sich u. U. mit frustrierenden 50% zufriedengeben. Da die epidurale Messung praktisch risikofrei ist und nur ein Drittel von Tiptransducern kostet (z.B. Spiegelberg, NeuroDur), sollte sie vorzugsweise als Doppelmessung installiert oder als Zweitmessung parallel zu Ventrikel- oder Gewebedruckmessungen verwendet werden (zu den Geräteherstellern s. Tabelle 14-8).

Das Grundprinzip der technischen Sicherheit ist *Redundanz*. Dies ist bei der Blutdruckmessung verwirklicht, die ja seit langem simultan blutig, per Oszillometrie und über die Riva-Rocci-Methode erfolgt. Da es keine perfekte ICP-Messung gibt, sollte auch ein derartig vitaler Parameter wie der ICP *mehrfach kontrolliert* werden.

[10] Der zu Recht schlechte Ruf der subarachnoidalen/subduralen Messung beruht nicht auf der Plazierung, sondern auf der dort besonders prekären Flüssigkeitskopplung bei Hohlschrauben und Kathetern. Tiptransducer und geschlossene luftgekoppelte Systeme sind davon nicht betroffen und messen auch subarachnoidal hervorragend, wodurch das bei intrazerebralen Lokalisationen sehr wohl bestehende Hämatomrisiko weitgehend vermeidbar ist.

Tabelle 14-8. Hersteller bzw. Vertrieb von ICP-Sensoren in Deutschland

Produkt	*Vertrieb/Hersteller*	*PLZ, Ort*	*Straße*	*Fax*	*Telefon*
MicroSensor	Codman	22844 Norderstedt	Oststraße 1	040-52207602	040-52207601
Epidyn/ Sensodyn	B. Braun-Melsungen	34209 Melsungen	Postfach 1120	05661-712044	05661-713739
Gaeltec ICT/B	Novotronic GmbH	53156 Bonn	Postfach 210107	0228-345170	0228-344111
Episensor	PPG Hellige GmbH	79106 Freiburg	Heinrich-von-Stephan-Str. 4		0761-4543601
Camino	Von Zeppelin Chirurgische Instrumente GmbH	82049 Pullach	Gistlstr. 99	089-7938545	089-7936880
AccuratePlus	Mammendorfer Institut	82285 Hattenhofen	Hauptstr. 3a	08145-920933	08145-92090
NeuroDur/ NeuroVent	Rehau AG & Co	95104 Rehau	Rheniumhaus	09283-777728	09283-771216
TeleSensor	Radionics	65185 Wiesbaden	Kaiser-Friedrich-Ring 49	0611-9862720	0611-986270
Spiegelberg I–IV	Spiegelberg KG	21079 Hamburg	Tempowerkring 4	040-79017810	040-7901780
ICP-Telesensor	Telemeasurement GmbH	52072 Aachen	Süsterfeldstr. 25	0241-878227	0241-878228

Gleichgültig, mit welcher Methode man arbeitet, alle erfordern eine permanente Plausibilitätsprüfung, genaue Kenntnisse der möglichen technischen und operativ bedingten Artefaktquellen und eine kritische Grundeinstellung. Der meßwertgläubige Arzt ist eine nicht zu unterschätzende Gefahr für die Patienten (und die Wissenschaft).

Literatur (Auswahl)

Das vollständige Verzeichnis kann bei den Autoren angefordert oder im Internet unter www.med.uni-heidelberg.de/nch eingesehen werden.)

Annecke A, Aschoff A, Maiwald M et al. (1996) Infections in external CSF drainage - Fatal or avoidable? Analysis of 516 EVD treatments and 6000 literature cases. XVth Congress of the European Society for Pediatric Neurosurgery, Rome, Sept 21–25, 1996

Aschoff A, Betsch M, Benesch C et al. (1990) Vier epidurale ICP-Transducer im Systemvergleich (Epidyn, Fa. Braun, Melsungen; Spiegelberg-Meßsystem; Episensor, Fa. Hellige; ICT/B-Titan, Fa. Gaeltec). 41. Jahrestagung der Deutschen Gesellschaft für Neurochirurgie, Düsseldorf, 27.–30.05.1990

Betsch HM (1993) Experimentelle und klinische Untersuchungen über Fehler und Artefakte der epiduralen Hirndruckmessung. Med. Dissertation, Universität Heidelberg

Bullock R, Chesnut RM, Clifton G et al. (1995) Guidelines for the management of severe head injury. Brain trauma foundation, New York

Czosnyka M, Czosnyka Z, Pickard JD (1996)) Laboratory testing of three intracranial pressure microtransducers. Neurosurgery 38:219–224

Gaab MR (1980) Die Registrierung des intrakraniellen Druckes. Grundlagen, Techniken, Ergebnisse und Möglichkeiten. Habilitationschrift, Universität Würzburg

Gaab MR, Heissler HE, Ehrhardt K (1989) Monitoring intracranial pressure. In: Webster JG (ed) Encyclopedia of medical devices and instrumentation, vol III. Wiley, New York Chichester Brisbane, pp 1961–1983

Kuklok O, Walter M, Aschoff A, Leonhardt S (1997) Untersuchung der statischen und dynamischen Eigenschaften von Hirndrucksensoren. Forschungsbericht Leo I des Instituts für Regelungstechnik der technischen Hochschule Darmstadt

Lundberg N (1960) Continuous recording and control of ventricular fluid pressure in neurosurgical practice. Acta Psychiatr Scand 36 [Suppl 149]:1–193

Matzek F, Boenick U, Frucht U, Schroeder PM (1989) Vergleichende Untersuchungen von Einwegtransducern zur invasiven Blutdruckmessung. Biomech Tech 34:34–41

Morr-Strathmann U, Tillmann W (1984) Grundlagen des invasiven Kreislaufmonitoring. Deutsche Abbott HmbH, Wiesbaden

Piek J, Bock WJ (1990) Continuous monitoring of cerebral tissue pressure in neurosurgical practice - experiences in 100 patients. Intensive Care Med 16:184–188

Piper IR, Miller JD (1995) The evaluation of the wave-form analysis capability of a new strain-gauge intracranial pressure MicroSensor Neurosurgery 36:1142–1144

Raabe A, Stöckel R, Hohrein D, Schöche J (1998) Reliability of intraventricular pressure measurement with fiberoptic or solid-state transducers: Avoidance of a methodological error. Neurosurgery 42:74–80

Richard KE (1978) Long-term measuring of ventricular CSF pressure with tumors of the posterior fossa. Adv Neurosur. 5:179–187

Sundbärg G, Nordström CH (1988) Complications due to prolonged ventricular fluid pressure recording. Br J Neurosurg 2:485–495

Tronnier V, Aschoff A, Hund E et al. (1991) Commercial external drainage sets: Unsolved safety and handling problems. Acta Neurochirurg (Wien) 110:49–56

Kapitel 15
Oxygenierung und Metabolismus

A. Sarrafzadeh, E. Keller

INHALT

Bei zerebral geschädigten Patienten besteht ein erhöhtes Risiko, aufgrund einer zerebralen Hypoxie bzw. Ischämie durch arterielle Hypoxämie, arterielle Hypotonie bzw. intrakranielle Hypertension eine sekundäre Hirnschädigung zu erleiden. Mögliche Folge des sekundären Hirnschadens ist die Verschlechterung der klinischen Prognose des Patienten (Miller u. Becker 1982).

In den vergangenen Jahren hat sich das Spektrum der Methoden zur Beurteilung von zerebraler Oxygenierung und Metabolismus um neue, in der Intensivmedizin anwendbare Verfahren erweitert. Ziel dieser neurointensivmedizinischen Überwachung ist es, Phasen zerebraler Ischämie und Hypoxie frühzeitig zu erkennen und, wenn möglich, zu therapieren. Das Risiko des Auftretens eines sekundären, vermeidbaren Hirnschadens soll minimiert werden.

Die auf einer Intensivstation anwendbaren Methoden zur Messung von zerebraler Oxygenierung und Metabolismus sowie die aktuellen Ergebnisse zu den relevanten Parametern werden im folgenden vorgestellt.

1 Pathophysiologische Grundlagen

Die zerebrale O_2-Verfügbarkeit (O_2 delivery; DO_2) ergibt sich aus dem Produkt von zerebralem Blutfluß („cerebral blood flow"; CBF) und arteriellem O_2-Gehalt („arterial O_2 content"; C_aO_2; Tabelle 15-1). Wenn die arterielle O_2-Sättigung (S_aO_2) vermindert ist (Hypoxämie), bei erniedrigtem Hämoglobingehalt (Anämie) oder unzureichendem CBF (Ischämie) kommt es zum verminderten O_2-Angebot an das Gehirn.

Unter physiologischen Bedingungen ist der CBF an den zerebralen Sauerstoffverbrauch gekoppelt, d.h. die zerebrale metabolische Umsatzrate („cerebral metabolic rate of oxygen", $CMRO_2$) reguliert die Durchblutung des Ge-

Tabelle 15-1. Allgemeine Formeln

Arterieller O_2-Gehalt: C_aO_2	$= S_aO_2 \cdot Hb \cdot 1{,}39 + (p_aO_2 \cdot 0{,}003)$
Venöser O_2-Gehalt: C_vO_2	$= S_vO_2 \cdot Hb \cdot 1{,}39 + (p_aO_2 \cdot 0{,}003)$
Arteriovenöse O_2-Gehaltsdifferenz	$= C_aO_2 - C_vO_2$
Zerebrales O_2-Angebot: DO_2	$= CBF \cdot C_aO_2$
Zerebrale metabolische O_2-Umsatzrate: $CMRO_2$	$= CBF \cdot avDO_2$

hirns („function drives metabolism and metabolism drives flow"). Eine Verringerung des CBF spiegelt sich in einer Zunahme der $avDO_2$ und einem Abfall der zerebralen Oxygenierung wider, die durch entsprechende Überwachungsmethoden (Bulbusoxymetrie, intraparenchymatöse pO_2-Messung) klinisch erfaßt werden kann. Bei einer Vielzahl von Patienten sind die CBF-regulierenden Mechanismen gestört, und der CBF steigt bzw. fällt ungeachtet der metabolischen Bedürfnisse (und $CMRO_2$) (Obrist et al. 1984). Insbesondere bei diesen Patienten kann das Verhältnis zwischen Hirndurchblutung und Metabolismus nur untersucht werden, wenn der CBF direkt gemessen wird. Hierzu stehen eine Reihe von z. T. sehr aufwendigen Verfahren zu Verfügung.

Im folgenden wird ein Überblick über die Möglichkeiten zur Messung von zerebraler Oxygenierung und Metabolismus gegeben, mit Schwerpunkt auf bettseitige, *auf der Intensivstation anwendbare* Verfahren, d. h. die jugularvenöse O_2-Sättigungsmessung, die Nah-Infrarot-Spektroskopie, die Hirngewebe-pO_2/pCO_2/pH-Messung, die zerebrale Mikrodialyse und die Messung des CBF mit der Doppelindikatordilutionsmethode.

2 Messung der zerebrovenösen O_2-Sättigung

Die Einführung fiberoptischer Katheter zur kontinuierlichen Messung der O_2-Sättigung im Bulbus der V. jugularis stellt einen Meilenstein in der Entwicklung zerebraler Überwachungsmethoden dar (Cruz 1998). Die jugularvenöse O_2-Sättigung ($S_{jv}O_2$), auch Bulbusoxymetrie genannt, erfaßt die globale zerebrale Oxygenierung. Voraussetzung ist, daß das venöse Blut des Bulbus venae jugularis repräsentativ für das gesamte Gehirn ist. Welche Seite punktiert werden soll, wird unterschiedlich diskutiert: Dearden empfiehlt die rechte V. jugularis, da diese bis zu 85% des zerebrovenösen Bluts drainieren soll (Dearden 1991), Robertson die Seite homolateral zur hauptsächlichen Pathologie im kranialen Computertomogramm (Robertson 1993), andere Autoren wiederum zeigen deutliche Unterschiede der $S_{jv}O_2$ im rechten und linken Bulbus venae jugularis - unabhängig von der Seitendominanz der zerebralen Pathologie im Computertomogramm (Stocchetti 1994).

2.1.1 $S_{jv}O_2$ und andere Parameter

Folgende Parameter können mit der Bulbusoxymetrie erfaßt werden (Tabelle 15-2):

- $S_{jv}O_2$,
- O_2-Extraktionsrate (O_2ER),
- arteriojugularvenöse O_2-Gehaltsdifferenz ($avjDO_2$),
- arteriojugularvenöse Laktatdifferenz (avjL) und
- Laktat-Sauerstoff-Index (LOI).

Unter bestimmten Prämissen können auch Informationen über $CMRO_2$ und CBF abgeleitet werden.

Tabelle 15-2. $S_{jv}O_2$ und davon abgeleitete Meßgrößen

Meßgröße	*Normbereich*	*SHT-Patienten*
$S_{jv}O_2$	61–63% (55–71%)	68±10%
$avjDO_2$	5–9 ml %; 1,8–3,9 mmol/ml	pathologisch:<5 ml%,<1,8 mmol/ml
O_2ER	35%	31±10%
LOI	0,03	Ischämie:>0,08

Bei zerebral geschädigten Patienten ist es schwierig, aus der globalen venösen Drainage Rückschlüsse auf CBF und Metabolismus zu ziehen. Dennoch konnte eine Vielzahl von Arbeiten zeigen, daß die $S_{jv}O_2$ unter bestimmten Voraussetzungen eine zerebrale Ischämie sowie Hyperämie anzeigen kann und mit der klinischen Prognose der Patienten korreliert.

2.1.1.1 $S_{jv}O_2$

Der Normwert der jugularvenösen O_2-Sättigung wird in der Literatur in einem Bereich von 55–71% (bei gesunden Personen 61%) angegeben. Dieser Wert ist tiefer als die zentralvenöse Sättigung, entsprechend der gegenüber anderen Organen höheren O_2-Extraktion des Gehirns.

Ischämie. Ein Abfall der $S_{jv}O_2$<50% zeigt eine globale zerebrale *Ischämie* an, vorausgesetzt, arterielle O_2-Sättigung und Hämoglobingehalt bleiben konstant im Normbereich (Abb. 15-1).

Es ist bekannt, daß eine zerebrale Hypoperfusion initial kompensiert werden kann über eine gesteigerte O_2-Extraktion (erkennbar an erniedrigter $S_{jv}O_2$, erhöhter $avjDO_2$, unveränderter $CMRO_2$ und normaler avjDL). Ischämie tritt auf, wenn ein weiterer CBF-Abfall durch eine gesteigerte O_2-Extraktion nicht mehr kompensiert werden kann. Der anaerobe Metabolismus der ischämischen Hirnzellen ist am Abfall der $CMRO_2$ und Anstieg des Laktats zu erkennen. Untersuchungen an Patienten mit Schädel-Hirn-Trauma haben gezeigt, daß häufige Phasen erniedrigter $S_{jv}O_2$ (sog. „Desaturationsepisoden":

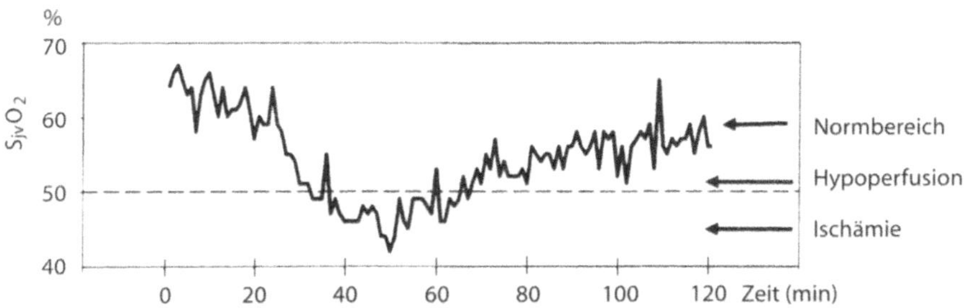

Abb. 15-1. Verlauf der $S_{jv}O_2$ bei jugularvenöser Desaturation; $S_{jv}O_2$ in %: Dargestellt ist ein kritischer Abfall der globalen zerebralen (jugularvenösen) O_2-Sättigung (<50%) in den als ischämisch definierten Bereich

$S_{jv}O_2$<50%>15 min) mit einer schlechten klinischen Prognose korrelieren (Robertson 1993).

Hyperämie. $S_{jv}O_2$-Werte>75% werden als relative Hyperämie interpretiert und reflektieren bei unveränderter O_2-Bindungskurve und normalem arteriellen O_2-Gehalt einen, im Verhältnis zum Metabolismus erhöhten CBF. Bei verminderter $CMRO_2$ kann auch ein erniedrigter zerebraler Sauerstoffverbrauch bei unverändertem CBF und O_2-Angebot vorliegen (z. B. bei Hypothermie, Barbituratnarkose).

Empfohlene Maßnahmen zur Diagnose und Therapie einer pathologisch veränderten $S_{jv}O_2$ sind im Flußdiagramm dargestellt (Abb. 15-2).

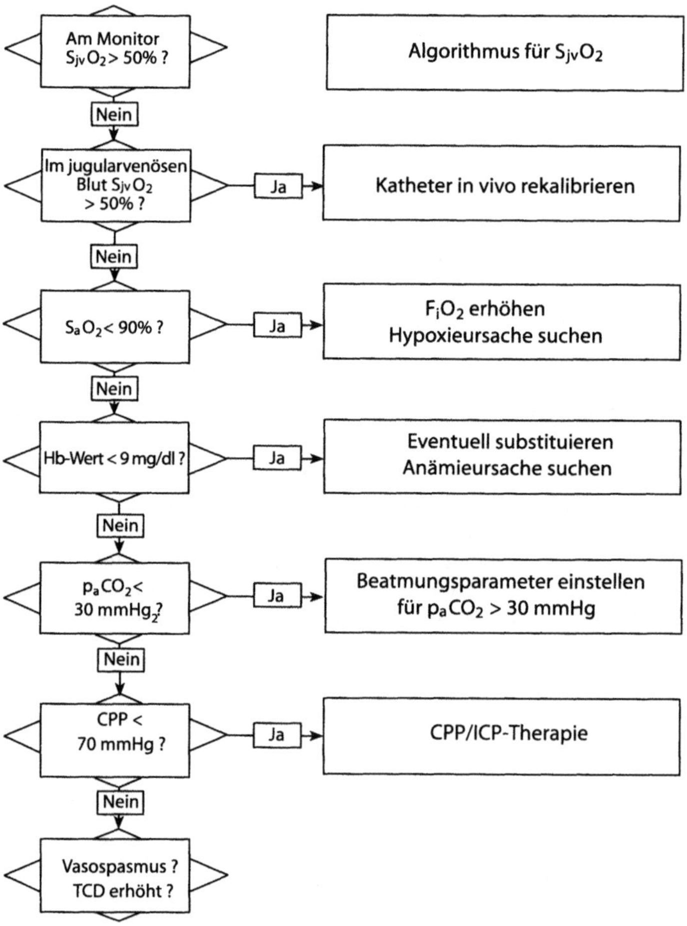

Abb. 15-2. Algorithmus zur Diagnose der Ursache(n) einer kritisch erniedrigten jugularvenösen O_2-Sättigung. Algorithmus zur $S_{jv}O_2$: Mißt der Katheter regelrecht, sind als Ursachen für eine erniedrigte $S_{jv}O_2$ eine unzureichende arterielle O_2-Sättigung, Anämie, Hyperventilation, ein kritisch erniedrigter zerebraler Perfusionsdruck sowie ein zerebraler Vasospasmus möglich und auszuschließen

2.1.1.2 O_2-Extraktionsrate (O_2ER)

Zur Beurteilung einer Luxusperfusion, Hypoperfusion und Ischämie wird die einfach zu bestimmende O_2-Extraktionsrate empfohlen, die die relative Balance zwischen zerebraler O_2-Zufuhr und O_2-Verbrauch beschreibt:

$$O_2ER = O_2\text{–Verbrauch}/O_2\text{–Zufuhr}$$

$$O_2ER = avDO_2 \cdot CBF/CaO_2 \cdot CBF = avDO_2/CaO_2$$

und kann unter Vernachlässigung des physikalisch gelösten Anteils an Sauerstoff im Blut vereinfacht werden als:

$$O_2ER = (S_aO_2 - S_{jv}O_2)/S_aO_2.$$

2.1.1.3 Arteriojugularvenöse O_2-Differenz ($avjDO_2$)

Die $avjDO_2$ wird berechnet aus:

$$avjDO_2 = (S_aO_2 - S_{jv}O_2) \cdot 1{,}34 Hb + (p_aO_2 - p_{jv}O_2) \cdot 0{,}0031,$$

vereinfacht: $avjDO_2 = (S_aO_2 - S_{jv}O_2)$.

Ist die zerebrale $avjDO_2$ im Normbereich (5–9 ml% ; 1,8–3,9 mmol/ml), so ist die Kopplung von zerebraler Hirndurchblutung und O_2-Stoffwechsel intakt. Eine erniedrigte $avjDO_2$ zeigt an, daß die Hirndurchblutung im Verhältnis zu den metabolischen Erfordernissen des Gehirns übermäßig hoch ist. Fällt die Hirndurchblutung hingegen ab, steigt die $avjDO_2$ proportional dazu an, um mit zunehmender O_2-Extraktion aus dem Blut den verringerten CBF zu kompensieren. Bei Vorliegen einer Anämie ist die Interpretation der avj-DO_2 nicht sinnvoll.

2.1.1.4 Laktat-Sauerstoff-Index (LOI)

Eine erniedrigte $S_{jv}O_2 < 50\%$ im Zusammenhang mit einem Anstieg der jugularvenösen Laktatkonzentration ist ein deutlicher Hinweis auf eine zerebrale Ischämie. Er berechnet sich aus dem Quotienten von $ajDLO_2/avDO_2$. Der Normbereich liegt bei 0,03, Werte über 0,08 korrelieren mit Ischämie und Infarkt.

2.1.1.5 O_2-Verbrauch ($CMRO_2$)

Der $CMRO_2$ errechnet sich aus dem Produkt des zerebralen Blutflusses (CBF) und der arteriojugularvenösen O_2-Differenz ($avjDO_2$),

$CMRO_2 = CBF \cdot avjDO_2$. Einheit $CMRO_2$: [ml $O_2 \cdot 100 \cdot g^{-1} min^{-1}$]

Unter der Annahme einer konstanten arteriellen O_2-Sättigung (S_aO_2), arteriellen O_2-Spannung (p_aO_2) und konstanter Hämoglobinkonzentration ist der Quotient aus CBF und $CMRO_2$ proportional zum venösen O_2-Gehalt und damit auch zur $S_{jv}O_2$ (Dearden 1991).

Bei konstanter $CMRO_2$ gilt daher: $CBF \leftrightarrow S_{jv}O_2$.

Durch Messung der $S_{jv}O_2$ können im Idealfall Aussagen getroffen werden über

- die globale zerebrale Oxygenierung,
- das Verhältnis von CBF und $CMRO_2$ und
- die Hirndurchblutung unter Voraussetzung einer konstanten $CMRO_2$.

2.2 Meßprinzip und Lage des Katheters

Die $S_{jv}O_2$ wird kontinuierlich mittels eines fiberoptischen Katheter (z.B. Pulmonaliskatheter 5,5 F; Abbott, Chicago), dessen Spitze im Bulbus der V. iugularis zu liegen kommt, oxymetrisch bestimmt. Der Katheter sollte immer auf der dominanten hirnvenösen Seite plaziert werden. Welches die „richtige" Seite der Jugularvene für die Punktion darstellt, wird in der Literatur kontrovers diskutiert. Als Entscheidungshilfen werden empfohlen: der Durchmesser des Bulbus venae jugularis auf der computertomographischen Aufnahme; die Seite mit höherem ICP-Anstieg bei manueller Kompression der Jugularvenen; die rechte Jugularvene, die bis zu 85% des zerebrovenösen Blutes drainieren soll (Dearden 1991). Andere Autoren empfehlen zur Punktion die Seite der hauptsächlichen zerebralen Pathologie.

2.3 Komplikationen, Vor- und Nachteile der Methode

Komplikationen können im Zusammenhang mit der Insertion des Katheters (Punktion der A. carotis [4%], Verletzungen kleiner Halsnerven und Pneumothorax) oder im Zusammenhang mit der Lage des Katheters in der V. jugularis (Infektionen [1,8%], Thrombosen) auftreten (Stochetti 1994). Um eine Thrombosierung zu vermeiden, wird eine Spülung des Katheter mit niedrigdosierter heparinisierter physiologischer Kochsalzlösung (z.B. 2 ml/h) empfohlen.

Die *Vorteile* der Methode liegen darin, daß die Messung der $S_{jv}O_2$ einfach durchführbar ist und eine kontinuierliche Erfassung der globalen zerebralen Oxygenierung sowie weiterer metabolisch wertvoller Informationen ermöglicht. Es handelt sich um eine etablierte Methode, deren gute Anwendbarkeit bereits in einer Vielzahl von Studien bestätigt worden ist (Cruz 1998). Die Komplikationsrate ist relativ gering. Kritische Abfälle der zerebrovenösen Sättigung können sofort erkannt werden und mögliche Ursachen (unzureichender zerebraler Perfusionsdruck, forcierte Hyperventilation, etc.) therapeutisch angegangen werden, so daß das Risiko eines sekundären Hirnschadens minimiert und den Patienten möglicherweise zu einer besseren klinisch-neurologischen Prognose verholfen werden kann.

Unter den *Nachteilen* der Methode ist als wichtigster die hohe Artefaktanfälligkeit zu nennen. Durch Anliegen des Katheters an der Gefäßwand, z. B. nach Umlagerung des Patienten, sind nur 40–60% der „online“ gewonnenen $S_{jv}O_2$-Werte verwertbar. Regionale Ischämien werden nicht erfaßt. Im Extremfall kann sich ein „Normalwert“ aus der Mischung von hochgradig entsättigtem (Ischämie) und hochgesättigtem (Hyperämie) Blut ergeben (Jantzen 1997). Wiederholte Laktatbestimmungen im arteriellen und jugularvenösen Blut könnten hier zur Differenzierung Ischämie vs. Hyperämie beitragen. Auch der personelle Aufwand zur Durchführung der Rekalibrierungen und Lagekontrollen bei „light intensity alarm“ ist nicht unerheblich.

3 Nah-Infrarot-Spektroskopie (NIRS)

Die NIRS wurde erstmals 1977 von Jöbsis eingeführt und ist ein nichtinvasives Verfahren zur Erfassung der regionalen zerebralen O_2-Sättigung (Jöbsis 1977). Die im Gehirngewebe befindlichen Chromophoren, das oxy- und desoxygenierte Hämoglobin sowie die reduzierte/oxydierte Zytochromoxidase, weisen für bestimmte Wellenlängen unterschiedliche Absorptionsspektren auf (Absorptionsmaximum von Oxyhämoglobin: 850 nm, von Desoxyhämoglobin 760 nm). Licht im Nah-Infrarotbereich (700–950 nm) kann biologisches Gewebe einige Zentimeter durchdringen und wird je nach Gewebetyp und vorliegenden Chromophoren unterschiedlich absorbiert und reflektiert.

Da im Kortex der Anteil an venösem Blut überwiegt, wird angenommen, daß das erhaltene Signal vorwiegend die zerebrovenöse Sättigung widerspiegelt. Der NIRS-Sensor hat eine Lichtquelle und verschiedene Lichtdetektoren, die die Lichtmenge der unterschiedlichen Wellenlängen messen (Abb. 15-3).

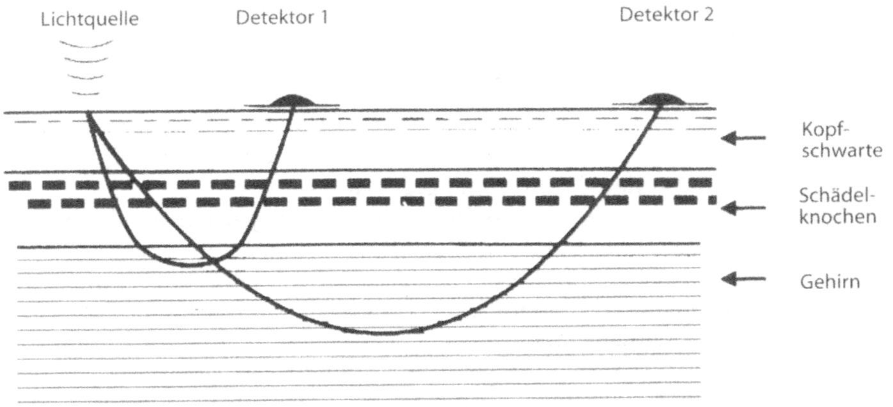

Abb. 15-3. Funktionsprinzip der Nah-Infrarot-Spektroskopie. Beim NIRS-Sensor wird nach Anlage auf die Kopfschwarte das ausgesandte Lichtsignal von Oxy- bzw. Desoxyhämoglobin absorbiert, reflektiert und über die beiden Detektoren empfangen. Über einen Algorithmus, der die Absorptionseigenschaften der zu durchdringenden Gewebe (Kopfschwarte, Knochen, Liquor, Gehirn) abschätzt, wird die regionale Hirngewebe-O_2-Sättigung (rSO_2) ermittelt

Über 4 Laserdioden wird Licht im Infrarotbereich von 750 bis 1000 nm generiert. Aus initialer und reflektierter Lichtintensität wird (in Kenntnis der spezifischen Extinktionskoeffizienten und der gesamten optischen Wegstrecke) die Absorption der Chromophoren Hb_{OXY} und Hb_{DESOXY} in %, sowie deren Konzentrationsveränderungen berechnet.

3.1 NIRS in der klinischen Anwendung

Abgesehen von der ursprünglichen Anwendung der NIRS in der Neonatolgie wurde NIRS klinisch u.a. zur Erfassung relativer Veränderungen der zerebralen Oxygenierung während Karotisendarterektomie sowie zur Diagnose intrakranieller Blutungen sowie bei Schädel-Hirn-Trauma-Patienten angewandt. Untersuchungen mit ersten NIRS-Geräten über den Zusammenhang zwischen zerebraler Hypoxie und Ischämie, erfaßt als rSO_2 und klinische Parameter, wie CPP, $S_{jv}O_2$ sowie Hirngewebe-pO_2, zeigten allerdings bei Langzeitmessungen auf der Intensivstation keinen Zusammenhang (Lewis et al. 1996). Als Ursachen werden u.a. die unterschiedlichen Absorptionspektren der zu durchdringenden Gewebe (Schädelkalotte, Liquor, etc.) sowie Probleme bei der dauerhaften Sensorapplikation genannt. Zum jetzigen Zeitpunkt ist die Methode zur kontinuierlichen Langzeitüberwachung der zerebralen Oxygenierung klinisch nicht geeignet. Bei Weiterentwicklung dieser Geräte könnte NIRS in Zukunft eine vielversprechende nichtinvasive Überwachungsmethode von zerebral geschädigten Patienten werden.

4 Hirngewebe-pO_2

Die kontinuierliche Messung des Hirngewebe-O_2-Partialdruckes ($p_{ti}O_2$) im Gehirngewebe des Menschen ist ein neues invasives Verfahren zur Überwachung der zerebralen Oxygenierung. Über eine Bohrlochschraube wird ein nach dem Prinzip der Clark-Elektrode arbeitender Mikrokatheter in das Hirnparenchym inseriert und fixiert (Abb 15-4). Der Meßwert wird an dem angeschlossenen Monitor in mmHg angegeben.

Vergleichsmessungen mit der Bulbusoxymetrie zeigen ein paralleles Meßverhalten sowie eine gute Reagibilität des $p_{ti}O_2$-Katheters auf einen kritischen Abfall des CPP. Analog den „Desaturationsepisoden" ($S_{jv}O_2<50\%$) kann man mit dem Hirngewebe-pO_2 „hypoxische Episoden" ($p_{ti}O_2<10$ mmHg, Licox-Sensor) beobachten (Abb. 15-4).

Mittlerweile stehen auch Hirngewebesensoren zu Verfügung, die gleichzeitig den Hirngewebe-pO_2, -pCO_2, -pH-Wert und die Gehirntemperatur kontinuierlich erfassen können (Paratrend, Diametrix Medical, U.K; Abb. 15-5). Diese messen den pO_2-Messung mit dem Clark-Elektrolyt bzw., neu eingeführt, auch nach dem Prinzip der Reflexspektroskopie (wie die $S_{jv}O_2$; Neurotrend, Diametrix Medical, U.K.).

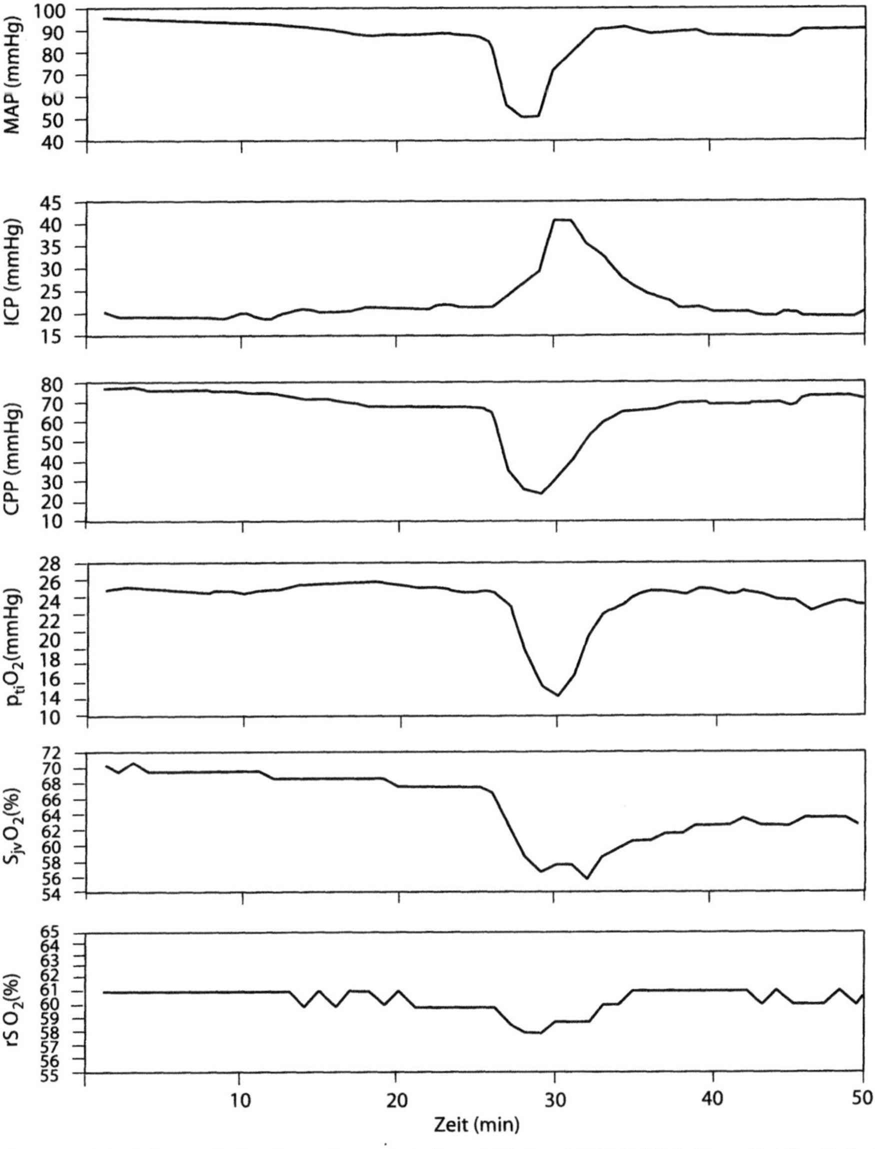

Abb. 15-4. Verlauf der zerebralen Oxygenierung bei einem kritischen MABP-Abfall (<60 mmHg) Der Verlauf verschiedener physiologischer Parameter bei einem SHT-Patienten ist dargestellt. Ein kritischer Abfall des mittleren arteriellen Blutdrucks (*MAP*) führt bei erhaltener Autoregulation zu einem Anstieg des intrakraniellen Drucks (*ICP*) und einem Nettoabfall des zerebralen Perfusionsdrucks (*CPP*). Folge ist ein Abfall der zerebralen Oxygenierungsparameter, erfaßt als Hirngewebe-pO_2 ($p_{ti}O_2$) und jugularvenöser Sauerstoffsättigung ($S_{jv}O_2$). Die, mit der Nah-Infrarot-Spektroskopie gemessene regionale O_2-Sättigung (rSO_2) zeigt den kritischen Abfall des zerebralen Perfusionsdrucks nicht an

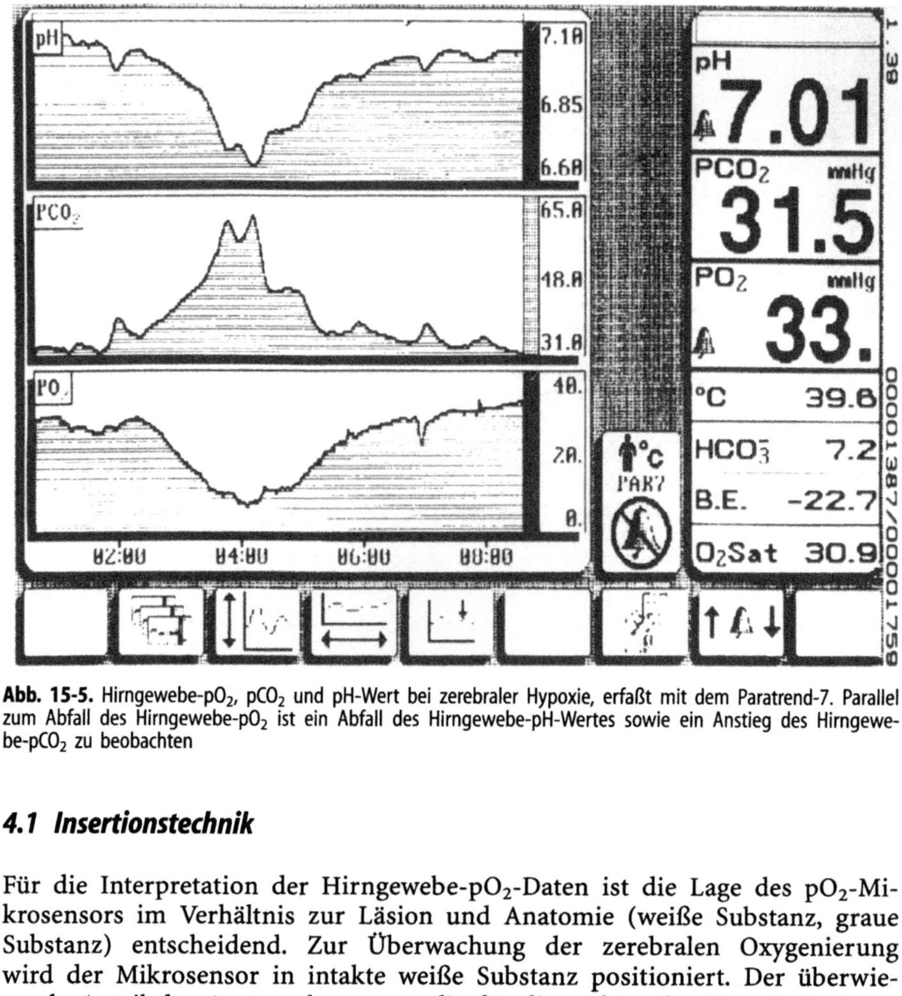

Abb. 15-5. Hirngewebe-pO_2, pCO_2 und pH-Wert bei zerebraler Hypoxie, erfaßt mit dem Paratrend-7. Parallel zum Abfall des Hirngewebe-pO_2 ist ein Abfall des Hirngewebe-pH-Wertes sowie ein Anstieg des Hirngewebe-pCO_2 zu beobachten

4.1 Insertionstechnik

Für die Interpretation der Hirngewebe-pO_2-Daten ist die Lage des pO_2-Mikrosensors im Verhältnis zur Läsion und Anatomie (weiße Substanz, graue Substanz) entscheidend. Zur Überwachung der zerebralen Oxygenierung wird der Mikrosensor in intakte weiße Substanz positioniert. Der überwiegende Anteil der Autoren bevorzugt die für die Anlage der Ventrikelkatheter verwendete Insertionsstelle frontal ca. 3 cm lateral der Mittellinie. Die Dauer des Eingriffs, auf der Intensivstation durchgeführt, beträgt ca. 15 min.

4.2 $p_{ti}O_2$ und Ischämie

Der Hirngewebe-pO_2 wird bisher v.a. bei Patienten mit schwerem Schädel-Hirn-Trauma zur Überwachung der zerebralen Oxygenierung gemessen, da diese Patienten auch nach dem primären Trauma aufgrund des sekundären intrakraniellen Druckanstiegs über einen längeren Zeitraum gefährdet sind, einen sekundären Hirnschaden zu erleiden. Auch Patienten mit Subarachnoidalblutung, bei denen die Indikation zur einer intrakraniellen Drucküberwachung gestellt wurde, könnten von der Hirngewebs-pO_2-Messung profitieren.

Die zerebrale Gewebeoxygenierung wird hauptsächlich von CBF und arteriellem Sauerstoffgehalt bestimmt. Ist der CBF über dem, als ischämisch definierten Grenzwert (>18 ml·100 $g^{-1}min^{-1}$) und der p_aO_2>100 mmHg (Hbg>10 g/dl), sollte die Gewebeoxygenierung ausreichend sein, d.h. bei ca. 20–30 mmHg in der weißen Substanz.

Der theoretische Normwert des mittleren pO_2 in der weißen Substanz wird mit ca. 21 mmHg angegeben und steigt nach kortikal bis auf arterielle Werte an (Siesjö 1978).

Häufigste Ursachen für einen Abfall des $p_{ti}O_2$ ist ein unzureichender CPP (verursacht durch intrakranielle Druckerhöhung oder Blutdruckabfall sowie die Hypokapnie bei Hyperventilationstherapie (Abb. 15-5).

Vergleichsuntersuchungen mit der jugularvenösen O_2-Sättigung zeigten eine signifikante Korrelation mit einem mittleren $p_{ti}O_2$ von 8,5 mmHg bei einer $S_{jv}O_2$<50%. Als Gewebehypoxie wurde entsprechend ein $p_{ti}O_2$<10 mmHg definiert (Licox-Sensor). Für den neben dem pO_2 auch gleichzeitig den pCO_2 und pH-Wert messenden Paratrend-Katheter werden z.T. in der Literatur höhere Werte angegeben, was z.T. auf eine unzureichende Katheterinsertionstiefe zurückgeführt werden kann. Für die neue, erstmals nach der Reflexspektroskopie arbeitende Methode (Neurotrend) liegen klinisch noch zu wenige Erfahrungen vor.

Der Hirngewebe-pO_2 ist bei der überwiegenden Zahl der Patienten in den ersten 24 h nach Trauma deutlich erniedrigt im Verhältnis zu den darauffolgenden Tagen. Dennoch können auch Tage nach dem Trauma, z.B. bei einem deutlichen CPP-Abfall<60–70 mmHg, die Gewebeoxygenierungsparameter ($p_{ti}O_2$, $S_{jv}O_2$) abfallen (Abb. 15-5).

4.3 Therapie eines erniedrigten $p_{ti}O_2$

Vor Interpretation der $p_{ti}O_2$-Werte sollte die Sondenlage in unverletzter weißer Substanz kontrolliert sein. Zum Beispiel im Bereich von kontusioniertem Hirngewebe liegt der $p_{ti}O_2$-Wert deutlich unter 5 mmHg und steigt auch mit Erhöhung der O_2-Zufuhr nicht bzw. nur sehr gering an (fehlende „Sauerstoffreaktivität").

Ähnlich dem für die $S_{jv}O_2$ im Flußdiagramm dargestellten Algorithmus (Abb. 15-2) sollten die möglichen Ursachen des $p_{ti}O_2$-Abfalls untersucht werden:

- CPP/CBF im Normbereich?
- Hyperventilationstherapie durchgeführt ($paCO_2$-Kontrolle)?
- ICP zu hoch?
- Eventuell Blutung im Bereich des $p_{ti}O_2$-Katheters?

Nach Ausschluß einer Katheterfehlmessung, -lage (CCT) bzw. Positionierung des Katheters in einer Blutung (niedriger pO_2) sollte als Ursachen an erster Stelle ein erniedrigter CPP sowie eine zu ausgeprägte Hyperventilationstherapie ($paCO_2$<30–35 mmHg) ausgeschlossen werden. Inwiefern eine Erhöhung des Hirngewebe-pO_2 über eine Erhöhung der F_iO_2 sinnvoll ist, wird z.Z.

noch kontrovers diskutiert. Theoretisch ist bei ausreichendem arteriellen p_aO_2 (>100 mmHg) von einer weiteren F_iO_2-Erhöhung keine gesteigerte Hirngewebeoxygenierung zu erwarten.

4.4 Komplikationen, Vor- und Nachteile der Methode

Bisher wurden keine Komplikationen im Zusammenhang mit der Insertion eines Hirngewebe-pO_2-Katheters in der Literatur beschrieben (Dings et al. 1996; Hoffman et al. 1996; Kiening et al. 1996; Meixensberger et al. 1997; Unterberg et al. 1997; van Santbrink et al. 1996).

Das Risiko einer Infektion bzw. Blutung entspricht in etwa den Zahlen für die Anlage einer externen Ventrikeldrainage (Infektion 2–10%; Blutung 1–2%), allerdings ist der Hirngewebe-pO_2-Katheter wesentlich dünner und wird weniger tief in das Hirnparenchym inseriert.

Die *Vorteile* der Methode: Im Vergleich mit der $S_{jv}O_2$ erhält man wesentlich stabilere Meßwerte über einen langen Zeitraum, da die Sonde über eine Schraube fest fixiert ist und nicht, wie für die $S_{jv}O_2$, frei im Gefäß flottiert. Kritische Episoden zerebraler Hypoxie werden von dem $p_{ti}O_2$-Katheter angezeigt, sofern die Katheterspitze in kontusionsfreiem, gesundem Hirnareal liegt.

Zu den *Nachteilen* der Methode gehört: Der Hirngewebe-pO_2-Katheter kann nur invasiv, über ein Bohrloch, inseriert werden. Die Indikation beschränkt sich daher z. Z. auf Patienten, für die die Anlage einer intrakraniellen Druckmessung notwendig ist (v. a. SHT-Patienten, Hirninfarktpatienten). Der Katheter mißt nur den regionalen Hirngewebe-pO_2; Aussagen über die zerebrale Oxygenierung, z. B. perikontusionell, sind daher nicht möglich. Die Insertion bedarf eines erfahrenen Neurochirurgen, der theoretisch mögliche Komplikationen (z. B. Blutung) behandeln kann.

5 Zerebrale Mikrodialyse

Die Mikrodialyse ermöglicht die Messung von Substanzen im Extrazellulärraum verschiedener Gewebe. Die Methode ermöglicht bereits seit vielen Jahren im tierexperimentellen Bereich die Untersuchung metabolischer Vorgänge, z. B. zur Entstehung des sekundären Hirnschadens. Untersuchungen mit der zerebralen Mikrodialyse am Menschen werden erst seit der Entwicklung geeigneter Mikrodialysekatheter zu Beginn der 90er Jahre durchgeführt. Mittlerweile steht ein Analysegerät zur Verfügung, das verschiedene Substanzen messen und in graphischer Form als Trendkurven darstellen kann (Abb. 15-6). Diese Mikrodialyseeinheit steht üblicherweise direkt im Patientenzimmer und ermöglicht ein nahezu kontinuierliches (z. B. stündlich) neurochemisches Messen von Substanzen des Energiestoffwechsels (Glukose, Pyruvat, Laktat), des exzitotoxischen Neurotransmitters Glutamat sowie des Glyzerols, als Marker der zerebralen Zellmembranstabilität (Tabelle 15-3).

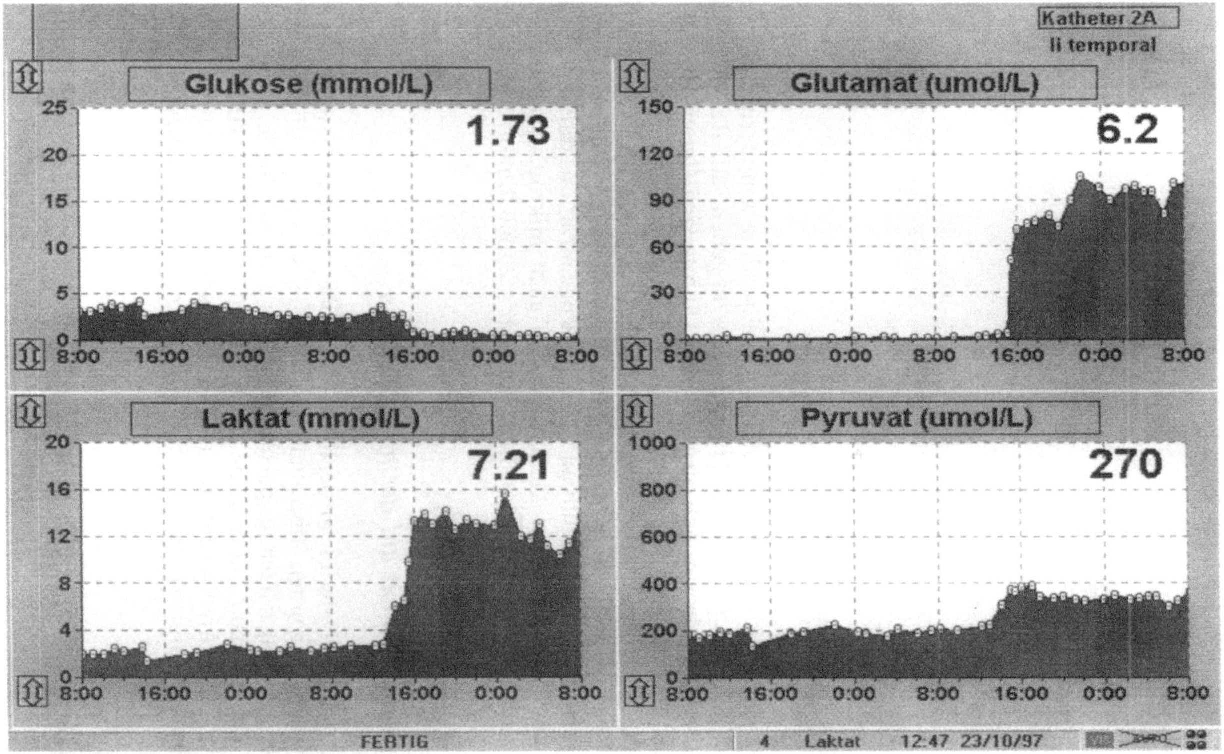

Abb. 15-6. Verlauf der bettseitig erfaßbaren Mikrodialyseparameter. Die individuellen Trendkurven von Glukose, Laktat, Pyruvat und Glutamat, erfaßt mit einer bettseitigen Mikrodialyseeinheit, sind dargestellt. Im Verlauf ist eine Verschiebung des Stoffwechsels von vorwiegend aerob (Glukose im Normbereich, Laktat niedrig) zu vorwiegend anaerob (Glukose niedrig, Laktatanstieg im Verhältnis zu Pyruvatanstieg ausgeprägter) zu beobachten. Gleichzeitig steigt der Marker für einen sekundären Hirnschaden, das Glutamat, an

Tabelle 15-3. Parameter der bettseitigen Mikrodialyse

Energiestoffwechsel	
Glukose	Hypo/Hyperglykämie, posttraumatische Hyperglykolyse
Pyruvat	Aerober Glukosestoffwechsel
Laktat	Anaerober Glukosestoffwechsel
Laktat-Pyruvat-Quotient	Abschätzung aerobe/anaerobe Stoffwechsellage
Marker für zelluläre Schäden	
Glyzerol	Zellmembrandegradation
Glutamat	Marker des sekundären Hirnschadens, Zellschaden

5.1 Funktionsprinzip

Grundlage der Methode ist das Dialysatprinzip: Eine semipermeable Membran wird kontinuierlich von 2 Flüssigkeiten umgeben, auf der einen Seite von einer Lösung frei von den zu messenden Substanzen (innerhalb des Mikrodialysekatheters), auf der anderen Seite von extrazellulärer Flüssigkeit (im Hirngewebe). Der Konzentrationsgradient führt zu einer Diffusion der Substanzen. Über eine Pumpe wird der Mikrodialysekatheter kontinuierlich mit physiologischer Lösung gespült und so der Konzentrationsgradient aufrecht erhalten. Die Porengröße der Membran ist je nach Mikrodialysekatheter unterschiedlich (z.B. für den CMA-ZNS-Katheter <20000 Dalton Molekulargewicht; Abb. 15-7).

5.2 Mikrodialyseeinheit auf der Intensivstation

Die auf der Intensivstation einsetzbare Mikrodialyseeinheit besteht aus dem im Hirngewebe liegenden Mikrodialysekatheter, einer Pumpe (die den Katheter mit steriler Ringer-Lösung perfundiert), den Auffangbehältern des Mikrodialysats („microvials") und dem Analysegerät (bzw. einer HPLC-Einheit). Der Vorteil einer Analyseeinheit am Patientenbett ist, daß relative Veränderungen rasch erkannt werden, so daß eine therapeutische Intervention möglich wird.

5.3 Mikrodialyse – bei welchen Patienten?

Ein neurochemisches Monitoring ist bei allen Patienten mit Gefahr einer zerebralen Ischämie und Hypoxie sinnvoll. Es ist allerdings ein regional messendes Verfahren, das nur invasiv, über die Eröffnung der Schädelkalotte und Dura, messen kann.

Der Einsatz dieser Methode ist daher v.a. bei Patienten mit schwerem Schädel-Hirn-Trauma erfolgt, die den Mikrodialysekatheter zusammen mit der intrakraniellen Druckmessung in einem operativen Eingriff erhalten.

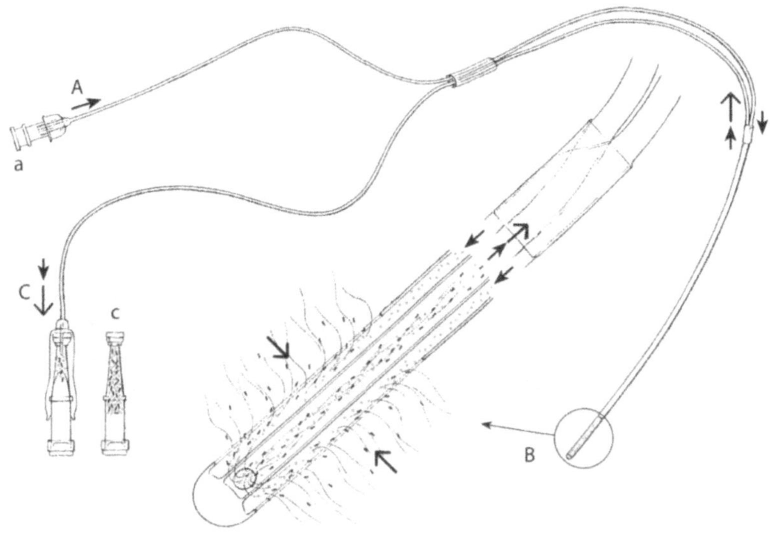

A Influx
a Pumpenanschluß
B semipermeable Membran
C Efflux
c Auffangbehälter (Mikrovial) für Mikrodialysat

Abb. 15-7. Mikrodialysekatheter mit Zubehör. Am zuführenden Schlauch wird eine Pumpe angeschlossen und der Katheter mit Ringer-Lösung perfundiert. Über die semipermeable Membran an der Katheterspitze können Substanzen des Extrazellulärraums (Molekulargewicht<20 000 Dalton) in den Katheter diffundieren und werden über den abführenden Schlauch in einen Auffangbehälter („Mikrovial") gepumpt

Eine weitere Indikation ist bei Patienten mit einer Subarachnoidalblutung bei Aneurysma gegeben. Hier erfolgt die Insertion des Mikrodialysekatheters überwiegend intraoperativ nach Klippung des Aneurysmas. Ziel ist die Früherkennung eines zerebralen Vasospasmus zur Vermeidung eines verspäteten neurologischen Defizits sowie die Überwachung der Effektivität einer HHH-Therapie. Die bisherigen Untersuchungen zeigen signifikante pathologische Veränderungen im Energiestoffwechsel (z. B. Laktaterhöhung) und einen Anstieg des extrazellulären Glutamats bei klinisch-neurologischer Verschlechterung des Patienten im Rahmen eines „delayed ischemic neurological deficit" (DIND). Weitere Untersuchungen liegen für Patienten mit Epilepsie, Parkinson, Hirninfarkt und Hirntumor vor (Ungerstedt 1991).

5.4 Vorteile und Nachteile der Methode

5.4.1 Vorteile

Die bettseitige Mikrodialyse ermöglicht erstmals eine nahezu kontinuierliche (z. B. alle 30 min) zerebrale Messung neurochemischer Parameter, die Rückschlüsse auf die zerebrale Stoffwechsellage und mögliche Zellschäden zulassen. Die Handhabung ist technisch einfach, und die Analyseergebnisse sind am Monitor gut verständlich dargestellt. Komplikationen durch die Insertion des Katheters oder Infektionen bei liegendem Katheter sowie sonstige Komplikationen sind bisher nicht beschrieben (Persson et al. 1992).

5.4.2 Nachteile

Der Mikrodialysekatheter muß invasiv, über ein Bohrloch bzw. im Rahmen eines neurochirurgischen Eingriffs (z.B. Aneurysma-Clipping, EVD-Anlage) inseriert werden, was die damit verbundenen operativen Risiken (Blutung, Infektion) bei Insertion eines Katheters impliziert. Der Mikrodialysekatheter erfaßt nur regionale Stoffwechselveränderungen, kann daher nicht als Überwachungsmethode des gesamten Gehirns gewertet werden. Auch ist ein gewisser personeller Aufwand mit dieser Methode verbunden (Wechseln der Mikrodialysatbehälter, Austausch der Reagenzien und Pumpenflüssigkeit etc.). Trotz bisheriger vielversprechender Ergebnisse ist diese Methode z.Z. noch im klinischen Erprobungsstadium und daher nicht für die Routinemessung geeignet.

6 CBF-Messung

Seit der 1948 neu eingeführten „inerten Gastechnik" von Kety u. Schmidt sind eine Vielzahl verschiedener, z.T. sehr aufwendiger Methoden zur Bestimmung des CBF entwickelt worden, die im folgenden kurz mit ihrem Meßprinzip dargestellt werden. Für die Anwendung auf der Intensivstation geeignet ist z.Z. nur das noch im klinischen Entwicklungsstadium befindliche transzerebrale Doppelindikatordilutionsverfahren.

6.1 Technische Grundlagen

Das Grundprinzip der Indikatorverdünnungsmethoden besteht darin, dem strömenden Blut an einer Stelle eine definierte Indikatormenge zuzugeben und stromabwärts den zeitlichen Konzentrationsverlauf des Indikators (Kälte, Gase, farbige und radioaktive Stoffe) zu bestimmen. Aufgrund der physikochemischen Eigenschaften des Indikators, des Gefäßsystems (komplexe Indikatordispersionsmechanismen) und der Blutströmung ergeben sich unterschiedliche Ankunftszeiten der einzelnen Indikatorpartikel am Meßort. Daraus resultiert stromabwärts eine zunehmende Verdünnung und zeitliche Dispersion des Indikators, die zu typischen Indikatordilutionskurven mit asymmetrischen Formen führt (Abb. 15-8). Die digital erfaßten Indikatorverdünnungskurven lassen sich unter Verwendung iterativer Anpassungsprogramme durch entwickelte mathematische Modellvorstellungen beschreiben. Es sind grundsätzlich 2 verschiedene methodische Ansätze zu unterscheiden:

- Meßmethoden, die sich aus dem Prinzip der Massenerhaltung herleiten (Fick-Prinzip) und
- Meßmethoden, die auf der Bestimmung der Transitzeiten beruhen.

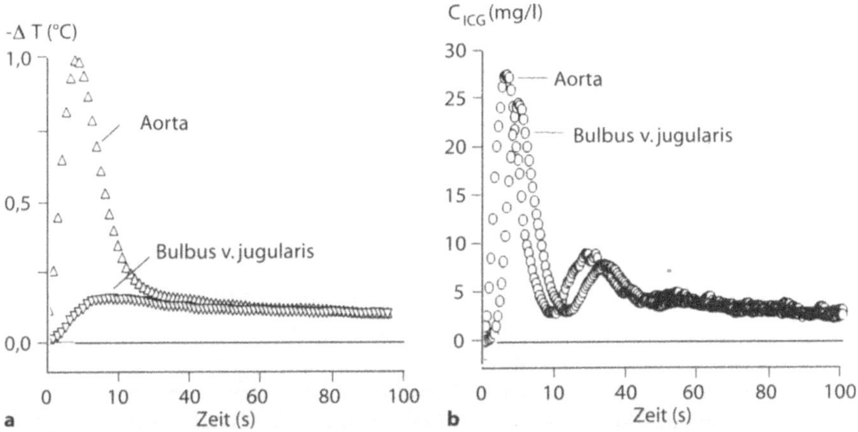

Abb. 15-8 a, b. Doppelindikatordilutionsmethode: Typische Thermo- (**a**) und Farbstoffdilutionskurven (**b**) als Eingangssignal (registriert in der Aorta) und als Ausgangssignal des Gehirns (registriert im Bulbus venae jugularis). Die Thermodilutionskurve im Bulbus venae jugularis ist durch die Verteilung ins extravaskuläre Hirngewebe verspätet und gedämpft, während die ICG-Farbstoffdilutionskurve im Bulbus venae jugularis nur leicht verspätet ist. Die typische Rezirkulation des intravaskulären Indikators ist sichtbar in beiden Farbstoffdilutionskurven

6.1.1 Meßmethoden, die auf dem Prinzip der Massenerhaltung beruhen

Das Massenerhaltungsprinzip, ursprünglich mit Sauerstoff als Indikator von Fick beschrieben, findet v. a. in der Form der Thermodilution zur Bestimmung des Herzzeitvolumens klinisch weite Verbreitung. Hierbei geht man davon aus, daß eine Indikatormenge, die beispielsweise als Bolus in den Blutstrom appliziert wird, mengenmäßig stromabwärts wieder erscheinen muß (Hoeft 1995). Die pro Zeiteinheit am Meßort vorbeifließende Indikatormenge ist das Produkt aus Fluß und Konzentration zum jeweiligen Zeitpunkt. Der Blutfluß berechnet sich aus dem Verhältnis der applizierten Indikatormenge zur Fläche unter der Indikatordilutionskurve (Übersicht 15-1). Beispiele: Die Auswaschmethode mit radioaktivem Krypton oder Xenon.

6.1.2 Meßmethoden, die auf der Bestimmung der Transitzeiten beruhen

Indikatorverdünnungskurven können auch als Transitzeitenverteilung durch einen untersuchten Kreislaufabschnitt für die einzelnen Indikatorpartikel betrachtet werden. Bei Verwendung von diffusiblen Indikatoren gibt der Reziprokwert der mittleren Transitzeit direkt den Durchblutungswert pro Verteilungsvolumen an. Unter Berücksichtigung des Blut/Gewebe-Verteilungskoeffizienten kann daher der Fluß pro Volumeneinheit bzw. pro Gewichtseinheit Organ allein aus der mittleren Transitzeit berechnet werden (Übersicht 15-1). Beispiele: Die Hirndurchblutungsmessung nach Kety u. Schmidt und die Doppelindikatordilutionsmethode.

Übersicht 15-1. Meßmethoden

a) CBF-Meßmethoden , die auf dem Prinzip der Massenerhaltung beruhen:
- Gesamtmenge des Indikators, die nach der Bolusapplikation den Meßort passiert (m_{raus}):
- Indikatormenge (m_0),
- Indikatormenge injiziert (m_{in}),
- Indikatormenge stromabwärts gemessen (m_{ex}).
- pro Zeiteinheit am Meßort vorbeifließende Indikatormenge:
- ($\dot{m}_{raus}(t)$ = Fluß)($\dot{V}(t)$)·Konzentration (c(t)) zum jeweiligen Zeitpunkt.
- Der *Blutfluß* berechnet sich demnach aus dem Verhältnis der applizierten Indikatormenge zur Fläche unter der Indikatordilutionskurve.

b) CBF-Meßmethoden, die auf der Bestimmung der Transitzeiten beruhen
- Fluß pro Volumeneinheit ($\dot{V}_{100\,g}$) bzw. pro Gewichtseinheit Organ, mtt (mittlere Transitzeit).

6.2 Einzelne CBF-Meßmethoden

6.2.1 Inhalationsmethode nach Kety u. Schmidt

Es wird N_2O, ein inertes Gas, als Indikator in niedriger Konzentration inhaliert. Während der Aufsättigungsphase werden die arteriellen und jugularvenösen Indikatordilutionskurven erfaßt (Kety u. Schmidt 1945).

Als *Vorteil* ist zu sehen, daß diese erste klinische Methode zur Messung des CBF von Kety u. Schmidt noch heute, teilweise modifiziert, als Standardmethode gilt. Ein *Nachteil* liegt darin, daß N_2O-Konzentrationsmessungen mit einem hohen Aufwand verbunden sind.

6.2.2 ^{133}Xenon-Auswaschmethode

Die Auswaschkurven des Radioisotopen ^{133}Xe werden durch Detektoren über dem Schädel erfaßt und der kortikale CBF berechnet (Obrist et al. 1975; Olesen et al. 1971). Durch Analyse der Ausatmungsluft und der Rezirkulation von ^{133}Xe kann die Punktion der A. carotis umgangen und ^{133}Xe inhalativ oder i.v. verabreicht werden.

Vorteile: Die Methode ist grundsätzlich zur CBF-Überwachung auf der Intensivstation anwendbar und wenig invasiv.

Nachteile: Neben methodologischen Problemen (regionale kortikale CBF-Werte sind u. U. mit kortikaler elektrischer Suppression nicht repräsentativ für andere Hirnareale; extrakranielle Kontamination, Kompartimentshift) machen den Umgang mit radioaktiven Substanzen, die multiplen Kollimatoren über dem Schädel und die Analyse der Exspirationlust die ^{133}Xe-Dilution zu einer technisch aufwendigen Methode.

Sowohl mit der N_2O-, als auch mit der ^{133}Xe-Dilutionsmethode müssen jeweils die Aufsättigungsphase mit den Gasen und stabile Bedingungen abgewartet werden. Ein CBF-Monitoring mit einfach durchführbaren Messungen in Minutenabständen auf der Intensivstation ist mit beiden Methoden nicht möglich.

6.2.3 Doppelindikatordilutionsmethode

Zur Messung des CBF wird eisgekühltes Indocyaningrün (ICG) zentralvenös injiziert. Die Thermo- und Farbstoffdilutionskurven werden simultan durch 2 kombinierte Fiberoptik-Thermistor-Katheter mit der Spitze im Bulbus venae jugularis und in der thorakalen Aorta erfaßt (s. Abb. 15-8). Die beiden Indikatoren ICG und Kälte beschreiben als arterielles Eingangssignal und als venöses Ausgangssignal des Gehirns charakteristische intra- und extravaskuläre Transportfunktionen, woraus sich nach dem Transitzeitenverfahren der CBF berechnen läßt.

Vorteile: Erste Erfahrungen zeigen, daß die neue Doppelindikatordilutionsmethode eine geeignete Methode zur bettseitigen CBF-Überwachung sein kann. Die Methodik ist leicht durchzuführen und erlaubt wiederholte Messungen in Minutenabständen auf der Intensivstation.

Nachteile: Durch die beiden Katheter ist die Meßmethode relativ invasiv und nur bei sedierten Patienten anzuwenden. Wie bei der Bulbusoxymetrie muß die Meßmethode mit den gewonnenen Dilutionskurven bzgl. Artefakten (Anliegen der Katheterspitze an der Gefäßwand, Thermodrift, respiratorische Schwankungen) beurteilt werden. Etwa 2/3 aller Indikatorinjektionen liefern Dilutionskurven mit verwertbaren CBF-Werten. Die Meßmethode wird in zur Zeit laufenden Untersuchungen gegenüber einem Standardmeßverfahren weiter validiert.

Unter ersten klinischen Anwendungen zeigten erste repetitive Messungen einen mit anderen CBF-Meßmethoden vergleichbaren und für klinische Fragestellungen akzeptablem Variabilitätkoeffizienten von 6,5%. Patienten mit akutem raumforderndem Hemisphäreninfarkt, die im Verlauf an nicht kontrollierbaren Hirndruckanstiegen verstarben, zeigten signifikant häufiger tiefe CBF-Werte<30 ml/100 g/min als Patienten, die überlebten. Damit scheint das CBF-Monitoring bei Patienten mit schwerem Hemisphäreninfarkt von prognostischem Wert zu sein. Entsprechende Untersuchungen bei Patienten mit therapieresistenten Vasospasmen bei Subarachnoidalblutungen sind derzeit in Gange (Keller et al. submitted).

6.2.4 Bildgebende Methoden

Durch Positronenemissionstomographie (PET) nach Inhalation von $^{15}O_2$-markiertem CO_2 können basierend auf dem Massenerhaltungsprinzip regionale Perfusionswerte in Kombination mit der zerebralen O_2-Extraktion gemessen werden. Die Computertomographie nach Inhalation von 30%igem stabilem Xenon (Xe-CT), oder die Protonenmagnetresonanzspektroskopie sind weitere leistungsstarke Forschungsinstrumente zur Untersuchung der zerebralen Hämodynamik, sind aber technisch aufwendig und erfordern einen risikoreichen Transport eines Intensivpflegepatienten. Sie sind bis heute nicht in klinischer Anwendung.

6.2.5 Methoden zur Messung von Blutflußgeschwindigkeiten

Durch transkranielle Dopplersonographie läßt sich die mittlere Blutflußgeschwindigkeit in den basalen zerebralen Hirnarterien messen. Bei bekanntem Gefäßdurchmesser kann der Blutfluß durch das entsprechende Gefäß berechnet werden. Die Methode des TCD zur Diagnose und Therapieüberwachung eines zerebralen Vasospasmus wurde Standard in vielen Zentren. Bei dieser Methode wird allerdings eine homogene Verteilung der Blutflußgeschwindigkeiten innerhalb des Gefäßes angenommen und komplexe Dispersionsmechanismen vernachlässigt. Selbst bei konstant bleibendem Gefäßdurchmesser korrelieren die gemessenen Flußgeschwindigkeiten nur bedingt mit dem tatsächlichen CBF.

Ältere Studien zeigten eine gute Korrelation der mit einer klinischen Verschlechterung und einer Gefäßverengung in der zerebralen Angiographie (Harders u. Gilsbach 1987). Neuere Untersuchungen hingegen zeigen, daß eine erhöhte Blutflußgeschwindigkeit, gemessen mit der TCD, nicht mit einer neurologischen Verschlechterung oder dem zerebralen Blutfluß korreliert, so daß Therapieentscheidungen nicht allein von den TCD-Werten abhängig gemacht werden sollten – insbesondere in Hinblick auf die potentiellen Gefahren einer HHH-Therapie (Clyde et al. 1996; Laumer et al. 1993).

Dennoch zeigt die klinische Anwendung der Methode, z.B. zur Verlaufskontrolle eines zerebralen Vasospasmus bei Patienten nach Subarachnoidalblutung, vielversprechende Ergebnisse (Wardlaff et al. 1998). Eine prospektive randomisierte Studie zur Validierung der Methode zur Diagnose einer erhöhten Blutflußgeschwindigkeit sowie zur Therapieüberwachung bei Patienten mit sekundären ischämisch-neurologischen Defiziten steht allerdings noch aus (Wardlaff et al. 1998).

Die Laser-Doppler-Flowmetrie kann nur in direktem Kontakt mit der Hirnoberfläche und bis heute nur tierexperimentell oder intraoperativ eingesetzt werden.

7 Schlußfolgerungen und klinische Bedeutung

Es stehen mittlerweile gut untersuchte Verfahren zur kontinuierlichen Überwachung der zerebralen Oxygenierung zu Verfügung, die Messung der jugularvenösen O_2-Sättigung und der Hirngewebe-pO_2. Beide Methoden sind geeignet, eine zerebrale Ischämie/Hypoxie, z.B. aufgrund eines kritischen Abfalls des CPP<70 mmHg, anzuzeigen. Hingegen ist die Nah-Infrarot-Spektroskopie z. Z. als Überwachungsmethode auf der Intensivstation nicht geeignet. Die zerebrale Mikrodialyse ermöglicht die „online" Erfassung metabolisch relevanter Parameter, ist allerdings noch in Erprobung bezüglich der klinischen und therapeutischen Relevanz.

Nur mit einer CBF-Meßmethode kann das Verhältnis zwischen Hirndurchblutung und Metabolismus sicher beurteilt werden. Die herkömmlichen Methoden zur Messung des CBF sind wegen ihres hohen technischen Aufwands, der Anwendung radioaktiver Substanzen oder ihrer Invasivität bislang zu keinen klinischen Routineverfahren geworden und für die Anwendung auf der Intensivstation ungeeignet. Nach ersten Erfahrungen könnte ein neues transzerebrales Doppelindikatordilutionsverfahren eine geeignete Methode zur bettseitigen CBF-Überwachung sein.

Literatur

Clyde BL, Resnick DK, Yonas H, Smith HA, Kaufmann AM (1996) The relationship of blood velocity as measured by transcranial doppler ultrasonography to cerebral blood flow as determined by stable xenon computed tomographic studies after aneurysmal subarachnoid hemorrhage. Neurosurgery 38/5:896–904

Cruz J (1998) The first decade of continuous monitoring of jugular bulb oxyhemoglobinsaturation: management strategies and clinical outcome. Crit Care Med 26/2:344–351

Dearden NM (1991) Jugular bulb venous oxygen saturation in the management of severe head injury. Curr Opin Anaesth 4:279–286

Dings J, Meixensberger J, Arnschler J, Hamelbeck B, Roosen K (1996) Brain tissue pO_2 in relation to cerebral perfusion pressure, TCD findings and TCD-CO_2 reactivity after severe head injury. Acta Neurochir Wien 138:425–434

Go KG (1991) Cerebral Pathophysiology. An integral approach with some emphasis on clinical implications. Elsevier, Amsterdam, pp 209–277

Harders AG, Gilsbach JM (1987) Time course of blood velocity changes related to vasospasm in the circle of Willis measured by transcranial doppler ultrasound. J Neurosurg 66:718–728

Hoeft A (1995) Dilutionstechniken und Ficksches Prinzip. In: List WF, Metzler H, Pasch T (Hrsg) Monitoring in Anästhesie und Intensivmedizin. Springer, Berlin Heidelberg New York Tokyo, S 250–291

Hoffman WE, Charbel FT, Edelman G (1996) Brain tissue oxygen, carbon dioxide, and pH in neurosurgical patients at risk for ischemia. Anesth Analg 82:582–586

Jantzen J-P (1998) Die Bulbus-jugularis-Oxymetrie – Ein neues neuroanaesthesiologisches Standardmonitoring? Contra. Anästhesiol Intensivmed Notfallmed Schmerzther 32:453–454

Jöbsis F (1977) Noninvasive, infrared monitoring of cerebral and myocardial oxygen sufficiency and circulatory parameters. Science 198:1264–1267

Keller E, Wietasch G, Ringleb P et al. (1998) Bedside monitoring of cerebral blood flow (CBF) in patients with acute hemispheric stroke. Critical Care Med: submitted

Kety SS, Schmidt CF (1945) The determination of cerebral blood flow in man by the use of nitrous oxide in low concentrations. Am J Physiol 143:53

Kiening KL, Unterberg, AW, Bardt TF, Schneider G-H, Lanksch WR (1996) Monitoring of cerebral oxygenation in patients with severe head injuries: brain tissue pO_2 vs. jugular vein oxygen saturation. J Neurosurg 85:751–757

Laumer R, Steinmeier R, Gonner F et al. (1993) Cerebral hemodynamics in subarachnoid hemorrhage evaluated by transcranial doppler sonography: Part 1 – Reliability of flow velocities in clinical management. Neurosurgery 33:1–9

Lewis SB, Myburgh JA, Thornton EL, Reilly PL (1996) Cerebral oxygenation monitoring by near-infrared spectroscopy is not clinically useful in patients with severe closed-head injury: A comparison with jugular venous bulb oximetry. Crit Care Med 24/8:1334–1338

Meixensberger J, Baunach S, Arnschler J, Dings J, Roosen K (1997) Influence of body position on tissue-pO_2, cerebral perfusion pressure and intracranial pressure in patients with acute brain injury. Neurol Res 19/3:249–253

Miller JD, Becker DP (1982) Secondary insults to the injured brain. J R Coll Surg Edinburgh 27:292–298

Obrist WD, Langfitt T, Jaggi J, Cruz J, Genarelli TA (1984) Cerebral blood flow and metabolism in comatose patients with acute head injury: Relationship to intracranial hypertension. J Neurosurg 61:241–253

Obrist WD, Thompson HK, Wang HS, Wilkinson WE (1975) Regional cerebral blood flow estimated by 133Xe inhalation. Stroke 6:245–256

Olesen J, Paulson OB, Lassen NA (1971) Regional cerebral blood flow in man determined by the initial slope of the clearance of intraarterially injected 133Xe. Stroke 2:519–940

Persson L, Hillered L (1992) Chemical monitoring of neurosurgical intensive care patients using intracerebral microdialysis. J Neurosurg 76/1:72–80

Robertson CS (1993) Desaturation episodes after severe head injury - influence on outcome. Acta Neurochir Wien 59 [Suppl]:102–106

Siesjö BK (1978) Hypoxia. In: Siesjö BK (ed) Brain energy metabolism. Chichester/UK, pp 398–452

Stocchetti N, Paparelle A, Bridelli F et al. (1994) Cerebral venous oxygen saturation studied bilateral using samples in the jugular veins. Neurosurgery 34:38–44

Ungerstedt U (1991) Microdialysis-Principles and applications for studies in animals and man. J Intern Med 230:365–373

Unterberg U, Kiening K, Härtl R et al. (1997) Multimodal monitoring in head injury: Evaluation of the effects of treatment on cerebral oxygenation. J Trauma 42:32–37

Van Santbrink H, Maas AIR, Avezaat CJJ (1996) Continuous monitoring of partial pressure of brain tissue oxygen in patients with severe head injury. Neurosurgery 38:21–32

Wardlaw JM, Offin R, Teasdale GM, Teasdale EM (1998) Is routine transcranial Doppler ultrasound monitoring useful in the management of subarachnoid hemorrhage? J Neurosurg 88/2:272–276

GPSR Compliance

The European Union's (EU) General Product Safety Regulation (GPSR) is a set of rules that requires consumer products to be safe and our obligations to ensure this.

If you have any concerns about our products, you can contact us on ProductSafety@springernature.com

In case Publisher is established outside the EU, the EU authorized representative is:

Springer Nature Customer Service Center GmbH
Europaplatz 3
69115 Heidelberg, Germany

Batch number: 10583998

Printed by Printforce, the Netherlands

Neurologische Intensivmedizin

Springer-Verlag Berlin Heidelberg GmbH

S. Schwab D. Krieger W. Müllges
G. Hamann W. Hacke (Hrsg.)

Neurologische Intensivmedizin

Mit 176 teilweise farbigen Abbildungen
in 272 Einzeldarstellungen
und 105 Tabellen

Springer

Herausgeber

Priv.-Doz. Dr. med.
STEFAN SCHWAB
Universitätsklinikum
Neurologische Klinik
Im Neuenheimer Feld 400
69120 Heidelberg

Priv.-Doz. Dr. med.
DERK KRIEGER
Cleveland Clinic Foundation
Department of Neurology
9500 Euclid/Ave
Cleveland, OH 44195-5061

Dr. med.
WOLFGANG MÜLLGES
Universität Würzburg
Neurologische Klinik
Josef-Schneider-Straße 11
97080 Würzburg

Priv.-Doz. Dr. med.
GERHARD HAMANN
Universität München
Neurologische Klinik
Marchioninistraße 15
81377 München

Professor Dr. med.
WERNER HACKE
Universitätsklinikum
Neurologische Klinik
Im Neuenheimer Feld 400
69120 Heidelberg

Die Deutsche Bibliothek - CIP-Einheitsaufnahme
Neurologische Intensivmedizin / Hrsg.: Stefan Schwab... - Berlin; Heidelberg; New York; Barcelona; Hongkong; London; Mailand; Paris; Singapur; Tokio: Springer, 1999

ISBN 978-3-642-63583-0 ISBN 978-3-642-58415-2 (eBook)
DOI 10.1007/978-3-642-58415-2

Produkthaftung: Für Angaben über Dosierungsanweisungen und Applikationsformen kann vom Verlag keine Gewähr übernommen werden. Derartige Angaben müssen vom jeweiligen Anwender im Einzelfall anhand anderer Literaturstellen auf ihre Richtigkeit überprüft werden.

Die Wiedergabe von Gebrauchsnamen, Handelsnamen, Warenbezeichnungen usw. in diesem Werk berechtigt auch ohne besondere Kennzeichnung nicht zu der Annahme, daß solche Namen im Sinne der Warenzeichen- und Markenschutz-Gesetzgebung als frei zu betrachten wären und daher von jedermann benutzt werden dürften.

Umschlaggestaltung: de'blik, Berlin
Zeichnungen: P. Lübke, Wachenheim
Satz: K+V Fotosatz GmbH, Beerfelden

SPIN 10665022 22/3133 - 5 4 3 2 1 0 - Gedruckt auf säurefreiem Papier

Vorwort

Es gibt bereits einige Bücher über die spezielle neurologische Intensivmedizin. Warum nun dieses weitere Buch? Es erscheint gerechtfertigt, ein umfassendes deutsches „Neurointensivbuch" zu verfassen, um den großen Wissenszuwachs auf diesem Gebiet zusammenzufassen und dieses Wissen in praktische Handlungsrichtlinien umzusetzen - zumal die unter neurologischer Leitung stehenden Intensivstationen v.a. im deutschen Sprachraum sehr verbreitet sind und Deutschland hier eine Vorreiterrolle besitzt.

Nach dem großen Erfolg des englischsprachigen Buchs „NeuroCritical Care", ebenfalls im Springer-Verlag herausgegeben, entschieden wir uns, das grundlegende Konzept mit verschiedenen Autoren für die Kapitel beizubehalten. Der Vorteil spezieller Erfahrung und Sachkunde überwiegt dabei den Nachteil stilistischer Inhomogenitäten.

Ein wesentliches Ziel war es, dieses Buch an der klinischen Praxis zu orientieren, d.h. möglichst konkrete Richtlinien für bestimmte klinische Situationen vorzuschlagen. Dies soll v.a. jüngeren Kollegen in schwierigen klinischen Situationen helfen. Dabei soll das Buch aber nicht als reine Sammlung von Handlungsanweisungen mißverstanden werden. Es enthält in kurzem Abriß auch den gesamten technischen, nosologischen und pathophysiologischen Hintergrund, dessen Verständnis für die individuell zu treffenden Entscheidungen erforderlich ist.

In den Literaturverzeichnissen zu den einzelnen Kapiteln wird v.a. auf wesentliche und Übersichtsarbeiten hingewiesen. Umstrittene Standpunkte werden in den jeweiligen Kapiteln kritisch diskutiert, und die Leser sind aufgefordert, sich eine eigene Meinung aus dem Buchinhalt und weiteren Informationsquellen (z.B. über On-line-Informationssysteme) zu bilden.

Der Aufbau des Buches besteht in einer Dreiteilung. Es beginnt mit der Stationsorganisation, der funktionellen Neuroanatomie, übergeordneten speziellen pathophysiologischen Aspekten und Untersuchungsmethoden. Den neurologischen Assistenten sollen die besonderen intensivmedizinisch relevanten Facetten unseres Fachs nahegebracht werden. Aber auch allen Intensivmedizinern aus der inneren Medizin und der Anästhesie, die neurologisch kranke Patienten betreuen, soll der Zugang zu neurologischen Problemen, zu Denkansätzen und zum Handwerkszeug erleichtert werden. Der Mittelteil des Buches enthält die spezielle neurologische Krankheitslehre, soweit sie intensivmedizinisch relevant ist. Der dritte Teil befaßt sich mit allgemeinen intensivmedizinischen Behandlungskonzepten und wird abgeschlossen mit Kapiteln über Rehabilitationsmedizin, Hirntod und Behandlungsbegrenzung - Themen, die uns besonders in der neurologischen Intensivmedizin wichtig erscheinen.

So ist ein relativ umfangreiches Buch entstanden. Um für weitere Auflagen Fehler und strittige Punkte zu verbessern, wünschen wir uns das Feedback der Leser. Hierfür bitten wir Sie, von der Möglichkeit des hinteren Einlegeblattes Gebrauch zu machen. Alle Ihre Kommentare und Anregungen werden zur weiteren Verbesserung folgender Auflagen genutzt.

Die Herausgeber haben durch ständiges Lesen, Überarbeiten und Diskutieren sehr oft eine Bereicherung ihres eigenen Wissens erfahren. Am meisten litten sicher unsere Familien an der mit diesem Buchprojekt verbundenen Mehrarbeit. Ihnen sei herzlich für Geduld, Beistand und auch Hilfe gedankt.

Dem Springer-Verlag, insbesondere Herrn L. Picht, Frau L. Weber, Herrn J. Sydor und Herrn V.P. Oehm, danken wir für die ausgezeichnete Kooperation und ihre erfolgreichen Bemühungen um eine zügige Drucklegung.

Heidelberg, Cleveland, Die Herausgeber
Würzburg, München im September 1999

Inhaltsverzeichnis

A. Allgemeiner Teil

B. Untersuchungsmethoden

C. Spezielle Erkrankungen

D. Übergreifende Konzepte

Autorenverzeichnis

Angstwurm, H., Professor Dr.
Arzt für Neurologie, Ziemsenstr. 1, 80336 München

Aschoff, A., Priv.-Doz. Dr.
Universität Heidelberg, Neurochirurgische Klinik,
Im Neuenheimer Feld 400, 69120 Heidelberg

Bayas, A.,
Universität Würzburg, Neurologische Klinik,
Josef-Schneider-Str. 11, 97080 Würzburg

Becker, G., Priv.-Doz. Dr.
Universität Würzburg, Neurologische Klinik,
Josef-Schneider-Str. 11, 97080 Würzburg

Berrouschot, J., Priv.-Doz. Dr.
Universität Leipzig, Neurologische Klinik,
Liebigstr. 22 a, 04103 Leipzig

Bertram, M., Dr.
Universität Heidelberg, Neurologische Klinik,
Im Neuenheimer Feld 400, 69120 Heidelberg

Biniek, R., Professor Dr.
Rheinische Landesklinik, Neurologische Klinik,
Kaiser-Karl-Ring 20, 53111 Bonn

Blobner, M., Dr.
Universität München, Institut für Anästhesiologie,
Ismaninger Str. 22, 81675 München

Bogdahn, U., Professor Dr.
Universität Regensburg, Neurologische Klinik,
Universitätsstr. 84, 93053 Regensburg

Böhrer, H., Priv.-Doz. Dr.
Universität Heidelberg, Anästhesiologische Klinik,
Im Neuenheimer Feld 110, 69120 Heidelberg

Böker, D.-K., Professor Dr.
Universität Gießen, Neurochirurgische Klinik,
Am Steg 14, 35385 Gießen

Brawanski, A., Professor Dr.
Universität Regensburg, Neurochirurgische Klinik,
Franz-Josef-Strauß-Allee 11, 93053 Regensburg

Breitbart, A., Dr.
Universität Heidelberg, Medizinische Poliklinik,
Hospitalstr., 69115 Heidelberg

Brückmann, H., Professor Dr.
Universität München, Neuroradiologische Klinik,
Marchioninistr. 15, 81377 München

Busse, O., Professor Dr.
Klinikum Minden, Neurologische Klinik,
Friedrichstr. 17, 32427 Minden

Damian, M., Priv.-Doz. Dr.
Universität Dresden, Neurologische Klinik,
Fetscherstr. 74, 01307 Dresden

Deinsberger, W., Dr.
Neurochirurgische Klinik der Justus-Liebig-Universität,
Klinikstr. 29, 35385 Gießen

Dieterich, M., Frau Professor Dr.
Neurologische Klinik, Klinikum Großhadern,
Ludwig-Maximilians Universität,
Marchioninistr. 15, 81377 München

Einhäupl, K.M., Professor Dr.
Universität Berlin, Neurologische Klinik,
Schumannstr. 20, 10117 Berlin

Engelhard, K., Frau Dr.
Universität München, Anästhesiologische Klinik,
Ismaninger Str. 22, 81675 München

ENZENSBERGER, W., Professor Dr.
Universität Frankfurt, Neurologische Klinik,
Schleusenweg 2–16, 60528 Frankfurt am Main

ERBGUTH, F., Priv.-Doz. Dr.
Universität Erlangen, Neurologische Klinik,
Schwabachanlage 6, 91054 Erlangen

FERBERT, A, Professor Dr.
Städtische Kliniken Kassel, Neurologische Klinik,
Mönchebergstr. 41–43, 34125 Kassel

FOGEL, W., Dr.
Universität Heidelberg, Neurologische Klinik,
Im Neuenheimer Feld 400, 69120 Heidelberg

GEISS, H. K., Professor Dr.
Universität Heidelberg, Hygiene-Institut,
Im Neuenheimer Feld 324, 69120 Heidelberg

GOLD, R., Priv.-Doz. Dr.
Universität Würzburg, Neurologische Klinik,
Josef-Schneider-Str. 11, 97080 Würzburg

GROND, M., Priv.-Doz. Dr.
Universität Köln, Neurologische Klinik,
Josef-Stelzmann-Str. 9, 50924 Köln

HAASS, M., Priv.-Doz. Dr.
Universität Heidelberg, Medizinische Klinik,
Bergheimer Str. 58, 69115 Heidelberg

HACKE, W., Professor Dr.
Universität Heidelberg, Neurologische Klinik,
Im Neuenheimer Feld 400, 69120 Heidelberg

HAMANN, G. F., Priv.-Doz. Dr.
Universität München, Neurologische Klinik,
Marchioninistr. 15, 81377 München

HANSEN, H.-C., Professor Dr.
Universität Hamburg, Universitätskrankenhaus Eppendorf,
Neurologische Klinik, Martinistr. 52, 20246 Hamburg

HEMLEIN, J.
Universität Heidelberg, Neurologische Klinik,
Im Neuenheimer Feld 400, 69120 Heidelberg

Hickey, J., Frau
University of Texas Health Science Center, Neurological Critical Care, 6431 Fannin Street, MSB Suite 7044, Houston/TX 77030, USA

Hohlfeld, R., Professor Dr.
Universität München, Neurologische Klinik, Marchioninistr. 15, 81377 München

Holler, E., Professor Dr.
Universität Regensburg, Klinikum, Abteilung Hämatologie/ Internistische Onkologie, Franz-Josef-Strauß-Allee 11, 93042 Regensburg

Hopp, P., Dr.
Universität Erlangen, Neurologische Klinik Schwabachanlage 6, 91054 Erlangen

Hund, E., Priv.-Doz. Dr.
Universität Heidelberg, Neurologische Klinik, Im Neuenheimer Feld 400, 69120 Heidelberg

Jansen, O., Priv.-Doz. Dr.
Universität Heidelberg, Neuroradiologische Abteilung, Im Neuenheimer Feld 400, 69120 Heidelberg

Janzen, R.W.C., Professor Dr.
KH Nordwest, Neurologische Klinik, Steinbacher Hohl 2–26, 60488 Frankfurt am Main

Jauss, M., Dr.
Universität Gießen, Neurologische Klinik, Am Steg 14, 35385 Gießen

Keller, E., Frau Dr.
Universität Zürich, Neurochirurgische Klinik, Rämistraße 100, CH-8091 Zürich

Krauseneck, P., Professor Dr.
Klinikum Bamberg, Neurologische Klinik, St.-Getreu-Str. 14–18, 96049 Bamberg

Krieger, D., Priv.-Doz. Dr.
Cleveland Clinic Foundation, Deptartment of Neurology, 9500 Euclid/Ave, Cleveland, OH 44195-5061

Krieger, S., Frau Dr.
Cleveland Clinic Foundation, Deptartment of Neurology,
9500 Euclid/Ave, Cleveland, OH 44195-5061

Krone, A., Priv.-Doz. Dr.
Universität Würzburg, Neurochirurgische Klinik,
Josef-Schneider-Str. 11, 97080 Würzburg

Leonhardt, G., Dr.
Universität Essen, Neurologische Klinik,
Hufelandstr. 55, 45122 Essen

Liebetrau, M., Dr.
Universität München, Neurologische Klinik,
Marchioninistr. 15, 81377 München

Martin, E., Professor Dr.
Universität Heidelberg, Klinik für Anästhesiologie,
Im Neuenheimer Feld 110, 69120 Heidelberg

Meier, U., Dr.
Arzt für Neurologie, Röntgenstr. 15,
41515 Grevenbroich

Meixensberger, J., Professor Dr.
Universität Würzburg, Neurochirurgische Klinik,
Josef-Schneider-Str. 11, 97080 Würzburg

Meyding-Lamadé, U., Frau Dr.
Universität Heidelberg, Neurologische Klinik,
Im Neuenheimer Feld 400, 69120 Heidelberg

Mohr, A., Dr.
Universität Heidelberg, Neuroradiologische Abteilung,
Im Neuenheimer Feld 400, 69120 Heidelberg

Müller Felber, W., Priv.-Doz. Dr.
Friedrich-Baur-Institut, Universität München,
Ziemssenstr. 1 a, 80336 München

Müllges, W., Dr.
Universität Würzburg, Neurologische Klinik,
Josef-Schneider-Str. 11, 97080 Würzburg

Nissen, U., Dr.
Universität Erlangen, Neurochirurgische Klinik,
Schwabachanlage 6, 91054 Erlangen

Noachtar, S., Dr.
Universität München, Neurologische Klinik,
Marchioninistr. 15, 81377 München

Oertel, W., Professor Dr.
Universität Marburg, Neurologische Klinik,
Rudolf-Bultmann-Str. 8, 35039 Marburg

Padovan, C. S., Dr.
Universität München, Neurologische Klinik,
Marchioninistr. 15, 81377 München

Petros, S., Dr.
Universität Leipzig, Medizinische Klinik und Poliklinik I,
Philipp-Rosental-Str. 27 a, 04103 Leipzig

Pfausler, B., Frau Dr.
Universität Innsbruck, Neurologische Klinik,
Anichstr. 35, A-6020 Innsbruck

Pfister, H.-W., Professor Dr.
Universität München, Neurologische Klinik,
Marchioninistr. 15, 81377 München

Piepgras, A., Priv.-Doz. Dr.
Universität Heidelberg-Mannheim, Neurochirurgische
Klinik, Theodor-Kutzer-Ufer, 68135 Mannheim

Pohlmann-Eden, B., Professor Dr.
Universität Heidelberg-Mannheim, Neurologische Klinik,
Theodor-Kutzer-Ufer, 68135 Mannheim

Prange, H. W., Professor Dr.
Universität Gießen, Neurologische Klinik,
Robert-Koch-Str. 40, 37075 Gießen

Reeker, W., Dr.
Universität München, Anästhesiologische Klinik,
Ismaninger Str. 22, 81675 München

Rieckmann, P., Priv.-Doz. Dr.
Universität Würzburg, Neurologische Klinik,
Josef-Schneider-Str. 11, 97080 Würzburg

Ringelstein, E.B., Professor Dr.
Universität Münster, Neurologische Klinik,
Albert-Schweitzer-Str. 33, 48129 Münster

Ringleb, P. A., Dr.
Universität Heidelberg, Neurologische Klinik,
Im Neuenheimer Feld 400, 69120 Heidelberg

Rosen, F. von, Dr.
Neurologische Klinik, Kolbermoorer Str. 72,
83043 Bad Aibling

Sarrafzadeh, A., Frau Dr.
Universität Berlin, Neurochirurgische Klinik,
Augustenburger Platz 1, 13353 Berlin

Schabet, M., Priv.-Doz. Dr.
Klinikum Ludwigsburg, Neurologische Klinik,
Posilipostr. 4, 71640 Ludwigsburg

Schellinger, P. D., Dr.
Universität Heidelberg, Neurologische Klinik,
Im Neuenheimer Feld 400, 69120 Heidelberg

Schielke, E., Frau Dr.
Universität Berlin, Neurologische Klinik,
Schumannstr. 20, 10117 Berlin

Schmutzhard, E., Professor Dr.
Universität Innsbruck, Neurologische Klinik,
Anichstr. 35, A-6020 Innsbruck

Schneider, D., Professor Dr.
Universität Leipzig, Neurologische Klinik,
Liebigstr. 22, 04103 Leipzig

Schuchardt, V., Professor Dr.
Klinikum Lahr, Neurologische Klinik,
Klostenstr. 19, 77933 Lahr

Schwab, S., Priv.-Doz. Dr.
Universität Heidelberg, Neurologische Klinik,
Im Neuenheimer Feld 400, 69120 Heidelberg

Schwarz, S., Dr.
Universität Heidelberg, Neurologische Klinik,
Im Neuenheimer Feld 400, 69120 Heidelberg

Stefan, H., Professor Dr.
Universität Erlangen, Neurologische Klinik,
Schwabachanlage 6, 91054 Erlangen

Steiner, H. H., Dr.
Universität Heidelberg, Neurochirurgische Klinik,
Im Neuenheimer Feld 400, 69120 Heidelberg

Steiner, T., Dr.
Universität Heidelberg, Neurologische Klinik,
Im Neuenheimer Feld 400, 69120 Heidelberg

Stingele, R., Dr.
Universität Heidelberg, Neurologische Klinik,
Im Neuenheimer Feld 400, 69120 Heidelberg

Stoll, M., Dr.
Neurologische Klinik, Kolbermoorerstr. 72,
83043 Bad Aiblingen

Storch-Hagenlocher, B., Frau Dr.
Universität Heidelberg, Neurologische Klinik,
Im Neuenheimer Feld 400, 69120 Heidelberg

Straube, A., Professor Dr.
Universität München, Neurologische Klinik,
Marchioninistr. 15, 81377 München

Szabo, K., Frau Dr.
Universität Heidelberg-Mannheim, Neurologische Klinik,
Theodor-Kutzer-Ufer, 68135 Mannheim

Tiecks, F.P., Dr.
Neurologische Klinik, Kolbermoorer Str. 72,
83043 Bad Aibling

Tonn, J.-C., Professor Dr.
Universität Würzburg, Neurochirurgische Klinik,
Josef-Schneider-Str. 11, 97080 Würzburg

Toyka, K.V., Professor Dr.
Universität Würzburg, Neurologische Klinik,
Josef-Schneider-Str. 11, 97080 Würzburg

Unterberg, A., Professor Dr.
Universität Berlin, Neurochirurgische Klinik,
Augustenburger Platz 1, 13353 Berlin

Villringer, A., Professor Dr.
Universität Berlin, Neurologische Klinik,
Schumannstr. 20, 10117 Berlin

WENDTLAND, B., Dr.
Arzt für Neurologie, Montanusstr. 54, 41515 Grevenbroich

WERNER, C., Professor Dr.
Universität München, Anästhesiologische Klinik,
Ismaninger Str. 22, 81675 München

WILDEMANN, B., Frau Priv.-Doz. Dr.
Universität Heidelberg, Neurologische Klinik,
Im Neuenheimer Feld 400, 69120 Heidelberg

WOERTGEN, C., Dr.
Universität Regensburg, Neurochirurgische Klinik,
Franz-Josef-Strauß-Allee 11, 93053 Regensburg

WÖBKER, G., Frau Dr.
Universität Düsseldorf, Neurochirurgische Klinik,
Moorenstr. 5, 40225 Düsseldorf

YOUSRY, T., Priv.-Doz. Dr.
Universität München, Neurologische Klinik,
Marchioninistr. 15, 81377 München

C. Spezielle Erkrankungen

Kapitel 16

Zerebrale Ischämie

M. Grond, D. Krieger, O. Busse, W. Hacke

INHALT

1 Einleitung

Der ischämische zerebrale Insult, die mit 70% häufigste Ursache eines Schlaganfalls, wird durch eine fokale Durchblutungsstörung im Versorgungsgebiet einer Hirnarterie ausgelöst. Die Zahl der jährlichen Neuerkrankungen am Hirninfarkt (Inzidenz) liegt um 130 pro 100.000 Personen, wobei eine starke Altersabhängigkeit zu berücksichtigen ist (Brown 1996). Die Frühletalität wird mit 10–30% innerhalb des 1. Monats nach Insult angegeben, danach beträgt die Sterblichkeit pro Jahr 9%. Etwa 30% der Patienten bleiben dauerhaft behindert und auf Pflege angewiesen, nur ein Drittel der Patienten erreicht wieder die volle berufliche und soziale Rehabilitation. Dies hat erhebliche sozioökonomische Auswirkungen, nach amerikanischen Berechnungen ist im Durchschnitt mit ca. 90.000 US-$ Folgekosten pro Schlaganfallpatient zu rechnen (Taylor 1996).

Trotz seiner Bedeutung war die Therapie des Schlaganfalls in der Vergangenheit überwiegend von Nihilismus geprägt, die aktuelle Entwicklung gibt jedoch Anlaß zu vorsichtigem Optimismus. Neben neu entwickelten bzw. neu bewerteten Therapieverfahren ist dies auch auf die Erkenntnis zurückzuführen, daß im Vergleich zur traditionellen, häufig beliebigen Behandlung das Vorgehen anhand eines Therapiekonzeptes zu signifikant besseren Ergebnissen führt (Jorgensen 1995). Mögliche Therapiestrategien, die in ein Behandlungskonzept integriert werden können, sind beispielsweise die systemische

Lysetherapie mit rt-PA, eine konsequente symptomatische Akuttherapie oder eine frühe Sekundärprophylaxe mit Heparin und ASS (The National Institute of Neurological Disorders and Stroke r-tPA Stroke Study Group 1995; Hacke 1995; International Stroke Trial Collaborative Group 1997).

2 Pathophysiologie der ischämischen Gewebeschädigung

Sowohl die rasche Entwicklung neuerer Therapieverfahren als auch die häufig nicht durch Studienergebnisse sondern auf pathophysiologischen Überlegungen begründeten Therapiekonzepte machen eine Kenntnis der im Rahmen der Ischämie ablaufenden pathophysiologischen Vorgänge erforderlich (Übersicht 16-1).

Übersicht 16-1. Pathophysiologie des Hirninfarktes

- Durch den Verlust von ATP während der Ischämie Depolarisation der Membranen, vermehrter Na^+-Einstrom, Störung der Na^+-Pumpe und durch Aufnahme von H_2O rasche Schwellung der Zellen.
- Azidose durch exzessive Laktatbildung bei angekurbelter anaerober Glykolyse unter O_2-Mangel.
- Anregung des H^+-Na^+-Austauschs durch den Anstieg der intrazellulären H^+-Konzentration, dadurch Begünstigung der Ödembildung.
- Durch die Membrandepolarisation Freisetzung von Transmittern, darunter besonders exzitatorischen Aminosäuren wie Glutamat, die über unterschiedliche Rezeptoren sowohl den Einstrom von Na^+ und H^+ stimulieren als auch rezeptorabhängige (z. B. NMDA, AMPA) und spannungsabhängige Ca^{2+}-Kanäle aktivieren, so daß Ca^{2+}-Ionen in hohen Konzentrationen in die Zelle eintreten können.
- Unter erhöhter intrazellulärer Ca^{2+}-Konzentration Aktivierung von Phospholipasen der Zellmembran. Dadurch Abspaltung von freien Fettsäuren inklusive Arachidonsäure aus den Membranlipiden und Blockierung der Mitochondrienfunktion. Darüber hinaus über die Ca^{2+}/Calmodulin-abhängige NO-Synthase (NOS) Abspaltung von Stickstoffmonoxid (NO) aus Arginin.
- Bei Zutritt von Sauerstoff – während einer Reperfusion – Entstehung von toxischen Verbindungen, Leukotrienen, Endoperoxiden und Prostaglandinen sowie freie O_2-Radikalen, dadurch Schädigung von Zellstoffwechsel, Blut-Hirn-Schranke und Mikrozirkulation.
- NO ist als Mediator an mehreren Stellen eingeschaltet, wobei das endothelial produzierte NO gefäßerweiternd wirkt, das in Neuronen gebildete NO die Toxizität der freien O_2-Radikale verstärkt.
- Expression von Genen („immediate early genes") als Reaktion auf diese unterschiedlichen Faktoren und Synthese von Streproteinen. Dadurch entweder Verstärkung oder Hemmung dieses komplexen pathogenen Ablaufs.

Eine Verminderung der Durchblutung führt zu Störungen im Hirngewebe (Heiss 1997): unterschreitet die Durchblutung einen Wert von etwa 20 ml/100 g/min (ausgehend von etwa 80 ml/100 g/min als Normalwert in der Hirnrinde), so treten Störungen der neuronalen Funktion ein, die bei Wiederansteigen der Durchblutung reversibel sind. Das Unterschreiten noch niedrigerer Durchblutungswerte führt zum Zusammenbruch der Membranintegrität und zu irreversiblen morphologischen Schäden, wobei jeweils auch die Dauer der Mangelversorgung eine entscheidende Rolle spielt. Als ischämische Penumbra werden diejenigen Gewebsanteile bezeichnet, in denen bereits eine Funktionsstörung, jedoch noch keine morphologische Schädigung eingetreten ist. Sie stellt einen Ansatzpunkt für therapeutische Maßnahmen dar.

Die Entwicklung der ischämischen Zellschädigung wird in Schweregrad und zeitlicher Entwicklung entscheidend von biochemischen und molekularen Veränderungen mitgeprägt, die während der ischämischen Periode beginnen, aber auch während der Reperfusion in Form von kaum beeinflußbaren Kaskaden fortschreiten. Hier greifen mehrere pathophysiologische und biochemische Ablaufmechanismen ineinander, die unterschiedlich rasch und einander verstärkend zu Zellschädigung und Zelltod führen (Pulsinelli 1992).

Da diese pathophysiologischen Vorgänge als biochemische Prozesse Zeit beanspruchen, wobei die Schnelligkeit des Eintritts irreversibler Zellschädigung vom Schweregrad der Ischämie abhängt, und da sich die Störungen vom Zentrum der Ischämie in deren Peripherie und auch in die Umgebung fortsetzen, ergibt sich, neben einer reperfundierenden Therapie, ein zweiter therapeutischer Ansatzpunkt in der Hemmung bzw. Verhinderung dieser zellschädigenden Mechanismen.

Neben diesen Vorgängen auf zellulärer Ebene werden auch auf vaskulärer Ebene während der Ischämie und im Rahmen der Reperfusion potentiell zellschädigende Mechanismen in Gang gesetzt, die möglicherweise therapeutisch beeinflußt werden können (del Zoppo 1991): Nach einer Ischämie mit anschließender Reperfusion kommt es im Endothel der Mikrozirkulation zu einer erhöhten Expression von P-Selectin und einem vorübergehenden Nachweis von ICAM-1. Diese beiden Rezeptoren spielen neben weiteren Faktoren (z.B. GMP-140, CD11/CD18) eine entscheidende Rolle bei der Adhäsion von polymorphkernigen Leukozyten. Diese können einerseits über Transmigration gewebeschädigend wirken, darüber hinaus führt die Freisetzung von plättchenaktivierendem Faktor (PAF) zu Fibrinbildung und ggf. Gefäßverschlüssen in der Mikrozirkulation.

3 Klinik

Eine sorgfältige klinische Untersuchung erlaubt meistens, die genaue Topographie einer Hirnläsion zu bestimmen. Dabei können einige klinische Regeln hilfreich sein: die Kombination akuter neuropsychologischer Ausfälle mit homonymen Gesichtsfeldausfällen und einem sensomotorischen Hemisyndrom über 1–2 Körperteile spricht für einen Territorialinfarkt im Karotisbereich. Ein partieller Infarkt ist bei Befallensein von nur einem Körperteil

(z. B. Arm oder Bein) oder bei isolierten neuropsychologischen Ausfällen anzunehmen. Die Kombination von ipsilateralen Hirnnervenausfällen mit kontra- oder bilateralen sensomotorischen Ausfällen, Augenbewegungsstörungen und zerebellären Zeichen weist auf einen Territorialinfarkt im vertebrobasilären Bereich hin. Isolierte sensible, motorische oder sensomotorische Ausfälle entsprechen meistens einem Lakunärinfarkt. Selten liegt der Infarkt in der Grenzzone der Versorgungsgebiete benachbarter Arterien (Grenzzoneninfarkt) oder betrifft mehrere Gefäßterritorien (Bassetti und Bogousslavsky 1996).

4 Diagnostik

4.1 Klinische Skalen

Zur Ermöglichung von Verlaufskontrollen und im Rahmen der Qualitätssicherung sollten die Befunde klinikseinheitlich mittels einer validierten Skala erfaßt und dokumentiert werden. Die für den Schlaganfall wesentlichen Skalen sind die National Institutes of Health Stroke Skala (NIHSS), European Stroke Skala (ESS), Skandinavian Stroke Skala (SSS), Barthel-Index und Rankin-Skala. Diese sind in Kap. 8 detailliert dargestellt.

4.2 Bildgebende Diagnostik

4.2.1 Computertomographie (CT)

In der Akutphase trägt die CT zur Differentialdiagnose (z. B. Ausschluß einer intrazerebralen Blutung) und Klassifikation (Mikroangiopathie, embolischer Infarkt) bei. Schon innerhalb weniger Stunden nach Beginn der Symptomatik sind prognostische Aussagen möglich, die einen Beitrag zu Einsatz, Nutzen und Risiken der Therapie liefern können (Grond 1997a; v. Kummer 1997). Folgende Kriterien können zur Beurteilung der frühen CT bei einer akuten zerebralen Ischämie herangezogen werden (v. Kummer 1994):

- parenchymale Hypodensität (Abb. 16-1): Dichteminderung zwischen Rinde und Mark bzw. verminderte Abgrenzbarkeit des Nucleus lentiformis. Hierbei wird das Ausmaß der Veränderungen semiquantitativ erfaßt. Unterschieden wird, ob derartige Veränderungen mehr oder weniger als ein Drittel des Mediastromgebietes umfassen.
- Hyperdenses Mediazeichen (Abb. 16-2): einseitige tubuläre Struktur mit höherer Röntgendichte als umgebendes Hirngewebe als mögliches bildmorphologische Äquivalent eines Gefäßverschlusses,
- fokale Hirnschwellung (Abb. 16-3): Verquellung der Sulci oder Kompression der Ventrikel.

Der frühen parenchymatösen Hypodensität liegt ein zelluläres Ödem zugrunde. Derartige Veränderungen im CT sind in der Akutphase häufig und deu-

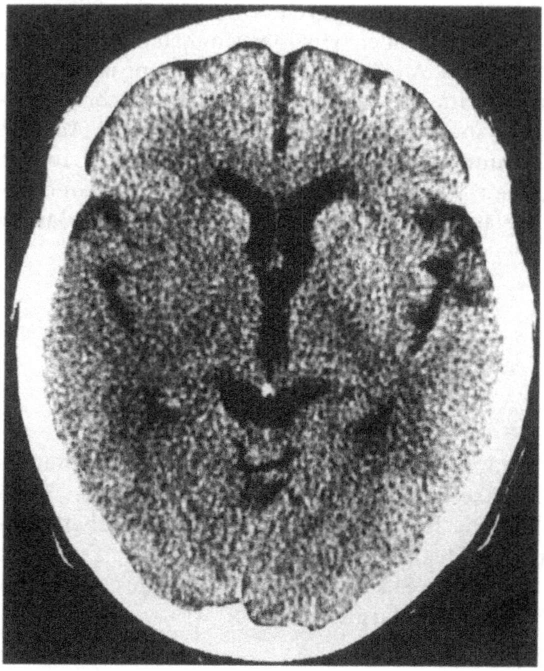

Abb. 16-1. CT einer 59jährigen Patientin 71 min nach Auftreten einer Hemiparese links. Der Nucleus lentiformis rechts ist leicht hypodens und läßt sich nur schwer von der inneren und äußeren Kapsel abgrenzen. Trotz systemischer Thrombolyse kommt es zu einer Infarzierung in diesem Bereich

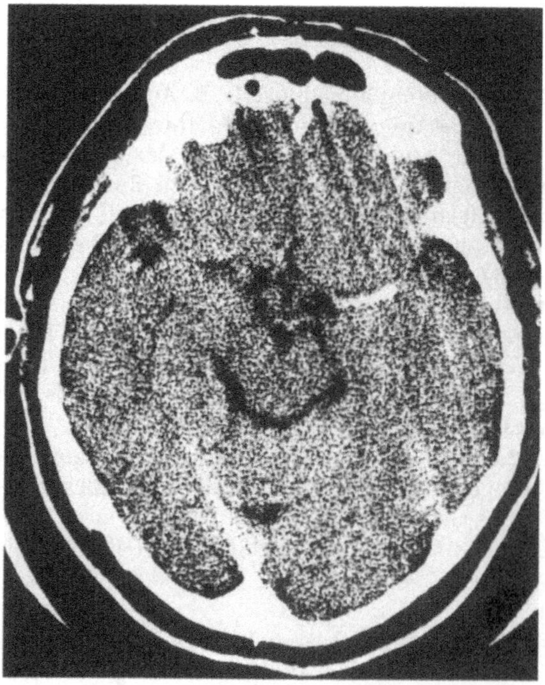

Abb. 16-2. CT eines 63jährigen Patienten 45 min nach Auftreten einer schweren Hemiparese rechts und Aphasie. Linksseitiges hyperdenses Mediazeichen, in der TCD Mediahauptstammverschluß. Nach systemischer Thrombolyse Eröffnung des Gefäßes und Symptomfreiheit des Patienten

ten auf das Vorliegen eines Gefäßverschlusses hin (Bozzao 1989). Bei Patienten mit angiographisch nachgewiesenem Mediahauptstammverschluß wurden nach mehr als 2 h nach Beginn der Symptomatik in allen Fällen parenchymale Hypodensitäten gefunden. Der früheste beschriebene Zeitpunkt für den Nachweis derartiger Veränderungen ist 40 min nach Symptombeginn (v. Kummer 1997). Ausgedehnte frühe Hypodensitäten sind assoziiert mit unzureichendem Kollateralfluß und haben, im Gegensatz zum hyperdensen Mediazeichen, prognostischen Wert.

Im 3-dimensionalen funktionellen Spiral-CT können nach Kontrastmittelgabe die großen Gefäße im Sinne einer CT-Angiographie rekonstruiert werden, wobei nicht nur Gefäßverschlüsse nachgewiesen werden können, sondern auch Kollateralfluß (Wildermuth 1998). Darüber hinaus kann durch Subtraktion der Nativspiralbilder von den Kontrastbildern die lokale Perfusion abgeschätzt werden (Hunter 1998). Diesbezüglich ist die Erfahrung im klinischen Alltag jedoch noch nicht hinreichend. Eine besondere Schwierigkeit besteht darin, daß es zwischen den beiden Messungen zu keiner Positionsänderung des Kopfes kommen darf, was bei den häufig unruhigen Patienten schwer zu gewährleisten ist.

In der Verlaufskontrolle differenziert die CT bei klinischer Verschlechterung Hirnödem, Reischämie und Einblutung.

4.2.2 Magnetresonanztomographie (MRT)

Die konventionelle MRT-Technologie bietet in der Akutphase keinen nennenswerten Informationszuwachs gegenüber der CT und ist bisher auch nicht geeignet, eine mögliche intrazerebrale Blutung mit ausreichender Sicherheit auszuschließen. Demgegenüber eröffnen neue Technologien, wie die diffusions- (DWI-) und perfusionsgewichtete Kernspintomographie, weitreichende Möglichkeiten (Lutsep 1997). Wie in der T_2-gewichteten MRT wird das DWI-Signal mit zunehmendem Wassergehalt des Gewebes stärker. Die Veränderung der Diffusionsfähigkeit von Wasser beginnt im ischämischen Gewebe dann, wenn der ATP-Gehalt kritisch abfällt. Tierexperimente konnten zeigen, daß Gewebe, welches im Verlauf nekrotisch wird, schon wenige Minuten nach Beginn der Ischämie derartige Veränderungen mit hoher Verläßlichkeit aufweist. Auch beim Menschen können mittels dieser Technik ischämische Veränderungen schon nach weniger als 2 h nach Symptombeginn nachgewiesen werden, zu einem Zeitpunkt, an dem CT und Standard-MRT häufig noch keine Veräderungen zeigen.

Für die Durchführung des perfusionsgewichteten MRT wird ein Kontrastmittelbolus schnell injiziert und repetitiv T_2-gewichtete Messungen etwa alle 0,5–1 s über 16–20 s durchgeführt.

In der Akutphase sind bei Berücksichtigung beider Bildmodalitäten folgende regionale Konstellationen von Bedeutung:

1. sowohl verminderte Perfusion als auch gestörte Diffusion am ehesten als Ausdruck irreversibler Schädigung,
2. verminderte Perfusion bei normaler Diffusion als Ausdruck einer noch reversiblen Ischämie.

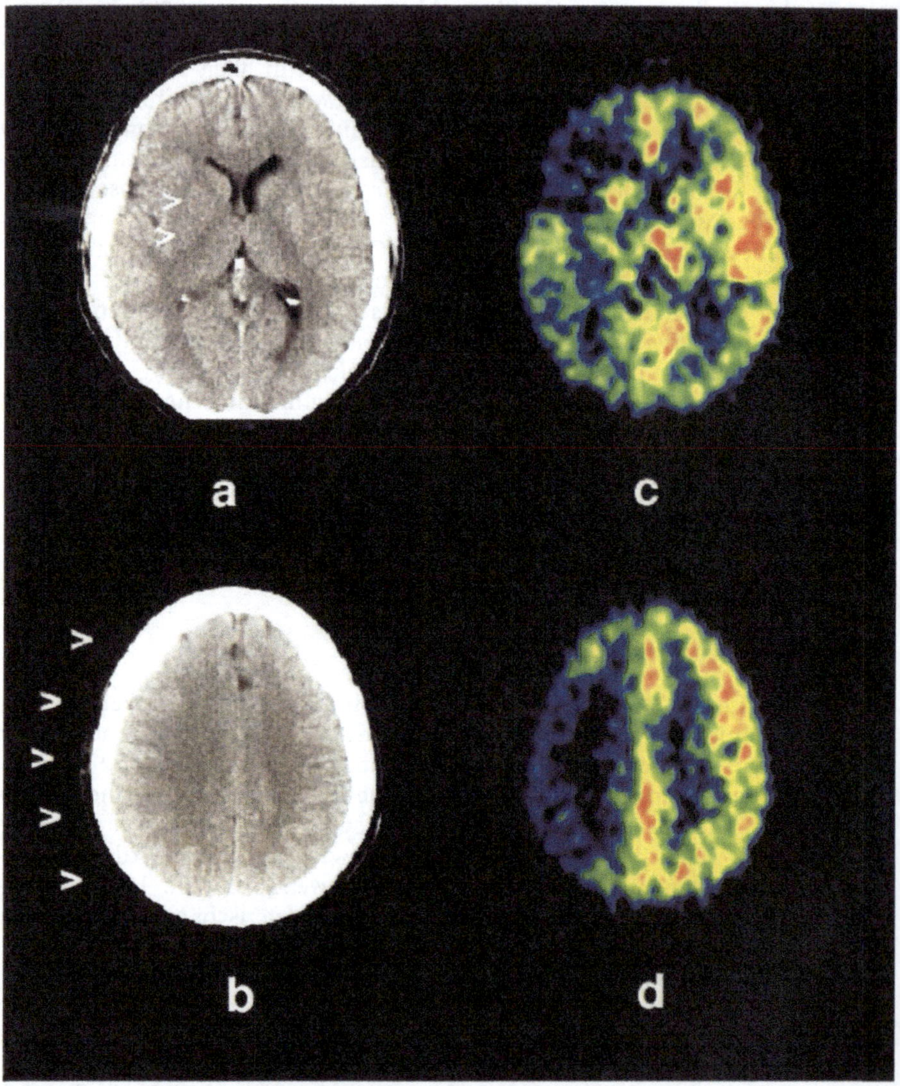

Abb. 16-3 a–h. Bilder eines 51jährigen Patienten mit initial schwerer Hemipares links: **a, b** CT 61 min nach Symptombeginn. Hypodensität des Nucleus lentiformis rechts (**a**) sowie Hirnschwellung mit Verquellung der Sulci (**b**); **c, d** zerebraler Blutfluß gemessen mit $^{15}O\text{-}H_2O$ und PET 45 min nach CT: Kritische Durchblutungsminderung (*blau*) in weiten Teilen des Mediastromgebiets rechts; **e, f** Ausdehnung der initialen kritischen Durchblutungsminderung (*blau*) projiziert auf das 3dimensional rekonstruierte MRT des Patienten; **g, h** T_2-gewichtetes MRT 2 Wochen nach Thrombolyse: Infarzierung des rechten Nucleus lentiformis, nicht jedoch im Bereich der initialen Hirnschwellung

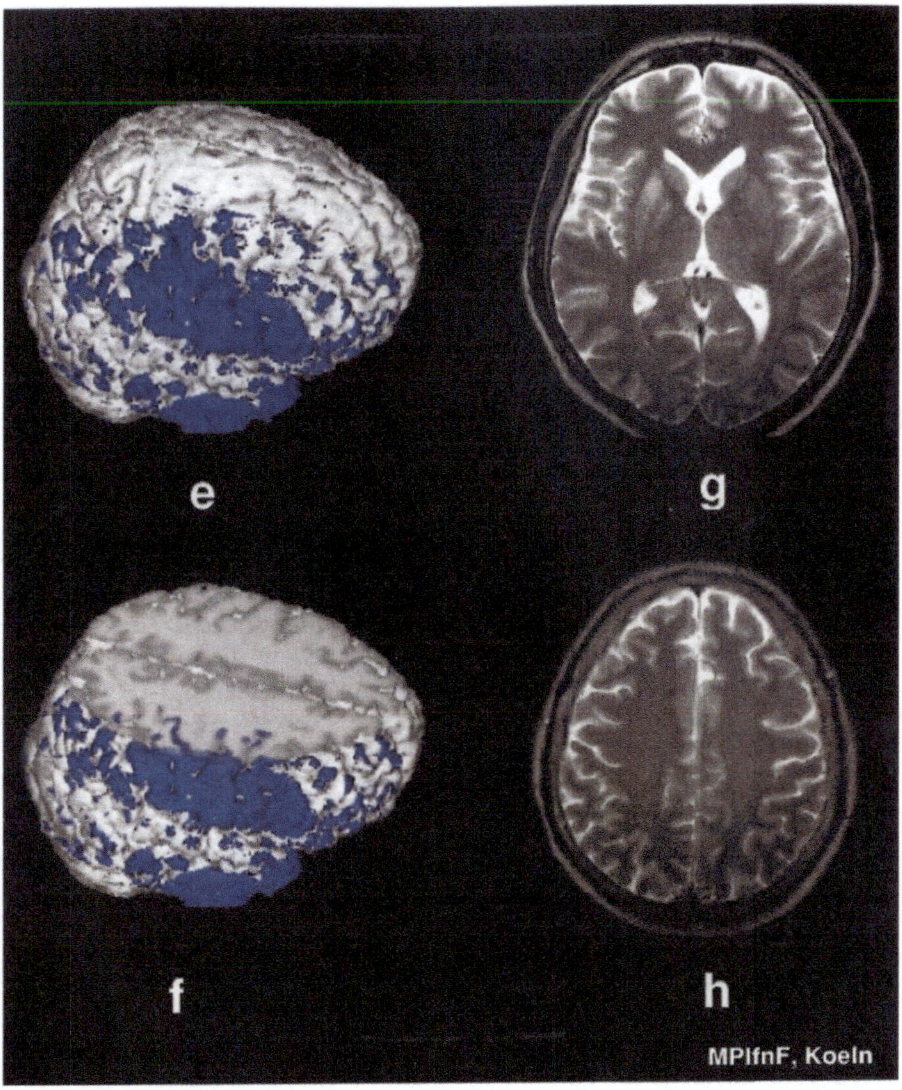

Abb. 16-3 e–h (Legende s. S. 336)

Inwieweit die 2. Konstellation die nach PET-Kriterien definierte Penumbra wiedergibt, bedarf noch weiterer Klärung.

4.2.3 Positronenemissionstomographie und SPECT

Die Erfassung und Quantifizierung physiologischer Parameter ist die Domäne nuklearmedizinischer Methoden, mit denen das Schicksal radioakiver Isotope und damit markierter Verbindungen im Körper verfolgt werden kann. Welche Funktionsgrößen dabei erfaßt werden, hängt von der Wahl des Tracers und dem angewandten biomathematischen Modell ab.

Veränderungen der Gewebsdurchblutung und des Stoffwechsels lassen sich in allen Phasen der Ischämie mittels PET quantifizieren (Heiss 1997). Kombinierte Messungen mit unterschiedlichen Tracern geben komplexe pathophysiologische Konstellationen wieder. Aufgrund dieser Meßergebnisse können wesentliche Einblicke in den dynamischen Prozeß der zerebralen Ischämie gewonnen werden.

Je mehr sich die Behandlung des Hirninfarktes wegbewegt von einer überwiegend supportiven hin zu einer spezifischen (z.B. Neuroprotektion) und auch invasiven Therapie (z.B. Thrombolyse), desto wichtiger wird die Einbeziehung pathophysiologischer Informationen in die klinische Entscheidung. Ziel ist die Selektion von Patienten für bestimmte, auf die individuelle Konstellation angepaßte Therapiekonzepte. Besondere Bedeutung in diesem Zusammenhang kommt dem sog. „therapeutischen Fenster" zu, d.h. dem Zeitraum, in dem aufgrund der jeweilig vorherrschenden pathophysiologischen Konstellation ein bestimmtes therapeutisches Prinzip noch wirksam sein kann. Als Beispiel kann das therapeutische Fenster für eine Therapie, die auf eine Verbesserung der Perfusion minderdurchbluteten Gewebes abzielt, im individuellen Behandlungsfall je nach Tiefe der Ischämie in Abhängigkeit von der Residualdurchblutung erheblich variieren (Baron 1995).

4.3 Sonographie

Aufgrund des geringen Aufwandes hat die cw-Dopplersonographie nach wie vor, insbesondere in der Akutsituation, ihre Daseinsberechtigung. Sie sollte jedoch in jedem Fall durch eine Duplexsonographie sowie eine transkranielle Dopplersonographie (TCD) ergänzt werden.

4.3.1 Duplexsonographie

Die Duplexsonographie verbindet Schnittbildsonographie zur Darstellung der Gefäßanatomie mit gepulster Dopplersonographie. Dies eröffnet die Möglichkeit einer winkelkorrigierten Strömungsgeschwindigkeitsmessung. Mittels Farbkodierung können zusätzlich Flußrichtung und Geschwindigkeit bildlich dargestellt werden. So wird der Grad der Gefäßstenose nicht nur auf der Basis des Schnittbildes festgelegt, welches z. B. echoarme Veränderungen nicht ausreichend erfaßt, sondern auch auf der Basis von Flußgeschwindigkeiten.

Insbesondere der Nachweis einer Dissektion ist mit der farbkodierten Duplexsonographie anhand typischer Befundkonstellation („string sign", nichtperfundierter, spitz zulaufender Gefäßstumpf, Pendelfluß, Nachweis der Gefäßwandablösung und des Flows im falschen Lumen) sicher möglich, so daß eine zusätzliche Angiographie nicht erforderlich ist (Sturzenegger 1991).

Der Vorteil der Duplexsonographie ist, daß sie weitverbreitet, kostengünstig und nichtinvasiv ist, andererseits ist sie stark untersucherabhängig, erfordert viel Übung und Rückkoppelung zu angiographischen bzw. intraoperativ erhobenen Befunden. Der Versuch, prognostische Informationen aus der Plaquemorphologie zu gewinnen, ist wenig erfolgversprechend. Darüber hinaus ist die Unterscheidung zwischen einer subtotalen ACI-Stenose und einem ACI-Verschluß nicht immer sicher zu treffen, was hinsichtlich einer möglichen Operationsindikation durchaus von klinischer Bedeutung ist.

4.3.2 Transkranielle Dopplersonographie (TCD)

Die TCD ist ein nichtinvasives, jederzeit wiederholbares, wenig aufwendiges Ultraschallverfahren, welches über Blutflußgeschwindigkeit, Flußrichtung sowie Flußcharakteristik in den intrakraniellen Hirnbasisarterien Aufschluß gibt über das Vorliegen von Gefäßstenosen, Gefäßverschlüssen und Kollateralisation. Als Nachteil dieser Methode ist anzusehen, daß der Patient während der Untersuchung den Kopf absolut ruhig halten muß sowie daß bei ca. 5–10%, mit zunehmendem Alter und bei Frauen wesentlich häufiger, kein verwertbares transtemporales Knochenfenster vorliegt. Hier eröffnen die neuen Echokontrastmittel jedoch möglicherweise neue Perspektiven.

Die anatomische Zuordnung der abgeleiteten Flußphänomene ist nicht in allen Fällen sicher zu trefen, hilfreich ist in derartigen Fällen die farbkodierte Echtzeitsonographie. Darüber hinaus ist die Aussagekraft im Vergleich zur Angiographie begrenzt. Der Beitrag der TCD in der Akutphase erstreckt sich derzeit auf folgende Gebiete:

- Nachweis eines Basilarisverschlusses und damit Indikationsstellung zur Angiographie und möglicherweise lokalen Lyse,
- Nachweis eines supratentoriellen Gefäßverschlusses als mögliches Kriterium zur Indikationsstellung einer systemischen (oder lokalen) Lyse,
- Zeitpunkt und Ausmaß der Rekanalisierung eines Gefäßverschlusses.

Ein weiterer Beitrag der TCD ist der Nachweis sog. HITS („high intensity transient signals") als Embolieäquivalent. Neben einigen methodischen Schwierigkeiten schränkt auch die häufig langdauernde und störanfällige Ableitung die praktische Anwendung ein. Eine klinische Bedeutung kommt ihr z. Z. allenfalls in der ätiologischen Klärung zu, z. B. bei Patienten mit multiplen Risikokonstellationen (Daffertshofer 1996) sowie bei der Erfassung der „embolischen Aktivität" einer ACI Stenose.

Der Nachweis eines intrakardialen Rechts-links-Shunts, z.B. bei offenem Foramen ovale, gelingt unter Anwendung eines nicht lungengängigen Kontrastmittels mit hoher Sensitivität (Horner 1997).

Auch die Bestimmung der zerebrovaskulären Reservekapazität nach Azetazolamid oder CO_2-Applikation ist nur von begrenzter klinischer Bedeutung allenfalls als prognostischer Indikator bei Patienten mit Stenosen oder Verschlüssen der A. carotis interna.

4.4 Ätiopathogenetische Zuordnung

Eine frühzeitige ätiopathogenetische Zuordnung (Übersicht 16-2) ist erforderlich, da sich hierauf eine differenzierte Therapie aufbaut. Neben der klinischen Untersuchung und den bildgebenden Verfahren des Gehirns sind die

Übersicht 16-2. Pragmatische ätiopathogenetische Zuordnung. (Nach Adams 1993)

- *Makroangiopathie*
  Arteriosklerose mit >50% Lumeneinengung im korrespondierenden extrakraniellen Gefäß bzw. intrakraniellen Gefäßabschnitt ohne Nachweis einer anderen möglichen Ursache. Arteriosklerose mit <50% Lumeneinengung im extra- oder intrakraniellen Gefäßabschnitt bei Patienten mit mindestens zwei der folgenden Risikofaktoren: Alter >50 Jahre, Hypertonie, Diabetes mellitus, Nikotinabusus, Hypercholesterinämie.
- *Kardioembolische Ursache*
  Nachweis intrakardialer Thromben oder eines Tumors, eines Klappenvitiums (insbesondere Mitralstenose, Klappenersatz), Zustand nach Endokarditis, Vorhofflimmern, Sick-sinus-Syndrom, linksventrikuläre Aneurysmen oder Akinesien nach Myokardinfarkt, <4 Wochen zurückliegender Myokardinfarkt, globale Hypokinesien oder Dyskinesien der Herzwand ohne Nachweis einer anderen Ätiologie.
- *Mikroangiopathie*
  Infarkte im Territorium der tiefen perforierenden Hirnarterien bei bekannter Hypertonie und Diabetes mellitus sowie Nachweis von diffusen Veränderungen der weißen Substanz ohne Anhalt für eine andere Ursache
- *Andere Ursachen*
  Mögliche Ursachen müssen jeweils identifiziert werden, z.B. Dissektionen, fibromuskuläre Dysplasie, Gefäßaneurysmen, arteriovenöse Malformationen, venöse Thrombosen, Angiitiden, hämatologische Ursachen etc.
- *Unbekannte Ursachen*
  Keine der vorgenannten wahrscheinlichen Erkrankungen können identifiziert werden.
- *Mehrere Ursachen*
  Kombination aus vorgenannten identifizierten Erkrankungen.

Ultraschalluntersuchungen von herz- und hirnversorgenden Arterien sowie Labortests zum Nachweis von z.B. Gerinnungsstörungen für die Klassifikation der Ischämie (Übersicht 16-3) entscheidend.

Übersicht 16-3. Ätiologie der zerebralen Ischämie. (Mod. nach Berlit 1997)

1. Atherothrombose

- Makroangiopathie
- Mikroangiopathie

2. Embolien

- Erkrankungen vorgeschalteter Arterien (arterioarteriell)
- Herzerkrankungen
  - Herzklappenerkrankungen, Herzrhythmusstörungen (z.B. Vorhofflimmern), Aneurysma, Vorhofmyxom, Rhabdomyom (tuberöse Sklerose), Kardiomyopathie, Endokarditis, Chagas-Krankheit, paradoxe Embolie bei offenem Foramen ovale
- Sonstige
  - Aneurysma, Ektasien, Tumor (Angiom), Durafistel

3. Vaskulopathien

- Degenerativ
  - fibromuskuläre Dysplasie, Ehlers-Danlos-Syndrom, Marfan-Syndrom, Dolichoektasie, Amyloidangiopathie, Rendu-Osler-Weber-Syndrom, CADASIL, Moyamoya
- Entzündlich/rheumatisch
  - primäre ZNS-Vaskulitis, granulomatöse Angiitis
  - systemisch nekrotisierend mit ZNS-Beteiligung: Wegener-Granulomatose, Panarteriitis nodosa, Riesenzellarteriitis, Takayasu-Arteriitis, Churg-Strauss-Syndrom
  - Kollagenosen mit ZNS-Beteiligung: Lupus erythematodes, Sneddon-Syndrom, Winiwarter-Bürger-Syndrom, retinokochleozerebrale Vaskulopathie, Sklerodermie, Behçet Syndrom, „mixed connective tissue disease"
  - Infektiös: HIV, Tbc, Borreliose, Neurolues, Pilze, Mononukleose, Zytomegalie, VZV, Hepatitis B, Rickettsien, bakterielle Endokarditis
- Maligne
  - Maligne intravaskuläre Lymphomatose (lymphomatoide Granulomatose, neoplastische Angioendotheliose), Degos-Krankheit
- Exogen-toxisch
  - Medikamente/Drogen: Sympathomimetika, Ergotamine, Sumatriptan, Kokain, Crack, Amphetamin, LSD, Heroin
  - Strahlenvaskulopathie
  - Trauma (Dissektion)

Übersicht 16-3 (Fortsetzung)

4. Hämatologische Erkrankungen

- Thrombophilie
  - Protein-C-, Protein-S-, AT-III-Mangel, APC-Resistenz
- Antiphospholipid-Antikörper-Syndrom
- Hämoglobinopathien, Thalassämie
- Hyperviskositätssyndrome
  - Polyglobulie, Thrombozytose, Leukozytose, Makroglobulinämie, Myelom
- Polycythämia vera, myeloproliferative Syndrome
- Paroxysmale nächtliche Hämoglobinurie

5. Metabolische Erkrankungen

- Mitochondropathien (MELAS), Fabry-Krankheit, Pseudoxanthoma elasticum, Lipohyalinose, Glykogenose Typ I

6. Funktionelle Ursachen

- Migräne, Vasospasmus, Hyperparathyreoidismus, EPH-Gestose

5 Praktisches Management

Die Akutversorgung kann in 2 Phasen unterteilt werden. Die Prähospitalphase umfaßt das Erkennen der Symptome durch Patienten oder Angehörige, die Entscheidung, mit einem Notruf zu reagieren und den Transport ins Krankenhaus. Die Hospitalphase beinhaltet die klinische Versorgung nach Einlieferung bis zur Einleitung einer spezifischen Therapie. In beiden Phasen sollte möglichst wenig Zeitverlust stattfinden. Die Akutversorgung im Krankenhaus sollte sich an differenzierten Konzepten zur Diagnostik, Überwachung und Therapie orientieren (Hacke 1996).

5.1 Prähospitalphase

Zunächst müssen die Symptome des Schlaganfalls in ihrer Bedeutung erkannt werden, was einen entsprechenden, jedoch in der Bevölkerung nicht sehr verbreiteten Wissensstand voraussetzt (Dornan 1998). Danach ist die Art der Entscheidung, hierauf zu reagieren, wegweisend für das weitere Schicksal. Patienten, die über den Notruf (Rettungsdienst) in ein Krankenhaus gelangen (durchschnittlich 38%), haben die kürzeste Prähospitalphase mit im Mittel unter 2 h. Neben der damit verbundenen kurzen Prähospitalzeit liegt die besondere Bedeutung des Rettungsdienstes darin, daß er eine sehr frühzeitige, qualifizierte Untersuchung und Selektion der Patienten für eine Zentrumszuweisung (z. B. zur Thrombolyse), vornehmen kann. Wird zunächst der Hausarzt verständigt (durchschnittlich 38%) liegt die Prähospitalzeit im Mittel bei 7 h, bei Selbsteinweisern (durchschnittlich 24%) vergehen im Mittel 12 h.

Die Wahl des Notrufs und damit die Länge der Prähospitalphase ist jedoch durch entsprechende Aufklärungsmaßnahmen beeinflußbar (Barsan 1994; Müffelmann 1995).

Der Notarzt sollte versuchen, den genauen Zeitpunkt (aus dem Schlaf?) sowie die Umstände des Symptombeginns (Krampfanfall?) zu eruieren sowie Vorerkrankungen und aktuelle Medikamenteneinnahme (z. B. Marcumar) dokumentieren. Ziel sollte es sein, die Vitalfunktionen zu sichern und einen raschen Transport, ggf. mit Sondersignalen, ins nächstgelegene Schlaganfallzentrum vorzunehmen.

Am Ort sollte der Blutzucker bestimmt werden und ggf. ein periphervenöser Zugang gelegt werden. Eine medikamentöse Blutdrucksenkung sollte nur in Ausnahmefällen erfolgen (s. Abschn. 6.5), ebensowenig eine Gabe von Heparin oder ASS. Wenn möglich, sollte immer ein Angehöriger mit zum Krankenhaus genommen werden, da dieser dann, insbesondere bei aphasischen und bewußtseinsgestörten Patienten, wesentliche anamnestische Angaben geben kann, und in eventuelle therapeutische Entscheidungen mit einbezogen werden kann.

5.2 Aufnahmesituation

Die *Erstversorgung* in der Notaufnahme orientiert sich an den klinischen Leitsymptomen und zielt auf die Stabilisierung der Vitalfunktionen. In dieser Phase müssen bereits Herzfrequenz (EKG-Monitor), Blutdruck und kapilläre O_2-Sättigung (Pulsoximeter) überwacht werden. Ein peripherer Venenzugang muß spätestens jetzt geschaffen werden. Die Punktion nichtkomprimierbarer Venen (V. subclavia, V. jugularis) zur Anlage eines zentralen Venenkatheters muß jedoch bis zum Abschluß der Diagnostik und der Entscheidung über eine mögliche Thrombolyse zurückgestellt werden.

Bis zum Abschluß der Notfalldiagnostik sollen nur isotonische Standardelektrolytlösungen infundiert werden. Bei höhergradig bewußtseinsgestrübten, in ihrer Kooperationsfähigkeit beeinträchtigten, aphasischen oder hochgradig paretischen Patienten ist die frühzeitige Anlage eines transurethralen Dauerkatheters sinnvoll, um Bewegungsunruhe aufgrund von Harndrang zu vermeiden.

Der Erstversorgung schließt sich die *Untersuchung* an. Sie umfaßt die klinische Untersuchung sowie die Durchführung der apparativen Notfalldiagnostik.

Die Reihenfolge der Untersuchungsschritte dient folgenden Zielen:

- Einschätzung der Schwere der Erkrankung,
- Klärung der Ätiologie – soweit dies für den therapeutischen Entscheidungsprozeß relevant ist,
- Wahl der geeigneten therapeutischen Option,
- Wahl der geeigneten Behandlungseinheit (Intensivstation, Stroke unit, Allgemeinstation).

5.2.1 Erforderliche diagnostische Maßnahmen

Die Erhebung der *Anamnese* konzentriert sich auf die Feststellung von Zeitpunkt und Umständen des Symptombeginns, den Verlauf bis zu Aufnahme (Besserung, Verschlechterung?) sowie die Erfassung relevanter Vorerkrankungen und vaskulärer Risikofaktoren. Kontraindikationen einer thrombolytischen Therapie sind ebenso wie andere den therapeutische Entscheidungsprozeß beeinflussende Faktoren (Vormedikation, insbesondere Marcumarisierung, Allergien, persönliche Einstellung des Patienten zu invasiven Maßnahmen) gezielt zu erfragen.

Die *neurologische Untersuchung* erfaßt die Schwere des Defizites und erlaubt eine erste lokalisatorische und ätiopathogenetische Einschätzung. Eine Qantifizierung des Defizits sollte immer auch anhand einer Schlaganfallskala erfolgen.

Dringliche *Laboruntersuchungen* umfassen rotes und weißes Blutbild, Gerinnungsparameter, Elektrolyte, Blutzucker, kardiale Enzyme, Leber- und Nierenfunktionsparameter. Diese Befunde sollten zum Zeitpunkt der Therapieentscheidung vorliegen. Wünschenswert ist darüber hinaus die Durchführung erweiterter Gerinnungsuntersuchungen (AT III, Fibrinogenspaltprodukte), Bestimmung der Schildrüsenhormonwerte sowie - bei Frauen im gebärfähigen Alter - die Durchführung eines Schwangerschaftstests.

Die Ableitung eines 12-Kanal-*EKG* dient einer ersten Orientierung in der Frage relevanter kardialer Begleiterkrankungen (absolute Arrhythmie, Extrasystolie, SA-, AV- oder Schenkelblockbilder, koronare Herzkrankheit oder ggf. akuter Myokardinfarkt).

Die *CT* des Hirnschädels ist in der Diagnostik des akuten Schlaganfalls zwingend erforderlich. Nur sie erlaubt die Differenzierung zwischen Ischämie und intrakranieller Blutung.

Darüber hinausgehende *neuroradiologische Untersuchungen* (extra- und transkranielle Doppler- und Duplexsonographie, Spiral-KM-CT des Hirnschädels, arterielle DSA, perfusions- und diffusionsgewichtete MRT-Sequenzen, PET und SPECT-Diagnostik) dienen dem Nachweis von Lokalisation und Ausdehnung des arteriellen Gefäßverschlusses bzw. der Kollateralversorgung. Sie werden gezielt nach klinischer Fragestellung eingesetzt.

5.2.2 Monitoring in der Akutphase

Viele Patienten mit akutem Hirninfarkt sind unruhig und in ihrer Kooperationsfähigkeit eingeschränkt. Bewegungsunruhe kann jedoch die Qualität neuroradiologischer Untersuchungen erheblich beeinträchtigen. Die Qualität der zur Sicherung der Diagnose notwendigen Untersuchungen beeinflußt die Sicherheit der Entscheidung über das therapeutische Vorgehen. Im Einzelfall ist daher *nach* Abschluß der klinischen Untersuchung eine *Sedierung* des Patienten zur Durchführung der apparativen Zusatzdiagnositk zu erwägen. Hierzu empfiehlt sich die i.v.-Applikation kurzwirksamer Benzodiazepine (z.B. Midazolam 5 mg) oder geringer Mengen von Propofol (10–20 mg).

Nach Sedierung ist das kontinuierliche Monitoring von EKG, Atemfrequenz und kapillärer O_2-Sättigung mittels Pulsoximetrie obligat. Sedierte Patienten müssen unter ständiger ärztlicher Überwachung stehen.

5.3 Triage: Intensivstation - Stroke Unit - Normalstation

Der Verlauf des Hirninfarkts ist im Einzelfall schwer vorhersehbar. Die Verschlechterung des neurologischen Syndroms oder des Allgemeinzustandes in den ersten Stunden nach Symptombeginn ist häufig. Darüber hinaus ist abhängig vom gewählten Therapieregime eine mehr oder weniger engmaschige Beobachtung und Betreuung des Patienten erforderlich. Daher sollten Patienten mit akutem Hirninfarkt auf eine geeignete Überwachungsstation (d.h. eine nach den Empfehlungen der Deutschen Gesellschaft für Neurologie eingerichtete „Stroke Unit" (Ringelstein 1998) oder - falls erforderlich - eine neurologische Intensivstation (Hacke 1997) aufgenommen werden (Busse 1997; Übersicht 16-4).

Übersicht 16-4. Kriterien für die Triage: Intensivstation - Stroke Unit - Normalstation

Die Kriterien für eine Aufnahme auf eine ***Überwachungsstation*** sind
- frischer Schlaganfall (Zeitfenster bis 24 h),
- wach bis somnolent,
- fluktuierende oder progrediente Symptome,
- Crescendo-TIA,
- Instabilität vitaler Parameter (RR, Herzrhythmus, Glukose, Temperatur),
- frühe Antikoagulation,
- thrombolytische Therapie,
- neue Therapieverfahren (z.B. Neuroprotektion wegen Nebenwirkungen).

Die Kriterien für die Aufnahme auf eine ***Intensivstation*** sind
- höhergradige Vigilanzstörungen (Sopor, Koma),
- Beatmungsnotwendigkeit,
- Hirndruckzeichen,
- internistische Komplikationen (kardiopulmonal, renal, septisch, metabolisch).

Die Aufnahme von Patienten mit Hirninfarkt auf eine ***Allgemeinstation*** ist gegenwärtig nur vertretbar, wenn
- der Zeitpunkt des Symptombeginnes bereits solange zurückliegt, daß lediglich noch eine Sekundärprophylaxe sinnvoll erscheint oder wenn
- pflegerische Probleme und sozialmedizinische Fragen (Unterbringung bei Pflegebedürftigkeit etc.) im Vordergrund stehen.

6 Symptomatische Akuttherapie

6.1 Respiration

Beeinträchtigungen der Atemfunktion bei Schlaganfall können sowohl Folge einer Dekompensation vorbestehender pulmonaler Erkrankungen [chronisch-obstruktive Lungenerkrankung (COLD), Asthma bronchiale, Lungenemphysem, chronische Rechtsherzinsuffizienz] wie auch direkte Folge der zerebralen Ischämie sein. Pulmonale und kardiale Vorerkrankungen können im Rahmen der akuten zerebralen Ischämie exazerbieren. Ausgedehnte ischämische Läsionen im Versorgungsgebiet der A. cerebri media (sog. raumfordernder Mediainfarkt) können ebenso wie vertebrobasiläre Ischämien zentrale Atemstörungen auslösen. Neben respiratorischer Insuffizienz ist hier das spontane Auftreten einer Hyperventilation bzw. einer sog. Maschinenatmung (Biot-Atmung) zu nennen, welches Ausdruck eines kritischen Erhöhung des intrakraniellen Druckes sein kann. Beidseitige Läsionen im Hypothalamus prädisponieren zum Auftreten eines neurogenen Lungenödems.

Darüber hinaus ist aus der peripheren O_2-Sättigung nur mit Einschränkungen ein Rückschluß auf die O_2-Versorgung im ischämischen Bezirk und seinen Randbereichen (Penumbra) möglich. Eine periphere O_2-Sättigung um 90%, die üblicherweise als ausreichend angesehen wird, ist in der Akutphase des Hirninfarkts unzureichend, um eine suffiziente Oxygenierung des Gehirns sicherzustellen. Daher ist mittels kontinuierlicher O_2-Insufflation (Bedarf: ca. 2–4 l/min) über eine Nasensonde eine periphere O_2-Sättigung über 95% anzustreben.

Bei pathologischem Atemmuster, klinischen oder laborchemischen (durch arterielle/kapilläre Blutgasanalyse gewonnenen) Zeichen respiratorischer Insuffizienz, Aspirationsgefährdung und progredienter Bewußtseinstrübung ist eine elektive endotracheale Intubation indiziert. Die Annahme, daß das funktionelle Endergebnis (Outcome) von Patienten mit Hirninfarkt, die wegen respiratorischer Insuffizienz intubiert und beatmet werden müssen, grundsätzlich so schlecht sei, daß eine solche Maßnahme ex post kaum zu rechtfertigen sei, ist nicht haltbar. Insbesondere bei Beatmungsbedürftigkeit infolge Aspirationspneumonie oder dekompensierter Herzinsuffizienz ist das funktionelle Endergebnis dieser Patienten überwiegend als befriedigend anzusehen (Steiner 1997).

6.2 Ernährung

Inadäquate Ernährung ist mit einer erhöhten Komplikations- und Mortalitätsrate assoziiert. Nahezu jeder Aspekt der körperlichen Abwehrfunktionen kann durch Mangelernährung negativ beeinflußt werden: Patienten mit akutem Hirninfarkt sind aufgrund möglicher Schluckstörungen sowohl mangelernährungs- wie auch aspirationsgefährdet. Dysphagie ist ein unabhängiger Risikofaktor für funktionelle Behinderung oder Tod nach zerebraler Ischämie. Orale Nahrungsaufnahme nach akutem Schlaganfall darf daher erst nach sorgfältiger Untersuchung auf Schluckstörungen erfolgen.

Bei nur geringfügiger neurologischer Symptomatik, fehlender Bewußtseinstrübung und erfolgreichem Schluckversuch unter Aufsicht kann bereits innerhalb der ersten 24 h nach Symptombeginn eine enterale Ernährung gestattet werden. In den übrigen Fällen ist zunächst eine parenterale Flüssigkeits- und Kalorienzufuhr vorzuziehen. In der Akutphase hat die Aspirationsverhütung eine höhere Priorität als die enterale Nahrungszufuhr. Bei Persistenz von Schluckstörungen ermöglicht die frühzeitige Anlage einer PEG-Sonde die langfristige enterale Ernährung.

6.3 Bilanzierung

Dehydratation ist ein häufiges Symptom bei Patienten mit akutem Schlaganfall. Klinische Zeichen sind – je nach Schweregrad – reduzierter Hautturgor, konzentrierter Urin, Tachykardie, Hypotonie und Bewußtseinstrübung. Laborchemische Hinweise auf eine Exsikkose sind Hämatokriterhöhung sowie Anstieg von Kreatinin und Harnstoff sowie der Osmolarität.

6.3.1 Blasenkatheter

Störungen der Blasenentleerung sind bei Patienten mit Hirninfarkt häufig: bis zu 50% dieser Patienten leiden in der Akutphase an einer Urininkontinenz. Darüber hinaus ist – insbesondere bei älteren Männern – ein akuter Harnverhalt infolge neurogener Blasenstörung und gleichzeitiger benigner Prostatahypertrophie zu beobachten. Daher ist die rasche Anlage eines transurethralen Dauerkatheters sinnvoll und der intermittierenden Katheterisierung vorzuziehen. Bei Verwendung eines Blasenkatheters mit integrierter Temperatursonde ist ein kontinuierliches Monitoring der Körperkerntemperatur (in der Harnblase) möglich. Die Gefahr eines katheterassoziierten Harnweginfektes bei diesen Patienten ist gegen das Risiko der Inkontinenz (Intertrigo, aufsteigende Infektion) abzuwägen. In der Postakutphase (nach Abklingen des postischämischen Hirnödems ab dem 5. Krankheitstag) sollte dann – in Abhängigkeit von der Kooperationsfähigkeit des Patienten – der Blasenkatheter entfernt werden.

6.3.2 Zentraler Venenkatheter

Zur Optimierung der Flüssigkeits- und Elektrolytbilanz ist ein zentraler Venenkatheter mit der Möglichkeit der Messung des zentralvenösen Drucks (ZVD) hilfreich. Dies erlaubt eine indirekte Einschätzung von Intravasalvolumen und möglicher myokardialer Funktionseinschränkung. Über einen zentralen Venenkatheter können Elektrolyt- und Nährlösungen sowie Medikamente sicher zugeführt und zentralvenöse Blutproben (auch für Blutgasanalysen) entnommen werden. Je nach klinischem Bedarf (Umfang der zu erwartenden Behandlungsmaßnahmen, Notwendingkeit der Infusion hyperosmolarer Lösungen, Möglichkeit der simultanen Bestimmung des ZVD) sollte schon primär die Anlage eines mehrlumigen Katheters in Seldinger-Technik erwogen werden.

In der Aufnahmesituation (Akutversorgungsphase) ist ein zentraler Venenkatheter noch entbehrlich. Sämtliche zu applizierenden Pharmaka können peripher venös appliziert werden. Die Punktion einer nichtkomprimierbaren Vene (V. subclavia, V. jugularis, V. femoralis) stellt - ebenso wie arterielle Punktionsversuche und intramuskuläre Injektionen - eine Kontraindikation für eine intravenöse Thrombolyse dar.

6.4 Elektrolytstörungen

Abgesehen von Hypokaliämien sind schwerere Elektrolytentgleisungen bei Patienten mit akutem Hirninfarkt selten. Hyponatriämien werden bei inadäquater ADH-Sekretion (SIADH) infolge hypothalamischer Läsionen, nach exzessiver Freisetzung von atrialem natriuretischem Faktor (ANF) und im Rahmen des sog. zentralen Salzverlustsyndroms („central salt wasting", CSW) beobachtet. Hypernatriämien können Folge einer Exsikkose (s. oben), der Gabe von Osmodiuretika und eines Diabetes insipidus (centralis, z. B. bei hypothalamischer Läsion) sein und werden durch Behandlung der Ursache behoben.

6.5 Blutdruck

In der Akutphase des Hirninfarkts finden sich bei mehr als 70% der Patienten erhöhte Blutdruckwerte über 170/100 mmHg. Dies ist nicht verwunderlich, da mehr als 50% der Schlaganfallpatienten an einer vorbestehenden arteriellen Hypertonie leiden und darüber hinaus in der Akutphase eine sympathische Aktivierung vorliegt. Diese ist jedoch meist vorübergehend, so daß es dann spontan zu einer Senkung des Blutdruckes kommt (Broderick 1993).

Durch zusätzliche pharmakologische Maßnahmen kann es nun zu einer überschießenden Blutdrucksenkung kommen, was für den Patienten schwerwiegende Folgen haben kann, insbesondere dann, wenn eine Hypotonie aufgrund unzureichenden Monitorings des Patienten nicht unmittelbar erkannt wird und keine entsprechenden Gegenmaßnahmen ergriffen werden. Da die Autoregulation der Hirndurchblutung aufgehoben ist, ist die zerebrale Perfusion weitgehend vom systemischen Blutdruck abhängig. Gerade die häufig im Infarktrandbereich über Kollateralen aufrecht erhaltene bzw. poststenotische Restdurchblutung ist bei zu unterstellenden nichtoptimalen rheologischen Verhältnissen auf einen ausreichenden Perfusionsdruck angewiesen. Aus diesem Grund sollte auf eine medikamentöse Senkung eines erhöhten Blutdrucks in der Akutphase weitgehend verzichtet werden (Lisk 1993).

Dies gilt selbstverständlich nicht für den Fall einer hypertensiven Enzephalopathie, die allein Ursache neurologischer Herdsymptome sein kann, die sich jedoch unter Blutdrucksenkung rasch zurückbilden. Hier sind klinische

Symptome, wie Kopfschmerzen, Übelkeit und Sehstörungen, wegweisend. Eine Blutdrucksenkung ist ebenfalls erforderlich, wenn es zu einer kardialen oder Endorgandekompensation kommt. Bei der Auswahl antihypertensiver Medikamente wird von vasodilatatorischen Substanzen abgeraten wegen eines möglichen intrazerebralen Stealeffekts.

Kommt es in der Akutphase zu einem Unterschreiten bestimmter Blutdruckwerte, sollten umgehend Gegenmaßnahmen ergriffen werden. Hierzu gehört zunächst der Einsatz kolloidaler Infusionslösungen (z.B. HES) sowie zusätzlich von Dopamin/Dobutamin. Hierbei sollte jedoch auch immer eine Optimierung des intravasalen Volumens angestrebt werden. Eine plötzliche Hypotension sollte auch an einen akuten Myokardinfarkt denken lassen und zu entsprechenden diagnostischen Maßnahmen führen.

6.6 Hämodilution

In kontrollierten Studien konnte ein Nutzen der Hämodilution nicht belegt werden. Allerdings ist mindestens ein Drittel der Patienten, die mit einem akuten Hirninfarkt in eine Klinik kommen, hypovolämisch. Dies macht den kombinierten Einsatz von kristalloiden und kolloidalen Infusionen erforderlich. Eine Niereninsuffizienz und eine kardiale Dekompensation sind die Hauptrisiken. Deshalb sollte über einen zentralen Venenkatheter eine intermittierende oder kontinuierliche Überwachung des ZVD (bzw. über Pulmonaliskatheter des kapillären „wedge pressure") erfolgen sowie regelmäßige Laborkontrollen und Thoraxröntgenaufnahmen durchgeführt werden. Alle therapeutischen Maßnahmen müssen sich an den individuellen Kreislaufverhältnissen des Patienten orientieren. Starre Regimes zur sog. hypo- und isovolämischen Hämodilution sind obsolet, während eine hypervolämische Volumentherapie weiterhin Gegenstand klinischer Studien ist und vereinzelt Anwendung findet (Aichner 1998).

6.7 Blutzucker

Hyperglykämie in der Akutphase des Hirninfarkts ist unbestritten assoziiert mit einer schlechten Langzeitprognose (Weir 1997). Inwieweit die Hyperglykämie ursächlich dafür verantwortlich ist und ob eine therapeutische Beeinflussung erhöhter Blutzuckerwerte zu einer Verbesserung der Prognose beiträgt, ist ungeklärt. Diskutiert wird einerseits, daß ein erhöhter Blutzuckerspiegel lediglich eine neuroendokrin vermittelte Streßantwort darstellt, und andererseits, daß bei einem erheblichen Anteil der Patienten mit erhöhten Blutzuckerwerten diese Ausdruck eines bisher nicht erkannten oder subklinischen Diabetes sind, welcher an sich schon ein ungünstiger prognostischer Faktor ist. Der Mechanismus, über den eine Hyperglykämie das pathophysiologische Geschehen beeinflußt, kann nur vermutet werden.

Während einer Ischämie kommt es im Zeitverlauf zu einer Abnahme der aeroben und Zunahme der anaeroben Glykolyse. Dies führt zu einem vermehrten Anfall von Laktat und durch eine Laktazidose mit entsprechenden intrazellulären pH-Wert-Veränderungen zu funktioneller und schließlich morphologischer Beeinträchtigung. Die Bildung von Laktat wird durch eine Hyperglykämie einerseits durch ein vermehrtes Glukoseangebot verstärkt, andererseits über eine Inhibition der mitochondrialen Atmungskette.

Aufgrund dieser Überlegungen erscheint eine Normalisierung des Blutzuckers zwischen 100 und 150 mg/dl empfehlenswert, wobei jedoch eine Hypoglykämie dringend zu vermeiden ist.

6.8 Körpertemperatur

Während eine kontrollierte klinische Studie zur therapeutischen Wirksamkeit von temperatursenkenden Maßnahmen noch aussteht, gibt es umfangreiche experimentelle Daten zur schädigenden Wirkung einer Hyperthermie im Rahmen einer fokalen Ischämie (Ginsberg 1998). Im Experiment hatten selbst Temperaturerhöhungen, die erst 24 h nach der Ischämie induziert wurden, einen signifikanten Effekt auf die Infarktgröße.

Beim Menschen gibt es in diesem Zusammenhang folgende Beobachtungen: Ein Temperaturanstieg von 1 °C verdoppelt die Wahrscheinlichkeit zu sterben oder schwer behindert aus dem Schlaganfall hervorzugehen (Reith 1996).

Aufgrund dieser Daten sollte die Körpertemperatur in den ersten Tagen nach Hirninfarkt möglichst $<37\,^{\circ}C$ gehalten werden mit konsequenter Anwendung von physikalischen Maßnahmen, frühzeitiger antibiotischer Therapie bei häufig assoziierten Harnwegsinfekten und Aspirationspneumonie sowie evtl. unterstützend mit Antipyretika wie Paracetamol und Metamizol (**cave:** Blutdrucksenkung!).

6.9 Kardiale Therapie

Die Optimierung der kardiozirkulatorischen Funktion ist für den Erhalt einer ausreichenden Hirndurchblutung in der Akutphase des Hirninfarkts unabdingbar. Ischämische Herzkrankheit und zerebrale Ischämie liegen häufig gemeinsam bei diesen Patienten vor. Hirninfarkte können direkte Folge kardialer Erkrankungen sein (z. B. akuter Myokardinfarkt, Klappenfehler, Vorhofflimmern und andere Herzrhythmusstörungen oder Septumdefekte mit konsekutivem Rechts-links-Shunt und paradoxer Embolisierung). Andererseits können akute Hirninfarkte, namentlich im Bereich der rechten Inselrinde, EKG-Veränderungen und komplexe Rhythmusstörungen auslösen. Schließlich kann eine hypervolämische Hämodilutionsbehandlung bzw. der Einsatz hyperosmolarer Lösungen zur Hirnödemtherapie ein akutes Linksherzversagen auslösen.

Die Behandlung begleitender Herzerkrankungen bei akutem Hirninfarkt richtet sich im wesentlichen nach den üblichen kardiologischen Therapieempfehlungen, auf deren Wiederholung an dieser Stelle verzichtet wird.

6.10 Symptomatische Epilepsie

Etwa 2% der Patienten erleiden mit Symptombeginn des akuten Schlaganfalls einen zerebralen Anfall, die Hälfte von ihnen einen Grand-mal-Anfall. Postiktale Bewußtseinsstörung und Todd-Parese machen bei diesen Patienten die Einschätzung von Schwere und Prognose des Schlaganfalls problematisch. Eine postiktale Hemiparese (Todd-Parese) kann im Einzelfall mehrere Tage bestehen bleiben. Umdämmerte oder bewußtseinsgetrübte Patienten mit im Verlauf rückläufiger Hemiparese leiden häufiger an einer - möglicherweise bislang unbekannten - Epilepsie als an einer TIA, bei der typischerweise die Bewußtseinstrübung fehlt. Patienten mit initialem Grand-mal-Anfall und postiktaler Hemisymptomatik sind daher für eine Lysetherapie ungeeignet.

In der Akutphase des Hirninfarkts können epileptische Anfälle auch unabhängig von der zerebralen Ischämie auftreten: Alkoholentzug, Hypo- und Hyperglykämie, Hypo- und Hypernatriämie, Gabe von Neuroleptika und anderen Psychopharmaka können ebenso epileptische Anfälle auslösen wie eine schwere begleitende hypertensive Enzephalopathie.

Die Inzidenz epileptischer Anfälle in der Akutphase des Hirninfarkts liegt zwischen 3 und 7% (sog. epileptische Frühanfälle, innerhalb der ersten 14 Tage nach Ereignis). Es handelt sich überwiegend um einfach oder komplex fokale, gelegentlich sekundär generalisierte Anfälle. Es wird angenommen, daß epileptische Frühanfälle auf metabolische Alterationen im akut geschädigten Hirnareal zurückzuführen sind, wohingegen eine spätere Manifestation von Anfällen nach Schlaganfall durch bleibende strukturelle Schäden im Randbereich des Infarkts ausgelöst werden.

Einzelne epileptische Frühanfälle haben eine an sich günstige Prognose. Die wesentliche Frage bei Auftreten epileptischer Frühanfälle ist daher die der Behandlungsbedürftigkeit. Ein oder zwei Grand-mal-Anfälle in den ersten 2 Wochen nach Hirninfarkt stellen wahrscheinlich keine Indikation für eine dauerhafte antikonvulsive Behandlung dar. Anfallsserien, protrahiert verlaufende Anfälle und solche, die eine Frührehabilitation beeinträchtigen, stellen hingegen eine Behandlungsindikation dar. Gleiches gilt für Anfälle, die über einen längeren Zeitraum als die ersten 14 Tage beobachtet werden. Es wird daher empfohlen, bei epileptischen Frühanfällen über ca. 14 Tage eine Behandlung mit niedrig dosierten Benzodiazepinen (Lorazepam 3mal 1–2 mg/Tag, Clonazepam 3mal 0,5–1 mg/Tag) durchzuführen und die Therapie dann ausschleichend zu beenden.

Ein Status epilepticus in der Frühphase akuter Hirninfarkte ist selten, jedoch aufgrund der Schwere der zugrundeliegenden Hirnschädigung meistens ein prognostisch ungünstiger Faktor. Die Behandlung des Status epilepticus nach zerebraler Ischämie erfolgt nach den üblichen Behandlungskriterien für einen Grand-mal-Status. In Abhängigkeit von Art und Schwere möglicherweise gleichzeitig vorliegender Herzerkrankungen ist jedoch das Spektrum kardialer Nebenwirkungen von Phenytoin zu berücksichtigen.

6.11 Erhöhter intrakranieller Druck

Das postischämische Hirnödem entwickelt sich in den ersten Stunden nach Einsetzen der klinischen Symptomatik und erreicht sein Maximum 24–72 h nach Symptombeginn. Bei bis zu 10% aller Patienten mit Hirninfarkt wird im Verlauf ein raumforderndes, sog. malignes Hirnödem beobachtet, in dessen Folge es zur transtentoriellen Herniation kommen kann. Bei Patienten mit komplettem Mediainfarkt ist dies bei bis zu 78% der Fälle zu erwarten (Hacke 1996). Solche Patienten sollten zur Überwachung vordringlich auf eine neurologische Intensivstation aufgenommen werden, um frühzeitig kardiozirkulatorische und neurologische Folgen der Hirndrucksteigerung zu erkennen, sowie ggf. eine Hirndruckmessung durchzuführen (Schwab 1996; zur allgemeinen hirndrucksenkenden Therapie s. auch Kap. 46).

6.11.1 Kraniotomie

Während die Effizienz konservativer hirndrucksenkender Maßnahmen häufig gering ist, kann die dekompressive Kraniotomie bei raumfordernden supratentoriellen Infarkten die Mortalität und das funktionelle Ergebnis günstig beeinflussen. Gegenstand klinischer Studien sind derzeit noch die Bestimmung des Zeitpunkts für die Durchführung der Operation. Die Operation sollte nicht bis zum Eintreten möglicherweise irreversibler Schädigungen des Hirnstamms (sichtbar an klinischen Zeichen der transtentoriellen Herniation, v.a. Anisokorie und Strecksynergismen) verzögert werden, da eine frühzeitige Dekompression das funktionelle Endergebnis verbessert (Schwab 1998a).

Für *raumfordernde Kleinhirninfarkte* darf der günstige Effekt der frühzeitigen dekompressiven Kraniotomie bereits als gesichert gelten. Die rechtzeitige operative Entlastung hat das Ziel, druckbedingte sekundäre Hirnstammschäden zu vermeiden. Die Indikation zur Operation besteht bei raumfordernden Kleinhirninfarkten im Nachweis der Bewußtseinstrübung, verbunden mit dem computertomographischen Nachweis des Hydrocephalus occlusus und dem Auftreten von pathologischen Veränderungen der FAEP.

Bewußtseinsklare Patienten mit ausgedehntem Kleinhirninfarkt können unter sorgfältiger klinischer und elektrophysiologischer Beobachtung nach den obengenannten Kriterien konservativ behandelt werden. Ein Erfolg der konservativen Behandlung ist i.allg. innerhalb der ersten 48 h nach Symptombeginn festzustellen, wenngleich akute Verschlechterungen in Einzelfällen bis zu 7 Tagen nach Krankheitsbeginn beobachtet wurden. Bei computertomographischem Nachweis einer Liquorzirkulationsstörung sollte die Indikation zur Operation im Zweifelsfall großzügig gestellt werden. In manchen Fällen kann jedoch allein schon die Anlage einer Ventrikeldrainage ausreichend sein.

6.11.2 Hypothermie

Hypothermie wurde in den vergangenen Jahren verstärkt zur Behandlung von Patienten mit Schädel-Hirn-Traumata und konsekutiv erhöhtem ICP eingesetzt. Erste Studien zur Hypothermiebehandlung bei malignem Mediainfarkt weisen ebenso auf einen positiven Effekt der Therapie hin. Normalerweise liegt die Körpertemperatur bei 37 °C, auch wenn es Tagesschwankungen um bis zu 1 °C gibt, die Hirntemperatur beim Mediainfarkt 1–2 °C darüber (Schwab 1997). Die Körperkerntemperatur kann an verschiedenen Stellen gemessen werden, so z.B. tympanisch, im Ösophagus, in der Harnblase und auch in der Pulmonalarterie. Hypothermie wird heute in milde (bis 34 °C), moderate (bis 29 °C) und tiefe (<28 °C) eingeteilt.

Unter Hypothermie wird der zerebrale Metabolismus deutlich abgesenkt. Darüber hinaus senkt Hypothermie auch die Ausschüttung exzitatorischer Aminosäuren, stabilisiert die Blut-Hirn-Schranke und senkt den ICP (Ginsberg 1992). Komplikationen tiefer Hypothermie sind v.a. Reizleitungsstörungen, Gerinnungsstörungen und Infektionen. Milde und moderate Hypothermie scheinen dagegen ohne wesentliche Nebenwirkungen durchführbar zu sein. Erste randomisierte Studien bei Patienten mit Schädel-Hirn-Trauma zeigten einen günstigeren Verlauf für die hypotherm behandelten Patienten (Clifton 1993; Marion 1993; Marion 1997; Shiozaki 1993).

Erstaunlicherweise gibt es kaum Untersuchungen zur Hypothermie nach zerebraler Ischämie. Schwab et al. konnten in einer Pilotstudie bei mittlerweile 30 Patienten mit malignem Medianinfarkt die Mortalität von 80% auf 40% durch moderater Hypothermie (zerebrale Temperaturen von 33 °C) senken (Schwab 1998b). Hierbei wurde die Hypothermie über 2–3 Tage aufrecht erhalten. Schwerwiegende Nebenwirkungen der Therapie traten dabei nicht auf.

7 Kausale Akuttherapie

Die kausale Akuttherapie des ischämischen Schlaganfalls kann in 3 Gruppen unterteilt werden (Übersicht 16-5).

Während es zur Therapiegruppe 1 umfangreiche Ergebnisse aus klinischen Studien gibt, liegen zu den Gruppen 2 und 3 im wesentlichen experimentelle Daten, vereinzelt auch klinische Studien vor (Hacke 1988). Die bereits negativ getesteten Substanzen wurden nicht erwähnt, die z.Z. in klinischen Studien untersuchten Substanzen markiert (*). Hoffnung besteht für einige, auch negativ getestete, Substanzen in Kombination mit anderen Therapieprinzipien. So zeigte z.B. rt-PA in Kombination mit MK-801 im Tierexperiment eine signifikant bessere Wirkung als allein. Weitere klinische Kombinationsstudien werden z.Z. geplant und z.T. auch schon durchgeführt.

Übersicht 16-5. Kausale Akuttherapie (* z. Z. in klinischen Studien untersuchte Substanzen)

1. Antithrombotische Therapie
   - Plasminogenaktivatoren (z. B. rt-PA)
   - Heparin
   - Acetylsalicylsäure (ASS)
   - (Ancrod (Arvin *))
2. Antiinflammatorische Therapie
   - Zytokinhemmstoffe (z. B. IL-1-Rezeptorantagonisten)
   - Immunmodulatoren (z. B. Tacrolimus, Cyclosporin)
3. Neuroprotektive Therapie
   - Kalziumantagonisten (z. B. Nimodipin *)
   - Glutamatantagonisten
   - NMDA-Rezeptorantagonisten (z. B. Magnesium *)
   - AMPA-Rezeptorantagonisten (z. B. ZK200775 *)
   - Glycin-Antagonisten (z. B. GV-150526A *)
   - GABA-Agonisten (z. B. Clomethiazol *)
   - GABA-Analoga (z. B. Pirazetam *)
   - kalziumaktivierte Kaliumkanalöffner (z. B. BMS-204352 *)
   - Adenosinagonisten (z. B. Acadesin, Propentofyllin, Pentoxifyllin)
   - 5-HT_{1A}-Agonisten (z. B. Ipsapiron, BAY X 3702 *)
   - Wachstumsfaktoren (z. B. Trafermin)
   - Membran-Stabilisatoren (z. B. Citicholin *)

7.1 Thrombolyse

Thrombolytische Substanzen sind Plasminogenaktivatoren, die Plasminogen, das inaktive Proenzym des körpereigenen fibrinolytischen Systems, welches auch im wachsenden Thrombus eingelagert ist, in das proteolytische Enzym Plasmin umwandeln. Dieses ist in der Lage, quervernetztes Fibrin abzubauen.

Bisher wurden 3 thrombolytische Substanzen in der Behandlung des akuten Schlaganfalls untersucht: Urokinase, Streptokinase und rt-PA. Urokinase wurde im wesentlichen lokal (intraarteriell) appliziert, Streptokinase und rt-PA sowohl i.v. (systemisch) als auch intraarteriell. Die intraarterielle Anwendung bietet den Vorteil, den Gefäßverschluß zunächst angiographisch dokumentieren zu können, dann die Substanz direkt an bzw. in den Thrombus/Embolus zu bringen und diesen ggf. durch mechanische Kathetermanipulation zu fragmentieren.

7.1.1 Intraarterielle Applikation

Diese Applikation wurde bisher lediglich in offenen Studien an jeweils kleinen Fallzahlen mit sehr uneinheitlichem Zeitfenster zumeist mit Urokinase untersucht. Daher ist keine definitive Aussage zur Effektivität dieser Therapieform möglich. Dennoch konnten aus diesen Studien wertvolle Erkenntnisse über die unterschiedliche Wirksamkeit in Abhängigkeit von der Lokalisation des Gefäßverschlusses und dem Grad der Kollateralisation gewonnen werden. Gut rekanalisierbar waren meistens proximale Verschlüsse der A. cerebri media und Verschlüsse distaler Äste der A. cerebri media. Im Gegensatz dazu waren Verschlüsse der A. carotis interna im Bereich des Bulbus bzw. des Siphons einer intraarteriellen Thrombolyse ähnlich schlecht zugänglich wie ein Verschluß der A. carotis interna an der Teilungsstelle zur A. cerebri media und zur A. cerebri anterior (Karotis-T-Verschluß; del Zoppo 1988; Zeumer 1993; Mori 1991).

Das kritische Zeitintervall, in dem noch eine klinisch bedeutsame Rekanalisation erreicht werden kann, ist je nach Lokalisation des Verschlusses unterschiedlich: Während bei Verschluß der A. basilaris auch noch nach 12 h eine klinisch erfolgreiche Rekanalisierung möglich ist (Hacke 1988; Brandt 1996; Zeumer 1993) beträgt die Zeitspanne für die erfolgreiche Rekanalisation im Bereich der lentikulostriatären Arterien nur wenige Stunden. Eine besondere Bedeutung kommt hier dem Grad der Kollateralisierung zu. Während diese im vertebrobasilären Stromgebiet sehr ausgeprägt sein kann, sind die lentikulostriatären Arterien Endarterien (Brandt 1996; Theron 1989).

7.1.2 Intravenöse Applikation

Alle Studien zur systemischen Lyse mit Streptokinase (The Multicenter Acute Stroke Trial - Europe Study Group 1996; Multicenter Acute Stroke Trial - Italy (MAST-I) Group 1995; Donnan 1995) wurden vorzeitig wegen einer erhöhten Rate an teilweise tödlichen Hirnblutungen abgebrochen, so daß von einer i.v.-Behandlung mit Streptokinase zum jetzigen Zeitpunkt dringend abgeraten werden muß. Als Grundlage für die aktuelle klinische Anwendung der systemischen Thrombolyse sind 2 große, kontrollierte, randomisierte, placebokontrollierte Studien (Hacke 1995; The National Institute of Neurological Disorders and Stroke r-tPA Stroke Study Group 1995) mit rt-PA anzusehen.

Aufgrund der positiven Ergebnisse der NINDS-Studie (The National Institute of Neurological Disorders and Stroke r-tPA Stroke Study Group 1995) ist davon auszugehen, daß durch die systemische Thrombolyse mit rt-PA die Wahrscheinlichkeit, 3 Monate nach einem Schlaganfall nicht oder nur minimal behindert zu sein, im Vergleich zu Placebo relativ um 30% größer ist. Aufgrund dieser Ergebnisse wurde die systemische Therapie mit rt-PA innerhalb der ersten 3 h in den USA durch die FDA zugelassen.

Da die Thrombolyse jedoch eine potentiell gefährliche Therapie mit dem erhöhten Risiko schwerer Blutungskomplikationen darstellt, sollte sie z.Z.

nur in neurologisch versierten Zentren innerhalb eines Zeitfensters von 3 h durchgeführt werden (Adams 1996; Grond 1998a).

Als Grundvoraussetzung für die Durchführung einer Thrombolyse muß die qualifizierte Befundung der CT einschließlich der sicheren Beurteilung früher Infarktzeichen (v. Kummer 1994) gewährleistet sein (Schriger 1998). Mit dem Ausmaß der frühen Infarktzeichen im CT steigt die Wahrscheinlichkeit, dem Patienten mit der Thrombolyse Schaden zuzufügen (v. Kummer 1997). Zusätzlich muß eine medizinische Infrastruktur am Ort vorhanden sein, die die Versorgung möglicher intra- und extrakranieller Blutungskomplikationen erlaubt.

Da die Substanz rt-PA z.Z. für die Indikation „Schlaganfall" in Deutschland noch nicht zugelassen ist, kann die Anwendung nur im Rahmen eines individuellen Heilversuchs im Sinne einer Indikationserweiterung erfolgen.

Ob die systemische Thrombolyse auch jenseits der 3. Stunde durchgeführt werden sollte, kann nur im Einzelfall unter Berücksichtigung des CT-Befundes und idealerweise weiterer Ergebnisse bildgebender Verfahren (CT-Angiographie, MRT, SPECT, PET) entschieden werden. Aufgrund der Ergebnisse der ECASS-II-Studie kann eine generelle Empfehlung zur Thrombolyse für dieses Zeitintervall sicher nicht ausgesprochen werden.

Die Ein- und Ausschlußkriterien einer i.v.-Thrombolyse sollten von der NINDS- (The National Institute of Neurological Disorders and Stroke r-tPA Stroke Study Group 1995) und der ECASS-Studie (Hacke 1995) übernommen werden (s. Übersicht 16-6).

Die Dosierung von 0,9 mg/kg KG (Maximaldosis 90 mg) sollte aus der NINDS-Studie übernommen werden, 10% als Bolus, der Rest kontinuierlich über 60 min. Vor Beginn der Infusion sollten auch kleinere invasive Maßnahmen, wie z.B. Anlage eines Blasenkatheters erfolgen, es empfielt sich, vorher 2 großlumige Venenkanülen sicher zu plazieren. Während und nach Thrombolyse sollte auf eine automatisierte Blutdruckmessung verzichtet werden, da hierbei häufig ein sehr hoher Druck aufgebaut wird, was zu ausgedehnten Oberarmhämatomen führen kann.

Wann mit einer anschließenden Sekundärprophylaxe begonnen werden sollte, ist ungewiß. In den meisten Studien war Heparin während der ersten 24 h nach Thrombolyse nicht erlaubt. Nach eigenen Untersuchungen steigt zwar die Rate der syptomatischen Hirnblutungen unter kombinierter therapeutischer Heparinisierung nicht wesentlich an (Grond 1997b), die Frage ist jedoch, inwieweit ein solches Vorgehen in Anbetracht der vorliegenden Ergebnisse zur Therapie mit Heparin überhaupt sinnvoll ist. Eine Kompromißlösung stellt zum jetztigen Zeitpunkt daher die Gabe von 10.000 IE Heparin/ Tag als Dauerinfusion direkt im Anschluß an die Thrombolyse dar. Im Anschluß an die Lyse einer vertebrobasilären Ischämie sollte unmittelbar eine therapeutische Heparinisierung erwogen werden.

Welche Subgruppen möglicherweise von einer systemischen Lyse nicht profitieren, ist z.Z. noch nicht ausreichend untersucht (The NINDS rt-PA Stroke Study Group 1997). Das gilt auch für die Untergruppe der vertebrobasilären Ischämien, die ebenfalls innerhalb 3 h nach Symptombeginn erfolgreich mit systemischer Lyse behandelt werden können (Grond 1998b). Jen-

Übersicht 16-6. Ein- und Ausschlußkriterien für die systemische Thrombolyse

Einschlußkriterien

- Zeitpunkt des Symptombeginns ist klar definierbar und liegt weniger als 3 h zurück.

Ausschlußkriterien

- Blutungsnachweis im CT,
- Hypodensität im CT >1/3 des Mediastromgebietes,
- schwerstes neurologisches Defizit, z. B. mit Bewußtseinstrübung, Hemiparalyse und fixierter Blickwendung (außer bei Hirnstammsyndrom),
- rasche Rückbildung der neurologischen Symptome,
- geringgradiges neurologisches Defizit wie isolierte Ataxie, Dysarthrie, Sensibilitätsstörungen oder minimales motorisches Defizit,
- Krampfanfall zum Zeitpunkt des Symptombeginns,
- systolischer Blutdruck trotz Therapieversuchs über 185 mmHg bzw. diastolischer Blutdruck über 110 mmHg,
- Blutzucker unter 50 mg% bzw. über 400 mg%,
- Quick- oder PTT-wirksame Vorbehandlung mit Antikoagulanzien,
- Thrombozytopenie <100 000/mm^3,
- Schlaganfall oder Schädel-Hirn-Trauma in den vorangegangenen 3 Monaten,
- intrakranielle Blutung in der Anamnese,
- geplante oder durchgeführte Lumbalpunktion,
- arterielle Punktion an nicht komprimierbarer Arterie während der letzten 7 Tage,
- größere chirurgische Eingriffe in den vorangegangenen 14 Tagen,
- gastrointestinale oder urologische Blutung in den vorausgegangenen 21 Tagen,
- kürzlicher Myokardinfarkt,
- Sturz mit Verletzungsfolgen (je nach Art und Ausmaß der Verletzung).

seits dieser Zeit ist die lokale Thrombolyse die einzige kausale Therapiemöglichkeit (Brandt 1996; Becker 1996).

7.2 Heparin und Heparinoide

Die Therapie mit Heparin, die kürzlich Gegenstand einer großer Studie (International Stroke Trial Collaborative Group 1997) war, bedarf einer besonderen Diskussion. Heparin ist in unterschiedlicher Form (fraktioniert, unfraktioniert), Applikationsart (i.v., s.c.) und Dosierung (low-dose, PTT-wirksam) ein fester Bestandteil des therapeutischen Konzepts in der Akutphase, insbesondere bei vermuteter kardial-embolischer Genese eines Hirninfarktes.

Die IST-Studie (International Stroke Trial) untersuchte in einem 6armigen Studiendesign die Wirkung von unfraktioniertem Heparin (2mal/Tag 5000 I.E. bzw. 12.500 I.E. s.c.), ASS 300 mg, der Kombination von Heparin und ASS sowie weder ASS noch Heparin.

Es wurden 19.436 Patienten innerhalb von 48 h in diese offene, randomisierte aber nicht placebokontrollierte Studie eingeschlossen. Primäre Zielvariablen waren Tod binnen 14 Tagen und Tod oder Pflegebedürftigkeit nach 6 Monaten. Eine signifikante Reduktion wurde für diese Variablen durch keines der untersuchten Therapieregimes erreicht. Selbst für die Untergruppe der Patienten mit Vorhofflimmern (16%) und damit wahrscheinlich kardial-embolischer Genese des Hirninfarkts sowie für die Untergruppe der Patienten mit vertebrobasilärer Ischämie (12%) ergab sich durch Heparin kein günstiger Effekt bezüglich der primären Zielvariablen. Zwar konnte Heparin die Rate zerebraler Reinfarkte signifikant senken (2,9% vs. 3,8%), dieser Nutzen wurde aber durch eine gleichhohe Zunahme an intrazerebralen Hämorrhagien (1,2% vs. 0,4%) zunichte gemacht.

Weiter kam es zu einer signifikanten Zunahme transfusionspflichtiger oder tödlicher extrakranieller Blutungen (1,3% vs. 0,4%), jedoch auch zu einer Verringerung von Lungenembolien (0,5% vs. 0,8%). Allenfalls für die niedrigere Heparindosierung (2mal 5000 I.E. s.c.) war das Verhältnis von Nutzen zu Risiko etwas günstiger. Obschon diese Studie methodische Mängel aufweist, sollte aufgrund dieser Ergebnisse der Einsatz von Heparin deutlich eingeschränkt werden.

Die Wirksamkeit niedermolekularen Heparins (Kay 1995) und niedermolekularer Heparinoide (TOAST Investigators 1998) konnte in randomisierten doppelblinden placebokontrollierten Studien ebenfalls nicht überzeugend belegt werden.

Aufgrund der Studienlage sollte daher auf einen routinemäßigen Einsatz von Heparin in PTT-wirksamer Dosierung verzichtet werden (Ausnahmen s. Übersicht 16-7). Zur Prophylaxe tiefer Beinvenenthrombosen und Lungenembolien bei bettlägerigen Patienten bzw. Patienten mit Extremitätenparesen sollte aber weiterhin eine niedrig dosierte Heparingabe erfolgen.

Übersicht 16-7. Relative Indikationen für eine therapeutische Heparinisierung

- Kardiale Emboliequellen mit hohem Rezidivembolierisiko (z. B. frischer Vorderwandinfarkt mit muralen Thromben, künstliche Herzklappe)
- Vorhofflimmern mit frischen Thromben im linken Vorhof
- Mitralstenose mit Vorhofflimmern
- Intermittierendes Vorhofflimmern
- Koagulopathien
- Dissektionen (?)
- Hochgradige symptomatische extrakranielle Gefäßstenosen beispielsweise bis zur Operation (?)
- Vertebrobasiläre Ischämien (?)

Eine Indikation zur PTT-wirksamen (sog. therapeutischen) Heparinisierung mit Verlängerung der PTT auf das 1 1/2- bis 2fache des Ausgangswertes wird z. Z. nur noch für Konstellationen gesehen, die in kontrollierten Studien nicht speziell untersucht wurden, bei denen jedoch aufgrund pathophysiologischer Überlegungen mit einer gewissen Wahrscheinlichkeit ein günstiger Einfluß auf den Krankheitsverlauf unterstellt werden kann.

Bei derartiger Anwendung sollte jedoch die PTT in kurzen Abständen kontrolliert und eine Verlängerung der PTT um mehr als das Doppelte des Ausgangswertes vermieden werden.

7.3 ASS

Zusätzlich zur IST-Studie (International Stroke Trial Collaborative Group 1997) wurde in der CAST-Studie (Chinese Acute Stroke Trial) die Wirksamkeit von 160 mg ASS an 20.000 Patienten untersucht (CAST Collaborative Group 1997). Eine Metaanalyse beider Studien ergab eine signifikante Minderung des relativen Risikos unter ASS wie folgt: es konnten 9 frühe Todesfälle oder Reinfarkte pro 1000 behandelte Patienten verhindert werden. Weiter zeigt die Metaanalyse des Follow-ups nach bis zu 6 Monaten einen Nettobenefit durch Aspirintherapie von 13 weniger Todesfällen oder Behinderungen pro 1000 behandelte Patienten auf. Die Gefahr intrazerebraler Blutungskomplikationen wurde durch eine ASS-Therapie (160 mg bzw. 300 mg) nicht signifikant erhöht, jedoch kam es zu einer geringen, aber signifikanten Zunahme an extrakraniellen, transfusionsbedürftigen Blutungen mittödlichem oder nichttödlichem Ausgang (0,8% vs. 0,6%).

Die CAST- und die IST-Studie haben eine riesige Zahl von Patienten untersucht, sie genügen den Anforderungen an eine Studie zur Akuttherapie jedoch nicht. Die Zeit zwischen Beginn der Symptomatik und Beginn der Therapie lag im Mittel bei 19 bzw. 25 h. Es handelt sich demnach um Studien, die die Wirksamkeit einer sehr frühen Sekundärprophylaxe mit ASS bzw. Heparin untersuchten. Da ein erheblicher Teil von Patienten erst innerhalb dieses Zeitintervalls in die Kliniken kommt, haben die Ergebnisse hier praktische Relevanz. Eine frühe Gabe von ASS sowie eine mögliche Kombination mit 2mal 5000 I.E. Heparin s.c. kann daher ein pragmatisches, therapeutisch sinnvolles Vorgehen darstellen.

7.4 Ancrod

Ancrod (Arvin), das aus dem Gift der malayischen Grubenotter gewonnen wird, führt zu einer raschen und effektiven Defibrinierung beim Menschen und dabei zu einer Abnahme der Blutviskosität. Zusätzlich zu diesem rheologischen Effekt werden der Substanz auch antikoagulative Eigenschaften zugeschrieben, die sich jedoch nicht auf andere Gerinnungsfaktoren als auf das Fibrinogen auswirken. Eine prospektive amerikanische Studie (STAT) wurde gerade beendet, Ergebnisse liegen noch nicht vor, eine europäische Studie (ESTAT) läuft noch.

8 Prophylaxe von Komplikationen

Primär zerebrale Komplikationen des akuten Hirninfarktes sind die wesentliche Todesursache in der ersten Krankheitswoche. In der Folgezeit auftretende Verschlechterungen und Todesfälle sind überwiegend Folge extrazerebraler Erkrankungen, deren Auftrittswahrscheinlichkeit durch geeignete Prophylaxe und Therapie vermindert werden kann (Übersicht 16-8). Eine Vielzahl dieser Komplikationen wurde bereits besprochen, auf die wesentlichen übrigen wird im folgenden eingegangen.

8.1 Lagerung und Frühmobilisation

Viele Komplikationen des akuten Hirninfarkts durch einfache physiotherapeutische Maßnahmen entweder zu verhindern oder in ihrer Häufigkeit zu reduzieren:

Die Hochlagerung des Oberkörpers (ca. 30°) vereinfacht das Freihalten der Atemwege, reduziert die Aspirationsgefährdung, verbessert die Oxygenierung des Blutes und verringert den intrakraniellen Druck. Die Lagerung des Patienten hat einen Einfluß auf den Muskeltonus und sollte gezielt zur Verminderung einschießender spastischer Tonuserhöhungen eingesetzt werden. Darüber hinaus dient sie der Prophylaxe von Kontrakturen gelähmter Extremitäten, namentlich der Spitzfußprophylaxe. Eine ödematöse Schwellung paretischer Extremitäten wird häufig beobachtet und sollte durch geeignete Maßnahmen (Hochlagern der Extremität) behandelt werden.

Unsachgemäßes Anlegen einer Blutdruckmanschette zur automatischen Blutdruckmessung kann zu einer venösen Abflußstauung führen. Eine Hypästhesie des betroffenen Armes kann bewirken, daß stauungsbedingte Symptome (Schmerzen, Parästhesien) vom Betroffenen nicht registriert werden. Daher sollten unblutige serielle Blutdruckmessungen vorzugsweise an der nichtparetischen Extremität durchgeführt werden.

8.2 Dekubitus

Das Auftreten von Druckgeschwüren bei immobilisierten hemiparetischen Patienten ist eine gefürchtete Komplikation, deren Häufigkeit durch geeignete physikalische Maßnahmen deutlich reduziert werden kann. Hierzu zählen geeignete Lagerungshilfen (sog. Weichlagerung, Wechseldruckmatrazen etc.), regelmäßiges Umlagern hemiparetischer Patienten, Trockenhalten der Haut und die sorgfältige Beobachtung von Hautveränderungen, z.B. Rötungen in druckbelasteten Regionen. Manifeste Dekubitalulzera verlangen sorgfältige Pflege mit regelmäßigem Verbandswechsel, ggf. das Abtragen von Nekrosen,

Übersicht 16-8. Mögliche Komplikationen eines Hirninfarkts

- ***Neurologisch***
  - progrediente Verschlechterung
  - raumforderndes Hirnödem
  - epileptische Anfälle
  - psychische Störungen
- ***Kardiovaskulär***
  - Hypo-/Hypertonie,
  - Herzrhythmusstörungen
  - dekompensierte Herzinsuffizienz
  - instabile Angina Pectoris, akuter Myokardinfarkt
  - Phlebothrombose
- ***Respiratorisch***
  - Aspiration
  - Pneumonie
  - Lungenembolie
  - Atelektasenbildung
  - neurogenes Lungenödem
  - Schlafapnoesymptomatik
- ***Bewegungsapparat***
  - Stürze, Frakturen
  - Kontrakturen
- ***Gastrointestinaltrakt***
  - Dysphagie
  - gastrointestinale Blutung, Streßulkus
- ***Ausscheidungsorgane***
  - Harnwegsinfekt
  - Inkontinenz
  - Harnverhalt
  - Obstipation
- ***Systemisch***
  - Fieber/Sepsis
  - Elektrolytentgleisungen
  - Hyperglykämie
- ***Haut***
  - Dekubitalulzera
  - Infektionen (Intertrigo, Thrombophlebitis)
- ***Iatrogene Komplikationen***

angemessene Therapie von Schmerzen sowie bei Auftreten von Fieber eine suffiziente antibiotische Behandlung.

8.3 Infektionen

Fieber ist eine häufige Komplikation bei Hirninfarkt und mit einer Verschlechterung der Gesamtprognose assoziiert. Immobilisierte Patienten sind besonders infektionsgefährdet. Eine prophylaktische Antibiotikatherapie ist nicht indiziert. Wichtiger ist eine ausreichende Versorgung mit Kalorien, Flüssigkeit, Elektrolyten und Vitaminen (s. oben), da Mangelernährung das Auftreten von infektiösen Komplikationen begünstigt.

Bei Auftreten von Fieber ist vor einem Therapiebeginn mit Antibiotika die Fieberursache zu identifizieren.

8.4 Phlebothrombose und Lungenembolie

Bis zu 50% der Patienten mit akutem Hirninfarkt entwickeln innerhalb der ersten 4 Wochen nach akuter zerebraler Ischämie Thrombosen tiefer Beinvenen (Phlebothrombosen), meist im paretischen Bein. Der Verlust der Muskelpumpe infolge Parese und Immobilisation ist die Hauptursache der Thromboseentstehung. Klinisch manifeste Phlebothrombosen (mit Schmerzen, Schwellung und ggf. Rötung des betroffenen Beines) werden jedoch nur bei maximal 5% der Patienten beobachtet.

Lungenembolien nach akutem Hirninfarkt werden bei 6–16% aller Patienten manifest. Die akute Lungenembolie als Folge der tiefen Beinvenenthrombose ist eine der Haupttodesursachen in der Postakutphase zerebraler Ischämien, so daß der Prophylaxe, rechtzeitigen Diagnostik und adäquaten Behandlung dieser Erkrankung eine erhebliche prognostische Bedeutung zukommt.

Maßnahmen zur Prophylaxe der Entstehung tiefer Beinvenenthrombosen umfassen frühe Mobilisation der Patienten, frühzeitige Anwendung individuell angepaßter, das gesamte Bein umfassender Kompressionsstrümpfe sowie die medikamentöse Prophylaxe mit Heparin (z.B. 2mal 5000 I.E. unfraktioniertes Heparin). Zur Früherkennung möglicher heparininduzierter Thrombozytopenien muß in maximal 3tägigen Abständen eine Bestimmung der Thrombozytenzahl erfolgen. Bei Abfall der Thrombozyten um 30% des Ausgangswertes oder unter einen Absolutwert von 100.000/µl ist die Heparintherapie abzubrechen und ggf. alternativ auf Hirudin oder Orgaran (**cave:** Kreuzreaktionen!) umzustellen.

Bei Patienten mit akutem Hirninfarkt sind die Beine täglich klinisch zu untersuchen. Eine plötzliche Schwellung eines Beines, ggf. verbunden mit der Angabe von Schmerzen, Rötung oder Fieber sonst nicht hinreichend geklärter Ursache, rechtfertigt die Verdachtsdiagnose einer *Phlebothrombose*, wenngleich eine Schwellung paretischer Extremitäten auch ohne gleichzeitige Thrombosierung von Venen beobachtet wird. Auch sind Patienten mit Aphasie, Hemihypästhesie oder Neglect nicht in jedem Fall imstande, Symptome einer Phlebothrombose wahrzunehmen oder Ärzten und Pflegepersonal mitzuteilen, so daß die Diagnose v. a. von der Aufmerksamkeit des medizinischen Personals abhängt.

Die klassische Symptomatik einer *akuten Lungenembolie* mit plötzlich einsetzender Hypoxie, Dys- oder Tachypnoe, thorakalen Schmerzen, akutem Rechtsherzversagen und entsprechenden Veränderungen in EKG und Blutgasanalyse wird nur selten beobachtet. Häufiger sind monosymptomatische Formen, beispielsweise isolierter Abfall der kapillären O_2-Sättigung, oder Tachypnoe und Fieber ohne gleichzeitige Hinweise auf eine Pneumonie oder die Dekompensation einer Herzinsuffizienz und eine Hypotonie ungeklärter Ätiologie. Häufig fehlen in der Frühphase nach Lungenembolie die typischen EKG- oder Laborveränderungen. Bei entsprechendem klinischem Verdacht ist umgehend eine Perfusionsszintigraphie der Lunge durchzuführen, um die Diagnose zu sichern.

Die Therapie der manifesten Phlebothrombose – mit oder ohne begleitende Lungenembolie – besteht üblicherweise in der PTT-wirksamen Heparinisierung (Zielwert der PTT: 1,5- bis 2faches des individuellen Ausgangswertes). Diese Heparinisierung ist über ca. 10–14 Tage durchzuführen, anschlie-

Tabelle 16-1. Schematische Darstellung der symptomatischen Akuttherapie. (Mod. nach Hamann 1997)

Bereich	*Ziel*	*Angestrebte Werte*	*Maßnahmen*	*Kontrolle*
Lungenfunktion, Oxygenierung	Gute Oxygenierung Normokapnie	pO_2>100 mmHg pCO_2 35–40 mmHg	Lagerung, Vibrax, Krankengymnastik, O_2-Zufuhr, Guedel-/Wendl-Tubus, Absaugen, Intubation, Beatmung **Cave:** Aspirationsgefahr!	Pulsoxymetrie, Blutgasanalyse Thoraxröntgen
Blutdruck	Hochnormales Niveau	Normalpersonen: systolisch 140–180 mmHg diastolisch 80–90 mmHg Hypertoniker: systolisch 160–220 mmHg diastolisch <120 mmHg	Akutphase erst bei >220/120 mmHg! Urapidil, Nitroglycerin bei Hypotonie: Kolloide, Dopamin	Engmaschige RR-Kontrollen Nach Lyse **cave:** automatische Messung (Hämatome)
Blutzucker	Normoglykämie	Normalperson: <150 mg/dl Diabetiker: <200 mg/dl >60–80 mg/dl	Altinsulin bei Hypoglykämie: Glukose	Engmaschige BZ-Kontrolle (Gluco-Stix)
Volumen	Rehydratation	Exsikkose beseitigen	Kristalloide i.v./ enterale Flüssigkeit	Klinik ZVD
Temperatur	Normo-/ Hypothermie	Kerntemperatur <37 °C	Physikalische Maßnahmen, Antibiotika	Engmaschige Temperaturkontrolle
Komplikationen	Thrombosen Pneumonie Kontrakturen	Vermeidung	Krankengymnastik, Pflegekonzept! med. Prophylaxe	Im Verlauf sorgfältige klinische Untersuchung

ßend erfolgt eine orale Antikoagulation mit Marcumar (Zielwert der INR: 2,5–3,0) für die Dauer von 6 Monaten. Eine Alternative zur PTT-wirksamen Heparinisierung besteht in der Gabe von niedermolekularen Heparinoiden, wobei eine körpergewichtsadaptierte Dosis eingesetzt wird.

Eine Thrombolyse fulminanter Lungenembolien ist in den meisten Fällen wegen des nur wenige Tage zurückliegenden Hirninfarkts kontraindiziert. Die Anlage eines V.-cava-Okklusionsschirmes kann in den Einzelfällen erwogen werden, in denen eine Antikoagulation mit Heparin kontraindiziert ist.

9 Karotisdesobliteration/Angioplastie

Die Karotisdesobliteration spielt in der Akutversorgung des Hirninfarkts kaum eine Rolle. Allenfalls in den seltenen Fällen einer progredienten, hämodynamisch bedingten Ischämie, eines akuten Verschlusses bei einem stationären Patienten oder dem Nachweis eines frei flottierenden Thrombus in der A. carotis interna. Ähnliches gilt für die Angioplastie ggf. mit Anlage eines Stent, die eine mögliche therapeutische Option insbesondere bei Subclavia- und Vertebralisstenosen, jedoch auch bei intrakraniellen Karotisstenosen oder Mediastenosen darstellt. Dieses Verfahren sollte z. Z. ausschließlich im Rahmen entprechend kontrollierter Studien durchgeführt werden (Bettmann 1998).

Literatur

Adams HP, Bendixen BH, Kappelle LJ et al. (1993) Classification of subtype of acute ischemic stroke. Stroke 24:35–41

Adams HP, Brott TG, Furlan AJ et al. (1996) Guidelines for thrombolytic therapy for acute stroke: A supplement to the guidelines for the management of patients with acute ischemic stroke. A statement for healthcare professionals from a special writing group of the Stroke Council, American Heart Association. Circulation 94:1167–1174

Aichner FT, Fazekas F, Brainin M, Pölz W, Mamoli B, Zeiler K (1998) Hypervolemic hemodilution in acute ischemic stroke. Stroke 29:743–49

Baron JC, Kummer R von, Zoppo GJ del (1995) Treatment of acute stroke. Challenging the concept of a rigid and universal time window. Stroke 26:2219–221

Barsan WG, Brott TG, Broderick JP et al. (1994) Urgent therapy for acute stroke. Effects of a stroke trial on untreated patients. Stroke 25:2132–2137

Bassetti C, Bogousslavsky J (1996) Klinische Symptome und Syndrome des Hirnschlags. Therapeutische Umschau 53:519–527

Becker K, Purcell L, Hacke W, Hanley D (1996) Vertebrobasilar thrombosis: diagnosis, management, and the use of intra-arterial thrombolytics. Crit Care Med 24:1729–1742

Berlit P (1997) Klassifikation zerebraler Ischämien. Nervenheilkunde 16:468–471

Bettmann MA, Katzen BT, Whisnant J et al. (1998) Carotid stenting and angioplasty. Stroke 29:336–338

Bozzao L, Fantozzi LM, Bastianello S et al. (1989) Early collateral blood supply and late parenchymal brain damage in patients with middle cerebral artery occlusion. Stroke 20:735–740

Brandt T, Kummer R von, Müller-Küppers M, Hacke W (1996) Thrombolytic therapy of acute basilar artery occlusion. Stroke 27:875–881

Broderick J, Brott T, Haley EC et al. (1993) Blood pressure during the first minutes of focal brain ischemia. Ann Emerg Med 22:1438–1443

Brown RD, Whisnant JP, Sicks JRD et al. (1996) Stroke incidence, prevalence and survival. Secular trends in Rochester, Minnesota, through 1989. Stroke 27:373–380
Busse O (1997) Intensivstation - Stroke Unit - Rehabilitationsklinik. Nervenheilkunde 16: 488–494
CAST Collaborative Group (1997) CAST: randomized placebo-controlled trial of early aspirin use in 20000 patients with acute ischemic stroke. Lancet 349:1641–1649
Clifton GL, Allen S, Barrodale P et al. (1993) A Phase II study of moderate hypothermia in severe brain injury. J Neurotrauma 10:263–271
Daffertshofer M, Ries S, Schminke U, Hennerici M (1996) High-intensity transient signals in patients with cerebral ischemia. Stroke 27:1844–1849
Donnan GA, Davis SM, Chambers BR et al. (1995) Trials of streptokinase in severe acute ischemic stroke. Lancet 345:578–579
Dornan WA, Stroink AR, Pegg EE, Kattner AA, Gupta K (1998) Community stroke awareness program increases public knowledge of stroke. Stroke 29:288
Ginsberg MD, Busto R (1998) Combating hyperthermia in acute stroke. Stroke 29:529–534
Ginsberg MD, Sternau LL Globus MYT, Dietrich WD, Busto R (1992) Therapeutic modulation of brain temperature: Relevance to ischemic brain injury. Cerebrovasc Brain Metab Rev/Vol 4:189–225
Grond M, Kummer R von, Sobesky J et al. (1997a) Early computed-tomography abnormalities in acute stroke. Lancet 350:1595–1596
Grond M, Rudolf J, Neveling M et al. (1997b) Risk of immediate heparine after rt-PA therapy in acute ischemic stroke. Cerebrovasc Dis 7:318–323
Grond M, Rudolf J, Schmülling S et al. (1998b) Early intravenous thrombolysis with recombinant tissue-type plasminogen activator in vertebrobasilar ischemic stroke. Arch Neurol 55:466–469
Grond M, Stenzel Ch, Schmülling S et al. (1998a) Early intravenous thrombolysis in a community-based approach. Stroke - in press
Hacke W (1997) Intensive care in acute stroke. Cerebrovasc Dis 7 [Suppl 3]:18–23
Hacke W, for the European Ad Hoc Consensus Group (1996) European strategies for early intervention in stroke. Cerebrovasc Dis 6:315–324
Hacke W, for the European Ad Hoc Consensus Group (1998) Neuroprotection as initial therapy in acute stroke. Cerebrovasc Dis 8:59–72
Hacke W, Kaste M, Fieschi C et al., for the ECASS Study Group (1995) Intravenous thrombolysis with recombinant tissue plasminogen activator for acute hemispheric stroke. JAMA 274:1017–1025
Hacke W, Schwab S, Horn M et al. (1996) Malignant middle cerebral artery territory infarction. Arch Neurol 53:309–315
Hacke W, Zeumer H, Ferbert A et al. (1988) Intra-arterial thrombolytic therapy improves outcome in ptients with acute vertebrobasilar occlusive disease. Stroke 19:1216–1222
Hamann GF (1997) Der akute Hirninfarkt: Pathophysiologie und moderne Therapiekonzepte. Radiologe 37:843–852
Heiss WD, Graf R (1997) Therapeutic window in ischaemic stroke. Experimental concepts, neuroimaging studies and implications for pharmacological treatment. CNS Drugs 8:474–491
Horner S, Ni XS, Weihs W et al. (1997) Simultaneous bilateral contrast transcranial doppler monitoring in patients with intracardiac and intrapulmonary shunts. J Neurol Sci 150: 49–57
Hunter GJ, Hamberg LM, Ponzo JA et al. (1998) Assessment of cerebral perfusion and arterial anatomy in hyperacute stroke with three-dimensional functional CT: early clinical results. Am J Neuroradiol 19:29–37
International Stroke Trial Collaborative Group (1997) The International Stroke Trial (IST): a randomized trial of aspirin, subcutaneous heparin, both, or neither among 19435 patients with acute ischemic stroke. Lancet 349:1569–1581
Jorgensen HS, Nakayama H, Raaschou HO et al. (1995) The effect of a stroke unit: Reduction in mortality, discharge rate to nursing home, length of hospital stay, and cost. Stroke 26:1178–1182
Kay R, Wong KS, Yu YL (1995) Low-molecular-weight heparin for the treatment of acute ischemic stroke. N Engl J Med 333:1588–1593
Kummer R von, Allen KL, Holle R et al. (1997) Acute stroke: Usefulness of early CT findings before thrombolytic therapy. Radiology 205:327–333
Kummer R von, Meyding-Lamadé U, Forsting M et al. (1994) Sensitivity and prognostic value of early CT in occlusion of the middle cerebral artery trunk. Am J Neuroradiol 15:9–15

Lisk DR, Grotta JC, Lamki LM et al. (1993) Should hypertension be treated after acute stroke? Arch Neurol 50:855–862
Lutsep HL, Albers GW, DeCrespigny A et al. (1997) Clinical utility of diffusion-weighted magnetic resonance imaging in the assessment of ischemic stroke. Ann Neurol 41:574–580
Marion DW, Obrist WD, Carlier PM et al. (1993) The use of moderate therapeutic hypothermia for patients with severe head injuries: a preliminary report. J Neurosurg 79:354–362
Marion DW, Penrod LE, Kelsey SF et al. (1997) Treatment of traumatic brain injury with moderate hypothermia. N Engl J Med 336:540–546
Mori E (1991) Fibrinolytic recanalization therapy in acute cerebrovascular thromboembolism. In: Hacke W, Zoppo GJ del, Hirschberg M (eds) Thrombolytic therapy in acute ischemic stroke. Springer, Berlin Heidelberg New York Tokio, pp 137–146
Müffelmann B, Glahn J, Kunz St, Busse O (1995) Strategien zur frühen Aufnahme von Schlaganfallpatienten. Nervenarzt 66:111–115
Multicenter Acute Stroke Trial – Europe Study Group (1996) Thrombolytic therapy with streptokinase in acute ischemic stroke. N Engl J Med 335:145–150
Multicenter Acute Stroke Trial – Italy (MAST-I) Group (1995) Randomized controlled trail of streptokinase, aspirin, and combination of both in treatment of acute ischemic stroke. Lancet 346:1509–1514
National Institute of Neurological Disorders and Stroke r-tPA Stroke Study Group (1995) Tissue plasminogen activator for acute ischemic stroke. N Engl J Med 333:1581–1587
NINDS rt-PA Stroke Study Group (1997) Generalized efficacy of t-PA for acute stroke: subgroup analysis of the NINDS t-PA Stroke Trial. Stroke 28:2119–2125
Pulsinelli W (1992) Pathophysiology of acute ischemic stroke. Lancet 339:533–536
Reith J, Jorgensen HS, Pedersen PM et al. (1996) Body temperature in acute stroke: relation to stroke severity, infarct size, mortality, and outcome. Lancet 347:422–425
Ringelstein EB, Kommission „Stroke Units“ der Deutschen Gesellschaft für Neurologie (1998) Empfehlung für die Einrichtung von Schlaganfallspezialstationen („Stroke Units“). Nervenarzt 69:180–185
Schriger DL, Kalafut M, Starkman S, Krueger M, Saver JL (1998) Cranial computed tomography interpretation in acute stroke. JAMA 279:1293–1297
Schwab S, Aschoff A, Spranger M, Albert F, Hacke W (1996) The value of intracranial pressure monitoring in acute hemispheric stroke. Neurology 47:393–398
Schwab S, Schwarz S, Spranger M, Keller E, Bertram M, Hacke W (1998b) Moderate hypothermia in the treatment of patients with severe MCA infarction. Stroke – in press
Schwab S, Spranger M, Aschoff A, Steiner T, Hacke W (1997) Brain temperature monitoring and modulation in patients with severe MCA infarction. Neurology 48:762–767
Schwab S, Steiner T, Aschoff A et al. (1998a) Early hemicraniectomy in patients with complete middle cerebral artery infarction. Stroke – in press
Shiozaki T, Sugimoto H, Taneda M et al. (1993) Effect of mild hypothermia on uncontrollable intracranial hypertension after severe head injury. J Neurosurg 79:363–368
Steiner T, Mendoza G, DeGeorgia M et al. (1997) Prognosis of stroke patients requiring mechanical ventilation in a neurological critical care unit. Stroke 28:711–715
Sturzenegger M (1991) Ultrasound findings in spontaneous carotid artery dissection. The value of duplex sonography. Arch Neurol 41:1057–1063
Taylor TN, Davis PH, Torner JC et al. (1996) Lifetime cost of stroke in the United States. Stroke 27:1459–1466
Theron J, Courtheoux P, Casasco A et al. (1989) Local intrarterial fibrinolysis in the carotid territory. Am J Neuroradiol 10:753–765
TOAST Investigators (1998) Low-molecular-weight heparinoid Org 10172 (Danaparoid), and outcome after acute stroke. JAMA 279:1265–1272
Weir CJ, Murray GD, Dyker AG, Lees KR (1997) Is hyperglycaemia an independant predictor of poor outcome after stroke? Br Med J 314:1303–1306
Wildermuth S, Knauth M, Brandt T et al. (1998) Role of CT angiography in patient selection for thrombolytic therapy in acute hemispheric stroke. Stroke 29:935–938
Zeumer H, Freitag HJ, Zanella F, Arning C (1993) Local intra-arterial fibrinolytic therapy in patients with stroke: urokinase vs. recombinant tissue plasminogenactivator (rt-PA). Neuroradiaology 35:159–162
Zoppo GJ del, Ferbert A, Otis S et al. (1988) Local intra-arterial fibrinolytic therapy in acute carotid territory stroke. A pilot study. Stroke 19:307–313
Zoppo GJ del, Schmid-Schönbein GW, Mori E et al. (1991) Polymorphonuclear leucocytes occlude capillaries following middle cerebral artery occlusion and reperfusion in baboons. Stroke 22:1276–1283

Kapitel 17
Seltene Ursachen des ischämischen Hirninfarktes

G. Leonhardt, A. Breitbart

INHALT

In diesem Kapitel werden die Ursachen von ischämischen Hirninfarkten besprochen, die nicht auf eine lokale arteriosklerotische Thrombose, eine kardiale oder arterioarterielle Embolie oder eine Mikroangiopathie zurückzuführen sind. Hierbei handelt es sich um entzündliche oder nicht arteriosklerotisch-degenerative Gefäßveränderungen sowie um hämatologische, rheologische oder toxische Ursachen des Hirninfarkts.

1 Entzündliche Gefäßveränderungen

1.1 Einführung

Unter dem Begriff der entzündlich-rheumatischen Systemerkrankungen werden die rheumatoide Arthritis, die Spondylarthropathien, die Kollagenosen und die primär systemischen Vaskulitiden zusammengefaßt. Insbesondere bei den primär systemischen Vaskulitiden, aber auch bei den Kollagenosen, seltener bei der rheumatoiden Arthritis, kann es zu entzündlichen Gefäßveränderungen auch im zentralen Nervensystem kommen. Dabei unterscheidet man primär systemische Vaskulitiden (Riesenzellarteriitis, Wegener-Granulomatose, isolierte Vaskulitis des ZNS etc.) von sog. sekundären Vaskulitiden bei Kollagenosen (Lupus erythematodes, primäres Sjögren-Syndrom u.a.) und der rheumatoiden Arthritis. Sekundäre Vaskulitisformen werden aber auch bei Infektionserkrankungen (bakterielle Meningoenzephalitis, virale Enzephalitis, HIV, Lues), bei Tumoren (paraneoplastisch oder direkte Tumorinfiltration) oder bei Drogenintoxikation beobachtet (s. Übersicht 17-1: Entzündlich-rheumatische Systemerkrankungen).

1.2 Pathologie, Pathophysiologie, Klinik allgemein

Sowohl den primären als auch den sekundären Vaskulitiden liegt eine partielle oder komplette Infiltration der Gefäßwand mit Entzündungszellen zugrunde. Durch diese Zellinfiltration und/oder zusätzliche thrombembolische Gefäßwandveränderungen kommt es zu einer Verringerung des Gefäßdurchmessers oder zum kompletten Verschluß eines Gefäßes (Abb. 17-1) und veränderter Permeabilität der Gefäßwand, was zu einer nachfolgenden Ischämie oder Nekrose des durch das Gefäß versorgten Gewebes führt.

Übersicht 17-1. Entzündliche rheumatische Systemerkrankungen

Rheumatoide Arthritis	Spondylarthropathien
Kollagenosen	primäre systemische Vaskulitiden

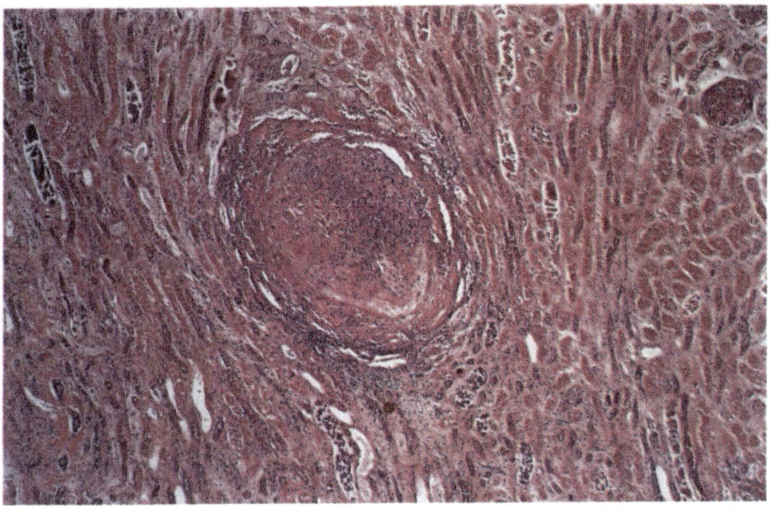

Abb. 17-1. Histologischer Schnitt: Niere bei Panarteriitis nodosa mit komplettem Gefäßverschluß

Entscheidend für die klinische Symptomatik ist, welche Gefäßregion (Organ bzw. Gefäßgröße) vaskulitisch verändert ist. Bei den primär systemischen Vaskulitiden können je nach Krankheitsentität kleine, mittlere oder große Arterien, aber auch Venen betroffen sein, bei den sekundären Vaskulitiden handelt es sich in der Regel um eine Kleingefäßvaskulitis (Moore 1995).

Bei den nichtlokalisierten Vaskulitiden zeigen die Patienten neben den organspezifischen Symptomen in der Regel Symptome einer schweren Allgemeinerkrankung (Krankheitsgefühl, Gewichtsverlust, Fieber, Nachtschweiß), im Labor Zeichen einer ausgeprägten humoralen Entzündung (BSG und CRP erhöht). Außerdem lassen sich häufig Autoantikörper, zirkulierende Immunkomplexe oder Kryoglobuline nachweisen, was für Diagnostik und Differentialdiagnostik von Bedeutung ist.

Neurologisch finden sich insbesondere Hirninfarkte, vielfach auch bei jungen Patienten, die sich nicht strikt an ein einzelnes Gefäßgebiet halten, Wesensveränderungen und Kopfschmerzen (Moore u. Calabrese 1994).

Diagnostisch ist die Magnetresonanztomographie der Computertomographie in der Darstellung der ischämischen Areale im Gehirn und seltener im Rückenmark überlegen. Angiographisch zeigen sich in der digitalen arteriellen Subtraktionsangiographie (DSA) typische Gefäßveränderungen mit Kaliberschwankungen, Gefäßabbrüchen und aneurysmatischen Erweiterungen; die venöse DSA oder die Magnetresonanzangiographie ist hierfür häufig nicht ausreichend (Hurst u. Grossmann 1994).

In der Regel sollte versucht werden, eine Vaskulitis histologisch zu sichern, z. B. durch eine Biopsie von Meningen und/oder Parenchym, aus einem klinisch oder radiologisch betroffenen Gebiet, ggf. durch ein leichter biopsierbares Organ bei entsprechender Systemerkrankung (M. Wegener: HNO-Trakt, Lunge;

Panarteriitis: Muskeln, Nerven etc.). Die unterschiedlichen Manifestationsorte dieser Systemerkrankungen machen immer eine interdisziplinäre Zusammenarbeit sowohl bei Diagnose als auch Therapie notwendig.

1.3 Primär systemische Vaskulitiden

Die Einteilung nach Krankheitsentitäten ist auch heute noch durch die historischen Krankheitsbeschreibungen bedingt, allerdings wird versucht, durch eine pathologisch-anatomische Klassifikation (Gefäßgröße, granulomatöse, nichtgranulomatöse) Entzündung die Krankheitsentitäten besser zu differenzieren (Übersicht 17-2). Im folgenden wird auf die wichtigsten Krankheitsbilder eingegangen werden.

Übersicht 17-2.

Betroffene Gefäße	*Aorta*	*Große Arterien*	*Mittelgroße Arterien*	*Kleine Arterien*	*Arteriolen Venolen*
Takayasu-Arteriitis	———				
Riesenzellarteriitis	———	———			
Polyartritis		———	———	———	
Churg-Strauss-Vaskulitis		———	———	———	
Primäre ZNS-Vaskulitis			———	———	
Wegner-Granulomatose			———	———	———
Mikroskopische Polyangiitis			———	———	———
Behçet-Syndrom			———	———	———
Kawasaki-Vaskulitis			———	———	———
Lymphomatoide Granulomatose			———	———	———
Sekundäre Vakulitis (z. B. bei Kollagenosen)				———	———
Leukozytoklastische Vaskulitis				———	———

1.3.1 Riesenzellarteriitis (Arteriitis temporalis und Takayashu-Arteriitis)

Die Riesenzellarteriitis ist eine Großgefäßvaskulitis mit entzündlichen Veränderungen der Aorta und ihrer großen Gefäßabgänge. Häufigste Lokalisation ist eine Vaskulitis der A. temporalis, daher auch Arteriitis temporalis oder kraniale Horton-Arteriitis (Abb. 17-2). Histologisch finden sich entzündliche und nekrotische Veränderungen in der Gefäßwand sowie Riesenzellen. Die Erkrankung tritt bei älteren Patienten (>60. Lebensjahr) auf, Frauen sind häufiger als Männer betroffen. Leitsymptome einer Arteriitis temporalis sind Schläfenkopfschmerz, Druckschmerzhaftigkeit der Schläfenarterie, Schmerzen beim Kauen (Claudicatio masticatorica) sowie Allgemeinsymptome mit Abgeschlagenheit, Fieber, Gewichtsverlust (Caselli u. Hunder 1994).

Im Labor findet sich häufig eine maximal beschleunigte Blutsenkungsgeschwindigkeit. 33–66% der Patienten mit einer Riesenzellarteriitis/Arteriitis temporalis haben außerdem Symptome einer Polymyalgia rheumatica mit stärksten Ruheschmerzen der Oberarm-, Schultergürtel- oder Beckengürtelmuskulatur. Bei einer Ischämie der A. centralis retinae kann es zu einer akuten Erblindung führen, die Arteriitis temporalis gilt daher als immunologischer Notfall. Durch den Befall anderer extra- oder intrakranieller Arterien kann es zu ischämischen Hirninfarkten unterschiedlicher Lokalisation kommen. Die Diagnose sollte möglichst durch eine Biopsie der A. temporalis superficialis histologisch gesichert werden.

Bei Verdacht auf eine Arteriitis temporalis ist jedoch eine sofortige Therapie mit Kortikosteroiden (1–1,5 mg/kg KG Prednisolonäquivalenz) unabhängig vom Ergebnis der Biopsie erforderlich. Die Biopsie kann noch ca. 1 Woche nach Beginn der Steroidmedikation erfolgen. Typischerweise spricht die Beschwerdesymptomatik rasch auf eine Kortikosteroidtherapie an, die bei der schweren Arteriitis zumindest über 2 Jahre, in der Regel lebenslang in niedriger Erhaltungsdosierung (<7,5 mg Prednisolon) fortgeführt werden sollte.

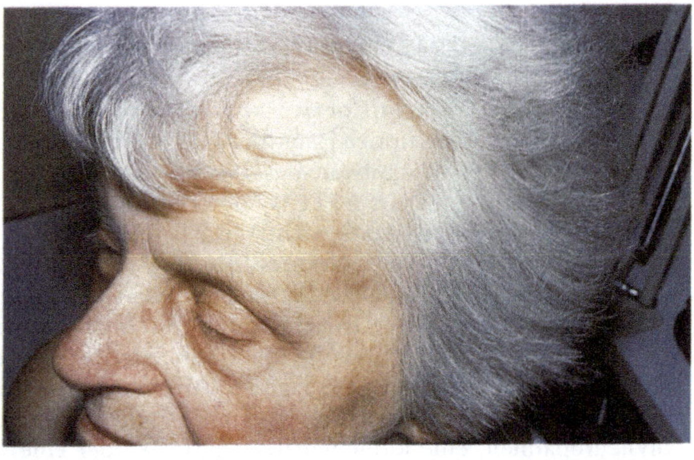

Abb. 17-2. Arteriitis temporalis

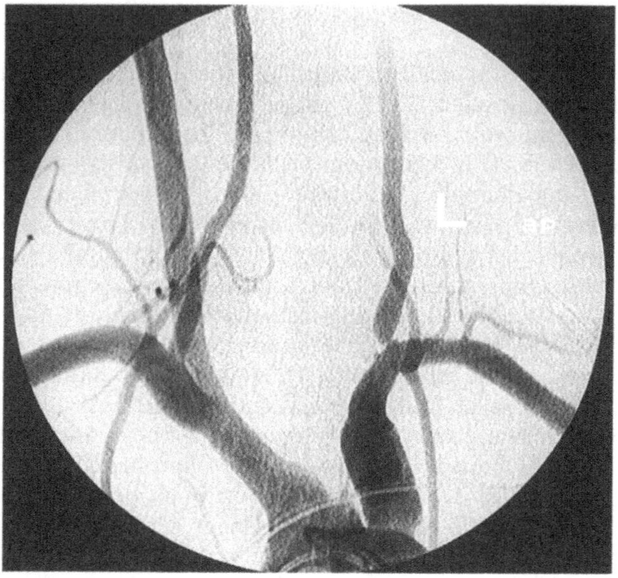

Abb. 17-3. Angiographie: Takayasu-Arteriitis

Die sehr seltene Takayashu-Arteriitis ist histologisch von der Riesenzellarteriitis des älteren Patienten bzw. der Arteriitis temporalis nicht zu unterscheiden. Sie betrifft jedoch nur junge Patienten, insbesondere Frauen. Neben ausgeprägter Allgemeinsymptomatik (B-Symptomatik) kommt es hier zu entzündlichen Stenosen der supraaortalen Gefäße, z. B. der A. subclavia, aber auch der Koronararterien und der Vasovasoren des Aortenbogens (Abb. 17-3). Bei beiden Formen der Riesenzellarteriitis sind mannigfaltigste Gefäßmanifestationen im zentralen, aber auch peripheren Nervensystem beschrieben.

1.3.2 Panarteriitis nodosa und mikroskopische Poliangiitis

Bei diesen beiden Vaskulitisformen kommt es zu einem Befall der mittelgroßen und kleinen Arterien der Haut, der Nieren, des peripheren und zentralen Nervensystems, der Muskulatur, des Darms und - bei der mikroskopischen Poliangiitis - auch der Lunge. Leitsymptome sind konstitutionelle Beschwerden (Fieber, Nachtschweiß, Gewichtsverlust), Hautveränderungen wie Livedo reticularis, Purpura, Hautinfarkte (Abb. 17-4), Muskelschmerzen, Gelenkschmerzen und Gelenkentzündungen, eine Nierenbeteiligung (Glomerulonephritis, Vaskulitis) oder Darmbeteiligung mit Infarkt sowie Herzbeteiligung mit Koronarangiitis. Im Labor findet sich in der Regel eine ausgeprägte Entzündungskonstellation mit Leukozytose, Thrombozytose und Anämie. Bei bis zu 20% der Patienten kommt es zu ischämischen Hirninfarkten, aber auch Polyneuropathien, eine Mononeuritis multiplex oder eine Polyneuritis multiplex sowie Epilepsien sind möglich.

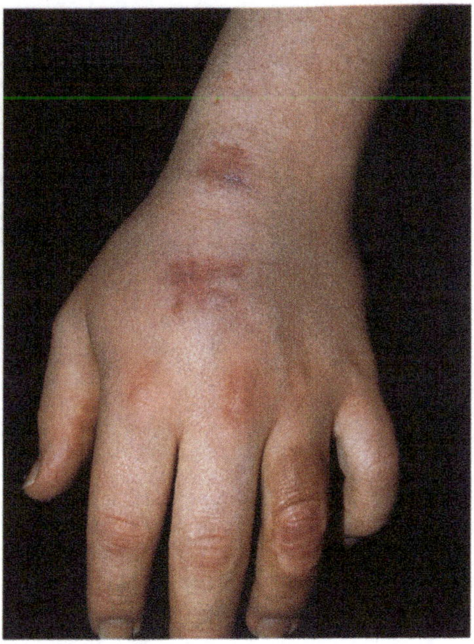

Abb. 17-4. Kutane Vaskulitis bei Panarteriitis nodosa

Diagnostisch richtungsweisend ist eine Angiographie des betroffenen Gefäßstromnetzes wie der Bauch- und Nierenarterien (Abb. 17-5) oder eine tiefe Muskelnervenbiopsie. Bei der Panarteriitis wird häufig eine Hepatitis-B-Infektion nachgewiesen, bei bis zu 50% der Patienten läßt sich ein p-ANCA antizytoplasmatischer Antikörper nachweisen. Aneurysmatische Veränderungen finden sich nur bei Panarteriitis nodosa. Therapeutisch werden Kortikosteroide und Cyclophosphamid eingesetzt. Ungefähr 90% der Patienten kommen in eine langfristige Remission.

1.3.3 Churg-Strauss-Syndrom

Bei dieser auch als allergische Granulomatose oder Angitis bezeichneten Erkrankung kommt es zu einer Vaskulitis der kleinen bis mittelgroßen Gefäße, insbesondere der Pulmonalarterien, zu extravaskulären Granulomen und Eosinophilie. Klinisch richtungsweisend neben konstitutionellen Symptomen sind rezidivierende pulmonale Infiltrate (Abb. 17-6) und eine Mononeuritis multiplex durch eine Infiltration mit Eosinophilen und eine nekrotisierende Vaskulitis (Sehgal et al. 1995).

Im Zentralnervensystem wurden eine Myelitis transversa und sehr selten Hirninfarkte beschrieben.

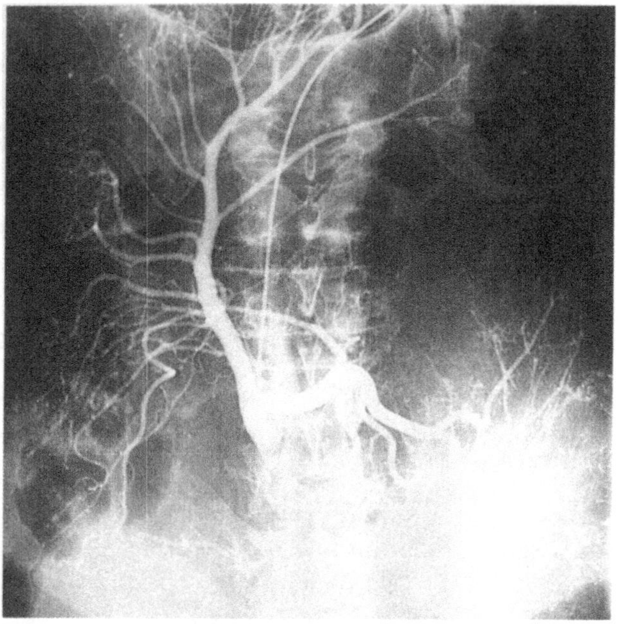

Abb. 17-5. Angiographie: Bauchgefäße mit multiplen Aneurysmen bei Panarteriitis nodosa

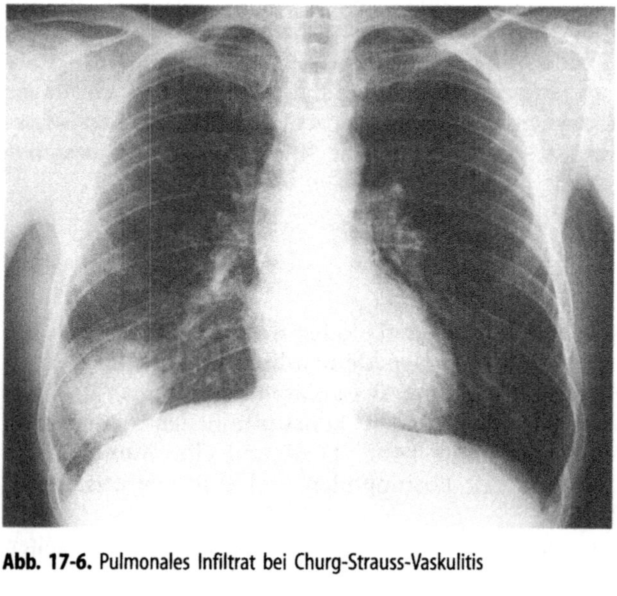

Abb. 17-6. Pulmonales Infiltrat bei Churg-Strauss-Vaskulitis

1.3.4 M. Wegener

Die Wegener-Granulomatose ist eine Vaskulitis mittlerer bis kleiner Gefäße mit typischem Befall des Hals-Nasen-Ohren-Traktes und der Augen (Abb. 17-7), im Verlauf dann der Lungen und Nieren. Histologisch richtungsweisend ist eine nekrotisierende Vaskulitis mit Granulombildung im oberen und unteren Atmungstrakt (Abb. 17-8) sowie eine Glomerulonephritis. Neben ischämischem Hirninfarkt werden auf neurologischem Fachgebiet insbesondere Mononeuritiden und Hirnblutungen beobachtet (Nishino et al. 1995).

Im Generalisationsstadium lassen sich bei mehr als 80% der Patienten sog. antizytoplasmatische Antikörper mit klassischem Fluoreszenzmuster nachweisen (cANCA). Die diagnostische Sicherung erfolgt durch eine Biopsie der Nase und Nasennebenhöhlen, der Lunge oder der Nieren. Die generalisierte Form der Wegener-Granulomatose war ohne Therapie letal, die Überlebenswahrscheinlichkeit durch eine alleinige Kortikosteroidtherapie (1–1,5 mg Prednisolon) lag bei einem Jahr. Erst durch eine Medikation mit Cyclophosphamid (Fauci-Schema) konnten Langzeitremissionen erzielt werden.

1.3.5 M. Behçet

Bei diesem auch als mukookulokutanes Syndrom beschriebenen Krankheitsbild kommt es zu einer systemischen Vaskulitis mit Befall der Arterien und Venen aller Größen. Leitsymptome sind rezidivierende orale oder genitale Aphthen (Abb. 17-9) sowie eine Augenbeteiligung (Uveitis; Farah et al. 1998).

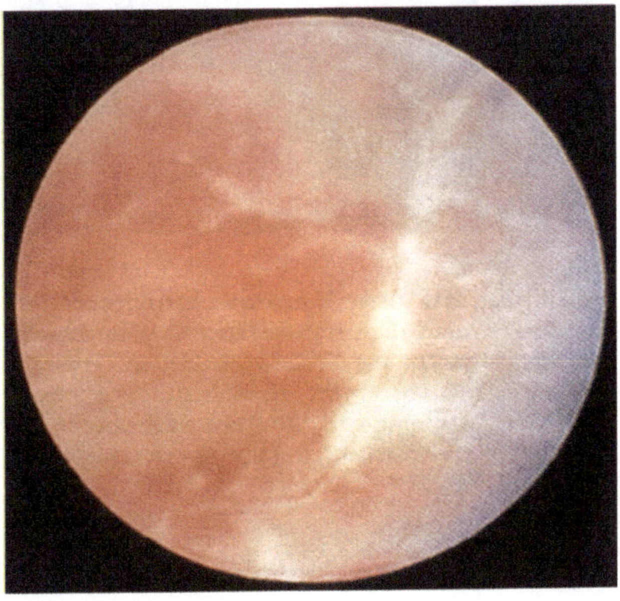

Abb. 17-7. Retinale Vaskulitis bei M. Wegener

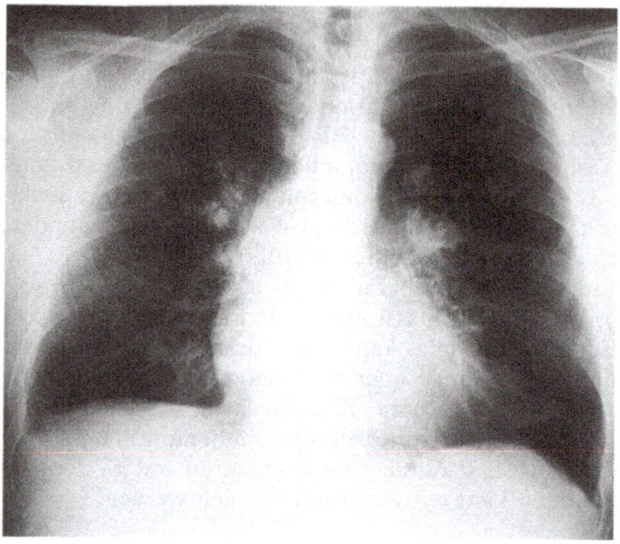

Abb. 17-8. Thoraxröntgen: M. Wegener mit multiplen vaskulitischen und granulomatösen Lungenveränderungen

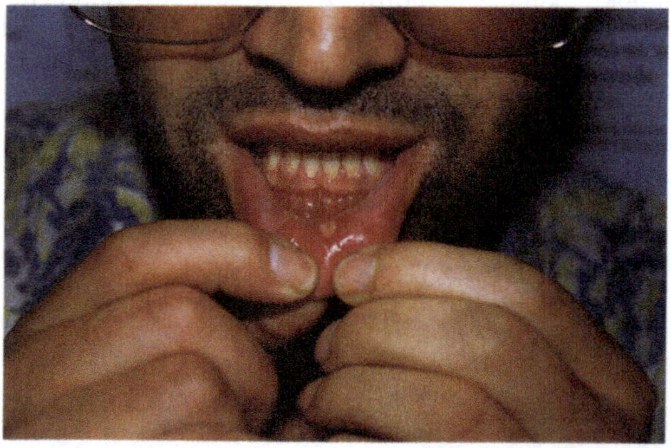

Abb. 17-9. Aphthen bei M. Behçet

Auffällig ist, daß diese Krankheit überwiegend bei Personen aus Asien, Japan, Türkei, und dem Iran vorkommt. Die schwere Uveitis kann bei bis zu 10% der Patienten zur Erblindung führen. Typische neurologische Manifestationen werden bei mehr als 5% der Patienten beobachtet (Hirninfarkte, aseptische Meningitiden, Sinusvenenthrombose, Vaskulitis großer Gefäße). Die Therapie erfolgt mit Immunsuppressiva (MTX, Cyklophosphamid, Azathioprin).

1.3.6 Isolierte Vaskulitis des Zentralnervensystems

Diese seltene Form einer primären Vaskulitis ist auf das ZNS beschränkt und verläuft subakut bis chronisch. Es finden sich keine Entzündungszeichen im Blut, und der Liquor ist nur bei 50% der Patienten durch eine lymphomonozytäre Pleozytose, eine Proteinerhöhung oder eine Veränderung der Immunglobuline auffällig. Neben ischämischen Hirninfarkten finden sich Kopfschmerzen, Merkfähigkeits- und Gedächtnisstörungen sowie affektive Veränderungen. In der MRT finden sich herdförmige Läsionen in Kortex und Marklager, in der Angiographie lassen sich meist die typischen multilokulären Kaliberschwankungen der kleinen Gefäße mit Einengungen, Erweiterungen und Gefäßabbrüchen nachweisen. Allerdings kommen auch Fälle mit unauffälliger Bildgebung vor, die nur bioptisch diagnostiziert werden können. Therapeutisch werden Kortikosteroide und Cyclophosphamid gegeben. Die Behandlung muß über mindestens ein Jahr fortgeführt werden.

1.4 Sekundäre Vaskulitiden

1.4.1 Kleingefäßvaskulitis beim systemischem Lupus erythematodes

Der Lupus erythematodes ist eine Multiorganerkrankung unbekannter Ätiologie mit variablen klinischen Manifestationen und unterschiedlichem Verlauf und Prognose. Autoantikörperbildung mit sekundärem zytotoxischen Zellschaden, Immunkomplexbildung sind für die Pathogenese verantwortlich. Je nach Befall unterschiedlicher Organsysteme kann es zu Manifestationen an unterschiedlichen Organen kommen: Gelenksystem, Haut (Abb. 17-10), Niere, Herz, Gastrointestinaltrakt.

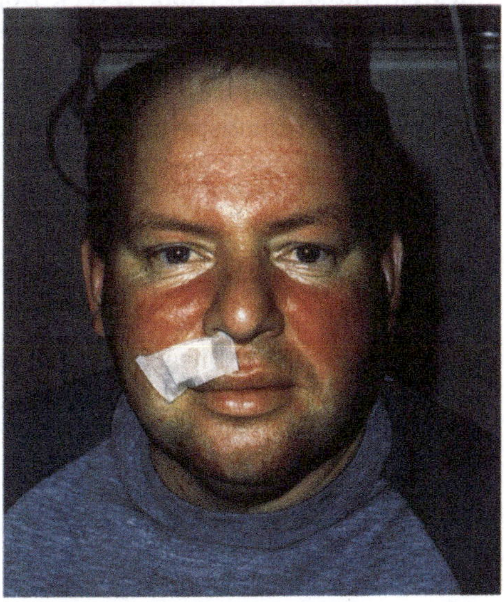

Abb. 17-10. Gesichtserythem bei systemischem Lupus erythematodes

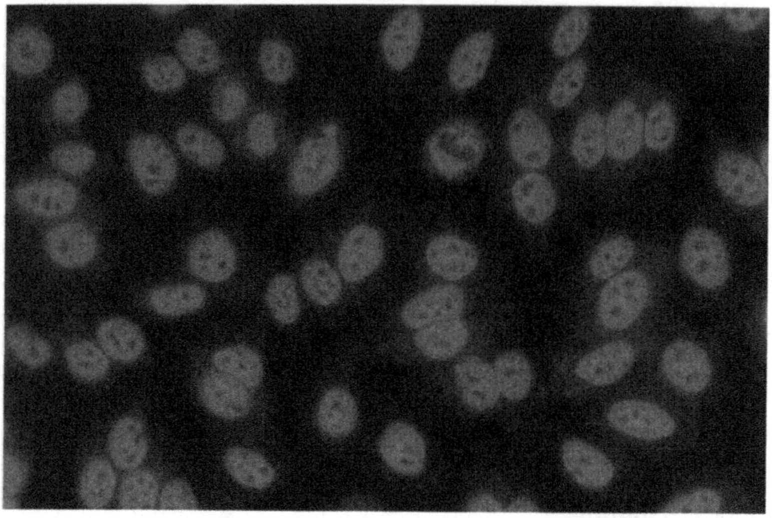

Abb. 17-11. Antinukleäre Antikörper: positive Immunfluoreszenz an HEP-2-Zellen

Auf neurologischem Gebiet findet man ischämische Insulte, Meningoenzephalitiden, Krampfanfälle und Psychosen (Sibley et al. 1992). Die Kleingefäßvaskulitis im eigentlichen Sinne wird im ZNS nur selten nachgewiesen. Differentialdiagnostisch sind dann allerdings auch eine Embolie aufgrund einer Liebmann-Sachs-Endokarditis im Rahmen des SLE oder ein sekundäres Antiphospholipidsyndrom (s. unten) als Ursache von Hirninfarkten bei Lupuspatienten zu bedenken.

Serologisch richtungweisend beim Lupus sind der Nachweis von antinukleären Antikörpern (Abb. 17-11), Doppelstrang-DNA-Antikörpern sowie antineuronalen Antikörpern im Serum und Liquor bei ZNS-Befall. Im Gegensatz zu primären Vaskulitiden, wo sich in der Regel eine Leuko- und Thrombozytose nachweisen läßt, findet sich beim Lupus typischerweise häufig eine Leuko- oder Thrombopenie. Je nach Schwere der Erkrankung sind zur Therapie Kortikosteroide, aber auch Immunsuppresiva (Cyclophosphamid, Azathioprin u. a.) und evtl. die Plasmapherese erforderlich (Bootsma 1995).

1.4.2 Andere

Auch bei anderen Kollagenosen (Übersicht 17-3), wie Sklerodermie, primärem Sjögren-Syndrom, ist die Beteiligung des ZNS, auch in Form von Kleingefäßvaskulitiden, möglich; dies gilt selten auch für die rheumatoide Arthritis.

Übersicht 17-3. Kollagenosen

Systemischer Lupus erythematodes	Sklerodermie
Overlapsyndrome	Sharp-Syndrom (MCTD)
Primäres Sjörgen-Syndrom	Polymyositis, Dermatomyositis

2 Gerinnungssystem

2.1 Antiphospholipid-Antikörper-Syndrom

Antiphospholipidantikörper sind Immunglobuline der G-, M-, und A-Klasse. Sie haben ihren Namen von ihrer Fähigkeit, mit Phospholipidbestandteilen von Zellmembranen zu reagieren. Sie wurden zuerst bei Patienten mit Lues und systematischem Lupus erythematodes entdeckt, heute ist auch eine primäres Antiphospholipid-Antikörper-Syndrom (pAPL-AK) bekannt (Asherson et al. 1989).

Antiphospholipidantikörper (Anticardiolipinantikörper, Lupusantikoagulans) sind ein Risikofaktor für Schlaganfälle [Antiphospholipid Antibodies in Stroke Study Group (APASS) 1993]. Bei Patienten mit Anticardiolipinantikörpern ist die Rate ca. 2,3mal so hoch wie in der Bevölkerung. Die jährliche Rezidivrate liegt zwischen 7 und 18%. Es kommen sowohl kortikale als auch subkortikale Hirninfarkte, bevorzugt in den Stammganglien, mit motorischen, sensiblen und kortikalen Ausfällen vor. Es handelt sich dabei sowohl um thrombotische Verschlüsse der penetrierenden Arterien als auch um Embolien ausgehend von veränderten Herzklappen. Vor allem die Mitralklappe, seltener die Aortenklappe sind von ausgeprägten Auflagerungen aus Granulozyten, Fibrin und Granulationsgewebe beeinträchtigt.

Neben der zerebralen und kardialen Symptomatik gehören venöse Thrombosen, Aborte und Fehlgeburten, Thrombozytopenien, Migräne, Chorea und Livedo reticularis bei ca. 40% der Patienten mit Antiphospholipidantikörpern zum Vollbild eines primären Antiphospholipid-Antikörper-Syndrom (pAPL-AK). Es gibt daher eine relativ große Überlappung mit dem Sneddon-Syndrom.

Zur Therapie des pAPL-AK gibt es bisher keine randomisierte Untersuchung. Immunsuppressiva haben keine Wirkung auf die Rezidivrate von Schlaganfällen. Plasmapherese konnte die Antikörper nur jeweils für kurze Zeit reduzieren. In einer Studie, in der Acetylsalicylsäure (ASS) und verschiedene Dosierungen von Marcumar gegen Placebo verglichen wurden, hatte die Antikoagulation mit einem INR >2,6 einen signifikanten protektiven Effekt.

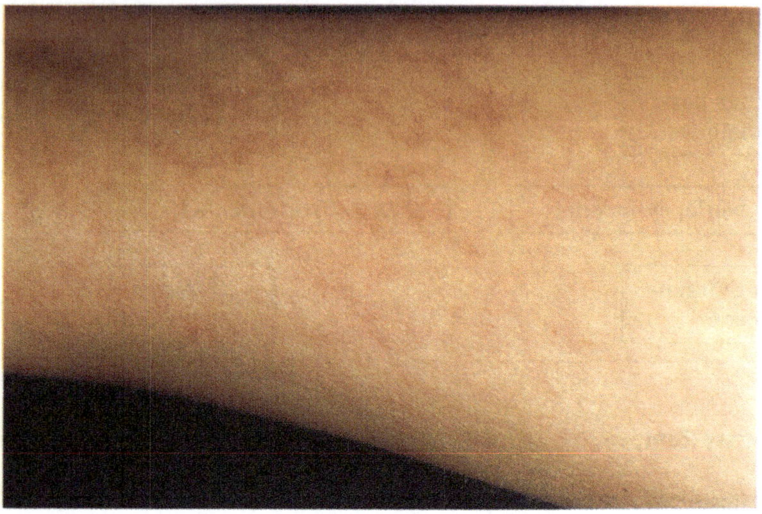

Abb. 17-12. Livedo reticularis bei Antiphospholipidsyndrom

ASS und niedrigere Stufen der Antikoagulation waren nicht wirksam (Rosove u. Brewer 1992; Abb. 17.12).

2.2 Sneddon-Syndrom

Bei dem 1965 erstmals beschriebenen Syndrom handelt es sich um eine nichtentzündliche, nichtarteriosklerotische arterielle Verschlußkrankheit, die sich v.a. in der Haut, dem Gehirn und dem Herzen manifestiert (Sneddon 1965). Charakteristisch ist die Livedo racemosa (reticularis) eine bläulich-livide, netzartige, nicht wegdrückbare Zeichnung an den Gliedmaßen und am Rumpf. Pathologisch liegen multiple thrombotische Gefäßverschlüsse kleinerer Arterien zugrunde. Am Gehirn manifestiert sich die Krankheit v.a. als kleinere ischämische Hirninfarkte. Die Ausfälle bilden sich meist gut zurück.

Bei einem Teil der Patienten zeigt sich eine dementielle Entwicklung. Kardiovaskulär finden sich bei mehr als 50% der Patienten Herzklappenveränderungen und eine Hypertonie. Ungefähr 40% der Patienten haben positive Antiphospholipidantikörper.

Die Erkrankung tritt häufig um das 40. Lebensjahr auf. Frauen sind häufiger als Männer betroffen, häufig finden sich Fehlgeburten in der Anamnese. Die Prognose wird durch die Schwere der meist multiplen Hirninfarkte und den intellektuellen Befall bestimmt (Weissenborn 1996). Die Koinzidenz mit den Antiphospholipidantikörpern hat keinen wesentlichen Einfluß auf die Klinik und den Verlauf.

Therapeutisch werden die Antikoagulation mit Marcumar oder die Gabe von Thrombozytenfunktionshemmern empfohlen. Kontrollierte Untersuchungen gibt es dazu nicht. Immunsuppressiva haben keinen Einfluß auf die Insultrezidivrate.

3 Nichtarteriosklerotische Gefäßveränderungen

3.1 Dissektionen

Dissektionen betreffen am häufigsten die extrakranielle A. carotis interna, seltener die supraklinoidale A. carotis interna, den Hauptstamm der A. cerebri media oder die extrakranielle A. vertebralis. Dissektionen entstehen durch Einriß der inneren Gefäßwand, das Blut breitet sich innerhalb der Media aus, bildet ein zweites, „falsches“ Lumen und kann durch einen weiteren Einriß der Intima wieder Anschluß an das eigentliche Gefäßlumen finden oder durch Aussackung der Adventitia zu einer Aussackung („Pouch“) der äußeren Gefäßwand, im Extremfall zu einem Aneurysma spurium, führen.

Neben eindeutig traumatischen Fällen (Schlag, Stoß, Hieb), sind Bagatelltraumata (abrupte Kopfwendungen, Reklination des Kopfes, chiropraktische Manöver) und spontane Fälle bekannt. Die Inzidenz der spontanen Dissektionen soll 2,6:100.000 betragen, wobei die Grenze zu den Bagatelltraumata fließend und die Dunkelziffer hoch ist (Leys et al. 1997). Es sind familiäre Häufungen von rezidivierenden Fällen bekannt.

Häufig tritt initial ein lokaler Schmerz am Hals oder im Nacken auf. Im Karotisstromgebiet kann es zu einem ipsilateralen Horner-Syndrom kommen. Die wichtigsten Komplikationen sind Hirninfarkte, sowohl embolischer (Territorialinfarkte durch Thrombusbildung im komprimierten Lumen) als auch hämodynamischer Genese (Endstrominfarkte). Bei intrakraniellen Dissektionen kann es auch zu Massenblutungen kommen. Größere Aneurysmata können zu Hirnnervenparesen, v.a. des XII., seltener der IX.–XI. Hirnnerven führen. Die CW-Dopplersonographie kann Hinweise auf eine Dissektion geben, wenn Strömungsbehinderungen distal des Internaabganges oder intrakraniell bzw. an der A. vertebralis bei jüngeren Patienten ohne Risikofaktoren für Arteriosklerose gefunden werden.

Mit der Duplexsonographie kann die Lumeneinengung sichtbar gemacht und evtl. das falsche Lumen dargestellt werden. Diagnostischer „golden standard“ ist heute noch die Angiographie. Sie zeigt im typischen Fall die allmählich zulaufende Lumeneinengung, ggf. das falsche Lumen und evtl. die oben erwähnte Aussackung. Die Kernspintomographie kann die Einblutung in die Gefäßwand zeigen und auch in angiographienegativen Fällen die Diagnose sichern helfen. Die Prognose ist, wenn sich kein größerer Infarkt ereignet hat, gut. Bei erhaltenem Lumen kommt es meist zu einer vollständigen Rekanalisation, Verschlüsse bleiben meist bestehen.

Therapeutisch wird häufig mit Heparin antikoaguliert, um die Bildung oder das Wachstum eines Thrombus in der betroffenen Stelle zu unterbinden. Allerdings stützt sich dieses Vorgehen nur auf Kasuistiken, nicht auf eine kontrollierte Studie. Auch die Frage, ob und ggf. welche weitere medikamentöse Therapie erfolgen soll, ist nicht empirisch abgesichert. Die meisten Experten raten zu einer kürzeren Behandlung mit Marcumar, alternativ zu Thrombozytenfunktionshemmern, die nach bildmorphologischer Rückbildung wieder beendet werden kann.

3.2 Fibromuskuläre Dysplasien

Die fibromuskuläre Dysplasie (FMD) ist eine nichtarteriosklerotische Gefäßkrankheit und kommt v.a. bei jüngeren und mittelalten Frauen vor (Corrin 1981). In der Media der betroffenen Gefäße bilden sich einengende Bänder aus dysplastischem Bindegewebe und proliferierenden glatten Muskelzellen, die sich mit Aussackungen aufgrund einer Mediaverdünnung und Zerstörung der elastischen Membran abwechseln (Sandcock et al. 1983). Auch die Intima oder die Adventitia können durch hypertrophische Veränderungen betroffen sein. Diese Veränderungen geben den betroffenen Gefäßabschnitten das perlschnurartige Aussehen (engl. „string of beads").

Befallen wird v.a. die A. carotis interna distal der Bifurkation, seltener der Karotissyphon oder die intrakraniellen Gefäßabschnitte. Bei ca. 80% der Fälle treten die Veränderungen bilateral auf; bei ca. 20% sind die Vertebralarterien mitbetroffen. Intraaortal sind v.a. die Nierengefäße befallen. Bei Patienten mit FMD finden sich häufig Aneurysmata an den intrakraniellen Gefäßen.

Die FMD bleibt häufig asymptomatisch. Typische Komplikationen einer FMD sind eine TIA oder ein ischämischer Insult. Es wurden sowohl embolische als auch hämodynamische Infarktmuster beobachtet. Die Prognose ist gut, die Infarkte sind meist klein oder mittelgroß, Rezidive sind selten. Bei den Patienten mit intrakraniellen Aneurysmata kann es zu Subarachnoidalblutungen kommen.

Diagnostisch können die Gefäßveränderungen mit der Duplexsonographie erkannt werden. Die Kernspinangiographie ist nur bei Vorliegen von Stenosen positiv. Der diagnostische „golden standard" ist weiterhin die intraarterielle Angiographie.

Kontrollierte Untersuchungen zur Therapie der FMD gibt es nicht. Überwiegend wird der Einsatz von Thrombozytenfunktionshemmern empfohlen. Bei hochgradiger Lumeneinengung oder Bildung von Dissekaten kann in Einzelfällen die Antikoagulation mit Heparin und später mit Marcumar indiziert sein.

3.3 Moya-Moya-Syndrom

Beim Moya-Moya-Syndrom kommt es einerseits zu Stenosen oder Verschlüssen der intrakraniellen A. carotis. interna, der A. cerebri media, anterior oder posterior und andererseits zu einem Netzwerk von Gefäßkollateralen in diesem Bereich. Dieses Syndrom wird in der typischen bilateralen Form v.a. bei Asiaten gefunden (Suzuki 1986). Von dieser Form wird eine unilaterale Form unterschieden, die auch häufiger bei nichtasiatischen Ethnien vorkommt und keine Familienanamnese zeigt. Der Ausdruck Moya-Moya kommt aus dem Japanischen „... etwas, das wie Rauch in der Luft treibt ..." und bezieht sich auf das angiographische Bild der Kollateralen. Histopathologisch werden endotheliale Hyperplasien und Intimaverdickungen an den verschlossenen großen Gefäßen und Mikroaneurysmata, Fibrinablagerungen und verdünnte Gefäßwände der Kollateralen gefunden. Entzündliche Veränderungen fehlen. Auch in extrazerebralen Gefäßen, z. B. der Lunge, sind diese Veränderungen bei Moya-Moya-Patienten gefunden worden. Die Ätiologie ist nicht bekannt.

Die Krankheit hat eine bimodale Altersverteilung mit einem Häufigkeitsgipfel bis zum 15. Lebensjahr und einem zweiten zwischen dem 30. und 50. Lebensjahr. Bei den Kindern kommt es v. a. zu Paresen aufgrund von Ischämien, zu Kopfschmerzen, Krampfanfällen und einer intellektuellen Retardierung. Bei den Erwachsenen kommt es vorwiegend zu intrazerebralen Blutungen in die Stammganglien und das Marklager.

Therapeutisch werden indirekte und direkte Revaskularisationsmaßnahmen empfohlen. Bei erwachsenen Patienten wird der direkte Bypass der A. temporalis superficialis auf die A. cerebri media favorisiert (Houkin et al. 1996). Bei den Kindern werden die Enzephalo-duro-arterio-myo-Synangiosis und verwandte indirekte Verfahren bevorzugt (Mizoi et al. 1996). Dabei werden neben einer arteriellen Anastomose gutvaskularisierte Gewebe wie der M. temporalis, ein Omentum-majus-Präparat oder ein Stück freipräparierte Dura mater direkt auf die Hirnoberfläche aufgebracht und bilden ein großflächiges Kollateralnetz mit dem pialen Gefäßsystem. Randomisierte Studien zum Erfolg dieser invasiven Verfahren existieren nicht, kleinere Studien berichten von 70% symptomfreien oder deutlich gebesserten Patienten.

3.4 CADASIL-Syndrom (Cerebral Autosomal-Dominant Arteriopathy With Subcortical Infarcts and Leukoencephalopathy)

Diese Krankheit, deren klinisches Syndrom schon mehrere Jahrzehnte vorher beschrieben wurde, konnte 1993 dem Genlokus 19q12 zugeordnet werden (Tournier-Lasserve et al. 1993). Typisch ist die Trias aus Schlaganfällen, Kopfschmerzen und psychischen Veränderungen (Tournier-Lasserve et al. 1991).

Die Hirninfarkte treten fast ausschließlich subkortikal mit einer Symptomatik wie bei Lakunen auf (rein motorische Paresen, rein sensible Symptomatik, Hemiataxie, Gangstörungen). Der Hirnstamm und das Zerebellum sind selten betroffen, kortikale Ausfälle kommen kaum vor. Häufig leiden diese Patienten unter einer Migräne mit Aura (familiäre hemiplegische Migräne). Bei einigen Betroffenen kommt es zu Verhaltensauffälligkeiten und affektiven Störungen mit depressiver oder manischer Symptomatik.

Die Kernspintomographie hat eine hohe diagnostische Aussagekraft. Es finden sich hyperintense Läsionen in den Stammganglien und z. T. abgegrenzte, z. T. konfluierende Läsionen im periventrikulären Marklager als Zeichen einer Leukoenzephalopathie. Diese charakteristischen Veränderungen fanden sich auch bei klinisch nicht betroffenen Familienmitgliedern von CADASIL-Familien.

Histopathologisch zeigen v. a. die penetrierenden Marklagerarterien und die Stammganglienarterien Wandverdickungen, Einlagerungen von granulärem, eosinophilem Material sowie eine Aufsplitterung der Lamina elastica interna. Ähnliche Veränderungen wurden auch am N. suralis gefunden, der daher zur Diagnosesicherung herangezogen werden kann.

Bei CADASIL-Patienten fehlt das übliche Risikofaktorenprofil für ischämische Hirninfarkte. Sie haben kaum Zeichen für eine Arteriosklerose an den großen Gefäßen, dem Auge oder den Nieren. Eine spezielle Therapie ist nicht bekannt.

3.5 Kohlmeier-Degos-Syndrom (maligne atrophische Papulosis)

Charakteristisch für das Kohlmeier-Degos-Syndrom sind papulöse Hautveränderungen, die zentral abgeblaßt und von einem gerötetem Randsaum umgeben sind. Zugrunde liegt eine nichtentzündliche Arteriopathie mit ausgeprägter Intimaproliferation. Häufig sind gastrointestinale Beschwerden, wie Durchfälle, Appetitlosigkeit, Schmerzen bis hin zu Darmperforationen. Neurologischerseits kommt es zu ischämischen Hirninfarkten oder Blutungen mit Sensibilitätsstörungen, Paresen und einem intellektuellen Abbau (Dastur et al. 1981).

Eine Therapie ist nicht bekannt. Immunsuppressiva waren nicht erfolgreich. Vereinzelt wurde über Erfolge mit Thrombozytenfunktionshemmern (ASS, Dipyridamol, Ticlopidin) berichtet (Drucker 1990).

4 Sonstige

4.1 Schlaganfall und Drogen

Schlaganfälle treten bei Drogenkonsumenten gehäuft auf. Kokain, insbesondere in Form von „Crack", ist die in diesem Zusammenhang am häufigsten genannte Droge (Daras et al. 1991). Der ischämische Hirninfarkt tritt bei Kokainkonsumenten häufig bald nach der Einnahme auf. Pathogenetisch können eine Vasokonstriktion, Arrhythmien durch eine kardiale Beteiligung oder Vaskulitiden zugrunde liegen. Es kommen auch Subarachnoidalblutungen oder intrazerebrale Blutungen vor.

Bei Heroinkonsumenten wurde v. a. eine Aktivierung des Gerinnungssystems durch die Droge, Endokarditiden, und Fremdkörperembolisationen durch Verunreinigungen beobachtet. Die Latenz zum klinischen Ereignis ist hier größer. Besonders die Wiederaufnahme nach einer Abstinenzperiode scheint gefährlich zu sein (Jensen et al. 1991).

4.2 Migräne

Migräne prädisponiert zu Schlaganfällen. Dies konnte in größeren epidemiologischen Studien nicht nur für jüngere Personen, sondern auch für Personen im Alter von 40–80 Jahren (Buring et al. 1995) gezeigt werden. Diese Assoziation gilt auch für nichtmigränetypische schwere Kopfschmerzen (Merikangas et al. 1997). Der kausale Zusammenhang ist unbekannt, vermutlich kommt es durch die Vasokonstriktion zu einer Aktivierung des Gerinnungssystems. Migräneinduzierte Schlaganfälle sollen v.a. im hinteren Stromgebiet vorkommen.

Literatur

Antiphospholipid Antibodies in Stroke Study Group (APASS) (1993) Anticardiolipin antibodies are an independent risk factor for first ischemic stroke. Neurology 43:2069–2073

Bootsma H, Spronk P, Derksen R et al. (1995) Prevention of relapses in systemic lupus erythematosus involving the central nervous system. Lancet 345:1595–1599

Buring JE, Hebert P, Romero J et al. (1995) Migraine and subsequent risk of stroke in the Physicians' Health Study. Arch Neurol 52:129–134

Caselli RJ, Hunder GG (1994) Neurologic complicatons of giant cell (temporal) arteritis. Semin Neurol 14:349–353

Corrin L, Sandock B, Houser O (1981) Cerebral ischemic events in patients with carotid artery fibromuskular dysplasia. Arch Neurol 38:616–618

Daras M, Tuchman A, Marks S (1991) Central nervous system infarction due to cocain use. Stroke: 1320–1325

Drucker C (1990) Malignant atrophic papulosis: response to antiplatelet therapy. Dermatologica 180:90–92

Farah S, Al-Shubaili A, Montaser A et al. (1998) Behcet's syndrome: a report of 41 patients with emphasis on neurological manifestations. J Neurol Neurosurg Psychiatry 64:382–384

Houkin K, Kamiyama H, Abe H et al. (1996) Surgical therapy for adult moyamoya disease. Can surgical revascularization prevent the recurrence of intracerebral hemorrhage? Stroke 27:1342–1346

Hurst RW, Grossman RI (1994) Neuroradiology of central nervous system vasculitis. Semin Neurol 14:320–340

Jensen R, Olsen T, Winther B (1991) Severe non-occlusive ischemic stroke in young heroin addicts. Acta Neurol Scand 81:354–357

Leys D, Lucas C, Gobert M et al. (1997) Cervical artery dissections. Eur Neurol 37:3–12

Merikangas KR, Fenton BT, Cheng SH et al. (1997) Association between migraine and stroke in a large-scale epidemiological study of the United States. Arch Neurol 54:362–368

Mizoi K, Kayama T, Yoshimoto T, Nagamine Y (1996) Indirect revascularization for moyamoya disease: is there a beneficial effect for adult patients? Surg Neurol 45:541–548

Moore PM, Calabrese LH (1994) Neurologic manifestations of systemic vasculitides. Semin Neurol 14:300–306

Moore PM (1995) Neurological manifestation of vasculitis: update on immunopathologenic mechanisms and clinical features. Ann Neurol 37 [Suppl 1]:131–141

Nishino H, Rubino FA, de Remee RA et al. (1993) Neurological involvement in Wegener's granulomatosis: an analysis of 324 consecutive patients at the Mayo Clinic. Ann Neurol 33:4–9

Rosove M, Brewer P (1992) Antiphospholipid thrombosis: clinical course after the first thrombotic event in 70 patients. Ann of Internal Medicine 117:303–308

Sandock B (1983) Fibromuscular dysplasia of the internal carotid artery. In: H. Barnett (Hrsg) Neurologic clinics: vol 1. Cerebrovascular disease. Saunders, Philadelphia

Sehgal M, Swanson JW, DeRemee RA, Colby TV (1995) Neurologic manifestations of Churg-Strauss syndrome. Mayo Clin Proc 70:337–341

Sneddon I (1965) Cardiovascular lasons and livedo reticularis. Br J Dermatol 77:180–185

Suzuki J (1986) Moyamoya disease. Springer, Berlin Heidelberg New York Tokyo

Tournier-Lasserve E, Iba-Zizen M et al. (1991) Autosomal dominant syndrome with stroke-like episodes and leukoencephalopathy. Stroke 22:1297–1302

Tournier-Lasserve E, Joutel A, Melki J et al. (1993) Cerebral autosomal dominant arteriopathy with subcortical infarcts and leukoencephalopathy maps to chromosome 19q12. Nature Genetics 3:256–259

Weissenborn K, Ruckert N, Ehrenheim C et al. (1996) Neuropsychological deficits in patients with Sneddon's syndrome. J Neurol 243:357–363

Kapitel 18
Spontane intrazerebrale Blutungen

W. Deinsberger, S. Schwarz, A. Krone, D.-K. Böker

INHALT

1 Einleitung

Spontane intrazerebrale Blutungen (ICB) stellen mit einem Anteil von 10–15% die zweithäufigste Ursache aller Schlaganfälle dar. Die Inzidenz dieser Erkrankung beträgt ca. 12–15/100 000 Einwohner. Die Prognose ist trotz therapeutischer Fortschritte insgesamt schlecht. Etwa die Hälfte der Patienten stirbt an den Folgen der Blutung, meist innerhalb der ersten 30 Tage, in einzelnen Subgruppen versterben sogar bis zu 70%.

Das Wissen über Pathogenese, Pathophysiologie und Therapie dieser Erkrankung ist nach wie vor gering. Während bisher bereits mehr als 315 randomisierte Studien über „ischämische Insulte" und mehr als 78 randomisierte Studien über „Subarachnoidalblutungen" vorliegen, wurden bisher lediglich 4 randomisierte Studien über „spontane intrazerebrale Blutungen" mit insgesamt lediglich 353 Patienten durchgeführt. Aufgrund der geringen Zahl kontrollierter Studien beruht ein Großteil der Therapieempfehlungen auf theoretischen Überlegungen, Beobachtungen an kleinen Patientenkollektiven und den persönlichen Erfahrungen des behandelnden Arztes.

2 Ätiologie und Pathogenese

Unter dem Begriff „spontane intrazerebrale Blutung" versteht man die Einblutung ins Gehirnparenchym ohne vorangegangenes Trauma.

Grundsätzlich unterscheidet man die „primäre intrazerebrale Blutung", die im wesentlichen der „hypertensiven intrazerebralen Blutung" entspricht (70–90% aller primären spontanen ICB), von der „sekundären intrazerebralen Blutung", bei welcher es im Rahmen einer anderen Erkrankung zur Einblutung ins Hirnparenchym kommt. Diese beiden Entitäten müssen streng voneinander getrennt werden, da sich auch deren Behandlung wesentlich unterscheidet. Bei sekundären ICB richtet sich die Behandlung in erster Linie nach der Grundkrankheit. Auch diese Patienten können einen Hypertonus haben, der aber dabei nicht ursächlich für das Blutungsereignis ist. Die „spontane intrazerebrale Blutung" wird im allgemeinen Sprachgebrauch mit „primäre intrazerebrale Blutung" gleichgesetzt.

2.1 Primäre intrazerebrale Blutung (PIH)

Bis heute ist die exakte Ursache der spontanen intrazerebralen Blutung ungeklärt; es ist umstritten, ob intrazerebrale Hämatome durch Ruptur kleiner Aneurysmen oder durch das Zusammenfließen kleiner Sickerblutungen entstehen: Die Theorie der zerebralen Mikroaneurysmen wurde 1868 von Charcot und Bouchard begründet. Die mit freiem Auge an den lentikulostriären Gefäßen sichtbaren, ca. 0,2–1 mm großen miliaren Aneurysmen sollen durch Ruptur zu einer intrazerebralen Blutung führen.

Diese Theorie wurde später von Ross Russell wieder aufgegriffen. Die Mikroaneurysmen treten bevorzugt an kleinen Hirnarteriolen mit einem Gefäßdurchmesser unter 250 µm, vereinzelt auch in Arteriolen bis 500 µm, auf. Abgesehen von den Stammganglien kommen sie v. a. im subkortikalen Marklager und dem Pons, seltener auch in den Kleinhirnhemisphären vor. Ein häufiger pathologischer Befund, v. a. bei hypertensiven Patienten, ist die Degeneration der Gefäßwand mit Einlagerung fibrinoiden Materials (Lipohyalinose). Dies kann entweder durch fortschreitende Verdickung der Gefäßwand zum Verschluß führen, der dann zu einem lakunären Hirninfarkt führt, oder zur Ausbildung von Mikroaneurysmen, die durch Ruptur schließlich zur Blutung führen.

Prädilektionsstellen für diese degenerativen Gefäßprozesse sind Bereiche, an welchen kleine Arteriolen rechtwinklig aus großen Arterien entspringen und somit einem höheren intravasalen Druck standhalten müssen; dies sind in erster Linie die lentikulostriären und pontinen Gefäße. Auf diese Weise läßt sich das Verteilungsmuster der spontanen intrazerebralen Blutungen erklären.

Demgegenüber vertrat Fisher die sog. „Dominotheorie", in der er die Entstehung der intrazerebralen Blutungen auf das an einer Stelle beginnende serienweise Abreißen kleiner Hirnarterien zurückführte. Dabei stützt er sich auf den Nachweis von kleinen, in der Randzone der Blutungshöhle gelegenen „Fibrinkugeln". Diese bestehen aus einem zentralen, das rupturierte Gefäß direkt verschließenden Thrombozytenaggregat und einer Schale von roten Blutkörperchen.

Eine hypertone Blutung beginnt demnach mit der Ruptur einer kleinen Arteriole mit einem Durchmesser von 200–500 µm und degenerierter Gefäßwandmuskulatur. Die ausströmende Blutmasse zerreißt schließlich, nach Art des Dominoeffektes, in der Nähe liegende kleine Arterien, die die Blutung weiter speisen. Diese Theorie wird durch elektronenmikroskopische Untersuchungen unterstützt. Auch sie setzt eine hypertoniebedingte Lipohyalinose der Gefäßwand voraus, die die Ruptur der Arteriolen erleichtert.

Unbestritten ist in jedem Fall, daß der Hypertonus ein wesentlicher Risikofaktor in der Genese intrazerebraler Blutungen, insbesondere bei älteren Patienten, ist. Jedoch kann auch ein Blutdruckanstieg aus anderer Ursache eine intrazerebrale Blutung auslösen. So wurden z. B. intrazerebrale Blutungen nach Drogenkonsum, Reizung des N. trigeminus bei zahnärztlicher Behandlung, körperlicher Aktivität und extremer Kälteexposition beschrieben.

2.2 Sekundäre intrazerebrale Blutung (SIH)

2.2.1 Zerebrale Amyloidangiopathie

Die zerebrale Amyloidangiopathie oder kongophile Angiopathie wird bei 7–17% aller intrazerebralen Blutungen als Ursache angenommen. Sie wird mit zunehmendem Alter häufiger. Die Blutungen liegen lobär, häufig direkt subkortikal. Morphologisch ist die zerebrale Amyloidangiopathie durch Amyloidablagerungen in der Wand (Media und Adventitia) kleiner und mittelgroßer arterieller Gefäße des Gehirns und der Leptomeningen gekennzeichnet, die zu starren und fragilen Rohren deformiert werden. Auch diese Patienten haben häufig, aber nicht immer, eine Hypertonieanamnese. Rezidivblutungen, auch mehrfache, treten bei ungefähr 10% der Patienten auf.

2.2.2 Gefäßanomalien und intrakranielle Aneurysmen

Vaskuläre Malformationen - arteriovenöse Malformationen, Kavernome, venöse Angiome, Durafisteln und sog. okkulte vaskuläre Malformationen - liegen ungefähr 5% aller intrazerebralen Blutungen zugrunde. Sie manifestieren sich häufiger bei jungen Patienten und liegen meist subkortikal. Die Diagnose wird mittels Angiographie und Kernspintomographie gesichert.

Die Ruptur eines intrakraniellen Aneurysmas führt normalerweise zu einer Blutung in den Subarachnoidalraum. Nur in seltenen Fällen kann es zur Einblutung in das Ventrikelsystem und/oder Hirnparenchym kommen. Diese Blutungen sind typischerweise im Frontallappen oder im Temporallappen lokalisiert und stehen in Beziehung zu den großen Gefäßen. Die Lokalisation der Blutung im Computertomogramm sowie die fast immer zusätzlich vorhandene Subarachnoidalblutung legen in den meisten Fällen die aneurysmatische Genese der intrazerebralen Blutung nahe.

2.2.3 Gerinnungsstörung

Gerinnungsstörungen sind die Ursache von ca. 7–10% aller intrazerebralen Blutungen, meist infolge von Antikoagulation nach Beinvenenthrombose oder bei Arrhythmia absoluta. Ein typisches Kennzeichen dieser Blutungen ist die lobäre Lokalisation und das meist sehr große Hämatomvolumen. Die Inzidenz der ICB unter oraler Antikoagulation liegt bei etwa 0,6–2%.

2.2.4 Einblutung in einen Hirninfarkt

Hämorrhagische Infarkte sind im Computertomogramm meist an fleckförmigen, nicht zusammenhängenden Einblutungen in ein hypodenses Areal zu erkennen. Häufig handelt es sich um die hämorrhagische Transformation des Infarktareals als Folge der Reperfusion des ischämisch geschädigten Gewebes. Wenn es sich um eine kompakte intrazerebrale Einblutung handelt, kann diese auch als primäre Blutung verkannt werden.

2.2.5 Andere seltene Ursachen

Intrazerebrale Blutungen können sekundär bei intrakraniellen Tumoren, bei Sinusvenenthrombose, Leukämie, Eklampsie, Arteriitiden, Moya-Moya-Syndrom und infolge mykotischer Aneurysmen bei Endokarditis auftreten.

3 Pathophysiologie

Die initiale Gefäßruptur führt zur Extravasation von Blut in das Hirnparenchym. Das Hämatom führt zur lokalen Raumforderung, die die Ruptur von weiteren Gefäßen in der Umgebung bewirkt, so daß sich das Hämatom wie ein „rollender Schneeball" vergrößert. Das Hämatom breitet sich vorzugsweise entlang von Faserbündeln aus, drängt diese auseinander und nimmt dabei den Weg des geringsten Widerstandes. Erst wenn es einen Durchmesser >3–4 cm erreicht, steigt abhängig vom Ausmaß der vorbestehenden Hirnatrophie der intrakranielle Druck an. Für den Stillstand der Blutung sind, neben der Hämostase, ein mit der Blutungsgröße zunehmender Gegendruck durch den lokalen Gewebsdruck und bei großen Blutungen der generalisierte Hirndruckanstieg verantwortlich.

Im angrenzenden Gewebe entsteht eine Randzone kompletter Ischämie, umgeben von einem Gebiet relativer Ischämie, vergleichbar der Penumbra bei ischämischen Infarkten. Die Ischämie ist einerseits Folge mechanischer Kompression der perifokalen Mikrozirkulation und andererseits Folge der Freisetzung vasokonstriktorisch wirksamer Substanzen aus dem Hämatom. Das ischämische Areal kann hierbei weit größer sein als die eigentliche Blutung. Ein typisches Beispiel für diesen „Scheinwerfereffekt" ist die vorübergehende Aphasie bei Stammganglienblutungen. Kommt es bei sehr großen Hämatomen zusätzlich zu einem Anstieg des intrazerebralen Drucks, so sinkt der zerebrale Perfusionsdruck weiter.

Das Blutungsereignis wird als monophasisches akutes Ereignis interpretiert. Herbstein u. Schaumburg konnten mit ihren Experimenten bestätigen, daß die „aktive Blutungszeit" <2 h sei. Sie verabreichten 11 Patienten (noch vor der CT-Ära) zwischen 2 und 5 h nach Beginn des Ereignisses ^{51}Cr-markierte Erythrozyten. Postmortal konnte bei keinem der Patienten Radioaktivität im Hämatom nachgewiesen werden, sehr wohl jedoch in den sekundären Einblutungen in den Hirnstamm, welche als Folge der Einklemmung auftraten. Die Computertomographie (CT) erlaubte erstmals serielle Untersuchungen an Patienten mit ICB. Dabei stellte sich heraus, daß es in den ersten Stunden nach dem Ereignis noch zu einer erheblichen Größenzunahme der Blutung kommen kann, daß jedoch die Wahrscheinlichkeit der weiteren Größenzunahme des Hämatoms mit der Zeit abnahm. 6 h nach Beginn der Symptomatik haben sich die meisten Blutungen stabilisiert.

Die Ischämie führt nach 24–48 h zu einem zytotoxischen Hirnödem, das noch für einige Tage zunehmen und einen progredienten ICP-Anstieg verursachen kann. Neben der Ischämie werden noch eine Reihe weiterer Faktoren, wie Immunphänomene, Leukotriene und exzitatorische Transmitter, v. a. Glutamat, für die Entstehung des perifokalen Hirnödems verantwortlich gemacht. Hier sind Angriffspunkte für Therapieansätze mit NMDA-Antagonisten, Kalziumantagonisten oder Immunsuppressiva gegeben. Klinische Studien mit diesen Substanzen bei ICB liegen jedoch noch nicht vor.

Übersicht 18-1. Relative Häufigkeit der einzelnen Lokalisationen bei spontanen intrazerebralen Blutungen

- Putamenhämatome 23–55%
- Thalamushämatome 10–35%
- Totale Stammganglienhämatome 4–8%
- Lobärhämatome 8–41%
- Kleinhirnhämatome 3–12%
- Ponshämatome 2–12%

4 Hämatomlokalisation

Die spontanen intrazerebralen Blutungen werden nach ihrem Entstehungsort in Putamen-, Thalamus-, Lobär-, Kleinhirn- und Ponshämatome eingeteilt. Diese auf Fisher zurückgehende Klassifizierung geht davon aus, daß die intrazerebralen Blutungen dort entstehen, wo die Lipohyalinose der kleinen Hirnschlagadern am stärksten ausgeprägt ist. Über diese Einteilung hinaus hat es sich bewährt, ausgedehnte Hämatome, die vom Inselkortex bis zur Ventrikelwand reichen und bei denen nicht zu entscheiden ist, ob sie vom Thalamus oder vom Putamen ausgehen, als „totale Stammganglienhämatome" zusammenzufassen. Die relative Häufigkeit der einzelnen Lokalisationen wird in Übersicht 18-1 angegeben.

5 Erstsymptome

Die Symptome hängen von Größe und Lokalisation der Blutung ab. Anamnese und klinische Untersuchung erlauben v. a. bei kleineren Blutungen keine sichere Unterscheidung gegenüber ischämischen Hirninfarkten. Die neurologischen Defizite entwickeln sich bei ICB im Vergleich zu Infarkten häufig schlagartig und sind öfters mit starken Kopfschmerzen verbunden. Eine langsame Progredienz der Symptomatik ist jedoch ebenfalls möglich.

Die Manifestationen lobärer Blutungen variieren je nach Lokalisation. Kleine Blutungen können asymptomatisch sein oder Einzelsymptome, wie homonyme Hemianopsie, Monoparesen oder Aphasie, verursachen.

Stammganglienblutungen präsentieren sich in Abhängigkeit von Lokalisation und Größe der Blutung mit kontralateraler sensomotorischer Hemiparese, homonymer Hemianopsie, konjugierter Blickparese zur Gegenseite sowie – bei Lage in der dominanten Hemisphäre – mit aphasischen Störungen. Bei Thalamusblutungen steht meist eine kontralaterale sensible Hemisymptomatik im Vordergrund. Eine Ausbreitung der Blutung in die subthalamischen Kerngebiete und das Mittelhirn verursacht typische Störungen der Blickmotorik, wie vertikale Blickparese, eine Blickdeviation nach unten oder eine Miose. Auch bei kleinen *Thalamusblutungen* kann es durch Beteiligung des rostralen retikulären aktivierenden Systems zu einer Bewußtseinstrübung kommen. Bewußtseinstrübung, Pupillenstörungen und respiratorische Insuffizienz infolge *transtentorieller Herniation* können bei raumfordernden supratentoriellen Blutungen sehr rasch auftreten. Manche Patienten erreichen die Klinik bereits tief komatös oder sterben sogar vorher.

Pontine Blutungen verursachen meist schwere Defizite mit Bewußtseinstrübung, Störungen der Pupillomotorik, Hirnnervenausfällen, Hemi- bzw. Tetraparese mit Beuge- oder Strecksynergismen. Charakteristische Symptome einer *Kleinhirnblutung* sind Übelkeit und Erbrechen, Schwindel, und in Abhängigkeit von der Lokalisation im Kleinhirn eine Extremitäten- oder Stand- und Gangataxie. Bei einer raumfordernden Wirkung der Kleinhirnblutung auf den Hirnstamm oder bei Kompression des IV. Ventrikels mit nachfolgender Liquorzirkulationsstörung kommen eine oft rasch progrediente Bewußtseinstrübung und variable andere Hirnstammsymptome hinzu, insbesondere Störungen der Pupillo- und Blickmotorik.

Patienten mit rein intraventrikulären Blutungen präsentieren sich in der Regel uncharakteristisch mit akut einsetzenden heftigen Kopfschmerzen, gelegentlich mit Meningismus. Bei Behinderung des Liquorabflußwegs resultiert ein Hydrocephalus obstructivus.

6 Akutversorgung

Aufgabe des Haus- oder Notarztes ist es, für einen schnellstmöglichen, sicheren Transport in eine geeignete Klinik zu sorgen. Die Sicherung der Vitalfunktionen hat Vorrang vor allen weiterführenden Untersuchungen. Routinemaßnahmen (s. Übersicht 18-2) sind Legen eines venösen Zugangs, Pulsoxymetrie, EKG-Monitoring und so bald wie möglich Bestimmung der Gerinnungsparameter. Auch bei ausreichender peripherer O_2-Sättigung werden

Übersicht 18-2. Erstversorgung von Patienten mit ICB

- Venöser Zugang
- 2 l O_2 via Nasensonde bei normaler O_2-Sättigung, ggf. mehr
- EKG-Monitoring, Pulsoxymetrie
- großzügige Indikationsstellung zur Intubation bei Ateminsuffizienz oder Bewußtseinstrübung
- Blutdrucksenkung (erst nach Sicherung der Diagnose) bei Werten über 170/90 mmHg: zunächst 10 mg Nifedipin/5 mg Nitrendipin oral, bei Erfolglosigkeit 75 μg Clonidin/12,5 mg Uradipil i.v.; keine Senkung auf hypotone Werte
- bei Bradykardie <45 Schläge/min 0,5–1 mg Atropin i.v., bei Erfolglosigkeit Dobutamin
- Notfallabor mit Gerinnungsparametern
- nach Sicherung der Vitalfunktionen ohne Verzögerung CT
- bei Gerinnungsstörungen Substitution von Gerinnungsfaktoren bzw. Thrombozyten

prophylaktisch 2 l O_2/min über eine Nasensonde gegeben, um ein optimales O_2-Angebot im Gehirn zu erreichen.

Bei respiratorischer Insuffizienz sollte zur Vermeidung zerebraler Hypoxie frühzeitig, d.h. vor Erreichen kritischer arterieller Blutgaswerte, intubiert werden. Bei bewußtseinsgetrübten Patienten mit beeinträchtigten Schutzreflexen wird die Indikation zur Intubation zur Sicherung der Atemwege ebenfalls großzügig gestellt. Die Intubation soll schonend erfolgen, um Hirndruckspitzen durch Pressen oder Blutdruckanstieg zu verhindern. Ein Blutdruckabfall nach der Intubation muß möglichst schnell mit Volumen, bei Erfolglosigkeit mit Katecholaminen, behandelt werden, um einen Abfall des zerebralen Perfusionsdrucks zu verhindern.

Raumfordernde Blutungen verursachen häufig autonome Regulationsstörungen, meistens in Form bradykarder Arrhythmien. Bei Frequenzabfall unter 45 Schläge/min geben wir Atropin 0,5–1 mg i.v., bei Persistenz der Symptomatik Dobutamin, zunächst in einer Dosierung von 3,5 µg/kgKG/min.

Bei Gerinnungsstörungen wird die Substitution von Gerinnungsfaktoren bzw. Thrombozyten unmittelbar nach Eintreffen in der Klinik noch in der Ambulanz begonnen, um eine Zunahme der Blutung zu verhindern. Es handelt sich hier um eine vorrangige Notfallsituation, da Gerinnungsstörungen zu Nachblutungen oder prolongierten Blutungen disponieren. Fresh-frozen-Plasma hat zwar theoretische Vorteile, ist aber aufgrund der längeren Vorbereitungszeit nicht so effektiv wie Gerinnungsfaktoren.

Vor einer möglichen Operation muß der Quick-Wert mit Gerinnungsfaktoren auf mindestens 50% angehoben werden.

Obwohl es plausibel erscheint, daß arterielle Hypertonie eine Nachblutung begünstigt, ergaben Untersuchungen des prognostischen Wertes erhöhter Blutdruckwerte widersprüchliche Ergebnisse. Verbindliche Richtwerte sind nicht etabliert. Nach allgemeinen Empfehlungen sollte der Blutdruck systolisch zwischen 140 und 170 mmHg eingestellt werden. Er darf nicht zu rasch oder gar auf hypotensive Werte gesenkt werden, um bei erhöhtem intrakraniellen Druck den zerebralen Perfusionsdruck, v.a. in der ischämischen Randzone der Blutung, zu erhalten. Dies bezieht sich v.a. auf große raumfordernde Blutungen; hier ist im Einzelfall auch eine Anhebung des Blutdruckes mit Volumengabe oder vasoaktiven Medikamenten notwendig.

Akut bietet sich zur Blutdrucksenkung wegen der einfachen Applikation die Gabe von 10 mg Nifedipin bzw. 5 mg Nitrendipin (als Lösung) oral an. Bei Erfolglosigkeit dieser Maßnahmen geben wir Uradipil (initial 12,5 mg) oder Clonidin (initial 75 µg) i.v. Von Vasodilatanzien, wie Nifedipin, Nitroglycerin und Nitroprussid, sind hirndrucksteigernde Effekte bekannt. Die klinische Relevanz dieser Beobachtung kann derzeit jedoch nicht abschließend beurteilt werden.

Da eine progrediente Verschlechterung durch prolongierte Blutung, Hirnödem und Liquorzirkulationsstörung häufig ist, sollte die Indikation zur Aufnahme auf die Intensivstation weit gestellt werden. Bei exzessiver Hypertonie ist eine adäquate Blutdrucküberwachung und -therapie häufig nur auf der Intensivstation möglich. Patienten mit initialer Bewußtseinstrübung oder mit ausgedehnten Blutungen müssen intensivmedizinisch überwacht werden, falls sich therapeutische Konsequenzen ergeben.

7 Neuroradiologische Untersuchungen

Bei Schlaganfallpatienten ist die rasche Differenzierung zwischen ischämischem Infarkt und Blutung für das weitere Vorgehen unabdingbar. Nach Sicherung der Vitalfunktionen muß auch bei gering ausgeprägter Symptomatik ohne Verzögerung eine radiologische Diagnostik erfolgen. Das CT reicht meist aus, wenn eine Bluthochdruckanamnese besteht und die Blutung „typisch" lokalisiert (d.h. in Stammganglien, Kleinhirn und Pons) und konfiguriert ist. Bei atypisch lokalisierter Blutung oder fehlender Bluthochdruckanamnese ist das Nativ-CT zur weiteren Differentialdiagnose nicht ausreichend. Bei einigen Patienten, z.B. bei großer arteriovenöser Malformation, wird bereits die kontrastmittelangehobene CT die Diagnose sichern können, oft wird aber ein MRT oder eine Angiographie notwendig sein, um behandelbare Blutungsursachen möglichst schnell zu sichern.

Der Stellenwert der nichtinvasiven MR-Angiographie ist derzeit noch nicht klar. Das in geübten Händen geringe Risiko der zerebralen Angiographie sollte die Indikation bei unklarer Blutungsursache großzügig stellen lassen. Vor allem bei jüngeren Patienten wird die Indikation zur Angiographie weit gestellt, da hier häufig auch bei scheinbar bekannter Ätiologie, wie z.B. anamnestischem Drogenkonsum, vaskuläre Ursachen gefunden werden. Eine sofortige Angiographie ist bei Verdacht auf zerebrale Aneurysmen indiziert. Der Verdacht ergibt sich bei Blutungen in den Vorzugslokalisationen, wie Temporallappen und Fissura Sylvii, medianer Frontallappen und Interhemisphärenspalt, sowie bei begleitender Subarachnoidalblutung.

Bei Verschlechterung der Bewußtseinslage oder Progredienz der neurologischen Defizite wird eine CT-Verlaufsuntersuchung durchgeführt, um rasch auf eine Liquorzirkulationsstörung oder eine Nachblutung reagieren zu können. Bei allen Blutungen mit Ventrikeleinbruch oder mittelliniennahen Blutungen mit Gefahr einer Behinderung des Liquorabflusses führen wir ein Verlaufs-CT nach 1–3 Tagen durch. Bei kleinen lobären Blutungen ohne Ventrikeleinbruch ist ein Verlaufs-CT nicht erforderlich.

Transkranielle B-mode-Sonographie als Bedside-Monitoring von ICB wird noch nicht routinemäßig eingesetzt; erste Ergebnisse mit dieser Methode sind jedoch vielversprechend.

8 Konservative Behandlungsprinzipien

Ziele der konservativen Therapie sind Aufrechterhaltung der Vitalfunktionen, Optimierung des O_2-Angebotes im Gehirn, Kontrolle der Risikofaktoren für eine Nachblutung und die Senkung erhöhten intrakraniellen Druckes.

8.1 Blutdruckeinstellung

Die Notwendigkeit einer Blutdruckeinstellung auf normotensive Werte wurde bereits diskutiert (s. Abschn. 6). Uradipil oder Clonidin als Dauerinfusion sind gut steuerbare Medikamente zur Behandlung einer arteriellen Hypertonie in der Akutphase.

8.2 Blutzuckereinstellung

Von einer schlechteren Prognose von Schlaganfallpatienten mit erhöhten Blutzuckerwerten wurde wiederholt berichtet. Ob die diabetische Stoffwechsellage selbst zur Verschlechterung der Prognose beiträgt oder lediglich Ausdruck einer Streßreaktion ist, ist noch nicht geklärt. Allgemein wird eine Blutzuckereinstellung auf Normalwerte empfohlen, ohne daß Untersuchungen hierzu vorliegen. Hypoglykämie soll ebenfalls vermieden werden, da es hierbei zu einer Streßreaktion mit vermehrter Ausschüttung von Katecholaminen und Kortikoiden, zu einer Zunahme des zerebralen Blutflusses mit Anstieg des Hirndruckes und zu neuronalen Schäden infolge eines gestörten Hirnmetabolismus kommen kann.

8.3 Einstellung der Körpertemperatur

Der negative prognostische Einfluß von Hyperthermie bei Schlaganfall ist inzwischen gut belegt. Die Körpertemperatur sollte deswegen engmaschig kontrolliert werden. Fieber wird medikamentös oder durch externe Kühlung gesenkt. Es liegen allerdings noch keine Untersuchungen vor, die den positiven Einfluß einer Temperatursenkung bei ICB bestätigen.

8.4 Anfallsbehandlung

Bei 10–20% der Patienten, v.a. mit kortexnahen Blutungen, treten epileptische Anfälle auf. Es handelt sich meist um fokal eingeleitete, sekundär generalisierte Anfälle. Anfälle müssen vorrangig behandelt werden, da sie zu Blutdruckkrisen und vorübergehender zerebraler Hypoxie führen können. Akut werden 10–20 mg Diazepam, alternativ 1–2 mg Clonazepam i.v. gegeben. Für die Dauertherapie sind Benzodiazepine oder Barbiturate weniger geeignet, da sie die Beurteilbarkeit der Vigilanz erschweren. Als Antiepileptikum wird Phenytoin bevorzugt, zunächst 250 mg als Bolus über 5 min, anschließend 10 mg/kgKG über 6 h.

Bei rezidivierenden Anfällen oder einem Status epilepticus reicht dieses Regime oft nicht aus. Die Dosis kann dann mit einer maximalen Infusionsgeschwindigkeit von 50 mg/min bis zu 15 bis (in Einzelfällen) 30 mg/kgKG gesteigert werden. Bei einer schnellen Aufsättigung muß eine kontinuierliche EKG-Überwachung erfolgen. Die weitere Dosierung richtet sich individuell nach Klinik und Serumspiegel, die übliche Erhaltungsdosis ist 300–400 mg/Tag. Valproat ist v.a. bei Herzrhythmusstörungen (AV- und Schenkelblock) wahrscheinlich eine gute Alternative. Die antikonvulsive Therapie sollte auch ohne Anfallsrezidive für 2–3 Monate beibehalten werden, wobei dann evtl.

überlappend auf Carbamazepin gewechselt werden kann. Eine prophylaktische antikonvulsive Therapie ohne vorausgegangene Anfälle ist wahrscheinlich nicht sinnvoll.

8.5 Thromboseprophylaxe

Schlaganfallpatienten haben ein stark erhöhtes Risiko für tiefe Beinvenenthrombosen und Lungenembolien. Allgemeine Maßnahmen sind das Anlegen von Kompressionsstrümpfen, regelmäßige Krankengymnastik und eine frühzeitige Mobilisierung. Low-dose-Heparin (5000 IE s.c. alle 12 h) verringert das Risiko thromboembolischer Komplikationen und geht nicht mit einem erhöhten Blutungsrisiko einher. Niedermolekulares Heparin senkt das Thromboserisiko ähnlich effektiv, ist aber bei ICB wegen der schlechteren Steuerbarkeit und fehlenden Möglichkeit einer Antagonisierung nicht vorteilhaft.

8.6 Monitoring des intrakraniellen Druckes (ICP)

Der Stellenwert eines invasiven ICP-Monitorings bei ICB ist umstritten. Der gemessene ICP korreliert nur bedingt mit klinischem Verlauf, Prognose und Bewußtseinslage. Der ICP wurde gelegentlich als Kriterium für die Entscheidung zu einem operativen Vorgehen und zur Therapiekontrolle hirndrucksenkender Maßnahmen eingesetzt. Eine Verbesserung der Prognose bei so behandelten Patienten ist aber bisher nicht erwiesen. Bei Patienten mit externer Ventrikeldrainage kann sehr einfach eine kontinuierliche ICP-Messung erfolgen.

8.7 Therapie erhöhten Hirndruckes

Eine ICP-Erhöhung ergibt sich akut aus der Raumforderung durch die Blutung selbst und mit Verzögerung durch das sich langsam entwickelnde perifokale Ödem mit einem Höhepunkt meist nach 3–5 Tagen.

Hirndrucksenkende Therapien werden in einem eigenen Kapitel ausführlich behandelt (s. Kap. 46). Bei ICB liegen hierzu kaum Studienergebnisse vor. Indikation zur medikamentösen hirndrucksenkenden Therapie (Osmotherapie, alkalische Puffer, Barbiturate) bzw. Hyperventilation besteht hauptsächlich bei akuten Hirndruckkrisen, z.B bei Zeichen der Einklemmung zur Überbrückung des Zeitraumes bis zu einer operativen Entlastung. Vorteile einer Dauertherapie sind bisher für keine Maßnahme bewiesen.

Kortikosteroide, z.B. Dexamethason, werden häufig bei Patienten mit vasogenem Hirnödem eingesetzt. Bei ICB liegt keine Studie vor, die den Nutzen einer Kortisontherapie zeigt. In einer kontrollierten Studie war kein Vorteil der Kortisongabe nachweisbar, dafür traten in der behandelten Gruppe häufiger Komplikationen auf, v.a. Infektionen und Blutzuckerentgleisungen, so daß die Studie vorzeitig abgebrochen wurde. Der routinemäßige Einsatz von

Kortison bei ICB scheint also nach der gegenwärtig vorliegenden Literatur nicht empfehlenswert und muß im individuellen Fall bei schwerer Hirndrucksymptomatik sehr kritisch gegen die Beherrschbarkeit seiner Nebenwirkungen abgewogen werden.

Eine *Osmotherapie* ist bei ICB potentiell gefährlich, da bei einer geschädigten Blut-Hirn-Schranke die Substanzen in das Hämatom gelangen und eine Zunahme der Raumforderung bewirken könnten. Studien, die den Nutzen einer Osmotherapie bei ICB-Patienten zeigen, liegen nicht vor. Eine kontrollierte Studie mit Glycerin ergab keinen Vorteil für die behandelte Patientengruppe. In der Akutbehandlung von Hirndruckkrisen, z.B. bei Zeichen der Einklemmung, geben wir aber 200 ml Mannitol 20% im Bolus, auch wiederholt. Bei großen Blutungen mit ausgedehntem perifokalen Ödem im CT kann ein Behandlungsversuch mit Glycerol (z.B. 4mal 250 ml/Tag Glycerol 10%) unternommen werden. Die Wirksamkeit dieser Therapie ist allerdings auch nicht belegt. Hier ist eher die operative Entlastung der Blutung zu erwägen.

8.8 Behandlung eines Hydrozephalus

Ein Hydrocephalus obstructivus kann durch Kompression oder – bei Blutungen mit Ventrikeleinbruch – Verlegung der engen Liquorabflußwege entstehen. Noch nach Wochen ist bei intraventrikulären Blutungen ein Hydrocephalus aresorptivus durch das Blut und dessen Abbauprodukte möglich. Bei Zeichen des Liquoraufstaus im CT ist eine sofortige externe Ventrikeldrainage (EVD) indiziert. Die Drainage wird i.allg. über ein frontales Bohrloch in das Vorderhorn eines Seitenventrikels eingelegt. Bei Kompression des III. Ventrikels oder Foramen-Monroi-Blockade kann eine Drainage beider Seitenventrikel notwendig sein. Das Drainagesystem wird auf einer Höhe von ca. 15 cm über Foramen-Monroi-Niveau befestigt.

Bei Überdrainage besteht das Risiko einer Nachblutung, da der Gegendruck abnimmt und eine Sogwirkung entsteht. Bei raumfordernden Kleinhirnblutungen kann bei Überdrainage eine Dislokation von Kleinhirn- und Hirnstammstrukturen von unten durch das Tentorium begünstigt werden. Das Drainagesystem kann durch blutigen Liquor leicht verstopfen und muß daher regelmäßig auf Durchgängigkeit überprüft werden.

Am ersten postoperativen Tag wird ein CT zur Beurteilung der Ventrikelweite und der Lage der Drainage durchgeführt. Läßt der Abfluß stark blutigen Liquors nach, wird die EVD abgeklemmt und eine ICP-Messung über die Ableitung durchgeführt. Steigt der ICP erneut, wird die Drainage wieder fortgesetzt. Bleibt der ICP bei geschlossener Ableitung im Bereich unter 20–25 cmH_2O, wird nach 24 h ein CT durchgeführt. Bei normaler Ventrikelweite und/oder ausbleibender Verschlechterung des klinischen Zustands des Patienten kann die EVD dann entfernt werden.

Grundsätzlich sollte eine EVD wegen des Infektionsrisikos frühestmöglich entfernt werden. Bei persistierender Liquorzirkulationsstörung wird ein VP- oder VA-Shunt angelegt. Grundsätzlich sollte der Ventrikelliquor täglich auf Infektionszeichen untersucht werden unter Berücksichtigung des 1:1000-Verhältnisses weißer zu roter Blutzellen und einer geringen Reizpleozytose durch den Fremdkörper Drainage. Eine antibiotische Prophylaxe (z.B. systemisch Cefotiam 2mal 2 g/Tag oder lokal Refobacin L 2mal 5 mg) verringert die Infektionsrate vermutlich nicht. Tritt eine Ventrikulitis auf, so wird als erste Wahl Vancomycin plus Rifampicin empfohlen. Je nach Erreger können aber auch Meropenem der Chloramphenicol sinnvoll sein.

Die Behandlung von Blutungen mit Ventrikeleinbruch durch intraventrikuläre Instillation von Fibrinolytika zur schnelleren Klärung des Liquorraumes ist gegenwärtig noch nicht etabliert.

9 Operative Therapie spontaner intrazerebraler Blutungen

Weder hinsichtlich der Indikation noch der Operationstechnik besteht ein verbindlicher Konsens. Trotz zahlreicher kontrollierter Studien, darunter 4 prospektiven randomisierten klinischen Studien, gelang es bislang nicht, einen positiven Effekt einer Hämatomentlastung auf das Behandlungsergebnis bei supratentoriellen Blutungen nachzuweisen. Vielmehr tendieren die Resultate bei globaler Betrachtung der Gesamtkollektive zu einem schlechteren Abschneiden der operierten Patienten sowohl bezüglich der Überlebensrate als auch des funktionellen Endergebnisses.

Als Operationsverfahren stehen neben der konventionellen Hämatomausräumung über eine Kraniotomie die CT-geführte stereotaktische Hämatomaspiration, meist unter Einschluß von lokaler Fibrinolytikaapplikation, die endoskopische Hämatomausräumung und die geschlossene externe Ventrikeldrainage bei Liquorzirkulationsstörung zur Verfügung.

9.1 Operationsindikation

Auch wenn die bislang vorliegenden Studiendaten für supratentorielle Spontanblutungen insgesamt keinen positiven Einfluß einer Operation auf das Behandlungsergebnis belegen konnten, so läßt sich diese Aussage durch sorgfältige Analyse prognostischer Parameter dennoch modifizieren. Berücksichtigt man einige wenige Faktoren wie Hämatomlokalisation und -größe, den klinischen Ausgangsbefund und das Alter des Patienten, so lassen sich Untergruppen mit unterschiedlicher Prognose definieren, von denen einige mit Einschränkung von einer Operation profitieren können.

Übereinstimmend wird in der Literatur eine Operationsindikation bei Hirnstamm- und Thalamusblutungen abgelehnt. Lediglich die Implantation einer externen geschlossenen Ventrikeldrainage wird dann für sinnvoll gehalten, wenn eine durch Einbruch kleinerer Blutungen in das Ventrikelsystem verursachte Liquorzirkulationsstörung für eine sekundäre klinische Verschlechterung verantwortlich gemacht werden kann.

Für Putamen- und Marklagerblutungen gilt, daß wache Patienten mit kleinen Blutungen sowie primär tief komatöse Patienten mit großen Blutungen nicht von einer Operation profitieren.

Als sog. kritische Hämatomgröße, unterhalb derer die Spontanprognose als gut anzusehen und durch eine Operation nicht zu verbessern ist, gelten Werte von 30 ml für Putamen- und 40–50 ml für Marklagerhämatome. Am häufigsten werden große Blutungen oberhalb der genannten Grenzwerte bei Patienten mit sich verschlechternder Bewußtseinslage mit dem Ziel operiert, eine kritische Erhöhung des intrakraniellen Druckes mit Hirnstammeinklemmung abzuwenden. Diejenigen Studien, die dieses Patientenkollektiv gezielt untersuchen, zeigen jedoch, daß zwar die Letalität gesenkt werden kann, die funktionellen Behandlungsergebnisse zumindest für Patienten mit Putamenhämatomen in aller Regel schlecht sind. Diese Patienten sind nahezu ausnahmslos auf permanente Pflege angewiesen oder überleben in vegetativem Zustand.

Günstiger stellt sich die Prognose bei Marklagerhämatomen dar, die unter den genannten Kriterien operiert werden. Bei diesen Patienten kann bei kritischer Indikationsstellung mit einem funktionell guten Behandlungsergebnis bei knapp der Hälfte der Patienten gerechnet werden, wobei bislang keine zusätzliche Prädiktoren bekannt sind, die bereits präoperativ eine verläßliche Abschätzung des funktionellen Endergebnisses erlauben. In Übereinstimmung mit neueren pathophysiologischen Erkenntnissen über die Entwicklung von hämatomassoziierten Sekundärschäden wird v.a. von japanischen Autoren zunehmend darauf hingewiesen, daß im Falle der Entscheidung für eine Operation diese möglichst frühzeitig erfolgen sollte.

Im Gegensatz zu den supratentoriellen Hämatomen gilt die Operationsindikation bei Kleinhirnblutungen als unbestritten. Allgemein werden in der Literatur als Kriterien ein Hämatomdurchmesser von mehr als 3 cm mit Raumforderungszeichen (Kompression und/oder Verlagerung des IV. Ventrikels, einseitige Zisternenkompression) und beginnender Bewußtseinsstörung und Hirnstammzeichen (einseitige Pupillenstörung, Abduzensparese, Blickparese, positives Babinski-Zeichen etc.) angesehen, die zwingend eine Operationsindikation bilden.

Aufgrund der oft raschen klinischen Verschlechterung, der guten funktionellen Endergebnisse und der geringen Operationsrisiken sollte die Operationsindikation bei computertomographisch nachgewiesenen Raumforderungszeichen eher großzügig gestellt werden. Eine externe Liquorableitung wird durch die direkte Hämatomausräumung in den meisten Fällen überflüssig und sollte als einzige operative Behandlungsmaßnahme auf die Fälle mit kleinen Hämatomen beschränkt bleiben, in denen der klinische Zustand nicht durch die lokale Raumforderung, sondern ausschließlich durch die Liquorzirkulationsstörung bestimmt wird.

Patienten mit primärem, tiefem Koma und fixierten Hirnstammschädigungen, insbesondere doppelseitiger Pupillenstörung, profitieren nicht mehr von einer Operation.

9.2 Operationstechnik

Die Kraniotomie und sparsame Kortikotomie über der Stelle, an der das Hämatom über den kürzesten Weg erreichbar ist, gilt als die Methode der Wahl, die auch bei nahezu allen validen klinischen Studien zum Einsatz kam. Bei der Lokalisation der Kortikotomie leistet heute die intraoperative Ultraschalldiagnostik wertvolle Hilfe. Darüber hinaus müssen selbstverständlich funktionell wichtige Regionen, wie Zentral- oder Sprachregion, vermieden werden. Neben dem transfrontalen Zugang werden für Putamenhämatome der vordere temporale sowie der transsylvisch-transinsuläre Zugang beschrieben.

Eine möglichst vollständige, aber schonende Hämatomentfernung ist anzustreben, wobei in der Tiefe festsitzende kleinere Hämatomanteile belassen werden können. Eine sorgfältige Blutstillung, insbesondere durch Koagulation der rupturierten Ursprungsgefäße, ist selbstverständlich. Aufgrund der fehlenden Schwellneigung des Gehirns kann in aller Regel am Ende der Operation der Knochendeckel wieder eingesetzt werden (Abb. 18-1 und 18-2).

Vor allem von japanischen Autoren wurden in den vergangenen Jahren größere Serien publiziert, bei denen veschiedene stereotaktische Aspirationstechniken, modifiziert durch zusätzlich mechanische Zerkleinerungsverfahren der koagulierten Hämatomanteile bzw. Instillation von lokalen Fibrinolytika (Urokinase, rt-PA), zur Anwendung kamen. Keine dieser Studien ist randomisiert bzw. erlaubt valide Vergleiche mit konservativ behandelten Patientenkollektiven oder offen operierten Patienten. Darüber hinaus ist die Wirkung lokaler Fibrinolytika im Hinblick auf eine Hämatomverkleinerung nur gering und über mehrere Tage protrahiert, so daß ihr therapeutischer Effekt insgesamt angezweifelt werden kann. Die genannten Einschränkungen haben dazu geführt, daß stereotaktische Operationstechniken mit und ohne Fibrinolytikagabe in Europa in den vergangenen Jahren weitgehend an Bedeutung verloren haben.

a

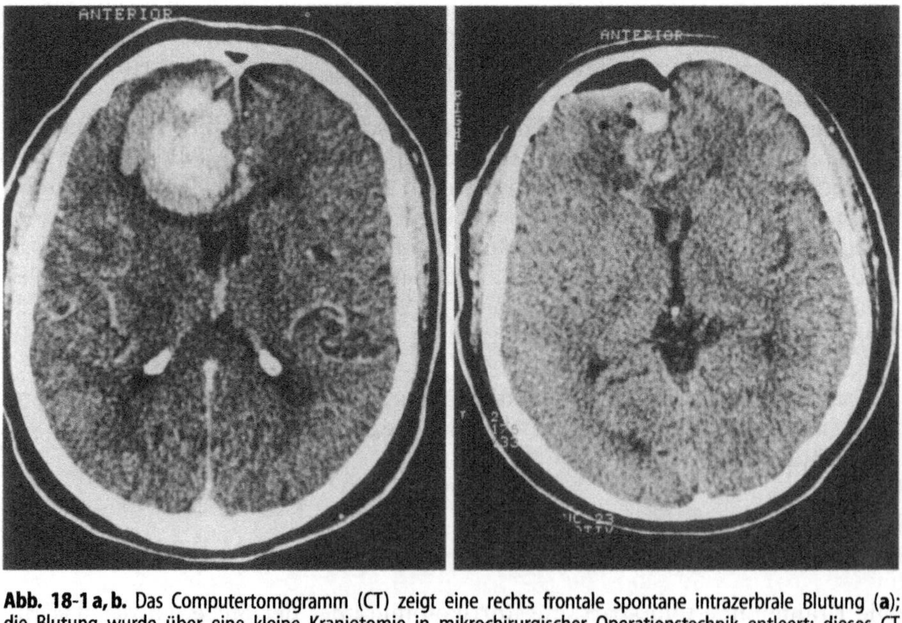

b

Abb. 18-1 a, b. Das Computertomogramm (CT) zeigt eine rechts frontale spontane intrazerbrale Blutung (**a**); die Blutung wurde über eine kleine Kraniotomie in mikrochirurgischer Operationstechnik entleert; dieses CT zeigt die Kontrolle am 1. postoperativen Tag (**b**)

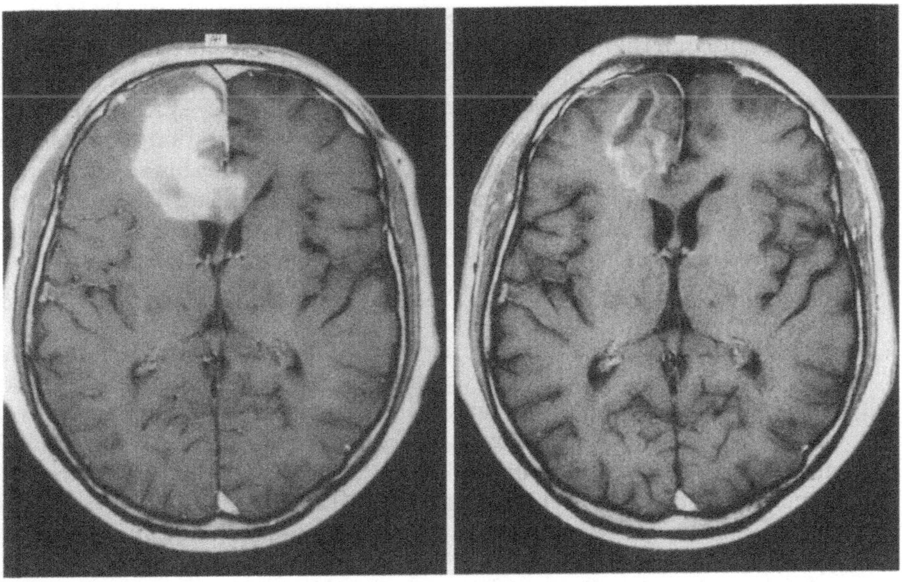
a b

Abb. 18-2 a, b. Patient wie in Abb. 18-1. Die kernspintomographische Verlaufsuntersuchung (MRT; T_1-gewichtet mit Kontrastmittel) 10 Tage nach operativer Entleerung der Blutung zeigt das Ausmaß der Schrankenstörung mit noch deutlicher lokaler Raumforderung (**a**); MRT (T_1-gewichtet mit Kontrastmittel) 6 Wochen später (**b**)

9.3 Schlußfolgerungen für die operative Therapie

Zusammenfassend bleibt festzustellen, daß die Wirksamkeit einer operativen Behandlung supratentorieller spontaner Hämatome durch valide Studien nach wie vor nicht gesichert ist.

Im einzelnen können angesichts der aktuellen Datenlage jedoch folgende Empfehlungen ausgesprochen werden:

1. Keine Operationsindikation wird i. allg. bei Hirnstamm- und Thalamusblutungen gesehen.
2. Bei Putamen- und Marklagerhämatomen bilden Bewußtseinslage und Hämatomgröße die wichtigsten Beurteilungskriterien. Wache Patienten mit Hämatomvolumina unterhalb einer kritischen Grenze von ca. 30 ml (Putamen) und 40–50 ml (Marklager) sollten konservativ behandelt werden. Die Prognose primär komatöser Patienten, insbesondere mit Hirnstammsymptomen, sehr großen Blutungen und fortgeschrittenem Lebensalter ist als infaust anzusehen.

Bei Patienten mit sich verschlechternder Bewußtseinslage und mittelgroßen Blutungen oberhalb des sog. kritischen Volumens kann eine möglichst frühzeitige konventionelle Hämatomevakuation als lebensrettende Maßnahme erfolgen. Im Einzelfall ist allerdings hierbei zu berücksichtigen, daß bei Putamenblutungen in nahezu allen Fällen, bei Marklagerblutungen in über der Hälfte der Fälle mit einem funktionell schlechten Behandlungsergebnis zu rechnen ist. Daß eine Operation zu einer rascheren oder verbesserten Rückbildung neurologischer Defizite führt, konnte bislang nicht belegt werden.

3. Die Erwartung, daß stereotaktische Aspirations- und Lysetechniken eine schonendere Behandlungsmethode als die offene Operation darstellen und zu besseren funktionellen Ergebnissen führen, konnte bislang nicht gesichert werden. Hingegen stehen diese Verfahren aufgrund ihrer protrahierten hämatomverkleinernden Wirkung im Widerspruch zu der pathophysiologisch gut begründeten Forderung, sekundäre Gewebeschäden durch einen möglichst frühen Operationszeitpunkt so gering wie möglich zu halten.
4. Weitgehender Konsens besteht darin, zerebelläre raumfordernde Hämatome oberhalb eines kritischen Durchmessers von 3–3,5 cm bzw. eines kritischen Volumens von 20 ml spätestens dann operativ zu entfernen, wenn die ersten Zeichen einer Hirnstammkompression zu bemerken sind. Da die klinische Verschlechterung oft rasch eintritt, sollte bei entsprechenden Raumforderungscharakteristika im CCT (Kompression bzw. Verlagerung des IV. Ventrikels, einseitige Zisternenkompression) eher prophylaktisch operiert als zu lange gewartet werden. In der Regel ist bei diesen Patienten mit guten funktionellen Resultaten zu rechnen. Tief komatöse Patienten mit länger bestehenden Hirnstammschädigungszeichen sollten aufgrund der infausten Prognose nicht operiert werden.
5. Die Indikation für eine externe Liquorableitung über eine geschlossene Ventrikeldrainage wird allgemein befürwortet, wenn eine klinische Verschlechterung hauptsächlich durch die Liquorzirkulationsstörung infolge Ventrikeleinbruchsblutung zurückgeführt wird und nicht auf den destruierenden Effekt der Blutung selbst. Bei Kleinhirnhämatomen mit Liquorzirkulationsstörung kann eine Ventrikeldrainage im Akutfall die Zeit bis zur Hämatomevakuation überbrücken, keinesfalls jedoch die Ausräumung raumfordernder Kleinhirnhämatome ersetzen.

Literatur

Adams RD, Victor M (1993) Cerebrovascular diseases. In: Adams RD, Victor M (eds) Principles of neurology. McGraw-Hill, New York, pp 669–748

Auer LM, Deinsberger W, Niederkorn K et al. (1989) Endoscopic surgery vs. medical treatment for spontaneous intracerebral hematoma: a randomized study. J Neurosurg 70:530–535

Batjer HH, Reisch JS, Allen BC et al. (1990) Failure of surgery to improve outcome in hypertensive putaminal hemorrhage. Arch Neurol 47:1103–1106

Broderick JP, Brott T, Zuccarello M (1997) Management of intracerebral hemorrhage. In: Batjer HH (ed) Cerebrovascular disease. Lippincott - Raven, Philadelphia, pp 611–627

Castel JP, Kissel P (1990) Spontaneous intracerebral and infratentorial hemorrhage. In: Youmans JR (ed) Neurological Surgery. Saunders, Philadelphia, pp 1890–1917

Hankey GJ, Hon C (1997) Surgery for primary intracerebral hemorrhage: Is it safe and effective? A systematic review of case series and randomized trials. Stroke 28:2126–2132

Juvela S, Heiskanen O, Poramen A et al. (1989) The treatment of spontaneous intracerebral hemorrhage. A prospective randomized trial of surgical and conservative treatment. J Neurosurg 70:755–758

Kaufmann HH (ed) Intracerebral hematomas. Raven, New York

Kase CS, Mohr JP, Caplan LR (1992) Intracerebral hemorrhage. In: Barnett HJM, Mohr JP, Stein BM, Yatsu FM (eds) Stroke, pathophysiology, diagnosis and management, 2nd edn. Churchill Livingstone, New York, pp 561–616
McKissock W, Richardson A, Taylor J (1961) Primary intracerebral hemorrhage: a controlled trial of surgical and conservative treatment in 180 unselected cases. Lancet II:221–226
Mendelow AD (1991) Spontaneous intracerebral haemorrhage. J Neurol Neurosurg Psychiatry 54:193–195
Schütz H (1988) Spontane intrazerebrale Hämatome. Pathophysiologie, Klinik und Therapie. Springer, Berlin Heidelberg New York

Kapitel 19
Die akute Subarachnoidalblutung

H. H. Steiner, A. Unterberg

INHALT

Trotz zunehmender Kenntnisse über die pathophysiologischen Grundlagen der akuten Subarachnoidalblutung, der Einführung mikrochirurgischer sowie interventionell-neuroradiologischer Behandlungsmethoden und der Verbesserung in der anästhesiologisch-intensivmedizinischen Versorgung ist die Prognose der Erkrankung mit einer nach wie vor erheblichen Letalität und Morbidität verknüpft.

Zuverlässige epidemiologische Zahlen für die Erkrankungshäufigkeit finden sich für den nordamerikanischen Raum und die Aneurysmablutungen. So wird die jährliche Rate von Neuerkrankungen bei der aneurysmatisch verursachten Subarachnoidalblutung in Nordamerika mit 28000 Patienten/Jahr angegeben, dies entspricht etwa 6–10% aller an einem Schlaganfall erkrankten Personen. Weltweit wird die jährliche Inzidenz für die Subarachnoidalblutung auf dem Boden einer Aneurysmaruptur zwischen 7 und 15 Neuerkrankungen/100000 Einwohner und Jahr angegeben, dabei werden für Finnland und Japan die höchsten Inzidenzraten angenommen. Die Häufigkeit der Subarachnoidalblutungen zeigt eine weitere Zunahme in den vergangenen Jahren.

Die klinische Bedeutung des rupturierten Aneurysmas als häufigste Ursache einer Subarachnoidalblutung zeigt sich in einer Zusammenstellung von Kassell [11]. Hier wird von den oben erwähnten 28000 betroffenen Patienten im Jahr ausgegangen, von denen bereits 10000 aufgrund der entweder primär schweren Blutung oder der übersehenen Diagnose vor jeder Behandlung versterben. Weitere 8000 der verbliebenen 18.000 Patienten sterben aufgrund von mit der Subarachnoidalblutung verbundenen Komplikationen oder überleben mit hochgradigen neurologischen Ausfällen. Nur 10000 Patienten, also etwa 35%, weisen ein günstiges klinisches Ergebnis auf.

Die Aneurysmablutung betrifft Patienten aller Altersgruppen. Dabei sind mit der höchsten Wahrscheinlichkeit Patienten zwischen dem 40. und 64. Lebensjahr betroffen, Aneurysmablutungen bei Kindern sind selten. Frauen erkranken häufiger als Männer, mehrfache Aneurysmen sind in etwa 15% der Fälle festzustellen.

1 Pathologie und Pathophysiologie

Die akute Subarachnoidalblutung zeigt einen plötzlichen Erkrankungsbeginn aus voller Gesundheit heraus. Die Blutung breitet sich in den subarachnoidalen Räumen zwischen der Gehirnoberfläche und der Arachnoidea aus. Entsprechend dem Verlauf der intrakraniellen Arterien und den Erweiterungen des Subarachnoidalraumes verteilt sich die Blutung oft in einem bestimmten Muster innerhalb der basalen Zisternen, der Sylvi'schen-Fissur und des Interhemisphärenspaltes. In schweren Fällen kann es zu einem Einbruch der Blutung in das Ventrikelsystem oder auch zu einer intraparenchymatösen Blutung kommen.

In über 80% der Fälle wird die Subarachnoidalblutung von einer Aneurysmaruptur hervorgerufen. Andere Ursachen, wie zerebrale oder spinale Angiome, sind wesentlich weniger häufig. Subarachnoidalblutungen ohne faßbare vaskuläre Ursache sind mit etwa 10% noch seltener anzutreffen (Tabelle 19-1), dann meistens mit einer guten Prognose verknüpft.

Die Aneurysmen der intrakraniellen Gefäße sind in der Regel sackförmig. Fusiforme Aneurysmen sind wesentlich seltener, dann mit arteriosklerotischen Veränderungen verknüpft und vorwiegend im hinteren Kreislauf lokalisiert. Neben der Gefahr der Blutung resultiert aus fusiformen Aneurysmen auch eine mögliche Gefahrenquelle mit thromboembolischen Insulten. Insgesamt ist die Behandlung fusiformer Aneurysmen schwierig, da oft eine Sanierung des sich über einen längeren Gefäßabschnitt erstreckenden Befundes nicht erreicht werden kann.

Sackförmige Aneurysmen machen sich bis zu ihrer Ruptur klinisch meist nicht bemerkbar, so daß der Betroffene davon keine Symptome zeigt. Erst mit dem Blutungsereignis kommt es zu plötzlichen Symptomen durch den perakuten Anstieg des intrakraniellen Druckes. Gelegentlich sind lokale Ausfallerscheinungen durch die Lokalisation des blutenden Aneurysmas, wie z.B. an der A. communicans posterior mit einer Okulomotoriusparese, vorhanden.

Tabelle 19-1. Andere Ursachen der Subarachnoidalblutung außer Aneurysmen und Angiomen

Gefäßerkrankungen:	Arteriitis, Amyloidosis, Arteriosklerose, kongophile Angiopathie, Thromboembolie, Hypertonie, Lupus erythematodes
Blutkrankheiten:	Agranulozytose, aplastische Anämie, Thrombozytopenie, Polyzytaemia vera, Antikoagulanzientherapie, disseminierte intravasale Koagulation, Hämophilie, Leukämie, Leberkrankheiten, M. Hodgkin und Tumoren des hämatopoetischen Systems
Infektionen:	Virale, bakterielle, mykotische und tuberkulöse Meningitis, Meningoenzephalitis (insbesondere Herpes simplex), Malaria
Intoxikationen:	Alkohol, Amphetamine, Sympathomimetika, Epinephrin, MAO-Hemmer, Narkotika, Kokain
Traumen:	Schädel-Hirn-Verletzung, Strangulation, Strahlenunfall, Elektrotrauma, Höhenkrankheit, Barotrauma
Tumoren:	Gliome, Ependymome, Metastasen, Melanome, Hämangioblastome, Chorionkarzinome
Venöse Thrombosen:	Infektion, Schwangerschaft, Kontrazeptiva, Trauma, prothrombotische Gerinnungsstörungen

Sackförmige Aneurysmen entwickeln sich langsam über Jahre und Jahrzehnte. Sie werden i. allg. „kongenital", also angeboren, genannt, da sie einer Gefäßwandschwäche zugeordnet werden, die sich jedoch nur allmählich über Jahre vergrößert und eine Aussackung entwickelt, die dann eine Blutung provoziert. Daher sind Aneurysmablutungen bei Kindern und Jugendlichen selten. Die pathophysiologischen Grundlagen sind noch nicht endgültig geklärt. So gibt es keinen Beweis dafür, daß tatsächlich Störungen des Wandaufbaus bei späteren Aneurysmaträgern bereits mit der Geburt vorgelegen haben. Manche Autoren sprechen sogar von erworbenen Aneurysmen, führen als mögliche Risikofaktoren Zigarettenrauchen, schweren Alkoholabusus und auch den Gebrauch oraler Kontrazeptiva an.

Auch die Rolle genetischer Faktoren bleibt unsicher, allerdings werden besondere familiäre Dispositionen beschrieben. Daneben ist bei anderen kongenital auftretenden Erkrankungen, wie etwa der fibromuskulären Dysplasie oder dem Marfan- bzw. Ehlers-Danlos-Syndrom die häufige Kombination mit einem intrakraniellen Aneurysma bekannt. Auch bei arteriovenösen Malformationen treten häufig Aneurysmen an den zuführenden Arterien auf.

Sack- oder beerenförmige Aneurysmen entwickeln sich in der Regel an den Aufgabelungen der intrakraniellen Arterien im Bereich des Circulus arteriosus Willisii (Abb. 19-1). Zum Zeitpunkt der Blutung sind etwa 70% der Aneurysmen <10 mm im Durchmesser, 25% 10–25 mm messend und nur 2–4% >25 mm.

Wenn auch der genaue Zeitpunkt der Entstehung von Aneurysmen nicht endgültig definiert werden kann, gilt die Annahme des zugrundeliegenden Defektes in der Pars muscularis der Hirngefäße als gesichert. Hohe Flußraten und der hohe arterielle Druck können dann zur Ausbildung eines Aneurysmas führen und später die Blutung einleiten. Intrakranielle Gefäße sind im Gegensatz zu anderen Arterien des Körpers besonders gefährdet, da eine verstärkende Adventitia bei diesen Gefäßen fehlt. Jedoch erklärt der Defekt in

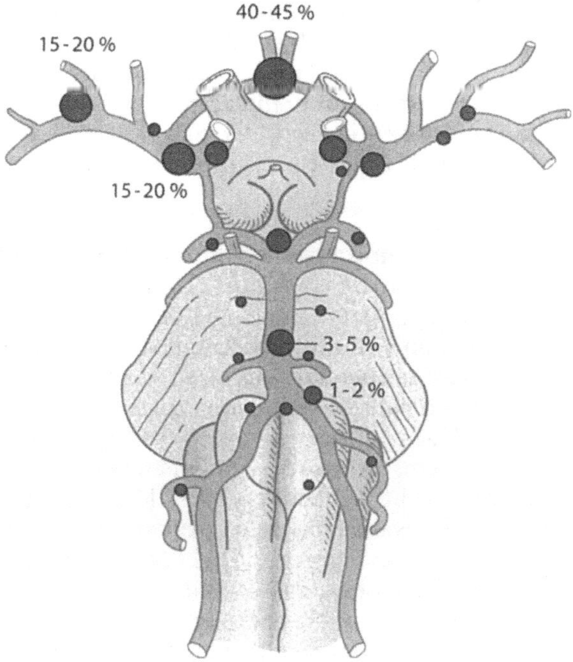

Abb. 19-1. Häufigste Prädilektionsstellen für sakkuläre Aneurysmen am Circulus arteriosus Willisii und an den Aufzweigungen der großen pialen Arterien. (Aus Poeck u. Hacke [16], S. 274)

der Muskelschicht der Gefäße die Blutung nicht ausschließlich, eine Schädigung der elastischen Hüllstrukturen muß wahrscheinlich hinzutreten.

Hauptrisiko nach eingetretener aneurysmatischer Subarachnoidalblutung ist die mit großer Wahrscheinlichkeit eintretende Rezidivblutung, die mit einer hohen Mortalität von über 70% einhergeht. Dabei liegt in den ersten 7 Tagen nach der Erstblutung das tägliche Nachblutungsrisiko bei etwa 2%, kumulativ beträgt dieses 25% innerhalb der ersten 3–4 Wochen nach dem initialen Ereignis. Danach beträgt das Blutungsrisiko ungefähr 2%/Jahr, dies entspricht der jährlichen Rupturrate bei asymptomatischen, nichtrupturierten Aneurysmen [2].

Zur Entstehung der zerebralen Gefäßspasmen sind verschiedene pathophysiologische Vorstellungen entwickelt worden, die jedoch auch heute eine Klärung der molekularen Ursachen der Spasmogenese nicht ermöglichen. Bisherige Überlegungen fokussieren auf 2 grundlegende Mechanismen: zum einen auf die während der Erythrozytenlyse freiwerdenden, vasoaktiven, potentiell spasmogenen Substanzen, die eine intakte Gefäßwand beeinflussen, zum anderen werden entzündliche Veränderungen in den Gefäßwänden verantwortlich gemacht. Für letztere Annahme sprechen nachgewiesene Spiegel aktivierter Komponenten des Komplementsystems im Plasma und im Liquor der betroffenen Patienten. Auch zeigen sich Komplementablagerungen in den histologisch untersuchten Gefäßwänden.

Die Freisetzung spasmogener Metaboliten über lysierte Erythrozyten wird seit Beginn aller Spasmendiskussionen als mögliche Erklärung herangezogen, die bekanntesten und umfassend untersuchten Substanzen kommen aus der Gruppe der Endotheline, Polypeptide mit vasokonstriktorischen Effekten [19]. Auch Plasminen und Prostaglandinen werden gefäßverengende Wirkungen zugesprochen, während andere Untersuchungen auf eine Blockierung vasodilatativer Peptide wie der Substanz P oder dem „calcitonin-gene-related peptide" (CGRP) durch entsprechende Antagonisten hinweisen.

2 Klinische Symptome der Subarachnoidalblutung

Die klassische Symptomatologie des rupturierenden Hirngefäßaneurysmas ist pathognomonisch für das Krankheitsbild und kaum zu mißinterpretieren. Der plötzliche, perakut einsetzende und vernichtende Kopfschmerz, gefolgt von einer möglicherweise nur kurzen, aber auch längeren Bewußtseinsstörung und dem Auftreten von Nackensteifigkeit ist typisch. Trotzdem werden bis zu einem Drittel der Patienten nicht entsprechend diagnostiziert und demnach nicht behandelt. Auch kleinere Ereignisse, sog. Warnblutungen, sind häufig, werden in retrospektiven klinischen Serien mit einer Frequenz von bis zu 50% angegeben [21]. Andere Symptome sind unterschiedlich, neben dem bereits genannten Kopfschmerz finden sich auch ganz unspezifische Schmerzangaben im Bereich der Brust, der Wirbelsäule und auch der Beine, resultierend aus der subarachnoidalen Ausbreitung der Blutung im Spinalkanal.

Demgegenüber sind Lokalsymptome als Warnzeichen für ein sich vergrößerndes Aneurysma eher selten. Genannt wurde bereits die Störung des N. oculomotorius bei den entsprechenden Aneurysmen an der A. carotis interna.

Die häufigsten Fehldiagnosen beziehen sich v.a. auf Erkrankungen der Wirbelsäule mit dem immer wieder genannten HWS-Syndrom. Daneben werden auch andere Erkrankungen von der Virusinfektion über die Migräne, bis hin zur Arthritis oder auch dem Myokardinfarkt genannt.

Neben der typischen Symptomatologie der Aneurysmablutung, wie sie eingangs bereits aufgeführt wurde, wird die Blutung oft von vegetativen Symptomen, wie Übelkeit und auch Erbrechen, begleitet, die in Abhängigkeit von der Schwere der Blutung stehen. Die Dauer der Bewußtlosigkeit, die bei 50% der Fälle initial auftritt, ist entscheidend für die Einschätzung des Schweregrades der Blutung. Die meisten Patienten erwachen wieder aus der Bewußtlosigkeit, nur etwa 15–20% verbleiben im Koma oder versterben initial an der Schwere der Blutung. In Abhängigkeit von der Aneurysmalokalisation, der Verteilung und dem Volumen des subarachnoidalen Blutes und der primären intrakraniellen Druckerhöhung entstehen unterschiedliche Schweregrade.

Da der Schweregrad der Blutung unzweideutig die Prognose des betroffenen Patienten mitbestimmt, sind zahlreiche Versuche für die Einteilung des Schweregrades der Subarachnoidalblutung unternommen worden, die alle Vorteile und Nachteile besitzen. Durchgesetzt hat sich letztlich – trotz vielerorts vorgetragener Bedenken – die von Hunt u. Hess [9] bereits im Jahre

Tabelle 19-2. Klinische Stadien der akuten Subarachnoidalblutung

Grad	*A: nach Hunt u. Hess*	*B: nach der WFNS*[a]	
	Klinische Befunde	*Glasgow-Coma-Skala*	*Motorisches Defizit*
I	Leichter Kopfschmerz/Meningismus, kein neurologisches Defizit	15	Keines
II	Mäßiger bis schwerer Kopfschmerz/ Meningismus, kein neurologisches Defizit außer Hirnnervenstörungen, keine Bewußtseinsveränderungen	13–14	Keines
III	Somnolenz oder Verwirrtheit und/oder neurologische Ausfälle	13–14	Vorhanden
IV	Sopor, schwere neurologische Ausfälle, vegetative Störungen	7–12	Keines oder vorhanden
V	Koma, Strecksynergismen, moribunder Patient	3–6	Keines oder vorhanden

[a] World Federation of Neurological Surgeons.

1968 entwickelte Klassifikation, in neuerer Zeit ergänzt durch eine Kombination mit der Glasgow-Coma-Skala (Tabelle 19-2).

3 Diagnostik

3.1 Computertomographie (CT)

Nach wie vor ist die zerebrale Computertomographie die wesentlichste und erste diagnostische Untersuchung in der Diagnostik der akuten Subarachnoidalblutung (Abb. 19-2). So hat die Computertomographie eine hohe Sensitivität und Spezifität, kann schnell und ohne größeren Aufwand durchgeführt und auch bei schweren Verlaufsformen mit komatösen Patienten eingesetzt werden. Das Verteilungsmuster des subarachnoidalen Blutes kann mit einer Genauigkeit von bis zu 70% auf die Lokalisation der möglichen Blutungsquelle hinweisen. Die Untersuchung mittels Dünnschicht und Kontrastcomputertomogramm (sog. Angio-CT) läßt das zugrundeliegende Aneurysma in einem noch höheren Prozentsatz deutlich erkennen (Abb. 19-3). Für die Diagnostik von Komplikationen der Subarachnoidalblutung, wie einem konsekutiven Hydrozephalus, ist die CT-Untersuchung unerläßlich.

Die Sensitivität der CT-Untersuchung hängt wesentlich ab vom Zeitintervall der Untersuchung seit dem Eintritt der Blutung. Während am Tage der Blutung in über 90% der Fälle die Diagnose gestellt werden kann, fällt die diagnostische Sicherheit mittels der CT-Untersuchung auf annähernd 50% am 5. Tag. Das Aneurysma selbst wird im Nativ-CT in einem geringen Prozentsatz der Fälle dargestellt, dann im wesentlichen, wenn es sich um größere Aneurysmen mit >10 mm Durchmesser handelt.

Der Nachweis subarachnoidalen Blutes in den CT-Untersuchungen in den ersten 4 Tagen nach Beginn der Blutung ist nicht nur für die definitive Diagnostik erforderlich, er kann auch über die Menge des nachgewiesenen Blu-

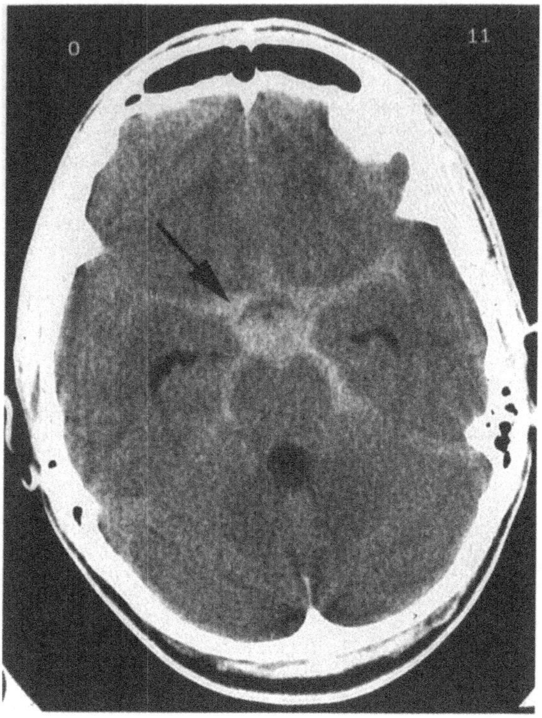

Abb. 19-2. Axiale CCT bei einem Patienten mit akuter SAB (Hunt u. Hess III). Die basalen Liquorräume sind komplett mit hyperdensem Blut ausgefüllt (*schwarzer Pfeil*)

tes und deren Verteilung in den basalen Zisternen das Ausmaß des eintretenden Vasospasmus vorhersagen. Blutungen mit Tamponade der basalen Zisternen, Ausdehnung in den Interhemisphärenspalt, Verteilung über der Haube und mit Blutanteilen in den Ventrikeln zeigen zu über 80% kritische Vasospasmen. Davon werden mehr als 2/3 der betroffenen Patienten auch symptomatisch mit zerebralen Ischämien. Oft korreliert die Menge des mittels CT nachgewiesenen Blutes mit dem initial klinischen Grad der Blutung. So haben komatöse Patienten in den Stadien IV und V häufig massive Blutbeimengungen in den Zisternen und über der Hemisphäre.

3.2 Lumbalpunktion

Die Lumbalpunktion ist durch die Computertomographie in der Diagnostik der Subarachnoidalblutung in die 2. Reihe gedrängt worden. Sie sollte auf solche Fälle beschränkt bleiben, bei denen trotz klinischen Verdachtes eine Subarachnoidalblutung in der CT-Untersuchung nicht nachgewiesen werden kann. Dann gelingt durch die Untersuchung des lumbal entnommenen Liquors die Ausschlußdiagnose oder der Beweis einer stattgefundenen Blutung. Dabei ist die Blutbeimengung im lumbalen Liquor innerhalb von Minuten nach eingetretener Blutung nachweisbar. Nach einem Maximum der Höhe

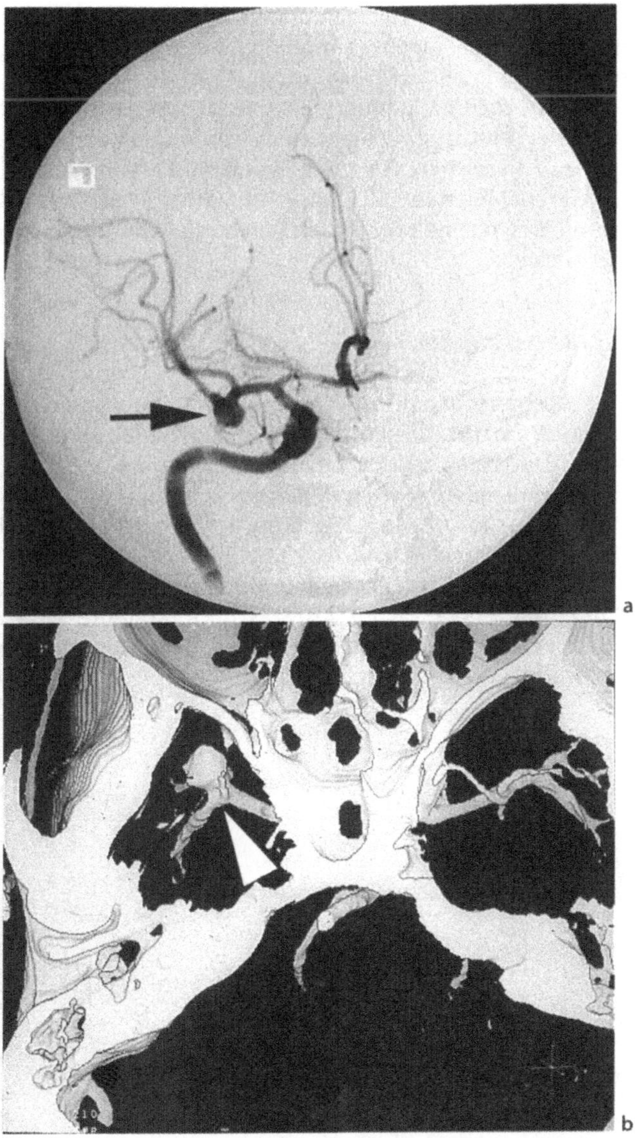

Abb. 19-3. **a** Rechtsseitige A.-carotis-interna-Angiographie im a.-p.-Strahlengang bei einem Patienten mit akuter SAB: Ein breitbasiges, nach kaudal gerichtetes Aneurysma ist in der Mediabifurkation rechts nachweisbar (*schwarzer Pfeil*). **b** 3D-Rekonstruktion einer CT-Angiographie beim gleichen Patienten wie in **a**: In der Rekonstruktion ist das breitbasig aufsitzende Mediabifurkationsaneurysma gut zu erkennen (*weiße Pfeilspitze*)

der roten Blutzellen in den ersten 24 h verschwinden diese regelmäßig in den nächsten 7–10 Tagen in Abhängigkeit von der Menge der initialen Einblutung.

Xanthochromer Liquor kann in der Regel nicht innerhalb der ersten 12 h nach der Blutung nachgewiesen werden, ist dann aber regelmäßig nachweisbar und persistiert bis zu 4 Wochen. Erythrophagen finden sich noch nach mehreren Monaten im Liquor. Auf diese Weise kann auch nach längerem Intervall bei normaler CT-Untersuchung eine eingetretene Blutung nachgewiesen werden.

3.3 Angiographie

Die zerebrale Panangiographie ist nach wie vor die klinische Standarduntersuchung für die Diagnostik einer zugrundeliegenden Gefäßmißbildung (Abb. 19-4). Der Nachweis mittels Angiographie sollte in mindestens 2 Ebenen gelingen, um falsch-positive Befunde durch Darstellung von Gefäßschlingen zu vermeiden, und er sollte möglichst unmittelbar nach Diagnosestellung der Blutung durchgeführt werden.

Die zuweilen vorgetragene Befürchtung, die intravasale Druckerhöhung durch das eingebrachte Kontrastmittel könnte zu einer Rezidivblutung am Aneurysma führen, hat sich auch in der größten bisher publizierten Serie einer Multicenteruntersuchung nicht bestätigen lassen [11]. Hier wurde bei nur

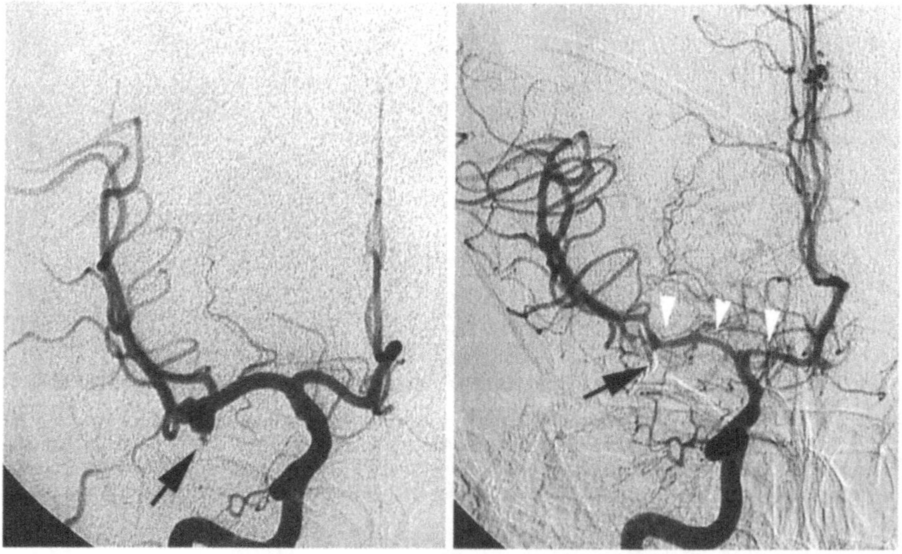

a b

Abb. 19-4 a, b. 30jähriger Patient mit SAB. Die rechtsseitige Carotis-interna-Angiographie (**a**) im a.-p.-Strahlengang zeigt ein Mediatrifurkationsaneurysma mit kleinem Babyaneurysma nach kaudal (*schwarzer Pfeil*). In der Kontrollangiographie (**b**) 3 Tage nach operativer Versorgung des Aneurysmas mit einem Aneurysmaclip (*schwarzer Pfeil*) ist das Aneurysma komplett ausgeschaltet. Es zeigen sich aber deutliche Gefäßspasmen an der A. cerebri media, A. cerebri anterior und am C_1-Segment der rechten Carotis interna (*weiße Pfeilspitzen*)

7 von 5484 Patienten während der angiographischen Untersuchung eine Rezidivblutung ausgelöst. Auf der anderen Seite wird die diagnostische Sensitivität der Angiographie bei später, sog. verzögerter Untersuchung deutlich vermindert, da der dann vorhandene Vasospasmus eine klare Darstellung des rupturierten Aneurysmas verhindern kann. Insgesamt sind die Komplikationsraten der Angiographie in den dafür erfahrenen neuroradiologischen Abteilungen sehr niedrig. Tödliche Komplikationen werden nur mit etwa 0,1% angegeben.

Zwischen 10 und 20% der Patienten zeigen multiple Aneurysmen, wobei gelegentlich die Definition des für das aktuelle Blutungsereignis verantwortlichen Aneurysmas Schwierigkeiten bereiten mag. Wichtige Einzelkritierien für die Festlegung des rupturierten Aneurysmas sind:

- das größte Aneurysma,
- Unregelmäßigkeiten an der Aneurysmawand,
- lokale Gefäßspasmen,
- Lokalisation der Blutklots im CT sowie
- fokal-neurologische Defizite, wie etwa eine Hirnnervenstörung am N. oculomotorius.

Möglicherweise wird durch die MR-Angiographie oder die Angio-CT (Abb. 19-3) in der Zukunft eine konventionelle Angiographie nicht mehr in allen Fällen erforderlich sein, zumal auch kleine Aneurysmen zwischenzeitlich mittels dieser Untersuchungstechnik nachweisbar sind. Aus praktischen Gesichtspunkten ist die MR-Angiographie noch wenig in die akute Diagnostik integriert, da gerade Patienten in schlechter klinischer Verfassung wegen des dadurch erforderlichen intensiven Monitorings sich für eine aufwendige MR-Untersuchung nur schlecht eignen. Eine Zusammenfassung über die notwendigen diagnostischen und therapeutischen Schritte findet sich in Abb. 19-5.

4 Morbidität und Letalität nach Aneurysmaruptur

Wie aus den eingangs genannten Zahlen ersichtlich, erreicht nur 1/3 aller an einer aneurysmatischen Subarachnoidalblutung erkrankten Patienten ein gutes klinisches Ergebnis. Wesentliche Prädiktoren für einen ungünstigen Verlauf sind verspätete zerebrale Ischämien durch den Vasospasmus, die initiale Schwere der Hirnschädigung durch die primäre Blutung sowie die Komplikationen der durchgeführten Behandlungen insgesamt. Rezidivblutungen, die früher einen wesentlichen Anteil an der Mortalität der Erkrankung einnahmen, sind im Rahmen der mehr und mehr durchgeführten Frühoperation in den Hintergrund getreten. Der einzige Weg, um eine solche Rezidivblutung zu verhindern, ist der Verschluß des Aneurysmasackes durch operative oder interventionell neuroradiologische Versorgung.

Neben den direkten Blutungsfolgen, wie etwa den intrakraniellen Hämatomen und dem posthämorrhagischen Hydrozephalus, können auch Elektrolyt- und Stoffwechselentgleisungen einen wesentlichen Einfluß auf die Schwere der Erkrankung nehmen. So verursachen Hyponatriämien unter 125 mmol/l,

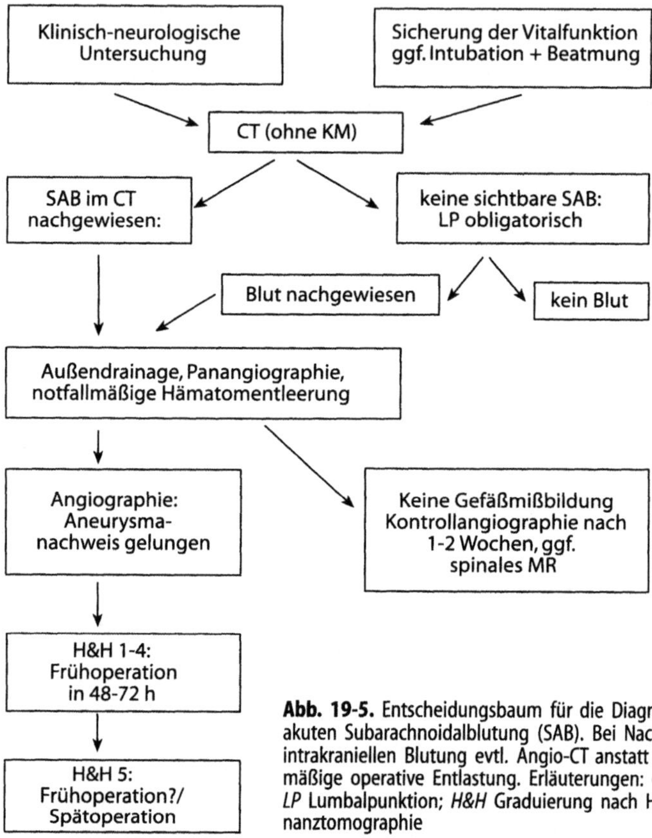

Abb. 19-5. Entscheidungsbaum für die Diagnose und die Behandlung der akuten Subarachnoidalblutung (SAB). Bei Nachweis einer raumfordernden intrakraniellen Blutung evtl. Angio-CT anstatt Angiographie und notfallmäßige operative Entlastung. Erläuterungen: *CT* Computertomographie; *LP* Lumbalpunktion; *H&H* Graduierung nach Hunt u. Hess; *MR* Magnetresonanztomographie

die sowohl mit einer Volumenreduktion wie auch einer Volumenexpansion des freien Wassers verbunden sein können, neurologische Folgen, z. B. über das entstehende Hirnödem. Kardiale Ereignisse, die lange auf eine außerhalb des Herzens gelegene Beeinflussung der Erregungsleitung hin interpretiert wurden, sind möglicherweise doch kardialen Ursprungs, wenn auch über Mediatoren, wie etwa einer Erhöhung der zirkulierenden Katecholamine, verursacht. Die genaue Rolle dieser Mechanismen ist nach wie vor nicht vollständig geklärt.

Nicht zuletzt und wesentlich beeinflußt wird die Morbidität und Letalität durch die Häufigkeit und die Intensität der eingetretenen Gefäßspasmen, die wiederum in etwa 1/3 der Fälle definitive neurologische Ausfallerscheinungen auf dem Boden einer Minderperfusion erwirken. Obwohl Gefäßspasmen seit langem bekannt sind und neue Therapieansätze in den vergangenen Jahren eingeführt wurden, stellt diese Komplikation der akuten Subarachnoidalblutung die nach wie vor bestimmende Einflußgröße auf das Behandlungsergebnis der betroffenen Patienten dar.

5 Initiale Behandlung

Die primäre Behandlung orientiert sich an der allgemeinen klinischen Stabilisation des Patienten und besteht in der Verhinderung einer Nachblutung bis zur endgültigen Versorgung des Aneurysmas und in der Beobachtung eines möglicherweise sich entwickelnden Hydrozephalus. Schwere klinische Verläufe heftiger Subarachnoidalblutungen bei komatösen Patienten sollten die Entscheidung zur Intubation und kontrollierten Beatmung nicht zu lange hinauszögern, da sonst zusätzliche sekundäre Hirnschäden durch die Hypoxie zu erwarten sind.

Bis zur endgültigen Versorgung des Aneurysmas sollten die Blutdruckwerte nicht über die Norm ansteigen und ggf. medikamentös mit Bevorzugung der zerebral wirksamen Kalziumantagonisten, wie dem Nimodipine, behandelt werden. Ein akuter Hydrozephalus muß sofort behandelt, die nötige angiographische Klärung der Blutungsursache entsprechend hinausgeschoben werden. In perakuten Verläufen, wie etwa bei Auftreten von Einklemmungszeichen bei intraparenchymatösen Blutungen, muß möglicherweise auf jede Diagnostik verzichtet werden, um zunächst eine Überlebenschance zu erreichen (Abb. 19-5).

5.1 Verschluß des rupturierten Aneurysmas

Nach wie vor gilt die Clippung des Aneurysmas mittels mikrochirurgischer Intervention (Abb. 19-4) als die effektivste und sicherste Maßnahme zur Verhinderung einer Rezidivblutung [3, 11, 21]. Auch das sog. Trapping, die Ausschaltung des Gefäßes vor und nach der aneurysmatischen Aussackung, ist eine sichere Methode, jedoch nur an manchen Stellen, wie etwa der A. communicans anterior, durchführbar. Die Umhüllung der Rupturstelle mittels Muskel oder Baumwollwatten, das Wrapping, ist weniger effizient, reduziert zwar das Risiko einer Blutung, verhindert diese jedoch nicht.

Trotz immer wieder geführter Diskussionen über den besten Zeitpunkt der Aneurysmaoperation hat sich zwischenzeitlich die Frühoperation innerhalb der ersten 3 Tage nach Blutung durchgesetzt [21]. Kritiker des frühen Eingriffes konnten den Nachweis dadurch bedingter zusätzlicher neurologischer Schädigungen nicht führen [11]. Für die Frühoperation spricht zudem die Tatsache, daß diese dann vor dem Auftreten zerebraler Gefäßspasmen durchgeführt werden kann. Bei verzögerter Operation werden demgegenüber eine gewisse Anzahl von Patienten den Zeitpunkt der Aneurysmaversorgung nicht mehr erleben, da vorher eine Nachblutung eingetreten ist.

Wenn auch heute meistens Frühoperationen durchgeführt werden, darf nicht verschwiegen werden, daß der Beweis der Überlegenheit der Frühoperation durch eine randomisierte Studie auch jetzt noch nicht vorliegt. Dies gilt um so mehr für die Stadien IV und V, bei denen nach wie vor Diskussionen über den richtigen Versorgungszeitpunkt geführt werden. Die frühzeitige Versorgung aller Aneurysmen gewinnt jedoch mehr und mehr Befürworter [3].

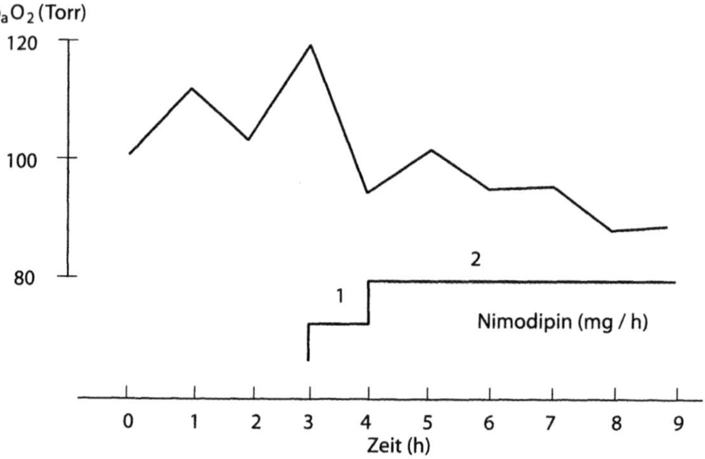

Abb. 19-6. Pulmonale Nebenwirkung von Nimodipin. Nach Beginn der Behandlung sinkt der arterielle O_2-Partialdruck deutlich ab, unter voller Dosis (2 mg/h) entsteht eine weitere Zunahme des pulmonalen Rechts-links-Shunts

Neben der operativen mikrochirurgischen Versorgung haben neuroradiologische, interventionelle Maßnahmen zunehmende Bedeutung erlangt. Heute werden Platincoils eingesetzt, um eine Okklusion des Aneurysmas zu erreichen. Die bisherigen Behandlungserfolge sind vielversprechend [13, 20], Langzeitergebnisse fehlen allerdings noch.

Die Verschlußquote von Aneurysmen wird je nach Größe und Lokalisation mit etwa 60–80% vollständiger Okklusion angegeben, bei unvollständigem Verschluß sind Rezidivblutungen beobachtet worden. Zudem haben sich frühere Erwartungen, durch die eingelegten Coils käme eine Thrombosierung des Aneurysmas zustande, nicht bewahrheitet. Zusammenfassend kann die klinische Bedeutung der interventionellen Maßnahmen zur Aneurysmaversorgung noch nicht endgültig beurteilt werden. In manchen Lokalisationen, wie bei komplizierten Aneurysmen des hinteren Kreislaufs, wird bereits heute überwiegend ein „coiling" durchgeführt.

Zusätzliche Maßnahmen, wie extra- oder intrakranielle Bypassoperationen bei vermutlicher Umstellung der Perfusionsverhältnisse durch die geplante Maßnahme (z.B. Trapping) oder Eingriffe in Herz-Kreislauf-Stillstand mit Vollheparinisierung, Herz-Lungen-Maschinen und Hypothermie, sind Einzelfällen vorbehalten [12].

5.2 Behandlung des Vasospasmus

Gefäßspasmen, die sich nach einem Intervall von 48–72 h nach Eintritt der Blutung entwickeln können, stellen einen wesentlichen und unverändert sehr kritischen Punkt in der Behandlung der Subarachnoidalblutung dar. Die aus historischer Sicht ersten Beobachtungen des Vasospasmus wurden im Rahmen von angiographischen Untersuchungen (s. auch Abb. 19-4b) gemacht, bestätigten den Beginn nach 2- bis 3tägigem Intervall und eine Dauer von 5–20 Tagen. Die Häufigkeit wird zwischen 40 und 60% angegeben. Dabei haben asymptomatische Spasmen, d.h. klinisch nicht in Erscheinung tretende, einen Anteil von einem Drittel. Die Definition für den symptomatischen Vasospasmus ist eindeutig, das Auftreten neurologischer Ausfallerscheinungen auf dem Boden von Perfusionsstörungen definiert sich in einem sog. „delayed ischemic neurological deficit“ (DIND).

Einhergehend mit dem klinischen Auftreten der Symptome können auch Erhöhungen der Flußgeschwindigkeiten in der transkraniellen Doppleruntersuchung zerebraler Gefäße beobachtet werden. Dabei werden Flußgeschwindigkeiten von <100 cm/s als unkritisch beschrieben, Werte zwischen 100 und 120 cm/s als subkritisch und Werte von >160 cm/s als kritisch definiert. Die Bedeutung der gemessenen Befunde ist jedoch nicht vollständig klar. So kann ein neurologisches Defizit im Rahmen eines DIND auch ohne nachweisbare Spasmen auftreten, umgekehrt können hohe Flußgeschwindigkeiten in der Dopplersonographie ohne klinische Zeichen einhergehen.

Insbesondere von operativ-neurochirurgischer Seite wurde der Entfernung von Blutklots in den Liquorräumen als Spasmusinitiatoren ein wesentliches Moment in der Behandlung oder in der Vermeidung der Gefäßengstellung beigemessen. Der direkte Beweis der Wirksamkeit einer ausgedehnten Blutkoagelentfernung aus den basalen Zisternen konnte bislang nicht geführt werden, zumal das Entfernen selbst nicht ohne Risiko ist. Klinische Phase-II-Studien einer Lyse der extravasalen Blutklots mittels intrazisternal verabreichten r-tPA waren bislang ohne überzeugend positives Ergebnis.

Mittlerweile sind verschiedene neuroprotektive Substanzen bei der Subarachnoidalblutung untersucht worden. Die erfolgreichste Substanz aus dieser Gruppe stellt der Kalziumkanalblocker Nimodipine dar, der in zahlreichen, auch prospektiv randomisierten Studien als effizient nachgewiesen werden konnte [4]. Dies gilt sowohl für die parenterale als auch für die orale Applikation. Allerdings dürfen Nebenwirkungen der Therapie nicht verschwiegen werden. So führen die Kalziumantagonisten zu einer Erniedrigung des Blutdruckes und müssen über Volumenzufuhr und ggf. Sympathomimetikagabe kompensiert werden. Die parenterale Applikation zieht wegen des hohen Alkoholgehaltes in der Lösung oft Transaminasenerhöhungen nach sich, die jedoch nur selten einen Therapieabbruch zur Folge haben. Neben schwerwiegenden gastrointestinalen Komplikationen des Nimodipine mit Subileus [7], ist insbesondere die Entwicklung von pulmonalen Shunts mit Abfall des p_aO_2 gefürchtet (Abb. 19-6).

Das Aminosteroid Tirilazad ist in einer großen internationalen Multicenterstudie geprüft worden. Insgesamt ergab sich dabei keine Verbesserung des klinisch-neurologischen Behandlungsergebnisses, möglicherweise jedoch profitierte eine Subgruppe, nämlich Männer mit höhergradigen Subarachnoidalblutungen, von dieser Substanz [10]. Weitere Behandlungsansätze mit Endothelin oder einem intrinsischen Vasodilatator zerebraler Gefäße, dem „calcitonin-gene-related peptide“ (CGRP), sind experimentell noch nicht zu beurteilen [1, 19].

Neben der Verwendung der Kalziumkanalblocker ist die besonders in den angelsächsischen Ländern konsequent durchgeführte sog. „HHH-Therapie" weitgehend akzeptiert, zumal im Rahmen der Frühoperationen eine solche Therapie erst möglich geworden ist. Fallkontrollstudien lassen eine Minimierung auftretender ischämischer Defizite unter arterieller Hypertension, Volumenexpansion und Hämodilution erkennen.

Kontrollierte Studien über diese Therapie liegen jedoch nicht vor, auch ist die Bedeutung der einzelnen Faktoren nicht genau bekannt. Aus praktischen Gesichtspunkten wird eine Erhöhung des systolischen arteriellen Blutdrucks auf Werte zwischen 160 und 180 mmHg angestrebt, was einem mittleren Druck von 110 mmHg entspricht. Die Hypervolämie wird anhand des zentralen Venendrucks (bis etwa 12 mmHg) kontrolliert. Die Hämodilution hat als Zielvorstellung einen Hämatokritwert um 30% (s. auch Tabelle 19-3).

Schlägt trotz maximaler Therapie und einer bis zu den angegebenen Zielwerten durchgeführten HHH-Therapie die Behandlung nicht an, kann in ausgewählten Fällen fokal-segmental auftretender Gefäßspasmen an den großen Arterien auch eine transluminale Katheterangioplastie in Erwägung gezogen werden. Erste Ergebnisse sind positiv, lassen sich jedoch noch nicht endgültig beurteilen, zumal viele Spasmen wegen ihres generalisierten Auftretens ohnehin nicht dieser Behandlung zugänglich gemacht werden können [6].

In einigen nordamerikanischen Zentren ist in den vergangenen Jahren die Therapie des symptomatischen Vasospasmus mit einer intraarteriellen Gabe von Papaverin propagiert worden. Anfänglich optimistische Berichte über eine Besserung des klinisch-neurologischen Zustandsbildes konnten in einer Studie an 31 Patienten nicht bestätigt werden. Daher wird aktuell die Gabe von intraarteriellem Papaverin nicht empfohlen [17].

Die Behandlung des Vasospasmus ist nicht denkbar ohne den Einsatz intensivmedizinischer Verfahren und insbesondere eines u.U. ausgedehnten

Tabelle 19-3. Intensivmedizinische Maßnahmen bei der akuten Subarachnoidalblutung

Invasive Verfahren:	*Allgemein:* Venöser/zentralvenöser Zugang, arterieller Zugang, bei bewußtlosen Patienten zusätzlich: endotrachealer Tubus mit kontrollierter Beatmung, Magensonde, Blasenkatheter, Pulmonaliskatheter in besonderen Fällen *Zentralnervös:* Ventrikelkatheter bei Hydrozephalus, bei bewußtlosen Patienten zusätzlich: Hirndruckmeßsonde, Parenchymsonde, Bulbus-venae-iugularis-Katheter, Mikrodialysekatheter (experimentell).
Monitoring:	*Kardiopulmonal:* Herzfrequenz, Blutdruck (+ mittlerer arterieller Druck), ZVD, p_aO_2, p_aCO_2, pH, BE, Blutchemie insbesondere Serumelektrolyte, Wasserhaushalt, EKG, Thoraxröntgen, in ausgewählten Fällen: PCWP *Zentralnervös:* transkranieller Doppler, evozierte Potentiale, bei bewußtlosen Patienten zusätzlich: Hirndruckmessung (ventrikulär/epidural), CPP, Parenchymmessung (z.B. O_2, pH-Wert, Temperatur, exzitatorische Aminosäuren), zentralnervöse O_2-Sättigung, evtl. CBF.
Spezifische Medikation:	Nimodipine 2 mg/h i.v. oder 360 mg/Tag p.o., Antiepileptika fakultativ, nach Ausschaltung der Blutungsquelle: Hypervolämie (z.B. Hydroxyäthylstärke), Hypertonie (z.B. Dobutamine), Hämodilution (z.B. Elektrolytlösungen), Dexamethason 24 mg/Tag postoperativ nach Clippung.

Abkürzungen: *ZVD* zentraler Venendruck, *BE* „base excess", *PCWP* „pulmonary capillary wedge pressure", *CPP* „central perfusion pressure", *CBF* „cerebral blood flow".

Monitorings (Tabelle 19-3). Kleinere Blutungen und günstige Stadien benötigen lediglich eine klinische Überwachung des Patienten für den Zeitraum eventueller Hirngefäßspasmen bis zum 14. Tag. Ein besonderes Monitoring ist sonst zunächst nicht erforderlich.

Schwere Blutungen sind grundsätzlich unter intensivmedizinischen Bedingungen zu versorgen. Neben dem regulären kardiopulmonalen Monitoring ist hier auch eine kontinuierliche Überwachung des intrakraniellen Druckes angezeigt. Nicht nur Perfusionsstörungen mit Hirnschwellung oder ein Hirnödem aufgrund von Elektrolytstörungen, auch der posthämorrhagische Hydrozephalus können zu einer Erhöhung des intrakraniellen Druckes (ICP) führen. Oft wird sich die Anlage einer externen Ventrikeldrainage anbieten, die sowohl eine Liquordrainage als auch eine kontinuierliche ICP-Messung ermöglicht. Zudem wird der blutige Liquor ausgewaschen.

In manchen Fällen kann eine Überwachung der zerebralen Gewebeoxygenierung indiziert sein, so z. B. über einen Katheter im Bulbus der V. iugularis oder eine intraparenchymatös liegende pO_2-Sonde, die allerdings nur regionale Werte erfaßt. Inwieweit perkutane O_2-Sättigungsmessungen von Bedeutung sein werden, muß derzeit skeptisch beurteilt werden. Messungen des zerebralen Blutflusses (CBF) wären wichtig für die Überprüfung mancher Therapieansätze, lassen sich jedoch in der Praxis nur schwer durchführen und sind in der Regel diskontinuierlich [5].

Die Bedeutung des transkraniellen Dopplers (TCD), der bekanntermaßen Blutflußgeschwindigkeiten mißt, für die Abschätzung der Hirndurchblutung ist gerade in jüngster Zeit wieder umstritten und wird ambivalent bewertet. So zeigen manche Untersuchungen von zerebraler Durchblutung und Flußgeschwindigkeit in den Gefäßen sogar eine Verbesserung der Durchblutung bei erhöhten Werten im transkraniellen Doppler und keine (erwartete) Minderdurchblutung. So sind therapeutische Entscheidungen aufgrund von TCD-Ergebnissen sehr problematisch.

Die zerebrale Mikrodialyse ist ein neuartiges biochemisches Monitoringverfahren zur Überprüfung des Energiestatus im Gewebe. Über intraparenchymatös eingebrachte Mikrodialysekatheter können exzitatorische Aminosäuren, wie Glutamat, gemessen werden. Ob dies eine Routine- oder Standardmethode wird, muß zunächst offen bleiben [15].

Im allgemein intensivmedizinischen Management müssen insbesondere Herz, Kreislauf, Lunge und Wasserhaushalt überwacht und bilanziert werden. Gerade bei älteren Patienten kann die HHH-Therapie zu Komplikationen führen, die u. U. auch invasiveres Monitoring, wie einen Swan-Ganz-Katheter, erfordern. Die Grenzen der intensivmedizinischen Behandlung haben sich immer mehr in Richtung einer Maximaltherapie verschoben, eine Entwicklung, die nicht in jedem Fall den Anforderungen einer humanen Medizin gerecht wird. Zwar profitieren zahlreiche Patienten mit schweren Subarachnoidalblutungen oder komplizierten Verläufen von diesen Behandlungsgrundsätzen, oft kann dadurch eine weitgehende klinische Erholung gesichert werden. Andererseits soll bei fortgeschrittenen Krankheitsbildern und irreversibel geschädigten neurologischen Funktionen die Therapie dann auch beendet und nicht um jeden Preis fortgesetzt werden.

6 Aussichten

In der Behandlung der akuten Subarachnoidalblutung sind in den vergangenen Jahren deutliche Fortschritte erkennbar, so im Bereich der mikrochirurgischen und interventionell-neuroradiologischen Versorgung der Rupturstelle bei aneurysmatischen Subarachnoidalblutungen. Auch bei der Behandlung wesentlicher Komplikationen der Subarachnoidalblutung, wie des Vasospasmus, sind deutliche Verbesserungen, z.B. durch eine konsequente HHH-Therapie, erzielt worden. Die heute verwendeten klinisch-neurologischen Maßstäbe für eine Bewertung der erreichten Restitutio, insbesondere im neuropsychologischen Bereich, reichen allerdings selten aus. So sind schwer erkennbare neuropsychologische Störungen bei vielen Patienten vorhanden [8]. Für die Beurteilung und den Einsatz heutiger und zukünftiger Therapiemodalitäten, sei es innerhalb der Aneurysmaversorgung selbst oder auch in der Neuroprotektion, sollten neuropsychologische Parameter daher sehr viel stärker herangezogen werden.

Literatur

1. Ahmad I, Imaizumi S, Shimizu H et al. (1996) Development of Calcitonin Gene-Related Peptide Slow-Release Tablet implanted in CSF Space for Prevention of cerebral vasospasm after experimental subarachnoid hemorrhage. Acta Neurochir 138:1230–1240
2. Asari S, Ohmoto T (1993) Natural history and risk factors of unruptured cerebral aneurysms. Clin Neurol Neurosurg 95:205–214
3. Bailes JE, Spetzler RF, Hadley MN, Baldwin HZ (1990) Management morbidity and mortality of poor-grade aneurysm patients. J Neurosurg 72:559–566
4. Barker FG, Ogilvy S (1996) Efficacy of prophylactic Nimodipine for delayed ischemic deficit after subarachnoid hemorrhage: A metaanalysis. J Neurosurg 84:405–414
5. Clyde BL, Resnick DK, Yonas H (1996) The relationship of blood vessel velocity as measured by transcranial doppler ultrasonography to cerebral blood flow as determined by stable xenon computed tomographic studies after aneurysmal subarachnoid hemorrhage. Neurosurgery 38:896–905
6. Elliott JP, Newell DW, Can DJ, Win HR et al. (1998) Comparison of ballon angioplasty and papaverin infusion for the treatment of vasospasm following aneurysmal subarachnoid hemorrhage. J Neurosurg 88:277–284
7. Hund E, Aschoff A, Tronnier V, Hampl J, Kunze ST (1990) Nimodipine: Evidence for clinically significant gastrointestinal side-effects. Acta Neurochir 102:73–75
8. Huetter BO, Gilsbach JM, Kreitschmann I (1995) Qualitiy of life and cognitive deficits after subarachnoid hemorrhage. Brit J Neurosurg 9:465–475
9. Hunt WE, Hess RM (1968) Surgical risk as related to time of intervention in the repair of intracranial aneurysms. J Neurosurg 28:14–20
10. Kassell NF, Haley EC Jr, Apperson-Hansen C, Alves WM (1996) Randomized, double-blind, vehicle-controlled trial of Tirilazad mesylate in patients with aneurysmal subarachnoid hemorhage: A cooperative study in Europe, Australia, and New Zealand. J Neurosurg 84:221–228
11. Kassell NF, Torner JC, Haley EC et al. (1990) The international cooperative study on the timing of aneurysm surgery, part 1 and part 2. J Neurosurg 73:18–47
12. Lawton MT, Daspit CP, Spetzler RF (1997) Technical aspects and recent trends in the management of large and giant midbasilar artery aneurysms. Neurosurgery 41:513–520
13. Malisch TW, Guglielmi G, Vinuela F et al. (1997) Intracranial aneurysms treated with the Guglielmi detachable coil: Midterm clinical results in a consecutive series of 100 patients. J Neurosurg 87:176–183
14. Murayama Y, Malisch T, Guglielmi G et al. (1997) Incidence of cerebral vasospasm after endovascular treatment of acutely ruptured aneurysms: Report on 69 cases. J Neurosurg 87:830–835

15. Persson L, Valtysson J, Enblad P et al. (1996) Neurochemical monitoring using intracerebral microdialysis in patients with subarachnoid hemorrhage. J Neurosurg 84:606–618
16. Poeck K, Hacke W (1998) Neurologie, 10. Auf. Springer, Berlin Heidelberg New York Tokyo
17. Polin RS, Hansen CA, German P, Shadduck JB, Kassell NF, Study Participants (1998) Intra-arterialy administered papaverine for the treatment of symptomatic cerebral vasospasm. Neurosurgery 42:1256–1264
18. Schneider GH, Unterberg A, Lanksch WR (1996) Hypervolemic - hypertensive hemodilution for treatment of delayed ischemic deficits following subarachnoid hemorrhage. Zentralbl Neurochir [Suppl 1]:67–68
19. Seifert V, Loeffler BM, Zimmermann M, Roux S, Stolke D (1995) Endothelin concentrations in patients with aneurysmal subarachnoid hemorrhage. J Neurosurg 82:55–61
20. Standard SC, Guterman LR, Chavis TD et al. (1994) Endovascular management of giant intracranial aneurysms. In: Clinical neurosurgery. Williams & Wilkins, Baltimore, pp 267–293
21. Steiner HH, Kremer P, Kunze S (1994) Die akute Subarachnoidalblutung nach Aneurysmaruptur: Ergebnisse der Frühoperation. Zentralbl Neurochir 55:16–23

Kapitel 20
Sinusvenenthrombose und Pseudotumor cerebri

A. Villringer, K.M. Einhäupl

INHALT

Sinusvenenthrombose und Pseudotumor cerebri sind 2 Erkrankungen, die mit einer Erhöhung des intrakraniellen Druckes einhergehen können. Die SVT ist eine der Ursachen für eine solche ICP-Erhöhung, beim Pseudotumor cerebri handelt es sich um eine Diagnose, die im Sinne einer Auschlußdiagnose nur dann angenommen werden darf, wenn zugrundeliegende Ursachen für die Drucksteigerung (z. B. SVT) ausgeschlossen worden sind.

1 Sinusvenenthrombose (SVT)

Die SVT ist eine seltene Erkrankung, für die es keine genauen Inzidenzzahlen gibt. Sie tritt bei Patienten eines neurologischen Referenzzentrums in etwa ähnlicher Häufigkeit auf wie z. B. ein Guillain-Barré-Syndrom oder eine

Basilaristhrombose. Die Erkrankung wird insbesondere in der Frühphase oft übersehen, da es keine für die Erkrankung spezifischen Symptome gibt. Eine rechtzeitige Diagnosestellung und sofortige Einleitung einer Therapie ist jedoch von eminenter Wichtigkeit, da die lebensgefährliche SVT, deren Letalität in einer Metaanalyse aller von 1942 bis 1990 veröffentlichten Fälle mit 49,3% angegeben wurde (heute dürfte diese Zahl insbesondere wegen der besseren Diagnostik auch leichterer Fälle niedriger liegen), insbesondere im Frühstadium gut behandelbar ist.

1.1 Epidemiologie, Ätiologie

Die Erkrankung ist bei Frauen etwas häufiger als bei Männern (Verhältnis: 3:2), allerdings bezieht sich diese Bevorzugung nur auf die Altersgruppe der gebärfähigen Frauen. Bei diesen tritt die SVT v.a. während der Schwangerschaft, im Wochenbett sowie bei Einnahme von Kontrazeptiva auf.

Ätiologisch gibt es eine Vielzahl von Faktoren, die in Tabelle 20-1 zusammengestellt sind. Die wichtigste Unterscheidung ist die zwischen septischer und blander SVT. Bei den septischen SVT-Ursachen unterscheidet man lokale Gründe, insbesondere intrakranielle Infektionen, die oft von Infektionen im HNO-Bereich ausgehen, von systemischen Infektionen.

Die Ursachen für eine blande SVT können ebenfalls lokal sein, wie z.B. ein venöser Gefäßwandschaden (z.B. nach Trauma, oder auf dem Boden einer Vaskulitis), auf den sich eine Thrombose aufpfropft, oder die vielen Faktoren, welche einen hyperkoagulatorischen Zustand induzieren können. Zur Liste ätiologischer Faktoren in Tabelle 20-1 sollte angemerkt werden, daß in vielen Fällen nicht nur eine der dort genannten Ursachen ausschließlich zugrunde liegen kann, sondern daß in den meisten Fällen eine Kombination aus mehreren Faktoren in der SVT-Entstehung zusammenwirkt.

Tabelle 20-1. Berichtete Ätiologien und Risikofaktoren

Septisch-infektiös	
Lokale Infektionen	Sinusitis Otitis media, Mastoiditis Gesichtsfurunkel Dentogene Infektion Orbitale Zellulitis Lemiere's disease Rhinozerebrale Mukormykose
Sepsis und systemische Infektionen	Bakterielle, virale, parasitäre (Malaria, Trichinose), mykotische (Aspergillose), HIV
Blande	
Lokal	Trauma Neurochirurgische Operation Tumor Arachnoidealzyste, Katheterinfusion in V. iugularis v.a. bei beidseitiger Lage

Tabelle 20-1 (Fortsetzung)

Hormonelle Faktoren	Schwangerschaft, Wochenbett, Orale Kontrazeption Kortisontherapie Androgentherapie Ovarielle Überstimulation
Andere Medikamente	L-Asparaginase und andere zytostatische Therapien ε-Aminocapronsäure „Granulocyte-macrophage colony stimulating factor" (rh-GM-CSF)
Drogen	Ecstasy Inhalationsdrogen
Gerinnungsstörungen	AT-III-Mangel (relevant wohl ab etwa <30–50% der Norm) Protein-C-Mangel (relevant wohl ab etwa <30–50% der Norm) Protein-S-Mangel (relevant wohl ab etwa <30–50% der Norm) Zirkulierende Immunkomplexe DIC Heparin- oder heparinoidinduzierte Thrombopenie Protein-C-Resistenz (Faktor V-Leiden Mutation) Cardiolipinantikörper Hereditärer „tissue plasminogen activator" (t-PA)-Mangel
Prädisponierende Faktoren	
Herzerkrankungen	Kongenitale Herzerkrankungen Herzinsuffizienz Schrittmacher
Gastrointestinale Erkrankungen	Leberzirrhose M. Crohn Colitis ulcerosa
Vaskulitiden	Systemischer Lupus erythematodes Arteriitis temporalis Wegener-Granulomatose M. Behçet
Hämatopoetische Erkankungen	Polyzythämie Posthämorrhagische Anämie Sichelzellanämie Paroxysmale nächtliche Hämoglobinurie
Thrombozytopathien *Maligne Erkrankungen*	Alle Tumoren im Magen-Darm-Trakt Lymphom Leukämie Karzinoid Histiozytose X
Andere	Operativer Eingriff, insbesondere „neck dissection" Ausgeprägte Dehydratation Nephrotisches Syndrom Frühkindliche Asphyxie Parenterale Injektionen Homozystinurie bei Neugeborenen Sturge-Weber Syndrom Jugulariskatheter (v. a. bei beidseitiger Lage) Thyreotoxikose

1.2 Pathophysiologie

Im Gegensatz zur arteriellen Thrombose, welche in der Regel auf einen plötzlich einsetzenden lokalen Abfall des zerebralen Blutflusses zurückzuführen ist, der sich klinisch meist als ein apoplektisches Ereignis manifestiert, ist die SVT pathophysiologisch zumeist durch ein dynamisches Ungleichgewicht zwischen thrombogenen und thrombolytischen Faktoren und durch die ausgedehnte Kollateralisierung im venösen System mit Auswirkungen auf die lokale arterielle Zirkulation charakterisiert. Deswegen ist der Beginn der Symptomatik in vielen Fällen schleichend, und die Beschwerden können sich manchmal über Wochen und Monate langsam entwickeln.

Die venöse Stauung kann zu ischämischen und/oder hämorrhagischen Infarkten führen. Intrakranielle Blutungen treten bei etwa 40% aller Patienten auf. Es ist wichtig zu betonen, daß im Gegensatz zur zerebralen Ischämie, wo es zu einer Einblutung in der Regel als Folge einer sekundären Druckerhöhung durch die Reperfusion kommt, bei der Venenthrombose die *Persistenz* der Thrombose den hohen Druck erzeugt und damit die Voraussetzung der Blutung darstellt. Deswegen fördern Maßnahmen zur Beseitigung einer arteriellen Thrombose die Blutungsneigung, während Maßnahmen zur Beseitigung einer venösen Thrombose die Blutungsneigung senken. Daher führt Heparin bei der arteriellen Ischämie zu einer erhöhten Blutungsneigung, bei der SVT jedoch zu einer Verringerung der intrakraniellen Blutungskomplikationen.
Die häufigste Form der intrakraniellen Blutung bei der SVT ist die intrazerebrale Stauungsblutung, es kommen aber auch Subduralhämatome und Subarachnoidalblutungen vor.

1.3 Diagnose

Die klinische Symptomatik ist extrem variabel, jegliche Art von zentralen Herdsymptomen kann auftreten abhängig von der Lokalisation der Thrombose und dem Ausmaß der Kollateralisierung. Das häufigste Einzelsymptom bei der SVT ist Kopfschmerz, der in über 90% der Fälle autritt. Wichtig ist, daß bei etwa 5% der Patienten von einem apoplektiform auftretenden Kopfschmerz, ähnlich wie bei einer Subarachnoidalblutung, berichtet wird. Bei etwa der Hälfte der Patienten treten epileptische Anfälle auf, denen oft eine vorübergehende Parese (Todd-Parese) folgt. Trotz der Vielfalt der Symptome lassen sich einige typische Syndrome identifizieren:

1. Pseudotumor-cerebri-Syndrom mit Kopfschmerzen und Zeichen der intrakraniellen Drucksteigerung wie Stauungspapille, verstrichene Rindenzeichnung im CCT, Visusminderung als Folge der Optikusschädigung oder eine Abduzensparese (gelegentlich auch beidseitig);
2. fokal-neurologisches Defizit plus Kopfschmerz,
3. fokal eingeleiteter epileptischer Anfall plus Kopfschmerz,
4. Syndrom der tiefen zerebralen Venenthrombose mit Kopfschmerz, Drehschwindel, beidseitigen Symptomen langer Bahnen und rasch progredienter Bewußtseinsminderung.

Wenn die Verdachtsdiagnose „SVT“ gestellt wird, dann hat die anschließende Diagnostik folgende Aufgaben:

- Nachweis der Thrombose und Ausschluß von Differentialdiagnosen mit ähnlicher klinischer Symptomatik,
- Einschätzung der Gewebebeteiligung (Nekrose, Blutung, Volumenzunahme),
- Identifizierung von Risikofaktoren bzw. zugrundeliegender Erkrankung, Erkennung von Begleiterkrankungen.

Im Akutstadium stehen v.a. die ersten beiden Aufgaben im Vordergrund. Die Einschätzung der Gewebsbeteiligung, Charakterisierung von Infarkten, Blutungen und einer möglicherweise bis zur Einklemmung fortschreitenden Volumenzunahme kann entweder durch ein CCT oder ein MRT ausreichend erfolgen. Mit beiden Verfahren können auch Hinweise auf den primären thrombotischen Prozeß erhalten werden. Im CCT ist das häufigste Zeichen das sog. δ-Zeichen („empty triangle“), welches durch eine Kontrastmittelaufnahme in der Wand des dorsalen Anteil des Sinus sagittalis superior bei gleichzeitig fehlender Kontrastierung innerhalb des Lumens zustande kommt. Obwohl dieses Zeichen einen wichtigen diagnostischen Hinweis darstellt, gibt es jedoch sowohl falsch-positive wie auch falsch-negative δ-Zeichen, so daß damit die Diagnose weder gesichert noch ausgeschlossen werden kann. Andere wichtige Zeichen im CCT, die auf den thrombotischen Prozeß hindeuten, sind ein primär hyperdenser Sinus sowie das (allerdings seltene) Cord-Zeichen (eine primär hyperdense Vene, welche senkrecht zum Schädel nach innen verläuft).

Auch im konventionellen MRT gibt es Hinweise auf den thrombotischen Prozeß. Normalerweise führt fließendes Blut zum sog. „flow void“, einer Signalabschwächung innerhalb des Blutgefäßes. Ein Fehlen dieser Signalabschwächung kann ein Hinweis auf eine Thrombose sein (s. Abb. 20-1 a). Obwohl in einigen Fällen solche Befunde sehr suggestiv sind, sollte doch betont werden, daß es auch hier falsch-positive Befunde gibt, welche durch langsamen Fluß zustande kommen, wie auch falsch-negative Befunde, die dadurch entstehen können, daß innerhalb einer Thrombose Suszeptibilitätseffekte zu einer dem „flow void“ vergleichbaren Signalabschwächung führen und damit Fluß vortäuschen können.

Wegen dieser Fallgruben im Nachweis einer Thrombose mittels CCT oder MRT sollte die Diagnosesicherung in jedem Fall durch eine gezielte Gefäßdarstellung des venösen Systems erfolgen. „Golden standard“ bleibt dabei weiterhin die DSA oder die konventionelle Angiographie. Diagnostische Kriterien in der Angiographie sind die direkten Zeichen, d.h. die fehlende Darstellung von Sinus bzw. Hirnvenen, in Kombination mit indirekten Zeichen, insbesondere dem Nachweis eines Umgehungskreislaufs und einer verlängerten Zirkulationszeit. Alternativ zur Angiographie gewinnt die MR-Angiographie, welche immer in Kombination mit einer MRT durchgeführt werden sollte, zunehmend an Bedeutung. Sie hat mittlerweile eine fast vergleichbare Sensitivität erreicht.

Im Vergleich der beiden diagnostischen Methoden sollte zunächst betont werden, daß wegen der extremen Dringlichkeit der Diagnosestellung in jedem Fall diejenige Methode vorzuziehen ist, welche rascher verfügbar ist. Wenn beide Methoden sofort verfügbar sind, wird man heute in der Regel zunächst eine MR-Angiographie durchführen (Beispiel in Abb. 20-1).

Der Nachweis der Thrombose erfolgt durch die fehlende Darstellung eines Sinus oder einer Vene in der MR-Angiographie ***und*** durch den gleichzeitigen Nachweis des Thrombus in der MR-Schichtuntersuchung. Eine unauffällige MR-Angiographie schließt die Thrombose eines Sinus mit hoher Wahrscheinlichkeit aus. Eine isolierte Venenthrombose ist dagegen nicht mit Sicherheit auszuschließen. Bei allen nicht eindeutigen Befunden der MR-Angiographie und insbesondere, wenn der Verdacht auf eine isolierte Venenthrombose besteht (lokale Stauungsblutung und/oder lokales Ödem ohne generalisierte Hirnschwellung), sollte eine konventionelle Angiographie zur Klärung durchgeführt werden. Umgekehrt gibt es unklare Befunde in der konventionellen Angiographie, insbesondere wenn es um die Differentialdiagnose „thrombosierter Sinus transversus“ vs. „nichtangelegter Sinus transversus“ geht. Hier hilft entweder die Röntgenaufnahme nach Taun weiter (welche die Anlage des Sinus nachweisen kann) oder eine MRT-Untersuchung, welche den angelegten Sinus mit oder ohne Thrombose zeigt.

1.4 Therapie

Bei der Behandlung der SVT sollten folgende Gesichtspunkte berücksichtigt werden:
- Thrombusbeseitigung,
- zusätzliche symptomatische Therapie,
- Sekundärprophylaxe.

1.4.1 Thrombusbeseitigung

Die Basis der Therapie stellt die PTT-wirksame Vollheparinisierung dar, deren Effektivität wir in einer Doppelblindstudie nachweisen konnten. In einer zusätzlichen retrospektiven Analyse konnte darüber hinaus gezeigt werden, daß die Heparintherapie auch dann indiziert ist, wenn bereits eine intrakranielle Blutung aufgetreten ist.

Bei den mit Heparin behandelten 56 Patienten, die wir nach der oben genannten Studie prospektiv verfolgten, betrug die Letalität 4/56. Alle 4 später verstorbenen Patienten waren bei Beginn einer effektiven PTT-wirksamen Heparinisierung bereits soporös oder komatös. Die Tatsache, daß alle Patienten überlebten, die bei Beginn der Heparinisierung nicht soporös oder komatös waren, unterstreicht die Wichtigkeit einer raschen Diagnose und eines raschen Therapiebeginns. Ziel-PTT ist 80–120 s; es sollte mindestens eine Verdopplung der Ausgangs-PTT angestrebt werden.

In einer kürzlich vorgestellten Studie der niederländischen „Cerebral Venous Thrombosis Study Group“ wurde die Wirksamkeit von 2 subkutan verabreichten niedermolekularen Heparindosen verglichen. Diese Studie an 60

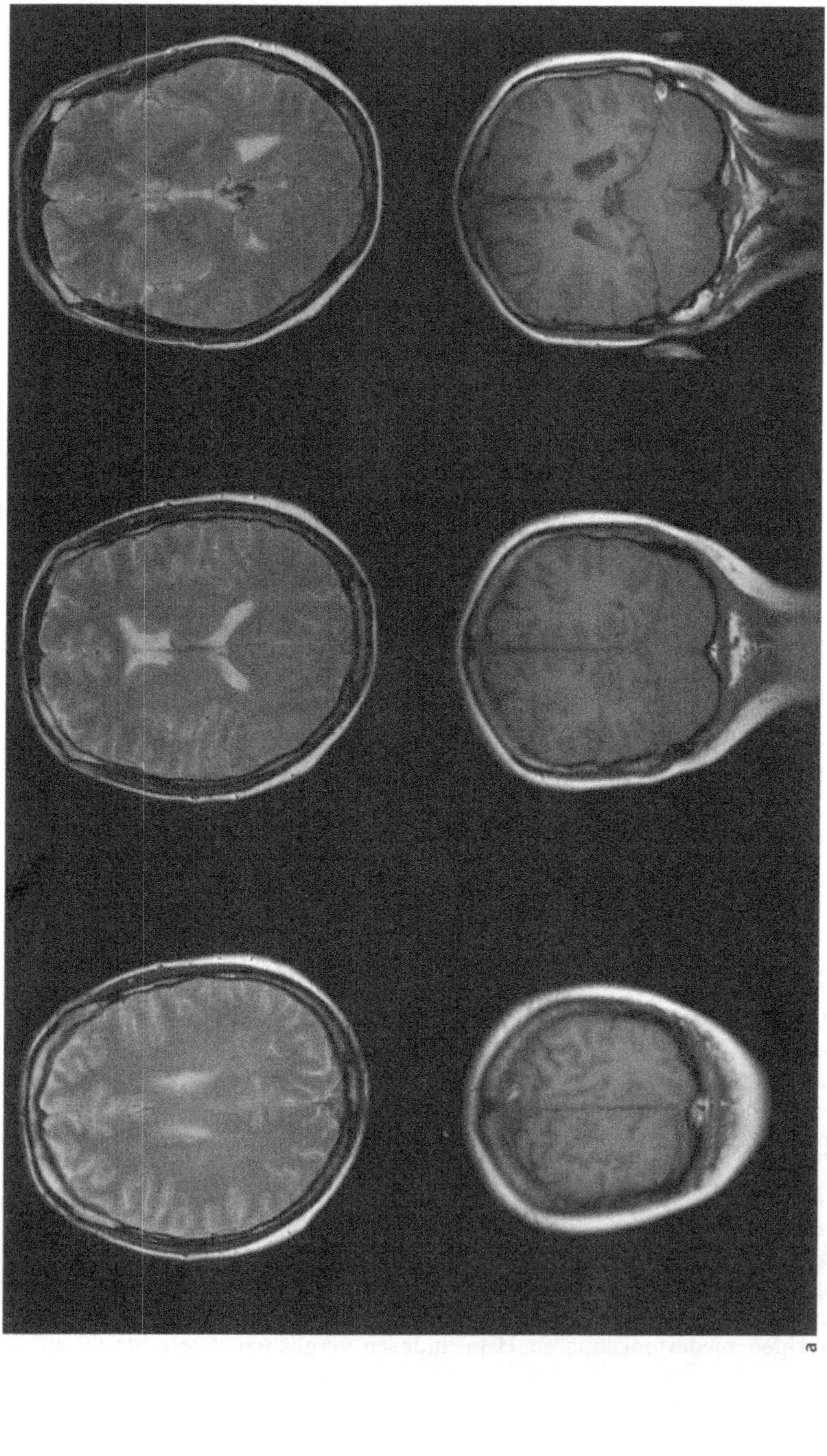

a

Abb. 20-1 a (Legende s. S. 429)

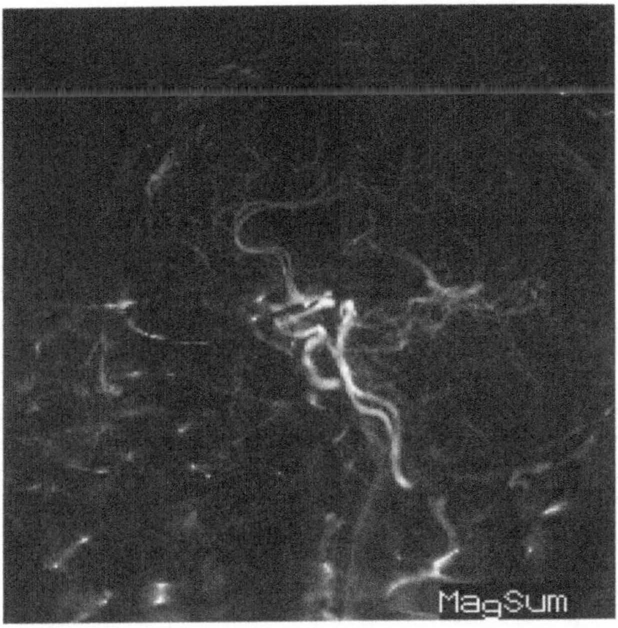

b

Abb. 20-1 a, b. MRA bei Patienten mit Sinusvenenthrombose. **a**: Die Abbildung zeigte das Fehlen eines „flow voids", also der üblichen Signalauslöschung im Sinus sagittalis superior auf der T_2-gewichteten Sequenz (*obere Reihe*). Auf der T1-gewichteten Aufnahme (*untere Reihe*) erscheinen der thrombosierte Sinus sagittalis superior sowie der Sinus transversus links als Ausdruck der Thrombose signalreich, auch im rechten Sinus transversus kein sicherer Fluß; **b** Kernspinangiographie (MRA: „magnetic resonance angiography") desselben Patienten mit fehlender Darstellung des Sinus sagittalis superior, des Sinus rectus sowie der Sinus transversus. (Die Aufnahmen verdanken wir Dr. Ramin Tavakolian und Prof. Dr. Rüdiger Lehmann, Neuroradiologie, Charité Berlin)

Patienten zeigt aber keinen signifikanten Effekt zugunsten einer bestimmten Dosis.

Immer wieder wurden aggressivere Ansätze zur Thrombusbeseitigung vorgeschlagen, so die systemische Thrombolyse, die lokale Lyse, die operative Beseitigung des Thrombus sowie eine Kombination aus operativer Beseitigung und lokaler Lyse. Von diesen Ansätzen ist die lokale Lyse mit Abstand am besten untersucht und erscheint uns angesichts der guten Ergebnisse der offenen Studie von Horowitz et al. an 12 Patienten vielversprechend. Allerdings ist keiner dieser Ansätze je in einer kontrollierten Studie überprüft worden, und angesichts der guten Ergebnisse der Heparinbehandlung bei Patienten, die nicht soporös oder komatös sind, ist von einer aggressiveren Therapie als Primärmaßnahme abzuraten. Bei soporösem oder komatösem Patienten oder solchen, deren Zustand sich trotz ausreichender Heparinisierung verschlechtert, erscheint uns der Versuch einer lokalen Lyse vertretbar, idealerweise allerdings im Rahmen einer Studie, welche die Wirkung dieser Therapie systematisch untersucht.

1.4.2 Symptomatische Therapie

1.4.2.1 Hirndruck

Die venöse Abflußstörung führt oft zu lokalem Ödem und einer Volumenzunahme unterschiedlichen Ausmaßes. Die beste Therapie hierfür ist die Beseitigung der Abflußstörung; eine zusätzliche antiödematöse Therapie führen wir nur bei drohender Einklemmung durch. In diesen Fällen sollte der ICP gemessen werden und durch 20%ige Mannitinfusionen gesenkt werden. Kortikosteroide haben in der Ödembehandlung oder für die ICP-Senkung bei der SVT keinen gesicherten Effekt und sollten wegen ihrer thrombogenen Wirkung nicht eingesetzt werden.

Bei Patienten, welche durch eine SVT eine isolierte intrakranielle Drucksteigerung haben, die zu einer drohenden Visusminderung führt, kann vor der Antikoagulation der Liquordruck durch 1–2 Lumbalpunktionen rasch gesenkt werden, bzw. bei ausbleibender rascher Besserung eine Fensterung der Scheide des N. opticus durchgeführt werden.

1.4.2.2 Antiepileptische Therapie

Da es bei etwa der Hälfte der Patienten zu symptomatischen epileptischen Anfällen kommt und diese Anfälle häufig zu einer nachfolgenden Verschlechterung der klinischen Symptomatik führen, die sehr oft transient ist (Todd-Parese) gelegentlich aber auch persistiert, führen wir bei allen Patienten eine antiepileptische Therapie, in der Regel mit Phenytoin (i.v.-Schnellaufsättigung) durch. Abweichend dazu machen einige Autoren die Indikationsstellung für Antiepileptika vom EEG-Befund epilepsietypischer Potentiale oder vom Auftreten mindestens eines epileptischen Anfalls abhängig.

Die Kopfschmerzen der SVT-Patienten sollten nicht mit Medikamenten behandelt werden, welche mit der Thrombozytenfunktion interferieren, also v.a. nicht mit ASS, da die Kombination mit Heparin zu einer verstärkten intrakraniellen Blutungsneigung führt. Statt dessen kann Paracetamol oder Pentazocin gegeben werden. Als antiemetische Therapie geben wir Triflupromazin. Gelegentlich auftretende agitierte exogene Psychosen behandeln wir mit Haloperidol.

1.4.3 Sekundärprophylaxe

Die Wahl der Sekundärprophylaxe richtet sich in erster Linie nach der Ätiologie der Erkrankung im jeweiligen Einzelfall. Bei bestimmten Gerinnungsstörungen (z.B. einem hereditären AT-III-Mangel) ist eine lebenslange Antikoagulation notwendig, Risikofaktoren, wie Nikotinbusus o.ä., sollten beseitigt werden und zugrundeliegende Erkrankungen, wie z.B. ein Morbus Behçet oder eine andere Vaskulitis entsprechend behandelt werden.

Die i.v.-Heparintherapie setzen wir nach Stabilisierung der klinischen Symptome überlappend auf eine orale Antikoagulation um, welche für 3–6 Monate durchgeführt wird (außer bei Gerinnungsstörungen, die einer andauernden Antikoagulation bedürfen).

1.5 Prognose

Eine kürzlich veröffentlichte Studie der Pariser Arbeitsgruppe um Bousser untersuchte den langfristigen Outcome von 77 SVT-Patienten. Von diesen hatten 86% nach Abklingen der Akuterkrankung keine neurologischen Residualsymptome mehr. Immerhin 12% erlitten eine zweite Sinusvenenthrombose und 14% eine extrakranielle venöse Thrombose. Zusammenfassend kann man somit sagen, daß die Langzeitprognose bei überlebter SVT gut ist, daß diese Patienten aber weiterhin ein erhöhtes Risiko für eine thrombotische Erkankung des venösen Systems haben. Deswegen sollte jede Anstrengung unternommen werden, die thrombogenen Faktoren zu identifizieren und möglichst effektiv zu behandeln.

2 Idiopathischer Pseudotumor cerebri (PTC)

2.1 Definition

Beim Pseudotumor cerebri handelt es sich um ein Syndrom, welches gekennzeichnet ist durch

- erhöhten intrakraniellen Druck,
- fehlende neurologische Herdsymptome, aber möglicherweise direkte Druckfolgen (Stauungspapille mit den möglichen Sehstörungen sowie gelegentlich einer druckbedingen Abduzensparese);
- der erhöhte Druck ist dabei nicht durch irgendeine fokale Läsion, wie z. B. einen Tumor, einen Hydrocephalus occlusus oder eine Sinusvenenthrombose, bedingt.

Die wichtigste Differentialdiagnose bei Patienten mit einem idiopathischen Pseudotumor cerebri ist eine Sinusvenenthrombose, die insbesondere dann mit einem Pseudotumor-cerebri-Syndrom einhergeht, wenn ausschließlich der Sinus transversus verschlossen ist (s. oben).

2.2 Epidemiologie, Ätiologie, Pathophysiologie

Obwohl es sich um eine Syndromdiagnose und eine Ausschlußdiagnose handelt, gibt es doch Hinweise darauf, daß es sich um eine ätiologisch einheitliche Erkrankung handeln könnte. So sind z. B. 90% der PTC Patienten adipös außerdem sind über 90% der Patienten weiblich mit einem mittleren Alter von etwa 30 Jahren.

Die Inzidenz dieser seltenen Erkrankung liegt bei adipösen Frauen zwischen 20 und 44 Jahren immerhin bei 19/100000. Pathogenetisch wurde anhand von Druckmessungen bei 6 Patienten mit PTC vorgeschlagen, daß die Adipositas zu einem erhöhten intraabdominellen Druck führt, dieser bewirkt eine Erhöhung des pleuralen Druckes sowie einen erhöhten kardialen Füllungsdruck. Letzterer führt zu einer venösen Abflußstörung im Gehirn.

Ätiologisch werden zusätzlich immer wieder verschiedene Medikamente, so z.B. Nitrofurantoin, Vitamin A, oder Indometacin, als auslösende Faktoren erwähnt, außerdem wurden Bezüge zu Endokrinopathien und dem Guillain-Barré-Syndrom hergestellt. Da sinnvolle Kausalitätsüberlegungen zumeist fehlen, handelt es sich wahrscheinlich um zufällige Koinzidenzen.

2.3 Diagnose

Die Symptomatik kann erklärt werden durch die Folgen des erhöhten Hirndrucks:

Kopfschmerzen und retrobulbäre Schmerzen, Sehstörungen mit Gesichtsfelddefekten (bedingt durch die Stauungspapille) und Photopsien sowie ein pochender Tinnitus kommen vor. Es handelt sich um eine Erkrankung mit durchaus ernsten Konsequenzen. Bei etwa 25% der Patienten kommt es zu schweren Sehstörungen oder zur Erblindung.

Die Diagnose besteht im Nachweis erhöhten Hirndrucks (Symptome plus Liquordruck) sowie im Ausschluß einer anderen Ursache. Im Rahmen der Ausschlußdiagnostik muß, wie bereits mehrfach erwähnt, insbesondere eine SVT ausgeschlossen werden. Weiterhin muß die Liquordiagnostik (außer der Druckmessung) einen Normalbefund ergeben. Diagnostisch wegweisend ist der Nachweis eines erhöhten Liquordrucks. Bei den zumeist adipösen Patienten wird als oberster Grenzwert 250 mm H_2O angegeben, erst unter 170–190 mm kann man den Liquordruck als nicht hinreichend für die Diagnose bezeichnen.

2.4 Therapie

Bei der Behandlung des idiopathischen PTC muß unterschieden werden zwischen symptomatischen Maßnahmen und dem Versuch einer kausalen Therapie. Letzteres bedeutet bei den adipösen Patienten v.a. eine kontrollierte Gewichtsabnahme. Ansonsten wird man bei Patienten ohne Sehstörungen zunächst unter regelmäßigen augenärztlichen Kontrollen zuwarten.

Bei Patienten mit leichten Sehstörungen ist eine medikamentöse Therapie zur Drucksenkung indiziert. Mittel der 1. Wahl ist Azetazolamid in einer Dosierung von 1–4 g/Tag; die meisten Patienten tolerieren allerdings nur bis etwa 2 g. Der günstige Effekt von Azetazolamid, eines Carboanhydrasehemmstoffs, wird auf die Verringerung der Liquorproduktion zurückgeführt. Als Alternative zu Azetazolamid wird gelegentlich Furosemid angegeben; da letzteres die Liquorproduktion nicht reduziert, muß seine Wirksamkeit angezweifelt werden.

Falls eine ausgeprägte oder rasch progrediente Sehstörung vorliegt, sollte sofort versucht werden, durch Hochlagerung des Kopfes im Bett eine ausgiebige Lumbalpunktion (20–50 ml) sowie durch systemische Osmotherapie mit Mannit eine rasche Drucksenkung zu erreichen. (Azetazolamid wirkt für diesen Notfall zu langsam und führt initial wegen seiner vasodilatierenden Wirkung sogar zu einer möglichen transienten Drucksteigerung.)

Diese Maßnahmen führen in der Regel nur zu einer Verbesserung für einige Stunden. Deswegen sollten nun chirurgische Maßnahmen erwogen werden. Die beiden verbreitetsten Maßnahmen sind der lumboperitoneale Shunt sowie die Fensterung der Scheide des N. opticus (ONSF). Dabei ist der lumboperitoneale Shunt Methode der 1. Wahl bei chronischem PTC und Therapieresistenz gegenüber medikamentösen Ansätzen. In der Akutsituation einer rasch progredienten Sehstörung kann die ONSF eine Alternative zur Rettung des Sehvermögens sein; dies ist aber umstritten.

Literatur

Ameri A, Bousser MG (1992) Cerebral venous thrombosis. Neurol Clin 10:87–111

Buonanno FS, Moody DM, Ball MR, Laster DW (1978) Computed cranial tomographic findings in cerebral sinovenous occlusion. J Comput Assist Tomogr 2:281–290

Burgett RA, Purvin VA, Kawasaki A (1997) Lumboperitoneal shunting for pseudotumor cerebri [see comments]. Neurology 49:734–739

Diaz JM, Schiffman JS, Urban ES, Maccario M (1992) Superior sagittal sinus thrombosis and pulmonary embolism: a syndrome rediscovered. Acta Neurol Scand 86:390–396

Einhaupl KM, Villringer A, Meister W et al. (1991) Heparin treatment in sinus venous thrombosis [published erratum appears in Lancet 1991 Oct 12; 338(8772):958] [see comments]. Lancet 338:597–600

Horowitz M, Purdy P, Unwin H et al. (1995) Treatment of dural sinus thrombosis using selective catheterization and urokinase. Ann Neurol 38:58–67

Deschiens MA, Conard J, Horellou MH et al. (1996) Coagulation studies, factor V Leiden, and anticardiolipin antibodies in 40 cases of cerebral venous thrombosis [see comments]. Stroke 27:1724–1730

Sugerman HJ, DeMaria EJ, Felton WL et al. (1997) Increased intra-abdominal pressure and cardiac filling pressures in obesity-associated pseudotumor cerebri. Neurology 49:507–511

Towbin A (1973) The syndrome of latent cerebral venous thrombosis: its frequency and relation to age and congestive heart failure. Stroke 4:419–430

Vogl TJ, Bergman C, Villringer A et al. (1994) Dural sinus thrombosis: value of venous MR angiography for diagnosis and follow-up. AJR Am J Roentgenol 162:1191–1198

Wall M, George D (1991) Idiopathic intracranial hypertension. A prospective study of 50 patients. Brain 114:155–180

Kapitel 21
Bakterielle Meningitis, Hirnabszeß und spinale Abszesse

H.-W. PFISTER

INHALT

1 Bakterielle (eitrige) Meningitis

1.1 Einleitung

Die Inzidenz der akuten bakteriellen (eitrigen) Meningitis wird auf 5 (bis 10) Fälle/100 000 Einwohner/Jahr geschätzt. Im Jahre 1997 wurden in Deutschland 809 Erkrankungsfälle einer Meningokokkenmeningitis gemeldet (0,99 Erkrankungen/100 000 Einwohner; Robert-Koch-Institut, Epidemiologisches Bulletin 10/98); die Letalität lag bei 7%. Die Mehrzahl der untersuchten Stämme von *Neisseria meningitidis* gehörten zur Serogruppe B (70% der Isolate im Jahre 1997). Im jahreszeitlichen Verlauf zeigte sich ein charakteristischer Gipfel der Meningokokkenmeningitiden in den Wintermonaten; 38% der Erkrankungsfälle traten von Januar bis März auf.

Besonders häufig wird die bakterielle Meningitis in Entwicklungsländern (z. B. sog. „Meningitisgürtel" in Afrika - von Gambia bis Äthiopien) beobachtet; die geschätzte Inzidenz liegt hier bei etwa 70 Fälle/100 000 Einwohner/Jahr. Während einer Meningokokkenmeningitisepidemie in West- und Zentralafrika im Jahre 1996 wurden der Weltgesundheitsorganisation 250 000 Fälle (davon 25 000–30 000 mit tödlichem Verlauf) gemeldet.

Erfreuerlicherweise konnte die Inzidenz der *Haemophilus*-Meningitis bei Kindern unter 5 Jahren durch die zunehmende Verbreitung der *H.-influenzae*-Impfung in Deutschland in den vergangenen Jahren deutlich (um >90%) gesenkt werden (v. Kries et al. 1994).

Aufgrund des Einsatzes neuerer Antibiotika liegt die Letalität der eitrigen Meningitis - in Abhängigkeit vom Erreger - bei 5–30%. Der ungünstige klinische Verlauf ist in der Regel mit intrazerebralen und systemischen Komplikationen verknüpft, die in der Akutphase der Erkrankung auftreten können. Als kritische Zeit im Verlauf der bakteriellen Meningitis muß die erste Woche der Erkrankung angesehen werden, so daß Patienten mit einer bakteriellen Meningitis in der Initialphase der Erkrankung auf einer Intensivstation behandelt werden sollten.

1.2 Definition

Die bakterielle (eitrige) Meningitis entsteht häufig infolge einer fortgeleiteten Infektion in der Nachbarschaft („Durchwanderungsmeningitis", z. B. bei Otitis, Sinusitis, Mastoiditis, Hirnabszeß, subduralem Empyem) oder einer hämatogenen Erregerausbreitung bei fernem septischem Herd (z. B. Pneumonie,

Endokarditis), entwickelt sich dagegen selten als sog. Inokulationsmeningitis (z. B. nach periduraler Anästhesie, paravertebraler Injektion, Ventrikeldrainage oder sehr selten nach Lumbalpunktion).

Die Diagnose kann durch die folgenden Nachweismethoden im Liquor gesichert werden:

- mikroskopisch mittels Gramfärbung,
- Antigennachweis (von *N. meningitidis*, *S. pneumoniae*, *H. influenzae* und Gruppe-B-Streptokokken) mit der Latexagglutinationsmethode; die Sensitivität liegt bei etwa 85%, die Spezifität bei etwa 95%,
- bakteriologisch in der Kultur.

Die häufigsten Erreger der bakteriellen Meningitis im Säuglingsalter sind gramnegative Enterobakterien (sog. „gramnegative Meningitis"), Streptokokken und *Listeria monocytogenes*, im Kindesalter Pneumokokken und Meningokokken (Inzidenz der *H.-influenzae*-Erkrankungen seit Einführung der Impfung - wie oben angegeben - drastisch gesenkt) sowie im Erwachsenenalter Pneumokokken und Meningokokken, seltener Listerien, Streptokokken, *Haemophilus influenzae*, Staphylokokken und gramnegative Enterobakterien (s. Tabelle 21-1). Bei ca. 10–30% der Patienten mit eitriger Meningitis ist kein Erregernachweis möglich. Anaerobe Bakterien sind die Ursache von <1% der bakteriellen Meningitisfälle. Multiple Erreger werden nur bei etwa 1% der Fälle im Liquor nachgewiesen, insbesondere bei Patienten mit Abwehrschwäche, bekanntem Schädel-Hirn-Trauma oder vorausgegangener neurochirurgischer Operation.

Tabelle 21-1. Antibiotikatherapie der bakteriellen (eitrigen) Meningitis (initiale „Blindtherapie" ohne Kenntnis des Erregers)

Altersgruppe/Klinische Konstellation	*Typische Erreger*	*Therapieempfehlung*
Neugeborene	*S. agalactiae, E. coli, L. monocytogenes*	Cefotaxim + Ampicillin (+ Aminoglykosid)
Kleinkinder und Kinder	*N. meningitidis, S. pneumoniae, (Haemophilus influenzae)*	Cephalosporin[a]
Erwachsene		
Gesund, keine Abwehrschwäche, ambulant erworben („community-acquired")	*S. pneumoniae, N. meningitidis, L. monocytogenes (selten)*	Cephalosporin[a] + Ampicillin[b]
Nosokomial (z. B. nach neurochirurgischer Operation oder Schädel-Hirn-Trauma)	gramnegative Enterobakterien, Staphylokokken	Cephalosporin[a] + Flucloxacillin[c] plus Aminoglykosid[d]
abwehrgeschwächte, ältere Patienten	*L. monocytogenes*, gramnegative Enterobakterien, Pneumokokken	Cephalosporin[a] + Ampicillin plus Aminoglykosid[d]
Ventrikulitis, Shunt-Infektion	*Staph. epidermidis, Staph. aureus*, gramnegative Enterobakterien	Cephalosporin[a] + Vancomycin

[a] Ceftriaxon oder Cefotaxim.
[b] Ampicillin wird gegeben, um Listerien „abzudecken" (Cephalosporine sind gegen Listerien nicht wirksam).
[c] Alternativen: Fosfomycin oder Vancomycin.
[d] Gentamicin oder Tobramycin.

1.3 Pathophysiologie

In den vergangenen Jahren konnte unser Verständnis der komplexen pathophysiologischen Mechanismen der bakteriellen Meningitis wesentlich verbessert werden (Pfister et al. 1994; Pfister u. Scheld 1997). Man muß davon ausgehen, daß subkapsuläre bakterielle Oberflächenkomponenten (z. B. Zellwandbestandteile wie Teichonsäure oder Peptidoglykan der grampositiven Erreger und Lipopolysaccharide der gramnegativen Erreger) im Subarachnoidalraum die lokale Produktion verschiedener inflammatorischer Mediatoren induzieren, z. B. bestimmter Zytokine wie Interleukin 1, IL-6, IL-8 und Tumornekrosefaktor α (TNF-α).

Die inflammatorischen Zytokine können zu einer vermehrten Expression von Adhäsionsmolekülen führen, sowohl auf Endothelzellen als auch auf Leukozyten. Es kommt zu einer vermehrten Adhäsion von Leukozyten an das zerebrale Endothel und schließlich zu einer Auswanderung der Leukozyten in den Subarachnoidalraum. Einige potentiell toxische Mediatoren, wie freie O_2-Radikale, Stickstoffmonoxid, Peroxynitrit und exzitatorische Aminosäuren sind an der Entstehung des Hirnödems und der neuronalen Schädigung beteiligt (Buster et al. 1995; Koedel et al. 1995).

Ferner kommt den Matrixmetalloproteinasen in der Pathogenese der meningitisassoziierten Blut-Hirn-Schranken-Störung Bedeutung zu (Paul et al. 1998).

1.4 Klinisches Bild

Klinische Charakteristika der bakteriellen Meningitis sind Kopfschmerzen, Meningismus, Übelkeit, Erbrechen, Lichtscheu, Fieber, Verwirrtheit (selten akute Psychose), Vigilanzstörung und epileptische Anfälle. Der Meningismus ist auch bei der Mehrzahl der bewußtseinsgestörten (komatösen) Patienten mit bakterieller Meningitis noch nachweisbar, kann jedoch bei Kindern, älteren Patienten und sehr früh im Krankheitsverlauf nur gering ausgeprägt sein. Die klinische Symptomatik entwickelt sich in der Regel rasch innerhalb von einigen Stunden bis zu wenigen Tagen.

Etwa ein Drittel aller labordiagnostisch bestätigten Meningokokkenerkrankungen traten unter dem Bild einer Meningokokkensepsis bzw. eines Waterhouse-Friderichsen-Syndroms (große petechiale Blutungen der Haut und Schleimhäute, Verbrauchskoagulopathie, Kreislaufversagen) auf (Robert-Koch-Institut, Epidemiologisches Bulletin 10/98). Osler-Knötchen an Fingern oder Zehen sollten den Verdacht auf eine zugrundeliegende septische Endokarditis lenken. Ein Herpes simplex labialis findet sich bei etwa 10% der Patienten mit eitriger Meningitis.

Bei etwa 10–15% der Patienten mit einer eitrigen Meningitis finden sich als Folge einer Zerebritis oder einer zerebralen Ischämie fokalneurologische Symptome (z. B. Hemi- oder Tetraparese, Aphasie und Hemianopsie). Epileptische Anfälle werden bei 20–30% der Patienten beobachtet. Etwa 10% der Patienten haben Hirnnervenläsionen, der Häufigkeit nach: III., VI., VII. und

VIII. Hirnnerv; ein Papillenödem ist nur sehr selten nachweisbar. Bleibende Hörstörungen mit oder ohne bilaterale Vestibulopathie lassen sich bei etwa 10% der Patienten nachweisen, bei Patienten mit Pneumokokkenmeningitis sogar bei bis zu 30% (Pomeroy et al. 1990).

Die ZNS-Listeriose präsentiert sich klinisch überwiegend als Meningitis oder Meningoenzephalitis (ca. 90% der Fälle), als Hirnstammenzephalitis (5–10%) oder als Hirnabszeß (<5%). Die Listeriose tritt überwiegend bei abwehrgeschwächten Patienten (z.B. maligne Grundkrankheit, immunsuppressive Therapie, Zustand nach Nierentransplantation, Alkoholiker), Schwangeren und Neugeborenen auf. Einer Störung der T-Zell-vermittelten Immunabwehr kommt wahrscheinlich pathogenetische Bedeutung zu. Allerdings haben etwa 30% der Patienten mit einer ZNS-Listeriose keine erkennbare Immunschwäche.

1.5 Differentialdiagnosen

Differentialdiagnostisch müssen vor allen Dingen folgende Krankheiten in Betracht gezogen werden: Virusmeningitis/Enzephalitis (z.B. Herpes-simplex-Enzephalitis), tuberkulöse Meningitis, Pilzmeningitis, Meningealkarzinose, Mollaret-Meningitis, parameningeale Eiterherde (Hirnabszeß, epiduraler Abszeß, subdurales Empyem), septische Herdenzephalitis, Subarachnoidalblutung.

1.6 Laboruntersuchungen und technische Untersuchungen

Der typische Liquorbefund der bakteriellen Meningitis zeigt eine granulozytäre Pleozytose über 3000/3 Zellen/mm^3, eine Eiweißerhöhung (meist >120 mg/dl) und eine Zuckererniedrigung (meist <30 mg/dl). Liquorzellzahlen <3000/3 Zellen/mm^3 finden sich:

- sehr früh im Krankheitsverlauf der bakteriellen Meningitis,
- bei der anbehandelten bakteriellen Meningitis,
- bei fulminanten Krankheitsverläufen („apurulente bakterielle Meningitis"; d.h. geringe Zellzahl bei hoher Bakteriendichte im Liquor),
- bei abwehrgeschwächten und leukopenischen Patienten.

Durch Listerien verursachte Meningitiden können sowohl einen eitrigen Liquor (meist Liquorzellzahlen <10000/3 Zellen/mm^3) als auch eine gemischte granulozytäre/lymphozytäre Pleozytose zeigen.

Zur ergänzenden Diagnostik hat sich die Bestimmung von Laktat im Liquor als hilfreich erwiesen. Im Blut findet sich eine Leukozytose und eine Erhöhung des C-reaktiven Proteins. Bei knapp der Hälfte der erwachsenen Patienten mit bakterieller Meningitis sind die Blutkulturen positiv.

Das Schädel-CT kann bei der bakteriellen Meningitis folgende Veränderungen zeigen: Hirnschwellung (Hirnödem oder Hirnvolumenzunahme bei Sinus-/Venenthrombose), Hydrozephalus, Infarkte bei Vaskulitis, Hirnabszeß oder subdurales Empyem (die sekundär zu einer Meningitis geführt haben), parameningealer Infektionsherd im Knochenfenster (z. B. Sinusitis, Mastoiditis), intrakranielle freie Luft bei Durafistel, meningeale und ventrikuläre ependymale Kontrastmittelaufnahme; basales eitriges Exsudat.

Der Nachweis intrakranieller Komplikationen erfolgt computertomographisch (z. B. Nachweis von Hydrozephalus, Hirnödem, subduralem Empyem, Hirnabszeß) oder kernspintomographisch (z. B. Nachweis ischämischer Infarkte oder einer Sinusthrombose). Eine zerebrovaskuläre Beteiligung kann mit der transkraniellen Dopplersonographie (z. B. Nachweis von erhöhten Blutflußgeschwindigkeiten in den großen basalen Arterien), der Kernspintomographie/Kernspinangiographie (z. B. Nachweis einer Sinusthrombose), der arteriellen Angiographie (z. B. Nachweis kortikaler Venenthrombosen) oder der HMPAO-SPECT-Methode (Nachweis einer fokalen Hypoperfusion) nachgewiesen werden. Im hochauflösenden MRT der Schädelbasis findet sich bei Patienten mit einer Hörstörung als Komplikation der Meningitis eine Kontrastmittelaufnahme vestibulocochleärer Strukturen.

1.7 Verlauf (Komplikationen) und Prognose

Unter adäquater Antibiotikatherapie bessern sich die Symptome in der Regel innerhalb weniger Tage. Bei fehlender klinischer Besserung muß nach einem persistierenden infektiösen Fokus (z. B. Sinusitis, Mastoiditis) und nach zerebralen Komplikationen gesucht werden (Pfister et al. 1992, 1993; Durand et al. 1993); evtl. muß eine Änderung des Antibiotikaregimes erwogen werden.

Im Verlauf der bakteriellen Meningitis können sich folgende *intrakraniellen Komplikationen* entwickeln:

- Hirnödem mit der Gefahr der Einklemmung (sehr frühe Komplikation, tritt meist innerhalb der ersten 3 Tage auf);
- zerebrale arterielle Gefäßkomplikationen (Arteriitis, Vasospasmus, fokale kortikale Hyperperfusion, zerebrale Autoregulationsstörung) mit der Gefahr einer zerebralen Ischämie;
- septische Sinusthrombosen (überwiegend des Sinus sagittalis superior) und kortikale Venenthrombosen;
- Zerebritis;
- Hydrozephalus (bereits am 1. Krankheitstag kann eine lebensbedrohliche Liquorabflußstörung auftreten);
- sterile subdurale Effusion (vorwiegend bei Neugeborenen, bildet sich in der Regel spontan zurück und erfordert keine Therapie);
- Hirnabszeß, subdurales Empyem (im Erwachsenenalter seltene Komplikationen der eitrigen Meningitis).

Folgende *systemische Komplikationen* können in der Akutphase der bakteriellen Meningitis auftreten: septischer Schock, Verbrauchskoagulopathie, „adult respiratory distress syndrome" (ARDS), Arthritis (septisch und reaktiv), seltener Elektrolytstörungen (Hyponatriämie, Syndrom der inadäquaten ADH-

Sekretion, zentraler Diabetes insipidus), Rhabdomyolyse, Pankreatitis, septische Panophthalmitis und spinale Vaskulitis.

Prädiktoren für einen ungünstigen Verlauf der Erkrankung sind v.a. zugrundeliegende oder begleitende Krankheiten (z.B. Zustand nach Splenektomie oder Endokarditis), bestimmte Erreger (z.B. gramnegative Enterobakterien, Pneumokokken), eine lange Krankheitsdauer vor Therapiebeginn, ein Alter >40 Jahre und die sog. „apurulente bakterielle Meningitis".

Die Letalität der Pneumokokkenmeningitis liegt bei 20–30% sowie die der *H.-influenzae-* und der Meningokokkenmeningitis bei jeweils 5–15%. Durch die Entwicklung der Cephalosporine der 3. Generation wurde die Letalität der gramnegativen Meningitis von über 50% auf 10–20% gesenkt. Insgesamt wird der Anteil von neurologischen *Residuen* (insbesondere Hörstörungen, neuropsychologische Auffälligkeiten, Hemiparese, epileptische Anfälle, seltener Ataxie, Hirnnervenparesen und Sehstörungen wie z.B. homonyme Hemianopsie) mit 10–30% angegeben (Durand et al. 1993).

1.8 Therapie

1.8.1 Allgemeine Maßnahmen bei Patienten mit bakterieller Meningitis

Die wichtigste Behandlungsmaßnahme ist die rasche Verabreichung von Antibiotika (Tabellen 21-1, 21-2 und 21-3). Für die Wahl der Antibiotika ist das Erregerspektrum der bakteriellen Meningitis wichtig, das im wesentlichen vom Patientenalter, den Grund- und Begleitkrankheiten und klinisch prädisponierenden Faktoren abhängig ist (Tabelle 21-1). Bei Patienten *ohne* Bewußtseinsstörung und *ohne* fokalneurologisches Defizit, bei denen der Ver-

Tabelle 21-2. Empfohlene Dosierungen von Antibiotika in der Therapie der bakteriellen Meningitis des Erwachsenen

Antibiotikum	*Tagesdosis*
Ceftriaxon (Rocephin)	1mal 2 g
Ampicillin (Binotal)	6mal 2 g
Penicillin G (Penicillin G)	6mal 5 Mega
Flucloxacillin (Staphylex)	(4- bis) 6mal 2 g
Fosfomycin (Fosfocin)	3mal 5 g
Cefotaxim (Claforan)	3mal 2 g
Ceftazidim (Fortum)	3mal 2 g
Piperacillin (Pipril)	3mal 4 g
Gentamicin (Refobacin)[a, b] Tobramycin (Gernebcin)	3mal 80 (bis 120) mg
Metronidazol (Clont)	3mal 0,5 g
Vancomycin (Vancomycin)[b]	4mal 0,5 g

[a] Dosierung bei intraventrikulärer Gabe: Erwachsene 5 mg Refobacin L/Tag.
[b] Serumspiegelbestimmungen erforderlich.

Tabelle 21-3. Empfohlene Antibiotika in der Therapie der bakteriellen Meningitis bei bekanntem Erreger

Erreger	*Mittel der Wahl*	*Alternativen*
S. pneumoniae, penicillinempfindlich	Penicillin G	Cephalosporin der 3. Generation [a]
S. pneumoniae, penicillinresistent (MIC >1 μg/ml)	Ceftriaxon + Vancomycin	Ceftriaxon + Rifampicin
N. meningitidis	Penicillin G	Ampicillin, Cephalosporin [a], Chloramphenicol
H. influenzae	Cephalosporin [a]	Ampicillin plus Chloramphenicol
Streptokokken (Gruppe B)	Ampicillin plus Gentamicin	Cephalosporin [a], Vancomycin
Gramnegative Enterobacteriaceae (z. B. *Klebsiella, E. coli, Proteus*)	Cephalosporin [a] + Aminoglykosid [b, c]	Breitspektrum-Penicillin [d] + Aminoglykosid [b, c]
Pseudomonas aeruginosa	Ceftazidim + Aminoglykosid [b, c]	Piperacillin plus Aminoglykosid [b, c]
Staphylokokken (methicillinempfindlich)	Flucloxacillin oder Nafcillin	Fosfomycin oder Vancomycin
Staphylokokken (Methicillin-resistent)	Vancomycin	Trimethoprim-Sulfamethoxazol
Listeria monocytogenes	Ampicillin (plus Aminoglykosid [b])	Trimethoprim-Sulfamethoxazol
Bacteroides fragilis	Metronidazol	Chloramphenicol

[a] Ceftriaxon oder Cefotaxim.
[b] Gentamicin oder Tobramycin.
[c] Bestätigung der Wirksamkeit durch Empfindlichkeitstests erforderlich.
[d] Piperacillin oder Mezlocillin.

dacht auf eine eitrige Meningitis besteht, sollte unmittelbar nach der klinischen Untersuchung die Liquorpunktion durchgeführt werden; nach Abnahme von Blutkulturen wird sofort mit der Antibiotikatherapie begonnen, anschließend ein Schädel-CT durchgeführt.

Im Gegensatz dazu ist es empfehlenswert, daß bei Patienten mit Verdacht auf eine bakterielle Meningitis, die *bewußtseinsgestört sind oder ein fokalneurologisches Defizit* haben, unmittelbar nach Blutentnahme (für das Anlegen einer Blutkultur) Antibiotika appliziert werden, um keine Zeit durch das Warten auf die erforderliche CT-Untersuchung zu verlieren (Tunkel u. Scheld 1995). Nach Beginn der Antibiotikatherapie wird ein Computertomogramm durchgeführt, anschließend eine Liquorpunktion.

Kontraindikationen für die Liquorpunktion sind klinische Zeichen der Einklemmung (z. B. einseitig erweiterte und nichtreagible Pupille, Streckkrämpfe) oder eine Raumforderung (z. B. Hirnabszeß) im CT. Wenn sich im CT Hinweise auf ein Hirnödem zeigen, sollten vor der lumbalen Liquoruntersuchung hyperosmolare Substanzen (z. B. 250 ml 20%iges Mannit) i.v. gegeben werden. Jedoch gibt es keinen wissenschaftlich ein Beleg für die Wirksamkeit dieser Behandlungsmaßnahme.

Es sollte eine HNO-ärztliche Konsiliaruntersuchung erfolgen. Wenn im CT mit Knochenfenstertechnik ein parameningealer Entzündungsherd (z. B. Otitis, Mastoiditis, Sinusitis) als mögliche Ursache für die bakterielle Meningitis nachgewiesen wird, sollte möglichst rasch (d. h. am Aufnahmetag) die operative Sanierung erfolgen. Im Gegensatz dazu erfolgt die chirurgische Versorgung von Duradefekten (z.B. bei Patienten mit vorausgegangenem Schädel-Hirn-Trauma) nach Abklingen der akuten Meningitis, meist 10–14 Tage nach Antibiotikatherapie.

Die Empfindlichkeit der verursachenden Erreger gegen Antibiotika sollte in vitro getestet werden (Bestimmung der minimalen Hemmkonzentration); nach Wirkungsprofil sollte die Antibiotikatherapie entsprechend angepaßt werden (s. Tabelle 21-3).

Nach Behandlungsbeginn sind i.allg. tägliche Liquorkontrollen erforderlich, bis die Keimfreiheit des Liquors nachgewiesen ist. Die Liquorkulturen werden üblicherweise innerhalb von 24–48 h nach Therapiebeginn steril.

Die ***Behandlungsdauer*** der bakteriellen Meningitis richtet sich nach dem Ansprechen auf die Therapie und nach der Erregerart. In der Behandlung der Pneumokokken-, Meningokokken-, *H.-influenzae-* und Gruppe-B-Streptokokken-Meningitis wird meist eine i.v.-Antibiotikatherapie über 10–14 Tage empfohlen. Es gibt jedoch auch einzelne klinische Beobachtungen, in denen eine kürzere Behandlungsdauer von 7, 5 oder sogar 4 Tagen für die Meningokokkenmeningitis wirksam war (Quagliarello u. Scheld 1997). Die Listerienmeningitis und die durch gramnegative Enterobakterien verursachte Meningitis werden meist 3–4 Wochen antibiotisch behandelt.

Für Patienten mit Verdacht auf Meningokokkenmeningitis (z.B. petechiales Exanthem, gramnegative Kokken im Liquor-Gram-Präparat) ist eine *Isolierung* bis 24 h nach Therapiebeginn empfehlenswert.

Meldepflichtig nach dem Bundesseuchengesetz zur Verhütung und Bekämpfung übertragbarer Krankheiten sind die Meningokokkenmeningitiden und andere durch Erregernachweis gesicherte bakterielle Meningitiden.

1.8.2 Therapie der Komplikationen

Bislang stehen keine gesicherten Therapieformen für die meningitisassoziierten *arteriellen und venösen zerebralen Gefäßkomplikationen* zur Verfügung. Wir behandeln Patienten mit einer meningitisassoziierten Arteriitis mit Dexamethason (Decadron 3mal 8 mg/Tag i.v. über 4 Tage). Bei dopplersonographischem oder angiographischem Nachweis eines Vasospasmus großer Hirnbasisarterien kann eine Nimodipingabe und eine hypertensive/hypervolämische Therapie erwogen werden. Bei venösen zerebralen Gefäßkomplikationen führen wir eine Antikoagulation mit Heparin durch (Zielwert: Verdopplung des PTT-Ausgangswertes). Bei Nachweis eines *Hirnödems* im CT/MRT erfolgt eine Osmotherapie mit Mannit sowie eine Oberkörperhochlagerung auf ca. 30° (sowie Hyperventilation bei beatmeten Patienten). Bei Vorliegen einer Liquorabflußstörung *(Hydrozephalus)* wird eine externe intraventrikuläre Liquordrainage zur Abnahme von Liquor und Registrierung des intrakraniellen Drucks angelegt. Die Wirksamkeit einer lumbalen Liquorfiltration bei schweren Krankheitsverläufen ist nicht gesichert, so daß diese Maßnahme derzeit nicht empfohlen werden kann. Die Behandlung von *Hirnabszeß und subdura-*

lem Empyem ist weiter unten angegeben. Bei Vorliegen eines *epileptischen Anfalls* werden Antiepileptika (z.B. Phenytoin) verabreicht.

1.8.3 Adjuvante medikamentöse Therapieformen

Kürzlich wurden in einer Metaanalyse die Daten von 11 randomisierten, kontrollierten Studien zur *Dexamethasontherapie* bei bakterieller Meningitis ausgewertet (McIntyre et al. 1997). Bei Kindern mit *Haemophilus-influenzae*-Typ-B-Meningitis zeigte sich in der Dexamethasongruppe im Vergleich zur Placebogruppe eine signifikante Reduktion schwerer Hörstörungen. Im Gegensatz dazu war bei der Pneumokokkenmeningitis ein günstiger Effekt von Dexamethason auf die Inzidenz schwerer Hörstörungen nur dann zu beobachten, wenn Dexamethason sehr früh im Krankheitsverlauf (vor der Antibiotikatherapie oder innerhalb von 6 h nach Beginn der Antibiotikatherapie) verabreicht worden war.

Die 2tägige Dexamethasontherapie war ähnlich wirksam wie eine 3- oder 4tägige. Die Häufigkeit einer gastrointestinalen Blutung stieg mit der Dauer der Dexamethasontherapie an: 0,5% bei Kontrollen, 0,8% bei 2tägiger Behandlung, 3% bei 4tägiger Behandlung. Derzeit wird in einer multizentrischen, placebokontrollierten europäischen Studie die Wirksamkeit von Dexamethason bei Erwachsenen mit bakterieller Meningitis untersucht.

Dexamethason scheint die Liquorgängigkeit von Vancomycin in der Therapie der penicillinresistenten Pneumokokkenmeningitis zu beeinträchtigen. Daher sollte in der Initialbehandlung der Pneumokokkenmeningitis in Regionen mit hoher Penicillinresistenz von *S. pneumoniae* (z.B. Ungarn, Spanien, einige Staaten in den USA) der Kombination Ceftriaxon/Rifampicin gegenüber Ceftriaxon/Vancomycin der Vorzug gegeben werden, wenn gleichzeitig Dexamethason verabreicht wird. Es gibt keine gesicherten experimentellen oder klinischen Daten über die Wirksamkeit von Dexamethason bei der Meningokokkenmeningitis und bei der bakteriellen Meningitis im Neugeborenenalter. Bei Patienten mit einer Meningitis als Komplikation einer bakteriellen Endokarditis wird der Einsatz von Kortikosteroiden nicht empfohlen.

Abgesehen von Dexamethason zeigten verschiedene *antiinflammatorische Substanzen* in Tiermodellen der bakteriellen Meningitis günstige Effekte, z.B. freie Radikalfänger, NO-Synthasehemmer, antiinflammatorische Zytokine (z.B. IL-10), monoklonale Antikörper gegen Leukozyten-Endothelzell-Adhäsionsmoleküle, nichtsteroidale Antiphlogistika (z.B. Indomethacin), Pentoxifyllin, monoklonale Antikörper gegen Zytokine, Antagonisten des plättchenaktivierenden Faktors und Inhibitoren der Matrixmetalloproteinasen (Roos 1995; Pfister und Scheld 1997; Paul et al. 1998). Mit Ausnahme von Dexamethason wurden diese Substanzen bisher beim Menschen mit bakterieller Meningitis nicht eingesetzt.

1.8.4 Chemoprophylaxe

Das Erkrankungsrisiko für enge Kontaktpersonen von Patienten mit Meningokokkenmeningitis oder *H.-influenzae*-Typ-B-Meningitis liegt etwa 200- bis 1000mal über dem Risiko der Allgemeinbevölkerung. Meningokokkeninfektionen werden über direkten Kontakt (Tröpfcheninfektion) übertragen. Etwa 5–10% der Bevölkerung sind Meningokokkenträger, ohne Symptome zu zeigen. Die Inkubationszeit von Meningokokkeninfektionen liegt in der Regel bei 3–4 Tagen (Spanne: 2–10 Tage).

Bei der *Meningokokkenmeningitis* ist eine Chemoprophylaxe empfehlenswert für

- Mitglieder des selben Haushaltes,
- Personen, die zum Erkrankten engen Kontakt während der Woche vor Krankheitsbeginn hatten,
- Krankenhauspersonal, das einen potentiellen Kontakt mit Sekreten des Respirationstraktes des Patienten, z. B. Mund-zu-Mund-Beatmung, vor Therapiebeginn hatten.

Rifampicin (Rifa, Rimactan) gilt als Mittel der Wahl für die Chemoprophylaxe (bei Erwachsenen 2mal 600 mg/Tag p.o. für 2 Tage, bei Kindern 2mal 10 mg/kgKG/Tag p.o. für 2 Tage). Alternativen sind Ceftriaxon (Rocephin, bei Erwachsenen 250 mg i.m., auch zur Chemoprophylaxe bei Schwangeren und Kindern geeignet), Ciprofloxacin (z. B. 500 oder 750 mg p.o.) oder Minocyclin (2mal 100 mg/Tag p.o. für 5 Tage).

Im Gegensatz zur Meningokokkenmeningitis scheint bei der *Haemophilus-influenzae*-Meningitis das Infektionsrisiko fast ausschließlich für Kinder unter 6 Jahren zu bestehen. Eine Chemoprophylaxe mit Rifampicin wird für Haushalte, denen mindestens ein Kind unter 4 Jahren angehört, empfohlen.

1.8.5 Impfungen

Es stehen verschiedene *H.-influenzae*-Typ-B-Impfstoffe für Säuglinge und Kleinkinder zur Verfügung (z. B. Act-HIB, HIB Merieux, Hibtiter, HIB-Vaccinol). Ab dem 3. Lebensmonat sollten 2 Impfungen im Abstand von mindestens 6 Wochen erfolgen. Im 2. Lebensjahr erfolgt die 3. *H.-influenzae*-Typ-B-Impfung.

Streptococcus pneumoniae: Zur aktiven Immunisierung von Erwachsenen und Kindern nach vollendetem 2. Lebensjahr mit einem hohen Risiko bezüglich einer Pneumokokkeninfektion (z. B. Asplenie, Sichelzellanämie, nephrotisches Syndrom) steht eine 23valente Vakzine (einmalige Impfdosis 0,5 ml Pneumovax 23 s.c. oder i. m.) zur Verfügung.

Es stehen Impfstoffe gegen *Neisseria meningitidis* der Serogruppen A, C, W135 und Y zur Verfügung, die beispielsweise für Reisende oder Militärpersonen, die Länder mit epidemischem Auftreten von Meningokokkeninfektionen aufsuchen, z. B. Nigeria, Kamerun, empfehlenswert sind (Mencevax ACWY, Meningokokkenimpfstoff A + C Merieux). Es gibt bisher keine wirksame Vakzine gegen Meningokokken der Serogruppe B, die in Deutschland die überwiegende Zahl der Meningokokkeninfektionen verursachen.

2 Hirnabszeß

2.1 Einleitung

Die Inzidenz des Hirnabszesses liegt bei 0,3–1,3 pro 100 000 Einwohner/Jahr (Schielke 1995). Der Hirnabszeß wird in allen Altersgruppen beobachtet. Das Durchschnittsalter liegt bei 30–40 Jahren. Männer erkranken 1,2- bis 3,1mal häufiger als Frauen. Solitäre Hirnabszesse (etwa 70–75% der Hirnabszesse) sind überwiegend frontal oder temporal lokalisiert, in abnehmender Häufigkeit parietal, zerebellär und okzipital. Hirnabszesse finden sich selten in den Basalganglien (mit Ausnahme von *Toxoplasma-gondii*-Infektionen), im Thalamus, im Hirnstamm und in der Hypophyse. Multiple Hirnabszesse (25–30% der Hirnabszesse) sind typischerweise die Folge einer hämatogenen Erregeraussaat (Berlit et al. 1996).

2.2 Definition

Hirnabszesse können entstehen:

- als Folge eines fortgeleiteten parameningealen entzündlichen Herdes (30–50% der Hirnabszesse; Beispiele: paranasale Sinusitis, Otitis media, Mastoiditis, kraniofaziale Osteomyelitis, Gesichtsfurunkel, bakterielle Meningitis, dentaler Eiterherd, nach neurochirurgischer Operation wie z. B. Ventrikeldrainage, transsphenoidaler Hypophysen-Operation, nach offenen Schädel-Hirn-Verletzungen);
- hämatogen-metastatisch (25–35% der Hirnabszesse; Beispiele: Bronchiektasen oder Lungenabszeß, eitrige Haut- und Wundinfektionen, abdominelle und pelvine Herde, Osteomyelitis, kongenitale, shuntbildende Herzerkrankungen, bakterielle Endokarditis);
- ohne erkennbare Ursache (etwa 10–20% der Hirnabszesse).

Immunsupprimierte Patienten (z. B. Aids, Diabetes mellitus, Lymphom, Leukämie, Karzinom, i.v.-Drogenabhängigkeit) haben ein erhöhtes Risiko, an einem Hirnabszeß zu erkranken.

2.3 Ätiologie

Die häufigsten aus Abszeßeiter isolierten Erreger sind aerobe Streptokokken, anaerobe Bakterien (insbesondere anaerobe Streptokokken, *Bacteroides* sp., *Fusobacterium* und *Propionibacterium*), gramnegative Enterobakterien und *Staphylococcus aureus* (Mathisen u. Johnson 1997). Bei 30–60% der Patienten können multiple Keime identifiziert werden. Ein Erregernachweis aus dem

Tabelle 21-4. Erregerspektrum des Hirnabszesses in Abhängigkeit von den Ursachen

Ursachen, Prädisposition	*Typische Erreger*	*Häufige Abszeßlokalisation*
Otitis/Mastoiditis	*Bacteroides* (insbesondere *B. fragilis*), Streptokokken (aerobe und anaerobe), Enterobakterien (insbesondere *Proteus* sp.)	Temporal/ zerebellar
Paranasale Sinusitis	*B. fragilis, Fusobacterium* sp., anaerobe und aerobe Streptokokken, *Staphylococcus (S.) aureus, Haemophilus influenzae*, Enterobakterien	Frontal (temporal)
Eiterherd im Zahn	Gemischte Flora: *Bacteroides, Fusobacterium*, Streptokokken	Frontal
Offenes Schädel-Hirn-Trauma, postoperativ nach neurochirurgischen Operationen	*S. aureus, S. epidermidis*, Streptokokken, Enterobakterien	Im Bereich der Wunde bzw. des Operationsgebietes
Pulmonale Infektion (Lungenabszeß, Empyem, Bronchiektasen)	*Fusobacterium* sp., Streptokokken (aerobe und anaerobe), Actinomyceten, *Bacteroides, S. aureus, Pseudomonas aeruginosa*, Enterobakterien	
Kongenitaler Herzfehler (Rechts-links-Shunt)	*Streptococcus viridans*, anaerobe und mikroaerophile Streptokokken, *Haemophilus afrophilus*	
Bakterielle Endokarditis	Streptokokken *(Streptococcus viridans)*, Pneumokokken, Staphylokokken	Multiple Abszesse, meist im Versorgungsgebiet der A. cerebri media
Abwehrschwäche (z. B. Aids, Zustand nach Organtransplantation)	*Toxoplasma gondii*, Nocardien, Pilze (*Aspergillus, Candida, Cryptococcus neoformans*), *Listeria monocytogenes*, Mykobakterien	

Abszeßeiter gelingt bei mehr als 80% der Patienten (Juneau u. Black 1993). Die typischen Erreger eines Hirnabszesses bei abwehrgeschwächten Patienten mit einer zellvermittelten Abwehrschwäche (z. B. Aids, lymphatische Leukämie, Zustand nach Organtransplantation) sind *Toxoplasma gondii, Nocardia asteroides, Cryptococcus neoformans*, Mykobakterien und *Listeria monocytogenes* (Quality Standards Subcommittee of the Academy of Neurology 1998) sowie bei Patienten mit Neutropenie (oder Granulozytenfunktionsstörung) aerobe gramnegative Bakterien, Pilze (*Aspergillus* sp., *Candida)* und Zygomyzeten (Tabelle 21-4).

2.4 Klinisches Bild

Typischerweise findet man beim Hirnabszeß: Kopfschmerzen (70–90% der Patienten), Fieber (50%), fokalneurologische Symptome (20–50%), Bewußtseinsstörung (20–30%), Übelkeit, Erbrechen (25–50%), Stauungspapille (25–40%), Meningismus (25–30%), epileptische Anfälle (20–30%) und Leukozytose (>80%). Die Symptome entwickeln sich meist innerhalb von Tagen bis zu 2 Wochen.

2.5 Differentialdiagnose

Differentialdiagnostisch müssen v.a. primäre Hirntumoren (Glioblastom) und Metastasen abgegrenzt werden. Der Einsatz der In-vivo-Protonen-Magnetresonanzspektroskopie und ^{99m}Technetium-HMPAO-markierter Leukozyten scheint in der Differenzierung eines Hirnabszesses von einem Glioblastom hilfreich zu sein (Saba et al. 1997; Dev et al. 1998). Gelegentlich ist eine definitive Unterscheidung erst durch die stereotaktische Biopsie möglich. Weitere Differentialdiagnosen sind die *Herpes-simplex*-Enzephalitis (bei temporaler Abszeßlokalisation), Neurozystizerkose, Echinokokkose und zerebrovaskuläre Erkrankungen (z.B. Hirninfarkt im Stadium der Luxusperfusion, Sinus-/Venenthrombose mit venösem Infarkt). Bei HIV-Infizierten sind Hirnabszesse überwiegend durch *Toxoplasma gondii* verursacht; meist ist hierbei die differentialdiagnostische Abgrenzung zum zerebralen Lymphom erforderlich.

2.6 Technische Untersuchungen und Laboruntersuchungen

Diagnostische Methode der Wahl ist die kraniale Computertomographie oder Kernspintomographie. Im kranialen CT zeigt sich in der Frühphase (Zerebritis) ein hypodenses Areal mit geringer oder fehlender Kontrastmittelaufnahme. Nach Formation des Abszesses mit Bildung einer Bindegewebskapsel kommt es typischerweise zu einer ringförmigen Kontrastmittelaufnahme mit perifokalem Ödem und Raumforderung. Selten können im CT eine Spiegelbildung nach Kolliquationsnekrose des Hirnabszesses oder Luft durch gasbildende Bakterien nachgewiesen werden. Ein Hydrozephalus kann zur Darstellung kommen, wenn der Hirnabszeß zu einer Liquorabflußstörung führt.

Die Schädel-CT in Knochenfenstertechnik kann eine paranasale Sinusitis oder Mastoiditis, eine Schädeldachosteomyelitis, Knochendefekte oder Frakturen zeigen. Ferner ist bei einem Patienten mit einem nachgewiesenen Hirnabszeß in der primären Fokussuche die Durchführung folgender Untersuchungen empfehlenswert: HNO-ärztliche Konsiliaruntersuchung, zahnärztliche Untersuchung (evtl. mit entsprechender Röntgendiagnostik), Thoraxröntgen und Ultraschalluntersuchung des Abdomens (evtl. CT), Echokardiogramm, HIV-Serologie.

Nach stereotaktischer Aspiration von Eiter aus dem Hirnabszeß und sofortiger Gram-Färbung sollten eine bakteriologische Routinekultur, eine anaerobe Kultur sowie bei prädisponierten (immungeschwächten) Patienten auch eine Kultur auf Pilze und Mykobakterien angelegt werden.

Eine Lumbalpunktion ist bei Patienten mit raumforderndem Hirnabszeß wegen der Einklemmungsgefahr kontraindiziert. Zudem ist die diagnostische Aussagekraft des Liquors gering (meist steril; nur unspezifische, lymphozytäre oder gemischte granulozytäre/lymphozytäre Pleozytose und Eiweißerhöhung). Blutkulturen sind nur bei $<10\%$ der Patienten positiv (Henson u. Ferraro 1993).

2.7 Verlauf und Prognose

Ungünstige Prädiktoren für den Verlauf sind: Koma (Letalität >80%), „Einbruch" des Abszesses in die Ventrikel (Letalität >80%), multiple Abszesse, Pilze als Erreger, Fehldiagnose oder verzögerte Diagnosenstellung, inadäquate Antibiotikatherapie, hohes Lebensalter. Durch die Weiterentwicklung mikrobiologischer Methoden, Antibiotika und bildgebender Verfahren, wie CT und MRT, konnte die Gesamtletalität auf <10% gesenkt werden (Yang u. Zhao 1993). Häufigste Todesursachen sind die Entwicklung eines Pyozephalus oder einer eitrigen Meningitis sowie ein erhöhter intrakranieller Druck mit Einklemmung. Trotz adäquater operativer und antibiotischer Therapie werden Rezidive des Hirnabszesses in 5% der Fälle beobachtet. Nach Therapie zeigen 70% der Überlebenden eine Restitutio ad integrum; etwa 30% haben Residuen (z. B. Psychosyndrom, Epilepsie, Hemiparese, Aphasie, Hemianopsie).

2.8 Therapie

Die Behandlung des Hirnabszesses besteht in der operativen Entfernung von Eitermaterial, in der Behandlung des primären Fokus der Infektion (wenn nachweisbar) und einer systemischen antibiotischen und ggf. antiödematösen und antiepileptischen Therapie (Tabelle 21-5).

2.8.1 Operative Maßnahmen

Mittel der Wahl ist die *CT-gesteuerte stereotaktische Aspiration* nach Anlegen eines Bohrlochs und Einlegen eines Katheters in die Abszeßhöhle zur Draina-

Tabelle 21-5. Therapieempfehlungen des Hirnabszesses

Klinische Konstellation/CT-Befund	*Therapieempfehlung*
• Frühes Stadium des Hirnabszesses (Zerebritis ohne Abszeßkapsel)	Antibiotika i.v.
• Großer oberflächlich gelegener Hirnabszeß • Ungünstige Abszeßlokalisation (z. B. Stammganglien, Thalamus, Hirnstamm) bei zunehmendem neurologischen Defizit • Multiple Abszesse (>3 cm Durchmesser) mit zunehmendem neurologischen Defizit	CT-gesteuerte stereotaktische Aspiration + Antibiotika i.v.
• Ungünstige Abszeßlokalisation mit geringem neurologischen Defizit • Multiple, kleine Abszesse (<3 cm Durchmesser) mit geringem neurologischen Defizit	Antibiotika i.v. (bei Größenzunahme der Abszesse oder klinischer Verschlechterung zusätzlich CT-gesteuerte stereotaktische Aspiration)
• Fremdkörper- und Knochenfragmente in der Abszeßhöhle, Gasbildung im Abszeß • Durch Pilze verursachter Abszeß	Antibiotika i.v. + Exzision

ge und Spülung (z. B. mit isotoner Kochsalzlösung) für einige Tage (Anderson, 1993; Levy 1994). Vorteile der CT-gesteuerten stereotaktischen Aspiration sind:

- relativ schonender Eingriff für das den Hirnabszeß umgebende intakte Hirngewebe,
- kann in Lokalanästhesie durchgeführt werden,
- geeignet zur Bestätigung der Diagnose (z. B. Abgrenzung zu Hirntumor),
- ermöglicht die mikrobiologische Diagnostik.

Mögliche Risiken der Aspiration sind die Induktion einer Ventrikulitis oder Meningitis durch Verschleppung von eitrigem Material sowie eine Blutung im Stichkanal oder in der Abszeßhöhle (selten). Vereinzelt kann eine erneute Aspiration erforderlich werden.

Eine *Exzision* des Abszesses (mit Kapsel) nach Schädeltrepanation erfolgt, wenn ein Fremdkörper (wie z. B. Knochensplitter oder Haare) entfernt werden muß, bei Nachweis einer Gasbildung im Abszeß und beim Pilzabszeß, ferner wenn ein Hirnabszeß durch wiederholte stereotaktische Aspirationen nicht zu sanieren ist. Wichtiges Risiko der Exzision ist die mögliche Schädigung des benachbarten Hirnparenchyms mit entsprechendem neurologischen Defizit.

Eine *externe Ventrikeldrainage* wird bei Ruptur des Abszesses in die Ventrikel angelegt (Spülung mit isotoner Kochsalzlösung, evtl. 2 Drainagen bei Vorliegen einer Foramen-Monroi-Blockade).

2.8.2 Behandlung des primären Fokus

Beim Nachweis einer primären Infektionsquelle, wie z. B. einer Otitis, Sinusitis oder von Bronchiektasen, ist eine rasche operative Sanierung anzustreben. Der operativen Behandlung des Hirnabszesses ist jedoch bei zunehmendem neurologischen Defizit immer der Vorrang zu geben.

2.8.3 Nichtoperative, medikamentöse Maßnahmen

Empfehlenswert ist die i.v.-Gabe folgender *Antibiotika*: Cephalosporin (z. B. Ceftriaxon, Rocephin bei Erwachsenen: 1mal 2 g/Tag i.v. oder Cefotaxim, Claforan, bei Erwachsenen: 3mal 2 g/Tag i.v.) plus staphylokokkenwirksames Antibiotikum (z. B. Flucloxacillin, Staphylex, bei Erwachsenen: 6mal 2 g/Tag i.v. oder Vancomycin, bei Erwachsenen: 4mal 500 mg/Tag i.v.) plus gegen anaerobe Bakterien wirksames Antibiotikum (z. B. Metronidazol, Clont, bei Erwachsenen: 3mal 500 mg/Tag i.v.). Einheitliche Angaben zur Therapiedauer liegen in der Literatur nicht vor. Von den meisten Autoren wird eine i.v.-Antibiotikagabe von mindestens 4–6 Wochen (bis zu 3 Monaten) empfohlen, um Rezidive zu vermeiden. Der Effekt einer oralen Weiterbehandlung mit Antibiotika (z. B. mit Cotrimoxazol, Bactrim) ist nicht systematisch untersucht.

Eine alleinige Antibiotikatherapie (ohne Operation) wird im Stadium der Zerebritis (ohne Abszeßkapselbildung) empfohlen. Ferner kommt ein medikamentöses, nichtoperatives Vorgehen (zumindestens initial) in Betracht bei:

- multiplen Abszessen,
- Lokalisation des Abszesses in relevanten Regionen (z. B. im Hirnstamm),
- Abszeßgröße <3 cm,
- bereits im CT nachweisbarer Verkleinerung des Abszesses unter empirischer Antibiotikatherapie,
- stark erhöhtem Operationsrisiko (z. B. Gerinnungsstörung).

Bei Nachweis eines deutlichen, raumfordernden perifokalen Ödems im CT wird Dexamethason (Decadron, bei Erwachsenen 3mal 8 mg/Tag i.v.) für wenige Tage bis zu 1(-2) Wochen in absteigender Dosierung empfohlen. Zusätzlich werden bei klinischen Zeichen des erhöhten intrakraniellen Druckes osmotisch wirksame Substanzen (z. B. Mannit 20%, Mannitol 20%, 125 ml i.v. als Bolus, bis zu 4-6mal/Tag) gegeben.

Eine antiepileptische Therapie (z. B. Phenytoin oder Carbamazepin) wird bei Auftreten eines epileptischen Anfalls oder Nachweis epilepsietypischer Muster im EEG begonnen. Die antikonvulsive Therapie sollte für etwa 6-12 Monate fortgeführt werden. Wenn der Patient anfallsfrei ist und das EEG keine epilepsietypischen Muster zeigt, können die Antiepileptika ausschleichend abgesetzt werden.

2.8.4 Subdurales Empyem

Mögliche Ursachen der seltenen subduralen Empyeme sind eine paranasale Sinusitis (50-80%), Otitis media oder Mastoiditis (10-20%), ein Kopfschwartenabszeß, eine Schädeldachosteomyelitis, ein epiduraler Abszeß, eine Infektion eines subduralen Hämatoms oder Hygroms, eine vorausgegangene neurochirurgische Operation oder penetrierende Verletzung, selten eine bakterielle Meningitis oder hämatogen-metastatische Erregerausbreitung. Subdurale Empyeme können diffus über der Konvexität, entlang der Falx oder in unmittelbarer Nachbarschaft zum primären entzündlichen Fokus (z. B. frontotemporal im Falle einer Otitis media oder Mastoiditis), sehr selten (<5%) infratentoriell zur Darstellung kommen (Pathak et al. 1990; Dill et al. 1995).

Die häufigsten Erreger sind aerobe und anaerobe Streptokokken, Staphylokokken und Enterobakterien. Klinisch dominieren Fieber (70%), Bewußtseinsstörungen (60%), epileptische Anfälle (50%), Kopfschmerzen (40%) und Hemiparese (25%). Die Diagnose wird mittels CT oder MRT gestellt. Das subdurale Empyem entwickelt sich innerhalb weniger Tage, breitet sich rasch über die Konvexität aus und führt unbehandelt innerhalb von Tagen bis wenigen Wochen zum Tod. Wichtigste Komplikationen sind epiduraler Abszeß, eitrige Meningitis und septische Sinus-/Venenthrombose. Die Letalität des subduralen Empyems liegt bei etwa 10%. Etwa 20-30% der Überlebenden haben neurologische Residuen, insbesondere epileptische Anfälle.

Therapeutisch sollen rasch eine operative Freilegung (Wagner u. Preuss 1993), Entleeren des Eiters, Spülung und Drainage, i.v.-Antibiotikatherapie (wie beim Hirnabszeß, z.B. Ceftriaxon + Flucloxacillin + Metronidazol), Antiepileptikatherapie (bei Auftreten epileptischer Anfälle oder Nachweis epilepsietypischer Muster im EEG) und eine Sanierung des primären Entzündungsherdes (z.B. Operation einer Sinusitis frontalis, Mastoiditis) durchgeführt werden.

3 Spinaler epiduraler Abszeß

3.1 Einleitung

Die Inzidenz spinaler epiduraler Abszesse liegt bei etwa 0,2–2,8 Fällen/100 000 Einwohner/Jahr (Dick 1997). Spinale epidurale Abszesse, die bei Frauen und Männern etwa gleich häufig beobachtet werden können, kommen in allen Altersgruppen vor, am häufigsten im 6. und 7. Lebensjahrzehnt; bei Kindern sind sie sehr selten. Spinale epidurale Abszesse liegen in 80–90% der Fälle dorsal des Rückenmarks und sind vorwiegend thorakal und lumbal lokalisiert, seltener zervikal (Dick 1997). Sie erstrecken sich meist über wenige Wirbelsegmente, können sich jedoch in seltenen Fällen auch über die gesamte Länge des Wirbelkanals ausdehnen. Vereinzelt wurde auch über Fälle von epiduralen Abszeßlokalisationen in 2 nichtbenachbarten Regionen der Wirbelsäule (z.B. zervikal und lumbal) berichtet (Pfister et al. 1996). Kombinationen von spinalem epiduralem Abszeß und subduralem Empyem sind möglich.

3.2 Ätiologie und Pathogenese

Die häufigsten Erreger spinaler Abszesse sind *Staphylococcus aureus* (50–90%), Streptokokken (10–20%) und gramnegative Enterobakterien (10–20%, insbesondere *Escherichia coli*, *Pseudomonas* sp., *Serratia marcescens*, *Enterobacter* sp. (Corboy u. Price 1993). Seltene Erreger eines spinalen Abszesses sind Tuberkelbakterien, Pilze (z.B. *Cryptococcus neoformans*, *Aspergillus* sp.), *Actynomyces israelii*, *Nocardia* und Parasiten (z.B. Echinococcus, Zystizerkus). Im Gegensatz zum Erregerspektrum beim Hirnabszeß spielen anaerobe Bakterien in der Entstehung spinaler Abszesse eine untergeordnete Rolle.

Spinale Abszesse entstehen:

- durch eine fortgeleitete Entzündung bei Spondylitis/Spondylodiszitis (bei etwa 40% der Patienten), retropharyngealem, perinephritischem oder Psoasabszeß oder bei ausgeprägtem dekubitalem Geschwür;
- hämatogen-metastatisch (z.B. bei Furunkel, Zahninfektion, Pneumonie, infiziertem spinalem Hämatom);
- durch penetrierende Verletzungen (z.B. Operation, Lumbalpunktion, paravertebrale oder peridurale Injektion, spinale epidurale Anästhesie);
- ohne erkennbare Ursache (bei 10–20% der Patienten).

Prädisponierende Faktoren sind Diabetes mellitus, Malignom, Alkoholismus, Leberzirrhose, chronische Niereninsuffizienz, Abwehrschwäche (z. B. Kortikosteroidtherapie, vorausgegangene Organtransplantation) und i.v.-Drogenabhängigkeit.

3.4 Klinisches Bild

Die typischen klinischen Symptome des spinalen epiduralen Abszesses sind Rückenschmerzen (94% der Patienten), Paresen (64%), radikuläre Symptome (19%), Parästhesien (17%) und Fieber (64%) (Maslen et al. 1993). Folgende klinischen Stadien können unterschieden werden):
Stadium I: Rückenschmerzen, lokaler Druckschmerz, Fieber;
Stadium II: radikuläre Schmerzen, Fieber, Leukozytose, Kopfschmerzen oder Nackensteifigkeit, Reflexauffälligkeiten;
Stadium III: Paresen, Gefühlsstörungen, Blasen-Mastdarm-Entleerungsstörung,
Stadium IV: Paraplegie oder Tetraplegie mit Sensibilitätsniveau.

Die neurologischen Symptome entwickeln sich meist innerhalb von wenigen Tagen bis zu 2 Wochen (akute Form der Erkrankung) oder innerhalb von einigen Wochen bis Monaten (chronische Form der Erkrankung).

3.5 Technische Untersuchungen und Laboruntersuchungen

Mittel der Wahl in der Diagnostik eines spinalen epiduralen Abszesses ist die Kernspintomographie, die auf den T2-gewichteten Sequenzen eine hyperintense, auf den T1-gewichteten Sequenzen eine isointense Raumforderung mit homogener oder randständiger Kontrastmittelaufnahme zeigt (Corboy u. Price 1993). Ferner kann im Kernspintomogramm mit Kontrastmittelgabe eine mögliche Spondylodiszitis zur Darstellung kommen. Alternativ zur Kernspintomographie kann eine Myelographie mit Postmyelo-CT (Nachweis der extraduralen Raumforderung) durchgeführt werden.

Die Blutkörperchensenkungsgeschwindigkeit ist bei nahezu allen Patienten erhöht; eine Blutleukozytose findet sich bei etwa 80% der Patienten. Positive Abszeßkulturen finden sich nach Literaturangaben bei 50–90% der Patienten, positive Blutkulturen bei 60–70% und positive Liquorkulturen bei 20%. Bei etwa 10% der Patienten können multiple Erreger im Abszeßeiter nachgewiesen werden. Der Liquor zeigt typischerweise eine gemischte granulozytäre/lymphozytäre Pleozytose mit bis zu wenigen 100/3 Zellen/mm^3 und ein erhöhtes Gesamteiweiß mit Werten bis zu mehreren 100 mg/dl im Falle eines Stopliquors.

3.6 Differentialdiagnose

Folgende Differentialdiagnosen müssen abgegrenzt werden: spinaler Tumor (primärer Tumor oder Metastase), Querschnittsmyelitis, Osteomyelitis, intraabdominaler Abszeß, epidurales Hämatom, spinale Ischämie, Guillain-Barré-Syndrom.

3.7 Verlauf und Prognose

Wichtige Komplikationen sind eine spinale Gefäßbeteiligung (Vaskulitis oder mechanische Gefäßkompression) mit nachfolgender medullärer Infarzierung, eine eitrige Meningitis und der septische Schock. Durch Verbesserungen in der Diagnostik (Kernspintomographie) und der Antibiotikatherapie konnte die Prognose des spinalen Abszesses verbessert werden. Die Letalität liegt bei <10%. Bei etwa 80% der Patienten bilden sich die Symptome entweder vollständig zurück, oder es finden sich nur geringgradige Residuen. Eine Rückbildung der neurologischen Symptome ist wahrscheinlich, wenn Operation und Antibiotikatherapie innerhalb von 24 h erfolgen. Eine Restitutio ad integrum ist unwahrscheinlich, wenn eine Para- oder Tetraplegie über einen Zeitraum von mehr als 36–48 h bestand.

3.8 Therapie

Therapie der Wahl ist die Operation und Antibiotikatherapie. Eine rein konservative Therapie (unter engmaschiger klinischer und neuroradiologischer Kontrolle) kommt in Betracht, wenn ein nur leichtes neurologisches Defizit oder ein ausgedehnter, multisegmentaler spinaler Abszeß vorliegt oder eine Paraplegie (Tetraplegie) bereits >3 Tage besteht.

Es erfolgt eine *rasche operative Dekompressionsoperation* mit (Hemi)laminektomie im Bereich des Abszesses ohne Eröffnen der Dura (bei längerstreckigen Abszessen evtl. multiple Fensterungen bzw. Laminotomie) und Entleeren des Eiters (bei chronischen Fällen Abtragen des Granulationsgewebes) und Anlegen einer Saug-Spül-Drainage (Ringer- oder NaCl-Lösung) für einige Tage. Eine rasche Sanierung des primären Entzündungsherdes - wenn nachweisbar - ist anzustreben und erfolgt evtl. in der gleichen Sitzung (z.B. Osteosynthese bei Osteodestruktion durch eine Osteomyelitis).

Als *empirische Antibiotikatherapie* ist empfehlenswert die Gabe von einem gegen Staphylokokken wirksamen Penicillin (z.B. Flucloxacillin, Staphylex, Dosis bei Erwachsenen: 6mal 2 g/Tag i.v.), einem Cephalosporin (z.B. Ceftriaxon, Rocephin, Dosis bei Erwachsenen: 1mal 2 g/Tag i.v. oder Cefotaxim, Claforan, Dosis bei Erwachsenen: 3mal 2 g/Tag i.v.) und einem Aminoglykosid (z.B. Tobramycin, Gernebcin, Dosis bei Erwachsenen: 3mal 80–120 mg/Tag i.v., Gabe ca. 2 Wochen). Bei einer nosokomialen Infektion durch methicillinresistente Staphylokokken sollte Vancomycin eingesetzt werden. Bei kulturellem Nachweis der Erreger wird das Antibiotikaregime entsprechend den Empfindlichkeitstests angeglichen. Meist wird eine 4- bis 6wöchige, bei Vorliegen einer Osteomyelitis eine 6- bis 8wöchige Antibiotikatherapie empfohlen.

Eine günstige Wirkung von *Kortikosteroiden* beim spinalen epiduralen Abszeß ist nicht belegt; kontrollierte Studien liegen nicht vor.

Literatur

Anderson M (1993) Management of cerebral infection. J Neurol Neurosurg Psychiat 56:1243–1258
Berlit P, Fedel C, Tornow K, Schmiedek P (1996) Der bakterielle Hirnabszeß – Erfahrungen bei 67 Patienten. Fortschr Neurol Psychiat 64:297–306
Buster BL, Weintrob AC, Townsend GC, Scheld WM (1995) Potential role of nitric oxide in the pathophysiology of experimental bacterial meningitis in rats. Infect Immun 63:3835–3839
Corboy JR, Price RW (1993) Myelitis and toxic, inflammatory, and infectious disorders. Curr Opinion Neurol Neurosurg 6:564–570
Dev R, Gupta RK, Poptani H et al. (1998) Role of in vivo proton magnetic resonance spectroscopy in the diagnosis and management of brain abscesses. Neurosurgery 42:37–42
Dick JPR (1997) Spinal epidural abscess. In: Critchley E, Eisen A (eds) Spinal cord disease. Springer, Berlin Heidelberg New York Tokyo, pp 495–499
Dill SR, Cobbs CG, McDonald CK (1995) Subdural empyema: analysis of 32 cases and review. Clin Infect Dis 20:372–386
Durand ML, Calderwood SB, Weber DJ et al. (1993) Acute bacterial meningitis. A review of 493 episodes. N Engl J Med 328:21–28
Henson JW, Ferraro MJ (1993) A 71-year old women with confusion, hemianopia, and an occipital mass. N Engl J Med 329:1335–1341
Juneau P, Black PM (1993) Intra-axial cerebral infectious processes. In: Apuzzo MLJ (ed) Brain surgery, vol 1. Churchill Livingstone, New York, pp 1411–1414
Koedel U, Bernatowicz A, Paul R et al. (1995) Experimental pneumococcal meningitis: cerebrovascular alterations, brain edema and meningeal inflammation are linked to the production of nitric oxide. Ann Neurol 37:313–323
Kries R von, Windfuhr A, Lücking A, Helwig H (1994) Preventing Haemophilus influenzae meningitis: Germany's experience. Lancet 344:469
Levy RM (1994) Brain abscess and subdural empyema. Curr Opinion Neurol 7:223–228
Maslen DR, Jones SR, Crislip MA et al. (1993) Spinal epidural abscess. Optimizing patient care. Arch Intern Med 153:1713–1721
Mathisen GE, Johnson JP (1997) Brain abscess. Clin Infect Dis 25:763–779
McIntyre PB, Berkey CS, King SM et al. (1997) Dexamethasone as adjunctive therapy in bacterial meningitis. A meta-analysis of radnomized clinical trials since 1988. JAMA 278:925–931
Pathak A, Sharma BS, Mathuriya SN et al. (1990) Controversies in the management of subdural empyema. Acta Neurochir (Wien) 102:25–32
Paul R, Lorenzl S, Koedel U et al. (1998) Matrix metalloproteinases contribute to the blood-brain barrier disruption during bacterial meningitis. Ann Neurol 44:592–600
Pfister HW, Borasio GD, Dirnagl U et al. (1992) Cerebrovascular complications of bacterial meningitis in adults. Neurology 42:1497–1504
Pfister HW, Feiden W, Einhäupl KM (1993) The spectrum of complications during bacterial meningitis in adults: Results of a prospective clinical study. Arch Neurol 50:575–580
Pfister HW, Fontana A, Täuber MG, Tomasz A, Scheld WM (1994) Bacterial meningitis – mechanisms of brain injury. Clin Infect Dis 19:463–479
Pfister HW, Rosen F von, Yoursry T (1996) MRI detection of epidural spinal abscesses at noncontiguous sites. J Neurol 243:315–317
Pfister HW, Scheld WM (1997) Brain injury in bacterial meningitis: Therapeutic implications. Curr Opin Neurol 10:254–259
Pomeroy SL, Holmes SJ, Dodge PR, Feigin RD (1990) Seizures and other neurologic sequelae of bacterial meningitis in children. New Engl J Med 323:1651–1657

Quagliarello VJ, Scheld WM (1997) Treatment of bacterial meningitis. N Engl J Med 336:708–716
Robert-Koch-Institut (1998) Epidemiologisches Bulletin, Teil 2: Meningokokken-Erkrankungen in Deutschland 1997. Epidemiologisches Bulletin 10/98:63–70
Quality Standards Subcommittee of the Academy of Neurology (1998) Evaluation and management of intracranial mass lesions in AIDS. Neurology 50:21–26
Roos KL (1995) The use of adjunctive therapy to alter the pathophysiology of bacterial meningitis. Clin Neuropharmacol 18:138–147
Saba PR, McDonald K, Hunn J et al. (1997) Technetium-99 m HMPAO labeled leukocytes as the primary diagnostic tool in a case of brain abscess. Clin Nucl Med 22:679–682
Schielke E (1995) Der bakterielle Hirnabszeß. Nervenarzt 66:745–753
Tunkel AR, Scheld WM (1995) Acute bacterial meningitis. Lancet 346:1675–1680
Wagner FC Jr, Preuss JM (1993) Supratentorial epidural abscess and subdural empyema. In: Apuzzo MLJ (ed) Brain surgery, vol 1. Churchill Livingstone, New York, pp 1401–1409
Yang SY, Zhao C (1993) Review of 140 patients with brain abscess. Surg Neurol 39:290–296

Kapitel 22
Tuberkulose und andere seltenere bakterielle Infektionen des Nervensystems

A. Bayas, P. Rieckmann, W. Müllges

INHALT

1 Tuberkulose des Nervensystems

1.1 Epidemiologie

Die Tuberkulose des Nervensystems ist eine seltene entzündliche Erkrankung, die jedoch differentialdiagnostisch nicht übersehen werden darf. Aufgrund ihrer Komplikationen macht sie u.U. eine intensivmedizinische Behandlung erforderlich. Eine Beteiligung des ZNS tritt bei etwa 10% der Patienten mit Tuberkulose im Verlauf der Erkrankung auf (Wood u. Anderson

1988). Tuberkulöse Meningitiden machen in Deutschland etwa 3,3% aller extrapulmonalen Tuberkulosemanifestationen aus (0,08/100 000 Einwohner, 1996).

1.2 Erreger

Die häufigsten Erreger der ZNS-Tuberkulose sind Mycobacterium tuberculosis und seltener M. bovis. Vor allem bei immunsupprimierten Patienten spielen nichttuberkulöse Mykobakterien, wie M. avium und M. intracellulare, eine bedeutsame Rolle.

1.3 Pathogenese

Die tuberkulöse Primärmanifestation befindet sich am häufigsten in der Lunge, seltener gastrointestinal. Oft bleibt die Suche nach einem Primärherd erfolglos. Anamnestisch läßt sich bei ca. 50% der Kinder mit tuberkulöser Meningitis und bei ca. 10% der Erwachsenen eine vorher durchgemachte Tuberkulose ermitteln (Berger 1994).

1.4 Symptome

Die Tuberkulose des ZNS kann sich einzeln oder gemeinsam an den Meningen, am Gehirn, dem Rückenmark, den Hirnnerven, Nervenwurzeln sowie an der Wirbelsäule und dem Schädelknochen manifestieren.

1.4.1 Tuberkulöse Meningitis

Die tuberkulöse Meningits kann sich wie andere bakterielle Meningitiden sehr akut manifestieren. Diagnostisch wegweisend ist eine langsamere Entwicklung. Bei dieser häufigeren Verlaufsform kommt es über einen Zeitraum von Wochen zu unspezifischen Prodromi, wie Abgeschlagenheit, Gereiztheit, Appetitlosigkeit evtl. mit Übelkeit und Erbrechen sowie Kopfschmerzen. Nackensteife muß sich dann noch nicht nachweisen lassen. Psychotische Episoden sind möglich. Meist besteht leichtes Fieber vom Continuatyp, seltener sind die Patienten afebril oder entwickeln Temperaturen über 39 °C (Berger 1994).

Im weiteren Verlauf treten die Meningitiszeichen stärker in den Vordergrund. Krampfanfälle und neurologische Herdsymptome können jederzeit auftreten. Typischer Manifestationsort sind die basalen Meningen. Ein Syndrom aus Nackensteife, Hirnnervenausfällen, fluktuierenden vaskulitischen Herdzeichen, Hydrozephalus mit Bewußtseinstrübung bis zum Koma muß an eine tuberkulöse Meningitis denken lassen. Unbehandelt sterben die Patienten meist an den Folgen des erhöhten Hirndrucks.

Weitaus seltener verläuft die tuberkulöse Meningitis als milde, spontan remittierende seröse Meningitis. Auch eine isoliert spinale Manifestation, meist als Meningomyeloradikulitis, ist möglich.

Die Tuberkulose stellt die häufigste Ursache einer chronischen Meningitis dar. Deren Differentialdiagnose ist in Kap. 24 abgehandelt.

1.4.2 Tuberkulome und tuberkulöse Abszesse

Tuberkulome sind im Regelfall ausgesprochen inerte, chronische, granulomatöse Entzündungsherde, in denen persistierende Erreger aber reaktiviert werden können. Sie sind überwiegend zerebral, seltener auch im Rückenmark lokalisiert. Krampfanfälle, Herdsymptome, selten ein Hydrocephalus occlusivus resultieren aus der chronisch progredienten Raumforderung. Tuberkulöse Abszesse sind noch seltener, jedoch aktiver mit hohem Erregergehalt und zeigen insgesamt im Vergleich zu Tuberkulomen ein ähnliches, aber rascheres, tumorartiges Verhalten.

1.5 Diagnostik

Bei jedem klinischen Verdacht auf eine tuberkulöse Meningitis ist ein schrittweises Vorgehen, wie in Abb. 22-1 skizziert, empfehlenswert.

Allgemeine Entzündungsparameter, wie Blutbild und Blutsenkungsgeschwindigkeit, zeigen bei der Tuberkulose des ZNS oft keine wegweisenden Veränderungen. Das Serumnatrium kann bei inadäquater ADH-Sekretion erniedrigt sein. Eine Röntgenaufnahme der Lunge zeigt bei Erwachsenen mit tuberkulöser Meningitis in bis zur Hälfte der Fälle eine Lungentuberkulose. Bei etwa 2/3 der Patienten muß mit extrakraniellen Manifestationen gerechnet werden (Verdon et al. 1996). Im folgenden werden die wichtigsten Befunde in den Laboruntersuchungen sowie den bildgebenden Verfahren dargestellt:

1.5.1 Liquor cerebrospinalis

Typischerweise findet man bei tuberkulöser Meningitis eine überwiegend lymphozytäre Pleozytose von 100–500 Zellen/μl (Abb. 22-2). Azellularität (Klein et al. 1985) oder ausgeprägtere Pleozytosen schließen die Diagnose nicht aus. Ein Überwiegen von Granulozyten ist initial häufig und kann v. a. bei fulminanten Verläufen auch über einige Wochen weiter das Bild prägen. Ein wiederkehrendes Überwiegen von Granulozyten kann klinische Rezidive widerspiegeln (Mizutani et al. 1993). Das Liquoreiweiß ist gewöhnlich auf 100–500 mg/dl erhöht, bei Liquorzirkulationsstörung auch deutlich darüber. Der Liquorzucker ist auf mindestens 50% des Serumglukosewertes erniedrigt, liegt statistisch aber etwas höher als bei anderen bakteriellen Meningitiden. Normale Zuckerwerte sind möglich (Kent et al. 1993). Der Laktatwert im Liquor ist bei über 80% der Pa-

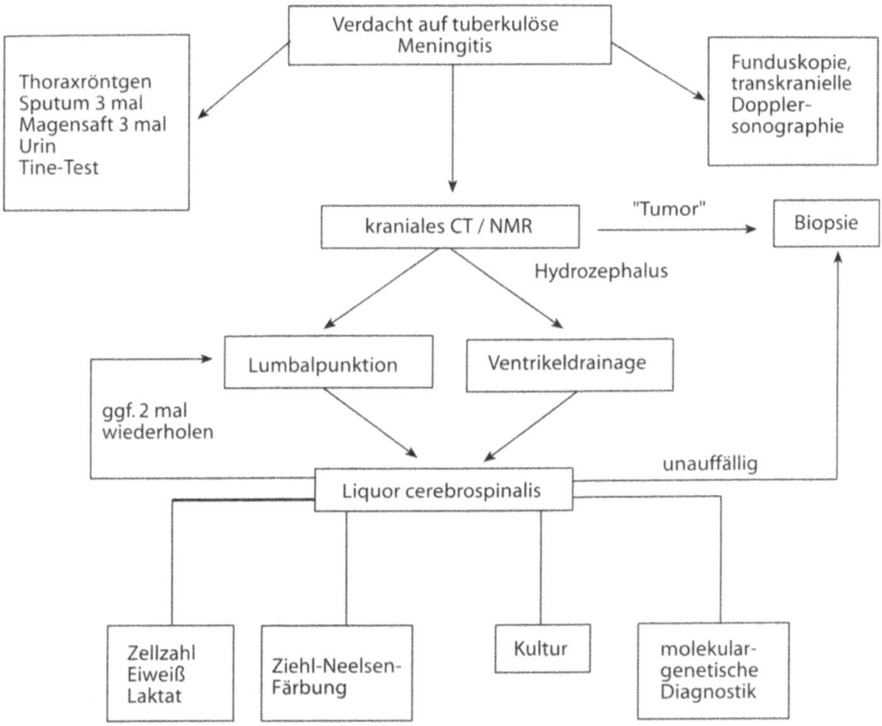

Abb. 22-1. Vorgehen bei Verdacht auf tuberkulöse Meningitis

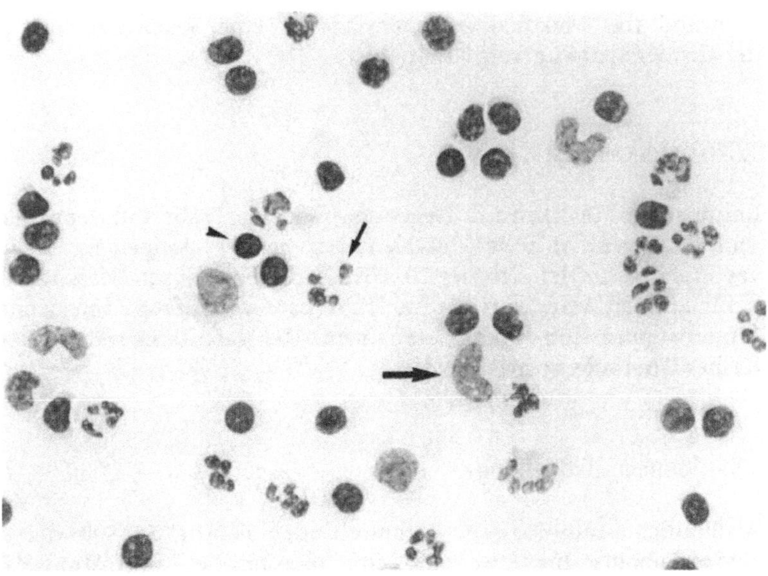

Abb. 22-2. Gemischte Pleozytose bei tuberkulöser Meningitis (*großer Pfeil* Monozyt, *kleiner Pfeil* Granulozyt, *Pfeilspitze* Lymphozyt)

tienten erhöht. Charakteristischerweise findet sich eine lokale Immunglobulinsynthese aller 3 Klassen (IgG, IgA, IgM).

1.5.2 Erregernachweis

Der eine Tuberkulose des ZNS beweisende Erregernachweis aus dem Liquor ist mit konventionellen Mitteln schwierig. Die Ziehl-Neelsen Färbung eines Liquorsediments erbringt positive Befunde in bis zu 22% verdächtiger Fälle (Kent et al. 1993). Durch häufig wiederholte Liquorpunktionen kann eine Sensitivität von bis zu 80% erreicht werden. Eine Kultur von M. tuberculosis aus dem Liquor gelingt nur in 25–70%. Sie hat zudem aufgrund der langen Wachstumsdauer von 4–8 Wochen keine Bedeutung für eine Therapieentscheidung. Zum rascheren Mykobakteriennachweis im Liquor stehen molekulargenetische Untersuchungsmethoden zur Verfügung:

Mit Hilfe der Polymerasekettenreaktion läßt sich die Diagnose einer tuberkulösen Meningitis innerhalb eines Tages mit einer Empfindlichkeit von 52–85% bei einer Spezifität bis zu 100% (Lin et al. 1995) stellen.

Ein weiteres, jedoch bisher nur für Proben des Respirationstraktes und nicht für Liquor validiertes Verfahren ist die Ligasekettenreaktion (LCx MTB Assay, Abbott Laboratories, Chicago). Die Empfindlichkeit beträgt bei einem Zeitaufwand von wenigen Stunden bis 95% bei einer Spezifität von 99% (Tortoli et al. 1997). Auch bei solchen Nachweisverfahren erhöhen wiederholte Liquor-/Gewebeproben die diagnostische Ausbeute. Weitere mögliche Nachweisverfahren finden sich u.a. in der Übersicht von Berger 1994. Beispielsweise soll der Nachweis der Tuberkulostearinsäure, ein Bestandteil der Zellwand von Mykobakterien, im Liquor eine Sensitivität und Spezifität in der Größenordnung von 90% haben.

1.5.3 Tuberkulintest

Ein positiver Test kann in Gegenden niedriger Tuberkuloseprävalenz hilfreich sein, in Gegenden hoher Prävalenz nur bei sehr jungen Kindern. Ein negatives Ergebnis findet sich bei 20–50% der tuberkulösen Meningitiden. Ursache dafür können Mangelernährung, fulminant verlaufende Infektionen oder eine Immunsuppression/-inkompetenz sein. Der Test kann während tuberkulostatischer Therapie positiv werden.

1.5.4 Kraniale Bildgebung

Als häufigste radiologische Befunde finden sich bei 52–80% der Patienten ein Hydrozephalus, bei etwa 60% eine meningeale Kontrastmittelanreicherung und bei 28% Infarkte (Berger 1994). Die kraniale Bildgebung kann darüber hinaus Tuberkulome (Abb. 22-3) sowie tuberkulöse Abszesse nachweisen. An-

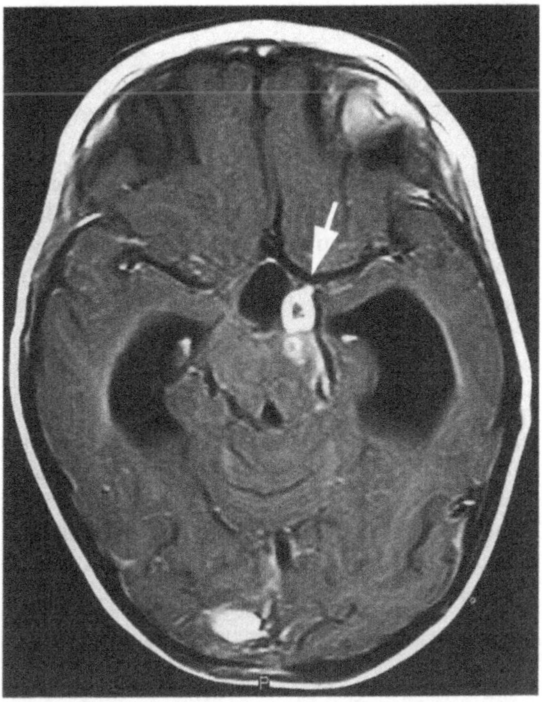

Abb. 22-3. Axiales T1-gew. MRT nach Kontrastmittelgabe in Höhe der basalen Hirngefäße bei einem 15jährigen Patienten mit meningealer Tuberkulose: Um die Hirngefäße sind mehrere ringförmig Kontrastmittel aufnehmende Tuberkulome nachweisbar (*weißer Pfeil*). Die basalen meningealen Verklebungen haben zu einem akuten Hydrozephalus mit Aufweitung der inneren Liquorräume geführt

giographische Befunde mit vaskulitischen Veränderungen sind beschrieben worden.

1.5.5 Biopsie

Eine meningeale Biopsie ist nur selten indiziert. Sie sollte erwogen werden bei dringendem Handlungsbedarf (z. B. bei klinischem Verdacht, aber negativen Liquorbefunden bei immunsupprimierten Patienten), gelegentlich auch zur Abgrenzung eines Tuberkuloms von einem Tumor.

1.6 Therapie

Die Behandlung der ZNS-Tuberkulose wird von Antituberkulotika getragen. Eine zusätzliche Gabe von Glukokortikoiden ist umstritten, kann aber sinnvoll sein. Allgemeine Maßnahmen zur Senkung von Hirndruck und ggf. operative Maßnahmen können in Einzelfällen erforderlich werden.

1.6.1 Antituberkulotika

Entscheidend für den Behandlungserfolg ist die frühzeitige Therapie, die bereits bei Krankheitsverdacht einzuleiten ist.

Unterschieden werden Standardmedikamente (Antituberkulotika 1. Wahl) von Reservemitteln. Zu den Antituberkulotika 1. Wahl zählen Isoniazid, Rifampicin, Ethambutol, Streptomycin und Pyrazinamid. Bei Verdacht auf tuberkulöse Meningitis wird ein Therapiebeginn mit einer Dreierkombination aus Isoniazid, Rifampicin und Pyrazinamid empfohlen (Übersicht 22-1).

Bei einem Keimnachweis ist die Erstellung eines Antibiogramms obligat.

Nach klinischer Besserung sowie Rückgang der Liquorveränderungen, meist etwa nach 3 Monaten, kann die Medikation auf eine Zweierkombination reduziert werden. Letztendlich handelt es sich um Einzelfallentscheidungen, was als ausreichend in Hinsicht auf klinische Besserung und Rückgang der Liquorveränderungen akzeptiert wird. Die Zweierkombination sollte für etwa weitere 9 Monate fortgeführt werden.

Zur Beurteilung des Therapieerfolges sind wiederholte klinische und Liquoruntersuchungen erforderlich.

Eine Anleitung zur Dosierung der bewährten Medikamente 1. und 2. Wahl sowie deren wichtigsten Nebenwirkungen finden sich in Tabelle 22-1. Bei Auftreten einer symptomatischen Leberfunktionsstörung, oder wenn Transaminasen die Ausgangswerte um das 3- bis 5fache übersteigen, dürfen nur noch Streptomycin und Ethambutol gegeben werden. Die anderen Antituberkulotika müssen zunächst abgesetzt werden und dürfen erst nach Normalisierung der Leberfunktion wieder eines nach dem anderen, in der Reihenfolge Pyrazinamid, Isoniazid, dann Rifampicin, unter allmählicher Dosissteigerung verabreicht werden. Oft ist eine erneute Gabe ohne Wiederauftreten einer Lebertoxizität möglich.

Übersicht 22-1. Therapie bei unkomplizierter ZNS-Tuberkulose

- Therapiebeginn mit Dreierkombination:
  - Isoniazid, Rifampicin, Pyrazinamid über ca. 3 Monate
- bei deutlicher klinischer Besserung und rückläufigen Liquorveränderungen (Einzelfallentscheidungen, s. Text): Zweierkombination über ca. 9 Monate

Tabelle 22-1. Antituberkulotika

Substanz	*Tagesdosis*	*Nebenwirkungen*
Isoniazid (p.o., i.v.)	Erwachsene: 5 (–8) mg/kgKG 1mal/Tag (maximal 600 mg/Tag) Kinder: 8 (–10) mg/kgKG 1mal/Tag (maximal 500 mg/Tag) begleitende Prophylaxe: Pyridoxin 40 (–100) mg/Tag	Hepatotoxizität; Neurotoxizität (Pyridoxinmangel); Lupus-erythematodes-Syndrom; Exanthem; Arzneimittelfieber
Rifampicin (p.o., i.v.)	Erwachsene: 8–10 mg/kgKG 1mal/Tag (maximal 750 mg/Tag) Kinder: 10 (–15) mg/kgKG 1mal/Tag (maximal 450 mg/Tag)	Hepatotoxizität; gastrointestinale Beschwerden; allergische Reaktionen: Fieber, Urtikaria, Hämolyse; interstitielle Nephritis; Thrombozyto- und Leukopenie; bedeutungslose Orangeverfärbung von Sekreten
Ethambutol (p.o., i.v.)	20–25 mg/kgKG 1mal/Tag (bei Kombinationsbehandlung 20 mg/kgKG) (maximal 2 g/Tag)	Optikusatrophie (2%, selten irreversibel, monatliche ophthalmologische Kontrollen!); Hyperurikämie, allergische Reaktionen
Pyrazinamid (p.o.)	30–35 mg/kgKG (bei Kombinationsbehandlung 1,5–2 g/Tag) (maximal 1,5 g bei <50 kgKG, 2 g bei 50–75 kgKG, bis 2,5 g bei >75 kgKG)	Hepatotoxizität; Hyperurikämie; Allergien; Blutzuckeranstieg
Streptomycin (i.v.)	10 (–20) mg/kgKG (2mal 0,5 bis maximal 2mal 1 g/Tag)	Vestibuläre Störung (25%); Schwerhörigkeit (1%, monatliches Audiogramm!); Nephrotoxizität (bei Niereninsuffizienz Dosisanpassung nach Medikamentenspiegel); allergische Hautreaktionen
Protionamid (p.o.) (bei Ethambutol- oder Rifampicinresistenz, atypische Mykobakterien)	10–15 mg/kgKG (in Kombination mit Isoniazid 7,5 mg/kgKG) (maximal 750 mg bis 1 g)	Leberfunktionsstörungen; Neurotoxizität (z. B. Krampfneigung bei Alkoholikern); Allergien; metallischer bzw. schwefeliger Geschmack; Nebenwirkungen z. T. durch prophylaktische Gabe von Vitamin B6 reduzierbar
4-Aminosalicylsäure (PAS) (i.v.)	Erwachsene: 13,5 g (maximal 40 g) Kinder: 200 mg/kgKG	Leberenzymerhöhungen; Hemmung der Schilddrüsenfunktion; Blutbildveränderungen (allergisch und toxisch); gastrointestinale Störungen

Zu den Reservemitteln zählen Protionamid, 4-Aminosalicylsäure und Dapson (Anwendung als Kombinationspräparat v. a. in Entwicklungsländern). Diese Präparate kommen v. a. bei in Deutschland noch seltenen Mehrfachresistenzen von Erregern sowie bei der Behandlung atypischer Mykobakterien zum Einsatz. Weitere mögliche Reservemittel sind u. a. Gyrasehemmer, wie Ciprofloxacin, sowie Amikacin.

1.6.2 Glukokortikoide

Die Gabe von Glukokortikoiden bei der Behandlung der ZNS-Tuberkulose ist umstritten (Kent et al. 1993). Indikationen können erhöhter Hirndruck, eine ausgeprägte Enzephalitis (Psychose!), vaskulitische Minderperfusionen, eine basale oder spinale Arachnitis oder ein perifokales Ödem um Tuberkulome sein. Nachteilig können sich Glukokortikoide durch eine verminderte Durchlässigkeit der Blut-Hirn-Schranke gegenüber Antituberkulotika, eine Immunsuppression des Patienten sowie eine nur scheinbare und dadurch irreleitende Verbesserung des Liquorbefundes auswirken. Außerdem steigt das Risiko zusätzlicher Infektionen. Besonders zurückhaltend sollte man mit Glukokortikoiden sein, wenn eine begleitende Pilzinfektion noch zu erwägen ist.

1.6.3 Hirndrucktherapie

Hirndrucktherapie unterscheidet sich nicht von der bei anderen Indikationen. Vor dem Einsatz von Glukokortikoiden müssen die obengenannten Überlegungen mit einbezogen werden.

Tabelle 22-2. Nocardiose und Aktinomykose des ZNS

Erreger/ Pathogenese	*Symptome*	*Diagnostische Merkmale*	*Therapie*	*Prognose*
Nocardiose (Bross u. Gordon 1991)				
Vor allem Nocardia asteroides; Ausbreitung meist hämatogen von pulmonalem Primärherd; ZNS-Beteiligung in 25%; 80% der Patienten immunsupprimiert	*Manifestation*: Abszeß (meistens), eitrige Meningitis (selten isoliert); subakuter Beginn, Verwirrtheit (70%), Fieber (68%), Nackensteifigkeit (64%), Kopfschmerz (55%), neurologische Herdsymptome (11%)	*Radiologisch*: Abszeß bei ca. 30%; *Erregerspezifisch:* Kultur (ggf. wochenlanges Wachstum nötig) Nativpräparate ohne Bedeutung; serologischer Antikörpernachweis; Lungenbiopsie	1. Wahl: Cotrimoxazol 2mal 960 mg/Tag i.v.; Alternative: Imipenem 3mal 500 mg/Tag i.v. + Amikacin 1mal 1 g/Tag i.v.; β-Laktamantibiotika nur mit β-Laktamasehemmern! Therapiedauer: mindestens 6–12 Monate	Letalität: 15–85%; Rezidiv möglich
Aktinomykose (Smego 1987)				
Vor allem Actinomyces israelii; Ausbreitung meist per continuitatem, seltener hämatogen und transneural (N. I, N. V); Primärlokalisation am häufigsten pulmonal und zervikofazial	*Manifestation:* Abszeß, seltener Meningitis, Meningoenzephalitis, Aktinomykom, subdurales Empyem, epiduraler Abszeß; subakuter Beginn; Herdsymptome (79%), Kopfschmerz (70%), Fieber (37%), Papillenödem (32%), Krampfanfälle (27%)	*Radiologisch:* „Tumor"; *Erregerspezifisch:* Kultur und Mikroskopie von Abszeßgewebe; Gewebe der vermuteten Primärmanifestation	1. Wahl: Penicillin G: 2mal 2 Mio IE über 6 Wochen, dann 3–5 Mio IE Penicillin V für ca. 6 Monate; Ausweichpräparate: z. B. Erythromycin, Clindamycin, Cephalosporine und Tetracycline; ggf. Operation	Letalität: 28%; Rezidiv möglich

1.6.4 Operative Maßnahmen

Gegebenenfalls notwendige operative Maßnahmen sind eine Ventrikelshuntanlage bei obstruktivem Hydrozephalus, ferner die Resektion von Tuberkulomen und Abszessen, wenn sie dramatische Symptome verursachen, die konservativ nicht beherrscht werden können.

Tabelle 22-3. Legionellose und Whipple-Krankheit des ZNS

Erreger/ Pathogenese	*Symptome*	*Diagnostische Merkmale*	*Therapie*	*Prognose*
Legionellose (Johnson et al. 1984)				
Legionella pneumophila; Vorkommen u.a. in Warmwasserdepots; Legionellatoxine pathogenetisch bedeutsam; neurologische Symptome bei ca. 40–50% der Patienten, gel. vor Einsetzen der Pneumonie	*Manifestation:* diffuse Enzephalitis (am häufigsten), Psychose; Kopfschmerz; pyramidale, extrapyramidale, zerebelläre und Hirnstammsymptome; Myelitis; oft rasche Bewußtseinstrübung bis Koma; rasch progrediente Polyneuropathie; schwere atypische Pneumonie; hohes Fieber	*Radiologisch:* Hirnödem; *Erregerspezifisch:* Antikörpernachweis in Liquor und Serum; Antigennachweis im Urin; Erregerisolierung aus Liquor bisher nicht möglich	Erythromycin 2–4 g/Tag über mindestens 3 Wochen, initial i.v.; in schweren Fällen zusätzlich Rifampicin 10 mg/kgKG/Tag i.v.; Ausweichpräparate: Ciprofloxacin, Doxycyclin	Letalität: 6–30%
Whipple-Krankheit (Louis et al. 1996)				
Tropheryma whippelii; ZNS-Beteiligung 6–43%, in 5% neurologische Symptome; Primärmanifestation im Dünndarm; ZNS-Befall u.U. Jahre später	*Manifestation:* Ependymitis, Leptomeningitis, Polioenzephalitis; Demenz (ca. 80%); supranukleäre Blickparese (ca. 50%); Vigilanzstörung (ca. 50%); Psychose (44%); hypothalamische Funktionsstörung (31%); Hirnnerven (25%); Myoklonien (25%); *seltener:* Anfälle, Ataxie, Sensibilitätsstörungen; *typisch:* okulomastikatorische und okulo-fazial-skeletale Myorhythmien; *systemisch:* Arthralgien (ca. 50%) u.a.	*Radiologisch:* hypodense Läsionen und Granulome (ca. 50%), Hirnatrophie (ca. 42%), obstruktiver Hydrozephalus (5%); *Erregerspezifisch:* Liquorzellen in 30% PAS-positiv; Biopsie (Dünndarm, Lymphknoten, Gehirn, Glaskörperflüssigkeit; Elektronenmikroskopie!) PCR (v.a. bei negativer Biopsie)	Penicillin 1,2 Mio. IE/Tag + Streptomycin 1 g/Tag i.m. über 3 Wochen; dann: Cotrimoxazol 960 mg 2mal/Tag über mindestens 1 Jahr	Rezidive in 25% der Fälle

1.7 Prognose

Die Prognose der tuberkulösen Meningitis hängt entscheidend vom Krankheitsstadium sowie dem frühzeitigen Therapiebeginn ab. Residuen in Form von Hirnnervenparesen, Hemiparese, Ataxie, Krampfanfällen, Hirnleistungsstörungen und Hydrozephalus treten bei etwa 25% der Betroffenen auf. Mögliche Nebenwirkungen einiger Antituberkulotika, z.B. Schwerhörigkeit unter Streptomycin, müssen hiervon abgegrenzt werden. Je nach Schweregrad der Symptome bei Aufnahme gibt die Literatur Letalitätsraten zwischen 7 und 65% an. Nach unseren eigenen Daten der vergangenen 10 Jahre trifft auch bei Intensivbehandelten eher die erste Zahl zu.

2 Seltenere bakterielle Infektionen des Nervensystems

Die in diesem Abschnitt aufgeführten Krankheiten - Nocardiose, Aktinomykose (Tabelle 22-2), Legionellose, Whipple-Krankheit (Tabelle 22-3) und Brucellose (Tabelle 22-4) des ZNS - sind bei uns selten. Sie stellen in ihren mehr oder weniger bunten Facetten Differentialdiagnosen der ZNS-Tuberkulose dar, teils dramatisch verlaufend (z.B. Legionellose), teils (extrem) chronisch (z.B. Aktinomykose). Der Routineliquorbefund kann normal sein. In diesen Fällen sind radiologische und bioptische Diagnostik weiterführend. Meist findet sich im Liquor aber die typische Befundkonstellation einer chronischen Meningitis mit bis zu 500/µl Zellen verschiedener Typen, leichter Eiweißerhöhung, erniedrigtem Zucker.

Tabelle 22-4. Brucellose des ZNS

Erreger/ Pathogenese	*Symptome*	*Diagnostische Merkmale*	*Therapie*	*Prognose*
Brucellose (McLean et al. 1992)				
Vor allem B. melitensis, abortus und suis; endemisch z.B. Spanien, Kuwait, Saudi-Arabien; Übertragung durch nicht-pasteurisierte Milchprodukte und direkten Tierkontakt; Befall des Nervensystems in 2–5% der Fälle	*Manifestation:* Meningitis; Meningoenzephalitis > -myelitis (motorisch > sensibel); Arteriitis; septische Embolien; mykotische Aneurysmen; Demyelinisierungen; Hirnnervenbefall (v.a. N. VIII); (Poly)radikulitis; systemisch: Lymphknoten-, Milzschwellung, dann können alle Organe septisch-bakteriämisch betroffen sein	*Radiologisch:* Hirnödem, obstruktiver Hydrozephalus; Infarkte; Blutungen; Demyelinisierungen; *Erregerspezifisch:* Kultur aus Liquor (30%); Antikörpernachweis durch Agglutinationstests, KBR, ELISA; PCR	Doxycyclin 2mal 100 mg/Tag + Streptomycin 1 g/Tag oder Rifampicin 15 mg/kgKG; ggf. + Cotrimoxazol; Therapiedauer: mindestens 2–4 Monate, außer Streptomycin: wegen Nebenwirkungen Beschränkung auf 2–3 Wochen; Glukokortikoide: Dexamethason 4mal 4 mg/Tag über 1–2 Wochen (wegen toxischem Hirnödem)	Rezidive möglich; selten schwere Folgeschäden

Die zur Diagnose führenden klinischen Charakteristika und spezifischen Laboruntersuchungen führen die Tabellen 22-2 bis 22-4 auf. Angegeben sind die medikamentösen Standardbehandlungen. Im individuellen Fall sollte wegen unterschiedlicher Resistenzlage stets ein Antibiogramm angestrebt werden.

Literatur

Berger JR (1994) Tuberculous meningitis. Curr Opin Neurol 7:191–200
Bross JE, Gordon G (1991) Nocardial Meningitis: Case Reports and Review. Rev Infect Dis 13:160–165
Johnson JD, Raff MJ, Van Arsdall JA (1984) Neurologic manifestations of legionnaires' disease. Medicine 63:303–310
Kent SJ, Crowe SM, Yung A et al. (1993) Tuberculous meningitis: A 30-year review. Clin Inf Dis 17:987–994
Klein NC, Damsker B, Hirschman SZ (1985) Mycobacterial Meningitis: Retrospective analysis from 1970–1983. Am J Med 79:29–34
Lin JJ, Harn HJ, Hsu YD et al. (1995) Rapid diagnosis of tuberculous meningitis by polymerase chain reaction assay of cerebrospinal fluid. J Neurol 242:147–152
Louis ED, Lynch T, Kaufmann P et al. (1996) Diagnostic guidelines in central nervous system Whipple's disease. Ann Neurol 40:561–568
McLean DR, Russell N, Khan MY (1992) Neurobrucellosis: Clinical and therapeutic features. Clin Inf Dis 15:582–590
Mizutani T, Kuroswa N, Matsuno Y et al. (1993) Atypical manifestations of tuberculous meningitis. Eur Neurol 33:159–162
Prange H (1995) Infektionskrankheiten des ZNS. Chapman & Hall, Weinheim
Smego RA Jr (1987) Actinomycosis of the central nervous system. Rev Infect Dis 9:855–865
Tortoli E, Lavinia F, Simonetti MT (1997) Evaluation of a commercial ligase chain reaction kit (Abbott LCx) for direct detection of mycobacterium tuberculosis in pulmonary and extrapulmonary specimens. J Clin Microbiol 35:2424–2426
Verdon R, Chevret S, Laissy J-P, Wolff M (1996) Tuberculous meningitis in adults: Review of 48 cases. Clin Inf Dis 22:982–988
Wood M, Anderson M (1988) Chronic meningitis. In: Neurological infections. Major problems in neurology, vol 16. Saunders, Philadelphia, pp 169–248

Kapitel 23
Neuroborreliose und Neurosyphilis

H. W. Prange

INHALT

1 Neuroborreliose

Abkürzungen

B.b.	Borrelia burgdorferi
ELISA	Enzyme-linked immunosorbent assay
IFT	indirekter Immunfloureszenztest
Il-6	Interleukin 6
LPS	Lipopolysaccharide
MRT	Magnetresonanztomographie (Kernspintomographie)
NO	Stickstoffmonoxid
PCR	Polymerasekettenreaktion

1.1 Einleitung

Die Lyme-Borreliose ist eine entzündliche Multisystemerkrankung, die durch Borrelia burgdorferi (B.b.) hervorgerufen wird. Der Erreger gehört als spiraliger Mikroorganismus zur Familie der Spirochaetaceae, weist selbst aber eine Heterogenität auf.

Auf der Basis von DNA-Analysen ließen sich mehrere Genospezies – u.a. B.b. sensu stricto, B. garinii, B. afzelii – identifizieren. Sie unterscheiden sich in ihrem regionalen Vorkommen und wahrscheinlich auch in ihrem Organotropismus. B.b. enthält weder Endotoxin (LPS) noch vergleichbare Entzündungsmediatoren. Deshalb treten sepsisartige Krankheitsbilder nicht auf. Als die entscheidenden immunaktivierenden Substanzen gelten Lipopeptide, die vorzugsweise aus dem äußeren Membranprotein A (Produkt des OspA-Gens) entstehen (Nocton et al. 1996). Durch Eindringen in Endothelzellen und Fibroblasten entzieht sich ein Teil der Erreger der körpereigenen Abwehr (Pfister 1997). Auf diese Weise kann sich ein mehrphasiger Krankheitsverlauf entwickeln.

1.2 Definition und Epidemiologie

Die Diagnose der Lyme-Borreliose stützt sich auf Expositionsanamnese (Zeckenstich), Krankheitsverlauf und Antikörperdiagnostik. Letztere ist nur im Zusammenhang mit klinischen Verlaufsdaten verwertbar, weil je nach geographischer Region und beruflicher Tätigkeit ein höherer Teil der Bevölkerung (10–30%), ohne je Krankheitszeichen zu entwickeln, eine positive B.b.-Serologie aufweist. Wichtig für die Zuordnung der Befunde ist die Beachtung des stadienhaften Verlaufs, der sich in lokalisierte Infektion (Stadium 1), disseminierte Infektion (Stadium 2) und persistierende chronische Infektion (Stadium 3 oder Spätstadium) untergliedern läßt. Die Krankheitsmanifestationen, die in den einzelnen Stadien auftreten können, sind in Tabelle 23-1 aufgeführt.

Die *Epidemiologie* der Borreliose variiert abhängig von den regionalen Gegebenheiten. Die durchschnittliche Inzidenzzahl wird für Deutschland auf 40 Neuinfektionen/100000 Einwohner, d.h. etwa 30000 manifeste Infektionen pro Jahr, geschätzt. Bis zu 10mal höher ist die Inzidenz in ländlichen Regionen mit hoher Borreliendurchseuchung der Zecken (Hassler et al. 1992).

Tabelle 23-1. Klinik der Lyme-Borreliose in Abhängigkeit vom Krankheitsstadium. (Nach Krause et al. 1997)

Stadium	*Inkubationszeit*	*Haut*	*Nervensystem*	*Bewegungsapparat*	*Sonstige*
I	Tage bis Wochen	Erythema chronicum migrans	Kopfschmerzen	–	subfebrile Temperaturen
II	Wochen bis Monate	Lymphozytom	Meningopolyneuritis	Arthralgien, Myalgien, Arthritis	Karditis, Rhythmusstörungen
III	Monate bis Jahre	Acrodermatitis chronica atrophicans	Enzephalomyelitis, Polyneuropathie	Arthritis, Bursitis, Tenosynovitis, Myositis	Kardiomyopathie, Vaskulitis

Ungefähr 15% der Infizierten entwickeln nach einer Inkubationszeit von 1–18 Wochen im Stadium 2 der Borreliose neurologische Manifestationen (Neuroborreliose); davon erinnern sich maximal 50% an einen erlittenen Zeckenstich. Das häufigste neurologische Erscheinungsbild im Stadium 2 ist mit 80% die Meningopolyradikulitis Garin-Bujadoux-Bannwarth (Bannwarth-Syndrom).

1.3 Pathogenese

Die Übertragung erfolgt im Rahmen eines Zeckenstiches. Während dieser Blutmahlzeit wandern die Borrelien aus dem Mitteldarm der Zecken in die Speicheldrüsen ein und gelangen daraufhin mit dem infektiösen Speichel in den Wirt. Zur Erregerübertragung sind nicht nur die adulten Zecken, sondern auch die kleineren Nymphen und die kaum sichtbaren Larven (bis zu 5% infiziert) in der Lage (Rittig 1993).

Im Stichbereich kommt es zunächst zur lokalen Ausbreitung der Erreger (Erythema migrans), später auch zur Dissemination, die vorzugsweise hämatogen erfolgt. Die oft schon frühe Penetration der Blut-Hirn-Schranke führt zu Meningitis oder Enzephalitis. Für das Bannwarth-Syndrom wird auch eine transneurale Erregermigration in Richtung Subarachnoidalraum diskutiert (Pfister 1997). Der durch die Borrelien induzierte Entzündungsprozeß geht mit Aktivierung der Zytokinkaskade (Il-6, NO usw.), aber auch mit infektionsgetriggerten Autoimmunmechanismen einher.

Eine Kreuzimmunität des Flagellins (Protein mit MG 41 000) von B.b. mit einem Protein MG 67 000 aus menschlichen Neuronen könnte hier eine Rolle spielen (Rittig 1993). Unstrittig ist jedenfalls, daß die Anwesenheit vitaler Erreger am Entzündungsort für die Krankheitsentwicklung wichtig ist; anders wäre zumindest der kurative Effekt von Antibiotika im 3. Krankheitsstadium nicht zu erklären.

1.4 Klinische Symptomatik

Im *Stadium 1* der B.b.-Infektion sind grippeähnliche Allgemeinsymptome, wie leichtes Fieber, Abgeschlagenheit, Kopfschmerzen, Arthralgien und Myalgien nicht ungewöhnlich. Intensivmedizinisch relevante Situationen sind in diesem Stadium nicht zu erwarten. In 99% der Fälle ist die Antibiotikagabe kurativ. In Einzelfällen kann sie zu einer Herxheimer-Reaktion führen. Nur 1% der antibiotisch behandelten Patienten mit Erythema migrans entwickelt Symptome einer Neuroborreliose des 2. oder 3. Krankheitsstadiums.

Neurologische Symptome im Rahmen des *2. Krankheitsstadiums* treten etwa bei 15% der Infizierten auf. Dabei steht das Bannwarth-Syndrom mit radikulären Schmerzen, peripheren Paresen, Hirnnervenausfällen, insbesondere ein- und doppelseitigen Fazialisparesen, und einem typischen Liquorsyndrom (10–1000 Zellen/μl, mäßige Eiweißerhöhung, deutliche intrathekale IgM-Synthese; Abb. 23-1) ganz im Vordergrund. Dieses für den Patienten

Neuroborreliose

(Polyradikulitis Bannwarth)

Zellzahl:	344/µl
Zellbild:	
Granulozyten	5%
Lymphozyten	75%
Monozyten	5%
Plasmazellen	5%
Protein:	1927mg/l
Q Alb	27,8
Q IgG	22,9
Q IgA	20,6
Q IgM	46,8
Laktat	2,3mmol/l

Oligoklonale Banden +

Antikörper-Spezifitätsindex:

Anti-Borrelien-IgM	5,9
Antiborrelien-IgG	10,8

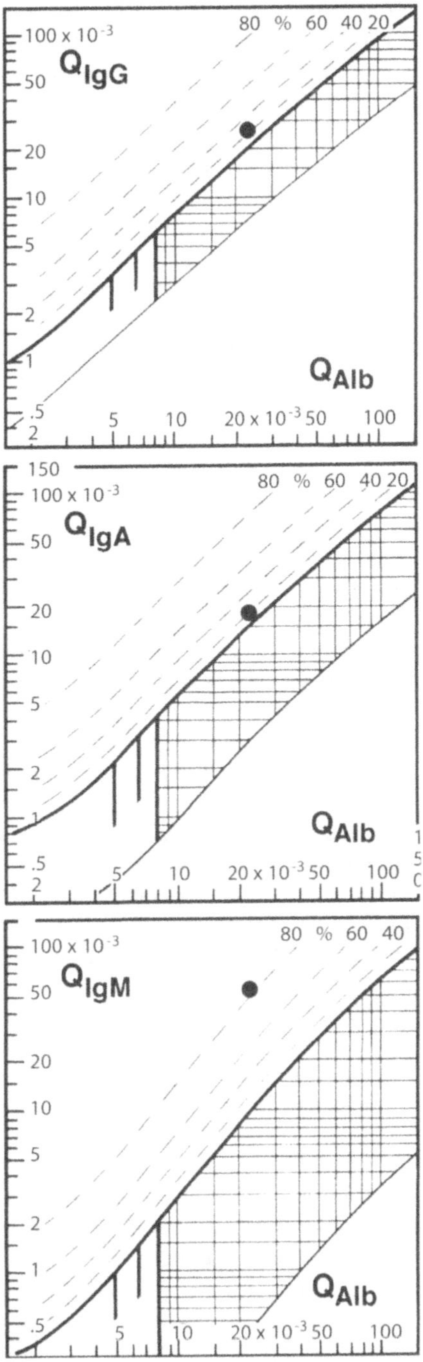

Abb. 23-1. Liquorbefunde bei Neuroborreliose im 2. Krankheitsstadium. Der prozentuale Anteil des intrathekal produzierten Immunglobulins an der Gesamtmenge des jeweiligen Immunglobulins wird entsprechend dem Reiber-Schema angegeben

sehr unangenehme Krankheitsbild macht normalerweise keine intensivmedizinischen Maßnahmen erforderlich. Seltener sind in diesem Stadium lymphozytäre Meningitis (Kopfschmerz, Meningismus, Hirnnervenparesen), Plexusneuritis, Mononeuritis multiplex und Myositis. Einer initialen Intensivüberwachung bedürfen mitunter Patienten, bei denen sich die B.b.-Infektion als Enzephalitis, Myelitis oder zerebrale Vaskulitis äußert.

Die Borrelienvaskulitis kann einmal mit Verwirrtheit, apoplektiform auftretenden Paresen und auch Stammhirnsymptomen einhergehen; der Liquor ist leicht entzündlich verändert und weist immer eine Erhöhung des B.b.-spezifischen Antikörperindex als markantes diagnostisches Kriterium auf. Die Borrelienenzephalitis verläuft akut oder subakut und bietet Verwechselungsmöglichkeiten mit Virusenzephalitiden, zumal das Liquorsyndrom ähnlich sein kann. Klinische Zeichen sind Somnolenz, emotionale Labilität, mnestische Störungen, Ataxie, seltener Hyperkinesen, Krampfanfälle oder Hemisyndrome.

Die durch B.b. verursachte Myelitis transversa ist zumeist inkomplett, beginnt akut oder subakut und resultiert in spastischen Paraparesen mit sensiblen Ausfällen und Inkontinenzerscheinungen. Wir sahen aufsteigende Para- und Tetraparesen, die zunächst wie ein Guillain-Barré-Syndrom verliefen, allerdings höheren Liquorzellzahlen, keinen Reflexverlust und keinen F-Wellen-Verlust boten. Eine kurzeitige Beatmung dieser Patienten war in der Regel erforderlich. Kritische Situationen können bei vorgenannten Krankheitsbildern auch entstehen, wenn eine begleitende Myokardentzündung mit Rhythmusstörungen vorhanden ist. Letale Ausgänge aus kardialer Ursache sind dabei möglich (Reimers et al. 1993).

Im *Stadium 3* der Borreliose stehen Funktionsstörungen im kardiovaskulären System und Bewegungsapparat mit Befall der großen Gelenke sowie Hauterscheinungen (Acrodermatitis chronica atrophicans) im Vordergrund. Selten sind Syndrome einer zirkumskripten Sklerodermie und einer Dermatomyositis. Neurologische Manifestationen können wie folgt auftreten:

1. Die seltene *chronische Borrelienenzephalomyelitis* hat klinische Gemeinsamkeiten mit der multiplen Sklerose; das Liquorsyndrom ist jedoch unterschiedlich (höhere Zellzahlen und Proteinkonzentrationen, intrathekale B.b.-Antikörpersynthese). Dominierend sind spastische und zerebelläre Symptome. Die zumeist multiplen Entzündungsherde können im MRT als Zonen erhöhter Signalintensität auf den T2- und FLAIR-gewichteten Aufnahmen periventrikulär, in Marklager, Hirnstamm und spinal sichtbar gemacht werden. Eine Intensivüberwachung ist ausnahmeweise bei Anfallsserien, Vigilanzstörungen oder Verwirrtheitssyndromen erforderlich; akute lebensbedrohliche Situationen entstehen höchst selten.
2. Die *zerebrale Vaskulitis* kann mit transienten Ischämien und Hirninfarkten einhergehen. Letztere machen in Einzelfällen die Aufnahme auf einer Intensivstation oder zumindest einem Stroke Unit erforderlich.
3. Die chronische Polyneuropathie, die mitunter bei Patienten mit Akrodermatitis nachgewiesen wird, ist aus intensivmedizinischer Sicht unerheblich.
4. Die Myositis im Stadium 3 der B.b.-Infektion ist nur dann bedrohlich, wenn sie mit einer Myokarditis einhergeht.

1.5 Diagnostik

Die diagnostische Verifizierung einer Lyme-Borreliose erfolgt mikrobiologisch. Zum direkten *Erregernachweis* bieten sich v.a. Hautbiopsien in betroffenen Arealen und Synovialflüssigkeit bei Lyme-Arthritis an. Spezielle Kulturmedien sind verfügbar. Auch aus dem Liquor hat man auf diese Weise B.b. anzüchten können. Spezielle Färbetechniken (z.B. Silberfärbung (Kramer et al. 1993)) sind für die Erregerdarstellung in Muskel-, Haut- und sonstigen Gewebeproben hilfreich. Auch In-situ-Hybridisierung und PCR konnten sich im begrenzten Maße für diesen Bereich etablieren.

Für die Manifestationen der Neuroborreliose spielt der indirekte Erregernachweis, d.h. die *Antikörperdiagnostik* die entscheidende Rolle. Sie sollte entsprechend dem Stufenschema in Abb. 23-2 durchgeführt werden. Zunächst wird ein serologischer Suchtest (ELISA) durchgeführt. Bei Positivität folgt der Abklärungstest, günstigerweise in Form eines rekombinanten Immunoblots.

Besteht weiterhin eine Unsicherheit in der Bewertung, dann bietet sich ein IFT als Reservetest an; gesucht wird nach Antikörpern gegen spezielle B.b.-Antigene (z.B. p 83/100, OspC) im Patientenserum (Brade u. Albert 1997). Im Stadium 1 sind keine oder nur IgM-Antikörper vorhanden. Im Stadium 2 zeigen Antikörper des IgM-Typs die Krankheitsaktivität an. Im Stadium 3 können letztere fehlen. Das Vorhandensein von IgG-Antikörpern ist für die Diagnose obligat.

Die *Liquordiagnostik* ist bei ZNS-Borreliosen unverzichtbar. Im Stadium 2 wird man in der Regel eine mäßig ausgeprägte mononukleäre Pleozytose (≥100–200 Zellen/μl), eine mäßige Erhöhung von Gesamtprotein und Albuminquotient, eine deutliche lokale IgM-Synthese und eine intrathekale Antikörperproduktion gegen B.b. auffinden (Abb. 23-1). Im Stadium 3 ist die

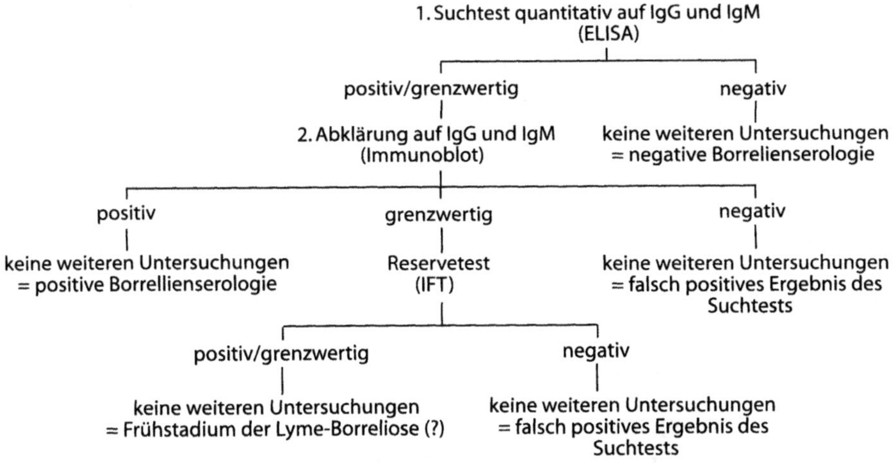

Abb. 23-2. Stufenschema der serologischen Diagnostik bei Lyme-Borreliose. (Nach Brade u. Albert 1997)

IgM-Dominanz der humeralen Immunantwort im Liquor nicht mehr so eindeutig gegeben; eine IgG- oder Dreiklassenreaktion (Felgenhauer) ist typischer. Die Liquor-PCR hat wohl eine hohe Spezifität aber bislang eine unzureichende Sensitivität (Nocton et al. 1996).

Weitere diagnostische Maßnahmen bei Verdacht auf Neuroborreliose sind je nach Symptomatik die Kernspintomographie (MRT), die elektrophysiologischen Techniken und bioptische Untersuchungen.

1.6 Therapie

Für die Behandlung des Erythema migrans (Stadium 1) werden vorzugsweise Doxycyclin (2mal 100 mg/Tag über 30 Tage) oder Amoxycillin (täglich 50 mg/kgKG über 14–21 Tage) empfohlen. Die akute Neuroborreliose des Stadiums 2 behandelt man üblicherweise mit Ceftriaxon (1. Tag 4 g, dann täglich 2 g über 14 Tage). Alternativ kommt Cefotaxim (3mal 2 g/Tag über 14 Tage) oder bei β-Laktam-Allergie Doxycyclin (2mal 100 mg/Tag über 30 Tage) in Frage. Restsymptome sind manchmal noch 6 Monate nach der Therapie vorhanden; grundsätzlich ist aber ein gutes Ansprechen der Funktionsstörungen zu erwarten. Letzteres trifft im Stadium 3 nicht so uneingeschränkt zu.

Bei der chronischen Lyme-Enzephalomyelitis erfolgt die Symptomrückbildung nach bisherigen Erfahrungen langsamer und unvollständiger. Das Therapieschema unterscheidet sich von dem des Stadiums 2 lediglich darin, daß die Cefalosporine länger, nämlich 3 Wochen verabfolgt werden sollten. Bei der Lyme-Arthritis des Stadium 3 hat man nur bei ca. 80% der Erkrankten einen Therapieerfolg registrieren können (Kramer et al. 1993).

Nach der Therapie bildet sich innerhalb von 6 Monaten die Liquorpleozytose zurück. Auch die IgM-Antikörper sind langsam rückläufig. Die intrathekale Antikörperproduktion und die oligoklonalen IgG-Banden können über Jahre persistieren (Tumani et al. 1995). Als Komplikation der spezifischen antibiotischen Behandlung tritt in ca. 10% der Fälle eine herxheimerartige Reaktion auf. Kortikosteroide haben diesbezüglich keinen vorbeugenden Effekt. Die symptomatischen Therapiemaßnahmen bei der Neuroborreliose schließen bedarfsabhängig Antiphlogistika, Antikonvulsiva, Sedativa und in Ausnahmefällen Osmotherapeutika und neurochirurgische Maßnahmen (z. B. Liquordrainage) ein.

2 Neurosyphilis

Abkürzungen

ASI	Antikörperspezifitätsindex
cCT	kraniales Computertomogramm
CMF	Kardiolipin-Mikroflockungstest
CSF	Zerebrospinalflüssigkeit (Liquor cerebrospinalis)
DSA	digitale Subtraktionsangiographie

FTA-Abs-Test	Fluoreszenz-Treponemen-Antikörpertest mit Absorption
HIV	humanes Immundefizienzvirus
ITpA	intrathekal produzierte Treponema-pallidum-Antikörper
KBR	Komplementbindungsreaktion
LPS	Lipopolysaccharide (Endotoxin)
MRZ	Masern-, Röteln- und Zoster-Antikörper
PCR	Polymerasekettenreaktion
T.p.	Treponema pallidum
TPHA-Test	Treponema-pallidum-Hämagglutinationstest
VDRL-Test	Veneral-Disease-Research-Laboratory-Slide-Test

2.1 Einleitung

Bei der Neurosyphilis handelt es sich um eine ZNS-Infektion durch Treponema pallidum (T.p.), einen zur Familie der Spirochaetacea gehörenden spiraligen Mikroorganismus. Die Krankheit kann sich in vielfältigsten klinischen Syndromen manifestieren; sie verläuft aber fast nie akut. Da der Erreger weder Endotoxin (LPS) noch vergleichbare immunaktivierende Bestandteile enthält, sind sepsisartige Krankheitsverläufe ungewöhnlich. Der wesentliche immunstimulierende Faktor ist das Lipoprotein mit MG 47 000, das wohl eine Endothel- und Makrophagenaktivierung induziert, aber verglichen mit LPS viel weniger gewebetoxisch ist. Wahrscheinlich wird dieses Lipoprotein nur von absterbenden Treponemen frei gesetzt (Norgard et al. 1995). Demgegenüber verfügen die vitalen Erreger über Maskierungsmechanismen (Basemann u. Alderete 1983), mit deren Hilfe sie sich der frühen Elimination durch die körpereigene Abwehr entziehen. Dies begründet den mehrphasigen Verlauf der Erkrankung.

2.2 Definition und Epidemiologie

Je nach Abwehrlage und sonstigen dispositionellen Faktoren verläuft die unbehandelte T.p.-Infektion in 3 Krankheitsphasen, dem Primosekundärstadium, dem Latenzstadium und dem Tertiär- oder Spätstadium. Die typischen ZNS-Manifestationen sind dem Spätstadium zuzuordnen und lassen sich als progressive Paralyse (ca. 30% der Fälle), meningovaskuläre Neurosyphilis (ca. 26%) oder Tabes dorsalis (ca. 25%) klassifizieren. Etwa 15% der Neurosyphiliskranken sind symptomarm und deshalb nicht klassifizierbar. Eine ZNS-Symptomatik ist auch im Sekundärstadium möglich (sog. Meningealkatarrh).

Für die Diagnose einer Neurosyphilis fordert man mindestens 3 der folgenden 4 Kriterien:

1. positiver TPHA- und FTA-ABS-Test in Serum und Liquor (obligates Kriterium);
2. chronisch-progrediente ZNS-Symptomatik mit neurologischen und/oder psychiatrischen Funktionsstörungen, für die keine andere Ursache erkennbar wird;

3. pathologische Liquorbefunde mit gemischtzelliger oder mononukleärer Pleozytose, mäßiger Störung der Blut-Liquor-Schranke und/oder intrathekaler Immunglobulinproduktion;
4. günstige Beeinflussung des Krankheitsverlaufs und/oder des Liquorbefundes durch antibiotische Behandlung. Das letztgenannte Kriterium spielt nur bei längerer Verlaufsbeobachtung eine Rolle.

Der syphilitische ZNS-Befall kann als gesichert angesehen werden, wenn eine intrathekale Synthese antitreponemaler Antikörper gegeben ist. Zu ihrer Ermittlung wurden verschiedene Antikörper-Indices vorgeschlagen, von denen der ITpA-Index die breiteste Anwendung fand.

Die *Epidemiologie* der Neurosyphilis ist eng korrelliert mit der Häufigkeit von T.p.-Infektionen in der jeweiligen Population. Global bestehen erhebliche Differenzen der Syphilisinzidenz. Aus einzelnen afrikanischen Ländern wurden hohe Zahlen (>100/100 000) mitgeteilt; was auch für einige größere westliche Metropolen zutrifft (Hutchinson u. Hook 1990).

Im deutschsprachigen Raum ist seit Ende der 70er Jahre ein kontinuierlicher Rückgang der Syphilisneuinfektionen bis auf 1,4/100 000 in Jahre 1990 eingetreten. Dementsprechend wird der syphilitische ZNS-Befall immer seltener. Zu den Risikogruppen gehören Zuwanderer aus Ländern mit hoher Syphilisprävalenz, v.a. aber drogenkonsumierende Heterosexuelle. Eine gleichzeitige Infektion mit T.p. und HIV ist nicht ungewöhnlich, weil sich Übertragungsmechanismen und Risikogruppen weitgehend überlappen. Bei Koinfektion beider Erreger soll die Latenz der ZNS-Beteiligung deutlich verkürzt sein und das Krankheitsbild mit erhöhter Akuität ablaufen.

2.3 Pathogenese

Ein besonderes immunpathogenetisches Merkmal der Syphilis ist, daß eine massive Keiminvasion im Frühstadium zumeist eine wenig ausgeprägte Allgemein- und Organreaktion nach sich zieht (Basemann u. Alderete 1983; Wicher u. Wicher 1983). Im Spätstadium stellen sich dagegen trotz geringer Erregerpräsenz erhebliche Organdysfunktionen und -destruktionen ein, die höchstwahrscheinlich als Folgen organspezifischer hyperergischer Reaktionen aufzufassen sind. Der Knochen- und Hautbefall ist durch Granulombildung (Dominanz der CD4-positiven T_{H1}-Zellen?) gekennzeichnet, was teilweise auch für die kardivaskuläre Syphilis des Tertiärstadiums zutrifft. Beim ZNS-Befall dominieren demgegenüber humerale Reaktionen, deren Muster eher einer Dominanz der T_{H2}-Zellen entspricht. Die intensive lokale Antikörperproduktion bewirkt dabei weder eine Heilung noch eine Reduktion der Krankheitsprogredienz.

Bis heute ist ungeklärt, warum nur ca. 35% der unbehandelten Syphilisfälle über die Phase der Spätlatenz in ein klinisch manifestes Tertiärstadium übergehen; die verbleibenden 2/3 erleben eine Spontanheilung. Eine Neurosyphilis ist im Falle unterlassener Therapie bei 5% der infizierten Frauen und 9,4% der Männer zu erwarten.

2.4 Klinische Symptomatik

Im Sekundärstadium manifestiert sich der ZNS-Befall mit dem Bild einer blanden Meningitis mit Hirnnervenausfällen oder einem neurasthenischen Syndrom. Die Funktionsstörungen bilden sich nach Antibiotikagabe rasch zurück. Allerdings können in dieser Krankheitsphase die folgenden intensivmedizinisch relevanten Situationen entstehen:

1. Unmittelbar nach Therapiebeginn kann infolge Antigenfreisetzung eine *Jarisch-Herxheimer-Reaktion* auftreten, bei der es sich um eine TNF-α-vermittelte Reaktion handelt. Ihre Häufigkeit erreicht im Sekundärstadium bis zu 90% (Beutler u. Munford 1996). Die präventive Verabreichung von Glukokortikoiden erwies sich als ineffektiv. Klinisch äußert sich die Reaktion mit Schweißausbrüchen, Fieber, Tachykardie bis hin zur Schocksymptomatik; meistens verschlechtern sich die vorbestehenden Krankeitsymptome ebenfalls. Die Therapie besteht in Kreislaufstützung und Gabe nichtsteroidaler Antiphlogistika.
2. Die seltene *Polyradikulitis* des Sekundärstadiums unterscheidet sich kaum vom klassischen Guillain-Barré-Syndrom. Eine Beinträchtigung von Schluckvermögen und Atemmuskulatur ist möglich. Neben symptomatischen Maßnahmen hat eine antibiotische Behandlung zu erfolgen. Über den Effekt von Kortikosteroiden, Plasmapherese oder Immunglobulingabe liegen keine Untersuchungen vor.

Unter den Erscheinungsformen der Tertiärsyphilis macht die *meningovaskuläre Neurosyphilis* noch am häufigsten eine Intensivüberwachung oder -behandlung erforderlich. Während die meningitische Variante eher chronisch und deshalb – mit Ausnahme eines seltenen Okklusionshydrozephalus – nicht vital bedrohlich verläuft, kann die vakulitische Variante mit Territorialinfarkten oder Aneurysmablutungen kritische Situationen hervorrufen. Bei älteren Syphilispatienten werden auch intrazerebrale Blutungen beobachtet, die sich im Stammganglienbereich – v.a. bei zusätzlich bestehendem Hypertonus – oder lobär in Hemisphärenbereich ereignen.

Spielt sich der vaskuläre Prozeß im vertebrobasilären Gefäßbereich ab, so sind Infarzierungen in Hirnstamm und/oder Kleinhirn mit konsekutivem Verschlußhydrozephalus und Funktionsausfällen in lebenswichtigen Bereichen möglich. Als ausgesprochene Seltenheit haben das vorzugsweise basisnah lokalisierte Hirngumma und das chronische subdurale Hämatom (Pachymeningitis haemorrhagica) zu gelten. Grundsätzlich kann die meningovaskuläre Neurosyphilis als der „große Imitator" ein vielfältiges Spektrum an ZNS-Syndromen erzeugen.

Demgegenüber geht die *progressive Paralyse* mit einem weniger variierenden Syndrom einher. Sie entwickelt sich zumeist langsam. Im Vordergrund stehen Demenzprozeß, Sprech- und Sprachstörungen, psychotische Episoden (in ca. 50%), Anfallsentäußerungen (ca. 35%), abnorme Pupillenreaktionen und progressive Tetraparese. Die hohe intrathekale IgG-Synthese bei fast immer vorhandener Pleozytose (50–150 mononukleäre Zellen/µl) sind diagnostisch wegweisend. Kritische intensivmedizinische Situationen können sich lediglich bei statusartigen epileptischen Anfallsmanifestation und fulminant verlaufenden enzephalitischen Krankheitsbildern („galoppierende Paralyse") ergeben. Letztere werden mitunter als Virusenzephalitiden fehlgedeutet. Eine Jarisch-Herxheimer-Reaktion ist in diesem Krankheitsstadium nur bei 1–2% der Behandlungsfälle zu erwarten.

Auch die *Tabes dorsalis* ist in ihrem Erscheinungsbild wenig variabel. Die Hinterstrangsymptomatik mit Ataxie, gestörtem Lageempfinden, Parästhesien, Blasenstörungen, Impotenz, Pallhypästhesie, Areflexie und überstreckbaren Gelenken sowie die typischen Pupillenanomalien bestimmen das Syndrom.

Lebensbedrohliche Situationen sind selten, aber nicht ganz auszuschließen. Hierzu gehören:

1. die gastrischen Krisen mit heftigen stechenden epigastrischen Schmerzen, kontinuierlichem Erbrechen bis zu Hämatemesis und Elektrolytstörungen,
2. die sog. Oblongatakrisen (Libmann u. Matthews 1976), die früher eine gelegentliche Todesursache bei Tabeskranken waren. Im präataktischem Stadium der Tabes auftretend, kommt es zu krisenhaften Zuständen mit abdominellen Schmerzen, Blässe, Sinustachykardie, Vigilanzstörungen, schließlich Atem- und Kreislaufstillstörungen. Der Pathomechanismus ist unbekannt.

Akutinterventionen bei Tabikern machen auch plötzlich auftretende Querschnitts- oder Kaudasyndrome erforderlich. Sie entwickeln sich als Folge der tabischen Wirbelsäulenveränderungen (sog. „Charcot spine").

Die seltenen spinalen Manifestationen der Neurosyphilis, nämlich die zervikale hyperplastische Pachymeningitis, die syphilitische spastische Spinalparalyse (Erb) und die syphilitische Amyotrophie erfordern allenfalls im Finalstadium respiratorische Unterstützung; ansonsten sind sie aus intensivmedizinischer Sicht ohne Bedeutung.

2.5 Diagnostik

Das diagnostische Vorgehen bei Verdacht auf Neurosyphilis ist als Fließschema in Abb. 23-3 dargestellt (ASI: MRZ = Antigenspezifitätsindizes für Masern-, Röteln- und Zosterantikörper; dienen der Abgrenzung von Autoimmunkrankheiten wie der multiplen Sklerose).

Bei den *serologischen Untersuchungen* sind die spezifischen antitreponemalen Antikörpertests, nämlich FTA-Abs- und TPHA-Test sowie die IgM-erfassenden Verfahren [T.p.-IgM-ELISA, 19S-(IgM)FTA-Abs-Test], von den unspezifischen Anti-Kardiolopin-Reaktionen (VDRL- und Kardiolipin-Mikroflockungstest, Kardiolipin-KBR) abzugrenzen. Die spezifischen Tests belegen die stattgefundene Syphilisinfektion. Die unspezifischen Reaktionen erlauben eine Aussage zur Prozeßaktivität. Ihre Negativität spricht gegen eine aktive Syphilis.

Der Nachweis von treponemenspezifischen IgM-Antikörpern im Serum bestätigt immer die noch vorhandene Krankheitsaktivität, sofern nicht in den vorhergehenden Monaten eine Antibiotikabehandlung stattgefunden hat. In diesem Fall läßt sich ein über Monate verlaufender Titerrückgang registrie-

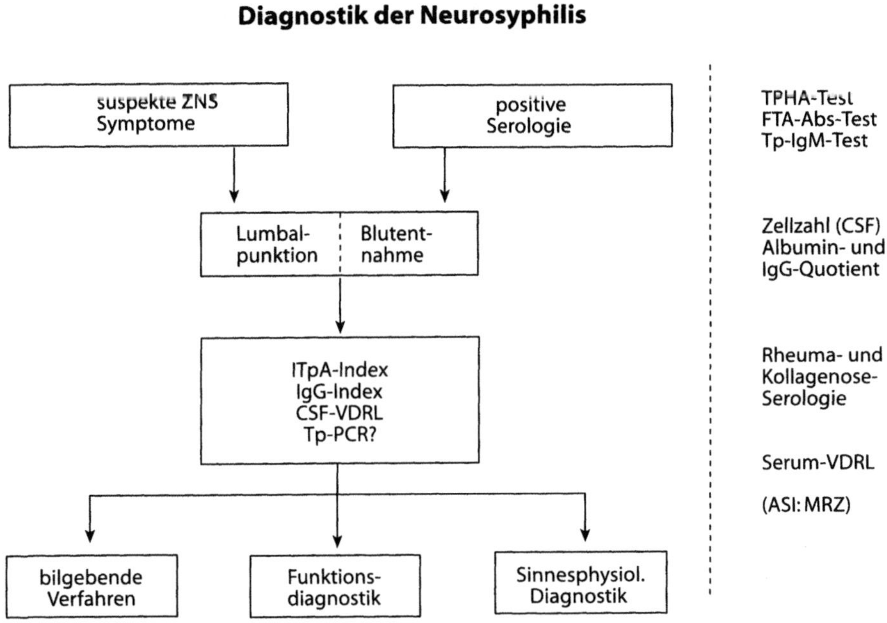

Abb. 23-3. Fließschema zur Diagnostik der Neurosyphilis

ren. Nach der Therapie werden auch die Anti-Kardiolipin-Reaktionen innerhalb von 3–12 Monaten negativ.

Die *Liquordiagnostik* (Abb. 23-4) erbringt in ca. 90% der Fälle Zeichen der intrathekalen IgG-Produktion (z.B. erhöhter IgG-Index); eine IgM- und IgA-Synthese besteht weniger häufig. Pathologische Zellzahlen finden sich bei progressiver Paralyse in 90–100%, bei Tabes in 50–75%, bei meningovaskulärer Neurosyphilis in ca. 50% und bei der unklassifizierbaren Form in 35% der Fälle (Prange 1993). Das Differentialzellbild ist mononukleär oder „bunt" mit höherem Anteil an Plasmazellen. Ein Anstieg von Gesamtprotein (>50 mg/dl) und Albuminquotient liegt in etwa 70% vor. Normale Zell- und Eiweißwerte schließen indes eine Neurosyphilis nicht gänzlich aus (Prange 1993).

Von besonderer Bedeutung sind die erregerspezifischen Verfahren der Liquoruntersuchung. Direkter und indirekter Erregernachweis kommen nur ausnahmsweise und dann lediglich im Sekundärstadium in Frage. Eine T.p.-PCR wurde wohl etabliert, aber bisher noch ungenügend evaluiert (Noordhoek et al. 1991). Entscheidend ist bislang der Nachweis einer lokalen Synthese T.p.-spezifischer Antikörper im ZNS nach folgender Formel:

$$\text{ITpA (intrathekal produzierte T.p.-Antikörper)-Index} = \frac{\dfrac{\text{TPHA-IgG (Liquor)}}{\text{Gesamt-IgG (Liquor)}}}{\dfrac{\text{TPHA-IgG (Serum)}}{\text{Gesamt-IgG (Serum)}}}$$

Typische Liquorbefunde bei Neurosyphilis

▲ = Progressive Paralyse

Zellzahl: 40/μl
Gesamtprotein: 90 mg/dl
Liquor/Serum-Quotient
für Albumin: 13
Oligoklonales IgG: positiv
Laktat: 2,3 mmol/l
ITpA-Index: 8,5

● = meningovaskuläre Neurosyphilis

Zellzahl: 120/μl
Gesamtprotein: 105 mg/dl
Albuminquotient: 20,5
Oligoklonales IgG: positiv
Laktat: 2,5 mmol/l
ITpA-Index: 3,2

■ = Tabes dorsalis

Zellzahl: 8/μl
Gesamtprotein: 48 mg/dl
Albuminquotient: 7,2
Oligoklonales IgG: positiv
Laktat: 1,6 mmol/l
ITpA-Index: 6,7

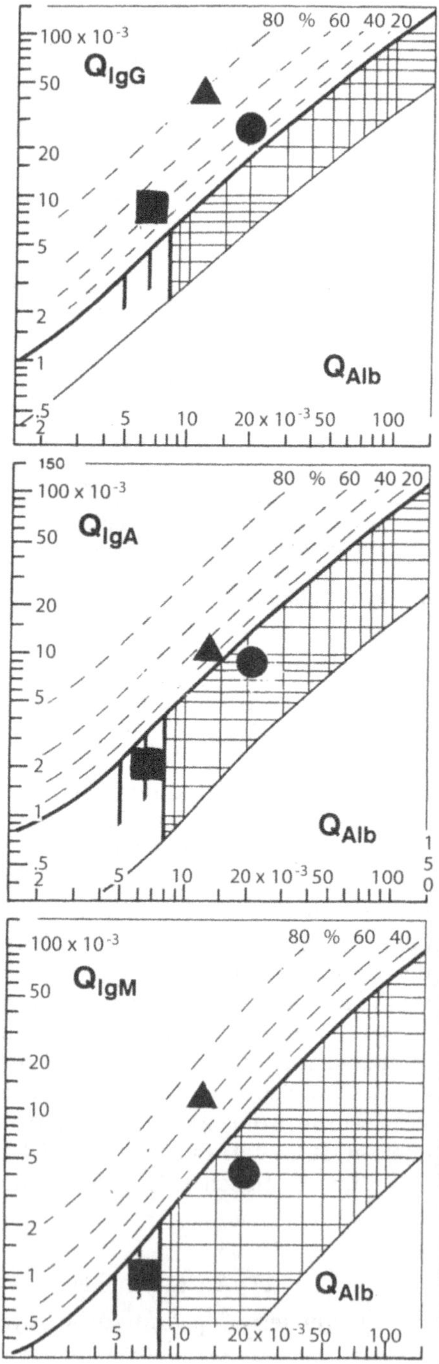

Abb. 23-4. Typische Liquorbefunde bei Neurosyphilis. Progressive Paralyse, Tabes dorsalis und meningovaskuläre Neurosyphilis

Bei einem Syphilispatienten ohne ZNS-Beteiligung ist ein ITpA-Index von 1 (0,4–2,0) zu erwarten. Im Bereich von 2,1–3,0 ist die Neurosyphilis wahrscheinlich; über 3,0 hat sie als gesichert zu gelten (Bobis-Seidenschwanz 1996). Der ITpA-Index gibt wohl Auskunft darüber, ob ein syphilitischer ZNS-Befall stattgefunden hat. Zur Krankheitsaktivität erlaubt er keine Aussage. Er besteht nach der Therapie oft in unveränderter Höhe über Jahre fort. Etablierte Aktivitätskriterien sind dagegen Liquorpleozytose und Nachweis von T.p.-spezifischen IgM im Serum (ersatzweise: positive Anti-Kardiolipin-Reaktionen in Serum *und* Liquor: z.B. positiver CSF-VDRL-Test). Nach der Therapie normalisieren sich vorgenannte Kriterien über Wochen bis Monate (Prange 1993).

Bei den *bildgebenden Verfahren* spielen kraniales CT, MRT und MR-Angiographie, DSA, Nativröntgendiagnostik von Schädel-, Achsenskelett und Thorax sowie die Ultraschalluntersuchung, letztere zum Aufspüren extrazerebraler Gefäß- und Organgummata, eine Rolle. Im CCT werden Hirninfarkte und -blutungen, Gummata, hämorrhagische Meningeosis und Hydrocephalus internus, vorzugsweise bei menigovaskulärer Neurosyphilis auftretend, erkennbar.

Entzündlich verdickte Meningen, parenchymatöse Entzündungsherde, Aquäduktstenosen sowie Gummata im Hirnstamm, an der Schädelbasis und im Kleinhirn lassen sich im MRT erfassen. Bei der Suche nach vaskulitischen Gefäßreaktionen oder Aneurysmen stellt die Angiographie noch immer den „golden standard“ dar. Die Röntgennativdiagnostik ist für Destruktionen im Schädel- und Wirbelsäulenbereich wie auch für den Nachweis von Aortenaneurysmen geeignet.

Die neuro- und sinnesphysiologischen Untersuchungen tragen zur Quantifizierung manifester Funktionsstörungen und zur Aufdeckung latenter Läsionen bei. Für die Differentialdiagnose der Neurosyphilis haben sie kaum eine Bedeutung.

2.6 Therapie

Der syphilitische ZNS-Prozeß wird hochdosiert mit Penicillin G, mindestens 12 Mio. IE/Tag, besser 3mal 10 Mio. IE/Tag über 14 Tage behandelt. Bei Penizillinallergie ist die Verabfolgung eines Cephalosporins der 3. Generation möglich. Empfohlen wird Ceftriaxon, beginnend mit 4 g, dann tägl. 2 g über 2 Wochen. Im Falle einer selteneren β-Laktam-Allergie muß auf Doxycylin (2mal 100 mg/Tag i.v. oder oral, über 2–4 Wochen) ausgewichen werden. Auch bei diesem Präparat kommt es nur ausnahmsweise zu Therapieversagern (Goers 1989). Zu beachten sind die durch die vorgenannten Präparate induzierbaren toxischen und allergischen Reaktionen, einschließlich der Jarisch-Herxheimer-Reaktion. Die übrigen Therapiemaßnahmen bei der Neurosyphilis sind symptomatisch. Kortikosteroide werden nicht regelhaft eingesetzt.

Eine komplette Restitution als Behandlungsergebnis ist nur in Fällen mit Sekundärsyphilis und symptomarmer ZNS-Beteiligung im Tertiärstadium zu erwarten. Die meisten bei Spätsyphilis bestehenden Funktionsstörungen lassen sich wenig therapeutisch beeinflussen; die subjektiv empfundenen Krankheitszeichen wie Schmerzen, tabische Krisen, Schwindel, wie auch fokale Krampfanfälle werden aber durch die spezifische Behandlung gebessert.

Literatur

Literatur zu „Neuroborreliose"

Brade V, Albert S (1997) Mikrobiologische Diagnostik bei Lyme-Borreliose. In: Prange H, Bitsch A (Hrsg) Bakterielle ZNS-Erkrankungen bei systemischen Infektionen. Steinkopff, Darmstadt, S 97–109

Felgenhauer K (1992) Liquordiagnostik. In: Thomas L (Hrsg) Labor und Diagnose. Medizinische Verlagsgesellschaft, Marburg, S 1715–1740

Hassler D, Zöller L, Haude M et al. (1992) Lyme-Borreliose in einem europäischen Endemiegebiet. Dtsch Med Wochenschr 117:767–774

Kramer MD, Moter S, Starke F et al. (1993) Labordiagnostik bei der B.-burgdorferi-Infektion des Menschen. In: Burmester GR, Rittig M, Häupl T (Hrsg) Lyme Borreliose - Neue Aspekte in Klinik und Diagnostik. Roche, Basel, S 67–92

Krause A, Kamradt T, Priem S, Burmester GR (1997) Lyme-Arthritis. In: Prange H, Bitsch A (Hrsg) Bakterielle ZNS-Erkrankungen bei systemischen Infektionen. Steinkopff, Darmstadt, S 111–117

Nocton JJ, Bloom BJ, Rutledge B et al. (1996) Detection of borrelia burgdorferi DNA by polymerase chain reaction in cerebrospinal fluid in Lyme neuroborreliosis. J Infect Dis 174:623–637

Norgard MV, Riley BS, Richardson JA, Radolf JD (1995) Dermal inflammation elicited by synthetic analogs of treponema pallidum and borrelia burgdorferi lipoproteins. Infect Immun 63:1507–1515

Pfister H-W (1997) Lyme-Borreliose. In: Prange H, Bitsch A (Hrsg) Bakterielle ZNS-Erkrankungen bei systemischen Infektionen. Steinkopff, Darmstadt, S 93–98

Reimers CD, Koning J de, Neubert U et al. (1993) Borrelia burgdorferi myositis: report of eight patients. J Neurol 240:278–283

Rittig M (1993) Borrelia burgdorferi: Von der Zecke zum Menschen. In: Burmester GR, Rittig M, Häupl T (Hrsg) Lyme-Borreliose - neue Aspekte in Klinik und Diagnostik. Roche, Basel, S 3–29

Tumani H, Nölker G, Reiber H (1995) Relevance of cerebrospinal fluid variables for early diagnosis of neuroborreliosis. Neurology 45:1663–1670

Literatur zu „Neurosyphilis"

Baseman JB, Alderete JF (1983) The parasitic strategies of treponema pallidum. In: Schell RF, Musher DM (eds) Pathogenesis and immunology of treponemal infection. Dekker, New York, pp 229–240

Beutler B, Munford RS (1996) Tumor necrosis factor and the Jarisch-Herxheimer reaction. N Engl J Med 335:347–348

Bobis-Seidenschwanz I (1996) Neurosyphilis und floride Neurosyphilis - mehr Sicherheit bei der Diagnose. Med. Dissertation, Universität Göttingen

Goers R (1989) Die Neurosyphilis als Modell einer chronisch-entzündlichen ZNS-Erkrankung. Med. Dissertation, Universität Göttingen

Hutchinson CM, Hook EW (1990) Syphilis in adults. Med Clin North Am 74:1389–1416

Libman LJ, Matthews JH (1976) „Oblongata" crises in tabes dorsalis. J Neurol Neurosurg Psychiatry 39:1240–1241

Noordhoek GT, Wolters EC, De Jonge MEJ et al. (1991) Detection by polymerase chain reaction of treponema pallidum in cerebrospinal fluid from neurosyphilis patients before and after antibiotic treatment. J Clin Microbiol 29:1976–1984

Norgard MV, Riley BS, Richardson JA et al. (1995) Dermal inflammation elicited by synthetic analogs of treponema pallidum and borrelia burgdorferi lipoproteins. Infect Immun 63:1507–1515

Prange HW (1993) Neurosyphilis. In: Henkes H, Kölmel HW (Hrsg) Die entzündlichen Erkrankungen des Zentralnervensystems. Ecomed, Landsberg, S II-4, S 1–34

Wicher K, Wicher V (1983) Immunpathology of syphilis. In: Schell RF, Musher DM (eds) Pathogenesis and immunology of treponemal infection. Dekker, New York, pp 139–159

Kapitel 24
Akute Virusinfektionen des ZNS und chronische Meningoenzephalitiden

U. Meyding-Lamadé, W. Müllges, U. Bogdahn

INHALT

1 Einführung

Virusinfektionen des ZNS können sich akut und subakut - chronifiziert als sog. „aseptische" Meningitis, Enzephalitis und Myelitis - lebensbedrohend manifestieren. Die weitaus häufigste aseptische Meningitis wird wegen des meist blanden Verlaufs oft nicht diagnostiziert oder behandelt. Die viel selteneren Enzephalitiden erfordern dagegen häufig intensivmedizinische Behandlung, rasche Diagnostik und Therapie. Klinische Syndrome und technische Routineuntersuchungen sind typischerweise unspezifisch, „enzephalopathisch". Eine spezielle Erregerdiagnostik ist aufwendig und zeitraubend. Neben Viren können auch andere infektiöse und nichtinfektiöse, oft spezifisch behandelbare Ursachen eine Rolle spielen, die nicht übersehen werden dürfen. Vor allem solche Ursachen sind verantwortlich für chronische Meningoenzephalitiden, die im Falle akuter Dekompensation auch intensivmedizinisch relevant werden.

2 Akute Enzephalitis und akute aseptische Meningitis

2.1 Pathogenese

Die HIV-Infektion des ZNS (s. Kap. 26) ist ein gutes Beispiel dafür, daß Meningitis, Enzephalitis und Myelitis gleichzeitig miteinander auftreten. Bei einer Enzephalitis findet man im Regelfall eine Mitbeteiligung der Meningen, eine Meningitis greift stets auch mehr oder weniger ausgeprägt auf den Kortex über. Daher können die Basisliquorparameter nicht zwischen den ineinander übergehenden Krankheiten differenzieren. Allerdings manifestieren sich bestimmte Erreger im Regelfall vorzugsweise an bestimmten Prädilektionsstellen.

Eine Meningoenzephalitis entsteht entweder
- primär hämatogen, dann häufig als Folge einer allgemeinen Virusinfektion (histologisch, elektronenmikroskopisch und kulturell ist dann aus einer Hirn- und Leptomeninxbiopsie prinzipiell der Nachweis möglich),
- neuronal, dann oft als isolierte ZNS-Enzephalitis,
- post- bzw. parainfektiös im Rahmen eines noch nicht detailliert geklärten immunologischen Prozesses.

Klinisch ist das oft nicht unterscheidbar. Die Abgrenzung der Meningitis von der Enzephalitis kann anhand der führenden Symptome und mit bildgebenden Verfahren vorgenommen werden. Abzugrenzen von den viralen Meningoenzephalitiden sind die postpunktionelle aseptische Meningitis mit einer Reizpleozytose und die sympathische Meningitis (Meningoenzephalitis), die selten einmal fortgeleitet entstehen kann (HNO-Fokus).

2.2 Ätiologie

Die wahre Inzidenz viraler Meningoenzephalitiden wird unterschätzt, da nicht bei jedem „grippalen Infekt" mit Kopfschmerz Liquor gewonnen wird. Unzählige Viren können (Mit)infektionen des ZNS verursachen. Man kennt primär neurotrope Viren, die bevorzugt das ZNS befallen, hierzu gehören die Herpes-simplex-Viren und Herpes-zoster-Viren, die Arboviren und das seltene Virus der lymphozytären Choriomeninigits. Nicht primär neurotrope Viren dagegen befallen im Generalisationsstadium das ZNS, wie ECHO- und Coxsackie-Viren. Die Häufigkeit der verantwortlichen einzelnen Viren ist geographisch unterschiedlich.

In Deutschland sind Enteroviren und HSV am häufigsten nachzuweisen. Hingegen ist die japanische B-Enzephalitis außerhalb Europas und den USA die häufigste sporadische Virusenzephalitis. In den USA sind bei endemischen Enzephalitiden HSV und Rabies am häufigsten (Tabelle 24-1). Eine darüber hinausgehende, stets sehr aufwendige Diagnostik ist nur aus epidemiologischer und akademischer Sicht interessant.

Faustregeln zur Eingrenzung der Erregersuche:
1. Die meisten aseptischen Meningitiden werden durch Enteroviren oder Mumpsviren verursacht; Enterovirosen kommen v.a. im Sommer und Herbst vor, Mumps im Winter und Frühjahr.
2. Enzephalitiden beruhen am häufigsten auf HSV-1 und -2, Erreger sog. Kinderkrankheiten (Paramyxoviren) und Arboviren;
3. Enzephalitiden durch HSV sind gleichmäßig über das Jahr verteilt; Mumps-, Masern-, VZV-, Röteln-Enzephalitiden treten häufiger im Winterhalbjahr auf, Arbovirosen im Sommerhalbjahr.
4. Pathognomonische Exantheme sind hilfreich zur spezifischen Diagnostik.
5. Reisetätigkeit/Tierkontakte müssen stets erfragt werden (Arbovirosen).
6. Bei Immuninkompetenten muß insbesondere mit CMV, Rötelnvirus und HSV-2 gerechnet werden.

Tabelle 24-1. Häufige Erreger der primären Enzephalitis und aseptischen Meningitis und besondere klinische Symptome (neben meningoenzephalitischen Beschwerden)

Enteroviren[a]***:***	
Coxsackie-A-Virus	Fieberhafte Herpangina (Bläschen auf Tonsillen, vorderen Gaumenbögen, weichem Gaumen, Uvula, Zunge), Gastroenteritis, polioähnliche Verläufe mit guter Prognose, häufig Myokardbeteiligung
Coxsackie-B-Virus	„Bornholmer Krankheit", Pleurodynie, Fieber, Muskelschmerzen, gelegentlich Myokarditis
ECHO-Viren	Gastroenteritis, Konjunktivitis, Exanthen, gutartige Meningoenzephalitis (häufig bei ECHO-Virus Nr. 9), gutartige polioähnliche Lähmungen, oft Leberbeteiligung
	Siehe Text
Herpesviren[a]***:***	
Herpes simplex 1 und 2, Varizella-zoster-Virus	Siehe Text
CMV	Etwa 50% der Bevölkerung seropositiv, bei immunkompetenten meist nur gutartige Meningitis, bei immunsupprimierten Patienten s. Kap. 26 (HIV)
EBV	Mononucleosis infectiosa (Pfeiffer-Drüsenfieber), oft Hirnstammenzephalitis mit Zerebellitis, als parainfektiöse Enzephalitis gute Prognose
Paramyxoviren und „Kinderkrankheiten"[b]***:***	
Mumps	Parotitis (auch asymptomatisch), Orchitis, Pankreatitis, Meningitis kann der Parotitis auch vorausgehen
Masern	Parainfektiöse Enzephalitis, 3.–4. (bis 10.) Tag nach Exanthem, 1/1000, 10% Mortalität, 50% Defektheilung; SSPE s. Text
Röteln	Parainfektiöse Enzephalitis, 2.–5. (bis 33.) Tag nach Exanthem, Mortalität 8%, gute Prognose
Influenza-A- und -B-Virus, Parainfluenza	Grippaler Infekt, Rhinitis, Pharyngitis, Bronchiolitis, Laryngotracheobronchitis
Arbovirosen:	
FSME	Endemiegebiete in Europa: Süddeutschland, Tschechien, Slowakien, Österreich nach Zeckenbiß, Juni–August, 2phasiger Verlauf, polioähnlich
Andere Arbovirosen	In Deutschland meist nur als „Reisekrankheit" z. B. aus USA: St.-Louis-Enzephalitis, Flavivirusinfektion, Vögel und Moskitos als Überträger
Adenoviren	Konjunktivitis, Keratoconjunctivitis epidemica, Lymphadenopathie, Fieber, Pharyngitis, Rhinitis, atypische Pneumonie, Fieber
HIV	Siehe Kap. 26
LCM	Lymphozytäre Choriomeningitis, Arena-RNA-Virus, durch Nagetiere übertragen, langes Prodromalstadium mit Müdigkeit, Rückenschmerzen, Muskelschmerzen, Fallberichte schwerer Enzephalitisverläufe
Tollwut	Siehe Text
Impfenzephalitis	Pockenschutzimpfung, 8.–15. Tag nach Impfung, Häufigkeit 1/30000, Mortalität 50%; Rabiesschutzimpfung, 13.–15. Tag nach Impfung, oft Meningomyelitis, Landry-Verlauf, Mortalität 25%

[a] Häufigste Erreger der viralen Meningoenzephalitis in Deutschland.
[b] Auch postinfektiöse Enzephalitis.

2.3 Leitsymptome

Patienten mit *aseptischer Meningitis* präsentieren sich nach einer einen bis wenige Tage langen Vorgeschichte unspezifischer Malaise, Fieber, dumpfem Kopfschmerz, gelegentlich Photophobie. Man findet eine im Regelfall nur geringe Nackensteife. Auf spezifische Symptome von Viruserkrankungen, wie Exantheme, Parotitis und Lymphknotenschwellungen, ist zu achten.

Bei einer *Enzephalitis* gesellt sich eine exogene quantitative und oder qualitative Psychose hinzu, deren Art und Ausmaß einerseits von leichter Somnolenz bis rasch progredientem Koma, andererseits von Schwerbesinnlichkeit bis zum ungeordneten erethischen Erregungszustand reicht. Nackensteife ist noch weniger ausgeprägt. Epileptische Anfälle sind häufig. Supratentorielle Herdsymptome können hinzutreten. Gelegentlich treten Diabetes insipidus oder SIADH auf (Hypothalamus). Typische Symptomatik der HSV-1-Enzephalitis mit Prädilektion im Temporallappen (s. unten) ist die Kombination von subakuter Somnolenz, (leichter) Hemiparese, Aphasie, Verhaltensauffälligkeiten und epileptischem Anfall.

Leitsymptome einer Enzephalitis:
1. exogene Psychose,
2. Neurologische Herdsymtome, Anfälle,
3. EEG-Veränderungen im akuten Stadium.

Die Symptome einer viralen Enzephalitis sind insgesamt also klinisch immer diagnostisch wegweisend, andererseits aber auch nicht so spezifisch, daß differentialdiagnostische Überlegungen nicht angestellt werden müssen (Übersicht 24-1).

Übersicht 24-1. Klinische Differentialdiagnose der akuten viralen (Meningo)enzephalitis

- Infektionen
  - unzureichend behandelte eitrige Meningitis;
  - Listeriose, Toxoplasmose, Tuberkulose, Pilze;
  - Legionellen, Mykoplasmen, Spirochäten;
  - Amöben, Helminthen, Trypanosomen;
  - Malaria, septisch-metastatische Herdenzephalitis;
  - M. Whipple;
- Intoxikationen;
- metabolische Enzephalopathien;
- SAB, Insulte, Sinusthrombose;
- Vaskulitiden;
- Sarkoidose;
- Meningeosis carcinomatosa/lymphomatosa;
- medikamenteninduzierte Meningitis;
- Stoffwechselerkrankungen (Adrenoleukodystrophie);
- Reye-Syndrom;
- Tumoren (Astrozytome).

2.4 Zusatzdiagnostik

2.4.1 Allgemeines

Eine unverzügliche *Liquoruntersuchung* sichert die Diagnose einer entzündlichen ZNS-Erkrankung, kann aber nicht zwischen aseptischer Meningitis und Enzephalitis unterscheiden.

Klassisch ist folgende Befundkonstellation:
- weit überwiegend lymphozytäre Pleozytose <1000 Zellen/μl,
- Eiweiß leicht erhöht (meist <150 mg%),
- Zucker >50% des Blutzuckers.

Etwas niedrigere Glukosewerte finden sich manchmal bei Infektionen durch HSV, Mumps, Enteroviren und LCM; Differentialdiagnosen sind dann immer zu bedenken (Übersicht 24-2). In frühen Krankheitsstadien kann das Zellbild reichlich Granulozyten aufweisen. Nach 2–3 Tagen sollte eine Kontrolle erfolgen, da sonst Differentialdiagnosen in den Vordergrund treten. Nichtartifiziell beigemischte Erythrozyten lenken den Verdacht auf eine hämorrhagische, insbesondere HSV-1-Enzephalitis. Das Ausmaß der fast immer nachweisbaren Laktaterhöhung soll prognostisch verwertbar sein.

Das *EEG* spiegelt den klinischen Befund wider. Bei Meningoenzephalitiden tritt eine Grundrhythmusverlangsamung auf, die mit dem Ausmaß der Bewußtseinstrübung korrespondiert. Der Wert der Untersuchung liegt im Nachweis von langsamen Herdbefunden einerseits und von epilepsietypischen Potentialen andererseits, v. a. wenn noch kein epileptischer Anfall aufgetreten ist. Bei solchen Befunden wird man sich in Anbetracht der allgemein hohen Inzidenz symptomatischer Anfälle bei Enzephalitiden meist zu prophylaktischer Antiepileptikagabe entschließen.

Übersicht 24-2. Differentialdiagnose lymphozytäre Pleozytose

- Virale Meningoenzephalitis;
- Listeriose;
- anbehandelte eitrige Meningitis;
- Mykobakterien-* und Pilzmeningitis*;
- Hirnabszeß;
- septisch-metastatische Herdenzephalitis;
- Lues;
- intrazerebrales Lymphom/Meningeose*;
- Sarkoidose;
- Hirninfarkt;
- epi-/subdurale Hämatome oder Infektionen;
- zerebrale Vaskulitis.

* Liquorzucker niedrig.

Eine (Meningo)enzephalitis mit Ausnahme der Herpes-simplex-Virusenzephalitis geht mit einem unspezifischen *CCT-/MR*-Befund einher. Es können sich Zeichen der fokalen oder generalisierten Hirnschwellung finden. In erster Linie dient die neuroradiologische Diagnostik zum Ausschluß anderer Differentialdiagnosen.

2.4.2 Spezielle Erregerdiagnostik

Bei Herpes-simplex-Virusenzephalitis, Rabies und Poliomyelitis wie unten beschrieben:

Die Identifizierung des Virus erfolgt durch die ELISA-Technik (Enzymelinked Immunosorbent Assay); vorausgehen muß eine Feststellung des Virustiters. Die 1. Untersuchung sollte deshalb sehr früh erfolgen. Um eine akute Erkrankung nachzuweisen, sollten IgM-Antikörper vorhanden sein. Für CMV, HSV, und zunehmend viele andere Viren steht die Polymerasekettenreaktion als hochsensitiver Virus-DNA-Direktnachweis im Liquor zur Verfügung (s. Kap. 10).

2.5 Therapieprinzipien

Bei allen Meningoenzephalitiden ist eine symptomatische Allgemeintherapie erforderlich. Hierzu gehören Prophylaxe bzw. adäquate Behandlung eines erhöhten Hirndrucks (s. Kap. 46). Fiebersenkung und Kontrolle von Elektrolyt- und Wasserhaushalt sind die wesentlichen Maßnahmen auch bei unkomplizierten Verläufen. Bei einigen Erregern gibt es eine spezifische Therapie. Aciclovir ist Standardtherapie bei HSV-1, HSV-2, bei EBV-Meningoenzephalitiden und bei VZV-Infektionen (Herpesgruppe). Bei CMV-Infektionen ist Ganciclovir Mittel der Wahl (s. Kap. 26). Bei den übrigen viralen Erkrankungen gibt es bisher keine spezifische Therapie, wenngleich einige antivirale Substanzen derzeit in der tierexperimentellen und auch klinischen Erprobung sind.

Bei schweren Verläufen fokal betonter Enzephalitiden (insbesondere HSVE), die durch fokale Hirnschwellung mit Hirndruck gekennzeichnet sind, kann eine osteoklastische Trepanation die Prognose quoad vitam und funktionell oft überraschend verbessern.

3 Besondere Formen

3.1 Gruppe der Herpesviren

Insgesamt können 8 Herpesviren Erkrankungen beim Menschen auslösen: das Herpes-simplex-Virus-1 (HSV-1), das Herpes-simplex-Virus-2 (HSV-2), das Zytomegalievirus (CMV), das Varizella-zoster-Virus (VZV), das Epstein-Barr-Virus (EBV), die Humanen Herpesviren 6 und 7 sowie das Simian-B-

Virus. Alle bis auf das HSV-7 können lebensbedrohliche Erkrankungen des ZNS auslösen.

3.1.1 Herpes-simplex-Virusenzephalitis (HSVE)

3.1.1.1 Epidemiologie, Pathogenese, Pathologie

Die HSVE tritt mit einer Inzidenz von 1/250 000 gleichverteilt über das Jahr auf. Ein Drittel der Patienten ist <20 Jahre alt, die Hälfte <50 Jahre. Unbehandelt beträgt die Letalität 70%. Bei Erwachsenen wird die HSVE vorwiegend durch HSV-1 ausgelöst, während HSV-2 meist nur eine benigne lymphozytäre Meningitis auslöst. Allerdings waren bei 93 schwedischen Patienten 9 Erkrankungen durch HSV-2 bedingt. Bei Neugeborenen und Immuninkompetenten überwiegt HSV-2 oft als diffuse Enzephalitis im Rahmen einer systemischen, hämatogen fortgeleiteten Infektion.

3.1.1.2 Pathogenese und Pathologie

Ein Drittel aller HSVE-Fälle tritt als Primärinfektion auf. Die Mehrzahl aller Patienten hat jedoch bereits Antikörper gegen HSV, wenngleich auch nur 10% aller HSVE-Patienten klinische Zeichen einer rekurrierenden HSV-Infektion aufweist (z. B. Herpes labialis). Die HSVE ist bei Immunsuppression nicht häufiger als bei Immunkompetenten. Patienten mit HSVE als Primärinfektion sind meistens <18 Jahre alt. Das Virus gelangt vermutlich entlang des Nervus und tractus olfactorius und über den N. trigeminus ins ZNS, um sich im limbischen System auszubreiten.

Die HSVE des Erwachsenen ist charakteristischerweise eine fokale Enzephalitis. Makroskopisch bestehen meist bilaterale, vorwiegend temperobasal und frontobasal gelegene Nekrosen, die mit einer schweren Meningoenzephalitis assoziiert sind. Es kommt zu einer erheblichen Hirnschwellung, die häufig zur Todesursache wird. Mikroskopisch finden sich perivaskuläre Infiltrate, Gliose, Neuronenzelluntergänge und in 50% der Fälle Viruseinschlußkörperchen. In Einzelstudien gibt es Hinweise auf chronisch progrediente Gewebsuntergänge im Langzeitverlauf der HSVE.

3.1.1.3 Symptome

Nach einem 1- bis 4tägigen Prodromalstadium mit grippeähnlichen Beschwerden, wie Kopfschmerzen und Fieber, folgt eine variable Phase mit Bewußtseinsstörungen, Persönlichkeitsveränderungen, und fokalen neurologischen Symptomen. Diese Symptome können gefolgt sein von Zeichen erhöhten Hirndrucks mit konsekutiver transtentorieller Herniation. Die Symptome vor der stationären Aufnahme können sehr vielfältig sein (Tabelle 24-2).

Tabelle 24-2. Symptome der HSVE bei Aufnahme der Patienten. (Schwedisch-amerikanische Kooperationsstudie)

	Biopsiegesicherte HSVE (NIAID) [%]	*Biopsiegesicherte HSVE (Schweden) [%]*
Anamnestische Symptome		
Bewußtseinsstörung	97	100
Fieber	90	95
Kopfschmerzen	81	74
Persönlichkeitsveränderungen	71	87
Anfälle	67	62
Erbrechen	46	38
Hemiparese	33	40
Mnestische Störungen	24	–
Symptome bei Aufnahme		
Fieber	92	95
Persönlichkeitsveränderungen	85	87
Dysphasie	76	36
Autonome Dysregulation	60	–
Ataxie	40	–
Hemiparese	38	–
Anfälle	38	62
Hirnnervenausfälle	22	–
Gesichtsfeldausfälle	14	–
Papillenödem	14	–

3.1.1.4 Diagnostik

Die kraniale Computertomographie ist in den ersten Tagen der Erkrankung normal, erst danach lassen sich die charakteristischen hypodensen Areale in den Temporallappen nachweisen, meist unilateral beginnend und häufig asymmetrisch (Abb. 24-1).

Für die erfolgreiche Behandlung der HSVE ist die Frühdiagnose entscheidend.

Während die Computertomographie jedoch gerade in der therapeutisch wichtigen Frühphase dieser Erkrankung keine verläßlichen Befunde liefert (Hacke 1986), können im kranialen MRT morphologische Veränderungen bereits deutlich früher und sensitiver nachgewiesen werden (Tabelle 24-3).

Im frühen Stadium der Erkrankung findet sich im EEG häufig ein einseitiger temporaler Herd langsamer Wellen. Danach finden sich charakteristischerweise rhythmische triphasische Wellen sowie fokale epileptische Aktivität und Allgemeinveränderungen. Am Ende der 1. Woche können periodische Komplexe auftreten.

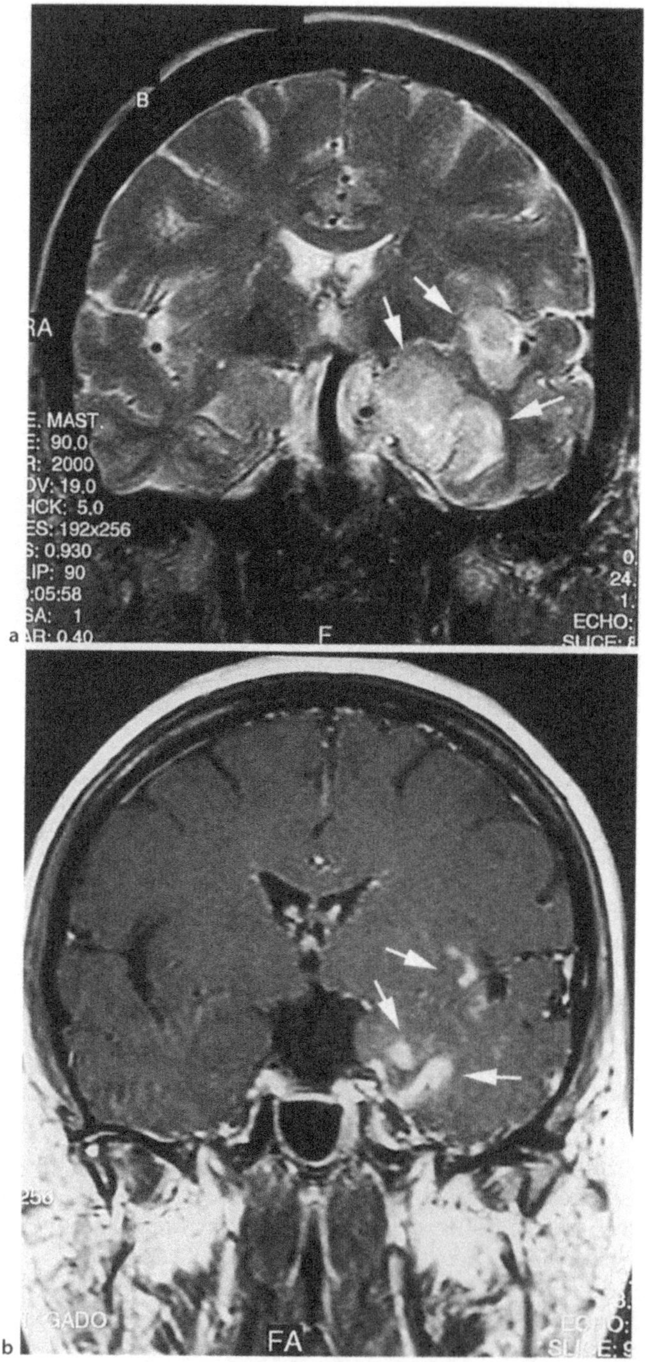

Abb. 24-1 a
(Legende s. S. 493)

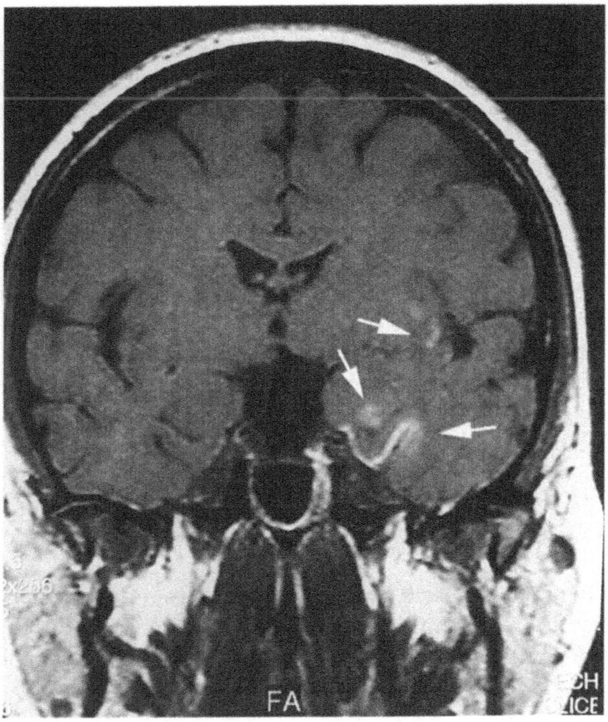

c

Abb. 24-1 a–c. Patient mit linkstemporaler Herpesenzephalitis. 24 h nach Erkrankungsbeginn ist im koronaren T2-gew. Bild (**a**) ein ausgedehntes Ödem im medialen Temporallappen und im Inselrindenband links nachweisbar (*weiße Pfeile*). Im koronaren T1-gew. Bild nach KM-Gabe (**b**) ist ein irreguläres Enhancement im Rindenband des Gyrus parahippocampus und der Inselrinde nachweisbar (*weiße Pfeile*). In der Verlaufskontrolle nach 5 Tagen ist im koronaren T1-gew. Bild (**c**) eine kortikale und teilweise subkortikale Einblutung erkennbar (*weiße Pfeile*)

Tabelle 24-3. Klinischer Verlauf und technische Zusatzuntersuchungen der HSVE. (Mod. nach Hacke u. Zeumer 1986)

Tag –3 bis 0	*Tag 0–4*	*Tag 5–9*	*Tag 10–13*
Klinische Befunde			
Grippeähnliche Prodromi	Fokal neurologische und fokal neuropsychologische Zeichen	Schwere Bewußtseinsverschlechterung	Zeichen erhöhten Hirndrucks
Liquor			
Liquor: HSV-Antikörper	Früzeitig negativ	Nur in 30% + innerhalb der 1. Woche	(+)
Liquor: HSV-DNA PCR	+ frühzeitig	+	? – wird wieder negativ im Verlauf
EEG	Allgemeinveränderung epileptische Aktivität	Siehe links	Periodische Komplexe, fokal multifokal gener.
CT: normal	Ein- oder beidseitige Hypodensitäten	Bitemporale Läsionen	Zeichen der Nekrose, Zeichen erhöhten Hirndrucks
MRT: nicht bekannt	Tag 2: Abnormitäten im „limbischen" System	Limbische Strukturen betroffen, evtl. Einblutung	Nekrose, supratentorielle Raumforderung

Charakteristische Liquorbefunde sind eine lymphozytäre Pleozytose von 50–500/3 Zellen/mm^3. Gelegentlich können aber bis zu 2000/3 Zellen auftreten, manchmal auch am Anfang mit einer Granulozytose. Meist finden sich an Tag 3–6 auch Plasmazellen und eine mononukleäre Pleozytose, ebenso gibt es Zeichen der hämorrhagischen Komponente (Erythrozyten, Xanthochromie, Siderophagen). Das Liquoreiweiß ist in über 80% der Fälle bis zu 0,5–2,5 g/l erhöht. Ein 4facher HSV-spezifischer Antikörpertiteranstieg im Liquor gegenüber dem Ausgangsbefund ist beweisend, kann aber nach einer Woche nur bei 29% der Fälle gefunden werden. In der 2. Woche findet sich eine lokale Produktion von IgG, weshalb fast immer oligoklonale Banden vorhanden sind. Nach 1 Monat haben 85% der Patienten positive HSV-Antikörper. Als schneller, nichtinvasiver und hochsensitiver sowie spezifischer Virus-DNA-Direktnachweis im Liquor dient deshalb die Polymerasekettenreaktion (PCR; Pohl-Koppe et al. 1992). Im zellarmen Liquor ist die PCR eine zuverlässige und hochsensitive Methode.

3.1.1.5 Spezifische Therapie

Neben oben beschriebenen allgemeintherapeutischen Maßnahmen wird eine spezifische Therapie mit Aciclovir (Zovirax) durchgeführt. Es hemmt die DNA-Synthese der Herpesviren und ist vorwiegend wirksam bei HSV-1, HSV-2, weniger wirksam bei VZV.

Aciclovir wird i.v. appliziert mit einer Dosis von 10 mg/kgKG alle 8 h, wobei jede Infusion ca. 1 h andauert. Die optimale Therapiedauer ist unbekannt, Standard sind (10–)14 Tage.

Es gibt bisher keine Studien zur Bestimmung der sinnvollen Dauer der Behandlung. Standardtherapie derzeit ist die (10- bis) 14tägige Behandlungsdauer. Bei Patienten mit eingeschränkter Niereninsuffizienz muß die Dosis reduziert werden. Um die Gefahr einer Nierenschädigung zu verringern, soll der Patient so viel Flüssigkeit erhalten, daß er pro 1 g Aciclovir 1 l Urin ausscheidet.

Beim klinischen Verdacht auf eine Herpes-simplex-Virusenzephalitis, ist sofort Aciclovir zu verabreichen:

- Bewußtseinsstörung, Persönlichkeitsveränderung, Fieber, häufig Anfälle und Aphasie,
- EEG: Allgemeinveränderungen oder temporaler Herdbefund,
- CT: normal oder temporal uni- oder bilaterale Hypodensitäten,
- Liquor: lymphozytäre Pleozytose, in den ersten Tagen Granulozytose.

Alternativmedikation bei Aciclovirresistenz, die extrem selten ist, ist *Arabinosid* (synonym Vidarabin, Arabinosidmonophosphat, Ara-A), das als Dauerinfusion mit 15 mg/kgKG verabreicht wird. Nachteilig bei Patienten mit erhöhtem Hirndruck sind die erforderlichen großen Flüssigkeitsmengen. *Foscarnet* ist eine andere Alternative; es wird zunächst als Bolus von 20 mg/kgKG i.v. über 30 min appliziert, danach als Dauerinfusion mit 230 mg/kgKG für 2–3 Wochen. Häufige Nebenwirkungen sind eine Nierenfunktionsstörung, Anämie und Anfälle. Neue, v.a. auch orale Virustatika sind derzeit in der tierexperimentellen und klinischen Erprobung (Valaciclovir, Famciclovir).

3.1.1.6 Prognose

Durch Aciclovir konnte die Letalität von 70% auf <20% gesekt werden. Über die Hälfte der Patienten bleibt bei frühzeitiger Therapie ohne neurologische Defizite, sieht man von häufigen mnestischen Langzeitdefiziten ab. Die tatsächliche Zahl an Viruskopien im Hirngewebe und im Liquor korreliert nach humanen und experimentellen Daten nicht mit der Prognose.

Für eine schlechte Prognose sprechen:
- Alter >30 Jahre,
- Koma bei Aufnahme,
- Therapiebeginn erst bei Läsionsnachweis im CCT,
- polyfokale periodische Komplexe im EEG.

3.1.2 Herpes-zoster-Enzephalitis

3.1.2.1 Epidemiologie und Pathologie

Die tatsächliche Inzidenz ist nicht bekannt. Klinisch unterscheidet man 2 Gruppen von Krankheitsbildern: zum einen die Meningoenzephalitis oder Zerebellitis, die im Anschluß an eine Windpockeninfektion auftritt (1/4000 Kindern mit Windpocken), zum anderen die oft mit Zosterneuritis (Gürtelrose) assoziierte Enzephalitis, die häufiger bei Abwehrgeschwächten ist. Hierbei wiederum unterscheidet man eine Enzephalitis von einer selteneren multifokalen Leukenzephalopathie. Bei der postinfektiösen Enzephalitis und Zerbellitis werden neben direkt virusvermittelten Gewebeschäden sekundäre, immunmediierte Mechanismen angenommen. Bei der mit der Zosternneuritis assoziierten Enzephalitis kann eine granulomatöse Angiitis gefunden werden.

3.1.2.2 Symptome und Diagnostik

Klinisch unterscheidet sich die Zosterenzephalitis nicht von anderen viralen Enzephalitiden. Meist beginnt sie 1–2 Wochen nach dem Exanthem, doch gelegentlich kann sie den Windpocken auch um bis zu 3 Wochen vorausgehen.

Das MRT ist dem CCT in der frühen Diagnostik weit überlegen. Ein normales EEG im Akutstadium spricht gegen eine HSVE. Die EEG-Veränderungen können bis zu einem Jahr persistieren.

3.1.2.3 Therapie und Prognose

Die Therapie unterscheidet sich nicht von der der HSVE. Die mit Windpocken assoziierte Enzephalitis hat eine Letalität von 30%, meist bedingt durch die oft vorbestehende Immuninkompetenz. Bei der Zerebellitis ist die Letalität mit 0–5% deutlich geringer. Die meisten Patienten erholen sich wieder vollständig.

3.2 Frühsommermeningoenzephalitis (FSME)

3.2.1 Epidemiologie und Pathogenese

Togaviridae aus der Familie der Flaviviren verursachen die FSME als bei uns häufigste Krankheit aus der Gruppe der Arbovirosen. Erregerreservoir sind kleine Wildnager, Vektorzecken. Der Erkrankungsgipfel im Juni und Anfang Oktober resultiert aus den Entwicklungszyklen der Zecken. Durchseuchte Zeckenpopulationen finden sich vornehmlich in Süddeutschland, Österreich, Tschechien, Ungarn und Slowakien, vorzugsweise in Regionen mit feuchtwarmem Auenwald (z. B. Donauniederungen). Epidemiologische Daten werden regelmäßig publiziert, die Inzidenz scheint anzusteigen. Von 1994–1997 wurden in Bayern und Baden-Württemberg 220 Erkrankungsfälle angezeigt. Pathoanatomisch handelt es sich um eine fleckförmige Polioenzephalitis mit meningealer Beteiligung. Hauptmanifestationsorte sind Hirnstamm, Dienzephalon, Kleinhirn, Kortex und Vorderhörner des Hals- und oberen Thorakalmarks.

3.2.2 Symptome, Diagnostik und Prognose

Nach Infektion kommt es charakteristischerweise innerhalb der ersten 3 Wochen zu einer unspezifischen, initial fieberhaften katarrhalischen Vorkrankheit. Die eigentliche Erkrankung beginnt dann nach etwa einwöchigem Wohlbefinden. Die Vorkrankheit kann aber auch völlig fehlen, und auch nur etwa die Hälfte der Infizierten entwickelt eine neurologische Folgekrankheit: ca. 25% reine Meningitis, ca. 75% Meningoenzephalitis, ca. 10% (Meningoenzephalo)myelitis.

Die enzephalitische Form setzt stürmisch mit hohem Fieber ein, eine organische Psychose tritt fast regelhaft auf. Entsprechend der pathoanatomischen Herde sind darüber hinaus facettenreiche Symptome zu beobachten: Hirnnervenausfälle, extrapyramidal-motorische Hyperkinesen, Kleinhirnzeichen, schlaffe und spastische Lähmungen, Myoklonien und Krampfanfälle. Gefährlich ist eine Beteiligung vegetativer Hirnstammzentren. Steht eine Myelitis im Vordergrund, dann liegt die Differentialdiagnose einer Poliomyelitis nahe.

Bei Kindern manifestiert sich die Krankheit meist als gutartige lymphozytäre Meningitis. Selbst bei enzephalitischen Verläufen mit besorgniserregendem Beginn erholen sich Kinder und Jugendliche sehr viel rascher als Erwachsene. Kleinkinder bis zum 3 Lebensjahr erleben eine FSME nur als katarrhalischen Infekt, der lebenslange Immunität hinterläßt.

Eine Virusisolierung gelingt im katarrhalischen Stadium aus Rachenspülwasser und Liquor, aus Blut nur selten. Immunhistologisch läßt sich das Virusantigen an der Eintrittspforte und den regionalen Lymphknoten nachweisen. In praxi erfolgt die spezifische Diagnosesicherung aber serologisch.

Meningitische Verläufe heilen meist innerhalb von 2 Wochen folgenlos aus, enzephalitische Verläufe haben eine Letalität bis zu 2% und verursachen in einem hohen Prozentsatz bleibende neuropsychologische Defizite und Schlaf(rhythmus)störungen. Die Prognose myelitischer Verläufe ist ungünstig: bis zu 20% der Patienten sterben in der Akutphase, und die Paresen bilden sich nur schlecht zurück.

3.2.3 Spezifische Therapie und Prophylaxe

Bei schwerer Erkrankung wird man meist Aciclovir einsetzen. Bis zu maximal 96 h nach Zeckenstich – also in der asymptomatischen oder beginnenden katarrhalischen Phase – ist eine passive Immunisierung (postexpositionelle Prophylaxe) möglich. Man verabreicht innerhalb der ersten 2 Tage 0,1 ml/kgKG FSME-Immunglobulin, danach 0,2 ml/kgKG. Die Indikation resultiert aus einem Zeckenstich in einem Endemiegebiet. Schwangerschaft stellt keine Kontraindikation dar. Mit der passiven Immunisierung kann man noch eine Schutzquote von bis zu 60% über ca. 4 Wochen erreichen.

Bei akuter Infektion sind Aminoglykoside kontraindiziert, weil darunter Exazerbationen einer FSME beobachtet wurden.

Wegen der insgesamt erheblichen Infektionsgefahr, einer Gesamtletalität von ca. 2–3% und der sehr guten Verträglichkeit der Impfstoffe wird bei anzunehmender Exposition, z.B. durch Reise in ein Endemiegebiet, eine Immunprophylaxe (0,05 ml/kgKG; Schutzdauer 4–6 Wochen) mit FSME-Immunglobulin ebenso empfohlen wie eine aktive Immunisierung (Schutzimpfung im Abstand von 4 Wochen mit Wiederholung nach 1 Jahr) für Menschen, die sich beruflich oder als Naturfreunde in Endemiegebieten aufhalten.

3.3 Poliomyelitis acuta anterior

3.3.1 Epidemiologie und Pathogenese

Im Gegensatz zur hohen Inzidenz in Entwicklungsländern hat die Schutzimpfung bei uns dazu geführt, daß die Poliomyelitis nur noch bei 5–8 Fällen/Jahr auftritt. Die derzeit nachlassende Impfbereitschaft läßt einen Wiederanstig befürchten. In Deutschland betroffen sind vorwiegend Immunsupprimierte, ausgelöst durch Impfstämme, oder nichtgeimpfte Patienten. Jeder 10. Patient mit Polio wird intensivpflichtig. Andere Enteroviren können ein polioähnliches, meist aber gutartig verlaufendes Krankheitsbild auslösen. Alle 3 Polioviren werden orofäkal-oral übertragen, oft durch asymptomatische Ausscheider. Gehirn und Myelon sind während der Virämie betroffen. Die Infektion verläuft in 90–95% der Fälle klinisch inapparent (jedoch sind Betroffene Überträger!). Warum manche Patienten schwere ZNS-Komplikationen erleiden, ist nicht bekannt.

3.3.2 Symptome und Diagnostik

Während in Europa Poliomyelitis überwiegend in den Sommermonaten auftritt, gibt es in den Entwicklungsländern keine jahreszeitliche Bindung (Reiseanamnese!). Nach einer 3- bis 14tägigen Inkubationszeit (Tonsillektomie in der Inkubationszeit begünstigt das Eindringen der Viren ins ZNS) entwickelt die Hälfte der Patienten unspezifische Symptome eines gastrointestinalen oder respiratorischen Infekts. Wenige Patienten entwickeln eine aseptische Meningitis, und davon wiederum nur wenige eine schlaffe, meist asymmetrische, proximale und meist beinbetonte Parese mit Atrophie verschiedener Muskeln, auch der Atemmuskulatur. Das Postpoliosyndrom ist eine fortschreitende Vorderhorndegeneration mit Jahren bis Jahrzehnten Latenz.

Die neuroradiologischen Untersuchungen ergeben Normalbefunde. Im Liquor findet sich meist eine lymphozytäre Pleozytose, im paralytischen Stadium normalisiert sich die Zellzahl. Das Virus kann während der paralytischen Phase in der Rachenspülflüssigkeit und im Stuhl isoliert werden, im Blut hingegen nur vor der paralytischen Phase. Liquorviruskulturen gelingen praktisch nie. Ein 4facher Anti-Polio-Antikörpertiteranstieg im Krankheitsverlauf ist beweisend für die Diagnose. Isolierte Motoneuronschäden ohne elektrophysiologische Zeichen einer Demyelinisierung sind wichtig zur Abgrenzung von einer akuten Polyneuritis.

3.3.3 Therapie und Prognose, Prophylaxe

Es gibt keine spezifische, sondern nur eine symptomatische Therapie. Während der ersten Tage der Polioinfektion wird Bettruhe empfohlen, da körperliche Anstrengung die Paresen verschlechtern kann. Da Polio auch den Hirnstamm betrifft, ist ein engmaschiges Monitoring der Vitalfunktionen, Atemminutenvolumen und der kardialen Funktionen erforderlich. Bei einem solchen Verlauf wird man die Indikation zu frühzeitiger Tracheotomie relativ großzügig stellen. Für eine längerfristige (Heim)beatmung haben sich BIPAP-Geräte bewährt. Anfälle, persistierendes Fieber, schwerere Bewußtseinsstörung sind prognostisch ungünstig, ebenso Fortbestehen einer Plegie über 6 Monate.

Prophylaktisch wird eine orale Impfung nach Sabin mit abgeschwächter Lebendvakzine oder eine i.m.-Impfung mit inaktivierter Virussuspension nach Salk durchgeführt.

3.4 Tollwut

3.4.1 Epidemiologie

Die weltweit verbreitete Erkrankung ist selten in den USA und Europa (weniger als 5 Fälle/Jahr), jedoch häufig in Entwicklungsländern. Die Infektion erfolgt über Speichel oder anderes infektiöses Material, meist durch Bißverletzungen. Füchse, Fledermäuse, Nager und einige andere Tiere können die Erkrankung übertragen. Das Virus breitet sich retrograd bis zu den Spinalganglien aus, vermehrt sich dort, und invadiert dann das ZNS. Danach wird es über die Speicheldrüsen ausgeschieden.

3.4.2 Symptome

Nach einer Inkubationszeit von 20–90 Tagen beginnen lokale Schmerzen, Parästhesien und allgemeines Krankheitsgefühl mit Fieber und Reizbarkeit. Die Überempfindlichkeit gegen Sinnesreize führt in dieser 1. Phase zu massiven Verkrampfungen der Gesichts-, Rumpf- und Zwerchfellmuskulatur. Es kommt zu Unruhe, Ängstlichkeit und vermehrtem Speichel- und Tränenfluß. Danach kommt es zu einem Erregungsstadium mit schmerzhaften Krämpfen der Schlundmuskulatur (Hydrophobie), gefolgt im 3. Stadium von tonisch-klonischen Krämpfen. Die manifeste Tollwut kann bisher beim Menschen nicht geheilt werden, die Intensivmedizin kann lediglich den praktisch immer letalen Verlauf um einige Zeit aufhalten.

3.4.3 Prophylaxe bei Bißwunden

Nach Wundreinigung und Desinfektion chirurgische Wundversorgung ohne Naht. Dann schnellstmögliche aktive Immunisierung mit z.B. HDC-Vakzine (Rabivac 1 ml i.m.). Erste Impfung sofort, dann am 3., 7., 14. und 30. Tag nach Verletzung. Eine passive Immunisierung wird erreicht durch humanes oder equines Antirabiesserum, z.B. Beriab, 20–30 IE/kgKG.

4 Chronische Meningitis

4.1 Symptome und Ursachen

Unter „chronischer Meningitis" versteht man eine über 4 Wochen andauernde Entzündung der Meningen ganz unterschiedlicher Ursache (Übersicht 24-3). Diese deskriptive Diagnose muß also als weitergehende diagnostische Herausforderung aufgefaßt werden.

Übersicht 24-3. Ursachen chronischer Meningitis/Meningoenzephalitis

Infektiös (häufig)

- Pilze*
- Bakterien*
  - Mykobakterien
  - Spirochäten (v. a. Borrelien)
  - Brucellen
  - Actinomyceten
  - Nocardien
  - Rickettsien
- Parasiten*
  - Protozoen (Toxoplasma u. ä.)
  - Helminthen (Echinococcus u. ä.)
- Viren
  - HSV, CMV, VZV, JCV/SV 40
  - Mumps, SSPE, LCM, ECHO, HIV
- septisch-metastatische Herdenzephalitis*

Systemerkrankungen

- M. Behçet
- M. Boeck
- familiäres mediterranes Fieber

Medikamente

- Kontrastmittel
- intrathekale Medikamente
- NSAR
- Penicillin, Ciprofloxacin, Trimethoprim, andere

*Neoplastisch * (häufig)*

- Primärer ZNS-TU
- Meningeosis lymphomatosa, carcinomatosa

Septisch-metastatische Herdenzephalitis (häufig)

Vaskulitis

- granulomatöse Angiitis
- Riesenzellarteriitis
- sLE
- andere Kollagenosen

Rupturierte (epi)dermale Zysten o. ä.

Mollaret-Meningitis

Prioonosen

* Siehe auch entsprechende ausführliche Kapitel in diesem Buch.

Die eigentlichen meningitischen Symptome und Befunde (Kopfschmerz, Nausea; Fieber, Nackensteife), begleitende enzephalitische Symptome (organische Psychosen jeder Ausprägung und Krampfanfälle) sind meist relativ blande. Dagegen führen im Verlauf auftretende, mehr oder weniger spezifische andere Manifestationen der Krankheitsursache zur akuten und dann auch intensivmedizinisch relevanten Dekompensation: Herdbefunde durch intraparenchymale Läsionen, Hirndrucksymptome durch Hydrozephalus, (kaudale) Hirnnervenausfälle durch Infiltrationen. Da bei akuter Dekompensation die Symptome denen der akuten Meningoenzephalitis gleichen, wird die chronische Meningitis in diesem Kapitel des Buchs abgehandelt.

Chronische Meningitiden weisen unterschiedliche *Verlaufsmuster* auf, die klinisch bei der Eingrenzung der breiten Differentialdiagnose helfen:
1. chronisch-progrediente Verschlechterung mit partiellen Remissionen und krisenhaften Zuspitzungen (z. B. Vaskulitiden);
2. rezidivierende Krisen mit intermittierender Beschwerdefreiheit (z. B. Mollaret-Typ, Abszeßrupturen);
3. chronifizierte Meningoenzephalitis nach akuter bakterieller oder viraler Meningoenzephalitis;
4. akut erscheinende Erkrankungen bei Immunsupprimierten (z. B. Kryptokokkose bei HIV).

4.2 Diagnostik

Die klinische Feststellung eines chronischen meningitischen Syndroms ist einfach. Hydrozephalus plus Hirnnervenausfälle sprechen für eine ursächliche Infektion. Befunde bei der allgemein-körperlichen Untersuchung (Funduskopie: z. B. Tbc, Uveitis, Pilzexsudate; Lymphknotenschwellung) können die spezifische Ursachenfindung erleichtern.

Das Vorliegen einer Meningitis wird bestätigt durch den *Liquorbefund* einer zumindest überwiegend lymphozytären Pleozytose (nicht unbedingt vorhanden bei Infektionen Immunsupprimierter/HIV!) und Blut-Liquor-Schranken-Störung. Weniger als 50 Zellen/µl sprechen für nichtinfektiöse Ursache, >200 Zellen/µl für Infektion. Wenn Neutrophile das Bild beherrschen, spricht dies für bestimmte Bakterien (Aktinomyces, Brucella, Nocardia), Pilze (v. a. Aspergillus, Candida, Coccidioides, Blastomyces) oder LCM-Virusinfektion.

Eosinophile können bei Parasitosen, bei allergischer Genese und selten bei Pilzerkrankungen gefunden werden. Epitheloidzellen sprechen für eine Mollaret-Meningitis. Tumor-, insbesondere Lymphomzellen, müssen auch bei niedrigen Zellzahlen stets gesucht werden. Das Liquoreiweiß ist immer erhöht; ist es sehr hoch, muß an rupturierte Zysten und Hydrozephalus gedacht werden. Sehr niedrige Zuckerwerte findet man v. a. bei Tbc und Pilzinfektionen.

CCT und meist auch *MRT* jeweils ohne und mit Kontrastmittel sind obligat notwendige Zusatzuntersuchungen. Sie können u. U. zu einer raschen Ursachendifferenzierung einer chronischen Meningoenzephalitis führen, insbesondere dem Nachweis/Ausschluß von neoplastischer und vaskulitischer Genese oder einer Zystenruptur dienen. Auch kann die Verteilung entzündlicher Läsionen (s. unten) bzw. Meningenbefalls (z.B. basale Meningitis bei Tbc) diagnostisch wegweisend sein. Das *EEG* ergibt dem klinischen Zustand entsprechende Befunde: Allgemeinveränderung entsprechend Bewußtseinstrübung, Herdbefunde, evtl. epilepsietypische Potentiale. Der Wert des EEG liegt v.a. im Monitoring einer Veränderung während der Therapie, die sich manchmal rascher als klinisch erfaßbar zeigt. Die *transkranielle Dopplersonographie* ist hilfreich bei der (Verdachts)diagnose einer Vaskulitis.

- *Definition:* Meningitisches Syndrom (Kopfschmerz, Nausea, Fieber, Nackensteife) >4 Wochen unterschiedlichster Ätiologie.
- *Symptome:* nach unterschiedlicher Vorgeschichte akute dekompensierend (quantitative und qualitative exogene Psychose, Hydrozephalus, epileptische Anfälle, Hirnnervenläsionen).
- *Diagnosesicherung:* Liquor: überwiegend lymphozytäre Pleozytose und Schrankenstörung.
- *Diagnostik:* breit, entsprechend Vielzahl der Ursachen.

4.3 Spezielle Erkrankungen

4.3.1 Bakterien, Pilze, Parasiten

Die anteilmäßig häufigsten bakteriellen, mykotischen und parasitären Ursachen einer chronischen Meningitis wurden bereits in anderen Kapiteln abgehandelt. Kopfschmerzen, Somnolenz, supratentorielle Herdsymptome ohne oder mit epileptischen Anfällen, Ausfälle an der Schädelbasis verlaufender Hirnnerven und Hydrozephalussymptome (Bewußtseins- und Antriebsstörungen, Obskurationen) beherrschen meist das Bild. Bei Parasitosen kann die allgemeine und internistische Untersuchung wegweisende Befunde ergeben. Die Diagnose wird mikrobiologisch/serologisch gestellt. Bei adäquater spezifischer Behandlung ist die Prognose gut.

4.3.2 Septisch-metastatische Herdenzephalitis

Die septisch-metastatische Herdenzephalitis bei Endokarditiden kann sehr chronisch und wechselhaft verlaufen. Enzephalopathische quantitative und qualitative Psychosen, fakultativ mit wechselnden Herdsymptomen, sind typisch; differentialdiagnostisch ist v.a. eine zerebrale Vaskulitis zu erwägen. Wegweisend sind wechselndes Herzgeräusch (viel sensitiver als Echokardiographie) und positive Blutkulturen (meist Strepto- oder Staphylokokken).

4.3.3 Neoplasmen

Bei *neoplastischen* infiltrativen Meningitiden stehen Kopf- und evtl. radikuläre Schmerzen oft im Vordergrund (s. Kap. 29). Ein bekannter Primarius

(Lymphom, Leukämie, Lunge, Mamma, Pankreas, Melanom) legt die Diagnose bereits nahe. Je nach Tumor und Ausmaß des Befalls kann die Routineliquordiagnostik vielfältige Variationen aufweisen. Zytologie und ggf. Immunzytochemie sind essentiell. Hochdosiertes Kortison ist oft rasch schmerzlindernd. Die weitere Therapieplanung darf nicht verzögert werden.

4.3.4 Viren

Viren außer HIV (s. Kap. 26) können selten Ursache einer chronischen Meningitis sein. Vor allem CMV, SSPE, HSV, VZV, Mumps, ECHO, JVC/SV40 (progressive multifokale Leukenzephalopathie, PML) kommen in Frage, insbesondere bei Patienten mit beeinträchtigtem Immunsystem.

Nach einer Infektion mit dem lymphozytären Choriomeningitisvirus (LCM-Virus) sollte man fahnden bei Patientenkontakt mit Nagern. Stets sind ausgeprägte enzephalopathische Symptome vorhanden, meist in einer dementiellen Ausformung mit kognitiven Störungen (Konzentration, Aufmerksamkeit, Merkfähigkeit, Abstraktionsvermögen etc.), aber auch Affektstörungen, v.a. bei Mitbeteiligung des limbischen Systems (HSV). Epileptische Anfälle sind erstaunlich selten und meist auch rasch effektiv zu behandeln, sieht man von wenigen katastrophalen Verläufen ab. Die Diagnose wird serologisch oder mittels PCR im Liquor gesichert. Ein MRI kann wegweisende Befunde ergeben aufgrund temporaler (HSV-)Lokalisation der Parenchymbeteiligung bzw. im dorsalen Marklager (PML).

Die Therapie entspricht prinzipiell der allgemeinen bei der akuten Verlaufsform (s. oben). Aciclovir kann helfen gegen HSV und VZV, Ganciclovir gegen CMV. Tumorbehandlung kann eine PML effektiv mitbehandeln. Bei viraler chronischer Meningoenzephalitis wurde die Gabe von Kortison (ca. 100 mg Prednisonäquivalent/Tag) öfters als nützlich beschrieben; sie sollte wegen der nur kasuistischen Evidenz aber auf die Fälle beschränkt bleiben, die sich trotz allgemeiner oder virustatischer Therapie kritisch verschlechtern. Insgesamt ist die funktionelle Prognose nicht gut.

Die *subakute sklerosierende Panenzephalitis (SSPE)* ist eine immunologisch noch nicht verstandene Spätkomplikation ca. 7 Jahre nach durchgemachter Maserninfektion. Ausgehend von Wesensänderung, Demenz und Krampfanfällen entwickelt sich über 1–3 Jahre geradlinig progredient ein Dekortikationssyndrom. Im EEG finden sich alle 5–8/s langsame periodische Komplexe. Der Liquor zeigt eine γ-Globulin-Erhöhung, oligoklonale IgG-Banden und erhöhte Masernvirustiter. Der MR-Befund ist charakteristisch panenzephalitisch. Bisher konnte nur Isinoplex die Überlebenszeit verlängern (kasuitische Evidenz). Im Gegensatz zu dieser Kinderkrankheit gibt es auch 1–6 Monate nach Masernexanthem eine subakute rasch letale Masernenzephalitis, die häufig mit Kojewnikoff-Anfällen einhergeht. Im Gegensatz zur SSPE lassen sich dabei keine Masernantikörper im Liquor nachweisen.

4.3.5 Borreliose

Eine Lyme-Krankheit (Borrelia burgdorferi) im Stadium disseminierter Infektion wird nur selten auf eine Intensivstation führen. Sie äußert sich am häufigsten als protrahierte Meningoenzephalitis mit im Vordergrund stehenden, oft attackenförmig akzentuierten Kopfschmerzen. Eine begleitende Diplegia facialis oder Polyneuritis cranialis rückt Borrelien an die 1. Stelle der Differentialdiagnosen. Alle Teile des Nervensystems können in bunten Variationen betroffen sein. Ein vorausgegangenes Erythema migrans oder Bannwarth-Syndrom sind keinesfalls regelhaft nachweisbar.

In Anbetracht der Häufigkeit von Zeckenstichen darf eine positive Anamnese nicht zum Unterlassen der Differentialdiagnostik führen. Bei einer lymphozytären Pleozytose um 100 Zellen/µl finden sich oft einige Plasmazellen. Die Diagnose wird am besten durch intrathekal gebildete Antikörper (Westernblot) und PCR gesichert. Im Stadium der persistierenden Infektion dagegen tritt eine Enzephalitis (ohne oder mit Myelitis, Vaskulitis, Polyneuropathie) in den Vordergrund, die sowohl klinisch als auch bisweilen MR-morphologisch zunächst an eine multiple Sklerose denken läßt. Als sicherste und meist auch rasch erfolgreiche Behandlung sind Cephalosporine der 3. Generation (Ceftriaxon, Cefotaxim) über 2–4 Wochen zu empfehlen. Vor allem bei Enzephalitis ist eine begleitende Kortikoidgabe zu erwägen; Studien gibt es dazu aber nicht.

4.3.6 Morbus Boeck

Die Boeck-Sarkoidose kann, wenn auch selten als Primärmanifestation, als chronische Meningoenzephalitis verlaufen. Ein druckaktiver Hydrozephalus ist dann häufig. Herdsymptome durch fokale Granulome oder Angiitis kommen ebenso vor wie Neuropathien und Myopathie. Mediastinale Lymphknoten und funduskopisch sichtbare Granulome sind wegweisende Befunde. Meist besteht eine lymphozytäre Pleozytose, und gelegentlich glückt der zytologische Nachweis von charakteristischen Epitheloidzellen. Das Liquoreiweiß kann fast normal bis sehr hoch (2 g/l) sein. Der Liquorbefund ist u. U. aber auch von dem einer MS nicht unterscheidbar.

Gleiches gilt für häufig sichtbare periventrikuläre Entzündungsherde im MR, falls sich kein Befall der Meningen oder isolierte multiple Granulome nachweisen lassen. Eine ACE-Erhöhung im Liquor ist ein unspezifischer Hinweis auf Sarkoidose, da sie auch bei anderen Entzündungen auftreten kann. Ihr Nutzen liegt darin, daß sie ein Marker des Therapieerfolgs ist. Medikament der Wahl sind Glukokortikoide, die wir bei intensivpflichtigen Verläufen zunächst hoch dosieren (250–500 mg Methylprednisolon/Tag oder Äquivalent über 5 Tage) und dann mit 60–100 mg/Tag p.o. weiterführen, bis nach deutlicher Besserung sehr langsam reduziert werden kann. Bei seltenen Therapieversagern muß auf Immunsuppressiva (Cyclophosphamid, Methotrexat, Cyclosporin A) zurückgegriffen werden.

4.3.7 Prioonosen

Prioonosen, insbesondere die Creutzfeld-Jakob-Krankheit, werden in ihrer klassischen Manifestation kaum auf eine Intensivstation führen. Allerdings lassen die zunehmend häufig beschriebenen Verlaufs- und Symptomvariationen dies bei ungenügend bekannter Anamnese unter dem Leitsymptom einer progredienten exogenen Psychose mit Myoklonien zukünftig denkbar erscheinen. Es scheint zumindest verdächtige Verteilungsmuster intraparenchymaler Herde im MRI zu geben. Der Liquorbefind zeigt eine leichte Eiweißerhöhung mit positivem 14–3-3-Protein. Im allgemein veränderten EEG sind periodische triphasische Wellen eingelagert.

4.3.8 Morbus Behçet

Ein M. Behçet kann sich gelegentlich als subakut-fluktuierende aseptische Meningoenzephalitis präsentieren. Die typische Trias dieser sehr wechselhaft verlaufenden Immunvaskulitis umfaßt noch orogenitale Ulzerationen und Uveitis. Lunge, Niere, und der Magen-Darm-Trakt können mitbetroffen sein. Die größte Prävalenz dieser Erkrankung besteht bei Mittelmeeranrainern und Japanern. Neurologische Herdbefunde sind fast immer zu finden, oft auch eine Polyneuropathie. Die Diagnose wird klinisch gestellt und gestützt durch Entzündungsparameter sowie einen vaskulitisverdächtigen MR-Befund. Eine Arteriographie kann unspezifisch vaskulitistypische Veränderungen kleinerer Gefäße darstellen.

Eine hochdosierte Kortikoidtherapie über ca. 3 Monate muß meist durch Chlorambucil (0,1 mg/kgKG) ergänzt werden, welches dann die Basis der Dauerbehandlung bleibt.

4.3.9 Mollaret-Meningitis

Unter Mollaret-Meningitis versteht man rezidivierende, abrupt auftretende aseptische Meningitisepisoden mit hohem Fieber, Meningismus, Hirndruckkrisen und rapider Verschlechterung bisweilen bis in ein Koma, was sich alles innerhalb weniger Tage selbst limitiert. Die Liquorpleozytose (bis zu mehreren Tausend Zellen/μl) ist gemischtzellig, Eiweiß nur leicht erhöht, Zucker meist normal. Diagnostisch sind atypische große monozytäre „Mollaret-Zellen". Die Krankheit galt lange als rätselhaft. Inzwischen wurde mittels PCR eine Assoziation mit jeweils reaktivierten Herpesviren, insbesondere HSV-2 (auch ohne orogenitale Manifestation), gefunden. Ob dies die Erkrankung bei allen dieser Patienten erklärt und ob Aciclovir als Rezidivprophylaxe hilfreich ist, bedarf noch des Beweises. Man sollte eine PCR im Akutstadium aber veranlassen und ggf. auch mit Aciclovir behandeln.

Leicht verwechselbar mit der Mollaret-Meningitis ist das *familiäre Mittelmeerfieber* sowohl vom klinischen Verlauf her als auch vom Liquorbefund.

Allerdings finden sich nie Mollaret-Zellen, und die Meningitis verläuft sehr viel leichter und ist prognostisch sehr gut. Mit dieser autosomal-rezessiven Krankheit ist bei Arabern, Juden und Armeniern zu rechnen. Auch *(Epi)dermoid-* oder *neurenterische Zysten* können durch intermittierende Entleerung ihres Inhalts eine Mollaret-Meningitis vortäuschen. Sie sind am häufigsten orbital, im zerebellopontinen Winkel und parahypophysär lokalisiert, kommen aber auch lumbosakral vor. Letzteres sollte bei der diagnostischen CT-/MR-Untersuchung nicht übersehen werden.

Eine Ausschlußdiagnose stellt die sterile *medikamentös-toxische* Meningitis dar. Bis auf Einzelfälle, die v.a. durch eine vaskulitische Komponente gekennzeichnet waren, ist die Erkrankung nicht intensivmedizinisch relevant. Angeschuldigt werden v.a. NSAR und intrathekale Medikationen; Röntgenkontrastmittel dürften heute keine Rolle mehr spielen. Die Evidenz für andere Medikamente bewegt sich auf kasuistischem Niveau.

4.4 Praktisches Vorgehen

Das gesamte diagnostische Programm (Tabelle 24-4) ist entsprechend der differentialdiagnostischen Möglichkeiten extensiv. Die rationelle Eingrenzung der Differentialdiagnosen erfordert strategisches Geschick und Umsicht. Basisuntersuchungen sind *CCT* (Tuberkulome, Granulome, TU etc.) und Lumbalpunktion. Im günstigen Fall entscheidet der *Liquorstatus* bezüglich infektiöser oder nichtinfektiöser Ursache. Bei HIV-Positiven und Immunsupprimierten kann der Liquorbefund sehr täuschen. Häufig sind die Liquorbefunde auch so unspezifisch pathologisch, daß diese entscheidende Weichenstellung nicht gelingt.

Tabelle 24-4. Praktisches Vorgehen zur Ursacheneingrenzung der chronischen Meningoenzephalitis

1. CCT ohne und mit KM Liquorstatus (reichlich asservieren!) HIV-Serologie	
2. Zellzahl <50 Zellen/µl	2. Zellzahl >200 Zellen/µl oder Immunschwäche
überwiegend wahrscheinlich	
⇓	⇓
nichtinfektiös	infektiös
⇓	⇓
3. Liquorzytologie, evtl. Zytochemie	3. Liquorzytologie
4. MRI	4. MRT (v.a. bei Enzephalitis), Thoraxröntgen, Abdomensonographie, Echokardiographie
5. Thoraxröntgen, Abdomensonographie, Kreatininclearence, serologische Vaskulitisdiagnostik, Ganzkörper-CT	5. Erregerdiagnostik (Tbc, Pilze, Parasiten, seltene Bakterien, Viren) aus Liquor, Serum, Blutkulturen, ggf. Stuhl (Parasiten)
6. Zerebrale Arteriographie	
7. Biopsie	

Da infektiöse Ursachen am häufigsten sind, schließt sich vorrangig eine entsprechende *Erregerdiagnostik* an. Diese muß im Zweifelsfall mehrmals wiederholt werden, wozu sich die ohnehin notwendigen Kontrolliquorpunktionen anbieten (anfangs mindestens wöchentlich). Parallel dazu müssen andere *Organmanifestationen* gesucht werden.

Wenn konservativ die Ursachenklärung nicht gelingt, sollte stets eine Meningealbiopsie angestrebt werden.

Bei Befall anderer Organe (z.B. Lymphknoten bei M. Boeck, Nieren bei Kollagenose, Knochenmark bei Leukose/Lymphom) wird man zunächst diese biopsieren.

4.5 Therapie

Als *unspezifische* Maßnahme sind die Vitalfunktionen zu sichern, auf großzügige Hydratation und Elektrolytausgleich ist zu achten. Bei Hydrozephalus sollte frühzeitig eine externe Ventrikeldrainage gelegt werden. Antiepileptisch sollte erst nach einem Anfall behandelt werden (Valproat i.v., Phenytoin i.v.), nicht aufgrund eines EEG-Befunds.

Die *spezifische* Behandlung ergibt sich aus der spezifischen Diagnosestellung. Da diese u.U. einige Zeit in Anspruch nimmt, empfiehlt sich bis dahin wegen der überwiegenden Wahrscheinlichkeit einer infektiösen Ursache ex iuvantibus eine Kombinationsbehandlung aus Tuberkulostatika, Amphotericin B und Cephalosporin der 3. Generation, sieht man von den wenigen Fällen ab, bei denen eine virale oder parasitäre Erkrankung anamnestisch näherliegt. Wird eine infektiöse Ursache im Verlauf der Diagnostik zunehmend unwahrscheinlich, ist hochdosierte Glukokortikoidbehandlung angezeigt (z.B. 500 mg Methylprednisolon/Tag über 5 Tage, dann 100 mg/Tag bis zur Besserung). Bei einzelnen Erkrankungen (Vaskulitiden, Systemkrankheiten (s. oben) kann Chemotherapie notwendig werden.

Literatur

Aurelius E, Johansson B, Sköldenberg B et al. (1991) Rapid diagnosis of herpes simplex enzephalitis by nested polymerase chain reaction assay of the cerbrospinal fluid. Lancet 337:189–192
Blair E, Darby G, Gough G et al. (1998) Antiviral therapy. β-IOS. Scientific Pubishers, Oxford
Dyken PR, Swift A, Durant MA (1982) Long-term follow-up of patients with subacute sclerosing panenzephalitis treated with isinoplex. Ann Neurol 11:359–64
Hacke W, Zeumer H (1986) Herpes simplex enzephalitis. Dtsch Med Wochenschr 111:23–25
Hacke W, Buchner H (1988) Akute Virusenzephalitis. In: Hacke W (Hrsg) Neurologische Notfallmedizin, 2. Aufl. Perimed, Düsseldorf
Halperin JJ (1995) Neuroborreliosis. Am J Med 98:52–54
Halperin JJ (1998) Nervous system Lyme disease. J Neurol Sci 153:182–191
Henkes H, Kölmel HW (1993) Die entzündlichen Erkrankungen des Zentralnervensystems. Handbuch und Atlas, ergänzte Grundausgabe. Ecomed, Landsberg

Kaiser R, Vollmer H, Schmidtke K et al. (1997) Verlauf und Prognose der FSME. Nervenarzt 68:324-330
Korczyn AD(1997) Prion diseases. Curr Opin Neurol 10:273-281
Mende D, Suchenwirth RMA (1990) Neurosarkoidose. Fortschr Neurol Psychiatr 58:7-18
Rubinstein I, Hoffstein V (1987) Angiotensin converting enzyme in neurosarcoidosis. Arch Neurol 44:249-250
Sartor K (1991) Viral infections. In: Sartor K (Hrsg) MR imaging of the skull and brain. Springer, Berlin Heidelberg New York Tokyo, pp 645-648
Schwab S, Jünger E, Spranger M et al. (1997) Craniectomy: an aggressive approach in severe enzephalitis. Neurology 48:412-417
Sköldenberg B, Alestvig K, Burman L et al. (1984) Acyclovir vs. vidarabine in herpes simplex enzephalitis. A randomized consecutive Swedish study in Swedish patients. Lancet II:707-711
Sköldenberg B (1991) Herpes simplex enzephalitis. Scand J Infect Dis 78:40-46
Swartz MN (1987) Chronic meningitis - many causes to consider. N Engl J Med 317:957-961
Tedder DG, Ashley R, Tyler KL, Levin MJ (1994) Herpes simplex virus infection as a cause of benign recurrent lymphocytic meningitis. Ann Intern Med 121:334-338
Weiss MA, Gebarski SS, McKeever PE (1996) Foramen magnum neurenteric cyst causing Mollaret Meningitis: MR-findings. AJNR 17:386-388
Whitley R, Cobbs C, Alford C et al. and the NIAID collaborative antiviral study group (1989) Diseases that mimic herpes enzephalitis: diagnosis, presentation, and outcome. JAMA 262:234-239
Whitley R, Schlitt M (1991) Enzephalitis caused by herpesviruses, including B virus. In: Schield W, Whitley R (eds) Infections of the central nervous system. Raven, New York, pp 41-86
Wilson ME (1991) A world guide to infections: Diseases, distribution, diagnosis. Oxford University Press, Oxford

Kapitel 25
Akute demyelinisierende Enzephalomyelitis (ADEM)

B. Storch-Hagenlocher, R. Hohlfeld

INHALT

1 Ätiologie und Pathogenese

Die ADEM ist eine akute, fulminant verlaufende nichteitrige, monophasische entzündliche Entmarkungserkrankung des ZNS (Leukoenzephalomyelitis), die postinfektiös, meist nach einer viralen Infektionskrankheit, oder nach einer Impfung auftritt. Im Kindesalter sind postinfektiöse Enzephalomyelitiden am häufigsten nach exanthematösen Viruserkrankungen (Masern, Varizellen, Mumps, Röteln), aber auch nach unspezifischen Erkrankungen des oberen Respirationstraktes. Bakterielle Infektionen gehen selten einer ADEM voraus, beschrieben sind jedoch Mykoplasmen- und Campylobacterinfektionen.

Postvakzinale Enzephalomyelitiden wurden früher nach Pockenschutz- und Tollwutimpfungen mit einer Häufigkeit von 1/100 000 bzw. 1–2/10 000 beobachtet. Nach dem Einsatz neuer Impfstoffe sind die postvakzinalen Erkrankungen selten geworden. Mit einer Häufigkeit von 2–4/1 000 000 sind sie nach Masernimpfungen beschrieben, nach Poliomyelitis- und Mumpsimpfungen mit einer Häufigkeit von 1–2/1 000 000.

Die Immunreaktion, die durch Virusinfektion oder Impfung initiiert wird, ist morphologisch nicht von der einer experimentell-allergischen Enzephalomyelitis (EAE) zu unterscheiden. Sie ist charakterisiert durch Einwanderung autoreaktiver T-Lymphozyten in das Hirnparenchym und Freisetzung proinflammatorischer Zytokine, z. T. in Interaktion mit Antikörpern und Makrophagenaktivierung.

Ursache ist wahrscheinlich entweder eine „Immunisierung" gegen Hirnproteine, die als Verunreinigung in Impfstoffen enthalten sind, oder eine

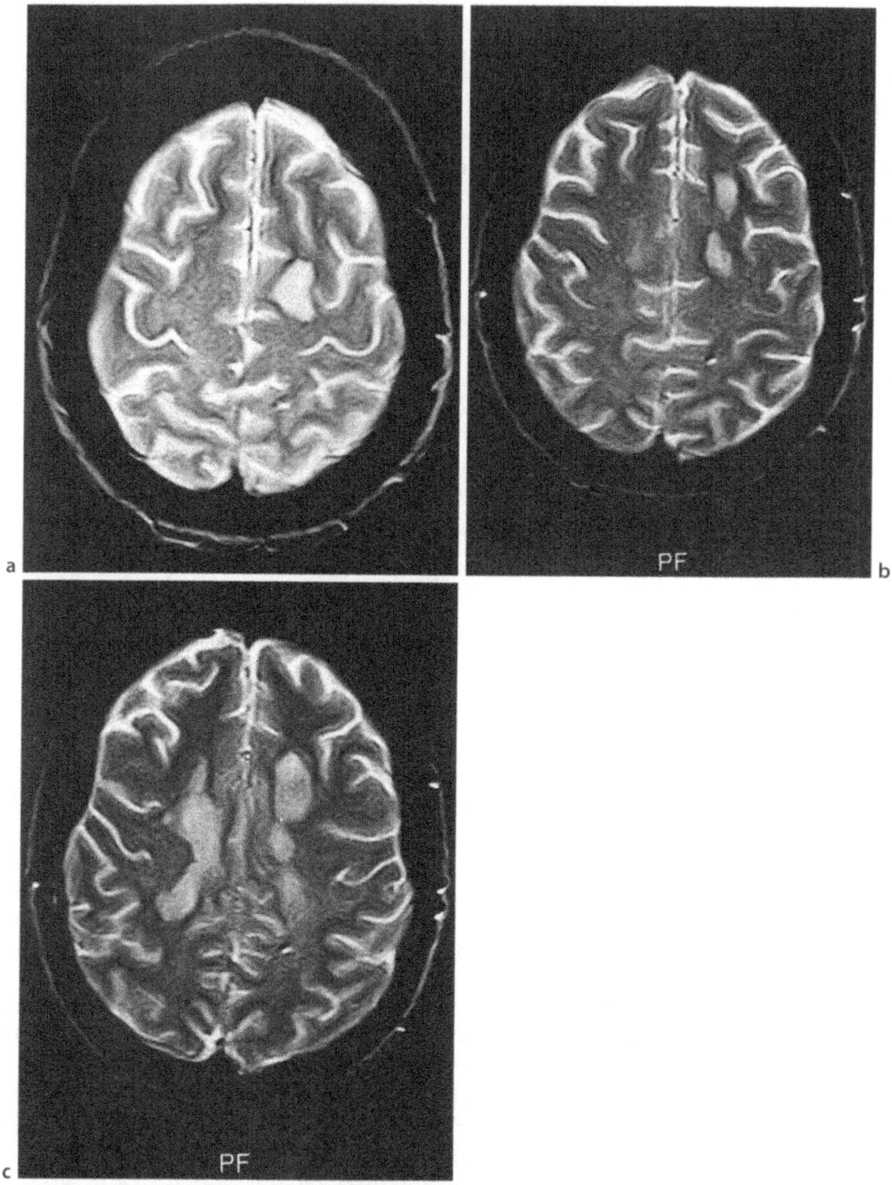

Abb. 25-1 a–f. Akute demyelinisierende Enzephalomyelitis (ADEM). T2-gew. axiale MRT zeigt flächige periventrikuläre Demyelinisierungsherde, die sich bis in das subkortikale Marklager ausdehnen. (*Anmerkung:* Wir danken ganz herzlich Herrn Prof. Dr. Klaus Sartor, Abt. Neuroradiologie der Kopfklinik der Universität Heidelberg, für die Überlassung der MRT-Aufnahmen)

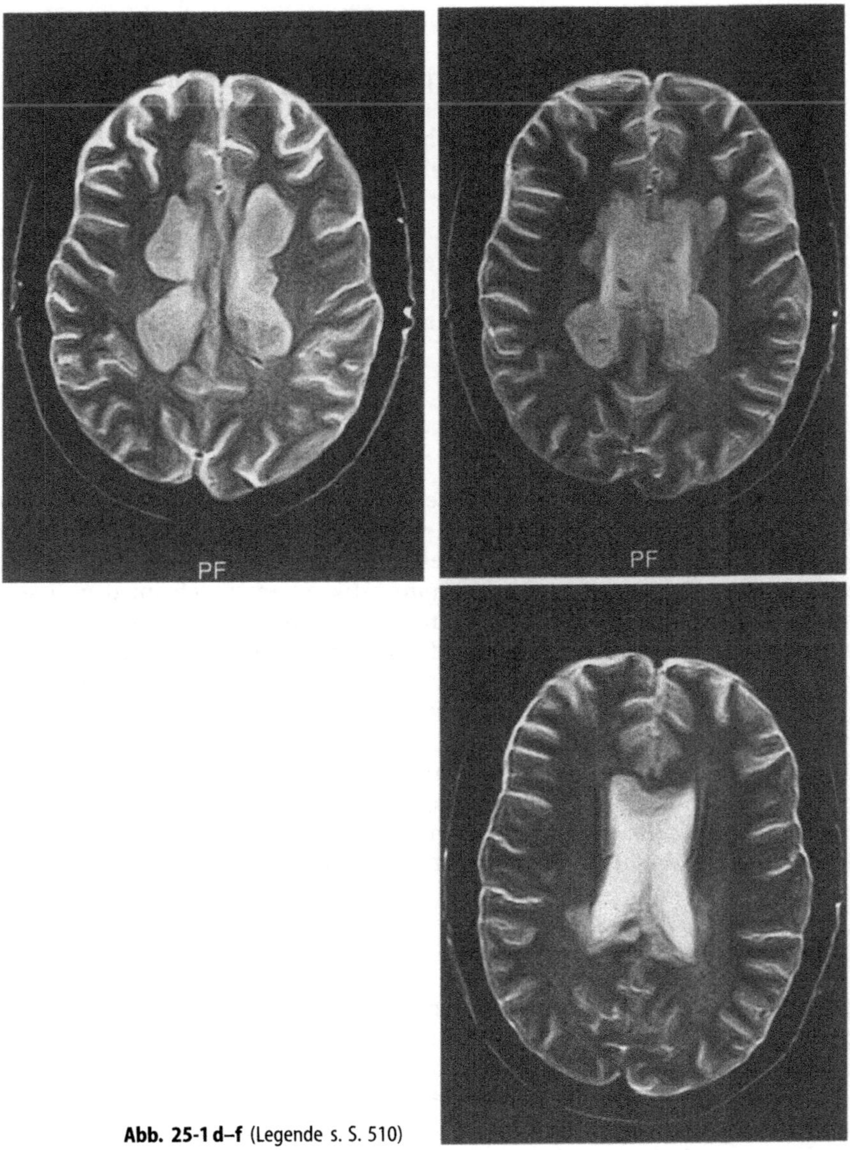

d e f

Abb. 25-1 d–f (Legende s. S. 510)

Kreuzreaktion zwischen Hirnproteinen und Erregerbestandteilen („molecular mimicry").

Pathoanatomisch findet sich eine perivenöse Enzephalomyelitis mit lymphozytär-plasmazellulärer Infiltration und perivenösen Demyelinisierungsherden, die disseminiert und häufig flächig-konfluierend, betont im subkortikalen Marklager lokalisiert sind. Bei sehr schwerer Entzündung kommt es zu Gefäßnekrosen und hämorrhagischer Imbibierung des umliegenden Parenchyms. Diese schwere Verlaufsform entspricht der akuten hämorrhagischen *Hurst*-Leukenzephalitis. Sowohl bei der ADEM als auch bei der Hurst-Enzephalitis handelt es sich um eine immunmediierte, nicht direkt erregerbedingte Entzündung. In keinem Fall konnte ein Erreger in Liquor oder Parenchym nachgewiesen werden.

2 Klinik

Die ADEM entwickelt sich meist mit einer Latenz von 3–15 Tagen nach einer Infektionserkrankung oder Impfung, gelegentlich auch später. Häufig sind Fieber und Kopfschmerzen, Bewußtseinsstörungen und fokale oder generalisierte Anfälle. Die neurologische Symptomatik ist entsprechend der disseminierten Lokalisation polymorph, umfaßt Optikusneuritiden, häufiger auch beidseitig, Hirnnervenlähmungen und zentrale Paresen. Auch isolierte Myelitiden werden beobachtet. Eine Koinzidenz mit einer Polyradikulitis wurde mehrfach beschrieben und ist aus pathogenetischer Sicht auch denkbar.

Die Ausprägung der Symptomatik variiert. Die Hurst-Enzephalitis, als ungünstigster Subtyp, ist klinisch charakterisiert durch akuten Beginn von Kopfschmerzen, Fieber, Meningismus, Verwirrtheit, Bewußtseinstrübung bis zum Koma, generalisierten epileptischen Anfällen und zentralen Paresen. Die Letalität dieser Verlaufsform, meist nach wenigen Tagen, ist hoch.

3 Diagnose

Es gibt keine die ADEM beweisenden Laborparameter, insbesondere gibt es keine charakteristischen Liquorbefunde. Selten ist der Liquor normal. Meist findet sich eine mäßige lymphozytäre Pleozytose unter 1000/µl, gelegentlich mit Granulozyten und Makrophagen. Die Blut-Liquor-Schrankenfunktion kann leicht bis mäßiggradig gestört sein (Albuminquotient $<20 \cdot 10^{-3}$), die lokale Immunglobulinproduktion ist variabel, erregerspezifische Antikörper können nicht nachgewiesen werden. Gelegentlich können transient oligoklonale Bande auftreten. Im EEG können diffuse oder herdförmige unspezifische Veränderungen nachgewiesen werden. Zur Diagnosestellung trägt diese Untersuchung, ebenso wie die Messung der evozierten Potentiale, wenig bei.

Der zentrale Befund ist der Nachweis von Marklagerveränderungen im MRT, die meist flächiger sind als bei der multiplen Sklerose (s. Abb. 25-1 a–f) und, da gleichen Alters, ein einheitlicheres Kontrastmittelverhalten zeigen.

Bei der hämorrhagischen Verlaufsform können auch kleine Einblutungen in die Entmarkungsherde auftreten.

Die differentialdiagnostische Abgrenzung gegenüber erregerbedingten Enzephalitiden muß durch serologische Untersuchungen und durch den fehlenden Erregernachweis erfolgen. Die Abgrenzung der ADEM gegenüber dem ersten Schub einer MS ist bei Auftreten von Bewußtseinsstörungen, Meningismus und fehlenden oligoklonalen Banden leicht, bei weniger charakteristischen Symptomen häufiger aber erst durch den weiteren Verlauf möglich.

4 Therapie und Verlauf

Der Verlauf ist variabel. Bei der postinfektiösen Form ist eine Letalität von 10–40% beschrieben. Eine intensivmedizinische Überwachung und allgemein intensivmedizinische Therapie sind oft notwendig. Der Verlauf kann über Wochen protrahiert sein, und residuale Defizite sind häufig.

Entsprechend der Pathogenese der ADEM ist eine immunsuppressive Therapie indiziert, beginnend mit 500–1000 mg Methylprednisolon/Tag per infusionem über 5 Tage, gefolgt von einer oralen Ausschleichphase über 3 Wochen. Zeigt sich kernspintomographisch unter der Therapie eine Progredienz der Demyelinisierung, kann eine Plasmaseparation mit 3–6 Behandlungen bei 3 Behandlungen/Woche eingesetzt werden. Bei ausbleibender Besserung muß die immunsuppressive Therapie intensiviert werden mit Cyclophosphamid 750 mg–1000 mg per infusionem 1mal/Monat.

Diese Behandlung kann 1- bis 2mal wiederholt werden und sollte von einer niedrigdosierten Kortisontherapie (8–16 mg/Tag p.o.) begleitet sein. Alternativ können 50–100 mg Cyclophosphamid/Tag oral gegeben werden. Unter dieser aggressiven Immunsuppression sind wöchentliche Blutbild- und Urinkontrollen, Bestimmung des CRP und eine Anpassung der Dosierung an evtl. auftretende Komplikationen, wie eine Leukopenie oder Superinfektionen, vorzunehmen. Die Dauer der Therapie muß sich nach dem klinischen Verlauf richten. Bei guter Remission oder stabilem Residualzustand sollte die Therapie wegen möglicher schwerwiegender Nebenwirkungen rechtzeitig reduziert und abgesetzt werden.

Literatur

Boos J, Esiri MM (1986) Parainfectious encephalomyelitis. In: Viral encephalitis – pathology, diagnosis and management. Blackwell Scientific, Oxford, pp 185–241

Kinoshita A, Hayashi M, Miyamoto K et al. (1996) Inflammatory demyelinating polyradiculitis in a patient with acute disseminated encephalomyelitis (ADEM). J Neurol Neurosurg Psychiatry 60: 87–90

Straub J, Chofflon, M, Delavelle J (1997) Early high-dose intravenous methylprednisolone in acute disseminated encephalomyelitis: A successful recovery. Neurology 49:1145–1147

Wiethölter H (1995) Entzündliche Erkrankungen. In: Pfeiffer J, Schröder JM (Hrsg) Neuropathologie: Morphologische Diagnostik der Erkrankungen des Nervensystems, der Skelettmuskulatur und der Sinnesorgane. Springer, Berlin Heidelberg New York Tokio, S 149–151

Kapitel 26
HIV-Infektion und assoziierte opportunistische Infektionen

W. Enzensberger, E. Schielke

INHALT

1 Einleitung

Mehr als die Hälfte aller HIV-infizierten Patienten entwickelt im Verlauf der Erkrankung neurologische Symptome. Bei ungefähr 10% handelt es sich dabei um die klinische Erstmanifestation der Krankheit. Viele neurologische Komplikationen sind gut behandelbar (Tabelle 26-1), z. T. sogar ambulant. In anderen Fällen ist eine intensivmedizinische Therapie erforderlich, seltener wegen des neurologischen Leidens, häufiger wegen zusätzlicher internistischer, insbesondere pulmonaler Komplikation (ca. 10% aller HIV-Patienten).

2 Spektrum HIV-assoziierter neurologischer Erkrankungen

Die meisten neurologischen Komplikationen der HIV-Infektion entwickeln sich erst bei fortgeschrittener Grundkrankheit, also bei Patienten mit sog.

Tabelle 26-1. Therapie HIV-assoziierter zerebraler opportunistischer Infektionen

Infektion	*Therapie*	*Tagesdosis*[a]		*Unerwünschte Wirkungen*
Zerebrale Toxoplasmose	Pyrimethamin	1. Tag 150 mg, dann 100 mg	enteral enteral	Leukozytopenie Anämie
	plus Sulfadiazin (oder plus Clindamycin	2- bis 3mal 2 g 4mal 600 mg	enteral enteral/i.v.)	Thrombozytopenie allergisches Exanthem gastrointestinale
	plus Folinsäure	15(–30) mg	enteral/i.v.	Beschwerden
Listerien-meningo-enzephalitis	Ampicillin	4mal 2–3 g	i.v.	allergisches Exanthem epileptische Anfälle gastrointestinale Beschwerden
Tuberkulöse Meningo-enzephalitis	Isoniazid plus Rifampicin plus Pyrazinamid (evtl. plus Ethambutol initial plus Prednisolon plus Pyridoxin	5 mg/kgKG 10 mg/kgKG 25–35 mg/kgKG 15–25 mg/kgKG 1 mg/kgKG 50–100 mg	enteral/i.v. enteral/i.v. enteral enteral/i.v.) enteral/i.v. enteral	Hepatotoxizität (I, R, P) Polyneuropathie (I, E) allergisches Exanthem (I, E) interstitielle Nephritis (R) Hyperurikämie (P, E) Retrobulbärneuritis (E)
CMV-Enzephalitis	Foscarnet (plus 3–4 l Glukose 5% oder NaCl 0,9% i.v.)	3mal 60 mg/kgKG	i.v. (ZVK)	Nierenfunktionsstörungen Genitalulzera, Elektrolytverschiebungen
	Ganciclovir	2mal 5 mg/kgKG	i.v. (ZVK)	Thrombozytopenie, Neutropenie
Kryptokokken-meningitis	Amphotericin B (in 0,5–1 l Glukose 5% über 6–8 h)	0,3–0,6 mg/kgKG	i.v. (ZVK)	Nierenfunktionsstörung Fieber, gastrointestinale Beschwerden, Anämie
	plus Flucytosin	150 mg/kgKG in 4 Einzeldosen	enteral	Hämatotoxizität, Leberfunktionsstörungen
	(evtl. plus Fluconazol	400 mg	enteral/i.v.)	

[a] Die empfohlenen Dosierungen orientieren sich an normalgewichtigen Erwachsenen. Im Einzelfall kann bei Aids-Patienten zur optimalen Wirksamkeit eine höhere Dosis vonnöten sein; bei unerwünschten Wirkungen oder renaler oder hepatischer Dysfunktion kann eine Dosisreduktion erforderlich sein.

Aids-related complex (ARC) oder im Vollbild Aids. Pathogenetisch unterscheidet man zwischen primären, d.h. direkt HIV-bedingten, und sekundären neurologischen Manifestationen in Form von opportunistischen Infektionen oder Neoplasien.

Eine frühe primäre HIV-Manifestation ist die eher seltene HIV-Meningoenzephalitis, noch seltener bei anderen Patienten die HIV-Polyradikulitis, die meist zum Zeitpunkt der Seronkonversion auftreten und gelegentlich eine intensivmedizinische Behandlung erfordern können. Die im Stadium Aids häufige HIV-Enzephalopathie, die langsam progrediente Myelopathie sowie die meist distal-symmetrischen Polyneuropathien sind auf der Intensivstation in der Regel nur als Begleitkomplikationen relevant.

Unter den sekundären Neuromanifestationen ist die zerebrale Toxoplasmose die mit Abstand häufigste Komplikation. Andere opportunistische Erreger, u.a. Cryptococcus neoformans, Mycobacterium tuberculosis oder Listeria monocytogenes, können ebenfalls lebensbedrohliche ZNS-Erkrankungen verursachen.

Der häufigste Grund für eine intensivmedizinische Behandlung von Aids-Patienten ist die respiratorische Insuffizienz. Epileptische Anfälle sind das häufigste neurologische Symptom, das zur Aufnahme auf eine Intensivstation führt. Daneben können aber auch HIV-unabhängige Erkrankungen, Unfälle und Suizidversuche Anlaß für eine Intensivtherapie HIV-infizierter Patienten sein.

3 Akute HIV-Meningoenzephalitis

3.1 Definition und Epidemiologie

Bei schätzungsweise 1–5% aller HIV-Infizierten kommt es zum Zeitpunkt der Serokonversion zu einer akuten Meningoenzephalitis.

3.2 Klinisches Bild und Differentialdiagnose

Klinisch bieten die Patienten oft nur unspezifische Zeichen wie Fieber, Kopfschmerzen und Abgeschlagenheit, seltener besteht ein deutlicher Meningismus. In schweren Fällen treten Anfälle, ein hirnorganisches Psychosyndrom und Vigilanzstörungen auf. Differentialdiagnostisch kommen sämtliche anderen viralen Meningoenzephalitiserreger in Betracht.

3.3 Diagnostik

Die Zusatzuntersuchungen zeigen die für eine virale Meningoenzephalitis typischen Befunde: Entzündliche Liquorveränderungen mit lymphozytärer Pleozytose und Eiweißerhöhung, Allgemeinveränderungen im EEG, aber unauffällige zerebrale Bildgebung. Der Nachweis von HIV im Liquor mittels Antigentest oder PCR ist grundsätzlich möglich. Antikörper gegen HIV sind jedoch zum Erkrankungszeitpunkt häufig noch nicht nachweisbar, so daß die Diagnose oft erst retrospektiv gestellt wird.

3.4 Therapie und Prognose

Neben einer symptomatischen Therapie mit Bettruhe, fiebersenkenden Maßnahmen und Analgetika sowie u.U. Sedativa und Antikonvulsiva, kann eine kombinierte antiretrovirale Therapie mit 2 Nukleosidanaloga und einem Proteaseinhibitor sinnvoll sein (z.B. 2mal 250 mg AZT, 2mal 150 mg 3TC und 3mal 800 mg Indinavir). Fast immer kommt es auch spontan innerhalb von Tagen oder Wochen zur klinisch vollständigen Remission. Es ist bisher nicht klar, ob eine frühe Meningoenzephalitis eine besondere prognostische Bedeutung für den weiteren Verlauf der HIV-Infektion hat.

4 Zerebrale Toxoplasmose

4.1 Definition und Epidemiologie

Die zerebrale Toxoplasmose ist eine endogene Reinfektion mit dem Protozoon Toxoplasma gondii, das nach einer fast immer asymptomatischen Primärinfektion in Pseudozystenform im Gehirn, im Auge sowie in quergestreifter und Herzmuskulatur persistiert und nur bei erheblicher zellulärer Immundefizienz erneut virulent wird (bei über 90% der Toxoplasmosepatienten ist die CD4-Lymphozytenzahl <150/μl). In Mitteleuropa, wo die Durchseuchungsrate mit Toxoplasma gondii zwischen 50 und 80% der erwachsenen Bevölkerung beträgt, erkranken 10–30% der Aids-Patienten an einer zerebralen Toxoplasmose, der hierzulande häufigsten zerebralen opportunistischen Erkrankung.

4.2 Klinisches Bild und Differentialdiagnose

Innerhalb von Tagen bis wenigen Wochen entwickeln sich ein hirnorganisches Psychosyndrom (ca. 70%) und/oder fokalneurologische Zeichen (50–80%), wie Mono- oder Hemiparese, Aphasie, Gesichtsfelddefekte, seltener auch extrapyramidale oder zerebelläre Symptome. Ungefähr die Hälfte der Patienten hat Fieber. Kopfschmerzen treten ebenfalls bei ungefähr 50% der Patienten auf. Etwa 30% der Patienten erleiden fokale und/oder generalisierte epileptische Anfälle.

Klinisch und mittels Bildgebung ist die zerebrale Toxoplasmose zunächst oft nicht von einem ZNS-Lymphom abzugrenzen. Auch bakterielle Hirnabszesse können ein ähnliches Bild verursachen. Die progressive multifokale Leukoenzephalopathie kann in der Regel durch die fehlende Kontrastmittelaufnahme in der zerebralen Bildgebung unterschieden werden.

4.3 Diagnostik

Wegweisend sind bildgebende Verfahren. Im kranialen Computertomogramm (CCT) findet man einen (ca. 30%) oder mehrere (ca. 70%) nativ hypodense Herde mit perifokalem, raumfordernden Ödem, die meistens ringförmig oder fleckförmig bis homogen Konstrastmittel anreichern (Abb. 26-1). Die bevorzugte Lokalisation ist das supratentorielle Marklager. Die Magnetresonanztomographie (MRT) kann zusätzliche Herde zeigen, die sich im CT (noch) nicht darstellen.

Im Liquor finden sich nur unspezifische Veränderungen. Serologisch läßt sich fast immer ein spezifischer IgG-Antikörper-Durchseuchungstiter nachweisen. IgM-Antikörper, stark erhöhte IgG-Antikörper-Titer oder eine deutliche Titerbewegung sind in der Regel nicht nachweisbar, ebenso fehlt oft eine spezifische intrathekale Antikörpersynthese. Der Nachweis von Toxoplasmagenom durch die Polymerasekettenreaktion (PCR) im Liquor ist bislang keine sichere diagnostische Methode.

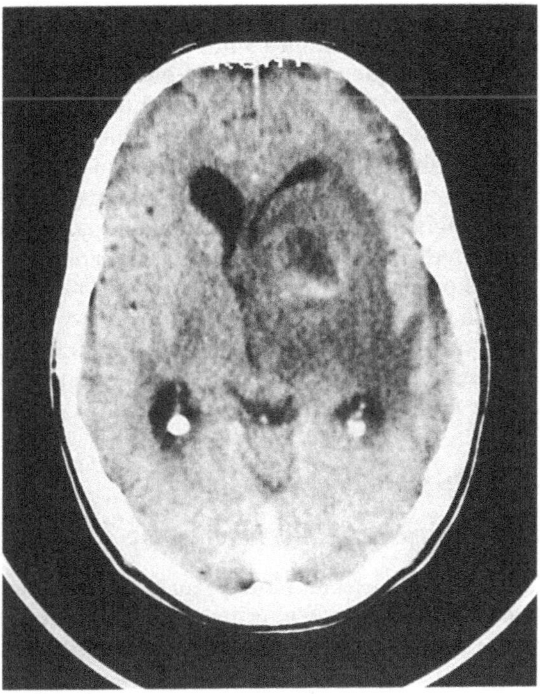

Abb. 26-1. KM-CT bei zerebraler Toxoplasmose. Ringförmig KM-anreichernder Herd mit perifokalem Ödem und erheblich raumfordernder Wirkung

Normalerweise wird deshalb die Diagnose ex juvantibus gesichert, da über 90% der Toxoplasmosepatienten unter Therapie innerhalb von Tagen bis 2 Wochen eine deutliche klinische Besserung und einen Rückgang der Herde im CT zeigen. Erst wenn dies nicht der Fall ist, kann eine stereotaktische Hirnbiopsie zur histologischen Diagnoseklärung erwogen werden.

4.4 Therapie und Prognose

Bereits bei Verdacht auf eine zerebrale Toxoplasmose soll umgehend eine Kombinationstherapie aus Pyrimethamin und einem Sulfonamid begonnen werden (Tabelle 26-1). Zur Prophylaxe myelotoxischer Nebenwirkungen (v.a. Thrombopenien) gibt man Folinsäure. Bei einer Granulozytopenie von <500/µl oder einer Thrombozytopenie von <20 000/µl ist eine temporäre Dosisreduktion erforderlich.

Eine antiödematöse Therapie mit Kortikosteroiden sollte nur bei vital bedrohlichen Hirndruckzeichen durchgeführt werden; sie ist dann normalerweise gut wirksam. Antikonvulsiva sollten nur bei manifesten Anfällen und nicht prophylaktisch gegeben werden.

Nach 4–6 Wochen kann die Dosis der Akuttherapie reduziert werden. Eine lebenslängliche Sekundärprophylaxe (z.B. täglich 25 mg Pyrimethamin plus 1 g Sulfadiazin oder täglich 50 mg Pyrimethamin, jeweils plus 15 mg Folinsäure jeden 2. Tag) ist zwingend erforderlich, da andernfalls frühzeitig mit 50–80% Rezidiven zu rechnen ist.

Bei fehlendem Ansprechen auf die Therapie sollte die Diagnose überprüft werden, ggf. durch eine stereotaktische Hirnbiopsie. Bestätigt sich dabei die ZNS-Toxoplasmose, kann als Ultima ratio eine möglichst hochdosierte Dreifachkombination von Pyrimethamin, Sulfadiazin und Clindamycin versucht werden, evtl. auch die Gabe von Atovaquon (3mal 750 mg/Tag oral, Einnahme möglichst zusammen mit fetthaltiger Mahlzeit).

Die Mehrzahl aller rechtzeitig behandelten Patienten überlebt eine zerebrale Toxoplasmose, allerdings behalten 50–80% unterschiedlich schwere neurologische Defizite. Die durchschnittliche Überlebenszeit von Toxoplasmosepatienten beträgt knapp 1 Jahr. Inwieweit sich dies durch Einführung der konsequenten antiretroviralen Kombinationstherapie verändert, kann derzeit noch nicht abgeschätzt werden.

5 Listerienmeningoenzephalitis

5.1 Definition und Epidemiologie

Die durch Listeria monocytogenes hervorgerufene Meningitis oder Meningoenzephalitis ist eine seltene Komplikation bei Aids-Patienten. Die Infektion erfolgt oral, meist durch den Verzehr von Milchprodukten (v.a. Rohkäse).

5.2 Klinisches Bild und Differentialdiagnose

Die Listeriose des ZNS kann sich unter dem Bild einer eitrigen Meningitis manifestieren, aber auch als subakut verlaufende Rhombenzephalitis mit progredienten Hirnstammsymptomen.

Differentialdiagnostisch ist an andere bakterielle Meningitiserreger zu denken bzw. eine Hirnstammenzephalitis durch Mycobacterium tuberculosis oder das Zytomegalievirus.

5.3 Diagnostik

Bei der meningitischen Verlaufsform erfolgt die Diagnose über den Liquor. Die entzündlichen Veränderungen können bei Aids-Patienten diskreter sein als bei anderen bakteriellen Meningitiden. Mit Glück findet man im Grampräparat grampositive Stäbchen. Der kulturelle Nachweis ist schwierig, die PCR nur mäßig sensitiv. Serologische Tests können versucht werden.

Bei der enzephalitischen Verlaufsform zeigt das Magnetresonanztomogramm abszeßartige kleine Herde v.a. im Hirnstamm, die in den Randzonen meist kräftig Kontrastmittel anreichern.

5.4 Therapie und Prognose

Die Therapie mit Ampicillin (Tabelle 26-1) sollte bei entsprechendem Verdacht sofort begonnen und ggf. 4–6 Wochen lang durchgeführt werden.

Grundsätzlich ist bei frühzeitigem Behandlungsbeginn eine vollständige Heilung möglich. Die Letalität liegt aber bei HIV-negativen Kollektiven bei bis zu 60% und ist für Aids-Patienten nicht genau bekannt.

6 Tuberkulöse Meningoenzephalitis

6.1 Definition und Epidemiologie

Zerebrale Infektionen mit Mycobacterium tuberculosis (s. auch Kap. 22) sind in Mitteleuropa eine relativ seltene Komplikation bei Aids, außer bei HIV-infizierten Patienten mit i.v.-Drogenabusus oder afrikanischer oder südamerikanischer Herkunft.

6.2 Klinisches Bild und Differentialdiagnose

Der Verlauf ist meistens subakut; nicht selten läßt sich ein 2- oder 3wöchiges Prodromalstadium mit Abgeschlagenheit und subfebrilen Temperaturen erfragen. Typisch ist das Bild einer basalen Meningitis mit Kopfschmerzen, Fieber und schmerzhafter Nackensteifigkeit, Hirnnervenausfällen und Entwicklung eines Hydrocephalus internus, mit dann rasch progredienter Bewußtseinstrübung. Durch eine spezifische Begleitarteriitis mit konsekutiven ischämischen Infarkten kann es ebenso wie durch tuberkulöse Abszesse zu fokalen Defiziten – häufig im Hirnstamm –, zu epileptischen Anfällen und zu einem Psychosyndrom und Vigilanzstörungen kommen.

Differentialdiagnosen sind andere infektiöse Meningitiden sowie die Meningeosis lymphomatosa, ferner Hirnstammenzephalitiden anderer Genese.

6.3 Diagnostik

Im Liquor finden sich meist eine mäßiggradige gemischtzellige oder lymphozytäre Pleozytose, eine häufig erhebliche Eiweißerhöhung (bis mehrere g/l) und eine verminderte Glukosekonzentration (<30% im Serumvergleich). Säurefeste Stäbchen im Direktpräparat sind nur in ungefähr 10% der Fälle nachweisbar. Der kulturelle Nachweis von Mykobakterien aus dem Liquor gelingt in bis zu 25%. Die Polymerasekettenreaktion (PCR) ist deutlich sensitiver (ca. 80%) und schneller. Um einen positiven Erregernachweis zu erreichen, sollte neben Liquor auch Trachealsekret, Magensaft sowie Urin mit den genannten Methoden mikrobiologisch untersucht werden.

Das CCT kann unterschiedliche Bilder zeigen. Man findet unauffällige Befunde oder Zeichen der gestörten Liquorzirkulation oder einzelne oder multiple hypodense Läsionen, die z. T. Kontrastmittel (KM) anreichern und einen raumfordernden Effekt haben können. Zur Darstellung basaler Granulome und der Frage einer vermehrten meningealen KM-Anreicherung ist das MRT sensitiver.

6.4 Therapie und Prognose

Bei hinreichendem Verdacht muß auch ohne Erregernachweis eine tuberkulostatische Therapie mit einer Drei- oder Vierfachkombination begonnen werden (s. Tabelle 26-1). In den ersten 4 Behandlungswochen sollte zur Prophylaxe von Vaskulitiden und Granulombildungen adjuvant Prednisolon gegeben werden. Zur Polyneuropathieprophylaxe gibt man Pyridoxin. Bei drohendem Hydozephalus sollte rasch eine externe Ventrikeldrainage gelegt werden. Bei Besserung der ZNS-Tuberkulose kann nach 3–4 Monaten auf eine Zweifachtherapie mit Isoniazid und Rifampicin umgestellt werden.

Die Prognose hängt wesentlich vom Zustand bei Behandlungsbeginn ab. Sie ist bei initial bereits soporösen oder komatösen Patienten schlecht, in anderen Fällen ist eine Heilung möglich.

7 Zytomegalievirus-(CMV-)Enzephalitis

7.1 Definition und Epidemiologie

Immunhistologisch läßt sich eine CMV-Enzephalitis bei bis zu 40% aller verstorbenen Aids-Patienten nachweisen. Wahrscheinlich bleibt aber der überwiegende Teil der zerebralen CMV-Manifestationen zu Lebzeiten klinisch inapparent.

7.2 Klinisches Bild und Differentialdiagnose

Die klinische Symptomatik ist diffus. Am häufigsten ist das Bild einer innerhalb weniger Wochen rasch progredienten Enzephalopathie. Kasuistisch sind Hirnstammenzephalitiden beschrieben worden.

Aufgrund der unspezifischen Symptomatik ist die differentialdiagnostische Eingrenzung schwierig, insbesondere die HIV-Enzephalopathie führt zu einem ähnlichen Bild.

7.3 Diagnostik

Im Liquor sind Zellzahl und Eiweiß normal oder gering erhöht. Der Nachweis von CMV-DNA durch die PCR ist zu über 80% möglich und hoch spezifisch. Im CCT oder kranialen MRT findet man meistens unauffällige Befunde, gelegentlich unspezifische Läsionen der weißen Substanz ohne raumfordernde Wirkung und ohne Kontrastmittelanreicherung. Vereinzelt zeigt sich das Bild einer Ventrikulitis mit subependymaler KM-Aufnahme.

7.4 Therapie und Prognose

Eine sicher wirksame Therapie der CMV-Enzephalitis ist nicht bekannt. Es gibt kasuistische Berichte über Therapieerfolge mit Ganciclovir und/oder Foscarnet (s. Tabelle 26-1). Insgesamt ist das Auftreten einer neurologischen CMV-Manifestation bei Aids ein prognostisch äußerst ungünstiges Zeichen, die mediane Überlebenszeit liegt bei 2–3 Monaten.

8 Progressive multifokale Leukoenzephalopathie

8.1 Definition und Epidemiologie

Die progressive multifokale Leukoenzephalopathie (PML) wird bei schwerer zellulärer Immunschwäche durch eine Reaktivierung des JC-Virus, eines Papova-Virus, mit dem ca. 70% aller Erwachsenen latent infiziert sind, hervorgerufen. Die Erkrankung tritt bei 2–5% aller Aids-Patienten auf.

8.2 Klinisches Bild und Differentialdiagnose

Im Laufe von Wochen bis Monaten entwickeln sich fokalneurologische Symptome und ein hirnorganisches Psychosyndrom.

Differentialdiagnostisch kommen alle sekundären fokalen HIV-assoziierten Erkrankungen in Betracht. Meist ermöglicht die zerebrale Bildgebung eine Abgrenzung.

8.3 Diagnostik

Das dem CCT deutlich überlegene MRT zeigt anfangs einzelne, später multiple Marklagerläsionen ohne KM-Aufnahme und ohne raumfordernde Wirkung. Sie treten vorzugsweise supratentoriell, gelegentlich auch im Kleinhirn auf (Abb. 26-2).

Im Liquor finden sich keine oder lediglich unspezifische Veränderungen. Jedoch ist der JC-Genomnachweis durch die PCR aus dem Liquor mit einer Sensitivität von ca. 80% möglich. Bei negativer PCR kann die Diagnose ggf. durch eine stereotaktische Hirnbiopsie gesichert werden.

8.4 Therapie und Prognose

Eine gesicherte Therapie ist bis heute nicht bekannt. Bei Besserung des Immunstatus scheint in Einzelfällen ein Stillstand oder eine Teilremission möglich zu sein, so daß eine optimale antiretrovirale Therapie anzustreben ist. Meist führt die Krankheit innerhalb von Monaten zum Tode.

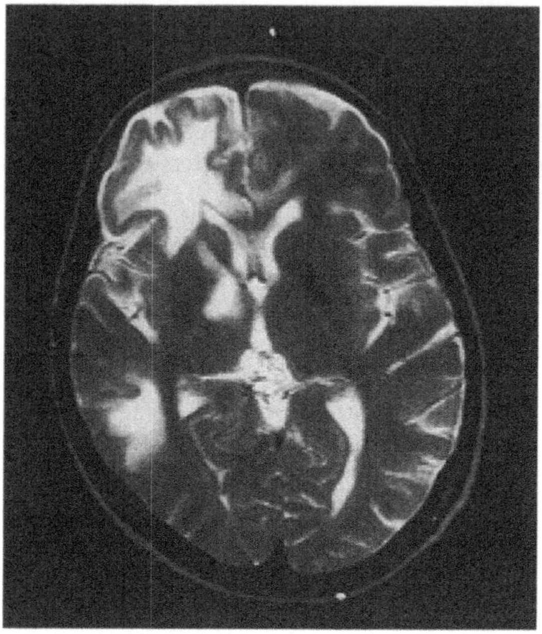

Abb. 26-2. T2-gew. MRT bei progressiver multifokaler Leukoenzephalopathie. Mehrere asymmetrisch verteilte, z.T. sehr ausgedehnte, relativ scharf begrenzte, nicht raumfordernde hyperintense Areale im Marklager. (Institut für Röntgendiagnostik, Universitätsklinikum Charité, Berlin)

9 Kryptokokkenmeningitis

9.1 Definition und Epidemiologie

Nach Inhalation des v.a. in Vogelkot verbreiteten Pilzes Cryptococcus neoformans kommt es zunächst zur asymptomatischen Besiedelung des Respirationstraktes, von wo aus eine hämatogene Streuung folgt. In Deutschland erkranken 2–3% aller Aids-Patienten an einer Kryptokokkenmeningitis.

9.2 Klinisches Bild und Differentialdiagnose

80–90% der Patienten leiden über Tage oder Wochen unter progredienten Kopfschmerzen, Fieber und allgemeinem Krankheitsgefühl. Meningismus und Lichtempfindlichkeit kommen nur bei ca. 30% vor. Bei verzögerter Diagnostik kann es zu einer dramatischen Verschlechterung mit hohem Fieber, Hirnnervenausfällen und Vigilanzminderung bis zum Koma kommen. Epileptische Anfälle sind selten, ebenso fokalneurologische Zeichen.

Differentialdiagnostisch kommen v.a. die tuberkulöse Meningitis, die Listerienmeningitis und die Meningeosis lymphomatosa in Betracht.

9.3 Diagnostik

Diagnostisch wegweisend ist die Liquoruntersuchung. Zwar zeigen sich meist nur geringfügige entzündliche Veränderungen, jedoch gelingt der Erregernachweis mittels eines Tuschepräparates bei ca. 80% der Fälle (Abb. 26-3). Noch sensitiver sind der Antigennachweis im Liquor (Latexagglutinationstest) mit 95% und die Kultur. Auch aus Blut ist der Antigennachweis häufig positiv und diagnostisch hilfreich.

Bildgebende Verfahren sind nur bei Liquorzirkulationsstörungen oder den seltenen Kryptokokkomen hilfreich.

9.4 Therapie und Prognose

Therapie der Wahl ist die Kombination von Amphotericin B und Flucytosin bzw. als Dreifachtherapie plus Fluconazol (Tabelle 26-1). Starke nephrotoxische Nebenwirkungen können ein Aussetzen von Amphotericin B erforderlich machen. Zur Beurteilung des Therapieerfolges sind regelmäßige Liquorkontrollen erforderlich. Anzustreben sind negative Kulturen und ein deutlicher Abfall des Antigentiters. Nach einer 4- bis 8wöchigen Akuttherapie ist eine lebenslängliche Erhaltungsmonotherapie mit 200 mg Fluconazol/Tag erforderlich, anderenfalls drohen bei über 50% der Fälle Rezidive.

Bei frühzeitigem Behandlungsbeginn überleben mehr als 90% der Patienten ohne wesentliche Residuen.

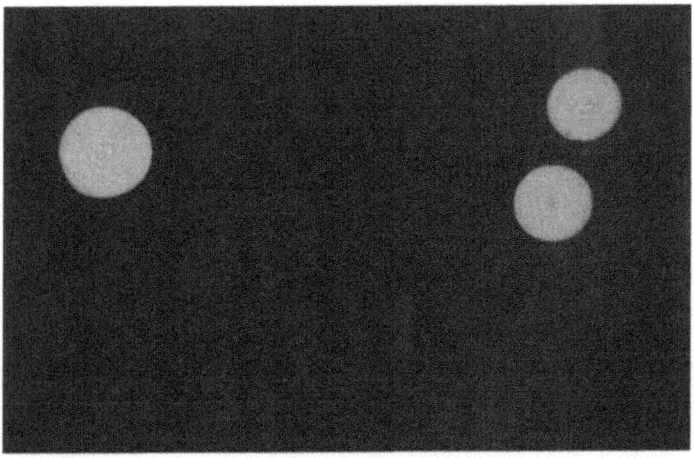

Abb. 26-3. Tuschepräparat aus Liquor cerebrospinalis bei ZNS-Kryptokokkose. Die Kryptokokken sind von einem hellen Lichthof umgeben (entspricht der gallertigen Polysaccharidkapsel) und leuchten in der dunklen Tuschefläche auf. (Präparat von Frau Dr. Ruxandra Enzensberger, Institut für Medizinische Mikrobiologie, Universitätsklinikum Frankfurt am Main)

10 Primäres ZNS-Lymphom und Meningeosis lymphomatosa

10.1 Definition und Epidemiologie

Maligne Lymphome kommen bei 5–20% aller Aids-Patienten vor, wobei 2–5% an einem primären ZNS-Lymphom erkranken. Der primäre ZNS-Befall kommt praktisch ausnahmslos bei weit fortgeschrittenem Immundefekt vor, meistens handelt es sich dabei um hochmaligne B-Zell-Lymphome. In fast allen Fällen von ZNS-Lymphom bei Aids läßt sich eine Assoziation mit dem Epstein-Barr-Virus (EBV) nachweisen.

Bei systemischen malignen Lymphomen kommt es bei bis zu 30% zu einer sekundären Mitbeteiligung des ZNS mit Meningeosis lymphomatosa.

10.2 Klinisches Bild und Differentialdiagnose

Patienten mit primärem ZNS-Lymphom entwickeln subakut fokale Defizite (50–70%) sowie ein hirnorganisches Psychosyndrom und/oder eine Vigilanzminderung (ca. 70%). Etwa 20–30% erleiden epileptische Anfälle.

Das klinische Bild gleicht dem anderer fokaler Erkrankungen; insbesondere die Unterscheidung von einer zerebralen Toxoplasmose ist klinisch oft nicht möglich.

Bei der Meningeosis lymphomatosa kommt es zu Kopfschmerzen, Hirnnervenausfällen und Meningismus, gelegentlich entwickelt sich ein Hydrozephalus. Differentialdiagnostisch sind Meningitiden infektiöser Ursache, insbesondere die tuberkulöse Meningitis, auszuschließen.

10.3 Diagnostik

CCT oder kraniales MRT zeigen bei ca. einem Drittel der Patienten solitäre, bei ca. zwei Dritteln multiple raumfordernde Läsionen, meist mit ring- oder fleckförmiger bis homogener Kontrastmittelaufnahme, überwiegend supratentoriell gelegen (Abb. 26-4).

Beim primären ZNS-Lymphom lassen sich im Liquor bei allenfalls 20% der Fälle mikroskopisch oder immunzytochemisch maligne Zellen nachweisen. Bei der Meningeosis lymphomatosa ist diese Zahl deutlich höher. Diagnostisch erfolgversprechender ist beim primären ZNS-Lymphom der Nachweis von EBV-Genom mittels PCR. Die Sensitivität liegt bei 60–80%, die Spezifität deutlich über 90%. Eine Diagnosesicherung ist aber bis jetzt nur durch die stereotaktische Hirnbiopsie möglich.

10.4 Therapie und Prognose

Eine Ganzhirnbestrahlung über 3–6 Wochen mit 40–60 Gy kann eine weitgehende Tumorrückbildung und eine gewisse Verlängerung der Überlebenszeit

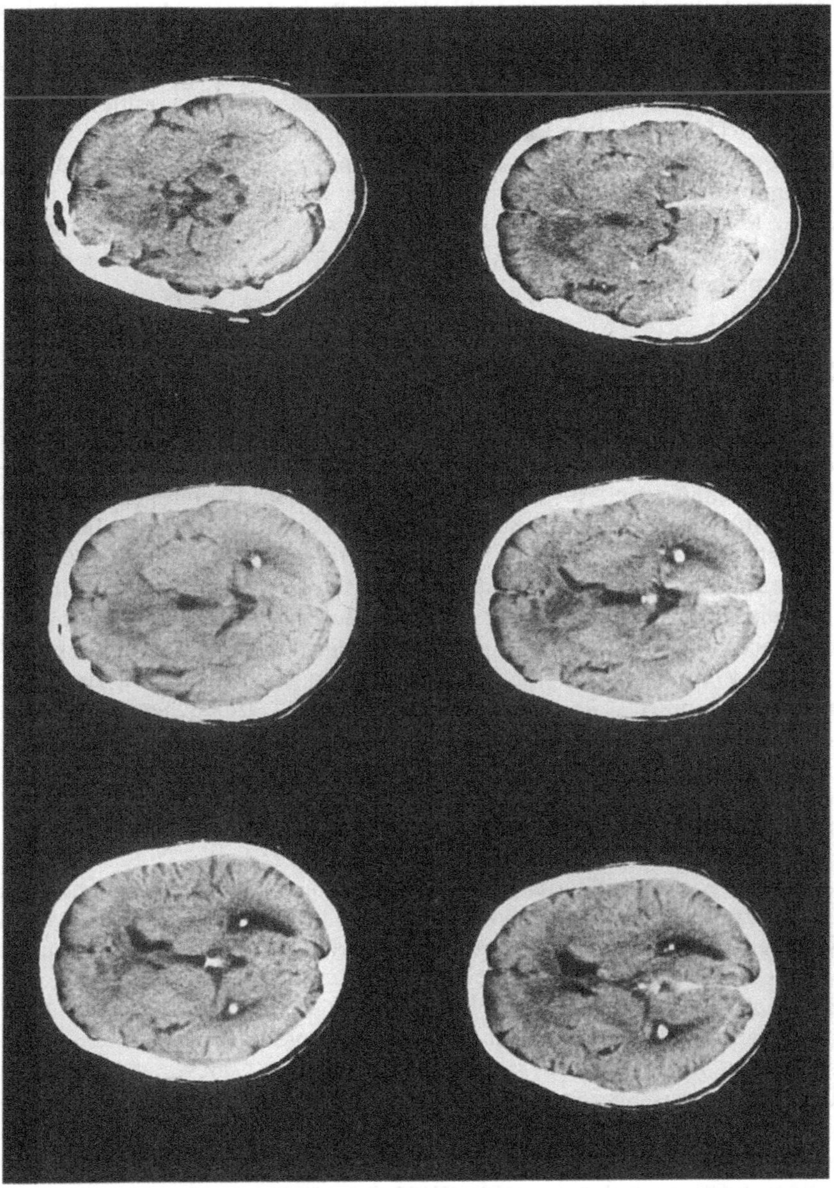

Abb. 26-4. CT bei primärem ZNS-Lymphom (*obere Reihe* nativ; *untere Reihe* nach KM-Gabe). Zentral hypodenser Herd mit flauer ringförmiger KM-Anreicherung und raumforderndem perifokalem Ödem

bewirken. Bei dem häufig sehr schlechten Allgemeinzustand der Patienten (oft mit weiteren Komplikationen) sollte die Indikation zur Radiatio aber eine sorgfältige Einzelfallentscheidung sein. Eine Chemotherapie ist beim primären ZNS-Lymphom wenig aussichtsreich. Palliativ ist eine antiödematöse Therapie mit Dexamethason (3mal 4–8 mg/Tag) sinnvoll.

Die Prognose ist infaust, es kommt fast immer innerhalb von Wochen nach Diagnosestellung zum Tode.

Bei der Meningeosis lymphomatosa ist die Prognose geringfügig günstiger (die mediane Überlebenszeit liegt bei 4–7 Monaten). Hier kann u. U. eine Chemotherapie sinnvoll sein.

11 Zerebrovaskuläre Komplikationen bei HIV-Infektion

Patienten mit HIV-Infektion erkranken überdurchschnittlich häufig an transitorisch-ischämischen Attacken und Schlaganfällen, wobei die Angaben zur Inzidenz zwischen 1 und 10% liegen. Die Ursachen sind heterogen; bei ungefähr der Hälfte der Patienten läßt sich eine zur Vaskulitis führende infektiöse Genese feststellen (Herpes zoster, Neurolues, tuberkulöse Meningitis, Kryptokokkenmeningitis u. a.). Bei Portträgern und i.v.-Drogenabhängigen muß an eine Endokarditis gedacht werden. Vaskulitiden können auch bei Kokain-, Amphetamin- und Heroinabusus auftreten. Selten lassen sich angiographisch oder in der kranialen MRT mit KM Vaskulitiden nachweisen, für die außer der HIV-Infektion selbst kein Auslöser feststellbar ist. In solchen Fällen kann eine Steroidtherapie indiziert sein.

12 Erkrankungen des peripheren Nervensystems bei HIV-Infektion

Erkrankungen des peripheren Nervensystems sind bei der HIV-Infektion häufig (bis zu 40%). Von intensivmedizinischer Bedeutung sind jedoch nur 2 relativ seltene Komplikationen, zum einen die HIV-assoziierte Polyradikulitis, zum anderen die CMV-Myeloradikulitis.

Eine akute Polyradikulitis tritt bei <1% aller HIV-Infizierten zum Zeitpunkt der Serokonversion auf. Klinisch und diagnostisch bestehen keine relevanten Unterschiede zu Polyradikulitiden anderer Genese, einschließlich möglicher Spontanremissionen. Bei schweren Verläufen ist die Standardtherapie mit hochdosiertem Immunglobulin anzuwenden; die Plasmapherese sollte wegen der Infektionsgefahr als Methode der 2. Wahl betrachtet werden. Die Rolle einer antiretroviralen Therapie ist noch unklar.

In fortgeschrittenen Stadien der HIV-Infektion entwickeln einzelne Patienten eine langsam-progrediente Polyradikulitis. Das klinische Bild ähnelt einem chronischen Guillain-Barré-Syndrom, die therapeutischen Optionen sind beschränkt.

Bei der seltenen CMV-Myeloradikulitis, die nur bei erheblichem Immundefekt auftritt, entwickeln die Patienten innerhalb von 2 Wochen eine schlaffe Paraparese der Beine. Meist bestehen auch Störungen der Blasenentleerung und der Sexualfunktionen, häufig eine Reithosenanästhesie. Elektrophysiologisch finden sich fast immer akute Denervierungszeichen und fehlende oder verzögerte F-Wellen. Diagnostisch wegweisend ist der Liquorbefund mit einer meist deutlichen Pleozytose von bis zu 2000 Zellen/μl und einem Granulozytenanteil von 40–80%; mittels PCR ist das CMV-Genom fast immer im Liquor nachweisbar. Ohne Therapie verläuft die Krankheit deletär. Auch unter virustatischer Behandlung mit Ganciclovir/Foscarnet (Dosierung wie bei der CMV-Enzephalitis, s. Tabelle 26-1) ist meist nur ein Stillstand erzielbar. Die mediane Überlebenszeit nach CMV-Myeloradikulitis beträgt wenige Monate.

13 Allgemeine Empfehlungen für Aids-Patienten auf der Intensivstation

Aids-Patienten sind häufig multimorbid, und der Neurologe muß die interdisziplinäre Zusammenarbeit, v.a. mit Internisten, Dermatologen und Ophthalmologen, suchen. Bei bewußtseinsgetrübten Patienten sollten regelmäßig fundoskopische Kontrollen durch den Ophthalmologen erfolgen, um eine CMV-Retinitis nicht zu übersehen. Bei pulmonalen Symptomen muß gezielt nach atypischen Erregern gefahndet werden (bronchoalveoläre Lavage oder Bronchialbiopsie, mit der Frage nach Pneumocystis carinii, CMV, Mycobacterium tuberculosis und atypischen Mykobakterien). Bei gastrointestinalen Symptomen ist endoskopisch und durch Stuhluntersuchungen v.a. nach einer Candida- oder CMV-Ösophagitis, CMV-Enteritis, atypischen Mykobakterien, Kryptosporidien, Mikrosporidien und Salmonellen zu suchen. Zur Einschätzung der Immunitätslage sollte in regelmäßigen Abständen die Zahl der CD4-Lymphozyten sowie die Viruslast im Blut bestimmt werden.

14 Hygienemaßnahmen und Infektionsprophylaxe

Außer bei offener Tuberkulose besteht keine Notwendigkeit zur Isolation von HIV-Patienten. Andere opportunistische Erreger stellen normalerweise keine Infektionsgefahr für Personal und Mitpatienten dar. Eine Toxoplasmoseinfektion von Mensch zu Mensch ist z.B. nicht möglich. Wäsche und Abfälle können normal entsorgt werden. Beim Umgang mit potentiell infektiösem Material (z.B. Blut und Liquor, Trachealsekret, Eiter, Urin, Stuhl) sollen immer Latexhandschuhe getragen werden. Diagnostische und therapeutische Instrumente müssen desinfiziert werden.

Sehr wichtig ist die Verhinderung von Nadelstich- und Schnittverletzungen beim medizinischen Personal, da diese für fast alle bisher beschriebenen Fälle nosokomialer Infektionen verantwortlich sind. Das Risiko einer HIV-Infektion durch kontaminierte Nadelstichverletzungen liegt bei ca. 0,5%. Der häufigste und unbedingt zu vermeidende Verletzungsmechanismus ist das Wiederaufsetzen der Schutzkappe auf die gebrauchte Kanüle. Nadeln und andere scharfe Instrumente, die bei Patienten zur Anwendung kamen, müssen sofort nach Gebrauch am Krankenbett in einen stichfesten Behälter entsorgt

Übersicht 26-1. Empfehlungen zur HIV-Postexpositionsprophylaxe bei akzidentellen Nadelstichverletzungen

- Wunde zum Bluten bringen (sofort!)
- Desinfektion der Wunde mit >70%igem Alkohol (sofort!)
- Antiretrovirale Dreifachprophylaxe (sofort beginnen!), z. B. mit 2mal 250 mg AZT, 2mal 150 mg 3TC und 3mal 800 mg Indinavir* über 2–4 Wochen
- Meldung der Verletzung als D-Fall
- HIV-Tests sofort sowie nach 6 Wochen, 3 und 6 Monaten

*Diese Medikamente sollten für den Bedarfsfall an einer jederzeit zugänglichen Stelle bevorratet werden.

werden! So sollte im übrigen immer - nicht nur bei Patienten mit bekannter HIV-Infektion - verfahren werden!

Im Falle einer akzidentellen Stichverletzung mit infektiösem Material (z. B. Blut, Liquor, Pleurapunktat), ist das in Übersicht 26-1 beschriebene Vorgehen empfehlenswert. Das Risiko einer HIV-Infektion wird bei diesem Prozedere um schätzungsweise 80% reduziert. Dennoch sollte der oder die Verletzte in den folgenden 3 Monaten davon ausgehen, daß für Sexualpartner eine Ansteckungsgefahr bestehen könnte.

15 Ethische Aspekte bei der Intensivtherapie HIV-infizierter Patienten

Eine wichtige Frage bei der ärztlichen Betreuung von HIV-Patienten ist das Problem der angemessenen Begrenzung intensivmedizinischer Maßnahmen. Die häufigste Ursache für eine Intensivtherapie bei Aids-Patienten ist die respiratorische Insuffizienz. Jedoch können auch Patienten mit opportunistischen ZNS-Erkrankungen vorübergehende Intensivtherapie benötigen, z. B. wegen epileptischen Anfällen oder wegen einer progredienten Bewußtseinstrübung. Obwohl die Resultate einer Intensivtherapie bei Aids-Patienten, v. a. bei beatmungspflichtigen Patienten, oft enttäuschend sind, sollten intensivmedizinische Maßnahmen, Beatmung und Reanimation bei HIV-infizierten Patienten nicht grundsätzlich abgelehnt werden.

Eine Intensivtherapie ist prinzipiell sinnvoll bei HIV-infizierten Patienten ohne Aids oder „Aids-related complex", die aus anderen Gründen lebensbedrohlich erkrankt sind, ebenso bei Patienten, deren Immunstatus zu dem Zeitpunkt nicht bekannt ist, an dem über lebensrettende Maßnahmen entschieden werden muß. Sofern ein Patient bereits das Vollbild Aids hat, aber noch in gutem Allgemeinzustand ist und z. B. nur an einer einzelnen opportunistischen Infektion leidet, erscheint eine Intensivtherapie ebenfalls noch indiziert. Bei multimorbiden Aids-Patienten in schlechtem Allgemeinzustand hingegen ist die Indikation zu einer intensivmedizinischen Behandlung sehr kritisch zu prüfen. Der erklärte Wille des Patienten sowie seine noch zu erwartende Lebensqualität sollten wichtige Kriterien solcher Überlegungen sein.

Literatur

Anonymous (1996) Update: Provisional Public Health Service recommendations for chemoprophylaxis after occupational exposure to HIV. MMWR 45:468–472
Baceliar H, Munoz A, Miller EN et al. (1994) Temporal trends in the incidence of HIV1-related neurologic diseases: Multicenter Aids cohort study, 1985–1992. Neurology 44:1892–1900
Bartlett JG (1992) Recommendations for the medical care of persons with HIV infection. Crit Care Am 1:44–49
Baumgartner JE, Rachlin JR, Beckstead JH et al. (1990) Primary central nervous system lymphomas: Natural history and response to radiation therapy in 55 patients with the acquired immunodeficiency syndrome. J Neurosurg 73:206–211
Berenguer J, Moreno S, Laguna F et al. (1992) Tuberculous meningitis in patients with the human immunodeficiency virus. N Engl J Med 326:668–672
Brodt HR, Hoka R, Helm EB (1993) Die HIV-Infektion unter dem Aspekt einer intensivmedizinischen bzw. chirurgischen Behandlung. In: L'Age-Stehr, Helm EB (Hrsg) Aids und die Vorstadien. Springer, Berlin Heidelberg New York Tokyo, S IV.2.1–8
Chuck SL, Sande ME (1989) Infections with Cryptococcus neoformans in the acquired immunodeficiency syndrome. N Engl J Med 321:794–799
Cohen BA (1996) Prognosis and response to therapy of cytomegalovirus encephalitis and meningomyelitis in Aids. Neurology 46:444–450
Cornblath DR, Chaudrhy V, Griftin JW (1991) Treatment of chronic inflammatory demyelinating polyneuropathy with intravenous immunoglobulin. Ann Neurol 30:104–106
De Luca A, Antinori A, Congolani A et al. (1995) Evaluation of cerebrospinal fluid EBV-DNA and IL-10 as markers for in vivo diagnosis of Aids-related primary central nervous system lymphoma. Br J Haematol 90:844–849
Engstrom JW, Lowenstein DH, Bredesen DE (1989) Cerebral infarctions and transient neurological deficits associated with acquired immunodeficiency syndrome. Am J Med 86:528–532
Enzensberger W, Royal III W (1994) HIV infection and associated opportunistic infections. In: Hacke W, Hanley DF, Einhäupl KM et al. (eds) Neurocritical Care. Springer, Berlin Heidelberg New York Tokyo, pp 500–511
Fischer PA, Enzensberger W (1987) Neurological complications in Aids. J Neuro 234:269–279
Fox JD, Brink NS, Zuckermann MA et al. (1995) Detection of herpesvirus DNA by nested polymerase chain reaction in cerebrospinal fluid of human immunodeficiency virus-infected persons with neurologic disease: a prospective evaluation. J Infect Dis 172:1087–1090
Gerberding JL (1996) Incidence and prevalence of human immunodeficiency virus, hepatitis B virus, hepatitis C virus, and cytomegalovirus among health care personnel at risk for blood exposure: Final report from a longitudinal study. J Infect Dis 170:1410–1417
Gerberding JL (1996) Prophylaxis for occupational exposure to HIV. Ann Intern Med 125:497–501
Kim YS, Hollander H (1993): Polyradiculopathy due to cytomegalovirus: Report of two cases in which improvement occured after prolonged therapy and review of the literature. Clin Infect Dis 17:32–37
Luft BJ, Remington JS (1987) Toxoplasmic encephalitis. J Infect Dis 157:1–6
Wachter RM, Luce JM, Hopewell PC (1992) Critical care of patients with Aids. JAMA 267:541–547
Weber T, Turner RT, Frye S et al. (1994) Specific diagnosis of progressive multifocal leukoencephalopathy by polymerase chain reaction. J Infect Dis 169:1138–1141

Kapitel 27
Pilzinfektionen und Parasitosen

E. Schmutzhard, B. Pfausler

INHALT

1 Pilzinfektionen

1.1 Einleitung

Pilze verursachen eine Erkrankung des Nervensystems entweder durch Direktinvasion des Gewebes, durch die Freisetzung von Toxinen oder durch die Auslösung pathologischer immunologischer Reaktionen. Die Empfindlichkeit gegenüber Pilzinfektionen wird zum überwiegenden Teil durch die immunologische Kompetenz bedingt, wenngleich geographische, klimatische, berufsexpositionelle und möglicherweise auch hormonelle Faktoren eine zusätzliche wichtige Rolle spielen. Infektionen des Nervensystems werden durch Zygomyzeten, Askomyzeten, Basidiomyzeten und Deuteromyzeten verursacht. Allerdings kann praktisch jeder Pilz bei Immuninkompetenz krankheitsverursachend sein.

Der Großteil der Patienten mit einer Pilzinfektion des Nervensystems zeigt Symptome einer chronischen Meningitis, Granulom- und/oder Abszeßbildung. Die wichtigsten Differentialdiagnosen sind in Übersicht 27-1 aufgelistet; sie ist in keiner Weise vollständig, da fast jede entzündliche Hirnerkran-

Übersicht 27-1. Differentialdiagnosen einer ZNS-Mykose

Infektiöse Meningoenzephalitis

- Bakterielle (insbesondere vorbehandelte),
- mykobakterielle (tuberkulöse),
- Brucellose,
- spirochetale:
  - Neuroborreliose,
  - Neurosyphilis,
- Aktinomykose,
- Nokardiose,
- parasitäre:
  - Toxoplasmose,
  - Trypanosomiasis,
  - Toxokarose,
  - Zystizerkose,
  - granulomatose Amöbenenzephalitis,
  - sekundäre zerebrale Amoebiasis (E. histolytica).

Nichtinfektiöse Meningoenzephalitis

- parainfektiöse Enzephalitis,
- Sarkoidose,
- Behçet-Erkrankung,
- Vogt-Koyanagi-Syndrom,
- Meningitis carcinomatosa,
- Meningitis leukaemica/lymphomatosa.

kung sich wie eine ZNS-Mykose präsentieren kann. Intensivneurologisch relevante Pilze werden in Tabelle 27-1 aufgelistet. Tabelle 27-2 zeigt die wichtigsten diagnostischen Schritte und therapeutischen Möglichkeiten.

1.2 Diagnostische Hilfsuntersuchungen

1.2.1 Bildgebung

Patienten mit ZNS-Mykosen zeigen beim Schädelübersichtsröntgen oder beim Röntgen der paranasalen Sinus gelegentlich eine Knochendestruierung, Schleimhautverdickung sowie weichteildichte Gewebsmassen, die sich von den paranasalen Sinus in den intrakraniellen Raum ausbreiten können.

Die zereberale CT-Untersuchung zeigt eine meningeale Anspeicherung, insbesondere im Bereich der basalen Zisternen, Hydrozephalus, Granulome und Abszesse. Eine Begleitvaskulitis führt zu vaskulär-ischämischen CT-Veränderungen inklusive hämorrhagischer Transformierung. Immunkompetente Patienten zeigen häufig eine ringförmige Anspeicherung nach Kontrastmittelapplikation, diese fehlt bei massiv immunkompromittierender Grunderkrankung. Die CT-Veränderungen sind typischerweise unspezifisch und müssen immer im klinischen Zusammenhang gesehen und interpretiert werden.

Die Kernspintomographiebefunde ähneln der zerebralen Computertomographie, wenngleich das MR die Weichteilgewebe der Kopf- und Nackenregion besser visualisieren kann. Sowohl die MR-Angiographie als auch die konventionelle zerebrale Panangiographie bestätigen die Diagnose einer Vaskulitis, einer arteriellen Okklusion, mykotischer Aneurysmen oder einer Sinusvenenthrombose. Elektrophysiologische Techniken zeigen unspezifische Veränderungen. Die transkranielle Dopplersonographie kann zum Monitoring einer ZNS-Vaskulitis und evtl. bei erhöhtem Hirndruck zum Einsatz kommen.

1.2.2 Liquor cerebrospinalis und andere Laborbefunde

Die Analyse des Liquor cerebrospinalis zeigt bei chronischer Meningitis eine Pleozytose von wenigen Zellen/mm^3 bis mehrere Tausend. Typisch ist ein gemischtzelliges Bild, mononukleär betont, gelegentlich auch polymorphzellig, insbesondere bei abszedierenden Prozessen in der Nachbarschaft der Subarachnoidalräume. Die Ruptur eines mykotischen Aneurysmas resultiert in einem hämorrhagischen bzw. xantochromen Liquor. Nicht selten findet sich bei Pilzmeningitis eine mäßiggradige Eosinophilie. Die Liquor/Serum-Glukose-Ratio ist üblicherweise geringgradig erniedrigt, Eiweißgehalt im Liquor cerebrospinalis mäßig bis massiv erhöht (bis >1000 mg/dl), letzteres insbesondere bei Arachnoiditis und/oder obstruktivem Hydrozephalus.

C-reaktives Protein, Laktat- oder Aminosäurenbestimmung im Liquor sind zur Differentialdiagnose einer ZNS-Mykose nicht geeignet. Eine zytologische Aufarbeitung hilft, eine chronische Pilzmeningitis von einer Meningeosis carcinomatosa oder leukaemica/lymphomatosa zu differenzieren.

Tabelle 27-1. Klassifizierung und Klinik von ZNS-Mykosen

Klasse	*Spezies*	*Neurologische Manifestation*	*Extrazerebrale Manifestation*	*Klinischer Verlauf*
Zygomycetes	Mucor Rhizopus	Meningitis (frontobasal) Meningoenzephalitis Hirnerveninvolvierung	Paranasale Sinus Haut, Gastrointestinaltrakt	Rasch progredient –
	Absidia	Ischämie, Abszeß, Sinus-cavernosus-Thrombose	Disseminiert	–
Ascomycetes	Histoplasma capsulatum	Basale Meningitis, Hydrozephalus, Granulome	Akut pulmonal, disseminiert pulmonal	Chronisch, undulierend inaktive/reaktivierte Phasen
	Candida spp.	Meningitis, Ventrikulitis, Embolien, mykotische Aneurysmen, Zerebritis, Abszeß, Granulom	Schleimhäute, Haut, Respirationstrakt, Karditis, Endophthalmitis, Osteomyelitis Leber, Milz, Candidämie, metastasierende systemische Infektion	Meningitis/Abszeß: subakut/chronisch vaskuläre Manifestation: abrupter Beginn
	Blastomyces dermatitidis	Chronische Meningitis, Granulom, Abszeß	Lunge, Haut, Subkutangewebe, Knochen/Gelenke, Urogenitaltrakt disseminiert	Akut, chronisch, rezidivierend
	Pseudallescheria boydii	Chronische Meningitis, Abszeß	Paranasale Strukturen, Lunge disseminiert	Chronisch
Basidiomycetes	Cryptococcus neoformans	Chronische Meningitis, Hydrozephalus, Hirnnerveninvolvierung, Granulome	Lunge, Haut, Subkutangewebe disseminiert	Subakut, chronisch
Deuteromycetes	Coccidioides immitis	Basale Meningitis, selten: Granulome	Haut, disseminiert (Muskeln, Skelett), akut pulmonal, chronisch pulmonal	Akut
	Aspergillus spp.	Meningitis, Granulom, Abszesse, septische Sinusvenenthrombose, embolische Infarzierung, Vaskulitis, mykotische Aneurysmen	Paranasale Sinus	Akut, chronisch
	Cladosporium spp.	Abszeß, Meningitis	Keine	Subakut, akut
	Sporothrix schenckelii	Meningitis, Abszeß	Haut, Subkutangewebe, Gelenke, Knochen, Lungen	Chronisch

1.2.3 Mikrobiologische Befunde

Aspergillus spp. und Zygomyzeten erscheinen im Liquor als Hyphen, während Askomyzeten, Basidiomyzeten und Deuteromyzeten sich als Hefepilze präsentieren. Histologisch aufgearbeitete Biopsate sind häufig klinisch relevanter als Kulturen, insbesondere da ein positives Pilzkulturergebnis oft erst nach Wochen zu erwarten ist. Gomori-Methenamin-Silberfärbung oder PAS-Färbung („periodic acid Schiff") sind zur Direktdarstellung von Pilzen die am besten geeigneten Färbemethoden. Cryptococcus neoformans kann im

Tabelle 27-2. Intensivneurologisch relevante Pilze, Diagnostik und Therapie

Klasse	*Spezies*	*Diagnostik*	*Therapie*	*Therapiedauer*
Zygomycetes	Mucor	Nasennebenhöhlen-röntgen, Lungenröntgen	AmB i.v. 1,0–1,5 mg/kgKG/Tag	Entsprechend dem klinischen Verlauf
	Rhizopus	CT (Visceral- und Gesichtsschädel), Liquor	AmB i.v., siehe oben	
	Absidia	CT, MRI, Angiographie, Liquor, Biopsie	Siehe oben	
Ascomycetes	Histoplasma capsulatum	Thoraxröntgen, CT, MRI, Liquor, Serologie, Biopsie	AmB i.v. 0,6 mg/kgKG/Tag	– bis zu 2 Monate
	Candida spp.	Liquor, Kultur und Biopsie, CT, MRI, Angiographie, Serologie?	AmB (+5Fc) i.v. (p.o.) 0,6 mg/kgKG/Tag (+150 mg/kgKG/Tag), Fluconazol i.v. 800 mg	– bis 4 Wochen
	Blastomyces dermatitidis	Kultur, Biopsie, Thorax-röntgen, Bronchoskopie, Liquor	AmB i.v. 0,6 mg/kgKG/Tag	– bis 50 Tage
	Pseudallescheria boydii	Kultur und Biopsie, Thoraxröntgen, Liquor, CT (MRI)	AmB i.v. 0,6 mg/kgKG/Tag	?
Basidio-mycetes	Cryptococcus neoformans	Liquor, Tuschefärbung, Antigen/Antikörper, CT (MRI), Thoraxröntgen, Biopsie	AmB + 5Fc i.v. + p.o. 0,6–1,0 mg/kgKG + 150 mg/kgKG	– mindestens 6 Wochen
Deutero-mycetes	Coccidioides immitis	Expositionsanamnese, Liquor, Kultur, Serologie, CT (MRI), Thoraxröntgen, Biopsie	AmB i.v. 1,5 mg/kgKG/Tag, Fluconazol i.v. 800 mg/Tag, AmB intrathekal, Beginn mit 0,01 mg, bis auf 0,5 mg 3mal/Woche	– 30 Tage – 30 Tage – Monate
	Aspergillus spp.	Schädelröntgen, CT (MRI), Angiographie (MRA), Liquor, Biopsie	AmB i.v. (+ 5Fc p.o.), 0,6–1,0 mg/kgKG/Tag + (150 mg/kgKG/Tag)	?
	Cladosporium spp.	CT (MRI), Liquor	AmB i.v. + 5Fc p.o.	?
	Sporothrix schenckelii	Liquor, Kultur, CT (MRI), Biopsie	AmB i.v. (+5Fc), 0,5–1,0 mg/kgKG/Tag + (150 mg/kgKG/Tag)	– bis zu 60 Tage

Tuschepräparat gut visualisiert werden, ist typischerweise von einer Polysaccharidkapsel umgeben und zeigt häufig das Phänomen der Knospung. Bei Coccidioides-immitis-Infektionen wurden Laborinfektionen beschrieben, entsprechende Vorsicht bei der diagnostischen Aufarbeitung ist geboten.

1.3 Therapie

Patienten mit einer ZNS-Mykose sind häufig immunkompromittiert und zeigen oft eine disseminierte Fungämie oder eine Sepsis mit Multiorganversagen. Aus diesem Grunde muß bei solchen Patienten eine antimykotische Therapie immer mit den entsprechenden supportiven Maßnahmen einschließlich dem vollen Umfang der Intensivtherapie durchgeführt werden. Ausreichende Flüssigkeitszufuhr, frühzeitige Beatmung und Aufrechterhaltung der Diurese sind essentiell.

1.3.1 Spezifische Chemotherapie

Tabelle 27-2 listet die jeweilig bestmögliche spezifische Chemotherapie auf. Amphotericin B (AmB) trägt ein hohes Risiko einer renalen Toxizität, führt zu Elektrolyt- (Kalium)verlust und Erhöhung der Transaminasen; 5-Fluorocytosin (5Fc) führt zu einer Knochenmarksuppression mit Anämie, aber auch Thrombozytopenie. Aus diesem Grunde muß ein äußerst enges Labormonitoring der Nieren- und Leberfunktionsproben, Elektrolyte und des gesamten Blutbildes unter einer antimykotischen Therapie gefordert werden.

AmB-Therapie führt häufig zu akuten Fieberreaktionen, diese werden mit einer unmittelbar vor der AmB-Therapie verabreichten Kortisongabe kupiert. Wenig ist bekannt über die Wirksamkeit von Fluconazol oder anderen Azolderivaten (z.B. Itraconazol, Miconazol) bei ZNS-Mykosen. Nur in seltenen Fällen (s. Tabelle 27-2) ist eine intrathekale AmB-Verabreichung indiziert; es sei auf die Notwendigkeit eines langsamen Einschleichens hingewiesen, die Dauer der intrathekalen Verabreichung hängt vom klinischen Verlauf ab. Zu diesem Zwecke ist die Implantation eines Rickham- oder Ommaya-Reservoirs in Einzelfällen zu diskutieren.

1.3.2 Neurochirurgische Interventionen

Stereotaktische oder offene Biopsien einerseits, die Implantation eines ventrikuloatrialen oder ventrikuloperitonealen Shunts bei Hydrozephalus andererseits sowie die Implantation eines Rickham- oder Ommaya-Reservoirs zur intraventrikulären Medikamentenapplikation sind im Einzelfall nötige neurochirurgische Therapieschritte.

1.4 Prognose

In vielen Fällen ist die Prognose eines Patienten mit einer ZNS-Mykose trotz antimykotischer Therapie ungünstig, zumindest sehr variabel. Die Mortalität bei Kryptokokkenmeningitis beträgt nur wenige Prozent, während eine ZNS-Aspergillose mehr als 80% Mortalität trägt.

Patienten mit ZNS-Mykose erfordern häufig eine besonders lange dauernde – ggf. auch auf Rezidive anzuwendende – spezifische Chemotherapie. In vielen Fällen ist die zugrundeliegende immunkompromittierende Erkrankung entscheidend für das Langzeitergebnis und erfordert aus diesem Grunde häufig ein interdisziplinäres Management.

2 Parasitosen

2.1 Einleitung

Eine detaillierte Kenntnis der Epidemiologie, der Infektionswege, und v. a. von prädisponierenden Faktoren ist notwendig, um die Diagnose einer parasitären ZNS-Infektion rechtzeitig zu stellen und die entsprechende Therapie einleiten zu können.

Tabelle 27-3 listet entsprechend der geographischen Verteilung die wichtigsten Parasiten, die eine ZNS-Infektion bzw. -Infestation verursachen können. Einzelne Parasiten werden weltweit gefunden, andere lediglich in speziellen tropischen Gebieten, wiederum andere grundsätzlich in tropischen Klimaregionen und einzelne vorwiegend in Gegenden mit gemäßigtem Klima. Parasiten verursachen Krankheitssymptome durch direkte Gewebsinvasion, durch Raumforderung, Gewebshypoxie und Blutung oder indirekt über immunmediierte Mechanismen. Die Diagnose und Behandlung sind spezifisch für den jeweiligen Erreger und die durch ihn bewirkten Krankheitsmechanismen.

2.2 Klinisch-neurologische Symptome

Die neurologische Symptomatik einer ZNS-Parasitose ist sehr breit gefächert und hängt vom spezifischen Parasiten, der Infestations-/Infektionslokalisation, dem Krankheitsstadium und dem Immunstatus des Patienten ab. Nematoden, die eine ZNS-Infestation verursachen, sind Filarien spp.; unter mikrofilarizider Therapie entwickeln sich häufig lebensbedrohliche neurologische Symptome.

Toxocara spp., Trichinella spiralis und Trematoden verursachen nur in seltenen Fällen eine schwerwiegende lebensbedrohliche ZNS-Erkrankung. Vertreter der Zestoden sind überwiegend durch ihre raumfordernde Wirkung

Tabelle 27-3. Intensivneurologisch bedeutsame Parasiten

Geographische Verteilung	*Protozoen*	*Helminthen*	*Arthropoden*
Weltweit	Acanthamoeba spp. Naegleria spp. Toxoplasma gondii	Strongyloides stercoralis Trichinella spiralis Cysticercus cellulosae, Sparganum proliferum, Toxocara canis	
Tropische Gegenden	Entamoeba histolytica, Plasmodium falciparum	Schistosoma spp., Paragonimus spp.	
Spezielle tropische Gegenden	Trypanosoma spp.	Angiostrongylus, Filarien, Gnathostoma spinigerum, Echinococcus granulosus Coenurus cerebralis	Pentastomatidae
Gemäßigte Klimazonen	Babesia spp.	Anisakis spp. Bailisascaris procyonis Echinococcus granulosus	

(Neurozystizerkose, Echinokokkose) neurologisch auffällig. Eine Übersicht über die klinisch-neurologischen Symptome der einzelnen parasitären Infektionen und Infestationen wird in Tabelle 27-4a, b und 27-5a, b gegeben.

2.3 Zusatzuntersuchungen

2.3.1 Bildgebung

Computertomographische und kernspintomographische Befunde sind häufig unspezifisch. Gelegentlich kann ein fokales oder diffuses Hirnödem beobachtet werden, bei Patienten mit zerebraler Malaria, Trypanosomiasis oder Babesiose sind CT und Kernspintomographie häufig unauffällig. Eine ZNS-Infektion mit Naegleria spp. verursacht, im Sinne einer akuten Meningitis, eine Kontrastmittelanspeicherung der Meningen. Einzelne multiple parenchymatöse Hypodensitäten ohne Kontrastmittelanspeicherung werden im CT bei Trichinose, früher Zystizerkose, Acanthamöbeninfektion, Sparganose, Coenurose und bei der frühen Toxoplasmose beobachtet. Ringförmig kontrastmittelanspeichernde Läsionen werden bei Infektion/Infestation mit Toxoplasma gondii, Entamoeba histolytica, Acanthamoeba spp., Toxocara spp., Cysticercus cellulosae, Schistosoma spp. und Paragonimus spp. gesehen.

Tabelle 27-4a. ZNS-Parasitosen (Protozoen)

Pathogen	*Übertragungsweg*	*Klinisch neurologische Symptome*	*Krankheitsverlauf*
Protozoen			
Acanthamoeba spp.	Kontaktlinsen	Granulomatöse Enzephalitis, fokales neurologisches Defizit, Fieber und zerebrale Krampfanfälle	Schleichend
Babesia spp.	Zecken, Blut	Hämolyse, Hypoxämie, hypoxische Enzephalopathie, Fieber (hauptsächlich bei Splenektomierten)	Fulminant
Entamoeba histolytica	Wasser, Nahrung, fäkooral	Hirnabszeß, fokales neurologisches Defizit, Anfälle, erhöhter intrakranieller Druck (vorausgehende Leberabszesse!)	Fulminant
Naegleria spp.	Transnasal (Swimmingpool, Teich etc.)	Purulente Meningoenzephalitis	Fulminant
Plasmodium falciparum	Anopheles-Moskitos, Bluttransfusion	Fieber, Koma, Anfälle, diffuse oder fokale Enzephalopathie, Multiorganversagen	Akut/fulminant
Toxoplasma gondii	Nahrungsmittel, kongenital	Enzephalitis, fokale neurologische Läsionen, Anfälle, Enzephalopathie (bei Immunkompromittierten)	Subakut/chronisch
Trypanosoma brucei gambiense, rhodesiense	Tsetse-Fliege (Glossina spp.)	Meningoenzephalitis	Chronisch
Trypanosoma cruzi	Raubwanzen, Laborinfektionen	Meningitis/Meningoenzephalitis, kardioembolische Ischämien	Akut/subakut

Tabelle 27-4 b. ZNS-Parasitosen (Helminthen)

Pathogen	*Übertragungsweg*	*Klinisch neurologische Symptome*	*Krankheitsverlauf*
Helminthen			
Nematoden			
Angiostrongylus cantonensis	Genuß von rohen Schnecken	Meningitis	Akut/subakut
Anisakis spp.	Genuß von rohem Hering	Diffuse und fokale Enzephalopathie	Akut/subakut
Gnathostoma spinigerum	Genuß von ungekochtem Fisch, Schnecken, Hühner- und Entenfleisch	Enzephalomyelitis, Radikulitis, Subarachnoidalblutung	Akut/fulminant
Strongyloides stercoralis	Penetration der intakten Haut	Purulente Meningitis, Abszeßbildung, häufig mit gramnegativer Sepsis vergesellschaftet (sog. Hyperinfektionssyndrom bei Immunkompromittierten)	Perakut
Toxocara canis/cati	Zufällige Ingestion von Tiereiern (beim Spielen mit Hunden)	Fokale zerebrale, spinale Läsionen	Subakut
Trichinella spiralis	Genuß von ungekochtem/rohem Schweinefleisch	Diffuse und fokale Enzephalopathie	Akut
Zestoden			
Cysticercus cellulosae (Adulte Würmer: Taenia solium)	Fäkooral, Ingestion von Wurmeiern	Raumfordernde Läsionen (Zysten), obstruktiver Hydrozephalus, diffuse Enzephalopathie, Meningitis, meningovaskuläre Erkrankung	Chronisch, gelegentlich akut
Echinococcus granulosus	Ingestion von Wurmeiern (von Hunden ausgeschieden)	Raumfordernde Läsionen, Riesenzysten, obstruktiver Hydrozephalus	Chronisch
Sparganum proliferum (Adulte: Diphyllobothrium spp.)	Ingestion von infizierten rohen Schnecken oder Froschfleisch	Raumfordernde Läsionen, Zysten, Obstruktiver Hydrozephalus	Chronisch
Coenurus cerebralis (Adulte: Taenia multiceps)	Ingestion von Eiern (von Hunden ausgeschieden)	Siehe Sparganum proliferum	Chronisch
Trematoden			
Paragonimus spp.	Ingestion von rohen Süßwasserkrabben oder Krebsfleisch	Raumfordernde Läsionen, Zysten (teilweise verkalkt), basale Meningitis	Schleichend
Schistosoma spp.	aktive Penetration der Haut (Zerkarien)	Granulome, raumfordernde Läsionen	Chronisch
Pentastomatidae			
Linguatula spp.	Rohes Schlangenfleisch	Verkalkte raumfordernde Läsionen	Protrahiert

Tabelle 27-5 a. ZNS-Parasitosen – Diagnostik und Differentialdiagnose (Protozoen)

Pathogen	*Klinische Befunde*	*Differentialdiagnose*
Protozoen		
Acanthamoeba spp.	Liquor cerebrospinalis und CCT: unspezifisch, Biopsie von begleitenden Haut-, Sinus- oder Lungenläsionen, Hirnbiopsie	Chronische Meningitis, insbesondere granulomatöse ZNS-Erkrankungen (Tuberkulose, Sarkoidose, Mykose)
Babesia spp. (hauptsächlich bovine)	Blutausstrich (Giemsa-Färbung): Ringformen intraerythrozytär	Malaria
Entamoeba histolytica	Abszeßbildung im CCT, Serologie	Abszeß anderer Pathogenese
Naegleria spp.	Purulenter Liquor cerebrospinalis neutrophile Pleozytose, Nativliquoruntersuchung: Amöben-Trophozoiten	Purulente Meningitis
Plasmodium falciparum	Plasmodium falciparum, intraerythrozytäre Ringformen im Blutausstrich (Giemsa-Färbung), Haemolyse, Multiorganversagen, normaler Liquor cerebrospinalis	Enzephalitis, Meningoenzephalitis, Sepsissyndrom
Toxoplasma gondii	Liquor cerebrospinalis: unspezifisch, CCT: anspeichernde Ringläsionen, Hypodensitäten, Serologie	Enzephalitis, Abszesse, Tumoren (z. B. Lymphom)
Trypanosoma brucei gambiense, rhodesiense	Liquor cerebrospinalis: plasmazelluläre Pleozytose (Morulazellen), Nativliquoruntersuchung: mobile Trypanosomen, Blutausstrich: Trypanosomen (Giemsa-Färbung)	Chronische Meningitis (z. B. ZNS-Tuberkulose, Mykose)
Trypanosoma cruzi	Liquor cerebrospinalis: unspezifisch, Serologie, Konzentrationstechniken, Blutausstrich: Giemsa-Färbung	Akute/subakute Meningitis, bakterielle Endokarditis mit kardiogener Embolisierung

Tabelle 27-5b. ZNS-Parasitosen – Diagnostik und Differentialdiagnose (Helminthen)

Pathogen	*Klinische Befunde*	*Differentialdiagnose*
Helminthen		
Nematoden		
Angiostrongylus cantonensis	Liquor cerebrospinalis: eosinophile Pleozytose Larven	Andere Meningitis
Anisakis spp.	CCT: unspezifisch, Eosinophilie	Enzephalitis
Gnathostoma spinigerum	CCT: fokale Läsionen, SAB Liquor cerebrospinalis: hochgradige Eosinophilie, Xanthochromie, Larven	Meningits, Radikulitis, Enzephalitis, Subarachnoidalblutung
Strongyloides stercoralis	Liquor cerebrospinalis: eitrig, Larven	Purulente Meningitis, Gramnegative Sepsis

Tabelle 27-5 b (Fortsetzung)

Pathogen	*Klinische Befunde*	*Differentialdiagnose*
Toxocara canis/cati	Liquor cerebrospinalis: Eosinophilie, CCT: granulomatöse Läsionen	Neoplasmen, chronisch/subakute granulomatöse entzündliche ZNS-Erkrankung
Trichinella spiralis	Eosinophilie, vorausgehende gastrointestinale Beschwerden, periorbitale Ödeme, Larven in der Muskelbiopsie, erhöhte Muskelenzyme CCT (oder MRI): unspezifische fokale Läsionen	Enzephalitis
Cestoden		
Cysticercus cellulosae (Adulte: Taenia solium)	Serologie, Wurmeier im Stuhl, Weichteilröntgen: Kalzifikationen/ Zystizerken in der Muskulatur, Liquor cerebrospinalis: unspezifisch/ normal, häufig keine Eosinophilie, CCT/MRI: zystische Läsionen (häufig multipel), Kalzifikationen, Hydrocephalus obstructivus (intraventrikuläre Zysten!) unscharf begrenzte Hypodensitäten	Zysten, chronische Meningitis, Enzephalitis, meningovaskuläre Syndrome
Echinococcus granulosus	Liquor cerebrospinalis: normal, nur sehr selten Eosinophilie, CCT/MRI: zystische Läsionen (Scolices können gelegentlich gesehen werden)	Zysten anderer Ursache
Sparganum proliferum (Adulte: Diphyllobothrium spp.)	Liquor cerebrospinalis: unspezifisch/ normal, CCT/MRI: multiple Zysten, Larva migrans visceralis/cutanea (gelegentlich Larven in der Muskulatur)	Siehe Cysticercus cellulosae
Coenurus cerebralis (Adulte: Taenia multiceps)	Liquor cerebrospinalis: unspezifisch CCT: multiple Zysten, selten: Larven in der Muskulatur	Siehe Cysticercus cellulosae
Trematoden		
Paragonimus spp.	CT: Seifenblasenzysten (teilweise verkalkte Zysten)	Chronische Meningitis, andere raumfordernde Läsionen, Zysten, raumfordernde Läsionen, Granulome
Schistosoma spp.	Liquor cerebrospinalis: unspezifisch, gelegentlich Eosinophilie, CCT/MRI: unspezifisch	
Pentastomatidae		
Linguatula spp	?	Zestoden- und Trematodeninfestation

Beim Schädelübersichtsröntgen sowie beim Röntgen des Thorax und der Muskeln können Kalzifikationen und/oder Zystenbildung bei Patienten mit Zestodeninfestation, bestimmten Trematoden- (Paragonimus spp.) oder bei Infestationen mit Nematoden (Trichinella spiralis) gesehen werden. Ein obstruktiver Hydrozephalus kann bei bestimmten Zestoden- und Trematodenerkrankungen, aber auch bei Gnathostoma-spinigerum-Infestation beobachtet werden. Letztere kann auch Ursache einer Subarachnoidalblutung und einer eosinophilen Meningitis sein.

2.3.2 Ultraschall und elektrophysiologische Untersuchungstechniken

Die Ultraschalluntersuchung kann extrakranielle Manifestationen bestimmter parasitärer Erkrankungen (z. B. Leberabszesse) entdecken. Die elektrophysiologischen Untersuchungstechniken sind zur Differenzierung parasitärer Erkrankungen des ZNS nur von sehr geringer Bedeutung.

2.3.3 Liquor cerebrospinalis und andere Laborparameter

Die Ergebnisse der Liquor-cerebrospinalis-Untersuchung sind bei ZNS-Parasitosen höchst unterschiedlich und in den meisten Fällen sehr unspezifisch. Patienten, die mit Naegleria spp. oder Strongyloides stercoralis infestiert sind, zeigen das typische Liquorbild einer purulenten Meningitis mit granulozytärer Pleozytose. Auch Acanthamoeba spp. und E. histolytica können eine eitrige Meningitis verursachen, wenn die Abszeßbildung nahe dem Subarachnoidalraum liegt. Liquoreiweißkonzentrationen sind häufig erhöht, Glukosekonzentrationen sind unterschiedlich, gelegentlich erniedrigt. Patienten mit einer Trypanosomiasis, vereinzelt auch Patienten mit einer ZNS-Toxoplasmose haben eine lymphozytäre und/oder plasmazelluläre Pleozytose.

Bei der afrikanischen Trypanosomiasis (Schlafkrankheit) ist das Liquoreiweiß frühzeitig und deutlich erhöht (insbesondere IgM). Eine eosinophile Pleozytose ist typisch für eine Angiostrongylus cantonensis oder eine Gnathostoma-spinigerum-Infestation. Alle anderen Wurmerkrankungen des Nervensystems verursachen normalerweise keine Liquoreosinophilie. Der Liquor ist typischerweise normal bei zerebraler Malaria, Babesiose und bei Wurmerkrankungen des Nervensystems, die einen chronischen Verlauf nehmen. In Einzelfällen können lebende Parasiten im Nativliquorpräparat gesehen werden: z. B. Naegleria spp., Trypanosoma brucei, Strongyloides stercoralis, Gnathostoma spinigerum, Angiostrongylus cantonensis oder Toxocara spp.

Patienten mit zerebraler Malaria oder Babesiose entwickeln nicht selten das klinische Vollbild eines „Sepsissyndroms“ mit Multiorganmitbeteiligung im Sinne einer Multiorganmalaria.

Eine Eosinophilie im peripheren Blut kann, muß aber nicht, bei Wurminfestation beobachtet werden. Alle Wurmerkrankungen, bei denen migrierende Larven krankheitsmitbestimmend sind, haben häufiger eine Eosinophilie im peripheren Blut (z. B. Toxocara, Filarien, Trichinella spiralis). Wurmerkrankungen mit Muskelmitbeteiligung (Myositis) können eine erhöhte Kreatinphosphokinase (CK) im peripheren Blut zeigen (Trichinella spiralis, Cysticercus cellulosae).

2.3.4 Mikrobiologie

Plasmodium falciparum, Babesia spp., Trypanosoma spp., Mikrofilarien (einschließlich Onchocerca volvolus) können im peripheren Blutausstrich (Giemsa-Färbung) gesehen werden. Nativuntersuchungen des Liquors können bei Trypanosomen, Naegleria spp., Strongyloides stercoralis, Gnathostoma spinigerum, Angiostrongylus cantonensis und Toxocara spp. diagnostisch sein. Eine Muskelbiopsie führt bei Anisakiasis, Sparganose, Coenurose, Trichinose und Zystizerkose nicht selten zur Diagnose. Serologische Untersuchungstechniken können das diagnostische Ergebnis verbessern, spielen jedoch bei lebensbedrohenden, akuten ZNS-Parasitosen eine eher untergeordnete Rolle.

Da bei vielen ZNS-Parasitosen eine systemische Infestation vorhanden sein kann, bis hin zur Multiorganmitbeteiligung (s. Malaria) ist eine interdisziplinäre Diagnostik essentiell. Patienten mit amerikanischer Trypanosomiasis (Chagas-Erkrankung) können unspezifische EKG-Veränderungen einschließlich Reizleitungsstörungen oder Arrhythmien etc. haben. Eine ZNS-Strongyloidiasis tritt häufig gleichzeitig mit einer gramnegativen Sepsis und evtl. mit einer Meningitis auf. Nicht wenige Patienten mit einer ZNS-Parasitose leiden an fokalen und/oder generalisierten zerebralen Krampfanfällen.

2.4 Therapie

2.4.1 Spezifische Chemotherapie

Die spezifischen Chemotherapieempfehlungen sind in Tabelle 27-6 aufgelistet. Viele Patienten mit parasitären Erkrankungen des ZNS können auf normalen neurologischen Stationen behandelt werden, Patienten mit zerebraler Malaria, primärer Amöbenmeningitis, Babesiose, Gnathostomiasis, Strongyloides-Hyperinfektionssyndrom etc. sind allerdings medizinische Notfälle und müssen intensivmedizinisch überwacht und therapiert werden. In Einzelfällen können auch bei anderen ZNS-Parasitosen erhöhter intrakranieller Druck, Hydrozephalus, intraventrikuläre Zysten, perifokale Ödementwicklung, akute purulente Meningitis, meningovaskuläre Syndrome, hypoxische Enzephalopathien, Hirnstammsyndrome sowie raumfordernde Prozesse der hinteren Schädelgrube und letztlich kardiale Involvierung und Multiorganmitbeteiligung zur Intensivpflichtigkeit beitragen.

Tabelle 27-6. Spezifische Chemotherapien bei ZNS-Parasitosen

Chemotherapeutisches Agens	*Dosis*	*Dauer*
Zerebrale Malaria		
– Chinin Dihydrochlorid	Initialer Bolus 20 mg/kgKG, gefolgt von einer Erhaltungsdosis von 10 mg/kgKG alle 8 h	– über 4 h – über 1 Woche
– Chinidin Gluconat	Initialer Bolus von 10 mg/kgKG, gefolgt von einer konstanten i.v. Infusion von 0,02 mg/kgKG/min, gefolgt von oral Chinin-Sulphat (650 mg/8stündlich)	– über 1–2 h – über 75 h – 3 Tage
– Mefloquin	Keine parenterale Verabreichungsform	– am Tag 1
– Arthemeter	300 mg i.m. 150–200 mg i.m.	– am Tag 1 – an den Tagen 2 und 3
– Arthesunate	60 mg 2mal täglich i.v. 1mal täglich i.v.	– am Tag 1 – an den Tagen 2 und 3
– Halofantrine	Keine parenterale Verabreichungsform	
Babesiose		
– Clindamycin plus	300–600 mg 4mal täglich i.v.	7–10 Tage
– Chinin	650 mg 3mal täglich p.o.	7–10 Tage
Sekundäre zerebrale Amoebiasis (Entamoeba histolytica)		
– Metronidazol	750 mg 3mal täglich (p.o. oder i.v.)	5–10 Tage
– Dehydroemetin	60–80 mg i.m.	5–10 Tage
Primäre Amöben-Meningoenzephalitis (Naegleria fowleri)		
– Amphotericin B (AmB) kombiniert mit	1,0 mg/kgKG/Tag i.v.	?
– AmB intrathekal	Beginnend mit 1,0 mg, gefolgt von 0,1 mg an alternativen Tagen (via Reservoir)	?
– Potentielle Synergie, Kombination von AmB mit Rifampicin, Miconazol oder Tetrazyklin		Nicht bekannt
Granulomatöse Amöbenenzephalitis (Acanthamoeba spp.)		
– Diamidin Derivate (Pentamidine)	?	?
– AmB	?	?
– 5-Fluorocytosine	?	?
Chagas-Erkrankung (Trypanosoma cruzi)		
– Nitrofuran-Derivat (Nifurtimox)	8–10 mg/kg/Tag	– 3–4 Monate
– Benznidazol (Radanil)	5 mg/kg/Tag	– 2 Monate

Tabelle 27-6 (Fortsetzung)

Chemotherapeutisches Agens	*Dosis*	*Dauer*
Schlafkrankheit		
– Suramin	1 g täglich (200 mg Testdosis)	– an den Tagen 1, 3, 7, 14, 21
gefolgt von		
– Melarsoprol (MelB)	3,6 mg/kgKG/Tag i.v.	– 3 Tage, Wiederholung nach 1–2 Wochen
– Difluoromethylornithin (DFMO)	400 mg/kgKG/Tag i.v.	– 2 Wochen
gefolgt von	4mal 75 mg/kgKG/Tag p.o.	– 1 Monat
Angiostrongyliasis, Anisakiasis		
– Keine gesicherte Therapie		
Gnathostomiasis		
– Eventuell Albendazol	15 mg/kgKG/Tag	
Strongyloides stercoralis Hyperinfektionssyndrom		
– Thiabendazol	25 mg/kgKG/2mal täglich p.o.	– 3 Tage
Toxokarose		
– Thiabendazol	25 mg/kgKG/Tag p.o.	– 1 Woche
Trichinose		
– Thiabendazol	25 mg/kgKG/Tag p.o.	– 1 Woche
– Mebendazol	5 mg/kgKG/Tag p.o.	– 2 Wochen
– Flubendazol	40 mg/kgKG/Tag p.o.	– 2 Wochen
Neurozystizerkose		
– Praziquantel und/oder	50 mg/kgKG/Tag p.o.	– 2 Wochen
– Albendazol	15 mg/kgKG/Tag p.o.	– bis zu 4 Wochen
Coenurose und Sparganose		
?	?	?
Paragonimiasis		
– Bithionil	50 mg/kgKG/Tag p.o.	– 1 Monat an alternierenden Tagen
– Praziquantel	50 mg/kg p.o.	– Einzeldosis
Schistosomiasis, Schistosoma mansoni und S. haematobium		
– Praziquantel	40–50 mg/kgKG p.o.	– Einzeldosis
Schistosoma japonicum		
– Praziquantel	20 mg/kgKG/3mal täglich	– über 24 h
Infestation mit Pentastomatidae		
	Keine spezielle Medikation verfügbar	

2.4.2 Adjuvante Therapie

Multiorganversagen bei Plasmodium-falciparum-Malaria oder Babesiose führt zur Beatmungspflichtigkeit, Hämofiltration und evtl. Gesamtblutaustauschnotwendigkeit. Solche Patienten profitieren nicht von einer Antikoagulationstherapie oder Kortikosteroiden. Allerdings sind Steroide als Begleittherapie zu Beginn der anthelminitischen Therapie bei Neurozystizerkose, Trichinose oder Schistosomiasis unverzichtbar. In Einzelfällen (zerebrale Malaria) könnte die Verabreichung von Tumornekrosefaktor-α-Antagonisten (Pentoxiphyllin) nützlich sein.

2.4.3 Neurochirurgisches Management

Neurochirurgische Interventionen können sowohl zu diagnostischen als auch therapeutischen Zwecken angezeigt sein. Ein akuter Hydrocephalus obstructivus erfordert die schnellstmögliche Anlage einer Liquordrainage. Intraventrikuläre Zysten sollten aus therapeutischen und diagnostischen Gründen exstirpiert werden.

2.5 Prognose

Die Prognose von Patienten mit ZNS-Parasitosen ist vom auslösenden pathogenen Agens abhängig. An die 20% der Patienten mit zerebraler Malaria versterben und bis zu 10% tragen ein neurologisches Langzeitdefizit (Paresen, Krampfanfälle) davon. Die Mortalität ist hoch bei allen Formen einer zerebralen Amoebiasis (E. histolytica, freilebende Amöben). Ohne Behandlung führt eine afrikanische Trypanosomiasis auf jeden Fall zum Tod, eine ZNS-Infektion mit Trypansoma cruzi trägt bei Kindern eine Mortalität von bis zu 12%.

Eine Infektion mit Gnathostoma spinigerum verursacht bei knapp 10% einen letalen Verlauf, und bei knapp 40% sind neurologische Langzeitfolgen zu erwarten. Eine Toxokarose, eine Trichinose und andere Nematoden- und Trematodeninfestationen sind nur selten mit einem tödlichen Verlauf assoziiert. Die Mortalität bei einem Strongyloides-stercoralis-Hyperinfektionssyndrom beträgt allerdings bis zu 75%.

Der klinische Verlauf, die Langzeitfolgen und letztlich auch die Überlebenschancen sind bei ZNS-Parasitosen von der frühzeitigen Diagnose und dem frühestmöglichen spezifischen Therapiebeginn sowie den allgemein medizinischen/intensivmedizinischen supportiven Maßnahmen abhängig.

Literatur

Literatur zu „Pilzinfektionen"

Abbot SP et al. (1995) Fatal cerebral mycoses caused by the ascomycete Chaetomium strumarium. J Clin Microbiol 33:2692–2698
Bennett JE (1987) Rapid diagnosis of candidiasis and aspergillosis. Rev Infect Dis 9:398–402
Bennett JE (1995) Mycoses: Introduction. In: Mandell GL, Douglas RG, Bennett JE (eds) Principles and practice of infectious diseases, 4th edn. Churchill Livingstone, New York, pp 2288–2289
Bouza E, Drever JS, Hewitt WL, Meyer RD (1981) Coccidioidal meningitis. Medicine 60:139–172
Bowen BC, Post MJD (1990) Diagnostic imaging of CNS infection and inflammation. In: Schlossberg D (ed) Infections of the nervous system. (Clinical topics in infectious disease.) Springer, Berlin Heidelberg New York Tokyo, pp 315–380
Buchsbaum HW, Norton TF, Valdivia FR (1985) Cisternal Ommaya reservoirs in the treatment of coccidioidal meningitis. In: Einstein HE, Catanzaro A (eds) Proceedings of the 4th international conference on coccidioidyomycosis, San Diego, 1984. University of Arizona, Press, Tucson, pp 444–447
Centeno RS, Bentson JR, Mancuso AA (1981) CT scanning in rhinocerebral mucormycosis and aspergillosis. Radiology 140:383–389
Daie DC (1981) Defects in host defense mechanisms in compromised patients. In: Rubia RH, Young LS (eds) Clinical approach to infection in the compromised host. Plenum Medical Book, New York, pp 35–74
Diamond R, Bennett JE (1973) A subcutaneous reservoir for intrathecal therapy of fungal meningitis. N Engl J Med 288:186
Diamond RD, Bennett JE (1974) Prognostic factors in cryptococcal meningitis. A study of 111 cases. Ann Intern Med 80:176–181
Dismukes WE, Cloud G, Gallis HA et al. (1987) Treatment of cryptococcal meningitis with combination amphotericin B and flucytosine for four as compared with six weeks. N Engl J Med 317:334–341
Emmons CW, Binford CH, Utz JP, Kwos Chung KJ (1977) Medical mycology. Lea & Febiger, Philadelphia
Eng RHK, Person A, Mangura C et al. (1981) Susceptibility of Zygomycetes to amphotericin B, miconazole and ketoconazole. Antimicrob Agents Chemother 20:688–690
Eng RHK, Bishburg E, Smith SS (1986) Cryptococcal infection in patients with acquired immune deficiency syndrome. Am J Med 81:19–23
Fetter BF, Klintworth GK (1988) Uncommon fungal diseases. In: Harris AA (ed) Microbial disease. Elsevier Science, Amsterdam, pp 479–503 (Handbook of Clinical Neurology, vol 8/52)
Hartstein AI, Winn RE (1988) Aspergillosis. In: Harris AA (ed) Microbial disease. Elsevier Science, Amsterdam, pp 377–384 (Handbook of Clinical Neurology, vol 8/52)
Horten BC, Abbott GF, Porro RS (1976) Fungal aneurysms of intracranial vessels. Arch Neurol 33:577–579
Kaps M, Burkhardt E, Krauss H et al. (1985) Zur Liquordiagnositik der meningealen Kryptokokkose. Fortschr Neurol Psychiatr 53:442–446
Klein BS, Kuritsky WAC, Kaufman L et al. (1986) Comparison of enzyme immunoassay, immunodiffusion and complement fixation tests in detecting antibody in human serum to the A antigen in B. dermatitidis. Am Rev Respir Dis 133:144–148
Labadie EL, Hamilton RH (1986) Survival improvement in coccidioidal meningitis by high-dose intrathecal amphotericin B. Arch Intern Med 146:2013–2018
Lazo A, Wilner HJ, Metes JJ (1981) Craniofacial mucormycosis: computed tomographic and angiographic findings in two cases. Radiology 139:623–626
Lowe JT, Hudson WR (1975) Rhinocerebral phycomycosis and internal carotid artery thrombosis. Arch Otolaryngol 101:100–103
Mandell, GL, Douglas RG, Bennet JE (1995) Principles and practice of infectious diseases, 4th edn. Churchill Livingstonde, New York
Mikhael MA, Rushovich AM, Ciric J (1985) Magnetic resonance imaging of cerebral aspergillosis. Comput Radiol 9:85–89
Morgan MA, Wilson WR, Neel H, Roberts GD (1984) Fungal sinusitis in healthy and immunocompromised individuals. Am J Clin Pathol 82:589–601

Nov A, Cromwell LD (1984) Computed tomography of neuroaxis aspergillosis. J Comput Assist Tomogr 8:413–415
Pfaffenbach B (1994) Systemic fungal infections in hematologic neoplasms. An autopsy study of 1,053 patients. Med Klin 89:299–304
Pfausler B, Kampfl A, Berek K, Maier H, Aichner F, Schmutzhard E (1995) Syndrome of the Anterior Spinal Artery as the Primary Manifestation of Aspergillosis. Infection 23:240–242
Rinaldi MG (1983) Invasive aspergillosis. Rev Infect Dis 5:1061–1077
Rippon JW (1988) Medical mycology. The pathogenic fungi and the pathogenic actinomycetes, 3rd edn. Saunders, Philadelphia
Ruchel R, et al (1995) Cerebral Pseudallescheria mycosis after near-drowning. Mycoses 38:473–475
Sagg MS, Dismukes WE (1988) Treatment of histoplasmosis and blastomycosis. Chest 93:848–851
Salaki JS, Louria DM, Cheml H (1984) Fungal and yeast infection of the central nervous system. A clinical review. Medcine 63:108–132
Schlossberg D (1990) Infections of the nervous system. (Clinical topics in infectious disease.) Springer, Berlin Heidelberg New York Tokio
Schmutzhard E, Vejjajiva A (1988) Treatment of cryptococcal meningitis with combination amphotericine B and flucytosine, high dose and long duration. Am J Med 85:737–738
Schmutzhard E, Jitpimolmard S, Boongird P, Vejjajiva A (1987) Peripheral eosinophilia in the course of treatment of cryptococcal meningitis. Mykosen 30:601–604
Schmutzhard E, Boongird P, Gerstenbrand F et al. (1990) Is cryptococcal meningoencephalitis in the tropics a distinct entity? A retrospective study from Thailand. Trop Geogr Med 42:133–139
Sekhar LN, Dujovny M, Rao GR (1980) Carotid-cavernous sinus thrombosis caused by Aspergillus fumigatus. J Neurosurg 52:120–125
Weiner MH (1983) Antigenemia detected in human coccidioidomycosis. J Clin Microbiol 18:136–142
Whelan MA, Stern J, Denapoli RA (1981) The computed tomographic spectrum of intracranial mycosis: correlation with histopathology. Radiology 141:703–707
Winn RE, Ramsey PD, MC Donald JC, Dunlop KJ (1983) Maxillary sinusitis from Pseudallescheria boydii. Efficacy of surgical therapy. Arch Otolaryngol 109:123–125
Wood M, Anderson M (1988) Neurological Infections. Saunders, London (Major problems in neurology, vol 16)

Literatur zu „Parasitosen“

Adamolekun B (1995) The aetiologies of epilepsy in tropical Africa. Trop Geogr Med 47:115–117
Anonymous (1990) Exchange transfusion in Falciparum malaria. Lancet 1:324–325
Benach JL, Habicht GS (1981) Clinical characteristics of human babesiosis. J Infect Dis 144:481
Best H, Seit HM (1986) Die Echinokokkuserkrankung des Nervensystems Akt Neurol 13:161–164
Bia FJ, Barry M (1986) Parasitic infection of the nervous system. Neurol Clin 4:171–206
Bowen BC, Post MJD (1990) Diagnostic imaging of CNS infection and inflammation. In: Schlossberg D (ed) Infections of the nervous system. (Clinical topics in infectious disease). Springer, Berlin Heidelberg New York Tokio, pp 315–388
Bruce-Chwatt LJ (1985) Essential malariology, 2nd edn. Heinemann, London
Butt CG (1966) Primary amebic meningoencephalitis. N Engl J Med 274:1473–1476
Clark IA, Cowden WB (1992) Role of TNF in malaria and other parasitic infections. Immunol Ser 56:365–407
Cook GC (1987) Strongyloides stercoralis hyperinfection syndrome; how often is it missed? Q J Med 244:625–629
Davis TME, White NJ, Looareesuwan S, Silamut K, Warrell DA (1988) Quinine pharmacokinetics in cerebral malaria: predicted plasma concentrations after rapid intravenous loading using a two compartment mode. Trans R Soc Trop Med Hyg 82:542–547
Del Brutto OH (1992) Diagnosis and management of cysticercosis. J Trop Geogr Neurol 2:1–9

Ellrodt A, Halfon P, Le Bras P et al. (1987) Multifocal central nervous system lesions in three patients with trichinosis. Arch Neurol 44:432–434
Fan KJ, Pezeshkpour GH (1986) Cerebral sparganosis. Neurology 36:1249–1251
Fröscher W, Saathof M (1986) Trichinose des Nervensystems. Akt Neurol 13:151–156
Gjerde IO, Mörk S, Larsen JL et al. (1984) Cerebral schistosomiasis presenting as a brain tumor. Eur Neurol 23:229–236
Graninger W, Thalhammer F, Locker G (1991) Pentoxifylline in cerebral malaria. J Infect Dis 164:820
Gutteridge WE (1985) Trypanosomiasis. Existing chemotherapy and its limitations. Br Med Bull 41:156–161
Higashi K, Aoki H, Takebayashi K, Molokai H, Sachet Y (1971) Cerebral paragonimiasis. J Neurosurg 34:515–528
Horowitz SL, Bentson JR, Benson F et al. (1983) Intracerebral toxoplasmosis in patients with acquired immunodeficiency syndrome. Arch Neurol 40:649–652
Horton RJ (1989) Chemotherapy of Echinococcus infection with albendazole. Trans R Soc Trop Med Hyg 82:97–102
Jaffar S, Van Hensbroek MB, Palmer A et al. (1997) Predictors of a fatal outcome following childhood cerebral malaria. Am J Trop Med Hyg 57:20–24
Jörg ME, Freire RS, Orlando AS et al. (1972) Disfunción cerebral minima coma secuela de meningoencefalitis aguda por Trypanosoma cruzi. Prensa Med Argent 59:1658–1669
Kampfl A, Birbamer G, Pfausler B, Haring HP, Schmutzhard E (1993) Isolated pontine lesion in algid cerebral malaria. Clinical features, management and MRI findings. Am J Trop Med Hyg 48:818–822
Kampfl A, Pfausler B, Haring HP, Denchev D, Donnemiller E, Schmutzhard E (1997) Impaired microcirculation and tissue oxygenation in human cerebral malaria: a SPECT and near infrared spectroscopy study.Am J Trop Med Hyg 56:585–587
Kremsner PG, Grundman H, Neifer S et al. (1991) Pentoxifylline prevents murine cerebral malaria. J Infect Dis 164:605–608
Kwiatkowski D, Molineux M, Taylor T et al. (1991) Cerebral malaria. Lancet 1:1281–1282
Li GO, Guo ZB, Jin H et al. (1982) Clinical studies on treatment of cerebral malaria with quinghaosu and its derivatives. J Tradit Chin Med 2:125–130
Libonatti E, Maglio F (1977) Manifestaciones neurologicas agudas en la enfermedad de Chagas-Mazza. Rev Neurol Argent 3:420–424
Lombardo L, Alonso P, Arroyo LS et al. (1964) Cerebral amebiasis. Report of 17 cases. J Neurosurg 21:704–707
Looareesuwan S, Warrell DA, White NJ et al. (1983) Do patients with cerebral malaria have cerebral edema? A computed tomographic study. Lancet I:434–437
Mandell GL, Douglas RG, Bennett JE (1995) Principles and practice of infectious diseases, 4th edn. Churchill-Livingstone, New York
Manson-Bahr PEC, Apted FIC (1991) Manson's tropical disease, 19th edn. Baillère-Tindall, London
Marr JJ, Docampo R (1986) Chemotherapy for Chagas' disease: a perspective of current therapy and considerations for future research. Rev Infect Dis 8:884–903
Martinez AJ (1980) Is Acanthamoeba encephalitis an opportunistic infection? Neurology 3:567–574
Martinez AJ (1985) Free-living amoebas: natural history, prevention, diagnosis, pathology and treatment of disease. CRC Press, Boca Raton
Medical letter (1988) Drugs for parasitic infections. Med Lett 3:15–24
Mhlanga JO, Bentivoglio M, Kristensson K (1997) Neurobiology of cerebral malaria and African sleeping sickness. Brain Res Bull 44:579–589
Michal A, Regli F, Campiche R et al. (1977) Cerebral coenurosis. Report of a case with arteritis. J Neurol 216:265–272
Molyneux ME, Taylor TE, Wirima JJ, Borgstein A (1989) Clinical features and prognostic indicators in paediatric cerebral malaria: a study of 131 comatose Malawian children. O J Med 71:441–459
Moodley M, Moosa A (1989) Treatment of neurocysticercosis: is Praziquantel the new hope? Lancet I:262–263
Myint PT, Shwe T, Soe L, Htut Y, Myint W (1989) Clinical study of the treatment of cerebral malaria with artemether (quinghaosu derivative). Trans R Soc Trop Med Hyg 83:72
Onyeyili PA, Onwualu JE (1991) Efficacy of combination of DFMO and diminazene aceturate in the treatment of late-stage Trypanosoma brucei infection in rats. Trop Med Parasitol 42:143–145

Phillips RE, Solomon T (1990) Cerebral malaria in children. Lancet II:1355–1360
Phillips RE, Warrell DA (1986) The pathophysiology of severe Falciparum malaria. Parasitol Today 2:271–282
Phillips RE, Warrell DA, White NJ et al. (1985) Intravenous quinidine for the treatment of severe falciparum malaria: clinical and pharmacokinetic studies. N Engl J Med 312: 1273–1278
Pitella JEH (1984) Ischemic cerebral changes in the chronic chagasic cardiopathy. Arq Neuropsiquiatr 42: 105–115
Poltera AA (1985) Pathology of human African trypanosomiasis with reference to experimental African trypanosomiasis and infections of the central nervous system. Br Med Bull 41:169–174
Punyagupta S, Juttijudata P, Bunnag T (1975) Eosinophilic meningitis in Thailand. Clinical studies of 484 typical cases probably caused by Angiostrongylus cantonensis. Am J Trop Med Hyg 24:921–931
Russegger L, Schmutzhard E (1989) Spinal toxocara abscess. Lancet II: 398
Saddler M, Barry M, Ternouth I, Emmanuel J (1990) Treatment of severe malaria by exchange transfusion. N Engl J Med 322:58
Schlossberg D (1990) Infections of the nervous system. (Clinical topics in infectious disease). Springer, Berlin Heidelberg New York Tokio
Schmutzhard E, Gerstenbrand F (1984) Cerebral malaria in Tanzania. Is epidemiology, clinical symptoms and neurological long-term sequelae in the light of 66 cases. Trans R Soc Trop Med Hyg 78:351–353
Schmutzhard E, Mayr U, Rumpl E et al. (1986) Secondary cerebral amebiasis due to infection with Entamoeba histolytica. Eur Neurol 25:161–165
Schmutzhard E, Boongird P, Vejjajiva A (1988) Eosinophilic meningitis and radiculomyelitis in Thailand, caused by CNS invasion of Gnathostoma spingerum and Angiostrongylus cantonensis. J Neurol Neurosurg Psychiatry 51:80–87
Scowden EB, Schaffner W, Stone WJ (1978) Overwhelming strongyloidiasis: an unappreciated opportunistic infection. Medicine (Baltimore) 57:527–544
Sotelo-Avila C (1987) Naegleria and Acanthamoeba. Free-living amebas pathogenic for man. Perspect Pediatr Pathol 10:51–58
Strout RG (1962) A method for concentrating hemoflagellates. Parasitol 48:100 (Research note)
Stuiver PC, Ligtheim RJ, Goud TJLM (1989) Acute psychosis after mefloquine. Lancet II:282
Taelman H, Schaechter PJ, Marcelis L (1987) Difluoromethylornithine, an effective new treatment of Gambian trypanosomiasis. Am J Med 82:607–614
Truelle JL, Hauteville JP, Ricon P, Le Bigot P (1974) Cénurose cérébrale intraventiculaire. Nouv Press Med 1151–1153
Van Meirvenne N, Le Ray D (1985) Diagnosis of African and American trypanosomiases. Br Med Bull 41:156–161
Vazquez V, Sotelo J (1992) The course of seizures after treatment for cerebral cysticercosis. N Engl J Med 327:696–701
Warrell DA, Looareesuwan S, Warrell MJ et al. (1982) Dexamethasone proves deleterious in cerebral malaria. A double blind trial in 100 comatose patients. N Engl J Med 306:313–319
Watt G, Long GW, Ranoa CP et al. (1989) Praziquantel in treatment of cerebral schistosomiasis. Lancet 2:262–263
White NJ, Looareesuwan S, Phillips RE et al. (1988) Single-dose phenobarbitone prevents convulsions in cerebral malaria. Lancet II:64–66
Wirima J, Khoromana C, Molyneux ME, Gilles HM (1988) Clinical trials with halofantrine hydrochloride in Malawi. Lancet II:250–252
Wittner M, Rowin KS, Tanowitz HB et al. (1982) Successful chemotherapy of transfusion babesiosis. Ann Intern Med 96:601–604
Wood M, Anderson M (1988) Neurological infections. Saunders, London (Major problems in neurology, vol 16)
World Health Organization Malaria Action Programme (1986) Severe and complicated malaria. Trans R Soc Trop Med Hyg 80 [Suppl]:3–50

Kapitel 28
Schädel-Hirn-Trauma

C. Woertgen, G. Wöbker, A. Piepgras, A. Brawanski

INHALT

1 Epidemiologie

Obwohl das Schädel-Hirn-Trauma (SHT) und dessen Folgen ein erhebliches ökonomisches und gesundheitspolitisches Problem darstellen, gibt es für die Bundesrepublik Deutschland hierzu keine exakten epidemiologischen Angaben. In den USA geht man von einer Inzidenz von etwa 200 Fällen/100 000 Einwohner/Jahr aus, die sich einer medizinischen Behandlung unterziehen müssen. Bei diesen etwa 500 000 Neuerkrankungen handelt es sich in etwa 150 000 Fällen um ein schweres Schädel-Hirn-Trauma, von denen etwa 50 000–60 000 sterben. Die meisten Schädel-Hirn-Verletzungen betreffen die Altersgruppe der 15- bis 24jährigen, wobei in dieser Altersgruppe die Männer 4mal so häufig vertreten sind. Ansonsten beträgt das Geschlechterverhältnis etwa 2:1. Das SHT stellt für Männer unter 35 Jahren die häufigste Todesursache dar. Bei ungefähr der Hälfte der polytraumatisierten Patienten muß mit einer Beteiligung des Zentralnervensystems gerechnet werden.

Als häufigste Ursache von Schädel-Hirn-Verletzungen werden mit etwa 40% Verkehrsunfälle angegeben. Stürze in Haus und Garten bilden mit etwa 20% die zweithäufigste Ursache, gefolgt von den Unfällen in Freizeit und Sport sowie Berufsunfällen mit jeweils etwa 10%. Gewalttaten und Suizidversuche folgen mit jeweils ungefähr 4%, wobei hier insbesondere hinsichtlich der Gewalttaten große regionale Unterschiede bestehen. Etwa 20–40% der Verletzten stehen zum Zeitpunkt des Unfalles unter Alkoholeinfluß, über den Einfluß von anderen Drogen im Zusammenhang mit Schädel-Hirn-Verletzungen gibt es keine genauen Angaben.

2 Pathophysiologie

Vom pathophysiologischen Standpunkt aus kann man 2 Arten der unfallbedingten Hirnschädigung voneinander unterscheiden. Bei den sog. primären Hirnschäden handelt es sich um Verletzungen, die unmittelbar während des Unfalles dem Patienten zugefügt werden. Hierzu zählen Galeaverletzungen, Schädelfrakturen, Hirnkontusionen und Lazerationen sowie intrakranielle Blutungen und diffuse axonale Schädigungen. Daraus ergibt sich, daß der primär zugefügte Hirnschaden den wichtigsten Einflußfaktor auf das Behandlungsergebnis nach einem Schädel-Hirn-Trauma darstellt. Seine effektivste Behandlungsmöglichkeit besteht somit in der Unfallprävention. Die primäre Behandlung eines Schädel-Hirn-Traumas am Unfallort und später auf der Intensivstation zielt also auf die Vermeidung und Minimierung eines sekundären Hirnschadens, der in der Folge nach einem Trauma auftritt, ab.

Ein sekundärer Hirnschaden kann in der Folge von intrakraniellen Blutungen, z.B. durch ein epidurales Hämatom (Abb. 28-1), oder durch ein subdurales Hämatom (Abb. 28-2) oder auch in der Folge eines Hirnödems auftreten. Auch die häufig vorhandenen Begleitverletzungen, die zu Kreislaufinstabilität, Hypoxie und Hyperkapnie führen können, tragen als Folge von zerebralen Ischämien und Hirndruckanstiegen zu einem sekundären Hirnschaden bei. Der intrakranielle Druck (ICP) und der mittlere arterielle Blutdruck

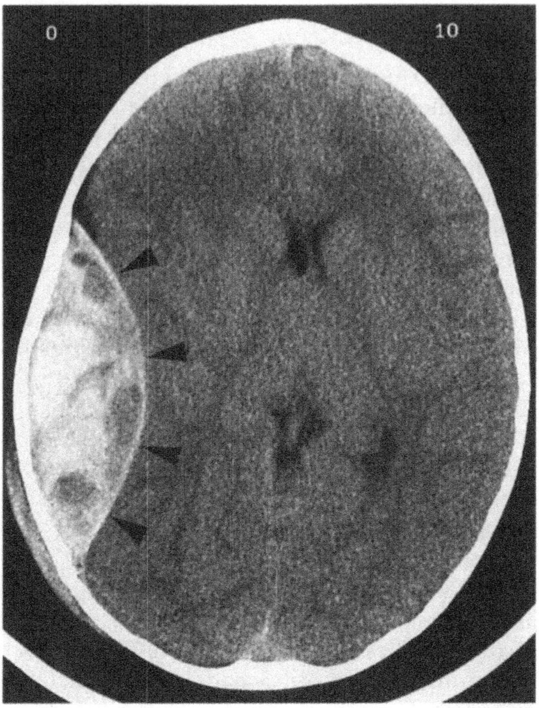

Abb. 28-1. Axiales CCT in Höhe der Seitenventrikel bei einem 6jährigen Mädchen mit akutem Schädel-Hirn-Trauma. Ein großes, ellipsoides Epiduralhämatom ist nachweisbar (*schwarze Pfeilspitzen*), das zu einer deutlichen Verlagerung der Mittellinie geführt hat

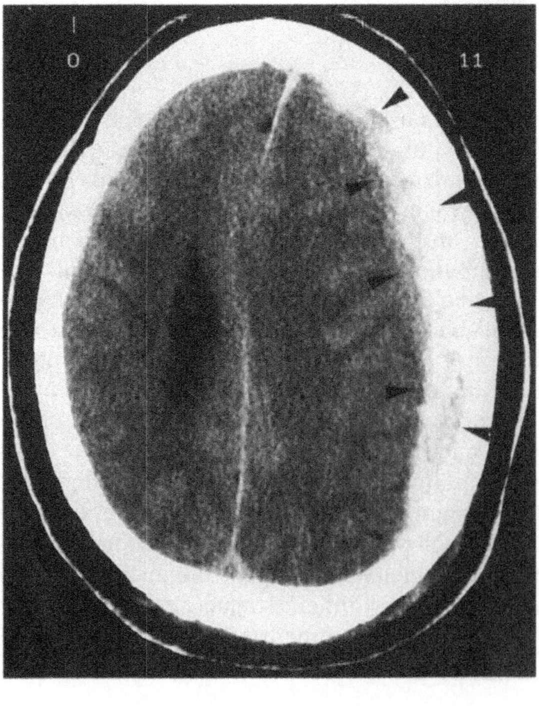

Abb. 28-2. Axiales CCT bei einem Patienten nach akutem Schädel-Hirn-Trauma: Über der linken hemisphäralen Mantelkante ist ein hyperdenses, akutes Subduralhämatom nachweisbar, das zu einer deutlichen Raumforderung führt (*schwarze Pfeilspitzen*)

(MAP) haben also einen entscheidenden Einfluß auf die zerebrale Durchblutung und damit auf den zerebralen Perfusionsdruck (CPP=MAP–ICP). Das augenblicklich gängige Behandlungskonzept beruht demnach auf der Optimierung des CPP bei gleichzeitiger Senkung des ICP und Stabilisierung der allgemeinen Körperhomöostase.

Der intrakranielle Druck ist der Druck, den der Inhalt des Schädels, bestehend aus Hirngewebe, Liquor cerebrospinalis und Blutvolumen, auf die Dura ausübt. Die Volumenzunahme einer Komponente kann zunächst durch die Abnahme einer anderen ausgeglichen werden (Reservekapazität; Monroe-Kellie-Doktrin). Sind aber die Reserveräume aufgebraucht, führt jede weitere Volumenzunahme zu einem exponentiellen Anstieg des ICP. Neben der Entwicklung von intrakraniellen Hämatomen und Liquorzirkulationstörungen gibt es 2 Ursachen, die zu einem Anstieg des ICP führen können:

- Zum einen kann es nach einem Trauma zur Vasoparalyse kommen, die zu einer Steigerung der zerebralen Durchblutung und damit zur Erhöhung des intrakraniellen Blutvolumens (Kongestion) führt.
- Zum zweiten ist das Hirnödem (Zunahme des Hirnwassergehalts, die die Expansion des Hirnvolumens bewirkt) zu nennen.

Früher ging man davon aus, daß das Hirnödem nach einem Trauma hauptsächlich durch ein vasogenes Ödem bedingt sei. Hier kommt es aufgrund einer Störung der Blut-Hirn-Schranke zur Einlagerung von eiweißhaltiger Flüssigkeit und Na^+ in den Extrazellulärraum. Heute weiß man, daß der größte Teil des Wassers im Bereich der Kontusionen intrazellulär liegt und somit die Schwellung zytotoxisch bedingt ist. Durch ein Versagen des Energiestoffwechsels, der Na^+/K^+-ATPase und durch eine Erhöhung der Permeabilität der Zellmembran für Na^+ kommt es zur intrazellulären Wassereinlagerung. Die erhöhte Membranpermeabilität wird durch eine extrazelluläre Anreicherung von exzitatorischen Transmittern wie Glutamat und Aspartat und deren Interaktion mit spezifischen Rezeptoren an der Zellmembran ausgelöst. Eine weitere wichtige Ursache für eine Zellschwellung ist die Aktivierung der Glykolyse mit ihrer konsekutiven Anreicherung von Laktat im Hirngewebe.

Eine Ansäuerung des Gewebes auf einen pH-Wert von 6,8–7,0 ist ausreichend, um eine Zellschwellung auszulösen. Diese Ansäuerung und die Freisetzung von Glutamat und K^+-Ionen sowie weiterer potenter Mediatoren aus der Aktivierung der Lipolyse, wie Arachidonsäure und Lipidperoxyde, aus traumatischen Nekroseherden spielen in ihrer Penumbrazone eine wichtige Rolle bei der Ausbreitung des zytotoxischen Hirnödems. Die traumatische Hirnschwellung beruht somit auf einer Kombination von Störungen der Funktion der Blut-Hirn-Schranke und der zellulären Ebene.

Als weiterer wichtiger Faktor, der zur Ausweitung eines sekundären Hirnschadens beitragen kann, ist die Hyperthermie zu nennen. Pro Grad erhöhter Körpertemperatur wird der systemische und der zerebrale Metabolismus um 8% angehoben. Bei auftretendem Fieber wird der an sich schon gesteigerte posttraumatische Hirnmetabolismus weiter angehoben und bei bereits gestörter Versorgung erschöpfen sich die Reservekapazitäten rasch.

Halswirbelsäulentraumata können in der Folge von Verletzungen des Sympathikus zu Kreislaufinstabilitäten führen. Bei Frakturen der langen Röhrenknochen kommt es in etwa 28% der Fälle zu einer Fettembolie. Die klassische Trias mit akutem Lungenversagen, allgemeiner neurologischer Verschlechterung und petechialem Hautausschlag ist jedoch eher selten. Die fulminante Form kann zu einem sog. Multiorganversagen führen. Die multiplen Fettembolien (bei offenem Foramen ovale auch zerebral) führen zur Freisetzung von Prostaglandinen, Aktivierung der Lipooxygenase und damit zur Produktion von freien Radikalen, die einen wichtigen Initiator der Lipidperoxidation der Zellmembran darstellen, die zur Schädigung derselben führt.

2.1 Auswirkungen eines SHT auf die Kontrollfunktion des ZNS

Im Rahmen einer Hirnschädigung kann die hypothalamisch-hypophysäre Interaktion gestört sein. Das antidiuretische Hormon (ADH), das in den präoptischen und paraventrikulären Kernen des Hypothalamus gebildet wird, kontrolliert das intravasale Volumen, indem es die Wasserresorption im distalen renalen Tubulus kontrolliert. Wenn die häufig vorkommende Hypersekretion des ADH übersehen wird, kann diese zu einer iatrogen Wasserintoxikation durch vermehrte Infusionsgaben oder Infusionen von hypotonen Lösungen führen (SIADH: „syndrom of inappropiate ADH secretion").

Umgekehrt können Verletzungen des Hypophysenstieles oder des Hypothalamus zu Ausfall oder Verminderung der ADH-Freisetzung führen und so einen Diabetes insipidus und in der Folge eine Hypernatriämie verursachen. Weiterhin werden im Rahmen des SHT aus der Hypophyse vermehrt Somatostatin und ACTH freigesetzt, die beide zu einer Hyperglykämie führen. Das ACTH stimuliert zusätzlich die Freisetzung von Glukokortikosteroiden, die einen Proteinkatabolismus induzieren und die Glukoneogenese weiter antreiben. Die hypothalamisch induzierte Stimulation des Sympathikus führt über die Nebennierenrinde zur Katecholaminfreisetzung und über das Pankreas zur Glukagonfreisetzung. Beide verursachen wiederum Hyperglykämie und Insulinresistenz. Die Hyperglykämie selbst regt in den geschädigten Hirnarealen die Glykolyse an und führt dadurch zur weiteren Bildung von Laktat und Ansäuerung des Hirngewebes. Die Katecholamine bewirken zusätzlich einen Anstieg des CPP, der Hirndurchblutung (CBF) und eine Steigerung des zerebralen Metabolismus. Ebenso führen sie zu einer Schwächung der Immunabwehr und können im Zusammenhang mit Elektrolytstörungen (Hypokaliämie) zu Tachyarrhythmien und subendokardialen Ischämien führen.

Ein signifikantes SHT und im besonderen eine penetrierende Hirnverletzung kann durch Freisetzung von biochemischen Substanzen über unspezifische Kaskaden ein multiples Organversagen verursachen. Umgekehrt können auch allgemeine Verletzungen zur Auslösung dieser Kaskaden und zerebralen Beeinträchtigung führen.

Das Gewebethromboplastin, mit der höchsten Konzentration im subfrontalen und anterioren temporalen Kortex, sowie der Gewebeplasminogenaktivator, der im choroidalen Plexus und den Meningen vorkommt, können nach entsprechender Gewebeverletzung in die Blutzirkulation gelangen und eine akute oder subklinische disseminierte Koagulopathie (DIC) oder Fibrinolyse verursachen. Es kommt somit zu multiplen intravaskulären Mikrothromben, die zu einem Multiorganversagen mit Niereninsuffizienz, Leberinsuffizienz, Pankreatitis und Lungenversagen führen. Des weiteren erhöht diese Verbrauchskoagulopathie das Risiko einer sekundären intrazerebralen Einblutung.

Die zerebrale Freisetzung von Tumornekrosefaktoren und Interleukin 1 führt zur Steigerung des Eiweißumsatzes und Veränderungen der Zink-, Kupfer- und Eiweißserumkonzentrationen.

3 Klinik und Einteilung der Schädel-Hirn-Traumata

In Deutschland und in anderen Ländern, in denen das Notarztwesen verbreitet ist, werden schwerverletzte Patienten bei der Aufnahme in die Klinik häufig intubiert, sediert und evtl. auch relaxiert sein. Hier ist somit eine neurologische Untersuchung, bis auf die Untersuchung der Pupillen, meist nur eingeschränkt möglich. Der erstaufnehmende Arzt im Krankenhaus und alle weiterbehandelnden Kollegen sind hier auf die möglichst objektive und sorgfältige Dokumentation des Notarztes angewiesen. Der Unfallhergang, die Umstände des Unfalls und der primären Versorgung sowie der initiale neurologische Zustand und dessen Verlauf geben dabei wichtige Hinweise auf die Schwere des Traumas und der Verletzungsmuster (Abb. 28-3).

Ein direktes Trauma des Schädels führt eher zu Schädelfrakturen mit Duraeinreißungen und extraaxialen Hämatomen (epidurales Hämatom) oder zerebralen Kontusionsblutungen. Wogegen Akzelerations- und Dezelerationstraumata eher zu Scherverletzungen innerhalb der weißen Substanz, des Bal-

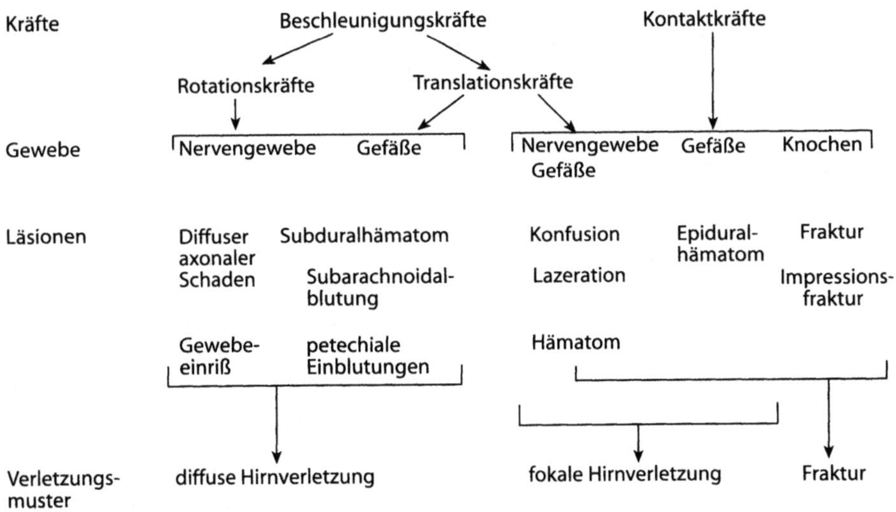

Abb. 28-3. Unfallmechanismen beim Schädel-Hirn-Trauma

Tabelle 28-1. Glasgow-Coma-Skala, Summe maximal 15 Punkte, minimal 3 Punkte

Augenöffnung	*Beste verbale Reaktion*	*Beste motorische Reaktion*	*Punkte*
–	–	Spontan	6
–	Orientiert	Auf Aufforderung	5
Spontan	Verwirrt	Gezielte Abwehr	4
Auf Ansprache	Unangemessen	Beugen auf Schmerzreiz	3
Auf Schmerzreiz	Unverständlich	Strecken auf Schmerzreiz	2
Keine	Keine	Keine	1

kens und des Hirnstammes führen („diffuse axonal injury", DAI). In diesem Zusammenhang sei auch auf die prognostische Wichtigkeit der zeitlichen Dokumentation von eingetretenen Änderungen, z. B. einer Mydriasis, hingewiesen.

Zur primären Beurteilung eines verletzten Patienten und Einteilung des Schweregrades sowie zur Beurteilung des neurologischen Verlaufs und der Prognose hat sich die Glasgow-Coma-Skala (GCS) durchgesetzt (Tabelle 28-1). In dieser von 3 bis 15 Punkte reichenden Skala gehen motorische, verbale und Fähigkeiten des Augenöffnens ein. Bei einem GCS von 3–8 Punkten spricht man von einem schweren SHT. Ein mittelschweres SHT liegt bei 9–12 Punkten vor, ein leichtes bei 13–15 Punkten. Offensichtliche Nachteile der GCS sind, daß wichtige Faktoren, wie die Pupillenreaktion, weitere Hirnstammreflexe und Seitendifferenzen, nicht mit einbezogen werden.

Die Beurteilung der Pupillenmotorik ist eine der wichtigsten Untersuchungen beim Schädel-Hirn-Trauma. Eine einseitige Mydriasis wird entweder in der Folge einer ipsilateralen intrakraniellen Raumforderung durch die Kompression des N. oculomotorius an den hinteren Clinoidfortsatz verursacht (unkale Herniation) oder sie ist in der Folge eines direkten Bulbustraumas entstanden. In etwa 85% der Fälle liegt die Raumforderung ipsilateral. Insbesondere beim Subduralhämatom kommt es gelegentlich zur kontralateralen Pupillenerweiterung. Als weitere Besonderheit wäre das „Kernohan-Phänomen" zu nennen. Hierbei wird der kontralaterale Hirnschenkel gegen die Tentoriumkante gepreßt, so daß es in bezug auf die Raumforderung zur ipsilateralen Halbseitenstörung kommt.

Eine einseitige Miosis kann im Rahmen eines traumatischen Horner-Syndroms auftreten. Bei fehlender Lichtreaktion sollte auch immer an die Möglichkeit eines Glasauges oder an eine vorangegangene Augenoperation gedacht werden. Dies trifft auch auf eine entrundete Pupille zu, wobei ansonsten die Entrundung für eine komplette Verletzung des N. oculomotorius spricht. Beidseitig mittelweite oder weite und fixierte Pupillen weisen auf eine zentrale Herniation hin. Diese Patienten haben eine äußerst schlechte Prognose, nur etwa 3,5% dieser Patienten erholen sich vollständig.

Die übrigen Hirnstammreflexe einschließlich des okulozephalen, okulovestibulären, des Korneal- und Schluckreflexes können zusätzliche Informationen zur Hirnstammfunktion liefern. Der okulozephale Reflex sollte erst nach Ausschluß einer Halswirbelsäulenverletzung geprüft werden.

Nach der neurologischen Einschätzung des Verletzungsgrades, sollte eine klinische Untersuchung des Schädels auf offene Verletzungen, Fremdkörper, Knochenfrakturen und Impressionen sowie Hinweisen auf eine Oto- oder Rhinoliquorrhö erfolgen. Falls dies noch nicht geschehen ist, sollten äußere Verletzungen gesäubert und steril verbunden werden und/oder, je nach Ausmaß, im Operationssaal versorgt werden. Verletzungen der Galea können kreislaufwirksam bluten und sollten aus diesem Grund zügig behandelt werden. Bei einer Liquorrhö kann man auf eine Antibiotikaprophylaxe verzichten. Eine entsprechende Frontobasisfraktur mit persistierender Liquorrhö über 3 Tage wird unter Berücksichtigung der übrigen Umstände sekundär versorgt. Äußere Prellmarken und Unterblutungen („rancoon's eyes" und „battle sign" am Mastoid) geben Hinweise auf entsprechende Schädelbasisfrakturen. Unter Belassung der festen Halskrawatte und der Neutralstellung der Wirbelsäule sollte der Patient auf Unregelmäßigkeiten der Dornfortsatzreihe und schmerzhafte Druckpunkte bzw. Prellmarken im Bereich der Wirbelsäule untersucht werden.

4 Sekundäre Bewußtseinsstörungen

Etwa 10–30% der schwerverletzten Patienten sind zu einem Zeitpunkt nach dem Unfall wach und trüben erst im weiteren Verlauf ein. In 75% der Fälle führt eine intrakranielle Blutung zu dieser Bewußtseinsstörung. Etwa 10% dieser Patienten versterben in der Folge („talk and die syndrome"). Aus diesem Grunde sollten Patienten mit einem initialen GCS <14 und einem Bewußtseinsverlust bzw. Amnesie in der Vorgeschichte die ersten 6 h nach Trauma alle 30 min und danach stündlich bis zur Besserung und Stabilisierung der Vitalparameter überwacht werden. Einige wichtige Ursachen, die zur sekundären Verschlechterung führen können, sollen im folgenden aufgeführt werden:

Durch eine frühzeitige bildgebende Diagnostik werden sich erst später entwickelnde intrakranielle Hämatome primär nicht diagnostiziert oder noch im isodensem Stadium übersehen. Fokale intrakranielle Läsionen in bestimmten Hirnarealen, wie frontal und rechts temporal, können zunächst eine nur geringe neurologische Symptomatik mit allgemeiner Verwirrung und Kopfschmerzen verursachen, bis es zur akuten Verschlechterung durch eine Herniation kommt.

Die meist nur diskreten neurologischen Untersuchungsbefunde bei einer Raumforderung in der hinteren Schädelgrube (HSG), wie Nystagmus, Parese des N. abducens, dyskonjugierte Bulbistellung und „ocular bobbing" werden leicht übersehen, so daß es bei einer zunehmenden Raumforderung zu einer Kompression der Medulla mit plötzlich auftretendem Atem- und Kreislaufstillstand kommt.

Ein Hirnödem im Bereich einer Kontusion (Abb. 28-4) kann dessen raumfordernden Effekt um 30–40% steigern, so daß es im Rahmen der posttraumatischen Hyperämie und Zunahme des Ödems innerhalb der ersten 24 h durch den Anstieg des intrakraniellen Drucks zu einer Bewußtseinstrübung kommen kann. Die Entwicklung des Ödems erreicht innerhalb der ersten

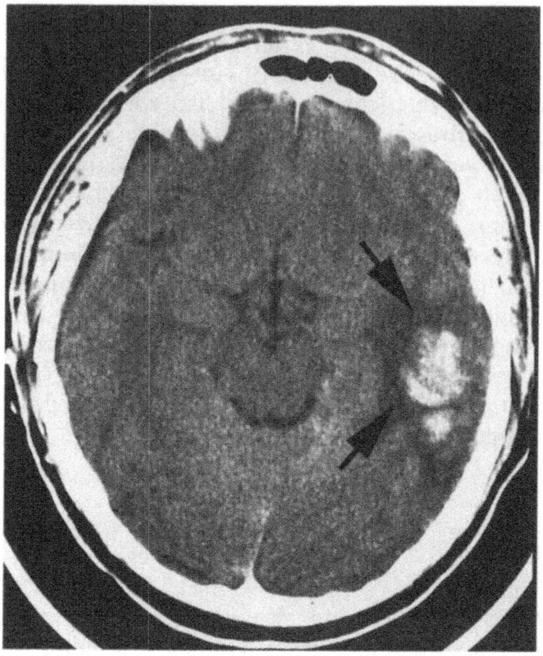

Abb. 28-4. Axiales CCT 48 h nach Schädel-Hirn-Trauma: Links-temporal ist eine Kontusionsblutung mit perifokalem Ödem nachweisbar (*schwarze Pfeile*)

2–3 Tage ihr Maximum. Eine Hyperämie kann bis zu 8 Tage anhalten und neben den vorhandenen Kontusionen zu einer Erhöhung des ICP beitragen. In der Folge von traumatischen Subarachnoidalblutungen oder intraventrikulären Blutungen können Liquorzirkulationsstörungen auftreten; wie etwa bei 4% nach schwerem SHT, die insbesondere nach einer initialen Erholung zu einer späteren Verschlechterung führen. Sind die genannten zentralen Ursachen für eine sekundäre Verschlechterung ausgeschlossen, muß an eine kardiovaskuläre oder pulmonale Ursache, wie abdominelle Blutungen, Pneumothorax, pulmonale Kontusionen, subendokardiale Ischämien und an das sehr seltene neurogene Lungenödem, gedacht werden.

5 Primärversorgung

Wie bei allen Notfällen sollten zuerst die Atemwege freigehalten und für eine optimale O_2-Versorgung, ggf. durch Beatmung, gesorgt werden. Die Indikation zur Intubation beim Schädel-Hirn-Trauma ist großzügig zu stellen, da der potentielle Schaden einer anfänglichen Hypoxie nicht mehr auszugleichen ist. Bewußtlose und Patienten mit einem GCS <9 sollten in jedem Fall intubiert und letztere auch kontrolliert beatmet werden, um eine Hypoxie, respiratorische Azidose und eine Hyperkapnie zu vermeiden. Durch eine ausreichende Sedierung kann der mit der Intubation verbundene Anstieg des ICP vermieden werden. Zur Intubation sollten wegen des evtl. folgenden ICP-Anstieges keine depolarisierende Muskelrelaxanzien verwendet werden.

Eine Überstreckung der HWS sollte aufgrund der möglichen Mitverletzung vermieden werden, bewährt hat sich hierbei die modifizierte Jackson-Position „Schnüffelposition", ggf. sollte der Hals in der Achse durch eine Hilfsperson stabilisiert werden. Anschließend wird eine feste Halskrawatte angelegt. Ziel der Beatmung ist eine arterielle O_2-Sättigung >95% und ein pCO_2 von 40 mmHg. Eine unkontrollierte Hyperventilation ist wegen der Gefahr einer zerebralen Ischämie zu vermeiden.

Das Flüssigkeitsmanagment nach einem SHT hat das primäre Ziel, unfallbedingte Blutdruckabfälle zu vermeiden, den Kreislauf rasch zu stabilisieren und durch einen ausreichenden mittleren arteriellen Druck (MAP >90 mmHg) einen suffizienten zerebralen Perfusionsdruck sicherzustellen. Die Diskussion, ob kolloidale oder kristalloide Infusionen zur Volumenersatztherapie verwendet werden sollen, ist noch nicht abgeschlossen. Augenblicklich erscheint es, daß die Effekte des Volumenersatzes auf die Ausbildung eines Hirnödems oder des ICP mehr von den Veränderungen der Osmolalität als vom onkotischen Druck abhängen.

Aus diesem Grunde scheint eine Volumentherapie mit isoosmolalen Kristalloiden effektiv und sicher zu sein. Wenn eine größere Menge an Volumen ersetzt werden muß, kann eine Kombination von Kristalloiden und Kolloiden im Verhältnis 3–4:1 angewandt werden. Unter diesen Umständen sollten auch frühzeitig Blut und Blutderivate gegeben werden, um eine anämische zerebrale Hypoxie zu vermeiden. In diesem Zusammenhang sei erwähnt, daß ein hämorrhagischer Schock nur beim Säugling oder Kleinkind eine intrazerebrale Ursache haben kann.

6 Diagnostik

Die wichtigste apparative Untersuchung beim SHT und im Verlauf bei einer neurologischen Verschlechterung ist die kranielle Computertomographie (CCT). Die CCT gibt weit mehr Aufschluß über das Verletzungsmuster als die Röntgenaufnahme des Schädels, so daß diese nur noch bei besonderen Fragestellungen angefertigt werden sollte. Die CCT-Untersuchung hat neben dem Nachweis von akuten Blutungen, Hirnschwellungen und Frakturen, auch eine prognostische Bedeutung. Anhand der Marshall-CT-Klassifikation der „Traumatic Coma Data Bank", die das Volumen der Hirnläsionen, die Mittellinienverlagerung und die Abgrenzbarkeit der basalen Zisternen miteinbezieht, lassen sich 6 Patientengruppen unterscheiden (Tabelle 28-2). Mit aufsteigender Graduierung steigt die Mortalität signifikant an. Erfolgte bei Patienten mit einem GCS-Wert <14 oder einer Bewußtlosigkeit eine frühzeitige CCT, sollte diese innerhalb von 6–8 h und nach 24 h wiederholt werden. Bei Kindern mit offener Fontanelle kann alternativ eine Ultraschalluntersuchung durchgeführt werden.

Die Magnetresonanztomographie (MRT) hat in der akuten Diagnostik des SHT keinen Stellenwert, da die Untersuchungszeiten zu lang sind und akute Blutungen nicht sicher dargestellt werden. Ab dem 3. Tag beginnend mit

Tabelle 28-2. Mortalität bei verschiedenen Parametern von Patienten mit Schädel-Hirn-Trauma

Faktoren	***Mortalität [%]***
Alter (Jahre)	
16–35	28–31
36–55	41–49
>55	80
Glasgow Coma Score (GCS)	
GCS >8	12
GCS <8 (für länger als 24 h)	30–50
GCS=5	27
GCS=4	78
CCT-Klassifikation nach Marshall	
Diffuses SHT (DHI) Typ I: kein sichtbarer Defekt	9,6
DHI Typ II: basale Zisternen, abgrenzbar mit einer Mittellinienverlagerung <5 mm, sämtliche Läsionen <25 cm^3	13,5
DHI Typ III: basale Zisternen, komprimiert oder fehlend mit einer Mittellinienverlagerung <5 mm, keine Läsion >25 cm^3	34
DHI Typ IV: Mittellinienverlagerung >5 mm, sämtliche Läsionen <25 cm^3	56
DHI Typ V: operierte raumfordernde Blutung; auch die, die erst operiert werden	38,8
DHI Typ VI nichtoperierte Raumforderung >25 cm^3	52,8
(Hirnstammläsion im CT)	66,7
Intrakranieller Druck (ICP)	
ICP >25 mmHg	69
ICP <15 mmHg	15
ICP >20 mmHg, therapieresistent	92
Pupillenreaktion	
Einseitige Mydriasis	34
Beidseitige Mydriasis	74
Verletzungstyp	
Epidurales Hämatom	10
Einseitiges subdurales Hämatom	25
Beidseitiges subdurales Hämatom	77–100
Einzelne kortikale Lazeration	43
Mehrfache kortikale Lazerationen	62
Diffuses axonales Trauma (DAI)	30–60
Neuromonitoring	
Sensibel evozierte Potentiale stark abgeschwächt oder fehlend	50–75
Kreislauf	
Hypotension bei erhöhtem ICP	80–100

dem Hämoglobinabbau stellt die MRT das Mittel der Wahl zum Nachweis von Hirnstamm- oder anderen Parenchymläsionen dar.

Aufgrund der häufigen knöchernen Mitverletzungen der Halswirbelsäule (10%) sollte diese in jedem Fall in 2 Ebenen geröntgt werden (bis BWK1); beim schweren Schädel-Hirn-Trauma die gesamte Wirbelsäule, zusätzlich Thorax a.p. und Beckenübersicht. Zum Ausschluß freier Flüssigkeit sollte eine Ultraschalluntersuchung des Abdomens durchgeführt werden.

Die zerebrale Angiographie wird zum Nachweis von posttraumatischen vaskulären Läsionen, wie Sinus-cavernosus-Fistel, traumatisches Aneurysma oder einer Gefäßdissektion, herangezogen. Bei dem Verdacht auf eine Gefäßdissektion kann auch eine Ultraschall- bzw. Doppleruntersuchung durchgeführt werden.

Die weitere allgemeine Diagnostik beinhaltet ein 12-Kanal-EKG, ein großes Blutbild, Gerinnung, Serumelektrolyte, Leberwerte, Kreatinkinase, Kreatinin, Blutzuckerspiegel, Blutgasanalyse, Urinstatus, einschließlich der Frage nach einer Myoglobinurie, und die Blutgruppe. Gegebenenfalls sollten Erythrozytenkonzentrate bereitgestellt werden. Das Blutbild und die Gerinnung sollten nochmals kontrolliert werden.

7 Management auf der Intensivstation

7.1 Monitoring

7.1.1 Allgemeines Monitoring

Als systemisches Monitoring eines Patienten mit einem SHT wird die kontinuierliche Registrierung von Puls, arteriellem Blutdruck, Pulsoxymetrie, Körpertemperatur sowie die regelmäßige Bestimmung des ZVD und der Urinausscheidung gefordert. Zur Überwachung der Lungenfunktion sollten regelmäßige Blugasanalysen durchgeführt, gleichzeitig sollte der Blutzuckerspiegel kontrolliert werden. Letztlich sollte noch eine Magensonde gelegt werden.

Wichtige Behandlungsziele sind hierbei:

- arterielle O_2-Sättigung >95%,
- O_2-Partialdruck >100 mmHg,
- CO_2-Partialdruck zwischen 35 und 40 mmHg,
- mittlerer arterieller Blutdruck >90 mmHg,
- Normovolämie,
- ausgeglichener Elektrolythaushalt,
- Normoglykämie,
- Normothermie.

7.1.2 Intrakranieller Druck

Bei 50–70% der Patienten mit einem schweren SHT ist mit einem ICP-Anstieg über 20 mmHg zu rechnen (Norm: Erwachsene und Jugendliche bis 15 mmHg, Kinder bis 7 mmHg, reifes Neugeborenes 1,5–6 mmHg). Aus die-

Tabelle 28-3. Verfahren zur Registrierung der zerebralen Oxygenierung

Meßverfahren	*Invasivität*	*Wertigkeit*
Oxymetrie im Bulbus venae jugularis	Invasiv	Fehlerhaft
O_2-Partialdruckmessung im Hirngewebe	Invasiv	Regional sicher
Nah-Infrarot-Spektroskopie	Nichtinvasiv	Zweifelhaft

sem Grunde sollten alle Patienten mit einem schweren SHT (GCS <9) bei suffizienter Gerinnung zur gezielten Steuerung der Therapie eine Hirndruckmessung erhalten. Bei beatmeten, polytraumatisierten Patienten und solchen, die an einer intrakraniellen Raumforderung operiert wurden mit einem initialen GCS von 9–13 ist ebenfalls eine Hirndruckmessung zu empfehlen. Zur Druckmessung gibt es inzwischen verschiedene Systeme, die alle Vor- und Nachteile sowie Komplikationsmöglichkeiten aufweisen (s. auch Kap. 14).

7.1.3 Zerebrale Oxygenierung

Zur Überwachung der zerebralen Oxygenierung stehen augenblicklich 3 Verfahren zur Verfügung (Tabelle 28-3). Bei Patienten mit schwerem SHT ist es indiziert, die zerebrale Oxygenierung invasiv zu kontrollieren. Dies kann durch die Messung der jugularvenösen O_2-Sättigung ($SJVO_2$) über einen Bulbus-jugularis-Katheter geschehen. Hierbei kann entweder kontinuierlich über einen fiberoptischen Katheter oder diskontinuierlich über eine Blutprobe die O_2-Sättigung im venösen Blut bestimmt werden. Dies erlaubt bei Kenntnis der arteriellen O_2-Konzentration (S_aO_2) die Berechnung der zerebralen O_2-Ausschöpfung: $O_2ER = (S_aO_2 - SJVO_2): S_aO_2$.

Hierdurch kann man Hinweise auf einen zerebralen O_2-Mangel oder Ischämien erlangen. Die $SJVO_2$ sollte z. B. durch Anhebungen des Blutdruckes oder des pCO_2 über 50% gehalten werden (Norm: 60–80%). Ein Absinken von 10 min unter diesen Wert nennt man Desaturierung, wobei schon eine einmalige Desaturierung die Mortalität deutlich steigert. Gleichzeitig kann bei Bestimmung der Laktatkonzentration im Bulbus venae jugularis sowie arteriell, deren Differenz als Indikator für eine zerebrale anaerobe Stoffwechsellage herangezogen werden.

Leider ist das kontinuierliche Meßverfahren mit einer Fehlerquote von etwa 50% sehr anfällig und in seiner Interpretation durch weitere, nur schlecht abschätzbare Einflußgrößen wie z. B. lokale Durchblutungsverhältnisse des Gehirnes, teilweise eingeschränkt. Die Seitenwahl der Katheterlage sollte von dem *intrakraniellen* Befund im CT abhängig gemacht werden. Bei diffuser Schädigung sollte der sog. CT approach, die Seite mit dem größerem Foramen jugulare im CT, gewählt werden. Ansonsten sollte man die Seite mit der größeren intrazerebralen Schädigung auswählen (s. auch Kap. 15).

Neben dieser mehr globalen Methode steht neuerdings noch die lokale Messung des O_2-Gehaltes des Hirnparenchyms über eine intraparenchymale pO_2-Meßsonde mittels einer Clark-Sonde zur Verfügung. Der Normalwert wird je nach Meßmethode mit 15–30 mmHg angegeben. Bei Absinken unter 10 mmHg geht man von einer zerebralen Minderdurchblutung aus. Mit dieser Meßmethode erhält man in etwa 90% verläßliche Meßwerte, sie birgt aber den Nachteil in sich, daß sie nicht unbedingt Rückschlüsse auf die globale Oxygenierung des Gehirns zuläßt (s. auch Kap. 15).

Beide Verfahren werden hauptsächlich zur Kontrolle der Hyperventilation bei ansonsten therapierefraktärer Steigerung des intrakraniellen Druckes angewandt. Als nichtinvasives Meßverfahren, steht die Nah-Infrarot-Spektroskopie (NIRS) zur Verfügung. Hier wird über einen auf die Kopfhaut aufgeklebten Sensor die Extinktion von infrarotem Licht durch Oxyhämoglobin und Desoxyhämoglobin im Kortex gemessen. Mit diesem Verfahren stehen letztlich keine absoluten Zahlen der O_2-Sättigung zur Verfügung. Es ist aber möglich, durch die Registrierung von signifikanten Änderungen der Meßwerte über die Zeit, Rückschlüsse auf die sich verschlechternde Oxygenierung, z. B. durch ein akutes Subduralhämatom, zu ziehen.

Neben diesen indirekten qualitativen Meßverfahren der Oxygenierung gibt es verschiedene quantitative Meßverfahren, die die absolute Hirndurchblutung (CBF, Norm: 35–60 ml/100 g/min, kritische untere Grenze: 20 ml/100 g/min) bestimmen. Diese Verfahren, wie z.B die ^{133}Xenon-Methode oder die ^{99m}Tc-HMPAO-SPECT gehören sicherlich nicht zu den Routineverfahren und obligen, auch schon durch die speziellen Voraussetzungen, nur gewissen Zentren zur Klärung von speziellen Fragestellungen, wie z. B. der Differenzierung zwischen Hyperämie und Vasospasmus.

Nach einem Schädel-Hirn-Trauma ist die Hirndurchblutung starken Schwankungen unterworfen. Es besteht daher nur eine geringe Korrelation zwischen dem CBF und dem neurologischen Status sowie dem Behandlungsergebnis. Die Autoregulation und die CO_2 Reaktivität können regional gestört sein, wobei die Patienten mit einer gestörten CO_2-Reaktivität eine schlechtere Prognose haben sollen.

Einen gewissen Aufschluß über die zerebrale Durchblutung erhält man auch durch die transkranielle Dopplersonographie (TCD). Eine quantitative Aussage über die Durchblutung kann nicht getroffen werden, eine Unterscheidung zwischen Hyperämie und Vasospasmus kann ebenso nicht gemacht werden. Liegen die Flußgeschwindigkeiten >100 cm/s oder <30 cm/s sowie der Pulsatilitätsindex über 1,5, ist dies ein Hinweis auf die Gefährdung der zerebralen Durchblutung, die eine weitere Abklärung erforderlich macht. Liegt die mittlere Flußgeschwindigkeit >120 cm/s oder ist das Verhältnis der Flußgeschwindigkeiten der A. cerebri media zu der der A. carotis interna >3 („Lindegaard ratio"), spricht man von einem Vasospasmus. Bei bis zu 10% der Patienten ist eine TCD Untersuchung aufgrund der knöchernen Verhältnisse nicht möglich (s. auch Kap. 13).

7.1.4 Elektrophysiologisches Monitoring und Diagnostik

Das konventionelle EEG dient in der Intensivtherapie hauptsächlich dazu, die Dosierung der Barbiturattherapie bei erhöhtem intrakraniellen Druck zu steuern („burst suppression“) und wird zum Nachweis von krampfverdächtigen Potentialen herangezogen. Die Ableitung eines isoelektrischen EEG spielt als ergänzende Diagnostik in der Hirntoddiagnostik eine wichtige Rolle (s. auch Kap. 52).

Als wichtige prognostische Kriterien haben sich die evozierten Potentiale etabliert. Ein beidseitiger Verlust der kortikalen Antwort bei den somatosensibel evozierten Potentialen ist mit einer sehr schlechten Prognose verbunden, wogegen ein einseitiger Verlust der kortikalen Antwort keine eindeutige Prognose zuläßt. Akustisch evozierte Potentiale ermöglichen eine funktionelle Überwachung des Hirnstammes, es besteht aber keine klare Korrelation zum *intrakraniellen* Druck. Bisher sind die akustisch evozierten Potentiale als prognostischer Faktor nicht etabliert, finden aber als Zusatzdiagnostik in der Hirntodbestimmung ihre Anwendung.

7.1.5 Biochemisches Monitoring

Hinsichtlich der biochemischen Marker für die Schwere oder die Prognose eines Patienten mit SHT gibt es inzwischen erste erfolgversprechende Untersuchungen. Für den Liquor wird das IL-6, für das Serum das Protein S-100 bzw. die neuronenspezifische Enolase als Prognosemarker diskutiert. Alle diese Marker haben in der Routine aber noch keine Bedeutung erlangt. Für wissenschaftliche Fragestellungen steht augenblicklich noch als lokales intraparenchymales biochemisches Monitoring die Mikrodialyse zu Verfügung. Hiermit können momentan die Gewebekonzentrationen von z.B. Glukose, Glutamat und Laktat bestimmt werden.

7.2 Therapie des erhöhten intrakraniellen Druckes

Eine hirndrucksenkende Therapie ist nur indiziert, wenn die intrakranielle Druckmessung einen Druck >20–25 mmHg anzeigt, wenn mittels eines CT indirekt klare Hinweise auf eine intrakranielle Drucksteigerung (verstrichene basale Zisternen) oder klinisch Zeichen einer intrakraniellen Drucksteigerung vorliegen (Mydriasis). Operativ behandelbare Ursachen für eine Drucksteigerung sollten entsprechend versorgt werden.

Bei einem posttraumatischen Hirnödem stehen augenblicklich 2 Behandlungskonzepte der intrakraniellen Drucksteigerung zur Verfügung: zum einen das hydrostatisch-osmotisch orientierte Konzept der Arbeitsgruppe aus Lund und zum anderen das CPP-orientierte Konzept.

Das Lund-Konzept basiert auf der Vorstellung, daß die posttraumatische Ödemformation durch einen hydrostatischen und kolloidosmotischen Druckgradienten zwischen Extrazellularraum und Hirnzelle zustande kommt. Ziel dieses Behandlungskonzeptes ist es, den kolloidosmotischen Druck hoch und den kapillären Druck im Extrazellularraum niedrig zu halten. Zur Hypotension wird medikamentös Metroprolol und Clonidin verabreicht, zur Erhöhung des präkapillären Widerstandes Dihydroergotamin. Die Flüssigkeitsbilanz wird negativ gehalten. Klinische Studien zu diesem Konzept stehen noch aus. Es gibt aber einige Untersuchungen, die bei einem erniedrigten CPP eine Verminderung der Hirndurchblutung nachgewiesen haben, so daß man diese Behandlungsstrategie im Augenblick nicht empfehlen kann.

Das CPP-orientierte Konzept geht davon aus, daß die zerebrale Autoregulationskurve aufgrund des erhöhten zerebrovaskulären Widerstandes zu höheren Werten verschoben ist. Ziel dieser Behandlung ist es, bei erhöhtem ICP durch Steigerung des arteriellen Blutdruckes über eine reaktive Vasokonstriktion das intrakranielle Blutvolumen zu vermindern und in der Folge den ICP zu senken. Die Anhebung des Blutdruckes wird durch Gabe von Volumen und Katecholaminen sowie eine Flachlagerung erreicht. Auch dieses rein CPP-orientierte Schema scheint der „konventionellen" Behandlung nicht absolut überlegen zu sein.

Als augenblicklich allgemein anerkanntes Therapieschema des erhöhten intrakraniellen Druckes gilt ein Stufenschema, welches als Therapiegröße neben dem CPP auch den ICP beinhaltet (Abb. 28-5). Ähnliche Stufenpläne mit geringen Abweichungen wurden von der European Brain Injury Consortium (EBIC), der Deutschen Gesellschaft für Neurochirurgie sowie der amerikanischen Brain Trauma Foundation entwickelt und veröffentlicht (s. Literaturverzeichnis).

Die Durchführung einer Barbiturattherapie unter EEG-Kontrolle („burst suppression") oder die milde Hypothermie wird vom EBIC in seinen Richtlinien als „experimentell" bezeichnet, da die jeweiligen Wirkungen bis jetzt noch nicht bewiesen sind. Bei therapieresistenter intrakranieller Druckerhöhung halten wir jedoch einen Behandlungsversuch mit Barbituraten für sinnvoll, wenn folgende Voraussetzungen gegeben sind: Normovolämie, Normotonie, erhaltene CO_2-Reaktivität der Hirngefäße, vorhandene EEG-Aktivität. Nach einer Testgabe von 6–11 mg/kgKG Thiopental als Bolus und entsprechender Senkung des ICP, können weitere Boli (150–200 mg) gegeben werden bis der ICP auf 20 mmHg gesenkt ist. Anschließende Gabe von Thiopental als Perfusor 3–5 mg/kgKG/h unter EEG-Kontrolle. Bei einem Blutdruckabfall sollte zunächst mit Volumengaben, dann mit Katecholaminen therapiert werden. Bei erfolgreicher Senkung des ICP über 12 h unter 20 mmHg kann versucht werden das Thiopental zu reduzieren.

Bezüglich der Behandlung von Patienten mit schweren SHT mittels der Hypothermie liegen zwar erste erfolgversprechende Untersuchungen mit kleineren Patientenzahlen vor, es herrscht aber noch kein allgemeiner Konsens über die optimale Gehirntemperatur, die Dauer der Kühlung sowie über die Geschwindigkeit der Wiedererwärmung.

Auch die Gabe von Trispuffer (THAM) ist für die Behandlung der intrakraniellen Drucksteigerung nicht zugelassen, es konnte jedoch ein günstiger Einfluß auf den ICP beobachtet werden, so daß auch hier ein Behandlungsversuch berechtigt erscheint (1–2 mmol/kgKG/h, bis zu einem maximalen arteriellem pH-Wert von 7,6).

Neben diesen konservativen Maßnahmen bleibt noch das chirurgische Vorgehen, in dem man eine einseitige oder beidseitige Dekompressionskraniektomie mit Duraerweiterungsplastik durchführt. Alle 4 Therapieansätze

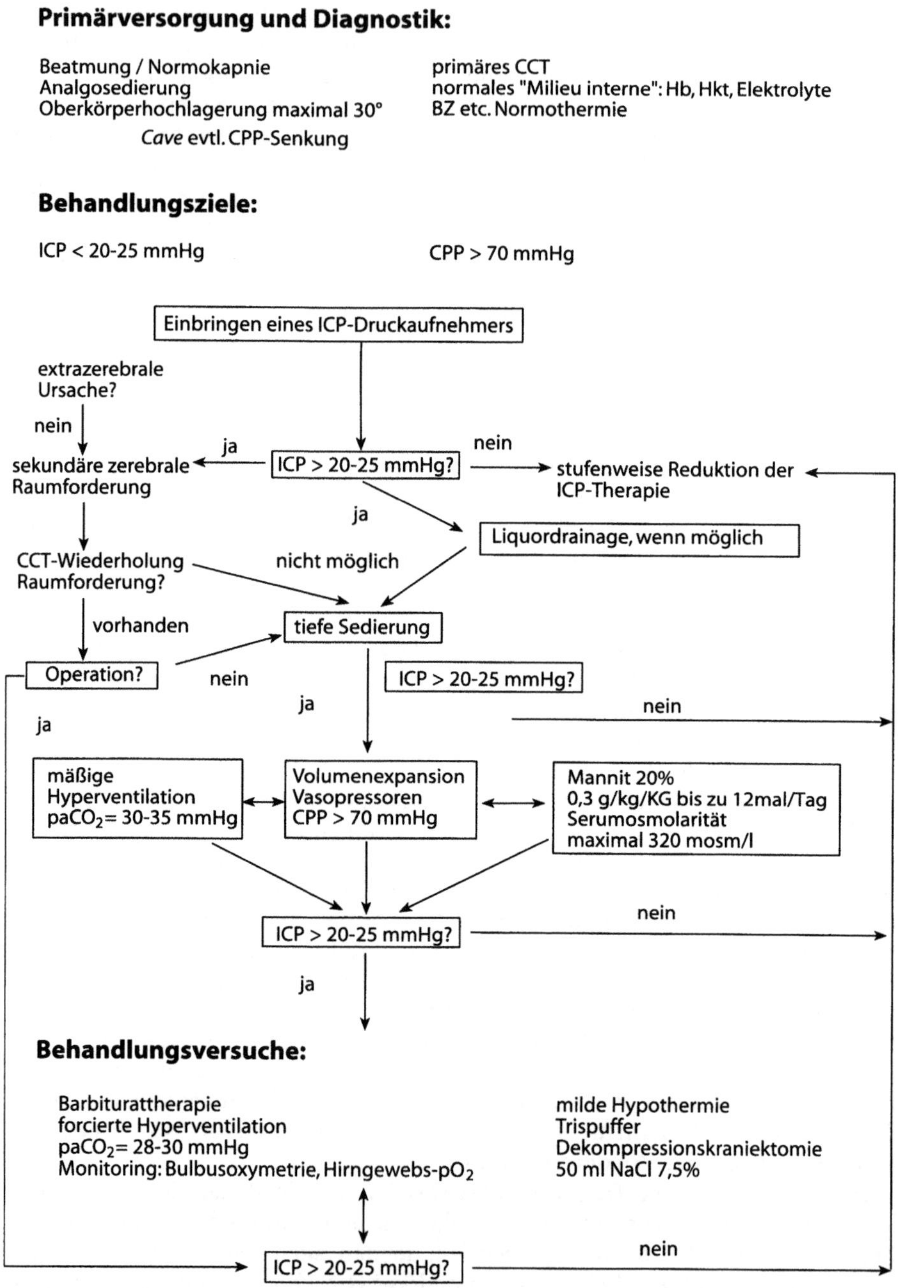

Abb. 28-5. Fließschema zur Therapie des erhöhten intrakraniellen Druckes

werden augenblicklich als Behandlungsversuche angesehen, bei denen der Nachweis einer eindeutigen klinischen Wirksamkeit noch aussteht (s. Abb. 28-5).

7.3 Beatmung

Eine tiefe Analgosedierung oder ein fehlender Atemantrieb eines Patienten mit SHT erfordern eine kontrollierte Beatmung. Hierbei ist die druckkontrollierte Beatmung (PCV) bei Patienten mit erhöhtem ICP vorzuziehen, um ungewollte Steigerungen des Beatmungsdruckes zu vermeiden. Der höhere inspiratorische Flow hat wohl auf die zerebrale Perfusion keinen Einfluß, es sollte aber der pCO_2 engmaschig kontrolliert werden, da das Minutenvolumen nicht festgelegt ist. Die volumenkontrollierte Beatmung (VCV) dagegen bietet eine Einhaltung des Ventilationsvolumens und kann bei Patienten mit stabilen pulmonalen Verhältnissen angewendet werden. Der Spitzendruck sollte zwischen 25 und 30 cmH_2O liegen. Akute Änderungen des Beatmungsdruckes können allerdings den CPP beeinträchtigen. Als obere Grenze für den endinspiratorischen Atemwegsdruck wird 35 cmH_2O empfohlen.

Da ein moderater PEEP von 5–8 cmH_2O keinen Einfluß auf die zerebrale Perfusion hat und die Ausbildung von Atelektasen verhindern kann, sollte dieser eingestellt werden. Eine kontinuierliche Anwendung von Muskelrelaxanzien ist inzwischen obsolet, und es sollte nur noch bedarfsorientiert relaxiert (z.B. zur Trachealabsaugung) werden. Bei entsprechendem Heilverlauf kann auf ein assistierendes Beatmungsverfahren, wie z.B. SIMV oder BIPAP, gewechselt werden. Wenn der ICP 12 h lang unter 20 mmHg liegt, kann ein Entwöhnungsversuch gestartet werden.

7.4 Flüssigkeits- und Elektrolythaushalt

Durch die Blut-Hirn-Schranke ergeben sich bei Patienten mit Verletzungen des ZNS einige Besonderheiten. Die Blut-Hirn-Schranke erlaubt ausschließlich den Durchtritt von Wasser, nicht aber den von niedermolekularen Ionen. Dies hat zur Folge, daß die Gabe von hypotonen Lösungen (0,45% NaCl, Glukose 5%) durch die Verminderung der Plasmatonizität zu einer Anreicherung von Wasser im Gehirn führt. Der osmotische Druck (Kraft, die das Wasser anzieht) einer Flüssigkeit ist von der Zahl der gelösten Partikel pro Volumeneinheit abhängig. Die Osmolalität einer Lösung ist ein Maß für die Zahl der gelösten Teilchen/kg Lösungsmittel.

Die Gesamtosmolalität besteht aus einer effektiven und einer ineffektiven Komponente. Zu den effektiven Anteilen zählen z.B. Natrium und Mannit, da sie die Blut-Hirn-Schranke nicht passieren. Ineffektive Anteile, wie z.B. Harnstoff, passieren dagegen die Blut-Hirn-Schranke, sie tragen zur Gesamtosmolalität bei, nicht dagegen aber zu deren Tonizität. Die Tonizität der extrazellulären Flüssigkeit kann durch folgende Formel abgeschätzt werden:

- Tonizität $= 2 \cdot (Na^+) +$ Glukose:18 mosmol/l H_2O.

Aus diesen Gründen erhöht die Gabe von Mannit die Tonizität der extrazellulären Flüssigkeit und provoziert durch die Gabe von Ringer-Laktatlösung die Steigerung des Wassergehaltes im Gehirn. Durch eine Verminderung des onkotischen Druckes dagegen durch eine Verdünnung des Serumproteingehaltes wird, bei erhaltener Tonizität, eine Ödembildung in vielen Geweben außer dem Gehirn (aufgrund der geringen Porengröße der Blut-Hirn-Schranke) gefördert. Der dargestellte Zusammenhang setzt eine intakte Blut-Hirn-Schranke voraus; ist diese gestört, muß man mit einem Übertritt von hypertonen Lösungen mit sich anschließendem Wassereinstrom in das Hirngewebe rechnen. Nach einem Trauma liegt aber keine generalisierte Schrankenstörung vor, so daß diese initial nur auf den unmittelbar geschädigten Bereich beschränkt ist.

Das primäre Flüssigkeitsmanagement eines Patienten mit SHT zielt darauf ab, normale Kreislaufverhältnisse mit einem ausreichenden CPP herzustellen. Solange eine normale Serumosmolarität beibehalten wird, wird das unfallbedingte Hirnödem durch Gaben von Kristalloiden nicht verstärkt. Eine Flüssigkeitsrestriktion ist kein probates Mittel, um ein Hirnödem zu vermeiden oder zu behandeln, ein massives Volumenüberangebot kann aber die Ödembildung födern.

In der Folge eines SHT kann es zu einem Mangel an antidiuretischem Hormon kommen, in dessen Folge ein Diabetes insipidus mit massivem Wasserverlust auftritt. Die Ausscheidung von etwa 3–20 l/Tag eines verdünnten Urines (spezifisches Gewicht <1005, Urinosmolalität <300 mosmol/l) führt zu einer Hypernatriämie und einem Anstieg der Serumosmolalität. Bei großen Flüssigkeitsverlusten ist der Ausgleich des Volumenmangels durch die Gabe von isotonen und kolloidalen Lösungen die erste Maßnahme. Die Therapie richtet sich nach dem ZVD und der Klinik, sie soll den Flüssigkeitsverlust ersetzen und etwa 75% des letzten Stundenurines. Etwa 50% der Hypertonizität sollen durch die Gabe von hypotonen Lösungen (0,45% NaCl) über 12 h ausgeglichen werden, den Rest sollte man über die folgenden Tage ausgleichen. Des weiteren können 6–10 E Minirin/Tag i.v. gegeben werden.

Die pathophysiologisch umgekehrte Situation liegt beim „syndrome of inappropriate antidiuretic secretion" (SIADH, Schwarz-Bartter-Syndrom) vor. Eine pathologische Ausschüttung von ADH führt zu einer Serumosmolalität <280 mosmol/l bei einer renalen Natriumausscheidung >25 mmol/l und niedriger Serumnatriumkonzentration. Die Urinosmolalität ist höher als die Serumosmolalität. Insgesamt führt dies zu einem erhöhtem extrazellulären Flüssigkeitsvolumen ohne periphere Ödembildung. Erster Behandlungsschritt ist eine Flüssigkeitsrestriktion auf einen Liter isoosmolarer Lösung pro Tag. Führt dies nicht zum Erfolg oder liegt eine Hyponatriämie <115 mmol/l vor, kann eine 3%ige NaCl-Lösung langsam infundiert werden und gleichzeitig mit Furosemid ein Wasserentzug vorgenommen werden. Die Serumnatriumkonzentration sollte maximal um 2 mmol/l pro Stunde angehoben werden und am 1. Tag um nicht mehr als 12 mmol ansteigen. Eine zu rasche Anhebung führt zu einer Dehydrierung des Gehirns und kann zu irreversiblen Schäden, z.B. zu einer zentralen pontinen Myelinolyse führen.

Mit einer Hyponatriämie im Serum und einer vermehrten Natriumurinausscheidung (>50 mmol/l) geht auch das zerebrale Salzverlustsyndrom

(„cerebral salt wasting syndrome", CSW) einher. Es liegt aber zusätzlich ein Volumenmangel vor, der durch die Gabe von 0,9%igen NaCl-Lösungen behandelt werden sollte; zusätzlich sollte der Natriumverlust ausgeglichen werden. Das SIADH und das CSW sind streng voneinander zu trennen, können aber bei einem Patienten nacheinander auftreten.

7.5 Metabolismus und Ernährung

Der Stoffwechsel von Patienten mit einem SHT ist, wie der anderer Verletzter, durch einen Hypermetabolismus, Proteinkatabolie, Hyperglykämie, Akutphasereaktionen und T-Zell-Suppression gekennzeichnet. Der Ruhe-Energie-Umsatz (REU) liegt nach der Harris-Benedict-Formel bei diesen Patienten bei etwa 100–170%, wobei die Streuung im Einzelfall enorm sein kann. Als vereinfachte Methode zur Abschätzung des Energiebedarfs kann die Formel

$$\text{Grundumsatz (kcal/Tag)} = 25 \cdot \text{Gewicht (in kg)}$$

herangezogen werden.

Medikamente, wie Barbiturate, β-Rezeptorblocker und Muskelrelaxanzien, oder andere Einflüsse wie Hypothermie beeinflussen den REU. Für tief sedierte und relaxierte Patienten ist ein Energieumsatz von 100% nach Harris-Benedict angezeigt.

Aus den vielfältigen Einflüssen empfiehlt sich aber ein individuelles Monitoring mittels indirekter Kalorimetrie. Trotz dieser bedarfsgerechten Energiezufuhr erreicht man meistens erst nach 3 Wochen eine ausgeglichene Stickstoffbilanz, so daß eine Zufuhr von mehr als 1,5 g·kgKG/Tag wegen der erhöhten Harnstoffbildung nicht angezeigt ist. Aufgrund der exzitatorischen Wirkung von Glutamat sollten glutamatfreie Lösungen verwendet werden. Um die Infektionsrate zu senken und die gastrointestinale Barriere zu erhalten, ist eine frühzeitige enterale Ernährung, innerhalb von 24 h zu empfehlen. Problematisch hierbei ist die häufig vorhandene, sympathisch vermittelte Atonie des Magen-Darm-Traktes, die eine rasche enterale Ernährung unmöglich machen kann.

7.6 Antikonvulsive Therapie

Eine prophylaktische antikonvulsive Behandlung ist nach einem SHT grundsätzlich nicht notwendig. Patienten mit einer penetrierenden Verletzung sind aber einem höheren Krampfrisiko ausgesetzt (50% nach 15 Jahren). Etwa 30% der Patienten mit schwerem SHT erleiden innerhalb der ersten 7 Tage einen Krampfanfall, in dieser Gruppe von Patienten ist die prophylaktische Therapie mit Phenytoin über eine Woche indiziert, verhindert aber nicht eine Spätepilepsie. Mit Spätepilepsie (>7 Tage nach Trauma) ist bei 10–13% der Patienten nach einem „signifikanten" Trauma zu rechnen.

8 Langzeitfolgen nach SHT

Eine verlängerte Immobilisierung als Folge einer verminderten Bewußtseinslage und gestörter neurologischer Funktion hat durch ihre Auswirkungen auf die gesamten Körperfunktionen einen großen Einfluß auf das endgültige Behandlungsergebnis. Störungen des Kalziummetabolismus führen zu Verminderung der Knochenmasse, Verlust der Proteinstruktur im Knochen, Hyperkalziämie und Hyperphosphatämie sowie in der Folge zu Nephrolithiasis und heterotopen Verkalkungen im Bereich der Gelenke. Die Inaktivität fördert den Muskelkatabolismus, führt zu Atrophien und Verkürzungen der Sehnen mit entsprechenden Muskelkontrakturen. Fixierte Gelenkfehlstellungen und Immobilisation ziehen in der Folge Dekubiti über prominenten Knochenwülsten nach sich, wodurch es über Nekrosen zu Stickstoffverlust, Exsudation von Serum, Abwehrschwäche und zur Sepsis kommen kann. Atrophien und Schwächen der Atemmuskulatur im Zusammenhang mit einer Verarmung an phosphorilierten Adenosinen (ATP, AMP) führen zur progredienten Ateminsuffizienz. Zusätzlich fördert die Immobilisierung die Bildung von venösen Thromben im Bereich des Beckens und der unteren Extremitäten mit der Gefahr einer Lungenembolie.

9 Prognostische Faktoren und Behandlungsergebnisse des SHT

Die Vorhersagegenauigkeit des Behandlungsergebnisses bei Patienten mit SHT liegt bei etwa 75%. Als prognostische Faktoren werden hierbei das Alter, der GCS und die Pupillenreaktion herangezogen. Das verdeutlicht zum einen, daß es hilfreiche prognostische Faktoren bei Patienten mit SHT gibt (s. auch Tabelle 28-2), zum anderen, daß eine 100%ige Vorhersagbarkeit nicht möglich zu sein scheint, da es noch weitere vielfältige Einflußgrößen gibt. So ist z. B. ein primär aufgetretener axonaler Hirnschaden, der sich im CCT nicht darstellt, ein häufiger Grund für ein persistierendes Koma. Neben dem klinischen Ausgangsbefund bei der Einlieferung, kommen als weitere Einflüsse z. B. die Therapie und deren Komplikationen sowie die sich anschließende Rehabilitation in Betracht. Auch der Zeitpunkt der Nachuntersuchung und die Nachuntersuchungskriterien haben indirekt einen Einfluß auf die Bedeutung von prognostischen Faktoren.

Als relevantes Nachuntersuchungsintervall ist inzwischen ein halbes Jahr anerkannt, zur Vereinheitlichung und Vergleichbarkeit der Behandlungsergebnisse ist die Glasgow Outcome Scale (GOS, s. Tabelle 28-4) inzwischen allgemein akzeptiert worden. Nach diesen Kriterien erreichen etwa 40–55% der Patienten nach einem schweren SHT ein zufriedenstellendes Ergebnis (GOS 4–5), die Mortalität liegt insgesamt etwa bei 35%.

Diese Zahlen täuschen aber nur oberflächlich relativ gute Behandlungergebnisse vor. Die soziale Reintegration dieser Patienten 6 Jahre nach dem Unfall ist in 76% der Fälle schlecht bis limitiert. Nur etwa 50% der Patienten mit GOS 4–5 sind sozial reintegriert. In einer anderen Untersuchung konnten bei 58% der Patienten neuropsychiatrische Defizite in Form von veränderten

Tabelle 28-4. Glasgow-Outcome-Skala

Punkte	*Ergebnis*
5	Gute Erholung, führt bis auf kleine Behinderungen ein normales Leben
4	Mäßige Behinderung, aber unabhängig
3	Schwere Behinderung, in der täglichen Versorgung abhängig
2	Persistierender vegetativer Status
1	Tod

Persönlichkeitsstrukturen diagnostiziert werden. Die genannten Zahlen verdeutlichen die noch ungelösten neuropsychologischen Folgen eines schweren SHT und relativieren diese Behandlungsergebnisse.

Weiterführende Literatur

Allen SJ, Parmley CL (1998) Current concepts in treatment of closed head injury. Curr Opin Anaesthesiol 11:141–145

Baethmann A et al. (1998) Special aspects of severe head injury: recent developments. Curr Opin Anaesthesiol 11:193–200

Brain Trauma Foundation (1995) Guidelines for the management of severe head injury. BTF, New York

European Brain Injury Consortium (1995) Guidelines for management of severe head injury in adults

Greenberg MS (1997) Handbook of neurosurgery, vol 1 and 2, 4th edn. Greenberg, Lakeland/FL

Jantzen JP, Piek J, Buchardi H (1998) SHT-Manual. Systemed, Lünen

Kommission „Intensivmedizin" der Deutschen Gesellschaft für Anästhesie und Intensivmedizin (1997) Monitoring und Therapiekonzepte bei erhöhtem intrakraniellem Druck. Zentralbl Neurochir 58:18–51

Maas AIR et al. (1997) EBIC-Guidelines for management of severe head injury in adults. Acta Neurochir (Wien) 139:286–294

Nayaran RK, Wilberger JE, Povlishock JT (1996) Neurotrauma. McGraw-Hill, New York

Report on The Traumatic Coma Data Bank (1991) J Neurosurg 75 [Suppl], Nov 1991

Kapitel 29
Neuroonkologie

M. Schabet, J.-C. Tonn, P. Krauseneck

INHALT

1 Einführung

Die intensivmedizinische Behandlung von Patienten mit hirneigenen Tumoren und mit Hirnmetastasen ist Gegenstand dieses Kapitels. Zunächst werden Häufigkeit und Prognose von hirneigenen Tumoren sowie von Hirnmetastasen systemischer Malignome rekapituliert und allgemeine sowie spezielle tumorbezogene intensivmedizinische Aspekte von Hirntumoren dargestellt. Anschließend werden die häufig klinisch im Vordergrund stehenden, von der Tumorlokalisation abhängigen Akutsituationen und für Patienten mit Hirntumoren relevante Syndrome aus der allgemeinen Onkologie diskutiert. Intensivmedizinische Probleme bei spinalen primären ZNS-Tumoren und bei spinalen Metastasen werden in Kap. 40 behandelt.

Generell sollte bei der Indikationsstellung einer invasiven neurochirurgischen oder intensivmedizinischen Behandlung von Tumorpatienten die Gesamtsituation des Patienten (Alter, Zustand und zu erwartende Prognose in Abhängigkeit von der Biologie des Tumors) kritisch gewürdigt werden.

Bei malignen Hirntumoren ist wegen der schlechten Prognose außer in der perioperativen Phase eine Behandlung auf der Intensivstation nur im Ausnahmefall (Status epilepticus, Sepsis und andere Komplikationen) indiziert. Hierzu sollte ein Konsens zwischen den behandelnden Fachdisziplinen (Neurologie und Neurochirurgie) sowie den Angehörigen und, wenn irgend möglich, dem Patienten gesucht werden.

Generell gilt, daß weitreichende Therapieentscheidungen, wie z. B. die Begrenzung oder gar die Einstellung intensivmedizinischer Bemühungen nur nach Kenntnis der Histologie eines nachgewiesenen Tumors zu treffen sind. Im Einzelfall muß der Nutzen einer Histologiesicherung jedoch gegen deren Risiko abgewogen werden. Mittels der heute verfügbaren bildgebenden Diagnostik kann nach Vorliegen von CT, MRT und ggf. Angiographie, insbesondere bei hochbetagten Patienten in reduziertem Allgemeinzustand, auch auf eine Histologiesicherung verzichtet werden, wenn die vorliegenden neuroradiologischen Befunde keinen vernünftigen Zweifel an der Diagnose eines malignen intrakraniellen Tumors zulassen. Dies gilt insbesondere dann, wenn multiple zerebrale Läsionen bei bekanntem neoplastischen Grundleiden vorliegen.

2 Häufigkeit und Prognose von primären Hirntumoren und Hirnmetastasen

Die histologische Klassifikation der WHO berücksichtigt die zytogenetische Herkunft der Hirntumoren. Es werden gliale (astrozytäre, oligodendrogliale, ependymale, gemischte, Plexus-), neuronale, „primitiv" neuroepitheliale, pineale, von Hirn- oder peripheren Nerven ausgehende, meningeale, hämatopoetische, Keimzell-, Mißbildungs-, neuroendokrine Tumoren sowie in der Nachbarschaft des ZNS und seiner Hüllen wachsende, sich lokal ins ZNS aus-

Tabelle 29-1. Relative Häufigkeit und Prognose primärer Hirntumoren bei Standardtherapie. (Nach Schabet u. Weller 1998)

Tumor	*Relative Häufigkeit [%]*	*Erkrankungsalter [Median in Jahren]*	*Fünfjahresüberleben [%]*
Glioblastom (WHO IV)	28	62	<5 (MÜZ: 10–12 Monate)
Anaplastisches Astrozytom (WHO III)	3	54	20–40 (MÜZ: 15–30 Monate)
Astrozytom (WHO II)	27	50	50
Pilozytisches Astrozytom (WHO I)	1	13	>90
Anaplast. Oligodendrogliom (WHO III)	1	43	40–50
Oligodendrogliom (WHO II)	1	43	60
Ependymom (WHO I–III)	1	25	40–70
Primäres Non-Hodgkin-Lymphom (NHL) des ZNS	1[a]	64	5–35 (MÜZ: 12–40 Monate)
Medulloblastom	2	12	50–70
Germinom	<1	17	>80
Andere Keimzelltumoren	<1	–	20–40
Meningeom	22	61	>90%
Neurinom	4	52	>90%
Hypophysentumor	5	42	>90%
Andere	2	–	–

MÜZ mediane Überlebenszeit, – keine Angabe, da variabel, je nach Tumor.
[a] Primäre NHL des ZNS stellen in neueren Statistiken, je nach Zentrum, 1–6% aller Hirntumoren, Prognose gilt für immunkompetente Patienten.

dehnende Tumoren, Metastasen und nichtklassifizierbare Tumoren unterschieden (Tabelle 29-1).

Hirneigene Tumoren treten mit einer Inzidenz von 8:100 000 auf. Ihre relative Häufigkeit, das mediane Erkrankungsalter und die Prognose sind in Tabelle 29-1 dargestellt. Die Angaben zur Prognose stammen aus größeren Therapiestudien. Die Angaben für primäre Non-Hodgkin-Lymphome des ZNS gelten für immunkompetente Patienten. Aids-Patienten haben eine mediane Überlebenszeit von 2–4 Monaten, das Einjahresüberleben liegt bei nur 10–20%.

Therapieunabhängige prognostische Faktoren bei primären hirneigenen Tumoren sind Histologie und Malignitätsgrad (WHO I–IV), Alter und Karnofsky-Index.

Hirnmetastasen treten bei 10–20% aller Patienten mit einem systemischen Malignom im Laufe der Erkrankung auf. Die Häufigkeit von Hirnmetastasen bei verschiedenen soliden Tumoren und die Prognose vom Zeitpunkt ihrer Diagnose an ist in Tabelle 29-2 angegeben. Die Angaben zur Prognose stammen aus größeren Therapiestudien.

Tabelle 29-2. Klinische Häufigkeit von Hirnmetastasen bei verschiedenen Primärtumoren und Prognose bei Standardtherapie. (Nach Schabet 1998)

Primärtumor	*Klinische Häufigkeit von Hirnmetastasen [%]*	*Mediane Überlebenszeit (Monate)*	
		Alle Patienten[a]	*Patienten mit solitären Metastasen*[b]
Bronchialkarzinom			
Kleinzellig	30–45	3–7	–
Nichtkleinzellig	25–30	4–9	11–19
Mammakarzinom	10–20	3–5	7–12
Melanom	20–45	3–5	4–9
Nierenzellkarzinom	10–20	2	6–11
Unbekannter Primärtumor	–	–	5–11

[a] Patienten mit multiplen oder solitären Metastasen, die ausschließlich eine Ganzhirnbestrahlung mit oder ohne Tumorboost erhielten.
[b] Patienten mit solitären Metastasen, bei denen die Metastase reseziert oder stereotaktisch bestrahlt wurde und zusätzlich eine Ganzhirnbestrahlung erfolgte.

Günstige *prognostische Faktoren* sind fehlende oder stabile systemische Manifestationen der Grunderkrankung, ein langes Intervall zwischen der Diagnose des Primärtumors und der Hirnmetastasierung, Hirnmetastasen als einzige Tumormanifestation, supratentoriell lokalisierte Metastasen, eine solitäre (d.h. ohne sonstige Tumormanifestation) oder singuläre (d.h. nur eine zerebrale Läsion) Hirnmetastase, ein guter neurologischer Status und jüngeres Alter.

Die Histologie des Primärtumors hat keinen wesentlichen Einfluß auf die mediane Überlebenszeit. Allerdings überleben manche Patienten mit Mammakarzinom, Melanom oder nichtkleinzelligem Bronchialkarzinom nach Erreichen einer Vollremission viele Jahre symptomfrei. Patienten mit kleinzelligem Bronchialkarzinom, höherem Alter, schlechtem neurologischem Zustand, multiplen Hirnmetastasen, infratentoriellen Läsionen, fortgeschrittener Grunderkrankung und akuter Symptomentwicklung haben eine schlechtere Prognose.

Bei systemischen Non-Hodgkin-Lymphomen und Leukämien kommt es häufiger zur leptomeningealen Aussaat als zu Metastasen im Hirnparenchym (s. Abschn. 4.3).

3 Allgemeine intensivmedizinische Aspekte bei hirneigenen Tumoren und Hirnmetastasen

3.1 Symptomatik und symptomatische Therapie

Symptome bei Hirntumoren sind fokalneurologische Störungen, einschließlich fokalen Anfällen und Persönlichkeitsveränderungen, Hirndruckzeichen und/oder generalisierte epileptische Anfälle.

3.1.1 Hirndruckzeichen

Hierzu gehören Kopfschmerzen, Unruhe, Desorientiertheit, Übelkeit mit Erbrechen, Singultus und vermehrtes Gähnen, Müdigkeit und stärkere Vigilanzstörungen, Anfälle, sowie Stauungspapillen. Zum Diagnosezeitpunkt haben etwa 50% der Patienten Kopfschmerzen und etwa 10% Stauungspapillen. Bei progredienter Hirndrucksteigerung kommt es zu psychomotorischer Verlangsamung, zunehmender Bewußtseinstörung und je nach Lokalisation des Tumors zu verschiedenen Einklemmungssyndromen (s. Kap. 2).

Differentialdiagnostisch müssen nichtkonvulsive Anfälle, metabolische, endokrinologische und v.a. medikamentös-toxische Urachen ausgeschlossen werden, die zusätzlich, speziell bei metastatischen Erkrankungen, auftreten können.

Primäres Behandlungsziel ist zunächst, auch vor der evtl. möglichen operativen Entfernung des Tumors, die Reduktion des Hirndrucks und des perifokalen Ödems durch Kortison und/oder Osmotherapeutika (s. Abschn. 3.3.2 und 4.1), da hierdurch Begleitsymptome, wie Anfälle, motorische Störungen usw. fast immer gebessert oder beseitigt werden. Singultus kann ggf. zusätzlich effektiv mit Metoclopramid und/oder Baclofen behandelt werden. Persistierende Anfälle werden nach den üblichen Regeln behandelt.

Kopfschmerzen durch Hirndruck werden am wirkungsvollsten durch die Behandlung des Hirnödems bekämpft. Falls dies nicht ausreicht, z.B. bei Beteiligung meningealer Strukturen, sind zunächst nichtsteroidale Antirheumatika oder Metamizol angezeigt. Von den Opioiden ist Tramadol am wenigsten zentral dämpfend.

Hirndruckbedingtes Erbrechen kann mit Serotoninantagonisten, z.B. Ondansetron, rasch unterbunden werden. Metoclopramid und Phenothiazine sind oft unwirksam und wegen der zentralen Nebenwirkungen primär weniger geeignet.

3.1.2 Akutes hirnorganisches Psychosyndrom (Erregungszustand, akute Angst, Delir)

Die Ursache ist meist metabolisch/toxisch (z.B. Kortisonpsychose), es kann eine Hirndruckkrise (speziell bei leptomeningealer Tumoraussaat), eine schwere Allgemeinerkrankung (Pneumonie), eine rasch einsetzende Hirnleistungsstörung (Aphasie oder kortikale Sehstörung) oder Kontrollverlust (speziell bei rechts-temporalem oder frontoorbitalem Tumorsitz) vorliegen. Von den Zytostatika kommen als Auslöser insbesondere Ara-C, Procarbazin (ist u.a. ein MAO-Hemmer!) sowie Cyclophosphamid und MTX in Frage.

Es ist wichtig, dem erregten Patienten ruhig, freundlich, aber bestimmt zu begegnen, ihn abzuschirmen und Hilfe und Schutz - auch vor paranoiden Bedrohungen - anzubieten. Die medikamentöse Behandlung sollte zunächst mit einem Benzodiazepin eingeleitet werden, da diese Substanzgruppe die Anfallsschwelle hebt und einen raschen Wirkungseintritt zeigt. Oral wirkt Lorazepam in rasch resorbierbarer Form (1-2 mg als Einstiegsdosis) innerhalb 30 min. Bei parenteraler Gabe sollte zunächst ebenfalls ein kurzwirksames und deshalb gut steuerbares Derivat gewählt werden, z. B.: Lorazepam 1–2,5 mg oral (2 mg i.v./i.m.), oder Dikaliumclorazepat 50 mg langsam i.v. Nur nebenwirkungsarme niederpotente Neuroleptika wie Melperon können eher großzügig eingesetzt werden.

Wenn sich bei florider psychotischer Symptomatik die Gabe hochpotenter Neuroleptika nicht vermeiden läßt, sollte initial reichlich dosiert und dann rasch reduziert werden, um zu einer raschen Beruhigung des Patienten zu kommen und die Behandlungszeit möglichst kurz und damit die Nebenwirkungsrate niedrig zu halten (z. B. mit einer Initialdosis von 5–10 mg Haloperidol i.v.). Bei oraler Gabe sind die neueren „atypischen" Neuroleptika wegen der geringeren Nebenwirkungen zu bevorzugen (eigene günstige Erfahrungen mit Risperidon in Tagesdosen von 2–6 mg).

Die Behandlung des Delirs unterscheidet sich nicht von der bei anderen Ursachen, wobei Hirntumorpatienten üblicherweise deutlich geringere Dosierungen benötigen als z. B. Alkoholkranke. Psychosomatische Symptome sind bei Hirntumoren sehr selten, während reaktive ängstlich-depressive Störungen häufig sind und bei progressivem Krankheitsverlauf zunehmen. Sie sind der üblichen Behandlung zugänglich.

3.2 Anfallsprophylaxe

Von den meisten Autoren wird auch bei anfallsfreien Patienten mit supratentoriellen Tumoren eine perioperative, postoperativ noch 3 Monate oder länger fortgesetzte Prophylaxe propagiert, deren Nutzen aber in einer aktuellen Metaanalyse (Glantz et al. 1998) nicht belegt werden konnte. Eine Indikation zur antiepileptischen Therapie besteht daher nur bei manifesten Anfällen. Ansonsten sollte die zusätzliche Toxizität der Antiepileptika vermieden werden. Phenytoin sollte nur als Reservemittel verwendet werden, da es durch Enzyminduktion in der Leber den Stoffwechsel zahlreicher Medikamente, einschließlich der Kortikosteroide und etlicher Zytostatika, beschleunigt und wegen der hohen Eiweißbindung schlecht steuerbar ist. Überdies verursacht es gelegentlich schwer abgrenzbare toxische Enzephalopathien.

3.3 Therapie des akuten Hirndrucks und des perifokalen Ödems

3.3.1 Verlegung der Liquorwege

Direkte lokale Tumorwirkung oder ein Mittellinienshift kann zur einseitigen Foramen-Monroi-Blockade oder gelegentlich zur Abflußstörung aus dem Hinter- oder Unterhorn des Seitenventrikels und damit zu einer paradoxen Erweiterung (statt Kompression), von Teilen des Seitenventrikels führt. Hier genügt in der Regel eine hochdosierte Kortison-/Osmotherapie zur Wiederherstellung des Liquorflusses. Bei fehlendem Ansprechen eines akut erhöhten Hirndrucks auf konservative Therapie ist eine sofortige liquorableitende Operation indiziert. Bei inoperablen Tumoren muß in Abhängigkeit von der Gesamtprognose die Shuntindikation erwogen werden.

Bei akuter Verlegung/Kompression des Aquädukts oder IV. Ventrikels besteht eine akut lebensbedrohliche Situation mit Indikation zur sofortigen Operation/Liquordrainage (s. unten). Häufig entwickelt sich im Laufe des Tumorwachstums aber nur eine partielle Blockade, die bei rechtzeitiger Diagnostik zunächst noch einer hochdosierten Ödemtherapie zugänglich ist, so daß ein operativer Eingriff oder evtl. auch die konservative Therapie geplant erfolgen kann.

Intermittierend auftretende Hirndrucksteigerungen wiegen die Behandler manchmal in falscher Sicherheit, da die Phasen der klinisch eindeutigen Hirndrucksteigerung von asymptomatischen Intervallen gefolgt sein können. Der Verdacht auf eine Verlegung der Liquorwege ist daher stets eine Indikation zu intensivmedizinischer Überwachung und erfordert rasche und gezielte Diagnostik und Therapie.

3.3.2 Akutes Hirnödem

Das Hirnödem bei Hirntumoren hat nahezu ausschließlich vasogenen Charakter, so daß es gut auf Kortikosteroide anspricht:

- initial 8–40 mg Dexamethason oder 250 mg Prednisolon/Methylprednisolon als Kurzinfusion, Maximaldosen pro Tag entsprechend 1000 mg Prednisonäquivalent (160–200 mg Dexamethason)
- Osmodiuretika:
  - Mannit 20% 4- bis 6mal (bis 12mal) 125 ml i.v. oder
  - Glycerosteril 10% 5- bis 10mal 100 ml Kurzinfusion über zentralen Venenkatheter (Glycerosteril vorübergehend auch über peripheren Zugang) oder
  - Glycerin oral 85%–100%ig 30–40 ml bis 6mal/Tag (über Magensonde).

In der Akutphase ist die Gabe von Mannit (125–250 ml als Kurzinfusion über 15 min) dem protrahierter wirkenden und daher eher für die Langzeitbehandlung geeigneten Glycerosteril vorzuziehen.

Bei länger dauernder Osmotherapie muß täglich die Serumosmolarität bestimmt werden, der Wert sollte 330 mosmol nicht überschreiten.

Eine ausgeprägte arterielle Hypotonie mit Werten unter 100 mmHg systolisch stellt wegen der zusätzlich induzierten Diurese eine relative Kontraindikation für die Osmotherapie dar.

- Hochlagerung des Oberkörpers (ca. 30°).
- Vermeidung hirndrucksteigernder Noxen wie Anfälle, Hyperthermie, Hypoxie/Hyperkapnie, Schmerz, Angst, Husten, Vasodilatanzien, Hyperglykämie, arterielle Hypotension.

3.3.3 Therapie des fokalen Ödems

Maligne Tumoren haben in der Regel ein ausgedehnteres perifokales Ödem als gutartige Tumoren.

Bei Hirnmetastasen spricht das Ödem auf Kortison besser an als bei malignen hirneigenen Tumoren, bei diesen wiederum besser als bei Meningeomen.

In der Regel wird Dexamethason gegeben, das keine mineralokortikoide Wirkung hat, alternativ Methylprednisolon oder Predniso(lo)n. In der Langzeittherapie sollte man Dexamethason wegen der häufigen Myopathien und des ausgeprägten Cushing-Effektes vermeiden. Je nach Ausmaß des Ödems wird initial mit einem i.v.-Bolus von 40 mg Dexamethason und anschließend i.v. oder p.o. mit 4mal 8 mg oder, bei Fehlen von Hirndruckzeichen, bereits initial p.o., z.B. mit 4mal 4 mg behandelt, wobei diese empirisch entstandene Verordnungsweise fast immer auch durch eine einmal tägliche Dosierung ersetzt werden kann. Die Wirkung setzt rasch ein und erreicht ihr Maximum nach 3–4 Tagen, so daß durch eine solche Vorbehandlung die Ausgangsbedingungen für eine Operation verbessert werden können.

Bei stärker behandlungsbedürftigem Ödem werden zusätzlich *Osmotherapeutika* gegeben (s. Abschn. 3.3.2).

Postoperativ wird das Kortison in Abhängigkeit vom Verlauf langsam abgesetzt, im Fall einer anschließenden Bestrahlung allerdings bis zu deren Ende mit minimal 3mal 1 mg/Tag Dexamethason oder 20 mg/Tag Prednison fortgesetzt. Während der Kortisontherapie sollte bei Risikopatienten oder hohen Dosierungen eine Ulkusprophylaxe erfolgen.

Unter langdauernder Kortisontherapie entwickeln – oft auch in der Ausschleichphase – etwa 2% der Patienten eine Pneumocystis-carinii-Pneumonie, die ohne rechtzeitige Behandlung mit Trimethoprim und Sulfamethoxazol letal verlaufen kann.

Kortison lysiert lymphozytäre Zellen. Schon nach kurzzeitiger Therapie mit Kortison können deshalb primäre Non-Hodgkin-Lymphome des ZNS je nach Sensitivität der Tumorzellen partiell oder komplett remittieren, so daß die grundsätzlich anzustrebende (stereotaktische) Biopsie unergiebig bleibt. Die sichere Diagnose ist aber Voraussetzung für die Durchführung der langfristig erfolgreichen intensiven Chemotherapie und ggf. Radiotherapie.

Besteht nach neuroradiologischen Kriterien der Verdacht auf ein primäres Non-Hodgkin-Lymphom des ZNS, so sollte Kortison deshalb erst nach der bioptischen Diagnosesicherung eingesetzt werden.

Germinome haben ausgedehnte lymphozytäre Infiltrate, die durch Kortison rasch lysiert werden. Dadurch kommt es zu einer Größenabnahme, nicht aber zum Verschwinden des Tumors. Die bioptische Diagnosesicherung ist in der Regel weiterhin möglich.

4 Spezielle intensivmedizinische Aspekte bei hirneigenen Tumoren und Hirnmetastasen

4.1 Operationsindikationen (s. auch 3.3.1)

Die Operationsindikationen bei kritisch kranken Patienten mit neuroonkologischen Symptomen ergeben sich ganz überwiegend aus einem dekompensierenden, mit konservativen Therapiemaßnahmen nicht mehr beherrschbaren, tumorinduzierten Hirndruck.

Liegt ein raumfordernder Tumor vor, so ist dessen operative Entfernung in aller Regel die wirksamste und schnellste Druckentlastung.

Insbesondere bei einem ausgedehnten perifokalen Ödem sollte jedoch eine intensive antiödematöse Therapie vorausgehen (s. oben). Hierdurch werden die Operationsbedingungen entscheidend verbessert und die operationsbedingte Morbidität deutlich gesenkt. Bei zystischen Tumoren kann die Punktion und Aspiration der Zyste, ggf. über ein einzelnes Bohrloch und unter Ultraschallkontrolle (transkraniell, bzw. mit entsprechend kleinen Sonden intraoperativ über das Bohrloch), zu einer nennenswerten Druckentlastung beitragen. Insbesondere bei großen zystischen Prozessen und dekompensierendem Hirndruck kann hier rasch Abhilfe geschaffen werden.

Gelegentlich ist bei großen zystischen Kraniopharyngeomen eine initiale Zystenpunktion und -Aspiration als erster Schritt einer Entlastung des optischen Systems (Chiasma, Nn. optici) sinnvoll als Vorbereitung für die anschließende operative Freilegung. Die langsame Entlastung, ggf. mehrzeitig über einen in die Zyste eingelegten Katheter mit einem Ommaya- oder Rickham-Reservoir, führt zu einer schonenderen Rekompensation der besonders empfindlichen Strukturen des N. opticus/Chiasma. Bei der direkten, offenen Freilegung als erster Maßnahme kann es durch die rasche Entlastung und die direkte Manipulation, wahrscheinlich durch vaskuläre Faktoren, zum irreversiblen Visusverfall kommen. Hat sich der Visus nach einer vorherigen Entlastung eines zystischen Anteils bereits stabilisiert, so ist diese Gefahr bei einer anschließend erforderlichen Operation geringer.

Auch kleine, an Engstellen der Liquorzirkulation gelegene Raumforderungen (z.B. Kolloidzysten im Foramen Monroi, Blockaden des Aquäduktes) können durch eine permanente oder temporäre Verlegung der Liquorabflußwege über einen Verschlußhydrozephalus zu einer lebensbedrohlichen Situation führen (s. auch 3.3.1). Bei großen, operativ schwer zugänglichen Raumforderungen kann eine vorherige (ggf. externe) Liquorableitung in Einzelfällen hilfreich sein. In der Regel wird der Neurochirurg jedoch versuchen, durch Entfernung des Tumors die Liquorpassage wieder zu eröffnen, um dem Patienten eine Shuntanlage zu ersparen.

Unter bestimmten pathologisch-anatomischen Voraussetzungen kann z. B. beim Aquäduktverschluß die endoskopisch durchgeführte Ventrikulostomie am Boden des III. Ventrikels zu einer Normalisierung der Liquorpassage ohne Anlage eines Shunts führen.

Bei Raumforderungen in der hinteren Schädelgrube ist bei Auftreten eines Okklusivhydrozephalus der direkten Beseitigung der Raumforderung der Vorzug zu geben vor der Anlage einer externen Ventrikeldrainage, da letztere u. U. zu der gefährlichen „Aufwärtseinklemmung" führen kann, der transtentoriellen Verschiebung von Teilen des Kleinhirnoberwurmes von infra- nach supratentoriell. Da zudem der erhöhte Druck in der hinteren Schädelgrube bestehen bleibt, kann dies den klinischen Zustand des Patienten noch verschlechtern!

4.1.1 Tumoreinblutungen, Blutungen aus neoplastischen Aneurysmen

Bei einer Reihe von Tumoren treten gehäuft Blutungen auf, z. B. bei Chorionkarzinomen, Melanomen, Hypernephromen und Bronchialkarzinomen. Tumorembolie in ein Gefäß (v. a. bei kardialem Myxom, Chorionkarzinom und Bronchialkarzinom) oder noch seltener Einwachsen eines lokalen Tumors in ein Gefäß kann zur Ausbildung neoplastischer Aneurysmen und entsprechender Rupturblutung führen. Diese Aneurysmen sitzen typischerweise in peripheren kleineren Hirnarterien. Durale Metastasen, v. a. bei Leukämien und Lymphomen, können Anlaß zu Subduralblutungen sein.

Die Operationsindikation beschränkt sich in den genannten Fällen, sofern die zugrundeliegende Pathogenese bekannt ist, auf lebensbedrohliche Situationen bei Patienten mit günstiger Prognose. Bei Aneurysmen und Durametastasen steht die Behandlung des Grundleidens durch Chemotherapie oder/und lokale Radiotherapie im Vordergrund. Eingeblutete solide Tumoren haben, sofern der neurologische Status stabil ist, die gleiche Prognose wie ohne Einblutung, so daß die Behandlungsstrategie sich wie sonst auch am Grundleiden ausrichtet.

4.2 Lokalisationsabhängige intensivmedizinische Aspekte bei primären Hirntumoren und Hirnmetastasen

4.2.1 Supra-/paraselläre Lokalisation

4.2.1.1 Endokrine Störungen

Bei Tumoren der Mittellinie, besonders bei supra- und parasellären Läsionen wie Hypophysenadenomen, Kraniopharyngeomen, seltener Chiasmagliomen/ Gliomen des Hypothalamus und ventral gelegenen Germinomen, muß auch eine mögliche endokrine Störung bedacht werden, da sie mit intensivmedizinischen Behandlungsmaßnahmen interferieren kann.

Gerade bei kritisch Kranken kann eine vorher nur latent vorhandene endokrine Insuffizienz klinisch manifest werden!

Von den hypophysären Hormonen (Adenohypophyse: ACTH, TSH, FSH/LH, Prolaktin, Wachstumshormon, Neurohypophyse: Vasopressin) werden im folgenden nur die für die Intensivmedizin besonders relevanten behandelt (Tabelle 29-3).

ACTH. Der für die Intensivmedizin bedeutsamste Fall einer ACTH-Dysregulation ist der ACTH-Mangel mit konsekutivem Kortisonmangel im Rahmen einer Hypophysenvorderlappeninsuffizienz. Sowohl in dieser Situation als auch nach Operation eines Mittellinientumors und/oder Bestrahlung kann ein latenter Kortisonmangel unter intensivmedizinischen Bedingungen manifest werden. Hinweise sind Adynamie, Elektrolytstörungen, Hypothermie, Hypotonie, extreme Blässe.

In der Akutsituation sollten 100 mg Hydrokortison/Tag über 24 h als Infusion verabreicht werden, in den folgenden Tagen absteigend 60, 40 und schließlich 30 mg/Tag – dann in einer zirkadianen Verteilung 20 mg morgens und 10 mg abends. Insbesondere bei Auftreten von Infekten oder begleitend zu chirurgischen Eingriffen sollte die Dosis auf 100 mg/Tag erhöht werden. Bei diesen Patienten ist eine konsiliarische endokrinologische Betreuung zu

Tabelle 29-3. Endokrine Störungen bei supra-/parasellären Raumforderungen

	Leitsymptom	*Diagnostik*	*Therapie*
ACTH-/Kortisonmangel	Adynamie, Elektrolytstörungen, Hypothermie	ACTH-Spiegel, basales Cortisol, Anamnese einer Hypophysen-/Hypothalamusstörung	Hydrokortisongabe, initial 100 mg/24 h
TSH-/T_3-/T_4-Mangel	Antriebsstörung, Hypothermie, Bradykardie	T_3-/T_4-/TSH-Spiegel ↓	L-Thyroxinsubstitution
Vasopressinmangel (Diabetes insipidus)	Polyurie, Polydipsie	Urinstundenproduktion ↑↑ (>400 ml/h über mehrere Stunden), Urintagesproduktion ≫Einfuhr, Urinosmolarität ↓↓, Serumosmolarität ↑↑, Serumhypernatriämie	Desmopressin, Argipressin i.v., Lypressin i.v. und/ oder als Nasenspray
Vermehrte Vasopressinsekretion (SIADH)	Pathologisch verminderte Urinausscheidung; DD: renales/ postrenales Nierenversagen, andere Ursachen des prärenalen Nierenversagens	Serumnatrium ↓↓, Serumosmolarität ↓↓ bei Normovolämie	Strenge Flüssigkeitsrestriktion, NaCl-Substitution

empfehlen, da der isolierte Ausfall eines einzelnen Hormons selten und eine kombinierte Substitution mit Schildddrüsen- und/oder Geschlechtshormon häufig erforderlich ist.

TSH. Insbesondere Antriebsstörung, Hypothermie und Bradykardien können Ausdruck eines Schilddrüsenhormonmangels durch verminderte TSH-Produktion, sein. Die Bestimmung der T_3-, T_4-, TSH- und TRH-Werte können hier Klarheit verschaffen. Bei anamnestischem Hinweis auf eine Hypophysenvorderlappeninsuffizienz ist bei stabilen kardiopulmonalen Verhältnissen die probatorische Behandlung mit Schilddrüsenhormon (50–75 μg L-Thyroxin) gerechtfertigt. Zuvor sollten die Hormonwerte asserviert werden.

Prolaktin. Klinisch relevante, pathologische Prolaktinerhöhungen kommen in der Regel nur bei prolaktinproduzierenden Hypophysenadenomen (Prolaktinomen) vor. Während Prolaktinome bei jüngeren Patientinnen in der Regel frühzeitig durch ein Galaktorrhö- bzw. Amenorrhösyndrom und/oder unerfüllten Kinderwunsch manifest werden, ist bei Patientinnen in der Postmenopause sowie bei männlichen Kranken in der Regel eine Sehstörung erstes Symptom eines dann meist schon größeren und weit nach supraselär wachsenden Adenoms.

Im Fall einer rasch auftretenden Visusstörung ist nach der Diagnose eines intra- und suprasellären Tumors die sofortige Prolaktinbestimmung zwingend. Liegt der Prolaktinwert jenseits der 10fachen Obergrenze der jeweiligen laborspezifischen Normalwerte, ist von einem Prolaktinom auszugehen und umgehend die Behandlung mit Bromocriptin (2,5–5 mg als Initialdosis) oder Quinagolid (Behandlungseinleitung 25–50 μg/Tag) einzuleiten. Bei gutem Ansprechen kann innerhalb der ersten 1–2 Tage eine deutliche Besserung des Sehvermögens, einhergehend mit einer radiologisch (MRT) feststellbaren Verkleinerung des Prolaktinoms erwartet werden.

Die medikamentöse Therapie ist besonders bei intensivmedizinisch problematischen Patienten angezeigt, bei denen ein hohes Operationsrisiko bestehen würde. Patienten mit exzessiv hohen Prolaktinwerten (über 1000 mg/l) können zudem psychotische Zustände aufweisen – hier bewirkt die Senkung des Prolaktinwertes gleichzeitig die Besserung der Psychose!

Vasopressin. Störungen der Neurohypophyse können sich durch reduzierte oder fehlende ADH-Ausscheidung im Sinne eines *Diabetes insipidus* oder aber durch vermehrte, inadäquate ADH-Ausschüttung *(Syndrom der inadäquaten ADH-Sekretion, SIADH)* manifestieren. Bei Intensivpatienten mit eingeschränktem Sensorium, bei sedierten oder beatmeten Patienten, kommt der fortlaufenden Bilanzierung besonderes Gewicht zu.

Bei Patienten mit dem Verdacht auf eine pathologisch verstärkte oder verminderte ADH-Ausschüttung sind exakte Protokollierungen der stündlichen Ein- und Ausfuhr sowie 6stündliche Zwischenbilanzen neben der 24-h-Hauptbilanz und eine regelmäßige Kontrolle der Serumelektrolytwerte unabdingbar!

Beim Diabetes insipidus können Urinausscheidungen von 500 ml/h und mehr auftreten – hier kann es in kürzester Zeit zur Exsikkose mit begleitender Hypernatriämie kommen. Wichtige Laborwerte sind die Serumosmolarität (erhöht), die Urinosmolarität (erniedrigt) und eine Serumhypernatriämie. Diese Laborwerte hinken den Veränderungen der Flüssigkeitsbilanz jedoch deutlich hinterher und sind für die Frühdiagnostik ungeeignet. Veränderungen der Laborparameter sollte deshalb zuvorgekommen werden. Hinweisend ist bei repetitiv erhöhten Stundenurinausscheidungen das inadäquat niedrige spezifische Uringewicht. Bei Patienten, die im Bereich der Hypophyse, des Hypophysenstiels und des Hypothalamus operiert wurden, gilt es, folgendes zu beachten:

In den ersten postoperativen Stunden liegen, bedingt durch die mechanische Manipulation des hypothalamohypophysären Systems, meist noch erhöhte ADH-Spiegel vor, so daß die Ausscheidung sogar eher niedrig sein kann. Selbst nach Durchtrennung des Hypophysenstiels tritt der Diabetes insipidus oft erst mit einer Latenz von 12–24 h auf, so daß die Bilanzierung bei diesen Patienten unbedingt während der ersten 3 Tage erfolgen sollte!

Eine Polyurie in den ersten Stunden nach Operation ist nicht selten Ausdruck der vermehrten Ausscheidung von intraoperativ verabreichten Volumenersatzmitteln. Durch Verrechnung der intraoperativen Flüssigkeitsbilanz mit der Flüssigkeitsbilanz der ersten 6–12 h nach Operation und die Beobachtung des Verlaufes während der ersten 12–24 h lassen beide Phänomene in der Regel gegeneinander abgrenzen.

Zur Behandlung des Diabetes insipidus infolge eines ADH-Mangels steht Desmopressinacetat zur i.v.-Injektion, in Tablettenform und als Nasenspray zur Verfügung. Gleichermaßen sind Argipressin und Lypressin einsetzbar.

Zu Beginn der Behandlung sollte man sich mit niedrigeren Dosierungen an die erforderliche Dosis herantasten, um keine iatrogene Anurie hervorzurufen. Es empfiehlt sich, mit Desmopressinacetat 1 µg i.v. oder 10 µg als Sprühstoß intranasal zu beginnen, bei Argipressin mit 5 IE subkutan bzw. bei Lypressin mit 5–10 IE als Sprühstoß intranasal. Eine genaue Wasser- und Elektrolytbilanz (in die auch Flüssigkeitsverluste durch Schwitzen, Erbrechen und Fieber eingehen müssen!) ist unabdingbar.

SIADH-Syndrom. Es ist klinisch schwerer zu erkennen. Führend ist eine hypotone Hyponatriämie; bei Normovolämie besteht eine Hyponatriämie mit einer verminderten Osmolalität des Serums. Die Osmolalität des Urins ist deutlich erhöht, die Natriumausscheidung ist gesteigert. Ein passageres SIADH-Syndrom kann nach Eingriffen im hypothalamohypophysären System auftreten (s. oben) oder nach Schädel-Hirn-Trauma; bei schweren axonalen Schädigungen im Rahmen eines Schädel-Hirn-Traumas mit hypothalamodienzephaler Beteiligung ist ein Diabetes insipidus häufiger. Ein permanentes SIADH-Syndrom kann durch die Verschiebung der Elektrolytwerte bedrohlich werden. Insbesondere eine Hyponatriämie wird nicht selten als Ursache einer Bewußtseinseintrübung verkannt. Eine strenge Restriktion der Flüssigkeitszufuhr sowie die Gabe von NaCl ist die Behandlung der ersten Wahl, die Gabe von Diuretika sollte erst in zweiter Linie erfolgen.

Akute hypothalamische Insuffizienz. Bei Tumoren der supra-/parasellären Region kann, ebenso wie nach schweren Schädel-Hirn-Traumata, eine hypothalamodienzephale Insuffizienz auftreten. Während bei Tumorpatienten oft ein über lange Zeit gerade noch kompensiertes System dekompensiert (und die Patienten an ihre Störung daher z.T. recht lange gut adaptiert sind), werden beim akuten Beginn im Rahmen eines Traumas aufgrund der fehlenden Adaptation sehr viel geringere Störungen toleriert, zumal der zusätzliche endokrinologische Streß eines schweren Traumas hinzukommt.

Gleiches gilt für Blutungen im Bereich der vorderen perforierenden Gefäße aus der A. cerebri anterior/A. communicans anterior, z.B. im Rahmen einer schweren intrazerebralen oder einer ausgeprägten subarachnoidalen Blutung. Auch nach Operationen in diesem Gebiet, insbesondere bei Aneurysmaoperation in der Region der A. communicans anterior, können bei Irritation oder Verschluß perforierender Äste, die zur Versorgung des Hypothalamus beitragen, derartige Störungen auftreten.

Die typischen Symptome sind Bewußtseinsstörungen, auch delirante Symptome und sog. „Durchgangssyndrome" sowie der Diabetes insipidus, die Entgleisung der Serumelektrolytwerte (beachte besonders auch Na^+-Entgleisungen bei Störungen des Bewußtseins!) und – in schweren Fällen – Störungen der Temperaturregulation mit einer scheinbar therapierefraktären Hypothermie. Diese ist häufiger zu beobachten als eine Hyperthermie. Letztere darf immer erst dann als „zentral bedingtes Fieber" apostrophiert werden, wenn alle Möglichkeiten einer Infektion (und nach Narkosen das sehr seltene Phänomen einer malignen Hyperthermie) ausgeschlossen sind.

Von der zentral bedingten, *hypothalamischen Hypothermie* ist insbesondere bei Traumapatienten, die evtl. längere Zeit im Freien gelegen haben, eine extern induzierte Unterkühlung abzugrenzen. Während sich die durch Verlust von Körperwärme entstandene Unterkühlung durch behutsame Zufuhr der Wärme von extern (langsames Aufwärmen durch Decken, vorgewärmte Infusionslösungen) langsam und stetig korrigieren läßt, widersteht die hypothalamische Hypothermie nicht selten den therapeutischen Bemühungen, so daß rektale Temperaturen zwischen 34,5 und 35,5 °C über längere Zeit bestehen bleiben.

„Hypophysenapoplex". Ein seltener, klinisch schwerwiegender neurologisch-neurochirurgischer Notfall ist der sog. Hypophysenapoplex. Hauptursache ist die Einblutung in ein bereits vorbestehendes Hypophysenadenom. Hierdurch kommt es zu einer akut auftretenden supra- und parasellären Raumforderung mit Kompression der hypothalamischen Strukturen sowie des Chiasmas. Die klinischen Symptome sind eindrucksvoll und charakteristisch: ein heftiger, akut einsetzender Kopfschmerz wird von einer ebenso rasch auftretenden Sehstörung gefolgt. Diese kann sich als Gesichtsfeldausfall (der nicht immer klassischerweise bitemporal ist) zeigen und/oder von einer Störung der Sehschärfe begleitet sein.

Nicht selten treten als Folge der Irritation der Nerven im Sinus cavernosus Abduzens- und Okulomotoriusstörungen begleitend auf. Die Patienten entwickeln rasch auch die Zeichen einer hypophysär-hypothalamischen Insuffizienz aufgrund fehlender Adaptationsmöglichkeit (s. oben): als Folge der direkten Kompression des Hypothalamus oder indirekt durch die Elektrolytentgleisung kommt es zur Bewußtseinsstörung. Die rasche Korrektur des Wasser-Elektrolyt-Haushaltes und die Gabe von Hydrokortison (100 mg) sind unverzüglich einzuleiten. Darüber hinaus muß nach Sicherung der Diagnose durch CT oder MRT die operative Entlastung erfolgen – Größe, Lage und Ausdehnung des Befundes bestimmen dabei den operativen Zugangsweg (transnasal/transsphenoidal oder über eine Kraniotomie).

Eine rasch aufgetretene Raumforderung im Bereich des Bodens des III. Ventrikels kann durch Verlegung der Monroi-Foramina bei entsprechender Größe einen Okklusionshydrozephalus verursachen. Falls dieser nicht durch die Entfernung der suprasellären Raumforderung beseitigt wird, ist eine (zunächst externe) Liquorableitung indiziert.

4.2.2 Infratentorielle Lokalisation

Die anatomischen Gegebenheiten der hinteren Schädelgrube lassen, bei begrenzten Reserveräumen des Liquorsystems und des intravasalen Blutvolumens, nur eine recht geringe Kompensation einer Raumforderung zu. Auch hier ist der Zeitfaktor wichtig – nur sehr langsam progrediente Raumforderungen können eine Zeitlang durch Adaptations-/Kompensationsvorgänge toleriert werden.

Jeder Patient mit einer großen, raumfordernden Läsion in der hinteren Schädelgrube muß bis zur endgültigen Behandlung engmaschig klinisch kontrolliert werden. Wenn die Raumforderung akut aufgehoben ist, muß der Patient intensivmedizinisch überwacht werden.

Eintrübung, Dysarthrie, Schluckstörungen und Singultus sind Alarmsymptome. In der Bildgebung zeigt die Verlegung der Cisterna galeni die Herniation „nach oben", das Eintreten der Kleinhirntonsillen in das Foramen magnum die Herniation im Bereich des pontomedullären Überganges an. Kreislaufregulationsstörungen und Atemstörungen können fast übergangslos auftreten.

Wenn immer möglich, sollte ein Tumor der hinteren Schädelgrube operativ direkt entlastet werden, die Behandlung eines Liquoraufstaus durch eine externe Ventrikeldrainage kann die transtentorielle Herniation „nach oben" (d.h. von infra- nach supratentoriell) begünstigen.

Unter den Hirnnervenstörungen in der hinteren Schädelgrube sind insbesondere diejenigen intensivmedizinisch bedeutsam, die zu einer Störung des Schluckaktes und zu einem Verlust der Husten- und Abwehrreflexe führen. Es sind dies in erster Linie Beeinträchtigungen oder Ausfälle des N. glossopharyngeus, des N. vagus, des N. hypoglossus und des N. facialis – auch eine schwere Fazialisparese kann bei bewußtseinsgetrübten Patienten zu schweren Störungen des Schluckaktes führen.

Insbesondere bei Patienten mit reduziertem Sensorium, deren Luftwege nicht mehr durch eine Intubation geschützt sind, kann es zu sog. „stillen Aspirationen" kommen. Der bei diesen Patienten typischerweise im Rachen stehende Speichelsee wird vom Intensivpflegepersonal beim Absaugen oder bei der Mund- und Rachenpflege oft nicht erkannt. Infolge abgeschwächter oder bei fehlender Schutzreflexe und einem gestörten Schluckakt kommt es zur stetigen Aspiration - nicht selten weisen erst drastische Verschlechterungen der Blutgase und eine klinisch und röntgenologisch apparente Pneumonie auf eine bereits seit Tagen schleichend verlaufende Aspiration hin. Bei diesen Patienten ist frühzeitig die Indikation zur Tracheotomie zu stellen - erfahrungsgemäß läßt sich hierdurch nicht nur eine bessere Bronchialtoilette vornehmen, sondern kommt es auch rascher zu einer Erholung der Funktion der kaudalen Hirnnerven, so daß das Tracheostoma oft sekundär wieder verschlossen werden kann. Intensives Schlucktraining muß früh einsetzen.

Nach Operationen von Tumoren der hinteren Schädelgrube, insbesondere kaudal gelegenen Tumoren und solchen des kraniozervikalen Übergangs ist vor der Extubation die Prüfung der Funktion der Husten-, Würg- und Schluckreflexe seitengetrennt erforderlich, um nach einem Extubationsversuch vor unliebsamen Überraschungen geschützt zu sein. Eine intensive Überwachung der Husten- und Schluckfunktion ist bei diesen Kranken in den ersten Tagen nach der Extubation essentiell.

Patienten mit eingeschränkter Husten- und Schluckfunktion dürfen ihre ersten Schluck- und Eßversuche nur in Anwesenheit von Ärzten oder erfahrenem Intensivpflegepersonal vornehmen!

4.3 Leptomeningeale Tumorausbreitung

Leptomeningeale Metastasen entwickeln sich bei etwa 5% aller Patienten mit systemischen Tumoren im Laufe der Erkrankung, am häufigsten bei Patienten mit Mamma- oder Bronchialkarzinom, malignem Melanom, Leukämie oder Non-Hodgkin-Lymphom. Von den primären Hirntumoren metastasieren mit abnehmender Häufigkeit das Medulloblastom, das Germinom, das Ependymom und das Glioblastom in den Liquor. Bei der akuten B-Zell-Leukämie sowie beim Medulloblastom und Germinom besteht die leptomeningeale Metastasierung oft bereits zum Zeitpunkt der Erstdiagnose, bei den übrigen systemischen Tumoren und Hirntumoren tritt sie in der Regel erst später im Krankheitsverlauf auf. Viele Patienten haben dann auch Dura- oder Hirnparenchymmetastasen.

Der klinische Verdacht auf eine leptomeningeale Metastasierung ergibt sich aus einer positiven Tumoranamnese sowie einer Symptom- und Befundkonstellation, die auf mehr als eine Läsion im Bereich des Gehirns, der Hirnnerven und der Spinalnerven bzw. des Rückenmarks hinweist und oft mit meningitischen Zeichen einhergeht. Beim Germinom und beim Medulloblastom ist die leptomeningeale Tumorzellaussaat zum Zeitpunkt der Erstdiagnose der Tumorerkrankung oft asymptomatisch.

Zur diagnostischen Abklärung gehören kraniale CT-, besser MRT-Untersuchungen mit Kontrastmittel, u. U. eine spinale MRT mit Gadolinium und die Liquoruntersuchung.

Kontraindikationen der lumbalen Liquorentnahme sind:
- große intrazerebrale Raumforderung,
- Mittellinienshift,
- Liquorabflußstörung,
- große zervikale oder thorakale Raumforderung.

Der diffus erhöhte Hirndruck ohne Hinweis auf Liquorabflußstörung und ohne solide Raumforderung stellt keine Kontraindikation dar. Der Nachweis von Tumorzellen oder autochthon gebildeter Tumormarker ermöglicht in etwa 90% der Fälle die Diagnose, in 10% der Fälle muß sie empirisch gestellt werden. Das CCT zeigt in etwa 40%, das Gadolinium-MRT in 70% der Fälle diffuse Kontrastmittelanreicherung in den basalen Zisternen und den Sulci sowie im Bereich des Tentoriums und des Ependyms, die Verlegung von Zisternen und Sulci, noduläre Läsionen im Subarachnoidalraum und in den Ventrikeln sowie einen meist kommunizierenden Hydrozephalus.

Typische myelographische oder Myelo-CT-Befunde sind intradurale Füllungsdefekte und Wurzelverklumpungen. Die MRT zeigt in 1/3 der Fälle subarachnoidal noduläre und/oder flächige Kontrastmittelanreicherungen entlang der Nervenwurzeln und des Rückenmarks. Radionuklidstudien mit lumbal eingebrachtem ^{111}Indium-DTPA zeigen bei 1/3 der Patienten eine gestörte Liquorzirkulation im Bereich des Konus und der Kauda, der basalen Zisternen und/oder über der zerebralen Konvexität. Differentialdiagnosen der leptomeningealen Metastasierung sind v. a. chronisch entzündliche Meningitiden bei Tuberkulose, Sarkoidose oder Pilzerkrankungen.

Die *mediane Überlebenszeit* nach Diagnose einer leptomeningealen Metastasierung bei systemischer Grunderkrankung beträgt nach Bestrahlung und intrathekaler Chemotherapie je nach Primärtumor 2–7 Monate, die Einjahresüberlebenswahrscheinlichkeit 5–25%, wobei die Prognose der Grunderkrankung die Überlebenszeit wesentlich bestimmt. Als weitere therapieunabhängige günstige prognostische Faktoren gelten jüngeres Alter, guter Karnofsky-Index, geringe neurologische Ausfälle ohne Hirnnervenbeteiligung sowie ein normales oder nur gering erhöhtes Liquoreiweiß und eine normale Liquorglukose erwiesen. Patienten mit *Germinom oder Medulloblastom*, bei denen zum Zeitpunkt der Erstdiagnose des Tumors eine Tumorzellaussaat im Liquor festgestellt wird, haben mit einer Fünfjahresüberlebenswahrscheinlichkeit von etwa 80% bzw. 50–70% im wesentlichen die gleichen Heilungschancen wie Patienten ohne Liquoraussaat.

Da die leptomeningeale Aussaat diffus oder multifokal ist, muß die Therapie den gesamten Liquorraum erfassen. Dies wird in der Regel erreicht mit einer intrathekalen Chemotherapie, kombiniert mit einer fokalen Radiotherapie. Bei chemosensitiven Tumoren ist eine zusätzliche (hochdosierte bzw. vorzugsweise mit schrankengängigen Zytostatika durchgeführte) systemische Chemotherapie zu empfehlen. Die Bestrahlung erfolgt auf den neurologischen Fokus, d.h. den symptomatischen Abschnitt des ZNS bzw. den bildgebend nachgewiesenen Tumor. Sie führt oft auch zur Wiederherstellung einer gestörten Liquorzirkulation und verbessert damit die Bedingungen für die intrathekale Chemotherapie.

Mit der intrathekalen lumbalen oder intraventrikulären Therapie werden bei vergleichsweise geringer systemischer Toxizität hohe Zytostatikakonzentrationen im Liquorkompartiment erreicht, was auch für die nur bei lumbaler Applikation sinnvolle Zugabe von Kortison (keine Azetatverbindungen wegen der Gefahr der Arachnitis!) gilt. Die größte Erfahrung besteht mit Methotrexat, Ara-C und Thiotepa, sowie Triamcinolonacetonid-Kristallsuspension und Prednisolonzubereitungen. Bei intrathekaler lumbaler Therapie werden 2× wöchentlich 15 mg Methotrexat, 50 mg Ara-C *oder* 10 mg Thiotepa gegeben, bei intraventrikulärer Therapie 2× wöchentlich 12 mg Methotrexat, 50 mg Ara-C *oder* 10 mg Thiotepa. Sechs Stunden nach der Methotrexat-Applikation wird mit einer Folinsäure-Substitution über 48 Stunden begonnen. Während der intrathekalen zytostatischen Therapie sollte nicht gleichzeitig das ZNS bestrahlt werden. In der Akutphase führt häufig schon die Lumbalpunktion allein durch Senkung des Liquordrucks zu deutlicher Symptomlinderung.

Grundsätzlich sollte die Therapie individuell festgelegt und flexibel gehandhabt werden. Dabei müssen die Tumorhistologie, das Erkrankungsstadium, der Allgemeinzustand, das Alter des Patienten und der Verlauf unter Therapie berücksichtigt werden.

Spezielle *Nebenwirkungen der intrathekalen Chemotherapie* sind Komplikationen des Ventrikelkatheters, einschließlich Ventrikulitis, die in vielen Fällen mit i.v.-Antibiotikagabe mit oder ohne gleichzeitige intraventrikuläre antibiotische Therapie ausreichend behandelt werden kann, ohne daß das Reservoir und der Katheter entfernt werden müssen. In 1–6% aller Fälle ist mit einer fokalen Leukoenzephalopathie in der Umgebung des Katheters zu rechnen. Eine aseptische Meningitis mit hoher Zellzahl kann sich innerhalb weniger Stunden nach Methotrexat- oder Ara-C-Applikation entwickeln. Eine akute oder subakute Enzephalopathie entwickelt sich bei 5–20% der Patienten in den ersten beiden Wochen einer *intraventrikulären* Methotrexatherapie. Sie ist gekennzeichnet durch Meningismus, Kopf- und Rückenschmerzen, Erbrechen, Fieber und eine leichte Pleozytose. Diese Symptome bilden sich wie auch die aseptische Meningitis in der Regel innerhalb von 1–3 Tagen spontan zurück. Danach kann die Therapie fortgesetzt werden.

Selten kommt es zu einer ebenfalls meist spontan remittierenden akuten Enzephalopathie mit hohem Fieber, Bewußtseinstrübung und Paresen oder eine Radikulomyelopathie mit radikulären Schmerzen und Paraparese bis hin zum Querschnittssyndrom. Da bei akuter spinaler Symptomatik lokal überhöhte Medikamentenspiegel eine Rolle spielen dürften, ist der Versuch eines Liquoraustauschs, bzw. einer Verdünnung mit künstlichem Liquor oder Elliott-B-Lösung gerechtfertigt.

Gefürchtet ist die 3 Monate bis Jahre nach Therapiebeginn auftretende, in der Regel irreversibel fortschreitende nekrotisierende Leukoenzephalopathie mit zunehmender Hirnatrophie, dementieller Entwicklung, Bewußtseinsstörungen, Anfällen, Paresen und nachfolgendem Koma, die allerdings fast ausschließlich bei Methotrexattherapie nach vorangegangener Hirnbestrahlung beobachtet wurde. Für eine kombinierte Radiochemotherapie mit einer Ganzhirnbestrahlung von mehr als 20 Gy und einer kumulativen Methotrexatdosis von mehr als 50 mg wird hierfür ein 5%iges Risiko angegeben, das bei Erhöhung der Strahlendosis auf über 35 Gy und der Methotrexatdosis auf >150 mg auf etwa 50% steigt.

Bei intrathekaler Therapie mit Cytosinarabinosid oder Thiotepa können alle genannten Nebenwirkungen ebenfalls vorkommen. Ihre Häufigkeit ist allerdings für diese Substanzen wenig untersucht.

5 Relevante Syndrome aus der allgemeinen Onkologie

5.1 Paravasation bei Zytostatikagabe

Fast alle Zytostatika können bei hoher Konzentration im Gewebe zu Ulzerationen führen, die sich perpetuierend fortsetzen durch Weitergabe gewebstoxischer freier Radikale von absterbenden Zellen an noch vitale Zellen. Bei größeren Paravasaten ist eine chirurgische Exzision erforderlich, wenn sich Nekrosen bilden. Stark gewebstoxisch sind v. a. antibiotische Zytostatika, wie Doxorubicin, außerdem die Vincaalkaloide, Etoposid und Cisplatin.

Sofortmaßnahmen bei Verdacht auf Paravasat:
- Stoppen der Infusion,
- Aspiration aus der liegenden Nadel,
- Spülen mit physiologischer Kochsalzlösung,
- Kälteanwendung,
- Ruhigstellung,
- evtl. zusätzlich Versuch mit 99%iger DMSO-Lösung topisch alle 6–8 h über bis zu 8 Wochen bei antibiotischen Zytostatika, Cisplatin, Ifosfamid, 5-FU
- evtl. zusätzlich Versuch mit s.c.-Unterspritzung von Hyaluronidase bei Vincaalkaloiden, Etoposid.

5.2 Gerinnungsstörungen

Krebspatienten, auch Patienten mit malignen Hirntumoren, haben primär ein stark erhöhtes Thromboserisiko, was durch die Gabe von Kortison, Osmotherapeutika und Zytostatika iatrogen noch verstärkt wird, insbesondere wenn Extremitätenparesen oder Immobilität bestehen. Eine Thromboseprophylaxe mit Antiemboliestrümpfen und niedermolekularem Heparin in Standarddosierung ist daher während des stationären Aufenthaltes stets durchzuführen und generell großzügig einzusetzen.

Bei tiefen Beinvenenthrombosen ist eine Vollheparinisierung bei Hirntumorpatienten dann möglich, wenn keine Massenverschiebung besteht, die Thrombozytenzahlen mindestens 100 000/μl betragen und der Tumor bislang nicht geblutet hat. Vorsicht ist bei progredientem Tumorleiden wegen der Blutungsgefahr neu gebildeter Gefäße geboten. Die gleichen Voraussetzungen sind an eine Low-dose-Marcumarisierung zu knüpfen. Eine volle Marcumarisierung ist bei manifestem malignem Hirntumor nicht zu empfehlen.

Die disseminierte intravasale Gerinnung (DIC) und die tumorinduzierte Thrombozytopenie treten v.a. bei Leukämien (DIC insbesondere bei Promyelozytenleukämie) auf und führen zu Blutungen ins Hirnparenchym und auch zu subarachnoidalen und subduralen Blutungen. Auch bei Lymphomen, multiplem Myelom und chronischen myeloproliferativen Störungen treten Thrombopenien, Thrombozytenfunktionsstörungen, Hyperviskosität und erworbene von Willebrand-Erkrankung mit entsprechender Blutungsneigung, v.a. im Zusammenhang mit einer Sepsis, auf.

Vor einer operativen Behandlung muß die Korrektur der Gerinnungsstörung angestrebt werden. Diese kann in einem Teil der Fälle von DIC erfolgreich mit Heparinisierung und Gabe von Frischplasma erfolgen. Bei Thrombozytopenie ist die Kombination von Frischplasma und Thrombozytenkonzentrat sinnvoll. Außerdem sollte gleichzeitig eine Behandlung des Grundleidens durch Chemotherapie erfolgen, die allerdings eine DIC auch verschlechtern kann.

5.3 Tumorlysesyndrom

Bevorzugt bei rasch wachsenden Tumoren mit großer Tumorzellmasse (z.B. Burkitt-Lymphom, anderen hochmalignen Non-Hodgkin-Lymphomen, akuten Leukämien mit hoher Leukozytenzahl) und gutem Ansprechen auf eine Chemotherapie kann es durch massiven Zellzerfall zum Anfluten großer Phosphatmengen mit Hyperphosphatämie und sekundärer Hypokalzämie, sowie Hyperkaliämie, Hyperurikämie und Nierenversagen kommen. Das Syndrom kann auch bei geringer Tumormasse und wenig aggressiver Therapie vorkommen, insbesondere auch nach intrathekaler MTX-Therapie (Simmons u. Somberg 1991).

Symptome sind Schwäche, Übelkeit, Apathie, Muskelschwäche und -krämpfe, Herzrhythmusstörungen, Verwirrtheit und Bewußtlosigkeit. Auch

Verbrauchskoagulopathie und Hyperfibrinolyse können auftreten. Der entscheidende diagnostische Hinweis ist der zeitliche Zusammenhang der Symptomatik mit der Zytostatikagabe und den genannten Laborveränderungen.

Dem Tumorlysesyndrom sollte bei vorhandener Risikokonstellation durch reichliche Flüssigkeitszufuhr, Gabe von Allopurinol, einschleichende Zytostatikagabe und strenge Überwachung - insbesondere des Elektrolythaushalts - vorgebeugt werden. Nach Eintritt des Syndroms sind engmaschige Flüssigkeits- und Elektrolytbilanzierung mit Elektrolytausgleich, Allopurinolgabe, frühzeitiger Hämodialyse, insbesondere bei persistierender Hyperkaliämie, erforderlich.

5.4 Capillary-leak-Syndrom

Es handelt sich um ein bei der Behandlung mit hohen Dosen von Zytokinen, speziell mit Interleukin 2, gelegentlich auftretendes Syndrom mit Wasserretention im Gewebe mit u.U. grotesker Schwellung, Hypotonie, multiplen Organstörungen, einschließlich neurologischen Funktionsstörungen, bis hin zu Koma und Tod. Eine diffuse Hirnschwellung tritt hierbei ebenfalls auf. Therapeutisch kann mangels spezifischer Möglichkeiten nur eine intensive symptomatische Therapie empfohlen werden. Wichtig ist eine frühzeitige Beendigung der Zytokintherapie bei ersten Anzeichen einer Flüssigkeitsretention, da leichtere Formen spontan abklingen.

Literatur

Abrey LE, DeAngelis LM, Yahalom J (1998) Long-term survival in primary CNS lymphoma. J Clin Oncol 16:859–863

Bertelli G, Gozza GB et al. (1995) Topical dimethylsulfoxide for the prevention of soft tissue injury after extravasation of vesicant cytotoxic drugs: a prospective clinical study. J Clin Oncol 13:2851–2855

Cher L, Glass J, Harsh GR, Hochberg FH (1996) Therapy of primary CNS lymphoma with methotrexate-based chemotherapy and deferred radiotherapy: preliminary results. Neurology 46:1757–1759

Dorr RT (1990) Antidotes to vesicant chemotherapy extravasations. Blood Rev 4:41–60

Glantz MJ, Cole BF, Forsyth PA, Recht L (1998) Meta-Analysis of anticonvulsant prophylaxis (ACP) in seizure-naive patients with brain tumors. ASCO Proc 17 [Abstract]: 388a

Henson JW, Jalaj JK, Walker RW, Stover DE, Fels AO (1991) Pneumocystis carinii pneumonia in patients with primary brain tumors. Arch Neurol 4:406–409

Herrlinger U, Schabet M, Eichhorn M et al. (1996) Prolonged corticosteroid-induced remission in primary central nervous system lymphoma: report of a case and review of the literature. Eur Neurol 36:241–243

Kleihues P, Burger PC, Scheithauer BW (1993) Histological typing of tumors of the central nervous system. World Health Organization, International Histological classification of tumors. Springer, Berlin Heidelberg New York Tokyo

Kleihues P, Cavanee WK (1997) Pathology and genetics of tumours of the nervous system. International Agency for Research on Cancer, Lyon

Nowrousian MR (1998) Tumorlysesyndrom. In: Seeber S, Schütte J (Hrsg) Therapiekonzepte Onkologie. Springer, Berlin Heidelberg New York Tokyo, S 1399–1405

Posner JB (1995) Neurologic complications of cancer. Intracranial metastases. Davis, Philadelphia, pp 77–110

Posner JB (1995) Neurologic complications of cancer. Leptomeningeal metastases. Davis, Philadelphia, pp 143–171

Rogers L (1996) Cerebrovascular disease. In: Levin VA (ed) Cancer in the nervous system. Churchill Livingstone, New York, pp 373–388

Rudolph R, Larson DL (1987) Etiology and treatment of chemotherapeutic agent extravasation injuries: a review. J Clin Oncol 5:1116–1126

Schabet M (1998) Hirnmetastasen systemischer solider Tumoren. In: Brandt T, Dichgans J, Diener HC (Hrsg) Therapie und Verlauf neurologischer Erkrankungen, 3. Aufl. Kohlhammer, Stuttgart, S 709–721

Schabet M, Deckert M (1998) Primäre ZNS-Lymphome und ZNS-Manifestationen bei systemischen Lymphomen. In: Brandt T, Dichgans J, Diener HC (Hrsg) Therapie und Verlauf neurologischer Erkrankungen, 3. Aufl. Kohlhammer, Stuttgart, S 694–708

Schabet M, Weller M (1998) Primäre intrakranielle und spinale Tumoren. In: Brandt T, Dichgans J, Diener HC (Hrsg) Therapie und Verlauf neurologischer Erkrankungen, 3. Aufl. Kohlhammer, Stuttgart, S 645–693

Schlegel U, Westphal M (1998) Neuroonkologie. Thieme, Stuttgart

Weller M, Schabet M (1998) Leptomeningeale Metastasen. In: Brandt T, Dichgans J, Diener HC (Hrsg) Therapie und Verlauf neurologischer Erkrankungen, 3. Aufl. Kohlhammer, Stuttgart, S 722–734

Wilkins RH, Rengarchary SS (1996) Neurosurgery, vol 1, 2nd edn. McGraw-Hill, New York, pp 655–1493

Kapitel 30
Status epilepticus*

B. POHLMANN-EDEN, K. SZABO

INHALT

* Wir danken Herrn PD Dr. M. A. Überall von der Abteilung für Neuropädiatrie an der Universitätsklinik für Kinder und Jugendliche Erlangen für die kritische Durchsicht des Manuskripts.

1 Einführung

Trotz intensivmedizinisch erweiterter Behandlungsmöglichkeiten gehört der Status epilepticus unverändert zu den therapeutischen Herausforderungen unserer Zeit, da seine Mortalität bis zu 25% beträgt (DeLorenzo et al. 1996). Gleichzeitig ist die wissenschaftliche Datenlage bezüglich diagnostischer Kriterien, pathophysiologischem Verständnis und tatsächlicher Inzidenz eher vage und unsystematisch. Beispielsweise ist der non-konvulsive Status des älteren Menschen unter dem Bild der „einfachen Verwirrtheit" wahrscheinlich eine völlig unterdiagnostizierte Krankheitsentität (Krakow u. Pohlmann-Eden 1997). Des weiteren zeigt 1/3 der Patienten nach akuter Ischämie einen erst durch konsequentes EEG-Frühmonitoring erfaßbaren hohen Prozentsatz subklinischer epilepsietypischer Aktivität (Pohlmann-Eden et al. 1998). Die Bedeutung des EEG-Monitoring wird durch die Beobachtung unterstrichen, daß in 14% der erfolgreich behandelten Grand-mal-Status elektroenzephalographisch noch ein prolongierter non-konvulsiver Status persistierte (DeLorenzo et al. 1998). Für den therapeutisch ganz im Vordergrund stehenden Grand-mal-Status sind die Grundmechanismen der Entstehung und der Beendigung und das genaue Zusammenspiel von wahrscheinlich Glutamat-vermittelter Exzitation und GABAerger Inhibition bis dato weiterhin unklar (Lowenstein u. Alldredge 1998).

1.1 Definition und diagnostische Kriterien

Der Status epilepticus wurde zunächst definiert als ein prolongierter oder kontinuierlicher epileptischer Anfall oder aufeinanderfolgende Anfälle, zwischen welchen der Patient das Bewußtsein nicht wiedererlangt. Abgegrenzt wurde dieser von einer Anfallsserie, bei welcher der Patient zwischen den Anfällen wieder bei Bewußtsein ist. Aus pathogenetischer Sicht wurde ein Status als einen Anfall definiert, der länger als 20 bis 30 min andauert, da nach dieser Zeit Schäden an Neuronen zu erwarten seien (Lothmann 1990). Nach der aktuellen Definition der ILAE (International League Against Epilepsy) ist ein einzelner Anfall, der über 30 min anhält, oder eine Serie von Anfällen, während derer die *Funktion* zwischen den einzelnen iktalen Ereignissen in einem Zeitraum von 30 min nicht wiedererlangt wird, als Status epilepticus (SE) zu betrachten. Im notfallmedizinisch-klinischen Alltag sollte jedoch ein Status schon vor dieser Zeit diagnostiziert und behandelt werden. Ein pragmatisch sinnvoller Ansatz ist der Vorschlag von Lowenstein und Alldredge (Lowenstein u. Alldredge 1998), die den Status epilepticus operational entweder als einen kontinuierlichen Anfall, der länger als 5 min anhält, definieren, oder als zwei oder mehrere Anfälle, zwischen denen das Bewußtsein nicht vollständig wiedererlangt wird. In dem hier vorgestellten Ansatz folgen wir dieser Definition.

1.2 Epidemiologie, Prognose und Mortalität

Der Status epilepticus hat eine geschätzte Inzidenz von 10–24/100 000/Jahr; weltweit werden pro Jahr etwa 50 000 000, in der BRD <200 000 beobachtet. Es existieren bislang jedoch nur wenige Studien, welche die Inzidenz des SE in der Bevölkerung systematisch untersucht haben (DeLorenzo et al. 1996; Hesdorffer et al. 1998). Diese zeigen vergleichbare Ergebnisse mit einer zweigipfeligen Häufigkeitsverteilung mit Inzidenz/Prävalenzgipfeln bei Säuglingen und älteren Erwachsenen über 60 Jahre. Männer sind häufiger betroffen als Frauen. Der geschlechtsspezifische Unterschied läßt sich zum Teil durch das erhöhte Risiko für Ursachen einer symptomatischen Genese bei Männern erklären. Die Inzidenz ist erhöht bei bekanntem Anfallsleiden. In 18% der registrierten Fälle war eine zugrundeliegende idiopathische bzw. kryptogenetische Epilepsie schon bekannt. Eher selten (<10%) ist jedoch die Manifestation bei Patienten mit ersten unprovozierten Anfällen (Pohlmann-Eden et al. 1996). Die Mortalität, die zwischen 11% und 34% beschrieben ist, korreliert positiv mit hohem (>60) Alter des Patienten, einer akuten symptomatischen Genese (hypoxische Enzephalopathie) und der Dauer des SE (Logroscino et al. 1997). So beträgt die Mortalität bei einer Anfallsdauer >1 h über 30%, während sie bei kürzeren Statusereignissen (<1 h) nur noch bei 2,7% liegt, was die Bedeutung einer raschen Anfallsunterbrechung unterstreicht (DeLorenzo et al. 1992).

1.3 Ätiologie und möglicher Pathomechanismus

Nach einer aktuellen Untersuchung (Übersicht 30-1; DeLorenzo et al. 1992), die insgesamt 546 SE-Patienten in einem prospektiven Register erfaßte, sind die häufigsten Ursachen eines Status epilepticus akute zerebrovaskuläre Läsionen, Drogen- bzw. Medikamentenentzug (Alkohol, Antikonvulsiva und andere hypnosedative Wirkstoffe), Drogenintoxikation (insbesondere ZNS-stimulierende Mittel wie z. B. Kokain) und Infektionen des ZNS. Der posthypoxische Hirnschaden nach einem Herz-Kreislauf-Stillstand ist eine wichtige Ursache des myoklonischen Status epilepticus, der mit einer besonders ungünstigen Prognose assoziiert ist. Weitere Ursachen sind metabolische Entgleisungen und Schädel-Hirn-Traumata. Chronische Erkrankungen, die durch einen Status kompliziert werden, sind eine vorbestehende, meist schwere Form der Epilepsie, Anfälle bei chronischem Alkoholabusus und Erkrankungen, die zu strukturellen Läsionen des ZNS führen (Tumor, Ischämie), und die auch noch nach Wochen bis Jahren zu Anfallsereignissen führen können (Lowenstein u. Alldredge 1998; Pohlmann-Eden et al. 1997).

Die Pathophysiologie des Status epilepticus ist im Detail noch unklar. Es ist prinzipiell entweder von einem Zusammenbruch inhibitorischer Regelmechanismen auszugehen, die normalerweise einzelne Anfälle terminieren oder einer entkoppelten Exzitation oder einer Interaktion dieser Faktoren. Exzita-

Übersicht 30-1. Ätiologische Hauptgruppen (n=546; DeLorenzo et al. 1992)

- Zerebrovaskulär 27%
- AED-Entzug 20%
- Alkoholentzug 13%
- Hypoxämie 12%
- Sonstige 28%

torische Aminosäuren sollen eine kausale Rolle in der Ätiologie des SE spielen (Lothmann 1990).

Neueste experimentelle Befunde belegen neben einer genetischen Basis auch eine anfallsaktivitätsabhängige Modulation der $GABA_A$-Rezeptorfunktion im Verlauf eines SE. So zeigt sich mit fortschreitender Anfallsdauer eine zunehmend schlechtere Rezeptor-Ansprechbarkeit von Benzodiazepin bei unverändert erhaltener oder gar erhöhter Sensitivität gegenüber Pentobarbital und GABA (Überblick bei Alldredge u. Lowenstein 1999). Es ist primär evident, daß diese Beobachtungen therapeutische Implikationen haben können. Bisherige Therapieempfehlungen zum SE beruhen meist auf empirischen Hintergründen unzähliger Einzelfallbeobachtungen oder offenen Studien an kleinen Fallzahlen. Systematische Vergleichsstudien prospektiv, randomisiert und verblindet sind im Gegensatz hierzu sehr selten (Leppik et al. 1983; Shaner et al. 1988; Treiman et al. 1998).

2 Klinik und Klassifikation

Prinzipiell kann jeder epileptische Anfall unabhängig von seiner topographischen Entstehung als Status epilepticus auftreten. Eine Klassifikation analog

Übersicht 30-2. Klassifikation epileptischer Status

I. Generalisierter Status epilepticus (SE)

A. Generalisierter konvulsiver SE

1. Primär generalisierter SE
   a) Tonisch-klonischer SE
   b) Myoklonischer SE
   c) Klonisch-tonisch-klonischer SE
2. Sekundär generalisierter SE
   a) Partieller Anfall mit sekundärer Generalisierung
   b) Tonischer SE
3. Absencestatus (nonkonvulsiver SE Typ 1)
   a) Absence-SE („Petit-mal-Status“)
   b) Atypischer Absence-SE
   c) Atonischer SE

II. Partieller Status epilepticus

A. Einfach-partieller SE

1. Typischer einfach-partieller SE
2. Epilepsia partialis continua

B. Komplex-partieller SE (nonkonvulsiver SE Typ 2)

III. Pseudostatus epilepticus

zu den Anfallstypen, wie sie häufig vorgeschlagen wird, reflektiert nicht die quantitativen und qualitativen Unterschiede von SE-Typen mit Übergangsformen und prognosebestimmenden pathogenetischen Untergruppen (Shorvon 1994). Der Status epilepticus zeigt keineswegs immer eine richtungsweisende sichtbare klinische Aktivität. Insbesondere kann es nach einem Grandmal zu klinisch subtilen Bildern mit kaum merklichen Zuckungen einzelner Extremitäten oder Muskeln kommen. Jeder 7. Patient zeigt nach einer erfolgreichen Therapie eines GM-Status im EEG noch einen persistierenden nonkonvulsiven Status (DeLorenzo et al. 1998). Der non-konvulsive SE kann ohne jegliche motorische Aktivität ablaufen, nur durch eine Bewußtseinsstörung imponieren und erst elektroenzephalographisch in Form einer iktalen Aktivität diagnostiziert werden. Es ist zu erwarten, daß letztere Form beim alten Patienten unter dem uncharakteristischen Bild der „Verwirrtheit" oder im Anschluß an akute territoriale Ischämien nicht selten auftritt und aufgrund fehlender EEG-Dokumentation unterdiagnostiziert ist (Pohlmann-Eden 1998). Für die Diagnose des fortlaufenden SE entscheidend ist hier das EEG. Übersicht 30-2 zeigt eine stark vereinfachte Klassifikation des Status epilepticus.

2.1 Grand-mal-Status

Ein generalisierter tonisch-klonischer Status epilepticus oder Grand-mal-Status, die häufigste und gefährlichste Form des SE, beginnt in der Regel unter dem Bild der plötzlichen Bewußtlosigkeit mit einer generalisierten Tonuserhöhung der Willkürmuskeln. Diese kann primär oder als sekundäre Generalisierung eines partiellen Anfalles auftreten. Im Verlauf entwickeln sich in der Frequenz abnehmende rhythmische Myoklonien, die bisweilen nur als leichte tonische oder klonische Verkrampfung auf einen Körperteil begrenzt sichtbar sein können. Zungenbiß, Urin- und Stuhlabgang sind möglich, aber nicht obligat. Während der unkomplizierte GM eine Dauer von 1–2 min hat, ist beim GM-Status eine Terminierung nicht erkennbar. Klinisch sichtbare Korrelate der iktalen Aktivität können im Verlauf schließlich gänzlich fehlen – der Status kann in einen non-konvulsiven SE übergegangen sein. Spätestens hier ist ein EEG-Monitoring einzuleiten, um festzustellen, ob noch iktale Aktivität vorhanden ist (s. o.).

2.2 Status einfach-fokaler Anfälle

Hier ist das Bewußtsein in der Regel erhalten. Meistens präsentiert sich dieser motorisch als Klonus einer Extremität oder einer Gesichtshälfte. Er kann aber auch jegliches sensorisches System betreffen und wird dann wegen der diskreten Symptomatik bezüglich der Inzidenz sicher unterschätzt. Eine besondere Form des einfach-fokalen Status epilepticus ist die Epilepsia partialis continua, die sich in wiederholten sehr umschriebenen Bewegungen eines Körperabschnittes äußert und über Monate bis Jahre andauert.

2.3 Der non-konvulsive Status

Der non-konvulsive Status macht in Untersuchungen 14–20% aller SE aus (Hesdorffer et al. 1998). Er kann als primär generalisierter Absence-Status oder als fokaler, meist aus der Temporalregion generierter, SE auftreten (Delgado-Escueta 1985) auftreten. Der letztgenannte komplex partielle Status epilepticus entspricht historisch dem epileptischen Dämmerzustand, der durch anhaltende „psychomotorische Anfälle" oder Anfallsfragmente desselben bedingt ist. Die klinische Manifestation ist sehr variabel, man unterscheidet kontinuierliche von diskontinuierlichen Formen. Charakteristisch ist eine auffallende Inkohärenz von Motorik, Bewußtsein, Denken und Rapport sowie der phasenhafte Wechsel von Hemmung und dranghafter Antriebssteigerung, wobei die Bewußtseinslage sehr variabel sein kann. Es besteht anschließend in der Regel eine komplette Amnesie. In manchen Fällen ist die Differenzierung gegenüber dem Status einfach-fokaler Anfälle nur über einfache neuropsychologische Bedside-Tests möglich. Im iktalen EEG findet sich eine große Variabilität: meist zu Beginn zeigt sich niedergespannte schnelle Aktivität, gefolgt von rhythmischem Aufbau höheramplitudiger Wellen langsamerer Frequenz mit Paroxysmen rhythmischer sharp-waves, die eine generalisierte langsame Hintergrundaktivität überlagern und häufig temporal lateralisiert sind.

Das Leitsymptom des Absence-Status ist wie bei dem komplex partiellen Status die Bewußtseinsstörung, wobei die motorischen Phänomene meist fehlen oder sich auf diskrete myoklonische Bewegungen der Augen des Gesichts oder der Hände beschränken. Die Patienten haben häufig eine bekannte Anfallsanamnese; ein De-novo-Status beim alten Patienten ist auch beschrieben (Thomas et al. 1992). Im Zweifelsfall erlaubt das EEG die sichere Differentialdiagnose mit der Darstellung bilateral synchroner 3–4/s spike-wave-Aktivität. Da eine neuronale Schädigung beim Absence-Status auch bei langer Dauer bislang nicht beschrieben ist, ist die Therapieerzwingung hier nicht so entscheidend.

2.4 Weitere Formen des Status epilepticus

Von einzelnen Autoren wird als weitere Form der sogenannte „subtile" SE abgegrenzt, der einmal die Ausklingphase des Grand-mal Status epilepticus mit anhaltender iktaler EEG-Aktivität, andererseits posthypoxische Zustände mit intermittierender sehr diskreter epileptischer Aktivität und einzelnen Myoklonien beschreibt. Einfach-fokale Anfälle mit rein sensorischer Symptomatik können als SE im Sinne einer Aura continua zu erheblichen neuropsychiatrischen Auffälligkeiten bis hin zu schizophrenieformen Bildern führen (Pohlmann-Eden 1999).

2.5 Pseudostatus epilepticus

Der Pseudostatus epilepticus ist gleichfalls ein bezüglich der Inzidenz unterschätztes Phänomen, das oft vom Notfallmediziner wie ein „therapieresistenter" SE übertherapiert wird und zu einem intensivpflichtigen, sedierten und relaxierten Patienten führt. Hier sind in der Regel initial normwertige Serum-Prolaktinspiegel (bezüglich der individuellen 24 h-Referenzwerte), fehlende EEG-Auffälligkeiten und die Variabilität der Anfallsschablonen diagnostisch entscheidend. Es ist extrem wichtig, für diese Patienten eine adäquate Behandlung, meist in Form einer Psychotherapie, einzuleiten, da die Prognose sonst oft ungünstig ist.

3 Therapie

Es besteht Konsens, daß ein SE rasch und aggressiv zu behandeln ist, da beim GM bereits nach 20–30 min, beim non-konvulsiven Status später und nicht so ausgedehnt mit neuronalen Schäden zu rechnen ist. Ein EEG-Monitoring sollte die Therapie begleiten.

3.1 Die Behandlung des Grand-mal-Status

Bei einem einzelnen generalisierten tonisch-klonischen Anfall ist eine medikamentöse Therapie nicht indiziert. Ein Status epilepticus hingegen erfordert eine dringliche Akutbehandlung bereits am Ort des Geschehens (Abb. 30-1). Es gibt eine klare Korrelation zwischen zunehmender Therapieresistenz des SE und seiner Dauer (Young et al. 1995), was möglicherweise auf die experimentell beobachtete Modulation der $GABA_A$-Rezeptorsensitivität zurückzuführen ist. Das in den Abb. 30-1 und 30-2 aufgeführte Vorgehen im Sinne eines Entscheidungsalgorithmus hat sich im Routinealltag der Autoren bewährt. Die in Klammern aufgeführten Werte entsprechen den Tageshöchstdosen der einzelnen Medikamente. Neben der anfallsunterbrechenden Behandlung sind initial und im Verlauf therapiebegleitend verschiedene Überwachungsmaßnahmen durchzuführen – Blutdruck, Atmung, EKG-Monitoring; falls notwendig, sollte eine Sauerstoffgabe erfolgen. Die Anlage eines i.v.-Zugangs und die Durchführung der Routine-Laboruntersuchungen sollte veranlaßt werden. Eine Infusion mit physiologischer Kochsalzlösung oder einer Glucoselösung sollte angeordnet werden, um möglicherweise hypoglykämisch vermittelte Anfälle zu kupieren. Falls nach Bestimmung der Blutgase bei zyanotischen Patienten notwendig, sollte eine Korrektur des Säure-Basen-Haushaltes erfolgen.

Als Initialtherapie empfehlen sich unverändert Benzodiazepine wegen ihres raschen (wenige Minuten) Wirkeintritts (Henriksen 1998). So ist beispielsweise 0,005–0,1 mg/kg Lorazepam oder 0,1–0,3 mg/kg Diazepam intravenös zu verabreichen (Bauer u. Elger 1994). In den USA wird Lorazepam wegen seiner längeren Wirkdauer bei ansonsten jedoch gleichem Wirkprofil wie Diazepam der Vorzug gegeben. Ist nach 10 min keine Unterbrechung des SE möglich, sollte eine parenterale Phenytoingabe nach Schema (20 mg/kg), die mit einer Latenz von 20–25 min antiepileptisch wirkt, folgen. In naher Zukunft ist damit zu rechnen, daß Phenytoin durch das besser verträgliche Fosphenytoin abgelöst wird, das bei gleicher Wirksamkeit eine raschere Bolusgabe von 150 mg/min erlaubt und bereits nach 10–15 min effiziente Spiegel erwarten läßt (s. u.). Eigene Erfahrungen weisen auf eine Alternative in Form parenteraler Valproatgabe (s. Abb. 30-1) hin, das bei exzellenter Verträglichkeit (auch im Hochdosisbereich) eine rasche Effizienz zeigt und zudem den Vorteil der weiteren Therapiefortführung mit dem weniger neurotoxischen oralen Valproatpräparat bietet (Peters u. Pohlmann-Eden 1999).

Bei weiterer Therapieresistenz, die in 3–15% aller GM-Status zu erwarten ist, ist unverzüglich entsprechend den Empfehlungen unten ein Barbituratpräparat unter Narkosebereitschaft zu geben. Sollten die in Abb. 30-1 dargestellten Maßnahmen innerhalb von 60 min zu keinem Erfolg, d. h. Sistieren des Anfalls, führen, bleiben folgende, allerdings nur unter intensivmedizinischer Überwachung durchführbare, Optionen als ultima ratio mit Einleitung einer Vollnarkose.

Nach einer aktuellen randomisierten, doppelblinden, multizentrischen US-amerikanischen Studie, die 4 Therapiestrategien beim GM-SE verglich, wurde Anfallsfreiheit am erfolgreichsten durch die alleinige Gabe von Lorazepam in 64,9% erreicht. Phenobarbital war in 58,2%, Diazepam und Phenytoin in 55,8% und Phenytoin alleine in 43,6% erfolgreich; statistisch signifikant war jedoch nur der Unterschied Lorazepam vs. Phenytoin alleine ($p=0{,}002$). Die häufigste in den USA publizierte Therapielinie Lorazepam in Kombination

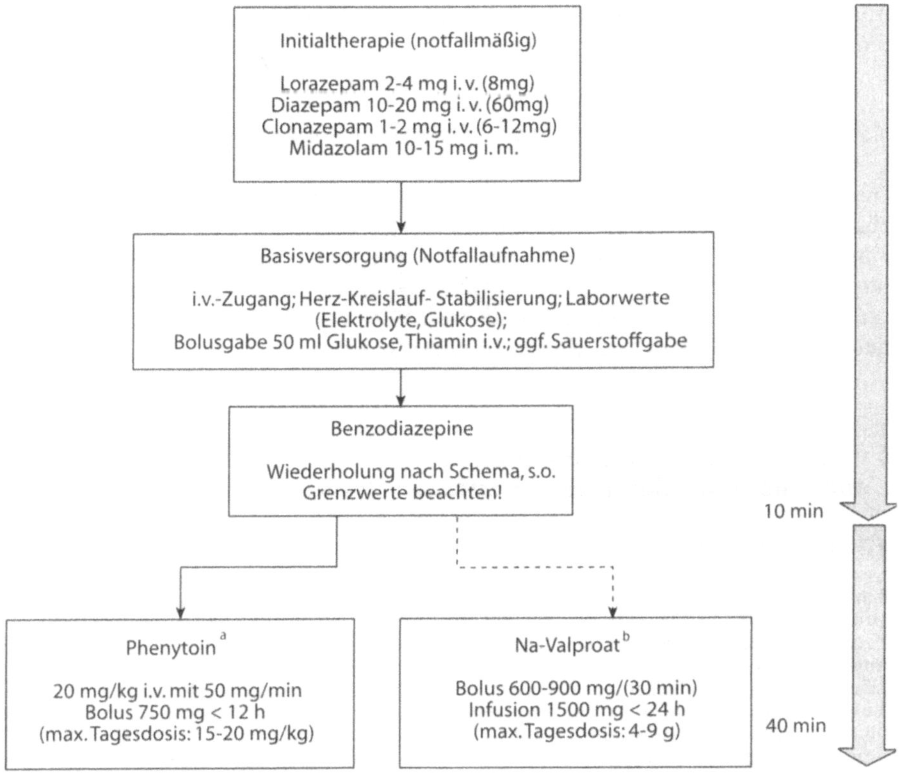

Abb. 30-1. Pragmatisches Vorgehen beim Grand-mal-Status (Angaben für einen Patienten mit einem Gewicht von 70 kg). [a] In naher Zukunft Zulassung von Fosphenytoin 150 mg/min zu erwarten. [b] Erste Erfahrungen sprechen für eine noch höhere Effizienz bei einem Bolus von 40–50 mg/kg = 2800–3500 mg und einer Infusion von 2400–3600 mg <24 h bei unverändert guter Verträglichkeit

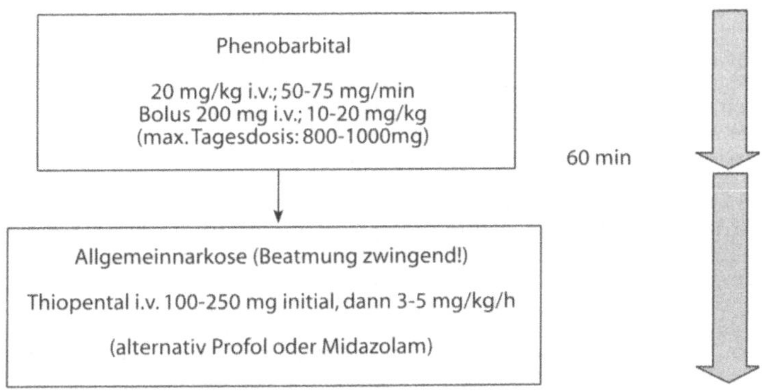

Abb. 30-2. Intensivmedizinische Behandlung des Status epilepticus

mit Phenytoin wurde allerdings nicht geprüft. Kritisch sind auch die gewählten Dosisbereiche zu beurteilen.

3.2 Die Behandlung des einfach- und komplex-fokalen Status epilepticus

Die Behandlung des einfach- und komplex-fokalen Status epilepticus ist bezüglich der eingesetzten Medikamente meist vergleichbar, erfordert aber geringere Dosen und ist nur im seltenen Fall eines therapieresistenten komplex-fokalen Status (oft tage- bis wochenlang) bis zur Allgemeinnarkose konsequent auszureizen. Hier ist im Unterschied zum Absence-Status von einem neuronalen Zellverlust durch den SE auszugehen.

4 Pharmakokinetik und Wirkprofil einzelner antiepileptischer Substanzen im Detail

4.1 Benzodiazepine

Benzodiazepine sind potente und schnell wirksame Antiepileptika und werden daher in der Initialtherapie eingesetzt. Ihre pharmakologische Wirkung beruht wahrscheinlich auf einer Rezeptor-gekoppelten Aktivierung der GABAergen Transmitterwirkung. In höheren Dosierungen hemmen Benzodiazepine repetitive neuronale Entladungen. Intravenös verabreichtes Clonazepam und Diazepam überwinden aufgrund ihrer hohen Lipidlöslichkeit rasch die Blut-Hirn-Schranke und durchbrechen den Status epilepticus in 70 bis 85% der Fälle (Tassinari u. Michelucci 1998). Bei Diazepam besteht die Möglichkeit der rektalen Verabreichung. Lorazepam, in den USA das bevorzugte Benzodiazepin, ist weniger lipophil, zeigt aber aufgrund einer starken Bindung an den Benzodiazepin-Rezeptor nach einer Gabe von 5 mg bis zu 18 h lang einen antikonvulsiven Effekt. Midazolam, das primär wasserlöslich, bei physiologischem pH jedoch lipophil ist, kann aufgrund dieser Eigenschaft als einziges Benzodiazepin intramuskulär verabreicht werden. Die genaue Dosierung der einzelnen Benzodiazepine kann Tabelle 30-1 entnommen werden (beachtet werden sollte jedoch, daß bei wiederholter Applikation (s. Schema) eine atemdepressive Wirkung bei gleichzeitig nachlassender antikonvulsiver Wirksamkeit auftreten kann und daher Grenzwerte beachtet werden müssen).

4.2 Phenytoin

Phenytoin wird verwendet, um nach erfolgreicher Anfallsunterbrechung mit Benzodiazepinen eine prolongierte antiepileptische Wirkung zu erreichen, als initiale Therapie des Status epilepticus oder wenn Benzodiazepine unwirksam sind. Je nach Einsatz wird Phenytoin in unterschiedlichen Formen (Bolus, Dauerinfusion) gegeben und erreicht aufgrund der guten Lipidlöslichkeit innerhalb von 15 min nach Verabreichung eine maximale Konzentration im Gehirn. Regelmäßige Spiegelkontrollen sind aufgrund der interindividuell unterschiedlichen Pharmakokinetik durchzuführen. Bekannte Nebenwirkungen von Phenytoin sind Hypotonie, Arrhythmien (Bradykardie und ektope Extrasystolen), die insbesondere in älteren Patienten mit bekannten kardialen Vorerkrankungen auftreten. In solchen Fällen ist die Phenytoin-Infusion zu verlangsamen oder zu stoppen. Aufgrund seines alkalischen pH-Wertes von 12,2 und der Lösungsvermittler Alkohol und Propylenglykol ist es außerdem gewebetoxisch, führt zu lokalen Unverträglichkeiten und Präzipitation mit anderen i.v. gegebenen Präparaten. Eine i.m.-Applikation ist nicht möglich. In Kürze ist auch in Deutschland mit der Zulassung der Nachfolgesubstanz Fosphenytoin zu rechnen, die folgende substanzspezifische Vorteile hat: Es ist wasserlöslich, dem physiologischen pH angenähert, deshalb nicht so gewebetoxisch und kann i.m. appliziert werden. Unspezifische Phosphatasen wandeln das Pro-

Tabelle 30-1. Pharmakokinetisch relevante Daten von Antiepileptika zur Behandlung des Status epilepticus

Substanz	*Initialdosis (Bolus)*	*Maximale Tagesdosis (Infusion, 12–24 h)*	*Zu erwartender Wirkeintritt*	*Besonderheiten*
Lorazepam	2–4 mg oder 0,07 mg/kgKG	8 mg	1–2 min	Vorteil: protrahierte Wirkdauer (Benzodiazepin der Wahl)
Clonazepam	1–2 mg (über 5 min)	6–12 mg	1–2 min	**Cave:** Atemdepression
Diazepam	10–20 mg (über 2–5 min) 0,15–0,4 mg/kg	40–60 mg	<2–3 min	Rascher Wirkverlust (<30 min); rektale Applikation
Midazolam	5–15 mg	20–25 mg (0,15–0,3 mg/kg)	<5 min	Vorteil: Mittel der Wahl bei notwendiger intramuskulärer Injektion
Phenytoin	20 mg/kg (20–50 mg/min)	1400–2800 mg (20–30 mg/kg)	10–30 min	Kurzfristige Serumspiegelkontrolle erforderlich; geringe therapeutische Breite; **Cave:** Herzrhythmusstörung
Phenobarbital	200 mg (Infusion über 2–5 min)	800–1000 mg (5–20 mg/kgKG)	25 min	**Cave:** Atemdepression
Thiopental	100–200 mg i.v.	2500–3500 mg/(12 h) (3–5 mg/kgKG, über 12 h)	10–15 min	Ultima ratio; empfehlenswert: EEG-Monitoring, NW: Pankreatitis und Leberfunktionsstörung
Methohexital	50–120 mg oder 1–1,5 mg/kg	Nachinjektion alle 4–7 min v. 2–4 ml 1%iger Lösung (20–40 mg)	<10 min	EEG-Monitoring empfohlen
Valproat	600–900 mg (über 30 min)	2400–9000 mg/(24 h)	5–10 min	Sehr gute Verträglichkeit, rascher Wirkeintritt
Propofol	20–40 mg all 10 s	1,5–2,5 mg/kg	rasch	Anästhetikum zur Narkoseeinleitung; EKG-Überwachung empfehlenswert
>Ketaminhydrochlorid	60–160 mg (1–2 mg/kg)	24–140 mg/kg	<10 min	EEG-Monitoring empfohlen
Fosphenytoin	1200 mg (15–20 mg/kg) max. 170 mg/min	300–500 mg (4–6 mg/kg)	10–20 min	Besser verträglich als Phenytoin, auch i.m., Monitoring der Vitalparameter erforderlich
Lidocain	100–200 mg (1,5–2,0 mg/kg)	3,5 mg/kg	15–30 s (!)	Sehr rascher Wirkeintritt, rascher Wirkverlust, langsame Infusion bei älteren Patienten
Clomethiazol	40–100 ml 0,8%ige Lsg., 5–15 ml/min	bis max. 1000 ml/h über max. 12 h	15–20 min	**Cave:** langsame Infusion; NW: Sedation, Verschleierung, kurze Wirkdauer; Akkumulation
Etomidate	0,3 mg/kg	20–25 µg/kg/min	20–30 min	Obligatorische Cortikosteroidmedikation, bei der Entwöhnung Wiederauftreten von Anfällen möglich
Isofluran	Inhalationsgas; 0,8–2% endexspiratorische Konzentration		Rasch	Nebenwirkungsarm Wenig klinische Erfahrung vorhanden
Chloralhydrat	2000 mg	1500 mg alle 4–6 h	Rasch	Rektale Applikation
Paraldehyd	5–10 ml (verdünnt 1:1)	100–200 mg/kg/h	Rasch	Rektale oder i.m.-Applikation; Vorteil: lange HWZ

drug Fosphenytoin rasch in Phenytoin um. Effektive Phenytoinspiegel werden bei rascherer Bolusgabe bereits nach 10–15 min erreicht (Ramsay u. Toledo 1996).

4.3 Valproinsäure

Valproinsäure, die in den Vereinigten Staaten weniger verwendet wird, ist hierzulande – seit der Einführung der intravenösen Verabreichungsform im Oktober 1996 – ein zunehmend alternativ eingesetztes Medikament, welches anstelle von Phenytoin gleichfalls im unmittelbaren Anschluß an die Benzodiazepingabe verwendet werden kann. Initial wird ein Bolus von 900 mg Valproinsäure i.v. über einen Zeitraum von 30 min gegeben mit einer anschließenden Dauerinfusion von 1500 mg Valproinsäure über 12 h (Herstelleremplehlung), wobei der genaue Wirkmechanismus noch nicht geklärt ist. Es gibt Hinweise darauf, daß auch wesentlich höhere Dosen (4,8–9,6 g pro Tag) gut vertragen werden (Price 1989). Als Nebenwirkung treten selten Hypernatriämien und Thrombozytopenien auf. Auch beim therapieresistenten posthypoxischen Myoklonus beobachteten die Autoren im Einzelfall eine sehr gute Wirkung.

4.4 Phenobarbital

In einer kleinen randomisierten Studie (Shaner et al. 1988) zeigte Phenobarbital gleiche Effektivität wie eine Kombinationstherapie von Diazepam und Phenytoin in der Behandlung des Status epilepticus. Die Nebenwirkungen von Phenobarbital wie Atem-, Bewußtseins- und Kreislaufdepression komplizieren den Einsatz, insbesondere wenn Phenobarbital nach Benzodiazepinen verabreicht wird. Aus diesem Grunde ist Phenobarbital nur zu empfehlen, wenn die oben angeführten Medikamente versagen und wenn eine Versorgung unter intensivmedizinischen Bedingungen möglich ist. Die Einstiegsdosis von Phenobarbital beträgt 5–20 mg/kg, wobei eine Geschwindigkeit von 25 mg/min nicht überschritten werden sollte. Im Anschluß sollte eine kontinuierliche Infusion mit 0,5–1 mg/kg/h folgen, die im Verlauf auf bis zu 1–3 mg/kg/h erhöht werden kann.

4.5 Thiopental

Thiopental ist ein lipophiles Barbitursäurederivat, mit einem schnellen Wirkungseintritt. Nach einmaliger i.v.-Injektion werden maximale Spiegel im Gehirn nach 30 s erreicht, die Wirkung klingt dann über 7 bis 10 min ab. Nach einer Dauerinfusion kann die Abflutungszeit jedoch dramatisch verlängert sein. Der Einsatz sollte nur unter gleichzeitiger EEG-Ableitung als Wirkkontrolle erfolgen. Man beginnt mit einer Bolusgabe von 100 bis 200 mg, gefolgt von Nachinjektionen von jeweils 50 mg in Intervallen von 2 bis 5 min, bis im EEG ein Burst-suppression-Muster mit Interburst-Intervallen von 2 bis 7 s erreicht ist oder das EEG keine iktale Aktivität mehr zeigt. Anschließend folgt eine Dauerinfusion mit 3 bis 5 mg/kg KG pro h (ca. 300 mg/h). Nach dem Verschwinden der iktalen Aktivität im EEG sollte die Thiopental-Narkose 12 h weitergeführt und über weitere 12 h ausgeschlichen werden. Initial kann Thiopental eine gesteigerte Reflexbereitschaft mit Husten, Laryngo- und Bronchospasmen verursachen. Es ist kontraindiziert bei Status asthmaticus, der akuten hepatischen Porphyrie und bei Schock.

4.6 Andere Medikamente

Es gibt im wesentlichen zwei Gründe, weitere antiepileptische Medikamente einzusetzen: zum einen die absolute Therapieresistenz und zum anderen die Kontraindikation für gängige Substanzen aufgrund einer bestehenden Vorerkrankung (Myasthenia gravis oder das hyperosmolare Koma). Der Einsatz dieser Medikamente ist relativ selten. Es deutet sich an, daß Propofol bei kürzerer HWZ, rascherer Clearance, besserer Verträglichkeit und guter Steuerbarkeit eine Alternative zur Barbituratherapie wird. Ihre Pharmakokinetik und Anwendung ist Tabelle 30-1 zu entnehmen.

5 Perspektive

- Es steht die weitere experimentelle Klärung der am SE wesentlich beteiligten Faktoren aus. Diese würde zu einem gezielteren Einsatz der jeweiligen Phasen des SE führen.
- Wichtigste Voraussetzung für die Optimierung der Diagnose und somit auch der Therapie des SE ist die Einführung besserer diagnostischer Kriterien, die ein systematischeres und erfolgreicheres Vorgehen bei diesem Krankheitsbild ermöglichen.
- Es besteht der Bedarf weiterer prospektiver, standardisierter Studien und Einführung eines SE-Registers zur besseren Erfassung der epidemiologischen Hintergründe.
- Unterdiagnostizierte Entitäten, wie zum Beispiel non-konvulsivender Status epilepticus müssen in Zukunft zuverlässiger durch ein frühes EEG-Monitoring erfaßt werden.
- Es ist zu erwarten, daß sich sowohl intravenöses Valproat (Peters u. Pohlmann-Eden 1999) als auch Fosphenytoin als eine gut verträgliche und wirksame Alternative zu Phenytoin als Mittel der ersten Wahl nach der initialen Benzodiazepingabe etablieren werden.
- Propofol zeigt nach neuesten Untersuchungen einige Vorteile gegenüber Barbituraten beim sich entwickelnden, therapierefraktären SE.

Literatur

Bauer J, Elger CE (1994) Management of Status Epilepticus in Adults. CNS Drugs 1: 26–44
Delgado-Escueta X (1985) Type I complex partial seizures of hippocampal origin: excellent results of anterior lobectomy. Neurology 35: 143–154
DeLorenzo RJ, Hauser WA, Towne AR (1996) A prospective, population-based epidemiologic study of status epilepticus in Richmond, Virginia. Neurology 46: 1029–1035
DeLorenzo RJ, Towne AR, Pellock JM, Ko DJ (1992) Status Epilepticus in Children, Adults, and the Elderly. Epilepsia 33: S15–S25
DeLorenzo RJ, Waterhouse EJ, Towne AR et al. (1998) Persistent nonconvulsive status epilepticus after the control of convulsive status epilepticus. Epilepsia 39: 833–840
Henriksen O (1998) An Overview of Benzodiazepines in Seizure Management. Epilepsia 39: S2–S6
Hesdorffer DC, Logroscino G, Cascino G, Annegers JF, Hauser WA (1998) Incidence of status epilepticus in Rochester, Minnesota, 1965–1984. Neurology 50: 735–741
Krakow K, Pohlmann-Eden B (1997) Epilepsien des höheren Lebensalters – Eine Literaturübersicht. Epilepsie-Blätter 10: 54–61
Leppik IE, Derivan AT, Homan RW, Walker J, Ramsay RE, Patrick B (1983) Double-blind study of lorazepam in status epilepticus. JAMA 249: 1452–1454
Logroscino G, Hesdorffer DC, Cascino G, Annegers JF, Hauser WA (1997) Short-Term Mortality After a First Episode of Status Epilepticus. Epilepsia 38: 1344–1349
Lothmann E (1990) The biochemical basis and pathophysiology of status epilepticus. Neurology 40: 13–23
Lowenstein DH, Alldredge BK (1998) Current Concepts – Status Epilepticus. N Engl J Med Vol 338: 970–976
Peters CNA, Pohlmann-Eden B (1999) Preliminary Experiences with Intravenous Valproate with Special Regard to Status Epilepticus. Neurology 52:A249
Pohlmann-Eden B (1999) Epilepsie. In: Förstl H (Hrsg) Psychische Korrelate neurologischer Erkrankungen. Enke, Stuttgart

Pohlmann-Eden B, Cochius JI, Hoch DB, Hennerici MG (1997) Stroke and Epilepsy: Critical review of the literature. Part II: Risk Factors, Pathophysiology and overlap syndromes. Cerebrovascular Diseases 7: 2–9

Pohlmann-Eden B, Mager RD, Hoch DB, Cochius JI (1998) The significance of subclinical epileptiform activity after stroke. In: Stalberg E, Deweerd AW, Zidor J (eds) Neurophysiology. Monduzzi, Bologna, pp 523–532

Pohlmann-Eden B, Schreiner A, Henning O, Schwartz A (1996) First Unprovoked Seizure in the Adult – The Significance of Early Neuroimaging for Tumor-Detection and Predictive Value of Recurrent Seizures. Neurology 46: 6002–6020

Price DJ (1989) Intravenous valproate. Experience in neurosurgery. In: Chadwick D (ed) International Symposium on sodium valproate and epilepsy. Royal Society of Medicine Services, London, pp 197–203

Ramsay RE, DeTreedo J (1996) Intravenous administration of fosphenytoin: Options for management of seizures. Neurology 46 (Suppl 1): 14–16

Shaner DM, McCurdy SA, Herring MO (1988) Treatment of status epilepticus: a prospective comparison of diazepam and phenytoin versus phenobarbital and optional phenytoin. Neurology 38: 202–207

Shorvon S (1994) Status epilepticus: its clinical features and treatment in children and adults. Cambridge University Press, Cambridge

Tassinari CA, Michelucci R (1998) The Use of Diazepam and Clonazepam in Epilepsie. Epilepsia 39: S7–S14

Thomas P, Beaumanoir A, Genton P, Dolisi C, Chatel M (1992) Denovo Absence Status of Late Onset – Report of 11 Cases. Neurology Vol 42: 104–110

Treiman DM, Meyers PD, Walton NY et al. (1998) A comparison of four treatments for generalized convulsive status epilepticus. N Engl J Med 339: 792–798

Young GB, Jordan KG, Doig GS (1995) Nonconvulsive Status Epilepticus (NCSe) Monitored by Continuous EEG (CEEG) in the Neuro-ICU – Clinical-EEG Associations with Mortality. Neurology Vol 45: A345–A346

Kapitel 31

Enzephalopathien bei erworbenen metabolischen Erkrankungen

S. Krieger, S. Petros, J. Berrouschot, D. Krieger

INHALT

1 Einleitung

Neurologische Symptome bei erworbenen metabolischen Störungen sind selten charakteristisch und setzen daher das Verständnis pathophysiologischer Zusammenhänge voraus. Die hypothesengesteuerte Differentialdiagnose und der gezielte Einsatz von apparativen Zusatzuntersuchungen sind besonders bei diesen kritisch kranken Patienten erforderlich. Nach Diagnosestellung zielt die Therapie weitgehend auf die Grunderkrankung. Um den Rahmen dieses Kapitels nicht zu sprengen, werden nur die wichtigsten erworbenen metabolischen Enzephalopathien und deren interdisziplinäres Management vorgestellt.

1.1 Neurologische Syndrome der metabolischen Störungen

Antriebsstörungen, Denkstörungen und Verkennung der unmittelbaren Umgebung sind klinisch die frühesten, verhältnismäßig uniformen Symptome einer beginnenden metabolischen Enzephalopathie. Bewußtseinsstörungen leichterer Art gehen fast immer der Entwicklung eines Komas voraus. Die neuropsychologische Symptomatik äußert sich sowohl als Beeinträchtigung der Informationsaufnahme und -verarbeitung als auch in Einbußen intellektueller Fähigkeiten. Klinisch lassen sich diese kognitiven Defizite nach folgenden Kriterien erfassen: Aufmerksamkeit, quantitative und qualitative Bewußtseinsstörungen, Orientierung und Verständnis, Affekt- und Antriebsveränderungen, Gedächtnisleistung und Wahrnehmungsvermögen.

1.1.1 Neuropsychologische Defizite der Bewußtseinsstörung

Aufmerksamkeit. Der Verlust der selektiven Aufmerksamkeit ist ein frühes und beständiges Zeichen mentaler Veränderungen bei Patienten mit metabolischer Enzephalopathie. Der Patient kann sich nicht auf das Nächstliegende konzentrieren, sondern läßt sich leicht durch andere Stimuli ablenken. Seine Aufmerksamkeit ist unfokussiert und der Situation nicht angemessen.

Wachheitsgrad. Bei Patienten mit metabolischer Enzephalopathie kann sich das ganze Spektrum von Bewußtseinsstörungen, angefangen mit erhöhter, ungerichteter Vigilanz und Agitiertheit bis hin zu Benommenheit, Sopor und Bewußtlosigkeit zeigen. Einige Patienten können während einer enzephalopathischen Episode auch zwischen den Extremen alternieren. Bei fortgeschrittenen Erkrankungsstadien steht der Bewußtseinsverlust im Vordergrund.

Orientierung und Auffassungsvermögen. Patienten im Frühstadium der metabolischen Enzephaloapthie haben ausgeprägte Orientierungs- und Auffassungsstörungen. Sie sind situativ und zeitlich desorientiert. Das Verkennen von Raum und Personen aber ist ungewöhnlich.

Kognitive Leistungen. Das Denken ist verwirrt und inkohärent. Die Informationsorganisation ist mangelhaft. Im Frühstadium äußert sich dieses Defizit jedoch nur bei spezifischer Überprüfung des Abstraktionsvermögens. Da simultan Konzentration und Aufmerksamkeit eingeschränkt sind, treten bei der Prüfung des Zahlennachsprechens vorwärts und rückwärts Fehler auf.

Gedächtnis. Die bei metabolischer Enzephalopathie auftretenden Gedächtnisstörungen können nicht isoliert betrachtet werden, sondern sind im Kontext der Aufmerksamkeitsleistung und Informationsaufnahme zu beurteilen. Die Gedächtniseinbußen der meisten Patienten sind proportional zum Verlust anderer integrativer Leistungen.

Affekt. Die meisten Patienten mit metabolischer Enzephalopathie neigen zu affektiver Verarmung bis hin zur Apathie. Nach Anoxie, bei Sepsis, Entzug von toxischen Substanzen, akuter intermittierender Porphyrie oder akutem Leberversagen werden häufig ängstliche Spannungszustände und Agitiertheit beobachtet. Agitiertheit und psychomotorische Hemmung können auch in rascher Folge wechseln. Im allgemeinen ist die affektive Verarmung charakteristisch für langsam progrediente, rezidivierende oder chronische metabolische Störungen, während agitierte Zustände initial bei fulminanten metabolischen Veränderungen auftreten.

Wahrnehmung. Patienten mit metabolischer Enzephalopathie leiden häufig unter Wahrnehmungsstörungen. Illusionäre Verkennungen, die durch Umweltreize hervorgerufen werden, sind besonders charakteristisch. Seltener werden optische Halluzinationen oder kombiniert optische und akustische Formen beobachtet.

1.1.2 Neurologische Symptome

Metabolisch bedingte zentralnervöse Symptome sind zumeist global oder multifokal. Häufig sind unspezifische Störungen der Motorik, die die Kraft, Feinmotorik, Muskeltonus und -reflexe, sowie die Koordination betreffen. Zusätzlich treten Tremor, Myoklonus und bilaterale Asterixis als unwillkürliche pathologische Bewegungen auf. Primitivreflexe, wie Schnauz- und Greifreflexe, treten oft simultan mit den ersten neuropsychologischen Symptomen auf. Mit zunehmender zentralnervöser Suppression kommt es zu Dezerebrationssyndromen, die manchmal asymmetrisch sein können.

Die sequentielle Untersuchung von Hirnstammreflexen ist nützlich bei der Differentialdiagnose der metabolischen Enzephalopathie und bei der Einteilung des Komagrades. Bei rein metabolischen Störungen beispielsweise bleibt der Pupillenreflex lange erhalten.

1.1.3 Apparative Zusatzuntersuchungen

Die elektrophysiologische und bildgebende Diagnostik erbringt häufig unspezifische Befunde und wird daher meist bei zur „Ausschlußdiagnostik" von strukturellen Hirnläsionen und nichtkonvulsiven epileptischen Anfällen verwendet. Evozierte Potentiale können zur prognostischen Beurteilung metabolischer Komata herangezogen werden (s. Kap. 12, „Elektrophysiologische Diagnostik"). Im EEG sieht man generalisierte Allgemeinveränderungen mit meist symmetrischer abnormer Rhythmisierung. Sequentielle EEG-Untersuchungen lassen Rückschlüsse auf Besserung oder Verschlechterung der Enzephalopathie zu, sind differentialdiagnostisch jedoch nicht von Bedeutung. Die bildgebende Diagnostik kann den klinischen Verdacht auf Hirnschwellung erhärten und ist in manchen Fällen klinisch, diagnostisch und prognostisch wertvoll.

Typische Befunde werden bei den jeweiligen metabolischen Störungen erörtert. Die Lumbalpunktion ist insbesondere bei gleichzeitigem Fieber nach CT-oder MRT-Ausschluß von Hirschwellung zum Ausschluß entzündlicher Krankheiten der Hirnhäute und des Gehirns angezeigt. Spezifische Befunde bei Blut- und Serumuntersuchungen werden ebenfalls gesondert erörtert.

2 Enzephalopathien bei Störungen der Osmolarität, des Elektrolyt- und Säure-Basen Haushalts

2.1 Metabolische Azidosen

Zur Beurteilung und Differenzierung metabolischer Azidosen (Übersicht 31-1) unterteilt man diese in 2 Gruppen: Metabolische Azidosen mit normaler oder vergrößerter Anionenlücke [Anionenlücke: $Na^+-(Cl^-+HCO_3^-)$; 10-12 mEq/l]. Ein hoher Bikarbonatverlust führt zu einer metabolischen Azidose mit normaler Anionenlücke v.a. bei Niereninsuffizienz mit verminderter Bikarbonatreabsorption oder -regeneration. Metabolische Azidosen mit erhöhter Anionenlücke entstehen entweder durch eine verminderte renale Exkretion anorganischer Säuren (Phosphate oder Sulfate) oder durch eine Akkumulation organischer Säuren.

Metabolische Azidosen führen häufig zu qualitativen Bewußtseinsstörungen. Schwere quantitative Bewußtseinsstörungen, wie Sopor und Koma, sind

Übersicht 31-1. Differentialdiagnose der metabolischen Azidose.

Normale Anionenlücke

- Renal
  - Bikarbonatverlust,
  - proximale tubuläre Azidose (Typ II),
  - Verdünnungsazidose,
  - Karbonanhydraseinhibitoren,
  - primärer Hyperparathyreodismus,
  - fehlende Bikarbonatregeneration,
  - distale tubuläre Azidose (Typ I),
  - distale tubuläre Azidose (Typ IV),
  - Diuretika.
- Gastrointestinal
  - Durchfälle,
  - vermehrte Dünndarm und Pankreassekretion,
  - Ureterosigmoidostomie.
- Saure Salze
  - Ammoniumchlorid,
  - Lysinhydrochlorid,
  - Argininhydrochlorid,
  - parenterale Hyperalimentation.

Vergrößerter Anionenlücke

- Endogen
  - Urämie,
  - Laktatazidose,
  - Ketoazidose,
  - β-Hydroxybuttersäure.
- Exogen
  - Salizylate,
  - Paraldehyde,
  - Methanol,
  - Ethylenglykol.

direkt durch den metabolischen Defekt oder das anfallende Substrat und nicht durch die bloße pH-Wert-Veränderung bedingt. Die metabolische Azidose ist klinisch-neurologisch bis zu einem arteriellen pH-Wert von 7,2 oder Liquor-pH-Wert von 7,24 häufig asymptomatisch.

Symptome. Das früheste neurologische Symptom der Azidosen ist die Hyperventilation. Es folgen Lethargie, Benommenheit, Somnolenz, und Verwirrtheitszustände, begleitet von diffuser Steigerung des Muskeltonus. Ein positiver Babinski-Reflex tritt erst in Spätstadien auf. Tiefer Sopor, Koma oder Krampfanfälle zeigen i.allg. präterminale Situationen an. Schwere azidotische Störungen führen kardial zu negativer Inotropie, was teilweise auf das verminderte Ansprechen von Katecholaminen zurückzuführen ist. Initial kommt es zu tachykarden, ab einem arteriellen pH-Wert von 7,1 dann zu bradykarden Rhythmusstörungen.

Das Risiko von letalen ventrikulären Rhythmusstörungen, besonders bei Patienten mit kardialen Vorerkrankungen, ist signifikant erhöht. Die parenterale Substitution von Bikarbonat führt zur Erhöhung der Serumbikarbonat- wie auch der CO_2-Konzentration. Bikarbonat passiert im Gegensatz zu CO_2 die Blut-Hirn-Schranke jedoch äußerst langsam, was initial zu einer weiteren pH-Wert-Verminderung von Liquor und Extrazellulärraum führt. Während dieser Phase kann es zu einer Zunahme der neurologischen Symptomatik kommen, der jedoch keine prognostische Bedeutung zukommt (Adrogue u. Madias 1998).

Behandlung. Das Hauptziel bei der Behandlung der zentralnervösen und systemischen Symptome der metabolischen Enzephalopathie ist die Beseitigung der Grundstörung. Im folgenden sollen die für den neurologischen Intensivmediziner wichtigen Gesichtspunkte typischer, mit Bewußtseinsstörung einhergehender Formen der metabolischen Azidosen erörtert werden.

2.1.1 Laktatazidose

Die Laktatazidose (>6 mmol/l, arterieller pH-Wert <7,25) entwickelt sich bei Beeinträchtigung der mitochondrialen Atmungskette bei O_2-Mangelversorgung des Gewebes. Die anaerobe Glykolyse wird unter diesen Bedingungen stimuliert und führt zu erhöhter Produktion von Laktat aus Pyruvat und dessen Anreicherung. Die Laktatazidose ist folglich eine Komplikation von Erkrankungen, die mit unzureichender O_2-Versorgung des Gewebes einhergehen, wie Schock, Sepsis und Hypoxie oder beispielsweise die Komplikation einer Serie von tonisch-klonischen Krampfanfällen bzw. des epileptischen Status.

Die durch Anfälle induzierte Laktatazidose ist prognostisch günstig. Spontan kann die Laktatazidose auftreten bei Leberversagen (unzureichender Laktatabbau), Diabetes mellitus (bei normaler oder nur leicht erhöhter Ketonkörperkonzentration) und Leukämie. Die medikamentös-toxisch induzierte Laktatazidose wird bei Einnahme von Biguaniden, Salicylaten, Natriumnitroprussid, Fruktose, Sorbit, Xylit, Ethanol und anderen beobachtet. Die Akkumulation von Laktat in hohen Konzentrationen im ZNS ist neurotoxisch und kann Ödem und Nekrose verursachen. Laktat passiert jedoch die Blut-Hirn-Schranke durch ein trägervermitteltes Transportsystem, das bei Konzentrationen von 3–4 mmol/l der Sättigung unterliegt. Irreversible zentralnervöse Schädigungen treten demzufolge nur auf, wenn die systemischen oder toxischen Ursachen, die zur Laktatazidose führen, auch die Atmungskettenphosphorylierung des Hirngewebes beeinträchtigen.

Symptome. Im Prodromalstadium der Laktatazidose kommt es klinisch zu Inappetenz, Übelkeit, Erbrechen, abdominellen Schmerzen, Muskelschmerzen und -schwäche bei Hyporeflexie, Adynamie, zunehmender Verwirrtheit, Unruhe und Hyperventilation. Im Vollbild bestehen Koma, Hypothermie, zumeist Kussmaul-Atmung bei fehlendem „Azetongeruch". Die Pupillen sind häufig lichtstarr und entrundet. Laborchemisch findet sich eine kompensatorische Hypokapnie und Erhöhung des Serumphosphates.

Behandlung. Die Therapie muß sich hauptsächlich auf die Behebung der Grunderkrankung sowie die Verbesserung der Zirkulation und des Schockzustands ausrichten. Rechtzeitige Intubation und kontrollierte Beatmung sind deshalb wichtig. Zur Anhebung des pH-Wertes (>7,2) dient in der Regel Natriumbikarbonat. Die hierzu notwendigen Dosen führen bei der häufig bestehenden Niereninsuffizienz zu Natrium- und Volumenüberlastung. Bei einem pH-Wert <7,0 wird deshalb Hämodialyse, die gleichzeitig Laktat eliminiert, empfohlen (Cooper et al. 1990).

2.1.2 Diabetische Ketoazidose

Die diabetische Ketoazidose (arterieller Serum-pH-Wert <7,35) wird durch einen akuten Insulinmangel und Überschuß an insulinantagonistischen Hormonen verursacht. Häufige auslösende Faktoren sind unerkannte diabetische Stoffwechselstörung, falsche Diabetesbehandlung, Infektion, gastrointestinale Erkrankungen, Myokardinfarkt, zerebraler Insult, Therapie mit Glukokortikoiden und andere. Der absolute oder relative Insulinmangel führt zu Mobilisation von freien Fettsäuren und Glycerol (Fettgewebe), sowie von Aminosäuren, Laktat und Pyruvat (Muskelgewebe). Die anfallenden Substrate werden zu Glukose oder Ketonkörpern (β-Hydroxybutyrat, Acetoacetat) verstoffwechselt, deren Akkumulation zu metabolischer Azidose führt. Der Insulinmangel verursacht außerdem eine Reduktion des peripheren Glukose- und Ketonkörperabbaus. Glukosurie, Hyperosmolarität und Hypovolämie sind Folgen der Hyperglykämie (>300 mg% bis >1000 mg%).

Symptome. Patienten mit diabetischer Ketoazidose sind bei Klinikaufnahme zumeist wach und berichten in der Anamnese über Abgeschlagenheit, Nausea, Erbrechen, Polydipsie, Polyurie, abdominelle Schmerzen (Pseudoperitonitis) und Gewichtsverlust. Der klinische Befund ist durch die Symptome von Dehydratation und Azidose gekennzeichnet: trockene Haut und Schleimhäute, „flache Jugularvenen", Tachykardie, orthostatische Hypotension, Kussmaul-Atmung und Acetongeruch der Atemluft.

Etwa 20% der betroffenen Patienten haben keine neurologische Symptomatik. Ein ketoazidotisches Koma wird in 10% beobachtet, meist besteht in diesen Fällen auch eine Hyperosmolarität. Eine Korrelation zwischen dem Grad der Bewußtseinsstörung und dem arteriellen pH-Wert existiert nicht. Der Liquor-pH-Wert ist vor Therapiebeginn gewöhnlich im normalen Bereich. Bei begleitender Infektion kommt es bei Ketoazidose selten zu Fieber, soporöse und komatöse Patienten sind typischerweise leicht hypotherm.

Laborchemisch fällt neben Azidose, vergrößerter Anionenlücke (s. Übersicht 31-1), Hyperglykämie und nachweisbaren Ketonkörpern (8- bis >15 mmol/l) eine erniedrigte Bikarbonatkonzentration (<10 mmol/l) und bei intakter Nierenfunktion eine Hyperchlorämie auf. Gelegentlich kann eine durch starkes Erbrechen oder Diuretikatherapie verursachte metabolische Alkalose das Ausmaß der Ketoazidose verschleiern.

Behandlung. Die Therapie der diabetischen Ketoazidose zielt im wesentlichen auf die Rehydrierung und Verbesserung der Minderperfusion. Der Ausgleich des Insulinmangels erfolgt durch parenterale Altinsulingabe. Hierdurch kann eine Senkung der Glukosekonzentration von 100 mg%/h erreicht werden. Natriumbikarbonat sollte zurückhaltend und nur bei pH-Werten <7,1 eingesetzt werden. Nach Beginn der Insulin- und Volumensubstitution mit Normalisierung der Azidose tritt Kalium vom Extrazellulär- in den Intrazellulärraum über, gefolgt von einer raschen Hypokaliämie des Serums. Kontinuierliche zentralvenöse Kaliumsubstitution ist deshalb notwendig. Der Effekt eines prophylaktischen Phosphatausgleichs ist umstritten und sollte daher nur bei Serumphosphatkonzentrationen von <5 mmol/l begonnen werden.

Die intensivmedizinische Behandlung der Ketoazidose ist lebensrettend und führt zur Normalisierung des neurologischen Befunds. Der plötzliche Abfall der Serumosmolalität jedoch, der mit Ausgleich des Volumenmangels und der Hyperglykämie auftritt, kann den Übertritt von Flüssigkeit in das ZNS und damit erhöhten Hirndruck mit Hirnschwellung, die in CT und MRT erkennbar sind, hervorrufen. Diese Komplikation ist vermutlich durch eine hyperglykämieinduzierte zerebrale Akkumulation von Polyolen verursacht. Klinisch besteht der Verdacht auf erhöhten intrakraniellen Druck, wenn Patienten nach anfänglicher klinischer Verbesserung plötzlich über Kopfschmerz klagen, lethargisch und somnolent werden. Bei fatalem Ausgang zeigen autoptische Befunde das Vorliegen massiver Hirnschwellung mit konsekutiver transtentorieller Herniation (Kitabchi u. Murphy 1988).

2.2 Metabolische Alkalose

Die Plasmabikarbonatkonzentration wird im wesentlichen durch die renale Bikarbonatrückabsorption und die renale Bikarbonatregeneration (Nettosäureexkretion) bestimmt. Die Entwicklung einer metabolischen Alkalose wird zwar durch Protonenverluste z.B. aus dem Magen initiiert, deren Aufrechterhaltung (Plasmabikarbonatkonzentration >24 mEq/l) erfordert jedoch eine erhöhte renale Regeneration oder Rückabsorption von Bikarbonat.

In Übersicht 31-2 werden die wichtigsten klinischen Zustände, die mit einer metabolischen Alkalose einhergehen, aufgezählt.

Symptome. Es gibt keine klinischen Symptome, die spezifisch für die metabolische Alkalose wären. Schwere Alkalosen führen zu kardialen Arrhythmien und zu einer Bewußtseinsstörung, in der der Patient verwirrt und innerlich abgestumpft erscheint. Sopor und Koma sind die Ausnahme. Selten wird

Übersicht 31-2. Ursachen einer erhöhten Plasmabikarbonatkonzentration

- Dehydrierung,
- Hypokaliämie,
- Hyperkapnie,
- renaler Salzverlust,
- Mineralokortikoide.

über Parästhesien berichtet. Tetanie und erhöhte neuromuskuläre Erregbarkeit sind ebenfalls selten. Dagegen findet man wegen der Hypokaliämie Muskelschwäche und schwache bis ausgefallene Reflexe. Der pH-Wert des Liquors ist alkalisch. Pathophysiologisch ist bislang unklar, wodurch die zerebrale Funktion beeinträchtigt wird.

Behandlung. Sogenannte „chloridsensitive" Patienten (Urin-Cl^- <10 mmol/l), z.B. nach ausgedehntem Säureverlust aus dem Magen, nach Diuretikatherapie und nach hyperkapnischen Zuständen, profitieren therapeutisch von der parenteralen Volumensubstitution mit 0,9% NaCl sowie Kaliumsubstitution. Bei schwerer Hypoventilation ist die Substitution freier H^+-Ionen in Form von L-Lysin-Hydrochlorid oder L-Argininchlorid notwendig. Die Therapie von „chloridinsensitiven" Patienten (Urin-Cl^- >20 mmol/l, Normo- oder Hypervolämie), z.B. nach Mineralokortikoidexzeß, übermäßigem Lakritzgenuß, Bartter-Syndrom, muß sich in erster Linie auf die zugrundeliegende metabolische Störung richten.

2.3 Respiratorische Azidose

Alveoläre Hypoventilation oder Hyperkapnie führt zu respiratorischer Azidose (Serum pH-Wert <7,3, pCO_2 >45 mmHg). Die Ursachen einer akuten und chronischen Azidose können pulmonal, neuromuskulär, kardial, toxisch und zentralnervös bedingt sein (Übersicht 31-3).

Die schwere Hyperkapnie hat eine narkotisierende Wirkung. Der pCO_2 des Liquors liegt etwa 10 mmHg über dem arteriellen pCO_2 (Liquor-pH-Wert 7,15–7,25), die zerebrale Durchblutung ist aufgrund der Vasodilatation erhöht. Klinisch hängen die Symptome der respiratorischen Azidose vom Schweregrad und der Geschwindigkeit, mit der sich die CO_2-Retention ausgebildet hat, ab. Patienten, die chronisch p_aCO_2-Spiegel von 55–60 mmHg aufweisen, können neurologisch unauffällig sein, während andere nach akutem p_aCO_2-Anstieg soporös werden können.

Zerebrale Adaptationsmechanismen umfassen die erhöhte Bikarbonatproduktion und -sekretion des Plexus choroideus sowie die Anreicherung von Wasser in der weißen Substanz (Herrera u. Kaziemi 1980). Der zerebrale Glukoseverbrauch fällt um 40–50%, während der O_2-Verbrauch konstant bleibt oder nur wenig ansteigt. Es konnte gezeigt werden, daß die akute hyperkapnische Azidose zu einer Inhibition der zerebralen Phosphofruktokinaseaktivi-

Übersicht 31-3. Ursachen einer respiratorischen Azidose

- ***Pulmonal***
  - Obstruktive und restriktive Lungenerkrankungen
- ***Myogen-neurogen***
  - schmerzreflektorisch,
  - Myasthenia gravis,
  - Myopathie,
  - Polyneuropathie,
  - Schlafapnoesyndrome.
- ***Zentralnervös***
  - zervikale Querschnittssyndrome,
  - amyotrophe Lateralsklerose,
  - zentrale Hypoventilation („Undines-Fluch"-Syndrom),
  - medikamentös (Schlafmittel, Antidepressiva, Narkotika).

tät und damit zu einem Anstieg der Glykolysesubstrate vor diesem Reaktionsschritt führt. Bei anhaltender Azidose kehren die Komponenten der Phosphofruktokinasereaktion jedoch wieder in den Normalzustand zurück (Miller 1985).

Symptome. Die neurologische Symptomatik, die bei respiratorischer Dekompensation und Hypoventilation auftritt, ist meistens durch generalisierte, verhältnismäßig uniforme Symptome gekennzeichnet: diffuse frontale oder okzipitale Kopfschmerzen, Schwindel, Lethargie, Gedächtnisstörungen, Somnolenz bishin zu Sopor und Koma. Bei etwa 10% der Patienten wird ein bilaterales Papillenödem als Ausdruck des CO_2- und hypoxieinduzierten erhöhten intrakraniellen Drucks diagnostiziert.

Die Pupillen sind myotisch mit lebhaftem Lichtreflex, bei schwerwiegender Hypoxie jedoch dilatiert und lichtstarr. Die Untersuchung der Augenfolgebewegungen ist gewöhnlich unauffällig. Asterixis und multifokale Myoklonien sind charakteristische neuromuskuläre Symptome, epileptische Aktivität wird selten beobachtet. Wird der Zustand des Patienten nicht durch Atemstillstand mit anhaltender Hypoxie kompliziert, ist die CO_2-induzierte Bewußtseinsstörung nur kurzfristig und hinterläßt keine irreversiblen zerebralen Schäden.

In den meisten Fällen ist die Enzephalopathie durch Interaktion von Hypoxie, metabolischer Alkalose, Hyperkapnie, Herzinsuffizienz, systemischer Infektion und den körperlichen Erschöpfungszustand geprägt.

Behandlung. Die Therapie der akuten respiratorischen Azidose umfaßt die Behandlung der Grunderkrankung sowie die assistierte oder kontrollierte Beatmung. Patienten mit chronischer respiratorischer Azidose kann Sauerstoff nur in niedriger Konzentration oder unter kontrollierten Bedingungen angeboten werden, da die Hypoxie für diese Patienten oft den einzigen Atemantrieb darstellt. Bei rascher Senkung des p_aCO_2-Spiegels besteht die Gefahr der posthyperkapnischen Alkalose.

2.4 Respiratorische Alkalose

Die respiratorische Alkalose wird durch akute oder chronische Hyperventilation hervorgerufen. Sie wird gewöhnlich durch zentralnervöse Atemantriebssteigerung oder Hypoxie (Angst- und Erregungszustände, posttraumatisch, Infektion, ZNS-Neoplasien, zerebraler Insult, Pharmaka, Hitzschlag, Lungenembolie, Fieber, Sepsis u. a.) oder Gewebehypoxie induziert. Chronische oder protrahierte alkalotische Zustände sind meistens mit Schwangerschaft, Anämie, hepatischer Enzephalopathie oder dem Leben in großer Höhe assoziiert.

Pathophysiologisch führt extreme Hyperventilation mit Erniedrigung des p_aCO_2 auf <15–17 mmHg zu zerebraler Vasokonstriktion und „Reboundvasodilatation" mit möglicher intrakranieller Drucksteigerung (Lassen 1974).

Symptome. Klinisch ist das akute Hyperventilationssyndrom durch Schwindel, Parästhesien, periorale Sensibilitätsstörungen und Kribbeln der Extremitäten gekennzeichnet. Im Extremfall kommt es zur Tetanie. Diese Symptome der neuromuskulären Übererregbarkeit sind außer durch die Alkalose auch durch die begleitende Erniedrigung des ionisierten Kalziums und Magnesiums bedingt. Die chronische Hyperventilation kann klinisch asymptomatisch sein. Kommt es bei Patienten mit respiratorischer Alkalose zu einer schweren Bewußtseinsstörung, so ist dafür nicht die pH-Veränderung, sondern der zugrundeliegende metabolische Defekt ursächlich.

Behandlung. Die Therapie der respiratorischen Alkalose erfolgt zumeist durch die Behandlung der Grunderkrankung. Während schwerer Angstzuständen kann die Rückatmung der ausgeatmeten Atemluft dem akuten Hyperventilationsanfall ein Ende setzen, gelingt dies nicht, muß der Patient sediert werden.

2.5 Osmolaritäts- und Elektrolytstörungen

2.5.1 Hyponatriämie

Hyponatriämie und damit Hypoosmolarität entstehen, wenn die aufgenommene Menge freien Wassers die renalen und extrarenalen Wasserverluste übertrifft. Bei chronisch hyponatriämischen Zuständen kann die Nettobilanz von Wasseraufnahme und -verlust jedoch ausgeglichen sein. Hyponatriämie wird folglich verursacht durch primär erhöhte Zufuhr an freiem Wasser, durch eine begrenzte Verdünnungskapazität der Niere oder, wie in den meisten Fällen von akuter Hyponatriämie, durch die Kombination von beiden Mechanismen. Der chronischen Hyponatriämie liegen zumeist Niereninsuffizienz und Erkrankungen, die mit vermindertem extrazellulären Volumen beziehungsweise reduzierter glomerulärer Filtrationsrate oder erhöhter ADH-Sekretion einhergehen. Freies Wasser wird in den Sammelrohren der Niere ADH-gesteuert rückabsorbiert. Klinische Zustände, die mit erhöhten ADH-Konzentrationen einhergehen (Übersicht 31-4), sind daher i. allg. mit Hyponatriämie assoziiert.

Übersicht 31-4. Ursachen eines SIADH (inadäquate ADH-Produktion)

Neoplasien

- Karzinome
  - Bronchial-,
  - Pankreas-,
  - Duodenal-,
  - Ureteral-,
  - Prostatakarzinom.
- Lymphome und Leukämien
- Thymom und Mesotheliom

Neurologische Erkrankungen
- Trauma
- Infektion
- Hirntumor

Lungenerkrankungen
- Tuberkulose
- Pneumonien
- Pilzinfektionen
- Lungenabszesse
- PEEP-Beatmung

Bei psychogener Polydipsie oder auch bei Biertrinkern, die ihren Hauptkalorienbedarf durch Bier decken, kann der osmotische Gradient der Sammelrohre überschritten werden, und freies Wasser wird unabhängig von ADH-Stimuli rückabsorbiert.

Eine Hyponatriämie ohne Hypoosmolarität und ohne neurologischen Krankheitswert („Pseudohyponatriämie") wird bei Hyperlipidämie, Hypergammaglobulinämie, Hyperglykämie und nach parenteraler Mannitolgabe beobachtet. Die Natriumkonzentration des Serums kann in diesen Fällen sogar bei erhöhter Serumosmolarität erniedrigt sein. Die Inzidenz der Hyponatriämie ist bei beiden Geschlechtern etwa gleich, eine irreversible hyponatriämische Hirnschädigung tritt jedoch am häufigsten bei jungen menstruierenden Frauen oder präpubertären Kindern auf. Dieses Phänomen wird durch die inhibitorische Wirkung von Östrogen und Progesteron auf die Na^+/K^+-ATPase erklärt (Fraser u. Swanson 1994).

Hypoxie ist einer der Hauptfaktoren für die Entwicklung von bleibenden zerebralen Schäden, da dadurch die Effektivität von Adaptationsmechnismen stark beeinträchtigt wird. Die an Hyponatriämie adaptierte und damit gesteigerte Na^+/K^+-ATPase-Transportaktivität wird durch Hypoxie in hohem Maße herabgesetzt, was zu Na^+-Akkumulation und damit zum Hirnödem führt. Gleichzeitig stimuliert Hypoxie die ADH-Sekretion, was direkt die Wasseransammlung im ZNS erhöht und die zerebrale ATP-Produktion unterdrückt.

Symptome. Die klinischen Symptome der Hyponatriämie sind durch die Entwicklung von zerebralem Ödem, intrakranieller Drucksteigerung und zerebraler Hypoxie bedingt (Übersicht 31-5). Frühe Manifestationen sind Apathie, Schwächegefühl, Muskelkrämpfe, Nausea, Erbrechen und Kopfschmerzen.

Im fortgeschrittenen Stadium ist die Reaktion auf verbale und schmerzhafte Reize beeinträchtigt, und es kommt zu Halluzinationen, Inkontinenz und Lungenödem. Nimmt das zerebrale Ödem zu, hängt die klinische Situation des Patienten vom Ausmaß des erhöhten intrakraniellen Drucks und der Gefahr der Einklemmung ab. Spätstadien der hyponatriämischen Enzephalopathie mit Koma und epileptischen Konvulsionen (Serum-Na^+ i. allg. zwischen 95 und 110 mmol/l) werden sehr viel häufiger bei akut hyponatriämischen Zuständen beobachtet. Eine irreversible Hirnschädigung tritt zumeist nach Krampfanfällen auf.

Behandlung. Patienten mit hyponatriämischer Enzephalopathie (Serum-Na^+ <120 mmol/l) sollten akut parenteral mit hypertoner (3–5%) NaCl-Lösung behandelt werden. Ziel ist, die Serumnatriumkonzentration um 1 mmol/h anzuheben. Hat der Patient epileptische Anfälle oder Symptome erhöhten intra-

Übersicht 31-5. Klinische Manifestationen der hyponatriämischen Enzephalopathie

- ***Frühstadium***
  - Gewichtsverlust,
  - Kopfschmerzen,
  - Übelkeit,
  - Erbrechen,
  - Muskelkrämpfe,
  - Schwächegefühl.
- ***Intermediäres Stadium***
  - Vigilanzverlust,
  - Agitiertheit,
  - Halluzinationen,
  - Asterixis und multifokaler Myoklonus,
  - respiratorische Insuffizienz,
  - Inkontinenz.
- ***Spätstadium***
  - Koma,
  - Dezerebrationsstarre,
  - Atemstillstand,
  - Blutdruckdysregulation,
  - Bradykardie,
  - Temperaturdysregulation,
  - Pupillendilatation,
  - generalisierte epileptische Anfälle,
  - Polyurie.

kraniellen Drucks, sollte die NaCl-Gabe erhöht werden, um einen Serumnatriumkonzentrationsanstieg um 4–5 mmol/l bzw. Anfallsfreiheit zu erreichen. Die Therapie mit hypertoner NaCl-Lösung sollte beendet werden, sobald der Patient

1) asymptomatisch,
2) die Serumnatriumkonzentration um 20 mmol/l angestiegen ist oder
3) das Serum-Na^+ 120–125 mmol/l beträgt.

Zusätzlich werden Schleifendiuretika gegeben. Die Geschwindigkeit, mit der die Korrektur einer Hyponatriämie erfolgen soll, wird kontrovers diskutiert.

Das Syndrom der zentralen Myelinolyse wurde in Assoziation mit zügiger hypertoner NaCl-Substitution bei Hyponatriämie beobachtet. Pathogenetisch wird ein durch osmotische Endothelschädigung induziertes vasogenes Hirnödem mit konsekutiver ischämischer Demyelinisierung im Grenzbereich zwischen grauer und weißer Substanz postuliert (Norenberg 1983).

Patienten, die die pathologischen oder radiologischen Kriterien zur Diagnose einer zentralen Myelinolyse erfüllen, leiden häufig, aber nicht immer an schwerwiegenden Grunderkrankungen (Alkoholkrankheit, Lebererkrankungen, Verbrennungen, Sepsis, Unterernährung, M. Hodgkin und andere maligne Erkrankungen; Tien u. Arieff 1992). Wird die hyponatriämische Enzephalopathie durch respiratorische Insuffizienz kompliziert, ist die differentialdiagnostische Abgrenzung der zentralen Myelinolyse gegenüber hypoxischen Läsionen schwierig. Zusammenfassend gilt die zentrale Myelinolyse als Komplikation bei unvorsichtiger Elektrolytkorrektur.

2.5.2 Hypernatriämie

Hypernatriämie bedeutet Hyperosmolarität und Defizit an freiem Wasser im Verhältnis zum Natriumgehalt. Hypernatriämie entsteht, wenn die renalen und extrarenalen Wasserverluste die Wasserzufuhr übertreffen. Bei chronischen Zuständen kann jedoch die Nettowasserbilanz ausgeglichen sein. Die klinisch relevanten Ursachen der Hypernatriämie sind Folge 3er pathogenetischer Mechanismen: gestörtes Durstempfinden, Osmodiurese, exzessiver Wasserverlust (renal, extrarenal oder kombinierter Defekt).

Die neurologische Symptomatik hängt vom Ausmaß der Hyperosmolarität und der Geschwindigkeit, mit der sich diese metabolische Störung entwikkelt, ab. Patienten mit akuter Hypernatriämie werden symptomatisch, wenn die effektive extrazelluläre Osmolalität 320–330 mOsm/kgKG H_2O überschreitet (Serum-Na^+ 160 mmol/l). Die leichte chronische Hypernatriämie wird bei Patienten mit chronischem unbehandeltem Diabetes insipidus beobachtet. Schwere chronische hypernatriämische Zustände mit Serumnatriumspiegeln von 155–160 mmol/l treten beim sog. essentiellen Hypernatriämiesyndrom oder bei Vorliegen kongenitaler Malformationen wie Holoprosenzephalie auf.

Diese Syndrome zeichnen sich durch ein vermindertes Ansprechen des Durstzentrums und der Osmorezeptoren auf osmotische Signale aus. Patienten, darunter häufig auch Kinder, die an diesem Syndrom leiden, werden lethargisch, wenn die Serumnatriumkonzentration 160 mmol/l erreicht. Koma wird bei Na^+-Konzentrationen von 180 mmol/l beobachtet, letale Ausgänge sind häufig.

Akute hyperosmolale Zustände mit zerebraler Volumenabnahme können zum Einreißen der Brückenvenen und damit zum subduralen Hämatom führen. Als protektiver gegenregulatorischer Mechanismus werden neue intrazelluläre, sog. „idiogene" Osmolyte gebildet. Diese Osmolyte (Myo-Inositol, N-Acetylaspartat, Cholin, Taurin und andere) sind volumenregulierende organische Osmolyte, die intrazellulär in hohen Konzentrationen akkumulieren können, ohne die zelluläre Funktion oder Struktur zu beeinflussen.

Diese Metabolite lassen sich durch protonenmagnetresonanztomographische Spektroskopie quantifizieren und im Verhältnis zueinander darstellen. Die direkte Bestimmung des veränderten Spektrums dieser zellulären Osmolyte könnte die Behandlungsstrategie bei Hyper- und Hyponatriämie sowie bei diabetischer Ketoazidose entscheidend beeinflussen.

Symptome. Klinische Frühsymptome sind erhöhte Reizbarkeit, Somnolenz, Delir und Verwirrtheitszustände. Bei weiterem Fortschreiten des hyperosmolaren Zustandes kommt es zu epileptischen Anfällen, Lethargie und Koma.

Behandlung. Die akute Hypernatriämie sollte initial mit isotoner Kochsalzlösung i.v. behandelt werden, was zur raschen Volumensubstitution dient, die Serumnatriumkonzentration jedoch nicht zu zügig senkt. Ziel ist es, die Serumnatriumkonzentration um 1 mmol innerhalb von 2 h während der ersten 2 Tage zu senken. Bei Vorliegen schwerwiegender Veränderungen der zerebralen intrazellulären Osmolyte ist jedoch eine zusätzlich verzögerte therapeutische Elektrolytkorrektur über 7–10 Tage indiziert. Komplikationen, wie die zentrale Myelinolyse, können so möglicherweise vermieden werden.

2.5.3 Nichtketotisches hyperosmolares Syndrom

Das nichtketotische hyperosmolare Syndrom ist durch Hyperosmolarität (>320 mOsm/l), Hyperglykämie (>600 mg%) und Exsikkose gekennzeichnet. Zumeist sind ältere Patienten mit leichtem oder unbehandeltem Typ-II-Diabetes davon betroffen. Selten wird dieses Syndrom auch bei nicht an Diabetes erkrankten Patienten nach schweren Verbrennungen beobachtet. Die hyperglykämieinduzierte osmotische Diurese kann nicht durch adäquate Flüssigkeitsaufnahme ausgeglichen werden.

Die resultierende Niereninsuffizienz führt zu weiterer Erhöhung der Blutglukosekonzentration. Eine schwere Azidose und signifikante Erhöhung der Ketonkörperkonzentration besteht nicht. Die Exsikkose ist üblicherweise nicht mit einer pathologischen Natriumserumkonzentration assoziiert. Bei schwerem Volumendefizit werden jedoch auch zusätzlich hypernatriämische Zustände beobachtet. Die oft das ketoazidotische und nichtketotische Koma begleitende Leukozytose sollte keinen Anlaß zu antibiotischer Prophylaxe geben.

Symptome. Frühe, sich innerhalb mehrerer Tage entwickelnde klinische Symptome sind körperliche Schwäche, Polyurie und Polydipsie. Das klinische Bild wird von den Symptomen der systemischen Dehydrierung geprägt (s. auch Abschn. 2.5.2). Lethargische Verwirrtheitszustände können allmählich in Sopor oder Koma übergehen. Epileptische Anfälle (Grand-mal- oder fokal) treten etwa bei 20% der Patienten auf. Häufig beobachtet man transiente fokale motorische Defizite oder aphasische Störungen, die dann differentialdiagnostisch von einer zerebralen Ischämie abgegrenzt werden sollten.

Behandlung. Behandlungsziele sind die Umkehr der metabolischen Störung und Substitution der Volumen- und Elektrolytdefizite. Die therapeutischen Richtlinien gleichen denen der diabetischen Ketoazidose (s. Abschn. 2.1.2). Im Vergleich zur diabetischen Ketoazidose werden vorzugsweise hypoosmolare Lösungen zur Volumensubstitution verwendet. Nach häufig bestehenden Begleiterkrankungen sollte auch nach Diagnose des nicht-ketotischen hyperosmolaren Komas gefahndet werden.

2.5.4 Hypokalziämie

Hypokalziämie bedeutet Erniedrigung der ionisierten biologisch verfügbaren Serumkalziumkonzentration (normal: 4,65–5,28 mg/dl, 1,16–1,32 mmol/l). Eine reduzierte Gesamtkonzentration an Serumkalzium, wie bei Patienten mit Hypoalbuminämie, impliziert nicht notwendigerweise eine erniedrigte Konzentration des klinisch relevanten ionisierten Kalziums. Der Säure-Basen-Status beeinflußt ebenfalls den Anteil des proteingebundenen Kalziums (Alkalose erniedrigt die Konzentration, Azidose erhöht die Konzentration des ionisierten Kalziums).

Nach der Pathogenese können hypokalziämische Störungen in 2 Kategorien eingeteilt werden:

1) Primärer Hypoparathyreoidismus und
2) aufgrund Malfunktion der Organe, an denen Parathormon seine Wirkung entfaltet (Niereninsuffizienz, intestinale Malabsorption, Vitamin-D-Mangel). Die Parathormonkonzentration kann hierbei normal oder erhöht (sekundärer Hypoparathyreoidismus) sein. Die Ursachen der Hypokalziämie werden in Übersicht 31-6 zusammengefaßt.

Symptome. Die hypokalziämische Enzephalopathie wird nicht selten als mentale Retardierung, Demenz oder epileptisches Anfallsleiden fehldiagnostiziert. Katarakt, sowie Verkalkungen der Basalganglien sind auf die Diagnose hinweisend.

Charakteristische klinische Manifestationen umfassen gesteigerte neuromuskuläre Erregbarkeit und Tetanie. Diese können jedoch bei schleichender Entwicklung der Hypokalziämie fehlen. Patienten mit Hypokalziämie aufgrund von Hypoparathyreoidismus werden daher manchmal durch eine milde globale Enzephalopathie als einziges Symptom auffällig. Epileptische Anfälle werden häufig, v.a. bei Kindern, beobachtet. In weiter fortgeschrittenen

Übersicht 31-6. Ursachen der Hypokalziämie

Hypoparathyreoidismus

- Verminderte Parathormonsekretion
  - autoimmun,
  - chirurgische Entfernung,
  - Eisen- und Kupferüberladung.
- Funktionell
  - Hypomagnesiämie,
  - periphere Parathormonresistenz,
  - Pseudohypoparathyreodismus Typ Ia und Ib.

Normale und vermehrte Parathormonproduktion

- Niereninsuffizienz
- intestinale Malabsorption
- akute Pankreatitis
- osteoblastische Metastasen
- Vitamin-D-Mangel oder -Resistenz

Stadien kommt es zu Erregungszuständen, Delir, Halluzinationen und Sopor, selten, es sei denn postiktal, Koma. Hypokalziämieinduziertes Papillenödem und intrakranielle Drucksteigerung werden in der Literatur beschrieben. Pathophysiologische Mechanismen, die zum hypokalziämischen Pseudotumor cerebri führen, sind derzeit nicht bekannt.

Behandlung. Die akute symptomatische Hypokalziämie ist ein Notfall und sollte mit i.v.-Kalziuminfusion behandelt werden (10–20 ml 10%iger Kalziumglukonatlösung über 10–20 min. **Cave:** gleichzeitige Digitalismedikation!). Zur Therapie der chronischen asymptomatischen Hypokalziämie ist die orale Kalzium- und ggf. Vitamin-D-Supplementierung indiziert. Langfristig sollte die Therapie der die Hypokalziämie verursachenden Erkrankung angestrebt werden.

2.5.5 Hyperkalziämie

Hyperkalziämie ist definiert als pathologisch erhöhte Serumkonzentration des ionisierten Kalziumanteils (normal: 4,65–5,28 mg/dl, 1,16–1,32 mmol/l). Primärer Hyperparathyreoidismus oder maligne Erkrankungen sind die häufigsten Ursachen der Hyperkalziämie, ätiologisch spielen jedoch eine Reihe anderer Grunderkrankungen eine Rolle. Die Ursachen der Hyperkalziämie sind in Übersicht 31-7 zusammengefaßt.

Hyperkalziämie entsteht aufgrund von exzessivem Kalziumtransport aus dem Knochen in den Extrazellulärraum und durch verminderte renale Kalziumexkretion. Systemische [Parathormon, 1,25 $(OH)_2D$] und lokal wirksame Faktoren (Lymphokine und andere) regulieren die Kalziummobilisation aus

Übersicht 31-7. Ursachen der Hyperkalziämie

Vermehrte Parathormonproduktion
- Primärer Hyperparathyreodismus
  - sporadisch, familiär (multiple endokrine Neoplasie Typ I und II),
  - familiäre hypokalziurische Hyperkalzämie,
  - ektopische Parathormonsekretion durch Tumoren (sehr selten).

Normale Parathormonproduktion
- Tumorassoziiert
  - lokale osteolytische Hyperkalziämie,
  - humorale tumorassoziierte Hyperkalziämie („parathormon-related peptide"),
- Vitamin-D-assoziiert
  - Vitamin-D-Intoxikation,
  - Exzessive 1,25-$(OH)_2$-D-Produktion bei granulomatösen Erkrankungen.
- Andere Endokrinopathien
  - Thyreotoxikose,
  - Hypoadrenalinismus.
- Andere Ursachen
  - Immobilisation bei erhöhtem Knochenstoffwechsel (M. Paget),
  - akutes Nierenversagen mit Rhabdomyolyse,
  - Milch-Alkali-Syndrom (vermehrte Einnahme von Kalziumkarbonat).

dem Knochen. Niereninsuffizienz, Exsikkose, Arzneimittel, die die renale Kalziumausscheidung hemmen (Thiaziddiuretika), und Parathormon sind die klinisch relevanten Faktoren, die eine Hyperkalziämie hervorrufen.

Symptome. Diese sind Anorexie, Nausea, häufiges Erbrechen, Durst, Polyurie und Polydipsie. Peripher steht eine Muskelschwäche im Vordergrund (Patten et al. 1974). Bei manchen Patienten beobachtet man als Erstsymptom diffuse Kopfschmerzen als Zeichen einer milden globalen Enzephalopathie. Wahnwahrnehmungen und Veränderungen des Affektes können zur initialen Fehldiagnose einer psychiatrischen Erkrankung führen. In fortgeschrittenen Stadien kommt es zu Sopor und Koma. Das Auftreten von generalisierten oder fokalen Anfällen gilt als Ausnahme.

Behandlung. Die Notfallbehandlung der Hyperkalziämie kann ohne Vorliegen der Diagnose der zugrundeliegnden metabolischen Störung begonnen werden. Die Therapiemaßnahmen zielen auf die Steigerung der renalen Kalziumausscheidung und auf die Verminderung der Knochenresorption. Der Patient sollte mobilisiert und mit isotoner Kochsalzlösung volumensubstituiert werden. Nach ausreichender Volumengabe können Diuretika zur Steigerung der Na^+- und damit Ca^{2+}-Ausscheidung eingesetzt werden. Im Idealfall können mit Hilfe der forcierten Diurese 1–2 g Kalzium/Tag renal ausgeschieden werden. Die Knochenresorption kann durch Hemmung der Osteoklastenfunktion

(Calcitonin, Diphosphonate, Mithramycin und Galliumnitrat) beeinflußt werden. Bei der Behandlung von Vitamin-D- und durch spezifische Malignome (Myelom) induzierter Hyperkalziämie [Vitamin-D-Intoxikation, Überproduktion von $1{,}25(OH)_2D$ bei granulomatösen Erkrankungen] ist der Einsatz von Glukokortikoiden (40–100 mg Prednison/Tag) sehr effektiv.

3 Hypoxisch-hypotensive Enzephalopathie

Die hypoxische Enzephalopathie ist eine häufige und für den Patienten verheerende Komplikation unterschiedlicher Notfallsituationen. Ursachen sind:
1) Ersticken (Ertrinken, Strangulation, Aspiration, Kompression oder Obstruktion der Trachea),
2) Kohlenmonoxid- (CO-)Vergiftung,
3) Erkrankungen, die mit einer Lähmung der Atemmuskulatur einhergehen (Guillain-Barré-Syndrom, Poliomyelitis),
4) Erkrankungen des ZNS (Trauma, vaskuläre Erkrankungen, Enzephalopathien, Epilepsie) und
5) plötzlicher Abfall des Herzminutenvolumens (beispielsweise Asystolie, Arrhythmien, Lungenembolie, Schock (kardiogen, hypovolämisch, hämorrhagisch, septisch).

Allgemein wird die zerebrale O_2-Minderversorgung entweder durch einen Perfusionsdefekt (Ischämie) oder durch unzureichend zirkulierenden arteriellen O_2-Partialdruck (Hypoxie) bedingt.

Im wesentlichen läßt sich der Mechanismus der hypoxischen Hirnschädigung auf den Zusammenbruch der biologischen Oxidation in den Mitochondrien reduzieren. Die interstitielle Akkumulation von Laktat trägt weiterhin zur Gewebeschädigung bei. Das selektive Verteilungsmuster der strukturellen Läsionen schließt die arteriellen Grenzzonengebiete, Neokortex (Lamina 3, 4, und 6), Teile des Hippocampus, Striatums und des Zerebellums (Purkinje-Zellen) ein. Auf neuronalem Niveau wurde in diesen Regionen eine hypoxieinduzierte, initial reversible Membrandepolarisation durch Aktivierung der Kaliumionenkanäle beobachtet. Dauert der O_2-Mangel über einen längeren Zeitraum an, werden die elektrischen Membraneigenschaften irreversibel geschädigt. Die Entwicklung permanenter anatomischen Läsion wird durch exzitatorische Aminosäuren potenziert (Calabresi et al. 1995).

Diagnostik. In der CT und MRT können die selektiven Läsionen v.a. in den Basalganglien dargestellt werden. Bei schwerer Hypoxie fallen zusätzlich die Aufhebung der Rinden-Mark-Grenze, sowie Hirnschwellung auf (Abb. 31-1).

Das EEG zeigt unterschiedliche Grade von Allgemeinveränderung bis zur isoelektrischen Aktivität und gelegentlich generalisierte epilepsietypische Potentiale (s. Kap. 12).

Symptome. Klinisch äußern sich leichte hypoxische Zustände (z.B. Höhenkrankheit) lediglich in Kopfschmerzen, Konzentrationsschwäche, Verlust des

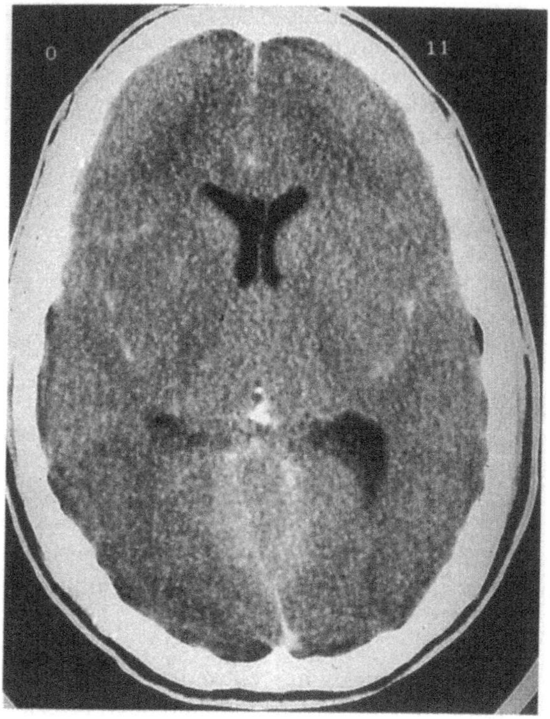

Abb. 31-1. CT eines 48jährigen Patienten 6 h nach Reanimation. Globale Hirnschwellung mit Auspressen der äußeren Liquorräume; Verlust der Rindenmarkgrenze und fehlende Abgrenzbarkeit der Kerngebiete. Die Gefäße und die duralen Strukturen (Tentorium) sind relativ zu hyperdens

Urteilsvermögens und Koordinationsstörungen. In diesen Fällen ist die neurologische Symptomatik reversibel. Neuropsychologisch können leichte Defizite des visuellen und verbalen Langzeitgedächtnisses als Folgesymptom auftreten. Bei schwerer Hypoxie oder Anoxie verliert der Patient innerhalb weniger Sekunden das Bewußtsein. Werden Oxygenierung des Blutes und der Herz- und Kreislauffunktion nach 3–5 min wiederhergestellt, kann der Patient vollständig genesen. Dauert die Hypoxie länger als 5 min an, muß mit permanenten Schädigungen gerechnet werden.

Klinisch läßt sich das Ausmaß und die Dauer der Hypoxie oft schwer abschätzen, da auch reduzierte Herz- und Kreislauffunktionen für die zerebrale Perfusion u. U. ausreichend sein können. Kommt es zu einer schweren hypoxischen Schädigung, stabilisieren sich Spontanatmung, Herz- und Kreislauffunktionen innerhalb von Minuten, während der bewußtlose Zustand persistiert. Man beobachtet in diesem Stadium das Auftreten von generalisierten epileptische Anfälle oder isolierten Myoklonien, die den O_2-Bedarf des Gehirns noch weiter erhöhen. Es kommt zum Ansteigen der Körpertemperatur, Hypertension und zerebraler Vasodilatation. Persistiert die Bewußtlosigkeit, zeigt der Patient spontan oder auf Schmerzreize die Dezerebrationssynergismen.

Wird das Akutstadium überlebt, erlangen die Patienten den Wachheitszustand, jedoch nicht das Bewußtsein wieder. Bei Patienten mit diesem sogenannten apallischen Syndrom beobachtet man eine teilweise oder komplette

Schädigung des zerebralen und zerebellären Kortex bei intakten Hirnstammfunktionen. Nicht selten überleben Patienten mit dieser Läsion den initialen Insult über Wochen und sogar Jahre.

Ist die zerebrale hypoxisch-ischämische Schädigung weniger schwer, erlangt der Patient nach einer komatösen Phase das Bewußtsein wieder. In der posthypoxischen Phase beobachtet man Verwirrtheitszustände, visuelle Agnosie und verschiedene Arten von Bewegungsstörungen (Aktions- oder Intentionsmyoklonus - Lance-Adams-Syndrom -, Rigor, Choreoathetose). Einige Patienten erlangen nach dieser Phase neurologische Symptomfreiheit, bei anderen kommt es zu permanenten neurologischen Defiziten. Klinische Kriterien, die eine Prognose über das Ausmaß der Langzeitfolgesymptomatik bei Patienten mit hypoxischischämischer Hirnschädigung zulassen, werden in Kap. 51 dargelegt.

Behandlung. Im Akutstadium der Hypoxie ist das primäre Behandlungsziel die Wiederherstellung einer suffizienten Zirkulation sowie der kardiorespiratorischen Funktionen, um dadurch der Entwicklung einer irreversiblen zerebralen Schädigung vorzubeugen. Nach kardiopulmonaler Stabilisierung bieten die kontinuierliche Hypothermiebehandlung über 48–72 h und der Einsatz von neuroprotektiven Substanzen neue Therapieoptionen, um metabolisch ausgelöste strukturelle Läsionen des ZNS zu minimieren.

4 Hypertensive Enzephalopathie

Die Hochdruckenzephalopathie kann die arterielle Hypertonie unabhängig von der zugrundeliegenden Ursache (chronische Niereninsuffizienz, akute Glomerulonephritis, Eklampsie, Phäochromozytom, M. Cushing, Karzinoid u. a.) komplizieren. Die meisten Patienten mit hypertensiver Enzephalopathie haben einen abrupten, manchmal nur transitorischen Blutdruckanstieg. Diagnostische Schwierigkeiten gibt es häufig bei jungen schwangeren Patientinnen, wenn die Basisblutdruckmessung normotone Werte anzeigt und hypertone Spitzen nicht registriert werden.

Der akute Anstieg des systemischen Blutdrucks löst eine Störung der zerebralen vaskulären Autoregulation aus. Es kommt zu Inhomogenitäten der Hirndurchblutung mit regionaler Vasodilatation oder Vasokonstriktion der intrazerebralen Gefäße, wobei davon besonders die arteriellen Grenzzonen betroffen sind. Die Entwicklung einer Blut-Hirn-Schranken-Störung führt zu fokalem Transsudat im Extrazellulärraum (vasogenes Ödem), und es entstehen petechiale Blutungen besonders der parietookzipitalen und okzipitalen Lappen (Johansson 1983). Neuropathologisch findet man in der hinteren Schädelgrube die Residuen intrakranieller Drucksteigerung und Ringblutungen um Kapillaren, die durch fibrinoides Material okkludiert sind. Der Grund für die vermehrte Vulnerabilität des von der A. cerebri posterior versorgten Hirngewebes ist unklar.

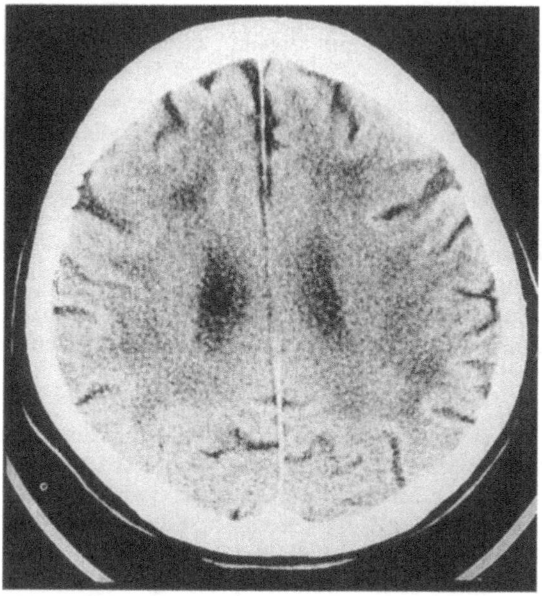

Abb. 31-2. CT eines 72jährigen Patienten mit langer Hypertonusanamnese. Die flächigen subkortikalen Dichteminderungen sind Folge der mikroangiopathischen Enzephalopathie (*SAE*)

Diagnostik. In der kranialen Computertomographie (CT) und Magnetresonanztomographie (MRT) stellen sich ausgedehnte symmetrische Marklagerödeme mit Betonung der Okzipitallappen dar. Mit Hilfe der MRT lassen sich zusätzlich fokale kortikale hyperintense Signale nachweisen. Ähnliche Befunde treten in Basalganglien, Zerebellum und Hirnstamm auf. Obwohl die Veränderungen bilateral auftreten, ist deren Ausdehnung, sowie die entsprechenden klinischen Manifestationen häufig asymmetrisch (Abb. 31-2).

Eine permanente zerebrale Infarzierung läßt sich differentialdiagnostisch ausschließen. Die Marklagerveränderungen sind nach therapeutischer Kontrolle der Hypertension teilweise oder komplett reversibel. Diese außer für die hypertensive Enzephalopathie auch für andere Erkrankungen (Eklampsie, Behandlung mit Immunsuppressiva, Niereninsuffizienz) charakteristischen neuroradiologischen Befunde werden zusammen mit den klinischen Manifestationen als reversibles posteriores Leukenzephalopathiesyndrom bezeichnet.

Symptome. Klinische Manifestationen der Hochdruckenzephalopathie sind Kopfschmerzen, kognitive Störungen, Verwirrtheit, Nausea und Erbrechen, epileptische Anfälle und verschwommenes Sehen. Zusätzlich zu diesen globalen zentralnervösen Symptomen können permanent oder transitorisch fokale Symptome, wie primär fokale Anfälle, Hemiparese, Aphasie und Hemianopsie, auftreten. Differentialdiagnostisch sollte immer eine zerebrale Blutung oder Infarzierung ausgeschlossen werden.

Die visuellen Symptome können durch hypertonieinduzierte Vasospasmen der A. centralis retinae, Netzhautblutungen und -exsudate oder Papillenödem bedingt sein. Charakteristisch für das reversible posteriore Leukenzephalopathiesyndrom sind Schädigungen der primären Sehrinde und der optischen Assoziationsgebiete, was sich klinisch als kortikale Blindheit, die vom Patienten manchmal nicht realisiert wird (Anton-Syndrom), oder visueller Neglect manifestiert. Der Liquordruck und Liquorproteingehalt (>100 mg/dl) sind häufig erhöht.

Behandlung. Durch die erfolgreiche Einstellung des Blutdrucks sind die klinischen Symptome in den meisten Fällen innerhalb von wenigen Tagen reversibel. Ziel der antihypertensiven Therapie im Akutstadium (innerhalb der ersten Minuten bis Stunden) ist es, den arteriellen Mitteldruck um etwa 25% oder den diastolischen Blutdruck auf 100–110 mmHg zu senken. Invasives Monitoring auf der Intensivstation ist erforderlich, um exzessive und abrupte Blutdruckabfälle und damit das Risiko der zerebralen Minderdurchblutung und Koronarinsuffizienz möglichst zu vermeiden. Initial kann sublingual Nifedipin (5–10 mg) oder Nitroglycerin (0,8 mg als Kapsel oder 0,4 mg als Aerosol 1–3 Hübe) gegeben werden.

Reichen diese Maßnahmen nicht aus, kann die Behandlung mit Clonidin (0,075–0,15 mg i.v. oder s.c.), Hydralazin (5–10 mg i.v. als Bolus alle 20 min, maximal 20 mg), Labetalol oder anderen β-Blockern (20–80 mg als i.v.-Bolus alle 5–10 min; max 300 mg) oder Urapidil (i.v. 9–30 mg/h nach Wirkung) versucht werden. Versagen diese Maßnahmen, sollte mit Natriumnitroprussid (0,5–10 μg/kgKG/min i.v.) behandelt werden. Da dies eine stark vasodilatierende Substanz ist, kann es als Nebenwirkung zu einem weiteren intrakraniellen Druckanstieg kommen.

5 Hepatische Enzephalopathien

Hepatische Enzephalopathien sind komplexe neuropsychiatrische Syndrome, die verschiedene Leberkrankheiten (enzymatische Defekte des Harnstoffzyklus, akute und chronische Lebererkrankungen, spontane oder iatrogene portosystemische Shuntbildungen) komplizieren können. Pathophysiologisch und klinisch läßt sich eine Einteilung in die folgenden Hauptformen vornehmen:

5.1 Akute hepatische Enzephalopathie

Ammoniak gilt als das wichtigste Neurotoxin in der Pathogenese dieser schweren metabolischen Enzephalopathie. Die hepatozelluläre Funktionsstörung führt zur systemischen Akkumulation von Ammoniak, das sich bei im Leberversagen erhöhter Permeabilität der Blut-Hirn-Schranke auch zerebral in toxischen Konzentrationen anreichert. Ammoniak wirkt direkt und indirekt toxisch auf das ZNS.

Die Blockade des postsynaptischen Chloridausstroms beeinträchtigt die postsynaptische Inhibition. Inhibitorische Neurotransmitter sind dadurch wirkungslos. Die exzitatorische synaptische Übertragung wird durch ammoniakinduzierte Veränderungen des Glutamatstoffwechsels gehemmt. Millimolare Ammoniakkonzentrationen, wie sie im fulminanten Leberversagen auftreten, reduzieren die Aktivität der Alphaketoglutaratdehydrogenase und führen damit zusätzlich zur zerebralen Energiedepletion.

Nach neuronaler Freisetzung erfolgt die Inaktivierung des exzitatorischen Neurotransmitters Glutamat durch Transport in perineuronale Astrozyten, wo Glutamat via Glutaminsynthetase zu Glutamin amidiert wird. Bei hepatischer Enzephalopathie wird ein Anstieg der Glutaminkonzentration im Hirngewebe wie auch im Liquor beobachtet. Im akuten Leberversagen nimmt die Kapazität des astrozytären Glutamattransporters ab.

Im akuten oder fulminanten Leberversagen tritt die Enzephalopathie im Zeitraum von weniger als 8 Wochen nach Erstmanifestation der Lebererkrankung auf. Charakteristisch für die akute hepatische Enzephalopathie ist eine rapide Verschlechterung der neurologischen Symptomatik. Innerhalb von Stunden oder wenigen Tagen kann eine leichte qualitative Bewußtseinsstörung in Sopor oder Koma übergehen. Spontane Hyperventilation der Patienten ist ein wichtiges Kennzeichen der hepatischen Enzephalopathie und kann in jedem klinischem Stadium beobachtet werden. Tabelle 31-1 gibt die Stadieneinteilung nach klinischen und elektroenzephalographischen Kriterien wieder.

Die Entwicklung eines diffusen Hirnödems, progredienter intrakranieller Drucksteigerung mit konsekutiver Abnahme der zerebralen Perfusion und transtentorieller Herniation gilt als häufige Komplikation der akuten hepatischen Enzephalopathie in Stadium 3 und 4 (s. Tabelle 31-1).

Tabelle 31-1. Stadieneinteilung der Hepatischen Enzephalopathie

Grad	*Quantitatives Bewußtsein*	*Qualitatives Bewußtsein*	*Neurologische Zeichen*	*EEG*
0	– normal	– normal	– normal	– normal
Subklinisch	– normal	– normal	– ZVT[a]	– normal
1	Schlafstörungen, unruhig	Vergeßlich, verwirrt, erregbar	Tremor, Dysdiadochokinese	Triphasische Wellen
2	Lethargie	Zeitliche Orientierungsstörung, Verhaltensauffälligkeiten	Asterixis, Dysarthrie, Ataxie, Hyporeflexie	Triphasische Wellen
3	Somnolenz bis Sopor	Örtliche Orientierungsstörung, Aggressives Verhalten	Asterixis, Dysarthrie, Ataxie, Gegenhalten, Rigor, Hyperreflexie	Triphasische Wellen
4	Koma	Entfällt	Hyperventilation, Hypoareflexie, Pyramidenbahnzeichen, Pupillenstörungen	δ-Aktivität

[a] Der Zahlenverbindungstest (ZVT) gilt als einfacher bettseitiger Test zur Feststellung der subklinischen hepatischen Enzephalopathie.

Diagnostik. Kranielle CT-Untersuchungen an den betroffenen Patienten zeigen verstrichene Rindenfurchen und zu späteren Zeitpunkten auch die Aufhebung der Mark-Rinden-Differenzierung. Als primäre Todesursache und spezifisches Kennzeichen von Patienten im Endstadium der hepatischen Enzephalopathie muß das Hirnödem jedoch kritisch betrachtet werden. Die neuroradiologischen Zeichen eines Hirnödems können sich nach der Transplantation bessern (Wijdicks et al. 1995). Das präterminal im Multiorganversagen beobachtete Hirnödem ist wahrscheinlich Ausdruck eines zellulären Hirnödems und folglich auch durch rechtzeitige Osmotherapie nicht vermeidbar.

Behandlung. Die Behandlung von Patienten im akuten Leberversagen zielt auf die Initiierung supportiver intensivmedizinischer Maßnahmen und die sofortige Evaluation für eine orthotope Lebertransplantation. Allgemeine Richtlinien zur Selektion von Patienten im fulminanten Leberversagen nach prognostischen Kriterien für eine Lebertransplantation wurden von O'Grady et al. 1989 vorgeschlagen. Patienten im Stadium 3 und 4 der hepatischen Enzephalopathie (s. Tabelle 31-1) sollten elektiv intubiert und kontrolliert beatmet werden. Zur Sedierung werden aufgrund der zentralen Hyperventilation Opiate (Fentanyl) bevorzugt.

Der Kalorienbedarf wird mit glukosehaltigen i.v.-Lösungen bei engmaschiger Kontrolle des Blutglukosespiegels gedeckt. Weiterhin sind Vitaminsupplementierung (einschließlich Vitamin K), Maßnahmen zur Prävention einer gastrointestinalen Blutung und die Gabe von Frischplasma von Bedeutung. Zur Reduktion von Ammoniakproduktion und -absorption sollten ureaseproduzierende Kolonbakterien durch Antibiotikagabe (Neomycin, Metronidazol) oder Laxanzien (Laktulose, Laktitol) gehemmt werden (s. auch Abschn. 5.2). Die Administration von Natriumbenzoat, das mit Glycin zu Hippurat verstoffwechselt und renal eliminert wird, kann ebenfalls zur Reduktion der systemischen Ammoniakkonzentration eingesetzt werden.

Trotz der damit verbundenen Komplikationen wird das Monitoring des intrakraniellen Drucks für Patienten im Enzephalopathiestadium 3 und 4 zur Diagnose und Osmotherapie des Hirnödems häufig empfohlen und angewandt. Die Interpretation und Relevanz der erhöhten Hirndruckwerte wird jedoch kontrovers diskutiert. Die frühzeitige Konsultation eines Lebertransplantationszentrums und erfolgreiche Transplantation vor Manifestation eines irreversiblen Hirnödems trägt signifikant zur Verbesserung der Überlebensrate und Normalisierung des neurologischen Status dieser Patienten bei.

5.2 Portosystemische Enzephalopathie

Die portosystemische Enzephalopathie ist die am häufigsten beobachtete Form der hepatischen Enzephalopathie und bezeichnet ein neuropsychiatrisches Krankheitsbild als Folge von portosystemischer Shuntbildung bei Leberzirrhose und portaler Hypertension oder portosystemischer Shuntoperation.

Symptome. Die klinische Symptomatik entwickelt sich häufig schleichend und beginnt mit Veränderungen des Schlaf-wach-Rhythmus, Persönlichkeitsveränderungen, Tremor, Unruhe, Agitation und Angstzuständen. Verwirrtheitszustände, Konzentrations- und Aufmerksamkeitsdefizite, Störungen der Motorik und Koordination (Asterixis, Ataxie, Dysarthrie, veränderter Muskeltonus, hyperaktive Muskeleigenreflexe) charakterisieren das fortgeschrittene, klinisch apparente Stadium. Somnolenz, Lethargie, Sopor und schließlich Koma können folgen.

Die portosystemische Enzephalopathie verläuft gewöhnlich episodisch und wird von charakteristischen Faktoren ausgelöst. Beispielsweise entwickeln etwa 50% der Patienten mit Klasse-C-Leberzirrhose (Child-Pugh-Klassifikation) und gastrointestinaler Blutung innerhalb von 48 h eine typischerweise gramnegative bakterielle Peritonitis oder Sepsis. Hypokaliämie und systemische Alkalose als Komplikationen der Aszitesbehandlung mit Diuretika führen zu vermehrter renaler Ammoniakproduktion und damit zu zerebral toxischen Ammoniakkonzentrationen.

Die Inzidenz der portosystemischen Enzephalopathie nach Anlage eines transjugulären intrahepatischen portosystemischen Shunts (TIPS) zur Behandlung rezidivierender Ösophagusvarizenblutung als Komplikation portaler Hypertension beträgt 25%. Frauen, Patienten über 60 Jahre oder Patienten mit signifikanter Hypoalbuminämie sind dabei häufiger betroffen. Eine Zusammenfassung der wichtigsten Auslösefaktoren gibt Übersicht 31-8.

Behandlung. Die therapeutischen Maßnahmen leiten sich aus den bisher bekannten pathophysiologischen Mechanismen zur Entstehung der portosystemischen Enzephalopathie ab:

1) Reduktion der Ammoniakproduktion und -absorption

- Die intestinale Ammoniakproduktion wird durch diätetische Proteinrestriktion und Hemmung der ureaseproduzierenden Bakterien im Kolon vermindert. Der minimale tägliche Proteinbedarf von Patienten mit Leberzirrhose liegt im Bereich von 0,8–1,0 g Protein/kgKG. Die therapeutische Restriktion der Proteinaufnahme über einen längeren Zeitraum unterhalb des Bedarfs sollte vermieden werden. Initial kann die Proteinaufnahme auf 20 g/Tag beschränkt werden und sollte dann alle 3–5 Tage um 10 g/Tag erhöht werden bis zum Erreichen einer größeren Proteintoleranz des Patienten.
- Diätetische und endogene Substrate, die zu Ammoniak metabolisiert werden, können aus dem intestinalen Lumen durch osmotisch wirksame, nichtresorbierbare Disaccharide, wie Laktulose (β-Galaktosidofruktose) und Laktitol (β-Galaktosidosorbitol), entfernt werden. Die laktuloseinduzierte Azidifizierung des Kolons reduziert zusätzlich die Ammoniakproduktion, da ureaseproduzierende Bakterien in diesem Milieu nicht überlebensfähig sind. Die Dosierung von Laktulose (30–60 g/Tag) oder alternativ Laktitol (30–45 g/Tag) richtet sich nach der Stuhlfrequenz (Ziel: 2–3/Tag; pH-Wert <6).
- Die orale Applikation von Antibiotika mit einem Wirkungsspektrum gegen ureaseproduzierende Bakterien, wie Neomycin (6 g/Tag), Metroni-

Übersicht 31-8. Auslösende Faktoren episodischer Enzephalopathie bei chronischer Leberzirrhose

- ***Vermehrte Ammoniakproduktion***
  - Diätfehler*,
  - Konstipation infolge Anorexie oder Flüssigkeitsrestriktion*,
  - gastrointestinale Blutungen*,
  - interkurrente Infektionen*,
  - Bluttransfusion,
  - Azotämie*.
- ***Vermehrte Diffusion von Ammoniak durch Blut-Hirn-Schranke***
  - Hypokaliämie*,
  - systemische Alkalose*,
- ***Reduzierte hepatische Elimination von Toxinen***
  - Dehydratation,
  - Flüssigkeitsrestriktion und diuretische Behandlung,
  - Diarrhö durch osmotisch wirksame Laxanzien,
  - Parazentese zur Aszitesentlastung,
  - arterielle Hypotension,
  - Blutverluste,
  - periphere Vasodilatation,
  - arterielle Hypoxämie,
  - Anämie
  - portosystemische Shuntbildung (spontan, chirurgisch, TIPS)*,
  - progressiver Leberparenchymverlust*,
  - hepatozelluläres Karzinom*.
- ***Aktivierung zentraler GABA-Rezeptoren***
  - Benzodiazepin-Medikation

* Häufige Ursache.

dazol (800 mg/Tag), Rifaximin (1200 mg/Tag) können ebenfalls die intestinale Ammoniakproduktion signifikant reduzieren. Eine Kombinationstherapie von nichtresorbierbaren Disacchariden und Antibiotika ist aufgrund der additiven Wirksamkeit sinnvoll.

2) Steigerung der Ammoniakmetabolisierung

- Ornithin und Aspartat sind die Hauptsubstrate zur Detoxifikation von Ammoniak zu Harnstoff beziehungsweise Glutamin. Kontrollierte Studien konnten zeigen, daß sowohl die enterale, wie parenterale Administration von Ornithinaspartat (3mal 9 g/Tag p.o.) signifikant die systemische Ammoniakkonzentration erniedrigen kann. Benzoat (Natriumbenzoat 10 g/Tag p.o.) oder Phenylacetat haben einen analogen Wirkmechanismus (Reaktion mit Glycin zu Hippurat beziehungsweise mit Glutamin zu Phenacetylglutamin).

3) Reduktion falscher Neurotransmitter

- Die Verabreichung von parenteralen Lösungen, die hohe Konzentrationen an verzweigtkettigen Aminosäuren aufweisen, aber arm an aromatischen Aminosäuren sind, soll die Produktion von falschen Neurotransmittern reduzieren. Kontrollierte Studien konnten bisher jedoch keinen eindeutig positiven therapeutischen Effekt auf den Verlauf der hepatischen Enzephalopathie nachweisen. Verzweigtkettige Aminosäuren können jedoch die Stickstoffbilanz bei mangelernährten Patienten mit verminderter Proteintoleranz verbessern.

4) Hemmung von Benzodiazepinrezeptoren

- Kontrollierte klinische und experimentelle Studien konnten eine kurzfristige Verbesserung des klinischen Enzephalopathieschweregrades nach Gabe des Benzodiazepinrezeptorantagonisten Flumazenil zeigen. Der Stellenwert endogener Benzodiazepine in der Pathogenese der hepatischen Enzephalopathie ist jedoch unklar.
- Erhöhte Konzentrationen an endogenen Benzodiazepinderivaten konnten nur bei einem kleinen Anteil der Patienten festgestellt werden, während eine Vielzahl der Patienten mit Leberzirrhose Benzodiazepine aufgrund klinischer Indikationen erhält. Bisher gibt es keine Studie, die einen eindeutigen Effekt der Benzodiazepinrezeptorantagonisten auf den neurologischen Status von Patienten mit hepatischer Enzephalopathie demonstriert.

5.3 Chronische hepatische Enzephalopathie

Die mit chronischer Leberinsuffizienz assoziierte hepatische Enzephalopathie bezeichnet ein chronisches, potentiell reversibles neuropsychiatrisches Krankheitsbild. In der Pathogenese scheint die Akkumulation von Mangan eine wichtige Rolle zu spielen. Mangan ist ein Neurotoxin mit hoher Affinität für das extrapyramidale System. Die neurotoxischen Wirkungen von Mangan können u. a. durch erhöhten Kalziumeinstrom via N-Methyl-D-Aspartat-Rezeptor-Kanäle und Hemmung der Atmungskettenphosphorylierung mit resultierender Energiedepletion erklärt werden.

Symptome. Neurologisch und neuropsychologisch stehen Persönlichkeits- und affektive Veränderungen, kognitive Defizite, Einbußen der Gedächtnisleistung, Sprechstörungen und Beeinträchtigungen von Motorik und Koordination im Vordergrund. Unbehandelt verläuft die chronisch-hepatische Enzephalopathie progredient.

Diagnostik. In der kraniellen Magnetresonanztomographie (MRT) zeigen sich hyperintense symmetrische Basalganglien- und Hypophysenveränderungen in den T_1-gewichteten Sequenzen. Die Art und Verteilung dieser MRT-Veränderungen in Verbindung mit atomabsorptionsspektroskopischen Untersuchungen der entsprechenden Hirnareale post mortem läßt darauf schließen, daß bei Leberzirrhose eine Manganakkumulation in den Basalganglien vorliegt.

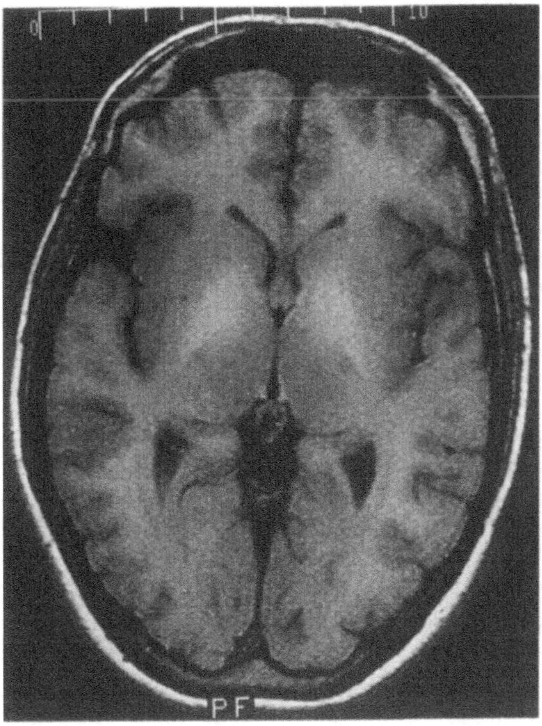

Abb. 31-3. T1-gew. MRT eines 38jährigen Alkoholikers mit hepatogener Enzephalopathie. Die Globi pallida sind deutlich hyperintens durch Manganablagerungen in den Kerngebieten. Allgemeine Hirnvolumenminderung

Die Mangankonzentration im Vollblut bei Patienten mit Leberzirrhose ist signifikant erhöht und korreliert mit der Signalintensität des Globus pallidus in der MRT (Abb. 31-3).

Diese Befunde legen eine Assoziation zwischen der Lokalisation der hyperintensen Läsionen in der MRT, den laborchemischen Ergebnissen und der neurologischen, insbesondere extrapyramidalen Symptomatik nahe. Den bisherigen Studien zufolge, wird die klinische Relevanz der MRT Signalveränderungen der Basalganglien kontrovers diskutiert, da sich keine eindeutige Korrelation zwischen neuropsychiatrischen Testscores und der MRT-Signalintensität des Globus pallidus ergibt. Nach erfolgreicher Lebertransplantation sind die klinischen Manifestationen und die MRT-Signalveränderungen innerhalb weniger Monate komplett reversibel.

Behandlung. Die Indikation zur Lebertransplantation unabhängig vom Ausmaß der Leberinsuffizienz besteht für Patienten mit therapierefraktärer hepatischer Enzephalopathie, die sich als Demenz oder schwere extrapyramidale Erkrankung manifestieren kann. Die therapeutischen Aspekte von Chelatbildnern bei der Behandlung der systemischen und zerebralen Manganakkumulation (beispielsweise Kalzium-Dinatrium-Ethylendiamintetraacetat, Natriumparaaminosalicylsäure) bei chronischer hepatischer Enzephalopathie müssen in longitudinalen Studien untersucht werden.

6 Renale Enzephalopathien

6.1 Urämische Enzephalopathie

Die urämische Enzephalopathie ist ein akutes oder subakutes Syndrom, das regelmäßig bei Patienten mit sich über einen kurzen Zeitraum entwickelnder schwerer Niereninsuffizienz beobachtet wird. Häufige Ursachen der akuten Niereninsuffizienz sind Ischämie bei Schock, Myoglobinämie, Kontakt mit nephrotoxischen Substanzen, thrombotisch-thrombozytopenische Purpura und andere.

Die differentialdiagnostische Abgrenzung der urämischen von der hypertensiven Enzephalopathie ist schwierig, da Urämie und Hypertension häufig assoziiert auftreten und die zerebralen Manifestationen beider Erkrankungen sehr ähnlich sind. Urämiebedingte Neurotoxine als pathophysiologisches Substrat der Enzephalopathie konnten bislang nicht identifiziert werden. In Neuronenkulturen hemmen Kreatininmetabolite (Guanidin, Methylguanidin, und Guanidinosuccinylsäure) die GABA- und glycinvermittelte Neurotransmission. Die urämiebedingten Veränderungen im Aminosäurestoffwechsel führen zu einer zusätzlichen Störung des Neurotransmitterstoffwechsels. Der neurotoxische Effekt von Parathormon bei sekundärem Hyperparathyreoidismus wird durch die erhöhte Kalziumaufnahme in Synaptosomen erklärt.

Symptome. Die urämiebedingten zerebralen Symptome sind zumeist uncharakteristisch und für die Diagnose nicht spezifisch. Die Kombination von Hyperventilation, Bewußtseinstrübung und Myoklonus macht jedoch die Diagnose der urämischen Enzephalopathie sehr wahrscheinlich. Im Frühstadium treten episodisch Gedächtnisstörungen, Verwirrtheits- und Erregungszustände, vermehrte Reizbarkeit und Somnolenz auf. Wahnvorstellungen, Halluzinationen und Delir können der Entwicklung von Sopor und Koma vorausgehen. Häufiger jedoch sind progrediente lethargisch-apathische Verwirrtheitszustände, die allmählich in Sopor oder Koma übergehen.

Respiratorische Veränderungen (Kussmaul-Atmung aufgrund metabolischer Azidose, präfinale Cheyne-Stokes-Atmung), fokale neurologische Symptome (z. B. Hemiparese), Tremor, Asterixis und fokale oder generalisierte Konvulsionen sind charakteristisch für das klinische Bild. Die während Wach- und Schlafphasen anhaltenden unwillkürlichen Bewegungen (Faszikulationen, Tremor, Myoklonus) sind arrhythmisch und können auf Muskelanteile, einzelne Muskeln oder Extremitäten begrenzt sein. Das Auftreten von generalisierten epileptischen Anfälle ist ein Zeichen der schweren Niereninsuffizienz oder eines plötzlichen Elektrolytungleichgewichts.

Diagnostik. Die kranielle Computer- und Magnetresonanztomographie bei Patienten mit chronischer Niereninsuffizienz zeigt regelmäßig eine zerebrale Atrophie. Ohne eine zusätzliche komplizierende hypertensive Enzephalopathie führt die Urämie nicht zu einem zerebralen Ödem.

Behandlung. Die Behandlung der urämischen Enzephalopathie hängt von der Genese der Niereninsuffizienz ab. Bei irreversibler oder progredienter Schädigung ist die Prognose ohne Dialysetherapie oder Nierentransplantation schlecht. Urämische Anfälle sprechen aufgrund der Hypoproteinämie auf verhältnismäßig niedrige Plasmakonzentrationen von antikonvulsiven Substanzen an. Phenobarbital ist ebenfalls zur Therapie urämischer Konvulsionen indiziert. Die Dosierung muß jedoch der reduzierten Clearance angepaßt werden. Das neurologische Syndrom ist nach Wiederherstellung der Nierenfunktion reversibel.

6.2 Dysäquilibriumsyndrom

Dieses Syndrom beschreibt einen Symptomenkomplex, der während und nach Hämo- und Peritonealdialyse bei 5–10% der Patienten auftritt. Pathophysiologisch scheinen osmotische Konzentrationsgradienten zwischen Hirngewebe und Plasma eine Rolle zu spielen. Im Tierexperiment war der Wasseranteil in der weißen Substanz um 75% und in der grauen Substanz um 50% erhöht, was die Hypothese eines Nettowasserübertritts von Plasma in Neurone und Gliazellen unterstützt.

Symptome. Ältere Patienten und Kinder sind häufiger davon betroffen. Kopfschmerzen, Nausea und Erbrechen, Muskelspasmen, nervöse Gereiztheit, Agitation, Schwindel und leichte Bewußtseinsstörungen sind charakteristisch für das Syndrom, bei schweren Verläufen kommt es zu zerebralen Krampfanfällen. Motorische Manifestationen sind Asterixis oder Myoklonien. Die Symptomatik tritt meist in der 3. Oder 4. Dialysestunde auf und hält einige Stunden oder maximal mehrere Tage an.

Behandlung. Das Dysäquilibriumsyndrom kann durch langsame Dialyseflußraten oder durch Steigerung der Osmolalität des Dialysates verhindert werden.

6.3 Dialyse-Enzephalopathie

Bei chronischen Dialysepatienten besteht eine kausale Beziehung zwischen der Dialyse-Enzephalopathie und einer zerebralen Aluminiumakkumulation. Durch Reduktion der Aluminiumkonzentration des Dialysates gehört die dialyseinduzierte Demenz praktisch der Vergangenheit an.

Symptome. Die progrediente Dialyse-Enzephalopathie oder Demenz als Komplikation der Langzeitdialyse beginnt mit Störungen des Sprachflusses und der Sprachmelodie. Dysarthrie, Aphasie oder Sprechapraxie, unwillkürliche faziale, später generalisierte Bewegungsstörungen mit Tremor und Dystonie, fokale und generalisierte Anfälle, Persönlichkeitsveränderungen und intellektuelle Einbußen folgen. Im Frühstadium der Erkrankung tritt die neurologische Symptomatik intermittierend nach der Dialyse, wenige Stunden anhaltend, auf. Innerhalb mehrerer Monate persistieren die Symptome und werden progredient. Das klinische Bild und der Krankheitsverlauf sind interindividuell sehr unterschiedlich.

Diagnostik. Das EEG ist immer pathologisch mit paroxysmaler oder periodischen Sharp-wave- oder Spike-wave-Aktivität, unterbrochen von τ- und δ-Aktivität. Die Liquoranalyse ist zumeist unauffällig, in Ausnahmefällen ist die Proteinkonzentration erhöht. Neuropathologisch fällt eine frontotemporal betonte vakuolige Degeneration der kortikalen oberflächlichen Schichten auf.

7 Enzephalopathie als Komplikation endokriner Störungen

7.1 Störungen des Glukosestoffwechsels

Störungen des Glukosestoffwechsels umfassen die diabetische Ketoazidose, das hyperosmolare nichtketotische Koma und die Hypoglykämie. Aufgrund der besonderen metabolischen Konsequenzen werden die diabetische Ketoazidose und das hyperosmolare Koma in Abschn. 2 abgehandelt.

7.1.1 Hypoglykämie

Die Auswirkungen der Hypoglykämie (Blutglukosekonzentration <45 mg/dl) lassen sich durch den Mangel an Substrat für die Produktion energiereicher Phosphate über Atmungskettenphosphorylierung und Glykolyse erklären. Der zerebrale Blutfluß, Glukose- und O_2-Verbrauch reagieren dabei unterschiedlich auf den Substratmangel. Der zerebrale Blutfluß bleibt auch bei kontinuierlich abnehmender Blutglukosekonzentration konstant oder steigt geringgradig an. Bei einer Blutglukosekonzentration von 1,7–2,5 µmol (31–46 mg%) ist das Bewußtsein meistens noch erhalten, die zerebrale Glukosemetabolisierung (CMR_{gl}) etwas reduziert bei normaler O_2-Utilisationsrate ($CMRO_2$).

Patienten im hypoglykämischen Koma zeigen eine Reduktion der $CMRO_2$, aber simultan eine disproportionale Abnahme der CMR_{gl}. Der respiratorische Quotient bleibt dabei annähernd konstant 1. Diese Befunde lassen darauf schließen, daß das Gehirn in hypoglykämischen Zuständen anstelle von Glukose andere Kohlenhydratsubstrate zur Gewinnung energiereicher Phosphate metabolisiert.

Es konnte gezeigt werden, daß auch bei schwerer Hypoglykämie kurzfristig normale Konzentrationen an ATP und Phosphokreatin im Hirngewebe aufrechterhalten werden können (Della Porta et al. 1964). Diese Befunde lassen darauf schließen, daß die hypoglykämische Enzephalopathie nicht ausschließlich durch den Mangel an „Brennstoff" erklärt werden kann. Die Akkumulation exzitatorischer Aminosäuren scheint eine wichtige pathogenetische Rolle zu spielen. Aufgrund der fehlenden Laktatproduktion und Verstoffwechselung von Aminosäuren führt die schwere Hypoglykämie durch

Desaminierung zum Ammoniakanstieg und damit zur Alkalisierung des Hirngewebes (Auer 1986).

Neuroradiologisch ließ sich mit Hilfe der kraniellen Computertomographie zeigen, daß das hypoglykämische Koma primär zur Schädigung der grauen Substanz führt (Iwai et al. 1987). Diese Befunde konnten histopathologisch im Tierversuch bestätigt werden. Kernspintomographisch wurden symmetrische, bilateral verteilte Läsionen der Basalganglien, Hippocampus, Kortex und/oder der Substantia nigra dargestellt. Der Thalamus war im Gegensatz zur hypoxischen Enzephalopathie nicht von der Läsion betroffen (Fujioka et al. 1997).

Differentialdiagnostisch ist die klinische Unterscheidung zwischen der reaktiven oder postprandialen oder der durch Fasten induzierten (postabsorptiven) Hypoglykämie wichtig. Eine reaktive Hypoglykämie wird häufig diagnostiziert und zeigt meist eine gastrointestinale Störung an. Der durch Fasten induzierten Hypoglykämie liegt meist eine spezifische metabolische Störung zugrunde. (Klassifikation der Hypoglykämien s. Übersicht 31-9.)

Übersicht 31-9. Differentialdiagnose der Hypoglykämie

Nüchternhypoglykämie

- Medikamentös
  - Insulin,
  - Sulfonylharnstoffe,
  - Alkohol,
  - Pentamidin,
  - Quinine,
  - Salicylate,
  - Propanolol,
- Organversagen,
  - Leberversagen,
  - Nierenversagen,
  - Herzversagen,
  - Sepsis,
  - Auszehrung.
- Hormonell
  - Hypophyseninsuffizienz,
  - Nebenniereninsuffizienz,
  - Glucagon- und Epinephrindefizienz (insbesondere bei Diabetes mellitus).
- Endogener Hyperinsulinismus
  - Insulinom.

Postprandiale Hypoglykämie

- Alimentäre Hypoglykämie
- Idiopathische reaktive Hypoglykämie
- Galaktosämie
- Fruktoseintoleranz

Symptome. Die klinischen Symptome des hypoglykämischen Zustandes lassen sich in adrenerge und neuroglykopenische Manifestationen einteilen. Adrenerge Symptome sind Tachykardie, Palpitationen, Blässe, Heißhunger, Schweißausbruch, Tremor, Angstgefühle, Unruhe. Frühe Symptome des zerebralen Glukosemangels sind Kopfschmerzen, Schwindel, Konzentrations- und Denkstörungen, Verwirrtheit, Dysphorie und Aggressivität. Im Verlauf beobachtet man visuelle Symptome, Parästhesien, reflektorisches orales Greifen, Paresen und andere motorische Störungen, Sprechstörungen, epileptische Anfälle, Lethargie bishin zu Sopor und Koma.

Blutglukosespiegel von etwa 10 mg/dl sind mit tiefem Koma, dilatierten Pupillen, Blässe, flacher Atmung, Bradykardie, und hypotoner Muskulatur assoziiert (medulläre Phase). Wird die Therapie vor diesem Stadium erfolgreich initiiert, ist die zentralnervöse Symptomatik des Patienten in der Regel komplett reversibel. Dauert die medulläre Phase über einen längeren Zeitraum an, besteht die Gefahr von Dauerschäden. In der Hypoglykämie können fokale Symptome im Vordergrund stehen, die einen Schlaganfall imitieren können.

Adrenerge „Warnsymptome" können bei Patienten mit schon lange bestehendem Diabetes mellitus oder bei langsam, aber kontinuierlich sinkender Blutglukosekonzentration sehr schwach ausgeprägt sein oder fehlen. Diese Patienten können vollkommen unerwartet eine schwere zentralnervöse Symptomatik entwickeln.

Behandlung. Die Therapie der Hypoglykämie orientiert sich am neurologischen Status, der Blutglukosekonzentration und dem klinischen Verlauf. Die orale Kohlenhydratgabe (z.B. 20 g Traubenzucker) ist für wache, orientierte Patienten üblicherweise ausreichend. Patienten mit Bewußtseinsstörung, bei Vorliegen einer Medikamentenüberdosierung oder Prädisposition zu prolongierter Hypoglykämie sollte i.v. Glukoselösung gegeben werden (initial 25–50 ml 50%, gefolgt von Glukose 5–10%, um einen Blutglukosespiegel >100 mg% aufrechtzuerhalten). Glukagon (1 mg i.m. oder s.c.) kann verabreicht werden, wenn Kohlenhydratgaben p.o. oder i.v. nur eingeschränkt möglich sind oder nicht toleriert werden.

7.2 Nebennierenrindeninsuffizienz

Die adrenokortikale Insuffizienz ist durch die fehlende Mineralokortikoid- und Glukokortikoidsekretion der Nebennieren gekennzeichnet. Die weltweit häufigste Ursache der primären adrenokortikalen Insuffizienz ist Tuberkulose, in industrialisierten Ländern hat diese Erkrankung bei der Mehrzahl der Patienten eine autoimmune Genese.

Symptome. Das klinische Bild wird hauptsächlich durch den Glukokortikoidmangel geprägt. Leitsymptome sind körperliche Schwäche und Abgeschlagenheit, Antriebsverlust, Gewichtsverlust, Übelkeit und Erbrechen, Abdominalschmerzen, Hypotonie und Hypoglykämie. Manifestationen des Mineralokortikoiddefizits sind Hyponatriämie, Hyperkaliämie und eine leichte metabolische Azidose. Durch die übermäßige ACTH-Sekretion stellt sich eine vermehrte Pigmentierung und damit Braunfärbung der Haut ein. Patienten mit unbehandelter adrenokortikaler Insuffizienz sind häufig prädelirant.

Die Addison-Krise ist durch schwere quantitative Bewußtseinsstörungen (Sopor, Koma), Schock, Hypotension und Hypovolämie und Hypoglykämie charakterisiert Aufgrund der Hyperkaliämie ist der Muskeltonus reduziert, die Muskeleigenreflexe hypoaktiv oder erloschen. Das Auftreten von generalisierten Krampfanfällen wird in Assoziation mit der Hyponatriämie gesehen. In der Literatur gibt es Fallberichte über das Auftreten eines diffusen zerebralen Ödems bei M. Addison.

Die Diagnose der akuten Addison-Krise ist schwierig, da die Kombination der klassischen Zeichen, Hyperkaliämie, Hyponatriämie und Hypotension, häufig fehlt. Die Anamnese, Serumcortisol- und -ACTH-Spiegel sind dann diagnostisch wegweisend.

Behandlung. Der Patient in der Addison-Krise bedarf einer intensivmedizinischen Überwachung und sofortiger Behandlung. Neben der Cortisolapplikation (100 mg Hydrokortison i.v. im Abstand von 4–6 h, bis sich der Patient klinisch stabilisiert) ist die Rehydrierung und Natriumsubstitution notwendig.

7.3 Schilddrüsenerkrankungen

7.3.1 Hypothyreose

Das klinische Syndrom der Hypothyreose wird durch die mangelhafte Schilddrüsenhormonsekretion ausgelöst. Oft liegt eine Hashimoto-Thyreoditis zugrunde. Die Hypothyreose führt zu einer Verlangsamung aller Stoffwechselvorgänge und zur Akkumulation von Mukopolysacchariden in der Haut (Myxödem). Das hypothyreote oder Myxödemkoma ist eine schwere und häufig letale Verlaufsform der Hypothyreose.

Symptome. Oft steht eine gehemmt depressive Symptomatik am Beginn der Enzephalopathie. Neben der Bewußtseinsstörung sind Hypothermie, pseudomyotone Muskeleigenreflexe, Bradyarrhythmie und Hypoventilation mit Hyperkapnie charakteristische klinische Zeichen. Das EEG ist diffus verlangsamt mit Hyper- oder Hypovoltage. Der akuten oder subakuten Entwicklung des Myxödemkomas gehen zumeist prädisponierende Faktoren voraus (Infektion, Herzinsuffizienz, Trauma, Kälteexposition, Verabreichung sedierender oder anästhesierender Medikamente). Die Diagnose wird durch laborchemische Schilddrüsenfunktionsuntersuchungen gesichert.

Behandlung. Bei Vorliegen der Verdachtsdiagnose Myxödemkoma sollte unmittelbar mit der intensivmedizinischen Behandlung begonnen werden. Thyroxin kann initial als 300–500 µg T_4-Bolus i.v. verabreicht werden (gefolgt von 100 µg T_4 i.v. einmal täglich als Erhaltungsdosis). Alternativ kann auch T_3 (10 µg T_3 i.v. im Abstand von 4 h) appliziert werden. Bei Verdacht auf sekundäre Hypothyreose, d.h. TSH-Mangel infolge Hypophyseninsuffizienz, sollte zusätzlich 100 mg Hydrokortison i.v. verabreicht werden. Weitere supportive Maßnahmen schließen die assistierte oder kontrollierte Beatmung, den Einsatz eines kardialen Schrittmachers und die Vermeidung weiterer Wärmeverluste ein.

7.3.2 Hyperthyreose

Die Hyperthyreose ist i.allg. durch eine Schilddrüsenhormonüberproduktion bei M. Basedow, autonomem Schilddrüsenadenom, Knotenstruma oder Thyreoiditis gekennzeichnet. Die thyreotoxische Krise ist ein akutes lebensbedrohendes Krankheitsbild, das bei hyperthyreoten Patienten im Zusammenhang mit Jodexposition, inadäquater Hyperthyreosebehandlung, chirurgischen Eingriffen, Infektionen, physischen und psychischen Steßsituationen auftreten kann.

Symptome. Neuropsychiatrische Symptome der Hyperthyreose sind Angst- und Erregungszustände, motorische Unruhe, Tremor und Hyperkinesien. Affektive Veränderungen sind von leichten Konzentrations- und Aufmerksamkeitsstörungen, sowie intellektuellen Beeinträchtigungen begleitet. In der thyreotoxischen Krise werden Verwirrtheits- und delirante Zustände, manische Syndrome, in manchen Fällen Sopor oder Koma, beobachtet. Fieber, tachykarde Rhythmusstörungen, Hypotension, Herzinsuffizienz und Zeichen eines akuten Abdomens sind weitere Manifestationen der thyreotoxischen Krise. Laborchemische Schilddrüsenfunktionsuntersuchungen sichern die Diagnose.

Behandlung. Die Behandlung der thyreotoxischen Krise hat in erster Linie die Blockade der Thyroxinsynthese und -ausschüttung zum Ziel. Propylthiouracil (400 mg p.o. im Abstand von 8 h) oder Thiamazol (160–240 mg i.v./24 h) sind indiziert. Eine sympathische Inhibition wird durch Applikation von β-Blockern erreicht (Propanolol i.v., Dosierung muß den kardiovaskulären Parametern angepaßt werden). Aufgrund des vermehrten Glukokortikoidstoffwechsels ist die Gabe von Hydrokortison (50–100 mg i.v.) sinnvoll. Supportive Maßnahmen schließen i.v.-Volumensubstitution, optimale Kalorienzufuhr, Sedierung, Antipyrese, O_2-Administration und Infektionsprophylaxe ein. Entsprechend dem klinischen Verlauf sollte der Zeitpunkt zur operativen Behandlung geklärt werden.

7.4 Hypophyseninsuffizienz

Die Hypophyseninsuffizienz ist durch eine verminderte Produktion von einem oder mehreren Hypophysenvorderlappenhormonen charakterisiert. Die klinische Symptomatik leitet sich von dem induzierten peripheren Hormonmangel (Hypothyreose, sekundäre Nebennierenrindeninsuffizienz, Hypogonadismus, Wachstumshormonmangel) ab. Die Ursachen der Hypophyseninsuffizienz sind kongenital (beispielsweise Kallmann-Syndrom), neoplastisch, infiltrativ (Sarkoidose, Tuberkulose), vaskulär (Hypophysenapoplexie, Post-partum-Nekrose), metabolisch (Anorexie) oder iatrogen (Radiatio, chirurgischer Eingriff).

Eine Hypophyseninsuffizienz kann in seltenen Fällen die Ursache von Sopor und Koma sein. Ist ein Tumor, symtomatisch oder asymptomatisch, die Ursache der Hypophyseninsuffizienz, kann dieser durch plötzliche Blutung oder Infarzierung zu Enzephalopathie führen. Das neurologische Krankheitsbild, das im Zusammenhang mit dem Hormonmangel steht, und analog die intensivmedizinischen Therapiemaßnahmen ergeben sich aus der Kombination von Nebennierenrinden- und Schilddrüseninsuffizienz.

Literatur

Adrogue H, Madias NE (1998) Management of life-threatening acid-base disorders. First of two parts. N Engl J Med 338:26–34

Adrogue H, Madias NE (1998) Management of life-threatening acid-base disorders. Second of two parts. N Engl J Med 338:107–111

Auer RN (1986) Progress review: Hypoglycemic brain damage. Stroke 17:699–708

Bilezikian JP (1989) Etiologies and therapy of hypercalcemia. Endocrinol Metab Clin North Am 18:389–414

Bilezikian JP (1988) Hypercalcemia. Dis Mon 34:737–799

Bourke E, Delaney V (1993) Assessment of hypocalcemia and hypercalcemia. Clin Lab Med 13:157–181

Butterworth RF (1996) The neurobiology of hepatic encephalopathy. Seminars in Liver Disease 3:235–244

Calabresi P, Pisani A, Mercuri NB, Bernardi G (1995) On the mechanisms underlying hypoxia-induced depolarization in striatal neurons. Brain 118:1027–1038

Cooper DJ, Walley KR, Wiggs BR (1990) Bicarbonat does not improve hemodynamics in critically ill patients who have lactic acidocis. Ann Intern Med 112:492–498

Della Porta P, Maiolo AT, Negri VU (1964) Cerebral blood flow and metabolism in therapeutic insulin coma. Metabolism 13:131–140

Fraser CL, Arieff AI (1997) Epidemiology, Pathophysiology, and Management of Hyponatremic Encephalopathy. Am J Med 102:67–77

Fraser CL, Swanson RA (1994) Female sex hormones inhibit volume regulation in rat brain astrocyte culture. Am J Physiol (Cell Physiol 36) 267:C909–C914

Fujioka M, Okuchi K, Hiramatsu K, Sakaki T, Sakaguchi S, Ishii Y (1997) Specific changes in human brain after hypoglycemic injury. Stroke 28:584–587

Herrera L, Kazemi H (1980) CSF bicarbonate regulation in metabolic acidosis: Role of HCO_3 formation in CSF. J Appl Physiol 49:778–783

Hinchey J, Chaves C, Appignani B et al. (1996) A reversible posterior leukencephalopathy syndrome. N Engl J Med 334:494–500

Iwai A, Sakamoto T, Kinoshita Y et al. (1987) Computed tomographic imaging of the brain after hypoglycemic coma. Neuroradiology 29:398–400

Johansson BB (1983) The blood-brain barrier and cerebral blood flow in acute hypertension. Acta Med Scand Suppl 678:107–112

Kitabchi AE, Murphy MB (1988) Diabetic ketoacidosis and hyperosmolar hyperglycemic non-ketotic coma. Med Clin N Am 72:1545–1560

Krieger D, Krieger S, Jansen O et al. (1995) Manganese and chronic hepatic encephalopathy. Lancet 346:270–274.

Krieger S, Jauß M, Jansen O, Theilmann L, Geißler M, Krieger D (1996) Neuropsychiatric profile and hyperintense globus pallidus on T1-weighted magnetic resonance images in liver cirrhosis. Gastroenterology 111:147–155

Lassen NA (1974) Control of cerebral circulation in health and disease. Circ Res 34:79–760

Lee JH, Arcinue E, Ross BD (1994) Brief report: organic osmolytes in the brain of an infant with Hypernatremia. N Engl J Med 331:439–442
McManus ML, Churchwell KB, Strange K (1995) Regulation of cell volume in health and disease. N Engl J Med 333:1260–1266
Miller AL (1985) Carbon dioxide narcosis. In: McCandless DW (ed) Cerebral energy metabolism and metabolic encephalopathy. Plenum Press, New York, pp 143–162
Mundy GR (1990) Incidence and pathophysiology of hypercalcemia. Calcif Tissue Int 46 (Suppl):3–10
Norenberg MD (1983) A hypothesis of osmotic endothelial injury. Arch Neurol 40:66–69
Ohlinger ML (1989) Disorders of calcium and magnesium metabolism. Emerg Med Clin North Am 7:795–822
O'Grady JG, Alexander GJM, Hayllar KM, Williams R (1989) Early indicators of prognosis in fulminant hepatic failure. Gastroenterology 97:439–445
Patten BM, Bilezikian JP, Mallette LE (1974) Neuromuscular disease in primary hyperparathyroidism. Ann Int Med 80:182–193
Riordan SM, Williams R (1997) Treatment of hepatic encephalopathy. N Engl J Med 337:473–479
Tien R, Arieff AI, Kucharczyk W et al. (1992) Hyponatremic encephalopathy: Is central pontine myelinolysis a component? Am J Med 92:513–522
Wijdicks EFM, Plevak DJ, Rakela J, Wiesner RH (1995) Clinical and radiologic features of cerebral edema in fulminant hepatic failure. Mayo Clin Proc 70:119–124
Zaloga GP (1992) Hypocalcemia in critical ill patients. Crit Care Med 20:251–262

Kapitel 32
Alkoholdelir und Wernicke-Enzephalopathie

V. Schuchardt, H.-C. Hansen

INHALT

1 Alkoholdelir

1.1 Einleitung

Der Alkoholismus ist mit einer Vielzahl interner und neurologischer Erkrankungen verbunden. Er stellt zudem einen bedeutenden pathogenetischen Faktor für nicht primär alkoholbedingte Leiden dar wie ZNS- und andere Traumata, entzündliche und vaskuläre Krankheiten des Zentralnervensystems, hirnorganische Anfälle und Intoxikationen. Deshalb sind Alkoholiker, die 3% der Normalbevölkerung ausmachen, mit etwa 20% der Aufnahmen auf internen und neurologischen Intensivstationen überrepräsentiert (Schuchardt 1988). Das Alkoholdelir ist neben der Wernicke-Enzephalopathie die wichtigste und gefährlichste Alkoholfolgeerkrankung. Drei Szenarien sind auf der neurologischen Intensivstation typisch:

1) Ein Alkoholkranker wird wegen einer andersartigen, nicht alkoholbedingten Erkrankung aufgenommen. Der Ausbruch eines (Entzugs)delirs muß verhindert werden.
2) Ein Alkoholiker bietet bei der Aufnahme ein Alkoholentzugssyndrom. Die Entwicklung eines vollständigen Delirs ist zu vermeiden.
3) Ein voll ausgebrochenes Alkoholdelir ist der Grund der Aufnahme auf die neurologische Intensivstation.

1.2 Klinik

Das Alkoholdelir bietet psychotische, neurologische und autonome Symptome. Drei Symptomkategorien sind zu unterscheiden (Pfitzer et al. 1988):

- Symptomgruppe des exogenen Reaktionstyps (organische Hirnfunktionsstörung)
  - Gedächtnisstörungen und Desorientiertheit,
  - Übererregbarkeit und Schlafstörungen,
  - affektive Störungen mit inadäquater Heiterkeit oder panischer Angst mit der Folge der Fremd- und Selbstgefährdung,
  - Bewußtseinsstörungen, selten ein Koma,
  - hirnorganische Anfälle.
- Symptomgruppe der halluzinatorischen Psychose
  - illusionäre Verkennungen, meist mit Bezug zum Alkohol,
  - Suggestibilität mit Ablesen vom leeren Blatt
  - optische, haptische und taktile, gelegentlich szenische Halluzinationen (der Delirkranke fühlt und sieht etwa Schlangen, Würmer, Ratten, Insekten, die er aufzunehmen versucht, selten weiße Mäuse). Diese produktiven Phänomene können den Kranken erheblich ängstigen und zur Selbst- und Fremdgefährdung beitragen.
- Symptomgruppe der neurovegetativen Entgleisung
  - Fieber bis 38,5 °C (höhere Temperaturen sind meist Folge entzündlicher Komplikationen),
  - Hypertonus bis 180/110 mmHg (höhere Blutdruckwerte haben meist andere Ursachen),
  - Tachykardie,
  - Schwitzen mit erheblichen Flüssigkeitsverlusten,
  - Tremor.

1.3 Pathogenese

Die jahrelange Aufnahme von 80–120 g reinem Alkohol pro Tag – oder regelmäßige Alkoholexzesse (Quartalstrinken) – sind die Voraussetzung für das

Alkoholdelir. Auslösend ist meist ein freiwilliger oder durch eine Erkrankung erzwungener, abrupter Alkoholentzug. Da Delirien auch bei nur milder Reduktion der Alkoholzufuhr oder im Alkoholexzeß vorkommen, ist bei allen Delirpatienten initial der Blutalkoholspiegel zu bestimmen. Erhöhte Alkoholspiegel machen eine sehr vorsichtige antidelirante Therapie erforderlich.

Nur 3–15% der Alkoholiker erleiden Delirien, 12–23% der Betroffenen wiederholt und in zunehmender Schwere, sog. Kindling-Effekt (Feuerlein 1967). Das Entzugsmodell, das nach Rommelspacher et al. (1991) stark vereinfacht wiedergegeben wird, stellt eine brauchbare Erklärung der Pathogenese und der Pharmakotherapie dar.

Die regelmäßige Alkoholzufuhr führt zu einer globalen Depression der Hirnfunktion, die Gegenregulationsmechanismen überdauern den Entzug und führen zur klinischen Symptomatik:

- Die unter chronischer Alkoholzufuhr vermehrte Aktivität des glutamatergen Systems bedingt im Entzug hirnorganische Anfälle. Therapeutisch wird Carbamazepin als antiglutamaterge Substanz eingesetzt.
- Die kompensatorisch herunterregulierte GABA-erge Hemmung wird im Entzug mit Agitiertheit und epileptischen Anfällen manifest. GABA-erge Medikamente wie Clomethiazol oder Benzodiazepine (prinzipiell auch Barbiturate) sind wirksam.
- Die inhibitorischen α_2-Rezeptoren sind beim Alkoholiker reduziert. Wird Alkohol entzogen, kommt es zur sympathischen Überaktivität mit Tachykardie, Hypertonus, Tremor und Schwitzen, zum sog. Noradrenalinsturm. Günstig beeinflußt werden diese Symptome durch β-Blocker oder den α_2-Rezeptor-Agonisten Clonidin.
- Der Reduktion der Dopaminrezeptoren folgt nach dem Alkoholentzug eine verzögerte, aber weit überschießende Vermehrung der Dopaminrezeptoren. Hierdurch erklärt sich das verzögerte Ausbrechen der produktiv psychotischen Symptomatik. Diese ist mit Neuroleptika zu behandelbar.
- Die alkoholbedingte cholinerge Insuffizienz bedingt kognitive Defizite. Weitere pathogenetisch bedeutsame Mechanismen sind eine vermehrte ADH-Sekretion mit der Gefahr des Hirnödems und die Sekretion falscher Neurotransmitter.

1.4 Differentialdiagnose

Die Differentialdiagnose des Alkoholdelirs umfaßt alle Störungen, die mit einem deliranten Syndrom einhergehen, also eine produktiv psychotische Symptomatik und vegetative Störungen bieten (Übersicht 32-1). Neben anderen Entzugssyndromen und akuten endogenen Psychosen sind es v. a. die körperlich begründbaren Psychosen bei primären Hirnerkrankungen, ebenso die bakteriellen und viralen Meningoenzephalitiden sowie zerebrovaskuläre Erkrankungen.

Sekundäre Hirnfunktionsstörungen aufgrund primär extrazerebraler Krankheiten können zur Fehldiagnose des Alkoholdelirs führen, vornehmlich bei hepatischen und anderen metabolischen Enzephalopathien. Die Möglich-

Übersicht 32-1. Differentialdiagnose des Alkoholdelirs

a)
- Wernicke-Korsakoff Syndrom
- Alkoholhalluzinose

b)
- Schizophrene oder manische Psychose

c)
- Medikamenten- und Drogenentzug
- pharmakogene Psychose (z. B. L-Dopa)
- Intoxikation mit Cholinesterasehemmern (z. B. E 605)

d)
- Bakterielle oder virale Meningoenzephalitis
- Epilepsie
- Durchgangssyndrome bei Hirnerkrankungen (z. B. Hirntumor)
- arteriosklerotische Verwirrtheit

e)
- Hyperthyreose
- hepatische und andere metabolische Enzephalopathien

keit des simultanen Auftretens von Alkoholdelir und akuter somatischer Erkrankung ist zu berücksichtigen. Die akute Erkrankung kann dann die Rolle des Delirauslösers haben (z. B. ZNS-Trauma), aber auch eine Delirkomplikation (z. B. Pneumonie) darstellen.

1.5 Therapie

Jedes delirante Syndrom stellt eine medizinische Notsituation dar. Das folgende Vorgehen bei der Aufnahme hat sich bewährt (Schuchardt u. Bourke 1994):
- Kontrolle und Stabilisierung der Vitalfunktionen,
- sicherer venöser Zugang, Blutentnahme für Routinelaborparameter, Blutalkoholspiegel, Blutgasanalyse, ggf. Drogenscreening aus dem Urin,
- körperliche Untersuchung, Allgemeinzeichen des Alkoholismus, Multimorbidität des Alkoholikers beachten (Pankreatitis, Hepatopathie, Pneumonie, Trauma?),
- exakte neurologische Untersuchung zum Ausschluß von Wernicke-Enzephalopathie, Meningoenzephalitis, ZNS-Trauma (okuläre Symptome, Herdzeichen, Anfallsfolgen?),
- Eigenanamnese – soweit möglich, Fremdanamnese (**cave**: Dissimulation),
- CCT/MRT sinnvoll, obligatorisch bei Anfällen und Herdzeichen, MRT notwendig bei Verdacht auf Wernicke-Enzephalopathie, Liquor zum Ausschluß einer Meningoenzephalitis,
- Vitamin B_1 50–100 mg i.m., erst dann glukosehaltige Infusionslösungen,
- bei Bedarf initiale Sedierung, spezifische Delirtherapie; Risiko der kumulativen Sedierung bei initial erhöhtem Blutalkohol.

1.5.1 Allgemeine Therapie

Wegen ihrer Unruhe, Desorientierung und Angst sollten die Delirpatienten in einer ruhigen, gut beleuchteten Umgebung behandelt werden. Die Benutzung von Handfesseln ist auf ein Minimum zu beschränken, da sie Angst und Agitiertheit vermehren können (Chick 1989). Die folgenden Faktoren sind besonders zu berücksichtigen:

- Dehydratation durch Schwitzen, Erbrechen, Fieber, evtl. unzureichendes Trinken bei vorausgeganger Abstinenz; 3000–4000 ml Flüssigkeitszufuhr/Tag unter ZVD-Kontrolle oft angemessen,
- inadäquate ADH-Sekretion mit der Gefahr des Hirnödems erwägen, exakate Bilanzierung erforderlich, ZVD, Bettwaage,
- Magnesiummangel stets anzunehmen, ausreichende Zufuhr von Magnesium und Spurenelementen,
- Hypokaliämie häufig, wohl nur Epiphänomen, adäquate Zufuhr,
- Hyponatriämie, falls vorhanden, nur langsam ausgleichen wegen Gefahr der zentralen pontinen Myelinolyse (Steigerung des Na^+-Spiegels um maximal 0,6 mmol/h),
- Vitamin-B_1-Mangel bei 50% der Alkoholiker, Gefahr der Wernicke-Enzephalopathie, initale B_1-Gabe vor Infusion glukosehaltiger Lösungen, danach 50–100 mg/Tag, zusätzlich Vitamin-B_6-Gabe.

Komplikationen sind bei der Multimorbidität der Alkoholiker häufig (Übersicht 32-2).

1.5.2 Spezifische Therapie

Die spezifische Therapie sollte sedieren, ohne die vitalen Schutzreflexe zu beeinträchtigen, die epileptische Krampfschwelle erhöhen, die autonome Überaktivität dämpfen und antipsychotisch wirksam sein, keine wesentliche Nebenwirkungen entwickeln und das Delir nicht verlängern. Die Behandlung erfolgt symptomorientiert und richtet sich nach dem Delirstadium (Tabelle 32-1).

Übersicht 32-2. Komplikationen des Alkoholdelirs

- Pneumonie
- Herzrhythmusstörungen
- Kreislaufschock
- Hypertonus
- hepatisches Koma
- Niereninsuffizienz
- Pankreatitis
- Rhabdomyolyse
- Multiorganversagen

Tabelle 32-1. Spezifische Behandlung von Alkoholentzugssyndrom und Alkoholdelir

I. Alkoholiker mit nicht alkoholbedingter Erkrankung auf der Intensivstation	
– unkomplizierter Verlauf: keine spezifische Behandlung	
– wenn Sedierung erforderlich: GABA-erge Substanz (Benzodiazepin) mit einsetzen	
– Alkoholdelir *oder* hirnorganische Anfälle in Anamnese: Carbamazepin 3×200 mg p.o. oder wie unter II	
II. Unvollständiges Delir/Alkoholentzugssyndrom	
Carbamazepin	2 Tage 4mal 200 mg, 2 Tage 3mal 200 mg, 2 Tage 2mal 200 mg p.o.
oder	
Diazepam	4- bis 6mal 10 mg/Tag p.o., Reduktion um 10%/Tag *oder* 3mal 20 mg im Abstand von 2 h („loading dose")
oder	
Chlordiazepoxid	4- bis 6mal 25–50 mg/Tag, Reduktion um 20%/Tag *oder* 3mal 100 mg im Abstand von 2 h („loading dose")
oder	
Clomethiazol	4mal/Tag 2 Kapseln à 192 mg p.o., Reduktion nach Klinik
III. Vollständiges Delir	
Clomethiazol	6- bis 8mal (maximal 12mal) 2 Kapseln à 192 mg/Tag p.o.
plus	
Haloperidol	3- bis 6mal 5–10 mg/Tag p.o. *oder* i.v.
oder	
Diazepam	6mal 10 mg/Tag p.o.
plus	
Haloperidol	3- bis 6mal 5–10 mg/Tag p.o. *oder* i.v.
IV. Lebensbedrohliches Delir (vollständiges Delir, orale Therapie unzureichend)	
Clomethiazol	0,8%ige Lösung i.v., 20–80 ml/h, maximal 2000 ml/Tag
plus	
Haloperidol	6mal 10 mg/Tag i.v.
oder	
Diazepam	120–240 mg/Tag i.v. (kontinuierlich *oder* als Boli)
plus	
Haloperidol	6mal 10 mg/Tag i.v.
oder	
Diazepam	120–240 mg/Tag i.v. (kontinuierlich *oder* als Boli)
plus	
Droperidol	bis 200 mg/Tag i.v.
oder	
Midazolam	bis 20 mg/h, nach Wirkung
plus	
Droperidol	bis 200 mg/Tag i.v.
fakultativ zusätzlich	
Clonidin	initial 0,025 mg/h i.v., Dosis bei Bedarf erhöhen

Alkoholiker auf der Intensivstation. Wird ein Alkoholiker wegen einer andersartigen Erkrankung auf der Intensivstation behandelt, besteht die Gefahr eines Entzugsdelirs. Grundsätzlich ist unter intensiver pflegerischer Betreuung und Überwachung und prophylaktischer Vitamin-B_1-Gabe (100 mg/Tag p.o.) noch keine spezifische Delirprophylaxe erforderlich. Ist eine Sedierung indiziert, sollte diese eine GABA-erge Substanz (Benzodiazepine, ggf. Barbiturate, evtl. Clomethiazol) umfassen. Sind hirnorganische Anfälle (im Sinne von Gelegenheitsanfällen) bekannt oder hat der Patient bereits ein oder mehrere Delirien durchgemacht, ist eine Prophylaxe mit Carbamazepin, einem Benzodiazepin oder Clomethiazol indiziert. Die Gabe von Alkohol ist prinzipiell wirksam, sollte aber vermieden werden (s. unten).

Unvollständiges Delir/Alkoholentzugssyndrom. Das unvollständige Delir (Klinikjargon: Prädelir) manifestiert sich mit vegetativen Symptomen in Form von Tremor, Schwitzen, Unruhe und Schlafstörungen oder mit flüchtigen, zumal abendlichen Halluzinationen.

Die Entwicklung eines vollständigen Delirs kann in der Regel mit Carbamazepin, einem Benzodiazepin oder Clomethiazol (zusätzlich Vitamin B_1) verhindert werden. Wirksam dürfte auch die Applikation von 25% der bisherigen täglichen Alkoholmenge sein (Lineaveaver et al. 1988). Sie ist aus pädagogischen Gründen grundsätzlich abzulehnen. Alkohol beeinflußt ein bereits ausgebrochenes Delir nicht mehr („point of no return").

Vollständiges Delir. Das vollständige Delir bietet produktiv psychotische Phänomen und Symptome des exogenen Reaktionstyps mit Agitiertheit, Angst, Desorientierung, ggf. Bewußtseinsstörungen, zusätzlich Symptome der vegetativen Entgleisung. Das vollständige Delir stellt eine Indikation zur Behandlung auf der Intensivstation dar. Die orale Gabe von Clomethiazol und Benzodiazepinen als GABA-erge Substanzen ist v.a. gegen Agitiertheit, delirante Unruhe und epileptische Anfälle wirksam. Die produktiv psychotische Symptomatik ist mit der zusätzlichen oralen Applikation von Neuroleptika (Haloperidol) spezifisch zu beeinflussen (Finzen u. Kruse 1980; Pfitzer et al. 1988).

Schwere Delirverläufe machen die parenterale Applikation von Clomethiazol oder einem Benzodiazepin zusammen mit einem parenteralen Neuroleptikum (Haloperidol, Dihydrobenzperidol) erforderlich. Ergänzend ist der parenterale Einsatz des α_2-Agonisten Clonidin bei schwerer vegetativer Entgleisung angezeigt.

Andere delirante Syndrome. Entzüge bei Benzodiazepin- und Barbituratabhängigkeit ähneln dem Alkoholentzugssyndrom, die vegetative Symptomatik ist allerdings meist geringer ausgeprägt (trockenes Delir). Therapie der Wahl ist die Substitution mit einer kreuztoleranten Substanz und deren langsames Auschleichen. Die Behandlung des manifesten Delirs folgt den Regeln der Alkoholdelirtherapie. Opiatentzüge manifestieren sich typischerweise mit Übelkeit und Erbrechen sowie sympathikotonen Symptomen, die durch Clonidin unterdrückt werden. Eine Methadonbehandlung in einer geeigneten Institution ist zu erwägen. Halluzinogene wie Marijuana machen keine körperliche Abhängigkeit, so daß eine medikamentöse Entzugsbehandlung nicht erforderlich ist. Kokain- und Amphetaminentzüge erfordern ebenso meist keine Pharmakotherapie.

1.5.3 Besondere Aspekte einzelner antideliranter Substanzen

Carbamazepin ist in der Regel nur für unkomplizierte Entzugssyndrome ausreichend. Clomethiazol ist in seiner sedierenden und vegetativ stabilisierenden Wirkung potenter als Benzodiazepine (McGrath 1975). Überdosierungen kommen leichter vor als bei Benzodiazepinen, deshalb ist eine engmaschige

Überwachung essentiell. Parenteral darf Clomethiazol nur auf der Intensivstation eingesetzt werden. Hauptnebenwirkungen sind verstärkte Bronchialsekretion (kontraindiziert bei Lungenerkrankungen), Atemdepression und Hypotonie. Clomethiazol bietet ein Abhängigkeitspotential, deshalb muß es vor Entlassung des Patienten ausgeschlichen werden. Clomethiazol, Benzodiazepine und Alkohol sind kumulativ sedierend wirksam.

Benzodiazepine sind wegen der Sättigung der GABA-Benzodiazepin-Rezeptoren sicherer, aber weniger wirksam als Clomethiazol. Bevorzugt werden aufgrund ihrer langen Halbwertszeit Diazepam und Chlordiazepoxid, allerdings sind alle Benzodiazepine als äquivalent anzusehen (Sellers u. Kalant 1976). Die streng symptomgetriggerte Dosierung dürfte die Behandlungsdauer und die erforderliche Dosis vermindern, aufgezeigt von Saitz et al. (1994) für Chlordiazepoxid. Es besteht ein Abhängigkeitspotential. **Cave:** Benzodiazepine, Clomethiazol und Alkohol wirken kumulativ sedierend.

Neuroleptika sind wegen der Erniedrigung der Krampfschwelle, extrapyramidaler Nebenwirkungen, Verlängerung des Delirs und erhöhter Letalität als Monotherapeutika nicht vertretbar. In der Kombination mit Clomethiazol oder Benzodiazepinen wirken Neuroleptika dosissparend, ihre Nebenwirkungen spielen in der Kombinationsbehandlung keine wesentliche Rolle (Athen 1986; Pfitzer et al. 1988).

Clonidin wirkt vornehmlich auf die Hypertension und die Tachykardie. Es ist nur milde sedierend, nicht antikonvulsiv und nicht antipsychotisch wirksam. Es ist zur ergänzenden Behandlung schwerer Delirien gut geeignet.

Äthanol kann ein bereits ausgebrochenes Delir nicht mehr beeinflussen. Bei unvollständigen Delirien kann ihm eine Wirkung nicht abgesprochen werden. Sein Einsatz ist nicht zu befürworten, da er die Abstinenzbestrebungen des Patienten zunichte macht und gerade die biochemischen Prozesse unterhält, die zum Delir geführt haben.

Unzureichend ist eine Monotherapie mit β-Blockern, Kalziumantagonisten, Antiepileptika außer Carbamazepin. Paraldehyd und Barbiturate sind problematisch.

1.6 Prognose

Die Letalität des Alkoholdelirs konnte dank der gezielten Therapie von 10–20% auf nahe 0% gesenkt werden. Allerdings bleiben nur etwa 20% der Patienten nach dem Delir abstinent. Hierfür sind die Amnesie für das Delir und vielleicht eine zu optimierende psychosoziale Betreuung verantwortlich zu machen. Bei glaubhaft zum Entzug motivierten Kranken ist der Einsatz einer Anti-craving-Substanz, z.B. Acamprosat, zu erwägen.

Die aktuellen Entwicklungen der Entzugs- und Delirbehandlung befassen sich mit neuen GABA-Agonisten, NMDA(Glutamat)antagonisten, Kalziumkanalblockern, Dexamethason, Stickoxid. Anti-craving-Substanzen sollen nach dem Entzug den Drang nach Alkohol dämpfen: v.a. Opioidantagonisten wie Naltrexon, das GABA-Analogon Acamprosat, Serotonin-reuptake-Hemmer wie Fluoxetin (Übersicht bei Litten et al. 1996).

2 Wernicke-Enzephalopathie

2.1 Einleitung

Die Wernicke-Enzephalopathie (WE) tritt meist als Komplikation einer Malnutrition auf, wobei der Mangel an Vitamin B_1 (Thiamin) entscheidend ist. Diagnostisch ist die Trias organisches Psychosyndrom, okulomotorische Störung und Ataxie wegweisend. Fortgeschrittene B_1-Avitaminosen müssen bedacht werden, wenn bei unklaren Bewußtseinsstörungen die bildgebenden Untersuchungen keine Korrelate aufzeigen, besonders bei Patienten mit Malnutrition (z.B. Alkoholkranke). In Europa ist das „Beriberi" genannte Vollbild des Thiaminmangels mit Abmagerung, Ödemen, biventrikulärer Herzinsuffizienz und Polyneuropathie selten.

Die zu petechialen Einblutungen neigenden zerebralen Folgeschäden des Thiaminmangels betreffen vorwiegend die subkortikale graue Substanz in der Umgebung von III. und IV. Ventrikel (dorsales Mittelhirn, Zerebellum, Thalamus sowie Dienzephalon) und wurden 1881 von Wernicke als Polioencephalitis haemorrhagica superioris zusammengefaßt. Histologisch ähnliche Läsionen liegen beim M. Leigh (subakute nekrotisierende Enzephalomyelopathie) vor, wobei der Hirnstamm einen ausgedehnteren Befall aufweist und im Unterschied zur WE auch Basalganglien betroffen sind.

Angesichts der weitgehenden Reversibilität der Ausfälle bei frühem Therapiebeginn ist die Differentialdiagnose WE von besonderer Tragweite.

2.2 Auslöser und Pathophysiologie

Vitamin-B_1-Defizienz beeinträchtigt den zerebralen Energiestoffwechsel im aeroben Glukoseabbau über den Krebszyklus und den Pentosephosphatweg (Minderung der Transketolaseaktivität). Wenn das essentielle Koenzym Vitamin B_1 nicht ersetzt wird, treten nach vollständigem Verbrauch der energiereichen Phosphate vermehrte Laktatbildung und unausweichlich Zellnekrosen auf. Ein Glukoseüberangebot in dieser Situation kann sich durch den höheren Substratdruck am Koenzym nachteilig auswirken und den Krankheitsprozeß beschleunigen. Dies kann sich bei Injektion einer 20%igen Glukoselösung ohne Vitaminzusatz zur Klärung der Frage nach einem hypoglykämischen Koma fatal auswirken (Watson et al. 1981; Marinella 1997).

Als weitere pathogenetisch bedeutsame Faktoren wurden Parenchymschädigungen durch vermehrte Glutamatbildung (inaktive thiaminabhängige α-Ketoglutaratdehydrogenase, Mc Entee 1997) sowie das Auftreten freier O_2-Radikale genannt (Langlais 1997). Zur Erklärung individuell verschiedener Schwellen der Krankheitsauslösung werden genetisch determinierte Minderungen der Transketolaseaktivität diskutiert.

Thiaminmangel tritt bei Malnutrition gleich welcher Genese auf (Übersicht 32-3 und Tabelle 32-2). Bei der wichtigsten Ursache Alkoholkrankheit greifen gleich mehrere Faktoren ineinander: Mangelernährung, enterale Resorptionsstörung, mangelnde hepatische Speicherung. Weitere Ursachen sind

Übersicht 32-3. Auslöser einer Wernicke-Enzephalopathie

- Chronische Alkoholkrankheit
- Prolongierte parenterale Ernährung
- Malnutrition, Fasten und Hungern („Beriberi“)
- Hyperemesis und Anorexia nervosa
- Zustand nach Darmresektion
- Hämodialyse
- Malignome, Schwangerschaft

Tabelle 32-2. Ausgewählte klinische Zeichen der Malnutrition

Zeichen	*Mangel*
Generalisierte Muskelatrophie (initiale Hypalbuminämie)	Protein
Mundwinkelrhagaden, Nagelveränderungen (Koilonychie), nasolabiale Seborrhö	Vitamin B_2, B_6
Hauthyperkeratosen	Vitamin C, Zink

Störungen der Nahrungsaufnahme und -resorption wie auch gesteigerter Metabolismus. Die körpereigenen Thiaminspeicher sind 2 Wochen nach Beendigung der Zufuhr entleert.

2.3 Symptome und klinische Befunde

In frühen Stadien der Erkrankung treten akute und subakut verlaufende Enzephalopathiesyndrome mit unspezifischen psychorganischen Veränderungen, Ataxie und okulomotorische Störungen auf (Abb. 32-1).

Das hirnorganische Psychosyndrom beeinträchtigt als Allgemeinsyndrom v.a. Aufmerksamkeit, psychomotorisches Tempo, Merkfähigkeit und Orientierung, später auch die Vigilanz. Eine Leistungsminderung mit Lethargie und oft ausgeprägter amnestischer Komponente kann führen (z.B. wacher Patient, der nahestehende Angehörige nicht benennen kann), aber auch delirante Syndrome mit überhöhter Aufmerksamkeit, Agitiertheit und paranoid-inkohärenten Denkabläufen treten auf.

Die Okulomotorik kann nukleär und supranukleär auf mehreren Hirnstammniveaus gestört sein (Tabelle 32-3), typisch ist der akute Beginn beidseitiger Motilitätsstörungen (Leigh u. Zee 1991). Abduktionsschwächen, internukleäre Ophthalmoplegie, blickinduzierte Nystagmen aller Richtungen (typischerweise „downbeat“) und reduzierte bis asymmetrische, vestibulär geführte Augenbewegungen kommen vor. Horizontale und vertikale Blickparesen können sich zu einer kompletten Ophthalmoplegie vervollständigen. Pupillenstörungen sind dagegen selten. Der Thiaminmangel ist nicht selten Ursache des erworbenen Einwärtsschielens (bilaterale Abduzensparesen), wenn traumatische, entzündliche und neoplastische Grundlagen ausgeschlossen sind.

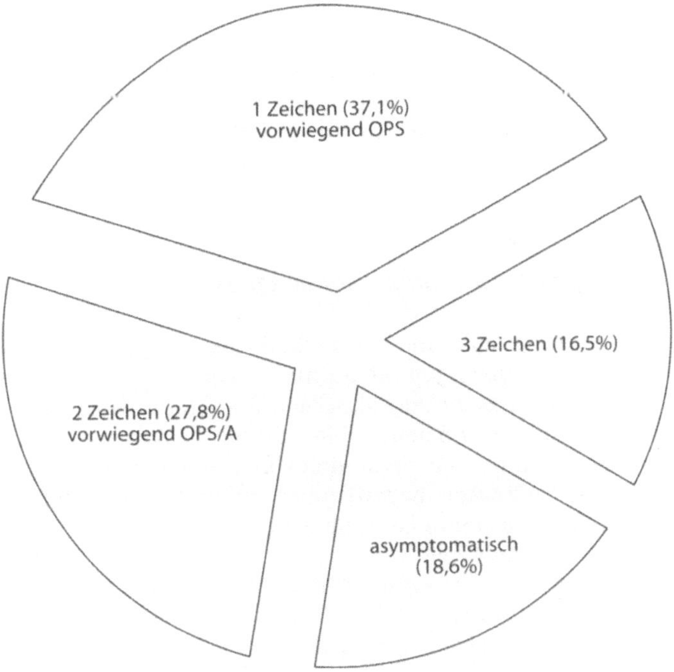

Abb. 32-1. Häufigkeiten der Einzelsymptome aus der Symptomtrias der WE; *OPS* organisches Psychosyndrom, *OMS* okulomotorische Störung, *A* Ataxie. (Nach Harper et al. 1986)

Tabelle 32-3. Okulomotorische Syndrome bei Wernicke-Enzephalopathie

Symptom	*Ort*	*Inzidenz*
Nystagmus	– multitop	85%
Bilaterale Abduzensparesen	– pontin-nukleär	54%
Konjugierte Blickparese	– pontin	25%
Pupillenstörungen	– mesenzephal	19%

Zeichen der Ataxie sind auf die Purkinje-Zellnekrosen (Oberwurmatrophie, Lobus anterior) zu beziehen. Vermehrtes Schwanken im Stand und Schwindel treten im Vorfeld aber auch als Zeichen der peripheren Nervenschädigung auf (Nn. vestibulares und Polyneuropathie). Auch der Sehnerv kann beteiligt sein. In fortgeschrittenen Verläufen findet man Störungen der Temperatur- und Kreislaufregulation als Ausdruck hypothalamischer Beteiligung.

Extrazerebral manifestiert sich gelegentlich der Thiaminmangel in Gestalt der „feuchten Beriberi“ als dekompensierte, digitalisrefraktäre Herzinsuffizienz mit fulminantem Lungenödem, z.B. beim kardiomyopathiekranken Alkoholiker. Allein auf Thiaminmangel zu beziehende, beinbetonte axonale Polyneuropathien sind bekannt (Victor et al. 1989).

Im intensivmedizinischen Umfeld können Thiaminmangelsyndrome fehlgedeutet werden, wenn ein ausgeprägtes Psychosyndrom bereits vorliegt und naheliegenderen Erklärungen wie Intoxikation, postiktualer Verlangsamung oder psychiatrischen Diagnosen zugeordnet wird. Okulomotorische Symptome und Ataxie sind in diesen Fällen maskiert und werden erst nach gewisser Besserung der Bewußtseinslage als thiaminmangelbedingte Residuen erkennbar.

2.4 Diagnose und Differentialdiagnose

Der Verdacht auf eine Wernicke-Enzephalopathie ist wegen des Auftretens mono- und oligosymptomatischer Formen (Abb. 32-1) bereits gegeben, wenn einzelne der genannten klinischen Symptome vorliegen. Er ist zur Einleitung der Therapie ausreichend. Eine rasche Besserung der Bewußtseinslage (binnen 30–60 min) und Okulomotorik (binnen 6–12 h) validiert die Verdachtsdiagnose nachträglich, wird aber oft durch zusätzliche neuropharmakologische Begleitumstände konfundiert.

Die Sicherung der Diagnose durch erniedrigte Serumvitaminspiegel und verminderte Erythrozyten-Transketolaseaktivität spielt in der intensivmedizinischen Praxis keine Rolle, da die Therapie schnellstmöglich beginnen soll. Bildgebende Nachweisverfahren können die Annahme einer WE stützen, diskrimieren aber nicht sicher gegen wichtige Differentialdiagnosen.

Die Differentialdiagnose umfaßt alle Psychosyndrome und komatösen Zustände, die ohne (Intoxikationen, Entzugssyndrome, psychiatrisch erklärbarer Stupor, Status epileptischer Anfälle, basiläre Migräne) und mit (Enzephalitiden, basiläre Perfusionsstörungen, Lymphome, infratentorielle Blutungen) pathologischen Befunden in bildgebenden Verfahren einhergehen.

Bei suchtkranken und hospitalisierten Patienten werden neu aufgetretene Psychosyndrome oft anderen Pathomechanismen zugeschrieben, bevor sich die WE durch Augenbewegungs- und Koordinationsstörungen zu erkennen gibt. Besonders bei einem Entzugsdelir offenbaren meist erst diese Symptome die zerebrale Avitaminose, die dann die Prognose (prolongiertes Psychosyndrom) im weiteren bestimmt. Insofern kann beim Alkoholkranken die genaue zeitliche Zuordnung des Beginns zerebellärer Symptome entscheidend sein (DD: spätalkoholische Atrophie). In der Intensivmedizin ist die Differentialdiagnose WE bei prolongierten Psychosyndromen in der Postoperativperiode zu bedenken.

Apparative Untersuchungen liefern vorwiegend unspezifische Veränderungen. Kernspintomographisch können symmetrisch periventrikulär gelegene hyperintense Zonen am thalamomesezephalen Übergang und Volumenminderungen der Corpora mamillaria nachgewiesen werden, die die Diagnose stützen. Das Fehlen dieser Befunde schließt die Diagnose keineswegs aus.

Liquoranalysen können eine leichte Schrankenstörung aufzeigen. Im EEG dominieren Verlangsamungen mit bilateral synchronen δ-Wellen, letztere als Ausdruck thalamomesenzephaler Funktionsstörungen. Ein normaler EEG-Befund sollte an eine psychiatrische Grunderkrankung denken lassen. Veränderungen der subpontin generierten FAEP-Komponenten (I–III) wurden bei WE beschrieben.

2.5 Therapie und Prognose

Die Wernicke-Enzephalopathie ist potentiell reversibel, wenn frühzeitig eine ausreichende Vitaminsubstitution erfolgt. Wegen der entleerten Vitamin-B_1-Speicher sind anfangs Dosen weit oberhalb des Tagesbedarfs (0,5 mg/1000 kcal) zu applizieren.

Therapeutisch werden zum schnellen Erreichen hoher Vitamin-B_1-Spiegel Tagesdosen von 300–500 mg in 3 Einzelgaben i.v. appliziert. Gelegentlich sind Schockzustände bei hochdosierter Vitaminsubstitution beobachtet worden, die an anaphylaktische Komplikationen erinnern. Nach Besserung der Symptomatik ist der Wechsel auf eine orale Substitution mit 50–100 mg/Tag zu erwägen (Frage nach Resorptionsstörung).

Prophylaktisch wird Vitamin B_1 generell bei längerer parenteraler Ernährung in Intensivstationen verabreicht, meist als Multivitaminpräparat. Da ein unzureichend gedeckter Thiaminbedarf bei gesteigertem Metabolismus sekundäre Zerebralschäden bedingen kann (beschrieben nach Delir und Schädel-Hirn-Trauma, Ferguson 1997), geben wir z.B. Intensivpatienten im Postaggressionsstoffwechsel Thiamin, wenn sie neurologisch nicht beurteilbar sind und klinische Zeichen der Malnutrition vorliegen (150 mg/Tag über 3-6 Tage).

In ätiologisch unklaren Situationen sollten i.v.-Glukoselösungen möglichst nur gemeinsam mit Vitamin B_1 verabreicht werden, da die mangelhafte Koenzymaktivität ansonsten akzentuiert wird. Andere Vitamine wie B_6, B_{12}, Zink, Magnesium und Phosphat sind oft zusätzlich auszugleichen. Bei Alkoholkranken ist entscheidend, daß der Ausgleich von Störungen des Natriumstoffwechsels langsam erfolgt (s. Abschn. 1.5.1).

Prognostisch ist die WE ungünstig: Unbehandelt verläuft sie stets tödlich. Trotz Behandlung versterben 10–20% der Fälle (in erster Linie an zentralen Kreislaufstörungen und nosokomialen Komplikationen beim mangelernährten Intensivpatienten). 80% der Überlebenden behalten ein dauerhaftes organisches Psychosyndrom, typischerweiser mit amnestischen Defiziten und Konfabulationsneigung im Sinne des Korsakoff-Syndroms. Während okuläre Motilitätsstörungen sich oft zurückbilden (persistierender blickinduzierter Nystagmus in einem Drittel der Fälle), verbleibt eine dauerhafte ataktische Gangstörung bei der Hälfte der Patienten.

Literatur

Zu Unterkap. 2, „Alkoholdelir"

Athen D (1986) Comparative investigation of clomethiazole and neuroleptic agents in the treatment of alcoholic delirium. Acta Psychiatr Scand (Suppl): 167–170
Chick J (1989) Delirium tremens. Br Med J 298:3–4
Feuerlein W (1967) Neuere Ergebnisse der Alkoholforschung. Nervenarzt 38:492–500
Lineaveawer WC, Anderson K, Hing DN (1988) Massive doses of midazolam infusion for delirium tremens without respiratory depression. Crit Care Med 16:294–295
Litten RZ, Allen J, Fertig J (1996) Pharmacotherapies for alcohol problems: A review of research with focus on developments since 1991. Alcohol Clin Exp Res 20:859–876
Pfitzer F, Schuchardt V, Heitmann R (1988) Die Behandlung schwerer Alkoholdelirien. Nervenarzt 59:229–236
Rommelspacher H, Schmidt LG, Helmchen H (1991) Pathobiochemistry and Pharmacotherapy of alcohol withdrawal. Nervenarzt 62:649–657
Saitz R, Mayo-Smith MF, Roberts MS, Redmond HA, Bernard DR, Calkins DR (1994) Individualized treatment for alcohol withdrawal: A randomized double-blind controlled trial. J Am Med Assoc 272:519–523
Schuchardt V (1988) Der Alkoholiker als Intensivpatient – Erfahrungen einer Neurologischen Intensivstation. Intensivmed 25:55–62
Schuchardt V, Bourke DL (1994) Alcoholic delirium and other withdrawal syndromes. In: Hacke W (ed) Neurocritical care. Springer, Berlin Heidelberg New York Tokio, pp 846–855
Sellers E, Kalant H (1976) Alcohol intoxication and withdrawal. N Engl J Med 294:757–762

Zu Unterkap. 2, „Wernicke-Enzephalopathie"

Adams RD, Victor M (1993) Principles of Neurology 5th edn. McGraw Hill, New York St. Louis, pp 850–876
Galluci M, Bozzao A, Splendani A (1990) Wernicke encephalopathy: MR findings in five patients. Am J Neuroradiol 11:887–892
Ferguson RK (1997) Thiamine deficiency in head injury: a missed insult? Alcohol Alcohol 32:493–500
Harper CG, Giles M, Finlay-Jones (1986) Clinical signs in the Wernicke-Korsakoff complex: a retrospective analysis of 131 cases diagnosed at necropsy. J Neurol Neurosurg Psychiatry 46:593–598
Kömpf D (1988) Ophthalmoplegie. In: Huber A, Kömpf D (Hrsg) Klinische Neuroophthalmoplegie. Thieme, Stuttgart, S 441–452
Langlais PJ, Anderson G, Guo SX, Bondy SC (1997) Increased cerebral free radical production during thiamine deficiency. Metab Brain Dis 12:137–143
Lee RJ, Zee DS (1991) The neurology of eye movements, 2nd edn. Davis, Philadelphia
Marinella MA (1997) Pharmacologic treatment of alcohol withdrawal. JAMA 278:1317
McEntee WJ (1997) Wernicke's encephalopathy: an excitotoxic hypothesis. Metab Brain Dis 12:183–192
Victor M, Adams RD, Collins GH (1989) The Wernicke-Korsakoff syndrome and related neurologic disorders due to alcoholism and malnutrition. Davis, Philadelphia (Contemporary Neurology Series, vol 3)
Watson AJS Walker JF, Tomkin OH, Finn MMR, Keogh JAB (1981) Wernicke's encephalopathy Acute precipitated by glucose loading. Ir J Med Sci 150:301–303
Wernicke C (1881) Lehrbuch der Gehirnkrankheiten für Ärzte und Studierende. Fischer, Kassel

Kapitel 33
Zentrale pontine Myelinolyse

H.-W. Pfister

INHALT

1 Definition

Die erstmals 1959 von Adams et al. beschriebene zentrale pontine Myelinolyse (ZPM) ist eine seltene Erkrankung, die durch symmetrische demyelinisierende Läsionen im Zentrum des Brückenfußes charakterisiert ist; Neuronen und Axone sind weitgehend vom Krankheitsprozeß ausgespart. Zusätzliche extrapontine Läsionen können bei etwa 10% der Patienten nachgewiesen werden, insbesondere in den Stammganglien, im Thalamus, in der Capsula interna, im Kleinhirn und im Rückenmark. Patienten mit einer schweren Verlaufsform einer ZPM können ein „Locked-in-Syndrom" entwickeln und intensivpflichtig werden.

Die ZPM kann in jedem Lebensalter auftreten; prädisponiert sind insbesondere Patienten mit chronischem Alkoholismus und Mangelernährung. Kürzlich konnten in 3247 Autopsien bei nicht selektierten Patienten 15 Fälle einer ZPM (klinisch nicht diagnostiziert und/oder asymptomatisch) anhand neuropathologischer Kriterien nachgewiesen werden, entsprechend einer Inzidenz von 0,5% (Newell u. Kleinschmidt-deMasters 1996). In 3 weiteren großen Autopsieuntersuchungen bei nicht selektierten Patienten fanden sich Inzidenzraten der ZPM von 5,8% (1000 Autopsien), 1,0% (5926 Autopsien) und 0,3% (3528 Autopsien; zit. in Newell u. Kleinschmidt-deMasters 1996).

Früher war die ZPM vorwiegend eine Post-mortem-Diagnose. Heutzutage ist es möglich geworden, die ZPM zunehmend intra vitam durch den Einsatz der CT oder MRT zu diagnostizieren. Bei Patienten mit leichten Verlaufsformen einer ZPM kann es zu einer weitgehenden oder vollständigen Rückbildung der Symptome kommen.

2 Pathogenese

Die definitive Ursache der ZPM ist unklar. Experimentelle und klinische Untersuchungen zeigen, daß der schnellen Aufsättigung einer Hyponatriämie (d.h. um mehr als 12 mmol/l innerhalb von 24 h) in der Entstehung einer ZPM wahrscheinlich große pathogenetische Bedeutung zukommt.

In tierexperimentellen Studien konnte nachgewiesen werden, daß die i.v.-Infusion von hypertoner Kochsalzlösung bei chronischer Hyponatriämie zu demyelinisierenden Läsionen im ZNS führen kann. Die Hyponatriämie per se oder eine langsam ausgeglichene Hyponatriämie führten nicht zur Entwicklung einer ZPM. Es wird vermutet, daß die rasche Erhöhung des Serumnatriumspiegels über einen osmotischen Gradienten („osmotic stress") zu einem osmotischen Endothelschaden mit nachfolgendem vasogenem Ödem und der Freisetzung myelinotoxischer Faktoren führen kann; es wurde auch der Terminus „osmotic demyelination syndrome" verwendet (Sterns et al. 1986).

3 Klinische Symptomatik

Die ZPM wird meist bei Patienten mit chronischem Alkoholismus und Delir (bei 60–80% der Patienten mit einer ZPM vorhanden) beobachtet. Die definitiven Gründe für diese Assoziation sind allerdings unklar. Ferner kann die ZPM bei Patienten mit einer Nebenniereninsuffizienz, Lebererkrankungen, nach Lebertransplantation, schweren Verbrennungen, Mangelernährung, dem Syndrom der inadäquaten Sekretion von antidiuretischem Hormon (SIADH) oder dem M. Wilson vorkommen (Wijdicks et al. 1996; Laureno u. Karp 1997). Bei 30% der Patienten geht die ZPM mit einer Wernicke-Enzephalopathie einher.

Es wird vermutet, daß das Marchiafava-Bignami-Syndrom, bei dem es zu einer Entmarkung im Bereich des Balkens kommt, eine extrapontine Manifestation der ZPM darstellt. Die ZPM kann sich klinisch durch verschiedene Symptome manifestieren, wie z.B. Pseudobulbärparalyse und spastische Tetraparese (bei >90% der Patienten mit ZPM nachweisbar), Locked-in-Syndrom, Dysarthrie, Dysphagie, Hirnnervenparesen (insbesondere Abduzens- und Fazialisparesen), oder diskreten neurologischen Störungen, wie z.B. milden Okulomotorikstörungen oder latenten Zeichen einer Pyramidenbahnschädigung (Pfister et al. 1985; Groß et al. 1998).

Der Verlauf der ZPM ist oft biphasisch: Initial besteht eine Enzephalopathie - verursacht durch die Hyponatriämie –, die sich nach rascher Korrektur der Hyponatriämie bessert, gefolgt - 2–3 Tage nach Korrektur der Hyponatriämie - von den neurologischen Symptomen der ZPM (Laureno u. Karp 1997). Eine schwere Hyponatriämie ist meist durch ein SIADH (seltener eine Diuretikatherapie) verursacht (Gross et al. 1998).

Die *Differentialdiagnose* der ZPM beinhaltet v.a. die multiple Sklerose, einen Hirnstamminfarkt bei A.-basilaris-Thrombose, eine progressive multifokale Leukoenzephalopathie, eine subakute arteriosklerotische Leukoenzephalopathie oder eine pontine Läsion nach Bestrahlung oder Chemotherapie.

4 Technische Zusatzuntersuchungen

Die Kernspintomographie (MRT) ist im Vergleich zur Computertomographie (CT) die sensitivere Methode zum Nachweis der ZPM. In der Bildgebung zeigen sich meist symmetrische, oft bohnenförmig oder fledermausflügelartig konfigurierte Läsionen, teilweise konfluierend, im Zentrum der Pons. Die Läsionen (hyperintens in T2, hypointens in T1) sind nicht raumfordernd und zeigen keine Kontrastmittelaufnahme (Abb. 33-1 und 33-2). Die pontinen Läsionen kommen in der Bildgebung oft erst 1–2 Wochen nach Korrektur der Hyponatriämie zur Darstellung.

Das Ausmaß der pontinen Läsion im MRT/CT korreliert nicht mit dem Schweregrad der neurologischen Erkrankung und dem klinischen Endergebnis (Laubenberger et al. 1996). Es kann zu pathologischen Veränderungen der akustisch und somatosensibel evozierten Potentiale kommen. Nach überstandener ZPM bessern sich die evozierten Potentiale in der Regel früher als die Läsionen in den bildgebenden Verfahren. Liquorzellzahl und -eiweißge-

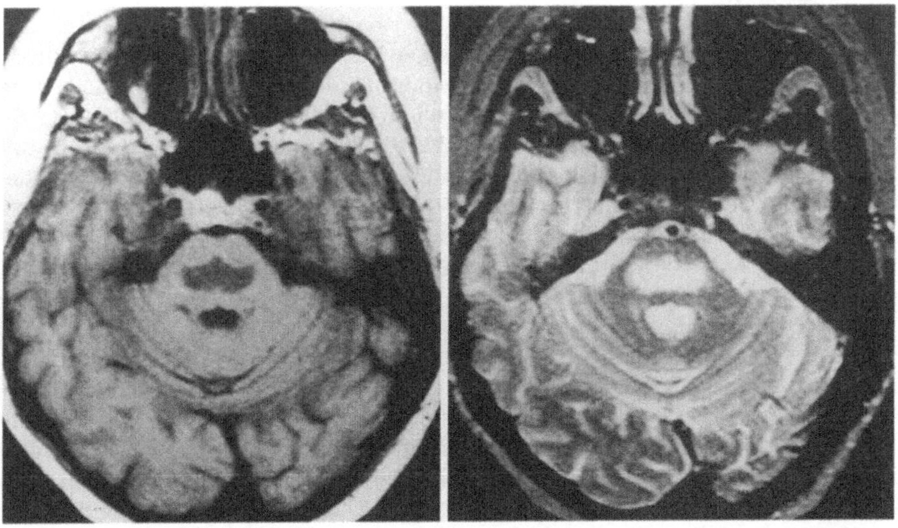

a b

Abb. 33-1 a, b. Zentrale pontine Myelinolyse bei einer 41jährigen Patientin mit chronischem Alkoholabusus und Entwicklung einer spastischen Paraparese. Im MRT zeigen sich symmetrische, fledermausflügelartige Signalveränderungen im Zentrum der Pons. Die Läsionen sind homogen, scharf abgegrenzt, ohne Raumforderung. Auf den T1-gew. Sequenzen (**a**) kommt die Läsion hypointens im Vergleich zur normalen weißen Substanz (jedoch heller als Liquor) zur Darstellung, während auf den T2-gew. Sequenzen (**b**) die Läsion hyperintens ist. (Die Bilder wurden freundlicherweise von Klaus Sartor und Marius Hartmann, Heidelberg, zur Verfügung gestellt)

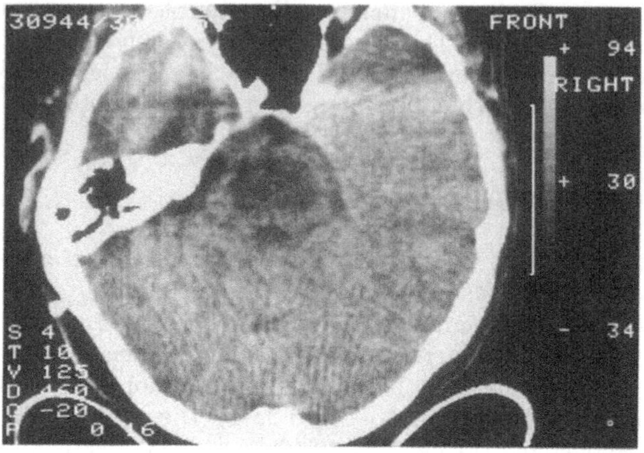

Abb. 33-2. Zentrale pontine Myelinolyse (hypodense Läsion im CT) bei einer 60jährigen Patientin nach rascher Aufsättigung einer Hyponatriämie

halt sind üblicherweise normal. Oligoklonale IgG-Banden sind im Liquor nicht nachweisbar; erhöhte Spiegel von basischem Markscheidenprotein können im Liquor nachgewiesen werden. Mittels 18-FDG-PET-Untersuchung konnte in der Frühphase der ZPM ein Hypermetabolismus, im Verlauf dann ein Hypometabolismus gezeigt werden (Roh et al. 1998).

5 Behandlung

Die Hyponatriämie kann klinisch zu einer Enzephalopathie mit Kopfschmerzen (Übelkeit, Erbrechen), Konzentrationsstörungen, Desorientiertheit, Muskelkrämpfen, Myoklonien und epileptischen Anfällen bis hin zu schweren Bewußtseinsstörungen (herdneurologische Zeichen sind selten) führen und sollte daher rechtzeitig behandelt werden. Neurologische Symptome werden meist bei einem Serumnatriumspiegel <125 mmol/l beobachtet.

Eine schwere chronische symptomatische Hyponatriämie (<110 mmol/l; meist bei SIADH) sollte mit hypertoner NaCl-Lösung (z.B. 3% NaCl, 1–2 ml/kgKG/h i.v.) – allein oder kombiniert mit Furosemid – behandelt werden (Gross et al. 1998).

Eine schwere chronische asymptomatische Hyponatriämie (<110 mmol/l) kann meist erfolgreich mit Flüssigkeitsrestriktion (z.B. <800 ml/Tag) behandelt werden. Im Gegensatz dazu sollte eine schwere akute symptomatische Hyponatriämie (klinisch: Enzephalopathie, Hirnödem) rasch mit hypertoner Kochsalzlösung behandelt werden. Die Hyponatriämie sollte langsam, d.h. um nicht mehr als 0,5 mmol/l/h (Anstieg um <20 mmol/l Serumnatrium innerhalb von 48 h bei Patienten mit zusätzlichen Risiken einer ZPM, wie Alkoholismus, Leberzhirrose, Mangelernährung, Hypokaliämie, Verbrennung) korrigiert werden.

Das Risiko einer ZPM ist bei einem täglichen Anstieg des Serumnatriumgehalts um <10 (–12) mmol/l sehr gering (Laureno u. Karp 1997). Ziel sollte zunächst ein leicht hyponatriämischer Bereich des Serumnatriums (z.B. 125–

130 mmol/l) sein, der 1–2 Tage eingehalten werden soll. Eine Überkorrektur auf hypernatriämische Werte sollte strikt vermieden werden.

Bei klinisch manifester ZPM beschränkt sich die Therapie auf symptomatische Maßnahmen, z. B. Prophylaxe einer tiefen Beinvenenthrombose, einer Pneumonie und eines Dekubitus bei immobilisierten Patienten sowie Beatmung bei Patienten mit Ateminsuffizienz. Die i.v.-Applikation von Vitamin B_1 oder Kortikosteroiden hat keinen sicheren therapeutischen Effekt (Laureno u. Karp 1997). Selektive V_2-Vasopressinantagonisten (Serradeil-Le Gal et al. 1996) für die Behandlung hyponatriämischer Patienten stehen für die klinische Praxis derzeit noch nicht zur Verfügung.

In tierexperimentellen Studien war die erneute Reduktion des Serumnatriumspiegels in den ersten Stunden und Tagen nach vorausgegangener rascher Aufsättigung einer Hyponatriämie hilfreich; entsprechende Daten beim Menschen stehen bislang nicht zur Verfügung (Laureno u. Karp 1997).

Literatur

Adams RD, Victor M, Mancall EL (1959) Central pontine myelinolysis: a hitherto undescribed disease occurring in alcoholic and malnourished patients. Arch Neurol Psychiatr 81:154–172

Gross P, Reimann D, Neidel J et al. (1998) The treatment of severe hyponatremia. Kidney Int [Suppl] 64:S 6–11

Laubenberger J, Schneider B, Ansorge O et al. (1996) Central pontine myelinolysis: Clinical presentation and radiologic findings. Eur Radiol 6:177–183

Laureno R, Karp BI (1997) Myelinolysis after correction of hyponatremia. Ann Intern Med 126:57–62

Newell KL, Kleinschmidt-deMasters BK (1996) Central pontine myelinolysis at autopsy; a twelve year retrospective analysis. J Neurol Sci 142:134–139

Pfister HW, Einhäupl KM, Brandt T (1985) Mild central pontine myelinolysis: a frequently undetected syndrome. Eur Arch Psychiatr Clin Neurol Sci 235:134–139

Roh JK, Nam H, Lee MC (1998) A case of central pontine and extrapontine myelinolysis with early hypermetabolism on 18 FDG-PET scan. J Corean Med Sci 13:99–102

Serradeil-Le Gal C, Lacour C, Valette G, Garcia G et al. (1996) Characterization of SR 121463 A, a highly potent and selective, orally active vasopressin V_2 receptor antagonist. J Clin Invest 98:2729–2738

Sterns RH, Riggs JE, Shochet SS (1986) Osmotic demyelination syndrome following correction of hyponatremia. N Engl J Med 314:1535–1542

Wijdicks EF, Blue PR, Steers JL, Wiesner RH (1996) Central pontine myelinolysis with stupor alone after orthotopic liver transplantation. Liver Transpl Surg 2:14–16

Kapitel 34

Basalganglienerkrankungen in der Intensivmedizin

W.H. Oertel, W. Fogel

INHALT

Basalganglienerkrankungen können auf zweierlei Arten intensivmedizinisch relevant werden: Zum einen können Komplikationen im Krankheitsverlauf selbst zu einer intensivmedizinischen Behandlungswürdigkeit führen, zum anderen können unwillkürliche Bewegungsstörungen den Verlauf anderer intensivmedizinisch behandlungsbedürftiger neurologischer oder internistischer Erkrankungen komplizieren.

1 Intensivmedizinische Komplikationen von Basalganglienerkrankungen

1.1 Parkinson-Krankheit

Die Parkinson-Krankheit (PK) ist eine langsam progrediente neurodegenerative Erkrankung. Sie kann mit der Manifestation intensivpflichtiger Komplikationen einhergehen [15, 18]. Diese treten entweder im Rahmen der Grunderkrankung oder als Folge der medikamentösen Behandlung auf (Übersicht 34-1).

1.1.1 Akinetische Krise

1.1.1.1 Klinik

Die akinetische Krise entwickelt sich gewöhnlich innerhalb von Tagen oder Wochen, kann aber gelegentlich auch innerhalb von 24 h entstehen. Die Patienten sind häufig nicht mehr in der Lage zu stehen und zu gehen. Manche Patienten sind vollständig immobilisiert. Die Sprache ist oft monoton und unverständlich. Die Extremitäten sind rigide und häufig in einer gebeugten Haltung fixiert. Zudem kann ein kontinuierlicher asymmetrischer Ruhetremor vorliegen.

Übersicht 34-1. Akute Komplikationen der Parkinson-Krankheit

- Krankheitsbedingt
  akinetische Krise:
  - Unterdosierung dopaminerger Medikamente
  - Medikamentenentzug
  - Absorptionsstörungen (Schluckstörungen, gastrointestinale Infekte, Operationen)
- Therapiebedingt
  - akinetische Krise (s. oben)
  - malignes L-Dopa-Entzugssyndrom
  - dopaminerge Psychose
  - „Off"-Phasen-Dystonien
  - hyperkinetische Krisen

Aufgrund der reduzierten Nahrungs- und Flüssigkeitsaufnahme besteht die Gefahr der Dehydrierung. Gehäuft kommt es zum Auftreten von Harnwegsinfekten, tiefen Beinvenenthrombosen, Dekubitalulzera und Pneumonien. Eine Hyperthermie kann - wie bei einem malignen neuroleptischen Syndrom - ebenfalls nachweisbar sein. Phasen verminderter Beweglichkeit gehen oft mit einer Zunahme der bei der PK gehäuft auftretenden autonomen Störungen, beispielweise einer vermehrten Schweißneigung, Tachykardie, Hypertonie und Tachypnoe einher („Off"-Dysautonomie [2, 10]).

1.1.1.2 Diagnostik

Es sollten eine Sepsis, eine Pneumonie, ein Ileus, eine Appendizitis oder andere Auslöser einer akinetischen Krise ausgeschlossen werden.

1.1.1.3 Therapie

Falls die akinetische Krise Folge eines L-Dopa-Entzugs ist, sollte bei leichter bis mittelschwerer Ausprägung die L-Dopa-Behandlung wieder aufgenommen werden (oral oder per Magensonde). Zu Beginn wird hierbei eine geringere Dosis als zuvor verabreicht und diese innerhalb von 1–2 Tagen auf die vorherige Dosis gesteigert. Falls die akinetische Krise die Folge einer Unterdosierung von L-Dopa ist, sollte die Dosierung täglich um 100–300 mg gesteigert werden, bis ein ausreichender klinischer Effekt sichtbar wird.

Insbesondere wenn Schluckschwierigkeiten oder ein gastrointestinales Absorptionshindernis bestehen, kann Amantadin (PK-Merz) parenteral bei akinetischen Krisen einer leichten bis mittelschweren Ausprägung angewendet werden [11]. Die tägliche Dosis beträgt in der Regel 600 bis maximal 1200 mg Amantadin/Tag (d. h. 1–3–6 Infusionen mit jeweils 200 mg/500 ml) i.v. Wahrscheinlich wirkt Amantadin über einen NMDA-Rezeptor-antagonisierenden Effekt. Zusätzlich wird eine dopamimetische Komponente diskutiert.

Bei einer schweren Ausprägung der akinetischen Krise kann L-Dopa i.v. in einer Dosierung von 1–2 mg/kgKG/h infundiert werden [21]. Eine gleichzeitige Behandlung mit Decarboxylasehemmern ist empfehlenswert, aber in Notfällen nicht unbedingt erforderlich. Die Decarboxylasehemmer müssen über eine Magensonde gegeben werden. Alternativ können L-Dopa-Methylester (LDME) angewendet werden [3]. Diese werden in kleineren Volumina zu einer höheren Konzentration (entsprechend 200 mg L-Dopa/ml) verabreicht. Diese zur i.v.-Anwendung bestimmten Präparate, welche auch über eine Nasensonde gegeben werden können, sind bislang nicht kommerziell erhältlich und müssen bei der pharmazeutischen Industrie angefordert werden (L-Dopa von Hoffmann-La Roche in Basel bzw. LDME von Chiesi Pharmaceuticals in Mailand).

Als hochwirksame Alternative bietet sich Apomorphin entweder in Form einer s.c.-Bolusinjektion oder einer s.c.-Dauerinfusion an [5]. Die Dosierung der Bolusinjektion beträgt 2–5 mg, gelegentlich sind jedoch 8–10 mg erforderlich. Apomorphin wirkt normalerweise innerhalb von 10–15 min und hat eine Wirkdauer von bis zu 120 min. Für eine Dauerinfusion werden initial 1–2 mg/h s.c. infundiert. Diese Infusionsrate kann, falls notwendig, alle 12 h um (0,5–)1–2 mg/h erhöht werden, bis eine ausreichende Wirkung beobachtet wird.

Mögliche Nebenwirkungen bestehen in Übelkeit, Erbrechen, orthostatischer Hypotonie, Bradykardie und anderen Rhythmusstörungen [17]. Die gleichzeitige Gabe von Domperidon verhindert möglicherweise das Auftreten dieser Nebenwirkungen. Falls die Patienten bereits seit mehreren Jahren dopaminerge Medikamente einnehmen, ist die Gabe von Domperidon in der Regel nicht erforderlich. Domperidon sollte empirisch alle 6–8 h in einer Dosierung von 20–30 mg eingenommen werden. Die erste Einnahme sollte dabei einige Stunden, d.h. wenn möglich 6–12 h oder länger, vor der ersten Apomorphingabe erfolgen. Alternativ können oral 60 mg Domperidon 30–60 min vor der ersten Apomorphininjektion gegeben werden (Übersicht 34-2).

Übersicht 34-2. Management der akinetischen Krise

1. Allgemeinmaßnahmen
   a) Regulation des Elektrolyt- und Flüssigkeitshaushalts und Kaloriensubstitution
   b) Thromboseprophylaxe
   c) Pneumonieprophylaxe
2. Intensivmedizinische Betreuung
3. Sicherstellung einer ausreichenden Dopaminsubstitution bzw. Anti-Parkinson-Therapie
   a) Enteral:
      - orale Gabe von L-Dopa (z.B. 4mal 100 mg/Tag; Steigerung um 100–300 mg/Tag, falls notwendig);
      - lösliches L-Dopa per Magensonde (wie oben);
      - ggf. orale Dopaminagonisten (z.B. 5–10 mg Bromocriptin, 0,2–0,4 mg Lisurid, 0,25–1 mg Pergolid oder andere alle 6 h).
   b) Parenteral:
      - Amantadininfusionen (z.B. 1- bis 3mal (maximal 6mal) 200 mg in 500 ml/Tag; ggf. ausreichend bei leichter bis mittelschwerer Ausprägung und in Kombination mit oralem L-Dopa);
      - subkutane Apomorphininfusionen (Vorbehandlung mit 3mal 20 mg Domperidon/Tag; Infusionsrate 2–3 mg/h über 12–24 h/Tag; Steigerung um 1–2 mg/h alle 12 h möglich);
      - L-Dopa-Infusionen (5%ige Glukoselösungen mit 125 mg L-Dopa/250 ml; Infusionsgeschwindigkeit je nach Wirkung ca. 1–2 mg L-Dopa/kgKG/h).

1.1.2 Malignes L-Dopa-Entzugssyndrom

Bei dem malignen L-Dopa-Entzugssyndrom handelt es sich um eine seltene Komplikation der L-Dopa-Therapie, wenn L-Dopa abrupt abgesetzt oder die Dosis rasch reduziert wird. Es tritt ebenfalls bei Patienten mit gastrointestinalen Absorptionsstörungen und während sog. „drug holidays" auf.

1.1.2.1 Klinik

Patienten mit einem malignen L-Dopa-Entzugssyndrom zeigen eine Verschlechterung der Bewegungsstörung innerhalb von 48 h nach dem Wechsel in der Medikation. Das klinische Bild kann dem einer akinetischen Krise oder eines malignen neuroleptischen Syndroms ähneln [8, 21]. Auffällige Untersuchungsbefunde bestehen in einer Tachykardie, Hypertonie, einer Tachypnoe, einer ausgeprägten Hyperthermie sowie in Veränderungen der Bewußtseinslage. Hierbei stehen oft ein Verwirrtheitssyndrom, Halluzinationen oder eine Somnolenz im Vordergrund. Laborchemisch kann eine deutliche Erhöhung der Serumkreatininkinase nachzuweisen sein.

1.1.2.2 Therapie

Patienten mit einer PK, welche eine akute Verschlechterung der Beweglichkeit sowie Fieber und eine Tachykardie aufweisen, bedürfen einer intensivmedizinischen Therapie. Andere Ursachen für das Fieber und die Tachykardie (z.B. eine Infektion, eine Lungenembolie oder ein Myokardinfarkt) sollten ausgeschlossen werden. Die Patienten sollten s.c. mit Apomorphin, über eine Magensonde mit L-Dopa oder i.v. mit L-Dopa oder LDME behandelt werden.

Amantadin ist nur schwach wirksam und sollte immer in Kombination mit L-Dopa oder Dopaminagonisten wie z.B. Bromocriptin, Lisurid oder Pergolid gegeben werden. Die Patienten sollten dabei die gleiche Dosis an L-Dopa oder Dopaminagonisten einnehmen wie zuvor. Dantrolen ist bei einer deutlichen Erhöhung der Serumkreatininkinase empfohlen worden [26]. Allerdings liegen zur Wirksamkeit dieser Substanz keine Ergebnisse kontrollierter Studien vor, und die Autoren bezweifeln den Sinn dieser Maßnahme (Übersicht 34-3).

1.1.3 Dopaminerge Psychose

Ungefähr 10–20% der Patienten mit einer PK entwickeln während einer Langzeitbehandlung mit dopaminergen Medikamenten (d.h. L-Dopa oder Dopaminagonisten) psychotische Symptome in Form von Verwirrung, Halluzinationen oder paranoiden Wahnvorstellungen. Diese Symptome sind normaler-

Übersicht 34-3. Management des malignen L-Dopa-Entzugssyndrom

1. Zusätzlich zu den in Übersicht 34-2 aufgeführten Allgemeinmaßnahmen
   - Prophylaktische Gabe von Antibiotika
2. Dopaminsubstitution bzw. Anti-Parkinson-Therapie (s. Übersicht 34-2)
   - 200 mg Amantadin/500 ml alle 6 h i.v. plus L-Dopa (z. B. 100–200 mg alle 2–4 h) oder Dopaminagonisten oral
   - Apomorphininfusionen (s. Übersicht 34-2)
   - L-Dopa-Infusionen (s. Übersicht 34-2)
3. Ganzkörperkühlung, wenn Temperatur >40°C
4. Gabe von Dantrolen (umstritten; falls Serumkreatininkinase deutlich erhöht; initial 2,5 mg/kgKG, dann 5–10 mg/kgKG i.v. über 24 h; alternativ 4–5 Bolusinjektionen/Tag

weise dosisabhängig und häufiger unter einer Therapie mit Dopaminagonisten als mit L-Dopa zu beobachten. Faktoren, die das Auftreten eines Verwirrtheitssyndroms oder einer Psychose begünstigen, sind eine vaskuläre Enzephalopathie und dementielle Syndrome (z. B. auf dem Boden einer diffusen Lewy-Körperchen-Krankheit oder der Alzheimer-Krankheit).

1.1.3.1 Klinik

Lebhaftes Träumen ist ein häufiges Frühsymptom bei Patienten mit einer dopaminergen Psychose. Eine Dosisreduktion führt in der Regel zu einer Besserung dieser „Schlafstörung". Einige Patienten entwickeln im weiteren Verlauf visuelle Verkennungen („Pseudohalluzinationen"), von denen sich die Betroffenen noch distanzieren können. Später kann es dann zum Auftreten visueller Halluzinationen (mit verlorener Einsichtsfähigkeit) sowie paranoider Wahnvorstellungen kommen. Die Patienten erscheinen agitiert und desorientiert. Oft sind eine Tachykardie, vermehrtes Schwitzen und gelegentlich eine Hypertonie nachweisbar. Zudem können präexistente L-Dopa-assozierte Dyskinesien verstärkt werden.

1.1.3.2 Therapie

Die Behandlung von Patienten mit einer dopaminergen Psychose beruht auf 3 verschiedenen Prinzipien. Das erste besteht in der Durchführung von Allgemeinmaßnahmen. Hierbei sollten insbesondere einer ausreichenden Hydrierung des Patienten, der Prophylaxe einer tiefen Beinvenenthrombose sowie der Behandlung von interkurrierenden Infektionen Beachtung geschenkt werden. Zweitens ist eine Reduktion der Anti-Parkinson-Medikation von hoher Bedeutung. Bei Patienten, die sowohl mit L-Dopa als auch mit Dopaminagonisten behandelt wurden, sollten letztere zuerst um zumindest 50% reduziert oder abgesetzt werden.

Andere Medikamente wie z.B. Anticholinergika (einschließlich der trizyklischen Antidepressiva mit einer anticholinergen Wirkkomponente) oder Amantadin sollten ebenfalls allmählich ausgeschlichen werden. Hierbei sollte ein abruptes Absetzen vermieden werden, da dieses ein Entzugssyndrom auslösen und die Verwirrung verschlechtern kann. Die L-Dopa-Dosis sollte abschließend, soweit vertretbar, ebenfalls reduziert werden.

Drittens können Neuroleptika gegeben werden. Clozapin (Leponex) ist ein atypisches Neuroleptikum, das mit der geringsten Wahrscheinlichkeit zu einer Verschlechterung der motorischen Symptome führt [7]. Es hat eine hohe Affinität zu den D4-Dopaminrezeptoren, welche sich in den Projektionsgebieten des mesokortikolimbischen Systems befinden, aber eine geringere Affinität zu den D2-Dopaminrezeptoren als die klassischen Neuroleptika.

Die Wirksamkeit von Clozapin bei der Behandlung der dopaminergen Psychose ist gut dokumentiert. Die meisten Patienten benötigen nur eine geringe Dosis (6,25–25 mg/Tag). Patienten mit einer schweren Psychose sollten hingegen initial 25–50 mg/Tag (in 2–3 Einzeldosen) und im Verlauf bis maximal 100 mg/Tag einnehmen. Da Clozapin mit dem Auftreten einer Leukopenie oder Agranulozytose (ca. 1%) assoziiert sein kann, sind für einen Zeitraum von 18 Wochen wöchentliche und anschließend monatliche Kontrollen des Blutbilds notwendig.

Das kürzlich zugelassene atypische Neuroleptikum Olanzapin (Zyprexa, [25]) stellt insofern keine Alternative zu Clozapin dar, da – wie auch bei Zotepin (Nipolept, [1]) oder Risperidon (Risperdal, [19]) – in einer Minderheit von PK-Patienten eine Verstärkung der akinetisch-rigiden Symptomatik mit Beginn der Therapie oder auch nach mehreren Wochen unter Olanzapin beobachtet wurde (T. E. Eichhorn, persönliche Mitteilung). Die klassischen Neuroleptika (z.B. Haloperidol/Haldol, 3–10 mg/Tag) können eine Verschlechterung der motorischen Symptome sowie eine für Tage anhaltend abgeschwächte Wirksamkeit der dopaminergen Medikamente bewirken. Die Gabe dieser Medikamente sollte daher auf anderweitig therapierefraktäre Psychosen beschränkt werden. Schwächere klassische Neuroleptika wie z.B. Sulpirid (Dogmatil), Pimozid (Orap) oder Melperon (Eunerpan) können als eine Kompromißlösung gegeben werden.

Der Serotoninantagonist Ondansetron (Zofran) kann ebenfalls zur Behandlung einer dopaminergen Psychose eingesetzt werden [27]. Da ein positiver Effekt aber nicht immer zu verzeichnen ist oder häufig nach einiger Zeit wieder nachläßt, sollte die Anwendung von Ondansetron ebenfalls nur in clozapinresistenten Fällen in Betracht gezogen werden ([5], Übersicht 34-4).

1.1.4 Hyperkinetische Krisen

Hyperkinesen sind v.a. bei jüngeren Parkinson-Patienten eine relativ häufige Therapiekomplikation, insbesondere bei langjähriger hochdosierter Therapie mit L-Dopa. Sie treten entweder als „Peak-dose-Hyperkinesen“ oder als biphasische Hyperkinesen auf. Nur in seltensten Fällen führen Hyperkinesen,

Übersicht 34-4. Management der dopaminergen Psychose

1. Allgemeinmaßnahmen
   a) Regulation des Elektrolyt- und Flüssigkeitshaushalts,
   b) Thromboseprophylaxe (bei immobilisierten Patienten),
   c) Gabe von Breitbandantibiotika (bei febrilen Patienten.

2. Reduktion der Anti-Parkinson-Medikamente
   a) Ausschleichen von Amantadin, MAO-B-Hemmern und/oder Anticholinergika,
   b) zumindest 50%ige Reduktion bzw. Absetzen der Dopaminagonisten,
   c) Reduktion von L-Dopa auf die minimal effektive Dosis.

3. Gabe von Antipsychotika
   a) Einnahme von Clozapin (bei leichter Ausprägung initial 12,5 mg nachts; in schweren Fällen Steigerung bis auf 100 mg/Tag; wöchentliche Blutbildkontrollen.
   b) Gabe klassischer Neuroleptika etc. (z.B. Haloperidol 3–10 mg/Tag; nur in therapierefraktären Fällen).

wenn sie mit ausgeprägten vegetativen Symptomen oder Dyspnoe verbunden sind, zu einer intensivmedizinischen Behandlungsbedürftigkeit.

1.1.4.1 Klinik

Ausgeprägte Hyperkinesen äußern sich in bizarren Rumpf- und Extremitätenhaltungen und können von dysautonomen Symptomen mit Tachykardie, Schwitzen und Atemstörungen begleitet sein.

1.1.4.2 Therapie

Oberstes Therapiekonzept ist neben allgemeinen intensivmedizinischen Maßnahmen die vorsichtige Reduktion der dopaminergen Medikation. Die Gefahr eines L-Dopa-Entzugssyndroms ist bei abgestimmter L-Dopa Reduktion sehr gering. In Einzellfällen ist die Applikation von klassischen Neuroleptika – wenn auch sehr vorsichtig – indiziert, um die hyperkinetische Phase zu durchbrechen. Der Einsatz von Clozapin (Leponex) kann möglicherweise langfristig zu einer Reduktion der Hyperkinesen führen [4]. Der Einsatz traditioneller Neuroleptika ist wegen der Gefahr einer akinetischen Krise obsolet. Bei rezidivierenden hyperkinetischen Krisen sollten stereotaktische Verfahren (Pallidotomie oder Stimulation von Globus pallidum bzw. Nucleus subthalamicus) in Betracht gezogen werden.

1.2 Multisystematrophie (MSA)

Die klinische Symptomatik der Multisystematrophien beinhaltet neben den Parkinson-Symptomen Rigor, Akinese/Bradykinese regelmäßig auch autonome Störungen, wie Orthostaseneigung mit Synkopen, Inkontinenz, Impotenz und Störung der Vasomotorenregulation. Darüber hinaus kommt es häufig zu Stridor infolge Parese der Mm. cricoarytenoides. Akutes respiratorisches Versagen aufgrund dieser Atemwegsobstruktion ist die häufigste Todesursache bei Patienten mit MSA. Einzige mögliche akuttherapeutische Maßnahme ist hierbei die Tracheotomie, die aufgrund der schlechten Krankheitsprognose aber nur mit äußerster Zurückhaltung indiziert werden sollte.

1.3 Idiopathische Torsionsdystonie

Die idiopathische Torsionsdystonie ist eine autosomal dominante Erkrankung die durch eine Mutation des DYT1-Gens auf dem Chromosom 9 ausgelöst wird [16]. Die Erkrankung ist langsam progredient mit Beginn in der Kindheit, initial meist mit Extremitätendystonie, später auch mit Rumpfdystonie und laryngealer Dystonie verbunden.

Störungen der Atmung können durch die Kombination von axialer/zervikaler Dystonie und ausgeprägten Schluckstörungen verursacht werden. Dies kann in Einzelfällen zur Beatmungspflichtigkeit führen. Therapeutisch kommen sowohl lokale Injektionen mit Botulinumtoxin als auch hochdosierte Gaben von Anticholinergika und atypischen Neuroleptika, wie Tetrabenazin (Nitoman) oder Pimozid (Orap), in Frage. Bei Nichtausreichen der medikamentösen Therapie sind stereotaktische Verfahren (Thalamotomie, Pallidotomie oder Pallidumstimulation) möglich.

2 Unwillkürliche Bewegungsstörungen im Rahmen anderer intensivpflichtiger Erkrankungen

Eine Vielzahl intensivpflichtiger neurologischer und internistischer Erkrankungen wird durch das Auftreten unwillkürlicher Bewegungsstörungen kompliziert. Diese Erkrankungen beinhalten systemische oder ZNS-Infektionen, Intoxikationen, metabolische Störungen, ZNS-Traumata, zerebrale Ischämien und Hypoxien. Die häufigsten motorischen und extrapyramidalmotorischen Symptome sind Myoklonien, Tremor, Asterixis, choreatische Bewegungsstörungen, Dystonien und seltener auch ein symptomatisches Parkinson-Syndrom.

2.1 Myoklonien

Myoklonien sind definiert als kurze, zentral ausgelöste Muskelkontraktionen bzw. als Inhibition von Muskelkontraktionen (Negativmyoklonus oder Asterixis). Sie entstehen entweder kortikal, subkortikal, retikulär oder spinal. Sie können je nach Entstehungsort entweder fokal, segmental, multifokal oder generalisiert auftreten. Im Rahmen intensivmedizinisch relevanter Erkrankungen treten generalisierte oder multifokale Myoklonien mit kortikalem bzw. subkortikalem Ursprung am häufigsten auf.

Verschiedene intensivmedizinisch relevante Erkrankungen führen zum Auftreten von Myoklonien (Übersicht 34-5). Am häufigsten ist der sog. postanoxische Aktionsmyoklonus oder stimulussensitive Myoklonus (Lance-Adams-Syndrom), der i.allg. eine schlechte Prognose nach generalisierter Hypoxie anzeigt [24].

Der postanoxische Myoklonus spricht auf Therapie mit Valproat (Orfiril i.v. 600–900 mg als Bolus und 900–1800 mg über 12–24 h), Clonazepam (Rivotril 1–2 mg als Bolus und 4–8 mg über 24 h) und Pirazetam (Nootrop 3–12 g/24 h) an [14]. Andere Erkrankungen, die zu generalisierten oder multifokalen Myoklonien führen, sind die septische Enzephalopathie, Virusenzephalitiden (z.B. SSPE), Creutzfeld-Jakob-Erkrankung, sowie metabolische Enzephalopathien und Intoxikationen. Die Asterixis ist eine Sonderform der Myoklonien, oft auch als Negativmyoklonus bezeichnet. Sie äußert sich in oftmals rhythmischen Extremitätenbewegungen, die auch als „flapping tremor“ bezeichnet werden. Ursache ist meist eine metabolische (hepatische oder renale) Enzephalopathie, aber auch Intoxikationen (z.B. mit Antiepileptika) oder die septische Enzephalopathie kommen als Ursache in Betracht.

Übersicht 34–5. Myoklonien bei intensivpflichtigen Erkrankungen

- ***Posthypoxischer Aktions- oder Reflexmyoklonus***
- ***Metabolische Erkrankungen***
  - Hyponatriämie,
  - Hypo- oder Hyperglykämie,
  - Leber- oder Nierenversagen.
- ***Intoxikationen***
  - Lithium,
  - Antikonvulsiva,
  - trizyklische Antidepressiva,
  - Antibiotika.
- ***Infektionskrankheiten***
  - Virusenzephalitiden,
  - septische Enzephalopathie,
  - Creutzfeld-Jakob-Erkrankung,
  - Aids-Demenz-Komplex.
- ***ZNS-Traumata***
  - Hirnkontusion,
  - Elektrotrauma,
  - Hitzschlag.

2.2 Tremor

Tremor ist definiert als eine rhythmische Bewegung von Extremitäten, Kopf oder auch der Rumpfmuskulatur. Die Einteilung erfolgt entweder nach Auslösemodalität (Ruhetremor, Haltetremor oder kinetischer Tremor) oder nach Ätiologie (verstärkter physiologischer Tremor, essentieller Tremor, Parkinson-Tremor oder zerebellärer Tremor). Der verstärkte physiologische Tremor ist ein häufiges Symptom von Intoxikationen (z. B. Lithium), Entzugssyndromen (z. B. Alkoholentzug) oder einer thyreotoxischen Krise. Selten tritt er auch im Rahmen peripher neurologischer Erkrankungen wie der Intensivpolyneuropathie und dem Guillain-Barré-Syndrom auf [12].

Kinetische Tremores kommen im Rahmen entzündlicher (z. B. Toxoplasmose, Enzephalomyelitis disseminata) oder vaskulärer Thalamus-, Mittelhirn-, oder Kleinhirnläsionen vor. Tremor ist meist ein transientes Symptom und sistiert häufig nach Behandlung der Grunderkrankung bzw. Abklingen der Intoxikation. Selten ist eine symptomatische Therapie mit β-Blockern (bei verstärktem physiologischem Tremor und anderen Haltetremorformen) notwendig.

2.3 Hyperkinetische Bewegungsstörungen (Chorea, Ballismus)

Die choreatische Bewegungsstörung ist charakterisiert durch unwillkürliche kurzdauernde, plötzlich einschießende Muskelbewegungen, die den ganzen Körper betreffen können. Bei leichter Ausprägung können die Hyperkinesen in Verlegenheitsbewegungen eingebaut werden. Bei ausgeprägter Symptomatik kommt es zu teilweise bizarren Körperhaltungen und zu Erschöpfungssyndromen aufgrund der dauernden Muskelaktivität. Symptomatische Choreaformen kommen im Rahmen des rheumatischen Fiebers bei Kindern und Jugendlichen (Chorea minor) mit guter Spontanremission, aber erhöhter Rezidivneigung vor. Andere symptomatische Formen sind im Rahmen einer zerebralen Toxoplasmose bei Aids-Patienten beschrieben [13].

Chorea und Hemiballismus kommen außerdem, wenn auch selten, im Rahmen von Basalganglieninsulten (z. B. Hemiballismus im Rahmen eines Nucleus-subthalamicus-Insults) vor. Hierbei sind die Bewegungsstörungen zumeist spontan reversibel, selten ist eine symptomatische Behandlung z. B. mit dem Dopaminantagonisten Tiaprid (Tiapridex 3mal 1 bis 3mal 2 Tbl./Tag), Benzodiazepinen (Rivotril 1–4 mg/Tag) oder klassischen Neuroleptika (Haldol 2–8 mg/Tag, Orap 2–12 mg/Tag) notwendig.

2.4 Symptomatisches Parkinson-Syndrom

Ein symptomatisches Parkinson-Syndrom im Rahmen intensivpflichtiger Erkrankungen ist eine Rarität. Es wird beschrieben im Rahmen von zerebralen Toxoplasmosen bei Aids-Patienten [13], selten auch als Komplikation einer multifokalen Leukenzephalopathie [22]. Auch als Akutkomplikation, aber mehr noch als Folge einer pontinen oder extrapontinen Myelinolyse, wurden symptomatische Parkinson-Syndrome beschrieben [23].

Behandelt wird die Grundkrankheit, symptomatisch können L-Dopa, Amantadine oder Dopaminagonisten wie bei der Parkinson-Erkrankung versucht werden.

2.5 Dystonie

Die Dystonie ist eine Bewegungsstörung, charakterisiert durch unwillkürliche, anhaltende Muskelkontraktionen, die zu abnormen Bewegungen oder Gelenk- und Extremitätenstellungen führen. Symptomatische Dystonieformen kommen als Komplikation bei Behandlung mit Neuroleptika oder verwandten Substanzen (z. B. Metoclopramid) als sog. Frühdyskinesien vor und stellen keine intensivmedizinische Komplikation dar. Diese Form der Dystonie spricht sehr gut auf Gabe von Anticholinergika, z. B. Biperiden (Akineton 1 Amp. i.v) an. Andere symptomatische Dystonien kommen im Rahmen der zerebralen Toxoplasmose bei Aids-Patienten [13] sowie bei Basalganglienischämien und -blutungen vor.

Bei i. allg. guter Spontanremissionsrate ist nur selten eine symptomatische Therapie mit Anticholinergika oder Neuroleptika notwendig.

Literatur

1. Arnold G, Trenkwalder C, Schwarz J, Oertel WH (1994) Zotepine reversibly induces akinesia and rigidity in PD patients with resting tremor or drug-induced psychosis. Mov Disord 9:238–240
2. Baratti M, Calzetti S (1984) Fluctuation of arterial blood pressure during end-of-dose akinesia in Parkinson's disease. J Neurol Neurosurg Psychiatry 47:1241–1243
3. Cooper DR, Marrel C, Testa B et al. (1984) L-Dopa methyl ester – a candidate for chronic systemic delivery of L-Dopa in Parkinson's disease. Clin Neuropharmacol 7:89–98
4. Durif F, Vidailhet M, Assal F, Roche C, Bonnet AM, Agid Y (1997) Low-dose clozapine improves dyskinesias in Parkinson's disease. Neurology 48:658–662
5. Eichhorn TE, Brunt E, Oertel WH (1996) Ondansetron treatment of L-Dopa-induced psychosis. Neurology 47:1608–1609
6. Frankel JP, Lees AJ, Kempster PA, Stern GM (1990) Subcutaneous apomorphine in the treatment of Parkinson's disease. J Neurol Neurosurg Psychiatry 53:96–101
7. Friedman JH, Lannon MC (1989) Clozapine in the treatment of psychosis in Parkinson's disease. Neurology 39:1219–1221
8. Friedman JH, Feinberg SS, Feldman RG (1984) A neuroleptic malignant-like syndrome due to L-dopa withdrawal. Ann Neurol 16:126–127
9. Gehlen W (1977) Akinetic crisis – a possible form of parkinsonism. Dtsch Med Wochenschr 102:255–256
10. Goetz CG, Lutge W, Tanner CM (1986) Autonomic dysfunction in Parkinson's disease. Neurology 36:73–75
11. Kornhuber J, Weller M, Riederer P (1993) Glutamate receptor antagonists for neuroleptic malignant syndrome and akinetic hyperthermic parkinsonian crisis. J Neural Transm 6:63–72
12. Manyam BV (1997) Uncommon forms of tremor. In: Watts RL, Koller WC, (eds) Movement disorders. Neurologic principles and practice. McGraw-Hill, New York St. Louis, pp 387–403

13. Nath A, Hobson DE, Russell A (1993) Movement Disorders with cerebral Toxoplasmosis and Aids. Mov Disord 8:107–112
14. Obeso JA, Artieda J, Quinn N et al. (1988) Piracetam in the treatment of different types of myoclonus. Clin Neuropharmacol 11:529–36
15. Oertel WH, Quinn NP (1996) Parkinsonism. In: Brandt T, Caplan LR, Dichgans J, Diener HC, Kennard C (eds) Neurological disorders – Course and Treatment. Academic Press, San Diego, pp 715–772
16. Ozelius LJ, Hewett JW, Page CE et al. (1997) The early-onset torsion dystonia gene (DYT1) encodes an ATP-binding protein. Nat Genet 17:40–48
17. Poewe WH, Kleedorfer B, Wagner M et al. (1989) Side effects of subcutaneous apomorphine in Parkinson's disease. Lancet 1:1084–1085
18. Poewe WH, Oertel W (1994) Parkinson's disease. In: Hacke W (ed) Neurocritical care. Springer, Berlin Heidelberg New York Tokio, pp 883–887
19. Rich SS, Friedman JH, Ott BR (1995) Risperidone vs. clozapine in the treatment of psychosis in six patients with Parkinson's disease and other akinetic-rigid syndromes. J Clin Psychiatry 56:556–559
20. Rosin AJ, Devereux D, Eng N, Calne DB (1979) Parkinsonism with „on-off" phenomena. Intravenous treatment with levodopa after major abdominal surgery. Arch Neurol 36:32–34
21. Sechi GP, Tanda F, Mutani R (1984) Fatal hyperpyrexia after withdrawal of levodopa. Neurology 34:249–251
22. Singer C, Berger JR, Bowen BC, Bruce JH, Weiner WJ (1993) Akinetic-rigid syndrome in a 13-year-old girl with HIV-related progressive multifocal leukoencephalopathy. Mov Disord 8:113–116
23. Tinker R, Anderson MG, Anand P, Kermode A, Harding AE (1990) Pontine myelinolysis presenting with acute parkinsonism as a sequel of corrected hyponatraemia [letter]. J Neurol Neurosurg Psychiatry 53:87–88
24. Wijdicks EF, Parisi JE, Sharbrough FW (1994) Prognostic value of myoclonus status in comatose survivors of cardiac arrest. Ann Neurol 35:239–243
25. Wolters EC, Jansen EN, Tuynman-Qua HG, Bergmans PL (1996) Olanzapine in the treatment of dopaminomimetic psychosis in patients with Parkinson's disease. Neurology 47:1085–1087
26. Yamawaki Y, Ogawa N (1992) Successful treatment of levodopa-induced neuroleptic malignant syndrome (NMS) and disseminated intravascular coagulation (DIC) in a patient with Parkinson's disease. Intern Med 31:1298–1302
27. Zoldan J, Friedberg G, Livneh M, Melamed E (1995) Psychosis in advanced Parkinson's disease: treatment with ondansetron, a 5-HT3 receptor antagonist. Neurology 45:1305–1308

Kapitel 35
Guillain-Barré-Syndrom und chronische entzündliche demyelinisierende Polyradikuloneuritis

R. Gold, W. Müllges, K.V. Toyka

INHALT

1 Definition, klinischer Verlauf und Prognose

1.1 Diagnostische Kriterien des Guillain-Barré-Syndroms (GBS)

Nach dem fast völligen Verschwinden der Poliomyelitis ist das Guillain-Barré-Syndrom (GBS) die häufigste Ursache akuter peripherer Lähmungen in der westlichen Welt geworden. Die jährliche Inzidenz liegt zwischen 1 und 2 Fällen/100 000 Einwohner mit leichter Bevorzugung des männlichen Geschlechts. Initial wird häufig über periphere sensible Reizerscheinungen geklagt. Dann treten innerhalb kurzer Zeit motorische Ausfälle auf. Diese sind zunächst an den Extremitäten distal akzentuiert, können sich aber wegen der Mitbeteiligung der Spinalwurzeln auch rasch auf proximale Muskeln ausdehnen:

Rasch aufsteigende Lähmungen sind typisch.

Bis zu 50% der Patienten haben eine bilaterale Fazialisparese, bei 25–30% sind das Zwerchfell und die Atemhilfsmuskulatur mitbetroffen. Autonome Störungen treten im Krankheitsverlauf bei bis zu 40% der Patienten auf. Die Diagnose wird entsprechend allgemein akzeptierter Kriterien gestellt (Übersicht 35-1).

Weit überwiegende Symptome: motorische Paralyse bis zu Augenmuskelparesen plus Areflexie plus Liquoreiweißerhöhung plus (initial v. a. proximal) verminderte Nervenleitgeschwindigkeiten.

1.2 Differentialdiagnose des GBS

Symptome, die an der Diagnose Zweifel aufkommen lassen, sind eine ausgeprägte Asymmetrie der Lähmungen, eine Blasen- und Mastdarmstörung, eine lymphozytäre Pleozytose mit mehr als 10 Leukozyten/mm^3 im Liquor sowie

Übersicht 35-1. Diagnosekriterien des Guillain-Barré-Syndroms

- ***Typische Kriterien***
  - progressive Schwäche mehr als einer Extremität mit variabler Ausprägung bis hin zur Tetraparese, Beteiligung von Hirnnerven
  - Areflexie oder distale Areflexie mit proximaler Hyporeflexie
- ***Klinische Zeichen***
  - Progression der Erkrankung mit Maximum innerhalb 4 Wochen bei 90%
  - relative Symmetrie der Schwäche
  - nur milde sensible Ausfälle
  - Hirnnervenbeteiligung
  - autonome Dysfunktion (subklinisch)
  - Fehlen von Fieber bei Erkrankungsbeginn
- ***Laborbefunde***
  - nach der ersten Woche erhöhtes Liquoreiweiß mit <10 Zellen/mm^3
  - verzögerte Nervenleitung oder Leitungsblock

Tabelle 35-1. Differentialdiagnose und Ausschlußkriterien

Differentialdiagnose	*Die Diagnose GBS ausschließende Erkrankungen*
– Hirnstamminfarkt, Enzephalomyelitis	– Toxine wie Botulismus, Diphterie, Schlangenbiß
– Rückenmarkkompression oder transverse Myelitis	– Toxische Neuropathie (Blei, Nitrofurantoin, Organophosphate, Dapsone)
– Vaskulitische Neuropathie	– Akute Porphyrie
– Borreliose	– Hexacarbonmißbrauch („Schnüffler")
– Akute Motoneuronerkrankung wie Poliomyelitis	– Critical-illness-Neuropathie
	– Elektrolytstörungen

Hinweise auf andere mögliche Auslöser. Diese sind in Tabelle 35-1 zusammengefaßt.

Nie übersehen sollte man die Differentialdiagnose einer akuten hepatischen Porphyrie, die in seltenen Fällen ein GBS (v.a. in seiner axonalen Variante, s. Abschn. 3) klinisch imitieren kann. Eine entsprechende Vorgeschichte dieser autosomal-dominant vererbten Krankheitsgruppe kann fehlen, ebenso die typischen Hautveränderungen. Meist allerdings wird die schlaffe Tetraparese eingeleitet durch Bauch- und Kreuzschmerz, dann proximalen Beginn der Lähmungen. Charakteristischerweise sind die Achillessehnenreflexe relativ lange erhalten; es finden sich Dysästhesien am Rumpf. Autonome Störungen und Entgleisungen treten früh im Verlauf auf.

Der Ausschluß eines GBS ist einfacher, wenn epileptische Anfälle, Desorientiertheit und expansive Psychose (wie bei Bleiintoxikation) als enzephalopathische Symptome hinzutreten. Der Watson-Schwartz-Test im Urin oder Porphobilinogennachweis in Urin oder Stuhl ermöglichen die Diagnosesicherung. Die Therapie besteht aus symptomatischen Maßnahmen sowie reichlich Kohlehydratzufuhr. Besonders muß auf eine Vermeidung der zahlreichen Medikamente geachtet werden, die eine Porphyrie auslösen können. Falls bei Krampfanfällen Clonazepam oder Valproat unwirksam ist, kann auf Bromid ausgewichen werden.

1.3 Klinischer Verlauf des GBS

Üblicherweise verläuft die Erkrankung monophasisch, wobei kurzfristige Verschlechterungen nach 2–4 Wochen durchaus vorkommen können, v.a. nach Abschluß einer Behandlungsserie mit Plasmaaustausch oder Immunglobulinen (s. unten). Rezidive können bei einem kleinen Teil der Patienten (1–2%) noch nach einem freien Intervall von Monaten oder sogar Jahren auftreten. Für die Einschätzung der Krankheitsprogredienz und Anwendung intensivmedizinischer Maßnahmen ist es wichtig zu wissen, daß der Krankheitsnadir bei etwa 75% der Patienten bereits nach 2 Wochen erreicht ist, nur in seltenen Ausnahmen später als nach 4 Wochen.

Die Progression der Symptome dauert selten länger als 4 Wochen.

1.4 Prognose des GBS

Die Ergebnisse früherer epidemiologischer Studien sind nach der Einführung von Plasmapherese und i.v. verabreichten Immunglobulinen als wirksame, unspezifische Immuntherapien (s. unten) nur noch beschränkt gültig. Insbesondere liegt die früher mit bis zu 13% angegebene Letalität heute in spezialisierten Zentren nur noch bei 3–5%, wobei Patienten >60 Jahre besonders gefährdet sind. Etwa 70% der Patienten erholen sich funktionell vollständig oder weitgehend, und etwa 20% sind nach einem Jahr noch schwer motorisch behindert.

Als ungünstige Faktoren gelten rasche Progredienz (Nadir <7 Tage nach Beginn), Beatmungspflichtigkeit, ausgeprägter axonaler Schaden und Alter >60 Jahre.

Der prognostische Stellenwert vorangegangener *Campylobacter-jejuni*-Infektionen sowie hoher Antikörper gegen GM1-Ganglioside ist noch umstritten.

In spezialisierten Behandlungszentren ist heute die Letalität des GBS auf 3–5% gesunken, liegt aber sonst bei 5–10%.

1.5 Diagnostische Kriterien und Verlauf der chronisch-entzündlich demyelinisierenden Polyneuritis (CIDP)

Eine Progredienz der Lähmungen über mehr als 2 Monate spricht dagegen für eine chronisch-entzündlich demyelinisierende Polyneuritis (CIDP). Die CIDP kann schubförmig oder, v.a. bei älteren Patienten, auch chronisch progredient verlaufen. Patienten mit dieser Krankheit werden nur äußerst selten intensivpflichtig, häufiger durch begleitende paresebedingte Komplikationen als durch einen akuten Schub oder subakut-progrediente Dekompensation.

In Anbetracht der längeren Vorgeschichte finden sich meist bereits distal betonte Muskelatrophien, und oft sind auch sensible Störungen wie handschuh- und sockenförmig verteilte Hypästhesien deutlicher nachweisbar als beim GBS. Eine Beteiligung von Hirnnerven tritt deutlich seltener als beim GBS auf. Selten verläuft eine CIDP mit vorausgehender GBS-ähnlicher Erstmanifestation.

Von seiten der Laborbefunde ergeben sich oft ähnliche Konstellationen wie beim GBS. Das Liquoreiweiß ist meist erhöht, gelegentlich auch über 100 mg/dl, wobei meist nur leichtgradige Pleozytosen $<10/mm^3$ vorliegen. Die elektrophysiologische Untersuchung zeigt vorwiegend demyelinisierende Nervenläsionen in Form von Leitungsblöcken, verzögerten F-Wellen oder einer verlängerten distalen Latenz der motorischen Antwortpotentiale. Bisweilen finden sich im EMG Reinnervationspotentiale als Ausdruck früherer Krankheitsaktivität. Die akute Verschlechterung ist wesentlich ungefährlicher als beim GBS, allerdings ist die Langzeitprognose auch unter adäquater Immunsuppression (s. unten) häufig ungünstiger.

2 Auslösefaktoren und mögliche immunpathologische Mechanismen

2.1 GBS

Bei ungefähr 2/3 der Patienten läßt sich eine vorangegangene virale oder bakterielle Infektion nachweisen, wobei typischerweise der Respirationstrakt (ca. 50% der Fälle) oder Gastrointestinaltrakt (ca. 20% der Fälle) betroffen sind. Besonders eindeutig ist der Zusammenhang zwischen GBS und Campylobacter-jejuni-Infektion, die häufigste Ursache von Diarrhöen in der westlichen Welt. Serologisch und molekularbiologisch kann eine solche Infektion bei bis zu 60% der GBS-Patienten nachgewiesen werden. In unseren Breiten liegen die Zahlenwerte deutlich niedriger (etwa bei 30%). Bei der PSGBS Studie (1995/b) hatte unser Zentrum überraschend 0%, bei Enders et al. (1991/3) aber 33% positive Patienten. Bestimmte Serotypen sind besonders häufig mit GBS assoziiert, z.B. Lior 11 und Penner 19.

GBS-Erkrankungen sind auch nach Impfungen und viralen Infekten, wie Zytomegalievirus, Epstein-Barr-Virus- und Vacciniainfektion beschrieben worden.

Wahrscheinlich liegen dem GBS ohnehin mannigfaltige immunologische Auslösemechanismen zugrunde. Als immunpathologischer Mechanismus wird eine molekulare Strukturähnlichkeit, sog. Mimikry, zwischen antigenen Epitopen der Lipolysaccharide (LPS) von C. jejuni und verschiedenen Gangliosiden postuliert (GalNAc-Seitenketten, GD1a und GM1). Somit könnte eine zunächst schützende Abwehrreaktion gegen den eindringenden Keim durch die Ähnlichkeit der LPS mit körpereigenen Gangliosiden die Kaskade der Autoimmunreaktion in Gang bringen. Dazu gehören die Aktivierung der klassischen Komplementkaskade und das Ablaufen von T-Zell-abhängigen Immunreaktionen.

Neueste Untersuchungen unserer eigenen Arbeitsgruppe belegen, daß IgG-Antikörper bei GBS-Patienten und Miller-Fisher-Syndrom zudem sowohl eine prä- als auch postsynaptische Blockade der neuromuskulären Transmission bewirken.

2.2 CIDP

Im Gegensatz zum GBS ist bei der CIDP der Zusammenhang mit einer Auslösung durch vorangegangene Infektionen viel weniger evident. Trotz vieler Berichte gibt es immer wieder Zweifel, ob signifikante Unterschiede zur Kontrollpopulation vorliegen. Verschiedene immungenetische Faktoren scheinen ähnlich wie bei der multiplen Sklerose die Suszeptibilität für die Erkrankung zu begünstigen. Pathogenetisch spielen Mechanismen der zellvermittelten Immunität eine besondere Rolle.

Histopathologische Untersuchungen zeigen neben De- und Remyelinisierung entzündliche Infiltrate mit CD4+- und CD8+-T-Zellen. Makrophagen übernehmen dann die Effektorfunktion durch Freisetzung proinflammatorischer Zytokine und Radikale sowie Phagozytose von Myelinbestandteilen. Daneben sind bei der CIDP aber auch humorale Faktoren von Bedeutung, was durch die Wirksamkeit von Therapieansätzen wie der Plasmapherese (s. unten) unterstrichen wird. Am Tiermodell der experimentellen Neuritis (EAN) wurden viele immunologische Mechanismen charakterisiert, die wahrscheinlich auch für die CIDP von Relevanz sind.

3 Varianten des Guillain-Barré-Syndroms

3.1 Miller-Fisher-Syndrom (MFS)

Erstmalig 1956 beschrieb Fisher eine Symptomtrias aus Ophthalmoplegie, Extremitätenataxie und Areflexie: Miller-Fisher-Syndrom.

Antikörper gegen das Gangliosid GQ1b sind meist (90%) mit MFS vergesellschaftet und erkennen auch Oberflächenepitope auf C. jejuni. Möglicherweise beruht der bevorzugte Befall bestimmter Hirnnerven (N. oculomotorius, N. abducens) auf einem besonders hohen Gehalt an GQ1b in diesen Nerven. IgG-Antikörper blockieren die synaptische Transmission (s. 2.1).

3.2 Akute motorische axonale Neuropathie (AMAN) und akute motorisch-sensorische axonale Neuropathie (AMSAN)

Gestützt auf histologische und elektrophysiologische Befunde wurden weitere Varianten beschrieben: eine axonale sensomotorische Variante (AMSAN) und eine akut verlaufende, axonale motorische Neuropathie (AMAN). Letztere trat v. a. bei Kindern in ländlichen Gegenden Chinas auf, neben der auch dort existierenden klassischen demyelinisierenden Form.

Die AMAN-Variante konnte im Tiermodell der experimentellen Neuritis bei Hühnern durch Übertragung von C. jejuni (Penner-Typ 0: 19) reproduziert werden. Während die klassische Histologie beim GBS oft eine segmentale Demyelinisierung ohne wesentliche Läsion der Axone zeigt, ließ sich in den chinesischen Fällen autoptisch eine Waller-Degeneration von motorischen Axonen nachweisen, verbunden mit einer antikörpervermittelten Immunreaktion gegen Axone. Auch bei der AMSAN liegt eine schwere axonale Läsion vor, die motorische und sensible Axone betrifft und meist mit einem fulminanten Krankheitsverlauf einhergeht.

Dennoch kann es in einigen dieser axonalen GBS-Varianten zu einer raschen Erholung kommen, da häufig nur die terminalen Axone im Bereich der motorischen Endplatten degenerieren und so die Regenerationsstrecke kurz ist. Alternativ könnten auch rasch abfallende blockierende Antikörper vorliegen. Bei den axonalen Formen ist ein besonders hoher Prozentsatz von Antikörpern gegen das Gangliosid GM1 gefunden worden, das im peripheren Nervensystem v. a. an paranodalen Myelinabschnitten und an der terminalen Aufzweigung konzentriert ist.

3.3 Übergangsformen

Das klinische Spektrum der Erkrankung ist heterogen, weshalb nicht immer eine scharfe Trennung gelingt. So kommen Übergangsformen vor, wo z. B. Patienten mit initialem MFS im weiteren Krankheitsverlauf auch eine beidseitige Fazialisparese entwickeln. Dies hat allerdings keine unmittelbaren Konsequenzen für die Therapieplanung.

Als GBS-Varianten gelten das Miller-Fisher Syndrom, die bei uns seltene akute, motorische axonale Neuropathie und eine axonale, sensomotorische Form. In Mitteleuropa überwiegt die klassische demyelinisierende Variante bei weitem.

Auch histologische Befunde unterstreichen die Heterogenität des GBS. Neuere immunzytochemische Studien konnten zeigen, daß neben den klassischen demyelinisierenden und axonalen Schäden in unterschiedlichem Ausmaß entzündliche T-Zellen im N. suralis gefunden werden, obwohl sensible Symptome beim GBS meist relativ geringfügig sind. Diese Variabilität spiegelt sich auch in den unterschiedlichen Stadien der Makrophagenaktivierung wider.

4 Akutbehandlung des Guillain-Barré-Syndroms

Zu Beginn der Krankheit kann die Progredienz kaum eingeschätzt werden. Da sich bei schweren Verläufen schon innerhalb von 1–2 Tagen eine respiratorische Insuffizienz entwickeln kann, sollten Patienten mit Verdacht auf akutes GBS an Zentren verlegt werden, wo sämtliche Möglichkeiten neurologischer Intensivmedizin zur Verfügung stehen.

4.1 Symptomatische Therapie

Das Ziel der symptomatischen Therapie besteht darin, akut lebensgefährdenden Komplikationen vorzubeugen sowie solche Schädigungen zu vermeiden, die als Spätfolgen auch nach der Akutphase noch zu einer Behinderung führen können.

4.1.1 Störung der Vitalfunktionen

4.1.1.1 Atemfunktion und Schluckstörungen

Bei bis zu 1/3 der GBS-Patienten ist eine vorübergehende mechanische Beatmung erforderlich. Frühe Zeichen einer progredienten Schwäche der Atemmuskulatur sind in Übersicht 35-2 aufgeführt. Während Ateminsuffizienz bereits bei leichteren Tetraparesen manifest werden kann, tritt eine Schluckstörung meist erst bei schwerer Tetraparese auf. Warnzeichen sind häufiges Husten und Verschlucken beim Trinken von Flüssigkeiten.

Vorbestehende pulmonale Erkrankungen, Atelektase und Hypersekretion können eine Dekompensation begünstigen, ebenso wie alle Erkrankungen, die mit allgemeiner körperlicher Schwäche einhergehen (z. B. unspezifische fieberhafte Erkrankungen).

Bereits frühzeitig sollte die Vitalkapazität regelmäßig, d. h. in 4- bis 8stündlichen Abständen gemessen werden (unter standardisierten Bedingungen mit 60° sitzender Position, bei Fazialisparese mit geeeigneter Maske wegen inkomplettem Lippenschluß). Transkutanes Monitoring der O_2-Sättigung und serielle

Übersicht 35-2. Warnzeichen beginnender Ateminsuffizienz (* da oft begleitet von Schluckstörung)

- Orthopnoe
- Kurzatmigkeit beim Sprechen
- Speichelsee*
- häufiges Hüsteln durch (Mikro)aspirationen*
- flache Tachypnoe
- schwacher Hustenstoß
- paradoxe Atembewegungen

Übersicht 35-3. Indikation zur Intubation

- pO_2 <65 mmHg, pCO_2 >45 (maximal 50) mmHg
- $tcSO_2$ <90% bei Raumluftatmung*
- Vitalkapazität <1,5 l (Männer) bzw. <1,2 l (Frauen)*
- rascher Abfall von SO_2 oder der VK bei serieller Messung
- Lufthunger, Angst (bei grenzwertigen Blutgasen)
- Schluckstörung mit Aspiration

* Empirische Grenzwerte.

arterielle Blutgasanalysen müssen durchgeführt werden, sind aber nach unserer Erfahrung von geringerem prädiktivem Wert bezüglich Intubationspflichtigkeit. Zyanose und Hyperkapnie als Zeichen einer fortgeschrittenen respiratorischen Insuffizienz dürfen nicht abgewartet werden, da bereits vorher pulmonale Komplikationen wie Aspirationspneumonie auftreten.

Für eine Intubation sprechen nicht nur eine grenzwertige Vitalkapazität (1,5 l bei Männern und 1,2 l bei Frauen) oder O_2-Sättigung <90% bei Atmung von Raumluft, sondern v.a. die Geschwindigkeit, mit der sich diese Parameter verschlechtern (Übersicht 35-3).

4.1.1.2 Autonome Dysfunktion und Schmerzsyndrome

Bei etwa 45% der Patienten treten autonome Störungen auf, die allerdings oft subklinisch bzw. mäßiggradig bleiben. Diese können sich als parasympathische Hyperaktivität, aber auch als supraventrikuläre Tachykardien, Blutdruckschwankungen und vegetative Reizerscheinungen, wie Hyperhidrose und Harnretention äußern. Am gefährlichsten sind Tachyarrhythmien und Asystolie durch Kammerflimmern oder Vagusstimulation (Absaugen als Auslöser!). Möglicherweise liegt den kardiovaskulären Störungen eine primär sympathische Dysfunktion mit Erniedrigung des peripheren Gefäßtonus zugrunde. Neben EKG-Monitoring können Analysen der Herzfrequenzvarianz und einfache Tests wie Valsalvamanöver oder Bulbusdruck (s. Kap. 7) Hinweise auf eine kardiale autonome Mitbeteiligung geben.

Eine weitere behandlungsbedürftige Komplikation stellt das Syndrom der inadäquaten ADH-Sekretion (SIADH) dar. Die Hyponatriämie bleibt meist relativ gering und läßt sich durch Flüssigkeitsrestriktion beherrschen.

Neuropathische Schmerzsyndrome, v.a. im Lumbosakralbereich, werden als brennend-stechend oder als dumpf-drückend beschrieben. Letzteres kann z.T. auch nur einen schlichten „Liegeschmerz" darstellen. Bei bis zu 50% der Patienten in der Frühphase der Erkrankung führen diese Symptome zu Schlaflosigkeit und Unruhezuständen.

Störungen der Darmfunktion treten deutlich häufiger als Blasenstörungen auf. Durch geeignete Maßnahmen, wie Laktulose, Peristaltika oder Laxanzien, sollte der Entwicklung einer Obstipation vorgebeugt werden. Zur Blasenentleerung wird meistens aus pflegerischen Gründen ein Dauerkatheter gelegt, der regelmäßig auf Infektion kontrolliert werden muß.

4.1.1.3 Thrombembolische Komplikationen und Kontrakturprophylaxe

Bei hochgradigen Paresen stellen tiefe Beinvenenthrombosen und daraus resultierende Lungenembolien eine typische, ernste Gefährdung dar und können zu plötzlichem Tod führen. Im angloamerikanischen Raum wird als Prophylaxe i. allg. subkutane Heparinisierung, z. B. mit 2mal 7500 I.E. Heparin, empfohlen. Wir bevorzugen therapeutische i.v.-Heparinisierung mit Verdopplung bis Verdreifachung der PTT zur effektiven Thrombembolieprophylaxe.

Kontraindikationen stellen Patienten mit bekanntem Blutungsrisiko, z. B. gastrointestinalen Blutungsquellen, dar, bei denen statt dessen pneumatische Kompressionsschienen an den Extremitäten eingesetzt werden können. Vergleichende Untersuchungen zur prophylaktischen Wirksamkeit von niedermolekularen Heparinen liegen bei GBS-Patienten nicht vor. Möglicherweise können die günstigen Ergebnisse nach Hüftchirurgie auch auf neurologische Indikationen übertragen werden.

Regelmäßige Krankengymnastik und korrekte Lagerung sind unbedingt erforderlich, um bei schweren Paresen Kontrakturen und sekundäre Druckschäden peripherer Nerven zu verhüten.

4.1.1.4 Psychische Probleme

Bei intensivbehandelten GBS-Patienten sind psychische Veränderungen überraschend häufig. Eine eigene prospektive Studie mit Patienteninterviews, die an die Kommunikationsbehinderung adaptiert waren, zeigte (Übersicht 35-4), daß v. a. tetraplegische und beatmete Patienten ausgeprägte Phasen von Hoffnungslosigkeit erleben, und daß bei immerhin einem Viertel der Patienten produktiv-psychotische Phänomene zu beobachten sind.

Übersicht 35-4. Häufigkeit psychischer Veränderungen bei intensivbehandelten GBS-Patienten (n = 55, Prozentangaben gerundet). (Nach Weiß et al. 1998)

- Angst 85%
- Depressivität 71%
- Hoffnungslosigkeit 19%
- Vermehrtes Träumen 56%
- Psychotische Symptome 23%
  - Halluzinationen 23%
  - Wahn 12%
  - Oneiroid 14%
- Derealisation/Illusion 8%

Prädiktoren sind ein ungünstiger neurologischer Befund, Beatmung, Hirnnervenbeteiligung und tendenziell ein höherer Liquoreiweißgehalt. Ein Oneiroid (traumartige, szenisch gestaltete Psychose beglückenden oder ängstigenden Inhalts) tritt fast ausschließlich bei Schwerstbetroffenen auf. Andererseits vermittelte das Umfeld der Intensivstation 55% unserer Patienten ein Gefühl von Sicherheit.

Therapeutisch hilfreich waren nach dieser Untersuchung bei der Bewältigung der Krankheitssituation v.a. Besuch von Angehörigen sowie Aufrechterhaltung der Kommunikation zur Reduktion des Deprivationseffekts.

Bei manifesten Psychosen, die man nur bei *intensiver* Beschäftigung mit dem Patienten in Erfahrung bringt, sind hochpotente Neuroleptika indiziert.

4.1.2 Spezifische Aspekte der symptomatischen Intensivtherapie

4.1.2.1 Intubation, Beatmung und Analgosedierung

Aufmerksames Beobachten des klinischen Verlaufs und sorgfältiges Monitoring der Atmung (s. 4.1.1.1) lassen notfallmäßige Intubationen meist vermeiden. Auch bei rascher Verschlechterung bleibt im Regelfall genügend Zeit, den Patienten über den geplanten Eingriff und die damit verbundene Perspektive längerfristiger Beatmung aufzuklären, damit Angst und psychische Belastung zu minimieren und Vertrauen zu schaffen.

Wird ein GBS-Patient beatmungspflichtig, so muß mit mehrwöchiger Beatmung gerechnet werden. Dabei soll der Patient zumindest zwischenzeitlich so wach sein, daß ein neurologischer Kontrollbefund erhoben werden kann.

Wir bevorzugen daher die für einen Wachen angenehmere transnasale Tubuslage. Wie bei allen neuromuskulären Krankheiten sollten depolarisierende Muskelrelaxanzien möglichst vermieden werden. Nach etwa 14 Tagen Beatmungsdauer ohne absehbare Entwöhnbarkeit des Patienten führen wir eine Tracheotomie durch.

Grundsätzlich sollte die Phase der kontrollierten Beatmung möglichst kurz gehalten werden. Außer im Falle einer Aspiration vor Intubation ist die pulmonale Situation und damit Beatmungsführung bei GBS-Patienten im Regelfall unkompliziert. Beim wachen Patienten mit Restfunktionen der Atemmuskulatur versuchen wir, so bald wie möglich, einen assistierten Beatmungsmodus zu wählen. Wir bevorzugen den SIMV-Modus (s. Kap. 45), spätestens wenn an eine Entwöhnung gedacht wird. Eine gesicherte Überlegenheit gegenüber CPAP/BIPAP gibt es aber nicht. Das Low-PEEP-Konzept (3–5 cm H_2O) hat sich bei unseren GBS-Patienten gut bewährt (s. Kap. 45). Der asssistierte Druck (CPAP, BIPAP, SIMV) sollte im Regelfall maximal 18–20 cm H_2O betragen, und eine F_IO_2 von 30% reicht meist aus.

Da es sich nicht um eine lungentherapeutische Indikation, sondern um Beatmung mit intakter Atemregulation handelt, kommt man in Hinblick auf die Grundkrankheit meist ohne die übliche Analgosedierung (wie z.B. Fentanyl plus Dormicum) aus. Analgesie kann aber zur Schmerzbehandlung erforderlich werden (s. 4.1.1.2 und 4.1.2.4), Sedierung zur Gewährleistung eines Schlaf-Wach-Rhythmus oder bei Angst und Psychosen (s. oben). Als Schlafmittel bevorzugen wir Benzodiazepine (z.B. Rohypnol), als leichtes Dauersedativum und bei Psychosen eine bedarfsadaptierte parallele Mischung aus hoch- und niederpotenten Neuroleptika (z.B. Haldol und Neurocil). Letztere Kombination eignet sich auch sehr gut bei Angst in der Entwöhnungsphase.

Im Zweifelsfalle setzen wir die Indikationsschwelle für potente Analgetika und Psychopharmaka niedrig, um subjektives Leiden zu vermeiden.

Jede Veränderung der Beatmungsparameter sollte ebenso wie ein Entwöhnungsversuch mit dem Patienten besprochen werden, um Angst und zusätzlichen psychischen Streß zu reduzieren. Sowohl aus dem SIMV- als auch aus dem CPAP-Modus wird der Hilfsdruck langsam (über Tage) reduziert bis auf 12 cm H_2O. Danach kann man die SIMV-Frequenz langsam (1–2 Tage) bis auf Null reduzieren. Bei zunächst probeweisen Diskonnektionen vom Respirator sollten Gerät, Arzt und Schwester am Krankenbett bleiben, da die Patienten nach längerer bewußt erlebter Beatmung von dieser Unterstützung oft psychisch abhängig werden. Eine Extubation kann erwogen werden, wenn der Patient 12–24 h problemlos über Tubus/Tracheostoma atmet und kein Speichelsee im Rachen steht.

Die Schluckfähigkeit ist mit ausreichender Eigenatmung nur locker assoziiert. Wenn der Schluckakt mit fest-breiiger Nahrung (z.B. Brotkruste) gelingt, kann ein Tracheostoma verschlossen werden. Ob und wann eine vollständige orale Ernährung möglich ist, bedarf u.U. einer laryngoskopischen Überprüfung des Schluckakts, evtl. mit Methylenblau.

4.1.2.2 Behandlung von autonom bedingten Herz-Kreislauf-Störungen

Falls die neurophysiologischen Testverfahren für eine Mitbeteiligung der autonomen Innervation des Herzens sprechen, legen wir aufgrund der Gefahr letaler Arrhythmien (s. oben) frühzeitig einen passageren Schrittmacher an. Transkutane Systeme haben weder ein Dislokations- noch Infektionsrisiko und die heute verfügbaren Hautelektroden haften auch bei Hyperhidrosis.

Bei Sinustachykardie muß zunächst ein Volumenmangel ausgeschlossen werden. Bei jungen und herzgesunden Patienten werden auch Pulsfrequenzen bis 120 Schlägen/min längerfristig gut toleriert. β-Blocker setzen wir wegen der häufig ausgeprägten Neigung zu arterieller Hypotonie nur vorsichtig ein. Auch andere Tachyarrhythmien werden nur dann behandelt, wenn sie nach den Lown-Kriterien höhere Grade als III b erreichen. Am funktionell denervierten Herzen empfiehlt es sich grundsätzlich, Antiarrhythmika zurückhaltend anzuwenden. Einzige Ausnahme stellt die Sinusbradykardie dar, die unverzüglich mit Atropin behandelt wird.

Blutdruckschwankungen müssen konsequent und bevorzugt mit i.v. zu verabreichenden Medikamenten therapiert werden. Bei arterieller **Hypo**tonie genügen meist Plasmaexpander. Mit Katecholaminen sollte wegen ihrer arrhythmogenen Wirkung vorsichtig umgegangen werden.

4.1.2.3 Behandlung von autonomer Dysfunktion im Magen-Darm-Trakt

Auch wegen einer oft begleitend auftretenden Gastroparese mit Reflux sollte baldmöglichst transnasal eine Magensonde gelegt werden. Enterale Ernährung wird häufig durch paralytischen Ileus oder diffuse Diarrhö erschwert. Zur Peristaltikförderung bevorzugen wir zunächst physikalische Maßnahmen (feuchte Wärme). Erst bei deren Versagen setzen wir subkutan Physostigmin oder Neostigmin ein (**cave:** Arrhythmieinduktion) oder i.v. Ceruletid (Takus). Bei Diarrhöen wechseln wir zunächst die Flüssignahrung. In schweren Fällen muß man auf Codeinpräparate oder andere Morphinderivate (s. unten) zurückgreifen.

4.1.2.4 Behandlung von Schmerzen

Durch Schmerzen sind viele Patienten v.a. in Frühphasen der Erkrankung stark belastet. In einem abgestuften Behandlungskonzept sollten zunächst nichtsteroidale Antiphlogistika verabreicht werden. Bei gleichzeitiger Therapie mit Kortikosteroiden (s. unten bei CIDP) sollte man sie nicht einsetzen, sondern wegen des potenzierten gastrointestinalen Blutungsrisikos Paracetamol vorziehen. Morphinderivate wirken gut, können aber autonome Kreislaufregulationsstörungen und Obstipation verschlechtern. Bei lanzinierenden Schmerzen oder Kribbelparästhesien im Rahmen von Reinnervationsvorgängen können membranstabilisierende Substanzen wie Carbamazepin oder Phenytoin erfolgversprechend gegeben werden.

4.1.2.5 Infektionen

Ungezielte prophylaktische Gabe von Antibiotika kann Multiresistenzentwicklung fördern und ist u.E. obsolet. Die einzige Ausnahme bildet der Einsatz oraler, lokal wirksamer Antimykotika. Bei laborchemischen und klinischen Infektzeichen sollte eine konsequente Fokussuche, gekoppelt mit einem Wechsel aller invasiven Katheter, erfolgen. Die Abnahme von Blutkulturen im Fieberschub erhöht die Erfolgschancen für einen Erregernachweis. Falls eine Pneumonie klinisch wahrscheinlich ist, setzen wir zunächst eine Kombination von Cephalosporinen der zweiten Generation mit Aminoglykosiden ein.

Das weitere Vorgehen richtet sich nach Erregernachweis, Antibiogramm und klinischem Ansprechen. Dabei sollte das lokale Keim- und Resistenzspektrum in Zusammenarbeit mit dem zuständigen mikrobiologischen Institut besonders berücksichtigt werden.

4.1.2.6 Spezielle pflegerische Maßnahmen

Neben der psychologischen Mitbetreuung der Patienten (s. oben) stehen Pneumonie- und Dekubitusprophylaxe im Vordergrund (Übersicht 35-5). Durch 2stündliche Vibrationsmassagen des Thorax und zusätzliche Bronchialtoilette konnten wir unsere Pneumonieinzidenz deutlich senken. Tetraparese und gestörte Schweißsekretion fördern die Dekubitusbildung. Dem kann durch 2stündliche Umlagerung und Antidekubitusmatrazen vorgebeugt werden.

Die äußerst wirksamen luftgetriebenen Betten (Clinitron) sind bei peripher denervierten Patienten ungünstig, weil der verbliebene Rest des Körperlagegefühls dort verlorengeht. Pneumatische Wechsellastmatrazen sind laut (Patienten wach!) und teuer. Bei häufig wechselnder Lagerung und sorgfältiger Hautpflege reichen sog. Würfelmatrazen stets. Der Einsatz milder, pH-neutraler Seifen und die Rückfettung der Haut verringern saprophytäre Infektionen. Bei Fazialisparese mit Lagophthalmus muß einem Hornhautulkus durch mehrfache Gabe von Augentropfen tagsüber und Salbenstreifen mit feuchten Kompressen in der Nacht vorgebeugt werden.

4.2 Immuntherapie des GBS

Die bisher verfügbaren, wirksamen Immuntherapien sind nicht spezifisch. In den meisten Fällen wurden sie zunächst empirisch etabliert und erst später

Übersicht 35-5. Allgemeine Behandlungsempfehlungen

- Häufiges Lagern (2stündlich), Thoraxvibrationsmassage (2- bis 4stündlich), Krankengymnastik (2mal täglich)
- intensive Pneumonie- und Dekubitusprophylaxe
- intensive Obstipationsprophylaxe und -behandlung
- intensive Kommunikation, (auch und) besonders mit Beatmeten
- therapeutische Heparinisierung
- großzügige Indikationsstellung für passageren Schrittmacher
- Induktion von Schlaf-Wach-Rhythmus (Benzodiazepine)
- Zurückhaltung mit Antiarrhythmika und Katecholaminen
- Analgesie bei Kreuzschmerzen (NSAR) und Reinnervationsschmerzen (z.B. Carbamazepin)
- vorzugsweise transnasale Intubation
- relativ frühzeitige Entscheidung zur Tracheotomie
- vorzugsweise assistierte Beatmungsformen mit „Low-PEEP“-Konzept
- milde Sedierung mit Neuroleptika

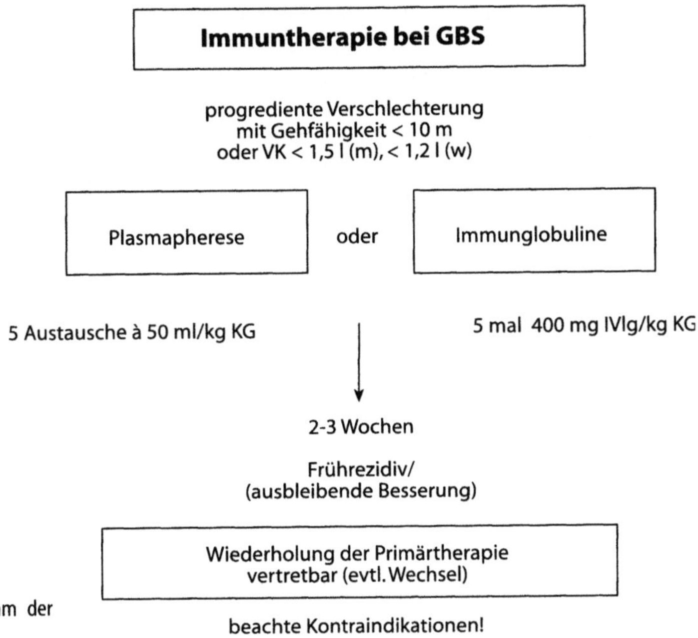

Abb. 35-1. Flußdiagramm der Immuntherapie bei GBS

in kontrollierten Studien bestätigt. Weiterführende Therapieprinzipien werden zur Zeit v.a. an experimentellen Tiermodellen des GBS überprüft (Abb. 35-1)

4.2.1 Plasmapherese

Die großen nordamerikanischen und frankophonen multizentrischen Plasmapheresestudien konnten an fast 500 Patienten die Wirksamkeit der Plasmapherese beim Guillain-Barré-Syndrom gegenüber nicht so Behandelten eindeutig beweisen. Üblicherweise wurden dabei im Laufe von 7–14 Tagen 200–250 ml Plasma/kgKG ausgetauscht und meist durch Albumin, in der französischen Studie teilweise auch durch Frischplasma (heute obsolet), ersetzt. Die Patienten in der Plasmapheresegruppe besserten sich deutlich rascher als in der Kontrollgruppe (z.B. 19 vs. 40 Tage für einen Punkt auf der GBS-Skala). Die Wirksamkeit der Plasmapherese spricht für die pathogenetische Relevanz humoraler Faktoren (s. Abschn. 2.1).

4.2.2 Intravenöse Immunglobuline

Polyvalente i.v. verabreichte 7S-Immunglobuline (IVIg) wurden bereits seit Anfang der 80er Jahre kasuistisch bei einer Vielzahl von neurologischen und anderen Autoimmunerkrankungen appliziert. IVIg besitzen eine Vielzahl von immunmodulierenden Effekten, die sowohl in der Zellkultur als auch in tierexperimentellen Studien charakterisiert wurden.

Aufgrund der positiven Ergebnisse offener Studien führten Van der Meché et al. die erste große randomisierte Studie durch, bei der die Plasmapheresebehandlung mit der empirisch etablierten Dosis von 5mal 400 mg IVIg/kgKG verglichen wurde. IVIg war mindestens gleichwertig der Plasmapherese und führte sogar zu einer im Trend rascheren Besserung. Das deutlich schlechtere Abschneiden der Plasmapheresegruppe im Vergleich zu den oben beschriebenen nordamerikanischen und französischen Studien beruht möglicherweise auf den etwas unterschiedlichen Einschlußkriterien der niederländischen Studie, v.a. auf einer Bevorzugung schwerer betroffener Patienten.

Die niederländischen Ergebnisse wurden kürzlich in einer multizentrischen, internationalen Studie (PSGBS Trial) überprüft und bestätigt. Hier wurde nicht nur die Wirksamkeit von IVIg mit Plasmapherese verglichen, sondern in einem 3. Therapiearm auch eine sequentielle Kombination aus beiden Behandlungsformen evaluiert.

Die Einschlußkriterien waren ähnlich der niederländischen Studie und sahen vor, Patienten innerhalb von 14 Tagen nach Krankheitsbeginn in die Therapie aufzunehmen. Pro Behandlungsmodus wurden ca. 125 Patienten eingeschlossen. Erneut bestätigte sich die äquivalente Wirkung von IVIg im Vergleich zu Plasmapherese. Die Kombinationsbehandlung aus Plasmapherese gefolgt von IVIg war den Monotherapien nicht sicher überlegen. In dieser Studie zeigte sich erneut, daß Immunglobuline gut vertragen werden und mit schweren Nebenwirkungen nur selten zu rechnen ist.

4.2.3 Glukokortikosteroide

Für Glukokortikosteroide wurden aufgrund kleiner, unkontrollierter Studien seit langem therapeutische Effekte, aber auch vermehrte Komplikationen bei GBS postuliert. Dies konnte 1993 jedoch durch eine multizentrische europäische Studie widerlegt werden, in der keine positive Wirkung, aber auch keine wesentlichen Risiken für die hochdosierte Steroidpulstherapie im Vergleich zur Kontrollgruppe evident war.

4.2.4 Kombinationstherapien

Die Wirkungslosigkeit alleiniger Glukokortikosteroidgaben bei GBS wird aufgrund der 1993 publizierten Studienergebnisse als gesichert angesehen (s. oben). In einer kleinen Pilotuntersuchung verglich die niederländische GBS-Untersuchungsgruppe die Kombinationsbehandlung von Methylprednisolon und IVIg mit einer historischen Kontrolle aus der 1992 publizierten IVIg-Studie. Die Kombinationstherapie soll zu einer deutlich verbesserten Erholung in dieser kleinen Gruppe von nur 25 Patienten geführt haben. Dies war Anlaß für eine neue niederländische multizentrische Studie, deren Ergebnisse bald erwartet werden. Außerhalb von kontrollierten Studien sollte diese Kombination vorerst noch nicht eingesetzt werden.

4.2.5 Praktisches Vorgehen

Grundsätzlich können Plasmapherese und i.v. verabreichte Immunglobuline heutzutage als gleichwertige Primärtherapien betrachtet werden. Die Auswahl richtet sich nach der Verfügbarkeit, bestehenden Kontraindikationen für bestimmte Behandlungen und ökonomischen Aspekten. Bei septischen Patienten und Problemen mit zentralvenösen Zugängen sind Immunglobuline zu empfehlen. Umstritten ist, ob im Falle einer vorangegangenen Diarrhö den Immunglobulinen der Vorzug gegeben werden sollte (s. unten). Das seltene autoimmune 3gA-Mangelsyndrom gilt als Kontraindikation für Immunglobuline.

Auch bei kindlichem GBS sind wegen der für Plasmapherese notwendigen großlumigen venösen Zugänge Immunglobuline zu bevorzugen. Bei multimorbiden, insbesondere herzinsuffizienten Patienten ist eine schonende Plasmapheresetechnik Voraussetzung zur Verhütung eines Lungenödems, das allerdings auch durch (relativ) zu rasche IVIg-Infusion ausgelöst werden kann.

Im Falle eines Nichtansprechens auf die Primärtherapie gibt es bisher keine zwingende wissenschaftliche Begründung, die Primärtherapie zu wiederholen oder die alternative Behandlungsmethode zu wählen.

Oft wird man geneigt sein, die alternative Behandlungsmethode zu versuchen. Ausnahmen sind beispielsweise im Verlauf aufgetretene medizinische Komplikationen, wie Sepsis oder hohes Alter, die für den Einsatz von Immunglobulinen sprechen, oder allergische Reaktionen, die den Wechsel von IVIg weg begründen. Dasselbe gilt für gelegentlich 1–2 Wochen nach der Primärtherapie zu beobachtende Frührezidive. In solchen Fällen kann die Initialbehandlung wiederholt werden.

4.3 Immuntherapie der CIDP

Die Behandlung der CIDP sieht eine Stufentherapie vor (Abb. 35-2). Für die Akuttherapie werden die bereits im vorangegangenen Kapitel beschriebenen Prinzipien, nämlich Glukokortikosteroide, Plasmapherese und Immunglobuline eingesetzt. Jede dieser therapeutischen Optionen hat als Monotherapie eine ca. 70%ige Ansprechwahrscheinlichkeit. Ihre Anwendung in einzelnen Zentren beruht meist auf empirischer Basis. Wir bevorzugen primär die Gabe von Glukokortikosteroiden, die im Gegensatz zum GBS bei der CIDP wirksam sind.

Kontraindikationen, wie gastrointestinale Ulzera oder schwer einzustellender Diabetes mellitus, müssen berücksichtigt werden. Bei fehlendem Ansprechen oder schwerer Behinderung kombinieren wir die Steroidgabe frühzeitig mit Plasmapherese. Falls sich innerhalb von 2 Wochen kein Therapieerfolg einstellt, wechseln wir auf Immunglobulingabe.

Bei CIDP ist eine Rezidivprophylaxe erforderlich. Meist wird diese nicht mehr auf der Intensivstation, sondern eher auf der neurologischen Allge-

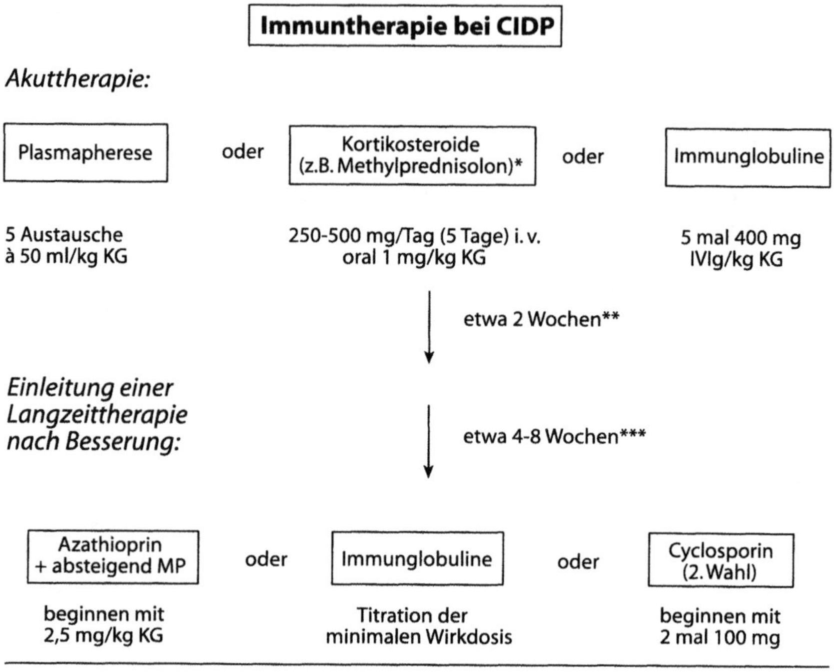

* Versuch als Monotherapie über 1-2 Wochen gerechtfertigt

** Ansprechrate jeweils etwa 70%, bei Mißerfolg eines Ansatzes dann Alternativen versuchen bzw. Kombination mit Kortison

*** falls nach 4-8 Wochen erneute Verschlechterung auch Kombination

Abb. 35-2. Flußdiagramm der Immuntherapie bei CIDP

meinstation eingeleitet. Auch hier gibt es keine bestimmten Prädiktoren, auf welche Therapie Patienten am besten ansprechen. Wir bevorzugen Azathioprin, gefolgt von Immunglobulinen und Cyclosporin A (s. Abb. 35-2). Falls man sich für Immunglobuline entscheidet, sollte man eine Titration der wirksamen Minimaldosis anstreben, die zwischen 20 mg/kgKG und 400 mg/kgKG alle 2 Wochen liegen kann. Bei Azathioprin sind regelmäßige Blutbildkontrollen erforderlich, um die immunsuppressiv wirksame Dosis zu ermitteln und eine gefährliche Leukopenie (<3000 Zellen/mm^3) zu vermeiden.

4.4 Offene Fragen und zukünftige Entwicklungen

Obwohl durch die oben beschriebenen Immuntherapien bereits beträchtliche Fortschritte in der Behandlung des GBS erzielt werden konnten, ist bei vielen Patienten das therapeutische Ergebnis nicht immer zufriedenstellend. Besonderer Wert muß darauf gelegt werden, bereits frühzeitig Patienten mit ungünstigen prognostischen Faktoren zu identifizieren, um diese ggf. einem zweiten Therapiezyklus zu unterziehen, oder Patientengruppen zu herauszufinden, die von einer bestimmten Therapie besser profitieren.

Umstritten ist, ob GBS-Patienten mit vorausgegangener klinisch-manifester oder auch nur serologisch gesicherter C.-jejuni-Infektion besonders häufig Zeichen axonaler Schädigung mit entsprechend schlechter Prognose aufweisen und deutlich besser auf IVIg als auf Plasmapherese ansprechen. Noch sind die kontrollierten Fallzahlen zu klein, um solche Aussagen als gesichert zu betrachten.

Bisher war es allgemein üblich, Immuntherapien erst dann einzusetzen, wenn die Gehfähigkeit schon deutlich eingeschränkt ist, wobei i.allg. 5–10 m selbständige Gehstrecke als arbiträre Grenze definiert wurden. Neueste Untersuchungen einer französischen multizentrischen Studie sprechen dafür, daß auch bei mildem Verlauf des GBS durch eine limitierte Zahl von Plasmapheresen eine raschere Rekonvalesenz erreicht werden kann. Dies entspricht durchaus pathophysiologischen Überlegungen (blockierende Autoantikörper, vgl. Abschn. 2.1).

5 Zusammenfassung

Trotz deutlicher Fortschritte in der Behandlung des GBS und CIDP gibt es immer noch viele Patienten, die von den etablierten Immuntherapien nicht ausreichend profitieren. Unklar ist in den meisten Fällen auch, welche der vielfältigen, in Zellkultur und Ex-vivo-Analysen identifizierten Wirkmechanismen von Immuntherapien, wie z. B. IVIg, für ihre therapeutische Wirksamkeit entscheidend sind.

Obwohl uns Untersuchungen an Tiermodellen oder immunologische Analysen in vielen Fällen zu einem besseren Verständnis verholfen haben, besteht nach wie vor die Notwendigkeit, spezifischere und effektivere Therapiestrategien zu entwickeln. Dies wird allerdings zukünftig immer schwieriger werden, da durch die breite Verfügbarkeit von Therapien, wie z. B. i.v. zu verabreichenden Immunglobulinen, immer weniger Patienten an spezialisierten Zentren in kontrollierte Therapiestudien aufgenommen werden können.

Wegen der möglichen vitalen Bedrohung von GBS-Patienten im Akutstadium sollte die Behandlung nur an solchen Kliniken stattfinden, an denen auch adäquate intensivneurologische Therapiemöglichkeiten zur Verfügung stehen.

Weiterführende Literatur

Buchwald B, Weishaupt A, Toyka KV, Dudel J (1998) Pre-and postsynaptic blockade of neuromuscular transmission by Miller-Fisher syndrome IgG at mouse motor nerve terminals. Eur J Neurosci 10:281–290

Buchwald B, Dudel J, Zielasek J, Weishaupt A, Schweiger S, Toyka KV (1998) Neuromuscular blockade by IgG antibodies from patients with Guillain-Barré syndrome. Ann Neurol 44:913–922

Dutch Guillain-Barré Study Group (1994) Treatment of Guillain-Barré syndrome with high-dose immune globulins combined with methylprednisolone: a pilot study. Ann Neurol 35:749–752

Dyck PJ, Litchy WJ, Kratz KM et al. (1994) A plasma exchange vs. immune globulin infusion trial in chronic inflammatory demyelinating polyradiculoneuropathy. Ann Neurol 36:838–845

Enders U, Karch H, Toyka KV et al. (1993) The spectrum of immune responses to campylobacter jejuni and glycoconjugates in Guillain-Barré syndrome and in other neuroimmunological disorders. Ann Neurol 34:136–144

Flachenecker P, Wermuth P, Hartung HP, Reiners K (1997) Quantitative assessment of cardiovascular autonomic function in Guillain-Barré syndrome. Ann Neurol 42:171–179

French Cooperative Group on Plasma Exchange in Guillain-Barré-Syndrome (1987) Efficiency of plasma exchange in Guillain-Barré syndrome: role of replacement fluids. Ann Neurol 22:753–761

French Cooperative Group on Plasma Exchange in Guillain-Barré-Syndrome (1997) Appropriate number of plasma exchanges in Guillain-Barré syndrome [see comments]. Ann Neurol 41:298–306

Gold R, Hartung HP (1993) Therapie von Immunneuropathien. Akt Neurol 20:147–160

Guillain-Barré-Syndrome Steroid Trial Group (1993) Double-blind trial of intravenous methylprednisolone in Guillain-Barré syndrome. Lancet 341:586–590

Hadden RDM, Cornblath DR, Hughes RAC et al. (1998) Electrophysiological classification of Guillain-Barré syndrome: clinical associations and outcome. Ann Neurol 44:780–788

Hartung HP, Pollard JD, Harvey GK, Toyka KV (1995) Immunopathogenesis and treatment of the Guillain-Barré syndrome – part I and part II. Muscle Nerve 18:137–164

Ho TW, Hsieh ST, Nachamkin I et al. (1997) Motor nerve terminal degeneration provides a potential mechanism for rapid recovery in acute motor axonal neuropathy after Campylobacter infection [see comments]. Neurology 48:717–724

Hughes RAC (1990) Guillain-Barré syndrome. Springer, London Berlin Heidelberg

Hughes RAC, Swan AV, Cornblath DR et al. (1997) Randomised trial of plasma exchange, intravenous immunoglobulin, and combined treatments in Guillain-Barré syndrome. Lancet 349:225–230

Jacobs BC, Endtz H, van der Meché FGA et al. (1995) Serum anti-GQ1b IgG antibodies recognize surface epitopes on campylobacter jejuni from patients with Miller Fisher syndrome. Ann Neurol 37:260–264

Kiefer R, Kieseier BC, Brück W, Hartung H-P, Toyka KV (1998) Macrophage differentiation antigens in acute and chronic autoimmune polyneuropathies. Brain 121:469–479

Li CY, Xue P, Tian WQ, Liu RC, Yang C (1996) Experimental campylobacter jejuni infection in the chicken: An animal model of axonal Guillain-Barré syndrome. J Neurol Neurosurg Psychiatry 61:279–284

Ropper AH (1992) The Guillain-Barré syndrome. N Engl J Med 326:1130–1136

Schmidt B, Toyka KV, Kiefer R, Full J, Hartung HP, Pollard J (1996) Inflammatory infiltrates in sural nerve biopsies in Guillain-Barré syndrome and chronic inflammatory demyelinating neuropathy. Muscle Nerve 19:474–487

Stangel M, Hartung HP, Marx P, Gold R (1997) Side effects of high-dose intravenous immunoglobulins. Clin Neuropharmacol 20:385–393

Stangel M, Toyka KV, Gold R (1998) Mechanisms of high dose intravenous immunoglobulins in demyelinating diseases. Arch Neurol (in press)

Toyka KV, Hartung HP (1996) Chronic inflammatory polyneuritis and related neuropathies. Curr Opin Neurol 9:240–250

Van der Meche FGA, Schmitz PIM, and the Dutch Guillain-Barré Study Group (1992) A randomized trial comparing intravenous immune globulin and plasma exchange in Guillain-Barré syndrome. N Engl J Med 326:1123–1129

Weiß H, Ravtan V, Müllges W, Toyka KV (1999) Psychotic symptoms and emotional distress in patients suffering from acute Guillain-Barré syndrome (in Vorbereitung)

Winer JB, Hughes RAC, Osmond C (1988) A prospective study of acute idiopathic neuropathy. I: Clinical features and their prognostic value. J Neurol Neurosurg Psychiatry 51:605–612

Yuki N, Taki T, Inagaki F, Kasama T, Takahashi M, Saito K et al. (1993) A bacterium lipopolysaccharide that elicits Guillain-Barré syndrome has a GM1 ganglioside-like structure. J Exp Med 178:1771–1775

Kapitel 36
Critical-illness-Polyneuropathie und -Myopathie

E. Hund

INHALT

1 Einleitung

Muskuläre Schwäche und Atrophie bei Intensivpatienten wurden lange Zeit einer Kombination aus Immobilität und kataboler Stoffwechsellage zugeschrieben. In den vergangenen Jahren wurde deutlich, daß viel häufiger spezifische Erkrankungen des neuromuskulären Systems die Ursache sind, die während der intensivmedizinischen Behandlung **de novo** entstehen und dann ihrerseits die Beatmungspflichtigkeit unterhalten und eine neurologische Rehabilitation erfordern. Klinisch manifestieren sie sich zumeist durch verzögerte Entwöhnung vom Respirator und durch Verlängerung der Mobilisation.

2 Critical-illness-Polyneuropathie

Über das Auftreten einer Polyneuropathie bei intensivmedizinisch versorgten Patienten wurde 1983 zeitgleich von amerikanischen, kanadischen und französischen Forschergruppen berichtet, obgleich ähnliche Beobachtungen bereits Jahrzehnte früher gemacht worden waren (Komapolyneuropathie nach Mertens 1963). In der Folgezeit wurde die Critical-illness-Polyneuropathie („Intensivpolyneuropathie") systematisch von der Arbeitsgruppe um Bolton untersucht und ihr Vorkommen in Einzelfallberichten und Fallserien immer wieder dokumentiert. Die Häufigkeit dieser Komplikation ist größer als bisher vermutet: in einer prospektiven Studie entwickelten 70% der Patienten mit Sepsis und Multiorganversagen nach elektrophysiologischen Kriterien eine Polyneuropathie, die in der Hälfte der Fälle symptomatisch war.

2.1 Definition und Pathogenese

Die Critical-illness-Polyneuropathie (CIP) stellt eine reversible akute, axonale Polyneuropathie dar, die de novo während schwerer, intensivbehandlungspflichtiger Erkrankungen auftritt. Sepsis, Multiorganversagen und langdauernde Beatmung sind als prädisponierende Faktoren anzusehen, während die Primärerkrankung selbst keine spezifische Bedeutung für die Entwicklung einer CIP hat. Der Verlauf ist monophasisch und selbstlimitierend, da sich nach Beendigung der Intensivbehandlung auch die Neuropathie spontan zurückbildet.

Pathoanatomisch findet sich eine axonale Degeneration v.a. motorischer Nerven, die Muskulatur zeigt eine Denervierungsatrophie. Über die Pathogenese herrscht Unklarheit. Metabolische, toxische und hypoxische Faktoren werden für das Auftreten der CIP diskutiert; spezifische Untersuchungen liegen jedoch für keinen dieser Faktoren vor. Da bei der Mehrzahl der Patienten, von denen bisher berichtet wurde, die CIP im Zusammenhang mit einer Sepsis aufgetreten ist, vermutet Bolton (1996), daß die gleichen mediatorvermittelten Effekte, die zu den verschiedenen Symptomen der Sepsis führen, über eine Störung der nervalen Mikrozirkulation auch für die Entwicklung der CIP verantwortlich sind.

Nach dieser Auffassung ist die CIP also Folge des septischen Syndroms und als Sepsispolyneuropathie bzw. als septisch-toxische Polyneuropathie zu klassifizieren. Das periphere Nervensystem ist in dieser Sicht ein weiteres Organsystem, das unter den Bedingungen der Sepsis versagt. Die Aktivierung der Kaskade proinflammatorischer Mediatoren auch nach schweren nichtseptischen Ereignissen, wie z.B. Polytrauma, intrakraniellen Läsionen oder beatmungspflichtigem Asthma bronchiale, kann das Auftreten einer CIP bei schwerkranken Intensivpatienten ohne Sepsis erklären. Der Nachweis erhöhter Spiegel von TNF-α und IL-6 im Serum von CIP-Patienten gelang jedoch nicht.

2.2 Symptomatik und klinische Bedeutung

Die verzögerte oder ohne erkennbaren Grund mißlingende Entwöhnung vom Respirator stellt die häufigste Manifestation einer CIP dar. Bei der neurologischen Untersuchung solcher Patienten finden sich in der Regel erhebliche Atrophien und, wenn Sedierung und Relaxation entsprechend zurückgenommen wurden, höhergradige schlaffe Paresen. Bei der Palpation vermittelt die Muskulatur einen eigenartig teigig-weichen Eindruck. Die Muskeleigenreflexe sind häufig noch erhältlich; bei Patienten mit zerebralen Erkrankungen kann sogar eine Hyperreflexie bestehen. Das Erlöschen der Eigenreflexe ist daher für die Diagnose einer CIP nicht obligat. Die Kreatinkinase (CK) ist meist normal. Der Liquor cerebrospinalis zeigt allenfalls uncharakteristische leichte Anstiege der Zellzahl und des Gesamtproteins.

Die klinische Bedeutung der CIP ergibt sich aus der Tatsache, daß verlängerte Beatmungdauer und verzögerte Mobilisation das Risiko für Sekundärkomplikationen, wie Lungenembolie, tiefe Venenthrombose und Pneumonie, deutlich erhöhen. Wird die Entwicklung einer Neuropathie nicht erkannt, erfolgen zur Abklärung des Entwöhnungsversagens überflüssige diagnostische Maßnahmen, die den Patienten zusätzlich belasten. Gründe für das Nichterkennen einer CIP können darin liegen, daß die klinisch-neurologische Beurteilung des peripheren Nervensystems von intubierten und sedierten Patienten schwierig oder - bei Relaxierung oder schwerer Enzephalopathie - unmöglich ist.

Bei Patienten mit intrakraniellen Erkrankungen werden Paresen und mißlingende Respiratorentwöhnung irrtümlich oft auch als zentral bedingt gedeutet, auch wenn die Ursache peripherer Natur ist. Weiterhin können Flüssigkeitseinlagerungen durch septischen Kapillardefekt oder inadäquate Infusionstherapie muskuläre Atrophien maskieren und so einen wichtigen objektiven Befund verschleiern. Schließlich kann das Vorhandensein von Muskeleigenreflexen den Unerfahrenen dazu veranlassen, eine CIP auszuschließen.

2.3 Elektrophysiologie

Die elektrophysiologische Untersuchung ist die entscheidende Methode bei der Diagnose von Läsionen peripherer Nerven. Dies gilt bei der CIP um so mehr, als intensivmedizinisch betreute Patienten aufgrund ihrer Grunderkrankung, der häufig erforderlichen Sedation und/oder einer septischen Enzephalopathie klinisch-neurologisch nur bedingt oder gar nicht beurteilbar sind. Zu den typischen elektrophysiologischen Befunden einer CIP zählen normale oder fast normale Nervenleitgeschwindigkeiten und distal-motorische Latenzen, verbunden mit amplitudengeminderten und verbreiterten Summenaktionspotentialen. Auffällig ist dabei, daß bei vielen Patienten die motorischen Fasern ganz überwiegend betroffen sind.

Bei der Nadelelektromyographie findet sich meist ubiquitär, d.h. auch in der Stamm- und Gesichtsmuskulatur, pathologische Spontanaktivität. Leider steht ein ambulantes EMG-Gerät auf vielen Intensivstationen nicht zur Verfügung. Dies bedeutet, daß das periphere Nervensystem von allen Organsystemen das unter Intensivbedingungen am schlechtesten überwachte ist. In besonderen Fällen kann ein Zwerchfell-EMG erforderlich sein, das jedoch einer exakten Technik bedarf, um sicher und reliabel zu sein. In einer kürzlich vorgestellten Serie hatten die meisten Patienten mit einer bilateralen Phrenikusneuropathie eine mittelgradige bis schwere CIP ausweislich der Untersuchungsbefunde an den Extremitäten, so daß die elektrophysiologische Untersuchung von Phrenikus und Zwerchfell nur in besonderen Fällen notwendig wird.

2.4 Prognose

Die Mortalität von Patienten mit Sepsis und Multiorganversagen ist nach wie vor hoch und beträgt in Abhängigkeit von der Anzahl der versagenden Organe zwischen 48 und 98%. Unklar ist, wie sehr die CIP die Dauer am Respirator im Einzelfall verlängert und Mortalität und Morbidität in der kritischen Erkrankungsphase erhöht. Es ist jedoch anzunehmen, daß das Auftreten einer Neuropathie, die schwer genug ist, um Entwöhnung vom Respirator und Mobilisation zu beeinträchtigen, das Risiko für Sekundärkomplikationen, wie Pneumonie, tiefe Venenthrombose und Lungenembolie, deutlich erhöht.

Überleben die Patienten, bilden sich die Zeichen der Polyneuropathie nach Beherrschung der Akutsituation häufig überraschend schnell und in vielen Fällen auch vollständig zurück. Die Entwicklung einer CIP verschlechtert daher in vielen Fällen die langfristige Prognose nicht. Bei Patienten mit schwerer CIP ist allerdings mit inkompletter Rückbildung zu rechnen. Verlängerte Leitungszeiten bei der Neurographie als Ausdruck einer sekundären Demyelinisierung sollen eine schlechtere Prognose signalisieren.

2.5 Differentialdiagnose

Bevor Schwächen und Entwöhnungsversagen einer Erkrankung des peripheren Nervensystems zugeordnet werden, müssen zentralnervöse Läsionen ausgeschlossen werden. Dies gilt in besonderem Maße bei Traumapatienten. Im Verdachtsfall sind daher geeignete diagnostische Schritte (CT, MRT etc.) zu unternehmen. Auf der anderen Seite ist zu beachten, daß die CIP bei jedem Intensivpatienten, also auch solchen mit akuten ZNS-Erkrankungen, auftreten kann. Auf peripherer „Ebene" muß die CIP gegen eine Reihe von anderen neuromuskulären Störungen abgegrenzt werden (Übersicht 36-1).

So wurde ein Guillain-Barré-Syndrom (GBS) nach großen abdominellen oder kardiochirurgischen Eingriffen, einer fulminanten Hepatitis, Leukosen, HIV-Infektion oder zentralnervösen Verletzungen beschrieben; es tritt jedoch als sekundäres Problem bei Intensivpatienten insgesamt nur selten auf. Hingegen sind primäre GBS-Syndrome, die aufgrund der Schwere ihres Verlaufs eine Intensivbehandlung erfordern, zumindest auf neurologischen Intensivstationen keine Seltenheit. Die Abgrenzung gegenüber der CIP erfolgt durch

Übersicht 36-1. Ursachen eines sekundären neuromuskulären Atemversagens bei Patienten mit schweren, intensivbehandlungspflichtigen Erkrankungen

- ***Neuropathisch***
  - *Axonal*
    a) Critical-illness-Polyneuropathie
    b) Aktivierung einer Porphyria acuta intermittens
    c) septisch-metastatische Mikroabszedierung in die Vasa nervorum
  - *Demyelinisierend*
    - Akzidentelles Guillain-Barré-Syndrom (postoperativ, posttraumatisch, bei Leukosen oder HIV)?
- ***Störungen der neuromuskulären Übertragung***
  - Persistierende neuromuskuläre Blockade nach hochdosierter Gabe von Muskelrelaxanzien
  - Aminoglykosidantibiotika
  - Medikamentöse Auslösung einer Myasthenia gravis
  - Wundbotulismus
  - Hypermagnesiämie
- ***Myopathisch***
  - Critical-illness-Myopathie
  - selektiver Verlust von Myosinfilamenten („thick filament myopathy“)[a]
  - diffus-nekrotisierende Myopathie[a]
  - *Selten:* pyogene Myositis (Pyomyositis) durch multiple Mikrometastasierung

[a] Assoziiert mit schwerem Status asthmaticus bzw. hochdosierter Behandlung mit Muskelrelaxanzien und Steroiden.

die charakteristischen Befunde bei der Elektrophysiologie und der Liquoruntersuchung, v.a. aber durch die Tatsache, daß im Gegensatz zur CIP eine – diagnostisch vielleicht noch nicht eingeordnete – Muskelschwäche Grund der Intubationspflichtigkeit war.

Bevor man eine CIP diagnostiziert, sollte man sich daher stets vergewissern, daß es einen plausiblen Aufnahmegrund außerhalb des neuromuskulären Formenkreises für die Intensivstation gab.

Ebenfalls selten, jedoch wegen spezifischer therapeutischer Erfordernisse (strikte Vermeidung auslösender Pharmaka) zu beachten ist die im Rahmen einer Krise der akuten intermittierenden Porphyrie auftretende akute porphyrische Neuropathie. Diese kann, wenn die Disposition des Patienten zur Porphyrie unbekannt ist, durch die in der Intensivmedizin häufig erforderliche Polymedikation unwissentlich induziert werden. Verteilungstyp der Neuropathie, starke Beteiligung sensibler Nerven, abdominelle Schmerzen sowie begleitende zerebrale Symptomatik sind klinische Anhaltspunkte, die für eine Porphyrie sprechen. Die Diagnose wird durch die Porphyrinogenbestimmung im Stuhl und im Urin gestellt. Eine jährlich aktualisierte Zusammenstellung von Medikamenten, die eine Porphyrie auslösen können, findet sich in der *Roten Liste*.

Sehr selten dürfte eine metastatische Mikroabszedierung in das periphere Nervensystem Ursache von Paresen bei Intensivpatienten sein. Motoneuronale Erkrankungen sind in akuter Form v.a. infektiöser und vaskulärer Natur. Wir haben 2 Fälle einer FSME beobachtet, bei denen sich der Vorderhornzellbefall erst sekundär manifestiert hat und zunächst für eine CIP bei schwerer Enzephalitis gehalten wurde. Spinal-vaskuläre Erkrankungen können sich wegen des hohen O_2-Bedarfs von Vorderhornzellen rein motorisch manifestieren und kommen nach retroperitonealen Eingriffen oder systemischer Hypoxämie vor.

Störungen der neuromuskulären Übertragung stellen eine weitere Gruppe von Erkrankungen dar, die schlaffe Paresen und Atmungsversagen hervorrufen können. Charakteristischerweise ist die Sensibilität klinisch und elektrophysiologisch auch hierbei völlig intakt.

In jüngster Zeit häufen sich die Hinweise darauf, daß nichtdepolarisierende Muskelrelaxanzien bei Patienten mit Einschränkungen der Nierenfunktion, mit metabolischer Azidose und Hypermagnesiämie, eine über Wochen anhaltende neuromuskuläre Blockade auslösen können. Muskelrelaxanzien sollten daher nur sehr restriktiv eingesetzt werden. Intermittierende Bolusgaben sind dabei der Dauerinfusion vorzuziehen. Aminoglykosidantibiotika und Steroide besitzen ebenfalls eine hemmende Wirkung an der neuromuskulären Endplatte und können daher eine gestörte Übertragung verstärken.

Sehr selten wird man den Fall antreffen, daß während einer Intensivbehandlung eine latent vorbestehende Myasthenie ausgelöst wurde. In Verdachtsfällen sollte der Medikamentenplan sofort daraufhin durchgesehen werden, ob ein myasthenieauslösendes oder -verstärkendes Medikament gegeben wurde. Weitere seltene, wegen der differenten Behandlung jedoch wichtige Erkrankungen betreffen den Wundbotulismus und bestimmte Elektrolytstörungen. Die elektrophysiologische Untersuchung mit repetitiver Reizung motorischer Nerven ist hier diagnostisch entscheidend und sollte zum Standardprogramm elektrophysiologischer Untersuchungen bei Intensivpatienten mit neuromuskulären Störungen gehören.

3 Myopathien

Histologische Untersuchungen zeigen, daß Intensivpatienten häufiger als vermutet auch an Myopathien erkranken. Es werden heute 3 Hauptformen unterschieden: die nichtnekrotisierende „kachektische" Myopathie („Critical-illness-Myopathie"), die Myopathie mit selektiven Verlust von Myosinfilamenten („thick filament myopathy") und die diffus nekrotisierende Myopathie, aus der sich eine Rhabdomyolyse entwickeln kann. Ob diese Formen nosologisch eigenständig sind oder nur Varianten des gleichen pathologischen Prozesses, ist unklar. Nur ausnahmsweise findet man eine septische Mikrometastasierung direkt in die Muskulatur („Pyomyositis").

3.1 Critical-illness-Myopathie

Unspezifische myopathische Veränderungen finden sich nicht selten bei unselektierten Intensivpatienten oder begleiten eine CIP. Wenn diese das histopathologische Bild dominieren, liegt eine sog. Critical-illness-Myopathie vor. Die histopathologischen Auffälligkeiten umfassen eine abnorme Variation der Muskelfasergrößen, Einzelfaseratrophien, Einzelfasernekrosen, fettige Degeneration und Fibrose der Muskelfasern sowie das Auftreten von angulierten Fasern, internalisierten Zellkernen und „rimmed vacuoles" (Abb. 36-1). Entzündliche Veränderungen fehlen immer. Die CK ist bei dieser Myopathie meistens normal, so daß ihre Bestimmung die Diagnose weder ausschließt noch nachweist.

3.2 Myopathie mit Myosinfilamentverlust

Eine andere Gruppe von Patienten entwickelt eine Myopathie mit einem besonderen histologischen Bild, nämlich dem selektiven Verlust von Myosinfilamenten. Häufig handelt es sich hier um Patienten, die in hohen Dosen Kortikosteroide zur Behandlung eines schweren Status asthmaticus oder von Abstoßungsreaktionen erhalten haben, entweder allein oder in Kombination mit hohen kumulativen Dosen von Muskelrelaxanzien. Histologisch sieht man eine meist im Zentrum der Muskelfaser gelegenen Zone negativer Myosin-ATPase-Reaktion (Abb. 36-2). Elektronenmikroskopisch fällt ein selektiver

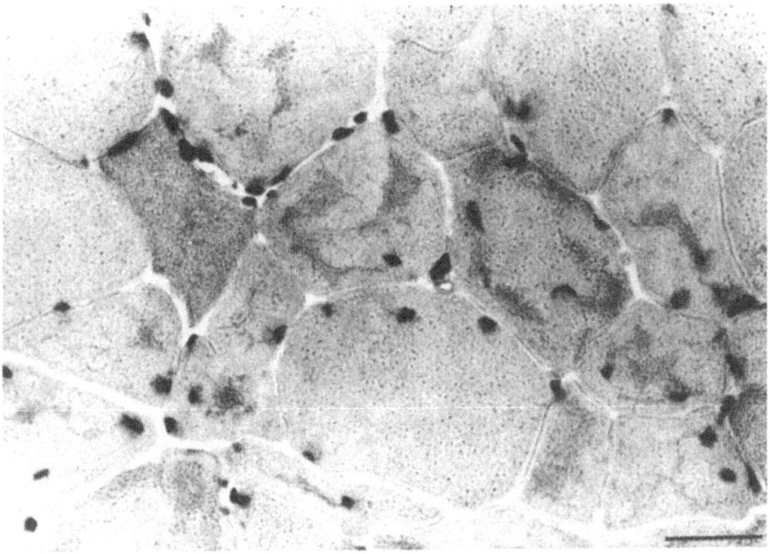

Abb. 36-1. Abnorme Variation in der Muskelfasergröße, zahlreiche internalisierte Kerne, und zentrale und periphere Regionen, die mit HE und Eosin deutlich anfärben, bei einem Patienten mit Critical-illness-Myopathie. Gefrierschnitt aus dem M. biceps brachii. Der Querbalken entspricht 20 μm. (Aus: Lacomis et al. 1993)

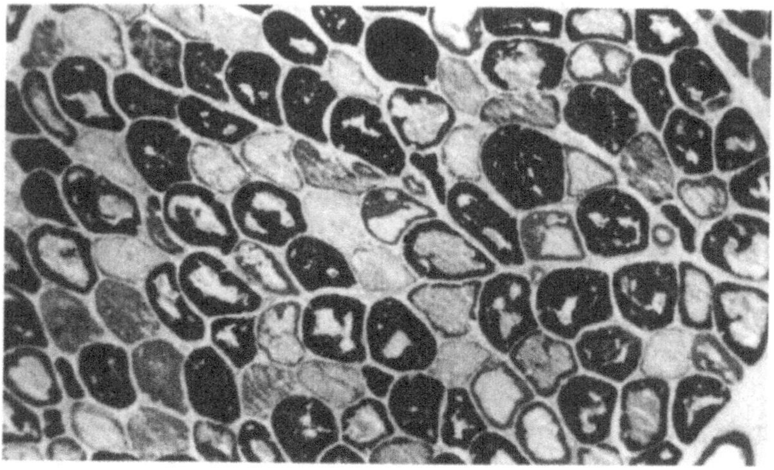

Abb. 36-2. Extensive zentrale Aufhellungen von Typ-I- und Typ-II-Fasern bei einem Patienten mit Myosinfilamentverlustmyopathie. Myofibrilläre ATPase-Färbung (pH-Wert 9,4), Vergr. 1:50. (Aus: Danon u. Carpenter 1991)

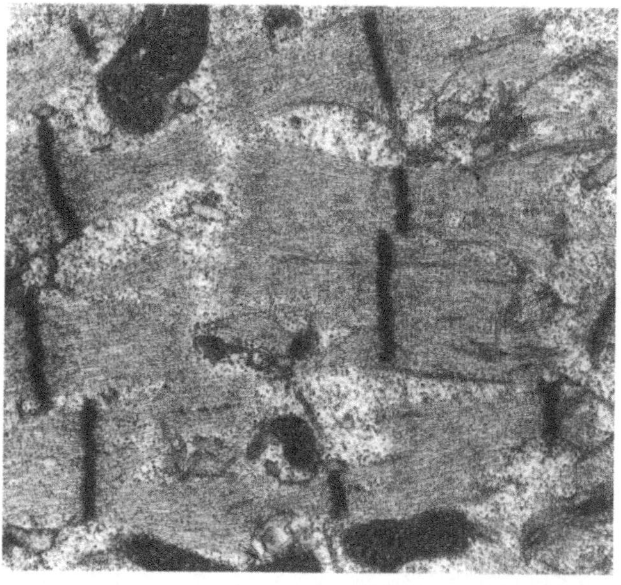

Abb. 36-3. Vollständiger Verlust der dicken Myosinfilamente bei gutem Erhalt der dünnen (Actin)filamente und Z-Scheiben. Elektronenmikroskopie, Vergr. 1:50 000. (Aus: Danon u. Carpenter 1991)

Verlust der Myosinfilamente auf (Abb. 36-3). Experimentell konnte dieser Befund in chirurgisch denervierter Muskulatur nach hohen Dosen von Steroiden reproduziert werden.

Man ist heute der Auffassung, daß sensibilisierende Faktoren, wie Steroide oder Sepsis, die Muskulatur empfindlich machen für Triggerfaktoren, wie z. B. Muskelrelaxanzien oder Denervierung durch Neuropathie. Die Kombination von Steroiden mit Muskelrelaxanzien, v.a. solchen mit Steroidgerüst (Pancuronium, Vecuronium), sollte daher, wenn immer möglich, vermieden werden.

3.3 Nekrotisierende Myopathie

Eine 3. Gruppe von Patienten entwickelt panfaszikuläre Muskelfasernekrosen mit Zeichen der Vakuolisierung und Phagozytose. Bei diesen Patienten ist die CK stets erhöht und zeigt damit das Vorliegen einer Myopathie an. Wiederum handelt es sich häufig, aber nicht ausschließlich, um Patienten, die wegen eines schweren Status asthmaticus auf der Intensivstation behandelt werden. Eine Sepsis fehlt bei diesen Patienten zumeist; eine Progression in die Rhabdomyolyse ist möglich. Die Pathogenese der nekrotisierenden Myopathie ist vermutlich ähnlich wie bei der Myosinfilamentverlustmyopathie; Übergänge von dieser Form zur diffusen Muskelfasernekrose kommen vor.

4 Therapie

Eine spezifische Therapie von neuromuskulären Komplikationen intensivbehandelter Patienten ist nicht bekannt. Praktisch wichtig ist zunächst der Ausschluß anderer Pareseursachen mit spezifischer Behandlungsmöglichkeit. Wenn dies geschehen ist, werden sich die therapeutischen Bemühungen auf die Beherrschung der Grunderkrankung und die Sepsis richten. Die Diagnose einer CIP oder einer Intensivmyopathie besitzt darüber hinaus therapeutische Relevanz, indem sie den Behandlungsplan in verschiedener Weise modifiziert:

Entwöhnungsversuche vom Respirator sind bei florider neuromuskulärer Erkrankung fast immer erfolglos und gefährden den Patienten. Ebenso schaden Mobilisationsversuche, die vom Patienten nicht zu leisten sind. Die Entwöhnungs- und Mobilisierungsstrategie sollte daher in Abhängigkeit von den elektrophysiologischen Befunden geplant werden.

Von pflegerischer Seite ist darauf zu achten, daß zusätzliche Nervenschädigungen, z.B. in Form von Drucklasionen, durch entsprechende Lagerung vermieden werden. Da denervierte Muskulatur offenbar zur Ausbildung von spezifischen Myopathien neigt, sollten bei Vorliegen einer CIP Muskelrelaxanzien und andere Pharmaka mit blockierender Wirkung auf die neuromuskuläre Endplatte reduziert oder ganz vermieden werden. Auch Steroide sollten bei schwerkranken, möglicherweise septischen und polypharmakologisch behandelten Patienten so vorsichtig wie möglich eingesetzt werden, um das Risiko prolongierter neuromuskulärer Blockaden oder sekundärer Myopathien gering zu halten.

5 Zusammenfassung

Muskuläre Schwäche und Atrophie bei Intensivpatienten sind Folge von neuromuskulären Erkrankungen, die während der Intensivbehandlung erworben werden. Hauptmanifestationen sind die verzögerte Entwöhnung vom Respirator und Verlängerung der neurologischen Rehabilitation. Nach den bisher vorliegenden Untersuchungen ist die Critical-illness-Polyneuropathie die häufigste Ursache solcher sekundärer neuromuskulärer Probleme auf der Intensivstation. Differentialdiagnostisch sind Störungen der neuromuskulären Übertragung sowie Myopathien in Betracht zu ziehen.

Myopathien treten in 3 wesentlichen Formen auf: als unspezifische „Critical-illness-Myopathie", als histologisch hochspezifische Myosinfilamentverlustmyopathie („thick filament myopathy") sowie als nekrotisierende Myopathien bis hin zur Rhabdomyolyse. Nichtdepolarisierende Muskelrelaxanzien können offenbar in 2facher Weise Paresen hervorrufen: zum einen durch eine prolongierte neuromuskuläre Blockade, wenn sie in hoher kumulativer Dosis gegeben wurden, zum anderen durch Auslösen eine akuten Myopathie, letzteres vermutlich aufgrund eines synergistischen Effekts mit Kortikosteroiden. Eine detaillierte elektrophysiologische Untersuchung ist bei klinisch betroffenen Patienten unbedingt erforderlich. Wünschenswert wäre es, schwerkranke Intensivpatienten frühzeitig im Sinne eines Monitoring elektrophysiologisch zu untersuchen und im Verlauf zu überwachen. Bei unklaren Befunden sollte eine Muskelbiopsie erfolgen, um auch die Myopathien zu erfassen.

Die kurzfristige Prognose ist durch die verlängerte Liegedauer und die damit verbundene Erhöhung des Risikos für Sekundärkomplikationen (Pneumonie, tiefe Venenthrombose, Lungenembolie) verschlechtert. Überleben die Patienten, bilden sich die Zeichen der Polyneuropathie, möglicherweise auch der Myopathie, nach Beherrschung der Akutsituation oft überraschend schnell und auch vollständig zurück; in schweren Fällen sind allerdings Defektheilungen möglich.

Literatur

Bolton CF (1996) Sepsis and the systemic inflammatory response syndrome: neuromuscular manifestations. Crit Care Med 24:1408–1416

Danon MJ, Carpenter S (1991) Myopathy with thick filament (myosin) loss following prolonged paralysis with vecuronium during steroid treatment. Muscle Nerve 14:1131–1139

Gooch JL (1995) AAEM case report #29: Prolonged paralysis after neuromuscular blockade. Muscle Nerve 18:937–942

Hansen-Flaschen J, Cowen J, Raps EC (1993) Neuromuscular blockade in the intensive care unit. More than we bargained for. Am Rev Respir Dis 147:234–236

Hund E, Fogel W, Krieger D, DeGeorgia M, Hacke W (1996) Critical illness polyneuropathy: clinical findings and outcomes of a frequent cause of neuromuscular weaning failure. Crit Care Med 24:1328–1333

Hund E, Genzwürker H, Böhrer H, Jakob H, Thiele R, Hacke W (1997) Predominant involvement of motor fibres in patients with critical illness polyneuropathy. Br J Anaesth 78:274–278

Lacomis D, Smith TW, Chad DA (1993) Acute myopathy and neuropathy in status asthmaticus. Muscle Nerve 16:84–90

Lacomis D, Giuliani MJ, Van-Cott A, Kramer DJ (1996) Acute myopathy of intensive care: clinical, electromyographic, and pathological aspects. Ann Neurol 40:645–654
Maher J, Rutledge F, Remtulla H, Parkes A, Bernardi L, Bolton CF (1995) Neuromuscular disorders associated with failure to wean from the ventilator. Intensive Care Med 21:737–743
Mertens HG (1961) Die disseminierte Neuropathie nach Koma. Nervenarzt 32:71–79
Segredo V, Caldwell JE, Matthay MA, Sharma ML, Gruenke LD, Miller RD (1992) Persistent paralysis in critically ill patients after long-term administration of vecuronium. N Engl J Med 327:524–528
Sladen RN (1995) Neuromuscular blocking agents in the intensive care unit: a two-edged sword. Crit Care Med 23:423–428
Zochodne DW, Ramsay DA, Shelly S, Moffatt S (1994) Acute necrotizing myopathy of intensive care: electrophysiological studies. Muscle Nerve 17:285–292

Kapitel 37
Tetanus und Botulismus

P. A. Ringleb, E. Keller

INHALT

1 Definition

Tetanus und Botulismus sind toxinvermittelte Erkrankungen der synaptischen Erregungsübertragung im Bereich spinaler Reflexbögen. Die untereinander sehr ähnlichen Toxine werden von Vertretern der Gattung Clostridia produziert, einer Gruppe anaerober grampositiver Keime. Sowohl C. tetani als auch C. botulinum bilden Sporen aus, die die übertragene Form darstellen. Die Sporen von C. tetani bilden ihr Toxin direkt im Wirt aus. Die Sporen von C. botulinum kontaminieren gewöhnlich Speisen und bilden ihr Toxin vor dem Verzehr durch den Menschen.

Die Bildung des Toxins direkt im Patienten ist weniger häufig. Die Hauptwirkung der Toxine besteht in einer präsynaptischen Hemmung der Transmitterfreisetzung. Die unterschiedlichen klinischen Manifestationen beruhen zum einen auf einer unterschiedlichen Bindungsaffinität der Toxine zu verschiedenen Synapsen und zum anderen auf einer unterschiedlichen Verteilung im Körper.

Beide Erkrankungen beruhen auf einer Hemmung der synaptischen Neurotransmitterfunktion. Um dies erzielen zu können, muß das Toxin seine

Zielzelle erreichen, an der präsynaptischen Membran binden, aufgenommen werden und die Exozytose des Transmitters unterbinden.

2 Tetanus

Die Sporen von C. tetani kommen ubiquitär vor. Die Häufigkeit der Erkrankung hängt vom Status der Immunisierung der Bevölkerung ab. Während in Industrieländern die Erkrankung selten vorkommt, stellt der Tetanus in Entwicklungsländern nach wie vor ein großes gesundheitspolitisches und sozioökonomisches Problem dar. Nahezu jede Wunde ist eine mögliche Eintrittspforte für die Mikroorganismen. Nicht in allen Erkrankungsfällen kann diese jedoch nachgewiesen werden. Seltene Fälle sind nach abdomineller Chirurgie, Entbindungen oder nach i.v.-Drogenabusus beschrieben.

Tetanus ist eine Erkrankung, bei der zentrale inhibitorische Neurone durch ein 150 kD (MG 150000) großes Toxin von C. tetani gehemmt wird. Der hauptsächliche Angriffspunkt des Toxins sind die zentralen Motoneurone; dadurch entstehen Muskelspasmen und ein gesteigerter Muskeltonus.

Die vorwiegend betroffen Zellen sind die glycinergen inhibitorischen Neurone des Rückenmarks und die deszendierenden GABAergen inhibitorischen Neurone des Hirnstammes.

Die Funktionsstörung der motorischen Neurone des Rückenmarks beim lokalen Tetanus beruht auf einer Störung der Acetylcholinfreisetzung aus den α-Motoneuronen. Das Toxin erreicht die Zielzellen durch einen retrograden Transport in den Axonen der Motoneurone. In den Extrazellulärraum freigesetzt, bindet das Toxin vorwiegend an seinen Zielzellen, obwohl alle Neurone Tetanospasminrezeptoren aufweisen. Sobald es von der Zielzelle aufgenommen wird, hemmt es die Neurotransmitterfreisetzung. Die betroffene Synapsen sind für Wochen, gelegentlich für immer blockiert.

Das autonome Nervensystem wird ebenfalls von dem Tetanospasmin in Mitleidenschaft gezogen, meistens im Sinne einer gesteigerten Sympathikusaktivität, bedingt durch eine fehlende Hemmung der Katecholaminfreisetzung. Sehr viel seltener kommt es zu einer übermäßigen parasympathischen Aktivität.

2.1 Symptome und Differentialdiagnose

Das Fehlen der Hemmung der Reflexbögen führt zu einer Hyperexzibilität mit spastischer Tonussteigerung der Muskulatur, dem hervorstechenden klinischen Symptom des Tetanus. Diese Spasmen können regelhaft durch sensible und sensorische Stimuli ausgelöst werden. Wenn er die Gesichtsmuskulatur betrifft, führt dies zum Trismus (auf einem Spasmus der Masseteren beruhende Unfähigkeit, den Mund zu öffnen) und zum sog. „Risus sardonicus". Ein erhöhter Tonus der Nackenmuskulatur kann der Nackensteifigkeit bei Meningitis ähneln, tritt jedoch gewöhnlich bei allen Bewegungsrichtungen und nicht nur bei der Flexion auf.

Es werden 4 klinische Erscheinungsbilder unterschieden:

1. Der generalisierte Tetanus ist die am meisten erkannte Form, dabei handelt es sich jedoch überwiegend um das Fortschreiten eines zu spät erkannten lokalen Tetanus. Seine Hauptsymptome umfassen einen Trismus, den Risus sardonicus und einen generalisierten Spasmus aller Muskelgruppen, was zu einem Ophisthotonus, Beugung der Arme und Streckung der Beine führt. Das Bewußtsein der Patienten ist nicht verändert.
2. Der lokale Tetanus führt zu einer Tonussteigerung und Hyperreflexie in der Muskulatur in der Nähe der Inokulationsstelle der Sporen.
3. Der Kopftetanus ist eine Unterform des lokalen Tetanus, der sich auf die Kopf-Hals-Muskulatur bezieht.
4. Zum Neugeborenentetanus, der meist generalisiert ist, kann es durch Kontamination des Nabelstumpfs von Neugeborenen kommen.

Lokaler und fazialer Tetanus zeigen eine begrenzte Symptomausprägung, meist in Nähe zum Eintrittsort. In diesem Krankheitsstadium bestehen häufig Zeichen eine Schädigung der peripheren Motoneurone, bedingt durch Hemmung der Acetylcholinfreisetzung an der motorischen Endplatte. Autonome, hypersympathische Zeichen wie Blutdruckkrisen, Tachykardie und Rhythmusstörungen entwickeln sich meist in der ersten Krankheitswoche. In seltenen Fällen treten Symptome der Parasympathikotonie, wie Bradykardie und AV-Blockierungen auf.

Es gibt nur wenige Differentialdiagnosen zum Tetanus. Klinisch fast identische Zeichen treten bei einer Strychninvergiftung auf, bedingt durch spezifische Hemmung der glycinergen Neurone des Rückenmarkes, die inhibitorisch auf die Motoneurone wirken. Weitere Differentialdiagnosen sind in Übersicht 37-1 aufgelistet.

2.2 Zusatzdiagnostik

Der Tetanus wird vorwiegend anhand seiner klinischen Charakteristika diagnostiziert. Die Bestimmung des Titers der Antitetanusantikörper wird häufig durchgeführt, um retrospektiv die Diagnose eines Tetanus zu bestätigen, für die Beeinflussung der Akuttherapie dauert sie zu lange.

Die wesentliche Aufgabe der Laboruntersuchungen ist der Ausschluß möglicher Differentialdiagnosen. Serum- und Urinuntersuchungen auf Strychnin sind hierbei am wichtigsten. Da sich die therapeutischen Prinzipien in der

Übersicht 37-1. Differentialdiagnosen des Tetanus

- Strychninintoxikation
- medikamentös induzierte Dystonien (Phenothiazine, Dopaminantagonisten)
- Tollwut
- Hyperkalzämie
- Hysterie

Frühphase beider Erkrankungen nicht unterscheiden, muß das Untersuchungsresultat nicht abgewartet werden.

2.3 Therapie

Wegen der möglichen kardiorespiratorischen Probleme sollte die Behandlung von Tetanuspatienten auf einer Intensivstation erfolgen. Eine ruhige Umgebung vermindert spasmenauslösende Reize.

Patienten mit einer vermuteten Tetanuserkrankung sollten mit humanem Tetanusimmunglobulin (HTIG, 3000–6000 I.E. i.m.) passiv immunisiert werden. Es gibt auch Studien, die eine ausreichende Wirkung von nur 500 I.E. beschreiben. Da die Tetanuserkrankung selbst nicht zu einer ausreichenden Immunantwort führt, sollte nach Abklingen der Akutphase eine aktive Immunisierung mit Tetanustoxoid durchgeführt werden.

Eine Behandlung mit Penicillin (10–12 Mio. I.E./Tag über 10 Tage) sollte durchgeführt werden, um restliche Erreger zu eliminieren und somit eine fortwährende Toxinproduktion zu unterbinden. Bei Vorliegen einer offensichtlichen Eintrittspforte, muß diese chirurgisch exploriert und evtl. ein Débridement durchgeführt werden, jedoch erst nach der passiven Immunisierung.

Benzodiazepine sind die Medikamente der ersten Wahl, um die motorischen Symptome des Tetanus zu kontrollieren. Diese Pharmaka beeinflussen nicht direkt den Verlust der glycinergen Inhibition der Motoneurone, sondern steigern eher den Einfluß der GABAergen deszendierenden inhibitierenden Neurone. Diazepam, in ausreichenden Dosen verabreicht, kann den Tonus der Muskulatur mindern und die Häufigkeit und Intensität der tetanischen Spasmen reduzieren. Die hierzu notwendigen Diazepamdosen können sehr hoch sein, gelegentlich mehr als 400 mg/Tag. Die i.v.-Applikation solcher Dosen kann aufgrund eines hohen Propylenglykolanteils zu einer Laktazidose führen.

Midazolam i.v. (0,1–0,4 mg/kgKG/h, Steigerung nach klinischer Notwendigkeit) ist eine Alternative, die nicht das Risiko einer Laktazidose aufweist. Der sedierende und amnestische Effekt von Midazolam sind weitere Vorteile.

Eine weitere Option zur Behandlung schwer ausgeprägter generalisierter Muskelspasmen ist die kontinuierliche intrathekale Baclofenapplikation über einen lumbalen intraduralen Katheter in Dosen von 500–2000 µg/Tag. Bradykardie und Hypotonie sind Nebenwirkungen dieser Therapie. Weitere Möglichkeiten bestehen in der Verabreichung hoher Dosen Magnesium (2–3 g/h Magnesiumsulfat), hierdurch können Sedativa und Antihypertensiva reduziert und in Einzelfällen die Notwendigkeit oder Dauer einer maschinellen Beatmung verringert werden.

Spasmen der Atemmuskulatur, hochdosierte Gaben sedierender Medikamente, sowie bronchiale Spasmen und Hypersekretion erforden bei den meisten Patienten mit schwerem Tetanus die endotracheale Intubation und maschinelle Beatmung. Da die pharyngeale Manipulation ein starker Reiz zur Auslösung von tetanischen Spasmen darstellt, sollte die Intubation nach ausreichender Sedierung unter Verwendung von Muskelrelaxanzien durchgeführt werden. Von einigen Autoren wird eine frühzeitige Tracheostomie empfohlen, da der pharyngeale Reiz durch den Tubus eine fortwährende Spasmustriggerung darstellt. Diese Entscheidung muß bei jedem Patienten individuell getroffen werden.

Die Hyperaktivität des Sympathikus ist der häufigste Grund für einen fatalen Krankheitsverlauf. Sie beginnt häufig mit Tachykardie und Hypertonie. Als Therapie werden Antihypertensiva mit kombiniertem α- und β-blockierenden Effekt (Labetalol 5–10 mg bolusweise i.v.) oder als zentraler α_2-Antagonist Clonidin (0,075 mg bolusweise i.v. oder s.c. bzw. 0,025–0,075 mg/h als Dauerinfusion) empfohlen.

Bei einem gemischtem Bild sich abwechselnder sympathikotoner und parasympathikotoner Phasen soll bei Tachykardie und hypertensiven Krisen ein β-Blocker mit sehr kurzer Halbwertszeit vorgezogen werden (Esmolol 0,5 mg/kgKG bolusweise i.v. bzw. 0,03–0,3 mg/kgKG/min als Dauerinfusion). Die Ergänzung der Benzodiazepinmedikation mit i.v. applizierten Morphinen oder die Blockade des renalen Nervenplexus sind weitere Möglichkeiten, die vegetative Dysregulation besser zu kontrollieren.

2.4 Prognose

Die Prognose des Tetanus hängt vom Schweregrad der Erkrankung, vom Alter, den Vorerkrankungen des Patienten und der Möglichkeit einer intensivmedizinischen Betreuung ab. Der Schweregrad kann anhand einer prognostischen Bewertungsskala (Übersicht 37-2) beurteilt werden.

Übersicht 37-2. Prognostische Bewertungsskala für den Tetanus

I. Jeweils einen Punkt vergeben für:

A. Inkubationszeit <7 Tage
B. Symptombeginn <48 h
C. Hochrisikoeintrittspforten (Verbrennungen, Nabelschnur, geschlossene Frakturen, septische Aborte, i.m.-Injektionen)
D. generalisierter Tetanus
E. Körpertemperatur >40°C
F. Tachykardie (>120/min bei Erwachsenen, >150/min bei Neugeborenen).

II. Schweregrad und Prognose

Score	*Schweregrad*	*Mortalität*
0–1	leicht	< 10%
2–3	mäßig	10–20%
4	schwer	20–40%
5–6	sehr schwer	> 50%

III. Ausnahmen: Der zephalische Tetanus wird als leicht bewertet, der neonatale Tetanus immer als sehr schwer

Vor allem bei Patienten mit schwerem Tetanus treten Sekundärkomplikationen, wie Pneumonie, ARDS, Sepsis oder Criticall-illness-Polyneuropathie im Laufe der Erkrankung häufig in den Vordergrund. Lungenschonende Beatmungsformen, Flüssigkeitsbilanzierung, hochkalorische Ernährung, Substitution von Elektrolyten und Nährstoffen und nicht zuletzt physikalische Atemtherapie und Krankengymnastik sind bei diesen Patienten von entscheidender Bedeutung.

3 Botulismus

Beim Botulismus wird die periphere cholinerge Neurotransmission nikotinerg und muskarinerg beeinträchtigt. Acht immunologisch unterschiedliche Toxinformen sind bekannt. Die 3 für den Menschen bedrohlichen Hauptformen des Botulinustoxin sind A, B und E. Typ A und B sind vorwiegend nahrungsmittelassoziiert, während Typ E in Fisch und anderen Meerestieren vorkommt.

Es sind 3 Infektionswege bekannt:

1. Der nahrungsvermittelte Botulismus kann durch Verzehr ungenügend erhitzter Nahrung auftreten, in der C. botulinum sein Toxin produziert hat.
2. Der kindliche Botulismus tritt auf, wenn aufgenommene Sporen von C. botulinum zu einer lokalen Toxinproduktion in der Darmwand führen.
3. Wundbotulismus kann nach Infektion von Wunden mit C. botulinum auftreten, wenn es dort unter anaeroben Bedingungen zu Toxinproduktion kommt.

Das Botulinustoxin wird mit dem Blutstrom verteilt, ausgehend vom Magen-Darm-Trakt beim nahrungsvermittelten oder kindlichen Botulismus bzw. von der Verletzung beim Wundbotulismus. Die Bindung an und die Aufnahme in die Nervenzelle verläuft ähnlich wie beim Tetanus. Die verschiedenen Formen des Botulinustoxins scheinen sich in der Art der Hemmung der Acetylcholinfreisetzung zu unterscheiden.

3.1 Symptome und Differentialdiagnose

Das Hauptsymptom des Botulismus ist die Muskelschwäche. Diese beruht auf einem durch das Toxin bedingten präsynaptischen Mangel an Neurotransmittern an der motorischen Endplatte. Andere cholinerge Systeme sind in variablem Umfang mitbetroffen.

Die Symptome des Botulismus sind mit ihrer Häufigkeit in Übersicht 37-3, wichtige Differentialdiagnosen sind in Übersicht 37-4 angegeben.

Eine autonome Mitbeteiligung ist wie beim Tetanus häufig und kann sich als Störung sowohl des sympathischen als auch des parasympathisches Systems manifestieren.

Übersicht 37-3. Häufigkeit (in %) klinischer Symptome beim Botulismus

• Schluckstörung	96
• Mundtrockenheit	93
• Doppelbilder	91
• Dysarthrie	84
• Obstipation	73
• Schwäche der Arme	73
• Schwäche der Beine	69
• Akkomodationsstörungen	65
• Übelkeit	64
• Dyspnoe	60
• Erbrechen	59
• Schwäche der Zunge	58
• Schwindel	51
• Mydriasis	44
• abdominelle Krämpfe	42
• Nystagmus	22
• Diarrhö	19
• Parästhesien	14
• Vigilanzstörung	10

Übersicht 37-4. Wichtige Differentialdiagnosen des Botulismus

- Guillain-Barré-Syndrom
- Miller-Fisher-Syndrom
- Myasthenia gravis pseudoparalytica
- Diphtherie
- Poliomyelitis

3.2 Zusatzdiagnostik

Der wichtigste diagnostische Test ist die Elektromyographie mit repetitiver Nervenstimulation. Patienten mit Botulismus zeigen üblicherweise keine oder nur ein geringes Dekrement bei repetitiver Nervenreizung mit niedriger Frequenz (5 Hz). Bei höheren Stimulationsfrequenzen von 40–50 Hz tritt typischerweise ein Inkrement auf. Mehrere Muskelgruppen sollten untersucht werden, um die Diagnose zu stützen.

Der Nachweis des Botulinumtoxins erfolgt aus Serum und Stuhl, um den immunologischen Typ des Toxins zu bestimmen. Die Antitoxinbehandlung verdächtiger Patienten sollte jedoch nicht bis zum Vorliegen der Resultate hinausgezögert werden.

3.3 Therapie

Patienten mit Botulismus müssen wegen des hohen Risikos der respiratorischen Dekompensation und der Möglichkeit der autonomen Dysfunktion intensivmedizinisch überwacht werden. Nach klinischer Beurteilung und anhand der engmaschigen Kontrolle der Vitalkapazität sollte die Indikation zu Intubation und mechanischer Beatmung frühzeitig gestellt werden.

Die Wirksamkeit des Botulinumantitoxins, jahrzehntelang umstritten, steht außer Frage. Diese Therapie entfernt noch zirkulierendes Botulinumtoxin, scheint jedoch nicht gegen das Toxin zu wirken, das sich schon im Bereich der motorischen Endplatte befindet. Aus diesem Grund ist mit einer bis zu 2wöchigen Latenz zu rechnen, bevor eine Besserung eintritt. Vor der Verabreichung des Antitoxins soll der Patient mit einem Hauttest auf Unverträglichkeiten gegenüber Pferdeserum getestet werden, womit in 10–20% der Fälle gerechnet werden muß.

Wegen der schlechten Verträglichkeit des Antitoxins sollte die Gabe nur bei begründetem Verdacht und schwerem Krankheitsverlauf erfolgen. Die übliche Dosis beträgt 500 ml i.v., diese Dosis kann bei Progredienz der Symptomatik nach 4–6 h wiederholt werden. Bei schweren Intoxikationen wird auch die intrathekale Gabe von 20 ml Antitoxin empfohlen. Im Falle eines Wundbotulismus muß ein chirurgisches Débridement erfolgen.

Die routinemäßige Gabe von Antibiotika beim nahrungsvermittelten Botulismus scheint unbegründet. Treten Begleitinfektionen auf, sollte auf Aminoglykoside verzichtet werden, da diese zu einer Verschlechterung der neuromuskulären Übertragung führen können. Beim kindlichen oder Wundbotulismus sollen Penicillin (Erwachsene 20 Mio I.E./Tag, Kinder >1. Lebensjahr 1 Mio I.E./kgKG/Tag) oder Metronidazol (Erwachsene 1,5 g/Tag, Kinder >1. Lebensjahr 60 mg/kgKG/Tag) verabreicht werden, um die Quelle fortwährender Toxinproduktion zu beseitigen.

Botulismuspatienten mit einer Hypotonie als Zeichen der autonomen Mitbeteiligung sollten primär mit Volumensubstitution behandelt werden. Sind Vasopressoren erforderlich, muß wegen der möglichen Rezeptorhypersensibilisierung initial mit geringen Testdosen begonnen werden.

3.4 Prognose

Die Letalität der Botulismuspatienten hängt vom Toxintyp ab. Sie beträgt in entwickelten Ländern etwa 7%. Die Letalität ist höher bei Patienten mit Typ-A-Intoxikation und steigt mit dem Lebensalter. Der infantile Botulismus hat eine Mortalität von 4%, der Wundbotulismus von bis zu 15%. Wie beim Tetanus sind allgemeine intensivmedizinische Maßnahmen von größter Bedeutung.

Literatur

Attygalle D, Rodrigo N (1997) Magnesium sulphate for control of spasms in severe tetanus. Can we avoid sedation and artificial ventilation? Anaesthesia 52:956–962

Bleck TP (1991) Tetanus. In: Scheld WM, Whitley RJ, Durack DT (eds) Infections of the central nervous system. Raven Press, New York, pp 603–624

Dressnandt J, Konstanzer A, Weinzierl FX, Pfab R, Klingelhofer J (1997) Intrathekal baclofen in tetanus: four cases and a review of reported cases. Intensive Care Med 23:896–902

Gantz NM (1991) Botulism and Tetanus. In: Rippe JM, Irwin RS, Alpert JS, Fink P (eds) Intensive Care Medicine. Little, Brown, Boston Toronto London, pp 877–882

Tacket CO, Rogawski MA (1989) Botulism. In: Simpson LL (ed) Botulinum neurotoxin and tetanus toxin. Academic Press, San Diego, pp 351–378

Vita G, Girland P, Puglisi RM et al. (1987) Cardiovascular-reflex testing and single-fiber electromyography in botulism. Arch Neurol 44:202–206

Wiest D (1995) Esmolol. A review of its therapeutic efficacy and pharmacokinetic characteristics. Clin Pharmacokinet 28:190–202

Kapitel 38
Myasthene Syndrome

W. Müllges, R. Gold, M. Blobner, K.V. Toyka

INHALT

1 Leitsymptome und Differentialdiagnose

Ein myasthenes Syndrom ist gekennzeichnet durch mehr oder weniger stark fluktuierende, unterschiedlich rasch (über Tage, Wochen) progrediente, schmerzlose abnorme Erschöpfbarkeit und Muskelschwäche, die zumeist generalisiert, seltener fokal bulbär oder okulär betont ist.

Muskeleigenreflexe sind im Regelfall mittellebhaft bis schwach auslösbar. Pyramidenbahnzeichen sind negativ. Sensible Ausfälle fehlen. Bei rascher Progression kommt es zur myasthenen Krise.

Die myasthene Krise ist definiert als krisenhafte Verschlechterung mit zusätzlicher Schluckstörung, der Gefahr einer Aspiration und respiratorischer Insuffizienz durch Erschöpfung der Atemmuskulatur.

Die syndromatologische Differentialdiagnose (Übersicht 38-1) kann meist klinisch und mit Hilfe von einfachen Zusatzuntersuchungen geklärt werden. Bei akut verlaufenden Myopathien, aber nie bei Myasthenie, sind die Muskelenzyme oft erhöht. Bei Poly-/Dermatomyositis findet sich im EMG häufig bereits Spontanaktivität. Akute, rein motorische Neuropathien stellen sich klinisch eher selten als Differentialdiagnose. Verlangsamte distale und v. a. proximale (F-Wellen-) Nervenleitgeschwindigkeiten und gelegentlich auch frühe Denervierungszeichen im EMG weisen dagegen auf die Differentialdiagnose einer akuten Polyneuritis (s. Kap. 35).

Übersicht 38-1. Differentialdiagnose des myasthenen Syndroms mit klinischen Charakteristika

1. Myopathien
- Poly-/Dermatomyositis (keine Augenmuskelbeteiligung; Erythem)
- infektiöse Myositis: Trichinose (Herz!), Coxsackie B (Arthralgien), Influenza, Legionellen und Pneumokokken (Pneumonie), Sepsis
- toxische Myopathie: Alkohol, Medikamente (Amphotericin, Clofibrat, Statine u. a.), Drogen (Heroin, Phenylcyclidin, Kokain u. a.)
- maligne Hyperthermie, malignes neuroleptisches Syndrom (Rigor, Fieber, Lethargie)
- endokrine Myopathien: Schilddrüse, Hyperparathyreoidismus, Aldosteronismus, Hyperinsulinismus
- hypokaliämische Lähmung (dramatischer Verlauf, Areflexie, elektrische Unerregbarkeit)

2. Erkrankungen des 2. Motoneurons und/oder peripherer Nerven
- Guillain-Barré-Syndrom (Areflexie, minimale sensible Symptome, sehr selten Augenmuskelbeteiligung)
- akute Myelomeningoradikulitis (Fieber, Meningismus)
- Poliomyelitis (postenteritisch, asymmetrisch)
- Schwermetallintoxikation: Pb, Hg, Th, Cisplatin (Psychose)
- Diphtherie (Tonsillitis/Wundinfektion, asymmetrisch, Hirnnervenbeteiligung)
- akute Porphyrie (Vorgeschichte, Koliken, Tachykardie, Rumpfdysästhesien)

3. Störungen der neuromuskulären Synapse
- Myasthenia gravis (autoimmun; selten kongenital)
- Lambert-Eaton-Syndrom (autoimmun; paraneoplastisch 25–75%)
- medikamenteninduziertes myasthenes Syndrom (D-Penicillamin)
- Botulismus (Akkommodationsstörung, Mundtrockenheit; Verzehr von Hausmacherkonserven/Selbstgeräuchertem; i.v.-Drogen; Gangrän)
- Botulinumtoxinüberdosierung (iatrogen)
- Organophosphatintoxikation (Verwirrtheit, Koma; Miosis, Hautrötung, profuses Schwitzen, Diarrhö)

Als Differentialdiagnose der Gruppe der neuromuskulären Übertragungsstörungen im engeren Sinne kommen in Frage:

- Myasthenia gravis (mit Abstand am häufigsten),
- Lambert-Eaton-Syndrom (selten intensivmedizinisch relevant),
- Organophosphatintoxikation und
- Botulismus (beides selten).

2 Myasthenia gravis

Die Myasthenia gravis (MG; Prävalenz 25–100/1 Mio.) kann sich in jedem Lebensabschnitt manifestieren, seltener im Kindesalter und gehäuft im höheren Alter. An der früher berichteten Häufung um das 25. (mehr Frauen) und das 55. Lebensjahr (mehr Männer) bestehen inzwischen Zweifel. Die früher hohe Letalität der MG konnte deutlich gesenkt werden. Die konsequentere immunsuppressive Therapie hat zu einer Reduktion myasthener Krisen auf unter 2-3% geführt. Darüber hinaus können die vital bedrohlichen Komplikationen der Krisen, wie respiratorische Insuffizienz und Aspirationspneumonie, im Regelfall intensivmedizinisch beherrscht werden.

Letale Ausgänge treten meist bei solchen Myasthenikern auf, deren Erkrankung wegen Multimorbidität nicht ausreichend behandelt werden kann. Dies trifft naturgemäß besonders für Patienten im hohen Lebensalter zu.

Ursächlich für die Autoimmunkrankheit MG sind Antikörper gegen nikotinerge postsynaptische Acetylcholinrezeptoren (AChR) der motorischen Endplatte. Die Rezeptoren werden bei längerer Bindung der Antikörper komplementvermittelt destruiert.

Die Anti-AChR-AK und komplement beeinträchtigen durch Reduktion verfügbarer Rezeptoren die Sicherheitsreserve, die normalerweise zum Überschreiten des Endplattenpotentials nach Ausschütten der ACh-Quanten vorhanden ist. Da dauerhafte oder rasch wiederholte Ausschüttung von ACh schon physiologisch zur Verminderung der Quanten führt, manifestiert sich die MG durch abnorme Erschöpfbarkeit.

Die Akuttherapie der MG zielt auf Senkung der pathogenen Antikörper und Restitution der Endplatten und damit auf Wiederherstellung der neurophysiologischen Sicherheitsreserve.

Da die aufwendige Nachweistechnik nicht Antikörper gegen die Bungarotoxinbindungsstelle erfaßt, lassen sich nicht immer die individuell wirksamen spezifischen Antikörper nachweisen. Dies erklärt das Vorkommen sog. "antikörpernegativer" autoimmuner MG Patienten (5–10% der generalisierten MG). Die Entstehung dieser Autoantikörper ist noch nicht vollkommen geklärt. Man geht von einem Zusammenbruch der thymuskontrollierten immunologischen Toleranz aus. Thymushyperplasien („Thymitis") sind häufig bei jüngeren Patienten, selten bei Patienten >50 Jahre.

Echte Thymome findet man bei etwa 10–15% der MG-Patienten, wovon wiederum etwa 25% ein Thymuszellkarzinom aufweisen. Überzufällig häufig ist eine Assoziation der MG mit anderen Autoimmunkrankheiten, insbesondere Thyreoiditis und rheumatoide Arthritis. Für die Bedeutung genetischer Faktoren spricht das gehäufte Vorkommen von z. B. HLA-B8/DR3 bei MG-Patienten.

Plasmapherese erhöht durch AK-Entfernung die Zahl verfügbarer Rezeptoren, Cholinesterasehemmer vergrößern die Menge verfügbaren ACh. Bestimmte Medikamente können direkt oder indirekt durch Interferenz mit dem ACh-Rezeptor eine MG verschlechtern (Übersicht 38-2). Der Mechanismus ist z. T. unmittelbar einleuchtend (Relaxanzien, Magnesium), z. T. experimentell nachvollziehbar (Verschlechterung einer MG durch Glukokortikoide; wahrscheinlich immunvermittelte MG-Auslösung durch D-Penicillamin), z. T. unerklärbar und nur auf Einzelfallbeobachtungen beruhend.

Die Diagnose basiert auf
- dem Nachweis peripherer Muskelschwäche, die gekennzeichnet ist durch Erschöpfbarkeit und Fluktuation (tageszeitlich und von Tag zu Tag),
- dem therapeutischen Effekt probatorisch verabreichter ACh-Esterasehemmer.

Der elektrophysiologische Nachweis eines Dekrements und schließlich der laborchemische Nachweis von AChR-AK sichern die Diagnose.

Übersicht 38-2. Medikamente, die eine Myasthenie verschlechtern können

- Antiarrhythmika (β-Blocker, Chinidin, Procainamid, Propafenon, Verapamil)
- Antibiotika (Aminoglykoside; Ampicillin; Chinolone; Clindamycin, Colistin; Lincomycin; Piperazin, Polymyxin, Pyrantel, Streptomycin, Sulfonamide, Tetracycline)
- Antiepileptika (Carbamazepin, Phenytoin, Trimethadion)
- Antirheumatika (D-Penicillamin, Chloroquin, Resochin, Chinin)
- Diuretika (Azetazolamid)
- Hormone (Kortikosteroide (vorrübergehend!) T3, T4)
- Interferon-α (IFN-α)
- Kontrastmittel (Gadolinium)
- Laxanzien (Magnesiumsalze)
- Lokalanästhetika
- Muskelrelaxanzien (v. a. depolarisierende!)
- Nikotin
- Psychopharmaka (Benzodiazepine, Barbiturate, Opiate, Lithium, Chlorpromazin)

Übersicht 38-3. Durchführung von diagnostischen ACh-Esterasehemmer-Tests

1. *Edrophoniumchlorid (Tensilon o. ä.; Auslandsapotheke)*
   - EKG-Überwachung, 1 Amp. Atropin bereitlegen (falls Bradykardie auftritt)
   - 1 Amp. Edrophonium, d.h. 1 ml (10 mg), mit NaCl 0,9% auf 10 ml verdünnen
   - Messung von Zielsymptom (z.B. Armvorhaltezeit, u.U. Videodokumentation von Ptose)
   - „Probedosis" 2 mg Edrophoniumchlorid (2 ml verdünnte Lösung)
   - Messung Zielsymptom
   - falls negativ, langsam (ggf. in 2 Fraktionen) Rest des Edrophoniumchlorids
   - Messung Zielsymptom nach 30, 60, 120 s
2. *Neostigmin*
   - 0,5 mg Atropin s.c.
   - Messung Zielsymptome
   - 0,5 mg Neostigmin i.v.
   - Messung Zielsymptome nach 10, 20 und 30 min sowie nach 2 h

Mit Tensilon, seltener Neostigmin (Übersicht 38-3), kann die myasthene Schwäche rasch behoben oder zumindest deutlich gebessert werden. Allerdings löst die schnell einsetzende Blockade der ACh-Esterase unerwünschte cholinerge Wirkungen aus, v.a. Bradyarrhythmien. Die pharmakologischen Tests können falsch-positiv ausfallen bei Myopathien, motorischen Neuropathien, Motoneuronerkrankung (ALS) und beim Lambert-Eaton-Syndrom, wenn auch selten so eindeutig zur Symptombesserung führen wie bei MG.

Repetitive Nervenstimulation mit einer Frequenz von 3 (bis 5) Hz führt bei MG zu einem charakteristischen Dekrement, d.h. sukzessive Abnahme der Amplitude des Muskelantwortpotentials (CMAP) nach dem 2. Stimulus um >10% bis zum Minimum nach dem 4. oder 5. Stimulus. Meist wird abgeleitet vom M. trapezius (N. accessorius), M. frontalis/M. orbicularis oculi (N. facialis). M. deltoideus (N. axillaris) oder M. abductor digiti minimi (N. ulnaris). Repetitive Nervenstimulation und pharmakologischer Test können kombiniert werden. Antikörperbestimmungen sind zwar hilfreich, aber nicht akut verfügbar und können falsch-negativ ausfallen (s. oben).

3 Lambert-Eaton-Syndrom

Patienten mit dem viel selteneren Lambert-Eaton-Syndrom (LEMS) erleiden nur selten eine akute Verschlechterung wie ein klassischer Myastheniker. Anlaß ist dann meist ein interkurrenter Infekt, der zur endgültigen Dekompensation der schon vorbestehenden Muskelschwäche führt. Gelegentlich fallen

Patienten mit LEMS postoperativ auf, wenn sie wegen Muskelschwäche nicht vom Respirator getrennt werden können.

Häufig wird LEMS initial als MG diagnostiziert, und erst ein unbefriedigender Therapieerfolg mit ACh-Hemmern oder das ungewöhnliche klinische Verteilungsmuster führen zur richtigen Diagnose.

Ursächlich sind spezifische Autoantikörper gegen die β-Untereinheit spannungsabhängiger präsynaptischer Ca^{++}-Kanäle (VGCC) an der neuromuskulären Synapse. Die verminderte ACh-Freisetzung führt zu entsprechender Reduktion der Endplattenpotentiale. Die Krankheit ist in ca. 60–70% der Fälle assoziiert mit kleinzelligem Bronchialkarzinom (oft Monate bis zu 10 Jahren vor dessen Manifestation!), gelegentlich auch mit anderen Autoimmunkrankheiten. Sie kann in ganz seltenen Einzelfällen auch gemeinsam mit MG auftreten.

Klinisch unterscheidet sich das LEMS von MG im Regelfall durch Manifestation jenseits des 40. Lebensjahrs, proximal und beinbetonte Muskelschwäche, parasympathische Störungen, wie z. B. Mundtrockenheit, fehlende oder nur leichte Augenmuskelbeteiligung, und überproportional abgeschwächte Muskeleigenreflexe.

Pathognomonisch ist sowohl bei Muskelfunktions- als auch bei Reflexprüfung eine kurzzeitige Zunahme der Kraft, bevor sie wieder abnimmt. Bei LEMS-Patienten führt repetitive Nervenstimulation zu einer vorübergehend vermehrten Bereitstellung von ACh an der präsynaptischen Membran, bis sich dieser Effekt wieder erschöpft.

Bei mindestens der Hälfte der Patienten ist der Tensilontest unspezifisch positiv. Die ***Diagnose*** wird daher gesichert zum einen durch den Nachweis spezifischer Antikörper gegen VGCC (bisher nur in wenigen Speziallabors möglich), zum anderen durch repetitive Nervenstimulation. Zwar findet sich bei einer 3-Hz-Reizfrequenz auch ein Dekrement mit allerdings von Anfang an auffällig niedriger CMAP-Amplitude, aber bei Stimulation mit 10–50 Hz läßt sich ein Inkrement nachweisen. Solche Befunde gibt es sonst nur noch bei Hypermagnesiämie und Hypokalzämie (Routinelabor) sowie bei leichterem Botulismus (s. unten). Ein maligner Tumor muß nach Diagnosestellung wiederholt gesucht werden.

4 Botulismus

Botulismus kann sich als rasch und einfach progrediente generalisierte Muskelschwäche präsentieren und sogar eine myasthene Krise imitieren. Häufiger beginnt die Erkrankung mit Hirnnervenausfällen, und im Gegensatz zu MG sind die Reflexe oft sehr schwach oder gar nicht auslösbar.

Klinisch wird die Verdachtsdiagnose nur durch aufmerksame Suche nach Zeichen muskarinerger Dysfunktion gestellt: Obstipation, Mundtrockenheit, weite und nur träge reagierende Pupillen.

Vegetative Entgleisungen sollen häufig sein. Ursächlich ist eine Clostridienkontamination mit Toxinbildung (unsachgemäß konservierte Hausmacherkost oder Räucherwaren, i.v.-Drogenmißbrauch, Wundgangrän). Auch eine iatrogene Überdosierung von therapeutischem Botulinumtoxin kann die Symptome einer MG imitieren. Die verschiedenen Toxine verursachen eine irreversible präsynaptische Störung der neuromuskulären Übertragung. Bei repetitiver 3-Hz-Stimulation ist das Dekrement oft wenig ausgeprägt, dagegen führt eine hochfrequente Stimulation mit 20–50 Hz zu einem deutlichen Inkrement. Die Diagnosesicherung erfolgt durch Tierversuch (Maus-Antitoxin-Test).

5 Organophosphatintoxikation

Nur bei mitigierten Verläufen oder Aufnahme eines tetraplegischen Beatmenten ohne Anamnese können akute Intoxikationen mit organischen Phosphorsäureestern zur Verwechselung mit einer MG führen. Klassischer Vertreter ist E 605 (Parathion). Diese Insektizide (oder Kampfstoffe) hemmen die Acetylcholinesterase fast irreversibel. Es kommt zu einer cholinergen Krise. Entsprechend finden sich als nikotinerge Symptome: Muskelzucken, Tremor, Paresen durch Muskelsteife, Parästhesien, erethische Verwirrtheitspsychose, Koma, Atemlähmung (zentral und peripher bedingt).

Hervorstechend sind die muskarinergen Symptome: Hypersekretion aller Körperdrüsen, rotes Gesicht, Durchfälle, Koliken, Erbrechen, Miosis, Akkomodationsstarre.

Je nach Substanz und Dosis verläuft die Intoxikation unterschiedlich schwer. Meistens klingt die Symptomatik in 24–48 h ohne spezifische Therapie folgenlos ab. In seltenen Fällen kann es durch langwirksame Metaboliten (über 4 Wochen) zu schwerer Endplattenschädigung mit entsprechenden Muskelatrophien und Paresen kommen. Berichtet wird auch über ein neuropathisches Spätsyndrom mit progredienten Paresen nach überlebter Akuterkrankung. Die Pathogenese ist unklar.

6 Akutversorgung der myasthenen Krise

Eine myasthene Krise ist meist vorhersehbar, da sie sich progredient entwikkelt. Typische Warnzeichen sind in Übersicht 38-4 angegeben. Angst und Streß tragen zur Dekompensation bei. Zeichen potentiell verschlimmernder Schilddrüsenüber- oder -unterfunktion müssen ebenso erfragt werden wie v. a. die Medikamentenanamnese (Übersicht 38-2). Neuromuskuläre Effekte

Übersicht 38-4. Warnzeichen für eine myasthene Krise

- Progrediente Dysarthrie, Verschlucken, Kurzatmigkeit, Hüsteln,
- rasch fluktuierende Symptome,
- rasche Dosiswechsel und Steigerung der Gesamtdosis von Cholinesterasehemmern,
- körperlicher Leistungsabfall über Tage bis Wochen,
- Gewichtsverlust,
- Kopfhalteschwäche,
- fieberhafte Infekte, insbesondere Bronchopneumonie, begünstigen akute Dekompensation.

bestimmter Medikamente sind jedoch nur bei schwer beeinträchtigter Endplattenfunktion Auslöser einer myasthenen Krise. Je nach Verträglichkeit und Zustand des Patienten sind sie daher ***nur relativ*** kontraindiziert.

Bei einer drohenden Krise kann ein cholinerger Überschuß durch vorausgegangene Überdosierung von Cholinesterasehemmern bestehen. Dies ist erkennbar an nikotinergen (Faszikulationen und Muskelkrämpfe) und muskarinergen Zeichen (Hypersekretion, Bradykardie, Diarrhö).

Die Schwäche beruht dennoch im Regelfall auf der myasthenen und nicht auf einer cholinergen Krise.

Die Initialversorgung beinhaltet allgemeine Maßnahmen, i.v.-Substitutionstherapie mit Cholinesterasehemmern, Diagnostik und Monitoring (Übersicht 38-5). Als i.v. zu verabreichende ACh-Esterasehemmer empfehlen wir das bromidfreie Neostigmin. Gegen muskarinerge Teilwirkungen können die anticholinergen Nebenwirkungen von Thymoleptika oder Pirenzepin genutzt werden, gegen ausgeprägtere Beschwerden sind Atropin s.c. oder Ipatropiumbromid p.o. erforderlich.

Eine vitale Bedrohung in der myasthenen Krise ist die oft unerwartet rasch eintretende respiratorische Insuffizienz. Diese kann auch eintreten bei noch einigermaßen guter peripherer Kraft. Warnzeichen sind in Übersicht 38-6 aufgeführt. Daher müssen Atemaktion und Gasaustausch solcher Patienten engmaschig überwacht werden. Das geschieht am einfachsten durch Messung der Vitalkapazität (VK) mit einem handgehaltenen Spirometer, solange der suffiziente Mundschluß um das Ansatzstück gewährleistet ist. Ein Absinken der VK unter 1,2 l bei Frauen und 1,5 l bei Männern gilt empirisch als Indikation zur Intubation und Beatmung.

Wichtiger als die Absolutwerte ist jedoch der Verlauf der abfallenden VK. Ein Abfall des maximalen Inspirationsdrucks soll noch früher auf die drohende Ateminsuffizienz hinweisen als die VK. Andere Indikationen zur Intubation ergeben sich aus Gasaustauschstörungen (Blutgasanalyse), Aspirationsgefahr (Schluckstörung), mangelhaftes Ansprechen der Therapie und erhöhten O_2-Bedarf (gleichzeitige Infektion, Angst etc.). Im Zweifelsfall sollte man sich eher für eine Beatmung entscheiden.

Übersicht 38-5. Initialversorgung bei myasthener Krise

- *Allgemeine Maßnahmen*
  - Oberkörperhochlagerung >45°,
  - ca. 2 l O_2 über Gesichtsmaske,
  - Absaugen, Bronchialtoilette.
- *Diagnostik*
  - Tensilon-/Neostigmintest (vgl. Übersicht 38-3),
  - repetitive Nervenstimulation,
  - Laborchemie (insbesondere Kalium, Magnesium, Kalzium, Blutbild, BSG, Schilddrüsenwerte),
  - Thoraxröntgen.
- *Monitoring*
  - S_aO_2 kontinuierlich,
  - Vitalkapazität nach Bedarf, mindestens 2- bis 4stündlich,
  - Haltezeiten (vgl. Tabelle 38-1).
- *Substitution*
  - Neostigminperfusor (geeignete Startdosis 6–12 mg/Tag; Dosis titrieren nach Erfolg, maximal ca. 20 mg/Tag; bei Nebenwirkungen Atropin s.c.).
- *Intubationsbereitschaft bei*
  - Vitalkapazität – raschem Sinken der Vitalkapazität,
  - S_aO_2 <90%/p_aO_2 <65 mmHg trotz O_2-Gabe,
  - schwere Schluckstörung,
  - Panik unter Haloperidol- (Haldol-) oder Lorazepam- (Tavor-)Behandlung mit Verschlechterung der Atemfunktion.

Übersicht 38-6. Warnzeichen unmittelbar drohenden Atemversagens

- Schluckstörung, Speichelsee,
- Dyspnoe,
- Orthopnoe, Stakkatosprechen/Anarthrie,
- Schaukelatmung,
- Kopfhebe- und -halteschwäche,
- pO_2 <70 mmHg, S_aO_2 <92%.

7 Weiterbehandlung von Myasthenia gravis und Lambert-Eaton-Syndrom

Nach Sicherung der Vitalfunktionen wird die Behandlung mit ACh-Esterasehemmern unter Monitoringkontrolle fortgesetzt (Übersicht 38-7). Ist der Patient wach, kann durch mindestens 2mal tägliche Dokumentation zumindest der Rohwerte des Myastheniescores (Tabelle 38-1) die notwendige Dosierung titriert werden. Infekte müssen rigoros bekämpft werden. Bei Sepsis kann eine zusätzliche Gabe von IgM-Präparaten sinnvoll sein. Durch diese Maßnahmen kann man zwar meist die vitale Bedrohung abwenden; dennoch ist ergänzend eine Immuntherapie erforderlich. Sie kürzt die Krise ab, die ja oft gerade auf eine bis dahin ungenügende Immunsuppression zurückzuführen ist.

Umgehend sollte vorzugsweise die Plasmapheresetherapie oder, alternativ aber fraglich von gleicher Wirksamkeit, die Immunglobulinbehandlung (IVIg) veranlaßt werden. Man versteht erst ansatzweise, wie letztere wirkt, genauso wie die optimale Dosis noch nicht bekannt ist (Übersicht 38-7). Vergleichsstudien zeigen eine ähnlich gute Antikörperelimination, geben jedoch keine verläßliche Vergleichsaussage zur klinischen Wirksamkeit. Eine IVIg-Behandlung ist im Regelfall problemlos (Hauptnebenwirkungen: Hypervolä-

Übersicht 38-7. Weiterbehandlung bei myasthener Krise (s. Text)

- *Allgemeinmaßnahmen*
  - rigorose Infektbekämfung,
  - Neostigmin nach Wirkung und Bedarf,
  - Angstdistanzierung vorzugsweise mit Neuroleptika (Haloperidol).
- *Immuntherapie*
  - sofort Glukokortikoide, z.B. 100 mg/Tag oral bis zur stabilen Besserung; weiter langsame Dosisreduktion,
  - Plasmapherese (30–50 ml/kgKG gegen Albumin, entsprechend ca. 2,5–3,5 l als Standard-Plasmapherese) oder Immunadsorption 3- bis 5mal, jeden 2. Tag,
  - bei Kontraindikation: 5 Tage IVIG 0,4 g/kgKG/Tag (nicht so gut erprobt bei der Krisenbehandlung),
  - Azathioprin 3–4 mg/kgKG so bald wie möglich beginnen (außer para-npl. LEMS); nach 1–4 Wochen (je nach Leukozytenzahl) auf Erhaltungsdosis, meist 2,5–3 mg/kgKG/Tag (angestrebte Lymphopenie 0,6–1,2 g/l, Leukozyten 3,5–5 G/l ohne und 6–8 G/l mit Kortikosteroiden),
  - bei Therapieversagern: Cyclosporin A; Cyclophosphamid.
- *Monitoring*
  - wie Übersicht 38-6,
  - zusätzlich Blutbild (Glukokortikoid-induzierte Leukozytose bis 10 G/l, mit Azathioprin 6–8 G/l),
  - 2mal täglich Myastheniescore.

Tabelle 38-1. Myastheniescore nach Besinger u. Toyka. Unter Krisenbedingungen genügen die Verläufe der Rohwerte (Armvorhalten in halbliegender Position, VK, evtl. Kopfheben), um den Krankheitsverlauf bzw. den therapeutischen Erfolg abzuschätzen

Score	*0*	*1*	*2*	*3*
Armvorhalten (sitzend 90°)	>180 s	60–180 s	10–60 s	<10 s
Beinvorhalten (liegend)	>45 s	30–45 s	5–30	<5 s
Kopfheben	>90 s	30–90 s	5–30 s	<5 s
Treppensteigen (10 Stufen)	6 s	6–10 s	10–30 s	Unmöglich
Vitalkapazität (männlich) (weiblich)	>4 l >3 l	2,5–4 l 2–3 l	1,5–2,5 l 1,2–2 l	<1,5 l <1,2 l
Gesichtsmuskulatur	Normal	Lidschluß-schwäche	Lidschluß inkomplett	Amimie
Kauen	Normal	Ermüden beim Essen	Passierte Kost	Magensonde
Schlucken	Normal	Ermüden beim Essen	Verschlucken, Näseln	Magensonde
Okuläre Symptome**				
Doppelbilder*	>60 s	10–60 s	0–10 s	Spontan
Ptose	>60 s	10–60 s	0–10 s	Spontan

* Bei Seitwärtsblick. ** Separate Wertung.

mie, Anaphylaxie bei autoimmunem IgA-Mangel, akutes Nierenversagen, Hyperviskositätssyndrom mit Insulten).

Die Plasmapherese erfordert einen gewissen logistischen Aufwand und Erfahrung bei der Durchführung. Sie entfernt pathogene Antikörper, Komplement, Zytokine und Entzündungsmediatoren. Auch diese Behandlung ist gut verträglich mit einer Komplikationsrate von nahezu Null in erfahrenen Händen. Sie ist kontraindiziert bei schwerer Sepsis (v.a. DIC), hydropischem Herzversagen, Multiorganversagen, Fibrinogenmangel, Hypokalzämie und Allergie gegen Albumin.

Schonender ist eine semiselektive IgG-Antikörper-Adsorption an tryptophangekoppelten Polyvinylalkoholsäulen oder mit Protein-A-Säulen, bei der auf jegliche Plasmaeiweißsubstitution verzichtet werden kann.

Die Basis der immunsuppressiven Myastheniebehandlung sind Glukokortikoide. Strittig ist allenfalls die beste Anfangsdosis. Eine hohe Dosis kann, wie experimentell untermauert, zu einer initialen Verschlechterung führen. Bei hochdosierter Pulstherapie soll das Risiko einer akuten Steroidmyopathie beachtet werden. Andererseits hilft eine höhere Dosis insgesamt sicherer und rascher.

Wir vertreten den Standpunkt, daß im Regelfall eine mittelhohe Anfangsdosis (bis 100 mg Prednisonäquivalent) gewählt werden sollte (Übersicht 38-7), und nehmen bei Aussicht auf raschere Besserung das kleine Risiko einer transienten Verschlechterung in Kauf: zum einen sind die Vitalparameter auf Intensivstation gesichert, zum anderen führt eine unzureichende Myastheniebehandlung ebenso zur Beatmung und zusätzlich zur Zerstörung von Rezeptoren. Mit Einleitung einer Glukokortikoidbehandlung sollte die übliche Tuberkulosediagnostik (Thoraxröntgen, Sputum-/Magensaft-, Urinuntersuchung) betrieben und im Zweifelsfall zusätzlich ein INH-Schutz verabreicht werden. Ebenso sollte frühzeitig mit der bei MG sehr wirksamen Azathioprinbehandlung zur Langzeitprophylaxe begonnen werden.

Eine so behandelte, beatmungspflichtige myasthene Krise sollte spätestens in etwa einer Woche beherrscht sein. Die seltenen Fälle ***protrahierter Krisen*** mit einer Beatmungspflicht über 7–14 Tage hinaus beruhen meist auf einer zu spät gestellten MG-Diagnose, schwerem, chronischem Verlauf und unzureichender immunsuppressiver Vorbehandlung. Die Messung der Antikörpertiter kann in diesem Zusammenhang hilfreich sein. Sehr hohe Werte, wie auch nach jeder Plasmapherese rasch wiederansteigende AK-Titer („booster"), erklären Therapieversager.

Hier empfehlen sich Fortsetzung der PE-Sitzungen bis zum Erfolg (10–15) und intensivierte Immunsuppression. Gelegentlich kann man hier auch IVIg einsetzen, oder bei primärer IVIg- auf Plasmapheresebehandlung umsteigen oder IVIg wiederholen. Sehr wirksam kann in dieser Situation auch Cyclosporin A sein, das fast so rasch wie Glukokortikoid und bei MG wahrscheinlich ebenso effektiv wie Azathioprin wirkt, wegen seiner Nebenwirkungen aber kein Mittel der ersten Wahl ist. Wir geben CYA auch als Steroidersatz bei Kortikoidunverträglichkeiten. Der angestrebte Talspiegel (12 h nach letzter Einnahme) liegt bei 60–80 µg/l (5 mg/kgKG/Tag in 2 Dosen). Nur bei den ganz seltenen Therapieversagern einer solchen Immuntherapie kann dann noch Cyclophosphamid (Pulstherapie) als Reservemedikament erwogen werden.

Übersicht 38-8. Führung von Beatmung und Weaning bei myasthener Krise

- Zunächst:
  - transnasale Intubation,
  - möglichst assistierte Beatmung (SIMV, CPAP), PEEP 3–5 cm H_2O; dabei neuroleptische Abschirmung, Aufrechterhalten der Kommunikation oder
  - kontrollierte Beatmung mit tiefer Sedierung; solange Absetzen des Neostigmins.
- Nach Stabilisierung:
  - schrittweise Reduzierung von SIMV-Frequenz bis 6/min
  - schrittweise Reduzierung der Druckunterstützung um jeweils 2 cm H_2O bis auf 12–14,
  - PEEP 3–5 cm H_2O,
  - probeweise Diskonnektion; Respirator aus psychologischen Gründen zunächst am Bett lassen,
  - wenn 24 h suffiziente Spontanatmung über Tubus (ggf. EPAP), Prüfung der Schluckfähigkeit,
  - Extubation.

Für den Fall einer Beatmung lassen sich ebenso wie für Sedierung und Weaning Erfahrungswerte empfehlen (Übersicht 38-8). Da meistens nur wenige Tage beatmet werden muß, kann auf eine Tracheotomie verzichtet werden. Um eine klinische Untersuchung zu ermöglichen, sollten die Patienten wach sein. Dabei wird die Kommunikation aufrecht erhalten und v.a. nach Angst, Schmerz, Lufthunger gefragt. Bei beatmeten MG-Patienten sind anxiolytisch wirksame Benzodiazepine (v.a. Lorazepam) unproblematisch. Die von Ängsten distanzierende Wirkung von Neuroleptika ist meist ausreichend.

Die Vorstellung, zur vermuteten besseren Erholung der neuromuskulären Endplatte Neostigmin kurzfristig ganz abzusetzen, ist heute abzulehnen. Einem wachen Patienten sollte man auf jeden Fall ersparen, in einen Zustand von völliger Bewegungsunfähigkeit zu geraten, weshalb wir Neostigmin in einer Dosierung belassen, die sich in geringer betroffenen Muskelgruppen als noch wirksam erweist.

Bereits mit der Intubation und Beatmung sollte das Entwöhnen (Weaning) begonnen werden (Übersicht 38-8). Assistierte Beatmungsformen, so bald wie möglich eingesetzt, erhalten die zentrale Atemregulation, ohne den Patienten zu erschöpfen. Gleichzeitig werden respiratorische Probleme (Pneumonie) seltener. Zur Überwachung der Atmung können verschiedene technische Parameter gewählt werden (s. Kap. 45).

Auch LEMS-Patienten sprechen auf diese Krisenbehandlung an, allerdings zögerlicher. Ist ein LEMS elektrophysiologisch gesichert, dann wird zunächst probeweise Neostigmin und, bei fehlender Wirkung, 3,4-Diaminopyridin (kein zugelassenes Arzneimittel, nur in spezialisierten Zentren) eingesetzt.

Die Patienten können 2–3 Tage nach Stabilisierung der neuromuskulären Funktionen (Myastheniescore, VK) auf Normalstation verlegt werden. Eine zu frühe Verlegung kann den bisherigen Behandlungserfolg zunichte machen. Zum Verlegungszeitpunkt ist die Therapie von i.v. auf p.o. verabreichte Cholinesterasehemmer mit einem Umrechnungsfaktor von etwa 1:60 (bis 100) mg Neostigmin i.v.: Mestinon p.o. umgestellt worden, entsprechend 1 Tbl. Mestinon 60/4 h für 0,5–1 mg Neostigmin i.v. Glukokortikoide können langsam reduziert werden. Im Falle einer Erstdiagnose sollte die Thymusdiagnostik geplant werden. Eine Thymektomie sollte aber erst bei einem optimal medikamentös eingestellten und stabilen Patienten unter Beachtung der üblichen Kriterien vorgenommen werden. Dies erfordert im Regelfall 6–8 Wochen.

8 Behandlung von Botulismus und Organophosphatintoxikation

Botulismus spricht sehr schlecht auf Neostigmin an. Im Falle einer Wundinfektion mit Clostridium botulinin muß ein breites Débridement erfolgen. Die Sicherung der Diagnose durch Tierversuch (3–6 Tage) ist essentiell. Die Behandlung besteht in der Gabe von (trivalentem) Antitoxin. Dies sollte aber erst verabreicht werden, wenn die Diagnose klinisch hochwahrscheinlich ist, da das Antitoxin einen anaphylaktischen Schock auslösen kann. Das Antitoxin wirkt nicht (mehr) auf präsynaptisch inkorporiertes Toxin, sondern neutralisiert nur frisches, noch aus dem Darm oder der Wunde freigesetztes zirkulierendes Toxin. Es handelt sich also um die spezifische Prophylaxe einer weiteren Verschlechterung. Auf jeden Fall sollte man mit mehrwöchiger Beatmung rechnen.

Bei geringstem Verdacht auf ***Organophosphatintoxikation*** sollte großzügig Aktivkohle gegeben und der Magen gespült werden. Dies sollte auch nach relativ langer Latenz vom Intoxikationszeitpunkt noch unternommen werden, weil bei der örtlichen toxischen gastrointestinalen Parese große Giftmengen im Magen-Darm-Trakt verbleiben können. Als kompetitiven ACh-Antagonisten verabreicht man Atropin. Die Dosierung richtet sich nach der Schwere der Intoxikation. Vegetative Funktionen sind das Leitmaß zur Dosierung.

Man sollte sich nach Salivation und Herzfrequenz richten, da die Pupillenweite trügerisch sein kann (azidosebedingte Mydriasis, Intoxikation durch Versprühen/Verdampfen). Oft sind Atropintagesdosen bis in den Gramm(!)-Bereich nötig. Immer die Giftzentrale konsultieren!

Wird die Intoxikation rasch (etwa innerhalb 6 h) diagnostiziert, so kann bei bestimmten Organophosphaten, wie Parathion (Giftzentrale konsultieren!), auch eine Lösung („Regeneration") von der Azetylcholinesterase durch Obidoxim (Toxogonin) versucht werden. Nach Atropingabe werden 250 mg Obidoxim i.v. verabreicht. Das kann ggf. nach 15 min noch einmal wiederholt werden.

Literatur

Arsura EL, Brunner NG, Namba T, Grob D (1985) High-dose methylprednisolone in myasthenia gravis. Arch Neurol 42:1149–1153

Drachman DB (1994) Myasthenia gravis. N Engl J Med 331:1797–1807

Gajdos P et al. (1993) A randomized trial comparing prednisolone and azathioprine in myasthenia gravis. J Neurol Neurosurg Psychiatr 56:1157–1163

Gajdos P, Chevret S, Clair B et al. (1997) Clinical trial of plasma exchange and high-dose intravenous immunoglobulin in myasthenia gravis. Ann Neurol 41:789–796

Grob D, Simpson D, Mitsumoto H et al. (1995) Treatment of myasthenia gravis by immunoadsorption of plasma. Neurology 45:338–344

Heininger K, Hendricks M, Toyka KV (1985) Myasthenia gravis. A new semiselective procedure to remove acetylcholine receptor autoantibodies from plasma. Plasma Ther 6:771–775

Hibbs RG, Weber JT, Corwin A et al. (1996) Experience with the use of an investigational F(ab')2 heptavalent botulism immune globulin. Clin Infect Dis 23:337–340

Hohlfeld R, Toyka KV (1993) Therapies in myasthenia gravis. In: DeBaets NH, Oosterhuis HJGH (eds) Myasthenia gravis. CRC Press, Boca Raton, pp 235–261

Lennon VA, Kryzer TJ, Griesmann GE et al. (1995) Calcium channel antibodies in the Lambert-Eaton syndrome and other paraneoplastic syndromes. N Engl J Med 332:1467–1474

Maselli RA, Ellis W, Mandler RN et al. (1997) Cluster of wound botulism in california: clinical, electrophysiologic, and pathologic study. Muscle Nerve 20:1284–1295

McEvoy KM, Windebank AJ, Daube JR, Low PA (1989) 3,4-Diaminopyridine in the treatment of Lambert-Eaton myasthenic syndrome. N Engl J Med 321:1567–1571

Oosterhuis HJGH (1997) Myasthenia gravis. Groningen Neurological Press, Groningen

Palace J, Newsom-Davis J, Lecky B, and the Myasthenia Gravis Study Group (1998) A randomized double-blind trial of prednisolone alone or with azathioprine in myasthenia gravis. Neurology 50:1778–1783

Sanders DB (1995) Lambert-Eaton myasthenic syndrome. Ann Neurol 37:S63–73
Smith AG, Wald J (1996) Acute ventilatory failure in Lambert-Eaton myasthenic syndrome and its response to 3,4-diaminopyridine. Neurology 46:1143–1145
Thomas CE, Mayer SA, Gungor Y et al. (1997) Myasthenic crisis: clinical features, mortality, complications, and risk factors or prolonged intubation. Neurology 48:1253–1260
Thornton CA, Griggs RC (1994) Plasma exchange and intravenous immunoglobulin treatment of neuromuscular disease. Ann Neurol 35:260–268
Toyka KV (1991) Myasthenia gravis. In: Kassirer JP (ed) Current Therapy in Internal Medicine, 3rd edn. Decker, Philadelphia, pp 1704–1710

Kapitel 39

Neuromuskuläre Erkrankungen

W. Müller Felber, M. Damian, R. Stingele, H.-C. Hansen

INHALT

Abkürzungen

AZT	Azidothymidin = Zidovudin
CK	Creatinkinase
COX	Cytochrom-c-Oxidase
CPT	Carnitin-Palmityltransferase
DM	Dermatomyositis
GAD	Glutamat-Decarboxylase
MAD	multiple Acyl-CoA-dehydrogenase
MADA	Myoadenylat-Deaminase
MELAS	mitochondriale Enzephalomyopathie mit Laktatazidose und schlaganfallähnlichen Episoden
MERRF	Myoklonusepilepsie mit „ragged red fibers"
MH	maligne Hyperthermie
MRT	Magnetresonanztomographie
mtDNA	mitochondriale DNA
PM	Polymyositis
VLCAD	„very long-chain acyl-CoA-dehydrogenase"
TFP	trifunktionelles Protein der β-Oxidation

1 Rhabdomyolyse

H.-C. Hansen

1.1 Einleitung

Akute toxische nekrotisierende Myopathien können durch eine Vielzahl physikalischer und chemischer Noxen induziert werden. Da die resultierenden Muskelgewebenekrosen (Rhabdomyolysen) potentiell lebensbedrohliche Komplikationen erzeugen können (Übersicht 39-1), ist in der Regel eine vorübergehende Intensivüberwachung, gelegentlich auch eine eingreifende Intensivtherapie erforderlich. Die Langzeitprognose ist nach überstandener Akutphase sehr gut.

1.2 Auslöser und Pathogenese

Rhabdomyolysen können bei Muskelgesunden durch definierte exogene Faktoren (in erster Linie Alkohol, Drogen, Lipidsenker, Hypokalämie) und bei

Übersicht 39-1. Komplikationen der Rhabdomyolyse

- Akutes Nierenversagen
- Hyperkalämie und Herzrhythmusstörungen
- Kompartmentsyndrome
- metabolisches Koma
- respiratorische Insuffizienz bei Atemmuskelbeteiligung

primär Muskelerkrankten bereits durch inadäquate Muskelarbeit ausgelöst werden (s. metabolische Myopathien, insbesondere Carnitin-Palmityl-Transferase-Mangel). Myopathiekonduktoren mit subklinischen Myopathien reagieren mitunter bei relativ geringen Belastungen mit Rhabdomyolyse (s. MH-Disposition).

Histologisch kommt es zum stadienhaften Ablauf einer nekrotisierenden Faserschädigung. Schwerpunkte der Muskelschädigung, die auch asymmetrisch verteilt sein können, erklären sich oft physikalisch durch einseitige motorische Belastungen oder fokale Kälteeinwirkung. Die häufigsten Auslöser führt Tabelle 39-1 auf:

1.3 Indikationen zur intensivmedizinischen Aufnahme

Diese liegen vor, wenn
- auslösende Faktoren komplikationsträchtig sind (z. B. Kokainintoxikation),
- Myopathien vorbestehen und Dyskalämien die Paresen aggravieren,

Tabelle 39-1 a. Auslöser von Rhabdomyolysen: chemische Einwirkungen

Drogen/Rauschmittel	*Medikamente*[a]	*Toxine*
Alkoholexzeß	Lipidsenker	Hornissen
Kokain, Amphetamine	Azathioprin, CyA	Wespen
Heroin und Opiate	Zidovudin	Schlangen
Barbiturate	Via Hypokalämie[b]	Tropische Meerestiere

[a] Vor allem bei Medikamentenüberdosierung/-ausscheidungsstörungen.
[b] Auslösung durch Diuretika, Laxanzien, Theophyllin, Amphotericin B. **Cave** Insulin i.v.

Tabelle 39-1 b. Auslöser von Rhabdomyolysen: physikalische Einwirkungen

Umwelt	*„Milieu interne"*	*Überlastung*
Muskeltrauma („crush syndrome")	Hypokalämie	Extremsport[a]
Kälte, Hitzschlag	Sepsis, Fieber	Grand-mal-Serie
Stromschlag	Postinfektiös, -vakzinal	Status asthmaticus
	Bakterielle Toxine	Maligne Hyperthermie

[a] Vor allem bei untrainierten Personen.

- kardiale Arrhythmien durch Vorerkrankungen des Herzens begünstigt werden,
- die Rhabdomyolyse die Atemmuskulatur miteinbezieht.

Viele neurologisch-intensivmedizinisch angewandte Pharmaka (Sedativa/Immunsuppressiva/Kreislaufmedikamente), können teils lebensbedrohliche, teils blande Rhabdomyolysen auslösen, die beim sedierten Patienten klinisch inapparent beginnen. Beim Kind und Jugendlichen wurden sie z.B. unter Dauerinfusion mit Propofol beobachtet (Hanna u. Ramundo 1998).

Nichtdepolarisierende Relaxanzien und Glukokortikoide sind als Triggersubstanzen bekannt (Ramsay et al. 1993). Septische und generell systemisch inflammatorische Bilder können das ganze Spektrum neuromuskulärer Störungen (Neuropathien/Übertragungsstörungen/nekrotische Myopathien mit Rhabdomyolyse) auslösen, wobei intraindividuell Überschneidungen und topisch unterscheidbare Schwerpunktmanifestationen möglich sind (Bolton 1996; Rich et al. 1996).

1.4 Symptome und klinische Befunde

Die klinische Symptomatik ist uniform, kann aber im Ausmaß stark variieren. Im Vordergrund stehen dumpf schmerzhafte Paresen, bei oberflächlichen Muskeln auch die Muskelschwellung. Bei stärkerer Ödembildung in engen Muskelfaszien können sich einerseits ischämische Kontrakturen, andererseits periphere Nervenkompressionssyndrome (Klockgether et al. 1997) entwickeln und die Differentialdiagnose durch Sensibilitätsstörungen und neuralgiforme Schmerzen erschweren (z.B. Plexus-lumbalis-Symptomatik bei Psoasbeteiligung).

Die Labordiagnostik weist bei Rhabdomyolysen einen hohen Anstieg der Serumkreatinkinase nach (meist Werte um 1000 I.E./l und weit darüber). Im Urin wird Myoglobin als Ausdruck der Myonekrosen nachweisbar, was gelegentlich an rotbrauner Verfärbung erkennbar wird. Urinschnelltests auf Hämoglobin reagieren meist positiv. Typischerweise besteht im Serum eine Hyperkalämie, Hypokalzämie, Hyponatriämie und metabolische Azidose.

1.5 Diagnose und Differentialdiagnose

Der klinische Verdacht ist bewiesen, wenn die Beschwerden von
1) raschem CK-Anstieg,
2) CK-Abfall nach Eliminierung der Noxe und
3) Myoglobinurie begleitet sind.

Der Abfall der CK nach Elimination der Noxe weist einen charakteristischen Zeitverlauf mit rascher Normalisierung der Werte auf (Halbierung binnen 3–5 Tagen, Abb. 39-1). Muskelbioptische und elektromyographische Untersuchungen erbringen nur unspezifische Nekrosezeichen (Abb. 39-2). Wegen

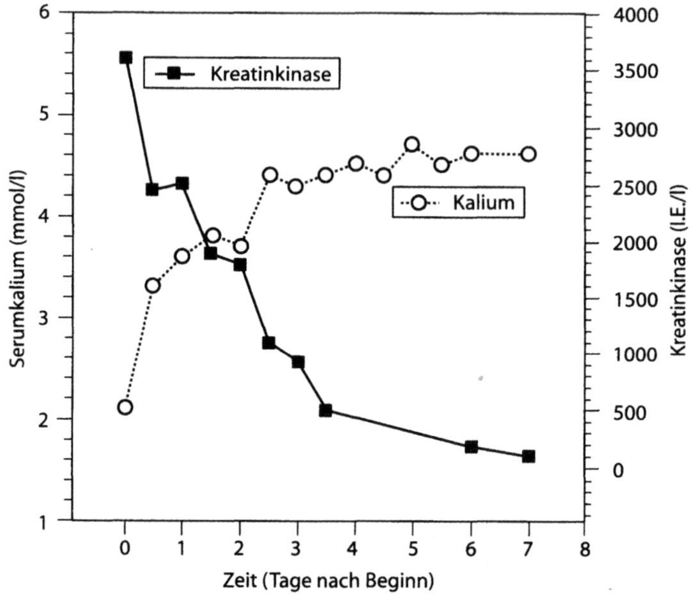

Abb. 39-1. Rhabdomyolyse. Durch Hypokalämie induzierte Myonekrose. Zeitverlauf der Serumwerte CK (*schwarze Symbole*) und Kalium (*weiße Symbole*) nach Rhabdomyolyse bei einem 65jährigen Patienten. Aufnahme wegen heftiger Myalgien und proximaler Paresen der Beine (KG 4) nach längeren Gardinenarbeiten. Chronisches Erbrechen und Diarrhöen seit Gastrektomie 1992, SM-Träger, KHK. Serum [K^+] initial 2,1 mmol/l, CK 3800 I.E./l. Neurologische Restitution unter i.v.-Kaliumsubstitution: Kraftleistung binnen 3 Tagen gebessert, nach 10 Tagen schmerzfrei

Überschneidungen zu anderen neuromuskulären Komplikationen kann die neurophysiologische Diagnostik aber auch nach Feststellung einer Rhabdomyolyse zur genaueren Einordnung indiziert sein. Biopsien zur Frage metabolischer Grunderkrankungen sind erst nach fortgeschrittener Faserregeneration sinnvoll (6–12 Wochen).

In der ***Differentialdiagnose*** kann das Muskel-MRT Beiträge liefern, wenn klinisch auch Abszeßbildungen in Frage kommen oder eine zugrundeliegende Myopathie diskutiert wird (z.B. Myositis, Myotonie). Zur Diagnosesicherung eines Kompartmentsyndroms steht der Befund subfaszialer Myonekrosen im Vordergrund und erleichtert die Operationsentscheidung (Beese u. Winkler 1998). Auch die subklinisch verlaufenden Fasernekrosen stellen sich im MRT wie gewöhnlich als fleckförmige, kontrastmittelanreichernde T2-Hyperintensitäten dar (Abb. 39-3 a, b).

1.6 Therapie

Die Behandlung sorgt in erster Linie für das Aufheben der Noxe und für die Vermeidung renaler und kardialer Komplikationen. Zur besseren Myoglobinausscheidung wird mit Schleiifendiuretika behandelt und der Urin alkalisiert (Bikarbonatinfusionen mit Ziel Harn-pH-Wert 8). Das Monitoring umfaßt bei

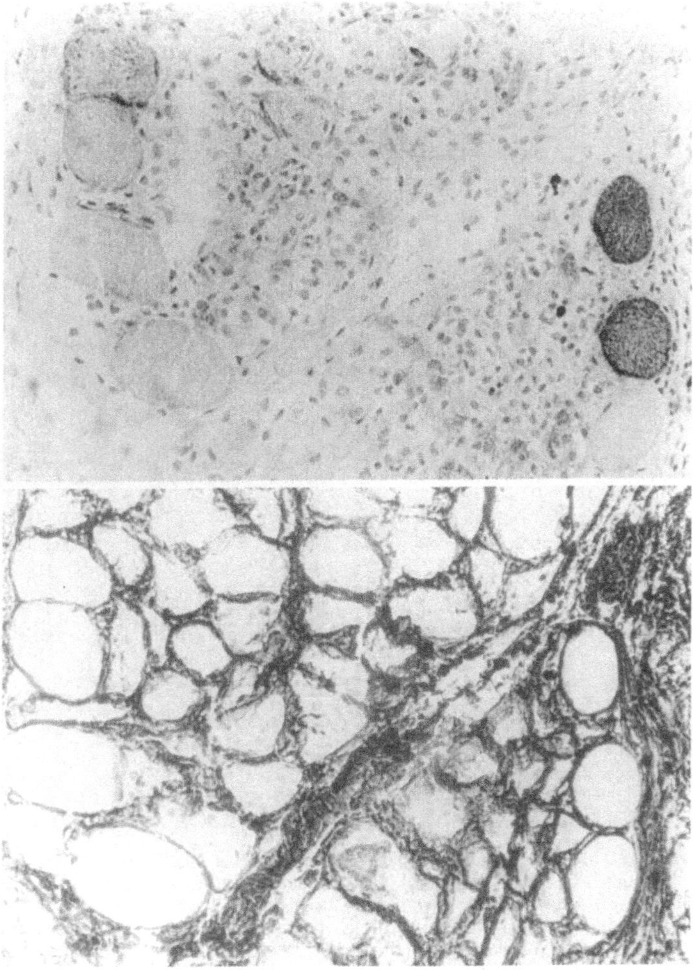

a

b

Abb. 39-2 a, b. Muskelbiopsie bei akuter Rhabdomyolyse: **a** einzelne erhaltene Muskelfasern, umgeben von untergegangenem Muskelparenchym mit lymphohistiozytärer Abräumreaktion (NCAM-Färbung, Vergr. 1:100); **b** erhaltene Basallamina mit vermehrter Expression des Extrazellulärmatrixproteins Tenascin (Vergr. 1:100)

Rhabdomyolyse neben den neurologischen Befunderhebungen (Kompartmentsyndrome) auch EKG, Serumkalium, Urin-pH-Wert und Stundendiurese (um 150 ml/h).

Bei ausgeprägteren Verläufen muß neben adäquater Hydrierung aktiv die Hyperkalämie gesenkt und hämodialysiert werden, falls sich ein Nierenversagen einstellt.

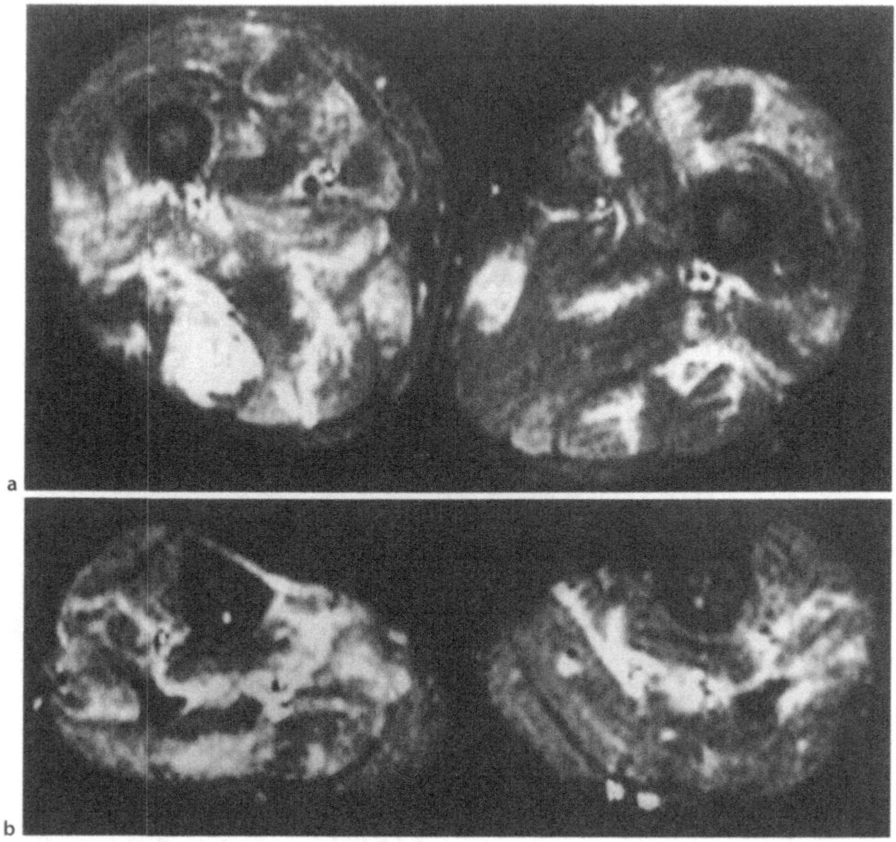

Abb. 39-3 a, b. Kernspintomographie der Muskulatur bei Rhabdomyolyse. (Freundliche Überlassung der Befunde durch G. Winkler, Hamburg). Klinik: 54jähriger Patient auf der neurologischen Intensivstation mit Kathetersepsis. Beginn der Beschwerden 2 Tage nach Sepsis mit Myalgien der gesamten Extremitätenmuskulatur, CK-Erhöhung bis 3500 I.E./l. Nachweis von Enterokokken und Staphylokokken in der Blutkultur. DD: Bakterielle Myositis, Rhabdomyolyse. MRT-Befund: Oberschenkel (*oben*) und Unterschenkel (*unten*) mit der STIR-Sequenz. Flächenhafte Signalintensitäten im Bereich der Kniebeuger und der Wadenmuskulatur beidseits. Beurteilung: Bildgebung passend zu Rhabdomyolyse. Auch histologisch zeigte sich ein hierzu kompatibler Befund. Innerhalb von 14 Tagen Restitutio ad integrum

2 Maligne Hyperthermie

W. Müller Felber

2.1 *Einleitung*

Die maligne Hyperthermie (MH) ist eine potentiell lebensbedrohliche Erkrankung. Das Auftreten klinisch manifester MH-Zwischenfälle wird bei Kindern auf 1:15000, bei Erwachsenen auf 1:50000 geschätzt. Die MH-Anlage kommt vor bei Patienten mit

- familiärer asymptomatischer CK-Erhöhung: zwischen 30–50% dieser Patienten weisen diese Anlage auf (Weglinski et al. 1997).
- „central-core disease“, „multi-core disease“: bis auf wenige Ausnahmen ist obligat von der MH-Anlage auszugehen (Wedel 1992).

Mit der malignen Hyperthermie ähnlichen Störungen muß außerdem gerechnet werden bei:
- Duchenne-Becker-Kiener-Dystrophie (ca. 50% der Patienten; Larsen et al. 1989),
- Myotonien, Schwartz-Jampel-Syndrom, periodischer Lähmung,
- kongenitalen Muskeldystrophien.

Bei anderen Muskelerkrankungen ist der Zusammenhang weniger klar, trotzdem ist allgemein bei Patienten mit neuromuskulären Erkrankungen erhöhte Vorsicht geboten.

2.2 Auslöser und Pathogenese

Bei der MH kommt es durch Triggersubstanzen (s. unten) zum akuten Anstieg des intrazellulären Kalziums mit Aktivierung der Aktin-Myosin-Filamente. Zugrunde liegt ein heterogener Defekt im Bereich von Kalziumrezeptoren. Bei einem Teil der Betroffenen konnten verschiedene Mutationen am Ryanodinrezeptor nachgewiesen werden (Lynch et al. 1997; Manning et al. 1998; Ogawa 1994). Der exakte Mechanismus ist nach wie vor unklar.

2.3 Symptome und klinische Befunde

Nach Triggerung durch Inhalationsnarkotika (in erster Linie Halothan) oder depolarisierenden Muskelrelaxanzien (Succinylcholin) kommt es früh, evtl. innerhalb von Minuten nach Gabe der entsprechenden Substanzen, zum akuten Auftreten von
- massivem Muskelrigor, welcher u. U. die Intubation unmöglich macht,
- Sinustachykardie,
- fleckiger Rötung der Haut.

Laborchemisch kommt es in frühen Stadien zu
- raschem Anstieg der endexspiratorischen CO_2-Konzentration,
- venösem CO_2-Anstieg >55 mmHg,
- Laktatanstieg,
- metabolischer Azidose,
- vermehrtem O_2-Verbrauch mit venösem O_2 <30 mmHg,
- anschließend zur massiven CK-Erhöhung.

Im weiteren Verlauf kommt es dann zur Hyperthermie, Rhabdomyolyse mit Myoglobinurie sowie Elektrolytstörungen mit komplexen Arrhythmien.

2.4 Therapie

Die Inhalationsnarkose muß unmittelbar unterbrochen und in eine triggerfreie Narkose umgewandelt werden. Die Patienten werden mit 100% Sauerstoff beatmet. Um den intrazellulären Kalziumanstieg zu vermindern, wird Dantrolen (2,5 mg/kgKG) i.v. verabreicht. In Abhängigkeit vom Erfolg muß die Gabe wiederholt werden (bis 10 mg/kgKG). Die erhöhte Körpertemperatur wird durch physikalische Maßnahmen reduziert (in erster Linie Kühlung von außen, evtl. kalte Infusionlösung).

Die weitere Behandlung und Überwachung muß folgende ***Komplikationen*** erfassen:

- Metabolische Azidose (Blutgasanalysen, Ausgleich mit Bikarbonat),
- akutes Nierenversagen (Urinausscheidung, ausreichende Diurese, evtl. Dialyse),
- Hyperkalämie (Elektrolytkontrollen, ggf. Glukose-/Insulingaben),
- Herzrhythmusstörung (EKG-Monitoring – Behandlung der Azidose und Hyperkalämie, wenn nicht ausreichend: 100–200 mg Procainamid oder Lidocain. Kalziumantagonisten und Digitalis sind kontraindiziert),
- disseminierte intravasale Koagulopathie (Gerinnnungsparameter einschließlich Thrombozyten und d-Dimere, ggf. Heparin und AT-III-Gaben).

2.5 Weiterführende Diagnostik

Der Nachweis der MH-Anlage erfolgt nach wie vor durch Testung einer Muskelbiopsie (sog. „In-vitro-Kontrakturtest“; Mortier u. Breucking 1993). Der molekulargenetische Nachweis einer Mutation am Ryanodinrezeptorgen kann zum Ausschluß des MH-Risikos nur in Familien mit bekannter Mutation verwendet werden. Eine routinemäßiger Ausschluß des MH-Risikos ist hierdurch hingegen bis jetzt noch nicht möglich (Allen 1993).

3 Myositis

W. Müller Felber

3.1 Einleitung und Pathogenese

Entzündliche Myopathien stellen eine heterogene Gruppe von Erkrankungen dar, die sich im wesentlichen in erregerbedingte und autoimmune Formen unterscheiden lassen. In unseren Breiten sind erregerbedingte Myositiden eine Seltenheit. Wegen der Schwere der Erkrankung muß allerdings gerade bei erregerbedingten Myositiden mit intensivpflichtigen Komplikationen gerechnet werden.

Von den Autoimmunmyositiden kommen im wesentlichen Dermato- und Polymyositis sowie Myositiden im Rahmen von Kollagenosen im intensivmedizinischen Bereich vor. Die extrem langsam progrediente Einschlußkörperchenmyositis, die nur selten zur respiratorischen Insuffizienz führt (Cohen et al. 1993) ist in diesem Kontext von geringer Bedeutung.

3.2 Symptome und klinische Befunde

Ganz allgemein können Muskelschwäche, Myalgien und Muskelschwellung sowie -atrophie Ausdruck einer entzündlichen Myopathie sein, wobei keinesfalls alle Symptome gleichzeitig und obligat vorkommen müssen. Hinzutreten können Hauterscheinungen, Arthralgien und Arthritiden. Im intensivmedizinischen Rahmen sind es v.a. respiratorische Insuffizienz, Schluckstörungen und kardiale Probleme, Niereninsuffizienz bei Rhabdomyolyse und ischämische Komplikationen, die den Verlauf entzündlicher Myopathien dramatisch verändern können. Die einzelnen Symptome sollen im folgenden kurz diskutiert werden:

- ***Muskelschwäche:*** Diese ist bei Dermato- und Polymyositis in der Regel proximal lokalisiert. Eine asymmetrische Anordnung kommt häufig vor. Oft ist die Nackenmuskulatur mitbetroffen. In ausgeprägten Fällen sind die Patienten tetraplegisch.
- ***Myalgien*** kommen bei der Dermatomyositis bei den meisten davon betroffenen Patienten vor, bei Polymyositis hingegen nur bei ca. 25%. Häufig stellt bei diesen Erkrankungen die Myalgie eher ein nachgeordnetes Symptom dar. Virale Myositiden (z.B. Coxsackie A/B, Influenza) hingegen führen zu ausgeprägten Myalgien mit einer oft schmerzbedingten Minderinnervation der Muskulatur. Bei Kollagenosen stellt ebenfalls der Muskelschmerz oft das führende muskuläre Symptom dar.
- Eine ***Muskelschwellung*** sollte v.a. an eine erregerbedingte Myositis, Dermatomyositis oder Fasziitis denken lassen. Infektionen mit Parasiten (z.B. Zystizerkose, Trichinose) führen zu erheblicher Schwellung der Muskulatur (einschließlich der Zunge), begleitet von Myalgien. Bei Infektion mit gasbildenden Bakterien kommt es zusätzlich zum typischen Knistern bei Hautpalpation.
- ***Muskelatrophien*** sind eher Ausdruck einer langdauernden Erkrankung der Muskulatur. Sie finden sich v.a. bei der chronischen Polymyositis und der Einschlußkörperchenmyositis.
- ***Hauterscheinungen*** sind obligater Bestandteil der Dermatomyositis. Insbesondere die sonnenexponierten Körperstellen (Gesicht, obere Thoraxapertur) weisen rötlich-livide Verfärbung auf („heliotropes Exanthem"). Zusätzlich sollte am Nagelfalz sowie über den Streckseiten der Gelenke nach Infiltrationen gesucht werden. Bisweilen kann das Exanthem nur flüchtig vorhanden oder so gering ausgeprägt sein, daß es nicht beachtet wird. Bei der Trichinose kommt bei den meisten Patienten ein livides Ödem im Gesichtsbereich vor (Remig u. Froscher 1987).

Im Unterschied hierzu können die folgenden Symptome vital bedrohlich werden. Die ***respiratorische Insuffizienz*** sollte in Zusammenhang mit Myositiden an folgende Möglichkeiten denken lassen:

a) eine Parese der Atemmuskulatur im Rahmen einer schwer verlaufenden Myositis. Diese kann sowohl bei der Dermatomyositis wie auch spät im Verlauf einer Polymyositis auftreten. In aller Regel weisen die Patienten zu diesem Zeitpunkt bereits eine deutliche generalisierte Muskelschwäche auf.
b) Eine Beteiligung des Lungenparenchyms im Sinne einer fibrosierenden Alveolitis. Bei ungefähr 5% der Patienten mit Poly-/Dermatomyositis muß hiermit gerechnet werden. Insbesondere bei den sog. Antisynthetasesyndromen (z.B. das häufigste Jo-1-Syndrom) kommt es zu einer interstitiellen Lungenerkrankung, die für die Patienten die eigentlich vital bedrohliche Manifestation der Krankheit darstellt. Gleiches gilt für Patienten mit Mischkollagenosen (z.B. Sharp Syndrom, Polymyositis bei systemischer Sklerodermie etc.) (Harmon 1988). Zum anderen müssen jedoch auch Alveolitiden als Therapiekomplikation (bei Mtx-Therapie) in Erwägung gezogen werden.
c) Besonders bei der oft paraneoplastisch bedingten Dermatomyositis müssen rezidivierende Lungenembolien ausgeschlossen werden.

- ***Schluckstörungen*** kommen bei bis zu 30% der Patienten mit PM/DM vor und können zu Aspirationspneumonien führen.
- ***Kardiale Symptome*** treten bei bis zu 40% der Erkrankten mit PM/DM auf. Bei erregerbedingten Myositiden (virale, parasitäre) muß etwa im gleichen Anteil damit gerechnet werden. Es finden sich sowohl Reizleitungsstörungen als auch dilatative Cardiomyopathien.
- ***Rhabdomyolyse*** und ***Niereninsuffizienz*** kommen in erster Linie bei viralen Myositiden (Coxsackie, Influenza), seltener bei der DM vor.
- ***Ischämische Komplikationen*** finden sich in erster Linie bei der Dermatomyositis des Kindesalters, seltener beim Erwachsenen. Sie äußern sich als kardiale Durchblutungsstörungen, Darminfarkte und ischämische Ulzerationen des Gastrointestinaltrakts (Dougenis et al. 1996).

3.3 Diagnose und Differentialdiagnose

Wesentlich für die diagnostische Einordnung ist die Kombination aus proximal betonter Muskelschwäche und CK-Erhöhung, die bei über 90% der Patienten mit PM/DM nachweisbar ist. Bei viralen Myositiden kann die CK jedoch normal sein, bei Rhabdomyolysen hingegen mehrere Zehntausend I.E./l betragen. Die elektromyographische Untersuchung ergibt in ungefähr 90% pathologische, allerdings unspezifische Befunde, wobei ein normaler Befund eine Myositis nicht ausschließt. Bei akuten Myositiden trägt die Sonographie (mit Ausnahme der Frage von Abszedierungen bei erregerbedingten Myositiden) nicht zur Diagnose bei. Im NMR zeigt sich bereits früh ein Ödem, wobei dies wiederum unspezifisch ist und sowohl bei autoimmunen als auch bei erregerbedingten Myositiden auftreten kann (Reimers u. Finkenstaedt 1997).

Die licht- und elektronenmikroskopische Untersuchung eines Biopsats kann häufig die Annahme einer entzündlichen Myopathie untermauern. Insbesondere bei Polymyositiden finden sich häufig diffuse zelluläre Infiltrate (Abb. 39-4a). Bei der Dermatomyositis hingegen zeigt sich oft das Bild einer perifaszikulären Atrophie ohne oder mit nur schütteren zellulären Infiltraten (Abb. 39-4b).

Das Fehlen entzündlicher Infiltrate oder ein Normalbefund schließt allerdings eine entzündliche Myopathie keinesfalls aus. Im Zweifelsfall ist eine Rebiopsie indiziert. Bei hartem klinischen Verdacht muß ggf. auch bei fehlendem Nachweis einer Myositis in der Biopsie ein Therapieversuch begonnen werden. Die in der Tabelle 39-2 aufgelisteten spezifischen Antikörperuntersuchungen erfassen Subgruppen von Myositiden und Mischformen mit anderen Kollagenosen.

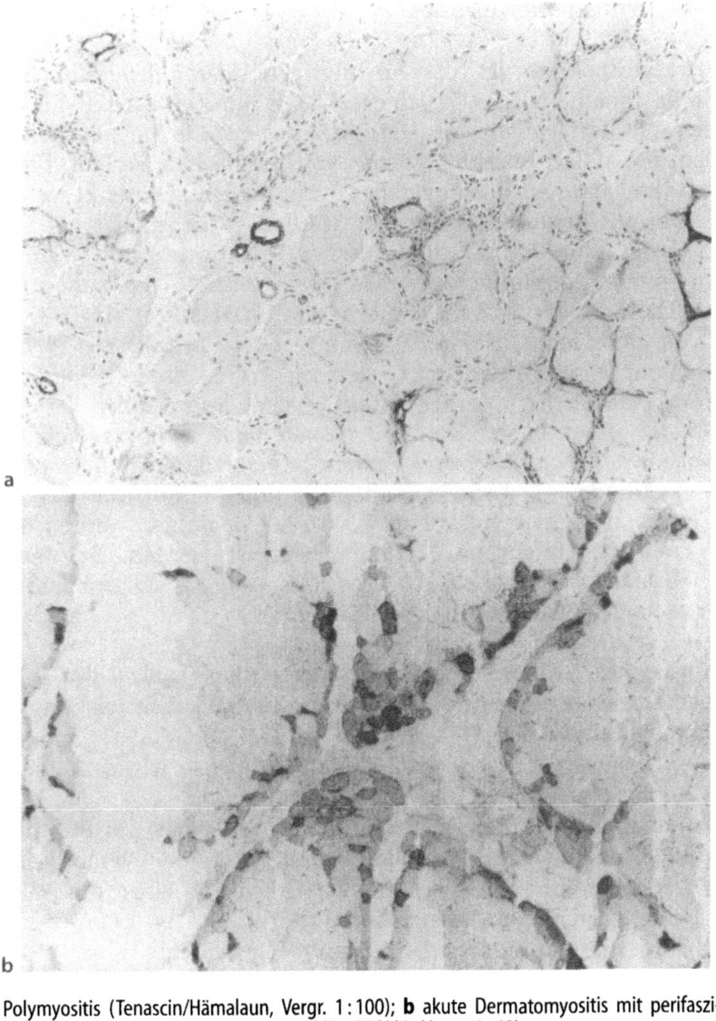

Abb. 39.4. a diffuse Polymyositis (Tenascin/Hämalaun, Vergr. 1:100); **b** akute Dermatomyositis mit perifaszikulärer Atrophie. Die perifaszikulären Fasern exprimieren N-CAM (NCAM, Vergr. 1:40)

Tabelle 39-2. Antikörperdiagnostik bei entzündlichen Myopathien

Antikörper	*Vorkommen*
Jo1	Antisynthetasesyndrom
Mi-2	Dermatomyositis
PM-SCL	Sklerodermie + Polymyositis
SRP	Schwere Polymyositis + Herzbeteiligung
U1-RNP	Sharp-Syndrom

3.4 Therapie

3.4.1 Dermato-/Polymyositis

Standardtherapie ist die hochdosierte *Steroidbehandlung* mit 1 mg/kgKG Prednisonäquivalent. Gesicherte Daten über eine noch höher dosierte Stoßtherapie liegen nicht vor. Die Initialdosis sollte 4–6 Wochen beibehalten werden und dann, in Abhängigkeit vom klinischen Verlauf, bis Ende des 2. Behandlungsmonats auf ungefähr 25 mg täglich abgesenkt werden.

Obwohl keine kontrollierten Studien vorliegen, ist bei intensivpflichtigen Patienten, die häufig komplizierende Infektionen aufweisen, die hochdosierte i.v.-Immunglobulintherapie (0,4 g/kgKG an 5 aufeinanderfolgenden Tagen) oft Therapie der 1. Wahl (Dalakas 1995; Dalakas et al. 1993).

Bei der Mehrzahl der Patienten mit sehr schwerem Verlauf reicht die Monotherapie mit Glukokortikoiden nicht aus. Es sollte hier schon früh eine Kombinationstherapie begonnen werden, da bei allen verwendeten Substanzen mit einer Latenz von 2–3 Monaten bis Wirkungseintritt gerechnet werden muß. Als Substanzen kommen in erster Linie in Betracht:

- Azathioprin 2–3 mg/kgKG täglich und Methotrexat 7,5–20 mg/Woche. Es sollte mit einer Dosis von 7,5–10 mg begonnen werden und in wöchentlichen Abständen um 2,5 mg gesteigert werden. Bei therapierefraktärem Verlauf kann zusätzlich die Kombination aus Azathioprin und Methotrexat versucht werden (Villalba et al. 1998).

Wegen des größeren Nebenwirkungsrisikos stellen die folgenden Medikamente, die in einzelnen therapierefraktären Fällen wirkungsvoll sind, Reservemedikamente dar:

- Cyclosporin A 5 mg/kgKG täglich ist ebenso wirksam wie eine Kombination aus Azathioprin und Kortikosteroiden.
- Cyclophosphamid. Dieses wird entweder als i.v.-Pulstherapie mit 500–1000 mg in 1- bis 4wöchentlichen Abständen verabreicht oder als orale Dauertherapie mit 2–2,5 mg/kgKG täglich. Über die Wirksamkeit liegen widersprüchliche Daten vor.
- Chlorambucil in einer Dosis von 4 mg täglich.

Die häufig als Ultima ratio in Einzelfallberichten angeführte Plasmapherese war in einer kontrollierten Studie ebenso unwirksam wie die Leukapherese. Zur detaillierten Übersicht über Therapieformen autoimmuner Myositiden sei auf Übersichtsartikel verwiesen (Mastaglia et al. 1993).

3.4.2 Erregerbedingte Myositiden

Virale Myositiden sind derzeit nicht gezielt therapierbar. Intensivmedizinische Probleme ergeben sich aus folgenden Begleiterscheinungen:

- Rhabdomyolyse. Diese kann insbesondere bei Coxsackie- und Influenzainfektionen auftreten. Es gelten die an anderer Stelle dargestellten Therapieprinzipien.
- Kardiale Mitbeteiligung. Hier muß sowohl auf Reizleitungsstörungen als auch auf die Möglichkeit einer dilatativen Kardiomyopathie geachtet werden.

Ein Sonderfall ist die Myositis bei Patienten mit HIV-Infektion. Bei diesen Patienten kommen ursächlich eine Polymyositis, Nebenwirkungen der antiviralen Therapie (Zidovudin) und bakterielle Myositiden in Frage. Zum Ausschluß einer medikamentös induzierten Myopathie empfiehlt sich deshalb ein Umsetzen der antiviralen Therapie, sollte dies innerhalb von 4 Wochen keine Besserung bringen, kann Prednison in einer Dosierung von 40–60 mg täglich versucht werden.

- Bakterielle Myositiden sind in unseren Breiten selten, dann aber häufig bedrohlich. Insbesondere bei immunsupprimierten Patienten, nach Trauma sowie bei Patienten mit HIV-Infektion muß mit dieser Erkrankung gerechnet werden (Patel et al. 1997).

Als Leitsymptome treten bei den Patienten obligat auf:

- Fieber,
- Schwellung,
- Schmerzen mit lokaler Druckdolenz.

Das Erregerspektrum umfaßt sowohl anaerobe als auch fakultativ anaerobe Keime. Bei Kindern wurden Staphylokokken, Streptokokken, Bacteroideus fragilis, Clostridien, E. coli und andere isoliert (Brook 1996). Einige dieser Erreger bilden Exotoxine (Wolf u. Rabinowitz 1995) und sind v.a. durch septischen/toxischen Schock, ausgedehnte Muskelnekrosen und Multiorganversagen vital gefährdend. Die Diagnose wird in erster Linie durch bildgebende Verfahren (zum Nachweis von Abszedierungen), Aspiration von Eiter mit bakteriologischer Untersuchung sowie bisweilen durch Muskelbiopsie erhärtet.

Die Therapie muß rasch erfolgen und neben einer initial breiten, die oben angeführten Erregergruppen fassenden Antibiose, meist zusätzlich chirurgische Maßnahmen (Abszeßdrainage, Faszienspaltung) einschließen.

4 Metabolische Myopathien und periodische Paralysen

M. Damian

4.1 Auslöser und Pathogenese

Unter metabolischen Myopathien versteht man durch definierbare Stoffwechseldefekte verursachte Muskelerkrankungen. Ursachen sind entweder angeborene muskuläre Stoffwechseldefekte, die zumeist den Energiestoffwechsel oder die Funktion der Ionenkanäle betreffen, oder systemische Stoffwechselstörungen mit Auswirkung auf die Muskulatur (Übersicht 39-2). Metabolische Myopathien erlangen aus 2 Gründen intensivmedizinische Relevanz:

1) als Ursache einer komplizierenden Muskelschwäche bei anderen Krankheiten,
2) wenn die Muskelerkrankung selbst intensivmedizinisch behandlungsbedürftig wird.

4.2 Symptome und klinische Befunde

Belastungsintoleranz ist ein Kardinalsymptom der muskulären Stoffwechseldefekte, wobei Atmungskettendefekte eher eine reduzierte aerobe Dauerbelastbarkeit, Glykolysestörungen dagegen eine Störung der kurzfristigen anaeroben Energiefreisetzung bedingen, evtl. mit einem „Second-wind"-Phänomen mit verbesserter Belastbarkeit nach kurzer Pause (insbesondere bei der McArdle-Krankheit, d.h. Glykogenose Typ V). Durch die Stoffwechselstörung kommt es belastungsabhängig zu Muskelschwäche, Myalgien, Muskelkrämpfen, und/oder Myoglobinurie. Typisch für viele angeborene metabolische Myopathien ist darüber hinaus eine Multisystembeteiligung, die eine lebensbedrohliche extramuskuläre Symptomatik verursachen kann (Übersicht 39-3).

Schwächen der Atemmuskulatur haben intensivmedizinisch die höchste Bedeutung. Prinzipiell kann bei jeder schwer verlaufenden metabolischen Myopathie die Atemmuskulatur betroffen sein; eine respiratorische Insuffizi-

Übersicht 39-2. Einteilung der metabolischen Myopathien

- Glykogenstoffwechselstörungen (Glykogenabbaustörungen, -synthesestörungen)
- Atmungskettendefekte (Defekte der Atmungskettenkomplexe I–V)
- Lipidstoffwechselstörungen der Muskulatur (CPT II, β-Oxidationsdefekte)
- Purinnukleotidstoffwechselstörungen (MADA-Mangel)
- periodische Paralysen und Elektrolytstörungen
- endokrine Störungen (Hyperthyreose, Hyperparathyreoidismus)
- medikamentös-toxisch induzierte Myopathien (AZT, Fettsenker, Kortikoide)

Übersicht 39-3. Systemische Manifestationen metabolischer Myopathien

- Diabetes mellitus und Hörstörung: mitochondriale Myopathien
- nichtketotische hypoglykämische Episoden: β-Oxidationsstörungen
- ketotische Hypoglykämien: Glykolysestörungen („Debrancher"-Mangel)
- Hepatomegalie/Leberversagen: Glykolysestörungen
- Reye-Syndrom: β-Oxidationsdefekte
- akutes Nierenversagen: Rhabdomyolyse (s. oben)
- chronisches Nierenversagen: mitochondriale Myopathien
- Krampfanfälle: MELAS, MERRF
- „Schlaganfälle": MELAS

enz ist die Haupttodesursache bei frühkindlichen Myopathien, wie dem infantilen COX-Mangel oder dem schweren Phosphofruktokinasemangel. Der Myophosphorylasemangel ist als eine Ursache des plötzlichen Kindstods („sudden infant death syndrome") beschrieben worden (El-Schahawi 1997).

Episoden mit akuter Atemsuffizienz können aber auch ohne ausgeprägte Schwäche der Extremitäten die initiale Manifestation eines adulten sauren Maltasemangels sein; eine respiratorische Insuffizienz ist im Spätstadium die Regel (Wokke et al. 1995). Unter entsprechender Provokation (s. unten) können Episoden mit respiratorischer Insuffizienz ausgelöst werden. Vereinzelt wurde beobachtet, daß Patienten mit einem Atmungskettendefekt nach Absetzen von Medikamenten wie Koenzym Q oder Ascorbinsäure akut ateminsuffizient werden (H. Reichmann, persönliche Mitteilung).

Eine ***kardiale Insuffizienz*** ist für bestimmte infantile metabolische Myopathien typisch (Glykogenosen Typ II, IV, VIII; infantiler saurer Maltasemangel; Phosphorylase-B-Kinase-Defekt; Debranchermangel; VLCAD; TFP; Zierz 1998; Schäfer u. Reichmann 1998). Die kardiale Dekompensation des Erwachsenen ist eine mögliche Komplikation sowohl der Glykogenosen, aber auch der mitochondrialen Myopathien. Bei der MELAS-Mutation, A3243G-Mutation der mt-DANN, werden Kardiomyopathien, gelegentlich in Kombination mit Diabetes mellitus, und ohne relevante Schwäche der Extremitäten beobachtet, bei der A3260G-Mutation eine maternal vererbte hypertrophe Kardiomyopathie (Zeviani 1991). Auch bei der myotonischen Dystrophie können in seltenen Fällen eine akute Herzinsuffizienz, häufiger dagegen Herzrhythmusstörungen als Initialmanifestation der Erkrankung imponieren.

Akute zerebrale Symptome im Sinne von schlaganfallähnlichen Episoden sind das Kardinalsymptom von MELAS. Typischerweise sind die Läsionen temporo-parieto-occipital lokalisiert und halten sich nicht an Gefäßversorgungsgebiete. MELAS kann sich jedoch ebenso durch primär oder sekundär generalisierte Krampfanfälle manifestieren, aber auch durch eine akute Niereninsuffizienz, oder durch einen entgleisten Diabetes mellitus, häufig im Rahmen von Infekten (Damian 1995).

4.3 Diagnose und Differentialdiagnose

Beim Verdacht auf eine metabolische Myopathie können neben der Anamnese einfache klinische Tests richtungsweisend sein. Dazu gehört die Untersuchung des ***Laktats*** im Serum in Ruhe- oder unter aeroben Belastungsbedingungen im Hinblick auf Atmungskettendefekte - und der Laktattest nach Belastung unter ischämischen Bedingungen inklusive Bestimmung von Ammoniak und Pyruvat zur Erfassung von Glykogenabbaustörungen oder eines MADA-Mangels.

Die „myogene Hyperurikämie" kann ein weiterer Hinweis auf eine Glykogenose (insbesondere die Typen II, V und VI) sein (Zierz 1998). Eine Glukosebelastung kann beim Phosphofruktokinasemangel die Belastungsintoleranz verstärken oder bei Atmungskettendefekten das Serumlaktat erhöhen. Bei Fastentests können Störungen der Fettsäurenoxidation erfaßt werden; dabei besteht allerdings das Risiko einer hypoglykämischen Episode.

Das EMG zeigt beim sauren Maltasemangel häufig myotone Entladungen, beim Myophosphorylasedefekt während der ischämischen Kontraktur elektrische Stille, ansonsten werden meist unspezifische „myopathische" Befunde beobachtet. Für eine Vielzahl angeborener metabolischer Myopathien sind direkte Genomanalysen aus dem Blut verfügbar. Bei Muskelbiopsien sollte stets neben formalinfixiertem Muskel in Flüssigstickstoff gefrorenes Material zur biochemischen und genomischen Analyse entnommen werden.

4.4 Therapie

Therapeutisch erscheint die Gabe von Vitamin B_6 beim Myophysphorylasemangel eine Option, sie kann evtl. auch bei anderen Glykolysestörungen sinnvoll sein (Zierz 1998). Ansonsten stehen bei den Glykogenstoffwechselerkrankungen diätetische Maßnahmen im Vordergrund (proteinreiche Diät, häufige Mahlzeiten und kontinuierliche Sondenernährung bei Gykogenose Typ III, Glukosegabe beim Typ V, Glukosevermeidung beim Typ VII). Das gleiche gilt für Lipidstoffwechselstörungen, wobei hier eine vermehrte Kohlenhydratgabe und die Vermeidung längeren Fastens wichtig sind. Riboflavingabe ist bei MAD sinnvoll. Bei mitochondrialen Myopathien ist die Gabe von Koenzym Q 90–120 mg/Tag üblich, alternativ kann Idebenon verabreicht werden. Ascorbinsäure kann adjuvant gegeben werden.

Unter den endokrinologischen Erkrankungen kann die Myopathie bei ***Hypothyreose*** in seltenen Fällen zu einer Schwäche der Atemmuskulatur führen. Vor allem im Rahmen einer intensivmedizinischen Behandlung aus anderen Gründen können medikamenteninduzierte Myopathien zu Problemen bei der Entwöhnung vom Beatmungsgerät führen.

Hierbei ist besonders an die kortikoidinduzierte Myopathie zu denken (insbesondere nach fluorierten Steroiden, wie Dexamethason oder Triamcinolon), während die Kombination von Kortikosteroiden mit nichtdepolarisierenden Muskelrelaxanzien eine akute quadriplegische Myopathie mit Verlust der Myosinfilamente verursachen kann (Showalter 1997); insbesondere im

Rahmen der Behandlung eines Status asthmaticus sind akute nekrotisierende Myopathien beobachtet worden.

Die ***hypokalämische periodische Paralyse*** ist die häufigste periodische Lähmung; sie wird dominant vererbt und beruht auf einer Mutation im muskulären Dihydropyridinrezeptorgen auf Chromosom 1q31–32. Die Erkrankung beginnt meist zwischen dem 10. und 30. Lebensjahr, am häufigsten mit nächtlichen Lähmungsanfällen. Episoden von 2–72 h Dauer können durch Ruhe nach körperlicher Belastung sowie durch kohlenhydrat- oder natriumreiche Mahlzeiten ausgelöst werden und bis zur Tetraplegie führen. In seltenen Fällen kann eine Schwäche der bulbären Muskulatur und der Atemmuskeln mit Aspirationsgefahr oder Ateminsuffizienz einhergehen.

Bradykardie oder andere Arrhythmien werden beschrieben, im Anfall kann Oligurie oder Anurie bestehen. Diagnostisch kann eine Glukosegabe (1,5 – 2 g/kgKG p.o.) zusammen mit 0,1 I.E./kgKG Insulin s.c. (**cave**: Hypoglykämie) nach 1,5–2 h eine Lähmung provozieren. Sporadische Fälle sollten auf eine sekundäre hypokalämische Lähmung, z.B. bei Hyperthyreose oder Kaliumverlust, hin untersucht werden. Zur Behandlung der Lähmungsepisoden werden neben kardialer und respiratorischer Überwachung die orale Kaliumzufuhr (bis 200 mval/12 h) bzw. KCl i.v. in 5%iger Mannitlösung bevorzugt. Natrium- oder Glukoseinfusionen können Lähmungen verstärken. Prophylaktisch sind Azetazolamid oder kaliumsparende Diuretika neben der Vermeidung von Provokationsfaktoren sinnvoll.

Hyperkalämische Lähmungen beruhen auf einer Mutation im Gen der Untereinheit α des muskulären Natriumkanal-Gens SCN_4 A auf Chromosom 17q23–25. Die Erkrankung ist sehr viel seltener als die hypokalämische periodische Paralyse. Die Dauer der Episoden ist kürzer als bei den hypokalämischen Lähmungen, sie sind aber häufiger und oft mit einer Myotonie assoziiert. Eine intensivmedizinische Behandlung ist kaum erforderlich. Lähmungsattacken werden mit Thiaziddiuretika und Azetazolamid sowie durch Kohlenhydrateinnahme behandelt. Azetazolamid und Thiazide dienen zur Prophylaxe.

5 Stiff-man-Syndrom

R. Stingele

5.1 Auslöser und Pathogenese

Das Stiff-man-Syndrom (SMS) ist eine seltene, durch fluktuierende muskuläre Versteifung von Rumpf und Extremitäten gekennzeichnete ZNS-Erkrankung, deren Ätiologie und Pathogenese nicht bekannt und wahrscheinlich heterogen sind. In etwa 70% der Fälle lassen sich Antikörper gegen Glutamat-Decarboxylase (GAD) in Liquor und Serum nachweisen.

GAD ist ein zytosolisches Enzym, das zur Synthese von GABA, dem häufigsten inhibitorischen Neurotransmitter, benötigt wird. Die pathogenetische Bedeutung von GAD-Antikörpern beim SMS ist jedoch unklar, da diese Antikörper ebenfalls beim Typ-I-Diabetes vorkommen, ohne daß neurologische Symptome auftreten. Die Vermutung, daß autoimmunologische Mechanismen bei der Entstehung der Symptome eine Rolle spielen, wird durch anekdotische Berichte von Therapieerfolgen nach Plasmapherese oder Immunsuppression gestützt.

5.2 Symptome und klinische Befunde

Zu den fluktuierenden Tonuserhöhungen treten schmerzhafte Muskelkrämpfe hinzu, die durch plötzlichen Lärm, Stoß gegen das Bett oder elektrische Stimulation ausgelöst werden können. Häufig ist die neurologische Untersuchung bis auf lebhafte Muskeleigenreflexe normal. Patienten berichten oft über Angstgefühle beim Überqueren offener Plätze.

Nicht selten befinden sich Patienten über einen längeren Zeitraum in psychiatrischer Behandlung, bevor die Diagnose des SMS gestellt wird. Die Symptome entwickeln sich langsam über einen Zeitraum von Monaten bis Jahren, und das Krankheitbild nimmt einen chronischen Verlauf über Jahrzehnte (Meinck et al. 1994). Die Intensität der Muskelkrämpfe ist variabel und reicht von leicht erhöhtem Muskeltonus bis zur vollständigen muskulären Versteifung mit sekundären Gelenkkontrakturen. In schweren Fällen kommt es zu Skelettdeformitäten, Gelenkluxationen und Knochenbrüchen.

In Fällen mit kurzer Anamnese ist eine paraneoplastische Genese und eine Assoziation mit Adenokarzinomen der Brust auszuschließen. In diesen Fällen sind Antikörper gegen Amphiphysin in Liquor und Serum identifiziert worden (Folli et al. 1993). Oft finden sich bei Patienten mit SMS und Mammakarzinom weitergehende Symptome, z. B. Sensibilitätsstörungen, erloschene Muskeleigenreflexe oder Pyramidenbahnzeichen. Diese Plusvarianten des SMS können dem Paraneoplastische-Enzephalomyelitis-/Sensorische-Ganglionopathie-Komplex zugeordnet werden. In allen bislang beschriebenen paraneoplastischen SMS-Fällen sind diese Symptome der Malignomdiagnose vorausgegangen.

5.3 Diagnose und Differentialdiagnose

Die Diagnose kann elektromyographisch bestätigt werden. Im Ruhezustand finden sich ständige Entladungen normaler motorischer Einheiten. Nach Stimulation, z. B. durch elekrische Reizung eines peripheren Nervs, kommt es mit einer Latenz unter 100 ms zur abrupten Zunahme der Entladungen und anschließender langsamer Abnahme über Sekunden. Die elektromyographisch nachweisbare, in Agonisten und Antagonisten synchrone Aktivität führt zur Versteifung ohne größeren Bewegungsexkursionen (Meinck et al. 1995). Die postreflektorische „silent period" ist normal, was zur Abgrenzung gegenüber dem Tetanus bedeutsam sein kann.

5.4 Therapie

Die Behandlung des SMS erfolgt mit Benzodiazepinen. Oft sind geringe subhypnotische Dosierungen von Diazepam ausreichend, jedoch muß die Dosis individuell angepaßt werden. Als Medikamente 2. Wahl kommen Valproinsäure, Baclofen und Tizanidin in Betracht. In schweren Fällen kann mit einer intrathekalen Baclofendauerinfusion versucht werden, die Symptome zu beeinflussen.

Eine wichtige ***Komplikation*** des SMS, die eine intensivmedizinische Behandlung erforderlich machen kann, ist die subakute Dysautonomie. Vegetative Symptome, wie Hyperhidrose, Tachykardie, Tachypnoe oder Mydriasis, treten episodenweise, meist im Zusammenhang mit Muskelspasmen auf. Derartige Episoden werden bei etwa 75% der Patienten mit SMS beobachtet.

Die Pathogenese vegetativer Symptome beim SMS ist nicht bekannt. Patienten mit schweren und häufigen Attacken von Muskelspasmen zeigen meist auch schwere autonome Funktionsstörungen. Bei lebensbedrohlicher Dekompensation kann es zu Herzinsuffizienz, Herzrhythmusstörungen, Ateminsuffizienz, Blutdruckabfall und Schock, Leukozytose und disseminierter intravasaler Gerinnung kommen. Das klinische Bild ähnelt der gramnegativen Sepsis. Vegetative Krisen treten spontan auf, aber ebenso ausgelöst durch Entzugssituationen nach langwährender Therapie mit Benzodiazepinen und Baclofen.

Bei Trägern einer intrathekalen Baclofenpumpe muß an einen Pumpenausfall gedacht werden (Defekte an Pumpen, Katheter, Befüllungsfehler und Batterieversagen kommen in Frage). Die sofortige Korrektur der Pumpenfunktion und Katheterlage kann lebensrettend sein. Die Behandlung autonomer Krisen ist nach Ausschluß einer Medikamentenfehldosierung symptomatisch. Analgosedierung, künstliche Beatmung, medikamentöse Behandlung von Herzrhythmusstörungen und Ausgleich metabolischer Entgleisungen können erforderlich sein.

Literatur

Zu Unterkap. 1: „Rhabdomyolyse"

Bolton CF (1996) Sepsis and the systemic inflammatory response syndrome: neuromuscular manifestations. Crit Care Med 24:1408–1416

Klockgether T, Weller M, Haarmeir T, Kaskas B, Maier G, Dichgans J (1997) Gluteal compartment syndrome due to rhabdomyolysis after heroin abuse. Neurology 48:275–276

Ramsay DA, Zochodne DW, Robertson DM, Nag S, Ludwin SK (1993) A syndrome of acute severe muscle necrosis in intensive care unit patients. J Neuropathol Exp Neurol 52:387–398

Rich MM, Teener JW, Raps EC, Schotland MD, Bird SJ (1996) Muscle is electrically inexcitable in acute quadriplegic myopathy. Neurology 46:731–736

Winkler G, Beese M (1998) Rhabdomyolysen. In: Beese M, Winkler G (Hrsg) MRT der Muskulatur. Thieme, Stuttgart, S 247–256

Zu Unterkap. 2: „Maligne Hyperthermie"

Allen GC (1993) Malignant hyperthermia and associated disorders. Curr Opin Rheumatol 5/6:719–724

Larsen UT, Juhl B, Hein Sorensen O, Fine Olivarius B de (1989) Complications during anaesthesia in patients with Duchenne's muscular dystrophy (a retrospective study) [see comments]. Can J Anaesth 36/4:418–422

Lynch PJ, Krivosic Horber R, Reyford H et al. (1997) Identification of heterozygous and homozygous individuals with the novel RYR1 mutation Cys35Arg in a large kindred [see comments]. Anesthesiology 86/3:620–626

Manning BM, Quane KA, Ording H et al. (1998) Identification of novel mutations in the ryanodine-receptor gene (RYR1) in malignant hyperthermia: genotype-phenotype correlation. Am J Hum Genet 62/3:599–609

Mortier W, Breucking E (1993) Diagnosis of malignant hyperthermia susceptibility. 1. The significance of in vitro susceptibility tests. Anästhesist 42/10:675–683

Ogawa Y (1994) Role of ryanodine receptors. Crit Rev Biochem Mol Biol 29/4:229–274

Wedel DJ (1992) Malignant hyperthermia and neuromuscular disease. Neuromuscul Disord 2/3:157–164

Weglinski MR, Wedel DJ, Engel AG (1997) Malignant hyperthermia testing in patients with persistently increased serum creatine kinase levels. Anesth Analg 84/5:1038–1041

Zu Unterkap. 3: „Myosititis"

Brook I (1996) Pyomyositis in children, caused by anaerobic bacteria. J Pediatr Surg 31/3:394–396

Cohen R, Lipper S, Dantzker DR (1993) Inclusion body myositis as a cause of respiratory failure. Chest 104/3:975–977

Dalakas MC, Illa I, Dambrosia JM et al. (1993) A controlled trial of high-dose intravenous immune globulin infusions as treatment for dermatomyositis [see comments]. N Engl J Med 329/27:1993–2000

Dalakas MC (1995) Update on the use of intravenous immune globulin in the treatment of patients with inflammatory muscle disease. J Clin Immunol 15 [Suppl 6]:70 S–75 S

Dougenis D, Papathanasopoulos PG, Paschalis C, Papapetropoulos T (1996) Spontaneous esophageal rupture in adult dermatomyositis. Eur J Cardiothorac Surg 10/11:1021–1023

Harmon KR, Leatherman JW (1988) Respiratory manifestations of connective tissue disease. Semin Respir Infect 3/3:258–273

Mastaglia FL, Phillips BA, Zilko P (1997) Treatment of inflammatory myopathies. Muscle Nerve 20/6:651–664

Patel SR, Olenginski TP, Perruquet JL, Harrington TM (1997) Pyomyositis: clinical features and predisposing conditions. J Rheumatol 24/9:1734–1738

Reimers CD, Finkenstaedt M (1997) Muscle imaging in inflammatory myopathies. Curr Opin Rheumatol 9/6:475–485

Remig J, Froscher W (1987) Acute trichinosis. 193 cases in an epidemic. Dtsch Med Wochenschr 112/48:1855–1859

Villalba L, Hicks JE, Adams EM et al. (1998) Treatment of refractory myositis: a randomized crossover study of two new cytotoxic regimens. Arthritis Rheum 41/3:392–399

Wolf JE and Rabinowitz LG (1995) Streptococcal toxic shock-like syndrome. Arch Dermatol 131/1:73–77

Zu Unterkap. 4: „Metabolische Myopathien"

Damian MS, Seibel P, Reichmann H et al. (1995) Clinical spectrum of the MELAS mutation in a large German family. Acta Neurol Scand 92:409–415

El-Schahawi A, Bruno C, Tsujino S et al. (1997) Sudden infant death syndrome (SIDS) in a family with myophosphorylase deficiency. Neuromusc Dis 7:81–83

Ricker K (1997) Rolle von Ionenkanälen für die Therapie in der Neurologie. Akt Neurol 24:90–92

Showalter CJ, Engel AG (1997) Acute quadriplegic myopathy: analysis of myosin isoforms and evidence for calpain-mediated proteolysis. Muscle Nerve 20:316–322
Schäfer J, Reichmann H (1998) Betaoxidationsdefekte und Lipidspeicherkrankheiten. In: Hopf HC, Deuschl, Diener, Reichmann (Hrsg) Neurologie in Praxis und Klinik. Thieme, Stuttgart
Wokke JHJ, Ausems MGEM, van den Boogaard M-JH et al. (1995) Genotype-phenotype correlation in adult-onset acid maltase deficiency. Ann Neurol 38:450–454
Zeviani M, Gellera C, Antozzi C et al. (1991) Maternally inherited myopathy and cardiomyopathy: association with mutation in mitochondrial DNA tRNA Leu(UUR). Lancet 338:143–147
Zierz S (1998) Gykogenstoffwechselerkrankungen. In: Hopf HC et al. (Hrsg) Neurologie in Praxis und Klinik. Thieme, Stuttgart

Zu Unterkap. 5: „Stiff-man-Syndrom"

Folli F, Solimena M, Cofiell R et al. (1993) Autoantibodies to a 128-kd synaptic protein in three women with the stiff-man syndrome and breast cancer. N Engl J Med 328:546–551
Meinck HM, Ricker K, Hülser PJ et al. (1994) Stiff man syndrome: clinical and laboratory findings in eight patients. J Neurol 241:157–166
Meinck HM, Ricker K, Hülser PJ, Solimena M (1995) Stiff man syndrome: neurophysiological findings in eight patients. J Neurol 242:134–142

Kapitel 40
Spinale Erkrankungen

F. Erbguth, T. Yousry, H. Brückmann, U. Nissen

INHALT

1 Allgemeines

Spinale Erkrankungen sind v. a. bei akutem Auftreten und bei einer Beeinträchtigung der Atemfunktion von intensivmedizinischer Bedeutung. Die intensivmedizinisch weniger relevanten chronischen spinalen Erkrankungen, wie die zervikale Myelopathie, Claudicatio intermittens spinalis oder die Strahlenmyelopathie, sollen hier nicht behandelt werden.
Die häufigsten Ursachen akuter spinaler Erkrankungen sind

- Traumata der Wirbelsäule,
- mechanische Kompressionen (z. B. durch Tumor, Metastasen, Bandscheibenvorfall),
- vaskuläre Rückenmarkerkrankungen (Ischämie oder Blutung spontan oder als Komplikation, z. B. bei Gefäßmalformationen, Gerinnungsstörungen, Traumata),
- entzündliche Erkrankungen des Rückenmarks oder angrenzender Strukturen (z. B. Myelitis, epiduraler Abszeß, Spondylodiszitis).

Grundsätzlich kann eine akute Rückenmarkläsion ***inkomplett*** oder ***komplett*** den Rückenmarkquerschnitt betreffen oder selten isolierte spinale Systeme (z. B. Vorderhörner bei Poliomyelitis, FSME oder Ischämien).

Bei der akuten Querschnittslähmung tritt innerhalb weniger Minuten bis Stunden nach dem schädigenden Ereignis unterhalb der segmentalen Höhe der Läsion eine schlaffe Lähmung mit erloschenen Muskeleigenreflexen, Blasen- und Mastdarmstörungen, Sensibilitätsstörungen und vegetativen Störungen auf („spinaler Schock").

Bei Kompressionen kann anfangs die Höhe des sensiblen Querschnitts um 1–3 Segmente von der Läsionshöhe differieren. An der oberen Begrenzung des sensiblen Querschnitts findet sich oft eine Zone mit Schmerzen und einer Hyperalgesie. Danach entwickelt sich innerhalb von 3–8 Wochen eine ***chronische Querschnittslähmung*** mit spastischer Para- oder Tetraparese und gesteigerten Muskeleigenreflexen, Pyramidenbahnzeichen und spinalen Automatismen. Bei langsam progedienten Schädigungsmechanismen (z. B. Tumor, chronische Perfusionsstörung) treten die spastischen Symptome bereits primär auf.

1.1 Läsionsmuster

Neben kompletten Querschnittslähmungen kommen auch andere partielle Läsionsmuster in mehr oder weniger reiner Form vor (Tabelle 40-1).

Tabelle 40-1. Läsionsmuster partieller spinaler Schädigungen

Syndrom	*Paresenverteilung*	*Sensibilität*
Brown-Sequard-Syndrom (halbseitige Rückenmarkschädigung (z. B. durch Trauma, Myelitis)	– Läsionshöhe: ipsilaterale schlaffe Parese; – distal der Läsion: ispilaterale spastische (bei spinalem Schock anfangs auch schlaffe) Hemiparese	– Läsionshöhe: Analgesie und Anästhesie; – distal der Läsion: dissoziierte Empfindungsstörung = ipsilaterale Störung von Berührungs-, Vibrationsempfindung, Tiefensensibilität und kontalaterale Störung der Schmerz- und Temperaturwahrnehmung
Spinalis-anterior-Syndrom (Läsion der vorderen 2/3 des Rückenmarks unter Aussparung der Hinterhörner und Hinterstränge (meist vaskulärer Genese)	Paraparese	Störung/Ausfall von Schmerz- und Temperaturempfinden bei intaktem Berührungsempfinden und Propriozeption
Zentrale Rückenmarkläsion (Schädigung des zentralen Höhlengraus (z. B. bei Syringomyelie, Syringobulbie, spinaler Ischämie oder Blutung) mit Unterbrechung der kreuzenden Bahnen; evtl. zusätzliche Läsion von benachbarten Strukturen und der Pyramidenbahn	– Bei Schädigung der Vorderhörner auf Läsionshöhe: schlaffe atrophische Paresen; – bei zusätzlicher Schädigung der Pyramidenbahn: spastische Paresen unterhalb der Läsion; – bei ausschließlicher Schädigung der medialen Anteile der jeweiligen Pyramidenbahn: bilaterale Armparese	Dissoziierte Sensibilitätstörung mit Herabsetzung des Schmerz- und Temperaturempfindens

Besonderheiten hinsichtlich ihrer Läsionsmuster im Bereich des Filum terminale und distal zeigen Konussyndrom, Kaudasyndrom und Konus-Kauda-Syndrom, die verursacht werden durch Kompressionen (z. B. Tumoren, Bandscheibenvorfall), vaskulare oder entzündliche Läsionen oder durch Meningeosis carcinomatosa. Schädigung in Höhe LWK1 oder kaudal führen zu Schmerzen und Sensibilitätsstörungen in den Dermatomen S3–S5 („Reithose"), Urin- und Stuhlinkontinenz, Impotenz und evtl. schlaffen Paresen.

2 Intensivmedizinisch relevante Komplikationen bei akuter Querschnittslähmung

2.1 Atmung

Bei einer Läsionshöhe oberhalb von Th8 besteht aufgrund der Lähmung eines Teiles der Interkostalmuskulatur eine Atemstörung, die jedoch meist durch die Zwerchfellfunktion kompensiert werden kann. Bei Läsionen oberhalb von C4 tritt eine Parese bzw. Paralyse des Zwerchfells auf. Bevor eine relevante Beeinträchtigung der Atmung klinisch bemerkt wird, tritt oft bereits ein unzureichendes Abhusten bei verminderter Exspirationskraft auf. Wichtigster Parameter für die Indikation zur maschinellen Beatmung ist die Vitalkapazität (s. Kap. Atmung, Beatmung).

2.2 Kardiovaskuläre Innervation

Bei Rückenmarkläsionen oberhalb von Th6 kommt es zu einer Beeinträchtigung der Sympathikusfunktion mit z. T. erheblichen kardiovaskulären Regulationsstörungen, wie orthostatischer Hypotonie, Bradykardie mit erhöhtem Vagotonus und Asystolieneigung, z. B. bei oralen Manipulationen oder Absaugen, Ausfall der zirkadianen Blutdruckvariabilität, hypertonen Krisen bei nozizeptiver Stimulation, z. B. bei gefüllter Blase.

2.3 Temperaturregulation

Die Regulation der Körpertemperatur ist bei Läsionen oberhalb von Th10 gestört. Oberhalb von C6 betrifft sie den ganzen Körper. In warmer Umgebung kann dies zu Überhitzungen, in kalter Umgebung zur Unterkühlung führen.

2.4 Blasen- und Mastdarmstörungen

Die Blase bleibt über längere Zeit areflektorisch. Bei einer Überlaufblase droht ein Reflux mit Entwicklung einer Hydronephrose. Später können wiederkehrende reflektorische Blasenfunktionen genutzt werden, um die Blase ausreichend zu entleeren. Die Darmperistaltik sistiert im Rahmen eines spinalen Schocks für etwa 24 h; im Extremfall kann sich ein paralytischer Ileus entwickeln.

3 Allgemeine diagnostische und therapeutische Richtlinien

3.1 Diagnostik

Vorrangig ist bei akuter Querschnittssymptomatik die rasche Klärung der eventuellen Indikation zu einer Entlastungsoperation, da ein früher Eingriff im Falle einer spinalen Kompression prognoseentscheidend ist. Ziel des diagnostischen Vorgehens ist es, in einem abgestuften diagnostischen Algorithmus aus anamnestischen Daten und klinischen Befunden eine ätiologische Hypothese zu entwerfen und diese dann unverzüglich durch zusätzliche diagnostische Verfahren wie die der spinalen Bildgebung oder durch Laboruntersuchungen zu untermauern (Übersichten 40-1 bis 40-3).

Übersicht 40-1. Diagnostische Hinweise aus der Anamnese

- ***Vorerkrankungen, Begleiterkrankungen, Medikamente***
  - Marcumar (Verdacht auf Blutung)
  - Gerinnungsstörung (Verdacht auf Blutung, Ischämie)
  - Malignom (Verdacht auf Metastase)
  - Kollagenose (Verdacht auf Vaskulitis, Myelitis)
  - Immunsuppression (Verdacht auf spinale Komplikation)
  - Radiatio (Verdacht auf Tumor, Metastase, Myelopathie)
  - Infektion, HIV, TB (Verdacht auf Myelitis, entzündliche Raumforderung)
- ***Symptombeginn und -entwicklung***
  - schleichend, akut, intermittierend, stotternd
- **Zusatzsymptome**
  - z. B. Schmerzen

Übersicht 40-2. Diagnostische Hinweise durch die klinische Untersuchung

- ***Charakterisierung des spinalen Syndroms***
  - Motorik? Sensibilität? Tonus?
  - Querschnittssyndrom? segmentale Höhe? komplett – inkomplett?: z. B. Klopfschmerz?
- ***Wirbelsäulenbefund***
  - Klopfschmerz, Lokalbefund?
- ***Hinweise auf verursachende Grunderkrankung***
  - z. B. Emboliequelle, Infektion, Aortenerkrankung
- ***Hinweise für differentialdiagnostische Alternativen***
  - z. B. Guillain-Barré-Syndrom, psychogene Lähmung?

Übersicht 40-3. Diagnostischer Beitrag von Zusatzuntersuchungen

- **Immer:**
  Laboruntersuchungen von Blut/Serum
  - Entzündungszeichen (v. a. Differentialblutbild, CRP, BSG, evtl. Procalzitonin), Gerinnungsparameter (Quick-Wert, INR, PTT, TZ, Thrombozyten, evtl. AT III, Protein S, Protein C, Phospholipidantikörper), HIV-Test. Bei Verdacht auf erregerbedingte Entzündung auch mikrobiologische Untersuchungen (z. B. Kultur, Serologie, PCR), evtl. Immunparameter (z. B. ANA, ANCA)

  Röntgennativaufnahmen der entsprechenden Läsionshöhe
  - bei Trauma gesamte Wirbelsäule in 2 Ebenen + Spezialaufnahmen (z. B. Dens)

  Thoraxröntgen
  - z. B. Auffälligkeiten des Aortenschattens, maligne Erkrankungen

  Spinale Bildgebung
  - möglichst MRT der entsprechenden Region in Läsionshöhe.
  - Wenn bei Verdacht auf spinale Kompression mit evtl. dringender Operationsindikation keine MRT-Diagnostik zur Verfügung steht, kann eine spinale Kompression durch ***Myelographie*** mit ***Postmyelographie-CT*** oder ***CT*** bei klarer Läsionshöhe ausgeschlossen oder bestätigt werden.

- **Fakultativ:**
  Computertomographie
  - insbesondere bei Verdacht auf Wirbelsäulenprozeß/-trauma

  Lumbalpunktion mit Liquoruntersuchung
  - bei Verdacht auf bzw. zum Ausschluß entzündlicher Ursachen, Meningeosis, Blutung, Guillain-Barré-Syndrom
  - mikrobiologische Liquoruntersuchungen bei Verdacht auf erregerbedingte Ursache; **cave:** Penetration in den Liquorraum bei Verdacht auf epiduralen Abszeß

  Myelographie mit ***Myelo-CT***
  - falls MRT nicht verfügbar und evtl. zur Operationsplanung

  Spinale Angiographie
  - bei begründetem Verdacht auf spinale Malformation

  Szintigraphie
  - zur Klärung ossärer Tumorinfiltrationen bzw. entzündlicher Infiltrationen

  Oberbauchsonographie evtl. ***Oberbauch-CT***
  - bei Verdacht auf Aortendissektion oder andere abdominelle Grunderkrankungen (z. B. Psoasabszeß mit spinaler Durchwanderung)

  Echokardiographie (transthorakal, transösophageal)
  - bei Verdacht auf thorakale Aortenprozesse oder kardiale Emboliequelle

Übersicht 40-3 (Fortsetzung)

Ultraschalluntersuchung der zerebralen Gefäße
- z.B. zur Beurteilung der A. vertebralis, Nachweis eines kardialen Rechts-links-Shunts, Emboliedetektion

Neurophysiologische Elektrodiagnostik
- zur spinalen Höhenlokalisation (keine Notfalluntersuchung)

3.2 Allgemeine Akuttherapie und Frührehabilitation

Oberste Behandlungspriorität bei Kompression des Rückenmarks ist die möglichst schnelle operative Dekompression.

Als sonstige allgemeine Behandlungsprinzipien können gelten:

- *sicherer venöser Zugang:* meistens zentralvenöser Katheter notwendig.
- *Ernährung:* Bei beeinträchtigter Darmtätigkeit darf zunächst keine enterale Flüssigkeits- oder Nahrungszufuhr erfolgen. Bei wiederkehrender Darmtätigkeit kann die Motilität mit Paraffinöl oder Stuhlweichmachern unterstützt werden.
- *Bradykardie:* zunächst Behandlungsversuch mit Anticholinergika, bei nicht ausreichend beherrschbaren Bradykardien sollte ein passagerer Schrittmacher gelegt werden, bis sich das kardiovaskuläre System adaptiert hat. Während der Pflege muß auf Asystolien bei Vagusstimulation durch Absaugen und orale Manipulationen geachtet werden. In der Frühphase der Mobilisation sollte zur Kreislaufanpassung ein Kipptisch benutzt werden.
- *Lagerung/Dekubitusprophylaxe:* Lagerung in einem Spezialbett, Spezialmatratze und Schaumstoffkissen mit regelmäßigem und häufigem Umlagern. Dazu intensive Krankengymnastik, Atemgymnastik, Ergotherapie. Bei Druckstellen frühzeitige intensivierte Dekubitusprophylaxe z.B. mit lokalen Eispackungen mehrmals täglich.
- *Blase*: intermittierendes Katheterisieren, suprapubischer Katheter, regelmäßiger Urinstatus; keine längerliegenden transurethralen Katheter!
- *Thrombose-/Embolieprophylaxe*: gewichtsadaptierte Gabe von niedermolekularem Heparin s.c. (z.B. 0,3–0,6 ml Nadroparin 1mal täglich); elastische Strümpfe, Durchbewegen der Extremitäten; bei Verdacht auf tiefe Venenthrombose PTT-wirksame i.v.-Heparinisierung (1,5- bis 2fache Ausgangs-PTT), wenn keine Kontraindikationen bestehen (Gefäßmalformation, spinale Blutung, Hypokoagulabilität), Beinhochlagerung, Ultraschallkontrollen.
- *Streßulkusprophylaxe:* z.B. H_2-Blocker, Sucralfat, Pirenzepin, Omeprazol.
- *Schmerzen*: Schmerztherapie mit peripheren oder zentral wirksamen Analgetika.

4 Spinales Trauma

Die erste medizinische Beschreibung neurologischer Defizite in Folge eines spinalen Traumas datieren aus dem 17. Jahrhundert v. Chr. Seither hat sich an den häufig verheerenden Folgen einer Rückenmarkverletzung für die betroffenen Patienten wenig geändert. Ziel aller therapeutischen Bemühungen muß daher sein, optimale Bedingungen für eine Erholung neurologischer Funktionen zu schaffen und einer Verschlechterung durch zielgerichtetes Handeln vorzubeugen.

4.1 Definition und Pathophysiologie

Der Begriff „spinales Trauma" beinhaltet alle durch äußere Gewalteinwirkung entstehenden Verletzungen im Bereich der Wirbelsäule und der mit ihr in Beziehung stehenden nervalen Strukturen. Je nach Art und Stärke der Gewalt kann es zu isolierten oder kombinierten Schäden der anatomischen Strukturen kommen.

Im Bereich der Wirbelsäule sind dies Frakturen der Wirbelkörper und ihrer Fortsätze sowie Luxationen mit Zerreißungen des Bandapparates und der Bandscheiben. Aus diesen Schädigungen resultiert häufig eine Instabilität eines oder mehrerer Bewegungssegmente.

Analog zum Schädel-Hirn-Trauma werden die Verletzungsfolgen an den nervalen, spinalen Strukturen in verschiedene Schweregrade eingeteilt (Übersicht 40-4).

Übersicht 40-4. Schweregrade des spinalen Traumas

- ***Commotio spinalis:***
  - innerhalb von Stunden oder wenigen Tagen voll reversible Funktionsstörung des Rückenmarks oder einzelner Nervenwurzeln. Im Rahmen der radiologischen Diagnostik läßt sich kein morphologisches Korrelat finden.
- ***Contusio spinalis:***
  - führt infolge lokal umschriebener medullärer Läsionen zu bleibenden neurologischen Defiziten, die sich in der Regel kernspintomographisch darstellen lassen.
- ***Komplette Rückenmarkzerreißung*** mit stets komplettem irreversiblem Querschnittssyndrom.
- ***Compressio spinalis:***
  - entweder primäre Einengung des Spinalkanals durch Knochenfragmente, Bandanteile und Bandscheibenmaterial oder sekundäre Kompression des Rückenmarks durch intraspinale Hämatome. Auch schwellungsbedingte Enge des Spinalkanals möglich. Klinisch können alle Schweregrade neurologischer Defizite auftreten.

Pathophysiologisch liegen den neurologischen Ausfallerscheinungen Mechanismen zugrunde, die auch im Rahmen der Hirnschädigung beim Schädel-Hirn-Trauma auftreten. Die Unterscheidung in eine primäre und eine sekundäre Rückenmarkschädigung erscheint daher sinnvoll. Primär kommt es zu Gewebsverletzungen mit Rupturen intramedullärer Kapillaren. Im weiteren Verlauf entwickelt sich eine Kaskade pathologischer Prozesse auf hämodynamischer und biochemischer Ebene, in deren Folge Ischämie, Gewebshypoxie und ein vasogenes Ödem auftreten. Ein wesentlicher Faktor bei der Entstehung des sekundären Rückenmarkschadens ist der Verlust der Autoregulation spinaler Gefäße. Schon wenige Stunden nach dem Trauma sind dann morphologische Kriterien einer irreversiblen Zellschädigung sichtbar.

4.2 Diagnostik

Im Vordergrund der diagnostischen Überlegungen am Unfallort steht zunächst eine möglichst genaue Rekonstruktion des Unfallhergangs. Besonders bei komatösen Patienten sind fremdanamnestische Angaben über die initiale neurologische Symptomatik für die weiterbehandelnde Klinik wichtig. Schmerzangaben des Patienten im Bereich der Wirbelsäule deuten ebenso wie Fehlhaltungen und äußere Verletzungszeichen auf ein spinales Trauma hin. Darüber hinaus sind Gefühlsstörungen und radikuläre Schmerzangaben richtungweisend. Eine neurologische Untersuchung (s. Kap. 1 u. 4) muß schon vom erstbehandelnden Notarzt durchgeführt werden.

Im Krankenhaus ist bei Verdacht auf ein spinales Trauma die in Übersicht 40-5 aufgeführte bildgebende Diagnostik durchzuführen.

Übersicht 40-5. Diagnostik beim spinalen Trauma

- *Nativröntgen der gesamten Wirbelsäule in 2 Ebenen:*
  - In schwer darstellbaren Bereichen (Dens axis, zervikothorakaler Übergang) sind Spezialaufnahmen oder CT-Schichtaufnahmen notwendig. Funktionelle Untersuchungen unter Durchleuchtung (mittels Traktion und von erfahrenem Untersucher) bei Verdacht auf Luxationen im HWS-Bereich.
- *CT-Aufnahmen der entsprechenden Region*
  - Bei verdächtigen Befunden in der Röntgennativdiagnostik.
- *Spinale Kernspintomographie:*
  - Darstellung intraspinaler Hämatome oder traumatischer Schädigungen des Rückenmarks.
- *Myelographie:*
  - Angesichts der MRT-Diagnostik nur noch bei besonderen Fragestellungen, wie z. B. der Darstellung eines Nervenwurzelausrisses, erwägenswert.

SEP-Untersuchungen können in der Akutphase wichtige Hinweise zur genauen Höhenlokalisation sowie zur Verlaufskontrolle geben.

4.3 Therapie

Bei der Therapie eines spinalen Traumas lassen sich 3 Therapiephasen voneinander abgrenzen:

1. Erstversorgung am Unfallort und Transport in die Klinik,
2. stationäre Akutversorgung mit Diagnostik, evtl. operativer und intensivmedizinischer Versorgung,
3. Rehabilitationsbehandlung.

4.3.1 Erstversorgung

Das richtige Verhalten der erstversorgenden Personen entscheidet häufig über das Schicksal spinal traumatisierter Patienten. Selbst bei geringstem Verdacht auf eine Mitbeteiligung der Wirbelsäule muß eine konsequente, achsengerechte Immobilisation auf der Vakuummatratze durchgeführt werden. Zusätzlich ist die besonders gefährdete Halswirbelsäule mit einer „Stiff-neck-Krawatte" zu schützen. Dabei ist besonders eine Anteflexion der HWS zu vermeiden.

Zur Lagerung des Patienten sowie bei der Entfernung eines Schutzhelmes muß der Kopf immer unter Zug gehalten werden. Dies gilt für alle Patienten mit einem Schädel-Hirn- oder Polytrauma und/oder einem Koma. Patienten mit spinalem Trauma sollten in einem sog. Querschnittszentrum versorgt werden. Der Transport dahin muß möglichst schonend erfolgen.

4.3.2 Stationäre Akutversorgung

Nach Sicherung der Diagnose wird das therapeutische Vorgehen wesentlich vom Verletzungsmuster, dem Schweregrad der neurologischen Symptomatik und dem allgemeinen klinischen Zustand (z.B. Operabilität) des Patienten bestimmt. Bei einem primär kompletten Querschnittssyndrom besteht in der Regel keine hohe Dringlichkeit für operative Eingriffe mehr. Im Gegensatz dazu zwingt eine sekundäre Verschlechterung eines neurologischen Defizits zum raschen Handeln.

In jedem Fall ist nach den Ergebnissen der NASCIS-Studien (National Acute Spinal Cord Injury Study) die ***medikamentöse Behandlung*** mit Methylprednisolon bei einer klinisch manifesten traumatischen Rückenmarkschädigung indiziert.

Die aktuelle Therapieempfehlung nach dem sog. Bracken-Schema lautet auf eine 24stündige Methylprednisolongabe, wenn innerhalb von 3 h nach einem spinalen Trauma mit der Infusion begonnen wird.

Bolus von 30 mg/kgKG Methylprednisolon über 15 min i.v., dann Dauerinfusion mit 5,4 mg/kgKG/h Methylprednisolon über 23 h. Bei einem Behandlungsbeginn zwischen 3 und 8 h nach dem Trauma wird eine zeitliche Ausdehnung dieses Therapieschemas auf 48 h empfohlen.

Bei einem späteren Therapiebeginn ist keine Verbesserung der Prognose mehr zu erwarten. Allerdings ist für einen Großteil der Patienten auch bei der früh eingeleiteten Behandlung keine deutliche Funktionsverbesserung zu erwarten.

Die operative Behandlung spinaler Traumata wird aus neurochirurgischer und traumatologischer Sicht von 2 Überlegungen geleitet:

- Besteht eine akute Rückenmarkkompression?
- Liegt eine Instabilität eines oder mehrerer Bewegungssegmente der Wirbelsäule vor?

Das Ausmaß der neurologischen Defizite bestimmt die operative Vorgehensweise bei allen Kompressionssyndromen. Nur für den Fall eines sicher diagnostizierten primär kompletten Querschnittssyndroms wird eine rasche Dekompression aller Wahrscheinlichkeit nach ***keine*** Änderung des klinischen Verlaufes bewirken. In allen anderen Fällen ist eine rasche operative Entlastung der betroffenen Rückenmarksegmente durchzuführen. Diese kann je nach Kompressionsursache von ventral, dorsal oder kombiniert durchgeführt werden.

Häufig wird in derselben Operation eine Stabilisierung der geschädigten Wirbelsäule notwendig sein. Für die Beurteilung der 2. Frage gilt prinzipiell, daß sich bei Verdacht auf eine Instabilität oder bei einer deutlichen Achsenverschiebung die Indikation für eine Stabilisierungsoperation ergibt. Für die einzelnen Bereiche der Wirbelsäule existiert heute eine Vielzahl von Osteosyntheseverfahren. Eine frühzeitige operative Stabilisierung ermöglicht eine schnelle Mobilisation. Die Wahl des Operationszeitpunktes hängt dabei vom Allgemeinzustand des Patienten ab.

Die Hauptaufgabe der postoperativen Intensivtherapie besteht in der Vermeidung und Therapie der typischen Sekundärkomplikationen nach einem spinalen Trauma (Übersicht 40-6, s. auch Abschn. 2).

Unmittelbar postoperativ sollte bereits eine krankengymnastische Therapie zur Mobilisation und Vermeidung von Gelenkkontrakturen besonders bei para- oder tetraparetischen Patienten beginnen. Um eine optimale Verbindung zwischen der eigentlichen Intensivtherapie und weiterführenden Reha-

Übersicht 40-6. Typische Sekundärkomplikationen bei spinalem Trauma

- Atemstörungen mit pulmonalen Infektionen
- Kardiopulmonale Komplikationen
- Blasen-/Mastdarmstörungen mit z. B. Harnwegsinfektionen und Ileus
- Venöse Thrombosen, Lungenembolie
- „Streßulzera“

bilitationsmaßnahmen zu gewährleisten, ist eine frühzeitige Verlegung in ein dafür eingerichtetes Querschnittzentrum oder eine spezialisierte Frührehabilitationsklinik anzustreben.

5 Spinale Tumoren und Metastasen

Primär spinale Tumoren machen etwa 5% aller primären Tumoren des ZNS aus. Die Differentialdiagnose intraspinaler Tumoren wird in erster Linie durch deren Lokalisation bestimmt (vgl. Tabelle 40-2). Die Rolle der Bildgebung besteht v.a. darin, die Raumforderung einem bestimmten Kompartiment zuzuordnen. Dabei werden extra- und intradurale Kompartimente unterschieden, wobei beim intraduralen Kompartiment nochmal ein extra- und ein intramedulläres Kompartiment differenziert wird. Die Diagnose wird in der Regel durch die MRT, welche andere Bildgebungsverfahren nahezu völlig verdrängt hat, gestellt (Abb. 40-1 bis 40-3).

5.1 Therapeutische Prinzipien

Die auf die Beeinflussung des Tumorgewebes abzielende Behandlung spinaler Tumoren entspricht prinzipiell dem Vorgehen bei den entsprechenden intrakraniellen Tumoren (s. Kap. 29). Bei benignen Tumoren ist die Dekompression des Rückenmarks durch eine Resektion des Tumors erforderlich, ggf. auch eine Stabilisierung der Wirbelsäule. Bei Wirbelhämangiomen kann eine Embolisierung der epiduralen Anteile der vaskulären Malformation notwendig werden (s. Abschn. 6.3). Bei malignen intramedullären oder extramedullären Tumoren existiert keine kurative Therapie.

Bei fortschreitender Symptomatik durch radiologisch nachgewiesene maligne Tumoren, Metastasen oder auch Meningeome ist eine hochdosierte Kortikosteroidtherapie angezeigt (Methylprednisolon oder Dexamethason mit z.B. 40 mg Dexamethason initial und anschließend 4mal 8 mg). Die Strahlentherapie erfolgt meist in Fraktionen zwischen 1,5 und 1,8 Gy (z.B. 5mal 1,8 Gy/Woche). Die maximale lokale Bestrahlung beträgt allerdings nur 50,4 Gy in 28 Fraktionen.

Im Rahmen einer Bestrahlung ohne operative Dekompression kann es durch das Strahlenödem zu einer Symptomverschlechterung kommen. Meningeome können in der Regel komplett reseziert werden. Besteht eine komplette Querschnittssymptomatik durch einen Tumor oder eine Metastase bereits länger als 24 h, kann eine Rückbildung der Symptome nicht erwartet werden; eine Operation kann jedoch zur Stabilisierung der Wirbelsäule erforderlich sein.

Tabelle 40-2. Charakteristika spinaler Tumoren

Tumorlokalisation	*Art des Tumors*	*Charakteristika*
Intramedulläre Tumoren (etwa 20% aller spinalen Tumoren, davon sind 95% Gliome)	**Ependymome**	Etwa 65% der intramedullären Tumoren bei Erwachsenen. Durchschnittsalter der Patienten ca. 40 Jahre (92% sind 20–60 Jahre alt). Häufigste Lokalisation mit 60%: Conus medullaris bzw. Filum terminale; auch zervikales Myelon; intratumorale Zysten bzw. Einblutungen können zu einem inhomogenen Bild beitragen.
	Astrozytome	Etwa 30% aller intramedullären Tumoren; zweithäufigster intramedullärer Tumor im Erwachsenenalter. Prädilektionsalter 1. und 2. Lebensjahrzehnt, in denen ca. 40% der Astrozytome vorkommen; 75% der Astrozytome benigne; 25% maligne (anaplastische Astrozytome, Glioblastome); meist thorakal bzw. zervikothorakal lokalisiert, 70% davon sind exzentrisch gelegen; eine Tumorsyrinx und intratumorale Zysten können vorkommen. Bei 15–36% durch langsames Wachstums Kompression der umliegenden knöchernen Strukturen mit Auftreibung des Spinalkanals und Druckusurierung der Wirbelkörperhinterkante.
	Hämangioblastome	Etwa 4% der intramedullären Tumoren; 1/3 der Fälle Assoziation mit dem Hippel-Lindau-Syndrom; 60–80% solitär; Prädilektionsalter: 4. Lebensjahrzehnt. Lokalisation: 40% zervikal, 50% thorakal; meist intramedullär (75%), gelegentlich extra- und intramedullär (10–15%); typischerweise ist eine unterschiedlich große Zyste nachweisbar, in 20–25% ist die Raumforderung jedoch solide.
Intradurale extramedulläre Tumoren (etwa 55% der spinalen Tumoren; meist benigne)	**Meningeome**	Etwa 40% der intraduralen extramedullären Tumoren. Prädilektionsalter: >50 Jahre. 80% Frauen. Lokalisation: 80% thorakal, 15% zervikal. Oft liegt der Tumor dem dorsalen Spinalkanal breitbasig an; CT: oft Kalzifikationen.
	Neurinome	Etwa 50% aller intraduralen extramedullären Tumoren. Lokalisation 70–75% intradural, 15% intra- und extradural, 5% extradural; lumbal am häufigsten; 35–45% der Patienten haben eine Neurofibromatose; wie bei Meningeomen sind Kalzifikationen möglich (seltener); druckbedingt kommt es zur Erweiterung des Neuroforamens und zu einer Pelottierung der Wirbelkörperhinterkante; typisch: Sanduhrform.
Extradurale extramedulläre Tumoren	**Etwa 90% Metastasen**	Ausgehend von der knöchernen Wirbelsäule, den paraspinalen Weichteilen und dem Epiduralraum; meist Infiltration der umliegenden Strukturen (Mediastinum, Retroperitonealraum, Wirbelkörper) einschließlich des Spinalkanals.

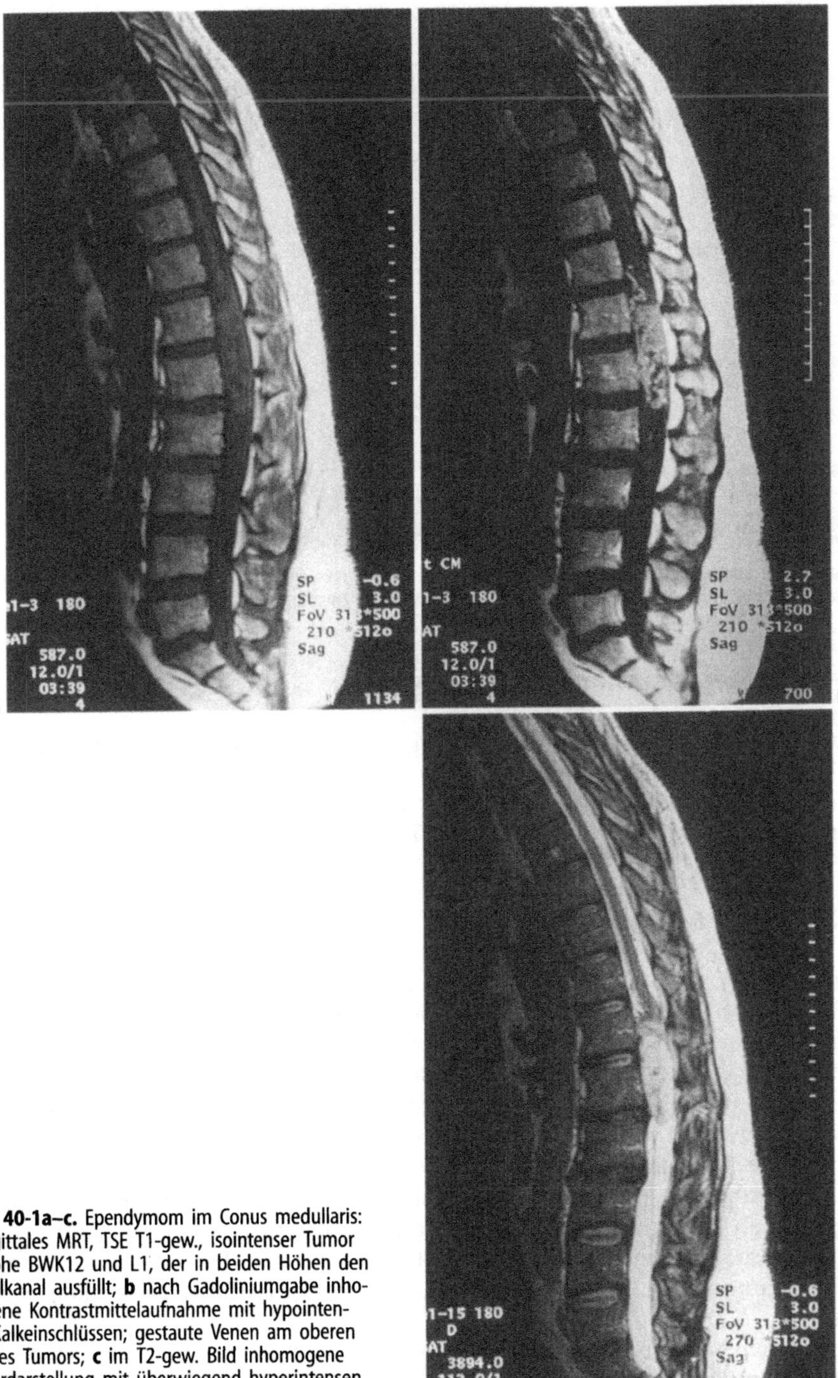

a b c

Abb. 40-1a–c. Ependymom im Conus medullaris: **a** sagittales MRT, TSE T1-gew., isointenser Tumor in Höhe BWK12 und L1, der in beiden Höhen den Spinalkanal ausfüllt; **b** nach Gadoliniumgabe inhomogene Kontrastmittelaufnahme mit hypointensen Kalkeinschlüssen; gestaute Venen am oberen Pol des Tumors; **c** im T2-gew. Bild inhomogene Tumordarstellung mit überwiegend hyperintensen, teils auch hypointensen Anteilen

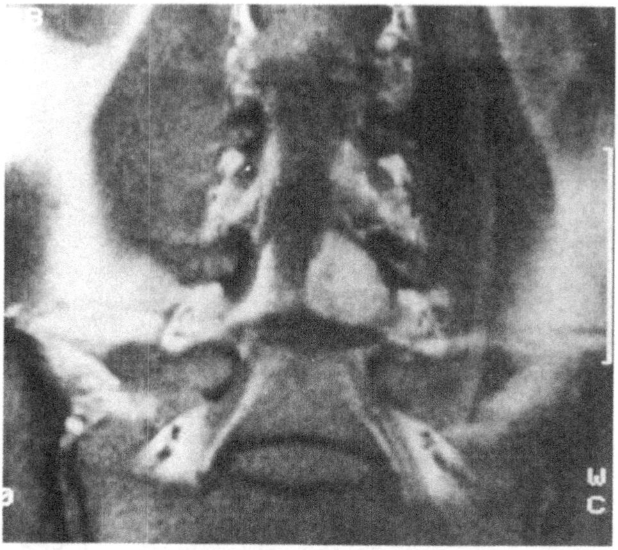

Abb. 40-2. Lumbales Neurinom: im koronaren MRT im T1-gew. Bild kommt nach Gd-TPA eine homogene Kontrastierung im Abgangsbereich der Wurzeltasche L4 links zur Darstellung

6 Vaskuläre Rückenmarkerkrankungen

Analog zu den vaskulären Erkrankungen des Gehirns kommen ***spinale Ischämien*** häufiger vor als ***spinale Blutungen***. Bei ***spinalen Gefäßmißbildungen*** besteht der Schädigungsmechanismus aus einer Kombination von Kompression, Ischämie durch Steal-Effekt oder Thrombosen und Blutungen.

6.1 Spinale Ischämie

Die Häufigkeit spinaler Ischämien in Autopsieserien wird zwischen 0,25 und 3% angegeben und steigt im geriatrischen Sektionsgut auf 8%. Spinale Ischämien zeigen keine eindeutige Alters- oder Geschlechtsbevorzugung. Im klinischen Alltag sind spinale Ischämien sehr viel seltener als zerebrale Ischämien anzutreffen (Faktor: ca. 1:10–30) und treten auch bei Personen mit Gefäßrisikofaktoren sehr viel seltener auf als andere Manifestationen der Arteriosklerose, wie Myokardischämien oder Symptome der peripher arteriellen Verschlußkrankheit. Zum einen manifestieren sich arteriosklerotische Veränderungen an den spinalen Arterien nur in geringem Ausmaß, und zum anderen ist die vergleichsweise gute Kollateralisierung der arteriellen spinalen Versorgung in der Lage, umschriebene Perfusionsstörungen zu kompensieren.

Ähnlich wie die zerebrale Perfusion unterliegt auch die spinale Durchblutung einer Autoregulation. Bei einer Unterbrechung der Perfusion zeigen sich im Rückenmark ohne Kollateralisierung nach 15–20 min irreversible Zellne-

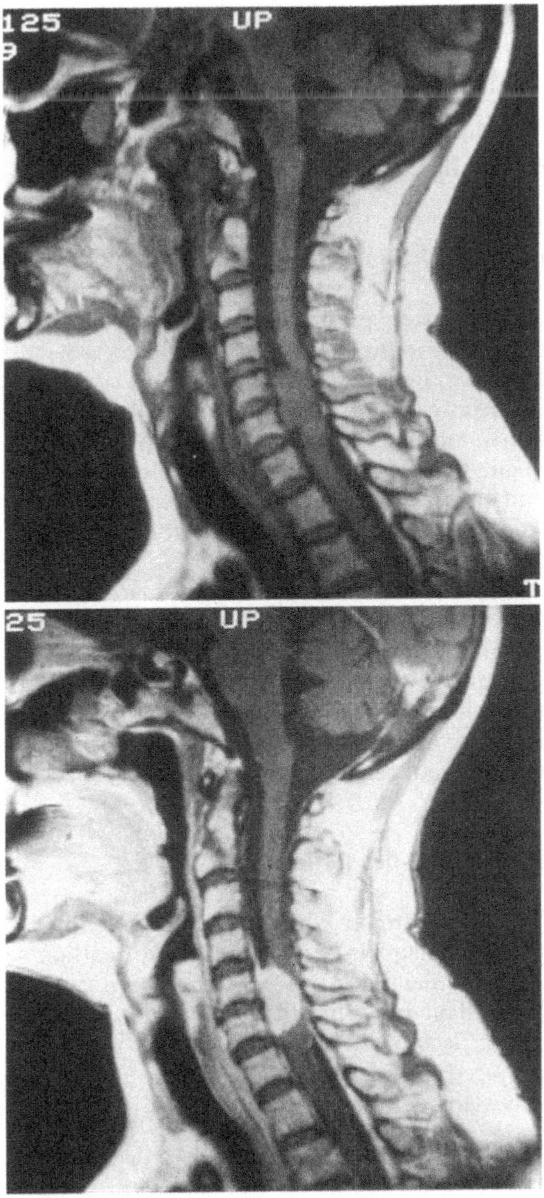

a

b

Abb. 40-3 a, b. Spinales zervikales Meningeom: **a** sagittales MRT in TSE T1 nativ; isointenser Tumor ventral in Höhe HWK 5/6 gelegen, der der Dura anhaftet und die Medulla cervicalis komprimiert; **b** gleiche Schicht wie in **a** nach Gd-TPA; homogene Kontrastmittelaufnahme des Tumors mit sog. „Dural-tail"-Zeichen

krosen; damit ist das Rückenmark im Vergleich zum Hirngewebe etwas „ischämietoleranter". Spinale Ischämien sind meist arteriellen, selten venösen Ursprungs. Spinale Ischämien sind unterscheidbar

- nach dem Schädigungsmuster und ihrer Lokalisation,
- nach der Akuität ihres Auftretens,
- nach ihrer Ätiologie.

6.1.1 Schädigungsmuster und Lokalisation

Die häufigsten Syndrome spinaler Ischämien sind die der A. spinalis anterior und der A. radicularis magna („Adamkiewicz"; Tabelle 40-3). Von geringerer klinischer Bedeutung sind das A.-sulcocommisuralis-Syndrom, das A.-spinalis-posterior-Syndrom, Ischämien der Vorderhörner und venöse spinale Infarkte. Meistens treten spinale Ischämien in den Grenzzonen bzw. „Wasserscheidenarealen" der arteriellen Blutversorgung des Rückenmarks auf. Während diese lange Zeit im mittleren Thorakalmark lokalisiert wurden, zeigen neuere Untersuchungen 2 Grenzzonenareale: zum einen im unteren Zervikalbereich und zervikothorakalen Übergang (C7/8–Th2) und zum anderen im unteren Thorakalbereich und thorakolumbalen Übergang zwischen Th8 und Th12. Unter den 44 Patienten in der Übersichtsarbeit von Cheshire et al. (1996) trat die ischämische Querschnittssymptomatik nur bei 2 Patienten im Bereich des Segments C4 auf, und keiner der Patienten zeigte eine Ateminsuffizienz. Rückenmarkinfarkte oberhalb von C4 mit primärer Ateminsuffizienz sind also eher selten und werden beispielsweise bei zervikalen Bandscheibenknorpelembolien (s. unten) beobachtet.

6.1.2 Akuität des Auftretens

Spinale Ischämien können akute und chronische Verlaufsformen annehmen; spinale transitorische Attacken sind deutlich seltener als definitive Myelomalazien: in der Serie von Cheshire zeigten lediglich 3 von 44 Patienten einen TIA-Verlauf mit einer Symptomrückbildung zwischen 1 min und 24 h. Akute spinale Ischämien entwickeln sich fast immer innerhalb von Minuten bis mehreren Stunden. Treten die Symptome wiederholt und intermittierend auf, so besteht der Verdacht auf das Vorliegen einer spinalen vaskulären Malformation (s. 6.3).

6.1.3 Ätiologie

Die spinalen Ischämien können auftreten im Rahmen

- generalisierter Makro- oder Mikrozirkulationsstörungen,
- primärer Gefäßerkrankungen der spinalen Gefäße oder ihrer Zuflüsse,
- sekundärer vaskulärer Schädigungen durch lokale mechanische Kompressionen oder inflammatorische Reaktionen (Übersicht 40-7).

Tabelle 40-3. Formen spinaler Ischämien

Syndrom	*Häufigkeit/Charakteristika*	*Klinik*
A.-spinalis-anterior-Syndrom (arterielle Versorgung der vorderen 2/3 des Rückenmarks)	Häufigste Ischämiemanifestation (wegen geringerer Kollateralisierung als im Bereich der hinteren Zirkulation)	Oft ***Prodrome*** am oberen Rand der betroffenen Segmente: uni- oder bilaterale radikuläre Reizerscheinungen, Parästhesien und/oder Schmerzen mit radikulärer Ausstrahlung, Gürtelgefühl oder subklinischen Beinschwächen. ***Vollbild***: schlaffe Para- oder Tetraparese mit Areflexie (spinaler Schock). Dissoziierte Sensibilitätsstörung kaudal der Läsion. Die obere sensible Begrenzung kann zwischen den beiden Körperhälften um ein bis zwei Segmente differieren. Pyramidenbahnzeichen fehlen anfangs meistens. Begleitende autonome Störungen der Blasen-, Mastdarm- und Sexualfunktionen
Syndrom der A. radicularis magna („Adamkiewicz")	Häufig bei suprarenalen Aorteneingriffen (Risiko: 20%). Selten bei infrarenalen Eingriffen, weil der Zufluß der aus einer Interkostalarterie abgehenden A. radicularis magna zwischen Th9 und dem throkalumbalen Übergang liegt. Bei anatomischer Normvariante (ca. 10% Abgang statt aus einer unteren Interkostalarterie aus einer lumbalen Arterie) ebenfalls höheres spinales Ischämierisiko auch bei infrarenalen Aorteneingriffen	Akute schlaffe Paraparese und Defizite aller sensiblen Qualitäten und autonomer Funktionen. Oft aufsteigender Verlauf
Syndrom der A. sulcocommisuralis	Durch Okklusion einer der beiden Aa. sulcocommisuralis, die als paarige Aufzweigungen aus der A. spinalis anterior hervorgehen oder im Falle einer Duplikatur der A. spinalis anterior durch Verschluß einer der beiden paarigen Gefäßabschnitte	Symptome wie bei einem halbseitigen A.-spinalis-anterior-Syndrom
Syndrom der A. spinalis posterior	Seltenes Syndrom vorwiegend als iatrogene Komplikation (z. B. bei endovaskulären Verschlüssen spinaler Malformationen)	Aufgehobenes Vibrations- und Lageempfinden unterhalb der Läsion, Anästhesie und Areflexie auf Läsionshöhe; evtl. mit Pyramidenbahnzeichen
Ischämien der Vorderhörner	Autoptisch gesicherte Ischämieform; akute und schleichende Verläufe möglich. Bei Aortenerkrankungen bzw. -operationen. Selektiver Befall der grauen Substanz entweder wegen ihrer erhöhten Vulnerabilität oder wegen hämodynamischer Grenzzonenlokalisation zwischen vorderer und hinterer spinaler Zirkulation	Ähnlich wie bei spinaler Muskelatrophie oder amyotropher Lateralsklerose

Tabelle 40-3 (Fortsetzung)

Syndrom	*Häufigkeit/Charakteristika*	*Klinik*
Venöse spinale Infarkte	Weit seltener beschrieben als arterielle Infarkte (oft nur autoptische Diagnose möglich). Meistens assoziiert mit arteriovenösen Malformationen oder systemischen Erkrankungen mit venöser Stase, z.B. maligen Tumoren (v.a. Pankreaskarzinom), Sepsis, generalisierter Hyperkoagulabilität. Prognose aufgrund allgemeiner Thromboseneigung (Bein-/Beckenvenenthrombosen mit Lungenembolien) meist schlecht. Kasuistisch nach endoskopischer Verödung von Ösophagusvarizen beschrieben	Meist komplette und inkomplette sensomotorische Querschnittssyndrome. Akuter und subakuter Verlauf. MRT-Diagnostik: geschwollene Rückenmarksegmente mit z.T. hämorrhagischen Nekrosen

6.1.4 Diagnostik (s. auch Abschn. 3!)

- *MRT* zum Ausschluß einer Raumforderung bzw. einer spinalen Malformation. Zeichen der ischämischen Rückenmarkveränderungen (Signalanhebung im T2-gew. Bild, später Signalminderung im T1-gew. Bild) sind zunächst nicht zu erwarten, sondern erst bei Verlaufskontrollen. Eine Ischämie der Wirbelkörper ist bei nicht sicherer Signalveränderung des Myelons als sicherer Hinweis auf eine ischämische Rückenmarkläsion anzusehen.
- ***Lumbalpunktion*** zum Ausschluß einer entzündlichen Ursache. Erschwert werden kann die liquordiagnostische Abgrenzung zu Entzündungen, wenn im Rahmen einer spinalen Ischämie eine leicht erhöhte Zellzahl (bis ca. 200) mit Eiweißvermehrung (bis ca. 300 mg/dl) auftritt.
- Ansonsten (s. Abschn. 3) Labor, Thoraxröntgen, Oberbauchsonographie, evtl. abdominelles CT, evtl. spinale Angiographie bei begründetem Verdacht auf spinale Malformation, Echokardiographie, Ultraschalluntersuchung der zerebralen Gefäße, neurophysiologische Elektrodiagnostik.

6.1.5 Differentialdiagnose

Die klinischen Differentialdiagnosen umfassen para- und postinfektiöse Querschnittsmyelitiden, Myelitiden im Rahmen einer Enzephalitis disseminata, intra- und extramedulläre Raumforderungen (z.B. Gefäßmalformation, Bandscheibenvorfall, Tumor, Metastase), Guillain-Barré-Syndrom und psychogene Querschnittslähmungen.

Übersicht 40-7. Ursachen spinaler Ischämien

- ***Erkrankungen der Aorta***
  - dissezierende und nichtdissezierende Aneurysmen, Aortenisthmusstenosen, entzündliche Aortenerkrankungen, Verschlüsse der aortalen Abgänge der Interkostal- oder Segmentarterien, Verschlüsse der Aortenbifurkation (Leriche-Syndrom), abdominelle Aortographien oder Operationen an der Aorta
- ***Angiographiekomplikationen***

  Tumoren, Metastasen
  - spinale Ischämie durch Kompression

  Gefäßerkrankungen
  - z. B. bei Kollagenosen und Vaskulitis

  Mikrozirkulationsstörungen
  - z. B. bei Polyglobulie, Stickstoffembolien bei der Caisson-Erkrankung

  Entzündliche Läsionen der Wirbelsäule
  - spinalen Ischämie durch mechanische Kompression oder lokale inflammatorische Reaktionen

  Gerinnungsstörungen
  - alle Erkrankungen mit Hyperkoagulabilität, (z. B. auch bei heparininduzierter Thrombopenie Typ II)

  Kardiogene Embolien
  - selten; im Einzelfall Ursache einer spinalen Ischämie möglich (z. B. durch paradoxe Embolien bei offenem Foramen ovale)

  Hypotension
  - z. B. nach Kreislaufstillstand, abrupter Blutdrucksenkung bei maligner Hypertonie

  Embolien aus knorpeligem Bandscheibenmaterial
  - selten beschrieben, aber wahrscheinlich häufiger. Typisch: stärkste spontane Rücken- oder Nackenschmerzen, nach Latenz von 15 min bis 48 h rasch progrediente Tetra- oder Paraparesen mit Sensibilitätsstörungen meist aller Qualitäten. Manchmal nach Bagatelltraumen. Pathogenetische Theorie: vertikale Herniation des Nucleus pulposus in den Wirbelkörper, unter starkem intravertebralen Druck Einschwemmung von Knorpelmaterial in vertebrale Arterien und Venen. Bei Vertebraten häufige Ursache spinaler Ischämien

6.1.6 Therapie

6.1.6.1 Allgemeine Maßnahmen (s. auch Abschn. 3!)

Insbesondere Förderung der allgemeinen Zirkulation (RR nicht zu stark senken, bei RR_{syst} <110 mmHg Blutdruck anheben mit Volumen-/Plasmaexpandern bzw. Katecholaminen. Gute Oxygenierung anstreben (bei Caisson-Krankheit 100% F_IO_2).

6.1.6.2 Spezifische Therapie

Es existieren keine systematischen Therapiestudien zur Wirksamkeit gerinnungsaktiver Substanzen (Thrombolytika, Antikoagulanzien, Thrombozytenfunktionshemmer) bei spinalen Ischämien; von einigen Autoren werden sie zur Therapie vorgeschlagen, von anderen als obsolet betrachtet. Eine PTT-wirksame Heparinisierung bei Verdacht auf embolischen Verschluß oder bei über Stunden progredienter Symptomatik einer spinalen Ischämie erscheint aber vertretbar, wenn eine Blutung oder eine spinale Malformation ausgeschlossen ist. Eine anschließende Gabe eines Thrombozytenfunktionshemmers (z. B. ASS, Ticlopidin, Clopidogrel) erscheint plausibel, ist aber ebenfalls nicht geprüft.

Bei 3 Patienten mit A.-spinalis-anterior-Syndrom wurde lokal in die A. radicularius magna Dexamethason und Urokinase mit gutem Erfolg injiziert, ohne daß damit die Wirksamkeit dieser Intervention beweisbar war oder gar eine Therapieempfehlung abgeleitet werden kann. Ebenfalls ungeprüft und daher umstritten ist die initiale Therapie mit Kortikosteroiden (z. B. Dexamethason 50 mg bzw. Methylprednisolon 1 g oder höher). Diskutierte und experimentell im Tierversuch geprüfte Substanzen bzw. Strategien wie beispielsweise Naloxon, Magnesium, Hypothermie haben bislang keinen Eingang in Therapieempfehlungen gefunden.

Bei sekundär vaskulärer Genese durch Kompression ist eine dringende Dekompression (z. B. Tumor) erforderlich; bei Aortendissektion bzw. -aneurysma muß die gefäßchirurgische Indikation zur Operation geklärt werden. Bei Caisson-Krankheit können neben der notwendigen Rekompression in einer Druckkammer und Verabeichung von reinem Sauerstoff auch hochdosierte Kortikosteroide eingesetzt werden.

6.1.6.3 Prognose

Die Prognose ist sehr variabel und abhängig von der Ätiologie, Lokalisation und Dauer der ischämischen Schädigung. In der Serie von Cheshire mit unterschiedlichsten Arten spinaler Ischämien besserten sich zwar bei 12 von 44 Patienten die motorischen Funktionen, jedoch nur bei einem Patienten substanziell. 8 Patienten starben aufgrund der Grunderkrankung oder der Komplikationen der spinalen Ischämie. Wenn es innerhalb der ersten 48 h zu keiner Besserung der Defizite kommt, sinkt die Chance auf eine weitere Besserung der motorischen Funktionen (Tabelle 40-3).

6.2 Spinale Blutungen

Spinale Blutungen sind seltene Ereignisse und treten meistens im Zusammenhang mit Gerinnungsstörungen, Thrombolysetherapie, Antikoagulation, spinalen Gefäßmißbildungen oder einem Trauma auf (vgl. Tabelle 40-4). Die Blutungen können epidural, subdural, subarachnoidal oder intramedullär

Tabelle 40-4. Spinale Blutungen

Lokalisation	*Charakteristika, Ursachen*	*Symptomatik, Prognose*
Epiduralhämatom	Aus venösen und arteriellen Gefäßen; meist im unteren Thorakalbereich, seltener auch lumbal oder zervikal; nur über wenige Segmente. Hauptursachen: Gerinnungsstörungen, Antikoagulation, Thrombolyse. Seltener bei Traumata, Leukosen, Gefäßverletzungen (z. B. durch Lumbalpunktion, Epiduralanästhesie), Gefäßerkrankungen (z. B. Vaskulitis) und mechanischen Läsionen durch Manualtherapie	Beginn mit lokalen Schmerzen in Läsionshöhe mit radikulärer Ausstrahlung. Subakute bis akute Entwicklung eines kompletten oder inkompletten Querschnittssyndroms. DD: andere Ursachen einer spinalen Läsion wie Kompressionen (z. B. epiduraler Abszeß, Tumoren, Metastasen, Bandscheibenvorfall), Myelitis und spinale Ischämien. Besteht zum Operationszeitpunkt bereits ein komplettes Querschnittssyndrom, liegt die Besserungschance bei <50%
Spinales Subduralhämatom	Selten aufgrund der Gefäßarmut des Subduralraumes. Meist thorakolumbal. Ursachen wie beim Epiduralhämatom	Klinischer Verlauf, Diagnostik und Therapie wie beim Epiduralhämatom
Spinale Subarachnoidalblutung (SAB)	<1% aller SAB sind spinal lokalisiert. Gelegentlich intrakranielle Ausdehnung mit zerebraler SAB-Symptomatik (differentialdiagnostische Schwierigkeiten!) Ursachen: vaskuläre Malformationen (z. B. spinale Angiome, Aneurysmen der spinalen Arterien), spinale Tumoren (v. a. Ependymome) und alle Ursachen wie beim Epiduralhämatom	Akute Rückenschmerzen mit radikulärer Ausstrahlung und Meningismus. Auch zerebrale Symptome (z. B. Bewußtseinsstörungen) bei intrakranieller Drucksteigerung möglich. Bei Verdacht: Lumbalpunktion
Hämatomyelie	Selten. Ausdehnung über mehrere Segmente mit Zerstörung vorwiegend der grauen Substanz. Ursachen: Trauma und alle Ursachen der spinalen SAB (s. oben)	Je nach Größe der Blutung sowohl akute komplette (spinaler Schock) als auch subakute partielle (ähnlich wie A.-spinalis-anterior-Syndrom oder Syringomyelie) Querschnittssymptome möglich

(Hämatomyelie) lokalisiert sein. Die Diagnostik (s. oben) zielt auf die Lokalisation und Ursache der Blutung; entscheidend ist bei allen blutungsbedingten Kompressionen eine möglichst rasche Operation. Dazu muß bei Gerinnungsstörungen oder unter Antikoagulation zunächst gerinnungsstabilisierend bzw. antagonisierend interveniert werden z. B. mit Protaminsulfat, FFP, Prothrombin-Komplex, Thrombozytenkonzentrat (Ziele für PTT 40–50 s., Quick-Wert >50% bzw. INR < Thromboyzten >20).

6.3 Spinale Gefäßmißbildungen

6.3.1 Definition

Unter diesem Sammelbegriff werden unterschiedliche Typen angeborener und erworbener vaskulärer Malformationen zusammengefaßt. Durale arteriovenöse Fisteln und intra- oder extradurale arteriovenöse Malformationen (Angiome) sind zu unterscheiden. Diese können angiographisch dargestellt werden. Kavernöse Hämangiome (Kavernome) gehören auch in diese Gruppe, sind aber angiographisch nicht darstellbar.

Spinale arterielle Aneurysmen einer rückenmarkversorgenden Arterie sind im Gegensatz zu Aneurysmen hirnversorgender Arterien eine Rarität. Spinale Subarachnoidalblutungen oder intramedulläre Hämorrhagien sind überwiegend durch AV-Angiome oder durch kavernöse Hämangiome verursacht. Nur 2–10% aller spinaler Tumoren werden den spinalen Gefäßfehlbildungen zugerechnet. Im folgenden wird im wesentlichen auf die Besprechung der spinalen arteriovenösen Durafisteln und arteriovenösen Angiome eingegangen (Abb. 40-4).

a 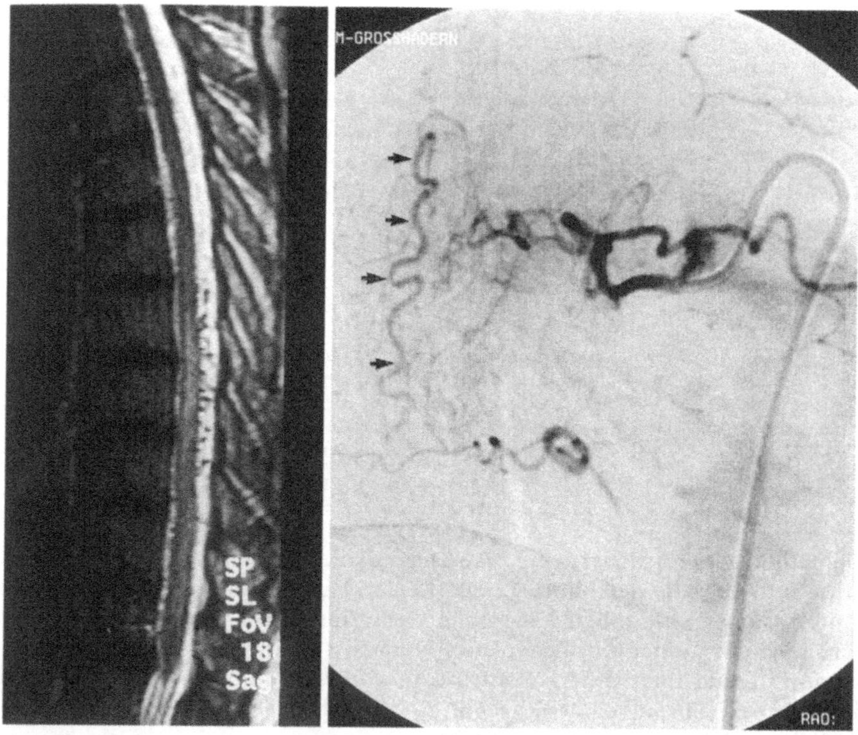 b

Abb. 40-4 a, b. Spinale arteriovenöse Durafistel: **a** sagittales MRT, TSE T2-gew.; im unteren Thorakalmark langstreckiges zentrales Ödem, im dorsalen Subarachnoidalraum tubuläre signallose Strukturen, die den perimedullären erweiterten Venen entsprechen; **b** spinale Angiographie: über die 6. thorakale Interkostalarterie links stellt sich die Fistelverbindung dar. [Median verlaufende geschlängelte erweiterte perimedulläre Drainagevene (*Pfeile*)]

6.3.2 Pathogenese

a) ***Durale AV-Fisteln*** werden von duraversorgenden Ästen, Rami spinales versorgt; dabei liegt der arteriovenöse Kurzschluß in der Dura mater, exakt am duralen Segment einer V. radicularis in der Nachbarschaft eines Wurzelaustritts. Der Abfluß erfolgt über die Oberflächenvenen des Rückenmarks kranial- und kaudalwärts. Durafisteln haben immer einen erhöhten Venendruck, der die venöse Drainage behindert. Hieraus resultiert eine spinale Hypoxie.

b) Die ***intraduralen arteriovenösen Angiome*** werden von rückenmarkversorgenden Arterien versorgt und von perimedullären Venen drainiert. Sie können intra- und/oder perimedullär gelegen sein. Hämodynamisch und morphologisch werden arteriovenöse Angiome vom Typ der perimedullären Fistel, vom Glomustyp sowie vom juvenilen Typ unterschieden.

6.3.3 Klinik und Symptome

Bei beiden Formen spinaler Gefäßfehlbildungen werden häufig zunächst unspezifische Erstsymptome beobachtet:

- Taubheitsgefühl und Thermdysästhesien in den Beinen
- Rücken- und Muskelschmerzen sowie Muskelschwäche in den Beinen
- Sphinkterstörungen

Eine SAB oder Rückenmarkblutung wird nur bei AV-Angiomen beobachtet, nicht aber bei AV-Durafisteln. Ohne kausale Therapie mündet die Durafistel in eine irreversible Paraplegie.

6.3.3.1 Neuroradiologische Untersuchungen

- Zur Differenzierung der spinalen Gefäßfehlbildungen steht die Magnetresonanztomographie im Vordergrund (Abb. 40-5, 40-6).
- Bei spinaler AV-Durafistel ist fast immer eine stiftförmige zentrale Ödembildung in der thorakalen Intumineszenz und im Conus medullaris (Th5-L1) nachweisbar.
- Erweiterte perimedulläre Venen,
- nach Kontrastmittelgabe ist bei 3/4 der Patienten bei spinaler AV-Durafistel eine medulläre Schrankenstörung nachweisbar.

Bei einem spinalen AV-Angiom sind typisch:

- Nachweis der spinalen Blutung,
- „Flow-voids“ intramedullär,
- insbesondere bei perimedullären AV-Fisteln deutlich erweiterte perimedulläre Venen,
- bei kavernösen Hämangiomen sind die typischen MR-Charakteristika nachweisbar.

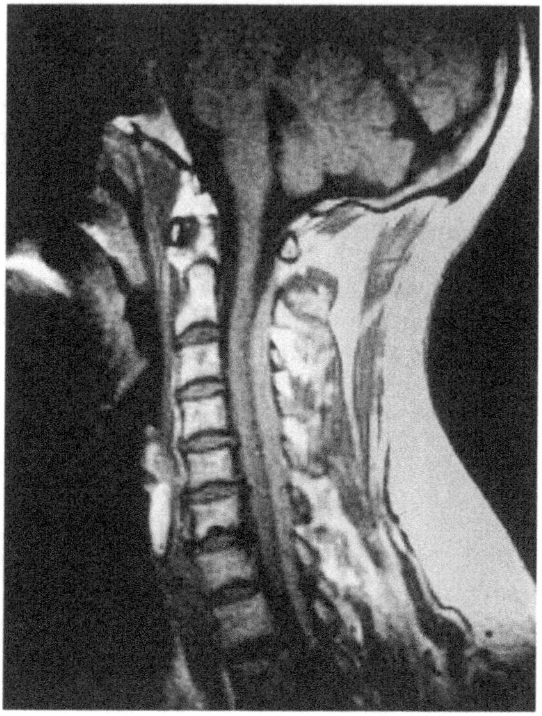

Abb. 40-5. Spinale epidurale Blutung: sagittales MRT, TSE T1 nativ. Zervikale hyperintense epidurale Blutung, die sich von HWK2 bis BWK2 ausdehnt

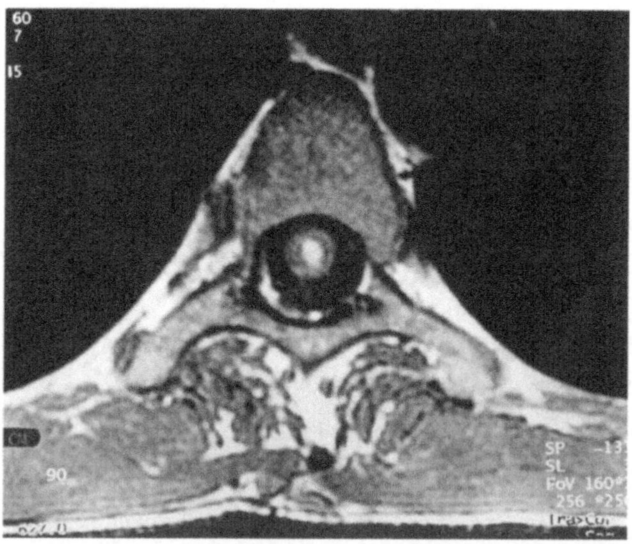

Abb. 40-6. Hämatomyelie: transversales MRT, TSE T1-gew.; zentral im Thorakalmark lokalisierte hyperintense Läsion, die in diesem Stadium der Blutung dem paramagnetischen Effekt von Methämoglobin entspricht

Die spinale Angiographie dient zur Darstellung der exakten Angioarchitektonik der spinalen Gefäßfehlbildung und zur Therapieplanung.

6.3.4 Therapie

Die Behandlung der spinalen Gefäßfehlbildungen hängt von Lage, Art und arterieller Gefäßversorgung ab. Im Einzelfall werden endovaskuläre Embolisation, neurochirurgische Operation oder die Kombination aus beiden Eingriffen erwogen.

7 Entzündliche Erkrankungen

7.1 Akute Querschnittsmyelitis (Myelitis transversa)

Die akute Querschnittsmyelitis ist die Folge einer lokalen Entzündung des Rückenmarks, deren Symptomatik sich meist innerhalb von 24 h entwickelt. Die Symptomatik beginnt oft mit gürtelförmig ausstrahlenden Schmerzen. Je nach Höhenlokalisation zeigen sich Para- bzw. Tetraparesen (Beteiligung der Arme seltener als 20%), sowie Sensibilitäts- und Blasen-/Mastdarmstörungen. Die sensiblen Hinterstränge sind oft in geringerem Maße betroffen als die Vorderseitenstränge. Der obere Rand des Querschnittssyndroms wird häufig von einem hyperpathischen Areal begrenzt.

Bei 50% der Patienten geht die Symptomatik mit Fieber einher. Obwohl eine Querschnittsmyelitis grundsätzlich durch eine direkte erregerbedingte Entzündung (Bakterien, Viren, Parasiten) ausgelöst werden kann, tritt sie meistens als para- oder postinfektöse Erkrankung auf. Sie ist dann mit infektiösen Vor- oder Begleiterkrankungen assoziiert, z. B. Masern, Mumps, Röteln, Windpocken, Herpes simplex, Influenza, ECHO-Virus-Erkrankungen, Hepatitis, Mononukleose, Streptokokken, Pertussis, Mykoplasmen, Pneumokokken. Auch nach Impfungen oder im Rahmen von Kollagenosen können Querschnittsmyelitiden auftreten.

Bei letzteren ist eine Differenzierung in vaskulitisch ischämische Läsion oder autoimmun-entzündliche Läsion nicht sicher möglich. Bei etwa 5% der Querschnittsmyelitiden handelt es sich um Erstmanifestationen einer multiplen Sklerose.

7.1.1 Diagnostik

Das diagnostische Vorgehen ist in Übersicht 40-8 dargestellt.

7.1.2 Differentialdiagnose

Vaskuläre oder andere entzündliche spinale Prozesse, sofern sie nicht streng als Myelitis transversa klassifizierbar sind (z. B. auch Neuro-Behçet oder Sarkoidose).

Übersicht 40-8. Diagnostik bei Verdacht auf Myelitis

- ***Kernspintomographie:***
  - zur Ausschlußdiagnostik; evtl. Nachweis einer Auftreibung des Rükkenmarks und hyperintensen Signalveränderungen im T2-gew. und im Protonenbild und Signalabschwächungen im T2-gew. Bild, evtl. differentialdiagnostische Abgrenzungsprobleme zu intramedullären Gliomen (s. Abschn. 5).
- ***Labor:***
  - Entzündungsparameter, serologische Untersuchungen zur Erregerdiagnostik einschließlich HIV.
- ***Liquor:***
  - leichte bis mäßige mononukleäre Pleozytose bis etwa ca. 300 Zellen/ mm^3, Eiweißerhöhung mit meistens positiven oligoklonalen Banden. Normale Zellzahlen möglich. Durchführung einer serologischen und evtl. kulturellen Erregerdiagnostik.

7.1.3 Therapie

Besteht der Verdacht auf eine erregerbedingte Ursache (z.B. bakteriell, viral), so steht eine antimikrobielle Behandlung im Vordergrund. Ansonsten ist eine Kortikosteroidgabe zu empfehlen, die allerdings nicht in kontrollierten Studien geprüft ist. In einer offenen Studie bei Kindern (Sebire et al. 1997) konnte unter hochdosiertem Methylprednisolon die Zeit bis zur Gehfähigkeit von 97 Tagen auf 23 Tage verkürzt werden und die Rate kompletter Remissionen nach einem Jahr betrug 80% gegenüber 10% ohne Kortikosteroide.

Ähnlich wie bei der Enzephalomyelitis werden verschiedene Varianten der Kortikosteroidtherapie vorgeschlagen (z.B. 14 Tage 1 mg/kgKG/Tag Prednison mit Ausschleichen der Dosis über 10 Tage; alternativ für 3–5 Tage 1 g Prednison oder Methylprednisolon/Tag i.v. mit anschließender Ausschleichphase). Kasuistisch ist ein günstiger Effekt einer hochdosierten i.v-Immunglobulintherapie berichtet worden. Bei zugrundeliegender Autoimmunerkrankung bzw. Kollagenose ist eine der Grundkrankheit angemessene immunsuppressive bzw. zytostatische Therapie notwendig.

7.2 Poliomyelitis

Die Infektion von Polioviren wird durch Schmierinfektion verursacht und verläuft zu ca. 95% inapparent. Eine Infektion nach Schluckimpfung („Impfpolio") auch bei Kontaktpersonen ist möglich. Bei ca. 2% der Infizierten kommt es zu einer neurologischen Beteiligung im Rahmen einer Enzephalomyelitis mit Befall der Großhirnrinde, der motorischen Hirnnervenkerne und der Vorderhörner. Meistens tritt ein 2gipfliger Fieberverlauf auf. Der Liquorbefund ist durch eine lymphozytäre Pleozytose gekennzeichnet; der Nachweis von Polioviren im Stuhl bzw. serologische Titerveränderungen bestätigen die Diagnose.

Differentialdiagnostisch kommen andere Virusmyelitiden in Betracht, insbesondere die ***FSME***, bei der es zu polioähnlichen Verläufen kommen kann (Diagnose durch serologische Untersuchungen). Eine kausale Therapiemöglichkeit besteht nicht. Vereinzelt ausgesprochene Empfehlungen zu einer i.v.-Immunglobulintherapie basieren nicht auf systematischen Untersuchungen.

Auch im Rahmen eines *Postpoliosyndroms* sind akute Dekompensationen der Funktion der Atemmuskulatur möglich.

7.3 Spinale Abszesse/Empyeme

Die Abszesse des Spinalkanals sind meistens epidural lokalisiert. Selten kann es auch zu subduralen oder intramedullären Lokalisationen kommen.

7.3.1 Spinaler epiduraler Abszeß

7.3.1.1 Lokalisation und Häufigkeit

Wegen des größeren posterioren Epiduralraums liegen die epiduralen Abszesse vorwiegend dorsal des Rückenmarks. Die Abszesse bevorzugen die thorakalen (31–63%) und lumbalen (21–44%) Wirbelsäulenabschnitte; seltener (14–26%) sind sie zervikal lokalisiert. Häufig sind mehrere (2–6) angrenzende Segmente betroffen; nur selten die gesamte Länge des Rückenmarks. Männer und Frauen erkranken in allen Altersgruppen gleich häufig.

7.3.1.2 Pathogenese und Erregerspektrum

Bei etwa 75% der Patienten läßt sich eine Infektionsquelle identifizieren, die den Ausgangspunkt für die epiduralen Abszedierung darstellt durch folgende Mechanismen:

- ***Lokale Fortleitung*** von benachbarten Infektionsherden, z.B. Wirbelosteomyelitis, Spondylodiszitis, angrenzende retropharyngeale, perinephritische oder Psoasabszesse, tiefe infizierte Dekubiti,
- ***hämatogene Ausbreitung*** von entfernteren Infektionsherden: z.B. Atemwege, Haut, Weichteile, Endokarditis, Gastrointestinaltrakt, Urogenitaltrakt, Zähne,
- ***lokale iatrogene Infektion*** durch z.B. Lumbalpunktion, intrathekale, peridurale oder paravetrebrale Injektionen oder Katheter.

Der potentielle Schädigungsmechanismus besteht sowohl in einer direkten Kompression der Rückenmarkstrukturen oder Nervenwurzeln als auch durch eine indirekte vaskuläre Schädigung durch die Pathomechanismen der Entzündung (z.B. Vaskulitis, Ödem, Infarzierung). Risikofaktoren und prädisponierend für spinale Infektionen sind Diabetes mellitus, maligne Erkrankungen, i.v.-Drogenabusus, Leberzirrhose, Nierenversagen, Alkoholismus und andere mit einer Immunsuppression einhergehende Erkrankungen oder Therapien. Die Zahl der Fälle, bei denen vorausgehende Bagatelltraumata zu kleinen Hämatomen führen, die sich dann im Rahmen einer Bakteriämie superinfizieren, scheint gering zu sein.

Die häufigsten Erreger sind: Staphylokokken (S. aureus), Streptokokken und gramnegative Enterobakterien. Gelegentlich finden sich Pilze, Mykobakterien, Actinomyces, S. epidermidis. Anders als bei den abszedierenden Infektionen des Gehirns spielen Anaerobier bei der spinalen Abszeßlokalisation eine untergeordnete Rolle.

7.3.1.3 Klinische Symptomatik und Differentialdiagnose

Bei der „Akutform" entwickeln sich die Symptome der Querschnittslähmung meist im Rahmen einer hämatogene Erregerausbreitung innerhalb einiger Tage bis zu etwa 2 Wochen; bei der operativen Entleerung findet sich frischer Eiter. Bei der „chronischen Verlaufsform", die sich meist aus fokalen Infektionen über mehrere Wochen entwickelt, zeigen sich histologisch eher granulierende und fibrosierende Gewebsveränderungen. Als Komplikationen können auftreten: spinale vaskuläre Komplikationen mit medullären Infarkten, Meningitis, septischer Schock mit Multiorganversagen. Die Differentialdiagnose umfaßt prinzipiell alle anderen Formen spinaler Kompressionen oder Läsionen durch z. B. Tumoren, Metastasen, Querschnittsmyelitis.

7.3.1.4 Diagnostik

- ***Neuroradiologie:***
  - Konventionelle Röntgenaufnahmen können verschmälerte Bandscheiben oder osteolytische Veränderungen als Hinweise auf eine Spondylitis bzw. Spondylodiszitis oder tumoröse Veränderungen geben. Anzustreben ist die rasche Durchführung einer MRT; bei eingeschränkter Verfügbarkeit kann eine Myelographie mit Post-Myelo-CT erfolgen (s. oben).
- ***Laborbefunde:***
  - Hinweise auf Entzündung: Leukozytose, BKS, CRP. Bei chronischen Verläufen können die klassischen Entzündungszeichen fehlen. Im Liquor findet sich eine vorwiegend granulozytäre aber auch gemischtzellige Pleozytose mit erhöhtem Eiweiß bis hin zum „Sperrliquor". **Cave:** Primär sollte beim Verdacht auf einen epiduralen Abszeß wegen der möglichen Verschleppung infektiösen Materials keine LP durchgeführt werden. Positive Kulturen finden sich im Blut zu 60–70%, im Liquor zu ca. 20%, in Abszeßmaterial zu 50–90%.

7.3.1.5 Therapie

Eine rasche operative Dekompression mit Drainage und antibiotischer i.v.-Therapie ist entscheidend für die Begrenzung der voranschreitenden neurologischen Ausfälle. Nur in seltensten Fällen ist eine alleinige antibiotische Therapie gerechtfertigt (z. B. bei multisegmentalen Abszessen, einer seit mehreren Tagen kompletten Querschnittssymptomtik, einem kleinen Abszeß mit diskreter neurologischer Symptomatik).

Die kalkulierte Antibiotikatherapie vor bzw. bei fehlendem Erregernachweis muß sich an der Erregerwahrscheinlichkeit anhand der anamnestischen und klinischen Konstellation orientieren (s. Behandlung der Meningitis). Eine breite Therapie besteht aus einer Kombination eines staphylokokkenwirksamen Antibiotikums (z. B. Oxacillin, Flucloxacillin, Vancomycin) mit einem Drittgenerations-Cephalosporin (z. B. Cefotaxim, Ceftriaxon) - alternativ evtl. auch einem Carbapenem (z. B. Meropenem) oder einem neueren Fluorchinolon der Gruppe III oder IV (z. B. Levofloxazin) - und einem Aminoglykosid (z. B. Tobramycin, Netilmycin).

Die Therapie muß mindestens über 3–4 Wochen fortgeführt werden, bei Beteiligung angrenzender Wirbel- oder Bandscheibenstrukturen mindestens über etwa 6–8 Wochen. Bei Spondylodiszitis ist meist eine Lagerung im Gipsbett angezeigt. Der Einsatz von Kortikosteroiden (z. B. 24 mg Dexamethason/Tag in der ersten Wochen) wird kontrovers beurteilt, da kontrollierte Studien hierzu nicht vorliegen.

7.3.1.6 Prognose

In größeren Serien zeigten etwa 40% der Patienten eine Remission. Eine Restsymptomatik fand sich in leichter Form bei 26%, in schwererer Form bei 22%. Tödliche Verläufe traten bei 13% auf. Prognoseentscheidend ist die frühzeitige operative Dekompression: liegt die Querschnittssymptomatik länger als 24–36 h vor, so ist eine komplette Erholung nicht wahrscheinlich.

7.3.2 Spinales subdurales Empyem

Das ätiologische Spektrum, der klinische Verlauf und das diagnostische und therapeutische Vorgehen bei den sehr selten auftretenden subduralen Empyemen unterscheiden sich nicht von den epiduralen Abszessen.

Literatur

Baker AS, Ojemann RG, Swartz MN, Richardson EP (1975) Spinal epidural abscess. N Engl J Med 293:463–468

Berman M, Feldman S, Alber M, Zelber N, Kahann E (1981) Acute transverse myelitis: incidence and etiological considerations. Neurology 31:966–971

Bracken MB, Shepard MJ, Collins WF et al. (1990) A randomized, controlled trial of methylprednisolone or naloxone in the treatment of acute spinal-cord injury: Results of the Second National Acute Spinal Cord Injury Study. N Engl J Med 322:1405–1411

Bracken MB, Shepard MJ, Holfrod TR, Leo-Summers L et al. (1997) Administration of methylprednisolone for 24 or 48 hours or tirilazad mesylate for 48 hours in the treatment of acute spinal-cord injury. JAMA 277:1597–1604

Cheshire WP, Santos CC, Massey EW, Howard JF (1996) Spinal cord infarction: etiology and outcome. Neurology 47:321–330
Del Curling O, Gower DJ, McWhorter JM (1990) Changing concepts in spinal epidural abscess: a report of 29 cases. Neurosurgery 27:185–192
Faig J, Busse O, Salbeck R (1998) Vertrebral body infarction as a confirmatory sign of spinal cord ischemic stroke. Report of three cases and review of the literature. Stroke 29:239–243
Howard RS, Thorpe J, Barker R et al. (1998) Respiratory insufficiency due to high anterior cervical cord infarction. J Neurol Neurosurg Psychiat 64:358–361
Jellinger K (1980) Morphologie und Pathogenese spinaler Durchblutungsstörungen. Nervenarzt 51:65–77
Kestle JRW, Rsch L, Tator CH, Kucharczyk W (1989) Intervertebral disc embolization resulting in spinal cord infarction. J Neurosurg 71:938–941
Kim RC, Smith HR, Henbest ML, Choi BH (1984) Nonhemorrhagic venous infarction of the spinal cord. Ann Neurol 15:379–385
Lange M, Tiecks F, Schielke E et al. (1993) Diagnosis and results of different treatment regimens in patients with spinal abscesses. Acta Neurochir (Wien) 125:105–114
Lisak RP (1985) Acute transverse myelitis. In: Johnson RT (ed) Current therapy in neurologic disease. Mosby Year Book, St. Louis, pp 398–400
Martin RJ, Yuan HA (1996) Neurosurgical care of spinal, epidural, subdural, and intramedullary abscesses and arachnoitis. Orthop Clin North Am 27:125–136
Masalchi M, Cosottini M, Ferrito G et al. (1998) Posterior spinal artery infarct. Am J Neuroradiol 19:361–363
Maslen DR, Jones SR, Crislip MA et al. (1993) Spinal epidural abscess. Optimizing patient care. Arch Intern Med 153:1713–1721
Nitsche B, Perschak H, Curt A, Dietz V (1996) Loss of circadian blood pressure variability in complete tetraplegia. J Hum Hypertension 10:311–317
Redekop GJ, Del Maestro RF (1992) Diagnosis and management of spinal epidural abscess. Can J Neurol Sci 19:180–187
Satran R (1988) Spinal cord infarction. Stroke 19:529–532
Sebire G, Hollenberg H, Meyer L et al. (1997) High dose methylprednisolone in severe acute transverse myelopathy. Arch Dis Child 76:167–168
Tosi L, Rigoli G, Beltramello A (1996) Fibrocartilaginous embolism of the spinal cord: a clinical and pathogenetic reconsideration. J Neurol Neurosurg Psychiatry 60:55–60
Wheeler D, Keiser P, Rigamonti D, Keay S (1992) Medical management of spinal epidural abscesses: case report and review. Clin Infect Dis 15:22–27

D. Übergreifende Konzepte

Kapitel 41
Elektrolythaushalt und Ernährung

E. Keller, W. Reeker

INHALT

1 Wasser- und Elektrolythaushalt

Störungen des Wasser- und Elektrolythaushalts treten in der neurologischen Intensivmedizin besonders häufig auf. Das pathophysiologische Verständnis ist für die Differentialdiagnose und die richtige Therapie der Elektrolytstörung von größter Bedeutung.

1.1 Natrium und Wasser

1.1.1 Grundlagen und Begriffe

1.1.1.1 Gesamtkörperwasser, freies Wasser, extrazelluläres Flüssigkeitsvolumen

Der totale Wassergehalt des Körpers schwankt erheblich von 45%–80% (durchschnittlich ca. 55%) und ist abhängig von Alter, Geschlecht und Körperbau. Die richtige Einschätzung des Gesamtkörperwassers ist insofern von praktischer Bedeutung, als es als Verteilungsvolumen für zugeführtes bzw. entzogenes freies Wasser fungiert. Als freies Wasser wird osmotisch nicht gebundenes Wasser bezeichnet. Da Kohlenhydrate im Organismus metabolisiert werden, resultiert aus der Zufuhr reiner Kohlenhydratlösungen eine gleiche Menge freien Wassers, wobei das Oxidationswasser i. allg. vernachlässigt werden darf.

In der Flüssigkeitstherapie gilt deshalb Wasser, das nicht durch Elektrolyte oder nichtmetabolisierbare Substanzen in einer Konzentration von rund 145 mmol/l osmotisch gebunden ist, als freies Wasser. Die rasche Zufuhr freien Wassers und hypotoner Lösungen hat eine Wasserverschiebung nach intrazellulär und ein Anschwellen der Hirnzellen zur Folge und soll insbesondere bei neurologischen Intensivpatienten vermieden werden.

Das Körperwasser verteilt sich auf 2 Kompartimente, den intra- (3/5 des Körperwassers) und den extrazellulären Raum (2/5 des Körperwassers). Das extrazelluläre Kompartiment kann weiter unterteilt werden in ein intravaskuläres und ein interstitielles Kompartiment. Die Zusammensetzung der extrazellulären Flüssigkeit, in der Natrium (Na) und Chlorid (Cl) vorherrschen, unterscheidet sich von derjenigen des intrazellulären Raums, in dem Kalium (K) und Phosphat (Ph) überwiegen. Intrazellulär gebundene Anionen (v. a. Proteine und organische Phosphate) und aktiver Transport durch Na-K-Pumpen sind v. a. für diese Unterschiede verantwortlich.

Das Zellvolumen (= intrazelluläres Volumen; IZV) entzieht sich der direkten klinischen Beurteilung oder therapeutischen Beeinflussung. Im Gegensatz dazu sind Schwankungen des extrazellulären Flüssigkeitsvolumens (EZV) bei normalem kolloidosmotischen Druck, normaler Kapillarpermeabilität und hämodynamischen Druckverhältnissen anhand des intravaskulären Volumenstatus (s. unten) zu beurteilen.

Da der Verteilungsraum des Na im wesentlichen dem EZV entspricht, Wasser indessen frei die Schranken zwischen den Körperräumen passiert, ergeben sich zwei grobe, klinisch brauchbare Grundregeln: Danach führen primäre Störungen des Na-Bestandes bei intakter Osmoregulation zu isolierten Störungen des EZV, während primäre Störungen des Wasserbestandes Störungen des intra- und extrazellulären Volumens nach sich ziehen. Weicht der Wasserbestand von seinem normalen Verhältnis zu den gelösten Teilchen ab, so resultiert eine Störung der Osmolalität.

1.1.1.2 Osmotischer Druck, Osmolarität, Osmolalität, Tonizität und osmotische Lücke

Der osmotische Druck einer Lösung ist ein Maß für die Konzentration der darin gelösten Stoffe. Gemessen in Milliosmol [mosmol] kann er für einwertige Ionen mit Millival [mval] gleichgesetzt werden. NaCl dissoziiert in Wasser nahezu vollständig und ergibt eine Osmolalität, die dem Doppelten der Konzentration jedes der beiden Elektrolyte entspricht (0,9%ige NaCl-Lösung =154 mval Na+154 mval Cl=154 mosmol Na+154 mosmol Cl=308 mosmol/l).

Die Osmolarität bezeichnet den osmotischen Druck pro Volumeneinheit einer Lösung (gelöste Stoffe + Lösungsmittel), während die Osmolalität pro Volumeneinheit Lösungsmittel (Wasser) angegeben wird. Obwohl in biologischen Lösungen mit hohem Wassergehalt Osmolalität und Osmolarität nicht wesentlich voneinander verschieden sind, wird der osmotische Druck in Relation zu Wasser, korrekterweise als Osmolalität angegeben.

Die Tonizität beschreibt den Unterschied im osmotischen Druck zwischen zwei Flüssigkeitskompartimenten. Sie erzeugt einen Gradienten für Flüssigkeitsverschiebungen zwischen den Kompartimenten. Ein gelöster Stoff, der sich gleich zwischen zwei Kompartimenten verteilt, erhöht die Osmolalität beider Kompartimente, steigert aber nicht deren Tonizität (z.B. Harnstoff, Ethanol, Methanol, Ethylenglykol).

Die Osmolalität der extrazellulären Flüssigkeit entspricht der Osmolalität des Serums. Sie wird laborchemisch über die Gefrierpunkterniedrigung von Wasser bestimmt. Die Messung der Serumosmolalität ist nur im Vergleich mit der Berechnung der Osmolalität aus Na, Glukose und Harnstoff sinnvoll.

Eine vergrößerte osmotische Lücke (gemessene – berechnete Osmolalität) >10 mosmol/l H_2O liegt vor bei vermindertem Serumwassergehalt oder beim Vorhandensein zusätzlicher niedermolekularer Substanzen im Serum (Übersicht 41-1).

Die Cl-Bestimmung (Berechnung der Anionenlücke) ist bei zusätzlich vorliegender Störung des Säure-Basen-Gleichgewichts von weiterem differentialdiagnostischem Wert.

Übersicht 41-1. Schritte zur Evaluation der Serumosmolalität

1. Messung der Osmolalität immer zusammen mit Serum-Na, Glukose und Harnstoff
2. Berechnung der Osmolalität:

   $$\text{mosmol/l } H_2O = 2 \times \text{Glukose} + \text{Harnstoff [mmol/l]}$$

3. Ursachen osmotische Lücke (gemessene - berechnete) Osmolalität >10 mosmol/l H_2O
   - Verminderter Serumwassergehalt
     - Hyperlipidämie
     - Hyperproteinämie

     Zusätzliche niedermolekulare Substanzen im Serum
     - Mannitol
     - Ethanol
     - Methanol
     - Ethylenglykol
     - Andere Toxine mit Molekulargewicht <150
   - Laborfehler

1.1.1.3 Regulation

Die Regulation des Plasmawassers samt Elektrolyten wird von der Regulation des Blutvolumens bestimmt. Hochdruck- (aortale) und Niederdruck- (Vorhof-)barorezeptoren registrieren Blutvolumen und Blutdruck und modulieren die Flüssigkeitsaufnahme (Durstmechanismus) und die Flüssigkeitsabgabe (Niere sowie Filtration der Mikrozirkulation; s. Abb. 41-1).

Bei Wassermangel sind Volumen- und Osmoregulation synergistisch wirksam im Sinne einer Sekretion von antidiuretischem Hormon (ADH) und Wasserretention. Der erhöhte Sympathikotonus steuert via Nierenarterienblutfluß die Sekretion von Renin und damit die Konzentration von Angiotensin II und Aldosteron.

Das atriale natriuretische Peptid (ANP), das durch erhöhten Druck bzw. Dehnung des rechten Vorhofs aus Kardiozyten abgegeben wird, wirkt rasch (innerhalb von 2–3 min) und kurz (während 15–20 min) u.a. direkt auf die Nieren mit Natriurese und Diurese.

Treten Osmoregulation und Volumenregulation in Konkurrenz, dann wird die Volumenregulation dominant. Zum Beispiel bleibt bei gleichzeitigem Blutverlust und Wasserinfusion die Wasserdiurese aus, da die intrathorakale Volumenminderung einen stärkeren Reiz für die ADH-Sekretion darstellt als die Hypoosmolalität.

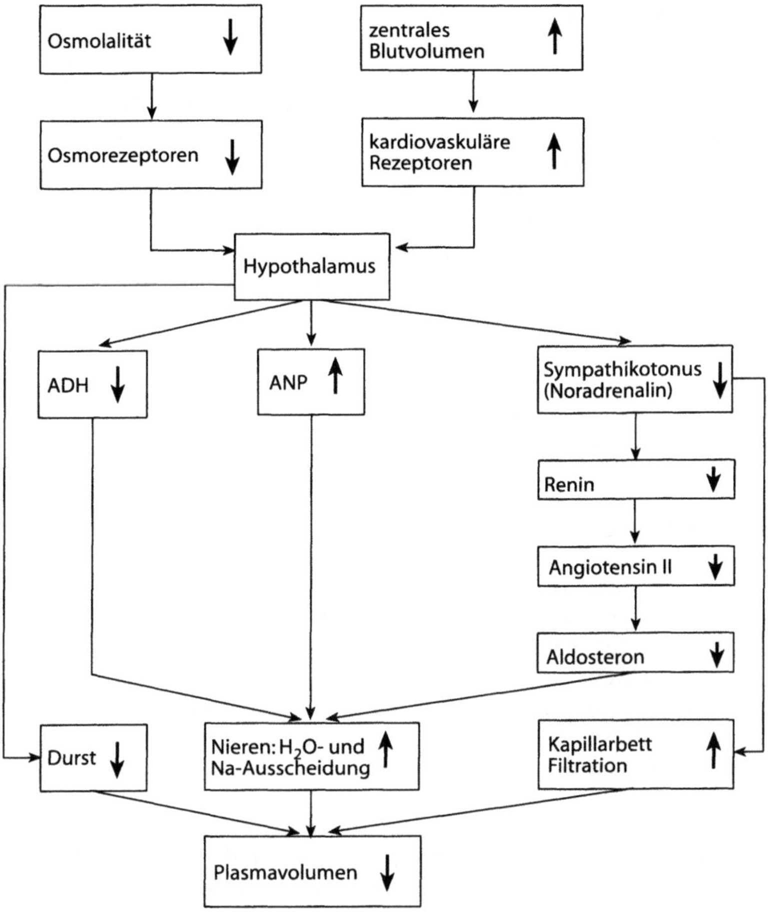

Abb. 41-1. Volumen- und Osmoregulation. (Mit freundlicher Genehmigung mod. nach E. A. Koller)

1.1.1.4 Differentialdiagnostische Kriterien

Zur Beurteilung des EZV gehört die Beurteilung des intravasalen Volumenstatus mit der Untersuchung der Halsvenenfüllung bei 0° und 45°, sowie des hepatojugulären Refluxes. Klinisch schwierig zu beurteilen ist beim neurologischen Intensivpatienten der Flüssigkeitsstatus anhand von Durst, des Hautturgors, der Schleimhäute, der Urinmenge und der Flüssigkeitsbilanz. Leider ist dessen Einschätzung anhand des intravasalen Volumens und des Hautturgors oft irreführend. Ein invasives hämodynamisches Monitoring mit Messung der ventrikulären Füllungsdrücke sowie die Bestimmung der Na-Konzentration in einer Urinprobe können zur Beurteilung des EZV weiterführen. Eine Na-Konzentration im Urin <10 mval/l spricht für ein niedriges EZV durch extrarenale Na-Verluste (nicht verwertbar nach Diuretika, bei Niereninsuffizienz und bei Leberzirrhose).

Anhand des Leitsymptoms Polyurie kann die sich entwickelnde Elektrolytstörung erkannt und anhand weniger differentialdiagnostischer Kriterien früh behandelt werden (Abb. 41-2). Zusätzliche Hirnschädigungen, wie sie durch Wassereinstrom in die Hirnzelle (Hyponatriämie, Zunahme des Hirnödems) oder Wasserausstrom aus der Hirnzelle (Hypernatriämie) auftreten, können dadurch vermieden werden.

Für die Wasser- und Elektrolytausscheidung existieren keine eigentlichen Normwerte. Vielmehr müssen Urin-Na und -Osmolalität als „erwartete Antwort" auf eine klinische Situation (Flüssigkeitsstatus, Serum-Na, exogene Zufuhr von ADH) im Verlauf wiederholt bestimmt und interpretiert werden.

1.1.2 Isotone Störungen

1.1.2.1 Isotones Volumendefizit

Ein kombiniertes proportionales Defizit an Na und Wasser im Extrazellulärraum führt zum isotonen Volumendefizit. Obwohl häufig mit Dehydratation gleichgesetzt, sollte der letztere Begriff für ein isoliertes Wasserdefizit mit hypertonem Plasma reserviert werden. Die häufigsten Ursachen sind in Übersicht 41-2 aufgelistet.

Das Ableiten von Magensaft ist mit dem Verlust von H^+-Ionen und einer Alkalose verbunden, während Durchfall und gastrointestinale Fisteln häufig mit K- und Bikarbonatverlusten einhergehen. Die sekundäre Aktivierung des Renin-Aldosteron-Systems kann die Hypokaliämie zusätzlich verstärken. Das polyurische Nierenversagen kann sich als isotones Volumendefizit mit normalem Serum-Na oder auch bei verminderter tubulärer Na-Rückresorption als Hyponatriämie bzw. hypotones Volumendefizit manifestieren.

Mannitol, Glycerol und Sorbitol zur Osmotherapie bei erhöhtem Hirndruck bewirken initial durch eine Erhöhung des osmotischen Drucks einen intravaskulären Wassereinstrom und eine Verdünnung mit kurzzeitigem Absinken der Serum-Na-Konzentration. Mit der nachfolgenden Wasserdiurese steigt das Serum-Na wieder an, so daß bei wiederholter Verabreichung von Osmodiuretika eine Hypernatriämie auftreten kann.

Zu den Symptomen des isotonen Volumendefizits gehören die Zeichen des verminderten EZV. Im Serum sind Hämatokrit, Kreatinin, Harnstoff, Protein und bei beginnender Organminderperfusion das Laktat erhöht. Die ausgeprägte Hypovolämie ist begleitet von den Zeichen des hypovolämen Schocks (Tachykardie, Hypotonie, Oligurie bis Anurie). Sie ist mit der drohenden Minderperfusion lebenswichtiger Organe zunächst unabhängig von einer allfällig vorliegenden Elektrolytstörung primär mit kolloidalem Volumenersatz zu behandeln. Nach Kreislaufstabilisierung richtet sich die weitere Therapie nach Abschätzen des Salz- und Wasserdefizits. Flüssigkeits- und Volumenzufuhr, deren Verluste sowie Diuresemenge müssen bilanziert werden. Zur Kontrolle von Volumenstatus und kardialer Vorlast kann die Einlage eines zentralvenösen Katheters bzw. Swan-Ganz-Katheters hilfreich sein.

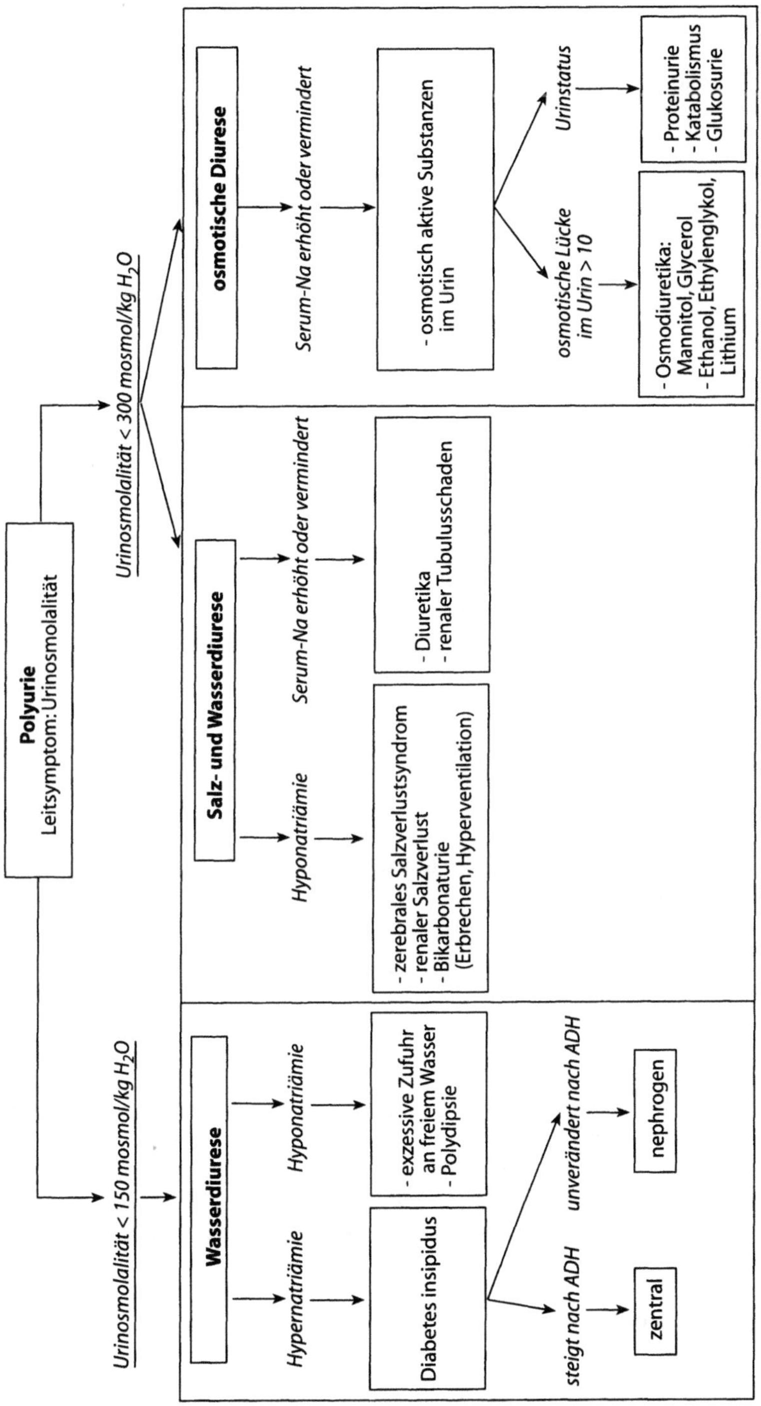

Abb. 41-2. Flußdiagramm Differentialdiagnose der Polyurie

Übersicht 41-2. Ursachen des isotonen Volumendefizits

- Inadäquate Flüssigkeitszufuhr
  - Vermindertes Durstgefühl
    - Alter
    - Läsionen im Hypothalamus
  - Trinkunvermögen
    - Verminderte Bewußtseinslage
    - Schluckstörung
    - Tetraparese
- Extrarenale Verluste
  - Gastrointenstinal
    - Durchfall
    - Erbrechen, ableitende Magensonde
    - Pankreatitis, Fisteln, Drainagen, Laparatomie, Aszites
  - Verluste über die Lunge
    - Hyperventilation
    - Maschinelle Beatmung ohne Anwärmung und Befeuchtung der Atemgase
  - Verluste über die Haut
    - Vegetative Dysautonomie (Delirium tremens, andere Entzugssyndrome, malignes Neuroleptikasyndrom, Katatonie, Guillain-Barré-Syndrom)
    - Fieber, Schwitzen
    - Verbrennungen, Wunden
- Renale Verluste
    - Diuretika
    - Osmotische Diurese (Mannitol, Glycerol, Sorbitol, Alkohol, diabetische Glukosurie)
    - Polyurische Niereninsuffizienz
- Endokrin (Hypophysen-, Nebennierenrindeninsuffizienz)

1.1.2.2 Isotoner Volumenüberschuß

Isotoner Volumenüberschuß ist meist Folge zu rascher oder übermäßiger Flüssigkeits- oder Volumenzufuhr, v.a. bei eingeschränkter kardialer Funktion. Bei der hypervolämen hypertensiven Hämodilutionstherapie zur Prävention von Vasospasmen bei Subarachnoidalblutung wird ein isotoner Volumenüberschuß mit leicht erhöhten zentralvenösen Füllungsdrücken angestrebt.

1.1.3 Hyponatriämie

Die Hyponatriämie spiegelt eine Verdünnung des Serum-Na wider. Als Leitsymptom zur Differentialdiagnose der Hyponatriämie soll das EZV beurteilt werden. In Beziehung zum EZV wird die hypovoläme, normovoläme und hypervoläme Hyponatriämie unterschieden. Ein Flußdiagramm zur Differentialdiagnose der Hyponatriämie ist in Abb. 41-3 dargestellt.

1.1.3.1 Hypovoläme Hyponatriämie

Der renale Salzverlust als Folge eines Nierentubulusschadens tritt häufig auf nach Splanchnikushypoperfusion, bei Rhabdomyolyse und unter Therapie mit Aminoglykosidantibiotika und Diuretika. Das zerebrale Salzverlustsyndrom („cerebral salt wasting") ist definiert als renaler Salzverlust bei intrakranieller Erkrankung, der zu Hyponatriämie und einer Verminderung des EZV führt. Die Entstehung des zerebralen Salzverlustsyndroms, letztlich pathophysiologisch noch ungeklärt, scheint mit der Freisetzung natriuretischer Faktoren und einer Störung der zentralen Regulation der Na-Homöostase zusammenzuhängen. Am häufigsten bei der Subarachnoidalblutung vorkommend, hat das zerebrale Salzverlustsyndrom die Therapie zur Prävention von Vasospasmen und Sekundärischämien verändert.

Zu den selteneren Ursachen des zerebralen Salzverlustsyndroms gehören Schädel-Hirn-Trauma, Hirntumoren und Meningitis carcinomatosa. Das zerebrale Salzverlustsyndrom ist vom Syndrom der inadäquaten ADH-Sekretion (SIADH) (s. unten) durch die klinischen Zeichen des verminderten EZV und die Polyurie zu unterscheiden. Weitere differentialdiagnostische Kriterien sind in Tabelle 41-1 zusammengestellt.

Im Gegensatz zur Flüssigkeitsrestriktion beim SIADH soll der Salz- und Wasserverlust beim zerebralen Salzverlustsyndrom mit Substitution von Na und Flüssigkeit bzw. Volumen behandelt werden. Es zeigte sich, daß dieses Regime die Inzidenz von sekundären Hirnschäden bei Vasospasmen signifikant vermindert. Um die renale Na-Rückresorption zu fördern kann Fludrocortison 0,2–0,4 mg/Tag verabreicht werden.

Tabelle 41-1. Differentialdiagnose „zerebrales Salzverlustsyndrom" (*ZSVS*) – SIADH

Parameter	*ZSVS*	*SIADH*
Extazelluläres Volumen	⇓	⇑
Plasmavolumen	⇓	⇑ oder normal
Wasserbilanz	⇓	⇑
Hautturgor	⇓	Normal
Gewicht	⇓	⇑ oder normal
Zentralvenöser Druck (ZVD)	⇓	⇑ oder normal
Pulmonalkapillärer Verschlußdruck (PCWP)	⇓	⇑ oder normal
Hämatokrit	⇑	⇓ oder normal
Urin-Na-Konzentration	⇑⇑	⇑
Serumharnsäure	Normal	⇓
Serumkalium	Normal	⇓ oder normal

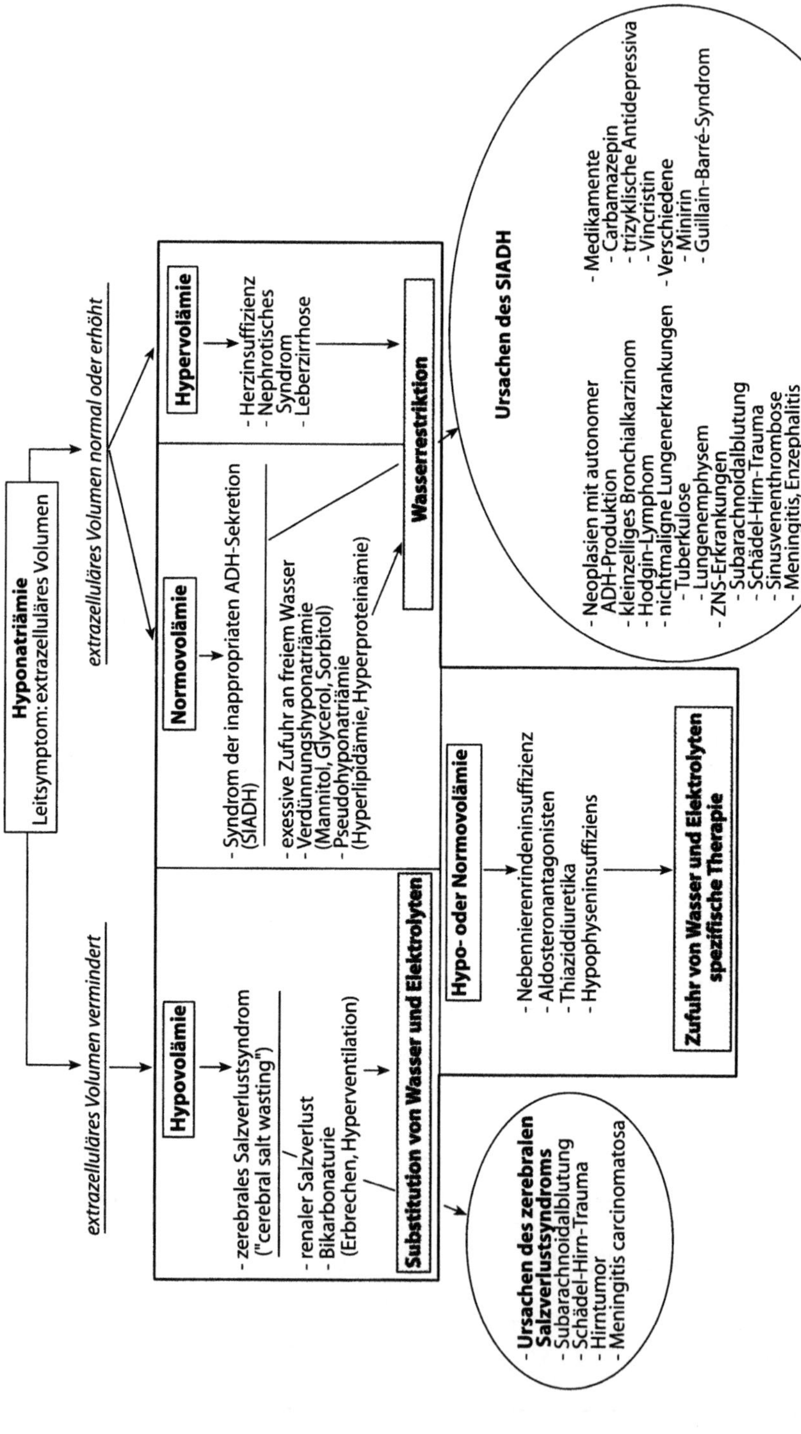

Abb. 41-3. Flußdiagramm zur Differentialdiagnose der Hyponatriämie

1.1.3.2 Normo-/hypervoläme Hyponatriämie

Das Syndrom der inapproriaten ADH-Sekretion (SIADH) führt durch physiologisch inadäquate ADH-Sekretion oder erhöhte renale Sensitivität auf ADH zu Wasserretention und Hyponatriämie. Zahlreiche Erkrankungen des zentralen Nervensystems, Neoplasien und Medikamente können mit einem SIADH assoziiert sein. Nicht selten kann weder neuroradiologisch noch endokrinologisch eine direkte Beeinträchtigung des Hypothalamus nachgewiesen werden.

Zahlreiche konkommitierende Faktoren (z. B. Carbamazepin als Anfallsprophylaxe bei neurologischer Grunderkrankung oder bei kleinzelligem Bronchuskarzinom) können das Auftreten eines SIADH begünstigen. Das Bild des SIADH kann iatrogen induziert werden, indem ohne vorangehende Differentialdiagnose bei Polyurie Desmopressin (Minirin) z. B. fälschlicherweise bei einem sich entwickelnden zerebralen Salzverlustsyndrom verabreicht wird.

Beim SIADH kommen zu den klinischen Symptomen der Hyponatriämie folgende zusätzlichen diagnostischen Kriterien: Eine hohe Urin-Na-Konzentration (>20 mmol/l) ist mit einer hohen Urinosmolarität (>als Serumosmolalität) verbunden. Aus ungeklärten Gründen bestehen beim SIADH z. B. gegenüber der Herzinsuffizienz oder dem nephrotischen Syndrom keine Ödeme. Im Gegensatz zum zerebralen Salzverlustsyndrom weisen beim SIADH eine verminderte Urinmenge, eine positive Flüssigkeitsbilanz und ein normaler Volumenstatus auf einen erhöhten Gesamtkörperwassergehalt hin. Mit der Therapie können ADH-Serumspiegel nicht abgewartet werden, die beim SIADH bei tiefer Serumosmolarität unverhältnismäßig hoch sind.

Bei einer Serumosmolarität <270 mosmol/l liegt im Normalfall die ADH-Konzentration im Serum unterhalb des meßbaren Bereichs. Der diagnostische Wasserbelastungstest ist durch die gefährdende Verstärkung der Hyponatriämie bei neurologischen Intensivpatienten klinisch nicht anwendbar.

Die Therapie des SIADH beinhaltet die Flüssigkeitsrestriktion auf 1000–1500 ml/Tag, das Anstreben negativer Flüssigkeitsbilanzen und eine adäquate Salzzufuhr. Bei symptomatischen Patienten mit Serum-Na-Konzentrationen <125 mmol/l soll mittels hypertoner NaCl-Lösung unter engmaschiger 1- bis 2stündlicher Kontrolle ein langsamer Anstieg des Serum-Na angestrebt werden. Die Geschwindigkeit der Na-Korrektur soll der Geschwindigkeit der Entwicklung der Elektrolytstörung angepaßt werden, und sie soll auf jeden Fall um weniger als 10 mmol/24 h erfolgen. Nach zu rascher Korrektur des Serum-Na können Myelinolysen v. a. in der zentralen Pons, aber auch in anderen Bereichen mit engem Kontakt von grauem und weißem Hirnparenchym auftreten.

Das osmotische Demyelinisierungssyndrom, ursprünglich als zentrale pontine Myelinolyse bezeichnet, manifestiert sich klinisch unmittelbar nach Korrektur der Hyponatriämie als initiale neurologische Verbesserung mit allerdings folgender Verschlechterung der Bewußtseinslage, Krampfanfällen, Hypoventilation und Hypotonie, Pseudobulbärparalyse und Tetraparese.

1.1.4 Hypernatriämie

Die Erhöhung des Serum-Na hat zwei mögliche Ursachen:

- Verlust von hypotoner Flüssigkeit (Na-Konzentration unterhalb der des Serums)
- oder seltener die Zufuhr von hypertoner Lösung (hypertone NaCl-Lösung, Natriumbicarbonat).

Als Leitsymptom zur Differentialdiagnose soll wie bei der Hyponatriämie das EZV beurteilt werden. Das entsprechende Flußdiagramm zur Differentialdiagnose der Hypernatriämie ist in Abb. 41-4 dargestellt.

Das Vorliegen eines Diabetes insipidus kann unter den akuten Krankheitsbedingungen neurologischer Intensivpatienten wegen der Risiken sekundärer Hirnschädigungen nicht anhand von Durstversuch oder von Flüssigkeitsrestriktion dokumentiert werden. Die Trias Hypernatriämie, Polyurie und tiefe Urinosmolarität läßt meist definitiv auf das Vorliegen eines Diabetes insipidus schließen. Die Bestimmung der Urinosmolalität nach Verabreichung des ADH-Analogons Desmopressin (Minirin) läßt zwischen zentralem und nephrogenem Diabetes insipidus differenzieren. Die langsame Korrektur erhöhter Serum-Na-Konzentration soll insbesondere bei Patienten mit Erkrankungen, die zur Hirnödementwicklung prädisponieren, dessen Verstärkung und weitere Hirndruckanstiege verhindern.

Physiologische 0,9%ige NaCl- oder Ringer-Laktatlösungen sind zur Korrektur eines Flüssigkeitsdefizites oft schon ausreichend (hypoton in Relation zur erhöhten Serumosmolalität). Bei ineffizienter Senkung oder Weiteranstieg des Serum-Na soll möglichst anstelle der intravenösen Verabreichung hypotoner Lösungen die enterale Zufuhr freien Wassers (langsamere Resorption, geringere Erzeugung eines Osmolalitätsgradienten) bevorzugt werden. Kann bei ausgeprägter anhaltender Polyurie (Wasserdiurese oder z.B. osmotische Diurese nach Mannitol) der drohenden Hypovolämie durch Flüssigkeitsersatz nicht nachgekommen werden, so kann probatorisch 1 µg Minirin i.v. oder s.c. verabreicht werden.

Als absolute Kontraindikation zur Verabreichung von Desmopressin muß allerdings ein beginnendes Nierenversagen ausgeschlossen werden. Der echte zentrale Diabetes insipidus bedarf einer Minirin-Substitutionsdosis von 2–8 µg s.c. oder als Nasenspray 10–40 µg/Tag.

1.2 Kalium

Nur 2% des Gesamtkörperkaliums befindet sich im extrazellulären Kompartiment. Deshalb repräsentiert das im Labor gemessene Serumkalium (K) nur unzureichend das Gesamtkörperkalium. Zahlreiche metabolische Störungen wie z.B. Störungen des Säure-Basen-Gleichgewichts verursachen transzelluläre K-Verschiebungen, die sich im Serum als Hyperkaliämie bzw. Hypokaliämie manifestieren, ohne daß sich am Gesamtkörperkaliumgehalt etwas verändert hat.

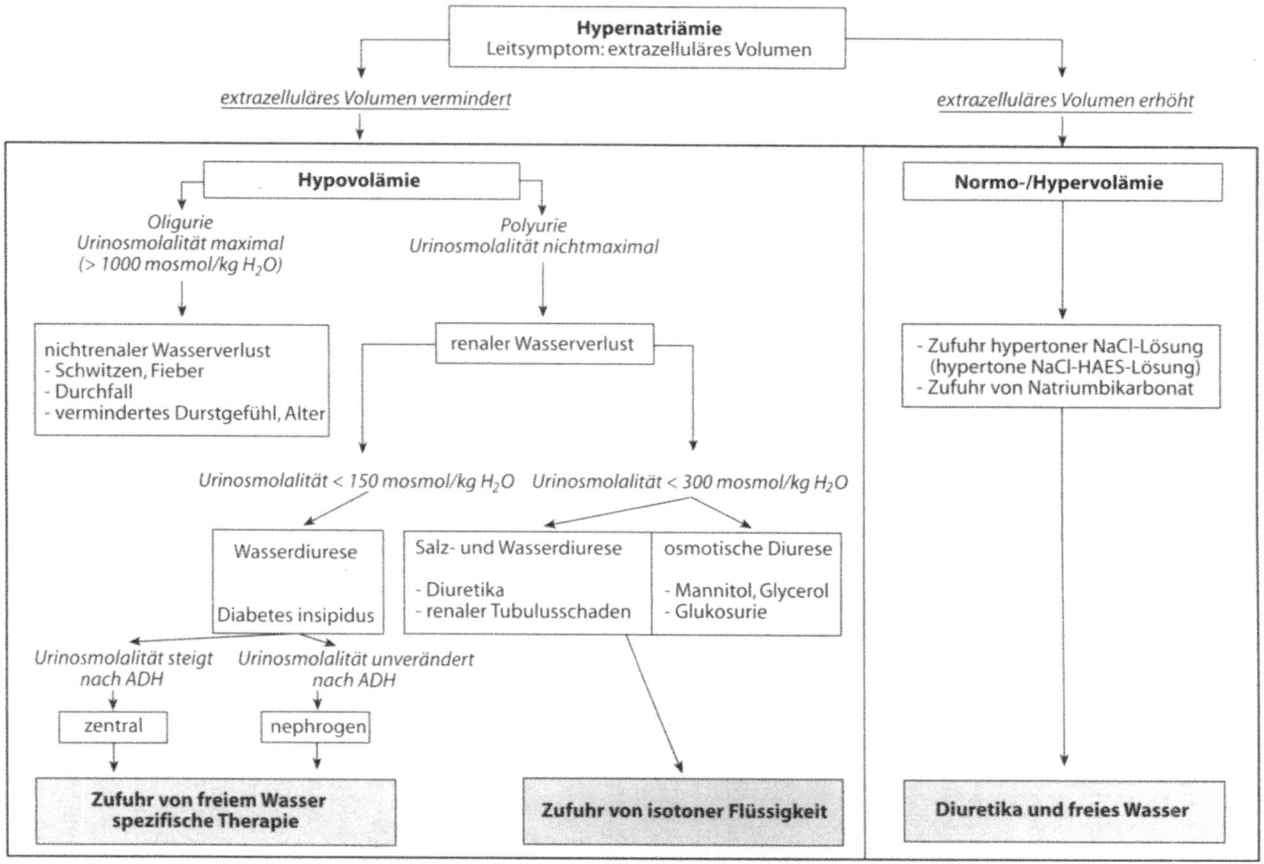

Abb. 41-4. Flußdiagramm zur Differentialdiagnose der Hypernatriämie

1.2.1 Hypokaliämie

Unter Hypokaliämie versteht man das Vorliegen einer Serum-K-Konzentration <3,5 mval/l. Als Ursachen müssen echte K-Verluste durch Schleifen- oder Osmodiuretika, Durchfall und Erbrechen von möglicherweise passageren intrazellulären K^+-Verschiebungen (Katecholamine, Alkalose) differenziert werden.

Hypokaliämie erniedrigt die Erregungsschwelle der Herzmuskelzelle und kann das Auftreten von Herzrhythmusstörungen (U-Wellen, supraventrikuläre Tachykardien, Vorhofflimmern/-flattern, Extrasystolen) begünstigen. Beim Herzkranken und Patienten unter Digitalistherapie können Herzrhythmusstörungen schon bei tiefnormalem Serum-K auftreten, so daß entsprechend hochnormale K-Werte >4,0 mmol/l angestrebt werden sollen.

Die Therapie der Hypokaliämie richtet sich nach gleichzeitig vorliegenden Herzrhythmusstörungen oder nach einer Digitalistherapie, nach der Menge an verlorenem K und der Geschwindigkeit des Auftretens der Elektrolytstörung. Bei chronischer Hypokaliämie oder v.a. bei möglichem K-Shift soll die K-Substitution äußerst vorsichtig mit engmaschigen Kontrollen erfolgen (Sinusstillstände, AV-Blockierungen bei akuter Hyperkaliämie). Ebenso muß bei Intensivpatienten mit beginnendem Multiorganversagen während der K-Substitution zusätzlich mit einer sich entwickelnden Niereninsuffzienz und K-Retention gerechnet werden.

1.2.2 Hyperkaliämie

Eine Hyperkaliämie liegt definitionsgemäß bei einem Serum-K >5,5 mmol/l vor. Eine Pseudohyperkaliämie durch Hämolyse bei der Venenpunktion muß durch eine zweite K-Kontrolle ausgeschlossen werden.

Als Ursachen müssen eine transzelluläre K-Verschiebung, eine erhöhte K-Produktion oder eine verminderte K-Ausscheidung in Betracht gezogen werden. Muskelnekrosen (Rhabdomyolyse, Logensyndrom, akutes Ischämiesyndrom) und eine ausgeprägte Hämolyse bewirken eine direkte K-Freisetzung ins Serum durch Zerstörung von Zellmembranen.

Häufig sind Hyperkaliämien bei Intensivpatienten pathogenetisch gemischt. So verursacht eine Niereninsuffizienz meist in Kombination mit K-Zufuhr oder Medikamenten (ACE-Hemmer, K-sparende Diuretika, nichtsteroide Antiphlogistika) eine Hyperkaliämie.

Als typische Symptome der Hyperkaliämie gelten Muskelschwäche, Parästhesien, und kardiale Überleitungsstörungen. Im EKG zeigt sich als früheste Veränderung eine hohe, schmale T-Welle in den Brustwandableitungen (zeltförmige T-Welle). Die Amplitude der P-Welle ist vermindert, das PQ-Intervall verlängert, und der QRS-Komplex verbreitert sich bis zum Auftreten ventrikulärer Extrasystolen.

Gefürchtet sind v.a. Herzrhythmusstörungen mit Sinusbradykardie, AV-Blockierungen, Kammerflimmern und Herzstillstand, die bei erhöhtem Serum-K besonders therapieresistent sein können.

Unter Hyperkaliämie sind Kathetereinlagen mit möglicher Induktion von Rhythmusstörungen (Swan-Ganz-Katheter, zu tiefe Einlage eines zentralvenösen Katheters) zu unterlassen. Die Therapie soll immer bei Serum-K^+-Werten ≥6 mmol/l, oder bei EKG-Veränderungen früher erfolgen. Sie soll primär kausal orientiert (Dialyse, forcierte Diurese bei Rhabdomyolyse, chirurgische Sanierung bei Logensyndrom) und in zweiter Linie symptomatisch erfolgen. Die Verabreichung von Schleifendiuretika (Furosemid; Lasix) bewirkt eine erhöhte renale K^+-Ausscheidung. Kationenaustauschharze sind, da vorwiegend im Dickdarm wirksam, am effektivsten als Einläufe (Resonium bis 2mal tgl. 30 g rektal oder bis 4mal tgl. 15 g oral). 1 g Resonium bindet unter klinischen Bedingungen ca. 1 mmol K^+, enthält allerdings 100 mg Na. Bei Patienten mit Hypernatriämie und normalem Serumkalzium kann auf Sorbisterit-Kalzium (bis 3mal tgl. 40 g rektal oder bis 3mal tgl. 20 g oral) gewechselt werden.

Ist die Hyperkaliämie von einer Azidose begleitet, muß letztere in jedem Fall behandelt werden. Zur sofortigen K-Senkung durch K-Verlagerung nach intrazellulär ist bei fortgeschrittenen EKG-Veränderungen zumindest vorübergehend die Verabreichung von Glukose mit Insulin rasch wirksam und effektiv (grobe Faustregel: 200 ml Glukose 20% mit 10 E Actrapid in 20 min verabreicht).

Beim Auftreten von Herzrhythmusstörungen erhöht Kalzium die Membranschwelle und antagonisiert direkt die Wirkung von K (10 ml Kalziumglukonat 10% über 3 min, Wiederholung nach 5 min, falls erforderlich). Die Wirkung hält allerdings nur 20–30 min an, so daß zwischenzeitlich andere Therapiemaßnahmen ergriffen werden müssen (Nierenersatzverfahren, passagerer Herzschrittmacher).

1.3 Kalzium, Phosphat

99% von 1000 g Köperkalzium (Ca) ist im Skelett und nur 1% in Geweben und im extrazellulären Kompartiment lokalisiert. 45–50% des Plasma-Ca ist proteingebunden inaktiv. Von den restlichen 50% liegt ca. die Hälfte als freies ionisiertes Ca, der biologisch aktiven Form vor. Ca ist essentiel zur Erhaltung der Integrität der Zellmembran, für die Blutgerinnung und die neuromuskuläre Aktivität. Der Kalzium-Phosphat-Haushalt ist komplex gesteuert von Parathormon, Kalzitonin und Vitamin D.

1.3.1 Hypokalzämie

Die Hypokalzämie ist charakterisiert durch einen Abfall der Serum-Ca-Konzentration, reflektiert durch ein tiefes ionisiertes Ca. Der Anteil an ionisiertem Ca ist pH-abhängig. Alkalose reduziert den Anteil an ionisiertem Ca. Die rasche Transfusion von Erythrozytenkonzentraten oder Frischplasma kann durch Bindung des mittransfundierten Zitrates an ionsiertes Ca eine Hypokalzämie mit Hypotonie und Myokarddepression bewirken. Die häufigsten Ursachen auf internistischen Intensivstationen sind Sepsis und Magnesiummangel (Hemmung der Parathormonausschüttung). Hypokalzämie bei Hypoparathyreodismus tritt nach Hals- und Schilddrüsenchirurgie auf.

Die Hypokalzämie manifestiert sich als neuromuskuläre Übererregbarkeit mit Muskelspasmen bis zur akuten Tetanie. Chvostek- und Trousseau-Zeichen gelten als klassische Symptome. Die psychiatrischen Symptome reichen von Agitiertheit bis zu Psychosen. Typische EKG-Zeichen sind QT- und ST-Streckenverlängerungen mit Arrhythmien.

Die Therapie der schweren, symptomatischen Hypokalzämie besteht in der Verabreichung von Kalziumglukonat oder Kalziumchlorid (10 ml einer 10%igen Lösung werden langsam i.v. verabreicht). Die Ca-Infusion bewirkt allerdings eine Vasokonstriktion, die je nach Patient und Erkrankung auch schädliche Auswirkungen haben kann. Die Verabreichung wird empfohlen bei Patienten mit kardiogenem Schock nach extrakorporaler Zirkulation. Die periphere Vasokonstriktion beim Low-output-Syndrom wird allerdings durch die Ca-Injektion verstärkt und der Blutfluß weiter vermindert („No-reflow-Phänomen"). Zusätzlich wird die Compliance des linken Ventrikels verschlechtert. Daher soll Ca während der kardiopulmonalen Reanimation und bei der asymptomatischen Hypokalzämie zurückhaltend verabreicht werden.

1.3.2 Hyperkalzämie

Hyperkalzämie kann mit zahlreichen Erkrankungen wie Malignomen und Hyperparathyreoidismus assoziiert sein. Symptome der Hyperkalzämie sind Müdigkeit, Nausea, Erbrechen, Dehydratation, Niereninsuffizienz, Verwirrung bis zum Koma.

Die Therapie beinhaltet die parenterale Flüssigkeits- und Volumensubstitution mit physiologischer NaCl-Lösung. Die Diurese und Ca-Elimination soll mit Furosemid gefördert werden (40–80 mg alle 2–4 h). Calcitonin (4 IE/kgKG i.m. oder s.c. alle 12 h) hemmt die Ca-Resorption aus dem Knochen und ist innerhalb von 2–3 h wirksam. In therapieresistenten Fällen kommen die Hämodialyse und die Verabreichung von Mithramycin zur Anwendung.

2 Stoffwechsel und Ernährung

Mangelernährung beeinträchtigt zahlreiche Organfunktionen sowie das Immunsystem und erhöht die Infektionsrate auf Intensivstationen. Bei 104 Schlaganfallpatienten fanden Davalos et al. (1996) am Eintrittstag in 16,3% der Fälle Zeichen von Mangelernährung und eine Zunahme der Häufigkeit auf 26,4% eine Woche nach dem Schlaganfall. Malnutrition eine Woche nach Schlaganfall war mit verstärkter Streßreaktion, erhöhter Pneumonierate und schlechterem Outcome nach einem Monat unabhängig von Alter und Eintrittsernährungsstatus verbunden. Damit scheint die Ernährung als wesentlicher Faktor die Erholungsfähigkeit von Nervengewebe und das Outcome auf neurologischen Intensivstationen zu beeinflussen.

In den letzten Jahren hat sich die enterale Frühernährung gegenüber der parenteralen Form mit zahlreichen Vorteilen als überlegen erwiesen. Verminderte Bewußtseinslage und Hirnnervenausfälle erhöhen allerdings speziell beim neurologischen Intensivpatienten die Aspirationsgefahr und stehen dem oft gesteigerten Energiebedarf und Katabolismus entgegen. Ein standardisiertes Vorgehen erhöht die Erfolgsrate einer bedarfsadaptierten Ernährung.

2.1 Grundlagen

2.1.1 Stoffwechselveränderungen

Der Stoffwechsel von Patienten mit Hirnverletzungen, sowohl bei Trauma als auch bei Schlaganfall, ist gekennzeichnet durch die Freisetzung endogener Katecholamine, von Kortikosteroiden, Zytokinen, Glukagon, Insulinresistenz usw. und ist im Sinne eines Hypermetabolismus (erhöhter Kalorienbedarf) und Katabolismus (vermehrter Proteinabbau) verändert. In der indirekten Kalorimetrie erreicht der gesteigerte O_2-Verbrauch sein Maximum am 5.–12. Tag und kann durch Infektkomplikationen, Krampfanfälle oder Steroidgabe auch im weiteren Verlauf anhalten.

Eine Fastenstoffwechseladaptation auf vermehrten Fettabbau nach Verbrauch der Glykogenreserven wie beim Gesunden ist durch die Streßhormonstimulation nicht möglich, so daß weiterhin Glukose als primäre Energiequelle abgebaut und durch Proteinabbau aus der Muskulatur bereitgestellt wird. Katabolismus und Freisetzung freier Fettsäuren spiegeln sich in der vermehrten Harnstoffausscheidung und einer negativen Stickstoffbilanz wieder. Insuffiziente Energie- und/oder Proteinsubstitution führen zur Verminderung des Körpergewichts mit überproportionalem Verlust von Muskelmasse im Sinne eines „Autokannibalismus".

Die suffiziente Ernährung kann diese Stoffwechselumstellung nicht verhindern, aber sie kann das Gleichgewicht zugunsten der Proteinsynthese verschieben.

2.1.2 Kalorienbedarf

Die Messung von O_2-Verbrauch und CO_2-Produktion mit Berechnung des Ruheenergieverbrauchs („resting energy expenditure", REE) und des respiratorischen Quotienten durch indirekte Kalorimetrie ist nicht auf allen Intensivstationen verfügbar. Der basale Energieverbrauch („basal energy expenditure", BEE) kann durch die Harris-Benedict-Gleichung geschätzt werden:

$$\text{BEE Männer [kcal/Tag]} = 66 + 13{,}7 \times \text{KG [kg]} + 5 \times \text{Größe [cm]} - 6{,}8 \times \text{Alter [Jahre]}$$

$$\text{BEE Frauen [kcal/Tag]} = 65 + 9{,}6 \times \text{KG [kg]} + 1{,}7 \times \text{Größe [cm]} - 4{,}7 \times \text{Alter [Jahre)}$$

Der Ruheenergiebedarf (REE) wird durch Multiplikation mit einem der Schwere der Krankheit entsprechenden Streßfaktor geschätzt (F=1,25–1,5–2 z. B. bei schwerem Schädel-Hirn-Trauma). Fieber erhöht pro 1 °C den Kalorienbedarf weiter um ca. 13%. Ebenso müssen Krampfanfälle, Schmerzen und die Verabreichung von Kortikosteroiden bei der Schätzung des Kalorienbedarfs miteinbezogen werden. Barbituratkoma, Hypothermie (und möglicherweise auch denervierte Muskulatur bei hohen Querschnittsläsionen) vermindern den Kalorienbedarf. Die Berechnung des REE durch den BEE nach Harris-Benedict wird also durch zahlreiche Faktoren modifiziert und stellt damit nur einen groben Anhaltspunkt zur Berechnung des totalen Energiebedarfs dar. Literaturangaben schwanken je nach Patientengut mit einem Energiebedarf von 28–40 kcal/kgKG.

Überernährung führt zu Hyperglykämie, Hypertriglyceridämie, Leberverfettung, Cholostase und vermehrter respiratorischer Belastung durch Zunahme der CO_2-Produktion und muß durch regelmäßige Reevaluation des Energiebedarfs im Krankheitsverlauf vermieden werden.

2.1.3 Proteinbedarf

Der Proteinbedarf des Akutkranken ist gesteigert. Es soll mit einer Zufuhr von 1,2–1,5 g/kgKG begonnen und später den Laborparametern der Proteinsyntheseleistung und der Stickstoffbilanz (s. unten) angepaßt werden.

2.1.4 Zusätze

Essentielle Amino- und Fettsäuren sind in Ernährungslösungen enthalten. Spurenelemente und Vitamine in der empfohlenen Dosierung des United States Research Council sind in den Sondenkostpräparaten enthalten und können unter krankheitsspezifischen Umständen ergänzt werden. Der parenteralen Ernährung muß der tägliche Bedarf zugesetzt werden. Die über den Tagesbedarf ausgehende Verabreichung von Vitamin C ist umstritten. Während in Kohortenstudien die Inzidenz kardiovaskulärer Erkrankungen vermindert war, zeigte die Verabreichung von Vitamin C in prospektiven kontrollierten Studien keinen Nutzen. Chirurgische Intensivpatienten mit Entwicklung eines Multiorganversagens und Sepsispatienten weisen allerdings im Vergleich zu Patienten, die kein Multiorganversagen entwickeln, deutlich tiefere Vitamin-C-Spiegel im Serum auf.

2.1.5 Überwachung der Ernährung

Zur Diagnose einer vorbestehenden Malnutrition und zur Überwachung einer suffizienten Energie- und Proteinsubstitution sollen initial wenn möglich Körpergröße und Gewicht und im Verlauf folgende Laborparameter bestimmt werden: Zur Kontrolle der Leberfunktion: Quick-Wert, Transaminasen, alkalische Phosphatase, Cholesterin und Triglyceride. Gesamtprotein und Albumin als Parameter der längerfristigen Proteinsynthese, Transferrin, Cholinesterase und Präalbumin (mittelfristige Proteinsynthese) und die Lymphozytenzahl (kurzfristige Proteinsynthese). Eisen, Zink, Kupfer und Selen werden bei Langzeitintensivpatienten einmal wöchentlich kontrolliert. Ein 24-h-Sammelurin mit Bestimmung von Kreatinin und Berechnung der Stickstoffbilanz erfolgt einmal pro Woche. In der Regel reflektiert die Stickstoffbilanz das Gleichgewicht zwischen Proteinzufuhr und Proteinabbau. Ihre Interpretation setzt allerdings eine suffiziente Energiezufuhr und eine normale Nierenfunktion voraus.

$$N_{Zufuhr}\,[g] = \frac{Protein_{Zufuhr}\ (\text{oral, enteral und intravenös})}{6{,}25}$$

$$\text{N-Ausfuhr}\,[g] = \text{Harnst}\,[g] \times 0{,}45 \times 1{,}2$$

(0,45 = N-Gewichtsanteil im Harnstoff; 1,2 = Faktor durch Verluste Haut und Gastrointestinaltrakt = nicht in Urinharnstoff enthaltener Stickstoff).

Eine negative Stickstoffbilanz reflektiert den Abbau des Gesamtkörperproteins und kann oft im Akutstadium bei ausgeprägtem Streßstoffwechsel nicht vermieden werden. Der Katabolismus und die negative Stickstoffbilanz sollen aber höchstens leicht negativ, d.h. >–5 g/Tag sein. Die ausgeglichene oder leicht positive Stickstoffbilanz als Zeichen der ausgeglichenen Proteinbilanz bzw. des Körperproteinaufbaus sollen im späteren Krankheitsverlauf angestrebt werden.

2.2 Künstliche Ernährung

2.2.1 Enterale Ernährung

Die orale Ernährung ist oft durch verminderte Bewußtseinslage, Schluckstörung oder Beatmung beeinträchtigt oder unmöglich. Kalorien- und Proteineinnahme sollen täglich geschätzt, und die Laborernährungsparameter sollen bei allen Intensivpatienten überwacht werden. Bei mehrtägigem Unterschreiten der Zielparameter um 80% kann über eine Magensonde primär über Nacht ergänzt oder ganz auf Sondenkost umgestellt werden. Ist eine langfristige Eßstörung abzusehen, soll die Indikation zur Anlage einer perkutanen endoskopischen Gastrostomie (PEG) früh gestellt werden.

Die enterale Ernährung (EE) hat gegenüber der parenteralen Form nicht nur bezüglich Einfachheit und Kosten zahlreiche Vorteile. Sie schützt die Magenschleimhaut vor Ulzera und erosiver Gastritis. Die Darmmotilität wird stimuliert, und die initiale und oft persistierende Darmatonie kann verhindert werden. Glukose, Peptide und an Galle gebundene Fettsäuren wirken im Dünndarmlumen vasodilatatorisch.

Die frühzeitige EE scheint damit die persistierende Splanchnikushypoperfusion nach hämorrhagischem Schock, wesentlich bei der Entstehung von systemisch-inflammatorischer Reaktion und Multiorganversagen beteiligt, positiv beeinflussen zu können. In Tierversuchen und klinischen Studien wurde gezeigt, daß die Permeabilität der Darmmukosa und die Translokation von Toxinen und Bakterien verringert ist. Zudem wird die physiologische Funktion der Bauchorgane mit normaler Gallen- und Pankreassekretion erhalten und das Auftreten von Cholostase (Sludgegallenblase) und Lebersteatose verringert.

Durch das Verhindern von bakterieller Überwucherung von Darm und Magen ist die Pneumonieinzidenz gegenüber der parenteralen Ernährung kleiner.

Kontraindikationen für die enterale Ernährung sind Hinweise für Obstruktion oder Leckage im Gastrointestinaltrakt, akute Pankreatitis und ein innerhalb von 6 h bevorstehender chirurgischer Eingriff.

Sind respiratorische Dekompensation mit notwendiger Intubation und maschineller Beatmung innerhalb der nächsten Stunden möglich, soll mit der Sondenkost wegen Aspirationsgefahr abgewartet werden. Das frühzeitige Legen einer Magensonde erlaubt allerdings das Absaugen des Mageninhalts vor der allfälligen Intubation, und mit der EE kann unmittelbar nach Intubation begonnen werden. Das Fehlen von Darmgeräuschen stellt keine Kontraindikation für Beginn oder Fortsetzung der EE dar. Auch Muskelrelaxation, Hypothermiebehandlung und Barbituratkoma erlauben trotz verstärkter Darmparalyse mit forcierten Hilfsmitteln (Prokinetika, Abführmittel) die Darmmobilisation und in den meisten Fällen eine Fortführung der EE.

Die Sondenkost wird in der Regel über eine Magensonde verabreicht und soll als Prokinetikum und Ulkusprophylaxe möglichst frühzeitig kontinuierlich über eine Ernährungspumpe mit einer Laufrate von 20–40 ml/h beginnen. Bei ausgeprägtem ösophagealem Reflux soll die Anlage einer Duodenalsonde (mit Magensonde als Überlauf in Corpus oder Fundus ventriculi) möglichst früh ohne Verzögerung der Ernährung erfolgen. Sind in Anbetracht des primären neurologischen Defizits längerfristige Schluckstörungen vorhersehbar, ist die frühzeitige Anlage einer perkutanen endoskopischen Gastrostomie (PEG) mit Verminderung von Reflux, geringerer Pneumonierate und erfolgreicherer Ernährung indiziert.

Die Wahl des Sondenkostpräparats bei der Frühernährung steht in Anbetracht des grundsätzlichen Erfolgs bzw. Mißerfolgs der enteralen Frühernährung im Hintergrund und kann hier nicht näher diskutiert werden. Die Kohlenhydratzufuhr soll allerdings, wegen limitierter zellulärer Verwertung und gesteigerter CO_2-Produktion, 150–250 mg/Tag sowohl bei der enteralen als auch bei der parenteralen Ernährung nicht übersteigen.

Hyperglykämien widerspiegeln die Insulinresistenz während des Streßstoffwechsels und sollen, außer beim Diabetiker, primär mit Reduktion der Kohlenhydratzufuhr und erst sekundär mit Insulin behandelt werden. Neuerdings erhältliche, mit RNA, Arginin-ω3-Fettsäuren und Selen angereicherte Präparate (Impact) verbessern zwar den frühpostoperativen Immunstatus und verringern die Häufigkeit von auf der Intensivstation erworbenen Infekten, sind allerdings teurer, ohne daß bisher eine Verminderung der Mortalität dokumentiert werden konnte.

2.2.2 Parenterale Ernährung

Bei Obstruktion oder Leckage im Gastrointestinaltrakt sowie bei akuter Pankreatitis muß eine komplette parenterale Ernährung aufgebaut werden. Sind „Nüchternzeiten" über mehrere Tage nicht zu umgehen (z. B. präoperativ, Intubation wahrscheinlich) oder ist der enterale Kostaufbau (ösophagealer Reflux) schwierig oder verzögert, so daß über mehrere Tage weniger als 80% des Energie- oder Proteinbedarfs gedeckt oder die Ernährungslaborparameter erniedrigt sind, wird die Ernährung parenteral ergänzt. Auch wenn die Ernährung nahezu vollständig parenteral erfolgen muß, lohnt sich auch ein allenfalls minimaler enteraler Anteil zur Ulkusprophylaxe und Prävention der Darmzottenatrophie (z. B. 20 ml/h).

Hyperglykämien sind beim neurologischen Patienten mit einer Verschlechterung des Outcome verbunden. Durch die kontinuierliche Verabreichung über 24 h, Feinabstimmung durch Insulinperfusor und Verzicht auf Glukose 40% können Zuckerentgleisungen vermieden werden. Die Verabreichung von Fetten wird in der Literatur seit Jahren kontrovers diskutiert. Vor allem bei gesteigertem Kalorienbedarf ist die Verabreichung von Fetten oft nicht zu umgehen, und von den meisten Klinikern wird ein Fettanteil von 30–40% des Energiebedarfs empfohlen. Die Fettverwertung ist variabel und wird im Verlauf den Cholesterin- und Triglyceridwerten angepaßt.

2.2.3 Darmtätigkeit

Regelmäßiger Stuhlgang, mindestens alle 3 Tage, muß sowohl bei enteraler, kombinierter oder parenteraler Ernährung durch aktive Maßnahmen (Gleitmittel, Einläufe, Prokinetika, Abführsalze usw.) unterhalten werden. Bei Durchfall muß insbesondere nach Antibiotikatherapie primär die pseudomembranöse Kolitis durch Clostridium difficile ausgeschlossen werden. Keinesfalls soll die Sondenkost reduziert werden, oft lohnt sich vielmehr der Wechsel zu faserhaltigen Präparaten mit vermehrten Ballaststoffen oder niedriger Osmolarität.

2.2.4 Prokinetika

Die Magenentleerung ist bei Intensivpatienten und speziell bei Hirnverletzungen beeinträchtigt. In einer prospektiven, randomisierten, kontrollierten Studie förderte Cisaprid in einer Dosierung von 4mal 10 mg/Tag die Magenentleerung beim beatmeten, sedierten Patienten. Metoclopramid mit bekannten antidopaminergen Nebenwirkungen wird bei Neurointensivpatienten in zweiter Wahl bei ausgeprägtem gastroösophagealem Reflux verabreicht. Wenn der zerebrale Perfusionsdruck bei Hirndruckpatienten nicht gefährdet ist, wird die Oberkörperhochlagerung der Flachlage des Patienten vorgezogen.

2.2.5 Ulkusprophylaxe

Der Magen-pH-Wert spielt bei der Genese von Ulzera und erosiver Gastritis eine untergeordnete Rolle, vielmehr sind Ischämie und Hypoxie der Magenschleimhaut, verursacht durch Splanchnikusminderperfusion, entscheidend. Mit verbesserter Volumensubstitution und Katecholamintherapie hat sich die Häufigkeit der Gastrointestinalblutungen als Todesursache bei Multiorganversagen in den letzten Jahren so verringert, daß trotz verminderter Ulkusinzidenz unter H_2-Blockern und Sucralfat für beide Präparate keine Mortalitätssenkung dokumentiert werden konnte.

Da H_2-Blocker gegenüber Sucralfat mit einer erhöhten Pneumonieinzidenz verbunden sind, soll bei erfolgreicher EE, falls überhaupt indiziert, die Ulkusprophylaxe bei Risikopatienten mit Sucralfat erfolgen. Die erfolgreiche EE bietet für sich den besten Magenschleimhautschutz, so daß bei erfolgreichem Sondenkostaufbau in unserem Ernährungsregime auf eine medikamentöse Ulkusprophylaxe verzichtet wird.

Ob die EE durch pathologische bakterielle Besiedelung des Magens zur Enstehung nosokomialer Pneumonien beiträgt, ist umstritten. Halbsitzende Position, frühe Entscheidung zu PEG oder Duodenalsonde, Prokinetika und nächtliche Ernährungspausen können gastroösophagealen Reflux und Pneumonierate vermindern.

Literatur

Asplund K (1997) Do antioxidant vitamins protect against stroke and other cardiovascular disease? Cerebrovasc Dis 7:19

Borelli E (1996) Plasma concentrations of cytokines, their soluble receptors, and antioxidant vitamins can predict the development of multiple organ failure in patients at risk. Crit Care Med 24:392–397

Bower RH, Cerra FB (1995) Early enteral administration of a formula (Impact) supplemented with arginine, nucleotides, and fish oil in intensive care unit patients: Results of a multicenter, prospective, randomized trial. Crit Care Med 23:436–449

Carr CS, Ling KDE et al (1996) Randomized trial of safety and efficacy of immediate postoperative enteral feeding in patients undergoing gastrointestinal resection. BMJ 312:869–871

Cook DJ, Reeve BK et al. (1996) Stress ulcer prophylaxis in critically ill patients. Resolving discordant meta-analysis. JAMA 275:308–14

Davalos A, Ricart W et al. (1996) Effect of malnutrition after acute stroke on clinical outcome. Stroke 27:1028–1032

Dempsey DT, Guenter P et al. (1985) Energy expenditure in acute trauma to the head with and without barbiturate coma. Surg Gynecol Obstet 160:128–134

Gallavan RH, Chou C (1995) Possible mechanisms for the institution and maintenance of postprandial intestinal hyperemia. Am J Physiol 249:G301–308

Gaziano JM (1996) Antioxidants in cardiovascular disease: randomized trials. Nutrition 12:583–588

Gennari FJ (1984) Serum osmolality. Uses and limitations. N Engl J Med 310/2:102–105

Harrigan MR (1996) Cerebral salt wasting syndrome: a review. Neurosurgery 38/1:152–160

Hund EF, Böhrer H., Martin E, Hanley DF (1994) Disturbances of water and electrolyte balance. In: Hacke W, Hanley DF, Einhäupl KM et al. (eds) Neuocritical care. Springer, Berlin Heidelberg New York Tokio, pp 917–927

Kamel KS, Ethier JL et al. (1990) Urine electrolytes and osmolality: when and how to use them. Am J Nephrol 10:89–102

Kaufman HH, Rowlands BJ et al. (1985) General metabolism in patients with acute paraplegia and quadripegia. Neurosurgery 16:309–313

Laureno R, Karp BI (1997) Myelinolysis after correction of hyponatremia. Ann Intern Med 126/1:57–62

Marino PL (1998) Section X: Fluid and electrolyte disorders In: Marino PL (ed) The ICU book, 2nd edn. Urban & Schwarzenberg, pp 619–688

Muller TF, Muller A et al. (1995). Immediate metabolic effects of different nutritional regimens in critically ill medical patients. Intensive Care Med 21:561–566

Norton B, Homer-Ward M et al. (1996) A randomized prospective comparison of percutaneous endoscopic gastrostomy and nasogastric tube feeding after acute dysphagic stroke. BMJ 312:13–6

Ott L, Young B et al. (1991) Altered gastric emptying in the head-injured patient: relationship to feeding intolerance. J Neurosurg 74:738–741

Revhaug A, Kjaeve J (1995) Nutrition in the acute catabolic state. In: Revhaug A (ed) Acute catabolic state, vol 21. Springer, Berlin Heidelberg New York Tokio

Schultz T, Hund EF (1994) Nutrition. In: Hacke W, Hanley DF, Einhäupl KM et al. (eds) Neuocritical Care. Springer, Berlin Heidelberg New York Tokio, pp 125–138

Spapen HD, Duinslaeger L et al. (1995) Gastric emptying in critically ill patients is accelerated by adding cisapride to a standard enteral feeding protocol: Results of a prospective, randomized, coltrolled trial. Crit Care Med 23:481–485

Sterns RH, Riggs JE et al. (1986) Osmotic demyelination syndrome following correction of hyponatriema. N Engl J Med 314:1535–1542

Truninger B, Richards P (1985) Wasser- und Elektrolythaushalt. Diagnostik und Therapie. Thieme, Stuttgart

Zaloga GP, Roberts PR (1997) Early enteral feeding improves outcome. In: Vincent JL (ed) Yearbook of intensive care and emergency medicine. Springer, Berlin Heidelberg New York Tokio

Kapitel 42
MRSA und Meningokokken – krankenhaushygienische Interventionsstrategien in der neurologischen Intensivmedizin

H. K. Geiss

INHALT

Probleme in der Hygiene der neurologischen Intensivmedizin unterscheiden sich prinzipiell nicht von denen anderer Fachdisziplinen. Ziel von Hygienemaßnahmen ist hier ebenso die Verhütung von Infektionsübertragung auf Patienten sowie gleichzeitig Schutz von Personal oder Besuchern vor Schädigungen durch belebte und unbelebte Schadstoffe in der Krankenhausumwelt. Daraus ergeben sich neben einigen allgemeingültigen Grundregeln der jeweiligen Situation angepaßte Präventionsstrategien. Am Beispiel zweier Infektionserreger sollen die unterschiedlichen Ansätze verdeutlicht und im Sinne von Leitlinien für den Alltag umsetzbar gemacht werden.

1 Methicillinresistenter Staphylococcus aureus (MRSA)

1.1 Hintergrund und epidemiologische Situation

S. aureus hat seinen natürlichen Standort auf den Schleimhäuten von Warmblütern und wird beim Menschen v. a. im Bereich des Plattenepithels des Nasenvorhofes sowie perianal und in geringerem Umfang vaginal nachgewiesen. Weltweit systematische Untersuchungen ergaben ein einheitliches Besiedelungsmuster, wobei 15–20% der gesunden Normalbevölkerung dauerhaft nasale S. aureus-Träger sind, 50–70% intermittierend mit diesem Keim kolonisiert sind und wiederum 15–20% niemals S. aureus aufweisen.

Eine erhöhte Adhärenz von S. aureus an das Epithel der Nasenschleimhäute findet man bei Menschen mit insulinabhängigem Diabetes mellitus, chronischer Hämodialyse, chronischer Peritonealdialyse, chronischen Hautekzemen, bei i.v.-Drogenabhängigen sowie HIV-Patienten. Ein Zusammenhang ist weiterhin beschrieben mit genetischen Faktoren (HLA DR3), Alter und Hormonstatus der Frau, Immunstatus sowie anatomischen Defekten der Nase. Die Bedeutung der normalen Keimflora der Nase bei der Besiedlung mit „Fremdkeimen" wird unterstrichen durch die Beobachtung, daß nach einer Influenzagrippe die Normalflora durch S. aureus ersetzt wird mit der Gefahr einer nachfolgenden Infektion durch diesen Keim.

S. aureus entwickelte kurz nach der Einführung des Penicillins innerhalb weniger Jahre gegenüber diesem Antibiotikum durch den Erwerb eines Penicillinasegens eine Resistenz, die sich sehr schnell weltweit ausbreitete. Die pharmazeutische Forschung entwickelte daraufhin sog. penicillinasefeste Penicilline, deren erstes als Methicillin 1959 in England in der Klinik eingeführt, aber aufgrund seiner schlechten Verträglichkeit bald durch Oxacillin bzw. Flucloxacillin ersetzt wurde, die noch heute Mittel der Wahl bei Infektionen mit empfindlichen S. aureus darstellen. Es dauerte allerdings wiederum nur 1 Jahr, bis in England 1960 und kurz danach auch in den USA die ersten S. aureus mit einer Resistenz gegen Methicillin nachgewiesen werden konnten, ohne daß dieser Entdeckung zunächst besondere Aufmerksamkeit geschenkt wurde.

Mitte der 70er Jahre kam es allerdings zu einer weltweiten, epidemischen Ausbreitung dieser MRSA, zu deren Bekämpfung man sich plötzlich wieder hygienischer Grundregeln erinnerte, die jahrelang aufgrund der Antibiotikaeuphorie als obsolot und überflüssig angesehen worden waren.

1.2 Warum diese „Aufregung" über MRSA?

Die Methicillinresistenz entsteht durch Veränderung eines sog. Penicillinbindeproteins (PBP) in der inneren Zytoplasmamembran der bakteriellen Zellwand, dessen Funktion in der Quervernetzung der Peptidoglykanschicht besteht. Die Wirkungsweise der β-Laktam-Antibiotika beruht auf der Bindung an diese PBP, was zu einer Hemmung der Enzymfunktion und damit zu einer irreversiblen Störung der Zellwandsynthese und zum Zelltod führt.

Durch Modifikation der Tertiärstruktur dieses Transpeptidaseenzyms können β-Laktam-Antibiotika nicht mehr an diese PBP binden (Veränderung des Targets), was nicht nur eine Unwirksamkeit des Methicillins bedingt, sondern mit einer Resistenz gegen alle β-Laktam-Antibiotika, also Penicilline, Cephalosporine und Peneme, einhergeht.

Gleichzeitig besitzen diese Stämme ein hohes Maß an Resistenz gegenüber anderen Antibiotikagruppen (z.B. Chinolone, Makrolide, Tetrazykline), so daß MRSA mittlerweile häufig mit multiresistente S. aureus übersetzt wird. Diese Vielfachresistenz ist das eigentliche klinische Problem dieses Erregers, da die therapeutischen Optionen sehr stark eingeschränkt sind, so daß zur Behandlung einer MRSA-Infektion praktisch nur noch die Glykopeptide (Vancomycin und Teicoplanin) zur Verfügung stehen.

Diese Notwendigkeit des sehr breiten prophylaktischen und therapeutischen Einsatzes hat in den USA seit Beginn der 90er Jahre zu einem Anstieg von Infektionen mit glykopeptidresistenten Enterokokken geführt, die praktisch überhaupt nicht mehr mit Antibiotika zu behandeln sind.

Die im Labor nachgewiesene Übertragung des Glykopeptidresistenzgens von Enterokokken auf Staphylokokken wurde inzwischen in der klinischen Realität bestätigt: nicht nur aus Japan und den USA, sondern mittlerweile auch in Deutschland sind die ersten vancomycin-intermediärsensiblen S. aureus (VISA) beschrieben. Sollte sich dieses Katastrophenszenario tatsächlich weltweit etablieren, so steht für die Behandlung eines der wichtigsten Erreger von Wundinfektionen, Septikämien und Pneumonien kein wirksames Antibiotikum mehr zur Verfügung, was uns praktisch in den Zustand der Vorantibiotika-Ära zurückwirft.

Es wird damit einsichtig, warum alle nur möglichen Anstrengungen unternommen werden müssen, um die Ausbreitung dieses Erregers einzudämmen.

1.3 Klinische Bedeutung von MRSA

Bei tierexperimentellen Untersuchungen konnte gezeigt werden, daß MRSA keine höhere Virulenz als methicillinsensible S. aureus (MSSA) zeigen. Dennoch belegen eine Reihe von klinisch-epidemiologischen Studien, daß eine Infektion mit MRSA mit einer erhöhten Sterblichkeit einhergeht.

Der scheinbare Widerspruch dieser beiden Aussagen ist dadurch bedingt, daß die Wahrscheinlichkeit einer Besiedelung mit MRSA mit bestimmten Grundkrankheiten (s. oben) und mit zunehmender Hospitalisierungsdauer korreliert und dadurch Infektionen mit diesen Erregern v.a. eine Patientengruppe betrifft, die per se ein höheres Morbiditäts- und Mortalitätsrisiko aufweist.

Das Infektionsrisiko steigt mit der Dauer der nasalen Besiedelung, d.h. ein Patient, der bereits mit einer nasalen MRSA-Besiedelung auf eine Intensivstation aufgenommen werden muß, hat eine 60fach höhere Wahrscheinlichkeit für eine tödlich verlaufende MRSA-Infektion als ein Patient, der bei Aufnahme MRSA-negativ ist oder im Laufe seines Intensivaufenthalts MRSA nosokomial erwirbt.

1.4 Übertragungsmechanismen von MRSA

Wie bereits mehrfach erwähnt, ist der natürliche Standort von S. aureus und damit auch von MRSA die menschliche Nasenschleimhaut. Eine Übertragung auf andere Menschen findet aber nicht primär als Tröpfcheninfektion (aerogen), sondern praktisch immer über den direkten Kontakt (Schmierinfektion) statt. Dabei stehen die Hände als Überträger dieser Keime eindeutig im Vordergrund, während die Luft (Klimaanlage), nichtsterile Instrumente oder kontaminierte Infusionslösungen als Infektionsquelle bis auf extreme Ausnahmen zu vernachlässigen sind.

Interessant sind die Daten einer amerikanischen Gruppe, die bei 38 konsekutiven MRSA-Patienten auf einer Intensivstation Umgebungsuntersuchungen durchführte. Von insgesamt 350 Abklatschkulturen der direkten Patientenumgebung waren 27% MRSA-positiv, wobei in absteigender Reihenfolge MRSA auf Fußboden, Bettwäsche, Nachthemd, Nachtkästchen, Blutdruckmeßgerät, Bettgitter, Türgriffen und Bedienfeld von Infusionspumpen nachzuweisen war. Bei 23 von 27 Patienten, die MRSA in Urin oder Wunden aufwiesen, war die direkte Umgebung MRSA-positiv, während dies nur bei 4 von 11 ausschließlich in Sputum, Blutkultur oder Konjunktivalabstrichen MRSA-positiven Patienten der Fall war. Bemerkenswert ist die Tatsache, daß 13 von 20 Kittelvorderseiten von Personal mit direktem Patientenkontakt diesen Erreger aufwiesen.

1.5 Behandlung von MRSA

Die Behandlung einer MRSA-Infektion wird immer ein Glykopeptid mit einschließen, evtl. in Kombination mit Rifampicin, insbesondere, wenn es sich um tiefliegende Infektionen handelt, zumal Rifampicin auch sehr gut gegen intrazellulär und intraleukozytär sich befindliche Bakterien wirksam ist. Eine Monotherapie mit Rifampicin ist aufgrund der sich sehr schnell entwickelnden (One-step-)Resistenz nicht angezeigt.

Weitere Kombinationspartner wird man gegebenenfalls nach Antibiogramm auswählen, von – noch relativ – guter Wirksamkeit sind Clindamycin, Cotrimoxazol und manche Tetrazykline. Vor seiner Markteinführung steht die fixe Kombination Quinupristin/Dalfopristin, die in vitro eine gute MRSA-Wirksamkeit aufweist.

Nicht angezeigt ist die systemische Behandlung einer MRSA-Kolonisierung! Der alleinige Nachweis von MRSA in der Nase, perianal oder auch in Wundabstrichen (z.B. in Unterschenkelgeschwüren bei Patienten mit PAVK) ohne klinische Zeichen einer Infektion ist keine Indikation für eine systemische Prophylaxe oder Therapie mit Vancomycin. Glykopeptide sind auch bei langer Gabe nicht in der Lage, nasale MRSA zu eradizieren! Im Gegenteil: Der undiskriminierte Einsatz von Glykopeptiden induziert die Entwicklung glykopeptidresistenter Enterokokken.

Bei nasaler Besiedelung ist allerdings die Lokalbehandlung mit Mupirocin-Nasensalbe unbedingt angezeigt. Zahlreiche Studien bei den unterschiedlichsten Patientengruppen belegen die Effektivität dieser Behandlung, die nicht nur zur Beseitigung von S. aureus aus der Nase, sondern (bei ausschließlicher Behandlung der Nase!) zur Eradizierung an anderen Körperstellen führt. Allerdings zeigt die Erfahrung, daß eine Eradikation aus chronischen Wunden (postoperativ oder Ulzera) auch auf diese Weise nicht zu erreichen ist.

Da mittlerweile mupirocinresistente MRSA nachgewiesen wurden, kann bei Vorliegen eines solchen Keims alternativ eine Salbenpräparation des Schleimhautantiseptikums Octenidin angewendet werden.

Alle übrigen bislang in der Literatur beschriebenen Methoden zur Lokalbehandlung (z. B. mit Bacitracin-Salbe oder Fusidinsäure) sind nicht erfolgversprechend und sollten deshalb nur in Ausnahmefällen nach Rücksprache mit dem mikrobiologischen Labor nach Austestung angewendet werden.

1.6 Vorgehen bei Patienten mit MRSA

Die nachfolgend dargestellten Maßnahmen zur Behandlung von MRSA-Patienten basieren auf zahlreichen Empfehlungen nationaler und internationaler Expertengruppen und stellen keine Kann-, sondern Mußbestimmungen dar.

Bei Nachweis von MRSA, egal ob Kolonisation oder Infektion, müssen umgehend folgende Schritte eingeleitet werden:

1.6.1 Allgemeine und umgebungsbezogene Maßnahmen

- Sofortige Einzelzimmerisolierung des Patienten; sind mehrere Patienten auf einer Station MRSA-positiv, so kann eine Kohortierung erfolgen.
- Soweit möglich, Aufklärung des Patienten über die Notwendigkeit der Isolierungsmaßnahmen (es muß dem Patienten klar gemacht werden, daß er keine „Seuche“ hat, sondern lediglich mit einem Erreger besiedelt ist, der für andere Patienten eine Gefährdung darstellen kann).
- Hinweis an der Zimmertür, um Besuchsfrequenz zu reduzieren.
- Patientenzimmer sollen so wenig wie möglich frequentiert werden (auch Visiten sollten möglichst außerhalb des Zimmers erfolgen).
- Das Zimmer betritt nur, wer unbedingt am Patienten arbeiten muß.
- Zuordnung einer Pflegeperson, die dieses Zimmer während der Schicht möglichst nicht verlassen sollte, gleichzeitig muß eine Versorgung des Zimmers gewährleistet sein.
- Entfernen aller nicht für die direkte Patientenpflege benötigten Utensilien und Materialien.
- Betreten des Zimmers nur mit Schutzkittel, Mundschutz und, bei direktem Patientenkontakt, Kopfhaube.
- Nach jedem (!) Patientenkontakt sowie bei Verlassen des Zimmers Händedesinfektion (Händewaschen genügt nicht!) mit einem alkoholischen Händedesinfektionsmittel.
- Diese Maßnahmen gelten auch für Konsiliarärzte (!), Krankengymnasten, Röntgenassistenz- und Reinigungspersonal.

- Bei Verlassen des Zimmers wird der Schutzkittel im Zimmer in einem Wäschesack entsorgt.
- Regelmäßge Flächendesinfektion aller horizontalen Flächen des Zimmers, am besten mit einem Flächendesinfektionsmittel auf aldehydischer Basis mit normalen Anwendungskonzentrationen.
- Alle Abfälle aus dem Patientenzimmer sind in einem geschlossenen Plastiksack als B-Müll (es handelt sich hier nicht um Infektionsmüll!), möglichst ohne weitere Zwischenlagerung im Krankenhaus, zu entsorgen.

1.6.2 Patientenbezogene Maßnahmen

- Je nach epidemiologischer Situation, d.h. bei Patienten, die aus dem südeuropäischen Ausland zuverwiesen werden, oder bei Patienten, die langzeithospitalisiert von einer anderen Klinik eingewiesen werden, sollte bei Aufnahme ein Abstrich der Nase, perianal sowie von Wunden im Sinne einer Screeninguntersuchung durchgeführt werden. Bis zum Vorliegen eines Ergebnisses aus dem mikrobiologischen Labor sollten diese Patienten unbedingt isoliert werden und präemptiv eine Mupirocin-Behandlung der Nase erhalten.
- Bei Nachweis von MRSA – unabhängig von der Körperstelle – Behandlung des Patienten mit Mupirocin-Nasensalbe 3mal tgl. für die Dauer von 5 Tagen.
- Nach Ablauf der 5 Tage und 2tägiger Pause Durchführung erneuter Abstrichuntersuchungen entsprechend dem initialen Untersuchungsmuster, Wiederholung am darauffolgenden Tag.
- Nur wenn sämtliche Abstriche MRSA-negativ sind, kann der Patient als MRSA-frei bezeichnet und die Isolierung aufgehoben werden.
- Sollte nur ein einziger dieser Abstriche noch MRSA-positiv sein, ist die Isolierung aufrecht zu erhalten und die Mupirocin-Behandlung zu wiederholen.

Die Effektivität dieser Maßnahmen zur Verhinderung der Ausbreitung von MRSA ist inzwischen durch zahlreiche Studien belegt. Zwar sind Isolierungsmaßnahmen personell und finanziell sehr aufwendig und stellen auch für den Patienten eine erhebliche psychologische Belastung dar. Es sollte aber immer bedacht werden, daß einzig diese frühen Interventionen eine Aggravierung und Ausweitung des Problemes verhindern. Kliniken, bei denen ein Nichternstnehmen des MRSA-Problems zu einer endemischen Ausbreitung führte und die dann als letzte Möglichkeit, die Lage in Griff zu bekommen, mit der Schließung ganzer Stationen reagierten, sollten als warnendes Beispiel dienen.

2 Meningokokkenmeningitis

2.1 Hintergrund und epidemiologische Situation

Infektionen mit Neisseria meningitidis manifestieren sich fast ausschließlich als Meningitis unterschiedlichen Schweregrades bis hin zum mit rund 30% Letalität verbundenen Waterhouse-Friderichsen-Syndrom. Meningokokken sind nach Haemophilus influenzae weltweit der zweithäufigste Erreger der bakteriellen Meningitis, wobei in Gegensatz zu H. influenzae, der seit der Einführung einer entsprechenden Schutzimpfung im Kindesalter in unseren Breiten als Meningitiserreger zunehmend seltener wird, Meningokokkeninfektionen eher an Bedeutung gewinnnen werden.

Die Häufigkeit der Meningokokkenmeningitis in Deutschland liegt unter Zugrundelegung der gemeldeten Fälle jährlich zwischen 0,8 und 1/100 000 Einwohner, wobei Menschen mit einem Defekt der terminalen Komplementkomponenten (C5–C9) ein 10 000fach höheres Erkrankungsrisiko haben als Immunkompetente. Ein erhöhtes Risiko besitzen darüber hinaus Personen mit einem Properdindefekt, bei Asplenie sowie Nonsekreter.

Der rapide Beginn der Erkrankung, das epidemische Auftreten, der u. U. fulminante Verlauf und die damit verbundene Sterblichkeit machen diese Infektion zu einer gefürchteten und publicityträchtigen Erkrankung. Auch tragen irrige Ansichten und Fehlinformationen häufig zu Unsicherheit und u. U. Fehlverhalten bei medizinischem Personal bei. Aus diesem Grund sind genaue Kenntnis über den Erreger und den Umgang mit – möglicherweise – infizierten Patienten eine wichtige Grundlage für ein adäquates Patientenmanagement unter Berücksichtigung des Personalschutzes.

2.2 Übertragungsmechanismen von Meningokokken

Der Mensch ist der einzig natürlich vorkommende Wirt von Meningokokken, und die durchschnittliche Nachweishäufigkeit im Oropharynx in der gesunden Normalbevölkerung liegt etwa bei 10%. Bei der oropharyngealen Kolonisation werden in Abhängigkeit vom betreffenden Serotyp bakterizide Antikörper gebildet, die in der Regel für mindestens 4–6 Monate eine Immunität gegen eine Meningokokkeninfektion mit dem homologen Serotyp verleihen. Die Besiedelungsfrequenz steigt beginnend mit dem 3. Lebensjahr kontinuierlich bis zum Alter von 30–40 Jahren mit einem Häufigkeitsgipfel von 30% an, wobei ein positiver Zusammenhang besteht zum männlichen Geschlecht, Rauchgewohnheiten oder Wohndichte (Kasernenunterkünfte, Internate).

Die Weiterverbreitung der Erreger findet über Aerosole bzw. Kontakt mit Speichel (Küssen, aber auch medizinische Maßnahmen, wie Mund-zu-Mund-Beatmung, Intubation, oropharyngeales oder tracheales Absaugen) statt. Da Meningokokken sehr wenig umweltresistent sind, überleben sie außerhalb des Wirtes nur für wenige Minuten.

2.3 Maßnahmen bei Patienten mit Meningokokkenmeningitis bzw. -sepsis

- Hygienemaßnahmen sind einzuhalten bis 24 h nach Beginn einer adäquaten Antibiotikatherapie.
- Isolierung des Patienten im Einzelzimmer.
- Personal und Besucher tragen Mund-/Nasenschutz und Schutzkleidung.
- Bei direktem Patientenkontakt Tragen von Handschuhen.
- Hygienische Händedesinfektion vor und nach jedem Patientenkontakt, nach Kontakt mit erregerhaltigem Material oder sonstigen kontaminierten Objekten, auch nach Ablegen der Handschuhe (!).
- Routinemäßige Desinfektionsmaßnahmen mit den handelsüblichen Flächen- und Instrumentendesinfektionsmitteln in normaler Konzentration sind völlig ausreichend bei der Behandlung von Flächen, Instrumenten und sonstigen Gegenständen.
- Die chemothermische Aufbereitung (Instrumenten- oder Geschirrspülmaschine) ist für die Behandlung von Endoskopen, Instrumenten oder Geschirr ausreichend.
- Benutzte Bettwäsche kann in der Wäscherei mit den üblichen Waschverfahren behandelt werden.
- Abfälle aus dem Patientenzimmer können als B-Müll (krankenhaustypischer Müll) entsorgt werden. Dieser Müll ist nicht als infektiöser Müll zu deklarieren.

2.4 Chemoprophylaxe

Bei engem Kontakt mit einem Patienten mit Meningokokkenmeningitis besteht die Keimübertragung durch Aerosole, und enge Kontaktpersonen haben gegenüber der Normalbevölkerung ein 500- bis 1000fach höheres Risiko, ebenfalls an einer Meningokokkeninfektion zu erkranken. Das Risiko, auf diesem Weg eine Sekundärinfektion zu erleiden, ist in der ersten Woche nach Kontakt am höchsten, kann aber bis zu einem Monat fortbestehen. Aus diesem Grund ist bei engen Kontaktpersonen eine Chemoprophylaxe indiziert.

2.4.1 Enge Kontaktpersonen

- Alle Familienmitglieder und sonstige im gleichen Haushalt lebende Personen.
- Kontaktpersonen in Kindereinrichtungen mit Kindern unter 6 Jahren.
- Kontaktpersonen in Gemeinschaftseinrichtungen mit haushaltsähnlichem Charakter (Internate, Kasernen, Gefängnisse).
- Personen, die während der letzten 10 Tage vor Erkrankungsbeginn direkten Kontakt mit oropharyngealen Sekreten des Patienten hatten.
- Medizinisches Personal, das sich an die o. g. Schutzmaßnahmen hält, muß *nicht* als enge Kontaktpersonen klassifiziert werden.

2.4.2 Chemoprophylaxe

- Unverzüglicher Beginn der Chemoprophylaxe, sinnvoll ist der Beginn bis maximal 7 Tage nach letztem Kontakt.
- Rifampicin für 2 Tage:
  - Alter <1 Monat: 2mal 5 mg/kgKG/Tag;
  - Alter 1 Monat bis 12 Jahre: 2mal 10 mg/kgKG/Tag;
  - Alter >12 Jahre: 2mal 600 mg/Tag.
- Ciprofloxacin: bei Erwachsenen: 500 mg oral einmalig.
- Ceftriaxon (in der Schwangerschaft): 250 mg i.m. einmalig.

Diese beiden Beispiele von Erregern, die sich hinsichtlich ihrer Virulenz, der individuellen Bedeutung für den Patienten und das Personal sowie Umfang und Dauer von Isolierungsmaßnahmen unterscheiden, unterstreichen die Tatsache, daß krankenhaushygienische Interventionen – vielleicht mit Ausnahme der Händedesinfektion als der allerwichtigsten Maßnahme bei der Verhütung der Weiterverbreitung nosokomialer Infektionserreger – immer situationsangepaßt implementiert werden müssen.

Hygienemaßnahmen basieren, wie alle medizinischen Handlungen, immer auf der Kenntnis der Ursachen (Erreger) einer Erkrankung, der Weiterverbreitung der Erkrankung und den Möglichkeiten und Grenzen der Intervention (Verhütung). Nur unter Berücksichtigung dieser Faktoren ist Hygiene selbstverständlicher Bestandteil eines qualitativ hochwertigen Patientenmanagements.

Literatur

Anonym (1997) Control and prevention of meningococcal disease and control and prevention of Serogroup C meningococcal disease: Evaluation and management of suspected outbreaks. Recommendations of the Advisory Committee on Immunization Practices (ACIP). Morb Mort Weekly Report 46:RR-5

Boyce JM, Potter-Bynoe G, Chenevert C, King T (1997) Environmental contamination due to Methicillin-resistant Staphylococcus aureus: Possible infection control implications. Infect Control Hosp Epidemiol 18:622–627

Coello R, Glynn JR, Gaspar C, Picazo JJ, Feveres J (1997) Risk factors for developing clinical infection with Methicillin-resistant Staphylococcus aureus (MRSA) amongst hospital patients initially only colonized with MRSA. J Hosp Infect 37:39–46

Conterno LO, Wey SB, Castelo A (1998) Risk factors for mortality in Staphylococcus aureus bacteremia. Infect Control Hosp Epidemiol 19:32–37

Corbella X, Dominguez MA, Pujol M, Ayats J, Sendra M, Pallares R, Ariza J, Gudiol F (1997) Staphylococcus aureus nasal carriage as a marker for subsequent staphylococcal infections in intensive care unit patients. Eur J Clin Microbiol Infect Dis 16:351–357

Cuevas LE, Kazembe P, Mughogho GK, Tillotson GS, Hart CA (1995) Eradication of nasopharyngeal carriage of Neisseria meningitidis in children and adults in rural Africa: A comparison of ciprofloxacin and rifampicin. J Infect Dis 171:728–731

Kluytmans J, Van Belkum A, Verbrugh H (1997) Nasal carriage of staphylococcus aureus: Epidemiology, underlying mechanisms, and associated risks. Clin Microbiol Rev 10:505–520

Mulligan ME, Murray-Leisure KA, Standiford HC, John JF, Korvick JA, Kauffman CA, Yu VL (1993) Methicillin-resistant Staphylococcus aureus: A consensus review of microbiology, pathogenesis, and epidemiology with implications for prevention and management. Am J Med 94:313–328

Parras F, Guerrero MC, Bouza E et al. (1995) Comparative study of Mupirocin and oral Co-Trimoxazol plus topical Fusidic Acid in eradiction of nasal carriage of Methicillin-resistant Staphylococcus aureus. Antimicrob Agents Chemother 39:175–179

Kapitel 43
Kardiologische Diagnostik und Therapie

M. Bertram, M. Haass

INHALT

1 Einleitung

Kenntnisse zu kardiologischen Erkrankungen, insbesondere deren Erkennung, Bewertung und Behandlung, sind für den in der neurologischen Intensivmedizin tätigen Arzt unentbehrlich, da sie

1) bei den hier behandelten Patienten häufig vorkommen,
2) lebensbedrohliche Ausmaße annehmen können,
3) bei guten Basiskenntnissen oft effektiv behandelt werden können und
4) eine unsachgemäße Behandlung schwere und nachhaltige Folgen haben kann.

Vor allem bei älteren neurologischen Patienten besteht oft eine kardiologische Begleiterkrankung, deren Behandlung fortgesetzt werden muß, die während des Aufenthaltes exazerbieren kann und eine wichtige Indikationseinschränkung für verschiedene intensivtherapeutische Maßnahmen darstellen kann. Außerdem kann eine kardiologische Grunderkrankung die Ursache (z. B. zerebrale Ischämien) und auch Differentialdiagnose (z. B. Synkopen) von neurologischen Erkrankungen sein.

Zum anderen können intensivmedizinisch behandelte neurologische Erkrankungen ihrerseits kardiale Komplikationen bewirken. So sind bei primär herzgesunden Patienten mit zerebralen Läsionen, welche vegetative Zentren wie Inselrinde oder Hypothalamus erfassen, verschiedene Formen einer Rhythmusstörung, Blutdruckentgleisungen und Lungenödeme beschrieben worden. Auch periphere Erkrankungen wie die akute Polyneuroradikulitis können eine vegetative Dysfunktion mit lebensbedrohlichen Rhythmusstörungen bewirken. In diesem Kapitel möchten wir eine symptomorientierte Übersicht über die in der neurologischen Intensivmedizin potentiell relevanten Erkrankungen und über deren diagnostisches und therapeutisches Management geben.

2 Häufig eingesetzte apparative Verfahren

Im folgenden werden die in der neurologischen Intensivmedizin anwendbaren Verfahren der kardiologischen apparativen Diagnostik kurz kommentiert. Diese stellen eine Ergänzung zu der aktuellen Anamnese, der Vorgeschichte, dem klinischen Aspekt und der täglich durchzuführenden körperlichen Untersuchung dar. Weitere wichtige, hier jedoch nicht aufgeführte Techniken der kardiologischen Intervall- und Akutbehandlung, wie z. B. spezielle Ischämienachweisverfahren und Linksherzkatheteranwendungen, sind einer entsprechend ausgerüsteten kardiologischen Abteilung vorbehalten.

2.1 Elektrokardiographie

2.1.1 Monitor-EKG

Das bei jedem Intensivpatienten durchgeführte, wenig aufwendige Monitoring der elektrischen Herzaktion dient vorwiegend der Rhythmusüberwachung. Bei entsprechender Elektrodenplazierung (rot: rechte Schulter, gelb: linke Schulter, grün: linke Rumpfseite) können jedoch die bipolaren Standardableitungen nach Einthoven (I, II, III) sukzessive aufgerufen, ggf. ausgedruckt, und unter weiteren Aspekten (Lagetyp, ST-Strecke) beurteilt werden. Die meisten Systeme enthalten heute eine Analyse- und Speicherfunktion mit Alarmstufung je nach Schwere der Rhythmusstörung. Zusätzlich ermöglicht das Monitor-EKG eine kontinuierliche Messung der Atemfrequenz über Impedanzschwankungen.

Hinweis: Überstürzte Aktionen bei Artefakten, die einem Kammerflimmern ähneln können, lassen sich durch kurze klinische Beurteilung oder Beachtung einer evtl. parallel aufgezeichneten Druckpuls- oder O_2-Sättigungskurve vermeiden.

2.1.2 12-Kanal-Ruhe-EKG

Das standardisierte Oberflächen-Ruhe-EKG beinhaltet die bipolaren Extremitätenableitungen nach Einthoven (I, II, II) und die unipolaren Ableitungen nach Goldberger (aVR, aVL, aVF) sowie die unipolaren Brustwandableitungen nach Wilson (V_1–V_6). Mit Hilfe dieses 12-Kanal-EKGs können im wesentlichen Herzrhythmus, Lagetyp, Erregungsausbreitungsstörungen (SA-, AV-Block, Schenkelblöcke), Hypertrophie, Erregungsrückbildungsstörungen (spezifische, unspezifische Außen- oder Innenschichtveränderungen) erfaßt werden, wobei letztere je nach Muster ihrer Lokalisation bestimmten Herzwandabschnitten zugeordnet werden können.

Die Durchführung eines 12-Kanal-EKG sollte als Screening und als Basis für Follow-up-Untersuchungen immer zur Aufnahmeroutine gehören. Im stationären Verlauf kann es wertvolle Hinweise bei der Differenzierung von Rhythmusstörungen und bei der Abklärung von hämodynamischen und respiratorischen Zustandsverschlechterungen der Patienten geben (z. B. Endstreckenveränderungen bei Ischämie und Perikarditis, Lagetypveränderungen und Rechtsherzbelastungszeichen bei Lungenembolie, Voltagereduktion bei Perikarderguß).

2.1.3 Langzeit-EKG

Das Langzeit-EKG ermöglicht eine 24stündige Aufzeichnung des Herzrhythmus in zwei verschiedenen Ableitungen, wonach die Speichermedien (in der Regel Kassette) computergestützt in kurzer Zeit ausgewertet werden können. Üblicherweise findet das Langzeit-EKG bei normalstationären oder ambulanten Patienten zur orientierenden Diagnostik, Emboliequellensuche (intermittierendes Vorhofflimmern), Synkopenabklärung, Therapie- und Verlaufskontrolle und in der Schrittmacherdiagnostik seine Anwendung. Auch bei manchen Intensivpatienten mit kontinuierlicher Monitorüberwachung kann ein Langzeit-EKG sinnvoll sein, da kurzzeitige, intermittierende Rhythmusstörungen, wie AV-Blockierungen oder intermittierendes Vorhofflimmern, übersehen werden können.

2.2 Thoraxröntgen

Eine Standard-a.-p.-Aufnahme des Thorax sollte auch beim kardiopulmonal asymptomatischen Patienten bei Aufnahme im Regelfall durchgeführt werden, um eine Verlaufsbeurteilung zu ermöglichen. Indikationen zu Verlaufskontrollen sind akute Luftnot oder respiratorische Verschlechterung bei vorbestehender Störung, Verdacht auf zunehmende links- oder rechtskardiale Insuffizienz, die Überprüfung und evtl. Änderung der kardialen Therapie, der Verdacht auf eine Pneumonie als Infektursache und die Positionskontrolle von zentralvenösen Kathetern und Trachealtuben.

In der Regel sind unter intensivmedizinischen Bedingungen nur Liegendaufnahmen im a.-p.-Strahlengang realisierbar, wobei die Respirationslage auf der Aufnahme oft nicht zu kontrollieren ist. Unter Berücksichtigung dieser Einschränkungen in der Verwertbarkeit sind jedoch häufige Veränderungen, wie Atelektasen, Ergüsse, Infiltrate, Lungenödem, ARDS oder rechts- und linkskardiale Belastung, zumeist befriedigend zu differenzieren.

2.3 Echokardiographie

Ultraschallgeräte sind für die intensivmedizinische Betreuung nach heutigen Maßstäben unentbehrlich. Die heute verfügbaren, multimodalen, fahrbaren Geräte ermöglichen in der Regel auch eine Echokardiographie. Mit der nichtinvasiven, für die Patienten wenig belastenden, gut reproduzierbaren *transthorakalen Echokardiographie (TTE)* ist im B-Mode eine anatomische Beurteilung des Herzens und der Gefäßabgänge über verschiedene Schallfenster möglich (parasternal, apikal, subkostal, suprasternal), wobei für Bewegungsanalysen und Messungen zusätzlich der M-Mode eingesetzt wird.

Blutflußrichtung und -geschwindigkeit können als Kurve dargestellt und vermessen oder in Farbkodierung ins B-Bild integriert werden. Anhand der Doppler-Profile können verschiedene hämodynamische Parameter, Druckgradienten und Öffnungsflächen berechnet werden.

In der neurologischen Intensivmedizin wird die Echokardiographie zur Diagnostik und Zustandsbeurteilung kardial erkrankter Patienten, bei bestimmten Notfällen (Verdacht auf Lungenembolie, Perikarderguß) und zur Abklärung bei Verdacht auf kardialen Thrombembolismus und Endokarditis benötigt.

Für letztere Fragestellungen ist der Einsatz einer *transösophagealen Echokardiographie (TEE)* sinnvoll. Hier kann das Herz über eine blind plazierte Sonde vom Magen und der Speiseröhre aus mono-, bi- oder multiplan beschallt werden. Der Vorteil gegenüber der TTE ist eine wesentlich höhere Detailauflösung mit deutlich höherer Sensitivität bei der Erkennung von intrakardialen Thromben, Vegetationen und Veränderungen des Vorhofseptums. Auch kann das linke Vorhofohr und weite Abschnitte der Aorta als mögliche Emboliequellen eingesehen werden. Die intravenöse Applikation von bläschenhaltigen Lösungen als Kontrastmittel mit und ohne Valsalva-Manöver ermöglicht mit hoher Sensitivität die Erkennung eines offenen Foramen ovale mit Rechts-links-Shunt.

2.4 Rechtsherzeinschwemmkatheter

Diese bettseitig durchführbare druckkurvengesteuerte, invasive Methode ermöglicht durch Einschwemmung von flexiblen Ballonkathetern (Swan-Ganz-Katheter) in die Lungenstrombahn eine Beurteilung der Hämodynamik des rechten Herzens, des Herzminutenvolumens und der Kreislaufwiderstände.

2.4.1 Technik

Auf Intensivstationen ist der Swan-Ganz-Katheter der Größe 7 F gebräuchlich, der mit einem 3fachen Lumen (distale Druckmessung, proximale Injektionsmöglichkeit für Thermodilution, Balloninsufflation) und einer Thermistorsonde ausgestattet ist. Über eine in die V. jugularis oder subclavia mittels Seldinger-Technik plazierte Schleuse wird der Katheter unter kontinuierlicher Druckkurvenregistrierung vorgeschoben, bis eine Kapillardruckkurve erscheint. Der ab ca. 15 cm insufflierte Ballon ermöglicht in der Regel eine problemlose Einschwemmung und sollte anschließend wie auch nach jeder Wedgedruckmessung unbedingt entbläht werden. Bei liegendem Katheter ist ein kontinuierliches Monitoring der PA-Druckkurve erforderlich.

2.4.2 Möglichkeiten und Probleme

Computergestützt kann durch die Thermodilutionsmethode unter Verwendung von kalter Kochsalzlösung das Herzminutenvolumen ermittelt werden, nach Eingabe weiterer Größen wie HF, Systemdruck, Größe, Gewicht können „cardiac index" und die Kreislaufwiderstände berechnet werden. Komplikationen wie Herzrhythmusstörungen (Reanimationsbereitschaft bei Anlage!), Thrombophlebitis, Knotenbildungen sind zu beachten.

In der Intensivmedizin wird der Pulmonaliskatheter vorwiegend zum hämodynamischen Monitoring schwerkranker Patienten eingesetzt, um die Kreislauf- und Volumentherapie danach zu steuern und um verschiedene Formen der kardiozirkulatorischen Insuffizienz zu differenzieren („low output" und „high filling pressure" bei kardiogenem Schock, „high output" und „low filling pressure" bei Sepsis).

In den letzten Jahren ist die Pulmonalisarterienkatheterisierung (PAK) jedoch Gegenstand kontroverser Debatten, insbesondere seit Connors et al. 1996 eine erhöhte Mortalität, längeren Intensivaufenthalt und erhöhte Krankenhausaufenthaltskosten bei Intensivpatienten mit PAK (Matched-pairs-Verfahren) festgestellt haben. Gleichzeitig gibt es nicht ausreichend objektive Daten, die eine Nützlichkeit der PAK zur Therapiesteuerung beweisen. Fest steht jedoch, daß die PAK in die Hände von in der Technik erfahrenen und zur korrekten Datenerhebung und -interpretation befähigten Untersuchern gehört.

3 Arterielle Hypertonie

3.1 Definition und Ursachen

Eine Hypertonie ist eine Erhöhung des systolischen Blutdrucks über 160 mmHg oder/und des diastolischen über 95 mmHg. Bei der *essentiellen Hypertonie* (90% der Fälle) handelt es sich um eine in über 50% der Fälle genetisch beeinflußte Störung der Blutdruckregulation unbekannter Ursache. Häufig besteht eine Assoziation mit anderen Komponenten des metabolischen Syndroms (stammbetonte Adipositas, Diabetes Typ II oder pathologische Glukosetoleranz, Hyperlipoproteinämie und Hyperurikämie) oder, bei entsprechender Sensitivität, mit einer erhöhten Kochsalzzufuhr.

Die selteneren *sekundären Hypertonien* treten überwiegend infolge einer Nierenerkrankung (8%) auf, v.a. bei parenchymatösen Nierenerkrankungen, seltener bei Nierenarterienstenosen oder Nierentumoren. Weitere, seltene sekundäre Hypertonien finden sich bei Aortenisthmusstenose und endokrinen Störungen wie Phäochromozytom, Überproduktion von Nebennierenrindenhormonen und Akromegalie.

Temporäre Blutdrucksteigerungen, die keine Hypertonie im engeren Sinne darstellen, kommen bei neurologischen Erkrankungen, wie Hirndrucksteigerungen verschiederner Ätiologie („Erfordernishochdruck"), Spinaltrauma, Guillain-Barré-Syndrom oder Schlafapnoesyndrom, wie auch bei Gestosen, verschiedenen Pharmaka (Hormone, NSAR) und Intoxikationen (Drogen, Kohlenmonoxid) vor.

3.2 Symptome und Komplikationen

Klinisch kommen neben Symptomfreiheit morgendlicher Hinterkopfschmerz, Schwindel und Ohrensausen sowie herzspezifische Symptome wie Angina, Palpitation, Nasenbluten und Dyspnoe vor. Die längerfristigen Komplikationen folgen aus der Arteriosklerose, die sich früh entwickelt und in ihrem Ausmaß fundoskopisch abgeschätzt werden kann (Fundus hypertonicus I–IV). Typische Folgen sind zerebrale Mikro- und Makroangiopathie, Koronarsklerose, Linksherzhypertrophie und später Herzinsuffizienz bei exzentrischer Hypertrophie, arterio-arteriolosklerotische Schrumpfnieren und Bauchaortenaneurysma. Bei der malignen Hypertonie mit diastolischen Werten von 120–130 mmHg, aufgehobener Tagesrhythmik und Retinopathie III–IV kommt es zur sekundären malignen Nephrosklerose mit terminaler Niereninsuffizienz.

3.3 Therapie

Nach den Empfehlungen der Deutschen Liga zur Bekämpfung des hohen Blutdrucks beginnt man mit einer Monotherapie mit einem der Basistherapeutika (Diuretikum, β-Blocker, Kalziumantagonist, ACE-Hemmer, α_1-Blokker). Bei unzureichendem Effekt erweitert man auf eine Zweier- oder gar Dreier-Kombination. Die Auswahl erfolgt je nach individueller Verträglichkeit und Begleiterkrankungen; Kombinationen mit einem ACE-Hemmer wirken in der Regel am stärksten. Tabelle 43-1 enthält eine Auswahl von gebräuchlichen, oral applizierbaren Antihypertensiva. Bei Intensivpatienten kann die Applikation p.o. oder durch Magensonde unmöglich sein, so daß i.v. Applikationen oder Reservetherapeutika zum Einsatz kommen (Tabelle 43-2).

Tabelle 43-1. Auswahl häufig verwendeter Antihypertensiva mit der mittleren oralen Dosierung und den häufigsten Negenwirkungen, zu denen bei allen Hypotonieneigung und gastrointestinale Störungen gehören (*). Bei den Bemerkungen finden sich Hinweise auf die Interferenz mit Begleiterkrankungen, die bei der Auswahl der Substanz berücksichtigt werden sollten

Substanzklasse	*Substanz (Handelsname)*	*Mittlere Tagesdosis*	*Häufige Nebenwirkungen* *	*Bemerkungen*	
Diuretika	Hydrochlorothiazid (Esidrix)	12,5–50 mg	Elektrolytstörungen, Thromboseneigung, Hyperglykämie, Hyperurikämie, Hyperlipidämie (Thiazidwirkungen)		Günstig bei Herzinsuffizienz zur Vorlastsenkung Vorsicht bei Diabetes
	Xipamid (Aquaphor)	10–40 mg			
	Chlortalidon (Hygroton)	25–50 mg jeden 2.Tag			
	Hydrochlorothiazid + Amilorid (Dytide)			Kaliumsparend	
	Spironolakton	50–400 mg	Hyperkaliämie, Gynäkomastie Stimmveränderungen	Bei Hyperaldosteronismus, Leberzirrhose	
	Furosemid (Lasix)	20–80 mg	Hörverlust, sonst wie Thiazide		
β-Blocker	Siehe Tabelle 43.11			Antianginös	Prognoseverbesserung nach Herzinfarkt
Kalziumantagonisten	Nifedipin (Adalat)	2–3mal 10–20 mg	Flush, Kopfschmerz, Knöchelödeme, Reflextachykardie	Ggf. Kombination mit β-Blocker gegen Tachykardie	
	Nitrendipin (Bayotensin)	2mal 10–20 mg			Günstig bei Niereninsuffizienz
	Verapamil, Diltiazem	Siehe Tabelle 43.11			Günstig bei KHK

ACE-Hemmer	Captopril (Lopirin, Tensobon)	2–3mal 12,5–25 mg	Reizhusten, massiver Druckabfall bei Pat. mit stimuliertem Renin-system (Beginn mit kleiner Dosis!)	Nicht mit kaliumretinierenden Diuretika kombinieren!	Prognoseverbesserung nach Herzinfarkt, Nephroprotektion
	Enalapril (Xanef, Pres)	1- bis 2mal 5–1 0 mg p.o.			
	Lisinopril (Acerbon)	Einmal 5–20 mg			
	Ramipril (Delix)	Einmal 2,5–5mg			
α_1-Blocker	Prazosin	2mal 0,5–5 mg	Orthostatischer Kollaps nach Erstgabe (Beginn mit kleinster Dosis!)	Sinnvoll bei Phäochromozytom, günstig bei benigner Prostatahypertrophie	
	Urapidil (Ebrantil)	2mal 30–90 mg p.o.			

Tabelle 43-2. Antihypertensive Therapie bei hypertensivem Notfall und bei fehlender Möglichkeit einer enteralen Applikation. Einmalgaben in den empfohlenen Dosierungen können bei fehlendem Effekt nach 10 min wiederholt werden, bevor auf eine Alternative übergegangen wird. Vor Dauerinfusion in empfohlenen Dosierungsbereichen sollte die Wirksamkeit durch einen Testbolus belegt werden. *Bei allen Substanzen können als Nebenwirkung Hypotonie und gastrointestinale Wirkungen auftreten

Substanz (Handelsname)	*Wirkprinzip*	*Dosierung*	*Wichtigste Nebenwirkungen**	*Bemerkungen*
Nitroglycerin	NO-Vasodilatation	0,8 mg s.l. 1–5 mg/h oder mehr i.v.	Zephalgie, Reflextachykardie	
Nifedipin (Adalat)	Peripherer Kalziumantagonismus	5–10 mg s.l.	Flush, Kopfschmerz, Knöchelödeme, Reflextachykardie	Kontraindiziert bei instabiler Angina
Nitrendipin (als Bayotensin akut)		5 mg (1 Phiole) p.o.		
Urapidil (Ebrantil)	α_1-Blockade	12,5–25 mg i.v. 4–16 mg/h i.v.	Orthostatischer Kollaps	
Clonidin (Catapresan)	Zentraler Imidazolagonismus	0,075 mg s.c. oder i.v.	Sedierung, Bradykardie, Depression	First-dose-Effekt bei rascher Applikation! Rebound bei plötzlichem Absetzen!
Labetalol (Trandate)	β- + α_1-Blockade	1–2 mg/kgKG i.v. oder ab 2 mg/min titrieren	Bronchiale Obstruktion bei Disponierten	
Dihydralazin (Nepresol)	Direkte arterioläre Vasodilatation	5 mg i.v. repetitiv 2–8 mg/h	Reflextachykardie, reversibler Lupus erythematodes	Kombination mit β-Blocker sinnvoll
Nitroprussid-Natrium (Nipruss)	NO-Vasodilatation	Titration beginnend mit 20 µg/min	Thiozyanatvergiftung, daher bei hohen Dosen Kombination mit Na-Thiosulfat!	Reservetherapeutikum bei therapierefraktärer Krise

3.4 Besonderheiten in der Blutdruckbehandlung bei neurologischen Intensivpatienten

3.4.1 Beatmete Patienten

Blutdruckentgleisungen können bei Beatmeten unabhängig von einer Hypertonieerkrankung im Sinne der obigen Definition auftreten. Es handelt sich hier um eine situative Streßreaktion, die insbesondere in der Entwöhnungsphase auftreten kann, z.B. infolge Schmerzen, unzureichend angepaßter Respiratoreinstellung, Angst, Psychose oder Entzug. Vor Gabe eines Antihypertensivums sollte demnach eine diese Möglichkeiten bedacht und eine entsprechende Behandlung nach klinischer Einschätzung oder auch ex juvantibus eingeleitet werden.

3.4.2 Schlaganfallpatienten

Hypertensive Blutdruckwerte treten bei mehr als 70% der Patienten mit einem akuten Schlaganfall auf und können in den folgenden Tagen ohne spezifische Therapie wieder verschwinden. Als Ursachen werden eine Streßreaktion, aber auch eine physiologische Reaktion auf den erniedrigten Blutfluß im Bereich der Infarktpenumbra diskutiert. Da der Blutfluß in der Penumbra abhängig vom Systemdruck ist und eine Blutdruckerniedrigung zu einer Verlechterung des neurologischen Defizits führen könnte, empfiehlt eine Reihe von Autoren, die Hypertonie bei Patienten mit akutem Schlaganfall nicht zu behandeln. Das gleiche gilt für hämodynamische Infarkte infolge einer hochgradigen Internastenose, wo eine Blutdruckerniedrigung den Infarkt vergrößern und eine Thrombose im Stenosebereich begünstigen kann.

Andererseits lädt die Gefahr einer verstärkten Ödementwicklung und der sekundären Hämorrhagisierung beim ischämischen Insult sowie die Angst vor Hämatomzunahme bei der Hirnblutung zu einer normotonen Blutdruckeinstellung ein.

Derzeit liefert die Literatur noch nicht ausreichend Daten, um einen Konsens zu erzielen, wann und in welchem Ausmaß ein erhöhter Blutdruck beim ischämischen und hämorrhagischen Insult behandelt werden soll. Nach den „Guidelines for the Management of Patients with Acute Ischemic Stroke“ der American Heart Association wird eine antihypertensive Behandlung erst empfohlen, wenn der systolische Blutdruck 220 und der diastolische Wert 130 mmHg überschreitet. Bei Schlaganfallpatienten mit Aortendissektion, akutem Myokardinfarkt, hypertensiver Enzephalopathie und Thrombolysetherapie sollte jedoch eine strengere Blutdruckeinstellung erfolgen.

3.5 Hypertensive Krise und hypertensiver Notfall

Bei der hypertensiven Krise liegt eine kritische Blutdruckerhöhung auf mindestens 230/130 mmHg ohne Organschaden vor. Zur Behandlung reicht hier in der Regel eine orale Behandlung (Tabelle 43-1). Eine zu rasche und aggressive Drucksenkung sollte insbesondere bei Patienten mit langer Hypertonieanamnese vermieden werden, da das Blutdruckspektrum, innerhalb dessen eine Autoregulation des zerebralen Blutflusses möglich ist, nach oben verschoben ist. Ein hypertensiver Notfall liegt vor, wenn gleichzeitig eine vitale Gefährdung durch Organschäden vorliegt, z. B. akute Linksherzinsuffizienz mit Lungenödem, Angina pectoris, Herzinfarkt, Hochdruckenzephalopathie, Aortendissektion. Hier sollte eine rasche, intravenöse Drucksenkung erfolgen (Tabelle 43-2).

4 Thoraxschmerz

Die Abklärung der Ätiologie eines akut aufgetretenen Thoraxschmerzes ist wesentlich für die Einleitung spezifischer Therapiemaßnahmen. Differentialdiagnostisch kommen u. a. die in Tabelle 43-3 genannten Maßnahmen in Betracht.

4.1 Erstmaßnahmen

Bis zum Beweis des Gegenteils ist der persistierende akute Thoraxschmerz als Ausdruck einer lebensbedrohlichen Situation anzusehen. Aufgrund der potentiellen Gefährdung des Patienten sollten bereits bei dem geringsten Verdacht auf das Vorliegen einer schwerwiegenden Erkrankung als Ursache des

Tabelle 43-3. Differentialdiagnostik des Thoraxschmerzes (*BGA* kapilläre/arterielle Blutgasanalyse, *CT* Computertomographie, *Echo* Echokardiographie, *OBS* Oberbauchsonographie, *TEE* transösophageale Echokardiographie)

Organsystem	*Erkrankung*	*Nichtinvasive diagnostische Verfahren*
Herz	Myokardinfarkt	EKG, Labor[a]
	Instabile Angina Pectoris	EKG, Labor[a]
	Perikarditis	EKG, Echo
Aorta	Aortendissektion	TEE, Spiral-CT
Lunge/Pleura	Lungenembolie	BGA, Thoraxröntgen, Echo Ventilations-Perfusions-Szintigraphie
	Pleuritis	Thoraxröntgen
	Pneumothorax	Thoraxröntgen
Thoraxskelett	Tietze-Syndrom	Röntgen des Thoraxskeletts CT/Kernspintomographie
Gastrointestinaltrak	Ösophagitis	Endoskopie
	Ulcus ventriculi/duodeni	Endoskopie
	Pankreatitis	Labor[b], OBS, CT
	Gallenkolik/Cholezystitis	Labor[c], OBS

[a] insbesondere CK, CK-MB, LDH, GOT, Troponin I oder T (TnI bzw. TnT).
[b] u. a. Amylase, Lipase, Kalzium, Blutbild, CRP (oder BKS).
[c] u. a. Leberwerte, Bilirubin, ALP, Blutbild, CRP (oder BKS).

Thoraxschmerzes (z. B. Myokardinfarkt) folgende *Erstmaßnahmen* ergriffen werden:

- Bestimmung von Blutdruck und Pulsfrequenz (ggf. an beiden Armen);
- Anlage einer venösen Verweilkanüle (zentraler Weg nur in Ausnahmefällen, verbaut u. U. eine notwendige Lysetherapie);
- kontinuierliche Überwachung mittels EKG-Monitor (u. a. Gefahr lebensbedrohlicher Herzrhythmusstörungen bei akutem Myokardinfarkt);
- Patient nüchtern lassen (u. a. wegen ggf. notwendiger Kontrastmittelgabe für Diagnostik/Therapie);
- rasche Verbringung (in Arztbegleitung!) auf eine Intensivstation.

4.2 Anamnese und Befund

Durch sorgfältige Anamneseerhebung *bezüglich Charakter, Lokalisation, Dauer und Ausstrahlung* des Thoraxschmerzes und *der Abhängigkeit der Symptomatik von Bewegung und/oder Atmung* läßt sich bereits oft eine nähere ätiologische Eingrenzung erzielen. Es ist hierbei zu beachten, daß viszerale Schmerzen (z. B. bei einer Pankreatitis) auch auf thorakale Dermatome übertragen werden können *(Head-Zonen)*. Die Kenntnis von *Vor-* (z. B. früherer Myokardinfarkt oder tiefe Beinvenenthrombose) *und Begleiterkrankungen* (z. B. kardiovaskuläre Risikofaktoren wie Diabetes mellitus, arterielle Hypertonie, Hyperlipoproteinämie und Nikotinkonsum) sowie einer möglichen *familiären Belastung* gibt oft weitere hilfreiche Hinweise.

Die *klinische Untersuchung* erlaubt u. a. Rückschlüsse auf das Vorliegen einer pulmonalen Minderbelüftung und/oder Stauung sowie auf subdiaphragmale Prozesse (z. B. Zeichen eines akuten Abdomens). Der klinische Befund erlaubt darüber hinaus auch eine Abschätzung der hämodynamischen Bedeutsamkeit der dem Thoraxschmerz zugrunde liegenden Erkrankung. Besondere Vorsicht ist bei Patienten mit Zeichen eines beginnenden bzw. bereits manifesten *kardiogenen Schocks*, nämlich Tachykardie (>100/min), Hypotonie ($RR_{syst.}$ <100 mmHg) und Kaltschweißigkeit, geboten.

4.3 Diagnosesicherung und Verlaufskontrolle

Zur Diagnosesicherung und Verlaufskontrolle kommen neben Laborparametern mehrere nichtinvasive und invasive Verfahren zum Einsatz. Die *Basisdiagnostik* sollte einschließen (s. auch Tabelle 43-3):

- *Laborparameter:* insbesondere CK, CK-MB, LDH, GOT und Troponin T oder I, Elektrolyte und Retentionswerte, Leberwerte sowie Amylase, das C-reaktive Protein (CRP), Blutbild und Gerinnungsparameter;
- *12-Kanal-EKG:* ischämietypische Kammerendteilveränderungen, Herzrhythmus, Rechtsbelastungszeichen, Hypertrophiezeichen;
- *Thoraxröntgen:* Herzgröße, Verlauf/Kontur der großen Gefäße, pulmonale Infiltrate, Stauungszeichen, Pleuraerguß, Pneumothorax.

Es ist zu beachten, daß im frühen Stadium eines Myokardinfarktes (d.h. innerhalb der ersten 3–4 h) die Enzymdiagnostik noch negativ und auch das EKG noch wenig wegweisend (d.h. „Erstickungs-T", aber noch keine monophasischen ST-Streckenhebungen) sein können. Erst durch *engmaschige Verlaufskontrollen* von Labor und Ruhe-EKG läßt sich in solchen Fällen die Diagnose sichern. Bei klarer Beschwerdesymptomatik und *eindeutigem* Ruhe-EKG (monophasische ST-Streckenhebung um >1 mm in 2 Extremitätenableitungen oder um >2 mm in den Brustwandableitungen mit ST-Streckensenkungen in den spiegelbildlichen Ableitungen) sollte jedoch nicht bis zur Einleitung der definitiven Therapie – d.h. einer Thrombolyse oder einer Akut-PTCA (perkutane transluminale Koronarangiographie) – auf einen Anstieg kardialer Marker gewartet werden, da mit jeder verstreichenden Minute das Ausmaß der irreversiblen Myokardnekrose zunimmt (Therapie s. unten). Umgekehrt schließen negative kardiale Marker (CK, CK-MB, aber auch Troponin I oder T) einen akuten Myokardinfarkt *nicht* aus.

Sollte durch die Basisdiagnostik noch keine diagnostische Sicherheit erzielt worden sein, muß der Einsatz zusätzlicher Verfahren zur Diagnosesicherung (*erweiterte Diagnostik)* erwogen werden. Die *erweiterte Diagnostik* sollte hierbei auf die im Individuallfall vermutete Verdachtsdiagnose (s. auch Tabelle 43-4) abgestimmt sein, nicht zuletzt auch aus ökonomischen Gründen sollte keine „Schrotschußdiagnostik" durchgeführt werden:

- Blutgasanalyse (BGA), ggf. zusätzlich auch nach O_2-Gabe,
- erweitertes Labor (z.B. Bilirubin, Laktat),
- Echokardiographie, ggf. transösophageal (TEE),
- Oberbauchsonographie,
- Ventilations-Perfusions-Szintigraphie der Lunge,
- Computertomographie (CT; ggf. als Spiral-CT) oder Kernspintomographie,
- Herzkatheterdiagnostik (z.B. Koronarangiographie, Pulmonalisangiographie),
- Endoskopie (Ösophagogastroduodenoskopie).

4.4 Charakteristika wichtiger kardiovaskulärer Ursachen thorakaler Schmerzen

Im folgenden sind die wesentlichen Charakteristika wichtiger kardiovaskulärer Ursachen akuter thorakaler Schmerzen zusammengefaßt, die jeweils einer spezifischen Therapie zugänglich sind (Tabelle 43-4).

4.5 Therapieansätze

Unabhängig von der Ätiologie des Thoraxschmerzes ist in den meisten Fällen eine *Analgesie* indiziert. Als sehr effektiv hat sich hierbei die intravenöse Gabe eines Morphinderivates (z.B. Morphin 5–10 mg i.v.) erwiesen, da hierdurch gleichzeitig auch eine häufig erwünschte *Sedierung* des Patienten erzielt werden kann. In keinem Fall sollten Analgetika oder Sedativa i.m. appliziert werden, da dies eine im Einzelfall erforderliche Lysetherapie (z.B. bei

Tabelle 43-4. Charakteristika wichtiger kardiovaskulärer Ursachen akuter thorakaler Schmerzen

Instabile Angina pectoris:	In der Regel undulierender Thoraxschmerz, teilweise in Ruhe, oft mit Ausstrahlung in den Unterkiefer und den linken Arm; EKG-Veränderungen (beispielsweise neu aufgetretene T-Negativierung) nicht obligat; häufig positives Troponin I oder T, bei (noch) negativer CK bzw. CK-MB
Akuter Myokardinfarkt:	Anhaltender, nitronegativer, meist retrosternaler Thoraxschmerz; monophasische ST-Streckenhebung[a] im EKG; CK-Erhöhung mit signifikantem CK-MB-Anteil (>6% der Gesamt-CK) und positivem Troponin T oder I[b]
Aortendissektion:	Häufig in den Rücken ausstrahlender, bohrender („wie ein Messer") Thoraxschmerz; hypertensive Blutdruckwerte; gelegentlich Blutdruck- und Pulsdifferenzen und neurologische Symptome[c]; CK, LDH und Troponin I oder T negativ
Lungenembolie:	Oft atemabhängiger Thoraxschmerz; Sinustachykardie, Dyspnoe mit Hyperventilation (pO_2 *und* pCO_2 erniedrigt, mangelnde Aufsättigung nach O_2-Gabe)[d]; Rechtsbelastungszeichen im EKG (u.a. S_1Q_3-Typ, Rechtsschenkelblock, P-pulmonale); Hinweise auf eine tiefe Beinvenenthrombose (Klinisch bzw. Duplex-Sonographie); gelegentlich LDH-Erhöhung ohne begleitenden Anstieg von CK bzw. Troponin T oder I

[a] Monophasische ST-Streckenhebung um >1 mm in 2 Extremitätenableitungen oder um >2 mm in den Brustwandableitungen mit ST-Streckensenkungen in den spiegelbildlichen Ableitungen.
[b] In der frühen Infarktphase (innerhalb der ersten 3–4 h nach Symptombeginn) können CK sowie Troponin I oder T noch negativ und das EKG noch wenig wegweisend sein (s. oben).
[c] Indem die Dissektionsmembran die großen abgehenden Gefäße verlegt.
[d] Aber auch bei unauffälliger Blutgasanalyse (BGA) läßt sich eine Lungenembolie nicht sicher ausschließen. Bei begründetem Verdacht sollte in solchen Fällen eine Ventilations-Perfusions-Szintigraphie der Lunge durchgeführt werden.

akutem Myokardinfarkt) unmöglich macht. Zusätzlich ist – insbesondere bei kardiovaskulären Ursachen des Thoraxschmerzes – eine *O_2-Gabe* (3–4 l/min) mittels Nasensonde oder Maske hilfreich. Die *spezifische Therapie* richtet sich nach der Ätiologie des Thoraxschmerzes.

Tabelle 43-5 bietet Orientierungshilfen zur Behandlung potentiell lebensbedrohlicher kardiovaskulärer Ursachen eines akuten Thoraxschmerzes. Bezüglich der spezifischen Behandlung anderer Ursachen (z.B. Pankreatitis) wird auf die weiterführende Fachliteratur verwiesen. Bei den in Tabelle 43-5 aufgelisteten kardiovaskulären Ereignissen sollte ebenso wie beispielsweise beim Vorliegen einer schweren akuten Pankreatitis eine rasche Verlegung des Patienten in Arztbegleitung auf eine internistische Intensivstation angestrebt werden. (*Anmerkung:* Wenn die Transportfähigkeit gewährleistet ist.)

Nur dort stehen auch invasive apparative Verfahren, wie z.B. die Koronarangiographie oder die ERCP, zur Verfügung, mit deren Hilfe nicht nur eine endgültige Diagnosesicherung, sondern auch eine gezielte Therapie (z.B. Ballondilatation (PTCA) bei Koronargefäßverengung/-verschluß ggf. + Implantation eines Koronarstents) möglich ist. Zu berücksichtigen ist hierbei im Einzelfall neben dem möglichen Transportrisiko auch der transportbedingte Zeitverlust bis zur Einleitung einer spezifischen Therapie. Dies gilt insbesondere für den akuten Myokardinfarkt, bei dem in der Regel nur innerhalb der ersten 6 h nach Symptombeginn durch eine Wiedereröffnung des Infarktgefäßes (mittels systemischer Thrombolyse oder Akut-PTCA) ein prognostischer Nutzen erzielt werden kann.

Tabelle 43-5. Orientierungshilfen für die Akuttherapie potentiell lebensbedrohlicher kardiovaskulärer Ursachen akuter Thoraxschmerzen

Instabile Angina pectoris	*O_2-Nasensonde/-Maske* *ggf. Sedierung* (z.B. Diazepam 5–10 mg s.l.) *Acetylsalicylsäure* (z.B. 500 mg Aspisol i.v.) *Heparin* (5000 IE i.v.), anschließend Heparinperfusor (PTT 60–70) *β-Blocker*[a] (z.B. 5–10 mg Lopresor i.v.) *Nitrat* (2 Hub sublingual; anschließend ggf. als Perfusor i.v.)
Akuter Myokardinfarkt	*O_2-Nasensonde/-Maske* *Analgesie/Sedierung* (Morphin 5–10 mg i.v.) *Acetylsalicylsäure* (z.B. 500 mg Aspisol i.v.) *Heparin* (5000 IE i.v.), anschließend Heparinperfusor (PTT 60–70) *β-Blocker*[a] (initial z.B. 5–10 mg Lopresor i.v.) *Nitrate* lindern den Thoraxschmerz nicht (das verschlossene Infarktgefäß reagiert nicht auf Nitrate), eignen sich aber zur Blutdrucksenkung (als Perfusor i.v.); **cave:** Reflextachykardie Eine prophylaktische *antiarrhythmische Therapie* hat sich nicht bewährt; bei Patienten mit ventrikulären Tachykardien sollte primär Lidocain (1- bis 2mal 100 mg Xylocain i.v.) eingesetzt werden (s. auch Abschn. 4: Herzrhythmusstörungen) *Kalziumantagonisten* eignen sich nicht (Mortalität !) Bei eindeutiger Diagnose *systemische Thrombolyse* (z.B. 1,5 Mio. IE Streptokinase über 1 h i.v. oder 100 mg rt-PA nach Front loaded-Schema i.v.[b]) oder Koronarangiographie mit *Akut-PTCA* ± Implantation eines Koronarstents Der Stellenwert der *IIb-/IIIa-Antagonisten* (ReoPro) bei der Behandlung des akuten Myokardinfarktes und der instabilen Angina Pectoris ist noch nicht abschließend geklärt
Postinfarktphase	Die Basistherapie besteht (bei Ausschluß von Kontraindikationen) aus Acetylsalicylsäure (100 mg p.o.), einem β_1-selektiven β-Blocker und einem ACE-Hemmer. In den ersten Tagen nach dem Infarktereignis sollte darüber hinaus eine Antikoagulation (z.B. mit Heparin oder niedermolekularem Heparin) sowie bei größeren Infarkten eine mindestens 3monatige Antikoagulation (z.B. Marcumar mit INR 2,0–3,0, hierunter zusätzlich keine Acetylsalicylsäure) durchgeführt werden.
Aortendissektion	*O_2-Nasensonde/-Maske* *Analgesie/Sedierung* (Morphin 5–10 mg i.v.) *Blutdrucksenkung* primär mit β_1-selektivem β-Blocker[c] (z.B. Lopresor-Perfusor), Ziel Blutdruck <120/80 mmHg, Puls >70/min Bei Typ-A-Dissektion *rasche Operation* (u.a. Gefahr der Perikardtamponade sowie der Verlegung der hirnversorgenden Gefäße)
Lungenembolie	*O_2-Nasensonde/-maske* *Analgesie/Sedierung* (**cave:** atemdepressive Pharmaka) *Vollheparinisierung* (Initial 5000 IE Bolus i.v., gefolgt von intravenöser Dauerinfusion mit ca. 20000–25000 IE/24 h; Ziel: PTT 60–80) Nur bei schwerer, angiographisch nachgewiesener Lungenembolie *Thrombolyse* (z.B. rt-PA: 10 mg als Bolus i.v., anschließend 90 mg über 2 h i.v.) unter Monitoring mit Einschwemmkatheter) und/oder *Trendelenburg-Operation*

[a] Bei ausreichendem Blutdruck (systolisch >100 mmHg) und Auschluß einer manifesten Lungenstauung sowie von Kontraindikationen (z.B. Asthma bronchiale).
[b] Akzelerierte Thrombolyse mit rt-PA nach dem Front-loaded-Schema: 15 mg Bolus i.v., anschließend 50 mg über 30 min i.v. und dann 35 mg über 60 min i.v.
[c] Neben dem Blutdruck wird hierdurch auch die Druckanstiegsgeschwindigkeit und damit zusätzlich die mechanische Belastung der Aorta vermindert. Bei Kontraindikation gegen β-Blocker bieten sich alternativ Clonidin oder Kalziumantagonisten vom Verapamil- oder Diltiazem-Typ an.

5 Luftnot

Luftnot kann in verschiedenen Formen auftreten, als *Belastungsdyspnoe*, als *Ruhedyspnoe* und/oder als *Orthopnoe*. Bei akutem oder rasch progredientem Auftreten einer Dyspnoe in Ruhe oder bei leichter körperlicher Belastung muß an die in Tabelle 43-6 genannten kardiopulmonalen Ursachen gedacht werden.

5.1 Erstmaßnahmen

Folgende Erstmaßnahmen haben sich bewährt:

- möglichst aufrechte Lagerung des Patienten,
- O_2-Nasensonde/-maske (4–6 l/min) (**cave:** CO_2-Narkose z. B. bei COPD),
- Bestimmung von Blutdruck und Pulsfrequenz,
- Anlage einer venösen Verweilkanüle.

Bei ausgeprägter Klinik sollte der Patient mittels *EKG-Monitoring* sowie *Pulsoxymeter* überwacht werden.

5.2 Anamnese und Befund

Bei der Anamneseerhebung sollte insbesondere auch nach *Vorerkrankungen* (z. B. bekannte COPD) und *bisheriger Medikation* (z. B. seit Jahren Antihyper-

Tabelle 43-6. Differentialdiagnose der akuten bzw. rasch progredienten Dyspnoe

Klinisches Korrelat	*Grunderkrankung*
Lungenstauung/Lungenödem	Akuter Myokardinfarkt Akute Verschlechterung einer chronischen Herzinsuffizienz Hypertone Entgleisung Endokarditis mit progredienter Klappendysfunktion Karditis/Myokarditis Perikarderguß Niereninsuffizienz Exogene Noxen („toxisches Lungenödem")
Angina-Äquivalent	Akuter Myokardinfarkt; schwere KHK (z. B. bei höhergradiger Hauptstammstenose sowie bei Diabetikern)
Ventilationsstörung der Lunge	Asthma bronchiale COPD Pneumothorax Fremdkörperaspiration
Perfusionsstörung der Lunge	Lungenembolie (akutes Cor pulmonale)
Pulmonales Infiltrat	Pneumonie[a]
Pulmonale Raumforderung	Bronchial-NPL, pulmonale Metastasen

[a] Unter anderem umschriebenes Infiltrat bei Lobärpneumonie und diffuses Infiltrat bei atypischer Pneumonie und Pilzpneumonie.

tensiva) gefragt werden. Auch ist das Wissen um *Begleitumstände* oft hilfreich (z.B. fieberhafter Infekt, längere Bettlägrigkeit). Die klinische Untersuchung erlaubt u.a. Hinweise auf das Vorliegen einer pulmonalen Minderbelüftung (**cave:** zentrale Lungenprozesse sind der Auskultation und Perkussion nicht zugänglich), einer Bronchospastik und/oder einer pulmonalen Stauung.

Eine erhöhte Atemfrequenz (normalerweise <20/min), das Vorliegen einer Zyanose und der Gebrauch der Atemhilfsmuskulatur lassen auf eine schwere respiratorische Insuffizienz schließen. Pathologische Herzgeräusche können auf einen bedeutsamen Herzklappenfehler (oder ein Shuntvitium) hinweisen. Fieber deutet auf ein infektiöses Geschehen hin. Klinisch ist es oft nicht einfach, ein *Asthma bronchiale* von einem *Asthma cardiale* zu unterscheiden. Hier sind die Kenntnis der Vorgeschichte und in der Regel weiterführende diagnostische Maßnahmen (insbesondere Thoraxröntgen und Echokardiographie) erforderlich.

5.3 Diagnosesicherung und Verlaufskontrolle

Zur Diagnosesicherung sind ein Thoraxröntgen und die Ableitung eines 12-Kanal-EKG obligat. Darüber hinaus empfiehlt sich oft eine kapilläre oder besser arterielle BGA sowie die Durchführung einer transthorakalen Echokardiographie. Ein Swan-Ganz-Katheter ist nur im Ausnahmefall (z.B. Verdacht auf schwere Lungenembolie, beatmungs- und katecholaminpflichtige Herzinsuffizienz) bei strenger Indikationsstellung indiziert (Tabelle 43-7). Bei Verdacht auf eine Pneumonie sollten vor Therapieeinleitung Blut- und Sputumkulturen gewonnen und ggf. eine Pilzserologie sowie eine Diagnostik auf atypische Erreger (u.a. Chlamydien und Mykoplasmen) durchgeführt werden.

Tabelle 43-7. Diagnostische Maßnahmen bei unklarer Dyspnoe

Diagnostisches Verfahren	*Differentialdiagnostisch relevante Befunde*
Thoraxröntgen	Herzgröße, pulmonale Infiltrate, Stauung, Pleuraerguß, Pneumothorax
Blutgasanalyse (BGA)	Respiratorische Partial- (pO_2 ↓, CO_2 =) oder Globalinsuffizienz (pO_2 ↓, CO_2 ↑)
12-Kanal-EKG	Herzfrequenz und -rhythmus, Rechtsbelastungszeichen, Hypertrophiezeichen, Ischämiezeichen
Labor	Blutbild (u.a. Polyglobulie) inkl. Differentialblutbild (u.a. bakterieller Infekt), Entzündungsparameter wie CRP, Retentionswerte, CK, LDH, Troponin T oder I, Gerinnung
Echokardiographie	Linksventrikuläre Funktion, regionale Kontraktionsstörungen, Herzklappenfunktion, Rechtsbelastungszeichen, Perikarderguß
Swan-Ganz-Katheter[a]	Druckverhältnisse im kleinen Kreislauf, Herzzeitvolumen
Thorax-CT	Dignität von Raumforderungen (inkl. Mediastinum); in High-resolution-Technik auch zur Strukturanalyse und zur Diagnostik von Lungenembolien

[a] Nur bei strenger Indikationsstellung, wie z.B. bei Verdacht auf schwere Lungenembolie. Der Swan-Ganz-Katheter sollte unter diesen Bedingungen möglichst über die V. basilica und nicht über V. jugularis interna oder subclavia eingeführt werden, da hiernach eine Lysetherapie nicht mehr gefahrlos (Gefahr der nicht komprimierbaren Blutung) möglich ist.

5.4 Therapieansätze

Für die bedeutsamen kardiopulmonalen Ursachen einer ausgeprägten Dyspnoe (in Ruhe oder bei geringer Belastung) ergeben sich die in Tabelle 43-8 aufgeführten aktuellen Therapierichtlinien. Auf die Behandlung eines akuten Myokardinfarktes sowie einer Lungenembolie wurde bereits in Abschn. 4.5 (s. auch Tabelle 43-5) eingegangen.

Tabelle 43-8. Orientierungshilfen für die Akuttherapie bedeutender Ursachen für eine schwere Luftnot

Schwere Lungenstauung/ Lungenödem[a]	– *O_2-Maske*; wenn trotz O_2-Zufuhr keine ausreichende Oxygenierung (z. B. O_2-Sättigung <90%) erzielt wird, CPAP-Maske und ggf. kontrollierte Beatmung – *Adäquate Lagerung*, d. h. Oberkörper aufrichten *Sedierung* (z. B. Promethazin 25–50 mg i.v. oder Morphin 5–10 mg i.v.) – *Vasodilatation* mit Glyceroltrinitrat (als intravenöse Infusion, beginnend mit 0,5–1,0 mg/Std)[b] – *Diuretika* (z. B. Furosemid 40–125 mg als Bolus i.v.[b]; ggf. Dopaminperfusor mit 3 µg/kg KG/min[c]) – *ACE-Hemmer* haben ihren festen Platz in der Behandlung der chronischen Herzinsuffizienz, sind aber bei der akuten Herzinsuffizienz nur im Ausnahmefall indiziert
Besonderheiten:	– Bei *Tachyarrhythmie* Frequenzsenkung primär mit Digitalisglykosid (siehe Abschnitt 43.6) – bei *schwerer Herzinsuffizienz* mit hypotonen Blutdruckwerten intravenös Katecholamine (z. B. Dobutamin-Perfusor, beginnend mit 3 µg/kgKG/min) – bei *hypertensiver Entgleisung* s. Abschnitt 43.3
Akute Atemwegsobstruktion[d]	– *O_2-Maske*; wenn trotz O_2-Zufuhr keine ausreichende Oxygenierung (z. B. O_2-Sättigung <90%) erzielt wird, CPAP-Maske und ggf. kontrollierte Beatmung (**cave**: CO_2-Narkose) – Vorsichtige *Sedierung* (z. B. Promethazin 25–50 mg i.v.; **cave** Atemdepression!) – *Glukokortikoide* (250 mg Prednison i.v.) – *Theophyllin* (5 mg/kg als Kurzinfusion i.v.; anschließend Dauerinfusion nach Plasmaspiegel: therapeutischer Bereich 10–20 µg/ml) – *Bronchodilatation* (β_2-Mimetikum als Dosieraerosol, z. B. Salbutamol, und Parasympatholytikum, z. B. Ipratropiumbromid als Dosieraerosol oder Inhalation); in schweren Fällen 0,25–0,5 mg Terbutalin (Bricanyl) s.c. (**cave** Frequenzsteigerung) – bei Verdacht auf Infektexazerbation *Antibiose* z. B. mit Makrolid (z. B. Erythromycin oder Clarithromycin) oder Cephalosporin (z. B. Cefuroxim)

[a] Die Therapiemaßnahmen sind nach den jeweils vorliegenden Blutdruckwerten, der Pulsfrequenz und dem Herzrhythmus im Individualfall zu modifizieren.
[b] Bei einer dekompensierten Aortenstenose (sowie bei einer HOCM) sollte nur im Ausnahmefall ein Nitrat eingesetzt und Diuretika nur in äußerst geringen Dosen appliziert werden, da die damit verbundene Vor- und/oder Nachlastsenkung zu einer weiteren Verschlechterung der Hämodynamik führen kann.
[c] Der diuresefördernde Nutzen einer Dopamininfusion wird kontrovers diskutiert.
[d] Atemwegsobstruktion durch übermäßige Produktion zähen Bronchialschleims, Bronchospasmus und Bronchialwandödem auf dem Boden eines hyperreagiblen Bronchialsystems.

6 Herzrhythmusstörungen

6.1 Ätiologie

Einen Überblick über die wichtigsten Ursachen von Rhythmusstörungen gibt Tabelle 43-9.

6.2 Symptomatik und Diagnose

Subjektiv können Herzstolpern (Extrasystolen), Palpitationen (Tachykardien), Benommenheit, Schwindel und Angina pectoris auftreten. Klinisch werden auch, nach Art und Dauer der Rhythmusstörungen, Polyurie (ANP-Wirkung), Verwirrtheit, arterielle Embolien, Lungenödem, Herzinfarkt, Synkopen, Krampfanfall, kardiogener Schock und Herzkreislaufstillstand beoachtet.

Neben Anamnese und klinischer Untersuchung ist eine EKG-Ableitung in 12-Kanal-Technik und ein Rhythmusstreifen bzw. eine Monitordauerableitung unentbehrlich. Ein Langzeit-EKG unterstützt die Quantifizierung und die Erkennung intermittierender Störungen. Zur Ursachendiagnostik sollten Laboruntersuchung und Echokardiographie durchgeführt werden. Wiederholt sind zur genauen Abklärung auch weitere Maßnahmen nötig, welche die Möglichkeiten der neurologischen Intensivmedizin überschreiten und so der kardiogischen Intervalldiagnostik vorbehalten bleiben (Ergometrie, Spätpotentiale, pharmakologische Tests, invasive elektrophysiologische Untersuchung, Herzkatheter).

6.3 Charakterisierung, Differenzierung und Therapie der verschiedenen Rhythmusstörungen

Eine systematische Übersicht über die verschiedenen Rhythmusstörungen (RS) ist in Tabelle 43-10 aufgeführt, von denen die wichtigsten näher bespro-

Tabelle 43-9. Wichtige Ursachen für Herzrhythmusstörungen

Kardiale Ursachen	Koronare Herzkrankheit Volumenbelastung (Klappenvitien) Druckbelastung (Vitien, arterielle und pulmonale Hypertonie) Kardiomyopathien Myokarditiden
Extrakardiale Ursachen	Vegetative Dysbalance Hyperreaktiver Karotissinus Elektrolytstörungen (v.a. Hypokaliämie) Hyperthyreose Medikamente (Antiarrhythmika, Digitalis, Antidepressiva, Neuroleptica, Antiepileptica) Genußmittel (Alkohol, Kaffee) Neuropathien, Neuritiden ZNS-Erkrankungen (Infarkte, Raumforderungen, SAB, Hypoxie)

Tabelle 43-10. Einteilung der Herzrhythmusstörungen

I. Reizbildungsstörungen (RBS)	
1. Nomotope RBS	Sinusarrhythmie Sinusbradykardie Sinustachykardie
2. Heterotope RBS	
a) passive Heterotopien	Junktionaler Rhythmus Idioventrikulärer Rhythmus
b) aktive Heterotopien	
– supraventrikulär	Supraventrikuläre Extrasystole (SVES) Atriale Tachykardie AV-Knoten-Reentrytachykardie (AVNT) – Slow-fast-Typ, Sonderform: „LGL-Syndrom" – Fast-slow-Typ AV-junktionale Reentrytachykardie (AVJT) – WPW-Syndrom – Mahaim-Tachykardie „permanent junctional reciprocitating tachycardia" (PJRT) Akzelerierter junktionaler Rhythmus Vorhofflattern Vorhofflimmern (VHF)
– ventrikulär	Ventrikuläre Extrasystole (VES) Ventrikuläre Tachykardie (VT) Kammerflattern (Sonderform Torsade de pointes) Kammerflimmern
II. Reizleitungsstörungen	
	Sinuatrialer Block (SA-Block) Atrioventrikulärer Block (AV-Block)

chen werden sollen. Informationen zur Anwendung der gebräuchlichsten Antiarrhythmika sind in Tabelle 43-11 aufgelistet und werden im Text vorausgesetzt.

6.3.1 Wege zur Differentialdiagnose

- Geht dem QRS-Komplex eine typische, in Ableitung II positive P-Welle voraus, so liegt in aller Regel ein Sinusrhythmus vor, breite Kammerkomplexe entsprechen in diesem Fall einem Schenkelblock.
- Abrupt einsetztende Tachykardien mit schmalen Kammerkomplexen und, soweit abgrenzbar, fehlenden, negativen oder deformierten P-Wellen sind als paroxysmale supraventrikuläre Tachykardien zu differenzieren.
- Bei Tachykardien mit breitem Kammerkomplex (>0,11 s) muß zuerst an ventrikuläre Tachykardien gedacht werden (Ausnahmen: s. unten).
- Bradykarde Rhythmusstörungen mit Pausen, isolierten Vorhofaktionen oder wechselnden PQ-Abständen sprechen für Reizleitungsstörungen.

Tabelle 43-11. Medikamentöse Therapie der Herzrhythmusstörungen, untergliedert nach Substanzklassen. *Gastrointestinale Nebenwirkungen können bei nahezu allen Wirkstoffen beobachtet werden. Abkürzungen: s. Tab. 43.10

Substanzklasse	*Wirkprinzip*	*Wirkstoff (Handelsname)*	*Dosierung/Applikation*	*Indikation*	*Wichtige Nebenwirkungen**	*Bemerkungen*
IA-Antiarrhythmika vom Chinidin-Typ	Natriumkanalblockade	Ajmalin (Gilurytmal)	25–50 mg i.v. über 5 min	Mittel der Wahl bei AVJT, VT	Herzinsuffizienz, AV-Blockierungen,	Prajmalium als orale Applikationsform
IB-Antiarrhythmika vom Lidocain-Typ		Lidocain (Xylocain)	50–100 mg i.v., ggf. 2–4 mg/min	VES und VT bei frischem Herzinfarkt	Proarrhythmische Effekte, neg. Inotropie	Geringere Wirksamkeit als Ajmalin
		Phenytoin (Phenhydan)	125–250 mg i.v. über 5 min	VT und VES bei Digitalisintoxikation	Proarrhythmische Effekte, zerebelläre Symptome	
IC-Antiarrhythmika		Propafenon (Rytmonorm)	0,5–1 mg/kgKG i.v.>alle 90 min, 2–3mal 150 mg p.o.	Regularisierung von VHF	Proarrhythmische Effekte, neg. Inotropie	Erhöhte Mortalität bei Dauergabe nach Herzinfarkt
		Flecainid (Tambocor)	1 mg/kgKG i.v.>alle 20 min, 2–3mal 100 mg p.o.			
II-Antiarrhythmika	β-Rezeptorblockade	Metoprolol (Beloc)	5–10 mg i.v.>alle 5 min, 2mal 50–100 mg p.o.	Mittel der Wahl bei PSVT unter Hyperthyreose	Negative Ino-, Chrono-, Dromotropie	Selektive β_1-Blockade
		Atenolol (Tenormin)	2,5 mg i.v., einmal 50–100 mg p.o.	Mittel der Wahl bei VES nach Herzinfarkt	Bronchospastik, Maskierung von Hypoglykämie!	
		Esmolol (Brevibloc)	mg i.v.	Sinustachykardie		Sehr kurze Halbwertszeit
III-Antiarrhythmika	Kaliumkanalblockade	Amiodaron (Cordarex)	5 mg/kgKG i.v. >alle 15 min. Aufsättigung: 600–1200 mg/Tag über 5–7 Tage	Potentes Reservemittel bei allen VT und SVT	Bradykarde RS, Hypo-, Hyperthyreose, Lungenfibrose, Korneaeinlagerung	Günstig bei Herzinsuffizienz; Beachte: Digoxin-Spiegelerhöhung, Aufsätt.: ZVK, in G5%
	+ β-Blockade	d,l-Sotalol (Sotalex)	20 mg i.v. >alle 20 min, 2mal 80–160 mg p.o.	Wie β-Blocker, +VHF-Regularisierung	Wie β-Blocker, + Torsade de pointes	Zusätzlich β-Blockade

IV-Antiarrhythmika	Kalziumkanalblockade	Verapamil (Isoptin) Diltiazem (Dilzem)	5 mg i.v., 3mal 80–120 mg p.o. 20 mg i.v., 3mal 60–90 mg p.o.	Akut- und Intervallbehandlung bei PSVT, Frequenzregularisierung bei Tachyarrhythmie	Negativ ino-, chrono-, dromotrop	**Cave** SVT bei WPW: VT-Gefahr, **Cave** gleichz. β-Blocker: AV-Block
Andere Antiarrhythmika	cAMP-abh. K- und Ca-Strom-Modulation	Adenosin (Adrekar)	15 µg/kgKG, bei Erfolglosigkeit alle 3 min steigern bis zu 18 mg i.v.	PSVT mit AV-Beteiligung	Flush, passager Bradykardie bis Asystolie, Bronchospasmus, Dyspnoe	Differenzierung von PSVT zu VT möglich (außer: RVOT-VT); bei Schwangeren und Kindern empfohlen
	Komplexe Modulation versch. Ionenkanäle	Magnesium (Magnorbin)	2 g i.v., dann 2–20 mg/min i.v.	Torsade de pointes,ventrikuläre Arrhythmien bei Herzinsuffizienz	AV-Block bei zu schneller Injektion; Somnolenz	
	Parasympathikolyse	Atropin	0,5–1 mg i.v.	Bradykarde Rhythmusstörungen	Harn- und Stuhlverhalt, Glaukomanfall, Verwirrtheit	Evtl. paradoxe Bradykardie für 1–2 min, KF möglich!

6.3.2 Sinusknoten

Die nomotopen RS sind in der Regel nicht bedrohlich, sollten aber in ihrer Ursache abgeklärt werden. So kann die *Sinustachykardie* (> 100 bpm) Ausdruck einer Hypovolämie, Anämie, Herzinsuffizienz, Hyperthermie oder Hyperthyreose sein. Nach Ursachenabklärung kann neben der kausalen Therapie bei symptomatischer Tachykardie ein β-Blocker gegeben werden. Die *Sinusbradykardie* (< 60 bpm), physiologisch bei Vagotonie (Sportler) und im Schlaf, kann auch eine Hirndruckerhöhung, Hypothermie, Karotissinussyndrom (CSS: Überempfindlichkeit der Barorezeptoren im Bereich der Karotisgabel) oder Sick-sinus-Syndrom (SSS: Syndrom mit persistierender Sinusbradykardie, intermittierendem Sinusarrest/SA-Block und paroxysmalen SVT oder VHF) anzeigen.

Unterschreitet der Sinusknotenimpuls eine kritische Frequenz, springen sekundäre Schrittmacher wie die junktionale Zone (40–50 bpm) oder bei deren Versagen tertiäre Schrittmacher (Ventrikelmyokard, 20–30 bpm) ein. Bei symptomatischer Bradykardie kann ein Parasympatholytikum, z. B. Atropin, angezeigt sein, bei SSS und CSS ist ein Schrittmacher zu diskutieren. Die per se nicht therapiebedürftige *Sinusarrhythmie* ist meistens respiratorisch bedingt (Bainbridge-Reflex bei Inspiration, Vagustonus bei Exspiration), seltener Ausdruck einer Sinusknotenschädigung.

6.3.3 Paroxysmale supraventrikuläre Tachykardien (PSVT)

Supraventrikuläre aktive Heterotopien können durch

a) abnorme Automatie (Versteilung der Spontandepolarisation extra-sinusoidaler Zellen),
b) getriggerte Automatie (durch oszillierende, z. T. überschwellige „späte Nachpotentiale" am Ende einer Repolarisation) oder, am häufigsten, durch
c) Reentry (kreisende Eregungen infolge fokal verkürzter Refraktärzeiten und/oder verzögerter Leitung)

entstehen. Bei *den supraventrikulären Extrasystolen (SVES)* und *Tachykardien (PSVT)* liegen wie beim junktionalen Rhythmus schmale, jedoch höherfrequente Kammerkomplexe vor. Zu den wesentlichen Ursachen gehören neben Disposition KHK, Hyperthyreose, Elektrolytstörungen und Vitien. Die wichtigsten paroxysmalen SVT, die *atriale Tachykardie (AT)*, die *AV-Reentrytachykardie (AVNT)* und die *AV-junktionale Reentrytachykardie* (AVJT) sollte man wegen unterschiedlicher Behandlungsmodalitäten zu differenzieren versuchen. Oft muß dafür die Monitorüberwachung durch ein 12-Kanal-EKG ergänzt werden. Diese PSVT sind regelmäßig innerhalb eines möglichen Spektrums von 150–220 bpm und haben im Gegensatz zur Sinustachykardie einen abrupten Beginn und ein abruptes Ende.

Bei der *AT* (Abb. 43-1) sind oft deformierte Vorhofwellen mit wechselnden AV-Blockierungen zu erkennen. Bei den *AVJT* wird der Vorhof über ein akzessorisches atrioventrikuläres Bündel während der SVT in der Regel retrograd erregt, so daß negative Vorhofwellen extrapoliert werden können.

Bei der bekanntesten Form, dem Wolff-Parkinson-White-Syndrom (WPW), kann das akzessorische Kent-Bündel im Intervall durch PQ-Zeitverkürzung auf <0,12 s und durch δ-Wellen auffallen (Abb. 43-3), die während der Tachykardie verschwinden können. Die Charakteristika der AT und AVJT finden sich bei der häufigen *AVNT* (Abb. 43-2) nicht. Jedoch kann zu Beginn ein verlängertes PQ-Intervall beobachtet werden, da eine SVES bei funktioneller Längsdissoziation des AV-Knotens auf eine wieder erregbare, langsame α-Bahn trifft, welche die sonst benutzte β-Bahn retrograd erregt.

Nichtsymptomatische SVES und selbstlimitierende PSVT brauchen nicht behandelt zu werden. Bei anhaltenden PSVT sollte zunächst ein konservativer Versuch über Vagusaktivierung erfolgen, z.B. durch Valsalva-Manöver, Trinken von kaltem Mineralwasser, Eiskrawatte oder Karotissinusmassage.

Zur medikamentösen Therapie auf der Intensivstation ist Adenosin zu empfehlen, zumal dadurch auch SVT von den nicht ansprechenden VT unterschieden werden können. Ajmalin, welches das Mittel der Wahl bei Präexzitationssyndromen (AVJT) ist, ist bei SVT und VT gleichermaßen wirksam und bei differentialdiagnostischer Unsicherheit und klinischer Dringlichkeit bevorzugt einzusetzen. Gut wirksam zur Terminierung von SVT sind auch Kalziumantagonisten vom Verapamiltyp. Digitalis kann bei Versagen hilfreich sein, ist jedoch bei AT mit AV-Block kontraindiziert. β-Blocker, z.B. Sotalol, empfehlen sich v.a. bei SVT unter Hyperthyreose.

Bei instabilen Patienten mit drohendem kardiogenem Schock unter der SVT und Unwirksamkeit der medikamentösen Therapie muß eine Elektrokardioversion (s. Vorhofflimmern), beginnend mit niedrigen Energien (50 J), durchgeführt werden. Weitere Strategien sind das transvenöse oder transthorakale Overdrive-Pacing und die Hochfrequenzkatheterablation, die jedoch der kardiologischen Intervalltherapie vorbehalten bleibt.

6.3.4 Vorhofflattern und Vorhofflimmern (VHF)

Beim *Vorhofflattern* (Abb. 43-4), dem zumeist organische Herzerkrankungen zugrunde liegen, besteht ein Makroreentry mit intratrialer Erregungskreisung in einer Frequenz von 250–300/min. Im EKG erkennt man eine regelmäßige Tachykardie mit überlagerten sägezahnartigen Flatterwellen, die aufgrund eines protektiven AV-Blocks im Verhältnis 2:1 oder 3:1 fortgeleitet werden. Die Differentialdiagnose zur PSVT wird durch Demaskierung der Flatterwellen durch vagale Manöver (s. oben) mit Kammerfrequenzsenkung oder durch diagnostische Applikation von Adenosin erleichtert. Wegen der Gefahr einer 1:1-Überleitung sollte immer eine Therapie eingeleitet werden.

Die pharmakologische Therapie ist zumeist insuffizient und beinhaltet eine AV-Blockierung durch Digitalis und einen Konversionsversuch mit einem IC-Antiarrhythmikum. Effektiv ist zumeist eine Elektrokardioversion (beginnend mit 50 J). Obwohl noch geringe mechanische Vorhofaktivität vorhanden ist, wird wegen der hohen Wahrscheinlichkeit von intermittierenden Vorhofflimmerphasen eine Antikoagulation empfohlen.

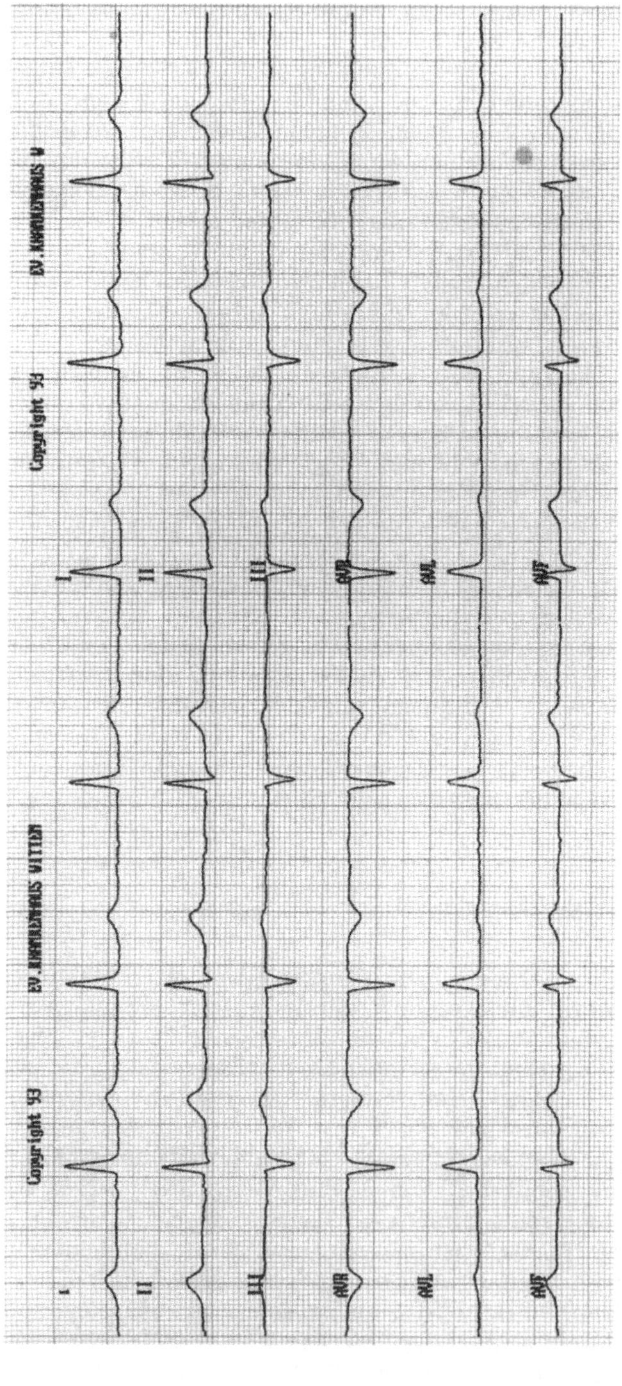

Abb. 43-1 (Legende s. S. 847)

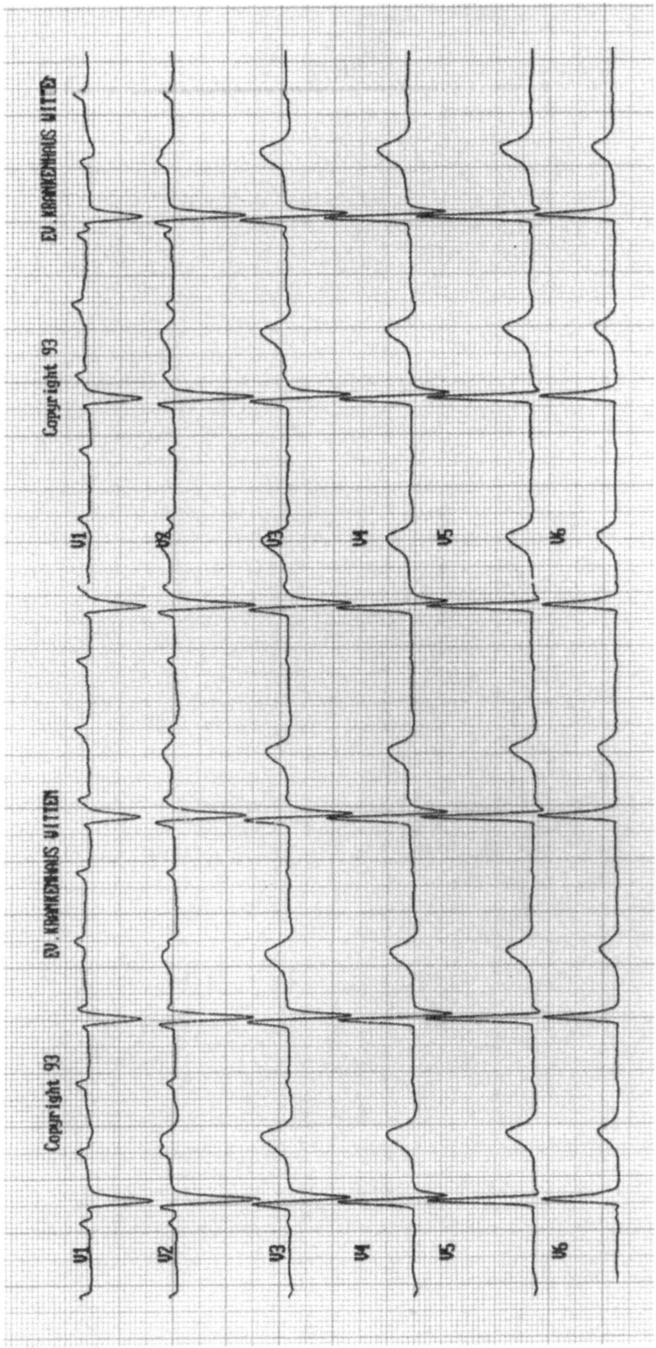

Abb. 43-1. Atriale Tachykardie [Aus: Horacek (1998) Der EKG-Trainer. Thieme, Stuttgart, S 313]

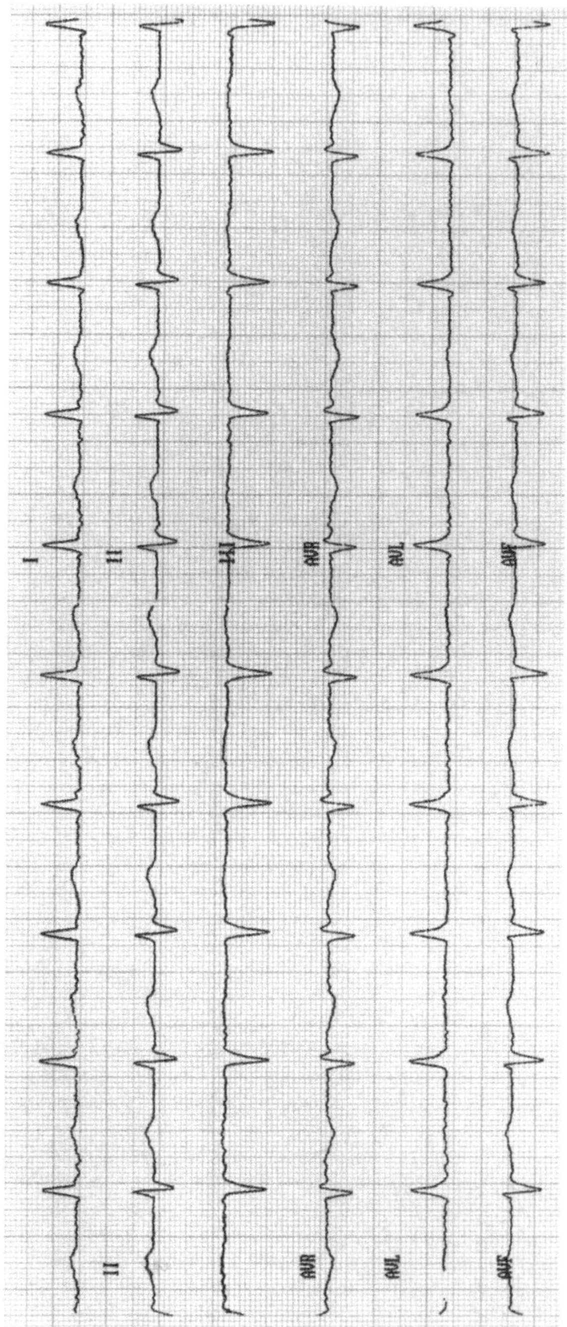

Abb. 43-2 (Legende s. S. 849)

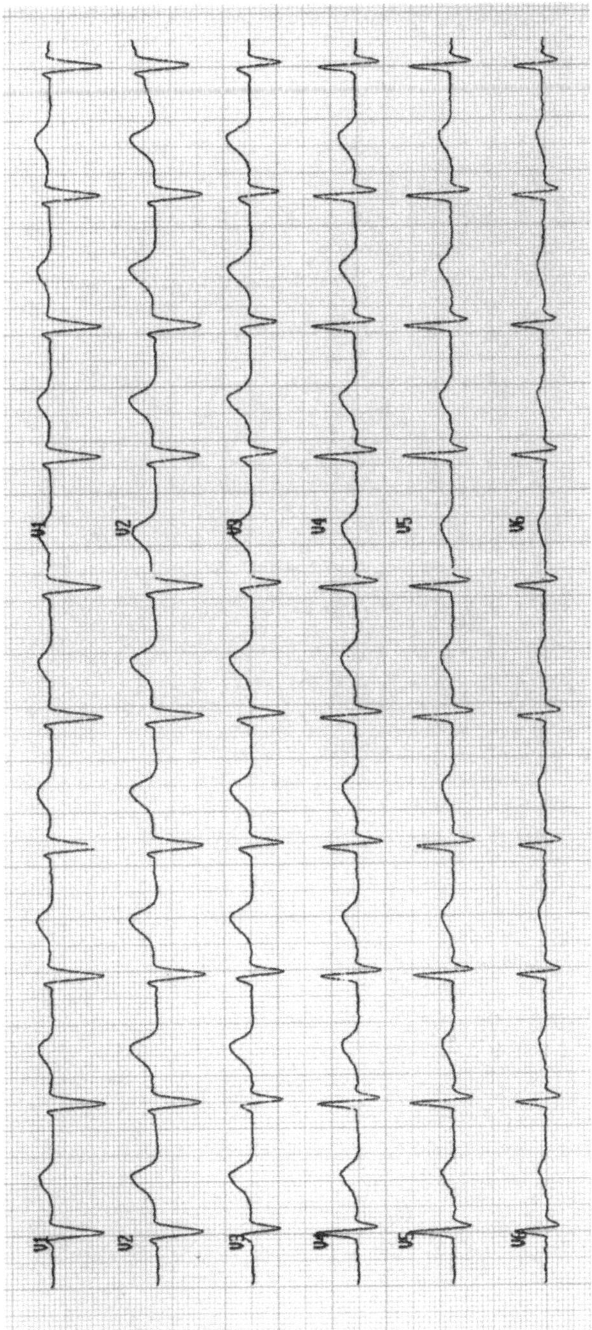

Abb. 43-2. AV-Knoten Reentrytachykardie. [Aus: Horacek (1998) Der EKG-Trainer. Thieme, Stuttgart, S 309]

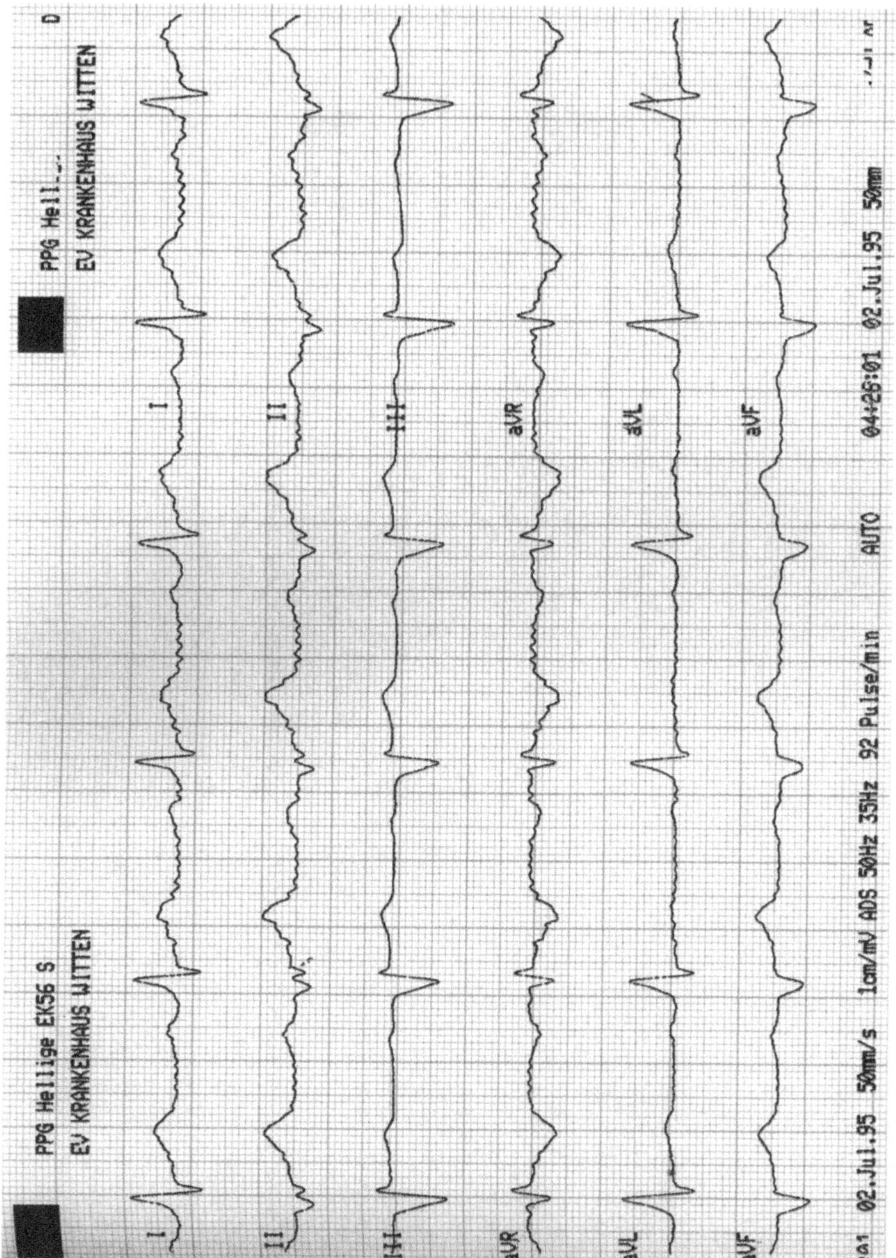

Abb. 43-3 (Legende s. S. 851)

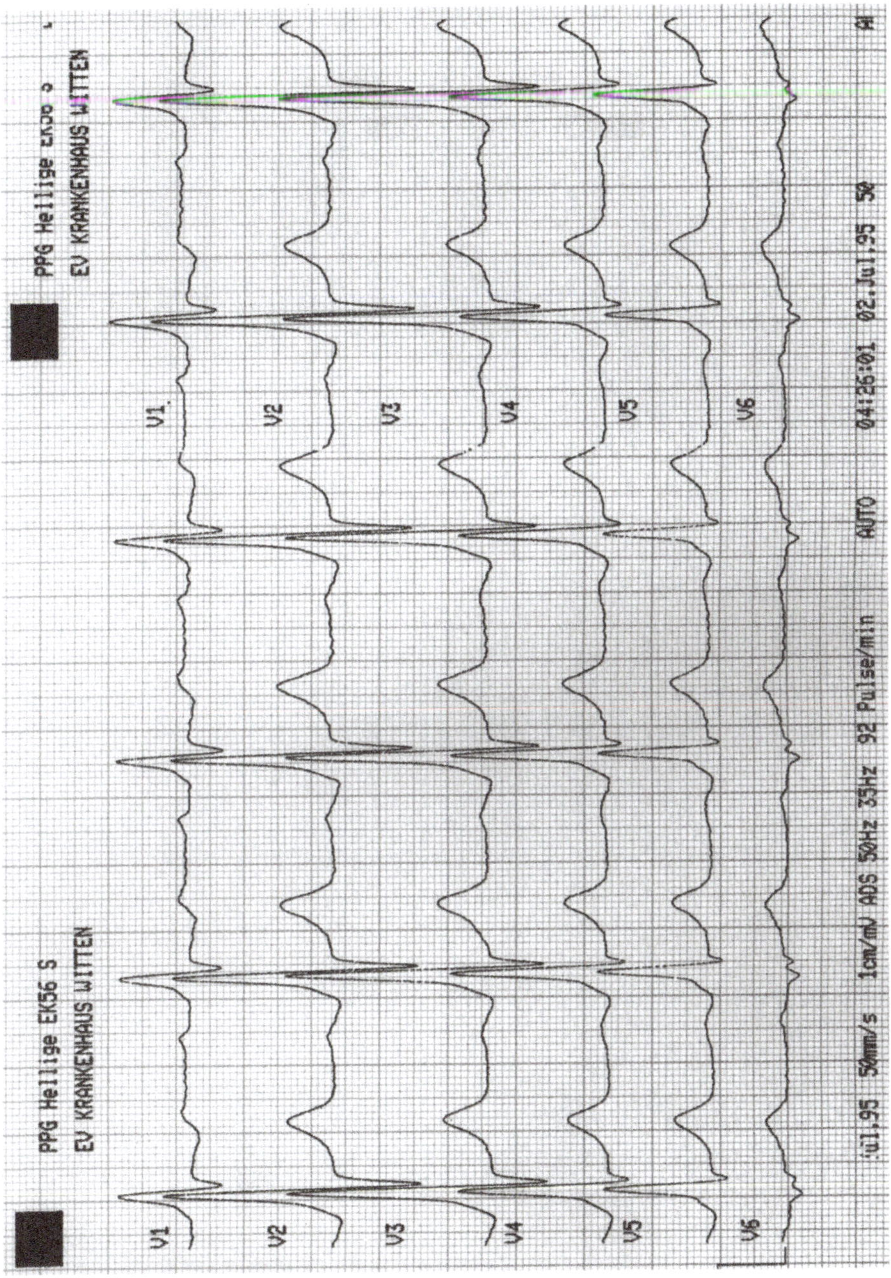

Abb. 43-3. Ruhe-EKG im Intervall bei WPW-Syndrom. [Aus: Horacek (1998) Der EKG-Trainer. Thieme, Stuttgart, S 255]

Therapieverfahren	*Wirkprinzip*	*Indikation*	*Nebenwirkungen*	*Praktische Anwendung*	*Wirksamkeit*
Funktionelle Verfahren					
Physiotherapie	Modulierung afferenter und efferenter Impulse	Jeder nicht mobilisierte Patient	Eventuell Kreislaufbelastung, Orthostase, Hirndruck, mechanische Verletzungen	Verschiedene Konzepte (u. a. Bobath,Vojta etc.)	Überlegenheit einzelner Verfahren nicht durch kontrollierte Studien gesichert
Gips- und Schienenversorgung	Afferente Modulation, Tonusverminderung durch Dehnung, Elastizitätsänderung in Muskel und Sehnen	Prophylaxe, Ausgleich von Kontrakturen	Mechanische Läsion, Muskelatrophie	Vorzugsweise Anwendung von abnehmbaren Kunststoffgipsschienen, serielle Winkeländerungen	Physiologische und klinische Wirksamkeit in offenen Studien belegt, wenige kontrollierte Studien
Kryotherapie/ Lokalanästhesie	Verminderung der nervalen Leitfähigkeit	Eventuell adjuvant zur Physiotherapie	Eventuell lokale Verletzung	Eispackungen	Gesicherte Effekte auf verschiedene Muskelparameter
Neuromuskuläre Elektrostimulation	Modulation der Afferenz, Hemmung des antagonistischen Muskels	Eventuell adjuvant zur Physiotherapie z. B. Unterstützung der Fußdorsiflektion	Eventuell Muskelschwäche, bei zu hoher Reizstärke Spasmen und Tonuserhöhung	Reizung an peripheren Nerven oder im Muskelbereich, sehr unterschiedliche Verfahren, Reizfrequenz meist 5–50 Hz 2mal/Tag für 20 min bis 3 h	Kontrollierte Studien zeigen Effekte, die längerfristig über die Reizdauer hinausgehen, bisher kein etabliertes Standardvorgehen mit gesicherten anatomischen oder technischen Parametern
Spinale Elektrostimulation	Präsynaptische Hemmung, Wirkungen insbesondere anhand des H-Reflexes belegt	Am ehesten bei inkompletten spinalen Läsionen	Infektionsgefahr	???	Experimentelle und klinische Daten belegen multiple Effekte, kein standardisiertes Vorgehen

Abb. 43-4 (Legende s. S. 853)

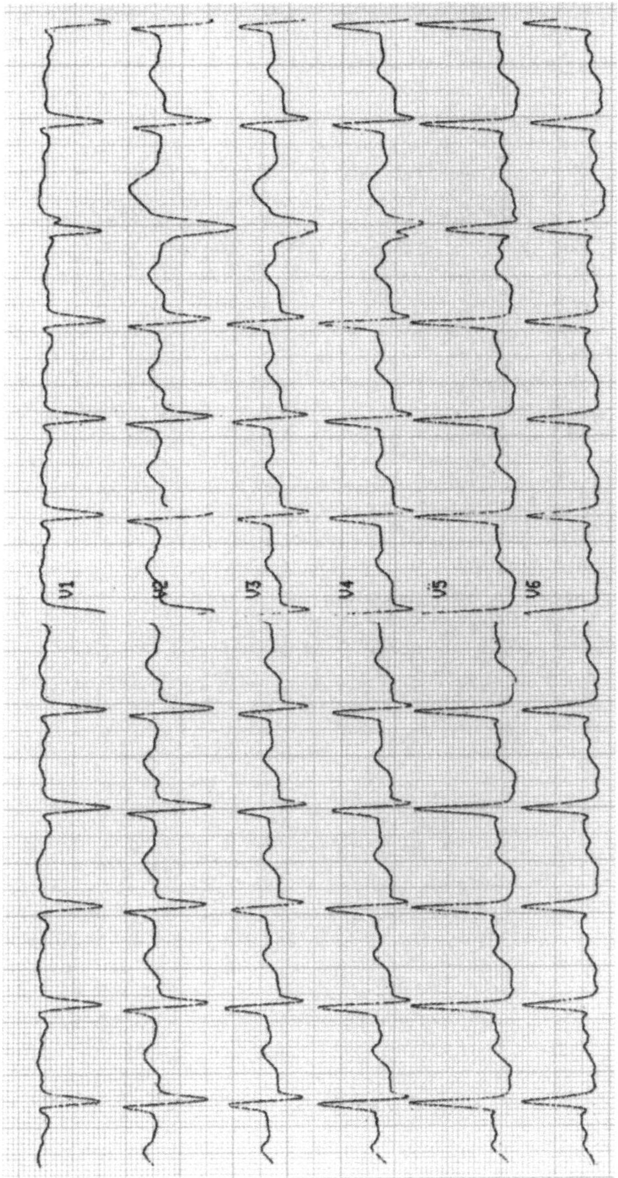

Abb. 43-4. Vorhofflattern. [Aus: Horacek (1998) Der EKG-Trainer. Thieme, Stuttgart, S 285]

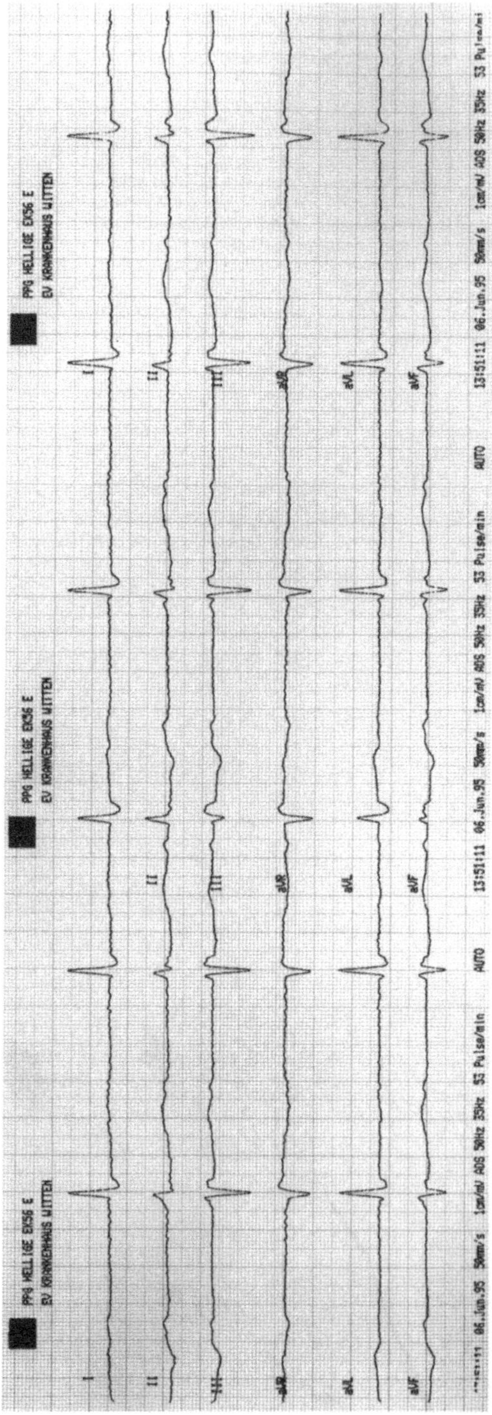

Abb. 43-5 (Legende s. S. 855)

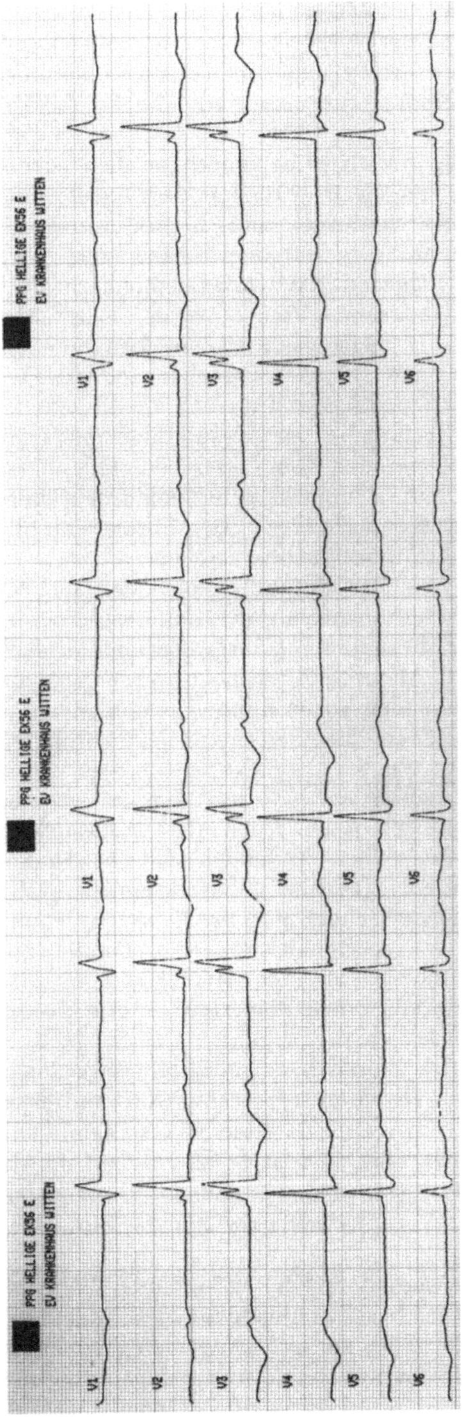

Abb. 43-5. Vorhofflimmern. [Aus: Horacek (1998) Der EKG-Trainer. Thieme, Stuttgart, S 429]

Beim *Vorhofflimmern* (Abb. 43-5) liegt ein Mikroreentry mit langsam ungeordnet kreisender Erregungsfront mit einer Vorhoffrequenz von 350–600/min vor. Im EKG findet man eine absolute Arrhythmie mit schmalen Kammerkomplexen, je nach funktioneller AV-Blockierung als Brady- bis zu Tachyarrhythmia absoluta.

Komplikationen des VHF sind Folge der fehlenden mechanischen Vorhofaktion, wodurch 1. ein HZV-Verlust von bis zu 20% mit dem Risiko einer Linksdekompensation (v.a. bei Tachyarrhythmie) und 2. eine intraatriale Flußminderung bis zu Totwasserzonenbildung mit dem Risiko einer intraatrialen Thrombenbildung entsteht. Während das Thrombembolierisiko in den ersten 24–48 h sowie beim idiopathischen VHF (15% der Fälle, „lone atrial fibrillation") gering ist (0,5%/Jahr), steigt das Risiko bei bekannter zugrunde liegender Herzkrankheit auf 2–6%, bei Mitralstenose und erweitertem Vorhof sogar auf >6% an.

Das Vorhofflimmern kann passager (einmalig), paroxysmal/intermittierend oder chronisch auftreten. Wegen der genannten Komplikationen sollte, neben Behandlung der Ursache, immer auch eine dringliche symptomatische Therapie mit dem Ziel der Kammerfrequenznormalisierung, der Thrombembolieprophylaxe, der Konversion und der Rezidivprophylaxe erfolgen.

Zur *Frequenznormalisierung*, die bei „low output" infolge der Tachyarrhythmie angezeigt ist, kann unter Berücksichtigung des Kaliumspiegels Digitalis, außerdem Verapamil (nicht bei bekanntem WPW!) oder, bei Verdacht auf Hyperthyreose, ein β-Blocker (z.B. Metoprolol) gegeben werden. Vor der *Konversion* eines länger als 48 h bestehenden Vorhofflimmerns muß sichergestellt werden, daß vorher eine 4wöchige Antikoagulation oder ein Thrombenausschluß mittels TEE erfolgt ist.

Zur medikamentösen Konversion haben sich Klasse-IC-Antiarrhythmika und Amiodaron i.v. als am effektivsten erwiesen. Dabei tritt der Konversionseffekt bei Klasse-IC-Antiarrhythmika früher ein, jedoch sollte bei Herzinsuffizienz Amiodaron bevorzugt werden. Eine gewisse Wirksamkeit besitzt auch Sotalol. Bei drohendem kardiogenem Schock und bei Versagen der medikamentösen Versuche ist die EKG-getriggerte Elektrokardioversion beginnend mit 160 J durchzuführen. Bei wachen Patienten ist hierfür eine Kurznarkose z.B. mit Etomidate (0,2 mg/kgKG) notwendig, stets ist eine permanente EKG-Monitorüberwachung erforderlich.

Eine höhere Erfolgsrate wird bei der kürzlich eingeführten intraatrialen Defibrillation berichtet, die aber einen erhöhten technischen Aufwand erfordert und einem kardiologischen Zentrum vorbehalten bleibt. Insgesamt steigt die primäre Versagerquote und Rezidivgefahr (insgesamt ca. 1/3–2/3) mit der Dauer des VHF und dem Ausmaß der bestehenden kardialen Grunderkrankung, insbesondere bei gleichzeitiger Vorhoferweiterung auf >4,5 cm, deutlich an.

Eine effektive *Antikoagulation* mit Marcumar (INR 2,5–3) oder Vollheparin bei VHF von mehr als 48 h ist daher bei Mitralklappenfehlern, dilatativer Kardiomyopathie, linksventrikulärer Dysfunktion und klinischen Risikofaktoren (stattgehabte Embolie, Hypertonie) obligat. Nach erfolgreicher Rhythmisierung ist die Antikoagulation noch für mindestens einen Monat fortzuführen, da sich die mechanische Vorhofaktion verzögert wieder einstelllt („atrial stunning") und nach Konversion die Flußgeschwindigkeit im Vorhofohr noch sehr niedrig ist. Bei nicht erfolgreichen Konversionsversuchen muß eine lebenslange Antikoagulation, in der Regel mit einer INR von 2–3, bei deutlich erhöhtem Risiko (s. oben) mit einer INR von 3–4 durchgeführt werden.

Bei Kontraindikation gegen Antikoagulanzien, Fehlen organischer Herzerkrankungen und Risikofaktoren und bei paroxysmalem Vorhofflimmern kann das Thrombembolierisiko auch durch ASS 300 mg/Tag deutlich gesenkt werden. Als *Rezidivprophylaxe* empfehlen wir bei normaler linksventrikulärer Funktion Sotalol (2mal 160 mg), bei reduzierter Ventrikelfunktion Amiodaron (tgl. 200 mg). Sehr effektiv sind auch Klasse-IC-Antiarrhythmika, bei deren Dauereinsatz bei vorgeschädigtem Herzen jedoch proarrhythmische Effekte mit erhöhter Mortalität befürchtet werden müssen; Cordichin ist heute obsolet.

6.3.5 Ventrikuläre Rhythmusstörungen

Die unterhalb des His-Bündels ausgelösten ventrikulären Extrasystolen (VES) und ventrikulären Tachykardien (VT) führen zu einer atypischen Erregungsausbreitung und -Rückbildung, so daß ein Schenkelblockbild mit auf über 120 ms erweiterten QRS-Komplexen entsteht. *Differentialdiagnostisch* ist jedoch auch an eine funktionelle, passagere (zumeist Rechts-)schenkelblockierung bei verzögerter Erholung des Reizleitungssytems nach dicht aufeinanderfolgenden supraventrikulär ausgelösten Aktionen zu denken.

VES können formal nach Lown klassifiziert werden, wobei nur aus Lown-Grad IVb (Couplets) und V (Vorzeitigkeit mit Einfall während T der vorhergehenden Aktion) ein erhöhtes Risiko abzuleiten ist. Bei Herzgesunden sind VES harmlos und bedürfen keiner Behandlung. Eine Reihe von Begleitfaktoren wie schwere myokardiale Grundkrankheit, z.B. akuter Herzinfarkt, eingeschränkte linksventrikuläre Pumpfunktion (EF<30%), verlängerte QTc-Zeit u.a. haben ein erhöhtes Risiko für einen plötzlichen Herztod. Die Therapie von VES muß dann zum einen kausal an einer Behandlung der Grunderkrankung und Überprüfung des Kalium-, Magnesiumhaushaltes und einer Digitalistherapie orientiert sein.

Medikamentös sind bei o.g. Patienten *β*-Blocker (außer Sotalol) Mittel der Wahl, die ebenfalls wirksamen IC-Antagonisten sollten nach der CAST-Studie hier nicht zur Dauertherapie eingesetzt werden. *VT* (Abb. 43-6) sind regelmäßige Tachykardien von mehr als 3 Schlägen (>30 s: „anhaltende VT") mit einer Frequenz von 100–250 bpm. Im Gegensatz zur SVT mit funktionellem oder vorbestehendem Schenkelblock ist im EKG eine AV-Dissoziation mit unabhängigen Vorhofaktionen sowie „capture beats" (Überleitung einzelner Vorhoferregungen bei unabhängiger Sinusknotenaktion) und Fusionssystolen (einzelne vorhofgesteuerte Aktionen, deformiert durch etwa zeitgleich aufgetretene ektope ventrikuläre Aktion) zu erkennen. Wegen des Risikos eines kardiogenen Schocks und des Überganges in Kammerflimmern besteht akuter Handlungsbedarf.

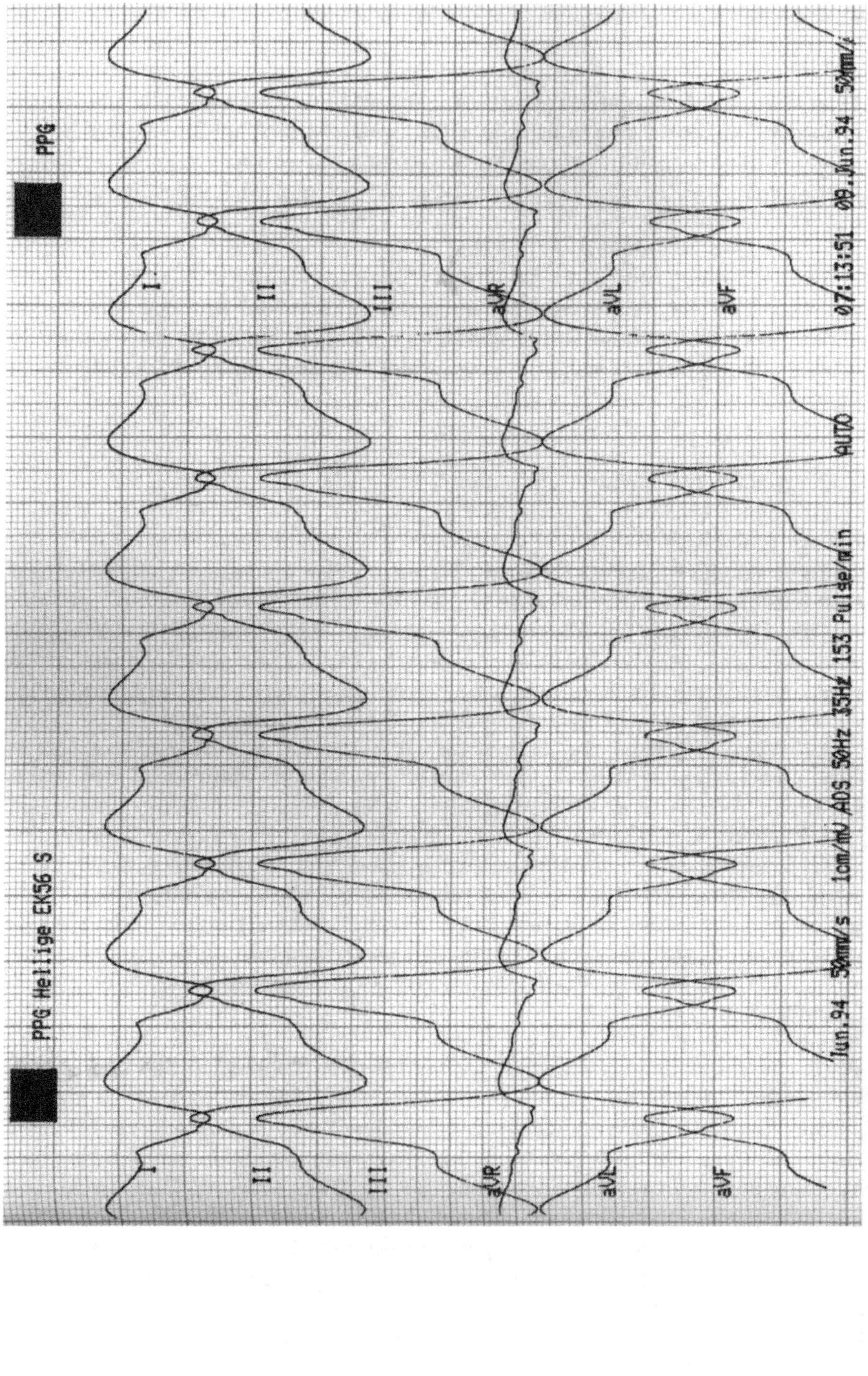
PPG Hellige EK56 S
PPG
I
II
III
aVR
aVL
aVF
Jun.94 50mm/s 1cm/mV ADS 50Hz 35Hz 153 Pulse/min AUTO 07:13:51 09.Jun.94 50mm/s

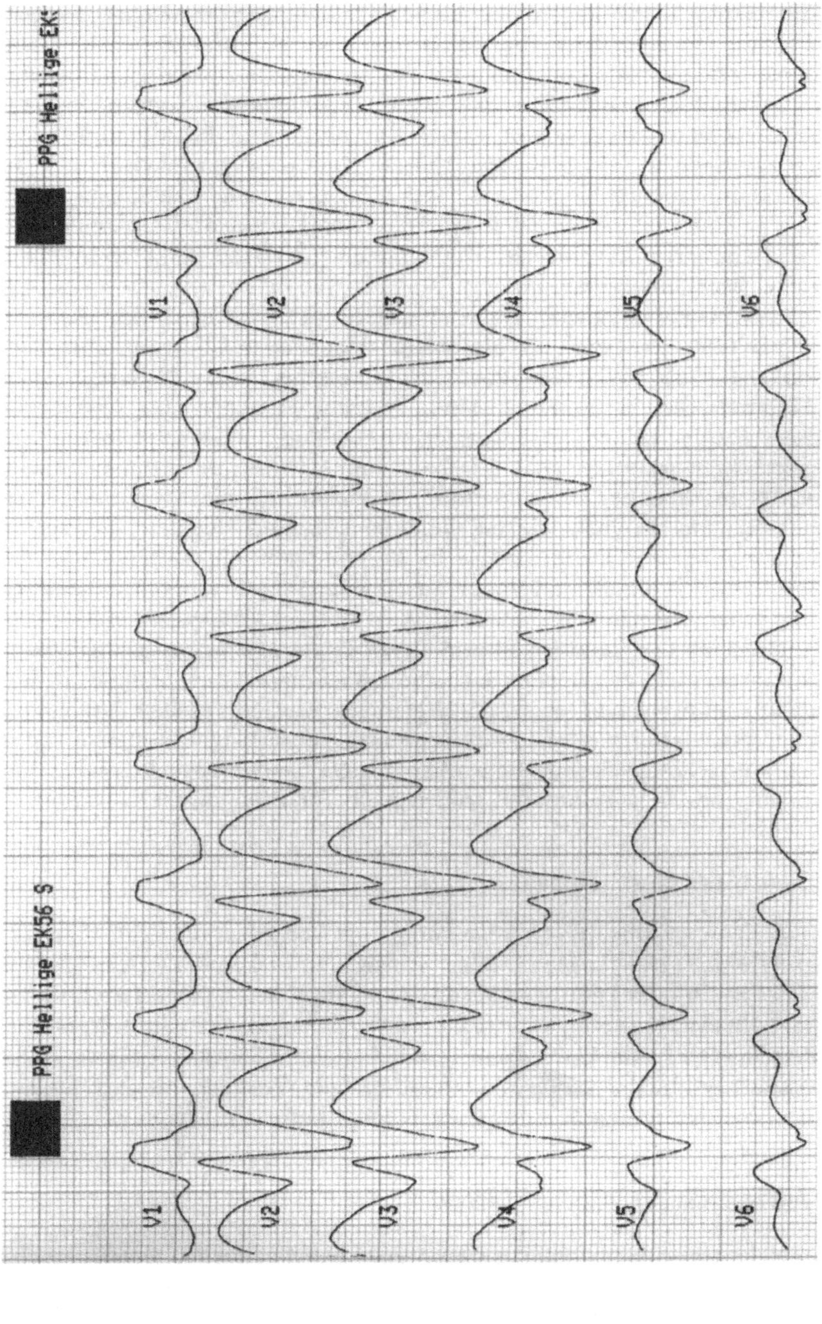

Abb. 43-6. Ventrikuläre Tachykardie. [Aus: Horacek (1998) Der EKG-Trainer. Thieme, Stuttgart, S 355]

Medikamentös wird wegen der kurzen Halbwertszeit zunächst die Gabe von Lidocain i.v. empfohlen; bei Mißerfolg oder als Alternative kann auch Amiodaron und Ajmalin mit guter Erfolgsrate eingesetzt werden (Dosierungen: s. Tabelle 43-11). Bei Mißerfolg der medikamentösen Konversionsversuche ist eine Elektrokardioversion, unter Kurznarkose in Reanimationsbereitschaft, beginnend mit 50 J, durchzuführen. Zur Rezidivprophylaxe sind neben Amiodaron auch β-Blocker, v.a. Sotalol, effektiv; eine kardiologische Beurteilung im Intervall sollte auf jeden Fall erfolgen, um die Implantation eines implantierbaren Cardioverter-Defibrillators (ICD) zu diskutieren (Trend zu besserer Mortalitätssenkung).

Sind im EKG keine isoelektrischen Phasen mehr erkennbar, liegt *Kammerflattern* vor (250–350 bpm). Es besteht eine fließender Übergang zum *Kammerflimmern* (Abb. 43-7), bei dem arrhythmische, zunächst grobe, später feine Flimmerwellen zu erkennen sind. Typische Ursachen sind myokardiale Ischämie (häufig akuter Koronararterienverschluß), Elektrolytstörung und Pharmakanebenwirkungen (z.B. Klasse-I- und -III-Antiarrhythmika, Antidepressiva, Phenothiazine, Katecholamine). Klinisch liegt ein Kreislaufstillstand mit nachfolgender Bewußtlosigkeit und Atemstillstand vor, der einer sofortigen Reanimation mit Defibrillation in Kombination mit Herzmassage und Beatmung bedarf. Parallel und/oder anschließend muß eine Ursachenabklärung und -therapie erfolgen.

Ein Sonderfall des Kammerflatterns liegt bei *der Spitzenumkehrtachykardie (Torsade de pointes)* vor, bei der sich die QRS-Komplexe regelmäßig in ihrer Ausrichtung ändern und ein spindelförmiges Muster ergeben (Abb. 43-8). Mittel der Wahl ist hier die hochdosierte intravenöse Magnesiumgabe von initial 2 g. Mögliche auslösende Pharmaka mit QT-Zeitverlängerung wie Chinidin, Sotalol und auch Amiodaron sollten nach Torsaden abgesetzt werden.

6.3.6 Sinuatrialer Block (SA-Block)

Diese Überleitungsstörung von Sinusknoten auf Vorhof ist bei Grad II an einer Sinusarrythmie (Wenckebach) oder Pausen zu erkennen. Der SA-Block III. Grades mit totaler Leitungsunterbrechung kann bei verzögertem Einsetzen von Ersatzrhythmen zur Synkope führen und ist im EKG vom Sinusarrest nicht zu unterscheiden (Abb. 43-9). Wenn die Behandlung kausaler Faktoren (Digitalis, Antiarrhythmika, KHK) und notfallmäßige Versuche mit Atropin nicht helfen, ist bei Symptomatik eine Schrittmachertherapie einzuleiten.

6.3.7 Atrioventrikulärer Block (AV-Block)

Diese Reizleitungsstörung zeigt sich im EKG bei AV-Block I. Grades in einer PQ-Verlängerung auf >0,2 s, bei AV-Block II. Grades im Ausfall einzelner ventrikulärer Antworten entweder in fixiertem Verhältnis (Typ Mobitz, Abb. 43-10) oder mit Wenckebach-Periodik, bei AV-Block III. Grades (Abb. 43-11) in einer totalen Leitungsunterbrechung mit Dissoziation von Vorhofaktion und Kammeraktion (junktionaler, His-Bündel- oder ventrikulärer Ersatzrhythmus).

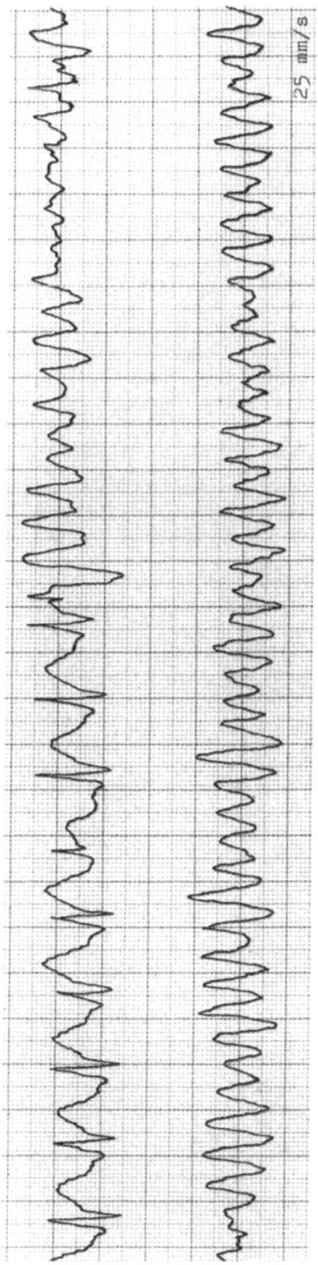

Abb. 43-7. Kammerflimmern, das durch eine in der vulnerablen Phase einfallende ventrikuläre Extrasystole ausgelöst wird. [Aus: Heinecker u. Gonska (1992) EKG in Praxis und Klinik. Thieme, Stuttgart, S 604]

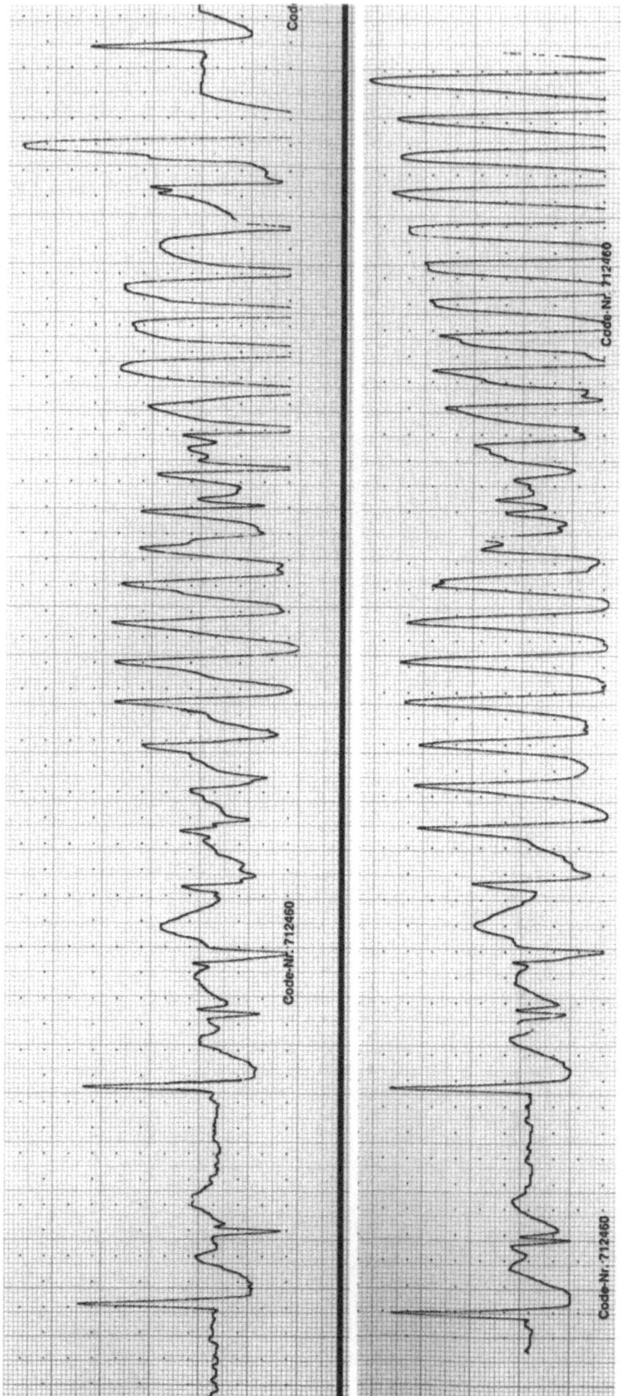

Abb. 43-8. Torsade de pointes. [Aus: Horacek (1998) Der EKG-Trainer. Thieme, Stuttgart, S 129]

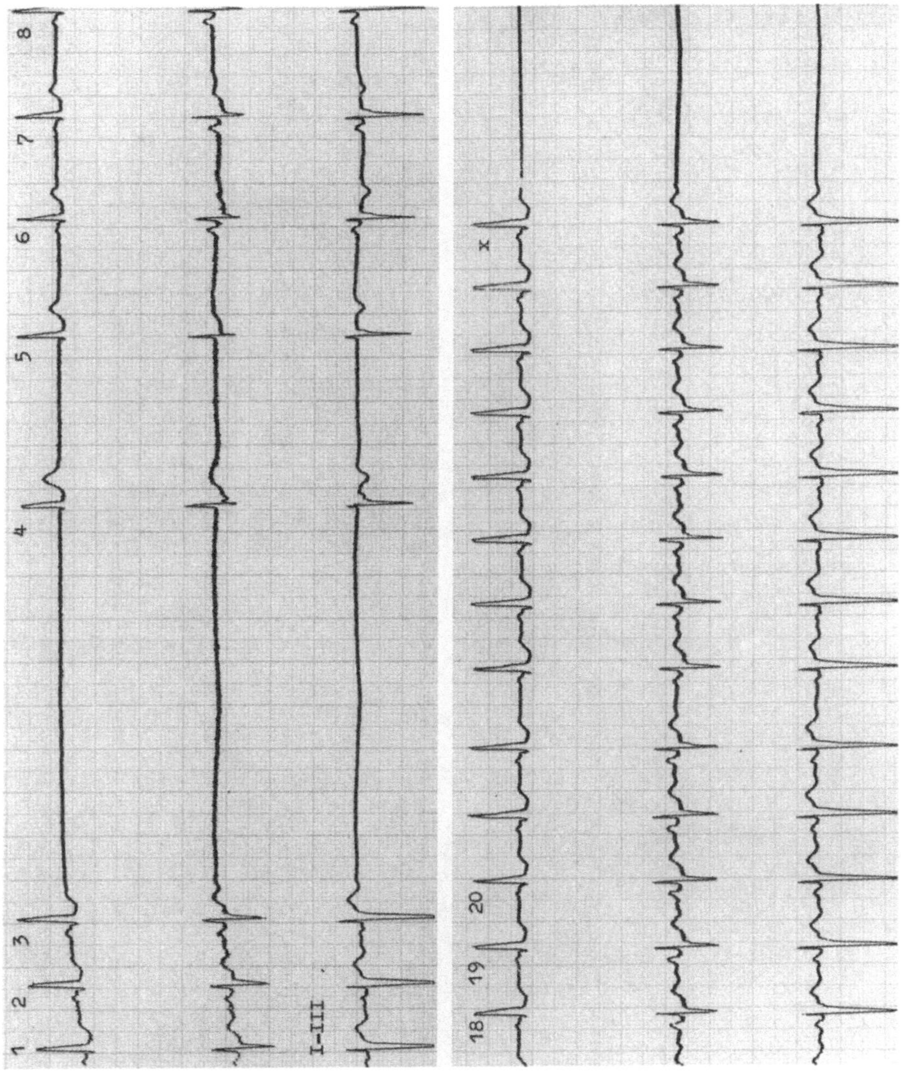

Abb. 43-9. Sinusknotenstillstand. [Aus: Heinecker u. Gonska (1992) EKG in Praxis und Klinik. Thieme, Stuttgart, S 512]

Die Gefahr besteht bei AV-Block II und III. Grades in einer Bradykardie mit Herzinsuffizienz, bei AV-Block III. Grades auch in Synkopen und anhaltendem Kreislaufstillstand je nach Länge der präautomatischen Phase. Neben kausalen Maßnahmen (Behandlung von KHK, Herzinfarkt, Elektrolytstörungen, Digitalis- und Antiarrhythmikaüberdosierungen) kann symptomatisch bei AV-Block I. und II. Grades vom Typ Wenckebach Atropin gegeben werden, während das β-Mimetikum Orciprenalin (Alupent) wegen Gefahr von VT vermieden werden sollte.

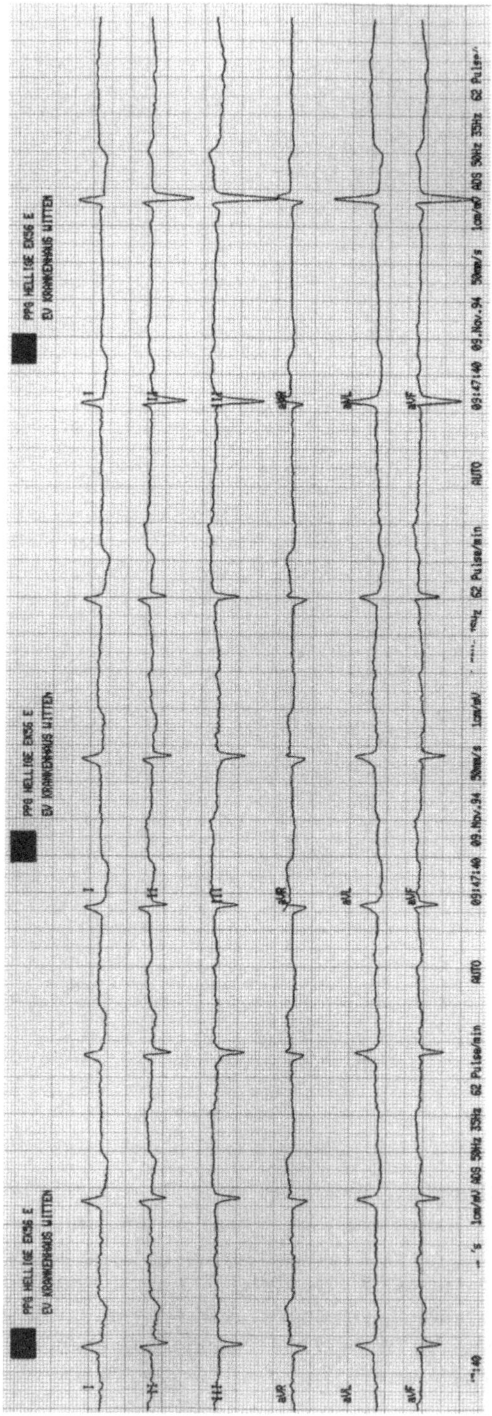

Abb. 43-10 (Legende s. S. 865)

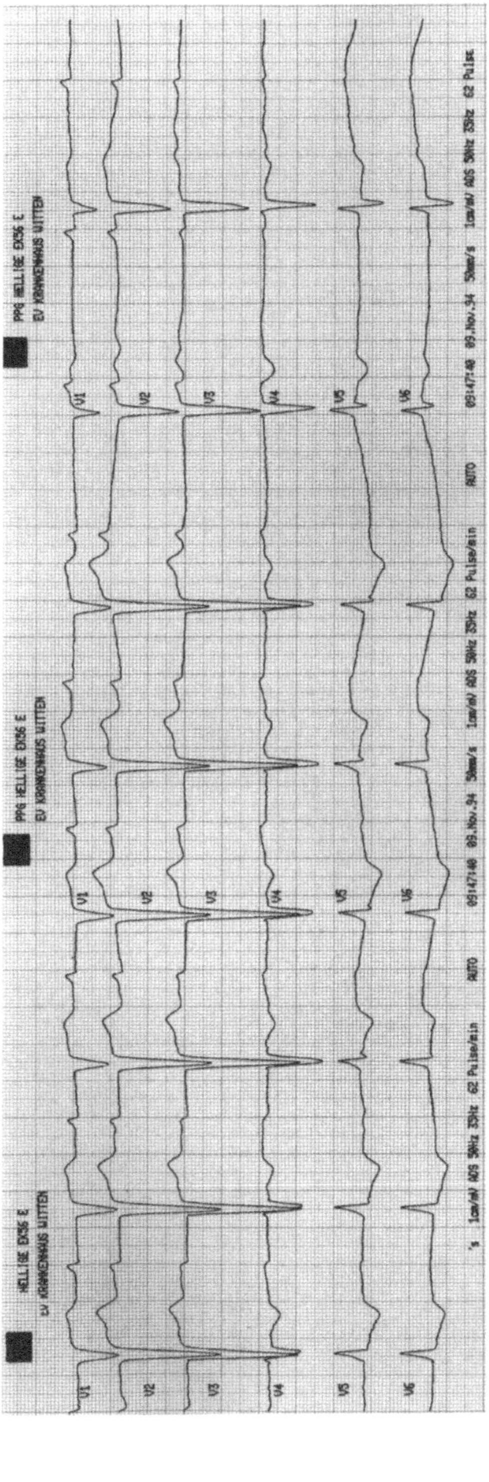

Abb. 43-10. AV-Block II. Grades, Typ Mobitz. [Aus: Horacek (1998) Der EKG-Trainer. Thieme, Stuttgart, S 419]

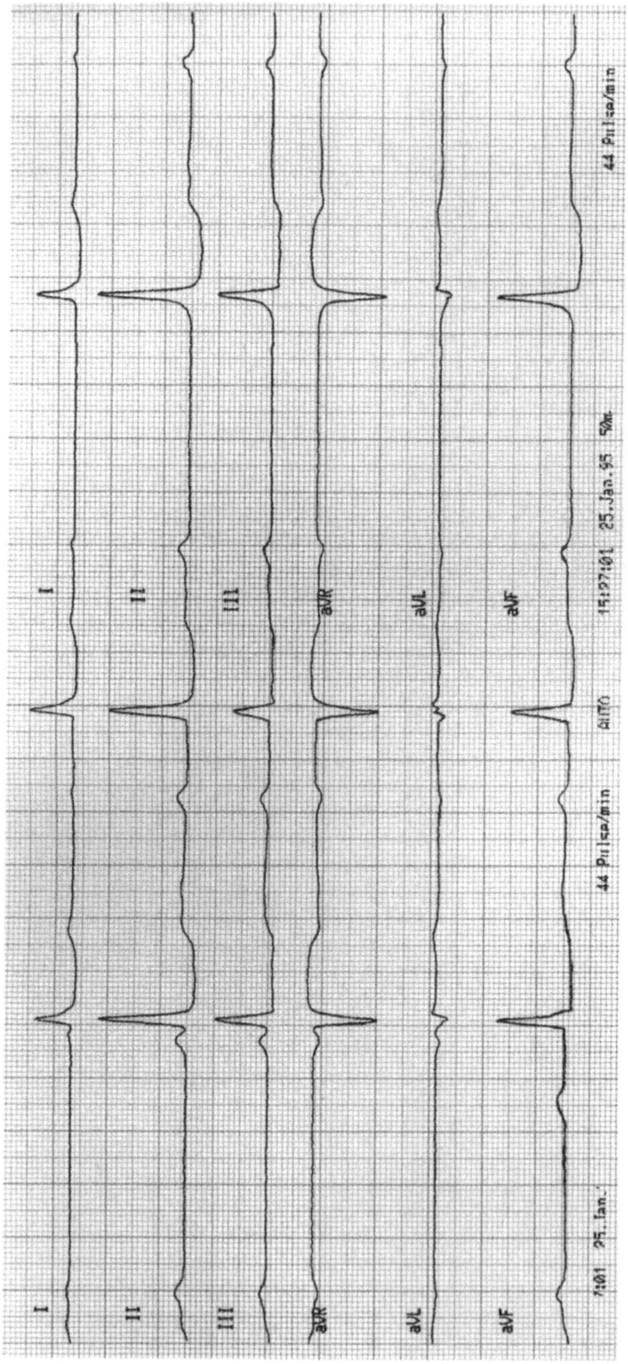

Abb. 43-11 (Legende s. S. 867)

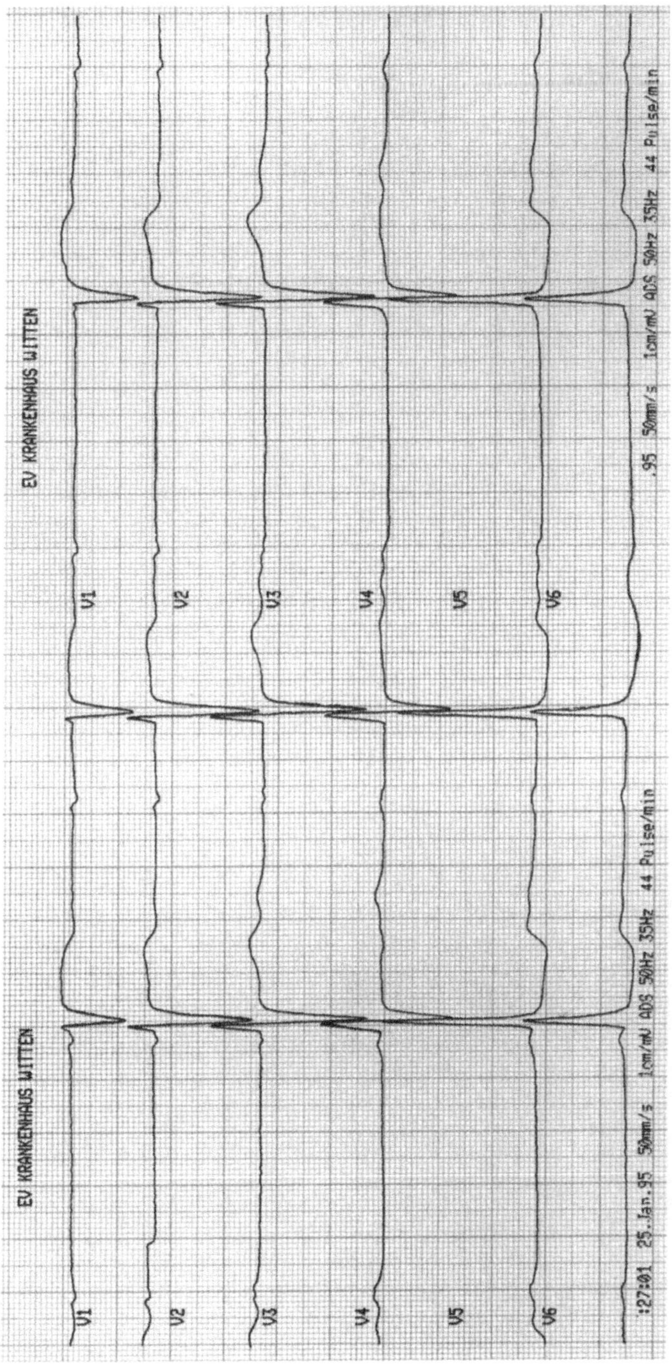

Abb. 43-11. AV-Block III. Grades. [Aus: Horacek (1998) Der EKG-Trainer. Thieme, Stuttgart, S 427]

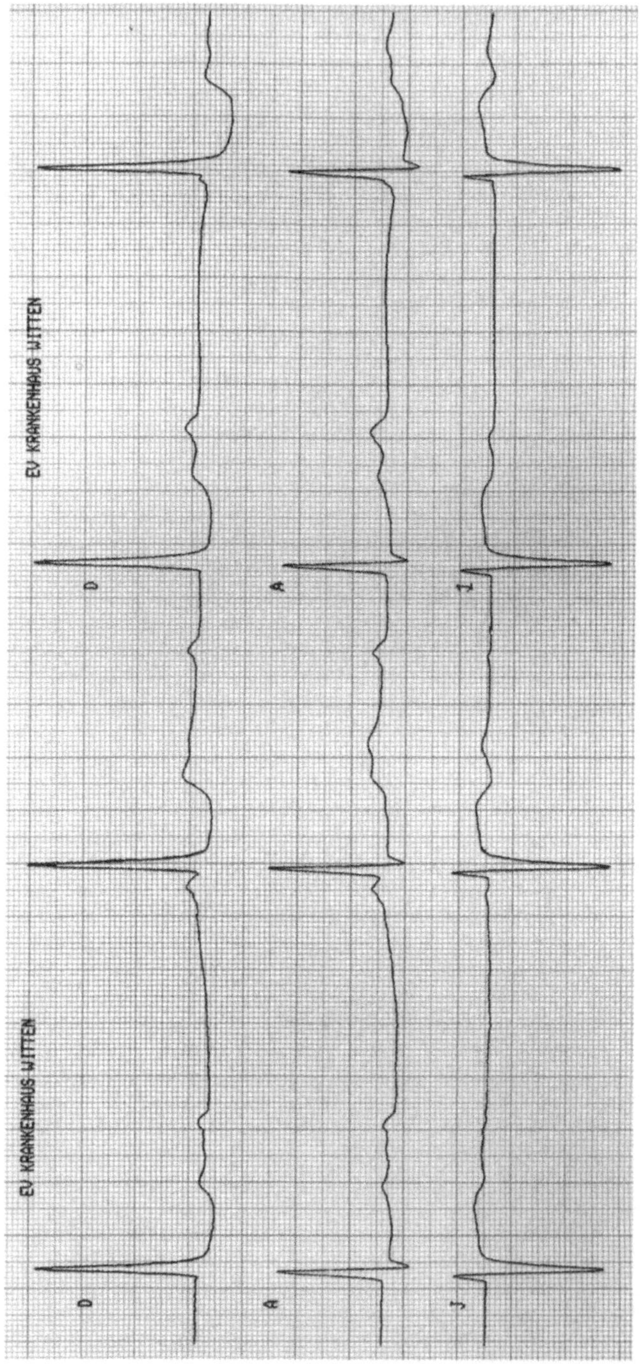

Abb. 43-11 (Legende s. S. 867)

Bei AV-Block II. Grades Typ Mobitz ist wegen der Gefahr des Übergangs in einen totalen Block Atropin nicht ratsam; vorerst sollten leitungsverzögernde Medikamente wie Digitalis u. a. Antiarrhythmika abgesetzt werden. Der Mobitz-Block bedarf, falls symptomatisch, wie der AV-Block III. Grades einer Schrittmachertherapie.

7 Synkopen

Unter einer Synkope versteht man einen kurzdauernden (wenige Sekunden bis Minuten) Bewußtseinsverlust infolge einer passageren zerebralen Minderdurchblutung. Synkopen stellen ein häufiges medizinisches Problem dar, ca. 3% aller Patienten einer allgemeinmedizinischen Notambulanz stellen sich wegen Synkopen vor. Etwa 1/3 aller Jugendlichen erleidet zumindest einmalig eine Synkope. Die Inzidenz von Synkopen nimmt beim Erwachsenen mit steigendem Lebensalter zu, sie beträgt bei über 75jährigen ca. 6%.

7.1 Ätiologie

Die Ursachen von Synkopen sind vielfältig (Tabelle 43-12) und erfordern daher im Einzelfall auch ein differenziertes Vorgehen. Bei bis zur Hälfte aller

Tabelle 43-12. Ätiologie von Synkopen (*HF* Herzfrequenz, *HOCM* hypertrophische obstruktive Kardiomyopathie, *RR* Blutdruck)

Orthostatischer Blutdruckabfall	Primär (selten), sekundär (u. a. Diabetes mellitus) Bedingt durch Medikamente (u. a. Vasodilatatoren)
Reflexbedingte Kreislaufdepression	Vasovagal/neurokardiogen Pressorisch-postpressorisch (u. a. Husten, Miktion) Hypersensitiver Karotissinus: Kardioinhibitorisch (HF, Blutdruck erniedrigt) Vasodepressorisch (HF =, Blutdruck erniedrigt; oft abhängig von bestimmten Kopfbewegungen)
Verminderte kardiale Auswurfleistung	Füllungsstörung des linken Ventrikels (u. a. Mitralstenose, Vorhofmyxom) Obstruktive Entleerungsstörung des linken Ventrikels (u. a. Aortenstenose, HOCM; hierbei häufig belastungsabhängig) Eingeschränkte linksventrikuläre Pumpfunktion (u. a. Myokardinfarkt, Kardiomyopathie) Bradykarde Herzrhythmusstörung (u. a. Sick-Sinus-Syndrom, AV-Block III. Grades, bradykardisierende Medikamente) Tachykarde Herzrhythmusstörungen (u. a. ventrikuläre/supraventrikuläre Tachykardien)
Neurologische Erkrankungen	Migräne Transitorisch-ischämische Attacke Zerebraler Krampfanfall Eklampsie (EPH-Gestose) Psychogen
Verminderte Hirndurchblutung	Hochgradige Karotisstenose Subclavian-steal-Syndrom
Stoffwechselstörungen Intoxikation	Diabetes mellitus u. a. Alkohol, Drogen, Psychopharmaka u. a.

Synkopen läßt sich keine definitive Ursache eruieren, ca. 35% haben primär eine kardiovaskuläre und ca. 15% primär eine neurologische Störung als Ursache. Eine *Klärung der Ätiologie* sollte aus zwei Gründen immer angestrebt werden:

1. Verminderung der Letalität durch frühzeitige Feststellung einer potentiell lebensbedrohlichen Ursache (z.B. lebensbedrohliche Herzrhythmusstörung);
2. Verminderung der Morbidität (u.a. Prellungen und Frakturen) und damit auch der Kosten durch Verhinderung des Auftretens von Rezidiven (ohne kausale Behandlung liegt die Rezidivrate bei ca. 10% pro Jahr).

7.2 Prognose

Die Prognose hängt von der Ätiologie der Synkope, nicht aber der Häufigkeit synkopaler Ereignisse ab. Patienten mit einer kardialen Ursache weisen eine deutlich höhere Mortalität auf (18–33% pro Jahr) als Patienten mit einer nichtkardialen Synkope oder einer Synkope unklarer Ätiologie (ca. 6% pro Jahr).

7.3 Diagnostik

Zu den wesentlichen Elementen des diagnostischen Vorgehens zählen:

1. Klärung, ob wirklich eine Synkope aufgetreten ist.
2. Erfassung der Begleitumstände (z.B. abhängig von bestimmten Kopfbewegungen).
3. Risikostratifizierung durch Erfassung von Begleiterkrankungen (z.B. koronare Herzerkrankung).
4. Auswahl geeigneter diagnostischer Verfahren zur Klärung der Ätiologie der Synkope.

Essentiell ist eine sorgfältige Anamneseerhebung (Eigen- und ggf. Fremdanamnese, Vorerkrankungen, Medikation). So findet sich beispielsweise bei dem kardiovaskulär bedingten *Morgagni-Adams-Stokes-Anfall* im Gegensatz zu einem zerebralen Krampfanfall weder eine Aura noch ein postiktaler Dämmerzustand. Zur *Basisdiagnostik* zählen darüber hinaus:

- Klinischer Untersuchungsbefund (Blutdruckmessung an beiden Armen, ggf. Schellong-Test),
- 12-Kanal-EKG (ggf. mit Rhythmusstreifen),
- Ausschluß einer Intoxikation (Alkohol, Drogen, Psychopharmaka).

Die *erweiterte Diagnostik* wird nicht in allen Fällen (z.B. Synkope im Rahmen eines dokumentierten AV-Blocks III. Grades) im vollem Umfang durchgeführt werden müssen. Sie bedarf, nicht zuletzt auch aus Kostengründen, einer differenzierten Indikationsstellung:

- Karotissinusdruckversuch,
- Echokardiographie,

- Kipptischuntersuchung,
- Langzeit-EKG (am besten mit Symptomtaste),
- Duplexsonographie der großen hirnversorgenden Arterien,
- erweiterte neurologische Abklärung (u. a. EEG, CCT),
- HNO-ärztliche Abklärung,
- Ausschluß einer Stoffwechselstörung (u. a. Blutzucker),
- invasive elektrophysiologische Untersuchung,
- psychosomatische Evaluierung.

Bei Patienten mit Verdacht auf *neurokardiogene Synkope* kann durch Kombination einer Kipptischuntersuchung mit Infusion eines β_1-Mimetikums (z. B. Isoprenalin, 1–5 µg/min; **cave:** Auslösung von Tachykardien) eine Synkope ausgelöst und hierdurch die Diagnose gesichert werden (Abb. 43-12).

Einschränkend muß jedoch bemerkt werden, daß die Spezifität der Kipptischuntersuchung per se gering ist und daß der zusätzliche Nutzen der Infusion eines β_1-Mimetikums kontrovers diskutiert wird. Stets sollte versucht werden zu klären, ob die im Einzelfall nachweisbare mögliche Ursache einer Synkope in der speziellen Situation von dem Patienten auch als entsprechendes Ereignis gewertet wurde (z. B. nicht jede dokumentierte supraventrikuläre oder ventrikuläre Tachykardie ist ursächlich für synkopale Zustände). Dies gilt besonders auch für den Karotissinusdruckversuch, der bei einem hohen Prozentsatz älterer Menschen klinisch positiv ist (d. h. Pause >3,5 s), ohne daß ein hypersensitiver Karotissinus in allen Fällen auch die Ursache für eine stattgehabte Synkope sein muß.

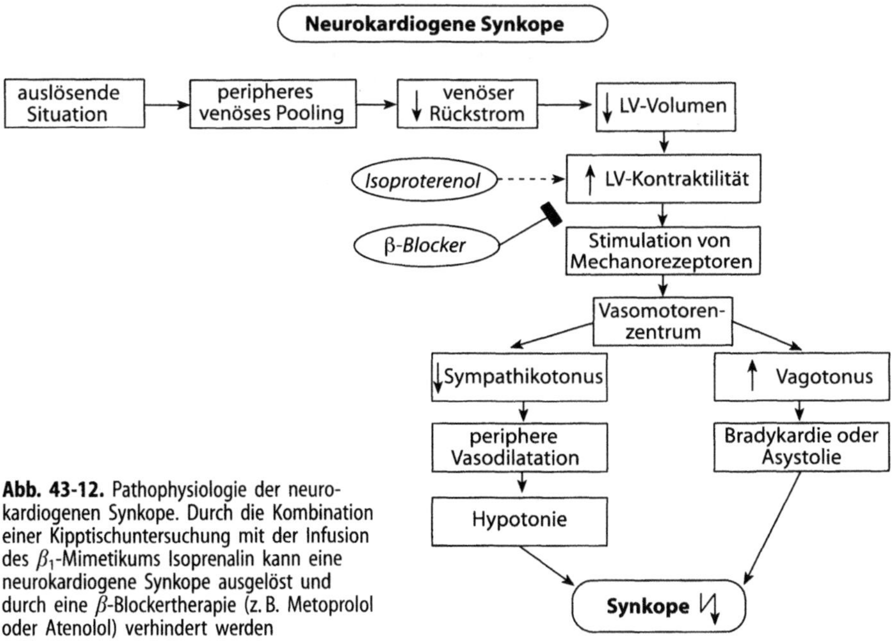

Abb. 43-12. Pathophysiologie der neurokardiogenen Synkope. Durch die Kombination einer Kipptischuntersuchung mit der Infusion des β_1-Mimetikums Isoprenalin kann eine neurokardiogene Synkope ausgelöst und durch eine β-Blockertherapie (z. B. Metoprolol oder Atenolol) verhindert werden

7.4 Therapie

Die Therapie richtet sich nach der im Einzelfall eruierten Ursache der Synkope (s. auch Tabelle 43-13). Bei orthostatischer Kreislaufdysregulation sollten alle potentiell vasodilatatorischen Medikamente abgesetzt bzw. auf eine alternative Therapie umgestellt und ggf. ein Kreislauftraining (inkl. Wechselduschen) durchgeführt werden.

8 Entzündliche Herzerkrankungen

8.1 Ätiologie

Zahlreiche Erreger können eine Entzündung des Herzmuskels und/oder der Herzklappen hervorrufen. Die überwiegend viral (z. B. Coxsackie B) bedingte *Myokarditis* tritt in der Regel nicht isoliert, sondern als Begleiterkrankung bei Viruserkrankungen (oft banale „Grippe") auf und befällt das primär gesunde Myokard und häufig auch das Perikard (*Perimyokarditis*). Die vorwiegend durch Bakterien und Pilze (seltener Rickettsien oder Chlamydien) hervorgerufene *infektiöse Endokarditis* befällt häufig bereits funktionsgestörte Herzklappen.

Patienten mit einer oder mehreren insuffizienten oder stenotischen Herzklappen haben ein deutlich erhöhtes Risiko für eine infektiöse Endokarditis, selbst wenn primär beispielsweise nur ein Mitralklappenprolaps mit einer leichten Mitralinsuffizienz vorlag.

Weitere prädisponierende Faktoren sind angeborene Herzfehler, wie z. B. ein Ventrikelseptumdefekt, das Vorliegen eines Diabetes mellitus, ein supprimiertes Immunsystem und i.v.-Drogenabusus. Der häufigste Herzklappenbefall ist in Tabelle 43-14 dargestellt. Die nach einer Infektion mit β-hämolysierenden Streptokokken früher häufig im Rahmen eines rheumatischen Fiebers (neben

Tabelle 43-13. Therapiemöglichkeiten bei kardialen Synkopen (*HOCM* hypertrophische obstruktive Kardiomyopathie)

Therapieoption	*Indikation*
Schrittmacheranlage	Symptomatische bradykarde Herzrhythmusstörungen, symptomatischer kardioinhibitorischer (nicht aber vasodepressorischer!) hypersensitiver Karotissinus Passager bei potentiell reversibler Ursache (z. B. Digitalisüberdosierung oder Sotalol-Überdosierung, letztere gehäuft bei Nierenfunktionsverschlechterung), als Überbrückung eines permanenten Herzschrittmachers bei irreversibler Ursache (die individuelle Entscheidung für einen bestimmten permanenten Schrittmachertyp sollte von einem Kardiologen getroffen werden)
β-Blocker	Bei neurokardiogener Synkope (s. Abb. 43-11) und bei HOCM oft erfolgversprechend
Antiarrhythmika/ICD	Bei tachykarden Herzrhythmusstörungen
Kardiochirurgischer Eingriff	Bei symptomatischer Mitral- und Aortenstenose (Herzklappenersatz) sowie bei Vorhofmyxom

Tabelle 43-14. Lokalisation der bakteriellen Endokarditis

Lokalisation	*Häufigkeit [%]*
Aortenklappe	25–30
Mitralklappe	20–35
Trikuspidalklappe	<5[a]
Mehr als eine Herzklappe	20–25

[a] Eine Trikuspidalklappenendokarditis findet sich am häufigsten bei i.v. Drogenabusus sowie bei Patienten mit zentralen Venenkathetern.

einer Polyarthritis, einem Erythema marginatum und/oder einer Chorea minor) zu beobachtende *rheumatische Endokarditis* (Latenzzeit ca. 10–20 Tage nach dem Infekt) ist seit Einführung der Antibiotika (insbesondere Penicilline) heute in den Industrieländern nahezu vollständig verschwunden.

8.2 Diagnostik

Entscheidend ist, überhaupt an eine entzündliche Herzerkrankung zu denken. Dies gilt nicht nur für Patienten mit *neu aufgetretenen Herzgeräuschen*, sondern letztendlich für alle Patienten mit unklaren (häufig nur subfebrilen) Temperaturen und einer B-Symptomatik (Nachtschweiß, Gewichtsverlust, Leistungsknick). Dies gilt aber auch für Patienten, die längere Zeit auf einer Intensivstation behandelt werden müssen. Prädisponierend sind hier insbesondere zentrale Venenkatheter und die Immobilisation (erhöhtes Pneumonierisiko mit konsekutiver Endokarditis). Häufig (ca. 40%) finden sich petechiale Blutungen (z. B. „*Osler splits*": kleine, dunkle, feste Knötchen v. a. an den Akren) und, nicht selten auch als Erstmanifestation, *septische Embolien* (z. B. Schlaganfall mit der Gefahr der zerebralen Abszeßbildung). Durch zirkulierende Immunkomplexe kann es auch zu Arthralgien und zu einer Glomerulonephritis, meist ohne manifeste Niereninsuffizienz, kommen. Die *Basisdiagnostik* sollte einschließen:

- *Laborparameter:*
  Routinelabor inkl. Entzündungsparameter (CRP, BKS), Blutbild inkl. Differentialblutbild, kardiale Marker (CK, CK-MB und Troponin I oder T);
- *Erregerdiagnostik:*
  - *Endokarditis:* möglichst bei Temperaturanstieg jeweils mindestens 3 aerobe und anaerobe Blutkulturen (bleiben allerdings bei bis zu 20% steril), ggf. Pilzserologie,
  - *Myokarditis:* Virustiter (z. B. Coxsackie A und B, CMV, Epstein-Barr), aber negative Titer schließen eine Myokarditis nicht aus;
- *Temperaturmessung:*
  Häufig nur subfebrile, selten septische Temperaturen;
- *12-Kanal-EKG:*
  - unspezifische Zeichen wie z. B. Sinustachykardie und ggf. Endstreckenveränderungen (T-Negativierung) bei Myokarditis;

- *Echokardiographie:*
  linksventrikuläre Funktion, Kontraktionsstörungen (bei Myokarditis gelegentlich nur regional nachweisbar), Herzklappenvegetationen und -funktion, Perikarderguß. Primär transthorakal und bei Verdacht auf infektiöse Endokarditis immer auch als transösophageale Echokardiographie.

Zur *erweiterten Diagnostik* zählen u. a.:
- Oberbauchsonographie: Splenomegalie (ca. 30%), ggf. Milz-/Leberabszeß,
- Urindiagnostik: glomeruläre Proteinurie, Erythrozyturie,
- Herzkatheterdiagnostik:
  - *Endokarditis:* falls konventionell nicht beherrschbar (progrediente Herzinsuffizienz, therapierefraktäres Fieber, Vegetationen >1 cm, stattgehabte Embolien), zur präoperativen Objektivierung des Schweregrades einer Klappeninsuffizienz und (beim älteren Patienten) zum Ausschluß einer gleichzeitig vorliegenden koronaren Herzerkrankung (KHK).
  - *Myokarditis:* bei unklaren Fällen zum Ausschluß einer KHK (wichtige Differentialdiagnose bei neu aufgetretener T-Negativierung) sowie zur linksventrikulären Biopsie.

Bei jeder nachgewiesenen Endokarditis gilt es, eine *Eintrittspforte* zu identifizieren und eine *Fokussanierung* (z. B. vereiterte Zahnwurzel) durchzuführen. Bei bereits stationären Patienten gilt es, eine katheterbedingte Bakteriämie auszuschließen. Alle Zugänge sollten entfernt und die Katheterspitze bakteriologisch untersucht werden.

Die Fokusabklärung schließt darüber hinaus ein: Eine HNO-ärztliche (u. a. Röntgen der Nasennebenhöhlen) sowie eine zahnärztliche Untersuchung (einschließlich Panoramaaufnahme von Ober- und Unterkiefer), eine Sonographie des Abdomens (s. oben), eine urologische und bei Frauen auch eine gynäkologische Untersuchung. Bei Nachweis von Enterokokken in der Blutkultur sollte zusätzlich eine Koloskopie durchgeführt werden.

8.3 Therapie bei infektiöser Endokarditis

Die bei einer bakteriellen Endokarditis notwendige Antibiotikatherapie (Tabelle 43-15) sollte möglichst gemäß Antibiogramm durchgeführt werden. Die Wahl der antibiotischen Therapie wird darüber hinaus auch durch die im Einzelfall vorliegende Form der infektiösen Endokarditis bestimmt:
a) Endokarditis lenta,
b) Endocarditis acuta und
c) Prothesenendokarditis (d. h. bei Patienten mit Herzklappenersatz).

Nur bei Patienten mit Zustand nach mechanischem Herzklappenersatz, bei septischen Temperaturen und bei Verdacht auf das Vorliegen einer Endokarditis acuta (Gefahr eines raschen Funktionsverlustes der betroffenen Herzklappe sowie einer Abszedierung) sollte bereits mit einer „blinden" Antibiotikatherapie begonnen werden. In allen Fällen sollten aber vor der Therapie-

Tabelle 43-15. Erregerspezifische Antibiotikatherapie bei infektiöser Endokarditis[a]

Erreger	*Häufigkeit [%]*	*Antibiotikum (Tagesdosis)*
Streptococcus viridans	65–85	Penicillin G (4mal 5-10 Mega)[b] + Gentamycin (1mal 240 mg)
Enterokokken	5–15	Ampicillin (3mal 4 g)[a] + Gentamycin (einmal 240 mg)
Staphylococcus aureus	5–15	Vancomycin (4mal 500 mg) + Rifampicin (einmal 600 mg)
Gramnegative Erreger	2–6	Cefotaxim (3mal 2 g) + Gentamycin (einmal 240 mg)
Abakterielle Formen	5–10	In Abhängigkeit vom Erreger

[a] Bei einem Hochrisikopatienten (z. B. nach mechanischem Herzklappenersatz und bei Verdacht auf Endocarditis acuta) sollte bereits vor Kenntnis des Erregers eine breite intravenöse Antibiose, z. B. mit Imipinem 3mal 500 mg, Vancomycin 4mal 500 mg und Rifampicin 600 mg pro Tag, begonnen werden.
[b] Bei einer Penicillinallergie wird in der Regel Vancomycin (4mal 500 mg) empfohlen.

einleitung eine ausreichende Anzahl von Blutkulturen (in der Regel mindestens 3 aerobe und anaerobe Blutkulturen im Abstand >1 h) gewonnen werden. Eine strenge Bettruhe ist nur bei einer schweren Verlaufsform erforderlich. Eine Antikoagulation ist bei der Infektion nativer Herzklappen eher schädlich als nützlich.

Bei der Endocarditis lenta sollte stets ein konservativer Therapieversuch mittels testgerechter Antibiose unternommen werden. Staphylokokkenendokarditiden (Endocarditis acuta) bedürfen dagegen wegen ihres teilweise foudroyanten Verlaufs (Gefahr der raschen Klappendestruktion und der perivalvulären Abszeßbildung) einer raschen kardiochirurgischen Intervention. Auch bei Endokarditiden mechanischer Herzklappen ist in der Regel eine kurative Therapie nicht möglich.

Als *Operationsindikation* gelten eine rasch fortschreitende Klappendestruktion, eine progrediente, therapierefraktäre Herzinsuffizienz, ein perivalvulärer Abszeß, Embolien, große (>1 cm), frei flottierende Vegetationen sowie fortdauernde Entzündungszeichen trotz mehrwöchiger Antibiose. Bezüglich der Prävention der Erkrankung durch eine *bakterielle Endokarditisprophylaxe* wird auf die einschlägige Literatur verwiesen.

Bislang gibt es keine spezifische Therapie der *Myokarditis*. Ausgenommen ist nur die CMV-Myokarditis bei immunsupprimierten Patienten (z. B. nach Organtransplantation), bei denen eine 14tägige Therapie mit Ganciclovir (Cymeven) durchgeführt werden sollte. Im floriden Stadium wird bei allen Formen eine strenge Bettruhe sowie ein EKG-Monitoring (Gefahr lebensbedrohlicher Herzrhythmusstörungen) empfohlen.

Kapitel 44
Sedierung und Analgesie

W. Reeker, H. Böhrer

INHALT

1 Einleitung

Patienten sind im Rahmen einer intensivmedizinischen Behandlung vielfältigen belastenden Einflüssen ausgesetzt. Zahlreiche Analgosedierungskonzepte stehen zur Verfügung. Vorteile einzelner Methoden sind in diesem wie in vielen anderen Bereichen der Intensivmedizin in kontrollierten Untersuchungen bisher nicht eindeutig belegbar.

Die Bewertung entsprechender Verfahren darf nicht allein die Prognose bzw. das Endergebnis der Behandlung zur Grundlage nehmen. Primäres Ziel eines Analgosedierungskonzeptes muß die Reduktion von Schmerzen,

Ängsten, Unruhezuständen und eines pathologisch erhöhten Sympathikotonus sein. Erst in zweiter Linie kann eine Reduktion der Morbidität und Mortalität erhofft werden. Bei wenigen Indikationen werden Analgetika, Sedativa und Hypnotika therapeutisch eingesetzt (z. B. Schädel-Hirn-Trauma, Hirnödem).

Im Laufe der letzten Jahre haben sich die Ansprüche an die Leistungsfähigkeit der Analgosedierung aufgrund der Weiterentwicklung in anderen Bereichen der Intensivmedizin (Beatmung, Monitoring, erweiterte diagnostische Möglichkeiten) verändert. Die Forderung nach absoluter Ruhigstellung ist bis auf wenige Indikationen der Forderung nach einem kooperativen, über weite Phasen in seine eigene Behandlung integrierten Patienten mit erhaltener Selbstkontrolle gewichen. Die Fähigkeit zur aktiven Teilnahme an physio- und ergotherapeutischen Maßnahmen ist ebenso wichtig wie der Beitrag des Patienten zu modernen assistierenden Beatmungsverfahren (Übersicht 44-1).

Substanzen oder Substanzkombinationen, die alle Punkte zufriedenstellend erfüllen, stehen bisher nicht zur Verfügung. Auch wenn jedoch Analgosedierungskonzepte weiterhin mehr auf pragmatischen als auf wissenschaftlich fundierten Überlegungen basieren, scheinen einige neuere Substanzen insbesondere eine verbesserte Steuerbarkeit und geringere Nebenwirkungen zu bieten.

2 Monitoring, Scores

Zur Steuerung einer Analgosedierung wäre ein spezifisches und sensitives Verfahren wünschenswert. Dieses steht bisher nicht zur Verfügung. Neurophysiologische Verfahren werden untersucht, sind bisher jedoch nicht ausreichend validiert. Der aus einem frontopolar abgeleiteten EEG errechnete Bi-

Übersicht 44-1. Anforderungen an ein Analgosedierungsregime

- Sichere Analgesie und Sedierung
- Keine Kumulation auch bei Organversagen
- Keine Organtoxizität
- Keine Beeinträchtigung des Gastrointestinaltraktes
- Keine Beeinflussung des Immunsystems
- Erhaltene kardiovaskuläre Stabilität
- Erhaltene Kooperativität
- Keine Histaminausschüttung
- Gute Steuerbarkeit
- Keine Interaktionen mit anderen Medikamenten
- Sichere Handhabung
- Niedriger Preis

Übersicht 44-2. Ramsay-Score

- I Ängstlich und agitiert
- II Kooperativ, orientiert, müde
- III Reagiert nur auf Aufforderung
- IV Schläft, reagiert rasch auf leichte Stimulation
- V Schläft, reagiert schwach auf Stimulation
- VI Schläft, keine Reaktion auf Stimulation

spektralindex spiegelt nur die durch bestimmte Substanzen vermittelte Narkosetiefe ausreichend wieder. Des weiteren sind Veränderungen in der Sedierungs- bzw. Narkosetiefe oft klinisch schneller zu registrieren. Zur Erfassung der Qualität von Analgesie, Sedierung und Anxiolyse stehen somit bisher nur subjektiv erhobene Scores, visuelle Analogskalen oder „verbal rating scales" zur Verfügung. Der Ramsay-Score (Übersicht 44-2) wird zur Beschreibung intra- und interindividueller Unterschiede des Sedierungsgrades genutzt. Zum Teil wesentlich aufwendiger zu erhebende Scores bieten in der klinischen Routine keine wesentlichen Vorteile.

Tägliche orientierende neurologische Untersuchungen sollten bei jedem Intensivpatienten durchgeführt werden. Zur Überwachung tief sedierter Patienten werden das EEG und andere neurophysiologische Untersuchungsmethoden wie die Ableitung sensorisch oder akustisch evozierter Potentiale herangezogen.

In Einzelfällen kann die Schaffung eines sog. *diagnostischen Fensters* durch Gabe von Antagonisten sinnvoll sein. So wird Flumazenil zur Antagonisierung von Benzodiazepinen eingesetzt. Naloxon hebt die Wirkung von Opioidrezeptoragonisten auf. Physostigmin wird zur Behandlung eines zentralen anticholinergen Syndroms eingesetzt und kann unerwünschte Nebenwirkungen von Analgosedativa aufheben.

Alle Antagonisten sollten vorsichtig titriert werden, um keine akuten Schmerz- oder Unruhezustände zu provozieren. Die Halbwertszeiten der Antagonisten sind in der Regel kürzer als die der üblicherweise eingesetzten Agonisten, so daß die Patienten nach einer Antagonisierung weiterhin so überwacht werden müssen, als wäre keine Antagonisierung erfolgt.

Vorteilhafter als die intermittierende Antagonisierung langwirksamer Substanzen, insbesondere solcher mit Neigung zur Kumulation, ist der primäre Einsatz kurzwirksamer und somit gut steuerbarer Substanzen. So ist ein perfekt steuerbares pharmakodynamisches Profil besonders in der neurologischen bzw. neurochirurgischen Intensivmedizin erwünscht, weshalb insbesondere in diesen Disziplinen der Einsatz entsprechender kostenintensiverer Substanzen gerechtfertigt erscheint.

3 Pharmakologie

Grundsätzlich können alle Substanzen, die zur Verfügung stehen, als Bolus appliziert werden. Neben hygienischen Bedenken spricht gegen dieses Vorgehen das häufigere Auftreten von Über- und Unterdosierungen. Als Vorteil könnte angesehen werden, daß die Substanzen bedarfsadaptierter gegeben werden. Inzwischen wird jedoch auf den meisten Intensivstationen eine kontinuierliche Infusion von Analgetika und Sedativa bevorzugt.

Sehr wichtig bei einer derartigen Applikation der Substanzen ist die Kenntnis ihrer kontextsensitiven Halbwertszeit. Diese beschreibt den Zeitraum, innerhalb dessen die Plasmakonzentration eines Medikamentes unter Berücksichtigung der Infusionsdauer auf die Hälfte abfällt. Die unkontrollierte kontinuierliche Gabe von Substanzen mit langen kontextsensitiven Halbwertszeiten kann die erforderliche Intensivbehandlungszeit von Patienten unerwünscht verlängern und ihre neurologische Beurteilbarkeit einschränken. Zusätzlich ist zu berücksichtigen, daß bei zahlreichen Substanzen (z. B. Benzodiazepinen) Plasmaspiegel und Wirkung nur sehr locker in Verbindung stehen.

3.1 Benzodiazepine

Benzodiazepine gehören aufgrund ihrer ausgeprägten anxiolytischen, antikonvulsiven und sedativ-hypnotischen Eigenschaften zu den am häufigsten zur Sedierung von Intensivpatienten eingesetzten Substanzen. Benzodiazepine entfalten Ihre Wirkung über spezifische Rezeptoren durch Verstärkung prä- und postsynaptischer Hemmphänomene, bei denen γ-Aminobuttersäure (GABA) als inhibitorischer Transmitter aktiv ist. Diese rezeptorspezifische Wirkung erklärt auch den „Ceilingeffekt", aufgrund dessen der Sedierungsgrad nicht beliebig durch Dosiserhöhung gesteigert werden kann.

Die Gefahr einer Überdosierung in der Langzeitsedierung erfordert regelmäßige Unterbrechungen der Zufuhr. Ein Überhang von Benzodiazepinen imponiert nicht nur durch eine protrahierte Sedierung, sondern insbesondere auch durch eine Verlängerung und Verstärkung der zentralen Muskelrelaxation bis hin zum Bild einer Tetraparese.

Benzodiazepine bieten den Vorteil einer ausgeprägten therapeutischen Breite. Organsysteme außerhalb des ZNS werden nur in geringem Ausmaß beeinflußt. Bei Patienten mit Spastiken kann die über Glycinrezeptoren vermittelte Reduktion des Muskeltonus erwünscht sein. Nach Gabe von höheren Dosierungen muß insbesondere bei Kombination mit anderen zentralwirksamen Substanzen, die ebenfalls am GABA-Rezeptorkomplex ansetzen (Alkohol, Barbiturate etc.), mit einer Atemdepression gerechnet werden.

Langwirkende Benzodiazepine (Diazepam, Flunitrazepam) werden zu zahlreichen aktiven Metaboliten mit langen Halbwertszeiten abgebaut. Die kontinuierliche Gabe dieser Substanzen sollte aufgrund der extrem langen kontextsensitiven Halbwertszeiten unterbleiben. Als kurzwirksame Substanz mit nur einem schwach aktiven Metaboliten steht Midazolam zur Verfügung, das aufgrund seiner pharmakokinetischen Eigenschaften Vorteile gegenüber den anderen Vertretern der Substanzklasse beim Einsatz in der Intensivmedizin bietet.

Midazolam ist im Unterschied zu den anderen Benzodiazepinen wasserlöslich, wodurch die parenterale Applikation erleichtert wird. Auch beim Midazolam muß jedoch bei Nieren- und Leberfunktionsstörungen mit erheblich verlängerten Eliminationshalbwertszeiten gerechnet werden. Die kontinuierliche Zufuhr dieser Substanz sollte zur Vermeidung von Überdosierungen regelmäßig unterbrochen werden. Zudem ist zu bedenken, daß beim Midazolam wie bei allen anderen Benzodiazepinen keine Korrelation zwischen Serumspiegeln und klinischem Sedierungsgrad existiert.

Lormetazepam und Lorazepam werden ebenfalls weniger zu aktiven Metaboliten metabolisiert, sind jedoch nicht wasserlöslich. In der Langzeitsedierung könnte ein Vorteil darin gesehen werden, daß der Abbau dieser Substanzen durch Organinsuffizienzen weniger beeinträchtigt wird.

Allen Benzodiazepinen gemein ist das Risiko von paradoxen Reaktionen. Diese können durch Gabe zusätzlicher Sedativa wie Propofol oder durch Gabe des Antagonisten Flumazenil behandelt werden.

Klinisch besteht der Eindruck, daß nach Langzeitsedierung mit Benzodiazepinen häufiger Durchgangssyndrome auftreten als nach Sedierung mit Propofol. Als Nachteil der Sedierung mit Benzodiazepinen muß mit einer reduzierten „Selbstbeherrschung" der Patienten gerechnet werden. Die Kooperation des Patienten ist weniger gut titrierbar als unter z.B. Propofol. Bisher liegen hierzu allerdings keine kontrollierten Studien vor.

Vorteilhaft ist die Antagonisierbarkeit der Benzodiazepine mit dem spezifischen Antagonisten Flumazenil. Hierdurch kann ein diagnostisches Fenster geschaffen werden. Berücksichtigt werden muß aber die relativ kurze Halbwertszeit des Antagonisten. Der Antagonist sollte nur zur Behandlung von Benzodiazepinintoxikationen oder zur Differentialdiagnose unklarer Komata eingesetzt werden. Besonders bei Patienten mit erhöhtem Hirndruck kann die Gabe von Flumazenil akute Entzugserscheinungen mit Sympathikusaktivierungen, ICP- und $CMRO_2$-Anstiegen auslösen.

Als *Kontraindikation* für den Einsatz von Benzodiazepinen wird die Myasthenia gravis genannt, da deren Symptomatik verstärkt wird. Bei Vorliegen einer Ataxie sollten diese Substanzen ebenfalls nicht eingesetzt werden, da durch Benzodiazepine die Hemmung polysynaptischer Reflexe verstärkt wird. Kontraindikationen bestehen bei bekanntem Alkohol- bzw. Medikamentenabusus sowie bei Überempfindlichkeit gegenüber Benzodiazepinen.

3.2 Neuroleptika

Beim Intensivpatienten kommen Butyrophenone und Phenothiazine zum Einsatz. Die am häufigsten eingesetzten Butyrophenone sind Dehydrobenzperidol und Haloperidol. Beide Medikamente dämpfen die emotionale Erregbarkeit und führen zu einer Antriebsminderung bei erhaltener Kooperation. Sedativ-hypnotische und anxiolytische Wirkkomponenten fehlen. Beide Substanzen haben einen kurzfristigen α-blockierenden Effekt, der bei hypovolämen Patienten zu Hypotensionen führen kann. Der antidopaminerge Effekt der Butyrophenone führt nicht zu Nierenfunktionsstörungen.

Bei Intensivpatienten ist die ausgeprägte antiemetische Wirkung und die durch Sympathikolyse vermittelte Verbesserung der Darmmotilität erwünscht. Auftretende extrapyramidale Nebenwirkungen können durch Gabe von Biperiden behandelt oder durch Kombination mit Phenothiazinen und hierdurch ermöglichte Dosisreduktion vermieden werden.

Phenothiazine besitzen eine geringere neuroleptische Wirkung, sind jedoch potentere Sedativa. Des weiteren ist die histaminblockierende Wirkung erwünscht.

Neuroleptika werden meist zur Behandlung von Agitation und deliranten Phasen in der Entwöhnungsphase, aber auch bei Alkoholanamnese eingesetzt. Solange nicht die zusätzliche Gabe von Sedativa erforderlich wird, ist die neurologische Beurteilbarkeit des Patienten unter Neuroleptika zufriedenstellend. Bei Patienten mit intrakraniellen Pathologien muß die Vasodilatation im zerebralen Kreislauf mit der Folge eines möglichen Hirndruckanstieges berücksichtigt werden.

Wichtig ist jedoch der Hinweis, daß ein nicht diagnostiziertes anticholinerges Syndrom durch Neuroleptikagaben verstärkt werden kann. Im Vergleich zu Propofol haben die Substanzen erheblich längere Halbwertszeiten.

3.3 Barbiturate

Barbiturate wirken durch Hemmung der synaptischen Impulsübertragung im gesamten zentralen Nervensystem (ZNS). Ein „Ceilingeffekt" ist nicht zu beobachten. Es besteht eine nahezu lineare Dosis-Wirkungs-Beziehung von leichter Sedierung bis zur Narkose. Der Funktionsstoffwechsel kann durch Barbiturate nahezu vollständig supprimiert werden.

Barbiturate wurden in der Vergangenheit überwiegend zur Hirndrucksenkung und Neuroprotektion bei Schädel-Hirn-Trauma eingesetzt. Die Probleme der Benzodiazepine (Toleranzentwicklung, „Ceilingeffekt" und Entwicklung deliranter Zustände) haben jedoch zu einer Renaissance der Barbiturate zur Langzeitsedierung geführt. Barbiturate besitzen antikonvulsive Wirkungen und verursachen eine erhöhte Ischämietoleranz. Hauptprobleme der Barbiturate sind eine geringe therapeutische Breite, die Reduktion der gastrointestinalen Motilität, die fehlende analgetische Potenz bzw. eine Hyperalgesie und eine relativ lange kontextsensitive Halbwertszeit.

Unter langfristiger und hochdosierter Barbiturattherapie kommt es besonders in Kombination mit Hypothermie zu einer Häufung von Infektionen bzw. septischen Komplikationen.

Diese Beobachtung trifft jedoch auch auf andere Hypnotika zu. Methohexital ist besser steuerbar und scheint geringere Auswirkungen auf das Immunsystem zu haben, ist aber deutlich teurer. Bei beiden Substanzen muß bei Bolusgabe aufgrund des kalziumantagonistischen Effektes mit relevanten Blutdruckabfällen gerechnet werden, die allerdings unter kontinuierlicher Gabe und bei Normovolämie seltener zu beobachten sind. Patienten mit einem hyperreagiblem Bronchialsystem können als Folge einer Histaminliberation mit bronchialen Obstruktionen reagieren, die den Wechsel auf ein anderes Analgosedierungsregime (z. B. Ketamin-Propofol, Ketamin-Midazolam) erfordern.

Absolute Kontraindikationen für eine Anwendung von Barbituraten stellen die akute intermittierende Porphyrie, die Porphyria variegata und eine Anaphylaxie dar. *Äußerste Zurückhaltung* sollte jedoch auch geübt werden bei

- schwerer Hypovolämie oder Schock,
- dekompensierter Herzinsuffizienz,
- Mitralklappenstenose,
- akutem Herzinfarkt,
- Low-cardiac-output-Syndrom (z. B. Herzbeuteltamponade bzw. Pericarditis constrictiva),
- Asthma bronchiale.

Dosisreduktionen sind erforderlich bei:

- Malaria,
- Dystrophia myotonica,
- Myasthenia gravis,
- Huntington-Chorea,
- Leberfunktionsstörungen.

Aus Kompatibilitätsgründen ist für die kontinuierliche Applikation von Barbituraten ein separater Schenkel eines zentralen Venenkatheters ratsam.

3.4 α_2-Agonisten

Clonidin ist ein zentraler α_2-Rezeptoragonist mit ausgeprägten sedierenden, antinozizeptiven und vegetativ dämpfenden Eigenschaften. Die antisympathikotone Wirkung beruht in erster Linie auf einer Aktivierung präsynaptischer α_2-Rezeptoren im Bereich des Nucleus tractus solitarii. Diese bewirkt eine reduzierte Freisetzung von Noradrenalin und eine konsekutive Suppression der postsynaptischen sympathischen Aktivität. Neben der historischen Indikation als Antihypertensivum wird Clonidin heute zur Minderung der vegetativen Symptomatik beim Alkohol-, Opiat- und Nikotinentzug sowie in der Weaningphase nach Langzeitsedierung (Hypertonus, Tachykardie, Schwitzen, Hyperthermie, Agitiertheit) eingesetzt. Die Eliminationshalbwertszeit beträgt 6–23 h.

Nach abruptem Absetzen der Substanz kann es zu einem Reboundphänomen mit überschießenden Blutdruckanstiegen bis hin zu hypertensiven Krisen und kardialer Dekompensation kommen. Die Dosis muß daher schrittweise reduziert werden. Unerwünschte Nebenwirkungen sind Hypotensionen, Bradykardien (AV-Blockierungen) sowie Beeinträchtigungen der Darmmotilität. Bei unstillbaren Durchfällen kann Clonidin in Einzelfällen erfolgreich eingesetzt werden.

Zur Zeit befindet sich mit Dexmedetomidin ein selektiverer α_2-Agonist mit hervorragenden analgetischen und sedierenden Eigenschaften in der klinischen Prüfung. Diese Substanz ist experimentell in der Lage, den intraoperativen Bedarf an Inhalationsanästhetika erheblich zu senken (MAC-Wertreduktion um über 90%), so daß man nahezu von einem Anästhetikum sprechen kann. Inwieweit die Nebenwirkungen (bradykarde Rhythmusstörungen) einem breiten klinischen Einsatz entgegenstehen, kann zum jetzigen Zeitpunkt nicht beurteilt werden.

3.5 Propofol

Propofol ist ein barbituratfreies intravenöses Hypnotikum, welches zu einer dosisabhängigen Reduktion des zerebralen Funktionsstoffwechsels bis hin zu einem Burst-suppression-EEG führt. Der genaue Wirkmechanismus der Substanz ist bisher ungeklärt. Wie bei anderen Hypnotika auch besteht eine Affinität zu zentralen Synapsen. Propofol besitzt eine sehr kurze Halbwertszeit. Hierdurch kann der Sedierungsgrad rasch an die entsprechenden Erfordernisse adaptiert werden. Mit einer Kumulation der Substanz muß wesentlich seltener gerechnet werden als beim Einsatz von Benzodiazepinen oder Barbituraten.

Propofol wird überwiegend in der Leber metabolisiert. Die enstehenden Verbindungen sind Verbindungen des Propofols und des Chinols, welche inaktiv sind und mit dem Urin ausgeschieden werden. Aufgrund der fehlenden analgetischen Komponente muß die Substanz mit einem Analgetikum (Opioid, Ketamin) kombiniert werden. Propofol ist atemdepressiv und löst in Abhängigkeit von der Dosierung, der Injektionsgeschwindigkeit und dem Volumenstatus eine Abnahme des arteriellen Blutdrucks aus.

Das Verhalten der Herzfrequenz ist unter Propofol nicht vorhersehbar. Neben einem Anstieg der Frequenz können auch extreme Bradykardien – besonders bei Kindern – auftreten. So sollte Propofol sehr langsam appliziert werden. Bei Patienten mit eingeschränkter koronarer oder myokardialer Reserve ist eine Dosisreduktion indiziert.

Bei tiefer Sedierung mit Propofol bei Patienten mit Schädel-Hirn-Trauma zur Senkung des zerebralen O_2-Verbrauches ist häufig der Einsatz von Katecholaminen zur Sicherstellung eines adäquaten zerebralen Perfusionsdrucks erforderlich. Insofern bietet die Substanz in diesem Punkt keine Vorteile gegenüber den Barbituraten.

Vorteilhaft ist eine ausgeprochen gute Reflexdämpfung in Oro- und Laryngopharynx. Propofol besitzt keine bronchokonstriktorischen Effekte und ist damit geeignet zur Behandlung von Patienten mit chronisch obstruktiven Lungenerkrankungen oder Asthma bronchiale.

Die Substanz ist zugelassen zur Sedierung beatmeter, erwachsener Patienten im Rahmen der Intensivbehandlung von bis zu 7 Tagen. Zur Langzeitsedierung von Kindern existiert hingegen keine Zulassung, da über schwere Rhabdomyolysen, Azidosen und Hypoxien unklarer Genese nach Anwendung von Propofol berichtet wurde.

Aufgrund des hohen Fettgehaltes der Emulsion kann es zu erhöhten Triglyceridwerten kommen. Besonders bei Schädel-Hirn-Traumen sind triglyceridabbaubedingte Behinderungen des Glukosemetabolismus (Randle-Mechanismus) unerwünscht. Um dieser Problematik zu begegnen, wurden inzwischen neben den zunächst erhältlichen 1%igen Lösungen auch 2%ige zur Verfügung gestellt. Der Energiegehalt muß bei der Ernährung des Patienten berücksichtigt werden.

Die Darreichungsformen von Propofol enthalten keinerlei Konservierungsstoffe. Konsequenterweise müssen Perfusorspritzen und -systeme regelmäßig gewechselt werden. Spritzen dürfen nicht auf Vorrat gefüllt werden.

Propofol verursacht auch bei längerer Anwendung keine Nebennierenrindensuppression. Die Cortisolsynthese wird nicht beeinträchtigt.

Nach Beendigung der Infusion ist die Kooperationsfähigkeit der Patienten rasch wieder hergestellt. Delirante Phasen scheinen seltener aufzutreten als nach der Behandlung mit Benzodiazepinen. Die Patienten erscheinen rascher orientiert und schneller fähig zur Selbstkontrolle.

3.6 Etomidat

Etomidat ist ein barbituratfreies Hypnotikum ohne analgetische Komponente mit einer Wirkdauer von nur wenigen Minuten. Die therapeutische Breite ist ausgeprägt, respiratorische und kardiovaskuläre Nebenwirkungen sind selten. Nach intravenöser Applikation wird Etomidat vorwiegend in den Leberzellen in hypnotisch inaktive Metabolite gespalten.

Epileptogene und konvulsive Wirkungen konnten nicht nachgewiesen werden. Die nach Etomidat häufig beobachteten Myoklonien gehen nicht mit Krampfpotentialen im EEG einher. Durch Kombination mit Opioiden oder Benzodiazepinen können Myoklonien und Dyskinesien in ihrer Häufigkeit reduziert werden. Etomidat senkt den intrakraniellen Druck und den zerebralen Perfusionsdruck. Möglicherweise inhibiert Etomidat die NO-Synthase, was die Abnahme der Hirndurchblutung ohne gleichzeitige Reduktion des zerebralen Metabolismus erklären könnte. Die Eignung der Substanz bei Patienten mit Schädel-Hirn-Trauma oder ischämischen Ereignissen kann somit z. Z. nicht abschließend beurteilt werden.

Obwohl es sich um eine gut steuerbare Substanz mit relativ wenig kardiovaskulären Nebenwirkungen und damit Vorteilen gegenüber anderen zur Verfügung stehenden Substanzen handelt, ist von der Anwendung von Etomidat zur Langzeitsedierung abzuraten. Ursache hierfür ist eine relevante Suppression der Nebennierenrinde, die eine verminderte „Streßreaktion" zur Folge hat. Etomidat führt zu einer spezifischen und reversiblen Blockade der β-Hydroxylierung der Steroidsynthese.

Patienten, die über einen längeren Zeitraum mit Etomidat behandelt wurden, müssen teilweise längerfristig mit Kortikoiden substituiert werden. Einen Stellenwert hat die Substanz weiterhin zur Anästhesieeinleitung für kurzfristige im Rahmen der Intensivbehandlung erforderliche Maßnahmen bei kreislaufinstabilen Patienten. Die Bolusgabe dieser Substanz führt zu erheblich geringeren Kreislaufbeeinträchtigungen als die äquipotente Dosis von Barbiturat oder Propofol.

3.7 Opioide

Opioide stellen den Hauptanteil der auf der Intensivstation eingesetzten Analgetika. Morphin und seine Derivate (Fentanyl, Alfentanil, Sufentanil) binden sich mit unterschiedlicher Affinität und intrinsischer Aktivität an Opiatrezeptoren, die ubiquitär im zentralen und offenbar auch im peripheren Nervensystem verteilt sind. Es existieren verschiedene Opiatrezeptorsubtypen, die die unterschiedlichen Effekte dieser Substanzen vermitteln.

Die Rezeptoren sind in verschiedene Typen aufgeteilt und für unterschiedliche Effekte dieser Substanzen verantwortlich. μ-Rezeptoren sollen überwiegend für die Enstehung einer supraspinalen Analgesie verantwortlich sein, während κ-Rezeptoren die spinale Analgesie vermitteln. Die Analgesie auf Intensivstationen sollte mittels Opiatrezeptoragnonisten erfolgen. Die Gabe von Agonist-Antagonisten wie z.B. Buprenorphin oder Pentazocin besitzt den Nachteil eines „Ceilingeffektes". Außerdem können diese Substanzen nicht oder nur schwer (z.B. mit Naloxon) antagonisiert werden.

Morphin als Hauptvertreter der reinen Agonisten dämpft eine Vielzahl reflektorischer Reaktionen des Organismus auf störende Einflüsse. Diese Reaktionen, zu denen auch die durch direkte Gewebeschädigung ausgelösten gehören, werden als Reaktionen des protektiven Systems bezeichnet. Bei einem akuten Myokardinfarkt nimmt Morphin außer dem Schmerz auch das „Vernichtungsgefühl" und die Todesangst. Morphin dient hier zusätzlich der Ruhigstellung und der Hemmung der reflektorischen Aktivierung des Sympathikus.

Neben den analgetischen Effekten haben die Opioide mehr oder weniger erwünschte Nebenwirkungen wie Sedierung, Euphorie, Dämpfung des Hustenreflexes und Atemdepression. Die Wirkungen auf das Herz-Kreislauf-System sind in der Regel gering ausgeprägt. Unter kontrollierter Beatmung und ausgeglichenem Volumenstatus werden die Substanzen auch von Hochrisikopatienten hervorragend vertragen.

Opioide wirken durch Stimulation der chemorezeptiven Triggerzone emetisch. Durch Stimulation von intestinalen Opiatrezeptoren im Plexus myentericus Auerbachii hemmen alle Opioide die propulsive Darmmotorik. Unter Morphin ist eine erhöhte Histaminfreisetzung zu beachten. Bei Niereninsuffizienz relevant ist beim Morphin eine Kumulation des Metaboliten Morphin-6-glucuronid.

Eine Alternative zu Morphin stellt Piritramid dar. Sind die Patienten wach und kooperativ, ist auch auf Intensivstationen die Anwendung von PCA-Pumpen („patient controlled analgesia") vorteilhaft. Die individuell sehr unterschiedliche erforderliche Opioiddosis kann so sicher titriert werden. Die Patienten sind weniger abhängig vom Pflegepersonal.

Wesentlicher Vorteil der Anwendung von Fentanyl, Alfentanil und insbesondere Sufentanil ist die bessere Steuerbarkeit aufgrund kürzerer kontextsensitiver Halbwertszeiten. Im Rahmen der kontinuierlichen Analgosedierung haben diese Substanzen daher pharmakokinetische Vorteile. Die kontinuierliche Gabe von Morphin über einen Perfusor erfordert zumindest regelmäßige Unterbrechungen und Untersuchungen zur Vermeidung unkontrollierter Kumulationen bei Organinsuffizienzen.

Fentanyl ist 100- bis 150mal stärker analgetisch wirksam als Morphin. Das Wirkmaximum wird bereits nach 5 min erreicht. Die Eliminationshalbwertszeit liegt zwischen 1,5 und 5,5 h.

Alfentanil verfügt über die 30fache analgetische Potenz von Morphin und ist rascher und kürzer wirksam als Fentanyl und damit besser steuerbar. Beide Substanzen müssen in der Regel mit anderen Hypnotika bzw. Sedativa kombiniert werden.

Sufentanil ist das stärkste bekannte Opioid mit einer etwa 1000fach höheren Wirkstärke als Morphin. Die Eliminationshalbwertszeit beträgt 2,5 h. Die therapeutische Breite der Substanz ist groß. Vorteilhaft sind im Rahmen der Intensivmedizin starke sedierende Eigenschaften, die häufig den Verzicht auf zusätzliche Sedativa ermöglichen. Wesentlicher und wohl auch einziger Vorteil von Fentanyl gegenüber Sufentanil und Alfentanil sind die geringeren Kosten.

Mit *Remifentanil* wurde kürzlich ein ultrakurzwirksamer μ-Rezeptoragonist in die Klinik eingeführt. Diese Substanz wird im Plasma durch unspezifische Esterasen in nicht aktive Metabolite gespalten. Eine Kumulationsgefahr besteht nicht. Die kontextsensitive Halbwertszeit ist extrem kurz. Auch nach längeren Anwendungen ist die Wirkung sehr rasch beendet. Bisher liegen nur wenig Erfahrungen mit Remifentanil in der Intensivmedizin vor. Denkbar ist der kurzfristige Einsatz zusätzlich zu einer bestehenden Basisanalgosedierung zur analgetischen Abschirmung bei schmerzhaften intensivtherapeutischen Maßnahmen.

In der neurologischen bzw. neurochirurgischen Intensivmedizin, in der großer Wert auf eine extrem rasche neurologische Beurteilbarkeit des Patienten gelegt wird, ist trotz der hohen Kosten auch eine dauerhafte Analgosedierung mit Remifentanil in Kombination mit Propofol zu diskutieren. Wichtig ist jedoch der Hinweis, daß kurz nach dem Absetzen der Substanz Schmerzen abrupt wieder einsetzen können, so daß entsprechende Analgesiekonzepte bereitgehalten werden müssen, z. B. der fließende Übergang auf eine patientenkontrollierte Analgesie.

Kontinuierliche Infusionen von Opioiden bei nicht beatmeten Patienten erfordern eine kontinuierliche intensivmedizinische Überwachung. Auch nach der Beendigung der Zufuhr ist je nach verwendeter Substanz eine entsprechende Überwachung unverzichtbar. Auch unter diesem Gesichtspunkt ist der Einsatz besser steuerbarer Substanzen in vielen Fällen ökonomischer. Auf Normalstationen sollte wo immer möglich die intravenöse PCA-Technik der unregelmäßigen intramuskulären Injektion vorgezogen werden. Opioide sind Bestandteil der meisten Analgosedierungskonzepte. Als wesentlicher Nachteil muß die Beeinträchtigung des Gastointestinaltraktes gesehen werden.

3.8 Ketamin, S(+)-Ketamin

Ketamin ist ein Phenzyklidinderivat mit ausgeprägten analgetischen, aber nur schwachen hypnotischen Eigenschaften. Die Substanz greift am N-Methyl-D-Aspartatrezeptor (NMDA) an. Ketamin induziert einen kataleptischen Zustand, in dem eine Abkopplung von der Umgebung vorhanden zu sein scheint, ohne daß jedoch ein Schlafzustand eintritt. Es liegt eine Dissoziation zwischen thalamoneokortikalen und limbischen Strukturen vor. Unter einer Monotherapie mit Ketamin treten gehäuft Träume (Tunnelerlebnisse, Flugträume) auf, die von den Patienten als ausgesprochen unangenehm empfunden werden.

Diese Erscheinungen lassen sich durch die Kombination mit Benzodiazepinen oder Propofol reduzieren. In subanästhetischen Dosen sind die Patienten jedoch durchaus kooperativ und orientiert. Ketamin lag bisher als Racemat von R(−)- und S(+)-Ketaminhydrochlorid vor. Kürzlich wurde S(+)-Ketamin in Deutschland zugelassen. Diesem Enantiomer werden die wesentlichen erwünschten Wirkungen der Substanz zugeschrieben. Vorteile der enantioselektiven Gabe scheinen in erster Linie eine verbesserte Steuerbarkeit und eine mögliche Reduktion der halluzinogenen Wirkung zu sein.

Ketamin bewirkt eine dosisabhängige Stimulation des kardiovaskulären Systems und unterscheidet sich auch in dieser Hinsicht von allen anderen Anästhetika. Nach intravenöser Injektion werden signifikante Zunahmen der Herzfrequenz und des Blutdruckes beobachtet. Diese Nebenwirkungen können bei Patienten mit eingeschränkter koronarer Reserve oder erhöhtem ICP Dekompensationen herbeiführen. Die kardiovaskuläre Stimulation kann ebenfalls durch Kombination mit Benzodiazepinen oder Propofol gemildert werden.

Besonders vorteilhaft kann Ketamin zur Analgosedierung von Patienten, die zur Entwicklung von Bronchospastiken neigen, eingesetzt werden. Die Substanz gehört zu den potentesten zur Verfügung stehenden Bronchodilatatoren. Der genaue Wirkmechanismus ist nicht geklärt.

Auch wenn die laryngealen Schutzreflexe unter Ketamin besser erhalten bleiben als unter anderen Anästhetika, ist kein sicherer Aspirationsschutz gegeben, so daß auch hier eine endotracheale Intubation zur Sicherung der Atemwege zu empfehlen ist.

Unter Ketamin tritt eine ausgeprägte Hypersekretion der Speicheldrüsen und der Drüsen des Tracheobronchialsystems auf, die jedoch im Laufe einer Anwendung über mehrere Tage sistiert.

Für die Anwendung von Ketamin anstelle von Opioiden in der Langzeitsedierung spricht eine deutlich geringere Beeinträchtigung der Darmmotilität. Hervorzuheben ist die zentrale immunologische Funktion des Darms. Eine frühzeitige enterale Ernährung ist unter Sedierung mit Ketamin früher durchführbar.

In der Versorgung von Patienten mit erhöhtem Hirndruck spielte die Substanz bisher keine Rolle. Frühere Publikationen beschrieben ICP-Anstiege nach Ketamin. Diese Anstiege scheinen jedoch ausschließlich dann aufgetreten zu sein, wenn die zentrale Atemdepression Anstiege des arteriellen CO_2

induzierte. Werden die Patienten kontrolliert beatmet und damit CO_2-Veränderungen vermieden, treten keine ICP-Anstiege auf. Wichtig für Patienten mit gestörter intrakranieller Compliance ist ein adäquater zerebraler Perfusionsdruck. Dieser wird möglicherweise in der Notfallbehandlung und in der initialen Intensivtherapie von Patienten mit Schädel-Hirn-Trauma unter der Anwendung von Ketamin mit geringeren Dosen an Katecholaminen aufrechtzuerhalten sein als unter anderen Anästhetika.

Inzwischen liegen einige tierexperimentelle Untersuchungen vor, die neuroprotektive Eigenschaften der Substanz zeigen. Inwieweit diesen ein NMDA-Rezeptorantagonismus oder eine Reduktion des zentralen Sympathikotonus zugrundeliegt, ist z.Z. nicht geklärt.

Unter den genannten Gesichtspunkten erscheint eine Neubewertung der Substanz in der neurochirurgischen Anästhesie bzw. Intensivmedizin angebracht.

3.9 Nichtopioidanalgetika

Opioide führen zu erheblichen Nebenwirkungen insbesondere im Bereich des Gastrointestinaltraktes. Des weiteren sind bestimmte Schmerztypen (Knochenschmerzen, Koliken) nicht die primäre Domäne dieser Substanzen. In vielen Fällen empfiehlt sich daher die (im Gegensatz zur Opioidtherapie) regelmäßige Gabe von Nichtopioidanalgetika.

Metamizol mit seinen guten spasmolytischen Eigenschaften senkt den Bedarf an Opioiden erheblich und ist so in der Lage, einige opioidbedingte Nebenwirkungen zu reduzieren. Allergische Reaktionen sind selten. Mit Blutdruckabfällen nach Bolusinjektion muß gerechnet werden. Das Risiko einer Agranulozytose ist gering und wird in unseren Augen durch die erheblichen Vorteile aufgewogen. Zudem ist diese schwere Nebenwirkung inzwischen durch den „colony stimulating factor" (gCSF) besser behandelbar geworden. Besonders krampfartige Schmerzen sprechen auf Metamizol hervorragend an.

Des weiteren zu empfehlen ist Paracetamol unter Berücksichtigung der Leberfunktion. Diclofenac ist z.B. bei Knochenschmerzen und durch muskuläre Verspannungen hervorgerufene Schmerzen geeignet, den Opioidbedarf zu senken. Allerdings sollte diese Substanz in der Regel mit einem Magenschleimhautschutz (z.B. Sucralfat) kombiniert werden. Acetylsalicylsäure ist aufgrund der irreversiblen Hemmung der Thrombozytenaggregation in vielen intensivmedizinischen Behandlungssituationen von Nachteil, auch wenn z.B. Kochenschmerzen auf diese Substanz z.T. besser ansprechen als auf Opioide.

Für spezielle Indikationen stehen zahlreiche anästhesiologische Blockadetechniken unter Einsatz verschiedenster Substanzgruppen (Lokalanästhetika, Opioide, Clonidin u.a.) zur Verfügung, unter denen die Periduralanästhesie einen besonderen Stellenwert einnimmt. Der Einsatz derartiger invasiver Techniken setzt jedoch eine ausführliche Nutzen-Risiko-Analyse voraus.

3.10 Alkohol

Die Gabe von Alkohol bei Intensivpatienten ist in der Literatur ausgesprochen umstritten. Sinnvoll kann die Gabe bei Alkoholikern in kritischen Phasen (perioperativ, akute Erkrankungen) sein, in denen das Auftreten einer Entzugssymptomatik unerwünscht oder für den Patienten mit nicht vertretbaren Risiken verbunden ist. Ein manifestes Delir kann mit Äthanol allerdings in keiner Weise therapiert werden. In der Regel wird die parenterale Applikationsform bevorzugt.

Von den Gegnern der Alkoholgabe werden insbesondere die schlechte Steuerbarkeit und multiple Interaktionen mit anderen Pharmaka hervorgehoben. Die infundierte Lösung darf höchstens 40%ig sein, da Infusionsmaterialien bei höheren Konzentrationen angegriffen werden. Bei einer Dosislimitation auf 200 g/Tag ist nicht mit dem Auftreten unerwünscht hoher Blutspiegel zu rechnen. Ein direkter hepatotoxischer Effekt ist unwahrscheinlich, solange die Alkoholdosis auf höchstens 10 g/h begrenzt bleibt. Eine Alternative stellt die Gabe von Clonidin dar.

Kontraindikationen für eine Alkoholgabe sind die akute Pankreatitis, eine Sepsis und die gleichzeitige Gabe von Substanzen, die einen Antabuseffekt auslösen können (Chloralhydrat, Metronidazol, einige Cephalosporine). Die Therapie des Alkoholentzugs wird in einem anderen Kapitel dieses Buches ausführlich behandelt.

3.11 Muskelrelaxanzien

Muskelrelaxanzien wurden in der Vergangenheit insbesondere zum Erreichen einer Beatmungstoleranz eingesetzt.

Heutzutage kann aufgrund der Weiterentwicklung der Technologie der Beatmungsgeräte und der Entwicklung besserer Analgosedativa bis auf äußerst wenige Ausnahmen auf dieses mit zahlreichen Nebenwirkungen behaftete Verfahren verzichtet werden. Die Gabe von Relaxanzien zur Ruhigstellung von Patienten ohne gleichzeitige Applikation von Sedativa ist obsolet. Kommen dennoch Relaxanzien zum Einsatz (extreme Beatmungssituationen), ist die Gabe von gut steuerbaren Substanzen ohne Kumulationsneigung und Organtoxizität unter neuromuskulärem Monitoring vorzuziehen. Atracurium sollte aufgrund möglicher prokonvulsiver Eigenschaften beim neurologisch/neurochirurgischen Patienten nicht eingesetzt werden. Die Gabe von depolarisierenden Relaxanzien (Succinylcholin) sollte in der Intensivtherapie unterbleiben.

4 Nichtmedikamentöse Maßnahmen

Medikamentöse Analgosedierung muß immer im Gesamtzusammenhang einer komplexen Intensivbehandlung gesehen werden. Insbesondere differenzierte Atemhilfen haben den Bedarf an Sedativa und Analgetika in den letzten Jahren gesenkt. Die Beatmungsbehandlung hat erhebliche Wandlungen erfahren. Inzwischen ist es in der Regel das Ziel, die Fähigkeiten des Patienten zu nutzen und sie nicht zu unterdrücken.

Besonders wichtig erscheinen definierte Ruhephasen im Sinne eines Tag-Nacht-Rhythmus (Beschränkung intensivmedizinischer und pflegerischer Maßnahmen auf bestimmte Zeiträume, Hell-dunkel-Wechsel). Besonders für Patienten mit Weaningproblemen sind nächtliche Ruhephasen von hoher Bedeutung. Wichtig ist auch eine zeitliche Orientierungsmöglichkeit (Uhren in jedem Behandlungsraum, regelmäßige Informationen über Ort und Zeit).

Zahlreiche Unruhezustände von Intensivpatienten beruhen auf Ängsten, die durch mangelhafte Informationen oder unnötige Bemerkungen am Bett hervorgerufen werden. Wird in der Nähe des Patienten gesprochen, sollte er soweit möglich in das Gespräch integriert werden. Informationen über geplante Maßnahmen erfordern hohes Einfühlungsvermögen und sind nicht immer einfach zu terminieren. Wichtig sind ausführliche Informationen von Angehörigen, da gerade durch diese ansonsten neue Verunsicherungen des Patienten verursacht werden können.

Soweit es die Arbeitsabläufe auf einer Intensivstation gestatten, sollten die Besuchsregelungen für enge Bezugspersonen möglichst großzügig gestaltet werden. Übertrieben hoher Personalwechsel sollte genauso vermieden werden wie Visiten mit einer unnötig großen Personenzahl ohne Absprache mit dem Patienten.

Die räumlichen Gegebenheiten einer Intensivstation üben entscheidenden Einfluß auf das Wohlbefinden der Patienten aus. Vorzuziehen sind kleinere Behandlungseinheiten (Zweibettzimmer).

Die Liste dieser Umgebungsbedingungen kann nicht vollständig sein. Es ist Aufgabe jedes Intensivmediziners, seinen Verantwortungsbereich ständig daraufhin zu überprüfen. Dem ärztlichen und pflegerischen Personal sollten regelmäßig entsprechende Schulungen angeboten werden.

Bei Patienten, die langfristig auf einer Intensivstation behandelt werden müssen, sollten möglichst frühzeitig ergotherapeutische und psychosoziale Betreuungen erfolgen.

5 Konzepte

Empfohlen wird die Erstellung eines einheitlichen Konzeptes bzw. Stufenschemas (Abb. 44-1) in Abstimmung auf die speziellen Gegebenheiten jeder Intensivstation. Personelle, räumliche und ökonomische Unterschiede lassen eine generelle Empfehlung ebensowenig zu wie Spezialisierungen einzelner Abteilungen auf bestimmte Krankheitsbilder. Basis sollte jedoch in allen Fällen eine genaue Untersuchung der Patienten und die Feststellung ihrer speziellen Problematik sein.

In der neurologisch-neurochirurgischen Intensivmedizin steht die schnelle Beurteilbarkeit der Patienten mehr im Vordergrund als in anderen Disziplinen. Aus diesem Grund sollte entsprechenden Substanzen mit guter Steuerbarkeit der Vorzug gegeben werden. Im folgenden soll der Versuch einer

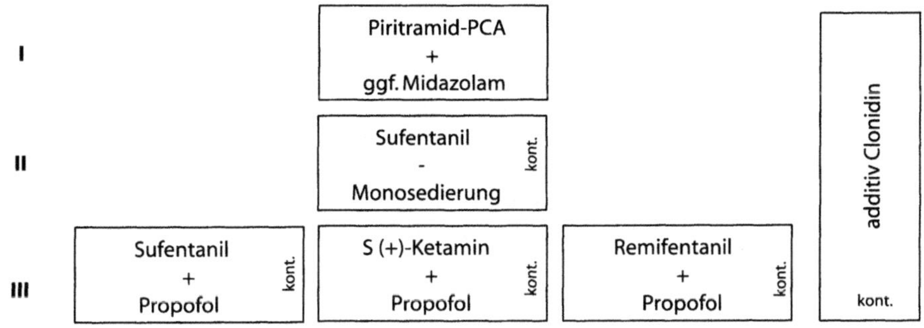

Abb. 44-1. Stufenkonzept zur Analgosedierung

Empfehlung – insbesondere für postoperative Phasen und traumatisierte Patienten – unternommen werden.

- Stufe I:
  Ist das einzige Problem eines kooperativen Patienten der Schmerz und erscheint eine zusätzliche Sedierung nicht erforderlich, ist eine Behandlung mit Dipidolor über eine PCA-Pumpe in Kombination mit einem Nichtopioidanalgetikum in Anpassung an den jeweiligen Schmerztyp empfehlenswert.
  Die Technik der patientenkontrollierten Analgesie kann auf Intensivstationen auch durch geschultes Pflegepersonal („nurse controlled analgesia“) übernommen werden. Auf Intensivstationen erscheint die intravenöse Gabe kurzwirksamer Benzodiazepine zusätzlich zu einer Opioid-PCA vertretbar.
- Stufe II:
  Ist der Patient nicht orientiert genug oder ist eine tiefere Sedierung erforderlich, kann eine individuell titrierte kontinuierliche Infusion von Sufentanil erfolgen. Vorteil dieser Substanz sind die gute Steuerbarkeit, die große therapeutische Breite und ihre ausgeprägten sedierenden Eigenschaften, die in vielen Fällen den Verzicht auf zusätzliche Sedativa erlaubt.
- Stufe III:
  Ist eine ausgeprägtere sedierende Komponente erwünscht, erscheint eine Kombination von Sufentanil (alternativ stehen Alfentanil mit seiner ebenfalls guten Steuerbarkeit und Fentanyl mit äußerst niedrigen Kosten zur Verfügung) mit einem Sedativum sinnvoll. Empfohlen wird aufgrund der guten Steuerbarkeit und der schnell wieder einsetzenden Kooperativität der Patienten Propofol, welches insbesondere durch die schneller wieder einsetzende Kooperativität (im Vergleich zu den Benzodiazepinen und den Barbituraten) vorteilhaft erscheint. Beim Einsatz von Propofol bei Patienten mit nicht gesicherten Atemwegen ist eine engmaschige Überwachung und langsame Dosistitration erforderlich. Nachteilig sind v.a. kardiozirkulatorische Nebenwirkungen.

Patienten mit Störungen der gastrointestinalen Motilität oder Bronchospasmen können alternativ zum Opioid mit S(+)-Ketamin behandelt werden, welches dann allerdings in jedem Fall in Kombination mit einem Sedativum gegeben werden sollte. Ist eine extrem rasche neurologische Beurteilbarkeit erforderlich, kann in Einzelfällen als Opioid Remifentanil mit seiner extrem kurzen Halbwertszeit diskutiert werden.

Patienten mit ausgeprägten vegetativen Symptomen z. B. in der Weaningphase nach länger dauernder Analgosedierung können zusätzlich mit Clonidin behandelt werden. Eine Analgosedierung mit Diazepam bzw. Flunitrazepam und Morphin bietet bis auf die niedrigeren Kosten keinerlei Vorteile gegenüber den oben genannten Verfahren. Eine kontinuierliche Infusion dieser Substanzen sollte in jedem Fall unterbleiben.

Empfehlenswert ist die Dokumentation der Schmerzintensität mit Hilfe visueller Analogskalen bzw. der Sedierungstiefe über den Ramsay-Score (s. Übersicht 44-2).

Die Nebenwirkungen eines Sedierungskonzeptes müssen genau erfaßt werden und ggf. rasche Änderungen der Vorgehensweise nach sich ziehen. Bezüglich der Analgosedierung mit dem Ziel einer Neuroprotektion bzw. Hirndrucksenkung bei Schädel-Hirn-Trauma oder ischämischen Insulten sei auf die entsprechenden Kapitel verwiesen.

Literatur

Albanese J et al. (1997) Ketamine decreases intracranial pressure and electroencephalographic activity in traumatic brain injury patients during propofol sedation. Anesthesiology 87:1328–34

Al-Khudhairi D, Gordon G, Morgan M, Whitwam JG (1982) Acute cardiovascular changes following disoprofol. Anaesthesia 37:1007–1010

Böhrer H, Bach A, Layer M, Werning P (1990) Clonidine as a sedative adjunct in intensive care. Intensive Care Med 16:265–266

Buhl R, Wüst HJ (1990) Indikationsspektrum für Metohexital im Konzept einer balancierten Langzeitanalgosedierung. In: Link J, Eyrich K (Hrsg) Analgesie und Sedierung in der Intensivmedizin. Springer, Berlin Heidelberg New York Tokio (Anästhesiologie und Intensivmedizin, Bd 212, S 85–98)

Civetta JM, Taylor WT, Kirby RR (1997) Critical care, 3rd edn. Lipincott-Raven, Philadelphia New York

Dahl JD, Kehlet H (1991) Non-steroidal anti-inflammatory drugs - rationale for use in severe postoperative pain. Br J Anaesth 66:703

Dönicke A, Kettler D, List WF, Radke J, Tarnow J (Hrsg) (1995) Anästhesiologie. Springer, Berlin Heidelberg New York Tokio

Fass J, Bares R, Hermsdorf V, Schumpelick V (1995) Effects of intravenous ketamine on gastrointestinal motility in the dog. Intensive Care Med 21:584–589

Forth W, Henschler D, Rummel W, Starke K (1996) Allgemeine und Spezielle Pharmakologie und Toxikologie. Spektrum Akademischer Verlag, Heidelberg Berlin Oxford

Freye E (1995) Opioide in der Medizin. Springer, Berlin Heidelberg New York Tokio

Hanna JP, Ramundo ML (1998) Rhabdomyolysis and hypoxia associated with prolonged propofol infusion in children. Neurology 50:301–303

Hughes MA, Glass PSA, Jacobs JR (1992). Context-sensitive half-time in multicompartment pharmacokinetic models for intravenous anesthetic drugs. Anesthesiology 76:334–341

Kolenda H, Gremmelt A, Rading S, Braun U, Markakis E (1996) Ketamine for analgosedative therapy in intensive care treatment of head-injured patients. Acta Neurochir (Wien) 138:1193–1199

Kröll W, List WF (1992) Eignet sich Sufentanil für die Langzeitsedierung kritisch Kranker? Anästhesist 41:271–275

Kulka PJ, Tryba M, Jäger D, Fantini M, Zenz M (1997) Stellenwert des alpha-2-Agonisten Clonidin in der Cardioanästhesie. Anästhesiol Intensivmed 38:71–86

Laborit G, Kind A, Regil C, Regil C (1961) Cas d'anesthesia en neurochirurgie avec le 4-hydroxy butyrate de sodium. Presse Med 69:1216
Marinella MA (1997) Propofol for sedation in the intensive care unit: essentials for the clinician. Respir Med 91:505–510
Martin J, Messelken M (1998) SeSAM: Sequentielles Sedierungs- und Analgesie-Management in der Intensivmedizin. Zuckschwerdt, München Bern Wien New York
Scholz J, Bause H, Reymann A, Durig M (1991) Treatment with clonidine in a case of the short bowel syndrome with therapy-refractory diarrhea. Anasthesiol Intensivmed Notfallmed Schmerzther 26:265–269
Segal IS, Vickery RG, Walton JK, Doze VA, Maze M (1988) Dexmedetomidine diminishes halothane anesthetic requirements in rats through a postsynaptic alpha-2 adrenergic receptor. Anesthesiology 69:818–823
Shafer SL, Varvel JR (1991) Pharmacokinetics, pharmacodynamics, and rational opioid selection. Anesthesiology 74:53–63
Verner L, Hartmann M, Seitz W (1990) Clonidinsupplementierende Analgosedierung zur postoperativen Delirprophylaxe. Anaesth Intensivther Notfallmed 25:274–280
Wappler F, Scholz J, Prause A, Möllenberg O, Bause H, Schulte am Esch J (1998) Stufenkonzept zur Analgosedierung in der Intensivmedizin mit Sufentanil. Anaesthesiol Intensivmed Notfallmed Schmerzther 33:8–26
Werner C, Kochs E, Bause H, Hoffman WE, Schulte am Esch J (1995) Effects of sufentanil on cerebral hemodynamics and intracranial pressure in patients with brain injury. Anesthesiology 83:721–726
Zander JF, Bourke DL (1994) Pain Relief and Sedation. In: Hacke W, Hanley DF, Einhäupl KM, Bleck TP, Diringer MN (Hrsg). Neurocritical care. Springer, Berlin Heidelberg New York Tokio, S 116–124
Zielmann S, Grote R (1995) The effects of long-term sedation on intestinal function. Anästhesist 44 [Suppl 3]:549–558

Kapitel 45
Beatmung, Atemregulation

W. Reeker, E. Martin

INHALT

1 Atemregulation

Der pulmonale Gasaustausch wird durch rhythmische Belüftungen der Lunge durch Bewegungen des Brustkorbs und des Zwerchfells ermöglicht. Grundlage ist eine rhythmische autonom ablaufende neuronale Aktivität in der Medulla oblongata. Willkürlich kann dieser sehr stabile Rhythmus nur kurzfristig (z. B. während der Phonation) variiert werden.

Ursache der Rhythmogenese sind synaptische Interaktionen zwischen Neuronen der ventralen respiratorischen Gruppe. Des weiteren stehen chemische Wege der Atemregulation zur Verfügung. Eine Erhöhung des arteriellen CO_2 führt zu einer Erhöhung des Atemzeitvolumens (Steigerung von Frequenz und Atemzugvolumen). Sinkt der arterielle pH unter die Normalwerte, resultiert ebenfalls eine Steigerung. Bei Abnahme des arteriellen O_2-Partialdrucks kommt es hingegen nur zu einer geringgradigen Steigerung. Eine Steigerung führt nur zu einem leichten Abfall der Ventilation. Die chemische Atemregulation erfolgt über arterielle Chemorezeptoren im Glomus caroticum sowie über zentralnervöse Strukturen im Hirnstamm selbst.

Bei zahlreichen Erkrankungen treten Störungen des normalen Atemrhythmus (Abb. 45-1 a) auf. Eine respiratorische Insuffizienz bei schweren Gasaustauschstörungen (Herzinsuffizienz, Lungenödem, Atelektasen, Fieber, Hirnstammprozesse) manifestiert sich meistens in Form einer oberflächlichen Atmung (Abb. 45-1 b) mit hoher Frequenz und niedrigem Atemhubvolumen. Diese Form der respiratorischen Insuffizienz ist die häufigste – insbesondere bei Patienten nach Langzeitbeatmung.

In der Intensivmedizin wurde zur Beschreibung dieser Zustände und zur Prognose eines Weaningversuches der sog. „index of rapid shallow breaths" eingeführt (Abb 45-2). Als Zeichen einer Azidose (im Rahmen eines Coma diabeticum oder bei Niereninsuffizienz) kann die sog. Kussmaul-Atmung dienen (Abb. 45-1 c). Dieses Atemmuster kann aber auch ein Hinweis auf bestimmte Vergiftungen sein (Salicylsäure, Methanol). Bei Hirnverletzungen im Bereich des Stammhirns, bei Meningitiden und erhöhtem intrakraniellem Druck kann ein unregelmäßiges Atemmuster mit periodischen Pausen auftreten, welches als ataktische oder Biot-Atmung bezeichnet wird (Abb. 45-1 d).

Die sog. Cheyne-Stokes-Atmung (periodische anwachsende und abfallende Atembewegungen) findet sich auch bei Gesunden in geringer Ausprägung im

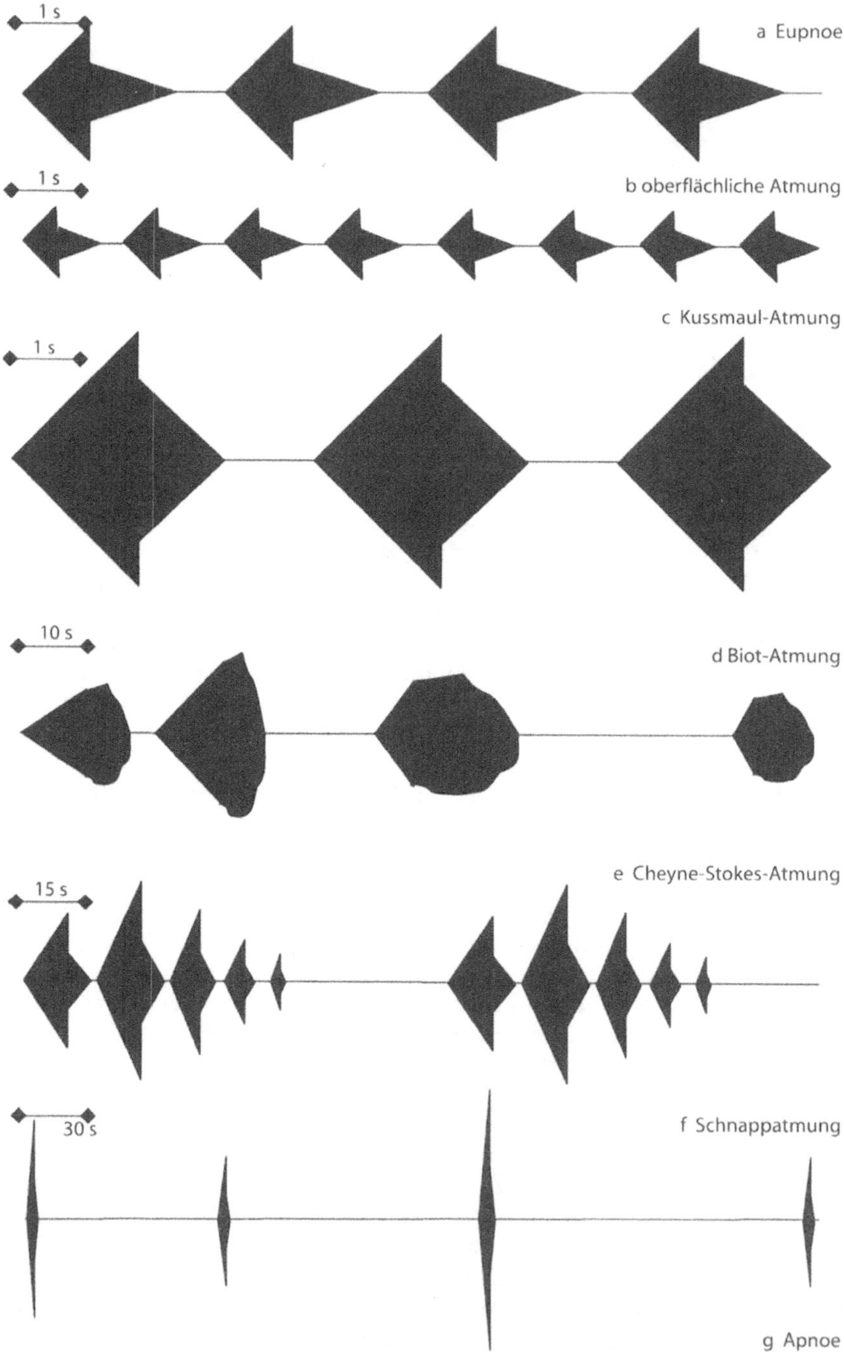

Abb. 45-1 a–g. Pathologische Atemmuster. (Modifziert nach Richter, D.W.: Rhythmogenese der Atmung. In: Schmidt RF, Thews G (1995) Physiologie des Menschen (26. Aufl.). Springer, Berlin Heidelberg New York

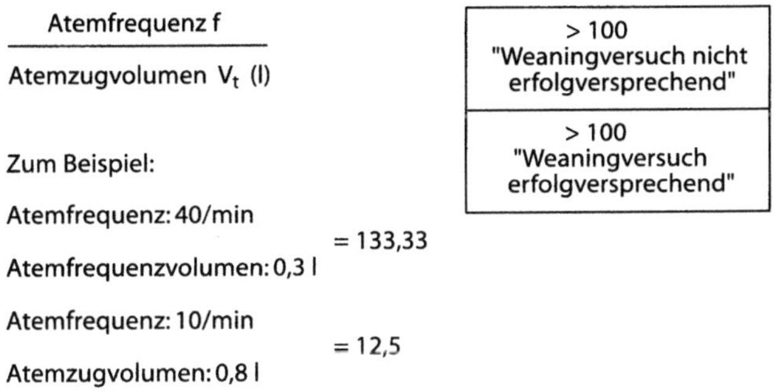

Abb. 45-2. „Index of rapid shallow breaths"

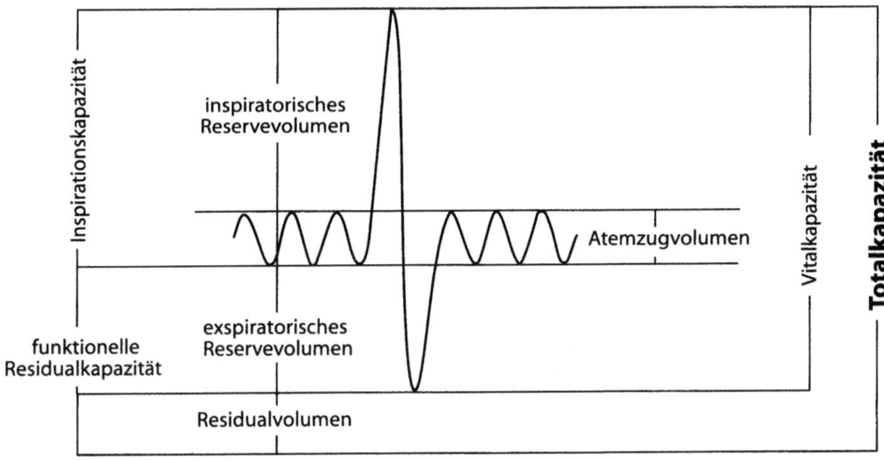

Abb. 45-3. Lungenvolumina und -kapazitäten

Schlaf. Häufiger zu beobachten ist dieses Atemmuster (Abb. 45-1 e) jedoch bei diffusen zentralnervösen Prozessen, zerebralen Insulten und chronischen Hypoxien.

Präfinal ist häufig eine Schnappatmung (Abb. 45-1 f) mit seltenen kurzen Inspirationsbewegungen zu beobachten, die Folge einer gravierenden Störung der Atemregulation ist und schließlich unbehandelt in die terminale Apnoe (Abb. 45-1 g) mündet.

Auf der Intensivstation werden die aufgeführten pathologischen Atemmuster aufgrund einer frühzeitigen Beatmungsbehandlung eher selten anzutreffen sein. Im folgenden sollen kurz einige physiologische Grundlagen in Erinnerung gerufen werden, die die Basis jeder Beatmungsbehandlung darstellen.

Die in Abb. 45-3 dargestellten Lungenvolumina- und -kapazitäten sind alters- und geschlechtsabhängig. Das normale Atemzugvolumen liegt in Ruhe bei ca. 0,5 l; bei Belastung nimmt es deutlich zu. Wichtig für die Beatmungsbehandlung sind im wesentlichen die Vitalkapazität und die funktionelle Residualkapazität. Die Vitalkapazität (VK) wird im wesentlichen von der Ausdehnungsfähigkeit von Lunge und Thorax beeinflußt. Restriktive Lungenerkrankungen führen zu einem Abfall der VK.

Normwerte sind schwierig zu benennen. Ein ca. 1,70 m großer Mann hat eine VK von ca. 5 l; die VK-Werte von Frauen liegen ca. 10–20% niedriger. Im Stehen ist die VK größer als im Liegen, da das intrathorakale Blutvolumen beim Aufrichten abnimmt.

Die funktionelle Residualkapazität ist das Volumen, das nach einer normalen Exspiration noch in der Lunge enthalten ist. Ihre wesentliche physiologische Bedeutung besteht im Ausgleich der in- und exspiratorischen CO_2- und O_2-Fraktionen im Alveolarraum. Die Aufrechterhaltung einer adäquaten funktionellen Residualkapazität spielt in der Beatmungsbehandlung eine entscheidende Rolle.

Grundsätzlich werden bei allen Patienten, die auf einer Intensivstation aufgrund respiratorischer Störungen behandelt werden, in regelmäßigen Abständen Blutgasanalysen durchgeführt. Nach Möglichkeit sollte auf jeder Intensivstation ein Blutgasanalysator vorhanden sein. Entsprechende kompakte und wartungsfreundliche Geräte stehen zu Verfügung und ermöglichen je nach Ausstattung auch die Bestimmung des Hämoglobins, der Elektrolyte, des Blutzuckers und des Laktats bettseitig.

In der Regel erfolgen die Blutgasanalysen aus arteriellen Blutproben. Arterielles Blut spiegelt unter Normalbedingungen, die allerdings auf der Intensivstation nicht immer vorliegen, besser den pulmonalen Gasaustausch wider. Venöse Blutgase und Säure-Basen-Analysen spiegeln hingegen den Säure-Basen-Status des Gewebes wider. In septischen Zuständen kann nicht davon ausgegangen werden, daß die arterielle Blutgasanalyse die Verhältnisse im Gewebe adäquat darstellt.

Die Bestimmung der gemischtvenösen O_2-Sättigung (Blut muß über einen Pulmonaliskatheter aus einer Pulmonalarterie gewonnen sein) erlaubt näherungsweise Rückschlüsse auf das Herzzeitvolumen. Sinkt der Wert unter 70%, ist davon auszugehen, daß die Kreislaufverhältnisse zur Oxygenierung der Gewebe und Organe nicht ausreichend sind. Der Abfall kommt durch die vermehrte Ausschöpfung von Sauerstoff im peripheren Gewebe zustande. Die gemischtvenöse Sättigung kann mit entsprechenden mit einer Fiberoptik ausgerüsteten Kathetern auch kontinuierlich bettseitig gemessen werden. Der O_2-Gehalt des Blutes wird maßgeblich durch die Hämoglobinkonzentration und die Sättigung bestimmt. Der physikalisch gelöste Sauerstoff spielt unter normobaren Bedingungen für den O_2-Gehalt nur eine untergeordnete Rolle.

Die alveoloarterielle O_2-Druckdifferenz ($AaDO_2$) ist die Differenz zwischen dem pO_2 in der Alveolarluft und im arteriellen Blut. Eine normale $AaDO_2$ weist auf eine Hypoxieursache außerhalb der Lunge hin, z. B. auf eine neuromuskuläre Schwäche. Ein erhöhter Gradient weist auf eine Ventilations-Perfusions-Störung oder einen Abfall des O_2-Gehaltes im gemischtvenösen Blut hin. Wesentliche Ursachen für Hypoxämien auf der Intensivstation sind intrapulmonale Rechts-links-Shunts.

Zur groben Orientierung sind in Tabelle 45-1 einige Normwerte dargestellt.

Tabelle 45-1. Respiratorische Normwerte

Parameter	*Einheit*	*Normbereich*
pH-Wert		7,35–7,45
pO_2	mmHg	75–100
pCO_2	mmHg	35–45
HCO_3^-	mmol/l	22–26
BE	mmol/l	–2 bis +2
S_aO_2	%	92–98,5
SO_2 gemischtvenös	%	70–90
O_2-Gehalt	ml/dl	15–23
Alveoloarterielle O_2-Druckdifferenz	mmHg	60–70 bei 100% Sauerstoff

2 Einleitung

Entscheidende Erfahrungen in der Therapie der respiratorischen Insuffizienz wurden anläßlich einer Polioepidemie in Skandinavien 1955 gewonnen. Damals mußten derartig viele Patienten künstlich beatmet werden, daß die bis dahin zur Verfügung stehenden „eisernen Lungen" nicht ausreichten. Diese Epidemie kann als Beginn der Beatmung mit positiven Drücken und als Beginn der modernen Intensivbehandlung überhaupt angesehen werden.

Heute stellt die respiratorische Insuffizienz eine der Hauptindikationen für die Aufnahme auf Intensivstationen dar. Neuromuskulär bedingte respiratorische Insuffizienzen (Guillan-Barré-Syndrom, Myasthenia gravis) sind wesentliche Indikationen zur neurologischen Intensivtherapie.

Selbstverständlich wird die künstliche Beatmung auch bei vielen weiteren lebensbedrohlichen, das Nervensystem betreffenden Erkrankungen eingesetzt. Deutliche Verbesserungen haben sich in den letzten Jahren auch in der Behandlung langfristig respiratorisch insuffizienter Patienten ergeben. Für ausgewählte Patienten stehen heute Atemhilfen zur Verfügung, die auch außerhalb einer Klinik praktikabel sind.

Dieser Beitrag soll Grundlagen der Atem- und Beatmungstherapie auf neurologischen Intensivstationen darstellen. Des weiteren soll ein Ausblick auf die Möglichkeiten des Einsatzes von Atemhilfen im Home-care-Bereich gegeben werden.

3 Indikationen zum Einsatz von Atemhilfen

Die maschinelle Beatmung stellt nur einen Teil der Möglichkeiten dar, die als Atemhilfe eingesetzt werden können. Indikation ist zunächst ein Pumpversagen z. B. bei Störungen des Atemzentrums, der Nervenleitung, der neuromuskulären Transmission, der knöchernen und muskulären Thoraxwand oder der Atemwege. Dieses manifestiert sich in einem Anstieg des arteriellen CO_2. Weitere Indikation ist ein Lungenparenchymversagen mit Störungen der alveolokapillären Membran aus unterschiedlichsten Ursachen.

Ausdruck dieser Störungen ist im wesentlichen eine Hypoxämie. Letztlich wird eine Beatmungsbehandlung auch bei kardialem Versagen mit entsprechenden Störungen des Ventilations-Perfusions-Verhältnisses erforderlich. Wesentlich für den sinnvollen Einsatz von Atemhilfen ist die Beantwortung der Frage, welche Art der Störung behandelt werden soll. Für die Behandlung des Pumpversagens stehen andere Verfahren zur Verfügung als zur Therapie eines Parenchymversagens. Eine Indikation zur Intubation kann auch der Verlust von Schutzreflexen mit daraus resultierendem erhöhtem Aspirationsrisiko sein. Ursächlich stehen hier Störungen im Bereich des Nervensystems im Vordergrund.

Schädel-Hirn-Verletzungen mit Beteiligung des Hirnstamms beeinträchtigen den Husten- und den Schluckreflex. Jeder Bewußtseinsverlust (z.B. GCS <8) geht mit einer Aspirationsgefahr einher und sollte daher zur frühzeitigen Intubation führen. Schwächen der Atemwegsmuskulatur (Zunge, Pharynx, Glottis, Larynx), die bei zahlreichen neurologischen Störungen (Polyneuropathien, Störungen der neuromuskulären Übertragung, Myopathien) auftreten, bergen das ständige Risiko wiederholter und „stiller" Aspirationen. Des weiteren sind Verlegungen der oberen Atemwege zu befürchten. Hervorzuheben sind Störungen im Bereich der Hirnnerven IX, X und XII. Eine einseitige Schädigung des N. vagus führt zu Störungen des Hustenstoßes und der Stimme. Beidseitige Vagusschäden führen zu Erbrechen, Regurgitationen und lagerungsabhängigen Verlegungen der oberen Atemwege.

4 Pathophysiologie der Beatmung

In der Regel werden heute auf Intensivstationen mikroprozessorgesteuerte Geräte eingesetzt, die die Lunge mit positiven Drücken ventilieren. Diese Umkehrung der physiologischen Verhältnisse hat zahlreiche Nebenwirkungen, deren Kenntnis für eine adäquate Beatmungsbehandlung wichtig ist. Nahezu alle Organsysteme sind hiervon betroffen. Im folgenden sollen einige wichtige Probleme kurz beschrieben werden.

4.1 Pulmonale Effekte

Beatmung hat wesentliche Einflüsse auf das Shuntvolumen. Beatmung mit positiven Drücken führt zunächst zu einer Reduktion des kapillären Shunts und damit zu einer Verbesserung der arteriellen Oxygenierung. Hohe intrathorakale Drücke können jedoch zu einer Zunahme des anatomischen Shunts führen. Ursache ist eine Erhöhung des pulmonalvaskulären Widerstandes mit einer Reduktion des pulmonalen Blutflusses. Hohe mittlere Beatmungsdrücke sollten daher insbesondere dann vermieden werden, wenn ein anatomischer Rechts-links-Shunt vorliegt.

Mechanische Beatmung kann zu einer Überdehnung gut ventilierter Alveolen und damit zu einer Erhöhung des alveolären Totraums führen. Eine Erweiterung der größeren Atemwege unter Beatmung führt zu einer Vergrößerung des anatomischen Totraums.

4.2 Atelektasen

Hauptursache ist eine Ansammlung von Sekreten in der Lunge. Zur Vermeidung bzw. Therapie kommen Lagerungsmaßnahmen, Physiotherapie und endotracheale (ggf. bronchoskopische) Absaugungen zum Einsatz. Unter einer Beatmung mit 100% Sauerstoff kommt es zu Resorptionsatelektasen und in der Folge zu einer Erhöhung des kapillären Shuntvolumens und entsprechenden Hypoxämien.

Je länger ein Patient mit hohen O_2-Konzentrationen behandelt werden muß, desto mehr Gasaustauschstörungen sind zu erwarten. Sämtliche zur Verfügung stehende Mittel zur Verbesserung der Oxygenierung sollten daher ausgeschöpft werden, bevor der Entschluß zur Erhöhung der inspiratorischen O_2-Konzentration (F_IO_2) fällt.

4.3 Barotrauma

Die Beatmung mit positiven Drücken kann zu einer alveolären Überdehnung und schließlich zur Ruptur von Alveolen mit der Folge eines interstitiellen Emphysems, eines Hautemphysems und eines Pneumothorax führen. Zur Prophylaxe sollten hohe inspiratorische Spitzendrücke vermieden werden.

4.4 Pneumonie

Pneumonien werden durch das Eindringen von Mikroorganismen in den normalerweise sterilen unteren Respirationstrakt verursacht.

Normalerweise stehen dem Menschen zahlreiche Abwehrmechanismen zur Verfügung [anatomische Barrieren (Glottis, Larynx), Hustenreflexe, tracheobronchiale Sekretionen, die Funktion der Mukozilien, die zellvermittelte und humorale Immunität und ein Phagozytosesystem aus alveolären Makrophagen und polymorphkernigen neutrophilen Granulozyten]. Eine Schädigung dieser Mechanismen führt bei Konfrontation mit hohen Keimzahlen oder besonders virulenten Keimen zu Pneumonien.

Beatmete Intensivpatienten weisen häufig zahlreiche Störungen dieser Mechanismen auf. Wenig überraschend ist daher die hohe Inzidenz nosokomialer Pneumonien, die in Abhängigkeit von der Beatmungsdauer mit 9–67% angegeben wird. Am häufigsten sind Infektionen mit gramnegativen Erregern (Pseudomonas aeruginosa, Enterobacteriaceae, Klebsiellen, Escherichia coli, Serratia, Proteus); häufigster grampositiver Erreger ist Staphylococcus aureus. Wichtige Faktoren sind Vorerkrankungen des Patienten, die Art des chirurgischen Eingriffes (z. B. 2-Höhlen-Eingriffe), bestimmte Medikationen (Breitspektrumantibiotika, H_2-Antagonisten u. a.), die Art des endotrachealen

Tubus („Low-volume-/High-pressure-Cuffs" > „High-volume-/Low-pressure-Cuffs"), die Art der Ernährung (enteral vs. parenteral, liegende Magensonde), die Lagerung des Patienten (Oberkörperhochlagerung erniedrigt das Risiko), Beatmungstechnik.

In den vergangenen Jahren hat sich die Erkenntnis durchgesetzt, daß weniger die Kolonisation des Beatmungsgerätes für diese Infektionen verantwortlich ist als vielmehr die Besiedelung von Oropharynx und Gastrointestinaltrakt. Wesentliche Maßnahme zur Prävention ist neben einer professionellen Bronchialtoilette die Vermeidung erhöhter pH-Werte des Magensaftes durch eine unkritische Ulkusprophylaxe. Empfohlen wird die Gabe von Sucralfat, welches nur geringe pH-Veränderungen nach sich zieht und somit die Schutzfunktion des Magens weniger kompromittiert.

Die oft diskutierte selektive Darmdekontamination (SDD) ist teuer und in ihrer Wertigkeit umstritten. Insbesondere eine Langzeit-SDD ist aufgrund des gehäuften Auftretens von Infektionen mit grampositiven und insbesondere multiresistenten nosokomialen Erregern mit größter Zurückhaltung zu betrachten. In unseren Augen rechtfertigt die derzeitige Datenlage nicht den generellen Einsatz der selektiven Darmdekontamination.

Zusammenfassend läßt sich die Inzidenz nosokomialer Pneumonien nur unter Berücksichtigung zahlreicher Faktoren senken. In erster Linie spielen Maßnahmen eine Rolle, die in der Lage sind, die Beatmungsdauer sinnvoll zu senken (intensive Physiotherapie, Lagerungsmaßnahmen, angepaßte Analgosedierungskonzepte (s. Kap. 44), ggf. frühzeitige Tracheotomie, rascher Übergang zu assistierenden Atemhilfen, Extubation so früh wie möglich).

4.5 Sauerstofftoxizität

Hohe O_2-Konzentrationen (F_IO_2 >0,6) über einen längeren Zeitraum (>48 h) können toxische Wirkungen haben. Neben der bereits beschriebenen Entwicklung von Resorptionsatelektasen werden direkt membrantoxische Effekte, eine Beeinträchtigung der mikroziliären Clearance und eine Zerstörung des Surfactant durch O_2-Radikale diskutiert. Auch wenn der genaue Mechanismus der sog. O_2-Toxiziät nicht geklärt ist, sollte die gewählte F_IO_2 unter Einsatz sämtlicher zur Verfügung stehender Hilfsmittel so niedrig wie möglich gehalten werden.

In schwierigen Fällen von Hypoxämie wird der Kliniker allerdings regelhaft mit der Wahl zwischen mehreren potentiell risikoreichen Behandlungsverfahren konfrontiert. Theoretisch könnte eine arterielle Hypoxämie toleriert werden, deren individuelle Folgen jedoch nur schwer beurteilt werden können. Diese Variante scheidet daher aus.

Die nächste Möglichkeit ist die Steigerung der zu diesem Zeitpunkt bereits regelhaft erhöhten Beatmungsdrücke (inkl. PEEP) mit der möglichen Folge von Barotraumen (inkl. Spannungspneumothorax). Alternativ kann eine Erhöhung der F_IO_2 mit ihren oben beschriebenen Nebenwirkungen in Erwägung gezogen werden.

In dieser schwierigen Situation ist es sinnvoll, sich auf der Basis der z.Z. vorliegenden Daten vor Augen zu führen, daß eine arterielle Hypoxämie in kürzerer Frist deletärere Folgen haben kann als die verzögert auftretenden Effekte einer O_2-induzierten Lungenschädigung. Im Vordergrund steht damit die Aufrechterhaltung eines adäquaten arteriellen O_2-Gehaltes. Zu dessen Sicherung kann in spezialisierten Zentren auch die Anwendung der extrakorporalen Membranoxygenierung (ECMO), die Beatmung mit Stickstoffmonoxid (NO) sowie die Gabe von Prostaglandinen diskutiert werden. Auf diese Verfahren kann in diesem Rahmen nicht weiter eingegangen werden.

4.6 Herz/Kreislauf

Positive Beatmungsdrücke führen häufig in Abhängigkeit von der Funktion des rechten und des linken Ventrikels sowie des Volumenstatus zu einer Reduktion des Herzzeitvolumens (HZV) mit der potentiellen Folge von Hypotensionen und Gewebehypoxien. Die Erhöhung der intrathorakalen Drücke in der Inspirationsphase führt zu einer Reduktion des venösen Rückflusses. Verkürzungen der Exspirationsphase bzw. Erhöhungen der Drücke in der Exspirationsphase (z.B. PEEP, Auto-PEEP) können zu einer Dekompensation führen.

Des weiteren führen positive Beatmungsdrücke zu einer Erhöhung des pulmonalvaskulären Widerstandes mit der Folge einer verminderten linksventrikulären Füllung. Die erhöhte rechtsventrikuläre Nachlast kann zu einer Rechtsherzdekompensation führen. Die Herz-Kreislauf-Effekte der mechanischen Beatmung lassen sich am besten durch die Vermeidung hoher mittlerer Beatmungsdrücke vermindern. Ist dies nicht möglich, ist die Gabe von Volumen und Katecholaminen oft unumgänglich.

Wichtig ist auch der Hinweis, daß bei einer Beendigung der Beatmungstherapie mit einer Erhöhung des venösen Rückstroms zu rechnen ist, so daß eine intravasale Volumenüberladung zumindest in dieser Phase vermieden werden sollte.

4.7 Niere

Die Urinproduktion nimmt unter kontrollierter mechanischer Beatmung ab. Ursache ist neben der beschriebenen Reduktion des HZV eine Erhöhung der Plasmaspiegel des antidiuretischen Hormons und des atrialen natriuretischen Peptids sowie eine Umverteilung der intrarenalen Perfusion. Die früher häufig geübte Praxis der Dopaminzufuhr in „Nierendosis" bei allen beatmeten Patienten wird insbesondere aufgrund immunologischer Nebenwirkungen nicht mehr empfohlen.

4.8 Leber

Positive endexspiratorische Drücke führen zu einer Reduktion des portalen Blutflusses und zu einer Behinderung des venösen Abstroms aus der Leber.

Hyperventilation mit folgender Hypokapnie führt zu einer Vasokonstriktion im Splanchnikusgebiet. Bei einigen beatmeten Patienten kommt es zu einer Hyperbilirubinämie und erhöhten Cholestaseparametern. Als Ursache wird eine Stauung im Bereich der Gallengangsschleimhaut diskutiert. Die klinische Bedeutung dieser Befunde ist nicht eindeutig geklärt.

4.9 Sonstige

Weitere Probleme einer künstlichen Beatmung liegen in Komplikationen der verschiedenen Methoden des Zugangs zur Trachea, die gesondert besprochen werden. Früher oft zu beobachtende „Kämpfe" des Patienten mit dem Beatmungsgerät sind durch neue Beatmungsmodi und neue Konzepte der Analgosedierung heutzutage besser zu vermeiden.

Technische Probleme (z.B. Diskonnektionen) können einen beatmeten Patienten vital gefährden. Eine entsprechende Überwachung ist daher unabdingbar. In jedem Bereich, in dem künstliche Beatmung durchgeführt wird, muß die sofortige Möglichkeit zu Reintubationen und zur kardiopulmonalen Reanimation gegeben sein.

5 Atemwege

In der Regel erfolgt die maschinelle Beatmung über einen endotracheal plazierten Tubus oder eine Trachealkanüle. Weitere mögliche Beatmungsmöglichkeiten bestehen im Einsatz der Kehlkopfmaske, die allerdings im Rahmen der Intensivmedizin keine Rolle spielt, sowie in der Anwendung von Nasen- und Gesichtsmasken im Rahmen der nichtinvasiven Beatmung, auf die in Abschn. 6.6 eingegangen wird.

Muß ein Patient notfallmäßig (z.B. im Notarztdienst) intubiert werden, geschieht dies bei allen Patienten transoral, da dieser Zugang der technisch einfachste und schnellste ist. Das Risiko einer Aspiration ist daher geringer. Nach Stabilisierung der akuten Situation können im weiteren Verlauf jederzeit alternative Zugänge gewählt werden. Für absehbar schwierige bzw. unerwartet schwierige oder unmögliche Intubationen stehen entsprechende Algorhitmen zur Verfügung, für die auf jeder Intensivstation zu jedem Zeitpunkt die technischen und personellen Voraussetzungen gegeben sein müssen. Grundsätzlich sollte nach Möglichkeit zu einer elektiven Intubation oder Umintubation unabhängig vom erwarteten Schwierigkeitsgrad ein zweiter in der Durchführung der entsprechenden Prozeduren ausgebildeter Kollege hinzugezogen werden.

Bei schwierigen Intubationen sollte nach Möglichkeit so früh wie möglich ein Anästhesist konsultiert werden. Gerade unter intensivmedizinischen Umständen gestaltet sich der Intubationsvorgang oft unerwartet schwierig. Auch aus diesem Grund sollte großzügig von der Möglichkeit der fiberoptisch kontrollierten Intubation Gebrauch gemacht werden. Schwerwiegende Komplikationen können so weitgehend vermieden werden.

Tabelle 45-2. Vor- und Nachteile verschiedener Intubationsmethoden

	Oraler Tubus	*Nasaler Tubus*	*Trachealkanüle*
Atemwegswiderstand	++	+++	+
Infektionen	++	+++	+
Glottisschäden	+++	++	–
Sedierungsbedarf	+++	++	+
Patientenkomfort	–	-	+
Bronchialtoilette	+	+	+++
Sprechmöglichkeit	–	–	+
Orale Nahrungsaufnahme	–	–	+
Invasivität	+	++	+++
Würgereiz	+++	++	–
Totraumventilation	++	++	–
Wundheilung	+++	+++	Je nach Verfahren

Zur weiteren Behandlung stehen neben der transoralen die transnasale Intubation sowie die Tracheotomie zur Verfügung. Einige Vor- und Nachteile der einzelnen Methoden sind in Tabelle 45-2 aufgelistet.

Initial kann insbesondere beim tiefer sedierten Patienten (z.B. mit Schädel-Hirn-Trauma) der orale Tubus belassen werden. Allerdings muß peinlich auf eine gute Mund- und Rachenhygiene geachtet werden. Werden flachere Sedierungsstadien möglich, sollte zur Verbesserung des Patientenkomforts und zur Verminderung des Bedarfes an Analgetika und Sedativa ein transnasaler Tubus plaziert werden. Dieser wird insbesondere in der Weaningphase vom Patienten besser toleriert.

Der genaue Zeitpunkt für eine Tracheotomie ist umstritten. Ist jedoch eine Beatmungsdauer von mehr als 10 Tagen absehbar, sollte nach unserer Ansicht auch frühzeitig eine Tracheotomie durchgeführt werden. Neben der konventionellen chirurgischen Technik stehen heute mehrere bettseitige minimalinvasive Verfahren zur Verfügung (z.B. Ciaglia, Griggs, Fantoni). Vor- und Nachteile der neuen Methoden können z.Z. nicht ausreichend beurteilt werden. Zur Vermeidung lebensbedrohlicher Verletzungen der Trachealhinterwand sollten alle minimalinvasiven Verfahren fiberoptisch kontrolliert durchgeführt werden.

Erhofft werden insbesondere niedrigere Stomainfektionsraten, weniger Trachealstenosen sowie eine verbesserte Wundheilung nach der Dekanülierung. Gesichert sind kürzere Operationszeiten und deutlich niedrigere Kosten.

Die minimalinvasiven Techniken sollten nur bei Patienten angewendet werden, die mindestens eine weitere Woche auf der Intensivstation überwacht werden, da bei einer akzidentellen Dekanülierung die Wiedereinlage einer Trachealkanüle aufgrund der sehr engen Stomata in diesem Zeitraum unmöglich sein kann. Ansonsten gelten die gleichen Voraussetzungen wie bei der chirurgischen Technik. Die Möglichkeit des Wechsels auf eine konventionelle Technik muß jederzeit gegeben sein. Des weiteren ist bei allen Verfahren eine ausreichende Sicherheit im Umgang mit Intubation und Bronchoskopie unabdingbar. Nach Ansicht der Autoren bietet die Technik nach Fantoni aufgrund anatomischer Gegebenheiten und der raschen Erlernbarkeit Vorteile.

Wesentliche Vorteile der Trachealkanülen sind die Reduktion des Atemwegswiderstandes mit der Folge einer verminderten Atemarbeit für den Patienten, die geringere Inzidenz von Glottisschädigungen und von Sinusitiden sowie die deutliche Erhöhung des Patientenkomforts bei geringerem Bedarf an Sedativa und Analgetika.

Durch neuere Beatmungstechnolgien ist es inzwischen möglich, den Tubuswiderstand zumindest in Grenzen zu kompensieren. Hierzu wird der Druck vor dem Tubus bei jedem Atemzug entsprechend erhöht (s. Abb. 45-4). Ein wesentliches Argument für eine frühzeitige Tracheotomie könnte somit in Zukunft eine geringere Rolle spielen.

Sind ausreichende Schutzreflexe und eine ausreichende Atemmechanik vorhanden, kann eine ungeblockte gefensterte Kanüle eingesetzt werden, die dem Patienten das Sprechen ermöglicht. Gerade während langwieriger Weaningphasen stellt diese zumindest zeitweise herstellbare Verbesserung der Kommunikation eine erhebliche Erleichterung dar. Ein wesentlicher Grund für die Einlage einer solchen Kanüle ist jedoch die Möglichkeit eines nahezu normalen Hustenstoßes, der einem intubierten Patienten aufgrund des fehlenden Glottisschlusses sonst nicht möglich ist. Wir versuchen, die Trachealkanüle sobald wie möglich zu verschließen und Sauerstoff über eine Nasen-

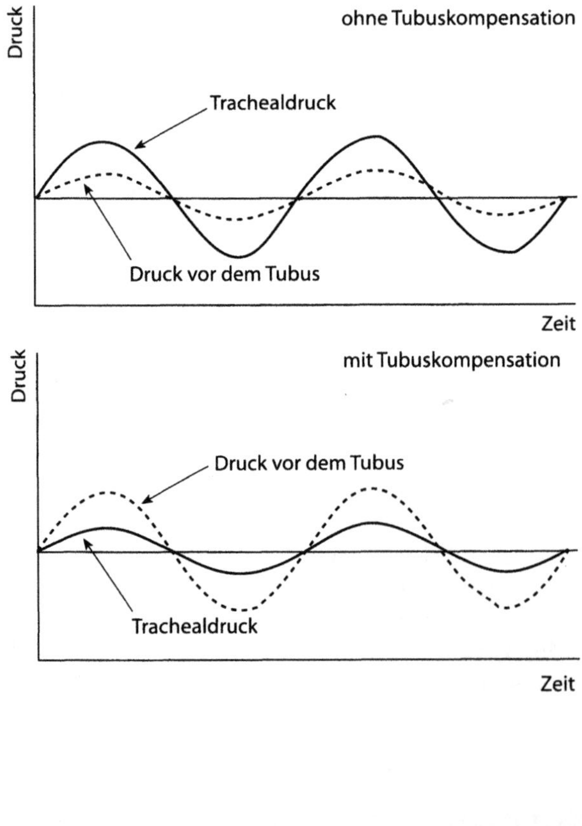

Abb. 45-4. Tubuskompensation

sonde zuzuführen. Die Kanüle wird nur zum Absaugen von vom Patienten auch unter intensiver Atemtherapie nicht selbst eliminierbarem Sekret eröffnet. Ist dies nicht mehr erforderlich, wird die Kanüle zunächst verkleinert und dann entfernt.

Patienten, deren einziges Problem die Sekretelimination ist, können erfolgreich mit Hilfe einer Minikoniotomiekanüle behandelt werden. Diese kann problemlos in Seldinger-Technik in Lokalanästhesie eingelegt werden. In einigen Fällen kann so eine Intubation und Beatmung vermieden werden. Bei erhaltenem Hustenstoß und der Möglichkeit zu Sprechen und zu Essen kann Sekret ohne unzumutbare Belastungen mit minimalem technischem Aufwand entfernt werden. Besonders für Patienten mit infektexazerbierten chronisch obstruktiven Lungenerkrankungen kann dieses Vorgehen z.B. in Kombination mit nichtinvasiven Beatmungsverfahren in Erwägung gezogen werden. Voraussetzung sind auch hier vorhandene Schutzreflexe, da keinerlei Aspirationsschutz gegeben ist.

6 Maschinelle Atemhilfen

In diesem Abschnitt sollen verschiedene Modi moderner Beatmungsgeräte vorgestellt werden, die zur Behandlung von Pumpversagen und Oxygenierungsstörungen dienen. Abbildung 45-5 stellt den möglichen Verlauf einer Intensivbehandlung von kontrollierter Ventilation über die synchronisierte mandatorische Ventilation in Kombination mit druckunterstützenden assistierenden Verfahren bis hin zur reinen druckunterstützten Beatmung dar. Die einzelnen Verfahren werden im folgenden ausführlich besprochen.

6.1 Kontrollierte Beatmung

Liegt ein vollständiges Pumpversagen vor (z.B. beim relaxierten Patienten, tiefer Narkose, zentralnervösen oder muskulären Störungen), muß kontrolliert beatmet werden (CMV). Zur Verfügung stehen volumenkontrollierte (VK) und druckkontrollierte (DKV) Verfahren. Bei der volumenkontrollierten Beatmung wird am Respirator ein bestimmtes Hubvolumen eingestellt, dessen Applikation dann in Abhängigkeit von der Compliance des Patienten einen bestimmten Beatmungsdruck induziert. Anders die Verhältnisse bei der druckkontrollierten Ventilation. Hier wird ein Beatmungsdruck und eine Beatmungsdauer eingestellt, woraus sich dann ebenfalls in Abhängigkeit von der Compliance ein bestimmtes Hubvolumen ergibt.

Wichtig ist ein genaues Monitoring der tatsächlich applizierten Volumina, da z.B. bei einer Tubus- oder Atemwegsverlegung unter DKV ein unerwünscht niedriges Hubvolumen resultieren kann. Auf der anderen Seite besteht unter VK ein höheres Risiko für Barotraumen.

Der wesentliche Vorteil der druckkontrollierten Beatmung bei Patienten mit schwerwiegenden Gasaustauschstörungen ist die Angleichung von Atemwegsspitzendruck zum Spitzendruck in den Alveolen. Das Hubvolumen wird

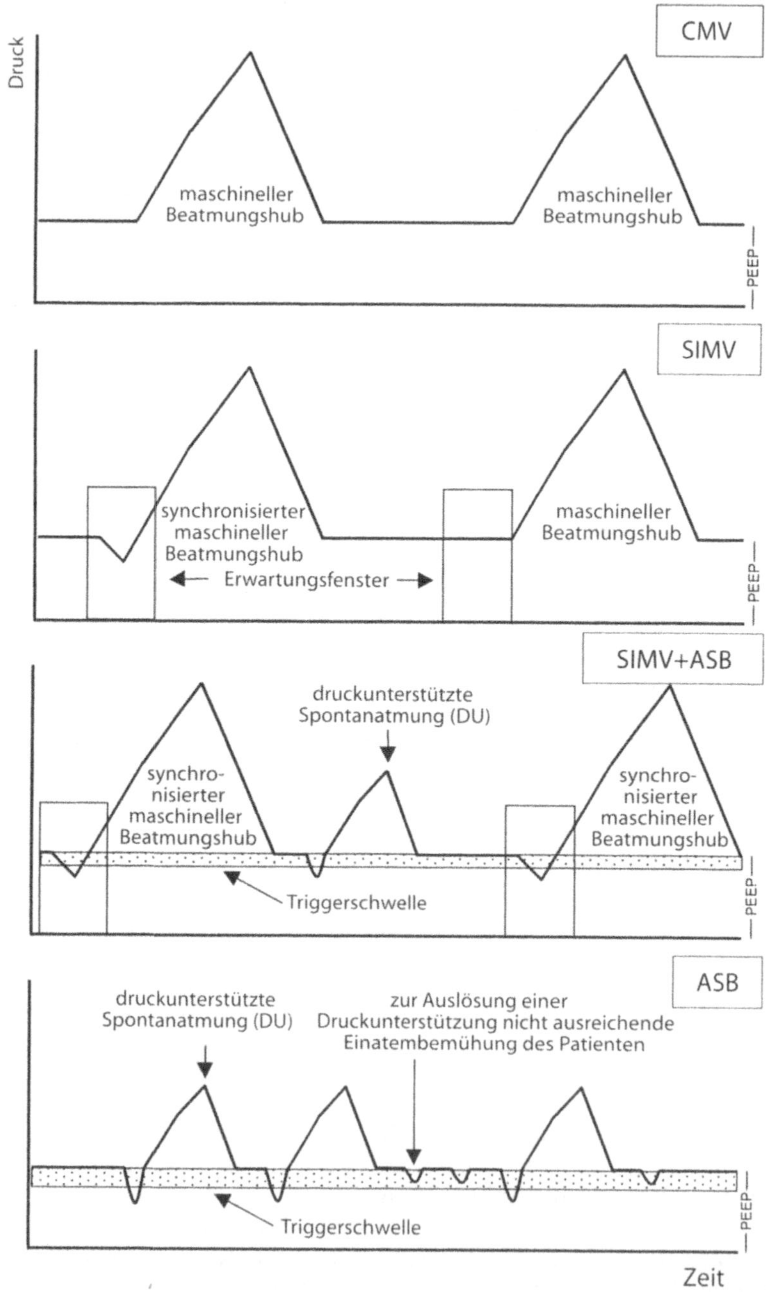

Abb. 45-5. Beatmungsmuster/Übergang von kontrollierter Beatmung zur Spontanatmung

mit einem dezelerierenden Flow appliziert, wodurch eine bessere Verteilung des Atemgases in den Alveolen erreicht wird. Hierdurch wird der alveoläre Totraum reduziert. Das erforderliche alveoläre Minutenvolumen sinkt. Mit anderen Worten: Unter druckkontrollierter Beatmung ist mit deutlich niedrigeren Spitzendrücken (und damit reduziertem Risiko von Barotraumen) und geringerem Minutenvolumen ein bestimmter arterieller pCO_2 zu erreichen als unter volumenkontrollierter Ventilation.

Patienten mit längerfristigem Pumpversagen und schweren Gasaustauschstörungen z. B. im Rahmen eines ARDS („adult respiratory distress syndrome") sollten in jedem Fall druckkontrolliert beatmet werden. Besonders geeignet ist das Verfahren bei Patienten mit Leckageverlusten (Fisteln, ungeblockter Tubus in der Pädiatrie). Aber auch in allen anderen Fällen empfiehlt sich dieses Verfahren, da das hierfür erforderliche Monitoring in die heute eingesetzten mikroprozessorgesteuerten Beatmungsgeräte integriert ist, womit das wesentliche Argument gegen eine druckkontrollierte Beatmung entfällt.

6.2 Synchronisierte Beatmungsverfahren

Ist es dem Patienten möglich, wieder zumindest Anteile der Atemarbeit zu erbringen, sollten synchronisierte Beatmungsmodi eingesetzt werden. Vorteil dieser Verfahren ist im wesentlichen, daß der Patient nicht gegen die maschinellen Beatmungshübe atmet. Der Respirator induziert keine Inspiration, wenn der Patient ausatmen möchte. Am häufigsten wird die synchronisierte intermittierende mandatorische Ventilation (SIMV) eingesetzt. Es handelt sich um eine Mischform zwischen Spontanatmung und maschineller Beatmung. Durch die voreingestellten Beatmungshübe wird ein Mindestatemminutenvolumen vorgegeben.

Zur Verhinderung eines maschinellen mandatorischen Beatmungshubes in der exspiratorischen Spontanatemphase sorgt ein hochsensibler sog. variabler Flowtrigger dafür, daß innerhalb eines Erwartungszeitfensters der mandatorische Beatmungshub patientengesteuert ausgelöst werden kann. Am Ende des in der Regel 5 s dauernden Erwartungsfensters wird bei fehlender Spontanatemaktivität des Patienten ein mandatorischer Beatmungshub ausgelöst.

Es spricht also nichts dagegen, alle Patienten – auch diejenigen ohne jegliche Spontanatemaktivität – primär im SIMV-Modus zu beatmen. Die CMV-Einstellung ist im Prinzip überflüssig. Der Übergang zur Spontanatmung wird durch dieses Vorgehen eleganter. Wird vom Patienten am Beginn des Erwartungsfensters ein relevantes Hubvolumen eingeatmet, reduziert der Respirator in der Regel den folgenden mandatorischen Beatmungshub, indem die inspiratorische Flowphase und die Inspirationszeit verkürzt werden.

6.3 Assistierende Beatmungsverfahren

Innerhalb der Spontanatmungsphasen zwischen den mandatorischen Beatmungshüben kann der Patient druckunterstützt werden. Diese Druckunterstützung wird unter zahlreichen Bezeichnungen durchgeführt:

- ASB „assisted spontaneous breathing“,
- IFA „inspiratory flow assistance“,
- IPS „inspiratory pressure support“,
- DU Druckunterstützung.

Verfügt der Patient über eine ausreichende Spontanatemaktivität, kann sukzessive auf die mandatorischen Beatmungshübe verzichtet werden. ASB als assistierte, druckunterstützte, flowgesteuerte Atemhilfe soll die Vorteile der druckkontrollierten Beatmung mit der Spontanatmung verbinden. Jede Einatembemühung des Patienten wird mit einem voreingestellten Inspirationsdruck beantwortet.

Das Ende der Druckunterstützung ist dann erreicht, wenn der Patientenflow einen bestimmten Wert unterschreitet. Das Gerät schaltet in diesem Augenblick auf Exspiration um. Bereits zur Überwindung der Strömungswiderstände im Respirator und im Tubus ist eine Druckunterstützung von 5–10 mbar erforderlich. Kann die Druckunterstützung bei ausreichender Oxygenierung unter niedrigeren positiven endexspiratorischen Drücken (PEEP) in diese Bereiche gesenkt werden, kann auf eine maschinelle Atemhilfe in der Regel verzichtet werden.

Zunächst sollte der Patient versuchsweise ca. 30 min sicher ohne Unterstützung am T-Stück atmen. Gelingt dieser Versuch ohne wiederauftretende Zeichen einer respiratorischen Insuffizienz bzw. von Gasaustauschstörungen (Steigerung der Atemfrequenz bei sinkendem Hubvolumen, sonstige Zeichen der Erschöpfung) und sind ausreichende Schutzreflexe vorhanden, sollte der Patient schließlich extubiert werden. Dauerhaftes Atmen über einen Tubus ohne zusätzlichen Einsatz einer Atemhilfe führt in der Regel zu einer erneuten Verschlechterung des Gasaustausches.

Es ist in diesem Zusammenhang wichtig, sich noch einmal ins Gedächtnis zu rufen, daß ein intubierter Patient aufgrund des fehlenden Glottisschlusses nicht zum Aufbau eines physiologischen Hustenstoßes in der Lage ist.

Ein klassischer Verlauf der maschinellen Atemhilfe wäre zusammenfassend folgender:

- CMV (DKV oder VK),
- SIMV (DKV oder VK) in Kombination mit ASB mit sinkender Frequenz mandatorischer Beatmungshübe,
- ASB,
- T-Stück,
- Extubation (Abb. 45-5).

In der gesamten Phase muß der Patient engmaschig beobachtet werden. Gegebenenfalls muß die Invasivität der Atemhilfe wieder gesteigert werden.

In den letzten Jahren kamen Beatmungsgeräte auf den Markt, in denen der Übergang von kontrollierter zu assistierender Atemhilfe automatisiert ist. Die Praktikabilität dieser Verfahren im klinischen Alltag kann z. Z. nicht abschließend beurteilt werden. Von der Pflicht zur intensiven Beobachtung und Überwachung beatmeter Patienten können sie in keinem Fall entbinden.

6.4 PPS/PAV

Problematisch am Einsatz von ASB ist die fehlende Adaptation an die Fähigkeiten bzw. Eigenschaften des Patienten. Bei jeder Inspirationsbemühung wird der Patient mit demselben Hilfsdruck unterstützt, wenn der Therapeut ihn nicht variiert. Vereinfacht ausgedrückt: Der unter ASB eingestellt Grad der Druckunterstützung paßt näherungsweise nur zum Zeitpunkt der Einstellung. Ändert sich das Spontanatmungsverhalten, wird dies nur unzureichend berücksichtigt. Dieser Umstand führte schließlich zur Entwicklung neuerer assistierender Beatmungsverfahren.

In einige Geräte integriert ist bereits PPS („proportional pressure support“) bzw. – äquivalent – PAV („proportional assist ventilation“, Abb. 45-6).

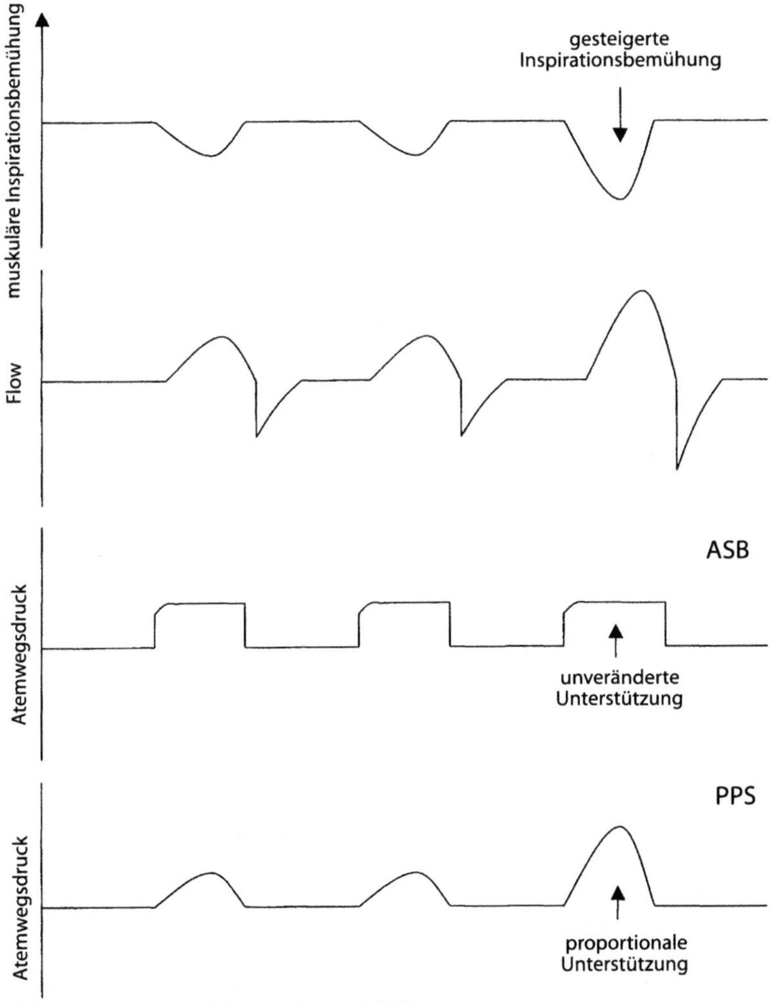

Abb. 45-6. „Proportional Pressure Support“ (PPS)

Bei diesem Verfahren variiert die Höhe der Druckunterstützung mit der Einatembemühung. Die Einstellung erfordert die Kenntnis von Resistance und Compliance. Risiko sind Instabilitäten bei falschen Einstellungen (Run-away-Phänomen). Dieses Verfahren verspricht eine nahezu ideale Unterstützung des Patienten in der Weaningphase bei hohem Komfort und reduziertem Bedarf an Sedativa. Die Anwendung erfordert jedoch profunde Kenntnisse der Lungenfunktion und der Beatmungsphysiologie. Vor einem unkontrollierten Einsatz sollte daher bis zum Vorliegen ausreichender klinischer Erfahrungen an entsprechenden Zentren gewarnt werden. PPS erfordert eine intensive Beobachtung des Patienten.

6.5 BIPAP

Alternative zum oben genannten Vorgehen ist die Behandlung mit BIPAP („biphasic positive airway pressure"), welches als simultane Mischung von Spontanatmung und zeitgesteuerter, druckkontrollierter Beatmung definiert werden kann (Abb. 45-7). Ohne Spontanatemaktivität des Patienten entspricht BIPAP CMV-DKV. Interessant ist dieses Verfahren für den gesamten Entwöhnungsprozeß von der maschinellen Beatmung. Das BIPAP zur Oxygenierung von Patienten in der Lage sei, die anderweitig nicht mehr zu behandeln seien, ist ein Mißverständnis. Über den gesamten Beatmungszeitraum hinweg bleibt am Gerät ein Modus eingestellt. Die Parameter müssen jedoch genauso wie beim oben beschriebenen konventionellen Verfahren den tatsächlichen Gegebenheiten angepaßt werden.

Bei BIPAP werden in einem frei wählbaren Zeitraster zwei verschiedene Druckniveaus eingestellt, auf denen der Patient ggf. spontan atmen kann. Der maschinelle Teil der Ventilation ergibt sich aus der Volumenverschiebung beim Wechsel zwischen den beiden Druckniveaus. Bei der druckkontrollierten Ventilation SIMV-DKV + ASB, die dem BIPAP-Verfahren am ehesten äquivalent ist, kann der Patient nur auf dem unteren Druckniveau spontan atmen. Beim BIPAP können je nach Spontanatemaktivität des Patienten verschiedene Muster unterschieden werden:

- CMV-BIPAP: keine Spontanatmung, druckkontrollierte Ventilation,
- IMV-BIPAP: Spontanatmung auf dem unteren Druckniveau,
- genuiner BIPAP: Spontanatmung auf beiden Druckniveaus.

Zur Adaptation an das Spontanatemverhalten des Patienten werden die Druckwechsel sowohl vom unteren auf das obere als auch vom oberen auf das untere Druckniveau mit den Atembemühungen des Patienten synchronisiert.

Initial empfiehlt sich bei einem neu aufgenommenen Patienten ein unteres Druckniveau von ca. 5 mbar (1 bar = 100 kPa) und ein oberes Druckniveau von ca. 15 mbar. Die Zeit für das obere Druckniveau sollte bei 2 s, die für das untere Druckniveau bei 4 s liegen (Atemfrequenz 10/min, I:E – Verhältnis 1:2).

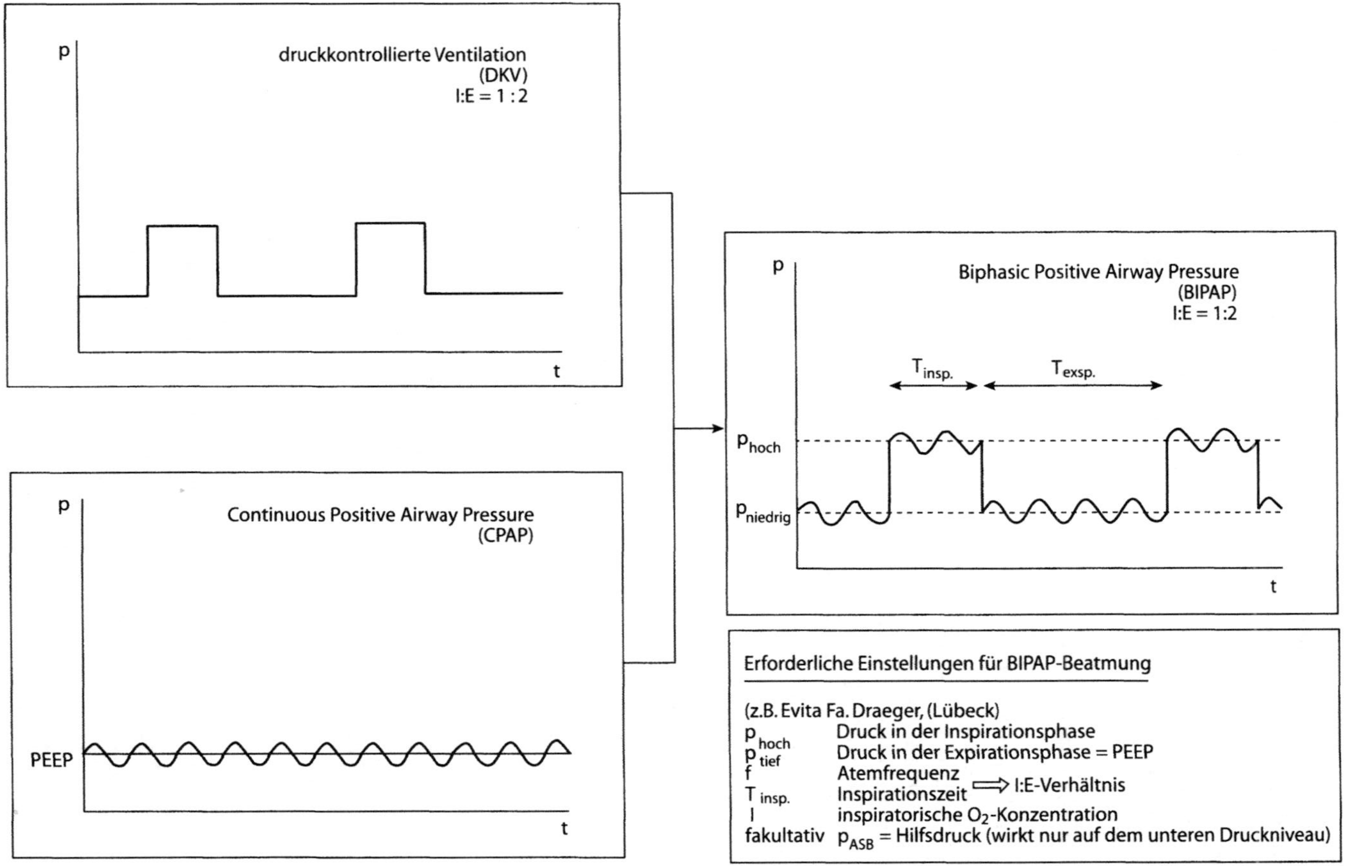

Abb. 45-7. BIPAP. (Modifiziert nach Benzer)

Die F_IO_2 sollte so gewählt werden, daß eine ausreichende Oxygenierung gewährleistet ist. Anhand der Blutgasanalysen können dann erforderliche Modifikationen vorgenommen werden. Liegt der arterielle pCO_2 nicht im gewünschten Bereich, können Korrekturen des Atemminutenvolumens zum einen durch Änderung der Druckdifferenz zwischen Inspirations- und Exspirationsphase vorgenommen werden, zum anderen durch Änderungen der Atemfrequenz durch gleichgerichtete Änderungen der Phasenzeiten.

6.6 Nichtinvasive Beatmung

In der Vergangenheit wurden permanent ateminsuffiziente Patienten durch Unterdruckbeatmung (z. B. Unterdruckkammer) oder positiven Druck über ein Mundstück oder eine Trachealkanüle behandelt. Diese Verfahren wurden von der Intensivstation in den Home-care-Bereich transferiert, so daß die Patienten in ihrer häuslichen Umgebung behandelt werden konnten. In den letzten Jahren findet die Beatmung mit positiven Drücken über eine Nasen- bzw. Gesichtsmaske („nasal positive pressure ventilation" – NPPV, Abb. 45-8) aufgrund der erheblich verbesserten Technologie in diesem Bereich zunehmende Verbreitung. Die guten Erfahrungen im Home-care-Bereich führten dazu, diese Verfahren auch in Beatmungskonzepte auf Intensivstationen zu integrieren. Zur Zeit liegen sicherlich nicht für alle potentiellen Patientengruppen ausreichende Erfahrungen vor. Trotzdem soll im folgenden der Versuch unternommen werden, mögliche Indikationen darzustellen:

- exazerbierte chronisch obstruktive Lungenerkrankungen zur Vermeidung einer Intubation,
- neuromuskuläre Erkrankungen, bei denen passagere Reduktionen der Atemarbeit erwünscht sind (Erholungsphasen),

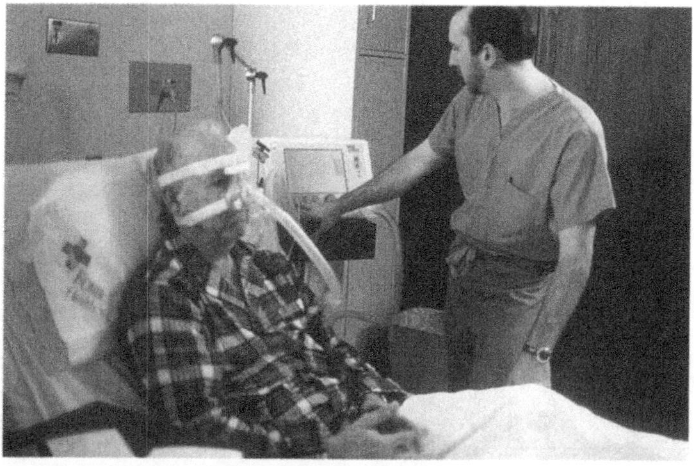

Abb. 45-8. Nichtinvasive Ventilation über eine Nasenmaske. (Mit freundlicher Genehmigung der Fa. Respironics)

- Patienten nach Langzeitbeatmung (Ermöglichung einer frühzeitigen Extubation).

Voraussetzung für die Anwendung derartiger Verfahren sind erhaltene Schutzreflexe und die Kooperation des Patienten. Intensive Betreuung und Information sind unabdingbar. Vorteilhaft ist, daß die Patienten relativ unbehindert sprechen, essen und vor allen Dingen husten können. Die Nachteile eines endotrachealen Zugangs können in einigen Fällen umgangen werden.

7 Verbesserung der Oxygenierung

Bisher wurde im wesentlichen auf die Möglichkeiten der Behandlung eines Pumpversagens eingegangen. Im folgenden sollen Atemhilfen besprochen werden, die der Verbesserung der Oxygenierung dienen und mit den Maßnahmen zur Behandlung des Pumpversagens kombiniert werden können.

7.1 PEEP

Am häufigsten eingesetzt wird der positiv endexspiratorische Druck (PEEP, s. auch Abb. 45-5). Die Oxygenierung wird in erster Linie durch eine Vergrößerung der funktionellen Residualkapazität und damit der Gasaustauschfläche verbessert. Des weiteren verspricht man sich eine Wiedereröffnung atelektatischer Lungenbezirke. Der endexspiratorische Kollaps der Alveolen wird vermieden. Durch PEEP wird der intrapulmonale Rechts-links-Shunt reduziert. Es kommt zu einer Besserung des Ventilations-Perfusions-Verhältnisses. PEEP-Werte über 15 mmHg führen bei deutlich erhöhter Inzidenz von Barotraumen zu keiner weiteren Verbesserung der Oxygenierung. Die Anwendung von PEEP hat jedoch auch unterhalb dieser Grenze erhebliche Nebenwirkungen. Durch die Erhöhung des intrathorakalen Drucks kommt es zu einer Verminderung des venösen Rückstroms und damit zu einem Abfall des Herzzeitvolumens.

Die Durchblutung von Nieren, Leber und Splanchnikusgebiet wird reduziert. Der intrakranielle Druck kann bei PEEP-Werten von deutlich über 5 mmHg durch eine Behinderung des venösen Abstroms aus den Jugularvenen gesteigert werden. Des weiteren wird der bei der maschinellen Beatmung auftretende Spitzendruck erhöht, was zu einer erhöhten Inzidenz von Barotraumen führen kann. Es gibt Empfehlungen, den PEEP so zu wählen, daß mit einer F_IO_2 von $<0,6$ eine ausreichende Oxygenierung erreicht werden kann. Nach unserer Ansicht sollte von PEEP-Werten über 10 mmHg aufgrund der erheblichen Nebenwirkungen Abstand genommen werden. Der Reduktion des HZV kann durch Volumen und/oder Katecholamingaben entgegengewirkt werden. Die routinemäßige Gabe von Dopamin bei allen beatmeten Patienten zur Kompensation des Abfalls der Nierendurchblutung wird insbesondere aufgrund der immunologischen Nebenwirkungen der Substanz heute nicht mehr empfohlen.

Ein PEEP von 3–5 mmHg sollte bei jedem intubierten Patienten eingesetzt werden. Dieser Wert entspricht dem durch den Glottisschluß erzeugten physiologischen PEEP. Kommen hohe PEEP-Werte zur Anwendung, muß die Reduktion stufenweise erfolgen, da sonst interstitielle Flüssigkeitsüberladungen und Pleuraergüsse auftreten können. Ursächlich spielen hier in erster Linie Adaptationsvorgänge des pulmonalen Lymphsystems eine Rolle.

7.2 Änderungen des Atemzeitverhältnisses

Neben der Anwendung von PEEP stehen insbesondere Änderungen des Atemzeitverhältnisses zur Verbesserung der Oxygenierung zur Verfügung. Das physiologische Atemzeitverhältnis von 1:2 wird schrittweise umgekehrt („inversed ratio ventilation", IRV). Durch die Verlängerung der Inspirationszeit kommt es bei volumenkontrollierter Beatmung zu einer Reduktion des inspiratorischen Flows mit der Folge einer Abnahme des Beatmungsspitzendrucks bei steigendem Atemwegsmitteldruck. Hierdurch kommt es zu einer besseren Belüftung von sog. langsamen Lungenkompartimenten. Das Atemgas wird gleichmäßiger in der Lunge verteilt.

Die Verkürzung der Exspirationszeit führt zur Ausbildung eines regional unterschiedlichen Auto-PEEP (Synonyme sind „intrinsic PEEP" oder „dynamischer PEEP").

In den langsamen Lungenarealen wird nicht mehr das gesamte eingeatmete Volumen ausgeatmet. Am Ende der Exspiration besteht ein Restflow (Air trapping). Dieser kann mit vielen Respiratoren graphisch dargestellt werden. Die Höhe des Auto-PEEP kann gemessen werden. Eine Möglichkeit der Messung des Auto-PEEP wird in Abb. 45-9 dargestellt. Das Verfahren beruht auf einem Verschluß der Atemwege am Ende der Exspiration. Kommt es anschließend zu einem weiteren Abstrom von Atemgas aus den Alveolen, wird hierdurch ein Druck erzeugt, der im wesentlichen dem Auto-PEEP entspricht. Ist am Ende der Exspiration kein Restflow zu beobachten, ist auch nicht mit einer wesentlichen Verbesserung der Oxygenierung durch Änderungen des Atemzeitverhältnisses zu rechnen.

Der Auto-PEEP wirkt einem endexspiratorischen Kollaps der Alveolen in den langsamen Lungenabschnitten entgegen. Wie beim extrinsischen PEEP

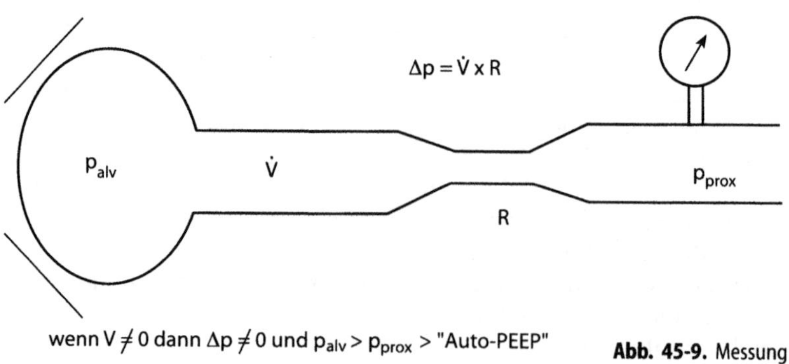

Abb. 45-9. Messung des Auto-PEEP

führt dies zu einer Erhöhung der funktionellen Residualkapazität. Unterschiede von IRV zum extrinsischen PEEP sind letzlich die bessere Verteilung des Atemgases in der Lunge sowie eine Reduktion der Überblähung gesunder Lungenabschnitte. Die Nebenwirkungen sind vergleichbar.

Auch die Anwendung von IRV erfordert eine genaue Beobachtung des Patienten sowie ein ausreichendes Monitoring. Volumenkontrollierte IRV birgt das Risiko von Barotraumen durch steigende Spitzendrücke bei einem Aufschaukeln des Auto-PEEP. Eine enge Einstellung der Druckbegrenzung ist daher erforderlich. Bei der druckkontrollierten IRV kommt es zu einer Reduktion des Atemminutenvolumens, weshalb die Einstellung entsprechender Alarmgrenzen erforderlich ist.

Die Anwendung von IRV ist bei Patienten mit obstruktiven Lungenerkrankungen nicht zu empfehlen. Vielmehr sind häufig Verlängerungen der Exspirationsphase erforderlich. Diese Patienten haben bereits bei normalen Atemzeitverhältnissen häufig hohe Auto-PEEP-Werte. Von einigen Autoren wird empfohlen, diesen einen niedrigen externen PEEP entgegenzusetzen (dieser muß jedoch in jedem Fall kleiner sein als der Auto-PEEP).

7.3 Kinetische Therapie

Die entscheidensten Fortschritte der Beatmungsbehandlung in den letzten Jahren haben sich durch konsequente Anwendung von Lagerungsmaßnahmen ergeben. Diese müssen in jedem Fall schwerer Oxygenierungsstörungen durchgeführt werden. Jeder Intensivpatient muß nach Möglichkeit häufigen Lagewechseln unterzogen werden. So früh wie irgend möglich sollten Mobilisierungen durchgeführt werden.

In Rückenlage lastet der größte Druck auf den dorsalen Lungenabschnitten, die bereits nach kurzer Beatmungsdauer auch bei Lungengesunden ihren Luftanteil verlieren und damit atelektatisch werden. Auch bei relativ unauffälligem konventionellem Thoraxröntgenbefund lassen sich diese Veränderungen computertomographisch bei erstaunlich vielen Intensivpatienten nachweisen.

Die Abb. 45-10 zeigt CT-Schichten eines Patienten mit ARDS nach massiver Aspiration von saurem Magensaft. Zum Zeitpunkt der Abb. 45-10a war der Patient nahezu nicht mehr zu oxygenieren. Der arterielle pO_2 lag bei einer F_IO_2 von 1,0 bei 40 mmHg. Zur Kreislaufstabilisierung waren höchstdosierte Katecholamindosen erforderlich. Unmittelbar nach der Aufnahme wurde der Patient in Bauchlage verbracht. Alle 8 h erfolgte ein Wechsel der Lagerung. Die F_IO_2 konnte rasch auf 0,5 reduziert werden. Abb. 45-10b zeigt dieselbe CT-Schicht in Höhe der Bifurkation 5 Tage später. Die Lunge ist nahezu vollständig wiederbelüftet. Ganz dorsal bestehen noch Minderbelüftungen.

Durch Bauchlagerung können die Druckverhältnisse im Thorax umgekehrt werden. Diese erfordert ausgiebige Lagerungshilfen und eine engmaschige Überwachung des Patienten. Insbesondere ist darauf zu achten, daß kein unnötig hoher Druck auf das Abdomen ausgeübt wird, da sonst das Risiko ei-

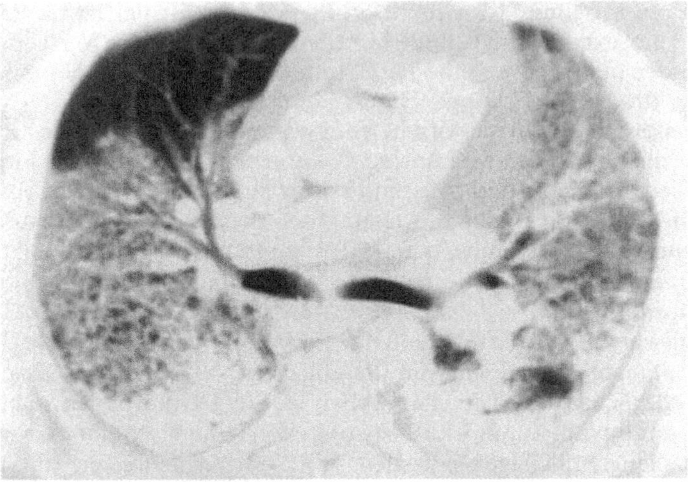

a

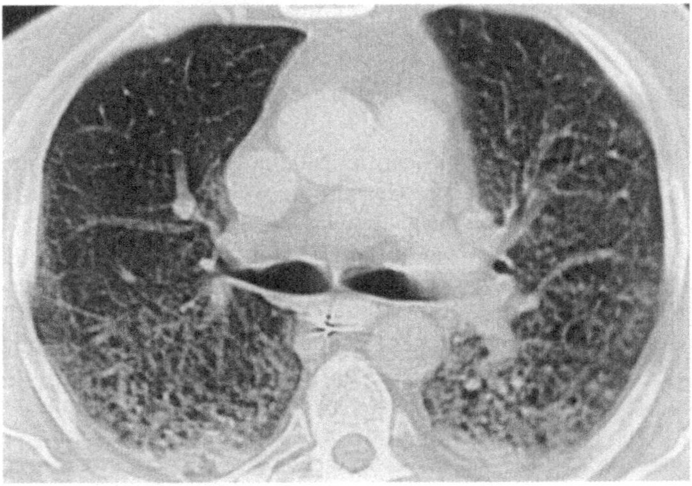

b

Abb. 45-10 a, b. CT-Schichten in Höhe der Bifurkation. Patient mit ARDS nach Aspiration von Mageninhalt. Zustand vor (**a**) und nach (**b**) intermittierender Bauchlagerung über 5 Tage. (Mit freundlicher Genehmigung durch Herrn Prof. Dr. Dr. h.c. Gerhardt, Institut für Röntgendiagnostik, Klinikum rechts der Isar, Technische Universität München)

ner Behinderung des venösen Rückstromes zum Herzen und einer Verminderung der Perfusion intraabdomineller Organe besteht. Auch bei umsichtigem Vorgehen sind relativ häufig Transaminasenanstiege zu beobachten.

Am vorteilhaftesten erscheint die Lagerung in einem Luftkissenbett mit selektiver Entlastung des Abdomens. Besonderes Augenmerk ist selbstverständlich auf die Augen und den Endotrachealtubus (bzw. die Trachealkanüle) zu legen.

Weniger Lagerungsschäden treten bei Durchführung der Bauchlagerung in der sog. Kuschelstellung auf. Wir führen den Lagewechsel von Rücken- zu

Bauchlagerung bzw. umgekehrt alle 8 h durch, bis eine deutliche Besserung der Gasaustauschstörungen (z. B. F_IO_2<0,5, PEEP <8 mbar) erreicht ist. Nach Möglichkeit erfolgen computertomographische Kontrollen.

Über eine Erhöhung des transpulmonalen Drucks kann eine Eröffnung der atelektatischen Bezirke erreicht werden. Es kommt zu einer deutlichen Verbesserung des Ventilations-Perfusions-Verhältnisses. In der Initialphase einer Bauchlagerung sind oft erhebliche Sekretmengen aus den dorsalen Lungenabschnitten zu mobilisieren. Aus praktischen und hygienischen Erwägungen versorgen wir derartige Patienten mit geschlossenen mehrfach verwendbaren Absaugsystemen.

Vielfach empfohlen wird die kinetische Therapie in Spezialbetten. In diesen werden die Patienten kontinuierlich in der Längsachse gedreht (bis zu 62° Neigung). In der jeweils erreichten Seitenlage sind variable Pausenzeiten möglich. Wir ziehen in der Regel die manuelle Halbseitenlagerung bzw. die Bauchlagerung der Patienten vor. In den Spezialbetten sind die Patienten schlecht zugänglich. Weiterer Nachteil ist die flache Oberkörperlagerung. In speziellen Sondersituationen (z. B. Wirbelsäulenverletzungen) können diese Betten jedoch sicherlich vorteilhaft eingesetzt werden.

8 Permissive Hyperkapnie

In der Vergangenheit war das Ziel der mechanischen Beatmung oft die Korrektur veränderter Blutgase. Die Erkenntnis, daß invasive Beatmungstechniken erhebliche Folgeschäden nach sich ziehen können, führte in den letzten Jahren zunehmend zur Tolerierung von Blutgaswerten außerhalb der Normbereiche.

Besonders bewährt hat sich in der Behandlung des ARDS („adult respiratory distress syndrome“) das Konzept der permissiven Hyperkapnie. Arterielle CO_2-Werte von deutlich über 60 mmHg werden toleriert. Unter diesen Bedingungen kann z. B. mit erheblich niedrigeren Beatmungsdrücken beatmet werden, was zu einer Reduktion der Inzidenz von Barotraumen führt. Patienten mit erhöhten intrakraniellen Drücken sollten nur mit äußerster Zurückhaltung und unter Hirndruckmonitoring mit diesem Verfahren behandelt werden. Krampfanfälle werden bei sehr hohen CO_2-Werten von über 150 mmHg beobachtet. Bei entsprechenden Risikopatienten sollte dies Berücksichtigung finden. Die Herz-Kreislauf-Funktion kann auf verschiedenen Wegen beeinträchtigt werden. Zum einen ist zur Kompensation der CO_2-induzierten Vasodilatation ein höheres Herzzeitvolumen erforderlich. Des weiteren hat die hyperkapnische Azidose eine negativ-inotrope Wirkung.

Herzrhythmusstörungen unterschiedlichster Art werden beobachtet. Ist bei entsprechenden Vorerkrankungen bzw. Vormedikationen unter Volumen- und Katecholamintherapie keine Stabilisierung der durch die permissive Hyperkapnie hervorgerufenen Veränderungen zu erzielen, steht die Aufrechterhaltung der Gewebeperfusion gegenüber der Schonung der Lunge im Vordergrund. Die Hyperkapnie muß in diesen Fällen begrenzt werden. Nebenwirkungen wie Dyspnoe, Kopfschmerzen und starkes Schwitzen können Änderungen des Analgosedierungskonzeptes erfordern, stellen jedoch für die permissive Hyperkapnie keine Kontraindikationen dar. Zahlreiche metabolische Störungen, Hyperkaliämien, die reduzierte O_2-Bindung des Hämoglobins und Änderungen der Pharmakokinetik zahlreicher Medikamente erfordern besondere Aufmerksamkeit.

Nicht spezialisierten Intensiveinheiten sei die Anwendung einer milden Form der permissiven Hyperkapnie mit arteriellen CO_2-Werten um 60 mmHg empfohlen, soweit keine Kontraindikationen bestehen. In diesem Zusammenhang ist es wichtig, Maßnahmen zur Reduktion des O_2-Verbrauches und der CO_2-Produktion zu erwähnen. Patienten mit schwersten Gasaustauschstörungen müssen sediert werden. Vorteilhaft sind gut steuerbare Analgetika und Sedativa. Relaxanzien sollten nur in extremen Ausnahmesituationen zum Einsatz kommen; unter tiefer Sedierung ist durch die Relaxierung nur noch eine mäßige zusätzliche Reduktion des O_2-Verbrauchs zu erreichen. Wichtig ist die konsequente Behandlung erhöhter Temperaturen. Fieber führt zu einer deutlichen Erhöhung des O_2-Verbrauchs. „Shivering" sollte bei Patienten mit schweren Gasaustauschstörungen frühzeitig aus demselben Grunde medikamentös unterdrückt werden.

9 Physiotherapie

Neben der differenzierten Anwendung von Beatmungsverfahren spielt die Physiotherapie eine entscheidende Rolle. Aufgrund der oben besprochenen pulmonalen Effekte von Beatmung und Intubation bzw. Tracheotomie muß insbesondere die Sekretelimination durch verschiedene Methoden unterstützt werden.

Kontinuierlich sollten Lagerungsdrainagen durchgeführt werden. Nur in Ausnahmefällen (z. B. extreme Steigerungen des intrakraniellen Drucks, instabile Wirbelsäulenverletzungen) darf ein Patient längere Zeit flach auf dem Rücken liegen. Neben der Sekretmobilisation spielt hierbei auch die Dekubitusprophylaxe eine Rolle.

Wesentliche Bestandteile der Physiotherapie des beatmeten Patienten sind die Perkussion und die manuelle oder maschinelle Vibrationsmassage. Zur Steigerung der Atemtiefe können Eis oder Eischips eingesetzt werden. Bei nicht sedierten Patienten, nicht aspirationsgefährdeten Patienten kann eine Überdruckbeatmung und Vernebelung mit Kochsalz oder Sekretolytika (z. B. durch Salvia Lifetec) die Sekretelimination erleichtern. Des weiteren kann so der Entstehung von Dystelektasen entgegengewirkt werden. Interkostalausstreichungen führen über eine verbesserte Funktion der Interkostalmuskulatur zu einer verbesserten Atemmechanik.

Eine Sekretmobilisation kann außerdem durch hochfrequente Jetbeatmung erreicht werden. Diese kann sowohl über ein Mundstück oder eine Maske als auch während einer maschinellen Beatmung eingesetzt werden.

Spezielle physiotherapeutische Maßnahmen (Kontaktatmung, Dehnlagerung (z. B. Sichellagerung, C-Lagerung) können bei kooperativen Patienten besonders in der Weaningphase positiv wirken.

Sobald möglich, sollten die Patienten mehrfach täglich mobilisiert werden (Stehbrett, Sessel etc.).

Zusammenfassend ist die Physiotherapie durch Krankengymnasten und Pflegepersonal integraler Bestandteil jeder Beatmungsbehandlung.

10 Ernährung

Zwischen einer adäquaten Ernährung und der Behandlung beatmeter Intensivpatienten bestehen enge Verbindungen. Wichtig ist eine adäquate Kalorienzufuhr. Werden zuwenig Kalorien zugeführt, kommt es zu einer weiteren Verstärkung des bei allen Intensivpatienten zu beobachtenden Muskelkatabolismus mit der möglichen Folge einer Aggravation des Pumpversagens. Auf der anderen Seite führt eine hyperkalorische Ernährung zu einer erhöhten CO_2-Produktion, welche ein erhöhtes Atemminutenvolumen erfordert.

Die erforderliche Kalorienzufuhr kann nach entsprechenden Formeln geschätzt oder durch indirekte Kalorimetrie bettseitig gemessen werden (Metabolic Monitor). Wichtig ist auch die Zusammensetzung der Nahrung. In der Entwöhnungsphase nach Langzeitbeatmung empfiehlt sich eine erhöhte Fettzufuhr. Fett hat gegenüber Kohlenhydraten und Aminosäuren einen erheblich günstigeren respiratorischen Quotienten. Das bedeutet, daß bei Ernährung mit Fetten pro verbranntem ml Sauerstoff weniger Kohlendioxid produziert wird. Das zur Abatmung erforderliche Minutenvolumen sinkt. Der Patient hat 10–20% weniger Atemarbeit zu leisten.

In der letzten Zeit wird die Bedeutung der Aminosäure Glutamin in der parenteralen Ernährung diskutiert. Glutamin ist eine in katabolen Zuständen semiessentielle Aminosäure, die ca. 60% des menschlichen Aminosäurepools darstellt. Bis vor wenigen Jahren war aus galenischen Gründen die intravenöse Applikation nicht möglich. Inzwischen steht die Aminosäure als Dipeptid zur Verfügung. Inwieweit eine frühzeitige Zufuhr über eine Reduktion des Glutaminabbaus aus der Skelettmuskulatur zur Verringerung der Häufigkeit von Weaningproblemen nach Langszeitbeatmung führt, bleibt abzuwarten.

Selbstverständlich ist eine adäquate Zufuhr von Elektrolyten, Vitaminen und Spurenelementen (s. Kap. 41).

11 Neurogenes Lungenödem

Eine Besonderheit stellt das neurogene Lungenödem dar, welches bei verschiedensten zentralnervösen Störungen auftreten kann. Beschrieben wird es bei Patienten mit Schädel-Hirn-Trauma, subarachnoidalen oder intrazerebralen Blutungen, Läsionen im Thalamus oder der Medulla oder bei erhöhtem intrakraniellem Druck anderer Genese. Das neurogene Lungenödem wird in Kombination mit Herzrhythmusstörungen als Ursache unerwarteter Todesfälle bei Patienten mit Epilepsie diskutiert.

Die genaue Ursache des neurogenen Lungenödems ist nicht bekannt. Diskutiert wird eine Zunahme der Gefäßpermeabilität durch Freisetzung vasoaktiver Peptide aus Nervenendigungen. Die Differentialdiagnosen sind vielfältig. Sie reichen vom kardiogenen Lungenödem über das Lungenödem im Rahmen einer Sepsis bis hin zu den Folgen direkter Gewebetraumatisierungen und von Aspirationen.

Besonderheit des neurogenen Lungenödems sind in der Regel niedrige kardiale Füllungsdrücke sowie seine in einigen Fällen einseitige Ausprägung. In schwereren Fällen empfiehlt sich eine differenzierte Kreislauftherapie unter Zuhilfenahme eines Pulmonaliskatheters. Spezielle Therapien des neurogenen Lungenödems bestehen allenfalls in der Beseitigung des Grundleidens. Ansonsten gelten die gleichen Prinzipien wie bei der Behandlung anderer Lungenödeme (Negativbilanzierung, Katecholamintherapie, Ventilation mit positiven endexspiratorischen Drücken).

12 Polyneuropathie

Hinsichtlich der Beatmungsbehandlung von Patienten mit Polyneuropathien sei auf die entsprechenden Kapitel (Kap. 38 Myasthenie, Polyneuritis 35) verwiesen.

13 Zusammenfassung

Die Beatmung des Intensivpatienten erfordert eine entsprechende personelle und materielle Ausstattung der entsprechenden Stationen. Zu jeder Zeit sollte ein Arzt, der im Umgang mit den entsprechenden Techniken erfahren ist, zur Verfügung stehen. Die Patienten müssen kontinuierlich überwacht werden (Diskonnektionen, Beatmungsdruck, Apnoephasen, Blutgase, Herz-Kreislauf-System etc.). Ziel jeder Beatmungsbehandlung ist die möglichst frühzeitige Wiederherstellung der Spontanatmung. Hierzu stehen synchronisierte und assistierende Beatmungsmodi zur Verfügung.

In Zukunft sind deutliche Verbesserungen der assistierenden Verfahren z.B. durch Ausweitung der Anwendung von PPS denkbar. Mit BIPAP steht ein Beatmungsmodus zur Verfügung, der während der gesamten Behandlungsdauer eingesetzt werden kann.

Beatmungsbedingte Schäden lassen sich durch Anwendung entsprechender Konzepte (z.B. druckkontrollierte Ventilation, Verzicht auf hohe Beatmungsdrücke, kinetische Therapie und permissive Hyperkapnie) in ihrer Häufigkeit reduzieren. Patienten mit protrahierten Entwöhnungsphasen nach Langzeitbeatmung benötigen einen Tag-Nacht-Rhythmus mit entsprechenden Phasen der Erholung bzw. erhöhter maschineller Unterstützung zur Reduktion der Atemarbeit. Hierzu sind entsprechende Analgosedierungskonzepte Voraussetzung.

Nach Ansicht der Autoren ist z.Z. bei absehbarer Langzeitbeatmung (>10 Tage) trotz Einführung der Mechanismen zur Kompensation des Tubuswiderstandes eine frühzeitige Tracheotomie zu empfehlen.

Integraler Bestandteil der Beatmungstherapie sind kontinuierliche physiotherapeutische Behandlungen. Ständige Lagewechsel sind von eminenter Bedeutung für den Verlauf einer respiratorischen Insuffizienz.

Die Anwendung nichtinvasiver Beatmungsverfahren (NPPV) bei geeigneten Patienten ermöglicht den Verzicht auf einen endotrachealen Zugang, wodurch bei bestimmten Krankheitsbildern die gesamte Behandlungsdauer deutlich zu verkürzen sein dürfte. Insbesondere Patienten, bei denen eine passagere Reduktion der Atemarbeit ausreichend ist, können von diesen Verfahren profitieren.

Literatur

Civetta JM, Taylor WT, Kirby RR (1997) Critical care, 3rd edn. Lipincott-Raven, Philadelphia New York

Hess DR, Kacmarek RM (1996) Essentials of mechanical ventilation. McGraw-Hill, New York

Kilian J, Benzer H, Ahnefeld FW (1991) Grundzüge der Beatmung. Springer, Berlin Heidelberg New York Tokio

Larsen R, Ziegenfuß T (1997) Beatmung. Springer, Berlin Heidelberg New York Tokio

Marino P (1997) The ICU Book, 2nd edn. Williams & Wilkins, Baltimore

Oczenski W, Werba A, Andel H (1996) Atmen - Atemhilfen Atemphysiologie und Beatmungstechnik. Blackwell, Berlin Wien

Robert D, Make BJ, Leger P et al. (1995) Home mechanical ventilation. Arnette Blackwell, Paris

Schmidt RF, Thews G (1995) Physiologie des Menschen, 26. Aufl. Springer, Berlin Heidelberg New York

Täger K (1994) Die Lunge - Intakte und gestörte Funktion in Anästhesie und Intensivmedizin, 3. Aufl. Perimed-Spitta Med. Verlagsges. mbH

Tobin MJ (1994) Principles and practice of mechanical ventilation. McGraw-Hill, New York

Vincent JL (1998) Yearbook of intensive care and emergency medicine 1998. Springer, Berlin Heidelberg New York Tokio

Kapitel 46
Therapie des intrakraniellen Druckes

J. Meixensberger, S. Schwab, C. Werner

INHALT

Die Überwachung und Kontrolle der intrakraniellen Druckverhältnisse stellt eine wesentliche Voraussetzung dar, um die transtentorielle Einklemmung und das Auftreten sekundär ischämisch bedingter Hirnschäden im Rahmen der Entwicklung einer intrakraniellen Drucksteigerung zu verhindern. Ein besonderes Augenmerk ist hierbei auf die Aufrechterhaltung eines adäquaten zerebralen Perfusionsdruckes (CPP) zu richten.

Derzeit gilt als oberstes Ziel der Therapie, den CPP über 70 mmHg (CPP = MAP–ICP) zu halten und eine Erhöhung des intrakraniellen Druckes

(ICP) über 20–25 mmHg zu verhindern. Die genannten Zielgrößen können jedoch individuell und im zeitlichen Verlauf variieren.

Die Behandlung des erhöhten ICP knüpft sich an bestimmte Voraussetzungen. Hierzu zählen, neben den klinischen Zeichen der drohenden Einklemmung, in der Regel eine zuverlässige Messung des ICP/CPP und/oder computertomographische Hinweise auf das Vorliegen eines erhöhten ICP (z. B. verstrichene/nicht nachweisbare basale Zisternen). Zu beachten ist, daß die radiologische Diagnostik keine Abschätzung absoluter Hirndruckwerte gestattet.

Bei der Therapie sind Basismaßnahmen (Übersicht 46-1) und spezielle gezielte Therapiemaßnahmen zu differenzieren (Übersicht 46-2). Hierbei sind nach heutigem Kenntnisstand *allgemein akzeptierte Therapiemaßnahmen* von *Therapieversuchen („second tier therapy")* zu unterscheiden (Abb. 46-2, Übersicht 46-1). Wünschenswert ist es, „experimentelle Therapieformen/-versuche" in kontrollierten Studien weiter zu klären.

Die Therapie der intrakraniellen Drucksteigerung erfolgt in der Regel nach einem Stufenplan, der ein Basismonitoring des ICP/CPP voraussetzt (Übersicht 46-2, s. auch Kap. 14). Eine gezielte, entsprechend den unterschiedlichen pathophysiologischen Ursachen der ICP-Erhöhung, ausgerichtete Therapie erfordert ein erweitertes funktionelles und/oder hämodynamisches Neuromonitoring (Abb. 46-2, s. auch Kap. 15).

Im folgenden soll auf die aktuell praktizierten Konzepte der akuten Senkung eines erhöhten ICP und Aufrechterhaltung des CPP bei der Hirnödementwicklung nach Trauma, Subarachnoidalblutung, Ischämie und Entzündung eingegangen werden. Zur Behandlung des tumorbedingten Perifokalödems wird auf Kap. 29 verwiesen.

Abb. 46-1. Therapie zur Gewährleistung eines ausreichenden CPP

Übersicht 46-1. Basismaßnahmen bei erhöhtem ICP

- Normovolämie
- Normotonie
- p_aO_2 >100 mmHg
- Normothermie
- Normoglykämie
- Normonatriämie
- Analgosedierung

Übersicht 46-2. Spezielle Maßnahmen bei erhöhtem ICP

- *A Nach Trauma:*
  - Optimierte Lagerung (15–30°)
  - Liquordrainage (falls möglich)
  - Moderate Hyperventilation (p_aCO_2 30–35 mmHg)
  - Osmodiuretika (Mannitol)
  - Forcierte Hyperventilation (p_aCO_2 <30 mmHg)[a]
  - THAM[a]
  - Barbiturate[a]
  - Dekompressionskraniektomie[a]
  - Hypothermie[a]
- *B Bei Ischämie:*
  - Optimierte Lagerung (15–30°)
  - Osmodiuretika (Mannitol, Sorbitol, Glycerol)
  - Barbiturate[a]
  - Dekompressionskraniektomie[a]
  - Hypothermie[a]

[a] „Second tier therapy".

1 Allgemeine intensivmedizinische Maßnahmen

Ziel der Intensivtherapie ist es, eine Homöostase physiologischer Parameter zu erreichen und zu erhalten.

Hierzu zählen in erster Linie die *Normovolämie* (zentralvenöser Druck 6–8 mm Hg) und das Vermeiden ischämischer/hypoxischer Episoden durch *Hypotonie*, unzureichende arterielle *Oxygenierung* (Ziel: p_aO_2 >100 mmHg) und *Hyperkapnie* (Ziel: p_aCO_2 <40 mm Hg). Eine Hypertonie z.B. im Rahmen eines hyperdynamischen Zustandes nach akuter Hirnschädigung mit und ohne Tachykardie sollte sehr vorsichtig und nur bei exzessiven Blutdruckwerten (>180 mmHg systolisch) behandelt werden. Bei bekanntem Hypertonus

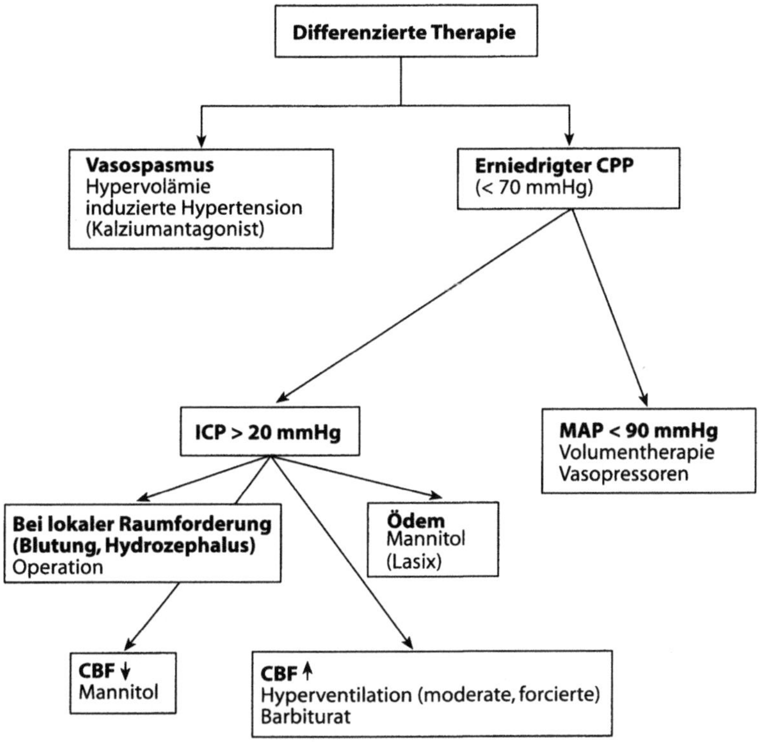

Abb. 46-2. Ablaufschema der differenzierten Therapie

kann eine „Normalisierung" der Blutdruckwerte zu einer Ischämie führen, was unbedingt zu vermeiden ist, um das Ausmaß einer sekundären Hirnschädigung zu begrenzen. So kann eine arterielle Hypertension bei gleichzeitiger intrakranieller Druckerhöhung Ausdruck einer pathophysiologischen Reaktion des Gehirns sein, um eine ausreichende zerebrale Perfusion und Oxygenation zu gewährleisten (sog. Cushing-Antwort). Eine erfolgreiche ICP-Therapie normalisiert dann den erhöhten Blutdruck.

Des weiteren wird im Rahmen der Intensivtherapie eine *Normothermie* angestrebt. Neben der Erhöhung des Stoffwechselgrundumsatzes für O_2 und Glukose bei Fieber führt die Erhöhung der Körpertemperatur um 1 °C zu einem Anstieg des ICP um einige mmHg. Gleichzeitig bewirkt eine Hyperthermie unabhängig von der Ätiologie (also auch ohne Zunahme der ICP) eine Verschlechterung des neurologischen Endergebnisses (vgl. Hypothermie).

*Elektrolyt*störungen, besonders die Hyponatriämie, sind schwerwiegende, jedoch vermeidbare Komplikationen. Pathologische Serumkonzentrationen von Natrium (<125 oder >150 mmol/l) oder eine pathologische Serumosmolarität (<260 oder >320 mosmol/l) sollten unbedingt vermieden werden. Eine Hyperhydratation per se verursacht bei normaler Serumnatriumkonzentration kein

Hirnödem. Liegt jedoch eine Hyponatriämie vor (reduzierte Plasmaosmolarität), so kann sich ein Hirnödem mit intrakranieller Drucksteigerung entwikkeln. Außerdem wird eine *normoglykämische* Stoffwechsellage angestrebt.

2 Lagerung

Die Lagerung des Oberkörpers (flach/bis 30° erhöht) bei intrakranieller Drucksteigerung wird kontrovers diskutiert. So konnte gezeigt werden, daß eine *15°- bis 30°-Oberkörperhochlagerung* bei unbehindertem zerebrovenösem Abfluß bei den meisten Patienten den ICP wirksam senken kann, ohne daß sich aber die zerebrale Perfusion und Oxygenation signifikant verschlechtert. Liegt jedoch eine (latente) Hypovolämie vor, besteht das Risiko, durch die Oberkörperhochlagerung ein Abfallen des Blutdrucks zu provozieren (orthostatische Hypotension), was zu einer Verschlechterung der zerebralen Perfusion führt und den günstigen Effekt eines verbesserten venösen Ausflusses neutralisiert.

Bei instabilen Kreislaufverhältnissen oder einem CPP <70 mmHg ist Flachlagerung zu empfehlen.

Zur Gewährleistung eines ungehinderten zerebrovenösen Abflusses sind ein Abknicken des Kopfes (Torsion/Flexion der HWS bzw. im Atlantookzipitalgelenk) sowie enge Halsverbände zu jedem Zeitpunkt zu vermeiden. In manchen Fällen können Hämatome der Halsweichteile, ein Luftemphysem oder auch ein positiv endexspiratorischer Druck (PEEP >10 cm H_2O) zu einer klinisch relevanten venösen Abflußbehinderung mit konsekutiv bedrohlichem Anstieg des intrakraniellen Druckes führen.

3 Analgosedierung

Eine professionelle Analgosedierung und als Rarität die neuromuskuläre Blockade sind wichtige Maßnahmen bei der Behandlung eines erhöhten ICP, da psychomotorische Unruhe und Schmerz zu intrakranieller Drucksteigerung führen. Eine Analgosedierung kann mit verschiedenen Substanzen durchgeführt werden (Übersicht 46-3).

Übersicht 46-3. Substanzen zur Analgosedierung bei erhöhtem ICP

- Alfentanil
- Fentanyl
- Methohexital
- Midazolam
- Piritramid
- Propofol
- Sulfentanil

Häufig wird eine Kombination von Opioid (Morphin), Fentanyl oder Eufentanyl als Analgetika und Benzodiazepinen (z.B. Midazolam, Flunitrazepam) als Sedativa eingesetzt.

Opioide besitzen eine ausgezeichnete analgetische Wirkung, sind aber atemdepressiv. Auf der Basis pharmakokinetischer Überlegungen empfiehlt sich die kontinuierliche intravenöse Gabe. Zu beachten gilt die Entwicklung einer Tachyphylaxie.

Die Entwicklung einer Toleranz erfordert das schrittweise langsame Absetzen (ca. 20% der Tagesdosis nach Hirndrucktherapieende über mehrere Tage). Klinische Zeichen eines zu raschen Absetzens sind vegetative Symptome wie Tachykardie, Hypertonie und Tremor begleitet von psychomotorischer Unruhe. Zur Sedierung ist es zunächst sinnvoll, ein kurz wirksames Benzodiazepin einzusetzen, um die Möglichkeit zur raschen neurologischen Befundkontrolle zu erhalten. Ist aufgrund des klinischen Verlaufs eine längere Sedierung erforderlich, so sind Benzodiazepine mit längerer Wirkdauer gleichwertig.

Das Risiko einer Hypotension muß insbesondere bei einer Kombination mit Morphin, Morphinderivat beachtet werden. Ein rasches Absetzen der Medikation kann zu einer erneuten intrakraniellen Drucksteigerung führen.

In den vergangenen Jahren hat sich die kontinuierliche Infusion des Hypnotikums Propofol wegen eines besonders günstigen pharmakokinetischen Profils auf neurologischen und neurochirurgischen Intensivstationen etablieren lassen. Propofol zeichnet sich durch eine im Vergleich zu den Benzodiazepinen kürzere Plasmahalbwertszeit ohne Kumulationsverhalten aus, wodurch die Steuerbarkeit des Medikaments sowohl in Phasen unterschiedlicher Stimulationsintensitäten als auch zu Zeiten der Entwöhnung von der Beatmung bzw. der Beendigung der sedativen Therapie günstig ist.

Eine dauerhafte Muskelrelaxierung sollte nur in Ausnahmefällen erfolgen, wenn eine Ruhigstellung durch eine Analgosedierung fehlschlägt. Dies kann indiziert sein, falls trotz einer ausreichenden Analgesie der Patient agitiert ist, einen erhöhten Muskeltonus hat oder eine maschinelle Beatmung nur unzureichend möglich ist und auch bei therapierefraktären Fieberzuständen. Zu beachten gilt die Halbwertszeit des Muskelrelaxans bei kumulativer Gabe, um eine klinisch-neurologische Untersuchung engmaschig zu ermöglichen.

Es ist zu berücksichtigen, daß sich bei solchem Vorgehen das Risiko zu Pneumonie und Sepsis deutlich erhöht. Das ist einer der vielen Gründe dafür, *die Indikation zur Langzeitrelaxation kritisch zu stellen.*

4 Anfallsprophylaxe

Der Nutzen einer prophylaktischen antikonvulsiven Therapie einer Frühepilepsie bei Patienten mit akuter Hirnschädigung wird kontrovers diskutiert, v.a. in Hinblick auf eine angebliche Senkung der Häufigkeit einer Spätepilepsie. Prophylaktische Gabe von Phenytoin oder Carbamazepin kann weder eine Früh- noch eine Spätepilepsie verhindern. In der Akutphase einer Hirnschädigung, besonders bei bestehender intrakranieller Drucksteigerung, kann das Auftreten epileptischer Aktivität im EEG und die dadurch hervorgerufene Hyperämie zu einer erheblichen ICP-Steigerung führen.

Gerade beim analgosedierten Patienten können epilepsietypische motorische Zeichen fehlen. Klinische Hinweise können Tachykardie sowie intermittierende Episoden von Hypertonie und abnormer Wellentätigkeit des ICP sein. Bei Verdacht auf epileptische Anfälle bei analgosedierten Patienten ist eine Kontrolle der spontanen hirnelektrischen Aktivität indiziert. Bei Nachweis epilepsietypischer Potentiale sollte eine antikonvulsive Therapie begonnen und eine nach den Richtlinien übliche Therapie fortgesetzt werden (s. auch Kap. 5).

Eine routinemäßige, prophylaktische antikonvulsive Behandlung bei allen Patienten mit akuter Hirnschädigung und intrakranieller Drucksteigerung ist nicht gerechtfertigt.

5 Stufenplantherapie des erhöhten ICP

Der Beginn einer gezielten ICP-Therapie setzt voraus, daß die Messungen des intrakraniellen Drucks und des mittleren arteriellen Blutdrucks korrekt sind. Wichtig ist, denkbare und chirurgisch sanierbare Raumforderungen (z. B. Hydrozephalus, Blutung), auch im Verlauf, durch computertomographische Kontrollen jeweils auszuschließen, bevor andere Maßnahmen der Hirndrucksenkung erfolgen.

Nach Liquordrainage oder nach Absetzen/Reduzierung konservativer hirndrucksenkender Maßnahmen muß über einen Zeitraum von 24–48 h ein stabiler ICP unter der kritischen Interventionsschwelle von 20–25 mm Hg vorliegen. Das Absetzen der einzelnen ICP-Therapiemaßnahmen ist schrittweise und balanciert durchzuführen, um eine zusätzliche Hirnschädigung durch erneute Phasen kritisch erhöhten Hirndrucks zu vermeiden (vgl. Kap. 14).

6 Liquordrainage

Die Entlastung von Liquor bei liegender Ventrikeldrainage stellt eine effektive hirndrucksenkende Maßnahme dar. Diese ist um so effektiver, je weiter die Ventrikel sind. Hierbei ist einer punktuellen Entlastung (Ablassen von wenigen ml Liquor) bei Überschreiten des Schwellen-ICP der Vorzug gegenüber einer kontinuierlichen Drainage zu geben. Dies gilt um so mehr, wenn ein externer Druckaufnehmer am Ventrikelkatheter zur Messung des ICP verwendet wird (vgl. Kap. 14). Entstehen z. B. im Rahmen einer Hirnödementwicklung Schlitzventrikel, so ist eine wirksame Senkung des ICP meist nicht mehr möglich.

7 Osmodiuretika

Osmodiuretika können den intrakraniellen Druck rasch und wirksam senken.

Im Rahmen der Therapie des erhöhten ICP zählen sie – vergleichbar mit der moderaten Hyperventilation – zu *Mitteln der ersten Wahl*, vorzugsweise bei Patienten mit einer reduzierten Hirndurchblutung (Abb. 46-2). Die Indikation zur sofortigen Gabe eines Osmodiuretikums ist bei Zeichen einer akuten transtentoriellen Einklemmung oder einer fortschreitenden neurologischen Befundverschlechterung gegeben, um keine wertvolle Zeit durch erforderliche diagnostische Maßnahmen (CT: Ausschluß einer Raumforderung) zu verlieren. Eine intermittierende Bolusgabe scheint bei Entwicklung einer akuten Hirndrucksteigerung effektiver zu sein als eine kontinuierliche Infusion.

Das am häufigsten verwendete Osmodiuretikum ist Mannitol (15- bis 20%ige Lösung, effektive Dosis: 0,25–1 g/kg KG). Mannitol ist ein ausgezeicheter Plasmaexpander, der den CPP, die Hirndurchblutung und das O_2-Angebot verbessern kann. Da es überwiegend intravasal verbleibt – eine rasche Passage der intakten Blut-Hirn-Schranke ist nicht gegeben –, kann aufgrund des osmotischen Gradienten Flüssigkeit v. a. dem gesunden, aber in geringem Maße auch dem pathologischen Gewebe entzogen werden. Die kurze Wirkung (Maximum: 30–90 min) legt jedoch nahe, daß neben dem passageren Osmolalitätsgradienten noch weitere Mechanismen eine Rolle spielen. Hierzu zählen sicherlich die rheologischen Effekte (Erniedrigung des Hämotokrits und der Blutviskosität), die sich bei wiederholter Gabe von Mannitol verstärken.

Bei nicht ausreichender Wirkung auf den erhöhten ICP kann durch die Gabe des Schleifendiuretikums Furosemid ein synergistischer Effekt erreicht werden (Reduktion der Produktion des Liquor cerebrospinalis).

Die Gabe von Mannitol ist mit einigen potentiellen Risiken verbunden. Eine starke induzierte Osmodiurese kann zu Volumenmangel und zu Hypotension führen. Deswegen ist auf eine Normovolämie des Patienten zu achten. Eine Erhöhung der Serumosmolarität über 320 mosmol/l kann zu einem akuten Nierenversagen (akute tubuläre Nekrose) führen. Dieses Risiko erhöht sich bei renaler Vorschädigung, gleichzeitiger Sepsis und zusätzlicher Applikation nephrotoxischer Substanzen im Rahmen der Intensivtherapie. Die Gabe großer Volumina, insbesondere nach kontinuierlicher Gabe von allen Osmotherapeutika, kann zu einer Akkumulation im Gewebe führen. Dies führt zur unerwünschten Umkehr des osmotischen Gradienten und kann, theoretisch, durch Zunahme des Hirnödems zumindest den ICP erhöhen. Ein sog. *Reboundeffekt* wird jedoch im klinischen Alltag bei intermittierender Bolusgabe, Normovolämie, einer Serumosmolarität unter 320 mosmol/l und normaler Natriumserumkonzentration *selten* beobachtet.

Alternativ zum Mannitol 20% kann Sorbit 40% (0,5–0,75 g/kg KG, 6- bis 12mal tgl.) als Kurzinfusion appliziert werden. Seine hirndrucksenkende Wirkung ist in Hinblick auf ihre Geschwindigkeit und das Ausmaß vergleichbar. Vorteil des Sorbits ist die geringere Volumenbelastung. Allerdings wird es zu Fruktose verstoffwechselt (**cave**: Leberfunktionsstörungen) und ist deswegen auch bei bekannter Fruktoseintoleranz kontraindiziert.

Die intravenöse zügige Infusion von Glycerol 10% (500 ml in 2 h) kann ebenfalls einen osmotherapeutischen Effekt erzielen und dadurch hirndrucksenkend sein. Nebenwirkungen bestehen in der Gefahr der Hämolyse und der Hämoglobinurie, insbesonders bei rascher Infusion und hoher Dosierung. Glycerol 10% ist kein Osmotherapeutikum der ersten Wahl bei akuter Hirndrucksteigerung z. B. nach Trauma. Sein Einsatz, auch oral, kann jedoch bei Schlaganfall- und Tumorpatienten hilfreich bei der Behandlung eines erhöhten ICP sein. Die theoretischen Überlegungen, daß dieser längerkettige Zucker geringer in die Hirnzellen diffundiert, können v. a. in bezug auf die Areale mit gestörter Blut-Hirn-Schranke nicht als gesichert bewertet werden.

8 Hyperventilation

Hyperventilation, d. h. eine induzierte Hypokapnie, kann den ICP rasch und wirksam senken.

Man unterscheidet 2 Formen:

a) *moderate (milde) Hyperventilation* mit einer Zielgröße des p_aCO_2 von 30–35 mmHg,

b) *forcierte Hyperventilation* mit einem p_aCO_2 von <30 mmHg.

Die *moderate* Hyperventilation zählt – wie die Osmodiuretika – zu den *Mitteln der ersten Wahl des erhöhten ICP*, vorzugsweise bei Patienten mit Hyperämie (Abb. 46-2, 46-3). Dagegen muß die *forcierte* Hyperventilation als *The-*

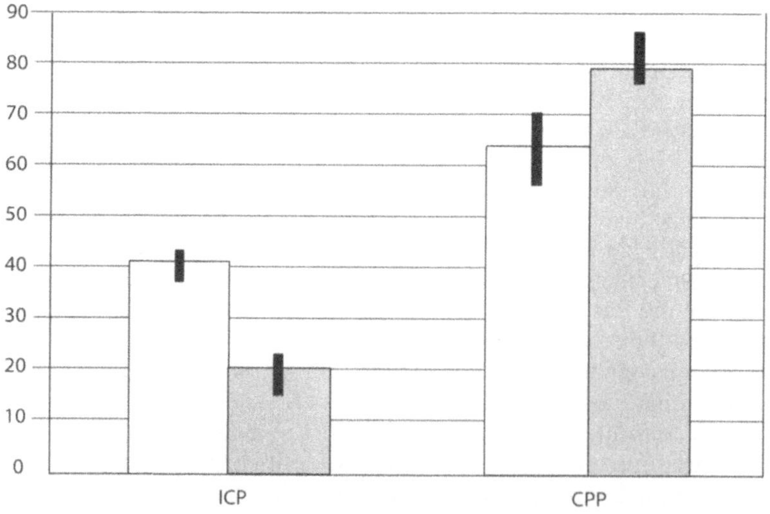

Abb. 46-3. Effekt der Dekompressionskraniektomie auf ICP und CPP nach traumatischer Hirnschädigung (n=40, mittlerer Zeitpunkt der Dekompressionskraniektomie 60 h nach Trauma). Werte als Mittelwert ± Standardabweichung (*helle Balken:* vor Dekompression, *dunkle Balken:* nach Dekompression)

rapieversuch gewertet werden und sollte nur unter Überwachung der zerebralen Durchblutung und Oxygenierung (CBF, S_jO_2, Hirngewebe-pO_2, $avDO_2$) aufgrund des gegebenen Risikos einer Ischämieentwicklung (vgl. Kap. 15) durchgeführt werden. Ihr Einsatz ist besonders kritisch zu sehen, da eine raumgewinnende Wirkung nur minimal ist, in jedem Fall jedoch die Hirndurchblutung reduziert wird.

Das therapeutische Wirkprinzip der Hyperventilation beruht auf der zerebrovaskulären CO_2-Reaktivität, die im zeitlichen Verlauf unterschiedlich geschädigt werden kann. Eine Zunahme des p_aCO_2 führt zu einer Steigerung der Gesamthirndurchblutung und des zerebralen Blutvolumens. Die Abnahme des p_aCO_2 bedingt zwar eine Abnahme der zerebralen Durchblutung und des intrakraniellen Blutvolumens, führt dadurch aber zu einer Verkleinerung des arteriellen Kompartiments und damit Reduktion des ICP.

Weitere aus pathophysiologischer Sicht diskutierte günstige Effekte sind die Reduktion der ischämischen Azidose durch Zunahme des interstitiellen und neuronalen pH-Wertes und die verbesserte Perfusion ischämischer Areale durch Umverteilung der Hirndurchblutung von gesunden, CO_2-reaktiven Gefäßregionen in Hirnareale maximal vasodilatierter, minderdurchbluteter Hirnregionen („inverse steal"). Gesicherte tierexperimentelle als auch klinische Untersuchungen liegen hierzu jedoch nicht vor.

Während die Hyperventilation ein probates Mittel zur Senkung des ICP ist, kann bisher nicht eindeutig gezeigt werden, daß sie die Prognose des ischämischen Insults verbessert. Dies gilt insbesondere unter dem Gesichtspunkt, daß durch die induzierte Hypokapnie das Ausmaß der ischämischen Hirnareale bei vorbestehender Ischämie zunimmt. Nach einem schweren Schädel-Hirn-Trauma finden sich Phasen erniedrigter Hirndurchblutung v.a. in den ersten 24–72 h.

Eine prophylaktische Hyperventilation (p_aCO_2 <35 mmHg) ist kontraindiziert.

Die Hyperventilation sollte nur kurzfristig bei akuter neurologischer Befundverschlechterung durchgeführt werden. Eine längerfristige Hyperventilationstherapie, z.B. nach einer Schädel-Hirn-Verletzung, ist nur indiziert, wenn der Verlauf der intrakraniellen Drucksteigerung durch Analgosedierung, Liquordrainage und Osmotherapie nicht ausreichend beeinflußt wird. Bei ischämischen Insulten sollte die Indikation wegen des Risikos einer Ausbreitung der ischämischen Hirnschädigung nicht gestellt werden.

9 Barbiturate

Barbiturate (z.B. Thiopental, Methohexital, Pentobarbital) führen zu einer dosisabhängigen Reduktion des zerebralen Stoffwechsels und einer damit einhergehenden Senkung der Hirndurchblutung und des zerebralen Blutvolumens. *Hierdurch wird der ICP rasch und wirksam gesenkt* (Übersicht 46-3). Insbesondere im Verlauf nach einem schwerem Schädel-Hirn-Trauma, aber auch nach Hypoxie und bei Sinusthrombose sind die positiven Auswirkungen der Barbituráttherapie auf den Verlauf der intrakraniellen Drucksteigerung und die Letalität untersucht. Aufgrund der Nebenwirkungen ist jedoch eine *Hochdosis-Barbiturattherapie* (Übersicht 46-4 bis 46-7) nur bei hämodynamisch stabilen Patienten im Sinne eines *Therapieversuchs* dann indiziert, wenn eine *ICP-Erhöhung* auch noch nach Ausschöpfung der bisher genannten Maßnahmen therapierefraktär bleibt.

Die Einleitung und Durchführung einer Barbiturattherapie setzt ein invasives Neuromonitoring voraus (Übersicht 46-4). Zur Überprüfung der klinischen Wirksamkeit einer Barbiturattherapie sollte unter kontinuierlicher Überwachung des MAP, ICP, CPP und EEG eine Testdosis von z.B. 500–2000 mg Thiopental in einem Zeitraum von 30 min infundiert werden. Die Therapie ist nur dann fortzuführen, wenn dadurch eine Verbesserung des CPP erzielt werden konnte. In der Regel ist eine Dosis von 3–5 mg/kg KG/h Thiopental bis zum „Burst-suppression"-EEG-Muster angemessen. Die EEG-Suppressionsphasen sollten 3 s nicht überschreiten, ggf. ist eine Dosisreduktion erforderlich.

Die im Serum bestimmte Barbituratkonzentration schwankt interindividuell sehr stark und kann zur Steuerung der Therapie nicht verwendet werden. Sie ist jedoch hilfreich bei der Interpretation eines isoelektrischen EEG. Wird keine Senkung des ICP (<20 mmHg) erreicht und/oder kann der CPP trotz

Übersicht 46-4. Wirkungsmechanismen einer Hochdosisbarbiturattherapie

- Sensorische Deafferenzierung
- Antikonvulsive Wirkung
- Reduktion des zerebralen Stoffwechsels
- Senkung der Hirndurchblutung und Blutvolumens
- Senkung des ICP
- Hypothermie
- Inhibition lysosomaler Enzyme
- Verhinderung freier Radikalenfreisetzung

Übersicht 46-5. Nebenwirkungen der Hochdosisbarbiturattherapie

- Blutdruckabfall
- Leberfunktionsausfall
- Myokardschädigung mit Pumpversagen
- Lungenembolie
- Leukozytensuppression
- Erhöhte nosokomiale Infektionsrate: Sepsis
- Elektrolytstörungen

Übersicht 46-6. Empfohlene Überwachungsmodalitäten bei Hochdosis-Barbiturattherapie

- Kontinuierliche, blutige Messung des MAP
- Kontinuierliche Messung des ICP und Aufzeichnung des CPP
- Kontinuierliche Überwachung des EEG (Standard-EEG, mindestens 2-Kanal-EEG)
- Überwachung des zentralen Venendrucks
- Kontinuierliche Überwachung der Körpertemperatur
- Fakultativ Überwachung des Pulmonalarteriendrucks, des pulmonalen und systemischen Gefäßwiderstands und des Herzminutenvolumens

Übersicht 46-7. Abbruchkriterien der Hochdosisbarbituráttherapie

- Ausbleibende effiziente Wirkung auf den ICP
- Senkung des CPP (trotz geeigneter Gegenmaßnahmen)
- Hypovolämie
- ARDS
- Sepsis
- Leberversagen

geeigneter Gegenmaßnahmen (Volumenzufuhr, Vasopressorengabe) nicht angehoben werden, so wird die Therapie beendet.

Weitere Abbruchkriterien sind das Auftreten eines ARDS, eine Sepsis oder ein Leberversagen (Übersicht 46-7), weil dann die Gesamtprognose des Patienten zu schlecht wird.

Eine *prophylaktische Gabe* ist aufgrund der potentiell gravierenden Nebenwirkungen und bei fehlender Verbesserung der Prognose *nicht indiziert.*

10 THAM (Tris-Puffer)

Der Einsatz von Tris-Puffer (THAM), insbesondere bei einer posttraumatischen therapierefraktären Hirndrucksteigerung, stellt einen Behandlungsversuch im Einzelfall dar. Untersuchungen an kleinen Patientenkollektiven konnten einen günstigen Effekt in Hinblick auf eine kurz- und mittelfristige ICP-Senkung aufzeigen, jedoch nicht auf eine Verbesserung der Hirnschädigung. Als Wirkmechanismen gelten u. a. die Pufferung der intrazellulären Laktatazidose und die Hirnwassergehaltsabnahme durch osmotische Diurese.

Experimentelle Untersuchungen zeigen sowohl eine signifikante Verminderung des Infarktvolumens bei Ischämie als auch des zellulären Energiedefizits sowie eine Normalisierung der Autoregulationsfähigkeit der zerebralen Gefäße. Zur Überprüfung der klinischen Wirksamkeit wird eine Testdosis von 1 mval/kg KG in 10 min Tris-Puffer empfohlen. Kann eine wirksame ICP-Senkung erreicht werden, so ist eine kontinuierliche Gabe bis 0,3 mval/kg KG unter Kontrolle des Blut-pH (kritischer Grenzwert: 7,55) und des „base excess" (kritischer Grenzwert: +6) möglich. Eine prophylaktische Tris-Puffergabe ist nicht zu empfehlen. Erfahrungsgemäß tritt eine behandlungslimitierende Alkalose recht rasch auf.

11 Dekompressionskraniektomie

Die Dekompressionskraniektomie stellt nach Ausschöpfung konservativer Therapiemaßnahmen eine Möglichkeit dar, eine therapierefraktäre intrakranielle Drucksteigerung vor der Einklemmung wirksam zu behandeln (Abb. 46-3).

Die Effektivität der intrakraniellen Drucksenkung durch die Vergrößerung des kraniellen Raumes und die Reduktion der Letalität sind belegt, sowohl für das schwere Schädel-Hirn-Trauma als auch für den raumfordernden, ischämischen Infarkt (Versorgungsgebiet der A. cerebri media, im Bereich des Kleinhirns), die intrazerebrale Blutung und die schwere Subarachnoidalblutung mit Hirnödem.

Beim schweren Schädel-Hirn-Trauma besteht eine Indikation bei jüngeren Patienten (bis 40. Lebensjahr), deren primäre Hirnschädigung nicht als fatal (initialer GCS >3) eingeschätzt wird. Kontraindikationen stellen eine primäre Pupillenstörung, der morphologische Hinweis auf einen primären Hirnstammschaden und eine schwere Hypoxie dar.

Sinnvoll scheint eine frühzeitige Durchführung der Kraniektomie nach Ausschöpfung konservativer Therapiemaßnahmen, d.h. vor Eintritt einer transtentoriellen Einklemmung und irreversibler sekundärer ischämischer Hirnschädigung. Gleiches gilt beim raumfordernden Mediainfarkt. Entscheidend sind hier, neben dem Alter, der klinische Befund und die Befundverschlechterung im Verlauf.

Bei Patienten mit einem schweren neurologischen Defizit, d.h. mit Hemiplegie, Kopf- und Blickwendung, kann schon in den ersten Stunden der weitere klinische Verlauf abgeschätzt werden und eine entsprechende Therapie eingeleitet werden. In der Computertomographie läßt sich schon nach 3 h eine Aussage über das Ausmaß der zerebralen Ischämie treffen. Zeichnet sich hier ein kompletter Infarkt des Mediaterritoriums ab – ein v.a. bei jungen Patienten fast regelmäßig letal verlaufendes Krankheitsbild –, so kann über eine operative Entlastung durch eine Kraniektomie über der betroffenen Hemisphäre der klinische Verlauf günstig beeinflußt werden.

In einer 1995 publizierten Untersuchung konnte die Mortalität des kompletten „malignen" Mediainfarktes von über 80% durch Kraniektomie auf 34% gesenkt werden. Durch eine frühzeitige Entlastungsoperation kann die Mortalität weiter gesenkt werden und auch das klinische Outcome nochmals deutlich verbessert werden. Dieses Vorgehen erfordert neben einer speziell ausgerichteten Intensivmedizin engste Kooperation mit neurochirurgischen Zentren.

Die Dekompressionskraniektomie wird uni- oder bilateral mit Duraerweiterungsplastik durchgeführt. Um einen ausreichenden hirndrucksenkenden Effekt zu erreichen, sind eine Ausdehnung nach temporobasal und ein Mindestdurchmesser von mehr als 8 cm erforderlich.

12 Kortikosteroide

Eine hochdosierte, selbst frühzeitig beginnende Kortikosteroidtherapie kann weder wirksam den ICP senken noch die Erholung nach einer traumatischen Hirnschädigung verbessern. Jedoch besteht das Risiko unerwünschter Nebenwirkungen. Hierzu zählen die Verschlechterung der Abwehrlage mit daraus resultierenden Infektionen und Wundheilungsstörungen. Gleichzeitig kann es zum unerwünschten Ansteigen der Blutglukosespiegel kommen. Aufgrund der nicht nachgewiesenen Wirksamkeit kann deswegen die Gabe von Kortikosteroiden weder bei der traumatisch bedingten noch bei der ischämisch bedingten ICP-Erhöhung empfohlen werden.

13 Milde Hypothermie

Hyperthermie beeinflußt die neurologische Erholung nach akuter Hirnschädigung ungünstig. Umgekehrt konnte sowohl durch experimentelle und klinische Untersuchungen nachgewiesen werden, daß eine moderate Hypothermie (32–34 °C) den ICP-Verlauf nach akuter Hirnschädigung (Schädel-Hirn-Trauma, Ischämie, Subarachnoidalblutung) günstig beeinflussen kann. Die Hypothermie wurde in den letzten Jahren verstärkt zur Behandlung von Patienten mit Schädel-Hirn-Traumen und konsekutiv erhöhtem ICP eingesetzt. Erste Studien zur Hypothermiebehandlung bei malignem Mediainfarkt weisen ebenso auf einen positiven Effekt der Therapie hin.

Normalerweise liegt die Körpertemperatur bei 37 °C, auch wenn es Tagesschwankungen um bis zu 1 °C gibt. Die Körperkerntemperatur kann dabei an verschiedenen Stellen gemessen werden, so z.B. tympanisch, im Ösophagus, der Harnblase und auch in der Pulmonalarterie.

Hypothermie wird heute eingeteilt in:

- milde Hypothermie (bis 34 °C),
- moderate Hypothermie (bis 29 °C) und
- tiefe Hypothermie (<28 °C).

Unter Hypothermie wird der zerebrale Metabolismus deutlich abgesenkt. Darüber hinaus senkt Hypothermie auch die Ausschüttung exzitatorischer Aminosäuren, stabilisiert die Blut-Hirn-Schranke und senkt den ICP. Komplikationen tiefer Hypothermie sind v.a. Reizleitungsstörungen, Gerinnungsstörungen und Infektionen. Milde und moderate Hypothermie scheinen dagegen ohne wesentliche Nebenwirkungen durchführbar zu sein.

Erste randomisierte Studien bei Schädel-Hirn-Traumapatienten zeigten einen günstigeren Verlauf für die hypotherm behandelten Patienten. Erstaunlicherweise gibt es kaum Untersuchungen zur Hypothermie nach zerebraler Ischämie. Es konnte jedoch inzwischen bei mittlerweile 30 Patienten mit malignem Mediainfarkt die Mortalität von 80% auf 40% durch moderater Hypothermie (zerebrale Temperaturen von 33 °C) gesenkt werden. Hierbei wurde die Hypothermie über 2–3 Tage aufrechterhalten. Schwerwiegende Nebenwirkungen der Therapie traten dabei nicht auf.

Weitere Untersuchungen zu Art, Ausmaß, Dauer der Hypothermie und eine kritische Analyse der im Rahmen der Intensivtherapie auftretenden Nebenwirkungen sind jedoch zwingend erforderlich, um den Stellenwert dieser aufwendigen Behandlungsmodalität weiter zu untermauern.

Literatur

Arbeitsgemeinschaft Intensivmedizin und Neurotraumatologie der Deutschen Gesellschaft für Neurochirurgie und Wissenschaftlicher Arbeitskreis Neuroanästhesie der Deutschen Gesellschaft für Anästhesiologie und Intensivmedizin (1997) Leitlinien zur Primärversorgung von Patienten mit Schädel-Hirn-Trauma. Notarzt 13:75 ff.

Bullock R, Chesnut RM, Clifton G et al. (1995) Guidelines for the management of severe head injury: A joint initiative of: the American Association of Neurological Surgeons & the Brain Trauma Foundation, New York, pp 1 ff.

Chesnut RM (1996) Treating raised intracranial pressure in head injury. In: Narayan RK, Wilberger JE jr., Povlishock JT (eds) Neurotrauma. McGraw-Hill, New York, pp 445 ff.

Clifton GL, Allen S, Barrodale P et al. (1993) A Phase II study of moderate hypothermia in severe brain injury. J Neurotrauma 10:263–271

Delashaw JB, Broaddus WC, Kassell NF et al. (1990) Treatment of right hemispheric cerebral infarction by hemicraniectomy. Stroke 21:874–881

Dinkel M, Hennes H-J und Wissenschaftlicher Arbeitskreis Neuroanästhesie der DGAI (1998) Empfehlungen zur innerklinischen Akutversorgung des Patienten mit Schädel-Hirn-Trauma. Anästhesiol Intensivmed 7/8 (39):399–412

Maas AIR, Dearden M, Teasdale GM et al. (1997) EBIC-Guidelines for management of severe head injury in adults, on behalf of the European Brain Injury Consortium. Acta Neurochir 139:286 ff.

Marion DW, Penrod LE, Kelsey SF et al. (1997) Treatment of traumatic brain injury with moderate hypothermia. N Engl J Med 336:540–546

Rengachary SS, Batnitzky S, Morantz RA, Arjunan K, Jeffries B (1981) Hemicraniectomy for acute massive cerebral infarction. Neurosurgery 8:321–328

Rieke K, Schwab S, Krieger D et al. (1995) Decompressive surgery in space-occupying hemispheric infarction: Results of an open, prospective trial. Crit Care Med 23:1576–1587

Schwab S, Schwarz S, Spranger M et al. (1998) Moderate hypothermia in the therapy of patients with severe MCA infarction. Stroke 29:2461–2466

Schwab S, Steiner T, Aschoff A, Steiner HH, Jansen O, Hacke W (1998) Early Hemicraniectomy in patients with complete middle cerebral artery infarction. Stroke 29:1888–1893

Kapitel 47
Intensivpflege – Ablauf und Ablauforganisation der Krankenpflege auf einer neurologischen Intensivstation

J. Hemlein, J. Hickey

INHALT

1 Einleitung

Intensivstationen, Intensivpflege und Intensivmedizin gibt es in der Bundesrepublik Deutschland erst seit wenigen Jahrzehnten. Zwar gab es vereinzelt Anfang des 20. Jahrhunderts Bestrebungen, schwer- und schwerstkranke Patienten isoliert und intensiver zu behandeln, die Form einer Intensivstation, ähnlich der heutigen, gibt es jedoch erst seit den 60er Jahren (Stephenson 1993).

Die schnelle Entwicklung der Medizin in den letzten 2 Jahrzehnten und die daraus resultierenden neuen Diagnose- und Therapiemöglichkeiten zogen auch eine Spezialisierung der Intensivstationen nach sich bzw. machten diese erforderlich.

In ihrer heutigen Form sind Intensivstationen in den Kliniken der Maximalversorgung in der Regel hochspezialisierte Behandlungseinheiten. Sowohl personell als auch baulich sind sie für die einzelnen medizinischen Fachrichtungen unterschiedlich ausgerüstet.

Die Begründung für diese Spezialisierung liegt in folgenden Faktoren:
- Gewährleistung einer optimalen Behandlung (medizinisch und pflegerisch),
- Qualitätssicherung auf hohem Niveau,
- Wirtschaftlichkeit und Kostenoptimierung,
- bessere Effizienz durch gezielte Fort- und Weiterbildungen des Personals.

Am Beispiel der neurologischen Intensivstation der Universitätsklinik Heidelberg wird hier die Struktur, das Management, besondere Problematiken und deren Lösungsmöglichkeiten aus der Sicht des Krankenpflegepersonals dargestellt.

2 Aufbauorganisation einer 10-Betten-Intensivstation

Aufbauorganisation hängt von verschiedenen Faktoren ab. Vorhandene bauliche, aber auch personelle Strukturen können sich sowohl positiv als auch negativ auf die Motivation, Teamgeist und somit entsprechend auf die Patientenversorgung auswirken.

2.1 Bauliche Strukturen

Das äußere Bild der Intensivstationen hat sich in den 80er Jahren geändert. Bevorzugte man früher eher fensterlose, große Wachsäle (bis zu 6 Betten) mit künstlichem Neonlicht, so werden heute fast ausnahmslos geräumige, mit Tageslicht und Klimaanlage ausgestattete 1- oder 2-Bett-Zimmer gebaut (Stephenson 1993).

Dieser Wandel der Bauweise, weg von den großen Patientensälen, hin zu kleineren Patienteneinheiten, liegt begründet in:
- hygienischen Richtlinien und Bestimmungen (Reduzierung von Kreuzinfektionen, problemlose Raumreinigung, Isolierungsmöglichkeit),
- einer autarken, individuellen Krankenzone mit direkter Überwachungsmöglichkeit,
- patientenbezogenem Einsatz von Pflegepersonal,
- Streßreduzierung für Patient, Angehörige und Personal,
- einer veränderten Auffassung unseres Menschenbildes (z. B. Wahrung der Intimsphäre).

Die Durchführung der sog. „Anlage nach dem geschlossenen Plan“ (Lawin et al. 1993, S. 33) ist bei Neubauten kein Problem. Bezüglich der oben genannten Punkte sind bei Umbaumaßnahmen in Altbauten oft nur Alternativmöglichkeiten durchführbar. Dies kann eine Qualitätsreduzierung, aber auch

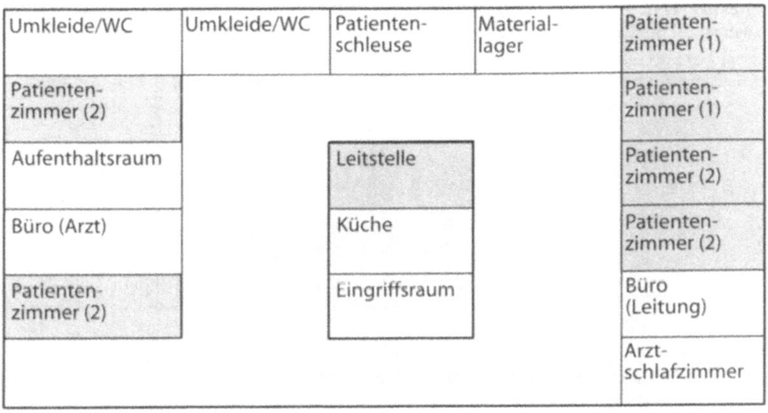

Abb. 47-1. Bauliche Struktur der neurologischen Intensivstation der Universitätsklinik Heidelberg

Konsequenzen in der personellen Struktur (Planstellenberechnung) nach sich ziehen.

Die Neurologische Intensivstation Heidelberg ist eine solche Anlage nach dem geschlossenen Plan. Im „Mittelpunkt" der Station befindet sich die zentrale Leitstelle. Somit ist ein Überblick über die Station jederzeit gegeben.

Die Intensivstation umfaßt vier 2-Bett-Zimmer und zwei 1-Bett-Zimmer und ist mit einer zentralen Monitorüberwachungseinheit ausgerüstet. Die Ausstattung der Patientenplätze ist überall identisch, um Verlegungen von einem ins andere Zimmer aufgrund einer z. B. eintretenden Beatmungspflichtigkeit eines Patienten zu vermeiden. Die Ver- und Entsorgungsräume sind ebenso wie Patientenschleuse, Umkleideräume, Eingriffsraum, Küche, Stationsleitungszimmer, Arztzimmer, Aufenthaltsraum und Toiletten in die Intensivstation integriert (Abb. 47-1).

2.2 Personelle Strukturen

Hinsichtlich der personellen Struktur unterscheiden sich die einzelnen Intensivstationen aufgrund folgender Faktoren oft untereinander:
- Einteilungen in Überwachungs- und Intensivbetten,
- Anzahl der Betten,
- Anzahl der Zimmer,
- Bereitstellung eines Reanimationsteams,
- und anderes mehr

bedingen teilweise große Unterschiede beim Stellenplan der Krankenpflegekräfte.

Die neurologische Intensivstation der Universitätsklinik Heidelberg verfügt bei 10 Betten über 35 Planstellen (inkl. Stationsleitung und 3 stellvertretenden Stationsleitungen). Somit ist eine intensivste Betreuung der Patienten rund um die Uhr gewährleistet (Tabelle 47-1).

Tabelle 47-1. Personelle Verteilung pro Pat.-Zimmer der Neurologischen Intensivstation Heidelberg (*FD* Frühdienst, *SD* Spätdienst, *ND* Nachtdienst, *KP* Krankenpfleger, *KS* Krankenschwester)

1-Bett-Zimmer	*1-Bett-Zimmer*	*2-Bett-Zimmer*	*2-Bett-Zimmer*	*2-Bett-Zimmer*	*2-Bett-Zimmer*
FD – 1 KS/KP	FD – 1 KS/KP	FD – 1 KS/KP	FD – 1 KS/KP	FD – 1 KS/KP	FD – 1 KS/KP
SD – 1 KS/KP	SD – 1 KS/KP	SD – 1 KS/KP	SD – 1 KS/KP	SD – 1 KS/KP	SD – 1 KS/KP
ND – 1 KS/KP	ND – 1 KS/KP	ND – 1 KS/KP	ND – 1 KS/KP	ND – 1 KS/KP	ND – 1 KS/KP
↘	↘	↓	↓	↙	↙

+ FD: 1 KS/KP (Schichtleitung/Organisation)
+ SD: 1 KS/KP (Schichtleitung/Organisation)

Die Einteilung der Zimmerbelegung obliegt der Stationsleitung bzw. den stellvertretenden Stationsleitungen und den Schichtleitungen.

In den Einzelzimmern werden in der Regel Patienten versorgt, die

- als hochinfektiös gelten und isoliert werden müssen,
- aufgrund eines hohen Arbeitsaufwandes (pflegerisch, medizinisch, apparativ) in einem 1:1-Verhältnis (1 Patient:1 Pflegekraft) betreut werden müssen,
- im Rahmen einer Sterbebegleitung eine ruhigere Atmosphäre mit den Angehörigen benötigen.

Die Einteilung des Personals wird zu Beginn jeder Schicht neu besprochen. Hier wird entsprechend der Patientensituation, der fachlichen Kompetenz und der Zusatzausbildung (Fachkraft für Intensivmedizin und Intensivpflege) die Einteilung vorgenommen. Soweit es möglich ist, werden die Patienten über mehrere Tage von denselben Pflegekräften betreut.

Die Stationsleitung sollte bei einer Intensivstation dieser Größenordnung weitestgehend aus der eigentlichen pflegerischen Versorgung der Patienten herausgenommen werden. Ihre Aufgabe liegt in der pflegerischen Fachaufsicht sowie in der Organisation und Administration (Traenapp 1993).

Besprechungen mit der Pflegedienstleitung (wöchentlich), dem Leitungsteam (monatlich), dem Stationsteam (monatlich), den verschiedenen Arbeitsgruppen (bei Bedarf) und den verschiedenen Berufsgruppen (bei Bedarf) gehören zu diesen Tätigkeiten und sind die Basis für eine optimale Patientenbetreuung, Motivierung der Mitarbeiter, Erkennen von Problemen und deren Lösungen.

Die Bildung von Arbeitsgruppen (AG) für spezielle Aufgaben und Arbeitsabläufe ist wichtig für die Einführung, Durchführung und die regelmäßige Kontrolle dieser Prozesse. Solche speziellen Arbeitsgruppen sind z.B.

- AG Mentoren,
- AG Pflegestandard,
- AG Pflegevisite,
- AG Reanimationstraining,
- AG Fort- und Weiterbildung.

Diese Arbeitsgruppen sind für eine kontinuierliche Qualitätserhaltung der Pflege unentbehrlich. Ihre regelmäßige Arbeit an Strukturen, Einarbeitungen neuer Mitarbeiter, Pflegetätigkeiten, Pflegestandards u. a. fördert die Motivation und die Kommunikation untereinander.

3 Ablauforganisation der täglichen und wöchentlichen Arbeitsprozesse

Die Organisation von verschiedenen Abläufen ist besonders in einer Funktionsabteilung, in der jederzeit mit Unterbrechungen durch Komplikationen, Notfällen u. a. gerechnet werden muß, oft sehr schwierig und setzt eine hohes Maß an Flexibilität, Motivation und Entscheidungsfähigkeit voraus.

3.1 Pflege und Überwachung

Arbeitsabläufe für Früh-, Spät- und Nachtdienst sind zeitlich genau definiert und in Pflegestandards (Ablaufstandard) jederzeit ersichtlich. Sie dienen als grobes Raster für die Planung eines Tagesablaufs.

So beginnen die Schichten mit einer kompletten Überprüfung sämtlicher maschinellen Parameter von Spritzenpumpen, Infusionspumpen, Beatmungsgerät, Ernährungspumpe, Hämofiltrationsgerät etc. auf Alarmgrenzen, Druckgrenzen und Einlaufgeschwindigkeiten.

Es schließen sich Messungen und Dokumentation von Kreislaufparametern, Überprüfung der Atemgase, Pupillenkontrolle, Ausscheidung (evtl. Stundenbilanz) u. a. an. Auch die pflegerischen Tätigkeiten wie Ganzwaschung, Mund-, Nasen- und Augenpflege, Bronchialtoilette, Betten und Lagern des Patienten, Mobilisation u. a. sind in diesen Ablaufstandard einbezogen.

Natürlich sollte man dabei nicht stur nach Zeitplan vorgehen und vielleicht einem akutem Problem so keine Beachtung schenken. Dieses grobe Raster kann und muß auch immer auf die einzelnen Bedürfnisse des Patienten abgestimmt werden, und so sind Verschiebungen natürlich jederzeit möglich und notwendig, wenn z. B. die Kreislaufsituation des Patienten die Mobilisation an die Bettkante gerade nicht zuläßt. Das komplette Weglassen von pflegerischen Maßnahmen sollte allerdings mit der Schichtleitung besprochen und dokumentiert werden.

Diese Dokumentationen können wiederum Grundlage für Änderungen im Arbeitsablauf oder in Pflegestandards sein.

3.2 Pflegestandards und Pflegedokumentation

Reformen prägen das Bild der Krankenhäuser von heute. Kostenoptimierung, Leistungstransparenz, Wettbewerbsfähigkeit und Qualitätsverbesserung sind Begriffe, die einschneidende Maßnahmen in der Pflege nach sich ziehen. Aufgrund von Fallpauschalen, Abteilungspflegesätzen, Leistungs- und Kalkulationsaufstellungen, wie sie in der Bundespflegesatzverordnung (BpflV) beschrieben sind, ist es auch für das Pflegepersonal dringend erforderlich, Leistungen in Standardprogrammen transparent werden zu lassen. Mit dieser

Transparenz ist es möglich, das notwendige Personal und die Mittel zur Patientenversorgung zu sichern (Toellner-Bauer 1997).

Diese Transparenz, welche durch Pflegestandards und eine genaue Dokumentation gegeben ist, wird immer mehr von den Krankenkassen und Verwaltungen gefordert, um eine angepaßte Personalbedarfsberechnung zu erstellen.

Die Standardisierung von Pflegetätigkeiten und Arbeitsabläufen und deren Dokumentation haben noch einen anderen großen Vorteil.

Durch die Einführung von Standards können die verschiedensten Möglichkeiten, eine Pflegetätigkeit durchzuführen, vereinheitlicht werden. Durch die Konstanz der Durchführung ist sie auf ihre Effektivität überprüfbar und im Bedarfsfall veränderbar.

Dies ist die Basis für jede wissenschaftliche Untersuchung, die wiederum zur Qualitätssicherung beiträgt.

Möglich ist dies aber nur, wenn die Standards vom Pflegeteam selbst erstellt, akzeptiert, durchgeführt, genauestens dokumentiert und regelmäßig hinterfragt werden.

Wo bleibt hier die individuelle, kreative, ganzheitliche Pflege? Sie ist integriert!

Ein Standard heißt nicht: *stures Einhalten und Durchführen der Pflegetätigkeit;* es muß weiterhin die individuelle Möglichkeit offen bleiben, Standards auf einen Patienten so zu verändern, wie es die Situation gerade verlangt. Diese veränderte, vom Standard abweichende Situation jederzeit zu erkennen, im Pflegeteam zu besprechen (Pflegevisite) und neu zu entscheiden, verlangt vom Krankenpflegepersonal im hohen Maß Fachkompetenz (pflegerisch und medizinisch), eine gute Krankenbeobachtung, Teamfähigkeit, Kritikfähigkeit und Verantwortungsbewußtsein.

So muß permanent mit vielen Standards gearbeitet werden. Abweichungen in Form einer individuellen Anpassung an ein spezielles Problem bei einem Patienten werden entweder kurzfristig mit der Schichtleitung besprochen und festgelegt oder bei der 2mal in der Woche stattfindenden Pflegevisite thematisiert (vgl. Abschn. 3.3).

Komplette Standardüberprüfungen und Standardänderungen werden von der zuständigen Arbeitsgruppe durchgeführt. Nach entsprechender Prüfung von Stationsleitung, Pflegedienstleitung und ggf. dem ärztlichen Personal werden die Standards dem Stationsteam als Dienstanweisung unterbreitet.

3.3 Pflegeplanung und Pflegevisite

Augsten et al. (1997, S. 1044) schreiben:

> *... die ganzheitliche Pflege ist Wunsch und Ziel aller in der Krankenpflege Tätigen. Als ein wichtiger Bestandteil der ganzheitlichen Pflege wird oft die Pflegevisite genannt. In Diskussionen über Pflegeprozeß und Qualitätssicherung wird der Begriff der Pflegevisite daher nicht selten in die Debatte geworfen. Auffallend ist, daß Form und Inhalt der Pflegevisite sehr unter-*

schiedlich definiert werden, entsprechend unterschiedlich wird auch die Durchführung beschrieben.

Selbst der Gesetzgeber und die Berufsverbände geben keine Definition für Pflegevisite vor, so besteht hier ein großer Spielraum für Interpretationen, wie z. B.

- Dienstübergabe am Patientenbett,
- Gespräch Patient/Pflegekraft,
- ein gesetzlich gefordertes Kontrollinstrument der Pflegedienstleitung gegenüber der Pflegekraft,
- Dienstübergabe aller Patienten mit der Pflegedienstleitung (14tägig; Augsten et al. 1997, S. 1044–1045).

Pflegevisite ist eine noch neue Struktur in der Pflege, jedoch ist sie ein Instrument mit vielen Vorteilen gerade auf einer Intensivstation.

Die Form der Pflegevisite auf der neurologischen Intensivstation in Heidelberg entstand aus der Überlegung heraus, verschiedene Zielsetzungen zu verbinden:

- Besprechung von Pflegeproblemen,
- Austausch von „Wissen" untereinander,
- Kontinuität in den Pflegeabläufen,
- Transparenz der Tätigkeiten,
- Zeitersparnis durch genaue Dokumentation,
- Kontrollinstrument für die Pflegeplanung,
- Kontrollinstrument für die Pflegestandards,
- Qualitätsverbesserung und Qualitätssicherung.

Die Umsetzung der genannten Punkte sieht in der Praxis folgendermaßen aus. Anhand der ATL (Aktivitäten des täglichen Lebens) wird von der Pflegekraft im Frühdienst für ihre zuständigen Patienten eine Pflegeplanung erstellt.

Nach der ärztlichen und pflegerischen Übergabe wird eine Pflegevisite von allen anwesenden Pflegenden (Frühdienst und Spätdienst) durchgeführt, soweit es die Situation der Überwachung der Patienten in den Zimmern zuläßt.

Hier werden die Patienten kurz vorgestellt und die durch den Frühdienst ausgearbeiteten Pflegeprobleme aufgezeigt. Viele dieser bestehenden Probleme sind durch Pflegestandards abgedeckt, d.h. das weitere Vorgehen ist bekannt. Pflegeprobleme, welche einer individuellen Lösung bedürfen, werden im Team besprochen und ein gemeinsames Vorgehen festgelegt. Die Dokumentation der ausgearbeiteten Pflegeziele und deren Maßnahmen sind für die nächsten Schichten bindend und werden nach 2–3 Tagen auf ihre Effektivität bei einer erneuten Pflegevisite überprüft. Die Maßnahmen sind aber auch kurzfristiger veränderbar, sollte sich innerhalb der 2–3 Tage das Problem verschärfen oder nicht mehr vorhanden sein (s. Abschn. 3.2).

Momentan werden in der Woche 2 ca. einstündige Pflegevisiten durchgeführt. Früh- und Spätdienst verfügen über eine gemeinsame Überlappungszeit von 2 h, in denen Arztübergabe, pflegerische Übergabe am Patientenbett und Pflegeviste als feste Strukturen etabliert sind. Das angestrebte Ziel ist eine tägliche Pflegevisite aller Patienten mit Beteiligung anderer Berufsgruppen wie z.B. Physiotherapeuten, Ergotherapeuten. Dies ist aus zeitlichen Gründen jedoch noch nicht durchführbar.

Die Einbindung des Patienten selbst in die Pflegevisite ist aufgrund neurologischer Störungen (z.B. Aphasie, komatöser Zustand u.ä.) oder Beatmungspflichtigkeit oft nicht möglich. Hier bleiben nur die Informationen der Angehörigen.

Diese Art von Pflegevisite hat den großen Vorteil, daß unter Einbindung von Pflegedokumentation, Pflegestandards und Pflegeplanung ein umfassender ganzheitlicher Pflegeprozeß entsteht.

Dieser Prozeß beginnt bei der Aufnahme des Patienten. Die Erstellung eines Pflegeanamnesebogens gibt uns erste Aufschlüsse über Lebensgewohnheiten, Vorerkrankungen, Vorlieben und Abneigungen des Patienten, die in der Pflegeplanung berücksichtigt werden. Der Pflegedokumentationsbogen wird täglich neu erstellt, er beinhaltet die Pflegeplanung und die Dokumentation sämtlicher pflegerischer Tätigkeiten, die entweder nach Pflegestandards oder individuell auf den Patienten angepaßt getätigt werden. Die Pflegevisite wirkt hier unterstützend für den pflegerischen Verlauf, welcher mit der Verlegung des Patienten und der Erstellung eines Pflegeverlegungsberichts für das Personal abgeschlossen ist.

3.4 Kommunikation und Vernetzung

Tagtäglich kommunizieren wir auf die verschiedenste Art und Weise und mit den unterschiedlichsten Gesprächspartnern.

Vom Erstgespräch mit dem Patienten und Angehörigen, über Pflege und Therapiegespräche bis hin zu Kurzgesprächen untereinander.

Sämtliche Kommunikationsformen helfen, Daten zu sammeln, sie zu ordnen und entsprechend weiterzuleiten. Ziel ist es, immer eine *qualitativ hochwertige Patientenversorgung* zu gewährleisten.

Jedoch ist Kommunikation nicht einfach, v.a. wenn die unterschiedlichsten Berufsgruppen mit den unterschiedlichsten Interessen, Aufgaben und Stellenwerten zu einem Ziel kommen sollen. Mitunter kann es zu Problemsituationen kommen, wenn dieses Ziel nicht konkret definiert wird.

Im Netzwerk hierarchischer Strukturen ist es für die Pflege unbedingt notwendig, einen ständigen Kontakt zwischen Pflegedienstleitung, Stationsleitung und Stationsteam aufrecht zu halten. So müssen Ziele wie z.B. Einführung der Pflegevisite und basale Stimulation in die Intensivpflege gegenüber anderen Berufsgruppen im Krankenhaus, aber auch der Öffentlichkeit verbreitet und vertreten werden.

Dorfmüller (1988, S. 1–8) schreibt:

... daß Informationsdefizite bei Übergaben sowohl des ärztlichen wie auch des pflegerischen Dienstes zu Komplikationen in der Therapie der Patienten führen können. Kooperationsprobleme zwischen den einzelnen Funktions-

kreisen und innerhalb dieser schüren Konflikte und erhöhen die Belastungsfaktoren.

So sollte man sich nicht scheuen, bestehende Probleme anzusprechen, und sich auch durch professionelle Hilfe in Form von Supervisions- oder Balint-Gruppen bei Bedarf unterstützen zu lassen.

Vernetzung und Kommunikation umfaßt darüber hinaus auch das Benutzen von E-mail, Fax, Datenbanken usw. Gerade der Bereich der Datenbanken und die Vernetzung aller Abteilungen eines Krankenhauses untereinander, bzw. die Vernetzung der Krankenhäuser weltweit über Internet, macht es möglich, um ein vielfaches schneller auf Informationen zuzugreifen.

4 Rolle des Krankenpflegepersonals in einem interdisziplinären Team

Laubach (1986, zit. nach Dorfmüller III-2.1, S. 4) erwähnt als Erwartungen an die Tätigkeiten auf einer Intensivstation v.a. „intensive Patientenpflege mit einem Kontakt zu dem Patienten, Sammlung von Erfahrungen in Notfallmedizin, Möglichkeit zu selbständigem Arbeiten sowie Umgang mit Schwerkranken und insgesamt abwechslungsreiche Tätigkeit."

Schara (1990, zit. nach Dorfmüller III-2.1, S. 4) schreibt, daß „in der Intensivtherapie ungleich stärker als in allen anderen medizinischen Disziplinen die eigentliche Therapie, nämlich deren Durchführung, auf die Ebenen der Pflegekraft verlagert wird. Der Arzt ist dagegen mehr überlegend und anordnend tätig."

Nimmt man zu den genannten Gruppen (Pflegekräfte, Patienten, Angehörige, Ärzte) noch alle anderen Berufsgruppen hinzu, welche auf einer Intensivstation zumindest zeitweise tätig sind (Physiotherapeuten, Sozialpädagogen, Psychologen, Ergotherapeuten, medizinisch-technische-Assistenten, Versorgungsassistenten, Reinigungspersonal, Seelsorger verschiedener Konfessionen u.a.), so wird sehr schnell deutlich, welche zusätzlichen Aufgaben und Belastungen das Krankenpflegepersonal durch die fast ständige Anwesenheit im Patientenzimmer übernehmen muß. Sie sind für die Organisation des Tagesablaufes der Patienten verantwortlich. So müssen

- anstehende Untersuchungen (z.B. Erhebung des neurologischen Status, Thoraxröntgenkontrolle, CT-Kontrolle, evozierte Potentiale u.a.),
- pflegerische Tätigkeiten,
- therapeutische Maßnahmen und geplante Eingriffe,
- Reinigungsarbeiten,
- Besuch der Angehörigen,
- und vieles andere mehr

zeitlich, mit einem Minimum an zusätzlichem oder gar unnötigem Arbeitsaufwand und dem daraus resultierenden Streß für Patient und Personal, aufeinander abgestimmt werden.

Die Krankenschwestern und Krankenpfleger haben die zentrale Rolle im gesamten Team einer Intensivstation. Nicht nur die Organisation, auch die

Informationsweitergabe an die entsprechenden Berufsgruppen sowie der enge Kontakt zu Patient und Angehörigen machen diesen Beruf abwechslungsreich, aber auch in hohem Maße belastend.

Eine klare Abgrenzung der anfallenden Aufgaben und der zu tragenden Verantwortung ist nur schwer möglich, da in diesem kaum entwirrbaren Netzwerk von Beziehungen die Grenzen fließend sind.

5 Aus- und Weiterbildung

Das Krankenpflegeexamen ist Grundvoraussetzung, um auf einer Intensivstation arbeiten zu können. Die Fachweiterbildung für Intensivmedizin und Intensivpflege und der Stationsleitungskurs ist für Leitungskräfte erforderlich.

Anzustreben ist die Fachweiterbildung für Intensivmedizin und Intensivpflege für jede Krankenpflegeperson, die auf der Intensivstation tätig ist.

Der Mentorenkurs ist eine Zusatzausbildung für die Anleitung und Einarbeitung neuer Mitarbeiter. Sie sollte von mehreren Mitarbeitern absolviert worden sein, um eine Kontinuität für Einarbeitungskonzepte auf der Station zu gewährleisten.

Zusätzlich stehen den Mitarbeitern der Station Bücher, Videobänder, Fachzeitschriften und Datenbanken zur Verfügung.

Es werden einmal wöchentlich interne Fortbildungen auf der Station angeboten. Des weiteren besteht die Möglichkeit, an den Fortbildungen der Universitätsklinik Heidelberg teilzunehmen (innerbetriebliche Fortbildung, IBF). Für anfallende Kosten bei Kongreßbesuchen steht ein eigenes Budget zur Verfügung.

6 Ausblick

Intensivpflege ist nicht statisch, sie ist ein Prozeß, in welchem immer neue Wege aktiv entwickelt und beschritten werden, man aber auch auf Veränderung von außen reagiert.

Mit die wichtigste Voraussetzung für eine optimale Patientenversorgung auf einer Intensivstation ist und bleibt ein hochqualifiziertes, ausgeglichenes Pflegeteam, das Veränderungen offen gegenübersteht, sie kritisch betrachtet und die positiven Aspekte für sich nutzbar macht und umsetzt.

Instrumente wie Pflegeplanung, Pflegevisite, Pflegestandards sind wichtige und im Alltag nicht mehr wegzudenkende Prozesse. Sie müssen angewandt werden, um einerseits die Pflegetätigkeiten transparent zu machen und andererseits neue Pflegeansätze, wie basale Stimulation, Musiktherapie u. a., in die Intensivpflege zu integrieren und umzusetzen.

Larsen (1987) bezeichnet im Vorwort seines Standardwerkes zur Intensivmedizin „das Pflegepersonal von Intensivstationen und Operationssälen als die Berufsgruppe im Krankenhaus, die wahrscheinlich den höchsten Anforderungen an Können, Kompetenz, Leistung und Einsatzbereitschaft ausgesetzt ist.“

Gerade diese hohen Anforderungen lassen uns oft genug das *Menschsein* gegenüber uns und den Patienten vergessen. Erdrückt von der im Vordergrund stehenden Apperatemedizin ist es wichtig, daß wir uns immer wieder an ethische und humane Grundsätze erinnern und entsprechend handeln.

Literatur

Augsten M, Kloster W, Knipfer E, Selent K (1997) Theorie und Praxis der Pflegevisite. Schwester Pfleger 12:1044–1048

Bassed CC (1993) Applying a model af quality assurance in intensiv care. Intensive Crit Care Nursing 9/3:177–182

Daly BJ, Phelps C, Rudy EB (1991) A nurse managed special care unit. J Nursing Admin 21/7–8:31–38

Dorfmüller M (1993) Zusammenarbeit zwischen Pflegepersonal, Ärzten und anderen Berufsgruppen auf der Intensivstation. In: Neander KD, Meyer G, Friesacher H (Hrsg) Handbuch der Intensivmedizin. Mayer, Augsburg (III-2.1, S 1–8)

Juchli L (1983) Krankenpflege. Thieme, Stuttgart, S 306–318

Larsen R (1987) Anästhesie und Intensivmedizin für Schwestern und Pfleger. Springer, Berlin Heidelberg New York Tokio

Laubach W (1986) Subjektive und objektive Belastung der Pflegekräfte in der Intensivmedizin. Verlag der Ferberschen Universitätsbuchhandlung, Giessen

Laubach W, Klapp BF, Scheer JW (1988) Behandlungsbeziehungen und Behandlungsroutinen im intensivmedizinischen Behandlungsfeld. Medizinsoziologie 2:168–183

Lawin P (1994) Entwicklung und Bedeutung der Intensivmedizin. In: Lawin P (Hrsg) Praxis der Intensivbehandlung. Thieme, Stuttgart, S 2–13

Lawin P, Opderbeck HW (1994) Organisation der Intensivmedizin. In: Lawin P (Hrsg) Praxis der Intensivbehandlung. Thieme, Stuttgart, S 15–57

Schara J (1990) Intensivmedizin, Partnerschaftliche Aufgabe für Pflegekräfte und Ärzte. Schwester Pfleger 29:430–434

Shortell SM, Rousseau DM, Gillies RR, Devers KJ, Simons TL (1991) Organizational assessment in intensiv care units (ICUs). Med Care 29/8:709–726

Ski Lower J, Ganz B (1994) Organizing nursing care in a neurocritical care unit. In: Hacke W, Hanley DF, Einhäupl KM, Diringer MN, Bleck T (eds) Neurocritical care. Springer, Berlin Heidelberg New York Tokio, S 190–202

Stephenson E (1993) Ethische Aspekte aus pflegerischer Sicht. In: Neander KD, Meyer G, Friesacher H (Hrsg) Handbuch der Intensivmedizin. Mayer, Augsburg (II-2.2, S 1–19)

Toellner-Bauer U (1997) Standards in der Intensivpflege. Fischer, Stuttgart

Traenapp H (1993) Pflegeplanung und Dokumentation mit Darstellung eines Pflegehandbuches. In: Neander KD, Meyer G, Friesacher H (Hrsg) Handbuch der Intensivmedizin. Mayer, Augsburg (III-5.1.1, S 1–14)

Kapitel 48
Rehabilitation

F.P. Tiecks, B. Wendtland, F. von Rosen

INHALT

1 Einleitung

Die Rehabilitationswissenschaft ist eine junge Disziplin, die universitär kaum vertreten wird. Der sozioökonomische Stellenwert der Rehabilitation hingegen ist bei stetig verbesserter Akutversorgung und steigendem Lebensalter hoch.

Prinzipien rehabilitativer Verfahren sind die *Restitution* als komplette oder partielle Wiederherstellung eines gestörten Leistungskomplexes, die *Kompensation* als Ersatzstrategie einer verbliebenen Restfunktion oder die *Adaptation* als Anpassung der Umwelt an die Behinderung.

2 Neurobiologische Grundlagen

Den neurobiologischen Hintergrund der rehabilitativen Therapie bilden Konzepte der neuronalen Reorganisation durch Lernen auch beim ausgereiften zentralen Nervensystem („Neuroplastizität", Übersicht in Dobkin 1996).

Motorische Funktionen sind zentral mehrfach repräsentiert, und gestörte Funktionen können von nichtaffizierten Arealen durch funktionelle und strukturelle Umorganisation unter bestimmten, noch nicht endgültig erkannten Bedingungen übernommen werden:

Funktionelle Bildgebungsverfahren und magnetenzephalographische Befunde sprechen beispielsweise bei einseitiger ZNS-Affektion in bestimmten Hirnarealen (z.B. Capsula interna *ohne* Beteiligung der Corona radiata) für eine kompensatorische Aktivierung über *ipsilaterale* kortikospinale Bahnen.

Besondere Plastizität besitzen die sekundär-motorischen Hirnrindengebiete wie der supplementär-motorische Kortex (SMA) und der prämotorische Kortex. So konnte nachgewiesen werden, daß nach Läsionen im primären Motorkortex SMA-Neurone aktiviert werden, die vor der Läsion durch die Automatisierung von Bewegungsabläufen („Überlernen") stillgelegt waren.

Ein weiterer Mechanismus der neuronalen Plastizität ist das Aussprossen von Axonen mit Neubildung synaptischer Kontaktstellen. Läsionsexperimente zeigten im Tierversuch den direkten Zusammenhang zwischen strukturell-funktionellen Veränderungen bewegungsrelevanter Areale und motorischer Übungsbehandlung.

Auch für kognitive Prozesse ist der experimentelle Nachweis der neuronalen Plastizität durch Läsion bzw. Stimulation erfolgt, so daß für die Behandlung des sensomotorisch-kognitiv affizierten Patienten ein multiprofessioneller Therapieansatz mit ausreichend hoher Stimulationsfrequenz und -dauer auch theoretisch sinnvoll erscheint.

3 Neurologische Rehabilitation

In der kurativen Medizin werden fast ausschließlich *Organdiagnosen* gestellt und behandelt, während sich die rehabilitative Medizin mit *Funktionsdiagnosen* beschäftigt. Die Auswirkungen einer akuten neurologischen Erkrankung werden durch die Art der Primärschädigung und durch die im neuropsychiatrischen Status beschriebenen Funktionseinschränkungen nur unzureichend erfaßt, da aus ihnen sehr variable Folgen im persönlichen, familiären und sozialen Bereich resultieren.

Die WHO hat mit der *ICIDH-Klassifikation* (International Classification of Impairments, Disabilities and Handicaps) eine wissenschaftliche Grundlage für das Verständnis von Störungen der Gesundheit geschaffen. In einem mehrdimensionalen linearen Ansatz werden die Folgen gesundheitlicher Störungen beschrieben (Übersicht bei Dobkin 1996).

Die Dimension des Körpers und der intrinsischen Systeme beschreibt – wie in der kurativen Medizin gewohnt – die organbezogene Primärschädigung: *Impairment* (z.B. eine spastische Hemiparese links mit multimodalem Neglect zur betroffenen Seite sowie Aufmerksamkeits- und Planungsstörung nach rechtshemisphärischem Insult).

Die Dimension des Menschen als selbständiges Wesen wird im Aktivitätskonzept erfaßt:

Aktivität. Beeinträchtigungen auf dieser Ebene resultieren in einer Fähigkeitsstörung (früher: Disability) und bedingen das funktionelle Ausmaß der Primärschädigung etwa in den täglichen Aktivitäten (im obigen Beispiel u.a.: Unfähigkeit zu gehen und sich im Raum zu orientieren, fehlende Einsetzbarkeit des Armes, verminderte Wahrnehmung nichtsprachlicher Signale).

Die Dimension des Menschen als handelndes Subjekt in Gesellschaft und Umwelt folgt dem Partizipationskonzept:

Partizipation (früher: Handicap). Folgen einer Erkrankung resultieren in Beeinträchtigungen des psychosozialen Kontextes (in obigem Beispiel etwa: Arbeitsplatzverlust, Führerscheinentzug, finanzielle und familiäre Probleme). ICIDH-2 klassifiziert parallel, so daß obige Dimensionen auch einzeln angewendet werden können.

Neurologische Rehabilitation unterscheidet sich grundlegend von anderen Disziplinen wie kardiale oder orthopädische Rehabilitation, da meist nicht nur eine Funktionsstörung, sondern bei schweren zerebralen Affektionen auch eine Störung der Wesensidentität resultiert. Dies erfordert ein interdisziplinär-interaktives, zielorientiertes Arbeiten am Patienten.

Das Rehabilitationsteam besteht im Kern aus Neurologen, Neuropsychologen, Physiotherapeuten, Ergotherapeuten, Logopäden bzw. Neurolinguisten, Sozialarbeitern und Pflegekräften. Das Team kann um Berufsgruppen wie Musik- und Gestaltungstherapeuten, Orthopädiemechaniker, Medizinpädagogen, Diätassistenten, Sportlehrer mit Zusatzausbildung Rehabilitationssport, Motologen, Motopäden und Berufstherapeuten wie Berufsschullehrer oder qualifizierte Berufsangehörige erweitert werden.

Aufgabe des Teams ist u.a. die therapiebegleitende Erfassung des Rehabilitanden auf *allen* oben beschriebenen WHO-Ebenen. Verschiedene Meßinstrumente stehen hierfür zur Verfügung (s. Kap. 8).

Anhand von Therapiezielen wird ein Rehabilitationsplan erstellt, der permanent evaluiert und ggf. neu definiert wird. Erforderlich sind engmaschige Teambesprechungen und Teamarbeit mit flachen Hierarchien und berufsübergreifender Versorgungskultur – *„lean management"*. Neurologische Rehabilitation wird bei gesicherter häuslicher Versorgung zunehmend *wohnortnah* ambulant bzw. teilstationär durchgeführt. Dies ermöglicht die in vieler Hinsicht vorteilhafte Einbeziehung des häuslichen und beruflichen sozialen Umfeldes.

In der Praxis hat sich die Einteilung der neurologischen Rehabilitation in folgende Stadien bewährt:

- *Frührehabilitation*,
- *postakute Rehabilitation*,
- *Spätrehabilitation*.

Dabei versteht man unter Frührehabilitation die Behandlung eines bewußtseinsgestörten Patienten mit eingeschränkter Kooperationsfähigkeit, hohem pflegerischem Aufwand und Notwendigkeit einer pflegerischen und rehabilitativen Einzelbetreuung. Frührehabilitation bezieht sich somit *nicht auf die Zeit* nach einem Ereignis, sondern auf die Schwere des Krankheitsbildes bei ausreichendem Rehabilitationspotential.

Bei verbessertem klinischem Status folgt die *postakute Rehabilitation*. Der direkte Übergang eines Akutpatienten in die postakute Rehabilitation ist somit unter Auslassung der Frührehabilitation bei entsprechender Klinik (auch ohne vorherigen Krankenhausaufenthalt) möglich.

Die *Spätrehabilitation* bezieht sich auf zurückliegende Akutereignisse oder diagnostisch ältere Erkrankungen. Sie wird notwendig zur rehabilitativen Zustandserhaltung oder -verbesserung auch Jahre nach Auftreten der Affektion bzw. einer chronisch-progredienten Erkrankung.

3.1 Frührehabilitation

Die im Rahmen intensivpflichtiger neurologischer Erkrankungen erworbenen Schäden von ZNS und peripherem Nervensystem erfordern wie oben dargestellt eine umfassende, dem individuellen Schädigungsmuster angepaßte, *multimodale* rehabilitative Therapie. Idealerweise sollte ein derartiger Therapieansatz unmittelbar nach der vitalen Stabilisierung und abgeschlossenen operativen Erstversorgung (Übersicht 48-1) *noch auf der Intensivstation* eingeleitet und entsprechend der zunehmenden Aufnahmefähigkeit und Belastbarkeit des Patienten kontinuierlich ausgebaut werden.

Der weitgehend akzeptierten Notwendigkeit entsprechender Frührehabilitationsprogramme und den oft eindrucksvollen Ergebnissen der praktischen Arbeit steht allerdings derzeit noch ein erhebliches Theorie- und Evidenzdefizit bezüglich der anzuwendenden Methoden und ihrer vorhersehbaren Lei-

Übersicht 48-1. Kriterien für den Verlegungszeitpunkt in die neurologische Frührehabilitation (mit vorhandener Intensivstation)

- Erkennbares oder absehbares neurologisches Defizit
- *Prämorbider* Zustand, der Rehabilitationspotential prinzipiell erwarten läßt (z. B. keine schwere Demenz, schwerste nichttherapierbare Herzinsuffizienz, rasch progrediente maligne Erkrankungen etc.)
- Abgeschlossene Diagnostik potentiell betroffener Organsysteme (z. B. Wirbelsäule, Skelett, hirnzuführende Gefäße, Thorax- und Abdominalorgane)
- Abgeschlossene neurochirurgische Primärversorgung
- Bei Polytrauma: abgeschlossene operative Primärversorgung aller betroffenen Regionen
- Hirndruck stabil/bzw. konservativ beherrschbar (Verlegung ggf. noch mit intraventrikulärer Drucksonde, bei epiduralen Druckmessungen, intraparenchymatösen O_2-Messungen je nach Fabrikat Probleme der Kompatibilität und Eichung)
- Ausreichend stabilisierte Vitalfunktionen (z. B. im Verlauf konstante oder sich verbessernde Beatmungsparameter, Katecholamindosen, Sepsisparameter etc.)
- Falls Dauerbeatmung bereits absehbar, nach Anlage einer Tracheotomie
- Prinzipiell *möglichst frühzeitiger* Therapiebeginn!

stungsfähigkeit (gegenüber der Spontanremission) im Einzelfall gegenüber. Dies liegt u. a. in der Komplexität der Krankheitsbilder und Schädigungsmuster, sowie im zeitlichen Einsatz der unterschiedlichen Therapieverfahren begründet und macht die Zahl der zu berücksichtigenden Variablen oft unüberschaubar.

Im folgenden sollen daher zunächst die Ziele der Frührehabilitation vorgestellt werden, um innerhalb dieser wesentliche Einzelaspekte zu beleuchten.

3.1.1 Vorrangige Ziele der Frührehabilitation

- Vermeidung sekundärer Schäden,
- Aktivierung, Förderung der Eigen- und Fremdwahrnehmung sowie Reorientierungshilfe über unterschiedliche Sinnesmodalitäten,
- Evaluierung der Probleme und Ressourcen des Patienten unter funktionellen Aspekten,
- Erstellung, Durchführung und Evaluation eines auf die Probleme und Möglichkeiten abgestimmten individuellen Therapieplanes,
- Entscheidung über *mittelfristig* erforderliche Hilfsmittel,
- Versuch der prognostischen Einordnung.

3.1.2 Vermeidung sekundärer Schäden

Etliche der im folgenden aufgeführten Themen spielen auch in der primären Intensivtherapie eine Rolle und sind bereits in anderen Kapiteln abgehandelt worden. Unter den Bedingungen einer zunehmenden Aktivierung und Mobilisierung des Patienten erfahren sie in der Frührehabilitation jedoch eine besondere Gewichtung, so daß uns eine kurze Übersicht insbesondere zur Antizipation zu erwartender Komplikationen für die Praxis wesentlich erscheint.

3.1.2.1 Sekundäre Hirnschädigung

Die primäre Hirnschädigung ist bei vielen ZNS-Prozessen (z. B. Schädel-Hirn-Trauma oder intrazerebralen Blutungen) nicht oder nur mit Einschränkungen innerhalb eines kurzzeitigen „therapeutischen Fensters" (z. B. Fibrinolyse und neuroprotektive Therapie beim ischämischen Insult) durch medizinische Maßnahmen beeinflußbar. Dagegen kann es auch noch Tage nach Krankheitsbeginn zu einer prognostisch oft entscheidenden sekundären Hirnschädigung kommen.

Zur Pathophysiologie des *Hirnödems* mit sekundärerer mechanischer und/oder ischämisch-zytotoxischer Neuronenschädigung als gemeinsamer Endstrecke wesentlicher ZNS-Prozesse wird in Kap. 13 ausführlich Stellung genommen: Zu beachten ist, daß auch nach Abschluß der Akutversorgung durchaus noch *kritische Hirndruckwerte* erreicht werden können.

Typische Situationen sind Lageveränderungen, längerdauernde Hustenattacken, Absaugen, Defäkationsversuche bei Obstipation, Erregungszustände, *Fieber* oder epileptische Anfälle, die eine konsequente Vorbeugung oder ggf. eine rasche symptomatische Therapie erfordern. Andererseits können bei Mobilisierung auch gefährliche Abfälle des systemischen arteriellen Blutdrucks und damit bei häufig noch eingeschränkter Autoregulationsfähigkeit des Hirns wesentliche *Erniedrigungen des zerebralen Perfusionsdruckes* auftreten. Dies erfordert ein entsprechendes Monitoring, gerade auch im Rahmen von Physiotherapie und Mobilisierung. Besonders gefährdet sind sedierte oder kardial vorgeschädigte Patienten und solche mit erheblicher Orthostasereaktion bei Sympathikusblockade oder autonomer Mitbeteiligung (z. B. zervikale Läsionen, Guillain-Barré-Syndrom).

Häufige weitere Ursachen sekundärer Hirnschäden auch während der Rehabilitation sind *Liquorzirkulationsstörungen* mit Ausbildung von Hydrozephalus oder Hygromen, *sekundäre Einblutungen* (z. B. in ischämische Infarkte), *ZNS-Infektionen* (bei Duradefekt, Fremdkörpern oder operativer Kontamination), *Vasospasmen* (nicht nur nach spontaner oder traumatischer SAB) und *rezidivierende Embolien* von Thromben oder infektiösem Material aus nicht erkannten oder nicht sanierten Quellen (Herz, Aorta, Halsgefäßdissektionen, Bronchiektasen). Seltener kann es auch postakut zu sekundären *Vaskulitiden* oder *Sinusvenenthrombosen* kommen. Ein generalisierter Status epilepticus (auch non-konvulsiv) führt ebenfalls bei nicht ausreichender Therapie zu weiterer Hirnschädigung.

Ein entsprechendes klinisches Monitoring und diagnostisches Arsenal (Kreislauf-, Temperatur- und Hirndruckmonitoring, kraniale Bildgebung, Doppler mit TCD, EEG, evozierte Potentiale, klinisches und Liquorlabor) mit ständiger Verfügbarkeit bildet somit eine Voraussetzung zur Erkennung von Komplikationen und erfolgreichen Frührehabilitation.

3.1.2.2 Kontrakturen, Fehlhaltungen und Spastik

Mit der gezielten Vorbeugung und Behandlung dieser Folgeschäden wird häufig erst relativ spät in den Rehabilitationskliniken begonnen, teils weil sich die entsprechenden Symptome erst mit unterschiedlicher Latenz zur primären Schädigung stärker ausbilden (z. B. nach spinalen Läsionen häufig nach ca. 3 Wochen), teils weil in den Akutabteilungen das ärztliche Wissen oder die Aufmerksamkeit für dieses Thema fehlen. Grundsätzlich ist eine passive Bewegung möglichst aller Gelenke bereits in der Akutphase sinnvoll und bis auf wenige Ausnahmen (druckkontrollierte Beatmung in Bauchlage, Immobilisierung durch chirurgisch-orthopädisches Repositionsmaterial) auch durchführbar, solange der Patient der gewünschten Bewegungsrichtung nicht durch eine dauernde oder intermittierende Tonuserhöhung teils unüberwindbare Widerstände entgegensetzt und somit eine zunehmend stärker fixierte Körperposition im Bereich betroffener Gelenke einnimmt.

Unter anderem aufgrund einer Disinhibition spinaler oder subkortikaler motorischer Neuronengruppen entstehen dabei je nach Läsionsort typische, tonisch fixierte oder spastische Muster. *Spastik* ist ihrer Definition nach eine motorische Störung mit geschwindigkeitsabhängiger Tonuserhöhung im Muskel („tonic stretch reflex") und gesteigerten Muskeleigenreflexen.

Klinisch kann dies im Einzelfall durchaus erwünscht sein (Erhalt der Muskeltrophik, Vorbeugung von Osteoporose, Hilfe beim Triggern der Blasenentleerung oder Einleitung von Massenbewegungen, „Stütze" beim Gehen). Eine überschießende Spastik dagegen ist funktionell störend und erschöpfend. Im schlimmsten Fall bilden sich langfristig schmerzhafte Kontrakturen aus, die wiederum die Spastik durch vermehrte ungünstige sensible Afferenzen im Sinne eines Circulus vitiosus verstärken. Bei spinalen Läsionen kommt es häufiger zu Flexoren- und/oder Adduktorenspasmen der unteren Extremität und entsprechenden Fehlhaltungen.

Bei zerebral geschädigten Patienten finden sich dagegen häufig Haltungen mit vermehrter Extension im Bereich der unteren Extremität (u. a. „Spitzfuß") und vermehrter Flexion im Bereich der oberen Extremität, wie sie experimentell durch mesenzephale Reizung auslösbar sind. Typisch sind auch eine relativ stärkere Ausprägung der Tonuserhöhung an der oberen Extremität mit Betonung der Schulterabduktion, Ellbogenflexion und Handpronation sowie Fingerflexion. Insbesondere bei rechtshemisphärisch geschädigten Patienten bildet sich im Verlauf nicht selten eine durch den Neglect begünstigte hängende Armhaltung mit Außenrotations- und Abduktionsdefizit aus, die mit Subluxation im Schultergelenk und Traumatisierung der Kapsel einhergeht und schließlich zu dystrophischen Veränderungen der abhängigen Extremität führen kann („Schulter-Hand-Syndrom").

Wichtig bei der Behandlung der Spastik ist es, zunächst für eine Minimierung störender afferenter Reize aus den Körperregionen unterhalb der Läsion zu sorgen (Schmerzen u. a. durch unerkannte Frakturen, Weichteilverletzungen, Kontrakturen, Hautläsionen oder -irritation, Harnwegsinfekte, Obstipation) sowie schwere physische und psychische Stressoren zu eliminieren.

Danach stehen zur Therapie der Spastik und hierdurch bedingter Kontrakturen neben einer physiologisch günstigen Lagerung und Physiotherapie (z. B. nach dem Bobath-Konzept) eine Reihe von funktionellen, pharmakologischen, und mechanischen sowie als Ultima ratio auch operativen Möglichkeiten zur Verfügung (Tabelle 48-1; Übersichten bei Katz 1988 und Bell 1998). Diese haben zunächst zum Ziel, einer immer weniger reversiblen ligamentär und später knöchern fixierten Fehlstellung vorzubeugen. Insbesondere serielle Kunststoffgipse mit graduierter Winkelveränderung in die gewünschte Bewegungsrichtung, aber auch verstellbare individuell angepaßte Orthesen, evtl. in Kombination mit Botulinumtoxininjektionen in betroffene Muskeln, gewinnen dabei in letzter Zeit zunehmende Beachtung.

Auch wenn im Zuge der späteren Restitution und Reorganisation motorischer Leistungen nicht immer eine funktionell verwertbare selektive Beweglichkeit schwer betroffener Extremitäten erreichbar ist, können doch hiermit zumindest teils grotesk anmutende, schmerzhafte und die Lagerung behindernde Kontrakturen vermieden werden. Gelegentlich kann durch eine ausreichende Unterdrückung überschießender Spastik durchaus auch ein funktioneller Gewinn mit Erlangung willkürlicher Funktion erzielt werden.

Auch Fehlstellungen aufgrund paresebedingter schlaffer Muskelschwäche müssen ggf. frühzeitig orthetisch versorgt werden (z. B. Peronäusschiene), um sekundären ligamentären Schädigungen vorzubeugen.

Beim Syndrom der schmerzhaften Schulter sind neben korrekter Lagerung und physikalischer Therapie insbesondere antiphlogistische Medikamente (z. B. Diclofenac 2mal 50 mg + Magenschutz), in schweren Fällen auch Steroide (z. B. 32 mg Methyl-Prednisolon/Tag für 2 Wochen, dann über 2 weitere-Wochen ausschleichen) von belegtem Nutzen.

3.1.2.3 Katabolismus

Ein wesentliches Ziel bei der Vermeidung sekundärer Komplikationen ist es, den Folgen von Immobilität und kataboler Stoffwechsellage, insbesondere Muskelatrophie, Adynamie und Osteoporose, zu begegnen. Das Thema Ernährung wird in Kap. 41 dieses Buches behandelt, so daß hier nur kurz einige praktische Gesichtspunkte gestreift werden.

Bei nicht tief sedierten Patienten besteht in der Frühphase akuter neurologischer Erkrankungen (z. B. Schädel-Hirn-Trauma) oft eine ausgeprägte Postaggressionsstoffwechselsituation mit erhöhtem Metabolismus, Proteinabbau, Hyperglykämie und Freisetzung von Entzündungsmediatoren, wobei der kalorische Tagesbedarf in der Regel deutlich erhöht ist, individuell aber – auch

Tabelle 48-1. Therapie von Spastik und Kontrakturen

Therapieverfahren	*Wirkprinzip*	*Indikation*	*Nebenwirkungen*	*Praktische Anwendung*	*Wirksamkeit*
Funktionelle Verfahren					
Physiotherapie	Modulierung afferenter und efferenter Impulse	Jeder nicht mobilisierte Patient	Eventuell Kreislaufbelastung, Orthostase, Hirndruck, mechanische Verletzungen	Verschiedene Konzepte (u. a. Bobath, Vojta etc.)	Überlegenheit einzelner Verfahren nicht durch kontrollierte Studien gesichert
Gips- und Schienenversorgung	Afferente Modulation, Tonusverminderung durch Dehnung, Elastizitätsänderung in Muskel und Sehnen	Prophylaxe, Ausgleich von Kontrakturen	Mechanische Läsion, Muskelatrophie	Vorzugsweise Anwendung von abnehmbaren Kunststoffgipsschienen, serielle Winkeländerungen	Physiologische und klinische Wirksamkeit in offenen Studien belegt, wenige kontrollierte Studien
Kryotherapie/ Lokalanästhesie	Verminderung der nervalen Leitfähigkeit	Eventuell adjuvant zur Physiotherapie	Eventuell lokale Verletzung	Eispackungen	Gesicherte Effekte auf verschiedene Muskelparameter
Neuromuskuläre Elektrostimulation	Modulation der Afferenz, Hemmung des antagonistischen Muskels	Eventuell adjuvant zur Physiotherapie z. B. Unterstützung der Fußdorsiflektion	Eventuell Muskelschwäche, bei zu hoher Reizstärke Spasmen und Tonuserhöhung	Reizung an peripheren Nerven oder im Muskelbereich, sehr unterschiedliche Verfahren, Reizfrequenz meist 5–50 Hz 2mal/Tag für 20 min bis 3 h	Kontrollierte Studien zeigen Effekte, die längerfristig über die Reizdauer hinausgehen, bisher kein etabliertes Standardvorgehen mit gesicherten anatomischen oder technischen Parametern
Spinale Elektrostimulation	Präsynaptische Hemmung, Wirkungen insbesondere anhand des H-Reflexes belegt	Am ehesten bei inkompletten spinalen Läsionen	Infektionsgefahr	???	Experimentelle und klinische Daten belegen multiple Effekte, kein standardisiertes Vorgehen

Systemische Pharmakagabe					
Baclofen (Lioresal)	Präsynaptische GABA-B-vermittelte Inhibition der Ausschüttung erregender Neurotransmitter (u. a. monosynaptisch)	Überschießende Spastik großer Muskelgruppen, insbesondere spinale Spastik	Muskelschwäche, Müdigkeit, Mundtrockenheit, gastrointest. Störungen, Schwindel; **cave:** epileptische Anfälle bei schnellem Absetzen, Reboundeffekte	Einschleichend Tagesdosen von 15–80 (bis 120) mg/Tag in 2–3 Dosen, Kombination z. B. mit Tizanidin möglich	Gesicherte Effekte auf verschiedene Neurotransmitter, monosynaptische Reflexbogen, und Klinik. (Besserung bei ca. 75% der Patienten), Referenzsubstanz
Tizanidin (Sirdalud)	α_2-Rezeptor-Agonist, Wirkung u. a. auf spinale Interneurone (überwiegend polysynaptische Reflexe)	Überschießende Spastik großer Muskelgruppen, insbesondere komplexe Mitbewegungen	Müdigkeit (relativ stark), Muskelschwäche, Mundtrockenheit, Bradykardie, Hypotonie	Einschleichend Tagesdosen von 6–35 mg/Tag in 2–3 Dosen Kombination z. B. mit Baclofen möglich	Eventuell bei zerebrovaskulären Patienen wirksamer als Baclofen Besserung bei ca. 75% der Patienten, relativ ausgeprägtere Müdigkeit
Diazepam (und andere Benzodiazepine, z. B. Tetrazepam)	GABA-A-vermittelte prä- und postsynaptische Hemmung ubiquitär im ZNS	Schwere Spastik in der Akutphase, Sedierung, Schmerzkontrolle	Müdigkeit (ausgeprägt), Muskelschwäche, Atemdepression, Toleranzentwicklung, Abhängigkeit erzeugend	Tagesdosen nach Wirkung von 6 bis >60 mg/Tag in 2–3 Dosen	Langfristig weniger geeignet
Dantrolen (Dantamacrin)	Verminderung des Membranpotentials der Ca^{2+}-Kanäle am Muskel	Schwere Spastik (klinisch nicht entscheidende Muskelschwäche)	Muskelschwäche (stark), Müdigkeit, Diarrhö, Hepatotoxizität	Einschleichend Tagesdosen von 50–200 mg/Tag in 2–4 Dosen	Etwa 30% gute bis mittelgradige Besserung
Memantine (Akatinol Memantine)	NMDA-Antagonismus, Verstärkung glycinerger Renshaw-Hemmung	Schwere Spastik	Schwindel, Unruhe/Übererregtheit, Müdigkeit, epileptische Anfälle; **cave:** keine Kombination mit Amantadin	Einschleichend Tagesdosen von 10–60 mg/Tag in 3 Dosen	In kleineren Studien Überlegenheit/Gleichheit gegenüber Baclofen
Tolperison (Mydocalm)	Blockade von Na^{+}-Kanälen zentral (mono- und polysynaptisch) und peripher	Schwere Spastik, schmerzhafte Muskelverspannungen	Muskelschwäche, gastrointest. Störungen	Einschleichend Tagesdosen von 150–450 mg/Tag in 3 Dosen	In einer Studie Überlegenheit gegenüber Baclofen

Tabelle 48-1 (Fortsetzung)

Therapieverfahren	*Wirkprinzip*	*Indikation*	*Nebenwirkungen*	*Praktische Anwendung*	*Wirksamkeit*
Intrathekale Pharmakotherapie					
Baclofen (Lioresal)	Siehe oben	Systemisch nicht beherrschbare Spastik, unerträgliche Nebenwirkungen systemischer Gabe	Siehe oben, jedoch meist günstigeres Verhältnis Wirkung/Nebenwirkung, evtl. Toleranzentwicklung, Infektionsgefahr	Probatorisch Einzelgaben um 50 µg, danach via Pumpe (*spezialisierte Zentren*) ca. 30–800 µg/Tag	Gesicherte *hochgradige* Effekte auf schwere Spastik
Morphin	Verschiedene Opiatrezeptoren	Schmerzen, Spastik als sekundäres Symptom	Toleranzentwicklung, Müdigkeit		Gesicherte (Neben)-wirkung auf Blasenfunktion und Spastik
Lokale Pharmakotherapie					
Botulinumtoxin (Botox, Dysport)	Irreversible Blockade der neuromuskulären Übertragung am Acetylcholintransportprotein (Wirkende durch Aussprossen neuer Axonterminale)	Umschriebene Probleme (z. B. Daumenopposition, Beugespastik einer Hand)	Lokal vorübergehende Paresen bei hohen Dosen, evtl. systemische Wirkungen (Akkomodation, Schluckakt, Atmung), Antikörperbildung	EMG-gesteuerte Muskelinfiltration, Dosis je nach Muskel und Präparat unterschiedlich, Wiederholung ggf. nach ca. 3 Monaten	Zur Zeit (1998) klinische Studien (Spastik ist noch keine zugelassene Indikation)
Phenolinjektion	Unselektive Zerstörung betroffener nervaler Strukturen (Einzelnerv, Wurzel, Myelon) mit verminderter Afferenz	Umschriebene Probleme, sonst therapierefraktär; Ultima ratio	Irreversible lokale Läsion, Dysästhesien, Kausalgien, spinal: Blasenstörung, Impotenz	Eventuell nach probatorischer Injektion eines Lokalanästhetikums Infiltration mit 2–6% Phenollösung	Belegte, teils vorübergehende Wirkung
Neurochirurgische Verfahren					
Rhizotomie, Myelotomie	Störung von Afferenz oder spinaler Weiterverarbeitung	Ultima ratio	Operationsrisiko, zentrale Schmerzsyndrome, Paresen, Wiederkehr der Spastik	Läsionen von – Hinterwurzel, – Hinterwurzeleingangsbereich (DREZ), – Verbindung Vorder-/Hinterhorn	Belegte Wirkung, DREZ umstritten

Orthopädische Operationsverfahren					
Sehnen-/Muskel-durchtrennung, -verlagerung, -verlängerung	Ausgleich muskulärer Imbalancen	Bei/zur Prophylaxe von Kontrakturen, gezielte lokale funktionelle Verbesserungen	Operationsrisiko, Statik-/Balanceprobleme	Beispiele: – Adduktortenotomie, – Achillessehnenverlängerung, – Trizepsverlängerung, – M.-tib.-ant.-Verlagerung (SPLATT, „split anterior tibial transfer")	Belegte Wirkung

hinsichtlich der Zeitdauer bis zur relativen Normalisierung – erheblichen Schwankungen unterliegt. Wir halten deshalb inbesondere im Übergang von der Akutphase zur Frührehabilitation eine individuell angepaßte Ernährungstherapie nach Messung des *kalorischen Grundumsatzes* und der *Stickstoffausscheidung im Urin* für essentiell, um einen vermehrten Proteinverlust einerseits und eine vermehrte Harnstoffbelastung andererseits zu verhindern.

Sobald eine beginnende gastrointestinale Motilität erkennbar ist, sollte forciert eine graduierte *enterale* Ernährung, evtl. nach Anlage einer perkutanen Gastrostomie mit oder ohne duodenalen Schenkel (s. unten), angestrebt werden. Dies führt zu weniger Infektionen (u. a. durch zentrale Katheter) sowie physiologischerer gastrointestinaler Funktion und Insulinstimulation mit einer geringeren Rate hyperglykämischer Situationen. Bei nicht ausreichender enteraler Zufuhr ist jedoch eine angepaßte parenterale Substitution unabdingbar.

Das *Osteoporoserisiko* bei hochgradig immobilisierten Patienten, insbesondere mit schlaffen Paresen und/oder prädisponierenden Medikamenten (u. a. Kortikoide, Antiepileptika, Heparin) ist nicht nur auf die sonst vorherrschende Hochrisikogruppe der postmenopausalen Frauen beschränkt, sondern kann im Einzelfall zu einem massiven, schnellen Knochenabbau im Sinne einer High-turnover-Osteoporose führen.

Regelmäßige Physiotherapie mit Einwirkung der Schwerkraft auf gefährdete Knochen ist hilfreich, in der Postakutphase jedoch nicht im wohl erforderlichen (stundenlangen) Umfang durchführbar. Im Zweifelsfall sind daher osteodensitometrische Verfahren und entsprechende pharmakologische Behandlung (z. B. Vitamin D_3 oder Fluoride plus Kalzium, am wirksamsten evtl. Bisphosphonate plus Kalzium; Pearson et al. 1997) ratsam, auch wenn gesicherte Studien zum klinischen Effekt der Bisphosphonate bei dieser Patientenpopulation noch weitgehend ausstehen.

3.1.2.4 Aspiration

Hauptursachen von Aspirationen in der Postakutphase sind (zu) frühzeitige Extubation bei noch vigilanzgeminderten Patienten und primär nicht erkannte Schluckstörungen mit noch insuffizienten oder fehlenden Schutzreflexen (stumme Aspiration). Beispielsweise weisen bis zu 50% aller Patienten mit akutem Schlaganfall initial eine Schluckstörung auf, bis über 30% entwickeln eine Bronchopneumonie. Chronische Hypersekretion, Reizungen durch wiederholtes Absaugen und nasogastrale Sonden können auch bei Patienten ohne strukurelle Läsion von Schlucksteuerung und -apparat zu einer pharyngolaryngealen Sensibilitätsminderung mit Aspirationsgefahr führen. Eine Flachlagerung des Oberkörpers, die zur Erleichterung der Pflege und Tonusregulation häufig sinnvoll sein mag, kann dabei u. a. im Rahmen einer Speiseregurgitation die Aspirationsgefahr weiter erhöhen.

Ein individuelles engmaschig kontrolliertes Weaning vom Beatmungsgerät (s. Kap. 45), eine frühzeitige klinische und instrumentelle Schluckdiagnostik und -therapie mit Anpassung der oralen Nahrungszufuhr hinsichtlich Konsistenz, Menge und Zeitpunkt sowie als Ultima ratio die Anlage einer vorübergehenden Tracheotomie mit geblockter Kanüle können die Rate an Aspirationen und damit verbundenen Komplikationen deutlich senken (s. auch Abschn. 3.1.4).

3.1.2.5 Thromboseprophylaxe

Die Prävention tiefer Beinvenenthrombosen und Lungenembolien *aller immobilisierten Patienten* mittels Low-dose-Heparin oder seinen Abkömmlingen ist hinreichend durch Studien abgesichert und wird auch einhellig empfohlen (Gresham et al. 1997) sowie fast überall durchgeführt. Bei hochgradigen schlaffen Paresen (z.B. Critical-ill-Neuropathie, Guillain-Barré-Syndrom) ist bei fehlenden Kontraindikationen eine höher dosierte, PTT-wirksame Heparintherapie durchaus erwägenswert und wird in etlichen Zentren erfolgreich durchgeführt. Kontrollierte Studien hierzu existieren jedoch bisher nicht. Wichtig sind dabei regelmäßige Thrombozytenkontrollen zur Entdeckung einer frühestens nach einer Woche auftretenden heparininduzierten Thrombopenie mit erheblicher Thrombosegefahr und Thrombozytenverbrauch (HIT II).

3.1.2.6 Mechanische Verletzungen

Mechanische Verletzungen spielen in der Postakutphase schwerer neurologischer Erkrankungen eine nicht unerhebliche Rolle.

Im intensivmedizinischen Rahmen besteht zunächst insbesondere die Gefahr von Hautverletzungen (u.a. durch nasalen Tubus, nasogastrale Sonden, Dekubitus, bei psychomotorisch unruhigen Patienten auch durch Selbstverletzung), die durch entsprechende Pflege und ausreichende Sedierung gemindert werden können. Bei drohenden Kiefer- und Gebißschäden von Patienten mit Trismus oder enthemmter Hirnstammfunktion (z.B. Mittelhirnsyndrom, apallisches Syndrom) müssen frühzeitig durch den Zahnarzt/Kieferorthopäden Beißschienen zum Schutz angepaßt werden.

Mit zunehmender Aktivität und Mobilisierung rückt die Sturzgefahr in den Vordergrund. Etwa 25% aller Schlaganfallspatienten stürzen mindestens einmal während einer Rehabilitation. Gefährdet sind insbesondere Patienten mit bilateralen oder multiplen zerebralen Läsionen sowie räumlichen Wahrnehmungs- und Körperschemastörungen. Inkontinenz, Gangunsicherheit und starke Einschränkungen in den Alltagsaktivitäten lassen bereits intuitiv ein durch Studien belegtes besonders hohes Sturzrisiko erwarten. Männer allgemein und Patienten, die einer Therapie mit Sedativa, Antidepressiva oder Diuretika bedürfen, sind ebenfalls vermehrt von Stürzen bedroht. Trotz entsprechender Skalen, die das Sturzrisiko vorherzusagen versuchen, hilft letztlich nur eine gute Betreuung, Beübung und Überwachung der Patienten sowie eine Anpassung der Umgebung (**cave:** Stufen, Teppiche, Hindernisse, glatter Boden etc.).

Bei besonders gefährdeten Patienten, z. B. mit Antikoagulation, Knochenlücken nach Entlastungskraniotomie oder noch nicht stabilen Frakturen, müssen zudem passive Schutzmaßnahmen (Helme, Polsterungen, als Ultima ratio Rückhaltegurte oder andere unterbringungsähnliche Maßnahmen) erwogen werden. In der Praxis wird sich mit zunehmendem Abstand von der Maximalversorgung der Intensivstation die Therapie immer mehr im Spannungsfeld zwischen Aktivierung, Mobilisierung und Alltagsvorbereitung einerseits sowie Sicherheit andererseits bewegen, was Stürze weiterhin nie völlig verhindern wird.

Erhebliche Verletzungen können bei *epileptischen Anfällen* entstehen, die sich häufig im Rahmen der Rehabilitation, z. B. nach Ausschleichen der Sedierung, erstmalig manifestieren. Auch hier gilt es, eine erhöhte Anfallsbereitschaft möglichst anhand der klinischen Situation und des EEG bereits zu antizipieren. So haben beispielsweise Patienten mit offenen Schädel-Hirn-Traumen (Impressionsfrakturen!), frontalen Läsionen mit Einblutungen und insbesondere penetrierenden Hirnverletzungen ein deutlich erhöhtes Risiko, auch noch nach Wochen epileptische Anfälle zu erleiden. Besondere Vorsicht gilt in diesem Zusammenhang z. B. einer Wasserexposition (z. B. Bewegungsbad etc.).

3.1.2.7 Psychische Folgen

Psychische Probleme begleiten den Rehabilitationsprozeß eines nicht unerheblichen Anteils aller Patienten und können limitierend für den Therapieerfolg sein. In der Initialphase finden sich bei 20–30% der Patienten delirante Syndrome (s. auch Kap. 32) mit fluktuierender Bewußtseinsstörung, phasenhafter Vigilanzminderung und psychomotorischer Unruhe sowie Desorientierung und situativen Verkennungen.

Neben der neurologischen Grunderkrankung wird z. B. postoperativ u. a. die Kombination von Streß, postoperativem Schmerz, Schlafstörungen, Blutverlust, Fieber, Infektionen, Elektrolytschwankungen und Medikamenten mit der Entwicklung eines Delirs in Zusammenhang gebracht. Allgemeine prädisponierende Faktoren sind hohes oder kindliches Lebensalter, zerebrale Vorschädigung, metabolische Störungen (Diabetes, Alkoholkrankheit, Mangelernährung) und Beeinträchtigung sensorischer Modalitäten (z. B. Blindheit). Die Therapie besteht v. a. in der möglichst raschen Ausschaltung behandelbarer Ursachen (z. B. sekundäre Hirnschädigung, Kreislaufstörung, u. a. anticholinerge Medikation etc.).

Unabhängig von der Ätiologie kann ein Delir jedoch auch durch intensive menschliche Zuwendung (evtl. unter Anwesenheit eines Angehörigen) und die Gestaltung der Umgebung günstig beeinflußt werden. Dabei ist es schwer, den Mittelweg zwischen Reizdeprivation der in ihren Sinnesmodalitäten oft eingeschränkten Patienten und Reizüberflutung („24-h-Betrieb" einer Intensivstation) zu finden. Ein weitgehender Verzicht auf Rückhaltegurte kann ebenfalls hilfreich sein. Medikamentös empfiehlt sich die bedarfsadaptierte Gabe von stärkeren Neuroleptika (Haloperidol, bei Parkinson-Patienten Clozapin), was allerdings sonst die Rehabilitation eher erschwert (s. unten) und die Anfallsschwelle senkt (Shapiro et al. 1995). Bei nicht ausreichender Sedierung oder starker Angst kann Lorazepam oder ein anderes Benzodiazepin zusätzlich verabreicht werden.

Affektlabilität, Panikstörungen und Depressionen werden in der Postakutphase häufig (z. B. „post-stroke-Depression" bei 25–79% aller Schlaganfälle) beobachtet. Ihre Abgrenzung anhand der üblichen operationalisierten Diagnoseinstrumente wie ICD 10 oder DSM IV ist dabei aufgrund des Vorhandenseins zahlreicher „somatischer" Kriterien (z. B. Antriebsarmut, Energielosigkeit, Schlafstörungen, vegetative Symptome etc.) im Rahmen der Grunderkrankung nicht unproblematisch.

Eine weitergehende Ausführung würde den Rahmen dieses Kapitels sprengen, zumal sich hier noch keine allgemein akzeptierten Einteilungen (z. B. anhand der Lokalisation zerebraler Läsionen) oder Vorgehensweisen abzeichnen. Dennoch sollten faßbare psychische Symptome und Entitäten nicht nur als „reaktive" Prozesse bei der intrapsychischen Verarbeitung der jeweiligen Erkrankung bagatellisiert werden, zumal sie häufig gut auf eine pharmakologische (z. B. mit trizyklischen Antidepressiva oder SSRI) oder psychotherapeutisch orientierte Behandlung ansprechen (Gordon u. Hibbard 1997).

3.1.3 Aktivierung, Förderung der Eigen- und Fremdwahrnehmung sowie Reorientierungshilfe über unterschiedliche Sinnesmodalitäten

Ziel der Frührehabilitation ist es, den zumeist hochgradig immobilen, hilflosen und oft bewußtseinsgetrübten Patienten möglichst schnell in die Lage zu versetzen, einen zunehmenden Grad an Orientierung und Selbständigkeit zu erreichen.

Multimodal reizinduzierte EEG-Veränderungen (u. a. auch evozierte Potentiale) in Schlaf und Koma belegen klar, daß viele auch scheinbar teilnahmslose bzw. komatöse Patienten offensichtlich u. a. akustische (z. B. vertraute Stimmen oder Musikstücke), taktile (Streicheln, Körperkontakt, passives Durchbewegen) und visuelle (Helligkeitsänderungen, Photos, vertraute Gesichter) Reize bis zu einem unterschiedlichen Grad der Bewußtseinsnähe verarbeiten. Es scheint also durchaus sinnvoll zu sein, auch schon beim äußerlich wenig oder areaktiven Patienten eine multimodale Therapie zu beginnen, um eine Weiterverarbeitung der dargebotenen Reize zu fördern.

Darauf basierend findet gerade beim hochgradig bewußtseinsgetrübten Patienten das Konzept der basalen Stimulation (Bienstein u. Fröhlich 1991) seine Anwendung, bei dem der Patient möglichst weitgehend in die Abläufe seiner Pflege miteinbezogen wird, anstatt rein passiv versorgt zu werden.

Entsprechend kann im Rahmen verschiedener Therapien ein Versuch erfolgen, dem Patienten über seine unterschiedlichen Sinnesmodalitäten wieder ein Wissen über den eigenen Körper und die Umgebung zu vermitteln. Um die Neugier des Patienten zu fördern, werden taktil unangenehme (z. B. punktuelle, oberflächlich streifende, abgehackte) Reize möglichst vermieden und statt dessen ruhige, flächige, mit konstantem Druck ausgeübte Berührungsreize, z. B. ritualisierte zentral am Körperstamm ansetzende Initialberührungen, ausgeführt. Der Patient wird ferner bei allen pflegerischen Verrichtungen angesprochen und z. B. bei der Körperreinigung mit der eigenen Hand und übergestülptem Waschlappen zu den eigenen Körperregionen geführt, um eine erste Integration in die eigene Pflege zu erreichen.

Andere Autoren stellen bei der Interaktion zwischen Pflege und Patient z. B. beim Lagern oder den Transfers kinästhetische Aspekte in den Vordergrund, wobei im Wechselspiel von stabilen und instabilen Bewegungsebenen günstige (z. B. parallele oder spiralige Bewegungsmuster) eingeübt und unterstützt werden. Soweit möglich sollten auch Angehörige, die besonders intensive und vertraute Stimuli bieten, in den Patientenalltag einbezogen werden.

Selbst schwerst bettlägrige Patienten können darüber hinaus unter entsprechendem Monitoring in der Physiotherapie, z. B. im Stehbrett bzw. im Stand zwischen 2 Therapeuten, die Schwerkraft oder die veränderte Körperposition in der Vertikalen über Propriorezeptoren, aber auch vestibuläre, taktile und visuelle Sinneseindrücke wieder neu erfahren und dabei Stellreflexe und vegetative Anpassungsreaktionen zusammen mit ihrem Bewegungsapparat trainieren.

Die optimale Darreichungsform, Intensität, Frequenz und Zeitwahl derartiger Stimulationsversuche sind jedoch ebensowenig ausreichend belegt wie Subgruppen von Patienten, die besonders von entsprechenden Programmen profitieren. Versuche, EEG-getriggert optimale Zeitfenster für die Therapie zu gewinnen, befinden sich noch im Experimentierstadium.

Das Fehlen großer klinischer Studien kennzeichnet auch die Versuche der pharmakologischen Stimulation, für die verschiedene Substanzen (Tabelle 48-2) in Betracht gezogen werden. Als Belege für deren Wirksamkeit liegen jedoch meist nur tierexperimentelle, kasuistische oder auf wenige Parameter beschränkte Daten vor, so daß die Indikationen zur Therapie nur sehr grob gefaßt werden können. Am vielversprechendsten erscheinen dabei insgesamt die Amphetaminabkömmlinge, die über eine zentrale Katecholaminwirkung bei nachgewiesener metabolischer Hirnaktivierung möglicherweise eine strukturelle neuronale Reorganisation (Neuroplastizität) fördern oder eine funktionelle Unterdrückung (Diaschisis) vom Läsionsort abhängiger Strukturen überwinden helfen bzw. normalerweise nicht genutzte Schaltkreise „demaskieren“.

Im Tierversuch nachgewiesen sind u. a. eine Vergrößerung sensibler rezeptiver Felder unter Amphetaminen sowie eine wiederhergestellte hemisphärische Aktivierung nach fokaler Ischämie, aber auch vermehrte Synapsenherstellung und neuronale Aussprossung. Auch beim Menschen konnten durch Amphetamingabe über die Medikamenteneinnahme hinaus bleibende motorische Verbesserungen erzielt werden. Dabei scheint ein gleichzeitiges Einüben der gestörten Funktion während der Pharmakotherapie erforderlich oder hilfreich zu sein (Walker-Batson et al. 1995).

Die Anwendung von Amphetaminabkömmlingen ist allerdings durch Nebenwirkungen (Blutdruckerhöhung, Steigerung der Anfallsbereitschaft, evtl. Toleranzentwicklung) und Betäubungsmittelpflichtigkeit limitiert. Zudem bleibt es fraglich, ob analog zum Tierversuch motorische Leistungen auch über

Tabelle 48-2. Möglicherweise aktivierende Substanzen

Substanz	*Wirkprinzip*	*Indikation*	*Nebenwirkungen*	*Dosierung (Beispiele)*	*Wirksamkeit*
Amphetamin-abkömmlinge	Erhöhte zentrale Katecholamin-Wirkung	Vigilanzminderung, Antriebsarmut, Verlangsamung, motorische Defizite	Adrenerg, Epileptische Anfälle, psychotische Reaktionen	Methamphetamin 10 mg/Tag, Methylphenidat 10–60 mg/Tag (Ritalin)	Im Tierversuch sehr gut dokumentiert, mehrere Studien am Menschen, z. T. randomisiert, einfach blind
Amantadin	NMDA-Antagonismus	Vigilanzminderung, Antriebsarmut, Energielosigkeit	Agitation, Verwirrtheit, Orthostase, psychotische Reaktionen, epileptische Anfälle	Amantadin 100–300 mg/Tag (PK Merz)	Zahlreiche Kasuistiken, kleine Studien
Trizyklische Antidepressiva	Noradrenerge Wiederaufnahmehemmung	Vigilanzminderung, Antriebsarmut, Energielosigkeit, Negativismus	Anticholinerg, (?) Verschlechterung motorischer Leistungen	Desipramin 75–150 mg/Tag (Pertofran), Imipramin 75–150 mg/Tag (Anafranil)	Kasuistiken
Andere Antidepressiva	Unter anderem *selektive* Serotonin- (plus Noradrenalin-)aufnahmehemmung (sog. SSRI bzw. SSNRI)	Vigilanzminderung, Antriebsarmut, Energielosigkeit, Affektlabilität	Übelkeit, Agitation, Blutungsneigung, selten: epileptische Anfälle, Blutdruckerhöhung	Paroxetin 10–30 mg/Tag (Seroxat) = SSRI, Venlafaxin 75–225 mg/Tag (Trevilor) = SSNRI	Kasuistiken
Dopaminergika	Überwiegend D2-Agonismus	Antriebsarmut, Neglect	Übelkeit, Verwirrtheit, epileptische Anfälle, psychotische Reaktionen	Bromocriptin 5–30 mg/Tag (Pravidel)	Kasuistiken
Sogenannte Nootropika	Unterschiedlich: z. B. – Kalziumantagonisten, – Cholinergika, – (?) Glukoseutilisation, – (?) Durchblutung	???, Antriebsarmut, kognitive Störungen	Unterschiedlich, je nach Substanzgruppe	Zum Beispiel: – Nimodipin 90 mg/Tag, – Piracetam 2400 mg/Tag, – Nicergolin 30 mg/Tag	Kasuistiken

Übersicht 48-2. Rehaerschwerende Substanzen

- Neuroleptika (u. a. Haloperidol)
- Benzodiazepine
- Andere Sedativa (u. a. Barbiturate)
- Zentrale α_2-Agonisten (u. a. Clonidin)
- α_1-Blocker (u. a. Phenoxybenzamin, Prazosin)
- Phenyloin

die aktuelle Gabe hinaus verbessert werden und ob Aufmerksamkeitsdefizite über diejenigen Teilbereiche hinaus verbessert werden, in denen lediglich die kognitive Verarbeitungsgeschwindigkeit der begrenzende Faktor ist.

Eine gewisse Übereinstimmung besteht hinsichtlich einiger Substanzen, die dem Rehabilitationsprozeß (nach Beendigung der perakuten Phase, in der z. B. GABAerge Substanzen evtl. neuroprotektiv sind) grundsätzlich eher abträglich sind (Goldstein 1995). Diese sollten nur nach sorgfältiger Nutzenabwägung mangels besserer Alternativen eingesetzt werden (Übersicht 48-2). Bei trizyklischen Antidepressiva ist die Datenlage hinsichtlich psychischer und motorischer Effekte teils widersprüchlich.

3.1.4 Evaluation der Probleme und Ressourcen des Patienten unter funktionellen Aspekten

In der Akutphase steht in der Regel eine an der Pathophysiologie und Pathoanatomie orientierte Diagnostik und Therapie im Vordergrund, deren Ziel es ist, den Schaden zu begrenzen und vitale Funktionen soweit erforderlich zu stützen oder zu ersetzen (Atmung, Kreislaufregulation, Ernährung, Ausscheidung). Nach hinreichender Stabilisierung und zumeist nicht mehr floridem Krankheitsprozeß rücken dagegen weitere *funktionelle* Aspekte in den Vordergrund (mehrdimensionaler WHO-Ansatz; s. oben).

Somit ist es im Hinblick auf eine optimale Förderung des Patienten entscheidend, zunächst die bestehenden Funktionseinschränkungen möglichst klar zu erfassen, aber auch die Fähigkeiten des Patienten zu evaluieren, um Ansatzpunkte für die Therapie zu gewinnen.

Quantitative Skalen für wichtige funktionelle Teilbereiche erlauben dabei eine gewisse Vergleichbarkeit und Verlaufskontrolle. Für die Prognoseforschung sind sie unentbehrlich (s. Kap. 8). Bei schwer bewußtseinsgetrübten Patienten findet zur Beurteilung von Wachheit und Reagibilität neben der Glasgow-Coma-Skala auch die Komaremissionsskala breite Anwendung. Daneben existiert je nach Kooperationsfähigkeit eine Vielzahl von Tests für motorische (z. B. Rivermead Motor Assessment, Motricity Index, Motor Club Assessment), sprachliche (z. B. Aachener Aphasietest) und neuropsychologische (multiple Tests für die Teilbereiche Aufmerksamkeit, Konzentration, Wahrnehmung, Gedächtnis, Orientierung, Planen und Problemlösen) Leistungen. (Übersicht bei Masur 1995).

Einen groben Überblick über die funktionellen Gesamtleistungen von Patienten geben globale ADL-Skalen („activities of daily living") wie der (erweiterte) Barthel-Index oder die FIM-Skala (Functional Independance Measurement).

Klinisch wichtig erscheinen bereits in der *Frühphase* neben der Vigilanzeinschätzung und einer groben motorischen Beurteilung eine ausreichende *Schluckdiagnostik* (für eine Zusammenfassung s. auch Bartolome et al. 1993) sowie eine Evaluation der *Kommunikationsfähigkeit*. Die *klinische Schluckdiagnostik* erfordert neben der Einschätzung der initial oft limitierenden basalen kognitiven Leistungen (u.a. Vigilanz, Antrieb, Aufmerksamkeit) und etwaiger Enthemmungszeichen (Schnauz- und Beißreflex, orales Greifen, Kau-, Schmatz- und Saugautomatismen) eine Erfassung von Ausfällen der hauptsächlich beteiligten Hirnnerven (V, VII, IX, X, XII), die bei unterschiedlichen Nahrungskonsistenzen (flüssig, breiig, fest) in ihrem Zusammenspiel in den einzelnen Phasen des Schluckaktes beurteilt werden. In der willkürlich beeinflußbaren *oralen* Phase sind u.a. Störungen der Boluskontrolle, verminderte Schluckfrequenz, das Vorhandensein eines Speichelsees oder oraler Retentionen, ein abgeschwächter Würgreflex und ein Speichelfluß aus dem Mund Hinweise für Schluckstörungen.

Während der reflektorisch gesteuerten *pharyngealen und ösophagealen* Phasen werden insbesondere der willkürliche und reflektorische Hustreflex, die Larynxelevation und - soweit möglich - die Stimmqualität beurteilt. Bei Tracheostomaträgern kann bei entblockter Kanüle ein feuchtes Tracheostoma auf eine Aspiration (s. oben) hindeuten. Im Rahmen des *Methylenblautests* wird Nahrung mit Lebensmittelfarbe versetzt und geschluckt. Ein späteres Absaugen bläulichen Sekretes aus der Trachea beweist die stattgehabte Aspiration, während ein negativer Test die Aspiration nicht sicher ausschließt. Im Zweifel müssen daher oft weitere technische Untersuchungen (Laryngoskopie, Röntgenkinematographie) durchgeführt werden bzw. bis zu deren Durchführbarkeit entsprechende Schutzmaßnahmen bei der Ernährung erfolgen (z.B. parenterale Ernährung, Magensonde, PEG, Ernährung mit bestimmten Konsistenzen, soweit möglich bestimmte Schlucktechniken).

Zur Einschätzung der *Kommunikationsfähigkeit* müssen mögliche rezeptive (Seh-, Hör-, Sensibilitäts-, Wahrnehmungs- und Auffassungsstörungen, Neglect) und expressive (Okulomotorikstörung einschließlich beidseitiger Ptosis, andere Hirnnervenausfälle, Hypomimie, Aphasie, Apraxie, Paresen der Extremitäten) Beeinträchtigungen erkannt und evtl. durch Zusatzuntersuchungen belegt werden. Aus den so erkannten individuellen Einschränkungen und Möglichkeiten bieten sich dann Zugangswege für die Therapie.

3.1.5 Erstellen, Durchführung und Evaluation eines auf die Probleme und Möglichkeiten abgestimmten individuellen Therapieplans

Die Therapie muß den Patienten möglichst maximal fördern, ohne ihn zu überfordern. Deshalb ist es erforderlich, die Therapiebemühungen innerhalb eines multidisziplinären Teams zu koordinieren. Zunächst müssen Therapieschwerpunkte und realistische Nahziele abgesteckt werden. Dabei ist zunächst insbesondere die physische und psychische Belastbarkeit des Patienten zu berücksichtigen, die u.a. vom Allgemein- und Bewußtseinszustand, vom Alter und der Grunderkrankung, aber auch einer Vielzahl von Begleitumständen (u.a. Medikation, Infektionen, Wunden, Schmerz, Motivation) abhängt, so daß u.E. der individuelle zeitliche Therapieumfang hier nicht sinnvoll quantifiziert werden kann. Oft werden Zeichen der respiratorischen, kardialen oder vegetativen Belastung ein Ende der Therapie bzw. eine Verminderung der Intensität erzwingen.

Häufig steht bei Intensivpatienten zunächst das *Weaning* von der Beatmung (s. Kap. 45) im Vordergrund, bei dem unabhängig von der gewählten Respiratormethode eine engmaschige (personalaufwendige) Überwachung wichtiger allgemeiner Atemparameter (Atemfrequenz, inspiratorischer Druck, Blutgasanalyse), bei erschwertem Weaning aber auch eine spezifischere Diagnostik (Lungenfunktionsmessung, Polysomnographie, Zwerchfell-EMG) erforderlich ist. Trotz maschineller Beatmung können zusätzlich meist *physiotherapeutische* Verfahren weit über die passive Beübung mit Durchbewegen hinaus durchgeführt werden (s. auch Aktivierung).

Eine Besprechung der unterschiedlichen physiotherapeutischen Ansätze (z.B. PNF und weitere Verfahren nach Bobath, Vojta, Perfetti, Affolter) würde den Rahmen dieses Kapitels sprengen, so daß bei fehlendem gesichertem Nachweis der Überlegenheit einzelner Methoden zur Übersicht auf die einschlägigen Fachbücher verwiesen wird (z.B. Hüter-Becker et al. 1998; Davies 1995; Butler 1995; Buck et al. 1993).

Ergo-, Sprach- und Schlucktherapieverfahren werden ebenso wie *neuropsychologische Verfahren* frühestmöglich in den Therapieplan eingeführt, sobald geeignete Ansatzpunkte erkennbar werden. Typische Anwendungen im Frührehabereich sind Kommunikationstraining, Einübung des Umgangs mit Hilfsmitteln oder Gespräche zur Krankheitsbewältigung bzw. bereits syndrom- oder zielorientierte neuropsychologische Testung. Sie können im Einzelfall bereits im Frühstadium bei noch intubierten/tracheotomierten, aber bereits kooperationsfähigen Patienten, z.B. mit schweren peripheren oder bulbären Störungen, Therapieschwerpunkte bilden.

Später wird das Angebot häufig noch durch eine breite Palette weiterer Therapeuten und anderer spezialisierter Mitarbeiter (s. oben) ergänzt.

Wichtig ist wiederum, daß anhand der erzielten Fortschritte in den einzelnen Bereichen eine laufende Rückkopplung und Anpassung von Therapieintensität und -zielen in Absprache aller Beteiligten erfolgt.

3.1.6 Entscheidung über mittelfristig erforderliche Hilfsmittel

Hilfsmittel spielen in der Rehabilitation eine erhebliche Rolle, wobei oft nur ein vorübergehender Einsatz zur Vermeidung sekundärer Schäden oder optimalen Förderung der vorhanden Fähigkeiten nötig ist. Frühzeitig müssen dabei die Entscheidungen über eine erforderliche *Tracheotomie* und die Anlage einer perkutanen endoskopische Gastrostomie *(PEG)* getroffen werden, da der sonst erforderliche nasale Zugang nicht nur die weitere Rehabilitation erschwert (u. a. erschwerte Kommunikation, Sensibilitätsstörungen pharyngolaryngeal mit therapierefraktärer Schluckstörung) und für den Patienten subjektiv lästig ist, sondern nicht selten auch zu weiteren Komplikationen (Sinusitiden, Schleimhautulzera, verminderte Kalorienzufuhr mit Kachexie) führt. Als Anhaltspunkt für die Indikationsstellung zur Tracheotomie können mehr als 2wöchig erforderliche Beatmung oder schwere Schluckstörung mit klinisch relevanter (oft stummer) Aspiration dienen. Im eigenen Patientengut können dabei ca. 80% der Tracheostomata langfristig nach entsprechender Schlucktherapie wieder entfernt werden.

Eine PEG sollte ebenfalls bei mehr als ca. 6 Wochen andauernder insuffizienter oraler Nahrungszufuhr aufgrund von Antriebs- oder Schluckstörungen gelegt werden. Die Anlage einer *suprapubischen Blasenfistel* ist bei Langzeiturinableitung (>6 Wochen) aus infektiologischen Gründen zu erwägen. Sie ermöglicht bei intermittierendem Abklemmen u. a. eine restharnfreie Miktion auf natürlichem Weg. *Kommunikationshilfen* für Patienten mit Sprech- und zusätzlichen motorischen Störungen sind eine Domäne der Ergotherapie und werden insbesondere bei hohen Querschnittslähmungen oder bulbären, zerebellären oder peripheren Syndromen eingesetzt. Die entsprechenden Fernbedienungen, Zeigetafeln oder computergestützten Kommunikatoren bieten entweder besonders große und artefaktstabile Eingabefelder oder können auf unterschiedlichste Weise mittels verbleibender motorischer Restfunktionen (je nach Modell durch Bewegungen von Bulbi, Lidern, Kopf, Zunge, Atemstoß) bedient werden. Um das Kommunikationstempo zu erhöhen, werden bei einigen Geräten nach Eingabe der Anfangsbuchstaben häufig benutzte oder plausible Worte zur raschen Auswahl angeboten. Adressen von Firmen und Herstellern sind im Anhang genannt.

Für Patienten, die Ihre Angelegenheiten längerfristig nicht selbständig oder durch Erteilung von Vollmachten regeln können, muß spätestens in der Postakutphase eine vorläufige gerichtliche *Betreuung* meist durch Angehörige für die entsprechenden Aufgabenkreise (u. a. Aufenthalt, Gesundheitsfürsorge, Geschäftsangelegenheiten, Entgegennahme von Post etc.) beim zuständigen Amtsgericht eingerichtet werden. Unterbringungsähnliche Maßnahmen müssen speziell gerichtlich genehmigt werden.

Weitere Hilfsmittel wie Schienen, Rollstühle, Stützstrümpfe und Vorrichtungen zur Erleichterung der verschiedensten Alltagstätigkeiten werden üblicherweise im weiteren Verlauf bei zunehmend differenzierter faßbaren Möglichkeiten und Einschränkungen der Patienten angepaßt und eingesetzt.

3.1.7 Versuch der prognostischen Einordnung

Bereits in der Phase der Frührehabilitation besteht u. a. von Seiten der Kostenträger ein erheblicher Druck, eine möglichst präzise prognostische Aussage zu treffen, was mangels ausreichend validierter zuverlässiger prädiktiver Faktoren *im Einzelfall* auch bei beträchtlicher Erfahrung mitunter schwer bis unmöglich ist, so daß wir vor weitreichenden prognostischen Aussagen bereits zu Beginn einer Rehabilitation bei gegebener Rehabilitationsfähigkeit (Übersicht 48-1) ausdrücklich warnen. Da die Prognoseabschätzung für alle Phasen der Rehabilitation gilt, werden wesentliche prädiktive Faktoren am Ende des Kapitels gesondert behandelt.

3.2 Postakute Rehabilitation

Die postakute Rehabilitation beginnt nach der Frührehabilitation, nach einem Aufenthalt in einer Akutklinik oder auch unmittelbar nach Auftreten einer rehabilitationsrelevanten neurologischen Erkrankung. Sie richtet sich nun vorrangig nach folgenden Therapieleitlinien:

- multiprofessionelles Arbeiten,
- interdisziplinäres Arbeiten,
- koordiniertes Arbeiten,
- zielorientiertes Arbeiten,
- spezifische Therapieangebote,
- Transparenz der Therapiemethoden,
- Methodenvielfalt mit Bezug zur Grundlagenwissenschaft.

Bei gleicher Rehabilitationsdiagnose auf der Impairmentebene resultieren in der Regel unterschiedliche Störungsmuster mit entsprechend verschiedenen *Zielorientierungen*, wie Selbsthilfekompetenz, berufliche und familiäre Wiedereingliederung, Vermeidung von Sekundärkomplikationen oder eine Verschlechterung des Pflegezustandes bei individuell unterschiedlichen Zeitplänen und -verläufen.

In täglichen Teambesprechungen werden Therapieverläufe dargelegt und kommentiert, das therapeutische Setting ggf. modifiziert und der Therapieplan optimiert. Alle Befunde müssen als wichtiger Bestandteil der Prozeßqualität unter Erfassung der bekannten Ebenen auch fachübergreifend dokumentiert werden. Die Rehabilitationsdauer liegt bei neurologischen Erkrankungen mit Ereignischarakter meist bei mehreren Wochen; mehrjährige Rehabilitationsverläufe sind jedoch bei entsprechendem Potential im Einzelfall erforderlich.

Die *Therapieinhalte* der einzelnen Berufssparten lassen sich aufgrund des inter- und intradisziplinären Ansatzes oft nur unscharf abgrenzen. Entscheidend ist somit ein schulenübergreifendes, zielorientiertes Arbeiten mit folgenden typischen Konzepten.

- *Physiotherapie*
  - motorisch-funktionelle Therapie, z. B. Bobath, Cyriax, PNF;
  - Sporttherapie (Ausdauer und Kondition);
  - Hilfsmittelversorgung.
- *Ergotherapie*
  - motorisch-funktionelle Therapie, z. B. Bobath, Affolter;
  - alltagbezogenes Training/ADL;
  - kognitive Rehabilitation in Zusammenarbeit mit der Neuropsychologie;
  - Hilfsmittelversorgung.

- *Logopädie*
  - Diagnostik, Therapie und Beratung bei Aphasie, Sprechapraxie, Dysarthrie, Dysphagie;
  - sprachsystematische, pragmatische und motorisch-funktionelle Therapie;
  - Hilfsmittelversorgung.
- *Neuropsychologie*
  - kognitive Rehabilitation, z. B. Gedächtnis, Aufmerksamkeit, Wahrnehmung;

  Psychotherapie, z B. Krankheitsbewältigung, Angststörung, Affektstörung, Schlafstörung, Schmerzmanagment, Partnerschaftskonflikt;
  - Angehörigenberatung und -betreuung;
  - berufliche Wiedereingliederung.

Eine Rehabilitationsprognose sollte bei der Aufnahme gestellt werden und im Laufe der Behandlung im Team ggf. korrigiert werden.

3.3 Spätrehabilitation

Spätrehabilitation kann sinnvoll sein bei zurückliegenden Akutereignissen bzw. bei chronisch-progredienten oder schubartig verlaufenden neurologischen Erkrankungen, falls eine Zielorientierung vorhanden und ein entsprechendes Rehabilitationspotential nachweisbar ist. Neurologische Spartenkliniken haben sich auf bestimmte Erkrankungen wie M. Parkinson oder multiple Sklerose spezialisiert und bieten ein auf das Krankheitsbild zugeschnittenes Behandlungskonzept und -team an. Der Übergang von akuter Verschlechterung, d. h. Akutbehandlung, zur postakuten bzw. Spätrehabilitation ist gerade bei diesen Krankheitsbildern fließend.

Die Spätrehabilitation dient nicht nur der Zustandserhaltung mit Korrektur etwaiger eingefahrener Verhaltensmuster bzw. Adaptierungen (Hilfsmittel, antrainierte Abhängigkeit, Rollenverhalten von Patient bzw. Angehörigen). Funktionell-motorische und kognitive Verbesserungen gestörter Funktionen sind bei ausreichender Patientenmotivation und hoher multiprofessioneller Therapiedichte auch Jahre nach Auftreten der Störung zu erzielen. Rehabilitation kann sinnvoll und erforderlich sein, selbst wenn die Schädigung mehr als 20 Jahre zurückliegt (Bach-y-Rita et al. 1988).

Auch bei der Spätrehabilitation sollten die Rehabilitationsprogramme in den Alltag eingebettet sein. Die Funktionsverbesserung liegt überwiegend auf den Ebenen von Aktivität und Partizipation; das Rehabilitationsziel muß im Vorfeld mit dem Patienten und den Angehörigen abgestimmt werden. Im Einzelfall kann neurologische Rehabilitation lebensbegleitend auf Dauer erforderlich sein.

3.4 Prognosestellung

Prognostische Aussagen beziehen sich in der Rehabilitation weniger auf das Überleben als auf die Schwere der bleibenden Behinderung. Sie können gemacht werden in bezug auf:

- Art und initiale Schwere der Erkrankung (z. B. SHT III. Grades, initialer Glasgow Coma Score 5),
- Schädigungsart (z. B. schwerer diffuser Axonschaden),
- Läsionslokalisation (z. B. okzipitaler Kortex) und
- Impairment oder Activity (z. B. Hemiparese, Standunfähigkeit),

ggf. unter Berücksichtigung von Faktoren wie Alter, Geschlecht und Komorbidität sowie Motivation und psychosoziales Umfeld. Limitierend sind oft vorbestehende Intelligenzminderung oder prämorbid beginnende Demenz. Auf die Schwierigkeit, darüber hinaus anhand allgemeiner, teils nur unzureichend validierter Faktoren bereits zu einem frühen Zeitpunkt eine individuell gültige Aussage mit all ihren Konsequenzen zu treffen, wurde bereits verwiesen. Insbesondere bei vermeintlich infauster Prognose kann eine entsprechende Aussage geradezu als „self-fulfilling-prophecy" wirken.

Gebräuchliche Skalen zur Beurteilung des Outcome sind auf der Ebene Activity/Disability der Barthel-Index und die FIM-Skala, auf der Ebene Handicap/Participation der Glasgow Outcome Score und die Rankin-Skala.

3.4.1 Prognose bei wesentlichen neurologischen Erkrankungen

3.4.1.1 Hirninfarkt

Die meisten Rehabilitationsstudien betrachten kurze Zeitspannen von 4–8 Wochen, die für die Rehabilitation schwerer Infarkte zu kurz sind. Die folgenden Wertungen entsprechen unserer klinischen Erfahrung.

Lokalisation: Eine gute Rehabilitationsprognose haben generell lakunäre Infarkte (falls keine Multiinfarktdemenz vorliegt), Kleinhirninfarkte ohne sekundäre Hirnstammschädigung, begrenzte einseitige Ponsinfarkte, laterale Mittelhirninfarkte, Stammganglieninfarkte ohne wesentliche Beteiligung der Capsula interna, Infarkte der inneren Grenzzone, rein okzipitale Posteriorinfarkte und kleinere kortikale Territorialinfarkte.

Sehr unterschiedliche Verläufe gibt es bei Infarkten der Medulla oblongata, bilateralen Ponsinfarkten, paramedianen Mittelhirninfarkten, bilateralen paramedianen Thalamusinfarkten, polaren Thalamusinfarkten, linksseitigen kompletten Posteriorinfarkten, striatokapsulären Infarkten, Anteriorinfarkten, vorderen oder hinteren Mediabifurkationsinfarkten.

Ungünstig sind die seltenen bilateralen anteromedialen Medullainfarkte, ausgedehnte Ponsinfarkte bei Basilaristhrombose, ausgedehnte „Top-of-the-basilar-Infarkte" und bilaterale ausgedehnte Anteriorinfarkte. Ausgedehnte inkomplette oder komplette Mediaterritorialinfarkte führen, falls die Akutphase überlebt wird, zu einer schweren oder mittelschweren Behinderung.

Bei jungen Patienten sind allerdings erstaunliche Erholungen möglich. Eine generelle Verschlechterung der Prognose mit steigendem Alter ist nicht zweifelsfrei nachgewiesen. Die klinische Erfahrung zeigt jedoch, daß bei Patienten über 70 Jahren die Prognose schwerer Infarkte schlechter ist.

3.4.1.2 Hirnblutung

Lokalisation und Ausdehnung der Blutung, Sekundärschäden der Frühphase durch Einklemmung oder Hydrozephalus und Vorschädigungen des Gehirns durch eine Mikroangiopathie oder Amyloidangiopathie bestimmen die Prognose. Tentorielle Einklemmung mit im NMR nachweisbarer ausgedehnter struktureller Schädigung von Mesenzephalon oder Dienzephalon führt immer zu schweren motorischen und/oder kognitiven Defiziten.

3.4.1.3 Hypoxischer Hirnschaden

Patienten nach Herzstillstand von mehr als 5–8 min sind oft nur eingeschränkt rehabilitierbar. Auf die etablierten prognostischen Kriterien der frühen Akutphase sei hier verwiesen (s. Kap. 51). Diese liegen aber zur Beurteilung der Patienten, die einige Wochen nach Schädigung im apallischen Syndrom zur Rehabilitation verlegt werden, nicht immer vor. Richtlinien empfehlen eine klinische Beobachtung von mindestens 4 Wochen (USA) bzw. 3 Monaten (Deutschland) zur endgültigen prognostischen Wertung. Negative prognostische Faktoren in dieser Phase sind weiterhin fehlende kortikale Primärkomplexe der Medianus-SEP und ausgedehnte kortikal-laminäre Nekrosen im MR. MR-Spektroskopie und PET sind aussagefähig, aber in dieser Indikation derzeit noch akademischen Zentren vorbehalten.

3.4.1.4 Schädel-Hirn-Trauma

Das Outcome nach schwerem SHT zeigt auf entsprechenden Skalen eine U-förmige Häufigkeitsverteilung der Ergebnisse, d.h. mittelschwere Dauerschäden sind stark unterrepräsentiert. Etwa 30–40% der Patienten sterben in der Frühphase, von den Überlebenden bessert sich eine große Gruppe rasch weitgehend. Nur etwa 30–40% des initialen Kollektivs haben nach einigen Wochen noch schwerste Defizite und benötigen eine Frührehabilitation. Persistierende apallische Syndrome sind in der Mehrzahl Folge eines zusätzlichen hypoxischen Hirnschadens in der vorklinischen oder frühen klinischen Phase oder einer tentoriellen Einklemmung mit im MR nachweisbaren Sekundärschäden. Bei der Mehrzahl der Patienten liegt ein diffuser Axonschaden, oft in Kombination mit kortikalen Kontusionen, vor.

Die in CT-Verlaufsuntersuchungen der Frühphase bzw. in späteren MR-Untersuchungen fast immer nachweisbaren Korrelate geben nur mäßige Hinweise auf die Prognose. Eindeutig ungünstig sind u.E. nur multiple Blutungen in zentralen Hirnarealen. Eine bessere Übereinstimmung findet sich zwischen Läsionen und einzelnen Symptomen, wie etwa Ataxie und Atrophie des oberen Kleinhirnstils, Hemiparese und Scherläsion in der Capsula interna, Grad der Atrophie und kognitiver Einschränkung. Dauer der Bewußtlosigkeit und Dauer einer posttraumatischen Amnesie korrelieren zwar invers mit dem Outcome, doch sind Besserungen bis zu einer nur mäßigen Behinderung auch nach einer 6monatigen Bewußtseinsstörung nicht selten. Beim SHT beeinflußt höheres Alter die Prognose eindeutig negativ.

3.4.1.5 Sonstige

Eine oft günstige Prognose unter rehabilitativer Therapie haben in der Regel trotz langwieriger Krankheitsverläufe akute *periphere* Erkrankungen (z.B. Guillain-Barré-Syndrom, Critical-ill-Neuropathie; Ausnahmen v.a. bei paraneoplastischer PNP), wobei Nervenleitgeschwindigkeit und EMG zur Differenzierung und Prognosestellung hilfreich sind. Auch die *Myasthenia gravis* ist trotz gelegentlich langwieriger Intensivverläufe meist gut therapierbar.

Viele *entzündliche* Erkrankungen haben ebenfalls trotz initial schwerwiegender Klinik eine recht gute Prognose (wesentliche Ausnahmen bei erregerbedingten nekrotisierenden Enzephalitiden, z.B. Herpes simplex, vaskulitischer Beteiligung, z.B. Pneumokokken- oder tuberkulöse Meningitis, Immunsuppression und Autoimmunerkrankungen).

Auch bei *degenerativen* oder *malignen* Erkrankungen mit entsprechend schlechter Gesamtprognose können bei sinnvoller Auswahl der Therapieziele (z.B. Schlucktherapie zum Erreichen der Dekanülierung, Einüben des Transfers, Training der Alltagsaktivitäten, Hilfsmittelversorgung) erhebliche Verbesserungen in bezug auf Verlauf und Lebensqualität erzielt werden.

3.4.2 Prognose bezogen auf einzelne Funktionsstörungen

- *Stehen und Gehen:* Bei einseitigen Läsionen des motorischen Kortex und/oder der Pyramidenbahn potentiell erreichbar. Prognostisch ungünstig sind schwerer Neglect, schwere globale Aphasie, Mitinfarzierung der Stammganglien.
- *Differenzierte Handfunktion:* Wohl gebunden an die Unversehrtheit des motorischen Handareals und zumindestens eines Restes efferenter Bahnen.
- *Dysphagie:* Relativ günstig bei einseitigen Läsionen. Ungünstig bei schwerer Pseudobulbärparese, progredienten neuromuskulären Erkrankungen.
- *Dysarthrie:* Günstig bei unilateralen Läsionen, ungünstig bei schwerer Pseudobulbärparese oder bilateraler Läsion der dentatorubrothalamischen Bahn.
- *Aphasie:* Abhängig von Läsionsort und Syndrom.

Literatur

Bach-y-Rita P, Lazarus J-A, Boyeson MG et al. (1988) Neural aspects of motor function as a basis of early and post acute rehabilitation. In: DeLisa JA (ed) Rehabilitation medicine. Principle and practice. Lippincott, Philadelphia, pp 175–195

Bartolome G, Buchholz DW, Hannig C et al. (1993) Diagnostik und Therapie neurologisch bedingter Schluckstörungen. Gustav Fischer, Stuttgart

Bell KR, Vandeborne K (1998) Contracture and limb deformities. In: Lazar RB (ed) Principles of neurologic rehabilitation. McGraw Hill, New York pp 319–328

Bienstein C, Fröhlich A (1991) Basale Stimulation in der Pflege. Verlag Selbstbestimmtes Leben, Düsseldorf

Buck M, Beckers D, Adler SS (1993) PNF in der Praxis. Springer, Berlin Heidelberg New York Tokio (Reihe: Rehabilitation und Prävention, Bd 22)

Butler DS (1995) Mobilisation des Nervensystems. Springer, Berlin Heidelberg New York Tokio (Reihe: Rehabilitation und Prävention, Bd 29)

Davies PM (1995) Wieder Aufstehen. Frühbehandlung und Rehabilitation für Patienten mit schweren Hirnschädigungen. Springer, Berlin Heidelberg New York Tokio (Reihe: Rehabilitation und Prävention, Bd 30)

Dobkin BH (1996) Neurologic rehabilitation. Davis, Philadelphia

Fries W (1997) Motorische Defizite nach Schlaganfall und Prognose der Funktionsrückbildung in Abhängigkeit von der Lokalisation der Infarkte. Neurol Rehabil 3:205–212

Goldstein LB (1995) Common drugs may influence motor recovery after stroke. The sygen in acute stroke. Neurology 45/5:865–871. (S. auch Kommentar in Neurology 1996, 46/4: 1187–1188)

Gordon WA, Hibbard MR (1997) Poststroke depression: An examination of the literature. Arch Phys Med Rehabil 78:658–663

Gresham GE, Alexander D, Bishop DS et al. (1997) AHA Conference Proceedings: Rehabilitation. Stroke 28:1522–1526

Hüter-Becker A, Schewe H, Heipertz W (1998) Physiotherapie, Bd 1–14; u.a. Bd 11: Neurologie, Psychiatrie. Thieme, Stuttgart

Katz RT (1988) Management of spasticity. Am J Phys Med Rehabil 67:108–116

Masur H (1995) Skalen und Scores in der Neurologie: Quantifizierung neurologischer Defizite in Forschung und Praxis. Thieme, Stuttgart

Meier U, Brosig A, Wendtland B (1997) Rahmenkonzept der Arbeitsgemeinschaft Ambulante Neurologische Rehabilitation des Berufsverbandes Deutscher Nervenärzte (BVDN). Neurol Rehabil [Suppl] 4:22–23

Pearson EG, Nance PW, Leslie W, Ludwig S (1997) Cyclical etidronate: Its effect on bone density in patients with acute spinal cord injury. Arch Phys Med Rehabil 78:269–272

Shapiro BA, Warren J, Egol AB et al. (1995) Practice parameters for intravenous analgesia and sedation for adult patients in the intensive care unit: an executive summary. Society of Critical Care Medicine. Crit Care Med 23:1596–1600

Walker-Batson D, Smith P, Curtis S, Unwin H, Greenlee R (1995) Amphetamine paired with physical therapy accelerates motor recovery after stroke. Further evidence. Stroke 26:2254–2259

Wallesch C-W, Herrmann M (1997) Berufsgruppen und interdisziplinäre Kooperation in der Neurologischen Rehabilitation. Aktuelle Neurol 25:1–8

Anhang: Hersteller von Kommunikationshilfen

- Ingenieurbüro Dr. E. Seveke
  Computer für Behinderte
  Georg Schumann Str. 10, 01187 Dresden
  Tel. und Fax.: 0351-4724100
- Ingenieurbüro für anwenderorientierte Technik und Herstellung elektrischer Baugruppen, Dipl.-Ing. U. Remmers
  Müllerstr. 160, 13353 Berlin
- Epitech GmbH
  Pivitstr. 13, 32113 Hiddenhausen
  Tel.: 052-2387080; Fax.: 052/781566
- Mocro Tast Systeme/Fischer Systeme
  Postfach 2212, 41564 Kaarst
  Tel.: 02131-601273; Fax.: 02131-68723
- Sacon GmbH
  Ludwig-Wagner-Str. 14, 69168 Wiesloch
  Tel.: 06222-51022-25; Fax.: 06222-781566
- Incap GmbH
  Wohnlichstr. 6–8, 75179 Pforzheim
- Marquart GmbH
  78604 Rietheim
- Canon-Communication/Hasi GmbH
  Freienfelsstr. 20 a, 81249 München
  Tel.: 089-8780-41/-42; Fax.: 089-876553
- hfc-Consulting/Hr. Fricke Krücklham
  83559 Mittergars
  Tel.: 08073-2501; Fax.: 08073-72582
- Reha Com/Hr. Färber
  Lange Str. 44, 89129 Langenau
  Tel.: 07345-5044; Fax.:07345-5043
- Branodata GmbH
  Industriestr. 21, 90441 Nürnberg
  Tel.: 0911-94175-0; Fax.: 0911-9417520
- Proteor Service
  11, rue des Buttes, B.P. 704, F-21018 Dijon Cédex France
  Tel.: (0033)-80715078; Fax: (0033)-80744646

Kapitel 49
Neurologische Komplikationen bei Organtransplantation

C. S. Padovan, E. Holler, A. Straube

INHALT

1 Einleitung

Die Transplantation von Niere, Herz, Leber und Lunge stellt ein etabliertes kuratives Therapieverfahren bei irreversibel fortgeschrittenem Organversagen dar, eine Knochenmarktransplantation wird meist bei sonst unheilbaren hämatologischen Erkrankungen eingesetzt. Bei 30–60% der organtransplantierten Patienten treten neurologische Probleme auf, die eingeteilt werden können in:

- vorbestehende, durch die Grunderkrankung bedingte Störungen,
- intraoperative Komplikationen,
- metabolisch bedingte neurologische Störungen,
- neurotoxische Nebenwirkungen der Immunsuppressiva oder indirekte Folgen der Immunsuppression wie Infektionen des Zentralnervensystems (ZNS),
- sekundäre Malignome.

Während metabolische Enzephalopathien oder opportunistische ZNS-Infektionen bei allen Transplantationen auftreten können, sind andere neurologische Komplikationen für bestimmte Organtransplantationen typisch (Tabelle 49-1).

Tabelle 49-1. Spezifische Komplikationen nach Organtransplantation

Transplantation	*Komplikation*
Leber	Hirnödem/intrakranielle Drucksteigerung bei akutem Leberversagen Ciclosporin/Tacrolimus-Neurotoxizität Intrakranielle Blutung bei Gerinnungsstörung Zentrale pontine oder extrapontine Myelinolyse Pulmonale und ZNS-Aspergillose Läsion des Plexus brachialis
Knochenmark	Intrakranielle Blutung bei Thrombopenie Bakterielle Infektion (initial) Virale ZNS-Infektion (Herpesviren) Leukenzephalopathie Neurologische Manifestationen einer Graft-vs.-host-Reaktion: Myasthenie, Myositis, Polyneuropathie
Niere	Läsion des N. femoralis und N. cutaneus femoris lateralis Hypertensive Enzephalopathie Enzephalopathie bei akuter Organabstoßung
Herz	Perioperative zerebrale Embolie Globale zerebrale Hypoxie Aseptische Meningitis nach OKT3 Ciclosporin/Tacrolimus-Neurotoxizität ZNS-Lymphom Läsion des N. phrenicus und Plexus brachialis
Lunge	Luftembolie Siehe Herztransplantation
Pankreas	Angiopathie Karpaltunnelsyndrom

2 Klinische Syndrome und Diagnostik

In der Akutphase nach Transplantation, in der die meisten vital bedrohlichen neurologischen Komplikationen auftreten, ist die klinische Beurteilbarkeit der Patienten durch Analgosedierung und schwerkranken Allgemeinzustand stark eingeschränkt. Bei den häufig medikamentös oder metabolisch-enzephalopathisch bewußtseinsgestörten Intensivpatienten weisen folgende Zeichen auf ZNS Komplikationen hin:

- Zunahme der Komatiefe,
- fokale oder generalisierte motorische epileptische Anfälle,
- Pupillenstörungen,
- asymmetrische Schmerzabwehr oder Okulomotorikbefunde, die nicht durch Sedierung erklärt werden kann (z. B. vertikale Divergenz der Augen oder „ocular bobbing").

Bei postoperativ wachen, unauffälligen Patienten manifestieren sich neurologische Komplikationen zunächst mit unspezifischen Symptomen wie milden Bewußtseinsstörungen, leichten deliranten oder psychotischen Episoden, Kopfschmerzen, Sehstörungen oder epileptischen Anfällen. Ursächlich kommen zerebrovaskuläre Komplikationen, ZNS Infektionen, metabolische Störungen oder eine pharmakogene Neurotoxizität in Frage, einen Überblick über die Differentialdiagnose bei Organtransplantierten, geordnet nach klinischen Leitsymptomen, gibt Tabelle 49-2.

Diagnostisch wichtig ist neben der klinischen Untersuchung das Vorliegen systemischer Entzündungszeichen, arterieller Hypertension, Gerinnungsstörungen, Niereninsuffizienz und die Bestimmung von Natrium, Magnesium, Glukose, Ammoniak sowie Ciclosporin- bzw. Tacrolimusspiegeln. Eine kranielle Computer- oder eine Magnetresonanztomographie (MRT) sollte mit der Frage nach Hirnödem, ischämischem Infarkt, intrakranieller Blutung, Hirnabszeß, Granulomen oder konfluierenden Marklagerveränderungen durchgeführt werden. Der Liquorbefund inklusive mikrobiologischer Untersuchung auf Bakterien, Pilze (Ausstrich, Kultur, Antigennachweis) und Viren (PCR auf Viren der Herpesgruppe, Antikörpertiter) muß erhoben werden. Pulmonale oder systemische Infektionen mit *Aspergillus*, *Nocardia*, *Kryptokokken* oder *Candida*, die häufig eine sekundäre ZNS-Infektion hervorrufen, müssen ausgeschlossen werden.

3 Transplantatunabhängige neurologische Komplikationen

Mit Ausnahme von Transplantationen unter eineiigen Zwillingen und der Entwicklung einer Toleranz 6–12 Monate nach Knochenmarktransplantation ist bei allen anderen Transplantatempfängern eine meist lebenslängliche Immunsuppression notwendig, um eine Organabstoßung zu verhindern. Die häufigsten neurologischen Nebenwirkungen von Immunsuppressiva sind die direkte Neurotoxizität und das vermehrte Auftreten von ZNS-Infektionen oder sekundären Malignomen.

Tabelle 49-2. Differentialdiagnose von neurologischen Leitsymptomen bei Organtransplantierten

Symptom	*Ätiologie*	*Risikofaktoren, Ursache*
Akutes Koma	Intrazerebrale Blutung	Thrombopenie (KMT, LTX), Gerinnungsstörung (LTX, KMT), Aspergillose
	Embolie	Kardiale Emboliequelle (HTX), Endokarditis (KMT), Luftembolie (HTX, Lungenfistel nach LuTX)
	Status epilepticus (konvulsiv/nonkonvulsiv)	Metabolisch, Neurotoxizität, ZNS-Infektionen, Ischämie, Blutung
Progrediente Vigilanzminderung	Metabolisch	Hepatische Enzephalopathie (LTX, Organversagen), Urämie, Hyponatriämie (LTX), Hypomagnesiämie
	Neurotoxizität	Ciclosporin, Tacrolimus (LTX, HTX), selten Aciclovir, Ganciclovir
	ZNS-Infektionen	Meningitis: *Listerien, Kryptokokkus;* Enzephalitis: *CMV, HSV, VZV;* Zerebritis/Abszeß: *Aspergillus, Toxoplasma, Nocardia*
	Myelinolyse	Hyponatriämie, Na^+-Schwankungen (LTX)
Postoperatives Koma	Globale Hypoxie	Intraoperative Komplikation (HTX, LuTX)
	Hirndruck	Hirnödem (LTX)
	Medikamentös	Sedierungsüberhang, Ciclosporin
	Myelinolyse	Siehe oben
	Ischämie/Blutung	Siehe oben
Fokalneurologie	Ischämie/Blutung	Siehe oben
	ZNS-Infektion	Abszeß: *Aspergillus, Nocardia, Toxoplasma;* (*PML*)
	Neurotoxizität	Kortikale Blindheit unter Ciclosporin/Tacrolimus
Anfälle	Neurotoxizität	Ciclosporin, Tacrolimus, Antibiotika
	Metabolisch	Urämie, Leberversagen, Hypo-/Hypernatriämie, Hypomagnesiämie, Hypokalzämie, Hypo-/Hyperglykämie
	Ischämie/Blutung	Siehe oben
	ZNS-Infektion	Siehe oben
Meningitis	Erregerbedingt	Bakteriell (KMT), *Listerien, Kryptokokkus, Candida*
	Aseptisch	OKT3 (HTX)
Kopfschmerzen	Medikamentös	Ciclosporin, Tacrolimus, OKT3
	Meningitis	Siehe oben
Tetraparese	Medikamentös	Muskelrelaxanzienüberhang, Myopathie unter Steroiden
	Neuropathie	Critical-illness-Polyneuropathie, Guillain-Barré-Syndrom
	Myopathie	Critical-illness-Myopathie, Myositis
Tremor (Ataxie)	Neurotoxizität	Ciclosporin, Tacrolimus, Antikonvulsiva
	Enzephalopathie	Hepatisch, urämisch
	ZNS-Infektionen	Virale Enzephalitis, *Legionella*

Abkürzungen: Transplantationen: *KMT* Knochenmark, *LTX* Leber, *HTX* Herz, *NTX* Niere, *LuTX* Lunge; *CMV* Zytomegalievirus, *HSV* Herpes-simplex-Virus, *VZV* Varizella-Zoster-Virus, *PML* progressive multifokale Leukenzephalopathie.

3.1 Neurotoxizität der Immunsuppressiva

3.1.1 Ciclosporin

Ciclosporin A (Sandimmun) wird nach Transplantation zur chronischen Immunsuppression und auch zur Therapie der akuten Organabstoßung seit vielen Jahren eingesetzt. Das Medikament supprimiert T-Helferzellen und zytotoxische T-Zellen, indem die Produktion und Freisetzung von Interleukin-2 und anderen Zytokinen unterdrückt wird. Systemische Nebenwirkungen sind Nephro- und Hepatotoxizität sowie arterielle Hypertonie.

Neurologische Komplikationen treten bei 15–40% der Patienten auf, wobei ein durch eine Sympathikusaktivierung erklärbarer isolierter Tremor (40%) und Kopfschmerzen (10–20%) am häufigsten vorkommen. Seltener sind distale Parästhesien, Dysästhesien oder Hyperästhesien, wobei elektrophysiologisch nur bei ausgeprägter Klinik eine kombinierte demyelinisierende und axonale Neuropathie nachweisbar ist.

Schwere Ciclosporinnebenwirkungen entwickeln etwa 5% der Patienten, wobei 2 unterschiedliche klinische Bilder vorkommen:

- Eine akute Neurotoxizität kann innerhalb der ersten Tage bis Wochen auftreten, die sich als Enzephalopathie mit Kopfschmerzen, Dysarthrie, depressiven oder manischen Symptomen, visuellen Halluzinationen, kortikaler Blindheit, Anfällen und Vigilanzminderung manifestiert.
- Daneben kommt nach mehreren Wochen ein sich mehr subakut entwikkelndes motorisches Syndrom mit Hemi-, Para- oder Tetraparesen vor, das von zerebellärem Tremor, Ataxie und kognitiver Einschränkung begleitet sein kann.

Ciclosporin ist epileptogen und führt spiegelabhängig bei 2–6% der Patienten zu fokalen oder generalisierten Anfällen, bei Überdosierung kann ein schwer behandelbarer Status epilepticus auftreten. Häufig liegen die Ciclosporinserumwerte bei symptomatischen Patienten im definierten therapeutischen Bereich, zu hohe Spiegel verursachen aber regelhaft Nebenwirkungen.

Die Neurotoxizität tritt vermehrt bei Hypocholesterinämie, Hypomagnesiämie, Therapie mit β-Lactamantibiotika, hochdosierter Steroidmedikation, arterieller Hypertonie und Urämie auf; auch eine Mikroangiopathie, die nach Knochenmarktransplantation vorkommt, oder eine vorausgegangene Bestrahlung erhöhen das Risiko der Neurotoxizität.

Mit bildgebenden Verfahren können Marklagerveränderungen dargestellt werden, wobei die Abgrenzung gegenüber Infarkten oder Abszessen mit der Computertomographie schwierig ist. Mit der Magnetresonanztomographie können okkzipital betonte, in T2- und Pdw-Sequenzen hyperintense multifokale Marklagerveränderungen fast immer ohne KM-Aufnahme nachgewiesen werden (Abb. 49-1). Selten findet sich auch eine Hirnschwellung, wobei dann ein Status epilepticus als weitere mögliche Ursache abgegrenzt werden muß.

Die Behandlung dieser direkten neurotoxischen Nebenwirkungen besteht in einer Dosisreduktion oder – sofern möglich – einem vorübergehenden Absetzen von Ciclosporin, einer strengen Hypertonieeinstellung und einer Korrektur metabolischer Störungen (Magnesium, Cholesterin). Epileptische Anfälle sollten wegen der geringeren Enzyminduktion vorzugsweise mit Valproat oder Gabapentin behandelt werden. Bei isolierten Kopfschmerzen wird ein Therapieversuch mit Propanolol empfohlen.

Bei rechtzeitigem Absetzen sind die meisten Ciclosporinnebenwirkungen reversibel, auch ein Umsetzen der Immunsuppression auf Tacrolimus kann versucht werden.

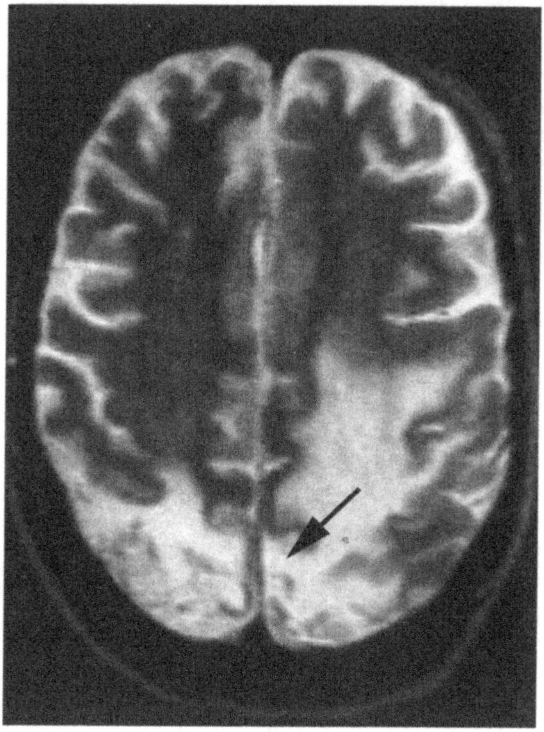

Abb. 49-1. Patient mit subakuter Zyklosporinintoxikation. Im axialen T2-gew. Bild sind bilaterale parieto-okkzipitale großflächige Ödeme nachzuweisen, die typischerweise auch die Hirnrinde einbeziehen (*schwarzer Pfeil*)

3.1.2 Tacrolimus

Tacrolimus (FK 506, Prograf) wird zunehmend anstelle von Ciclosporin zur chronischen Immunsuppression nach Nieren- oder Lebertransplantation eingesetzt, da bei ähnlichem Wirkmechanismus eine stärkere Immunsuppression mit einer geringeren Abstoßungsrate erreicht wird. Systemische Nebenwirkungen wie Nephro- oder Hepatotoxizität und auch neurologische Komplikationen treten etwas häufiger als unter Ciclosporin auf.

Die Neurotoxizität äußert sich bei etwa 40–60% der Organtransplantierten mit Kopfschmerzen, Parästhesien, Tremor, Ängstlichkeit, Unruhe, Alpträumen und Schlafstörungen. Schwerwiegendere neurologische Komplikationen wie Verwirrtheit, Dysarthrie, epileptische Anfälle, Enzephalopathien, apraktische Störungen, akinetischer Mutismus und Bewußtseinsstörungen bis zum Koma treten bei etwa 5% der Patienten meist während der initialen intravenösen Aufsättigung auf. Unter Tacrolimus wurden schwere demyelinisierende Polyneuropathien beschrieben, die sich – in Analogie zur einer CIDP – auf Plasmapherese und Immunglobulingabe oder nach Umstellung der Immunsuppression auf Ciclosporin dauerhaft besserten; zuvor muß eine *Zytomegalievirus-(CMV-)Polyradikulitis* ausgeschlossen werden.

In der MRT kommen bei Tacrolimusneurotoxizität, ähnlich wie unter Ciclosporin, mit gewisser Latenz zur Klinik hyperintense multifokale Marklagerveränderungen ohne KM-Aufnahme zur Darstellung. Neben vaskulären oder infektiösen Erkrankungen muß, besonders bei Lebertransplantierten, eine extrapontine zentrale Myelinolyse abgegrenzt werden. Die Mehrzahl der Tacrolimus-assoziierten neurologischen Störungen sind nach Absetzen oder Dosisreduktion reversibel, die Marklagerveränderungen sind variabel rückbildungsfähig, können aber auch trotz gebesserter Klinik persistieren.

3.1.3 Steroide

Glukokortikoide werden sowohl zur chronischen Immunsuppression als auch zur Therapie der akuten Organabstoßung eingesetzt. Da Steroide nichtselektiv auf die zelluläre und humorale Immunität wirken, besteht ein höheres Risiko opportunistischer Infektionen. (Die systemischen Steroidnebenwirkungen sind bekannt und werden hier nicht dargestellt.)

Die häufigsten neurologischen Steroidnebenwirkungen sind Myopathien und psychiatrische Symptome. Wahrscheinlich 50% der mit mittelhohen Steroiddosen behandelten Patienten entwickeln nach 2–3 Wochen eine Myopathie mit proximalen, zunächst hüftgürtelbetonten Paresen.

Bei Patienten mit Symptomen sollten Steroide, was selten möglich ist, abgesetzt oder zumindest reduziert werden; ein Umsetzen auf ein nichtfluoriertes Steroid in niedrigerer Dosierung kann versucht werden. Eine Steroidmyopathie bildet sich innerhalb von 2–8 Monaten nach Absetzen zurück. Eine Stimmungsaufhellung tritt fast regelhaft unter Steroidtherapie auf, daneben finden sich milde psychiatrische Symptome wie Unruhe, Ängstlichkeit, Schlaf- und Konzentrationsstörungen. Eine Steroidpsychose findet man bei etwa 3% der Patienten, wobei affektive Störungen, schizophrene oder delirante Bilder vorkommen können.

Therapeutisch sollten Steroide abgesetzt oder zumindest auf Dexamethason umgesetzt werden, eine symptomatische Gabe von Neuroleptika, Valproinsäure (bei manischen Bildern) oder Sedativa kann notwendig sein. Bei Tagesdosen >30 mg Prednisolonäquivalent tritt selten eine epidurale Lipomatose mit Kompression des Myelons oder der Cauda equina auf, die sich klinisch mit Rückenschmerzen, radikulären Syndromen oder einer Myelopathie manifestiert. Therapeutisch ist häufig eine neurochirurgische Dekompression und Resektion notwendig, es wurden aber auch Besserungen nach Absetzen der Steroide berichtet.

3.1.4 OKT3

OKT3, ein monoklonaler anti-T-Zellantikörper, wird zur Induktion einer Immunsuppression und zur Therapie der akuten Abstoßung eingesetzt. Die T-Zellfunktion wird durch OKT3-Bindung am CD3-Antigen supprimiert, wodurch aber auch TNF-α und andere Zytokine freigesetzt werden, was zu systemischen und zu ZNS-Nebenwirkungen führt. Systemisch können mit einer Latenz von bis zu 24 h Fieber, Husten, Kopfschmerzen und gastrointestinale

Beschwerden auftreten. Als neurologische Nebenwirkung tritt eine aseptische Meningitis mit Fieber, Kopfschmerzen, Nackensteife und steriler Liquorpleozytose 24–72 h nach OKT3-Gabe bei 2–14% der Patienten auf. Dieses meningitische Syndrom, das nach Steroidvorbehandlung kaum auftritt, bildet sich – bei negativen Liquorkulturen – auch unter weiterer OKT3-Behandlung zurück.

Auch unter Therapie mit Immunglobulinen können ähnliche Bilder beobachtet werden. Ein enzephalopathisches Syndrom nach OKT3 mit Fieber, Apathie, erhöhtem Muskeltonus, Liquorpleozytose und einem Hirnödem tritt bei 1–10% der Patienten auf. Als MRT-Korrelat werden subkortikale Läsionen mit KM-Aufnahme beschrieben. Die Rückbildung erfolgt meist allmählich über 2–3 Wochen und unabhängig von der Fortführung der OKT3-Behandlung.

3.1.5 ATG und ALG

Polyklonale Pferde-, Ziege- oder Kaninchenantiseren gegen Thymozyten (ATG) oder Lymphozyten (ALG) werden bei akuter Abstoßung und zur initialen Induktion einer Immunsuppression eingesetzt. Nach ATG oder ALG kann eine Serumkrankheit als systemische Nebenwirkung auftreten. Als Folge einer ATG-/ALG-induzierten Freisetzung von Zytokinen können selten neurologische Störungen auftreten, die der OKT3-Neurotoxizität ähnlich sind.

3.1.6 Azathioprin

Azathioprin (Imurek) wird als Antimetabolit, der die zelluläre und humorale Immunität unterdrückt, zur chronischen Immunsuppression eingesetzt. Hauptnebenwirkungen sind die Myelosuppression und die Hepatotoxizität. Direkte neurotoxische Nebenwirkungen sind bisher nicht beschrieben.

3.1.7 Neue Immunsuppressiva

Mycophenolatmofetil (CellCept) wird seit kurzem als additives Immunsuppressivum nach Organtransplantation zur Reduktion der Abstoßungsraten eingesetzt, da es als Antimetabolit neben T-Zellen auch die Proliferation von B-Zellen und die Antikörperproduktion von Plasmazellen supprimiert.

Systemische Nebenwirkungen treten als Leukopenien und gastrointestinale Beschwerden auf, die Rate von viralen Infektionen, v.a. mit *CMV*, ist möglicherweise erhöht. Eine Neurotoxizität wurde bislang nicht explizit beschrieben, möglicherweise im Zusammenhang mit Mycophenolatmofetil traten Kopfschmerzen, Tremor, Schwindel, Schlafstörungen, Depressionen und Parästhesien auf.

3.1.8 Sonstige

Rapamycin (Sirolimus), eine ebenfalls immunsuppressiv wirkende Substanz, befindet sich in klinischer Prüfung, wobei noch keine Daten zu möglichen neurologischen Komplikationen vorliegen.

Thalidomid, das vereinzelt nach Knochenmarktransplantation als zusätzliches Immunsuppressivum gegeben wird, kann schwere Polyneuropathien und auch Bewußtseinsstörungen verursachen.

3.2 ZNS-Infektionen

Patienten nach Organtransplantation sind durch die medikamentöse Immunsuppression, durch perioperative Eintrittspforten wie Venenkatheter, Intubation sowie Portsysteme und durch eine häufig eingeschränkte Abwehrlage infolge der Grunderkrankung (Diabetes mellitus, Urämie) besonders gefährdet, infektiologische Komplikationen zu entwickeln. Durch den Einsatz lymphozytenspezifischer Immunsuppressiva wie Ciclosporin oder Tacrolimus, durch die selektive perioperative Darmdekontamination und die prophylaktische Gabe von Fluconazol, Aciclovir und CMV-Hyperimmunglobulin bei Risikopatienten konnte die infektiologische Komplikationsrate reduziert werden.

ZNS-Infektionen treten kumulativ bei etwa 5–10% aller Organtransplantierten auf und haben eine Mortalität von 44–77%. Nach Organtransplantation kann der klinische Nachweis durch das Fehlen sonst typischer Zeichen wie Fieber oder Meningismus und eine eingeschränkte Beurteilbarkeit postoperativ (Analgosedierung, Organversagen) erschwert sein.

Diagnostisch relevant ist das Vorhandensein einer systemischen Infektion mit möglicher Streuung ins ZNS, das klinische Syndrom und der zeitliche Abstand zwischen Transplantation und Auftreten der ZNS-Infektion: So ist bei einer zerebralen *Aspergillus-* oder *Nocardia-asteroides-Infektion* regelmäßig ein pulmonaler Primärbefall nachzuweisen, bei *Cryptococcus-neoformans-Meningitis* liegt oft eine Hautinfektion oder eine Pneumonie vor. Das klinische Syndrom gibt differentialdiagnostische Hinweise, da eine akute Meningitis häufig durch *Listeria monocytogenes*, eine subakute oder chronische Meningitis i. allg. durch *Kryptokokkus* oder andere Pilze verursacht wird. Eine Enzephalitis kann durch viele Erreger bedingt sein, wobei eine langsam progrediente kognitive Einschränkung mit Fokalneurologie typischerweise durch eine JC-papovavirus-Infektion (= progressive multifokale Leukenzephalopathie, PML) verursacht wird. Beschrieben sind als weitere Enzephalitiserreger u. a. HSV, VZV, CMV, HHV6, BK-Virus und Adenoviren. Fokale raumfordernde entzündliche Herde oder Abszesse werden häufig durch eine Infektion mit *Aspergillus* (Abb. 49-2), *Toxoplasma gondii*, *Listeria* oder *Nocardia* verursacht.

Auch der zeitliche Abstand zwischen Transplantation und Auftreten der ZNS-Infektion gibt Anhaltspunkte über den möglichen Erreger: Unabhängig von der Immunsuppression kommen innerhalb des ersten Monats nach Transplantation perioperative Wund- oder Katheterinfektion sowie pulmonale und urogenitale bakterielle oder Candidainfektionen vor, die nur extrem sel-

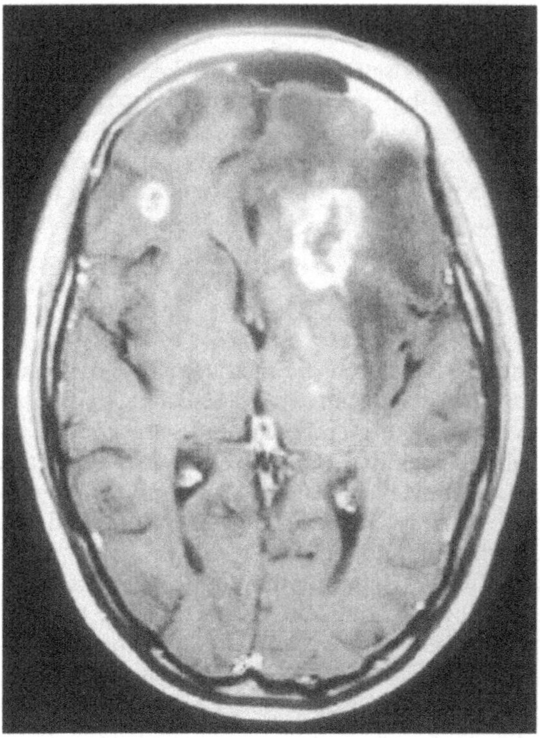

Abb. 49-2. Zerebrale Aspergillose bei einer 22jährigen Patientin nach Knochenmarktransplantation: Multiple, meist raumfordernde und ringförmig kontrastmittelanreichernde Herde (T1-gew. MRT nach Gadoliniumgabe)

ten als septische Herdenzephalitis das ZNS involvieren. Vereinzelt treten innerhalb des ersten Monats reaktivierte oder durch das Transplantat übertragene ZNS-Infektionen oder auch opportunistische ZNS-Infektionen (v. a. *Aspergillus*) auf.

Das Risiko von ZNS-Infektionen ist 1–6 Monate nach Transplantation aufgrund der ausgeprägten medikamentösen Immunsuppression, die durch immunmodulatorische Infektionen mit CMV, Epstein-Barr-Virus (EBV) oder Hepatitisviren zusätzlich verschlechtert wird, am höchsten.

Häufige opportunistische Erreger sind *Listeria, Aspergillus* und *Nocardia.* Liegt die Transplantation länger als 6 Monate zurück, können latente Infektionen z. B. in Form einer CMV-Chorioretinitis und zusätzlicher ZNS-Symptomatik oder als EBV-assoziiertes ZNS-Lymphom manifest werden. Als opportunistische Erreger treten *Kryptokokkus, Listeria* und *Nocardia* auf. Ein überdurchschnittlich hohes Risiko von ZNS-Infektionen besteht bei hochdosierten Immunsuppressiva (Ciclosporin, Steroide) und zusätzlicher Abstoßungsbehandlung mit OKT3, ATG oder ALG.

Im Gegensatz dazu haben Patienten mit minimaler Immunsuppression und komplikationslosem Verlauf nach Transplantation (keine Abstoßung, keine systemischen viralen Infekte) nur ein gering erhöhtes Risiko von ZNS-Infektionen, das Erregerspektrum ist dann dem von Nichtimmunsupprimierten vergleichbar.

Tabelle 49-3. Häufige ZNS Infektionen nach Transplantation

Erreger	*Syndrom/Lokalisation*	*Therapie*
Protozoen:		
Toxoplasma	Fokale Enzephalitis	Pyrimethamin + Sulfadiazin (+ Folsäure) oder Pyrimethamin + Clindamycin (+ Fs)
Pilze:		
Candida spp.	Akute Meningitis, Hirnabszeß	Fluconazol oder Amphotericin B + Flucytosin (nach Resistenztestung)
Aspergillus spp.	Hirnabszeß, hämorrhagische fokale Enzephalitis	Amphotericin B + Flucytosin (Itraconazol?, Amphotericin intrathekal?)
Kryptokokkus	Subakute/chronische Meningitis	initial Amphotericin B + Flucytosin, dann Fluconazol (Erhaltungstherapie)
Bakterien:		
Gramnegative Bakterien	Akute Meningitis, Hirnabszeß	Testgerechte Antibiose
Listeria	Akute Meningitis, Enzephalitis (Hirnstamm), Hirnabszeß	Ampicillin + Gentamicin, alternativ Trimethoprim-Sulfamethoxazol
Nocardia	Multiple Hirnabszesse	Trimethoprim-Sulfamethoxazol, alternativ Cefotaxim, Abszeßdrainage
Viren:		
Varizella-zoster-Virus	Enzephalitis, Vaskulitis	Aciclovir
Zytomegalievirus	Enzephalitis	Ganciclovir
Herpes-simplex-Virus	Enzephalitis (auch atypische, limbische Enzephalitis)	Aciclovir
JC-Virus (PML)	Subakute Enzephalitis	Eventuell Reduktion der Immunsuppression (Cytosin-Arabinosid wirkungslos)

Die Therapie von ZNS-Infektionen nach Organtransplantation wird in Tabelle 49-3 im Überblick dargestellt. Bei der Auswahl und Dosierung der Chemotherapie ist eine additive nephrotoxische Wirkung z. B. von Aciclovir, Aminoglykosiden, Fluconazol oder Amphotericin B zusammen mit den Immunsuppressiva Ciclosporin oder Tacrolimus zu beachten.

3.3 Epileptische Anfälle

Epileptische Anfälle treten bei 4–36% der Organempfänger auf, wobei ätiologisch Ciclosporin, Tacrolimus und andere Medikamente, metabolische Störungen sowie hypoxisch-ischämische ZNS-Läsionen in Frage kommen. Die hypoxiebedingten Anfälle treten perioperativ innerhalb der ersten Woche v. a. nach Herz- oder Lebertransplantation auf. ZNS-Infektionen, ischämische Infarkte oder Tumoren sind seltener Auslöser von Anfällen. Epileptische Anfälle sistieren häufig nach Ciclosporindosisreduktion, nach Korrektur einer metabolischen Störung oder nach Behandlung einer Infektion, weshalb eine antiepileptische Dauermedikation nicht vorschnell begonnen werden soll. Akut werden Anfälle oder ein Status epilepticus in üblicher Weise (s. entsprechende Kapitel) behandelt.

Wird eine Dauermedikation wegen rezidivierender epileptischer Anfälle notwendig, sind bei Enzyminduktion der hepatischen Cytochrom-P450-Oxygenase wie z. B. durch Phenytoin und Carbamazepin höhere Immunsuppressivadosen (Ciclosporin, Tacrolimus) notwendig.

Obwohl in einigen Zentren epileptische Anfälle trotz Enzyminduktion mit Phenytoin behandelt werden, ist Valproat Mittel der Wahl, da es den hepatischen Ciclosporinmetabolismus nicht induziert und da es seit kurzem auch intravenös gegeben werden kann. Nachteil ist die potentielle Hepatotoxizität, weshalb es nach Lebertransplantation nur ungern gegeben wird. Beim Aufdosieren ist auf eine Valproatenzephalopathie als schwere Nebenwirkung zu achten.

Gabapentin (Neurontin) stellt wegen der ebenfalls fehlenden Enzyminduktion, der seltenen Nebenwirkungen und der guten Wirksamkeit bei fokalen und sekundär generalisierten epileptischen Anfällen eine interessante Alternative dar. Gabapentin, das nur bei Erwachsenen und nicht als Monotherapie zugelassen ist, kann nur oral gegeben werden; eine intravenöse Applikation ist in Vorbereitung. Bisher sind nur kasuistische Erfahrungen mit Gabapentin bei Organtransplantierten publiziert.

Eine weitere Alternative stellt Vigabatrin (Sabril) dar.

3.4 Sekundäre lymphoproliferative Erkrankungen

Lymphoproliferative Erkrankungen treten bei 0,5–4% der Organtransplantierten auf, wobei diese Gruppe von „benignen" polyklonalen lymphoiden Hyperplasien bis zu malignen monoklonalen Lymphomen reicht. In der Mehrzahl der Fälle wurde EBV-DNA und EBV-Transkriptionsprodukte in den lymphoiden Zellen nachgewiesen, weshalb ätiologisch eine virale B-Zelltransformation durch EBV zugrunde liegt; möglicherweise ist eine Zweitinfektion mit CMV ein zusätzlicher Risikofaktor. Die chronische Immunsuppression stellt den entscheidenden Faktor dar, wodurch die polyklonale Proliferation und die maligne Transformation in ein monoklonales B-Zellymphom nicht unterdrückt werden kann.

Eine ZNS-Beteiligung kommt bei 15–25% der Patienten mit lymphoproliferativen Erkrankungen nach Organtransplantation vor, wobei häufig ein isoliertes ZNS-Lymphom vorliegt. Der überproportional hohe Anteil an ZNS-Lymphomen kann durch die besondere immunologische Situation des Gehirns erklärt werden, da dort viral transformierte B-Zellen besser persistieren können. Klinisch findet man bei einer sekundären lymphoproliferativen ZNS-Erkrankung häufig kognitive Störungen und fakultativ eine Fokalneurologie. Die Bildgebung zeigt Signalveränderungen mit KM-Aufnahme, die Ausdehnung kann multifokal und auch meningeal sein, vorwiegend betroffen sind die tiefen Hirnregionen und das subependymale Marklager. Die Diagnose wird mit einer stereotaktischen Biopsie gesichert.

Therapeutisch kann zunächst eine Reduktion der Immunsuppression und eine Behandlung mit Aciclovir oder Interferon-α versucht werden, letzlich müssen systemische EBV-Lymphome fast immer mit einer hochdosierten Chemotherapie behandelt werden. Als experimentelle Therapie wurden anti-B-Zellantikörper eingesetzt, die aber systemisch gegeben bei ZNS-Befall unwirksam war.

Zu ZNS-Lymphomen nach Organtransplantation liegen keine größeren Therapiestudien vor, es wird aber in Abhängigkeit von der Lokalisation entweder eine primäre Bestrahlung oder ein Vorgehen wie bei primären ZNS-Lymphomen mit initialer systemischer Chemotherapie und erst späterer Radiatio (s. aktuelle Therapieprotokolle) empfohlen.

Kasuistische Berichte über Remissionen nach intrathekaler Chemotherapie oder intrathekaler Gabe von anti-B-Zellantikörpern über ein Ommaya-Reservoir müssen noch an einer größeren Fallzahl evaluiert werden. Die Prognose ist in Abhängigkeit vom histologischen Malignitätsgrad sehr schlecht, die Mortalität beträgt bei systemischen lymphoproliferativen Erkrankungen schon 36–72%.

4 Transplantatspezifische neurologische Komplikationen

Die bisher beschriebenen Komplikationen treffen als unspezifische Nebenwirkungen für alle Organtransplantationen zu. Daneben existieren transplantatspezifische neurologische Komplikationen, die entweder durch die operative Problematik oder durch eine besondere metabolische oder immunologische Situation, wie beispielsweise nach Leber- oder Knochenmarktransplantation, bedingt sind.

4.1 Lebertransplantation

Lebertransplantationen werden bei viraler Hepatitis, alkoholischer und primär biliärer Zirrhose, hepatozellulären Karzinomen, M. Wilson und bei einer Reihe von kongenitalen Lebererkrankungen durchgeführt. Die meisten Patienten haben eine vorbestehende metabolische Enzephalopathie und eine Polyneuropathie.

Bei akutem Leberversagen tritt bei etwa 50% der Patienten mit Enzephalopathie Grad III–IV ein diffuses Hirnödem mit intrakranieller Drucksteigerung auf, das sich unter aggressiver Behandlung mit Osmotherapie und Barbituraten vorübergehend zurückbilden kann, so daß wieder eine Notfalltransplantation möglich wird. Die Indikation zu einer invasiven perioperativen Hirndruckmessung sollte in Anbetracht der häufigen Blutungskomplikationen zurückhaltend gestellt werden.

Während der Transplantation können durch hohen intraoperativen Blutverlust und durch die dann notwendige massive Blut- und Flüssigkeitssubstitution Schwankungen im Elektrolythaushalt und prolongierte Hypotensionsphasen auftreten.

Neurologische Komplikationen nach Lebertransplantation traten in klinischen Studien bei 20–30% der Patienten auf. Am häufigsten lag eine metabolische oder immunsuppressivabedingte Enzephalopathie vor, daneben traten epileptische Anfälle, Plexus- und periphere Nervenläsionen, ischämische Hirninfarkte und ZNS-Infektionen auf. Das Erkennen von ZNS-Komplikationen in der Frühphase nach Transplantation kann durch eine Enzephalopathie erschwert sein. Autopsiestudien fanden neuropathologische Auffälligkeiten bei 70–90% der Patienten, häufig nachweisbar waren anoxisch-ischämische Veränderungen, Infarkte, Blutungen und opportunistische Infektionen. Eine zentrale pontine oder extrapontine Myelinolyse, die wahrscheinlich durch intraoperative Elektrolyt- und Osmolaritätsschwankungen bei Massentransfusion verursacht wird, fand man bei etwa 10% der autopsierten Patienten. Nach Lebertransplantation tritt häufiger als bei anderen Organtransplantationen eine immunsuppressivabedingte Neurotoxizität auf, was mit der etwas höheren Dosierung und den häufig vorliegenden Kofaktoren Hypocholesterinämie und Hypertonie erklärt werden kann.

4.2 Knochenmarktransplantation

Eine Knochenmark- oder Stammzelltransplantation wird bei malignen hämatologischen Erkrankungen wie Leukämien oder Lymphomen, bei Stoffwechselerkrankungen wie Adrenoleukodystrophie oder metachromatischer Leukodystrophie und zunehmend auch nach Hochdosis-Chemotherapie von Malignomen zur Rekonstitution des hämatopoetischen Systems durchgeführt.

Je nach Grunderkrankung und Spenderverfügbarkeit wird eine autologe, syngene oder allogene Transplantation durchgeführt:

- Nach autologer Transplantation, bei der patienteneigenes Knochenmark nach Chemotherapie refundiert wird, ist der Verlauf meistens komplikationsarm, eine Immunsuppression ist nicht notwendig. Als neurologische Komplikationen treten selten Hirnblutungen während der thrombopenischen Phase und metabolische Enzephalopathien nach Organversagen auf.
- Die syngene Transplantation, bei der Spendermark eines eineiigen Zwillings übertragen wird, entspricht immunologisch der autologen Situation.
- Im Gegensatz dazu wird bei der allogenen Transplantation Knochenmark eines HLA-identischen Familienmitgliedes oder einer HLA-identischen nicht verwandten Person übertragen. Aufgrund der daraus resultierenden Graft-vs.-host-Reaktion (GvhR) kommt es gehäuft zu Komplikationen, zur GvhR-Prophylaxe ist eine Immunsuppression mit Ciclosporin notwendig. Neurologische Komplikationen nach allogener Knochenmarktransplantation treten bei etwa 60–70% der Patienten auf.

Folgende mit der Transplantation assoziierten Faktoren stellen mögliche Ursachen neurologischer Komplikationen dar:

Die hämatologische Grunderkrankung kann eine Meningeosis verursachen, ein Rezidiv nach Transplantation kann sich primär am ZNS manifestieren. Die Therapie der Grunderkrankung mit systemischer Chemotherapie, evtl. intrathekaler Chemotherapie und Radiatio kann ebenfalls neurologische Störungen verursachen. Die Konditionierung vor Knochenmarktransplantation mit myeloablativer Chemotherapie und häufig Ganzkörperbestrahlung führt selten zu akuten neurologischen Symptomen, kann aber, insbesondere bei Kindern, kognitive Störungen bei Langzeitüberlebenden bedingen.

Sekundäre ZNS-Komplikationen können nach Organversagen oder Sepsis auftreten. Der zeitliche Ablauf von ZNS-Infektionen unterscheidet sich nach Knochenmarktransplantation im Vergleich mit anderen Organtransplantationen wegen der stärkeren Immunsuppression und der initialen Granulozytopenie. Während dieser besonders vulnerablen Phase in den ersten 4 Wochen nach Transplantation besteht ein hohes Risiko gramnegativer bakterieller, viraler (v.a. Herpes simplex) und Pilzinfektionen. Trotz hämatologischer Restitution besteht im ersten Jahr eine eingeschränkte zelluläre und humorale Immunität, weshalb virale Infektionen (v.a. *CMV*) und Infektionen durch Protozoen (v.a. *Toxoplasma gondii*) besonders häufig sind.

Nach allogener Transplantation erhalten Patienten zur GvhR-Prophylaxe Ciclosporin für die ersten 4–6 Monate, weshalb differentialdiagnostisch eine Akutneurotoxizität möglich ist; eine chronische Ciclosporintherapie verursacht möglicherweise kognitive Störungen.

Klinische oder pathologische Studien untersuchten überwiegend Patienten in der Akutphase nach Knochenmarktransplantation, wobei zerebrovaskuläre Komplikationen, ZNS-Infektionen und eine Ciclosporinneurotoxizität die häufigsten neurologischen Störungen darstellten.

An zerebrovaskulären Komplikationen traten bei 4–13% Ischämien und bei etwa 3% intrazerebrale Blutungen auf. Ätiologisch kommt bei den Ischämien eine nichtbakterielle thrombotische Endokarditis, eine Hyperkoagulabilität oder eine thrombotisch-thrombozytopenische Purpura in Frage. Intrakranielle Blutungen sind durch die Thrombozytopenie bedingt, wobei subdurale Hämatome unter konservativer oder operativer Therapie im Gegensatz zu Parenchymblutungen eine gute Prognose haben. Schwere Leukenzephalopathien unklarer Ätiologie, die sich klinisch als kognitive Einschränkung, als zerebelläres Syndrom und als Tetraspastik manifestieren können, treten selten Jahre nach Knochenmarktransplantation auf.

Eigene Untersuchungen an Langzeitüberlebenden zeigten als Risikofaktoren für klinische, neuropsychologische und MRT-Auffälligkeiten eine chronische GvhR und die resultierende Immunsuppression. Eine chronische GvhR, die mit multiplen Organ- und sklerodermieartigen Hautmanifestationen einhergeht, kann als gesicherte neurologische Komplikationen eine Polymyositis, eine Myasthenia gravis oder polyneuropathische Syndrome (auch bei schwerer akuter GvhR möglich) verursachen, wobei therapeutisch die GvhR-Behandlung und bei Myasthenie eine zusätzliche Gabe von Cholinesterasehemmern (z.B. Mestinon) notwendig ist. Eine ZNS-Beteiligung bei chronischer GvhR, für die auch kasuistische neuropathologische Berichte sprechen, ist bisher in den größeren Autopsiestudien nicht belegt.

4.3 Nierentransplantation

Nierentransplantationen werden bei Patienten mit Glomerulonephritis, diabetischer Nephropathie oder hypertensiver Nierenerkrankung durchgeführt. Die Transplantation selbst birgt bis auf gelegentliche, prognostisch günstige Läsionen des N. femoralis oder N. cutaneus femoris lateralis keine neurologischen Risiken, kasuistisch wurde eine spinale Ischämie aufgrund einer Gefäßvariante beschrieben. Nach Nierentransplantation treten aufgrund der häufig vorbestehenden generalisierten Angiopathie bei etwa 6% der Patienten zerebrale Ischämien und bei 1% Hirnblutungen auf. Infolge der Immunsuppression können infektiologische Komplikationen und sekundäre lymphoproliferative Erkrankungen auftreten.

Spezifisch nach Nierentransplantation kann sich während einer akuten Abstoßung ein enzephalopathisches Syndrom mit Kopfschmerzen und epileptischen Anfällen entwickeln, das wie die OKT3-Nebenwirkungen wahrscheinlich auch zytokinvermittelt ist. Eine hypertensive Enzephalopathie muß bei positiver Anamnese differentialdiagnostisch bedacht werden. Generell kann eine vorausgegangene oder erneut auftretende Urämie für transplantationsassoziierte ZNS-Schädigungen sensibilisieren oder auch isoliert eine metabolische Enzephalopathie verursachen.

4.4 Herztransplantation

Herztransplantationen werden bei Patienten mit Kardiomyopathien, schwerster KHK, Klappenvitien und kongenitalen Herzfehlern duchgeführt, weshalb zerebrale Ischämien schon vorbestehend vorliegen oder wegen generalisierter Arteriosklerose unabhängig von der Transplantation vorkommen können.

Intraoperativ ist nach Kanülierung von Aorta und zentralen Venen eine extrakorporale Zirkulation mittels Herz-Lungen-Maschine notwendig, wodurch potentiell eine prolongierte Hypoperfusion mit Hypoxie oder Embolien von atherosklerotischem Material, Blutgerinnseln oder Luft auftreten können. Durch verbesserte Operationstechnik ist der Anteil der intraoperativen zerebrovaskulären Komplikationen in den letzten Jahren rückläufrig.

Insgesamt entwickeln etwa 60% der Patienten nach Herztransplantation neurologische Komplikationen, wobei Hirninfarkte oder Blutungen in klinischen Studien bei etwa 5–7% der Patienten auftraten, die dann aber häufig epileptische Anfälle verursachen. Autopsiestudien fanden zerebrale Ischämien oder Hypoxien bei 50–60% der Patienten nach Herztransplantation. Daneben kommen intraoperative Läsionen des Plexus brachialis und N. phrenicus vor. Wegen der relativ starken Immunsuppression ist die Rate von ZNS-Infektionen (v.a. *Toxoplasma*) und sekundärer lymphoproliferativer Erkrankungen etwas höher als nach anderen Organtransplantationen.

4.5 Lungentransplantation

Neurologische Komplikationen nach Lungentransplantation sind bislang spärlich untersucht, neben den neurotoxischen Wirkungen der Immunsuppressiva sind an spezifischen Komplikationen Luftembolien durch eine bronchiale Fistel beschrieben. Allgemein ist durch die hohe Rate an bakteriellen, CMV- und Pilzinfektionen der transplantierten Lunge das Risiko einer hämatogenen ZNS-Infektion erhöht. Ansonsten sind die Komplikationen vergleichbar der Herztransplantation.

4.6 Pankreastransplantation

Pankreastransplantationen werden bei Patienten mit Typ-I-Diabetes mellitus wegen schwerer Sekundärkomplikationen oft in Kombination mit einer Nierentransplantation durchgeführt, weshalb fast immer eine Nephropathie, Retinopathie und Neuropathie vorbestehend ist. Eine diabetische Angiopathie kann sich auch an zerebralen Gefäßen manifestieren, eine Niereninsuffizienz kann eine zusätzliche metabolische Enzephalopathie bedingen. Durch die Pankreastransplantation selbst entstehen meist keine neurologischen Komplikationen, die berichteten zerebralen Ischämien und Blutungen können mit der vorbestehenden Angiopathie ausreichend erklärt werden. Obwohl in einer Studie eine vermehrte Inzidenz von Karpaltunnelsyndromen nach Transplantation nachgewiesen wurde, bessern sich nach kombinierter Pankreas- und Nierentransplantationen eine periphere Polyneuropathie und auch eine autonome Neuropathie.

Literatur

Adair JC, Woodley SL, O'Connell JB, Call GK, Baringer JR (1991) Aseptic meningitis following cardiac transplantation: clinical characteristics and relationship to immunosuppressive regimen. Neurology 41:249–252

Adams HP Jr, Dawson G, Coffman TJ, Corry RJ (1986) Stroke in renal transplant recipients. Arch Neurol 43:113–115

Andrews BT, Hershon JJ, Calanchini P, Avery GJ, Hill JD (1990) Neurologic complications of cardiac transplantation. West J Med 153:146–148

Ang LC, Gillett JM, Kaufmann JC (1989) Neuropathology of heart transplantation. Can J Neurol Sci 16:291–298

Antonini G, Ceschin V, Morino S et al. (1998) Early neurologic complications following allogeneic bone marrow transplant for leukemia: A prospective study. Neurology 50:1441–1445

Appignani BA, Bhadelia RA, Blacklow SC et al. (1996) Neuroimaging findings in patients on immunosuppressive therapy: experience with tacrolimus toxicity. AJR Am J Roentgenol 166:683–688

Benkerrou M, Durandy A, Fischer A (1993) Therapy for transplant-related lymphoproliferative diseases. Hematol Oncol Clin North Am 7:467–475

Blanco R, De Girolami U, Jenkins RL, Khettry U (1995) Neuropathology of liver transplantation. Clin Neuropathol 14:109–117

Bowyer SL, LaMothe MP, Hollister JR (1985) Steroid myopathy: incidence and detection in a population with asthma. J Allergy Clin Immunol 76:234–242

Conti DJ, Rubin RH (1988) Infection of the central nervous system in organ transplant recipients. Neurol Clin 6:241–260

Fishman JA, Rubin RH (1998) Infection in organ-transplant recipients. N Engl J Med 338:1741–1751

Forbes A, Alexander GJ, O'Grady JG et al. (1989) Thiopental infusion in the treatment of intracranial hypertension complicating fulminant hepatic failure. Hepatology 10:306–310
Furlan AJ, Sila CA, Chimowitz MI, Jones SC (1992) Neurologic complications related to cardiac surgery. Neurol Clin 10:145–166
Gallardo D, Ferra C, Berlanga JJ et al. (1996) Neurologic complications after allogeneic bone marrow transplantation. Bone Marrow Transplant 18:1135–1139
Gilmore RL (1988) Seizures and antiepileptic drug use in transplant patients. Neurol Clin 6:279–296
Goldstein LS, Haug MT, Perl J et al. (1998) Central nervous system complications after lung transplantation. J Heart Lung Transplant 17:185–191
Graus F, Saiz A, Sierra J et al. (1996) Neurologic complications of autologous and allogeneic bone marrow transplantation in patients with leukemia: a comparative study. Neurology 46:1004–1009
Gross ML, Sweny P, Pearson RM et al. (1982) Rejection encephalopathy. An acute neurological syndrome complicating renal transplantation. J Neurol Sci 56:23–34
Guarino M, Stracciari A, Pazzaglia P et al. (1996) Neurological complications of liver transplantation. J Neurol 243:137–142
Jog MS, Turley JE, Berry H (1994) Femoral neuropathy in renal transplantation. Can J Neurol Sci 21:38–42
Lidofsky SD, Bass NM, Prager MC et al. (1992) Intracranial pressure monitoring and liver transplantation for fulminant hepatic failure. Hepatology 16:1–7
Mohrmann RL, Mah V, Vinters HV (1990) Neuropathologic findings after bone marrow transplantation: an autopsy study. Hum Pathol 21:630–639
Müller-Felber W, Landgraf R, Reimers CD et al. (1993) High incidence of carpal tunnel syndrome in diabetic patients after combined pancreas and kidney transplantation. Acta Diabetol 30:17–20
Niedobitek G, Mutimer DJ, Williams A et al. (1997) Epstein-Barr virus infection and malignant lymphomas in liver transplant recipients. Int J Cancer 73:514–520
Nymann T, Hathaway DK, Bertorini TE et al. (1998) Studies of the impact of pancreas-kidney and kidney transplantation on peripheral nerve conduction in diabetic patients. Transplant Proc 30:323–324
Pace MT, Slovis TL, Kelly JK, Abella SD (1995) Cyclosporin A toxicity: MRI appearance of the brain. Pediatr Radiol 25:180–183
Padovan CS, Yousry TA, Schleuning M et al. (1998) Neurological and neuroradiological findings in long-term survivors of allogeneic bone marrow transplantation. Ann Neurol 43: 627–633
Parizel PM, Snoeck HW,Hauwe L van den et al. (1997) Cerebral complications of murine monoclonal CD3 antibody (OKT3): CT and MR findings. AJNR/Am J Neuroradiol 18:1935–1938
Patchell RA (1988) Primary central nervous system lymphoma in the transplant patient. Neurol Clin 6:297–303
Patchell RA (1994) Neurological complications of organ transplantation. Ann Neurol 36:688–703
Patchell RA, White CL, Clark AW et al. (1985) Neurologic complications of bone marrow transplantation. Neurology 35:300–306
Pomeranz S, Naparstek E, Ashkenazi E et al. (1994) Intracranial haematomas following bone marrow transplantation. J Neurol 241:252–256
Reece DE, Frei Lahr DA, Shepherd JD et al. (1991) Neurologic complications in allogeneic bone marrow transplant patients receiving cyclosporin. Bone Marrow Transplant 8:393–401
Swinnen LJ (1997) Durable remission after aggressive chemotherapy for post-cardiac transplant lymphoproliferation. Leuk Lymphoma 28:89–101
Wijdicks EF, Wiesner RH, Dahlke LJ, Krom RA (1994) FK506-induced neurotoxicity in liver transplantation. Ann Neurol 35:498–501
Wijdicks EF, Wiesner RH, Krom RA (1995) Neurotoxicity in liver transplant recipients with cyclosporine immunosuppression. Neurology 45:1962–1964
Wilson JR, Conwit RA, Eidelman BH, Starzl T, Abu Elmagd K (1994) Sensorimotor neuropathy resembling CIDP in patients receiving FK506. Muscle Nerve 17:528–532
Wolkowitz OM, Reus VI, Canick J, Levin B, Lupien S (1997) Glucocorticoid medication, memory and steroid psychosis in medical illness. Ann NY Acad Sci 823:81–96
Zentner J, Buchbender K, Vahlensieck M (1995) Spinal epidural lipomatosis as a complication of prolonged corticosteroid therapy. J Neurosurg Sci 39:81–85

Kapitel 50

Neurologische Komplikationen in der Schwangerschaft

G.F. Hamann, M. Liebetrau, O. Busse

INHALT

1 Einleitung

Die Schwangerschaft ist eine besondere physiologische Situation für den weiblichen Organismus mit Veränderungen in vielen Organsystemen. Auch das Nervensystem ist direkt oder indirekt z.B. über Veränderungen des Immunsystems oder der Gerinnungsverhältnisse mitbetroffen. Glücklicherweise kommt es nur selten zu intensivmedizinischen Komplikationen von neurologischen Erkrankungen in der Schwangerschaft [27]. Diese sind dann aber oft sehr schwerwiegend und gefährden natürlich nicht nur die Schwangere, sondern auch das ungeborene oder neugeborene Kind in seinem jeweiligen Entwicklungsstatus.

Entscheidungen bezüglich Schwangerschaftsabbruch oder therapeutischen Interventionen mit Gefährdung des Fetus oder der Mutter bedürfen der interdisziplinären Beratung zwischen Gynäkologen, Kinderärzten, Neurologen und z.B. Neurochirurgen.

Die Kombination einer relativ seltenen Situation und das gleichzeitige Betroffensein zweier Menschen bei einer Erkrankung machen die neurologisch-intensivmedizinische Behandlung Schwangerer zu einer besonderen Angelegenheit. Dieses Kapitel soll helfen, diese schwierige Situationen besser zu bewältigen. Extremsituationen, wie Geburt eines gesunden Kindes durch eine hirntote Mutter nach SHT, bedürfen ganz individueller am jeweiligen Fall orientierter medizinischer und ethischer Überlegungen, die den Rahmen dieser Übersicht verlassen [3]. In solchen Fällen ist die Einschaltung der zuständigen Ethikkommission zur Beratung und Konsensbildung sehr hilfreich.

2 Neurologische Folgen von schwangerschaftsbedingten Erkrankungen

Die häufigsten neurologischen Komplikationen in der Schwangerschaft finden sich bei der Präeklampsie/Eklampsie. Meist werden Neurologen nicht zur Behandlung der Präeklampsie hinzugezogen, sondern erst bei Auftreten fokal-neurologischer Symptome oder des Vollbildes der Eklampsie.

2.1 Präeklampsie/Eklampsie

Die Präeklampsie ist eine komplexe Störung, die durch folgende Symptome gekennzeichnet ist, die in der Regel nach der 20. Schwangerschaftswoche (SSW) auftreten:

- Hypertonie (>140/90 mmHg),
- Proteinurie mit >0,3 g Protein/l im 24-h-Sammelurin,
- generalisierte Ödeme (v.a. Beine, Arme und Gesicht).

Die Ödeme müssen noch nach 12stündiger Bettruhe nachweisbar sein. Alternativ liegt eine Gewichtszunahme von mehr als 2 kg in einer Woche vor. Die Symptome der Präeklampsie können sehr variieren mit einer Beteiligung unterschiedlicher Organsysteme, wie Lungenödem, akutes Nierenversagen,

Leberblutungen oder Verbrauchskoagulopathie, die jeweils für sich allein genommen zu einer intensivmedizinischen Behandlung führen können. Zu den neurologischen Symptomen der Präeklampsie gehören u.a. Kopfschmerzen, akute Verwirrtheitssyndrome und typischerweise Sehstörungen.

Aus einer Präeklampsie kann sich jederzeit eine Eklampsie entwickeln. Eine Eklampsie liegt dann vor, wenn zusätzlich neben den oben erwähnten Symptomen epileptische Anfälle auftreten. Vorbestehende neurologische Erkrankungen, die zu Anfällen führen können, sollten nicht bestehen. Das Auftreten von epileptischen Anfällen und somit der Übergang von einer Präeklampsie zur Eklampsie kann jederzeit und auch bei nur leicht ausgeprägter Präeklampsie vorkommen.

Eine chronische nicht schwangerschaftsbedingte Hypertonie liegt vor, wenn vor der 20. SSW wiederholt ein Blutdruck von mindestens 140/90 mmHg gemessen wird. Eine auf eine chronische Hypertonie aufgepfropfte Präeklampsie liegt vor, wenn neben einer Proteinurie sowie generalisierten Ödemen der diastolische Blutdruck einen Anstieg um 30 mmHg zeigt. Bei einer passageren Hypertonie normalisieren sich die Blutdruckwerte post partum, Symptome der Präeklampsie dürfen nicht vorhanden sein. Bei der unklassifizierten Hypertonie lassen sich die Symptome keiner dieser Gruppen zuordnen.

Die Inzidenz der Präeklampsie beträgt etwa 6–8% aller Schwangerschaften und erhöht sich auf etwa 30% bei Mehrlingsschwangerschaften [9]. Die Präeklampsie ist häufiger bei Nullipara sowie unterernährten Frauen. Schwangere mit einem erhöhten Blutdruck zeigen im Vergleich zu normotonen Schwangeren eine deutlich erhöhte Mortalität. Bis zu 15% der mütterlichen Todesfälle stehen im Zusammenhang mit der Präeklampsie/Eklampsie. Es wird geschätzt, daß weltweit jährlich bis zu 50000 Frauen an den Folgen der Präeklampsie/Eklampsie sterben [9].

Eklamptische epileptische Anfälle können sich als fokal-motorische sowie tonisch-klonisch generalisierte Anfälle äußern. Diese können sowohl vor, als auch während und nach der Geburt auftreten. In seltenen Fällen können epileptische Anfälle noch eine Woche nach der Entbindung auftreten. In Fallberichten sind epileptische Anfälle bis 26 Tage nach der Geburt beschrieben worden [28].

Differentialdiagnostisch ist aber immer an andere auslösende Mechanismen der epileptischen Anfälle zu denken (Übersicht 50-1).

Zu den weiteren neurologischen Symptomen der Präeklampsie/Eklampsie gehören Sehstörungen, die sowohl durch pathophysiologische Veränderung am Auge selbst oder aber am visuellen Kortex bedingt sein können. Im Auge können die Veränderungen durch ein Papillenödem, einen Vasospasmus oder durch einen Zentralarterienverschluß bedingt sein. In einigen Fällen sind retinale Blutungen oder Ödeme für die Sehstörungen verantwortlich. Sehstörungen können ebenso durch kortikale Veränderungen verursacht werden. Als Auslöser sind Ödeme, ischämische Infarkte und kortikale Einblutungen beschrieben worden [6].

Einen wichtigen Stellenwert hat die Früherkennung der Präeklampsie. Deshalb sollte bei den Symptomen der Präeklampsie (arterieller Hypertonus, Proteinurie, sowie generalisierte Ödeme) eine stationäre Weiterbehandlung erfolgen.

Übersicht 50-1. Differentialdiagnose der peripartalen epileptischen Anfälle

- Zerebrovaskuläre Genese
  - Zerebrale Ischämie
  - Intrazerebrale Blutung
  - Subarachnoidalblutung
  - Sinusvenenthrombose
- Raumforderungen
  - Vaskuläre Malformationen
  - Benigne und maligne Tumoren
  - Zerebrale Abszesse
- Infektionskrankeiten
  - Virale Meningoenzephalitis
  - Bakterielle Meningitis
  - Parasitäre Infektionen
- Toxisch/metabolisch
  - Hyponatriämie, Hypokalzämie,
  - Hypoglykämie, Hyperglykämie

Die Diagnose der Präeklampsie/Eklampsie basiert auf klinischen Kriterien, weshalb laborchemische Veränderung zur Diagnosestellung nur eine untergeordnete Rolle spielen. Bei 2/3 der Patientinnen findet sich eine Erhöhung des Kreatinins und des Harnstoffs. Zusätzlich haben einige Studien gezeigt, daß der Präeklampsie eine Hypokalzurie sowie ein erhöhter Spiegel an Fibronektin, ein Glykoprotein, welches eine wichtige Rolle bei der Zelladhäsion spielt, vorausgeht bzw. die Präeklampsie mit diesen Werten vergesellschaftet ist. Bei einer schweren Präeklampsie/Eklampsie mit drohendem Organversagen oder drohenden bzw. manifesten Hirndruckzeichen sollten die Patientinnen auf einer Intensivstation weiterbetreut werden.

Die kraniale Bildgebung zeigt auch bei Patientinnen mit Eklampsie ohne fokal-neurologische Defizite häufig Auffälligkeiten. Idealerweise bietet sich hier die Kernspintomographie an. Die Computertomographie hat bei bis zu 75% der Fälle Auffälligkeiten bei der Eklampsie gezeigt [2]. In der Kernspintomographie fanden sich neben fokalen Hirnödemen, Grenzzoneninfarkte und bilaterale Hypodensitäten in den Basalganglien [26]. Das EEG ist bei den meisten Patientinnen mit Eklampsie auffällig [30]. Zu fokalen und generalisierten Verlangsamungen gesellen sich in unterschiedlichem Ausmaß epilepsietypische Potentiale.

2.1.1 Pathophysiologie

Die Ursachen der Präeklampsie/Eklampsie sind bisher nicht genau bekannt, verschiedene Mechanismen werden jedoch diskutiert. Zum einen gibt es Hinweise dafür, daß Anomalien der Plazentation ursächlich beteiligt sind. Die fetalen Trophoblasten, die für das invasive Wachstum in die mütterlichen Spiralarterien verantwortlich sind, scheinen in ihrer Funktion beeinträchtigt zu sein. Somit kann nicht ausreichend Blut in die intervillösen Räume transportiert werden, was zu einer verminderten uteroplazentaren Durchblutung führt. Typischerweise kommt es zu einer hyperdynamen Kreislaufsituation mit einem deutlich über der Norm liegenden Herzzeitvolumen [8].

Der periphere Gefäßwiderstand ist bei der Präeklampsie nicht wie zu vermuten wäre erhöht, sondern in der Regel erniedrigt. Zusätzlich fehlt der physiologischerweise bei Schwangeren vorliegende Anstieg des intravasalen Blutvolumens. Dies kann durch eine generalisierte Vasokonstriktion der Kapazitätsgefäße bedingt sein, möglicherweise stellt diese Vasokonstriktion aber nur die Folge eines verminderten intravasalen Volumens dar. Durch das verminderte Volumen kommt es zu Hämokonzentration mit Abnahme des plasmatischen Anteils. Bei Patientinnen mit Präeklampsie wurde zudem eine verminderte Toleranz gegenüber Angiotensin II und Katecholaminen gefunden, was gerade bei einer vorbestehenden chronischen Hypertonie zu einer Verschlechterung der Hypertonie führen kann.

Eine abnormale Plazentation allein kann jedoch nicht die Ursache der Präeklampsie sein, da die Präeklampsie auch bei Extrauteringraviditäten beobachtet wird. Vielmehr scheinen zusätzlich immunologische Vorgänge bei der Pathogenese von Bedeutung zu sein. Diese Theorie wird dadurch gestützt, daß in der Plazenta und verschiedenen anderen Organen sowie im mütterlichen Serum Immunkomplexe gefunden werden konnten. Durch diese könnte es zu einem endothelialen Zellschaden kommen [24, 29]. Durch die hieraus resultierende Störung der Blut-Hirn-Schranke lassen sich die morphologischen Veränderungen wie das diffuse Hirnödem oder die parenchymatösen Blutungen ableiten. Zerebrale Ischämien haben ihren Ursprung vermutlich in dem u.a. durch den endothelialen Zellschaden vermittelten Vasospasmus.

All diese Veränderungen führen wiederum zur einer Erniedrigung der Krampfschwelle und erhöhen die Gefahr epileptischer Anfälle. Des weiteren scheinen Gerinnungsstörungen, endokrine Störungen, Mangelernährungen sowie genetische Prädispositionen bei der Pathogenese der Präeklampsie/Eklampsie beteiligt zu sein.

2.1.2 Therapie

Die Therapie der Präeklampsie und Eklampsie muß rasch und effektiv erfolgen, um das Leben der Mutter und des Fetus nicht zu gefährden. Die Indikation zur Aufnahme auf einer Intensivstation sollte großzügig gestellt werden. Neurologische Schäden können durch eine rasche Kontrolle des arteriellen Blutdrucks deutlich reduziert werden. Der Blutdruck sollte Werte annehmen, in denen die zerebrale Autoregulation erhalten ist. Eine Hypotension sollte aber vermieden werden, um Mutter und Fetus nicht zusätzlich zu gefährden. Zur Senkung des Hypertonus sollten Vasodilatatoren verwendet werden wie Nifedipin, Hydralazin, Urapidil oder Labetalol. In sehr schweren Fällen kann der Einsatz von Natriumnitroprussid indiziert sein, dies aber nur unter intensivmedizinischen Bedingungen mit kontinuierlicher arterieller Blutdruckmessung. Kommt es zu neurologischen Komplikationen, wie z. B. einer intrakraniellen Blutung, muß sich die Therapie an der üblichen Therapie dieser Komplikationen orientieren wie z. B. Monitoring und Therapie des erhöhten intrakraniellen Drucks (s. Kap. 46).

Zur Anfallsprophylaxe war es lange Zeit nicht klar, ob Magnesiumsulfat oder Phenytoin als klassisches Antikonvulsivum verabreicht werden sollte. Jahrzehntelang wurde Magnesium zur Anfallsprophylaxe gegeben, obgleich es keine gesicherten Daten gab. In den 80er Jahren löste Phenytoin das Magnesium ab. Mitte der 90er Jahre sind jedoch zwei große randomisierte Studien erschienen [9, 22], die beide einen positiveren Effekt für Magnesiumsulfat zeigten, weshalb dieses als Mittel der Wahl zur Anfallsprophylaxe verwendet werden sollte. Ein Vorschlag zur intravenösen Verabreichung ist in Übersicht 50-2 gegeben.

Magnesiumsulfat sollte nicht überdosiert werden, da es sonst zu einer Ateminsuffizienz sowie zu Herzstillstand bei der Mutter und beim Kind kommen kann. Als Anhaltspunkt für eine beginnende Überdosierung kann das Verschwinden des Patellarsehnenreflexes angesehen werden. Regelmäßige Serumspiegelkontrollen von Magnesium sind daher notwendig.

Ein Status epilepticus muß jedoch rasch durchbrochen werden, da dieser Zustand für Mutter und Kind akut lebensbedrohend ist. Das Vorgehen unterscheidet sich nicht von dem in Kap. 30 beschriebenen.

Bei schwerer Präeklampsie/Eklampsie nach der 36. SSW sollte die Indikation zur Entbindung großzügig gestellt werden und relativ rasch erfolgen. Zwischen der 30. und der 36. SSW muß die Entscheidung von verschiedenen Faktoren abhängig gemacht werden (Übersicht 50-3).

Die Gabe von Diuretika sollte vermieden werden, da sowieso schon ein vermindertes intravasales Volumen vorliegt und Diuretika dies nur noch verstärken. Vielmehr sollte bei akutem Nierenversagen eine rasche Entbindung angestrebt werden. Auf die PTT-wirksame Gabe von Heparin sollte ebenfalls verzichtet werden, da ein positiver Effekt bei der Präeklampsie/Eklampsie bisher nicht gezeigt worden ist, die Rate von intrazerebralen Blutungen jedoch erhöht ist.

Übersicht 50-2. Dosierungsschema zur Anfallsprophylaxe bei der Präeklampsie/Eklampsie (mod. Version nach Sibai et al. 1984)

- 5 g Magnesiumsulfat in 200 ml NaCl über 20 min i.v
- Kontinuierliche Dauerinfusion mit 2 g Magnesiumsulfat/h
- Bestimmung des Magnesiumspiegels im Serum nach 30–60 min
- Anschließend 6stündliche Kontrolle von Mg^{2+}
- Therapeutischer Bereich bei 2–3 mmol/l

Übersicht 50-3. Kriterien zur Entbindung bei schwerer Präeklampsie

- Hypertonus von 160/100 mmHg oder mehr trotz Therapie
- Oligourie, beginnendes Nierenversagen
- Zunehmender Kreatininanstieg im Serum
- Thrombozyten <50 G/l
- LDH >1000 U/l
- Wiederholte Spätdezelerationen
- Abnehmende Kindsbewegungen
- Umgekehrter diastolischer Fluß in der umbilikalen Doppler-Sonographie

2.2 HELLP-Syndrom

Eine schwerwiegende Komplikation der Präeklampsie und der Eklampsie ist das HELLP-Syndrom und soll deshalb an dieser Stelle besprochen werden, obgleich neurologische Komplikationen eher selten anzutreffen sind. Es ist charakterisiert durch Hämolyse, erhöhte Leberenzymwerte und erniedrigte Thrombozytenzahlen („low platelets"). Zusätzlich werden häufig eine ausgeprägte Verminderung der AT-III-Aktivität, eine Hypofibrinogenämie sowie eine deutlich erhöhte Konzentration der D-Dimere gefunden. Der Schweregrad der Erkrankung korreliert mit den Veränderungen der Gerinnungsparameter. Pathophysiologisch kommt es durch Vasospasmen in parenchymatösen Organen (besonders der Leber) und nachfolgender metabolischer Vasodilatation zu Einrissen im Gefäßendothel mit nachfolgender Gerinnungsaktivierung und Hämolyse der Erythrozyten. Zu den weiteren Komplikationen zählen Leberschwellungen, Leberhämatome sowie spontane Leberrupturen.

Neben der Therapie der Präeklampsie und Eklampsie steht beim HELLP-Syndrom die Kontrolle und Substitution der Gerinnungsparameter im Vordergrund. Eine Substitution von Gerinnungsfaktoren mittels FFP und AT III sollte bei Blutungskomplikationen erfolgen. Eine Thrombozytensubstitution ist erst bei extremer Thrombozytopenie sowie bei chirurgisch nicht stillbaren Blutungen indiziert, da transfundierte Thrombozyten ebenfalls rasch verbraucht werden.

Vor der 30. SSW ist eine kontrollierte Therapie zur Verlängerung der Schwangerschaft anzustreben, nach der 30. SSW ist die Indikation zur Entbindung großzügig zustellen. Bei einer spontanen Leberruptur ist die sofortige Entbindung abhängig vom Reifezustand des Fetus zu empfehlen [12]. Differentialdiagnostisch ist die thrombotisch-thrombozytopenische Purpura (TTP, Moschcowitz-Syndrom) und das hämolytisch-urämische Syndrom (HUS, Gasser-Syndrom) abzugrenzen (Tabelle 50-1; [15]).

Die neurologischen Komplikationen werden durch die begleitende Präeklampsie/Eklampsie bestimmt. Hierzu zählen zerebrale Ödeme, die durch den Endothelschaden begünstigt werden. Diese Ödeme scheinen bevorzugt

Tabelle 50-1. Differentialdiagnose von HELLP-Syndrom, HUS und TTP. (Nach Kutkuhn et al. 1994)

Parameter	*HELLP*	*HUS*	*TTP*
Hämolyse	++	+++	+++
Transaminasen	++	(+)	(+)
Thrombozytopenie	++	+++	+++
Hypertonie	++	++	+
Proteinurie	+++	++	–
Niereninsuffizienz	–	+++	+
Entzündungszeichen	–	(+)	(+)
Gerinnungsstörung	(+)	(+)	(+)
Schizozyten im Blut	+	++	+++
ZNS-Symptome	++	+	+++

im hinteren Strombahngebiet aufzutreten und zeigen i. allg. eine gute Rückbildungstendenz [11, 16].

Die Prognose des HELLP-Syndroms ist abhängig von den Blutungskomplikationen (erhöhte Mortalität). Bei intensiver Überwachung und optimaler Therapie für Mutter und Kind kann das HELLP-Syndrom jedoch folgenlos überstanden werden.

2.3 Fruchtwasser- und Luftembolien

Fruchtwasserembolien können das klinische Bild einer Lungenembolie, eines akuten Cor pulmonale und auch einer DIC erzeugen. Entsprechende Symptome (Dyspnoe und Schock) mit sekundären neurologischen Ausfällen (insbesondere Bewußtseinsstörungen) werden festgestellt. Allgemein intensivmedizinische Maßnahmen (Beatmung mit hohem O_2-Gehalt und Lungenödemtherapie) sind wichtig.

Die Luftembolie, die früher v. a. bei illegalen Abtreibungen und ansonsten v. a. nach orovaginalen Sexualpraktiken nach der Geburt beobachtet wird, trägt zu etwa 1% aller maternalen Todesfälle bei. Nach einer Phase mit Übelkeit und Kollaps kommt es zu zerebralen Symptomen bei Rechts-links-Shunts (wie offenes Foramen ovale etc.), Krampfanfällen und bei multiplen Infarkten zum Tod. Therapeutisch wird eine Linksseitenlage empfohlen, um weitere Luftembolien zu vermeiden. Beatmung und evtl. Druckkammerbehandlung (reduziert die Luftblasengröße) können sinnvoll sein.

2.4 Systemische Komplikationen

Zu den Komplikationen zählen u. a. eine schwere Sepsis, schwere Schockzustände sowie große Blutverluste. Je nach Schwere des Krankeitsbildes kommt es zu einer Mitbeteiligung des ZNS, und so sind alle Abstufungen von leichten fokal-neurologischen Defiziten über eine schwere Hypoxie bis hin zum Hirntod denkbar.

Da sich die neurologischen Folgen der schwangerschaftsbedingten Komplikationen nicht von denen anderer Erkrankungen unterscheiden, wird auf die entsprechenden Kapitel verwiesen.

3 Schwangerschaftsbedingte Komplikationen vorbestehender neurologischer Erkrankungen

Die häufigsten Probleme bei vorbestehenden neurologischen Erkrankungen in der Schwangerschaft betreffen glücklicherweise nicht intensivmedizinisch relevante Situationen. Besonders seien hier die multiple Sklerose, Kopfschmerzen, neuromuskuläre Erkrankungen (z.B. Karpaltunnelsyndrome oder Myositiden), Bewegungsstörungen oder psychiatrische Erkrankungen genannt [23]. Hier sei zur Orientierung zudem auf gängige Handbücher und Artikel verwiesen [3, 4]. Einige besondere Probleme seien im folgenden dargestellt.

3.1 Epilepsie

Der Effekt der Schwangerschaft auf die Rate epileptischer Anfälle ist sehr variabel. Etwa 1/3 der Patientinnen hat eine Anfallsratenerhöhung, wobei Werte zwischen 4 und 75% in der Literatur mitgeteilt werden [35]. Andere Autoren sprechen von einem unverändertem Verlauf bei 40–50%, Verschlechterungen bei 25–50% und einem kleinen Prozentsatz von Verbesserungen in der Schwangerschaft.

Progesteron wirkt eher anfallsunterdrückend und Östrogene eher anfallsauslösend, womit die Datenlage sehr widersprüchlich ist. Die stärkste Anfallsratenerhöhung tritt im 1. Trimenon auf, hier werden Einflüsse des β-HCG diskutiert. Dementsprechend ist auch das Auftreten eines Status epilepticus in dieser Phase am wahrscheinlichsten. Neben der veränderten Hormonlage spielen andere Faktoren eine Rolle bei der Beeinflussung der Anfallsrate: metabolische Veränderungen (Gewichtszunahme, Flüssigkeitsverschiebungen, Plasmaproteinveränderungen etc.), Schlafstörungen, Complianceabnahme (z.B. durch Erbrechen, Angst vor Mißbildungen durch Antiepileptika), Streß und Angst.

Zur allgemeinen Diagnostik und Differentialdiagnostik der epileptischen Syndrome sei auf Kap. 5 verwiesen. Auch die Differentialtherapie eines Status epilepticus erfolgt analog den Empfehlungen in diesem Kapitel.

Generell kann als Behandlungsrichtlinie empfohlen werden, Anfallsfreiheit oder Statusdurchbrechung mit der geringst möglichen Antiepileptikadosis und, wenn irgendmöglich, mit Monotherapie zu erreichen. Allerdings ist die Durchbrechung eines Status wesentlich wichtiger für das Ungeborene und die werdende Mutter als eventuelle antiepileptische Nebenwirkungen. So führt auch ein einzelner Anfall schon zur z.T. langandauernden Herzfrequenzabnahme beim Fetus aufgrund einer passageren Ischämie. Die früher mitgeteilte maternale (30%) und fetale (50%) Letalität im Status epilepticus [18] erscheint zwar heute zu hoch, verdeutlicht aber eindrucksvoll die gefährliche Situation eines Status in der Schwangerschaft.

Gängige Ersttherapie des Status ist die Gabe von Diazepam (initial 10 mg, dann 2 mg/min als Dauerverabreichung) für das die weitestgehenden Erfahrungen bei Schwangeren bestehen. Alternativ kann Lorazepam oder Midazolam benutzt werden. Auch die Gabe von Phenytoin i.v. mit einer Geschwindigkeit von 50 mg/min bis zur Aufsättigungsdosis von 15 mg/kgKG (z.B. 750 mg bei einer 50 kg schweren Patientin) ist erprobt.

In der Akutsituation sind Befürchtungen zur antiepileptikainduzierten Embryo- oder Fetopathie hintenan zu stellen. Allerdings sollten die Schwangere und ihre Familie nach der erfolgreichen Statusdurchbrechung eingehend zur Langzeitbehandlung aufgeklärt werden.

3.2 Myasthenia gravis

Zu allgemeinen Informationen zu dieser Erkrankung sei auf Kap. 38 verwiesen. Etwa je 1/3 der Patientinnen mit Myasthenia gravis ist unter den Bedingungen einer Schwangerschaft klinisch a) unverändert, b) verbessert oder c) verschlechtert.

Im Wochenbett kommt es regelmäßig zu einem Rückfall, da der endogene Steroidspiegel rasch abfällt und damit Autoimmunprozesse wieder aufflammen können. Eine begleitende Mastitis, Endometritis, ein pulmonaler oder Harnwegsinfekt kann zur postpartalen Verschlechterung noch weiter beitragen. Wichtig ist es, einige in der Schwangerschaft häufig verwendete Pharmaka zu vermeiden, da die myasthene Symptomatik sich sehr rasch unter ihrer Gabe verschlechtern kann. An erster Stelle ist hier Magnesium zu nennen. Magnesium kann in hohen Dosen auch bei sonst Gesunden eine myasthene Symptomatik auslösen, bei Patienten mit vorbestehender Myasthenie treten z.T. dramatische und fulminante Verschlechterungen mit sofortiger Beatmungspflicht auf. Weitere Pharmaka wie Antibiotika, neuromuskuläre Blokker, Sedativa oder Narkotika werden nicht schwangerschaftsspezifisch verwendet, hierzu sei auf Kap. 38 u. 44 verwiesen.

Zur Geburtsanästhesie sind regionale Verfahren wie Epi- oder Periduralanästhesie allgemeinanästhetischen Methoden vorzuziehen. Unter der Geburt sollte regelmäßig die Vitalkapazität kontrolliert werden, Cholinesterasehemmer sollten während dieser Zeit i.v. appliziert werden (z.B. Neostigmin). Die Behandlungsrichtlinien sind grundsätzlich denen bei Myasthenie ohne Schwangerschaft anzupassen. Cholinesteraseinhibitoren und Kortikoide sind Mittel der ersten Wahl. Andere Immunsuppressiva wie Azathioprin oder Cyclophosphamid sollten wegen ihrer Teratogenität vermieden werden. Kortikoide sollten so niedrig wie möglich eingesetzt werden.

Wichtig ist zu erwähnen, daß eine Myasthenie keinesfalls die Fähigkeit zur Wehenentwicklung stört, da die glatte Muskulatur nicht betroffen ist. Es kann jedoch durch Beteiligung der quergestreiften Bauchmuskulatur zur Verzögerungen in der Austreibungsphase kommen. In etwa 15–20% kommt es beim Neugeborenen zu einer myasthenen Symptomatik nach der Geburt durch diaplazentare Antikörperübertragung von der Mutter [25]. Hier ist die frühzeitige Information zur Mitbetreuung durch erfahrene Neonatologen wichtig. Stillen ist dagegen für das Neugeborene ungefährlich.

3.3 Guillain-Barré-Syndrom (GBS)

Etwa 1% aller Patienten mit einem akuten GBS erleidet dies in der Schwangerschaft bzw. insbesondere im Wochenbett. Oft scheinen hier CMV-Infektionen Auslöser zu sein [25]. Alle intensivmedizinischen Maßnahmen diagnostischer und therapeutischer Art können bei den Schwangeren mit GBS in üblicher Weise durchgeführt werden. Immunglobuline ebenso wie Plasmapherese können eingesetzt werden, auch wenn keine spezifischen Untersuchungen zum Einsatz bei Schwangeren vorliegen.

Frühere Untersuchungen berichten über eine erhöhte Mortalität von ca. 13% bei den Schwangeren. Da diese Daten von vor dem Einsatz der heute üblichen immunmodulativen Therapie stammen, ist anzunehmen, daß heutige Zahlen niedriger liegen. Das Kind ist postpartal in der Regel nicht auffällig und hat keine polyradikulitischen Symptome. Die Geburtsphase ist bei schweren GBS-Fällen erschwert, und der Einsatz von Forceps und Saugglocke oder eine Sektio ist zu erwägen.

Chronische GBS-Formen in der Schwangerschaft sind wohl häufiger als akute, ihr Verlauf wird durch die Schwangerschaft zusätzlich verschlechtert [23].

4 Auftreten neurologischer Erkrankungen in der Schwangerschaft

Generell können natürlich Erkrankungen aus dem gesamten Spektrum der Neurologie erstmals in der Schwangerschaft auftreten. Dieses Kapitel soll sich auf die typischen und pathophysiologisch mit der Schwangerschaft verbundenen neurologischen Erkrankungen beschränken. Entsprechend werden hier überwiegend zerebrovaskuläre Diagnosen besprochen.

4.1 Arterieller Hirninfarkt

Zu der allgemeinen intensivmedizinischen Diagnostik und Therapie zerebrovaskulärer Erkrankungen sei auf Kap. 16 verwiesen.

Über die Häufigkeit von Hirninfarkten in der Schwangerschaft liegen sehr unterschiedliche Angaben vor. Es kann von einem ca. 10- bis 13fach erhöhtem Schlaganfallrisiko bei einer Schwangerschaft ausgegangen werden [36]. Das Wochenbett hat eine nochmalig erhöhte Schlaganfallrate (evtl. aufgrund des Blutverlustes über die große Wundfläche Uterus mit entgegenlaufenden, hyperkoagulatorischen Gerinnungsveränderungen).

Neuere Arbeiten berichten von einem erhöhten Risiko, einen Hirninfarkt oder eine intrazerebrale Blutung in den 6–8 postpartalen Wochen zu erleiden, während das Risiko in der Schwangerschaft selbst nicht wesentlich verändert sei [19]. Die Hirninfarktinzidenz wird für Europa und Nordamerika auf ca. 1:3000 Schwangerschaften geschätzt. Neben Mediainfarkten werden v.a. Basilaristhrombosen beobachtet (Abb. 50-1).

Prokoagulatorische Veränderungen werden allgemein auch unabhängig vom Wochenbett als sehr relevant für schwangerschaftsbedingte Schlaganfälle angesehen. Wichtig sind:

a
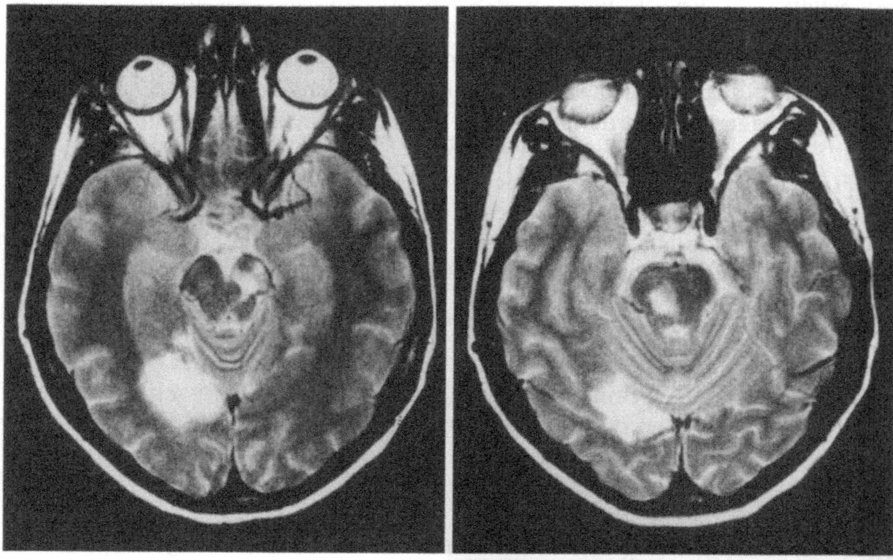

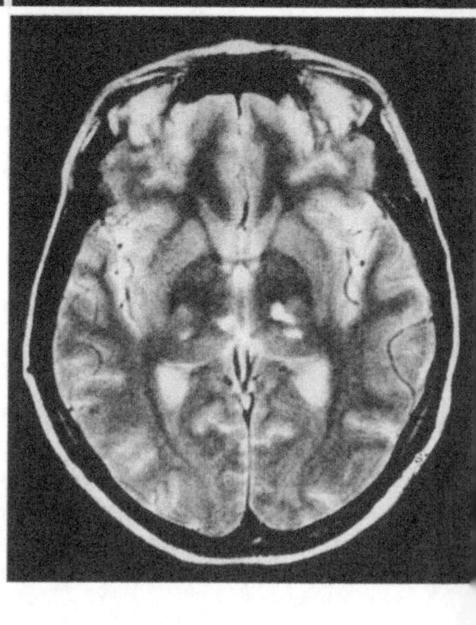

Abb. 50-1 a–c. NMR-Darstellung einer Patientin mit Basilaristhrombose nach der Schwangerschaft, 7 Tage post partum. Deutlich sind Infarkte im Pons, Thalamus und Posteriorgebiet zu erkennen. Nach initialer schwerer Behinderung mit Tetraparese, Sopor und Hemianopsie war die Patientin 1 Jahr nach der Basilaristhrombose, die nur konservativ mit Heparin behandelt wurde, in der Lage, ihr Kind und den Haushalt allein zu versorgen

- Erhöhung von Fibrinogen, Faktor VIII und XII,
- erhöhte Thrombinaktivität,
- reduzierte Protein-C- und -S-Aktivität und
- verminderte Fibrinolyseaktivität [36].

Besonderes Interesse hat in den letzten Jahren das Antiphospholipidantikörpersyndrom geweckt. Hierbei kommt es zu schwangerschaftsbedingten Schlaganfällen, allgemein zu zerebrovaskulären Erkrankungen und zu einer erhöhten Abortrate.

Neben diesen hämostaseologischen Störungen können kardiale Störungen ursächlich sein. Alle klassischen Herzerkrankungen mit Emboliemöglichkeit können beobachtet werden, häufig werden ein offenes Foramen ovale mit oder ohne Vorhofseptumaneurysma, eine Endokarditis oder ein Vorhofflimmern gesehen. Bei Afroamerikanerinnen wird eine Schwangerschaftskardiomyopathie mit wandständigen Thromben beobachtet, betroffen sind mehrgebärende Frauen über 30 Jahren im letzten Trimenon.

Etwa 25% aller Schlaganfälle sind durch arterielle Veränderungen bedingt, wobei eine vorzeitige Arteriosklerose bei den klassischen Risikoprofilpatienten gesehen wird, ansonsten sind Dissektionen und Vaskulitiden häufigere Diagnosen. Eine seltene, aber iatrogene Ursache ist in Vasospasmen durch die Verabreichung von Bromocriptin (welches ein Ergotaminderivat ist) zu sehen. Hier wurden in den letzten Jahren mehrere Fälle mitgeteilt [17], während Kittner et al. keinen Einfluß von Bromocriptingaben fanden [19, 20].

Bei der Diagnostik ist eine CCT-Untersuchung mit Abschirmung des Uterus bedenkenlos möglich. Der MRT ist der Vorzug zu geben. Ultraschallverfahren der hirnversorgenden und intrakraniellen Gefäße sind nach derzeitigem Kenntnisstand unproblematisch.

Die Therapie basiert im wesentlichen auf Erfahrungswerten. Bei Indikationen zur Antikoagulation ist Marcumar mit Vorsicht einzusetzen, es ist im 1. Trimenon wegen der Teratogenität abzulehnen und unmittelbar vor der Geburt wegen seiner schlechten Steuerbarkeit kaum einsetzbar. Heparin hat den Vorteil, die Plazenta nicht zu passieren, ist besser steuerbar und kann als relativ sicher angesehen und benützt werden [13, 14]. Auf die Gefahr der Osteoporose bei Daueranwendung sei hingewiesen. Blutungen treten unter Heparin in der Schwangerschaft in bis zu 10% auf. Zusätzlich sei auf eine leicht erhöhte Rate von Früh- und Totgeburten sowie das Auftreten eines HAT-Syndroms (heparinassoziierte Thrombozytopenie) hingewiesen. Acetylsalicylsäure in niedriger Dosierung (80–100 mg) sei ebenfalls sicher, aber auch hier wird von einer erhöhten Totgeburtrate berichtet. Über Thrombolysebehandlung bei Schwangeren liegen nur Einzelfallberichte [32] vor, generell sollte hier eine sehr sorgfältige Güterabwägung erfolgen, in den großen Studien wie NINDS und ECASS waren Schwangere ausgeschlossen.

Ein einmaliger Schlaganfall während einer Schwangerschaft erhöht nicht generell das Rezidivrisiko bei weiteren folgenden Schwangerschaften.

4.2 Sinus- und Hirnvenenthrombosen

Siehe Kap. 20.

Obwohl als typische zerebrovaskuläre Komplikation der Schwangerschaft angesehen, ist die Sinus- und Hirnvenenthrombose in der westlichen Bevölkerung viel seltener als arterielle Hirninfarkte. Man rechnet ungefähr mit einer Erkrankung auf 10 000 Schwangerschaften. In Indien ist mit einer 40- bis 50fach höheren Inzidenz zu rechnen, was zu einer Schlaganfallrate von ca. 1:480 Schwangerschaften führt. Dort sind 95% aller schwangerschaftsbedingten Schlaganfälle Sinus- oder Hirnvenenthrombosen. Insgesamt machen schwangerschaftsbedingte Sinusvenenthrombosen ca. 20% aller SVT aus [1].

Kortikale Venenthrombosen treten gehäuft in der Schwangerschaft und zu 80% postpartal in den ersten 2 Wochen auf. Neben dem prokoagulatorischen Umstellungseffekt (s. Abschn. 4.1 „Arterieller Hirninfarkt") sind Infektionen, paroxysmale nächtliche Hämoglobinurien, Antiphospholipidsyndrome oder Blutveränderungen (Sichelzellanämie, Leukämien etc.) prädisponierende Faktoren.

Die klinische Symptomatik unterscheidet sich nicht von Venenthrombosen außerhalb der Schwangerschaft. Das MRT ist ideal für die Diagnosestellung in der Schwangerschaft geeignet (Abb. 50-2). Die Heparinisierung (s. oben) ist ebenso wie bei anderen Fällen von zerebralen Venenthrombosen zur Behandlung in der Schwangerschaft indiziert. In seltenen Fällen ist die operative Dekompression, v.a. bei bilateralem Sinus transversus und Sinus-sagitalis-Thrombosen, nicht zu vermeiden. Die Schwangerschaft ist hierzu keine Kontraindikation.

Die Prognose ist schlechter als vielfach angenommen, die Letalität liegt bei 20–30%, 10–20% der Überlebenden haben neurologische Defizite [33].

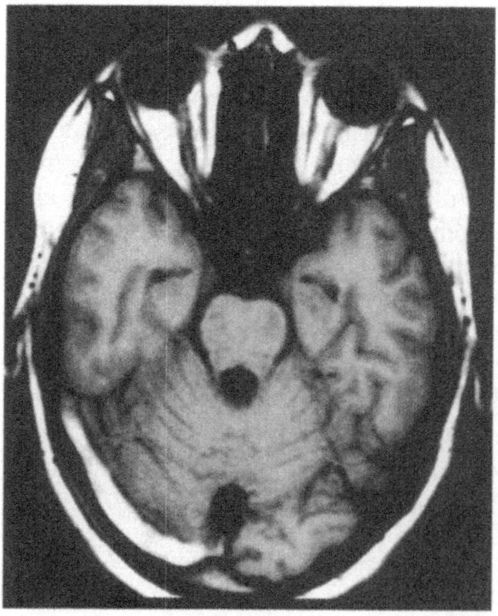

Abb. 50-2. NMR-Darstellung einer schweren Sinusvenenthrombose, die sich 10 Tage post partum entwickelte. Bei Kopfschmerzen und Müdigkeit war die Symptomatik unter Heparin rasch rückläufig

4.3 Intrazerebrale Blutungen (ICB)

Primäre intrazerebrale Blutungen treten bei 1–5 pro 10000 Schwangerschaften auf, sie sind mit einer hohen Letalität von 30–40% verbunden und haben einen Anteil von ca. 10% an der maternalen Gesamtmortalität.

Ursächlich für eine ICB kann die Eklampsie (s. Abschn. 2), eine disseminierte intravasale Koagulation (DIC) oder ein metastasierendes Chorionkarzinom sein. Natürlich ist auch in der Schwangerschaft die Hypertonie (z. B. im Rahmen der Eklampsie) der Hauptrisikofaktor. Bei Eklampsie können dann auch multiple ICB vorkommen [7]. Zur allgemeinen Diagnostik und Therapie s. Kap. 18.

4.4 Subarachnoidalblutung (SAB)

Zur allgemeinen Diagnostik und Therapie sei auf Kap. 19 verwiesen.

Etwa 50% aller intrakraniellen Blutungen in der Schwangerschaft werden durch eine SAB verursacht. Falls ein Aneurysma nachgewiesen wird, liegt die maternale Mortalität bei 13–35% und die fetale Mortalität bei 7–25%. Bei arteriovenösen Mißbildungen scheint das Risiko etwas geringer zu sein (8–28% und 9–18%) [10].

Führt ein Aneurysma während der Schwangerschaft durch eine SAB zu Symptomen, wird eine Aneurysmaklippung empfohlen. Die Nachblutungsrate sowie fetale und maternale Mortalität werden reduziert. Ist das Aneurysma geklippt, besteht keine Kontraindikation zu einer ganz normalen Geburt. Die Blutungsgefahr auch unter exzessiven Preßphasen ist gegenüber der normalen Schwangeren nicht verändert [34].

Das Vorgehen bei inzidenziellen Aneurysmen ist jedoch wesentlich unklarer. Allgemein wird eine Klippung bei Aneurysmen >10 mm empfohlen. Abb. 50-3 gibt einen Überblick über ein Ablaufschema zur Entscheidungsfindung bei Patienten mit SAB durch Aneurysmen oder Angiome.

Über den Einsatz von neuroradiologisch-interventionellen Verfahren in der Schwangerschaft liegen noch keine weiteren Erfahrungen vor.

Etwa 2/3 der Aneurysmarupturen passieren im letzten Trimenon oder der postpartalen Phase, unter der Geburt selbst ist eine SAB eher selten.

Sollte aus allgemeinmedizinischen Gründen oder der sehr ungünstigen Lage eine Operation eines Aneurysmas nicht möglich sein, wird empfohlen, die Geburt mit möglichst schonender Methode und ohne wesentliche hämodynamische Belastung durchzuführen [34]. Die jeweils beste Methode sollte im Einzelfall mit dem Gynäkologen und Kinderarzt besprochen werden, neben Forceps und Saugglocke kommt v. a. die Sektio in Frage.

Anästhesiologische Methoden der Neuroprotektion bei Aneurysma- oder Angiomoperation wie Hypothermie oder Hypotension können grundsätzlich eingesetzt werden, aber ein fetales Monitoring wird v. a. bei der induzierten Hypotonie dringend empfohlen, um frühzeitig fetale Bradykardien zu erfassen.

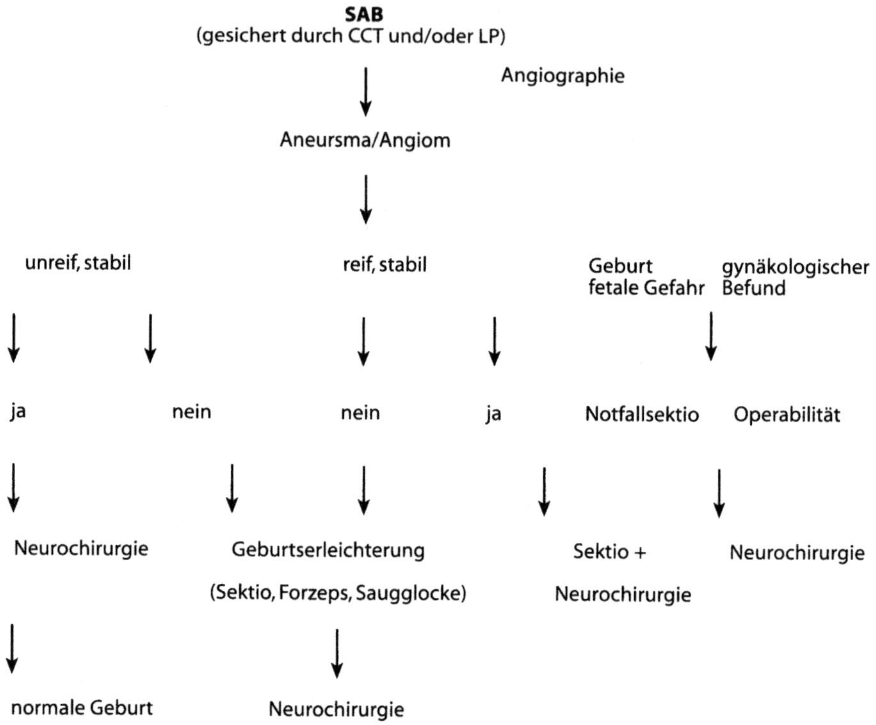

Abb. 50-3. Flußdiagramm zur Darstellung der Therapieentscheidungen bei SAB in der Schwangerschaft

Arteriovenöse Angiome sollten in der Schwangerschaft nur sehr zurückhaltend angegangen werden, da die schwangerschaftsbedingten Veränderungen der Hämodynamik eine erschwerte Operabilität bzw. erhöhte Nachblutungsrate bedingen.

Schwierig ist die medikamentöse Hirndrucktherapie, Steroide sind nicht effektiv, hyperosmolare Substanzen können zur fetalen Exsikkose führen. Die Frühoperation oder in schweren Fällen eine operative Dekompression erscheinen als Auswege. Zu bedenken ist, daß unter der Austreibungsphase der Geburt intrakranielle Druckanstiege auf über 50 cm H_2O beobachtet wurden [5].

4.5 Hirntumoren

Durch vermehrte Flüssigkeitseinlagerungen können früher asymptomatische Tumoren auffällig werden. Meistens handelt sich um Meningeome oder hochmaligne Gliome. Das Vorgehen ist nicht anders als außerhalb der Schwangerschaft. Allerdings sollten Bestrahlung und Chemotherapie vermieden werden. Kortikoide können verwendet werden.

4.6 Hypophyseninsuffizienz

Das früher gefürchtete Sheehan-Syndrom ist bei verbesserter Geburtsführung heute seltener. Es tritt typischerweise unmittelbar vor, unter oder unmittelbar nach der Geburt auf. Klassische Symptome sind Hypotonie, Kollaps, Hyponatriämie und Hypoglykämie, die initiale allgemeine Schwäche ist nach einer anstrengenden Geburt nicht wegweisend. Vor allem Patientinnen mit stärkerem Blutverlust unter der Geburt sind gefährdet. Die frühe Kortikosteroidsubstitution und in der Folge die weitere Hormonersatztherapie sind entscheidend.

5 Besonderheiten neurologischer intensivmedizinischer Maßnahmen in der Schwangerschaft

Neurologisch-intensivmedizinische Maßnahmen in der Schwangerschaft müssen sowohl unter neurologischen Gesichtspunkten als auch unter gynäkologisch-pädiatrischen Gesichtspunkten erfolgen. Deshalb sollte je nach Einzelfall eine intensivmedizinische Maßnahme abgewogen werden.

5.1 Medikamente

Selbstverständlich sollten einer Schwangeren so wenig Medikamente wie möglich in der niedrigstmöglichen Dosis verabreicht werden [13, 14, 33]. Im folgenden soll ein kurzer Überblick über häufig verwendete Medikamente in der Schwangerschaft gegeben werden. Bei speziellen Fragestellungen sei an die Beratungsstelle für Medikamente in der Schwangerschaft an der Universitätsfrauenklinik Ulm (Tel.: 0731-502-7625) verwiesen.

5.1.1 Antikoagulation

Siehe Abschn. 4.1.

5.1.2 Thrombolyse

Die thrombolytische Therapie ist in der Schwangerschaft bereits angewendet worden, obgleich nur sehr wenige Erfahrungen mit der Lysetherapie bei zerebralen Ischämien vorliegen. Eine Schwangerschaft war ein Ausschlußkriterium bei den großen Thrombolysestudien. Turrentine et al. gab eine Übersicht über die Verwendung von Thrombolytika in der Schwangerschaft [32]. Von 172 Frauen zeigten 8,1% Blutungskomplikationen, kam es in 5,8% der Fälle zu einer Frühgeburt, die kindliche Todesrate betrug 5,8% und die mütterliche Todesrate 1,2%. Die Autoren empfahlen, die Thrombolyse nicht während der Schwangerschaft durchzuführen.

Gilmore et al. sind jedoch der Meinung, daß diese Daten kein außerordentlich hohes Risiko für Mutter und Kind darstellen und bei einem zu erwartenden schweren Defizit bei der Mutter eine Thrombolyse, die evtl. selektiv intraarteriell durchgeführt werden könnte, durchaus gerechtfertigt sein könnte [13]. Sicherlich muß die Entscheidung zur Lysetherapie individuell gestellt werden.

5.1.3 Antiepileptische Medikation

Bei schwangeren Frauen mit bekannter Epilepsie können die antikonvulsiven Medikamente meist nicht abgesetzt werden, da die Gefährdung sowohl der Mutter als auch des Kindes durch die entstehenden Anfälle meist größer ist als die Gefahr einer Mißbildung bei fortdauernder antikonvulsiver Therapie.

Die Gefahr einer Mißbildung wird bei Einnahme von Antikonvulsiva mit 7% im Vergleich zu 2–3% in der Normalbevölkerung angegeben. Jedoch sollte wenn möglich auf Valproinsäure wegen deutlich erhöhter Mißbildungsrate verzichtet werden. Des weiteren sollte möglichst eine Monotherapie in möglichst niedriger Dosierung fortgeführt werden, um das Auftreten von Grand-mal-Anfällen zu verhindern.

5.1.4 Antiasthmatika

Generell sollte die Therapie an Asthma leidender Schwangerer genau so erfolgen wie die Therapie bei Nichtschwangeren. Es ist besonders wichtig, auf möglichst exakte Allergenprävention zu achten. Bisher sind bei Verwendung von inhalativen β_2-Sympathikomimetika keine Mißbildungen beim Kind beobachtet worden, und sie sind somit Mittel der Wahl beim akuten Asthmaanfall. Auch während der Stillzeit stellen die inhalativen β_2-Sympathikomimetika keine Kontraindikation dar.

Systemische Gaben von β_2-Sympathikomimetika können beim Fetus zu Tachykardien und Hypoglykämien führen und sollten so weit wie möglich vermieden werden. Nichtselektive Agonisten, wie Epinephrin, sollten wegen der Gefahr einer Vasokonstriktion im Uterus vermieden werden. Antiinflammatorische Medikamente sollten der Schwangeren verabreicht werden, wenn wegen Asthmaanfällen tägliche inhalative β_2-Sympathikomimetikagaben notwendig sind. Inhalative Cromoglycinsäure scheint hierbei sicher zu sein, denn diese Substanz wird nur minimal über den Gastrointestinaltrakt resorbiert. Bei inhalativen Steroiden sollte Beclomethason der Vorzug gegeben werden, da mit dieser Substanz die meiste Erfahrung vorliegt.

Systemische Gaben von Steroiden, obgleich im Tierversuch Kiefer-Gaumen-Spalten verursachend, bewirken meist nur ein erniedrigtes Geburtsgewicht des Kindes. Steroide stellen keine Kontraindikation zum Stillen dar. Theophyllin sollte als Reservemedikament verwendet werden, weil wegen des engen therapeutischen Fensters sowie der schweren Steuerbarkeit während der Schwangerschaft die Nebenwirkungen sehr stark sind.

5.1.5 Lithium

Bei Schwangeren mit einer endogenen Psychose und vorbestehender Lithiumtherapie ist abzuwägen, ob das Lithium abgesetzt werden kann. Da zwar eine erhöhte Mißbildungsrate v. a. von Herzfehlern besteht, die mögliche Gefährdung von Mutter und Kind bei einer Reaktivierung einer manisch-depressiven Psychose aber als höher anzusehen ist, wird man in den meisten Fällen zur weiteren Einnahme von Lithium raten. In jedem Fall ist auf die erhöhte Gefahr einer Lithiumintoxikation zu achten, da es während der Schwangerschaft und postpartal durch veränderte Nierenfunktion zu einer Intoxikation kommen kann.

5.1.6 Nichtsteroidale Antiphlogistika

Nach Möglichkeit sollte auf die Gabe von nichtsteroidalen Antiphlogistika komplett verzichtet werden. Ist dies nicht möglich, sollten niedrige Dosen von ASS verabreicht werden. Vor der Entbindung oder im Falle sonstiger zu erwartender invasiver Maßnahmen sollten die Antiphlogistika abgesetzt werden.

5.1.7 Antibiotika

Während der Schwangerschaft besteht ein erhöhtes Risiko einer Nebenwirkung der Antibiotika. So kann Streptomycin während der Schwangerschaft verabreicht zu einer Taubheit beim Kind führen. Tetrazykline können neben einer Schädigung des Knochens und der Zähne beim Fetus zu einer toxischen Schädigung bei der Schwangeren führen (akute Lebernekrosen, Pankreatitis, akutes Nierenversagen). Bei stillenden Frauen ist auf die Gabe von Sulfonamiden zu verzichten, da diese in die Muttermilch übergehen und zu einer Hämolyse beim Kind führen können.

Literatur

1. Bousser M-G, Russel RR (1997) Cerebral venous thrombosis. Saunders, London Philadelphia
2. Brown CE, Purdy P, Cunningham FG (1988) Head computed tomographic scans in women with eclampsia. Am J Obstet Gynecol 159:915–920
3. Busse O ([3]1994) Neurologische Erkrankungen in der Schwangerschaft. In: Künzel W, Wulf K-H (Hrsg) Klinik der Frauenheilkunde und Geburtshilfe, Bd 5. Urban & Schwarzenberg, München, Wien Baltimore, S 199–207
4. Devinsky O, Feldmann E, Hainline B (1994) Neurological complications of pregnancy. Raven, New York (Advances in neurology, vol 64
5. Digre KB, Varner MW (1993) Diagnosis and treatment of cerebrovascular disorders in pregnancy. In: Adams HP Jr (ed) Handbook of cerebrovascular diseases. Marcel Dekker, New York, Basel, pp 255–286
6. Donaldson JO (1994) Eclampsia. In: Devinsky O, Feldmann E., Hainline B (eds) Neurological complications of pregnancy. Advances in Neurology, vol 64. Raven Press, New York, pp 25–34

7. Druislane FW, Wang A-M (1997) Multifocal cerebral hemorrhage in eclampsia and severe pre-eclampsia. J Neurol 244:194–198
8. Easterling TR, Benederti TJ, Schmucker BC et al. (1990) Maternal hemodynamics in normal and preeclamptic pregnancies: a longitudinal study. Obstet Gynecol 76:1061–1069
9. Eclampsia Trial Collaborative Group (1995) Which anticonvulsant for women with eclampsia? Evidence from the collaborative eclampsia trial. Lancet 345:1455–1463
10. Feldmann E (1995) Stroke in Pregnancy. In: Neurological problems in pregnant women. American Academy of Neurology, Seattle
11. Feske SK, Sperling RA, Schwartz-RB (1997) Extensive reversible brain magnetic resonance lesions in a patient with HELLP syndrome. J Neuroimaging 7:247–250
12. Frey L (1997) Gestose und HELLP-Syndrom. Anästhesist 46:732–747
13. Gilmore J, Pennell PB, Stern BJ (1998) Medication use during pregnancy for neurologic conditions. Neurol Clin 16:189–205
14. Hardman JG, Limbird LE, Molinoff PB, Ruddon RW, Goodman Gilman A (eds)(1995) Goodman & Gilman's: The pharmacological basis of therapeutics. Mc Graw-Hill, New York
15. Horn M, Steiner T, Günther T, Mendoza G, Kummer R von (1996) Reversible ischemic brain lesions in acute microangiopathic hemolytic anemia. Nervenarzt 67:502–505
16. Imaizumi H, Nara S, Kaneko M, Chiba S, Tamakawa M (1995) Magnetic resonance evaluation of brainstem dysfunction in eclampsia and the HELLP snydrome. J Emerg Med 13:191–194
17. Janssens E, Hommel M, Mounier-Vehier F et al. (1995) Postpartum cerebral angiopathy possibly to bromocriptine therapy. Stroke 26:128–130
18. Kaplan PW (1995) Concepts of epilepsy care and pregnancy. In: Neurological problems in pregnant women. American Academy of Neurology, Seattle
19. Kittner SJ, Stern BJ, Feeser BR et al. (1996) Pregnancy and stroke. N Engl J Med 335:768–774
20. Kittner SJ (1997) Reply, letter to the editor. N Engl J Med 336:665
21. Kutkuhn B, Hollenbeck M, Grabensee B (1994) Hämolytisch-urämisches Syndrom/Thrombotisch-thrombozytopenische Purpura/HELLP-Syndrom. Intensivmedizin 31: 248–253
22. Lukas MJ, Leveno KI, Cunningham FG (1995) Comparison of magnesium sulfate with phenytoine for the prevention of eclampsia. N Engl J Med 333:201–205
23. Poser S (1998) Schwangerschaft bei neurologischen Erkrankungen. Akt Neurol 25:133–138
24. Rappaport VJ, Hirata G, Kim YH et al. (1990) Antivascular endothelial cell antibodies in severe preeclampsia. Am J Obstet Gynecol 162:138–143
25. Raps EC, Galetta SL, Flamm ES (1994) Neurointensive care of the pregnant woman. Neurol Clin 12:601–612
26. Raroque HG, Orrison WW, Rosenberg GA (1990) Neurologic involvement in toxemia of pregnancy: Reversibel MRI lesions. Neurology 40:167–169
27. Sawle GV, Ramsay MM (1998) The neurology of pregnancy. J Neurol Neurosurg Psychiatry 64:711–725
28. Sibai BM, Schneider JM, Morrison JC et al. (1980) The late postpartum eclampsia controversy. Obstet Gynecol 55:75–78
29. Sibai BM (1991) Immunologic aspects of preeclampsia. Clin Obstet Gynecol 34:27–33
30. Sibai BM (1992) Eclampsia. In: Goldstein PJ, Stern BJ (eds) Neurological disorders of pregnancy. Futura Publishing, New York, pp 1–24
31. Sibai BM, Graham JM, McCubbin JH (1984) A comparison of intravenous and intramuscular magnesium sulfate regimen in pre eclampsia. Am J Obstet Gynaecol 150:728–733
32. Turrentine MA, Braems G, Ramirez MM (1995) Use of thrombolytics for the treatment of thromboembolic disease during pregnancy. Obstet Gynecol Surv 50:534–541
33. Toglia MR, Weg JG (1996) Venous thromboembolism during pregnancy. N Engl J Med 335:108–114
34. Wilterdink JL, Easton JD (1994) Cerebral ischemia and cerebral hemorrhage In: Devinsky O, Feldmann E, Hainline B (eds) Neurological complications of pregnancy. Raven, New York (Advances in neurology, vol 64, pp 1–24)
35. Yerby MS, Devinsky O (1994) Neurologic complications of pregnancy. Neurol Clin 12:443–655
36. Young GB (1998) The maternity ward. In: Young GB, Ropper R, Bolten V (eds) Coma and impaired consciousness. Mc Graw-Hill, New York, pp 607–622

Kapitel 51

Prognostische Einschätzung bei schweren und schwersten intensivpflichtigen neurologischen Krankheiten

D. Krieger

INHALT

1 Einleitung

Prognostische Faktoren beinflussen therapeutische Entscheidungen bei neurologischen Intensivpatienten. Die Besonderheit neurologischer Intensivmedizin gegenüber anderen Disziplinen liegt darin, daß bei therapeutischen Entscheidungsfindungen nicht nur die akute, von der Krankheit ausgehende Lebensbedrohung sondern vielmehr die voraussichtliche bleibende Behinderung im Fall des Überlebens im Vordergrund stehen. Zusätzlich müssen individuelle, religiöse, kulturelle und sozioökonomische Faktoren berücksichtigt werden. Ganz im Vordergrund stehen die präzise Diagnose und professionelle Betreuung von Angehörigen, die sorgsam, aber objektiv über Überlebenschancen und potentielle Defekte des Patienten aufgeklärt werden müssen.

Der Einsatz und Umfang ärztlicher Tätigkeit erfordern die Zustimmung des Patienten oder seines gesetzlichen Vertreters. Bei nicht einwilligungsfähigen Patienten müssen Entscheidungen mit dessen gesetzlichem Vertreter oder bei Unverfügbarkeit im besten Interesse des Patienten, als „Geschäftsführung ohne Auftrag", getroffen werden. Das Patiententestament, eine vor Eintritt der akuten Erkrankung in schriftlicher Form abgegebene und gegebenenfalls beglaubigte Willensäußerung des Betroffenen, kann ebenso wie eine von Angehörigen berichtete mündliche Willensäußerung helfen, das Ausmaß der Behandlung festzulegen.

Neben der Entscheidung zur Aufnahme der Intensivbehandlung ist deren Beendigung oder die stufenweise Reduktion von Behandlungsmaßnahmen bei ausbleibender klinischer Besserung zu treffen. Wichtig sind hierbei die genaue Diagnose sowie Kenntnis und Bedeutung der in Tabelle 51-1 charakterisierten Residualsyndrome nach schweren Schädigungen des zentralen Nervensystems. In diesem Kapitel werden krankheitsspezifische Besonderheiten bei der Prognosestellung zentralnervöser Schädigungen erörtert.

Die fundamentalen prognostischen Kategorien sind Tod, apallisches Syndrom und schwerste Behinderung; auf der anderen Seite gibt es die Chance des Überlebens mit leichter oder mittelschwerer Behinderung sowie ganz ohne Behinderung.

Tabelle 51-1. Definition prognostischer Kategorien

Syndrom	*Wach*	*Schlaf*	*Motorik*	*Schmerz*	*Atmung*	*EEG*
Apallisch	Nein	Ja	Nein	Nein	Ja	Ja
Akinetisch	Ja	Ja	Ja	Ja	Ja	Ja
Locked-in	Ja	Ja	Nein	Ja	Ja	Ja
Hirntod	Nein	Nein	Nein	Nein	Nein	Nein

1.1 Definitionen

Das *apallisches Syndrom* entspricht der globalen Funktionsminderung der Großhirnrinde, wobei das aufsteigende System der Formatio reticularis intakt sein kann. Das apallische Syndrom ist in seiner reinen Form selten (z.B. nach zerebraler Hypoxie durch Herzstillstand oder im Spätstadium einer Leukodystrophie). Es ist meist von zusätzlichen zerebralen Läsionen begleitet, jedoch als ordnendes Modell didaktisch nützlich (Kretschmer 1940). Es wird im Gefolge längerer intensivmedizinischer Behandlungsmaßnahmen beobachtet.

Die Patienten sind nach Abklingen der Akutphase der zentral-nervösen Schädigung wieder wach, öffnen phasenweise die Augen, die ins Leere blikken, haben einen (verkürzten) Schlaf-Wach-Rhythmus, ohne daß sich jedoch psychischer Kontakt herstellen ließe. Diese Art von Bewußtseinszustand wird auch als *Coma vigile* bezeichnet. Typischerweise gehören eine schwere spastische Tetraparese und pathologische Bewegungsmuster wie Streck- oder Beugespasmen und vegetative Störungen zum Syndrom.

Der Zustand führt entweder zum Tod oder heilt ausnahmsweise mit psychischen und neurologischen Defekten aus.

Akinetischer Mutismus ist unscharf definiert und wird von manchen Autoren als Sonderform des apallischen Syndroms aufgefaßt. Nach der Originalbeschreibung einer Patientin mit Kompression des III. Ventrikels durch Kraniopharyngeomzyste findet sich folgendes Syndrom (Cairns et al. 1941):

> *... die Augen sind geschlossen, Patientin spricht nicht oder äußert sich allenfalls sehr spärlich, ist akinetisch und zeigt auf äußere Reize minimale Bewegungen, trotz daß die absteigenden motorischen Bahnen intakt sind. Intermittierend, möglicherweise in Abhängigkeit des Schlaf-Wach-Rhythmus, bestehen Kriterien der Wachheit.*

Es wird angenommen, daß akinetischer Mutismus v.a. durch Schädigung retikulokortikaler Bahnsysteme bei Intaktheit der kortikospinalen Bahnen auftritt, d.h. bei schwerem subakutem kommunizierendem Hydrozephalus, ausgedehnten mediobasalen Stirnhirnläsionen einschließlich Gyrus cinguli und Area septalis und bei Unterbrechung der retikulokortikalen Afferenzen in Zwischen- und Mittelhirn.

Das *Locked-in-Syndrom* ist ein Zustand, bei dem eine querschnittsartige funktionelle oder substantielle Unterbrechung der ventralen Brückenhälfte vorliegt. Hierdurch kommt es zu einer motorischen De-Efferenzierung des Gehirns, wobei typischerweise die Haubenregion mit Formatio reticularis und okulomotorischem Apparat erhalten bleiben. Daraus resultiert eine komplette Lähmung aller abwärts davon zu innervierenden Muskeln des Körpers. Die Patienten sind sprechunfähig und bewegungsunfähig mit Ausnahme von Augenbewegungen. Über diese v.a. vertikalen Augenbewegungen und Lidbewegungen kann mittels eines eingeübten Codes mit den Patienten kommuniziert werden.

Das Syndrom entsteht zumeist bei Basilaristhrombosen oder pontinen Blutungen. Es liegt nicht immer in seiner Reinform vor und kann gelegentlich mit Bewußtseinstörungen oder rudimentärer Willkürmotorik vergesellschaftet sein. Eine schockiernde und sehr nachvollziehbare Selbstbeschreibung eines betroffenen Patienten mit Locked-in-Syndrom ist kürzlich erschienen (Baude 1997).

Der Begriff *schwerste Behinderung* beschreibt Patienten, deren residuales kognitives oder motorisches Defizit ständige Überwachung und Pflege erfordert. Rehabilitationsbehandlung kann bedeutende Verbesserungen in der Unabhängigkeit der Patienten trotz bestehender Defizite erreichen. Bedeutsame Verbesserungen bei Patienten mit Locked-in-Syndrom oder apallischem Syndrom nach Ablauf eines Jahres nach Beginn der Erkrankung sind selten belegt und die Ausnahme.
Gelegentlich werden erstaunliche Besserungen noch nach Ablauf mehrerer Jahre berichtet. Obwohl eine Besserung nach vielen Jahren grundsätzlich möglich ist, liegen bei derartigen Mitteilungen oft Fehldiagnosen vor. Da sich viele Angehörige an diese Ausnahmen klammern, ist die Vermittlung einer realistischen Perspektive von außerordentlicher Bedeutung. Einen Anhalt über die Prognose längerfristig apallischer Patienten gibt Abb. 51-1.

2 Hypoxisch-ischämische Enzephalopathie

Die klinische Untersuchung und Verlaufsbeurteilung sind die wichtigsten Instrumente bei der Prognosestellung (Abb. 51-2). Bei der Mehrzahl der Patienten kann eine sichere Beurteilung innerhalb 72 h nach kardiopulmonaler Reanimation getroffen werden (Levy et al. 1981). Auf jeden Fall sollten 6 h nach Reanimation verstrichen sein, bevor klinische Befunde verwertet werden. Erloschene Pupillenreflexe und fehlende Reaktionen auf Schmerzreize unmittelbar nach erfolgter Reanimation deuten auf eine deutlich reduzierte zerebrale Durchblutung hin, lassen jedoch nicht auf permanente kortikale Schädigung

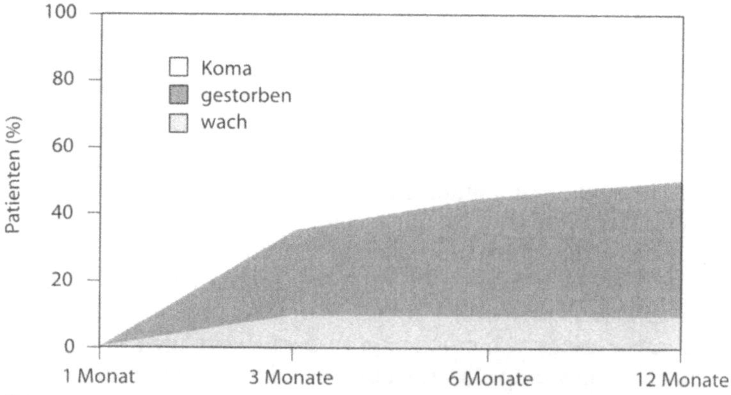

Abb. 51-1. Langfristige Prognose nichttraumatischer erwachsener Apalliker

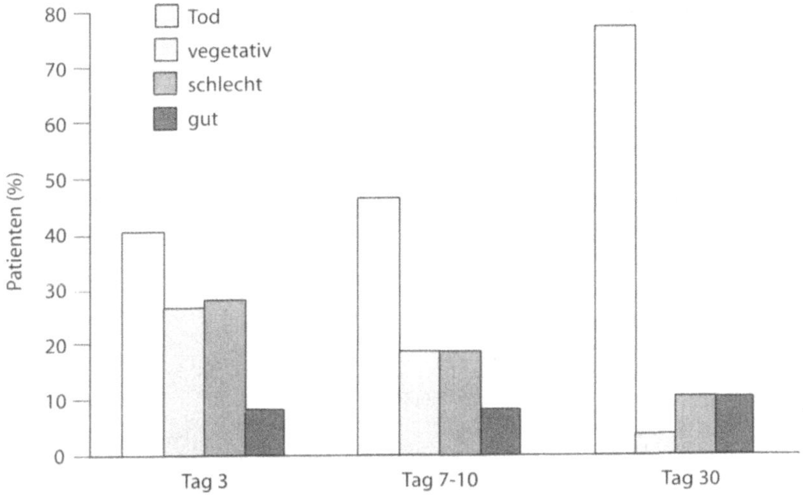

Abb. 51-2. Prognose der hypoxisch-ischämischen Enzephalopathie

schließen. Unmittelbares Erwachen nach Reanimation (in etwa 15–20% der Fälle) deutet auf keine oder nur minimale längerfristige kognitive Defizite hin. Leider limitiert bei vielen dieser Patienten die kardiale Grunderkrankung die Prognose. Patienten mit apallischen Syndromen nach Reanimation haben geringe Überlebenschancen und praktisch keine Chance, wieder kommunikationsfähig zu werden.

Wenn komatöse Patienten nach Reanimation innerhalb 24 h mindestens die oberen Extremitäten auf Schmerzreize bewegen, besteht nur eine etwa 6%ige Chance einer bedeutsamen Besserung im weiteren Verlauf. Nach 72 h sind bereits über 40% aller Patienten gestorben, und bei den Überlebenden ist nur dann eine bedeutsame Besserung möglich, wenn zumindest Abwehrbewegungen auf Schmerzreize erfolgen (Abb. 51-3).

Diesen klinischen Daten zufolge kann die Entscheidung zur Reduktion von Therapiemaßnahmen innerhalb von 3 Tagen erfolgen. Diese Richtlinien verlieren ihre Geltung, wenn die kardiopulmonale Reanimation in Zusammenhang mit Kälteeinwirkung, z. B. Ertrinken, Erfrieren, stattfand. Apparative Zusatzuntersuchungen umfassen bildgebende Verfahren (CT, MRT), elektrophysiologische Methoden (EEG, evozierte Potentiale), und die Bestimmung der CK-BB oder γ-Enolase (neuronenspezifische Enolase, NSE) in Serum und Liquor können in Zweifelsfällen zusätzliche Informationen geben. Bildgebende Verfahren weisen bei schwerwiegender Anoxie mit ausgedehnter kortikaler Nekrose nach etwa 24 h globales Hirnödem mit Verlust der Mark-Rinden-Differenzierung nach, in vielen Fällen lassen sich zusätzlich Nekrosen in Corpus striatum und Globus pallidus nachweisen. EEG-Burst-suppression-Muster in Abwesenheit von sedierenden Medikamenten und Ausfall der kortikalen Primärkomplexe der somatosensibel evozierten Potentiale (SSEP) weisen auf eine schwere diffuse Hirnschädigung hin. Die serielle Bestimmung der NSE ermöglicht ebenfalls eine prognostische Einschätzung innerhalb 72 h, ver-

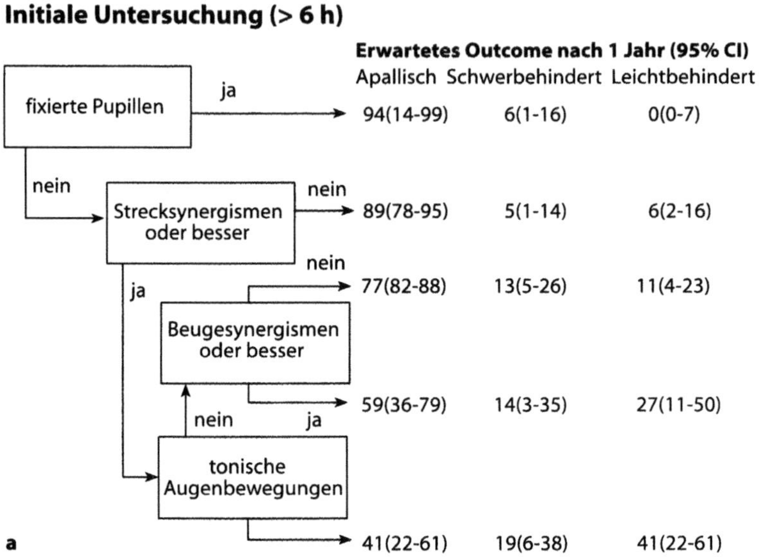

a

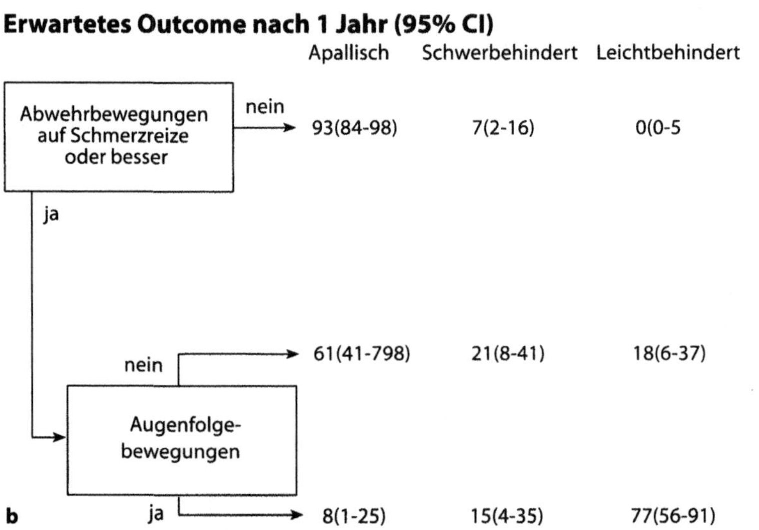

b

Abb. 51-3 a–c. Flußdiagramm zur Prognosestellung von Koma nach kardiopulmonaler Reanimation (Angaben in % und Konfidenzintervall). **a** Initiale Untersuchung nach mindestens 6 h, **b** nach 72 h („apallisch"), **c** nach 72 h („vegetativ"). (Nach Levy et al. 1981)

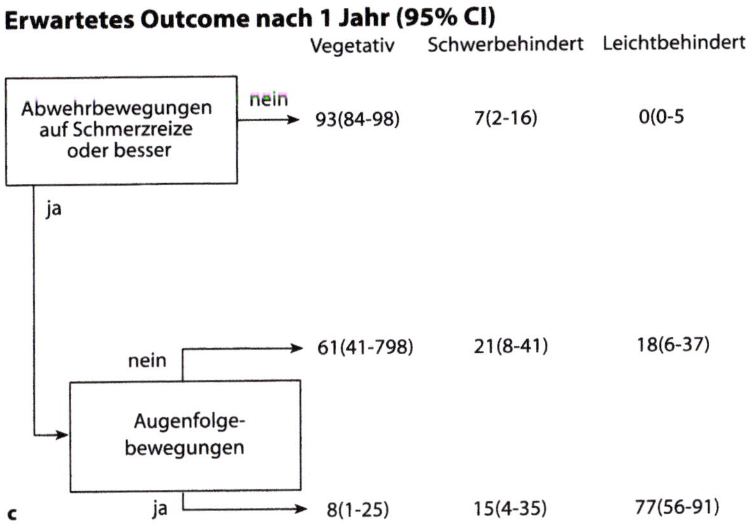

Abb. 51-3 c

bindliche Richtwerte sind derzeitig jedoch noch nicht verfügbar (Fogel et al. 1997).

Bei einigen Patienten bleiben kognitive Funktionen weitgehend erhalten, und Aktionsmyoklonien führen zu schwerer motorischer Behinderung, weil jede Bewegung Myoklonien induziert. Diesen Patienten sind meist zerebellär ataktisch, was als Hinweis auf eine anoxische Schädigung des zerebellären Kortex aufgefaßt wird. Aktionsmyklonien sind meist Folge geringergradiger zerebraler Hypoxie (selektive Vulnerabilität der zerebellären Purkinje-Zellen) und müssen vom myoklonischen Status bei schwerer Hypoxie differenziert werden.

Die Behandlung von Aktionsmyoklonien erfolgt in erster Linie mit *Clonazepam* und *5-Hydroxytryptophan* mit *Carbidopa*. Eine placebokontrollierte Studie aus dem Jahre 1993 konnte einen positiven Effekt hoher Dosen von *Pirazetam* (mittlere Dosis 16,8 g/Tag) nachweisen (Brown et al. 1993). Die Behandlung des myoklonischen Status ist symptomatisch mit Antiepileptika (z.B. *Phenytoin*, *Midazolam*, *Propofol*) und Muskelrelaxanzien (z.B. *Pancuronium*).

Isolierte kognitive Defizite wie das amnestische Syndrom sind selten und treten meist innerhalb der ersten Woche nach hypoxischer Schädigung auf. Die Abgrenzung vom Korsakoff-Syndrom ist möglich, da Konfabulationen nicht vorkommen und die Orientierung zu Person, Ort und Situation erhalten ist.

3 Urämisches Koma

Die Prognose der urämischen Enzephalopathie bei akutem Nierenversagen wird weitgehend durch die Grunderkrankung bestimmt. Die Mortalität des akuten Nierenversagens liegt bei etwa 10%, kann jedoch durch Komplikationen wie Sepsis, gastrointestinale Blutungen oder Herz-Kreislauf-Versagen deutlich höher sein. Nach Beginn der Dialysebehandlung gehen die Symptome der urämischen Enzephalopathie rasch und vollständig zurück. Manchmal kommt es in der Rückbildungsphase zu vorübergehender generalisierter Muskelschwäche und Crampi. Transiente Crampi werden sehr häufig nach Dialyse angegeben und sind nicht durch Elektrolytimbalancen zu erklären. In manchen Fällen findet sich eine transiente Hypophosphatämie.

Nach Abklingen der urämischen Enzephalopathie berichten manche Patienten über lebhafte psychotische Erlebnisinhalte zu Zeiten der maximalen Niereninsuffizienz.

Abgegrenzt werden muß ebenfalls das Dysequilibriumsyndrom bei Dialysebehandlung, welches in erster Linie durch Imbalancen der zellulären Osmoregulation während der Dialysebehandlung erklärt werden kann. Klinisch kommt es zu Kopfschmerzen, psychotischen Episoden, epileptischen Anfällen mit Todd-Paresen und vorübergehenden Reflexdifferenzen. Wenn Patienten nach Behandlung der Niereninsuffizienz nicht aufwachen, muß von zusätzlicher hypoxisch-ischämischer Schädigung oder mit Nierenversagen einhergehenden systemischen Gefäßerkrankunegn ausgegangen werden.

Nur bei sicherer Dokumentation von kardiopulmonalen Komplikationen kann von hypoxisch-ischämischer Schädigung ausgegangen werden. In allen anderen Fällen müssen Differentialdiagnosen wie systemische Vaskulitiden, thrombotisch thrombozytopenische Purpura, hämolytisch-urämisches Syndrom oder Schwermetallvergiftungen bedacht werden (s. Kap. 17 u. 50). In seltenen Fällen sind bilaterale subdurale Hämatome insbesondere in Zusammenhang mit Koagulationsstörungen und Heparinisierung beschrieben worden. In allen Fällen, in denen sich Patienten nicht innerhalb einer Woche nach Behandlung der Niereninsuffizienz erholen, ist die Prognose schlecht.

Die urämische Enzephalopathie muß von der chronischen Dialyseenzephalopathie abgegrenzt werden. Die chronische Dialyseenzephalopathie geht mit einer rasch progressiven dementiellen Entwicklung einher und wird frühestens nach 2 Jahren chronischer Dialysebehandlung beobachtet.

Obwohl Serumaluminiumspiegel nicht mit Auftreten der Demenz korrelieren, wird eine Aluminumintoxikation (Dialyseflüssigkeit, aluminiumhaltige Antazida) ursächlich angenommen. Das Syndrom führt mit schwerer Dysarthrie, Sprechapraxie und progressiver Demenz innerhalb von 6 Monaten nach Diagnosestellung zum Tod. Diese Komplikation ist selten und muß von andersartigen dementiellen Entwicklungen, v.a. aber der Multiinfarktdemenz und der subkortikalen arteriosklerotischen Enzephalopathie abgegrenzt werden.

4 Hepatisches Koma

Die Prognose der hepatischen Enzephalopathie wird ebenfalls weitgehend durch die Grundkrankheit bestimmt. Unterschieden wird die akute von der chronischen hepatischen Enzephalopathie. Die meisten Patienten mit Leberkoma haben entweder ein fulminantes Leberversagen oder eine episodische portosystemische Enzephalopathie (s. Kap. 31).

Fulminantes Leberversagen führt häufig ohne Lebertransplantation zum Tod. In vielen Fällen wird die Indikation zur Transplantation vom Stadium der Enzephalopathie abhängig gemacht. Von einigen Autoren wird die klinische Verschlechterung auf das häufig assoziierte Hirnödem zurückgeführt, und es werden risikoreiche Behandlungen und invasives Hirndruckmonitoring propagiert. Da der Zusammenhang zwischen klinischer Verschlechterung und Hirndruck aber keineswegs kausal sein muß, sondern viel wahrscheinlicher mit der Ammoniakintoxikation zusammenhängt, raten wir in diesen Fällen zur Reduktion des Ammoniaks und rascher Lebertransplantation (s. Kap. 31).

Grundsätzlich können auch Grad-IV-Enzephalopathien symptomlos überlebt werden, wenn den finalen toxisch-ischämischen Ammoniakwirkungen mit Hirndruck zuvorgekommen werden kann. Meines Erachtens ist die Hirndruckmessung zur Prognosestellung aufgrund der ungenauen Werte zumindest bei epiduraler Messung sowie der Gefahr des epiduralen Hämatoms nicht sinnvoll.

Die episodische portosystemische Enzephalopathie ist ungleich häufiger und zumeist durch gastrointestinale Blutungen, spontane Peritonitiden und den Gebrauch von Diuretika induziert. Daher ist die Korrektur der auslösenden Ursache bei gleichzeitiger Gabe von Laktulose und Neomycin die Therapie der Wahl.

Etwa 60% der komatösen Patienten mit hepatischer Enzephalopathie sterben, ohne das Bewußtsein wiederzuerlangen. Die Prognose ist schlechter, wenn das Koma durch eine gastrointestinale Blutung ausgelöst worden ist. Prognostische Faktoren sind:

- Aszites,
- niedriger Prothrombinwert,
- Entwicklung des hepatorenalen Syndroms.

Die meisten der überlebenden Patienten weisen keine Spätschäden auf. Eine dementielle Entwicklung kann, ähnlich der chronischen Dialyseenzephalopathie, parallel eintreten und ist durch Manganablagerung im Gehirn gekennzeichnet (Krieger et al. 1995).

5 Septisches Koma

Die Mortalität der Sepsis ist durch Begleitumstände wie dissiminierte intravaskuläre Gerinnung, ARDS und Multiorganversagen erklärt. Wichtige prognostische Marker sind ein erhöhter, insbesondere arterieller Laktatspiegel und die erniedrigte O_2-Aufnahme (VO_2). Es ist ungeklärt, ob das Auftreten einer septischen Enzephalopathie einen weiteren unabhängigen prognostischen Faktor darstellt.

Von einigen Autoren wird die septische Enzephalopathie als Hirnversagen bei Multiorganversagen eingestuft, auf der anderen Seite scheinen jedoch neuere Literaturmitteilungen der begleitenden arteriellen Hypotension eine wichtige, wenn nicht die entscheidende Rolle zuzumessen (Wijdicks u. Stevens 1992).

Zur Abschätzung der Prognose bei septischer Enzephalopathie sind insbesondere fehlende Abwehrbewegungen auf Schmerzreize als Indikator einer schlechten Prognose zu verwerten. EEG-Ableitungen sind hilfreiche prognostische Indikatoren, wenn aufgrund von neuromuskulärer Blockade oder Critical-illness-Polyneuropathie die Motorik nicht beurteilbar ist. In einer kanadischen Serie wurden keine Todesfälle bei normalem EEG, 19% Mortalität mit υ-Rhythmus, 36% mit δ-Rhythmus, 50% mit triphasischen Elementen und 67% mit Burst-suppression-Aktivität berichtet (Bolton et al. 1993). Bildgebende Verfahren erbringen unauffällige Befunde oder in seltenen Fällen Grenzzoneninfarkte bei arterieller Hypotension oder multiple kortikale Hämatome bei Koagulationsstörungen.

6 Diabetisches Koma

Die Mortalität des hyperosmolaren, nichtketotischen diabetischen Komas wird mit 20–60% angegeben. Die Hälfte der Patienten stirbt innerhalb von 3 Tagen. Patienten mit hyperosmolarem Koma sind sehr hypovolämisch und können einen kardiogenen Schock entwickeln.

Keiner der Laborparameter Blutzucker, Osmolarität und Urämie allein oder in Kombination kann als prognostischer Marker verwendet werden. Im Gegensatz zum hyperosmolaren Koma finden sich bei ketoazidotischer Entgleisung keine Bewußtseinsstörungen. Diese zumeist jungen Patienten erholen sich nach Einleitung einer adäquaten Behandlung vollständig.

Hypoglykämisches Koma, z. B. bei Insulinüberdosierung, kann zu schwerer residualer Behinderung führen. Selektive hippocampale Schädigung wird bei Hypoglykämie insbesondere in Zusammenhang mit Hypoxie beobachtet. Das Ausmaß der Schädigung wird durch die Hypoglykämie und deren Dauer bestimmt.

7 Zerebrale Ischämien

Die Prognose von Patienten mit Ischämien der vorderen Zirkulation ist nicht schlechter als die von Patienten mit Infarkten in der hinteren Zirkulation. In der vorderen Zirkulation ist die Mortalität insbesondere bei distalen Karotis- oder proximalen Mediaverschlüssen erhöht.

In der vorderen Zirkulation wird die Prognose neben Lokalisation des Gefäßverschlusses und Größe des Infarktes v. a. vom Ausmaß des begleitenden Hirnödems bestimmt. Das Ausmaß des Hirnödems wird im wesentlichen durch die Güte der leptomeningealen Kollateralisierung bestimmt. Diese weitgehend individuelle Vorgabe ist durch die Architektur des Circulus arteriosus Willisi bestimmt und kann durch neurovaskuläre Verfahren, wie die transkranielle Doppler-Sonographie, selektive arterielle Angiographie, SPECT, „diffusion-weighted“ MRT und Xenon-CT, erfaßt werden.

Die Mortalität kompletter Mediainfarkte wird mit 20% angegeben. Bei fehlenden Kollateralen entwickelt sich ein raumforderndes Hirnödem („maligner Mediainfarkt“), das unbehandelt eine Mortalität um mindestens 80% erreicht. In der hinteren Zirkulation ist die Prognose insbesondere durch Lokalisation und Infarktgröße bestimmt. Der Großteil aller Ischämien der hinteren Zirkulation sind mikroangiopathisch, und sie haben eine gute Prognose.

Ein weiterer, nicht unbedeutender Prozentsatz bezieht sich auf das Kleinhirn und führt nur ausnahmsweise zu bleibender Behinderung. Ausnahmen sind Basilarisverschlüsse, die unbehandelt eine Mortalität von etwa 70% aufweisen, und raumfordernde Kleinhirninfarkte, die im Fall von Kompression des Hirnstamms und der A. basilaris eine mindestens 80%ige Mortalität aufweisen. Bei Verschlüssen der A. basilaris können ausgedehnte Infarkte des Brückenfußes zum Locked-in-Syndrom und bithalamische Infarkte nach Basilariskopfembolien zu schweren residualen Bewußtseinstörungen, funktionell gleichbedeutend mit apallischen Syndromen, führen.

Hämorrhagische Transformation bei zerebralen Embolien oder nach thrombolytischer Therapie sind für sich genommen weder mit klinischer Verschlechterung noch mit einem erhöhten Risiko für bleibende Defizite vergesellschaftet. Patienten mit Schluckstörungen haben ein erhöhtes Risiko, an Aspirationspneumonien zu erkranken. Vorbestehende Schlaf-Apnoe-Syndrome können verschlechtert werden. In Zweifelsfällen sind Bariumschluckuntersuchungen zur Dokumentation von Schluckstörungen und polysomnographische Untersuchungen bei Verdacht auf Schlaf-Apnoe-Syndrom indiziert.

Symptome von Mediainfarkten bessern sich spontan im Laufe von 3–6 Monaten. Intensive krankengymnastische Rehabilitationsbemühungen sind aber auch im späteren Verlauf indiziert. Bei rechtshirnigen Infarkten bildet sich die Vernachlässigung der linken Körperhälfte im Laufe eines Jahres zurück. Die Rückbildung motorischer Defizite erfolgt bei diesen Patienten bereits im Laufe weniger Wochen.

Insgesamt ist das Rehabilitationsergebnis bei linkshirnigen Läsionen besser als im Fall rechtshirniger Infarkte. Hand- und Armbewegungen innerhalb 1–2 Wochen nach initialer Hemiplegie deuten auf eine gute Rehabilitation hin. Die spontane Remissionsrate der mit Placebo behandelten Patienten mit zerebralen Ischämien beträgt zwischen 20 und 25%.

8 Intrazerebrale Blutungen

Die Prognose intrazerebraler Blutungen wird durch das Volumen (>60 ml), Anschluß an das Ventrikelsystem und Mittellinienverlagerung bestimmt. Koma in Zusammenhang mit Blutungen von >50 ml gilt als prognostisch infaust. Komatöse Patienten haben kaum einmal eine Chance, sich zu erholen, es sei denn, systemische Faktoren können für die Bewußtseinsstörung verantwortlich gemacht werden.

Es ist nicht bekannt, wieviele Patienten sich durch progressive Vergrößerung einer im CT identifizierten Blutung verschlechtern, vereinzelt sind jedoch Blutungszunahmen von bis zu 400% berichtet worden. Bewußtseinsstörungen, Hemiparesen und fortgeschrittenes Alter deuten auf eine geringe Erholung hin. Epileptische Anfälle, anzunehmender Blutungsmechanismus und vorbestehender Bluthochdruck haben keinen Einfluß auf die Prognose. Bei etwa 25% der Patienten, die supratentorielle Blutungen überleben, bildet sich die Symptomatik wesentlich zurück.

Die operative Behandlung intrazerebraler Blutungen verbessert in der Regel neurologische Defizite nicht. Manchmal sind erstaunliche Besserungen nach Entlastung lobärer Hirnblutungen zu beobachten. Derzeit erbringt die operative Entlastung eine Verringerung der Mortalität nur auf Kosten erhöhter Morbidität. Patienten mit Hirnstammblutungen und Tetraparesen weisen fast ausnahmslos eine infauste Prognose auf. Zerebelläre Blutungen sind bei alten Menschen gelegentlich symptomarm, stellen aber bei jüngeren Menschen in der Regel ab Durchmessern von >3 cm neurochirurgische Notfälle dar.

9 Subarachnoidalblutung

Mehrere Studien haben gezeigt, daß bei Patienten mit Subarachnoidalblutung (SAB) die Prognose durch den initialen Grad auf der Glasgow-Coma- oder Hunt-u.-Hess-Skala bestimmt wird. Es wird geschätzt, daß derzeit etwa 10% aller Patienten mit SAB vor Krankenhausaufnahme sterben. Viele andere Faktoren sind hinsichtlich der prognostischen Wertigkeit untersucht worden. Die Menge des subarachnoidalen Blutes in der initialen CT, Nachweis und Lokalisation des Aneurysmas in der hinteren Zirkulation sowie progrediente klinische Verschlechterung deuten auf einen ungünstigen Verlauf hin. Ein großer Anteil von Patienten mit komplikationslosem Verlauf nach aneurysmatischer SAB behalten neuropsychologische Defekte, v. a. Gedächtnisstörungen zurück.

Patienten mit SAB ohne Aneurysmanachweis haben deutlich seltener Vasospasmen und wesentlich blandere klinische Verläufe mit ausgezeichneter Prognose, wenn die Blutung perimesenzephal lokalisiert ist. Patienten mit SAB und Blutverteilung in allen basalen Zisternen neigen auch ohne Aneurysmanachweis zu ischämischen Komplikationen und schlechterer Prognose. Bei Aufnahme komatöse Patienten ohne Hydrozephalus haben derzeit fast ausnahmslos eine schlechte Prognose.

Die überwiegende Anzahl von Patienten, die nicht innerhalb von 2 Wochen aus dem Koma erwachen, sterben im weiteren Verlauf an systemischen Komplikationen der Intensivbehandlung.

10 Schwere Enzephalitis

Die Prognose schwerer Enzephalitiden hängt von der individuellen Erregervirulenz und der Effektivität der Behandlung des mit der Entzündung verbundenen Hirnödems ab. Auch trotz erfolgreicher Hirndruckbehandlung sind aufgrund der Erregervirulenz und dem damit verbundenen Hirnsubstanzverlust schwere kognitive Defektsyndrome möglich.

Auf der anderen Seite kann die Hirnödembildung im Vordergrund stehen und nach Rückbildung nur eine unbedeutende Hirnsubstanzschädigung mit guter Lebensqualität hinterlassen. In jedem Fall sollte in Abhängigkeit von Alter und klinischem Stadium eine maximale Hirndrucktherapie bis hin zur Dekompressionskraniotomie erfolgen (Schwab et al. 1997).

In der besonderen Situation der Herpes-simplex-Enzephalitis liegt die Mortalität bei 20%, und nur 40% der Patienten überleben die akute Erkrankung ohne schwerwiegende Defekte. Junges Erkrankungsalter und frühzeitiger Einsatz von Acyclovir verbessern die Prognose beträchtlich. Acyclovir ist nur dann eine wirksame Behandlungsmaßnahme, wenn es zum Zeitpunkt der Applikation zu keiner bedeutsamen Gewebsschädigung gekommen ist. Nur die Behandlung auf Verdacht, d.h. Behandlungsbeginn bei Fieber, fokalem neurologischem Defizit oder Anfall, normaler CT und Liquorpleozytose und Absetzen bei unauffälligem klinischem Verlauf bei negativer Liquor-Herpes-simplex-PCR kann die Morbidität und Mortalität bedeutsam beeinflussen.

Im Fall von der Rabies ist nur die unmittelbare Postexpositionsprophylaxe aussichtsreich.

11 Bakterielle Meningitis

Die Mortalität bakterieller Meningitiden wird mit 10–20% beziffert. Ältere Menschen haben deutliche höhere Mortalitätsraten. In einer Studie wurde die höchste Mortalität (bis 35%) bei Patienten mit Bewußtseinsstörungen und inadäquater initialer Antibiotikabehandlung gefunden (Behrmann et al. 1989). Zudem ist die Mortalität bei gramnegativer Meningitis höher (bis >40% bei Klebsiella pneumoniae) als bei grampositiven Erregern (N. meningitides 13%, S. pneumoniae 19%). Die häufigsten residualen Defizite nach bakterieller Meningitis sind Hörschaden (etwa 15% bei N. meningitidis) und epileptisches Anfallsleiden.

12 Status epilepticus

Die Prognose des Status epilepticus hängt von mehreren Faktoren ab. Der wichtigste Faktor ist die Dauer der tonisch-klonischen Anfälle. Patienten in nichtkonvulsivem Status epilepticus sind daher nicht so gefährdet, permanente Behinderungen durch die fortdauernde epileptische Aktivität zu erleiden. Aufgrund der schwierigen Diagnostik, insbesondere bei bewußtseinsgestörten Patienten auf neurologischen Intensivstationen, stammen die prognostischen Angaben zum nichtkonvulsiven Status bisher nur aus kleinen Patientenserien.

Die Wichtigkeit der Behandlung nichtkonvulsiver Staten kann nicht überbetont werden, wenn man bedenkt, daß bei etwa 10% aller komatöser Patienten im Langzeit-EEG-Monitoring epileptische Aktivität dokumentiert werden kann. Neuropathologische Studien belegen zweifelsfrei, daß bei Patienten mit therapierefraktärem klonisch-tonischem Status epilepticus Hirnsubstanzschädigungen, insbesondere in der CA1-Region des Hippocampus, vorkommen.

Angaben zur Mortalität des Status epilepticus variieren in Abhängigkeit vom untersuchten Patientenkollektiv. Eine kürzlich publizierte Untersuchung fand bei Erwachsenen mit Status epilepticus eine Mortalität von 2% (Shorvon 1993). In einer anderen Studie konnte die Mortalität in 99% mit der Grundkrankheit in Verbindung gebracht werden (Goulon et al. 1985).

Im allgemeinen hängt die Prognose und das therapeutische Ansprechen maßgeblich von der Grundkrankheit ab. Sie ist besonders schlecht, wenn ein Status epilepticus mit anoxisch-ischämischer Enzephalopathie, akuten Schlaganfällen, Enzephalitiden, diffuser axonaler Schädigung bei Schädel-Hirn-Verletzungen und malignen Hirntumoren assoziiert ist.

13 Komplettes Guillain-Barré-Syndrom

Das klassische akute Guillain-Barré-Syndrom (GBS) rezidiviert fast nie. Auch nach dokumentierter immunologischer Auslösung (Infektion, Schutzimpfung) bleibt das Wiederholungsrisiko gering, obwohl vereinzelt Fälle berichtet worden sind. Viele Patienten nach akutem GBS berichten über Parästhesien im Verlauf von Grippeinfektionen, ohne daß ein GBS-Rezidiv auftritt.

Die Abgrenzung von chronisch entzündlich-replapsierenden Polyneuritiden, die in seltenen Fällen (2%) initial als akutes GBS verlaufen können, muß klinisch im Verlauf, elektrophysiologisch und laborchemisch erfolgen. Bei fachgerechter intensivmedizinischer und physiotherapeutischer Behandlung erholen sich fast alle Patienten nach GBS komplett. In etwa 5% der Fälle ist mit residualer Muskelschwäche zu rechnen. In der Mehrzahl dieser Patienten sind Verbesserungen über Zeiträume bis zu 12 Monaten zu beobachten. Wichtig ist in diesem Zusammenhang eine adäquate physiotherapeutische und orthopädische Versorgung (Korsetts, Gehhilfen, Peronäusschienen etc.), um sekundärer Einsteifung und Muskelschwund entgegenzuwirken. Eine geringe Anzahl der Patienten (<2%) bleibt permanent rollstuhlpflichtig.

Besonders schwere Verläufe mit kompletter Tetraplegie, Hirnnervenausfällen und Beteiligung des autonomen Nervensystems werden bei der sog. axonalen Variante des GBS beobachtet. Klinisch können diese Patienten wie *hirntot* erscheinen, d.h.

- keinerlei Reaktionen auf Schmerzreize,
- ausgefallener Hustenreflex (aufgrund motorischer Schwäche),
- lichtstarre, maximal dilatierte Pupillen.

Das EEG ist in diesem Fall diagnostisch entscheidend, weil es eine normale Grundaktivität ausweist. Bei diesen schweren Varianten mit inkompletter Restitution können gehäuft *Campylobacter-jejuni-Infektionen* laborchemisch nachgewiesen werden.

In den letzten Jahren sind prognostische Faktoren bei akutem GBS erstellt geworden. Hiernach sind komplette Tetraplegie innerhalb 7 Tagen nach Krankheitsbeginn und Beatmungspflichtigkeit >30 Tage mit inkompletter Rückbildung der Lähmungen assoziiert. Elektromyographische Untersuchungen sind ebenfalls prognostisch hilfreich. Die Kombination von frühen Fibrillationen mit deutlicher Reduktion (>90%) des Muskelantwortpotentials nach proximaler Nervenstimulation kündigen protrahierte Verläufe mit residualen Paresen an (Ropper et al. 1991).

14 Schädel-Hirn-Verletzungen

Obwohl die Prognose von Schädel-Hirn-Verletzungen auch von Begleitverletzungen anderer (innerer) Organe abhängt, sind in den traumatischen Datenbanken klinische Faktoren mit hohem prädiktivem prognostischem Wert identifiziert worden. Der Punktwert der Glasgow-Coma-Skala ist der stärkste Prädiktor, und viele Zusatzuntersuchungen (einschließlich der CT) bringen keinen Informationszuwachs. Patienten mit minimalen Punktwerten (3 von 15 möglichen Punkten) nach Stabilisierung des Kreislaufs und Sicherung der Atemwegen haben nahezu ausnahmslos mit und ohne spezifische neurochirurgische Behandlung eine infauste Prognose.

Eine kontinuierliche Besserung der Symptomatik kann während der ersten 6–12 Monate nach traumatischer Hirnverletzung auftreten (Abb. 51-4).

Fortgeschrittenes Alter ist ein zusätzlicher Prädiktor fehlender Erholung bei schweren traumatischen Hirnverletzungen. Ältere Patienten erholen sich nur ausnahmsweise. In einer kürzlich publizierten retrospektiven Analyse einer Serie von 195 älteren Patienten hatten komatöse Patienten nur 10% Überlebenschance und 4% die Aussicht auf unabhängige Lebensführung.

Die Trauma-Datenbanken haben gezeigt, daß persistente apallische Syndrome in nur 3–5% aller überlebenden Patienten zu erwarten sind. Die

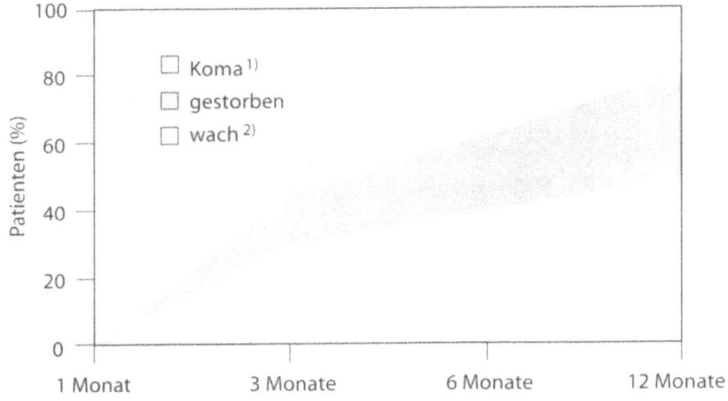

Abb. 51-4. Langfristige Prognose traumatischer erwachsener Apalliker ([1] persistierendes Koma, [2] kommunikationsfähig)

Mehrzahl der überlebenden Patienten nach schweren Schädel-Hirn-Verletzungen können ein unabhängiges Leben führen, viele nehmen auch Arbeit, in der Regel in beschützenden Einrichtungen, auf, die Minderheit ist auf Dauer in Pflegeheimen untergebracht (Wijdicks et al. 1995).

15 Rückenmarkverletzungen

Die Prognosestellung bei Rückenmarkverletzungen ist schwierig. Valide Prädiktoren sind nicht bekannt, so daß man in aller Regel auf Erfahrungswerte angewiesen ist. Läsionen in Höhe von C1–C3 führen zu permanenter Ateminsuffizienz und erfordern Dauerbeatmung oder in ausgewählten Fällen Phrenikusstimulation.

Die klinische Erfahrung lehrt, daß bei Patienten mit kompletten Querschnittssyndromen und bedeutsamer Besserung partielle sensible oder motorische Funktionen innerhalb von 2 Tagen zurückkommen müssen.

Komplette thorakale Querschnitte haben weniger Erholungspotential als komplette zervikale und lumbale Querschnittsverletzungen. Nach etwa 3 Monaten kann abgeschätzt werden, ob motorische und sensible Funktionen zurückkommen. Bei inkompletten Läsionen ist mit Besserungen über einen Zeitraum von 18 Monaten zu rechnen.

Blasenfunktionen erholen sich in der Regel nicht. Bei zervikalen Querschnittsläsionen sind suprapubische Blasenkatheter anzulegen, wenn die motorischen Funktionen der oberen Extremitäten zur Ausübung der intermittierenden Selbstkatheterisierung nicht ausreichen. Bei thorakalen Querschnitten ist die intermittierende Selbstkatheterisierung möglich. Lumbale Läsionen führen oft zu hyperreflektorischen Blasenfunktionsstörungen, und Wasserlassen kann durch externe Druckmanöver erfolgen. In manchen Fällen sind anticholinerge Medikamente erforderlich, um die Blasenkapazität bei hyperreflektorischen Blasenfunktionsstörungen zu erhöhen.

Stuhlgang kann in der Regel durch den Gebrauch von Suppositorien und digitale Stimulation erreicht werden. Die Sexualfunktionen sind erloschen und erholen sich nicht.

Literatur

Baudy J-D (1997) Schmetterling und Taucherglocke. Zsolnay, Wien

Behrman RE, Meyers BR, Mendelson MH et al. (1989) Central nervous system infections in the elderly. Arch Intern Med 149:1596–1599

Bolton CF, Young GB, Zochodne DW (1993) The neurological complications of sepsis. Ann Neurol 33:94–100

Brown P, Steiger MJ, Thompson PD et al. (1993) Effectiveness of piracetam in cortical myoclonus. Mov Disord 8:63–68

Cairns H, Oldfield RC, Pennybacker JB, Whitteridge D (1941) Akinetik mutism with an epidermoid cyst of the 3rd ventricle. Brain 64:273–290

Fogel W, Krieger D, Veith M et al. (1997) Serum neurone-specific enolase as an early predictor of outcome after cardiac arrest. Crit Care Med 25:1133–1138

Goulon M, Levy-Alcover MA, Nouailhat F (1985) Etat de mal épileptique de l'adulte. Etude épidemiologique et clinique en réanimation. Rev Electroencéphalogr Neurophysiol Clin 14:277–285

Kretschmer K (1940) Das apallische Syndrom. Z Neurol Psychiatr 169:576–579

Krieger D, Krieger S, Jansen O et al. (1995) Manganese and chronic hepatic encephalopathy. Lancet 346:270–274

Levy DE, Bates D, Caronna JJ et al. (1981) Prognosis in nontraumatic coma. Ann Intern Med 94:85–90

Ropper AH, Wijdicks EFM, Truax BT (1991) Guillain-Barré-Syndrome. Davis, Philadelphia

Schwab S, Jünger E, Spranger M et al. (1997) Craniectomy: an aggressive treatment approach in severe encephalitis. Neurology 48:412–417

Shorvon S (1993) Tonic clonic status epilepticus. J Neurol Neurosurg Psychiatr 56:125–134

Wijdicks EFM, Stevens M (1992) The role of hypotension in septic encephalopathy following surgical procedures. Arch Neurol 49:653–656

Wijdicks EFM (1995) Neurology of critical illness. Davis, Philadelphia

Kapitel 52
Therapieende, Hirntod

D. Schneider, R. W. C. Janzen, H. Angstwurm

INHALT

1 Therapieende

Kein Arzt wird weder eine bestimmte Therapie beginnen, wenn der Patient das eindeutig untersagt hat, noch fortsetzen, wenn er feststellt, daß sie seinem Patienten nicht mehr hilft. Diese scheinbar einfachen und plausiblen Aussagen berühren in der Notfall- und Intensivmedizin grundsätzliche ethische und juristische Positionen, weil man sich im unmittelbaren Spannungsfeld zwischen Leben und Tod, zwischen Behandlungspflicht und Sterbehilfe, Körperverletzung und Unterlassung, zwischen „verbotener" Lebenszeitverkürzung und „gebotener" Leidensminderung befindet.

Was ist geboten? Was ist verboten? Wird einerseits jene Therapie abgebrochen oder unterlassen, welche die Vitalfunktionen ersetzt oder unterstützt, tritt zwangsläufig und zeitlich direkt verbunden der Tod ein. Andererseits verlängert das Beibehalten dieser Intensivtherapie ohne Aussicht auf minimalen personalen Lebensvollzug bzw. ohne „minimale Lebensqualität" das Leiden und Sterben.

Solche Entscheidungssituationen führen das ärztliche Handeln auf 3 Kardinalfragen zurück:

1. Wird der tatsächliche bzw. mutmaßliche (begründet zu unterstellende) Wille des Kranken befolgt?
2. Ist die jeweilige ärztliche Handlung ethisch richtig?
3. Ist sie juristisch richtig?

1.1 Grundlegende ethische und juristische Aspekte

1.1.1 Ethische Ziele

1.1.1.1 Veranwortungsethik

Ärztliches Denken und Handeln wurde seit jeher durch einen sog. Bewahrungsauftrag bestimmt. Leben zu bewahren, Schaden abzuwenden, Krankheit zu bekämpfen, Gesundheit wiederherzustellen, Leiden zu mildern prägten von Hippokrates bis Hufeland das ärztliche Selbstverständnis. Im hippokratischen Eid und christlichen Menschenbild fand sich jene *Verantwortungsethik* subjektiver Prägung wieder, die sich, wenngleich nicht objektiv zu kontrollieren, am die Folgen vorausschauenden Handeln orientierte.

In den letzten 100 Jahren wurden diese überlieferten ethischen Positionen zur „Unverfügbarkeit" des Lebens sehr verhängnisvoll in Frage gestellt (Winau 1989). Subjektive Meinungen zum Lebenswert des Daseins anderer Menschen oder soziale Wertung der Nützlichkeit eines Individiums beeinflußten maßgeblich die ärztliche Pflicht zur Lebensbewahrung.

1.1.1.2 Vertragsethik

Was gut und richtig, zumindest duldbar ist, oder was böse und falsch, auf jeden Fall aber unduldbar ist, darf heute in einer multikulturellen pluralistischen modernen Welt nicht der nahezu grenzenlosen Meinungsvielfalt und damit Orientierungslosigkeit unterliegen. Die Schwierigkeit, einen ethischen Grundkonsens zu finden, könnte durch prägnante systematische Entscheidungshilfen (Regeln, Pflichten, Prinzipien) gemindert werden, ohne daß unterschiedliche ethische Theorien wie Utilitarismus (Nützlichkeitslehre) oder Deontologie (Pflichtenlehre) als ideologischer Überbau zur Rechtfertigung der ethischen Prinzipien herangezogen werden müßten.

Hier entstünde eine Art *Vertragsethik*, indem durch Einhalten anerkannter Regeln die Handlungsfolgen legitimiert wären. Demnach wäre der einzelne auch in für ihn unübersichtlichen schwierigen Grenzsituationen von der Verantwortung über seine Handlungsfolgen sowohl entlastet, sofern er sich an die Regeln hält, als auch kontrollierbar.

Ein solches ethisch-moralisches Regel(vertrags)werk ist in der Notfall- und Intensivmedizin (noch) nicht vorhanden. Es bestehen aber eine Reihe von Teilbereichsregelungen, die mehr oder weniger direkt (z.B. Richtlinien zur Feststellung des Hirntodes 1998, Grundsätze der Bundesärztekammer zur ärztlichen Sterbebegleitung 1998, Empfehlungen zu den Grenzen der ärztlichen Behandlungspflicht bei schwerstgeschädigten Neugeborenen etc.) oder indirekt (z.B. Berufsordnung der Ärzte, Deklaration von Helsinki, Strafgesetzbuch etc.) auch im Grenzbereich zwischen Leben und Tod den medizinisch-ärztlichen Entscheidungen einen bestimmten Handlungsrahmen vorgeben (Beleites 1998; Council on Ethical and Judical Affairs 1992; Institute of Medical Ethics 1991; Oduncu 1998; Vollmer und Langerhans 1998).

Diese Regeln und Pflichten, die zielbezogen und begrenzt im engen Kontext wirken, werden gegenwärtig im christlich geprägten Kulturkreis mit 5 ethischen Leitprinzipien begründet, denen ein grundsätzlicher Charakter zukommt:

- das Prinzip der Rettbarkeit,
- der Lebensbewahrung,
- der Schadensvermeidung,
- der Selbstbestimmung und
- das Prinzip der Verteilungsgerechtigkeit (Beauchamp u. Childress 1994).

1.1.1.3 Handlungspersonen

Abgesehen vom gesellschaftlichen Einfluß sind dabei immer 3 Parteien betroffen: der Patient, seine Familie, die behandelnden Medizinpersonen (im engeren Sinn das ITS-Team).

Unangefochten gehört der bewußten, mit informiertem Sachverstand getroffenen, *wiederholt* erneuerbaren Selbstbestimmung jedes einzelnen *Patienten* die allererste Priorität. Sie kann im Fall einer aktuell fehlenden bewußten, meinungsäußernden Handlungsfähigkeit (Koma, mangelnde Kooperation) nur in beschränktem Maße durch frühere Festlegungen, seien es schriftliche Aussagen, wie im „Patiententestament", oder *wiederholte* mündliche, von *mehreren* Familienmitgliedern *gleichlautend* bezeugte Aussagen, ersetzt werden. Die Grenzen liegen im Interpretationszwang mangels Rückfragemöglichkeit (v.a. bei monate- bis jahrelang zurückliegender Willensäußerung), in der unkorrigierbaren Endgültigkeit beim Auftauchen von Zweifeln.

Andererseits ist die Patientenautonomie keine ungezügelte positive Freiheit, mit deren Hilfe der Patient jedwede Maximaltherapie einfordern kann, sondern vielmehr eine negative Freiheit im Sinne des „Neinsagens", im Sinne des Freiseins von Behinderung oder Einmischung. Einziges ethisches Hauptziel der *Familie* sollte es deshalb sein, dem ITS-Team sachlich und vertrauensvoll zu helfen, den mutmaßlichen Patientenwillen zu erkennen und zu erfüllen.

Patienteninteressen stehen allemal über allen davon differenten Familieninteressen (wie Behandlungsverlängerung zur Erledigung unvollendeter Patientengeschäfte, Behandlungsverlängerung in Erwartung von religiösen Wundern oder Behandlungsverkürzung zur eigenen Leidensverkürzung, zur Kostenersparnis oder Erbbeschleunigung).

Strikt sollte eine der Familie scheinbar partnerschaftlich zuvorkommend zugewiesene Entscheidungsverantwortung vermieden werden – ein gegenwärtig verhängnisvoll häufiger Fehler junger Ärzte, die demokratisch verbrämt ihre eigene Verantwortung auf die Familie delegieren und damit nicht selten ursächlich an deren späteren Schuldgefühlen am Tod ihres Angehörigen beteiligt sind (z.B. Entscheidungen zur Behandlungsrücknahme/Behandlungseskalation mit jeweils natürlicher Todesfolge).

Das *ITS-Team* ist primär dem Patienten verpflichtet, auch dann, wenn ein Familienmitglied der juristisch bestellte Vertreter ist. Die *kollektiv geprüfte* Entscheidung über Fortsetzung, Entzug oder Verzicht intensivtherapeutischer Maßnahmen und deren *sorgfältige Dokumentation* ist die beste Vorsorge, um Klagen über Berufsvergehen durch verärgerte Familienmitglieder abzuweisen. Nichtsdestotrotz liegt die Beweislast beim ITS-Team, genauso wie die rechtzeitige *Konsultation der Familie.*

1.1.2 Ethische Entscheidungskaskade

Handeln zum Nutzen des Kranken heißt Lebensrettung im Sinne von Wiederbelebung (1. Prinzip) und Lebensbewahrung im Sinne von Erhalt und Wiederherstellung von Funktionen und Gesundheit (2. Prinzip), ohne ihm zu schaden, ohne ihn leiden zu lassen oder sein Leiden zu verlängern (3. Prinzip: Schadensvermeidung, Leidensminderung).

Zusammen mit dem wiederholt hinterfragten oder mutmaßlich anzunehmenden Willen des Patienten (4. Prinzip: Autonomie, Selbstbestimmung) sowie unter Berücksichtigung gerechter Verteilung aktuell verfügbarer ökonomischer (technischer und personeller) Ressourcen (5. Prinzip: Verteilungsgerechtigkeit) bilden diese 5 Prinzipien die Grundlage für das in der Regel *konfliktlose* Ziel ärztlicher Entscheidungen.

In vitalbedrohlichen („Wiederbelebung im engeren Sinne") und intensivmedizinischen („Wiederbelebung im weiteren Sinne"), v.a. aber thanatologischen und palliativmedizinischen Situationen ist gerade das Gegenteil der Regelfall. Hier stehen sich die ethischen Leitprinzipien oft *konfliktreich*, nicht selten opportunistisch gegenüber, indem ein Prinzip auf Kosten des anderen in Kauf genommen oder die bisherige Rangfolge grundsätzlich verändert werden muß.

1.1.2.1 Rettbarkeit und Lebensbewahrung

Solange die „*Rettbarkeit*" gilt (Prinzip 1), hat die „Lebensbewahrung" (Prinzip 2) Vorrang vor der „Schadensvermeidung" und „Leidensverminderung" (Prinzip 3), vorausgesetzt, die „Rettbarkeit" nebst „Lebensbewahrung" (Prinzip 1 und 2) werden durch die Einhaltung der „Selbstbestimmung" (Prinzip 4) legitimiert und berücksichtigen die „Verteilungsgerechtigkeit" (Prinzip 5).

Der Begriff „*Rettbarkeit*" meint die reale Chance, aus der Vitalbedrohung in einen nicht lebensbedrohlichen Zustand zurückzukehren. Die Rettbarkeit wird durch medizinische Gründe und den aktuell verfügbaren Ausrüstungsstandard bestimmt.

Es ist akzeptiert, daß die Rettbarkeitschance prähospital nicht sehr sicher sein muß und mit Zahlen nicht festzumachen ist. Dagegen müssen die Prinzipien Rettbarkeit und Lebensbewahrung während der stationären intensivmedizinischen Behandlung immer wieder neu überprüft werden, um zu erkennen, wann die aus der Sicht des Patienten bedeutsame Lebensverlängerung in ein bloßes Hinausschieben des Todeseintritts umschlägt, mithin der Entscheidungszeitpunkt am Übergang von gebotener Lebensverlängerung zur verbotenen Sterbensverlängerung erreicht wurde.

1.1.2.2 Selbstbestimmung und Verteilungsgerechtigkeit

Die *Selbstbestimmung* ist bei wachen, sachkundigen Patienten zunächst das führende ethische Prinzip. Sie hat sich jedoch der *Verteilungsgerechtigkeit* unterzuordnen, falls ein unrettbarer Patient kostspielige und möglicherweise knappe intensivmedizinische Ressourcen für nutzlose Therapieversuche mit dem Wunsch einfordern will, den unabwendbaren Tod damit hinauszuschieben. Auch mit Blick auf Allokation bzw. Organtransplantation ist der Vorrang des Prinzips der *Verteilungsgerechtigkeit* über das Autonomieprinzip offensichtlich.

Ethisch bedrückend schwierig wird es aber, wenn der aus medizinischer Sicht weder unrettbare noch terminale, weder entscheidungsunfähige noch irrational suizidale, wache Patient verlangt, die lebensaufrechterhaltende Behandlung zu beenden. Hier steht die „informierte Ablehnung" („informed refusal") als andere Seite der Medaille im Sinne der „informierten Zustimmung" („informed consent") gegenüber.

Im Fall bezeugter, dokumentierter, umfassender Aufklärung über die todsicheren Folgen sollte das hier extrem benutzte Selbstbestimmungsrecht eines hinreichend sachkundigen Patienten nicht als „suizidale Todessehnsucht" oder „Beweis einer Geistesstörung" abgelehnt, sondern als letzter selbstentschiedener Lebensvollzug dieses Menschen begriffen werden.

In allen Fällen akuter Handlungsunfähigkeit infolge quantitativer oder qualitativer *Bewußtseinsstörungen* nimmt der Arzt im Rahmen seiner Garantenstellung stellvertretend für den Patienten dessen Selbstbestimmungsrecht wahr. Liegt angesichts unmittelbarer Lebensgefahr keine schriftliche *Patien-*

tenverfügung vor, muß der unbedingte Lebenswille des Patienten unterstellt werden. Ist ein schriftlich fixierter Patientenwille vorhanden oder wird ein solcher übereinstimmend glaubwürdig und unabhängig voneinander von allen beteiligten Familienmitgliedern versichert und dokumentiert, sollte er befolgt werden.

Wird Bewußtsein und Handlungsfähigkeit in absehbarer Zeit wiedererlangt, sollte die Patientenzustimmung im Nachhinein eingeholt werden („aufgeschobene Zustimmung", „deferred consent") und, falls angebracht, auch vorausschauend für die Zukunft. Dauert die Bewußtseinsstörung länger, wird gerichtlich eine *Betreuung* bzw. *Vormundschaft* eingerichtet. Zeichnet sich ein Dauerzustand ab, kann nach der Komadefinition (= bewußtloser Mensch, der auf akustische und Schmerzreize im Hirnnervenbereich nicht die Augen öffnet) der Komaverlauf anhand der Komatiefe entweder maximal solange verfolgt werden, bis alle Hirnfunktionen irreversibel ausgefallen sind (*Hirntod*), oder es entwickelt sich ein *apallisches Syndrom* („persistent vegetative state") mit Schlaf-Wach-Phasen („waches Koma", Coma vigile), aber Zerstörung jener Hirnfunktionen, die für eine selbsterfahrene affektive Reaktion notwendig sind.

Die Prinzipen der Rettbarkeit und der imperativen Lebensbewahrung haben damit ihre Gültigkeit verloren. Deren Ziel, in einen nicht lebensbedrohlichen Zustand zurückzukehren, ist nicht mehr erreichbar, mithin ist eine darauf ausgerichtete Intensivtherapie nicht mehr die passende Therapieform.

1.1.2.3 Leidensverminderung und Palliativmedizin

Die ethischen Werte kehren sich um. *Palliativmedizin* ist angesagt: Leidensverminderung (radikale Schmerzbekämpfung) und Schadensvermeidung (Freiheitsentzug, Mobilitätsentzug) statt Lebenserhaltung (Prinzip 3 vor Prinzip 2); Lebensqualität statt vorrangiger Daseinsverlängerung körperlicher Existenz; Anerkennung des absehbaren Todes als Ende von Leben und Leiden statt Bekämpfung tödlicher Lebensbedrohung (Außerkrafttreten der ethischen Leitprinzipien 1 und 2); Rücknahme und Verzicht auf aggressive lebensaufrechterhaltende Medizintechnik; Begleitung und Beratung, Trost und Beruhigung angesichts der tödlichen Erkrankung statt verzweifelter Heilversuche; Verzicht auf Wiederbelebung im engeren Sinne (keine Reanimation).

Wenn Prinzip 1 „Rettbarkeit" und Prinzip 2 „Lebensbewahrung" nicht mehr gelten und der Patient aus Krankheitsgründen sein Selbstbestimmungsrecht (Prinzip 4) nicht wahrnehmen kann, wer sollte die Therapiebegrenzung, den eben geschilderten Wertewechsel entscheiden? Aus dem Kreis von Familie, ITS-Team, Krankenhaus und Gesellschaft (ökonomisch und juristisch) haben nur der behandelnde Arzt und seine Mitarbeiter die fachliche Kompetenz und die Gerichte als Sachwalter und Hüter der Menschenrechte die ethische Legitimation.

Hindernisse können sein:
- unrealistische Haltungen der Familie,
- Angst des ITS-Teams vor juristischen Risiken des Entzugs von Beatmung, i.v.-Therapie und dergleichen (Prozeßbedrohung),
- institutionelle Verletzung des Arzt-Patient-Verhältnisses (aus der Sicht des Krankenhausaufnahmevertrages),
- Konfrontation mit „Wunderrettungen",
- Konfrontation mit „Killerargumenten" (z. B. Nazi-Beschimpfung, „Mörder"),
- Konfrontation mit rational sachlicher Argumentation nicht zugänglichen Glaubenssystemen und deren leidenschaftlich fanatischer Unverückbarkeit,
- Verleugnung des Todes als Kulturphänomen (d. h. moralisch unbegrenzte Therapieverpflichtung, d. h. den Tod als Unfall zu betrachten und damit zur Hochleistungsbehandlung zu verpflichten),
- mangelnde ärztliche Entscheidungsautorität unter Berufung auf das Autonomieprinzip (Frage des Arztes an die Familie: Was würden Sie an unserer Stelle tun? Vorhersagbare Antwort: Alles!),
- keine absolute Gewißheit darüber, ob noch irgendeine bedeutsame Lebensqualität für das Weiterleben besteht.

Nochmals sei betont: Einzig und allein die Zustände *Koma* und *Apallie* (apallisches Syndrom, „persistent vegetative state"), abgesehen von qualitativen Bewußtseinsstörungen und schwerer Globalaphasie, bedürfen der hier betrachteten ärztlichen Entscheidung, ansonsten ist der Patient zu befragen (ständig wirksames, stets übergeordnetes Autonomieprinzip).

Zwar besteht medizinisch oder gesellschaftlich weder ein Konsens über den nötigen Wahrscheinlichkeitsgrad für die „Rettbarkeit" eines Menschen (Prinzip 1) noch über die statistische Sicherheit für die „Lebensbewahrung" (Prinzip 2). Vernünftig wäre es, in solchen Situationen, in denen das negative Behandlungsergebnis mehr und mehr zur Gewißheit wird, die Beweislast zu verschieben von jenen, die die Behandlungsbegrenzung wünschen, hin zu jenen, die die aggressive Behandlung fortsetzen wollen.

Brisanz und Schlüsselstellung dieses Umschaltpunktes bedürfen einer Stellungnahme zu vier oft mißverständlich gebrauchten Begriffen:
- *Nutzen,*
- *Lebensunterstützung,*
- *Schaden,*
- *Euthanasie.*

1.1.2.4 Nutzen, Schaden, Euthanasie, „Life Support"

Es wird behauptet, ein „Eckpfeiler klinischer Ethik" wäre die Verhältnismäßigkeit zwischen Nutzen und Schaden. Lebensverlängernde Behandlungen seien kontraindiziert, wenn sie „mehr Schaden als Nutzen" verursachen (Roy 1997).

Aber *was heißt schädlich,* was ist nutzlos? Wenngleich medizinisch wie moralisch der Beendigung aggressiver Behandlungen im allgemeinen zuzustimmen ist, falls die Schäden einer Behandlungsfortsetzung unverhältnismäßig hoch sind bezogen auf ihren spärlichen Nutzen, bleibt im speziellen Einzelfall die Argumentation fragwürdig. Denn der Tod eines Patienten ist für ihn, aber auch meist für seine Familie ein Schaden, der zweifellos schwerer wiegt als alle anderen medizinisch möglichen Schäden.

Nutzlos dürfte eine medizinische Behandlung sein,

- wenn sie unfähig ist, eine vom Patienten akzeptierte Lebensqualität aufrechtzuerhalten,
- wenn sie unfähig ist, den Tod zu verschieben,
- wenn sie pathophysiologisch wirkungslos ist,
- wenn ihr Erfolg statistisch unwahrscheinlich ist.

Je mehr dieser Kriterien nicht oder unsicher beantwortet werden, desto weniger besteht ein Grund, intensivmedizinische Maximaltherapie zurückzunehmen.

Ohne näher zu argumentieren, ist *Euthanasie* nicht der Verzicht oder Abbruch lebensverlängernder Maßnahmen, sondern die aktive, vorsätzliche, schnelle und schmerzlose Herbeiführung des Todes bei Sterbenden. Sie sollte wegen der Gefahr des Mißbrauchs und der Desensibilisierung der Gesellschaft v. a. gegenüber ihren schwachen, verletzlichen, hilfebedürftigen Mitgliedern weder entkriminalisiert noch legalisiert werden (Roy 1997).

„Life support", Reanimation, Intensivtherapie suggerieren höchsten Einsatz, um den Lebensprozeß zu erhalten, zu unterstützen, wiederherzustellen. Statt dessen werden unter den gleichen Begriffen auch das Sterben verlängert, das Leiden verstärkt und neue Leiden geschaffen.

Therapieverzicht und Therapiebeendigung sind demnach im Fall von fehlendem „minimalem personalem Lebensvollzug" (persistierendes Koma, persistierende Apallie) in erster Linie Schadensverhütung (Prinzip 3) und Verhütung eines verlängerten Sterbeprozesses, keinesfalls jedoch „Lebensentzug".

1.1.2.5 Therapiebegrenzung

Der Begriff „Therapiebegrenzung" bei intensivmedizinischen Patienten ist an sich ein Widerspruch, denn wenn das Prinzip der „Rettbarkeit" nicht mehr zutrifft, dann bedarf es auch keiner „begrenzten" Intensivtherapie.

Zu einer sog. *„Basistherapie"* gerechnet wurde mit Rücksicht auf den äußerlich sofort sichtbar eintretenden Tod die *künstliche Beatmung* (Ersticken) und mit Rücksicht auf die besonders starke symbolische Bedeutung von Essen (Verhungern) und Trinken (Verdursten) die *künstliche Nahrungs- und Flüssigkeitszufuhr.* Diese Basistherapie wurde als ethisch unverzichtbar etikettiert (Lynn u. Childress 1983).

Inzwischen bestehen berechtigte Zweifel, lebensverlängernde oder lebensunterstützende Maßnahmen ethisch danach zu unterscheiden, ob man sie beenden darf oder nicht (s. Abschn. 1.1.3 „Juristische Grundsätze", Grundsätze der BÄK 1998). In den USA werden intravenöse und nasogastrale Sonden oder PEG-Ernährung als „medizinische Interventionen" angesehen und allen anderen lebensaufrechterhaltenden Interventionen gleichgesetzt. Die American Medical Association (1986) spricht deshalb vom Verzicht von „all means of life-prolonging medical treatment, including food and water, from patients in „*irreversible coma*" (Young 1997).

1.1.2.6 Verteilungsgerechtigkeit

Abschließend sei nochmals das Problem der *Verteilungsgerechtigkeit* angesprochen. Es ist heute das am meisten verdrängte ethische Prinzip, weil die zugrundeliegenden ökonomischen Zwänge eigentlich politischen Willen verlangen, um gezielte Einsparungsgewinne tatsächlich effektiv umzuverteilen (Beispiel „Stroke Unit"). Dazu wäre aber nur ein zentralisiertes Gesundheitssystem in der Lage.

Ethisch unannehmbar erscheint, eine aus medizinischen Gründen begonnene Behandlung aus Kostengründen zu beenden. Das würde den Moralvertrag verletzen, der zur stationären Aufnahme geschlossen wurde. Deshalb sollten in vorhersehbaren oder Zweifelsfällen die ressourcenabhängigen materiell-ökonomischen Erörterungen bereits im Vorfeld des stationären intensivmedizinischen Aufnahmebegehrens *vor Beginn* einer ITS-Behandlung stattfinden.

Zwar ist das Problem damit nicht gelöst, aber Öffentlichkeit und Politik werden stärker gefordert, Ärzteschaft und Krankenhäuser bei der Suche nach konsensfähigen Regeln für eine gerechte Verteilung beschränkter, aber auch eingesparter Mittel zu unterstützen. Die Kollision mit dem Prinzip der Lebensbewahrung (um jeden Preis – oder bis zu welcher Höhe?) ist offensichtlich, weil es eindeutig unmöglich ist, maximale und extrem teuere intensivmedizinische Behandlungen einschließlich wiederholter operativer Interventionen *allen* potentiell intensivtherapiebedürftigen Patienten zu geben.

Insofern ist es an der Zeit, daß die Intensivmedizin Regeln und Standards entwickelt, die für die häufigsten eintretenden Bedingungen ethische Entscheidungshilfen im Sinne der eingangs postulierten *Vertragsethik* ermöglicht (z.B. Grundsätze der BÄK 1998). Es wäre verfehlt, hierzu staatliche oder richterliche Entscheidungen abzuwarten oder einzuholen (Young 1997).

1.1.3 Juristische Grundsätze

Juristische Grundsätze ärztlicher Behandlung im Grenzbereich zwischen Leben und Tod betreffen das Straf- und Zivilrecht in verschiedener Weise. Dem *Strafrecht* liegen zuerst die für jeden Arzt und Nichtarzt geltende *Hilfeleistungspflicht im Notfall* (§ 323 c StGB) sowie im rechtssystematischen Sinne die Straftaten der *Körperverletzung* (§ 223 StGB; Gefährliche Körperverletzung § 224 StGB „mittels einer das Leben gefährdenden Behandlung"; Schwere Körperverletzung § 226 StGB) oder der *fahrlässigen Tötung* (§ 222 StGB) bis hin zum *Totschlag* (Tötung durch Unterlassen § 213 StGB) zugrunde. Sowohl aktives Handeln als auch ärztliches Unterlassen erfüllen die jeweiligen Straftatbestände.

In der gegenwärtigen deutschen Rechtsprechung ist eine ärztliche Heilbehandlung nur dann nicht rechtswidrig, mithin keine Körperverletzung, keine Verletzung der im Grundgesetz garantierten körperlichen Unversehrtheit und keine Verletzung des allgemeinen Persönlichkeitsrechts, wenn 4 Kriterien erfüllt sind:

- Einwilligung des Patienten,
- trotz Einwilligung kein Verstoß gegen die guten Sitten (§ 228 StGB),
- sachgerechte Indikation,
- kunstgerechte Durchführung (Lex artis).

Das Hauptproblem ist hier die *Einwilligungsfähigkeit*. Weder das Strafgesetzbuch (StGB) noch das Bürgerliche Gesetzbuch (BGB) definieren die Einwilligungsfähigkeit. Verwendet werden austauschbare Begriffe wie „Wesen", „Tragweite", „Bedeutung", „Grund" einer ärztlichen Handlung als Eingriff in das Rechtsgut eines Menschen und dessen darauf bezogene Beurteilungsfähigkeit. Das notwendige Entscheidungswissen hat der Arzt zu vermitteln (Aufklärung). Das Maß der Genauigkeit, mit der aufzuklären ist, verhält sich umgekehrt proportional zur Dringlichkeit der vorgesehenen medizinischen Behandlung (Tröger u. Hunger 1992).

Die Einwilligung in eine ärztliche Behandlung ist nichts anderes als die geplante freiwillige Hingabe jenes Rechtsgutes, das der Einwilligende dem ärztlichen Zugriff preisgibt (Amelung 1998). Kein Mensch opfert ein Rechtsgut, ohne sich einen Nutzen zu erhoffen, geschweige denn, um einen Schaden zu erleiden. Was „nützlich" und was „nicht schädlich" ist, unterliegt aber einzig und allein dem individuellen subjektiven *Wertsystem des Einwilligenden* selbst.

Wäre dem nicht so oder wäre das Ergebnis „schädlich" oder „nützlich" vorgegeben, läge Bevormundung statt Selbstbestimmung vor. Maßgeblich muß das subjektive Wertsystem des Einwilligenden sein. Mithin müssen in diese de facto Kosten-Nutzen-Analyse des weiteren einbezogen werden: wertungsrelevante Tatsachen, Prognoseerwartungen, Alternativen zum geplanten Opfer (z. B. medikamentöse Therapie statt Operation), sich nach der gewonnenen Einsicht „zu bestimmen" (sog. voluntatives Element), eine untere feste Altersgrenze (meist 18 Jahre, im Kastratationsgesetz 25 Jahre).

Der Kranke muß fähig sein, den Einwilligungsinhalt mit der erforderlichen Einsicht sowohl wahrzunehmen als auch sich danach zu bestimmen. Die Einwilligung selbst bedarf zur Wirksamkeit zwar nicht der Schriftform nebst Patientenunterschrift, beides ist aber zum Beweiszweck sehr ratsam.

In einer Definition der *Einwilligungsunfähigkeit* sollte zunächst der betroffene Personenkreis festgelegt sein. Man darf eine solche Fürsorge in einem Rechtsstaat nur jenen Menschen aufdrängen, die tatsächlich in der Gesellschaft allein auf sich gestellt nicht lebensfähig wären. Alle anderen können gemäß den Normen eines liberalen demokratischen Rechtssystems nach eigenem Gutdünken handeln und leben, mithin jeder nach seiner Fasson selig werden, solange er niemanden schädigt. In Frage kämen Menschen mit bestimmten quantitativen (Sopor, Koma) oder qualitativen (Delir, Dämmerzustand, Psychose) Bewußtseinsstörungen, mit bestimmten geistigen (intelligenzbezogenen) Behinderungen (Debilität, Idiotie) und jene mit kalendarisch noch nicht erreichter Geschäftsfähigkeit (Minderjährigkeit).

Einwilligungsunfähig ist demnach, wer aufgrund solcher Gesundheitsstörungen bzw. Minderjährigkeit nicht begreifen kann, was für Tatsachen zur Entscheidung anstehen, was für Folgen und Risiken sich aus der Einwilligung ergeben, was für alternative Mittel ggf. weniger belastend das gleiche Einwilligungsziel ermöglichen, kurzum nicht versteht, welchen Wert und Rang die von seiner Einwilligung betroffenen Güter und Interessen für ihn haben (Amelung 1998).

Auch wenn Einwilligungsunfähigkeit vorliegt, ist ärztliches Handeln nur durch den vorsorglich verfügten, zumindest mutmaßlichen Patientenwillen oder eines betreuungsrechtlich im Patienteninteresse Handelnden zu rechtfertigen. Hier kommt in weiten Teilen das *Zivilrecht* als Betreuungsrecht zur Geltung (Betreuungsrecht § 1896 bis 1908 BGB). Zu unterscheiden sind drei *präventive Möglichkeiten späterer Willensdurchsetzung*, nämlich die *Betreuungsverfügung*, die *Patientenverfügung*, die *Vorsorgevollmacht*, allesamt Rechtfertigungsgründe für ärztliches Verhalten.

Betreuung ist, was man früher Vormundschaft für Erwachsene nannte. Der Betreuer wird vom Vormundschaftsgericht, einer Untergliederung des Amtsgerichts, nur für bestimmte Aufgaben bestellt, z.B. zur Besorgung gesundheitlicher Geschäfte. Insofern ist dessen Einwilligungsbereich vorgegeben festgelegt.

Die Einwilligung eines gerichtlich bestellten Betreuers ist der *wichtigste Rechtfertigungsgrund*, um ärztliche Maßnahmen an einwilligungsunfähigen erwachsenen Patienten vorzunehmen. Im Fall von *Minderjährigkeit* ist der gesetzliche Vertreter gefordert, normalerweise die Eltern, im Prinzip beide Elternteile, wobei gegenseitige Vertretung möglich ist, es sei denn, nur einem Elternteil obliegt das Sorgerecht.

Probleme ergeben sich aufgrund § 1904 BGB in zwei Richtungen. Ist die geplante ärztliche Maßnahme riskant, d.h. lebensgefährlich (begründete Letalitätsgefahr) oder schwer bzw. langdauernd behinderungsbedroht (begründete Schwerstbehinderungsgefahr), so darf ohne die Genehmigung des Vormundschaftsgerichts die Maßnahme nur durchgeführt werden, wenn mit dem Aufschub Gefahr verbunden ist.

Juristisch strittig, aber medizinisch auf Intensivstationen täglich praktiziert, ist die Frage, ob § 1904 (Medizinische Maßnahmen) BGB auch zutrifft, wenn ärztliche Handlungen bewußt unterlassen werden. Nach kürzlichem Entscheid des Oberlandesgerichtes Frankfurt am Main vom 05. 07. 1998 (Az 20 W 224/98) ist eine richterliche *Zustimmung zum Abbruch lebenserhaltender Maßnahmen* zulässig, „wenn dies dem zuvor geäußerten oder dem mutmaßlichen Willen" des Patienten entspricht „und ein bewußtes und selbstbewußtes Leben nicht mehr zu erwarten ist".

Im besagten Fall wurde der von den Ärzten empfohlenen und von der Tochter der 85jährigen Komapatientin (ausgedehnter Hirninfarkt) beim Vormundschaftsgericht beantragten Beendigung der künstlichen Ernährung (Magensonde) unter Vorlage mehrerer eidesstattlicher Versicherungen über den erklärten Willen der Mutter nach einem kurzen Sterbeprozeß entsprochen.

Ungeachtet der kontroversen Diskussion dieses jüngsten deutschen Urteils – begrüßt durch die deutsche Hospizstiftung Dortmund (Sterben müsse wieder als natürlicher Vorgang verstanden und zugelassen werden), bezweifelt vom Vorsitzenden der Katholischen Deutschen Bischofskonferenz Karl Lehmann (es müsse geklärt werden, ob Richterauslegung und Richterrecht genüge oder ob ein Rahmengesetz notwendig sei) und vom MdB (CDU) Hubert Hüppe (von einer gefestigten Rechtsprechung könne derzeit nicht die Rede sein) – sollten (weder vom Gesetzgeber noch von der Jurisdiktion beeinflußt) allein Ärzte die letzte Entscheidung haben, weil die Beendigung oder Unterlassung lebenserhaltender Maßnahmen bei einem einwilligungsunfähigen Patienten eigentlich nicht ins richterliche Ermessen gestellt werden kann. Wäre dem so, könnte nämlich Maximaltherapie entweder bis zum Hirntod oder bis zum Richterspruch Pflicht werden.

Vorsorgevollmacht bedeutet gemäß § 1896 (Bestellung eines Betreuers) Absatz 2 Satz 2, daß „die Angelegenheiten des Volljährigen durch einen Bevollmächtigten, der nicht zu den in § 1897 Absatz 3 bezeichneten Personen gehört, ... ebensogut wie durch einen Betreuer besorgt werden können."

Nach § 1897 Absatz 3 darf die Bevollmächtigung (=gewillkürte Stellvertretung) nicht Personen betreffen, die im Abhängigkeitsverhältnis oder anderer enger Beziehung zur Untersuchungseinrichtung stehen. Verständlicherweise muß die Bevollmächtigung in Gesundheitsangelegenheiten zu einer Zeit erfolgen, in der der Patient einwilligungsfähig ist. Die Schriftform zum Beweiszweck ist auch hier sehr anzuraten (z.B. „Florida Designation of Health Care Surrogate"; Kapp 1998).

Außerordentlich bedeutsam und unbedingt zu beachten ist die Vorsorgevollmacht, wenn erst im Verlauf einer therapeutischen Maßnahme oder durch Erweiterung eines diagnostischen Eingriffs entschieden werden kann, was zusätzlich oder als Nächstes getan werden muß, der Patient aber aufgrund der medizinischen Prozeduren inzwischen nicht mehr einwilligungsfähig ist.

Schriftliche *Patientenverfügungen* („Patiententestament") sind Sonderfälle mutmaßlicher Einwilligung, insofern zwar verbindlich, wenn „sie sich auf die konkrete Behandlungssituation beziehen und keine Umstände erkennbar sind, daß der Patient sie nicht mehr gelten lassen würde" (Grundsätze der BÄK 1998). Der Zeitpunkt der Aufstellung ist weniger wichtig, um so mehr die Ernsthaftigkeit der zumeist in gesunden Tagen verfaßten Willensäußerung.

Andererseits ist die schriftliche Patientenverfügung lediglich ein Indiz für die Beurteilung des mutmaßlichen Willens. Der Arzt muß sich keineswegs daran halten, wenn inzwischen Gegenindizien auf einen geänderten Patientenwillen hinweisen.

Liegt bei Einwilligungsunfähigkeit keiner der 3 Rechtfertigungsgründe vor (Patientenverfügung, Bevollmächtigung, Betreuung), kann vorübergehend oder dauerhaft die *mutmaßliche Einwilligung* als sog. *subsidiärer Rechtfertigungsgrund* wirksam werden. Sowohl auf Indizien beruhend (frühere Patientenäußerungen gegenüber dem Arzt, gegenüber Familienangehörigen oder anderen nahestehenden Personen) als auch bei fehlenden Indizien in der grundsätzlich verläßlichen Annahme, daß der Normalmensch in existentiellen Entscheidungen (= Entscheidungen über Leben und Tod) das Leben wählt, d.h. ärztlich indizierten Maßnahmen zustimmt (ausgenommen „konkrete Anhaltspunkte verweisen auf das Gegenteil"), kann der wahre Patientenwille letztlich verfehlt werden. Das ist aber im Sinn des „erlaubten Risikos" strafrechtlich unschädlich, solange der mutmaßliche Wille richtig ermittelt und gewürdigt wurde (Amelung 1998).

Indizien für den mutmaßlichen Willen des Patienten sind seine Lebenseinstellung, seine religiöse Überzeugung, seine Haltung zu Schmerzen, schweren Schäden und Behinderung in der ihm verbleibenden Lebenszeit (Grundsätze der BÄK 1998). Aus dieser Patientensicht und jener des Arztes erwachsen die tatsächlichen Schwierigkeiten v.a. in jenen Fällen, „in denen sonst angemessene Diagnostik- und Therapieverfahren nicht mehr indiziert sind, sondern Begrenzung geboten sein kann" (Grundsätze der BÄK 1998). Mit anderen Worten:

> *Maßnahmen zur Verlängerung des Lebens dürfen ... nicht weitergeführt werden, wenn diese nur den Todeseintritt verzögern und die Krankheit in ihrem Verlauf nicht mehr aufgehalten werden kann ... Ein offensichtlicher Sterbevorgang soll nicht durch lebenserhaltende Therapie künstlich in die Länge gezogen werden (Grundsätze der BÄK 1998).*

Ohne großes Aufsehen und ohne Gesetzeskraft oder gerichtliche Präzedenzurteile werden die am 29. 09. 1998 veröffentlichten „*Grundsätze der Bundes-*

ärztekammer zur ärztlichen Sterbebegleitung" alsbald die Bewertung ärztlichen Handelns im Grenzbereich zwischen Leben und Tod durch Juristen und Jurisdiktion entscheidend beeinflussen.

Betont wird sowohl einerseits das *Recht auf künstliche Ernährung* für alle Patienten, d.h. ein Ernährungsgebot „auch für Patienten mit schwersten zerebralen Schädigungen und anhaltender Bewußtlosigkeit (apallisches Syndrom, sog. ‚Wachkoma')", als auch andererseits die Möglichkeit von *Verzicht und Unterlassung künstlicher Nahrungszufuhr.* Denn „bei fortgeschrittener Krankheit kann ... bei diesen Patienten eine Änderung des Therapiezieles und die Unterlassung lebenserhaltender Maßnahmen in Betracht kommen", mithin auch die Beendigung der Ernährung. „Die Dauer der Bewußtlosigkeit darf dabei nicht alleiniges Kriterium sein" (Grundsätze der BÄK 1998).

Dieser wohlbegründeten Relativierung des künstlichen Ernährungsgebotes widerspricht auch nicht die unabhängig von der Krankheits- oder Sterbephase geforderte *Basispflege* bzw. *Basisbetreuung*, zu der u.a. das *Stillen von Hunger und Durst* zählen. Hunger und Durst sind subjektive Empfindungen, die bei Todkranken in aller Regel nachlassen, so daß Sterbende immer weniger essen und trinken, ohne über Hunger oder Durst zu klagen. Man verzichtet deshalb in der Basispflege bewußt auf den Begriff „Ernährung", weil mit der Verpflichtung zur künstlichen Ernährung (parenterale oder PEG) kaum noch außerhalb von Intensivstationen gestorben werden dürfte (Beleites 1998).

Analoges gilt für das Verlöschen der Atmung bzw. das Lindern der Atemnot bei Sterbenden, wenn in diesem Zusammenhang völlig unangebracht und falsch vom „Ersticken" die Rede ist und womöglich deshalb Beginn oder Fortsetzung künstlicher Beatmung eingefordert würden.

- Dauerkoma (andauernde Bewußtlosigkeit, kein Augenöffnen auf Schmerzreize),
- Wachkoma (andauernde Bewußtseinsleere, zeitweise Augen spontan offen, Blick ins Leere, ohne zu fixieren und ohne Schreckreaktion auf laute Stimuli),
- Locked-in-Syndrom (erhaltenes Bewußtsein bei Totalausfall der Willkürmotorik mit Ausnahme vertikaler Augenbulbus- und Blinzelbewegung) und
- Suizidpatienten

sind Begriffe, deren juristischer Hintergrund hier auf Behandlungspflicht und Behandlungsrücknahme (Therapieende) beschränkt werden soll. Ist mit dem Patienten kein kommunikativer Kontakt zu erreichen (Dauerkoma, Wachkoma, bewußtloser Suizidpatient), um sein Selbstbestimmungsrecht wahrzunehmen, sind eventuelle präventive Vorsorgen zur Willensdurchsetzung zu hinterfragen. Nach Betreuungsverfügung oder Bevollmächtigung ist entsprechend zu verfahren, ggf. unter Einbeziehung des Vormundschaftsgerichtes.

Schriftlichen Patientenverfügungen ist zu folgen. Es sei denn, wie im *Selbsttötungsversuch* zumeist zu unterstellen (Verlust der Tatherrschaft), es liegt eine psychische Ausnahmesituation und kein frei verantwortlicher Entschluß zur Selbsttötung vor („Bilanzselbstmord"). Insofern ist beim bereits bewußtlosen Suizidpatienten trotz anderslautendem „Patiententestament" immer maximale Intensivtherapie angezeigt (Garantenpflicht), weil sonst strafrechtlich unterlassene Hilfeleistung (StGB § 323c) oder gar Tötung durch Unterlassen (StGB § 213) rechtswirksam werden (Heitmann u. Schuchardt 1998).

Die Behandlungsrücknahme beim *Wachkoma* (Coma vigile, apallisches Syndrom, Apallie, *„persistent vegetative state", PVS*), einem vegetativen Zustand ohne erkennbare Reaktionen auf Außenreize und ohne Anzeichen eines bewußten Weiterlebens, kennt keine allgemein akzeptierten Richtlinien. Zuerst muß die Diagnose sicher und das Syndrom andauernd (bleibend, „permanent") sein. „*Persistent*" heißt, daß das Krankheitsbild der Apallie (vegetativer Zustand) mindestens 1 Monat vorliegt. „*Permanent*" heißt, daß dieser vegetative Zustand mindestens 3 Monate nach einer nichttraumatischen und mindestens 12 Monate nach einer traumatischen Hirnschädigung fortbesteht.

Wenngleich Überlebenszeiten bis zu 39 Jahren beschrieben wurden (Sibbison 1991), ist die Wahrscheinlichkeit einer späteren Erholung („Wachwerden") bei unverändert fortbestehender schwerster Behinderung extrem selten und das Ausmaß der Behandlungsrücknahme unter Annahme des mutmaßlichen Patientenwillens von Angehörigen und Ärzten am besten gemeinsam zu bestimmen (Rosenberg 1995; Multi-Society Task Force on PVS 1994).

Beim *Locked-in-Syndrom* ist die Erholungsaussicht extrem ungünstig, wenngleich auch hier Überlebenszeiten bis 18 Jahre beschrieben wurden (Katz et al. 1992). Bis 3 Monate nach Krankheitsbeginn sind motorische Erholungen möglich. Erst danach darf das Locked-in-Syndrom als *permanent* angesehen werden.

1.2 Palliative neurologische Intensivmedizin

Mit zunehmender intensivmedizinischer Erfahrung bezüglich charakteristischer und diagnostisch eindeutiger Komasyndrome und irreversibler neuromuskulärer Erkrankungen mit respiratorischer Insuffizienz, aber auch unter Berücksichtigung von Krankheitsbildern wie *α*-Koma, komplettes Locked-in-Syndrom, ihrer frühzeitig möglichen klinischen, neurophysiologischen und bildgebenden Definition stellt sich neben der Frage der Diagnosesicherheit zunehmend die der prognostischen Sicherheit sowie eng damit verbunden die der Begrenzung der intensivmedizinischen Behandlungsmaßnahmen, auch dann, wenn eine Patientenverfügung, ein Patiententestament oder der mutmaßliche Wille des Patienten nicht bekannt sind.

Ist zum Zeitpunkt der Indikationsstellung einer Intensivbehandlung die ungünstige Entwicklung bereits absehbar, kann über die Grenzen des intensivmedizinischen Aufwandes in Form einer DNR („do not resuscitate") oder erweiterten („extended") DNR (plus keine Antibiose, keine Kardiaka, keine Katecholamine) eine frühzeitige Information der Angehörigen erfolgen. Für eine Reihe von intensivmedizinisch behandlungspflichtigen Krankheitsbildern gibt es Anhaltspunkte, in welcher Form *DNR-Verfügungen* akzeptiert werden und auch ihre möglicherweise zu bewertende Rücknahme gehandhabt werden kann.

DNR-Verfügung bei Schlaganfällen (nach Alexandrov): Falls

1. schwerer Infarkt mit vollständiger Abhängigkeit,
2. gesicherte irreversible ausgedehnte Hirnläsionen sowie fehlende klinische Besserung,
3. schwere Begleiterkrankungen wie terminale Lungenerkrankung, Sepsis, Tumorleiden

vorliegen und als *Bedingungen* Familie bzw. Betreuer zustimmen, eine differenzierte Information des Pflegeteams erfolgt und ggf. eine ärztliche Zweitmeinung eingeholt wird.

Kann aus dem klinischen Verlauf, der typischen Konstellation des Krankheitsbildes ein Therapieziel unter intensivmedizinischen Bedingungen nicht mehr definiert werden, so wird in angemessener Berücksichtigung des mutmaßlichen Willens des Patienten und in Übereinstimmung mit der Auffassung der Angehörigen bzw. eines Betreuers die nicht erforderliche Behandlung reduziert und eine palliative neurologische Intensivmedizin durchgeführt, die bei komatösen Patienten eine Beatmung einschließen wird, jedoch die Reduktion der übrigen Behandlungsmaßnahmen auf eine *Basisbehandlung* mit ausreichender Flüssigkeitsbilanz und Ernährung in einem ersten Schritt einschließt, begleitet von einer angemessenen Analgosedierung.

Im Rahmen einer DNR-Entscheidung können zusätzliche Therapieschritte wie Antibiotika, Antiarrhythmika, Antihypertensiva und andere Medikamente, die eine bloße Lebensverlängerung mit sich bringen, unterlassen werden. Die Analgosedierung sollte so geführt werden, daß auch eine ausreichende antiepileptische Prävention mit erreicht wird.

Eine angemessene Pflege und eine *palliative Behandlung* ist bei folgenden Erkrankungen zu erwägen:

- Komasyndrome:
  - akutes anoxisches Koma,
  - komplettes postanoxisches apallisches Syndrom,
  - α-Koma,
  - komplettes Locked-in-Syndrom,
  - schwerste septische/metabolische Enzephalopathie,
  - perakute hämorrhagische Enzephalitis,
  - definitiv dekompensierter Hirndruck,
  - schwerste intrazerebrale Blutungen mit Ventrikeleinbruch,
  - schwerste pontine Blutungen,
  - therapierefraktäre raumfordernde Hirninfarkte;
- neurologische Komplikationen bei Patienten mit fortgeschrittener Demenz;
- fortgeschrittene und nicht behandelbare neuromuskuläre Erkrankungen:
  - „motoneuron disease",
  - Muskeldystrophie, wenn trotz intermitterender Heimbeatmung keine Remissionschance besteht.

Ist die Aufnahme von Patienten mit schweren neurologischen und lebensbedrohlichen, bislang unbehandelbaren Erkrankungen auf einer neurologischen Intensivstation im Stadium der Bewußtseinsstörung im späteren Verlauf zu erwarten, sollte in der Vorphase insbesondere bei Erkrankungen des neuromuskulären Systems entsprechend den Richtlinien zur palliativen Therapie bei amyotrophischer Lateralsklerose „frühzeitig" eine angemessene und hinreichende Aufklärung erfolgen. Auch bei Akzeptanz des Patienten für eine nichtinvasive, intermittierende Heimbeatmung muß über das Ende einer solchen interimistischen Behandlungsmaßnahme eine klare Indikation abgesprochen sein und der Patient seine Rechte, aber auch einen Widerruf seiner Entscheidung erreichen dürfen.

Schwierig ist die Fortführung einer Therapie/palliativen Therapie bei Patienten mit kaudalen Hirnstammläsionen, z.B. bei Basilaristhrombose oder kleineren medullären Infarkten, die als isoliertes Langzeitsyndrom eine Atemlähmung aufweisen, z.B. im Sinne eines *Undine-Syndroms* bzw. den Verlust der willkürlichen Atmung. Hier kann bei intermittierender Heimbeatmung in Einzelfällen auch ein *Zwerchfellschrittmacher* erwogen werden.

Schwieriger ist die Entscheidung der Therapiebeendigung bei komatösen Verläufen, z.B. ausgedehnten intrazerebralen Blutungen, schwersten subarachnoidalen Blutungen oder pontinen Blutungen, bei denen sich eine irreversible Hirndrucksteigerung entwickelt. Im *terminalen Koma*, d.h. im Stadium des beginnenden Hirnstammversagens, ist eine weitere Therapie nicht mehr sinnvoll. Da sich diese Patienten in der *Vorphase der Entwicklung des Hirntodes* befinden, würde die Indikationsstellung zum „let him die" zwingend sein.

Im Zusammenhang mit der Organtransplantation ist jedoch spätestens zu diesem Zeitpunkt die mögliche Entwicklung des vollständigen und irreversiblen Funktionsverlustes des Gehirns mit den Angehörigen bzw. einem Betreuer zu besprechen, um den mutmaßlichen Willen des Betroffenen zu einer evtl. Explantation zu erkennen. Bei sicherer Diagnose einer terminalen irreversiblen Komaphase, d.h. einem Verlaufsabschnitt unmittelbar vor Eintritt des Hirntodes, besteht keine Indikation für eine Fortführung der intensivmedizinischen Maßnahmen. Eine Reduktion der Maximaltherapie ist in jedem Fall indiziert. Entsprechend dem mutmaßlichen Willen des Patienten in Abstimmung mit einem Betreuer (Vormundschaftsgericht) kann auch eine Beendigung der Beatmung erfolgen.

Das Editorial der American Academy of Neurology (AAN) formuliert das *Verhalten des Neurologen beim sterbenden Patienten* wie folgt:

1. Patienten haben das Recht, lebensverlängernde Maßnahmen zu verweigern.
2. Neurologen haben die Pflicht, für eine angemessene palliative Pflege zu sorgen.
3. Neurologen haben keine Verpflichtung, für einen „assisted suicide" oder für eine aktive Euthanasie zu sorgen.

Es zeigt sich aber, daß in Abhängigkeit von der Erfahrung des Intensivneurologen auch die Frage unterschiedlich beantwortet wird, ob z.B. prognostische Chancen bei einem postkomatösen Zustand (z.B. nach Hypoxie) bestehen oder welche lebensgestalterischen Möglichkeiten ein Patient trotz eines schweren Locked-in-Syndroms in Zusammenarbeit mit der Familie und Angehörigen entwickeln kann. Die Realisierung eines lebenswerten Lebens ist letztlich Aufgabe des Patienten selbst und seiner engsten Angehörigen und Freunde.

Qualifizierte neurologische Akutrehabilitationszentren können in vielen Fällen auch den schwerst hirngeschädigten Patienten ein lebenswertes Leben entwickeln helfen.

2 Hirntod

2.1 Hintergrund und Praxis der Hirntoddiagnostik

Die Bedeutung des Hirntods als sicheres inneres Todeszeichen hängt historisch wie sachlich nicht von seiner Bedeutung für die Transplantationsmedizin ab, sondern entspricht der Bedeutung der Hirntätigkeit für den Menschen als Lebewesen in untrennbarer („individueller") physisch-metaphysischer Einheit. Gleichwohl will stets beachtet sein, daß sich mit dem Tod und damit auch mit dem Hirntod als einem seiner sicheren Zeichen nicht nur Fragen der diagnostischen Sicherheit verbinden.

2.1.1 Entwicklung des Hirntodkonzepts und aktuelle Grundlagen der Hirntoddiagnostik in Deutschland

Begriff und Wort „Hirntod" wurden Ende des 18. Jahrhunderts von X. Bichat geprägt. Begrifflich entsprechen Hirntod, Herztod und Lungentod den alten „atria mortis". Wörtlich besagt Hirntod, daß das Gehirn abgestorben ist.

Praktisch bedeutet *Hirntod:*

- *Klinisch:*
  vollständiger und unabänderlicher Ausfall der Gesamtfunktion des Gehirns unter intensivmedizinischen Bedingungen einschließlich maschineller Beatmung mit dadurch künstlich aufrechterhaltener Herz- und Kreislauffunktion außerhalb des Gehirns.
- *Pathophysiologisch:*
  intrakranielle Drucksteigerung über den zerebralen Perfusionsdruck hinaus mit dadurch bedingtem Stillstand der Hirnzirkulation und seinen funktionellen Folgen.
- *Morphologisch:*
  ischämischer Totalinfarkt des Gehirns mit postmortal gegenüber den anderen Organen desto weiter fortgeschrittener Autolyse, je länger der Kreislauf im übrigen Körper über den Hirntod hinaus erhalten worden war.

Die ersten Beobachtungen wurden 1959 von P. Mollaret und M. Goulon in der *Revue Neurologique* als „Le coma dépassé" publiziert, zusammen mit dem von P. Mollaret, I. Bertrand und H. Mollaret beschriebenen pathologisch-anatomischen Substrat. 1968 haben sich zuerst die Deutschen Gesellschaften für Chirurgie und für Anästhesie und Wiederbelebung zur Hirntodfeststellung als Todesnachweis geäußert, dann – unter dem bis heute immer wieder mißverstandenen Titel „irreversible coma" – auch ein Komitee der Harvard Medical School.

Für Deutschland hat 1982 der Wissenschaftliche Beirat der Bundesärztekammer die Diagnose und Dokumentation des Hirntods standardisiert und in Fortschreibungen 1986, 1991 und 1997 v.a. der Entwicklung apparativer Zusatzuntersuchungen angepaßt. Diese „Empfehlungen" sind durch das Transplantationsgesetz 1997 zu verbindlichen „Richtlinien" geworden und wurden 1998 dem Gesetz gemäß formal ergänzt. 1990 haben die Deutsche Bischofskonferenz und der Rat der Evangelischen Kirche Deutschlands in der gemeinsamen Schrift „Organtransplantationen“, 1994 die Deutschen Gesellschaften für Anästhesiologie und Intensivmedizin, für Neurochirurgie und für Neurologie sowie die Physiologische Gesellschaft, später auch die Deutschen Gesellschaften für Chirurgie und für Innere Medizin zum Hirntod als Todeszeichen Stellung genommen.

Das Deutsche *Transplantationsgesetz* bezeichnet in ein und demselben Paragraphen eine Organentnahme bei toten Spendern u.a. nur dann als „zulässig, wenn ... der Tod ... nach Regeln, die dem Stand der Erkenntnisse der medizinischen Wissenschaft entsprechen, festgestellt ist“, und u.a. dann als „unzulässig, wenn ... nicht der endgültige, nicht behebbare Ausfall der Gesamtfunktion des Großhirns, des Kleinhirns und des Hirnstamms nach Verfahrensregeln, die dem Stand der Erkenntnisse der medizinischen Wissenschaft entsprechen, festgestellt ist“.

Der deutsche Gesetzgeber hat die Bedeutung des Hirntods als sicheres inneres Todeszeichen rechtlich so wenig festgelegt, wie er früher den irreversiblen Herzstillstand oder irgendeinen anderen Befund als Todeskriterium festgelegt hatte. Gesetzlich gehört die Hirntodfeststellung zwar zu den unerläßlichen Voraussetzungen jeder Explantation beim toten Spender. Die Definition der Todeskriterien und der Todesnachweis bleiben jedoch wie bisher der medizinischen Wissenschaft und damit dem Arzt überlassen - ein ebenso verantwortungsvoller Auftrag wie großer Vertrauensbeweis. Wer, aus welchen Gründen auch immer, die Bedeutung des Hirntods als sicheres inneres Todeszeichen nicht anerkennt, wird vom Gesetzgeber in der Freiheit seiner persönlichen Überzeugung nicht beeinträchtigt und erleidet keinen Schaden, weil er eine Organentnahme nach seinem Tod ablehnen kann.

2.1.2 Kriterien der Hirntoddiagnose

Die Definition des Hirntods als vollständiger und unabänderlicher Verlust der Gesamtfunktion des Gehirns - nicht jeder Ganglienzelle - entspricht dem Endpunkt des Krankheitsgeschehens. Als *Ursachen* finden sich alle strukturellen (primären) und metabolischen (sekundären) Schäden und Erkrankungen des Gehirns mit intrakranieller Drucksteigerung. Die hirndruckbedingte Abnahme der Hirnperfusion läßt zuerst die klinisch, dann die neurophysiologisch faßbaren zerebralen Phänomene erlöschen, bis zuletzt die Hirnzirkulation selbst endet. Daher kann es nicht überraschen, daß immer wieder einmal bei klinisch bereits fehlenden Phänomenen der Hirnfunktion neurophysiologisch und neuroradiologisch vorübergehend noch Hirnbefunde nachgewiesen werden. Das ist eine Folge des Untersuchungszeitpunkts und keinesfalls Beleg für die prinzipielle Unsicherheit der Diagnose oder bestimmter diagnostischer Methoden.

Das vom Wissenschaftlichen Beirat der Bundesärztekammer (1998) in den „Richtlinien zur Feststellung des Hirntods“ festgelegte diagnostische Vorgehen erfolgt gemäß der Ätiopathogenese des Hirntods beim betroffenen Menschen in 3 Schritten:

1. Überprüfung der Voraussetzungen,
2. Feststellung der klinischen Ausfallsymptome des Gehirns,
3. Nachweis der Irreversiblität der klinischen Ausfallsymptome.

2.1.2.1 *Überprüfung der Voraussetzungen*

Hier sind mehrere Fragen zu beantworten: Liegt eine mit Steigerung des intrakraniellen Drucks verbundene primäre supra- oder infratentorielle oder eine sekundäre Hirnschädigung vor? Wird der jetzige Untersuchungsbefund (noch) durch *reversible Ursachen* hervorgerufen, nämlich durch

- Intoxikationen oder therapeutische Medikamenteneffekte,
- primäre Hypothermie,
- Kreislaufschock,
- endokrine, metabolische oder entzündliche Erkrankung?

Die Bedeutung einer vorangegangenen medikamentösen Therapie für den aktuellen Befund läßt sich, zumindest bisher, selbst dann nicht allein mit „Spiegelbestimmungen" beurteilen, wenn diese mit einer qualitativ spezifischen und quantitativ sensitiven Methode erfolgen und die Ergebnisse von einem in der Anwendung der Substanz erfahrenen Arzt ausgewertet werden. Vielmehr muß sich die *Beurteilung von Medikamenteneffekten* für den gegenwärtigen Hirnbefund auch orientieren an der Synopse von

- bisheriger Medikation und bisherigen Befunden,
- Antidoteffekten (soweit verfügbar),
- (medikamentös) nicht unterdrückbaren neurophysiologischen und Perfusionsbefunden.

Von Benzodiazepinen und Opioiden ist nicht bekannt geworden, daß sie die bioelektrische Großhirnaktivität vorübergehend unterdrücken könnten.

Das *Angiogramm* soll, außer bei nur damit möglicher Diagnose mit therapeutischer Konsequenz, nicht zur Beurteilung von Medikamenteneffekten auf den klinischen Hirnbefund eingesetzt werden, weil eine nicht absolut risikolose Untersuchung den betroffenen Menschen nicht ohne möglichen Vorteil für ihn gefährden darf.

Ein *Temperaturabfall* infolge des Hirnstammausfalls führt erfahrungsgemäß zu keiner so ausgeprägten (sekundären) Hypothermie, daß dadurch die klinische Feststellung der anderen Ausfallsymptome unmöglich würde. Die Erfahrungen bei Eingriffen in Hypothermie zeigen erhaltene Hirnfunktionen bei noch niedrigerer Körpertemperatur als beim Hirntod. Auch sekundäre *Elektrolytverschiebungen*, am häufigsten Hypernatriämien, können nicht alle klinischen Ausfallsymptome des Gehirns erklären.

Jeder Zweifel daran, daß auch nur *eine* diagnostische Voraussetzung nicht zutrifft, schließt die Hirntodfeststellung solange aus, bis *alle* Voraussetzungen erfüllt sind.

2.1.2.2 Feststellung der klinischen Ausfallsymptome des Gehirns

Die zu prüfenden klinischen Ausfallsymptome des Gehirns sind:
- Koma („Bewußtlosigkeit ohne Augenöffnung und ohne zerebrale Reaktion auf wiederholten adäquaten Schmerzreiz"),
- Fehlen der spontanen und reflektorischen *zerebralen* motorischen Phänomene, Fehlen der Vitalfunktionen des Hirnstamms.

Von den Ausfallsymptomen sind *fakultativ* eine ausgeprägte Mydriasis, eine Hypothermie, ein Diabetes insipidus und eine erforderliche medikamentöse Kreislaufunterstützung, *obligat* die fehlende Lichtreaktion der Pupillen, die fehlende zirkadiane Schwankung der Körpertemperatur und eine fehlende Reaktion auf Karotissinus- oder Bulbusdruck sowie 2 mg Atropin.

Der *Diabetes insipidus* tritt erst dann ein, wenn entweder auch die nach dem Ausfall der Hirnzirkulation teilweise zunächst noch über eigene kleine Gefäße perfundierte Hypophyse ausgefallen ist oder das in ihr gespeicherte Hormon ausgeschwemmt ist. Der *Karotissinus-* und *Bulbusdruckversuch* sowie der Atropintest sind in den „Richtlinien" nicht vorgeschrieben.

Gleichwohl ist der *Atropintest* empfehlenswert, weil er erfahrungsgemäß fast immer, wenn nicht stets bei einer wenigstens teilweise erhaltenen Spontanatmung „positiv" ist, deren Testung deshalb ggf. zunächst zurückgestellt werden kann. Dabei darf das Atropin nicht über das System einer laufenden Katecholaminzufuhr gegeben werden, weil sonst ein „positives" Ergebnis durch die Katecholamine vorgetäuscht werden kann.

Atropintest: Zunächst 0,25–0,5 mg i.v. bei fehlender Reaktion = Fehlen eines Herzfrequenzanstiegs um wenigstens 20/min – Gabe des Restes von insgesamt 2 mg.

Zur Abgrenzung zerebraler und spinaler motorischer und vegetativer Phänomene s. Abschn. 2.1.3 „Spinalisationsphänomene in der Manifestationsphase des Hirntodes".

2.1.2.3 Nachweis der Irreversibilität der klinischen Ausfallsymptome

Bei *primären supratentoriellen* und bei *sekundären* Hirnschäden von Menschen ab dem 3. Lebensjahr kann die Irreversibilität belegt werden durch
- ausschließlich klinische Verlaufsbeobachtung oder
- apparative Zusatzbefunde.

Die Zusatzuntersuchung ersetzt die klinische Verlaufsbeobachtung.

Bei *primären infratentoriellen* Hirnschäden ist zum Nachweis der Irreversibilität der klinischen Ausfallsymptome *immer eine apparative Zusatzuntersuchung* erforderlich. Die *Mindestzeit der klinischen Verlaufsbeobachtung* zum Nachweis der Irreversibilität der Ausfallsymptome ohne Zusatzuntersuchung beträgt bei *Kindern ab dem 3. Lebensjahr* und bei *Erwachsenen* mit
- primärer supratentorieller Hirnschädigung 12 h,
- sekundärer Hirnschädigung 72 h.

Diese Zeiten gehören weltweit zu den längsten, die von ärztlichen Gremien für solche Untersuchungen vorgeschrieben sind.

Als *apparative Zusatzuntersuchungen* zum Irreversibilitätsnachweis der klinischen Ausfallsymptome sind vom Wissenschaftlichen Beirat der Bundesärztekammer (1998) unter den in den „Richtlinien" festgelegten Untersuchungsbedingungen anerkannt:

- standardisierte EEG-Ableitung über 30 min,
- nur bei primär supratentoriellen und sekundären Hirnschäden die Untersuchung der frühen akustischen und der zerebralen sowie der hochzervikalen Komponenten der SEP über 30 min,
- Untersuchung der zerebralen Zirkulation mittels Perfusionsszintigraphie oder Doppler-Sonographie oder Angiographie über 30 min.

Die Vorschriften einer EEG-Ableitung oder einer Perfusionsuntersuchung zum Irreversibilitätsnachweis der klinischen Ausfallsymptome bei primären infratentoriellen Schäden erklärt sich daraus, daß klinisch das Großhirn nur über den Hirnstamm untersuchbar ist. Zu beachten ist freilich, daß unbekannt ist, ob eine nunmehr mit apparativen Methoden faßbare isolierte elektrische Großhirnaktivität irgendeine Bedeutung für den Menschen mit bereits irreversibel ausgefallenem Hirnstamm haben kann. Gleichwohl ist auch der Ausfall des Großhirns bei primären infratentoriellen Läsionen nachzuweisen.

Bei der Untersuchung von *Kindern vor dem 3. Lebensjahr* ist grundsätzlich eine Verlaufsbeobachtung erforderlich bei

- *Neugeborenen* bis zur vollendeten 4. Lebenswoche von 72 h,
- *Säuglingen* ab der 5. Lebenswoche und *Kleinkindern* bis zum vollendeten 2. Lebensjahr von mindestens 24 h,

wobei jeweils ein apparatives Zusatzverfahren vorgeschrieben ist mit Ausnahme des nur bei der 2. Untersuchung erforderlichen Perfusionsszintigramms. Zu beachten ist, daß bei kleinen Kindern nur für einen Teil der Zusatzuntersuchungen Erfahrungen vorliegen.

„Etwaige Zweifel an klinischen oder ergänzenden Untersuchungsbefunden erfordern in jedem Falle weitere Beobachtung und Behandlung" (Wissenschaftlicher Beirat der BÄK 1998).

2.1.2.4 Formale Hinweise

Die Voraussetzungen und die klinischen Ausfallsymptome müssen durch *2 Ärzte* unabhängig voneinander überprüft werden, die „gemäß den Anforderungen der Richtlinien zum Inhalt der Weiterbildung über eine mehrjährige Erfahrung in der Intensivbehandlung von Patienten mit schweren Hirnschädigungen verfügen müssen". Jeder der beiden Ärzte muß seine Feststellung auf dem in den „Richtlinien" vorgegebenen Protokoll bestätigen und die abschließende Feststellung „aufgrund obiger Befunde zusammen mit den Befunden der Protokollbögen Nr. ... wird der Hirntod und somit der Tod des Patienten festgestellt am ... um ... Uhr ..." unterschreiben.

Als *Todeszeit* wird die Uhrzeit registriert, zu der erstmals die Kriterien der irreversibel ausgefallenen Gesamtfunktion des Gehirns gemäß den „Richtlinien" erfüllt sind, also entweder die Uhrzeit, zu der die 2. Untersuchung des 2. Arztes nach der Mindestbeobachtungszeit oder die apparative Untersuchung nach den beiden vorausgegangenen getrennten klinischen Untersuchungen abgeschlossen ist.

2.1.3 Spinalisationsphänomene in der Manifestationsphase des Hirntodes

Schon in der Frühphase unterschiedlicher Komasyndrome, noch bevor ein vollständiger Funktionsverlust des Gehirns durch bildgebende Verfahren oder neurophysiologische Untersuchungsverfahren gesichert werden kann, werden Veränderungen der spinalen Reflextätigkeit, Änderungen der vegetativen Reaktionen, aber auch spinale Schablonen bei sorgfältiger klinischer Untersuchung erkennbar. Sie wurden in den 70er Jahren als Spinalisationsphänomene identifiziert. Insbesondere die Untersuchungen von Gerstenbrand (1973) haben zur besseren Charakterisierung dieser Spinalisationszeichen geführt.

Neuere Untersuchungen, insbesondere japanischer Autoren, zeigen, daß auch systemische Reaktionen im vegetativen System Ausdruck einer Spinalisation sein können (Kuwogata et al. 1991; Urasaki et al. 1992). Die Bedeutung dieser spinalen Phänomene liegt einerseits darin, daß sie schon in einer sehr frühen Phase, wenn die Zeichen des Hirntodes noch nicht vorliegen, auftreten können, andererseits charakterisieren sie die verbliebene Restfunktion des Rückenmarks nach vollständigem Funktionsverlust der Großhirnfunktionen.

Die *spinalen Reflexe* verändern sich bei längerer Beobachtungszeit nach Eintritt des Hirntodes, so daß die Muskeleigenreflexe lebhafter, brüsker werden, daß kloniforme Antworten, teilweise hochfrequente Myoklonien hervortreten, letztlich die Zeichen eines hochgradigen tetraspastischen Syndroms auftreten, bei dem nach Tagen auch wieder ein Babinski-Phänomen zusammen mit lebhaften Fluchtreflexen beobachtet werden kann. Spektrum und Zeitverlauf der spinalen Phänomene sind kaum systematisch untersucht, da mit Eintritt des Hirntodes die Therapie beendet wird.

Die *Fremdreflexe* ändern sich erheblich. Das rezeptive Feld z.B. des *Kremaster-Reflexes* und des *Vulvareflexes* weitet sich erheblich aus, zumindest über die engere Triggerzone im Bereich der Innenseite des Oberschenkels hinaus. Ein assoziierter *Priapismus* kann beobachtet werden, der auch spontan im spinalisierten Zustand häufiger vorkommt.

Bei Auslösung der *Plantarreflexe* beobachtet man eine tonische Plantarflexion der Großzehe, ggf. auch der kleineren Zehen im Sinne einer Beuge-/Strecksequenz, meist einseitig, selten auch überspringend beidseitig. In der Akutphase der vollständigen Spinalisationsphase ist kein Babinski-Phänomen zu beobachten. Die Fluchtreaktion nach Plantarreizen kann kloniform gesteigert sein, auch übergreifend auf die andere Seite.

Die *Kontraktion der Bauchhaut* bei Auslösen der BHR verändert sich in eine mehr wurmförmig ablaufende, z.T. myokymieähnliche Bewegung – im stimulierten Segment betont, länger als gewohnt den Hautstimulus überdauernd, nur selten auch auf der anderen Seite beobachtet.

Besondere Probleme in der Deutung bieten *spinale motorische Schablonen*, die gehäuft von bestimmten Triggerzonen ausgelöst werden, wie z.B. der

Jørgensen-Reflex. In einer späteren Phase des Spinalisationsverlaufes sind feine Fingerbewegungen, meist Beugebewegungen bei lokalisierten Stimuli der Fingerspitzen des gleichen Fingers zu beobachten, ggf. bei stärkeren noxischen Reizen, z. B. („nail pain") der unteren und oberen Extremitäten Schablonen mit Beuge-/Streckreaktionen der Finger oder Klammerphänomenen, insbesondere der oberen Extremitäten (*Lazarus-Phänomen*).

Bei Anteflexion des Kopfes kommt es zum *Nacken-/Abdominalreflex*, ein häufiges Symptom, bei dem eine symmetrische Kontraktion der oberen Abschnitte der Bauchmuskeln, evtl. auch assoziiert mit Beugeschablonen der unteren Extremitäten (*Ivan-Zeichen*) ausgelöst werden; Phänomene, wie sie auch bei entzündlichen oder tumorösen Affektionen des Halsmarks beim wachen Patienten beobachtet werden und dementsprechend als spinale Schablonen zu bezeichnen sind.

Die Spinalisationsphänomene sind in besonderer Weise verändert bei bestimmten seltenen *Intoxikationen* (z. B. Strichnynintoxikation, E-605-Intoxikation), bei denen eine deutlich überschießende, maximal gesteigerte Veränderung der Spinalisationsphänomene beobachtet wird. Auch kommen ipsiversive Rumpfbewegungen und andere kutan-muskuläre Reflexreaktionen zustande, die normalerweise wahrscheinlich supprimiert sind. Das Spektrum der spinalen Schablonen ist noch unzureichend erfaßt (Tabelle 52-1).

Vegetative Reaktionen in der Spinalisationsphase des Rückenmarks schließen Blutdruckkrisen, teilweise rhythmisierte Blutdruckverläufe, Temperaturschwankungen, Schwitzreaktionen, z. B. auch bei operativen Eingriffen im Rahmen der Explantation ein und sind von biochemischen Veränderungen begleitet (Tabelle 52-2).

In einzelnen Fällen sind in der Spinalisationsphase auch hochfrequente Myoklonien des Zwerchfells zu erkennen („respiration-like movements").

In manchen Fällen mit erheblichen Elektrolytentgleisungen und dadurch bedingten spinalen Erregbarkeitssteigerungen sind die Reflexe teilweise deutlich gesteigert. Es kann aber auch durch eine Erregbarkeitssteigerung peripherer Nerven und der neuromuskulären Endplatte eine *Hyperexzitabilität* peripherer Nerven beobachtet werden. Sie muß bei der Differentialdiagnose Blinkreflex vs. Irritation distaler Fazialisäste im Rahmen eines Hyperexzitabilitätssyndroms beachtet werden.

Die unterschiedlichen Irritationsphänomene und Manifestationen der Reflexvariabilität und auch der Seitenvariabilität bei Reflexauslösung sind schwierig zu verstehen. Vermutlich haben sie z. T. damit zutun, daß durch den Tonsillentiefstand eine unterschiedliche ischämische Läsion im oberen Halsmark entsteht. Auch ist beobachtet worden, daß neben Blutungen nekrotische Anteile der Tonsille im Spinalkanal an unterschiedlichen Stellen positio-

Tabelle 52-1. Spektrum motorischer Schablonen in der Spinalisation

Reizart	*Stimulationsort*	*Reaktion*
Noxische Reize	Laterale Thoraxwand	Ipsiversive Rumpfbeugung
	Vordere Rumpfhaut	Ipsilaterale Schulter-/Armbeugung
	Th 1	Ipsilaterale Beugung des Beins
	C4	Zwerchfellmyoklonus
Taktile Reize	Fingerspitze	Isotope Fingerbeugung
	Rippenbogen	Kopfwendung nach ipsilateral
	Analregion	Priapismus

Tabelle 52-2. Vegetative Phänomene in der Spinalisation

Phänomene	*Reaktionen*
A. Spontane Phänomene	
– Blutdruckperiodik	–
– hypertensive Krise	–
– Hyperthermie	–
B. Reaktive Phänomene	
– nach NAR	RR/HF-Anstieg
– unter Apnoe-Test	Cardiac-output-Anstieg Pulmonalarteriendruckanstieg Plasmanoradrenalinanstieg MAP HF RA-Druck Plasmaadrenalin
– TRH	Hypertensive Reaktion
– Atropintest	Areaktive HF

NAR Nacken-/Abdominalreflex, *HF* Herzfrequenz, *MAP* „mean arterial pressure", *RA* rechtes Atrium.

niert sein können („abtropfen") und dort wie raumfordernde oder sonstige irritierende Prozesse, z. B. im thorakalen Abschnitt, wirken können.

Die *Dokumentation des spinalen Reflexbefundes* mit der Diagnose des Hirntodes, die auch eine umfassende Prüfung auf Spinalisationsphänomene einschließen sollte, ist Bestandteil der neurologischen Untersuchungen im Verlauf, aber auch zum Zeitpunkt der Feststellung des Hirntodes.

Kommt es nach Eintritt des Hirntodes zu einer Diskonnektion *(Diskonnektionssyndrom),* durchläuft das Rückenmark wegen der zunehmenden Hypoxie eine Hyperexzitabilitätsphase, die wahrscheinlich auf dem Boden einer Membrandepolarisation und damit Erregbarkeitssteigerung zentraler sowie peripherer Membranen beruht. Die Muskeleigenreflexe können extrem lebhaft werden, es können Beuge- und Streckschablonen auftreten und das ganze Spektrum spinaler motorischer Schablonen beobachtet werden.

3–5 min nach Diskonnektion setzen ein:
1. hyperreflektorische Eigen- und Fremdreflexe mit erweiterten reflexogenen Zonen, tetanischen Reflexantworten und erniedrigten Schwellen für noxische Stimuli,
2. spinale Beuge-/Klammerschablonen der Arme und spontane minimale Fingermyokymien,
3. vegetative Phänomene wie Priapismus und persistierendes EKG.

Die überdauernde bioelektrische Herzaktivität ist bis zu 45 min erfaßbar, auch wenn infolge elektromechanischer Entkoppelung keinerlei Kreislauf mehr besteht. Diese Phänomene werden als „kardioprotektiver" Effekt nach Ausfall der vegetativen Zentren des Hirnstamms interpretiert.

Literatur

Alexandrov AV, Bladin CF, Messlin EM, Norris JW (1995) Do-not-resuscitate orders in acute stroke. Neurology 45:634–640

ANA Committee on Ethical Affairs (1993) Persistent vegetative state: Report of the American Neurological Association Committee on Ethical Affairs. Ann Neurol 33:386–390

ANA Ethics and Humanities Subcommittee (1996) Palliative care in neurology. Neurology 46:870–872

Armstrong CJ (1997) Judicial involvement in treatment decisions. In: Civetta JM, Taylor RW, Kirby RR (eds) Critical care, 3rd edn. Lippincott-Raven, Philadelphia New York, pp 105–115

Beauchamp TL, Childress JF (1994) Principles of biomedical ethics, 4th edn. Oxford Univ Press, New York

Beecher HK (Chairman) (1968) A definition of irreversible coma. Report of the ad hoc committee of the Harvard Medical School to examine the definition of brain death. J Am Med Assoc 205:337–340

Beleites E (1998) Sterbebegleitung: Wegweiser für ärztliches Handeln. Dtsch Ärztebl 95:B 1851–B 1852

Bernat JL (1994) Ethical issues in neurology (chap 7: The persistent vegetative state and other states of profound brain damage). Butterworth-Heinemann, Boston London Oxford, pp 145–174

Bernat JL, Goldstein ML, Viste KM (1996) The neurologist and the dying patient. Neurology 46:598–599

Betreuungsrecht (1998) Textsammlung. Mit einer Einführung von B. Knittel. Bundesanzeiger Verlagsges mbH, Köln

Bichat X (1796, éd 1955) Recherches physiologiques sur la vie et la mort. Réproduction en fac-similé de l édition de 1796/1800 par Gauthier-Villars éditeur. Paris

Borasio GD, Voltz R (1998) Palliative Therapie bei amyotropher Lateralsklerose (ALS). Akt Neurol 25:115–122

Brody BA (1997) Important legal concepts in critical care. In: Civetta JM, Taylor RW, Kirby RR (eds) Critical care, 3rd edn. Lippincott-Raven, Philadelphia New York, pp 117–125

Bronisch FW (1969) Zum Reflexverhalten im Hirntod. Nervenarzt 40:592–593

Council on Ethical and Judicial Affairs (1992) AMA. Decisions near the end of life. J Am Med Assoc 267:2229–2233

Deutsche Gesellschaft für Chirurgie, Kommission für Reanimation und Organtransplantation (1968) Todeszeichen und Todeszeitbestimmung. Chirurg 39:196–197

Erklärung der Deutschen Bischofskonferenz und des Rates der Evangelischen Kirche in Deutschland „Organtransplantationen" (1990)

Erklärung der Deutschen Gesellschaften für Anästhesiologie und Intensivmedizin, für Neurochirurgie, für Neurologie und der Physiologischen Gesellschaft „Hirntod" (1994)

Ethics Committee of the Society of Critical Care Medicine (1997) Consensus statement of the Society of Critical Care Medicine's Ethics Committee regarding futile and other possibly inadvisable treatments. Crit Care Med 25:887

Gerstenbrand F (1973) Die Symptomatik des irreversiblen Ausfalls der Hirnfunktionen (Das Vorstadium und die spinalen Reflexe). In: Krösl W, Scherzer R (Hrsg) Die Bestimmung des Todeszeitpunktes. Maudrich, Wien, S 33–40

Grundsätze der Bundesärztekammer zur ärztlichen Sterbebegleitung (1998) Dtsch Ärztebl 95:B 1852–B 1853

Haupt WF, Prange HW, Janzen RWC (1997) Postanoxisches Koma. Klinik und Prognose, Literaturübersicht und Positionspapier. Akt Neurol 24:103–109

Heitmann R, Schuchardt V (1998) Ethische Aspekte der Durchführung und der Beendigung der neurologischen Intensivtherapie. In: Stöhr M, Brandt T, Einhäupl KM (Hrsg) Neurologische Syndrome in der Intensivmedizin, 2. Aufl. Kohlhammer, Stuttgart, S 511–520

Ingvar D, Brunn A (1972) Das komplette apallische Syndrom. Arch Psychiatr 215:219–239

Institute of Medical Ethics (1991) Working party on the ethics of prolonging life and assisting death. Withdrawel of life support from patients in a persistent vegetative state. Lancet 337:96–98

Ivan LP (1973) Spinal reflexes in brain death. Neurology 23:650–652

Janzen RWC, Müller-Jensen A (1985) Hyperexcitability of nerves in brain death. In: Kunze K, Zangemeister WH, Arit A (eds) Clinical problems of brainstem disorders. Thieme, Stuttgart, pp 235–237

Jennet B, Dyer C (1991) Persistent vegetative state and the right to die: The United States and Britain. Br Med J 302:1256–1258

Jennett B (1992) Letting vegetative patients die. Br Med J 305:1305–1306
Jørgensen EO (1973) Spinal man after brain death: the unilateral extensor-pronator reflex of the upper limb as an indication of brain death. Acta Neurochir 28:259–273
Kapp MB (1998) Legal issues in critical care. In: Hall JB, Schmidt GA, Wood LDH (eds) Principles of critical care, 2nd edn. McGraw Hill, New York, pp 47–56
Katz RT, Haig HJ, Clark BJ (1992) Long-term survival, prognosis, and life-care planning for 29 patients with chronic locked-in syndrome. Arch Phys Med Rehabil 73:403–408
Kuwogata Y, Sugimoto H, Yoshioka T, Sugimoto T (1991) Hemodynamic response with passive neck flexion in brain death. Neurosurgery 29:239–241
Luce JM (1997) Ethical complications in the intensive care unit. In: Matthay MA, Schwartz DE (eds) Complications in the intensive care unit. International Thomson Publ ITP, New York London Paris, pp 317–328
Lynn J, Childress JF (1983) Must patients always be given food and water? Hastings Center Report 13:17–21
Mollaret P, Bertrand I, Mollaret H (1959) Le coma dépassé et nécroses nerveuses centrales massives. Rev Neurol 101:116–139
Mollaret P, Goulon M (1959) Le coma dépassé. Rev Neurol 101:5–15
Multi-Society Task Force on PVS (1994) Medical aspects of the persistent vegetative state. N Engl J Med 330:1499–1508; 1572–1579
Oduncu F (1998) Hirntod und Organtransplantation. Medizinische, juristische und ethische Fragen. Vandenhoeck & Ruprecht, Göttingen
Ropper AH (1984) Unusual spontaneous movements in brain-death patients. Neurology 34:1089–1092
Rosenberg JH (1995) Quality Standards. Subcommittee of the American Academy of Neurology: Practice parameters: Assessment and management of patients in the persistent vegetative state. Neurology 45:1015–1018
Roy DJ (1997) Ethische Fragen in der Palliativmedizin: In: Aulbert E, Zech D (Hrsg) Lehrbuch der Palliativmedizin. Schattauer, Stuttgart New York, S 24–54
Schneider D (1992) Grenzen der Wiederbelebung. In: Schneider D, Engelmann L, Heinrich P (Hrsg) Intensivmedizin. Grundlagen. J.A. Barth, Leipzig Heidelberg (Handbuch Intensivmedizin Bd 1, S 500–512)
Sibbison JB (1991) Right to live or right to die. Lancet 337:102–103
Task Force on Ethics of the Society of Critical Care Medicine (1990) Consensus report on the ethics of foregoing life sustaining treatments in the critically ill. Crit Care Med 18:1435
Thiel A, Schmidt H, Prange H, Nau R (1997) Die Behandlung von Patienten mit Thrombosen der Arteria basilaris und Locked-in-Syndrom. Ein ethisches Dilemma. Nervenarzt 68:653–658
Tröger HD, Hunger H (1992) Rechtliche Aspekte intensivmedizinischer Behandlungstätigkeit. In: Schneider D, Engelmann L, Heinrich P (Hrsg) Intensivmedizin. Grundlagen. J.A. Barth, Leipzig Heidelberg (Handbuch Intensivmedizin Bd 1, S. 521–533)
Urasaki E, Tokimura T, Kumal J, Wada S, Yokota A (1992) Preserved spinal dorsal horn potentials in brain death patient with Lazarus' sign. J Neurosurg 76:710–713
Vollmer RJ, Langerhans G (1998) Das neue Transplantationsgesetz (TPG) 1997. AOK-Verlag, Remagen
Wehkamp KH (1998) Therapieverzicht – Dilemmata ärztlichen Entscheidens. In: Illhardt FJ, Heiss HW, Dornberg M (Hrsg) Sterbehilfe – Handeln oder Unterlassen? Schattauer, Stuttgart New York S 25–33
Weißauer W (1994) Juristische Gesichtspunkte der Intensivmedizin. In: Lawin P (Hrsg) Praxis der Intensivbehandlung. Thieme, Stuttgart New York, S 65–69
Weißauer W (1996) Chancen und Grenzen der Intensivmedizin – Der Wille des Patienten und seiner Angehörigen. Intensivmed 33 [Suppl 1]:19–26
Weißauer W, Hirsch G (1995) Rechtliche Probleme. In: Benzer H, Burchardi H, Larsen R, Suter PM (Hrsg) Intensivmedizin, 7. Aufl. Springer, Berlin Heidelberg New York Tokio, S 28–35
Winau R (1989) Die Freigabe der Vernichtung „lebensunwerten Lebens". Euthanasie – Wandlung eines Begriffes. Dtsch Ärztebl 86:285–289
Wissenschaftlicher Beirat der Bundesärztekammer „Richtlinien zur Feststellung des Hirntodes". Dritte Fortschreibung 1997 mit Ergänzungen gemäß Transplantationsgesetz (TPG) (1998). Dtsch Ärztebl 95:B 1509–1516
Young EWD (1997) Life and death in the ICU: ethical considerations. In: Civetta JM, Taylor RW, Kirby RR (eds) Critical care, 3rd edn. Lippincott-Raven, Philadelphia New York, S 63–79
Youngner SJ (1995) Beyond DNR: Fine-tuning end-of-life decision-making. Editorial. Neurology 45:615–616

Sachverzeichnis

A

B

C

D

E

F

G

H

I

J

K

L

M

N

Q

R

S

T

U

V

W

X

Z

GPSR Compliance

The European Union's (EU) General Product Safety Regulation (GPSR) is a set of rules that requires consumer products to be safe and our obligations to ensure this.

If you have any concerns about our products, you can contact us on ProductSafety@springernature.com

In case Publisher is established outside the EU, the EU authorized representative is:

Springer Nature Customer Service Center GmbH
Europaplatz 3
69115 Heidelberg, Germany

Batch number: 10583996

Printed by Printforce, the Netherlands